U0266847

董念国　胡盛寿　杨辰垣　主编

心脏大血管外科学

Cardiovascular surgery

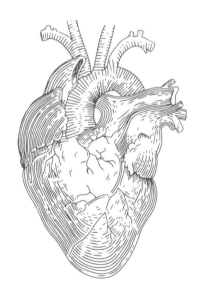

长江出版传媒　湖北科学技术出版社

图书在版编目（CIP）数据

心脏大血管外科学 / 董念国，胡盛寿，杨辰垣主编 . — 武汉 : 湖北
科学技术出版社，2021.3
　（长江医学文库）
　ISBN 978-7-5706-0887-4

　Ⅰ.①心…　Ⅱ.①董…　②胡…　③杨…　Ⅲ.①心脏外科学　②血管外科学
Ⅳ.① R654

中国版本图书馆 CIP 数据核字（2020）第 056877 号

心脏大血管外科学
XINZANG DAXUEGUAN WAIKEXUE

策　　划：李　青　冯友仁
责任编辑：李　青　冯友仁　徐　丹　程玉珊　　　　　　　　　　封面设计：胡　博

出版发行：湖北科学技术出版社　　　　　　　　　　　　　　　邮　　编：430070
地　　址：武汉市雄楚大街 268 号　　　　　　　　　　　　　电　　话：027-87679485
　　　　　（湖北出版文化城 B 座 13~14 层）
网　　址：http://www.hbstp.com.cn

印　　刷：湖北新华印务有限公司　　　　　　　　　　　　　　邮　　编：430000

889×1194　　　　1/16　　　　72.25 印张　　　　　　　　　　　　　　　1856 千字
2021 年 3 月第 1 版　　　　　　　　　　　　　　　　　　　2021 年 3 月第 1 次印刷
　　　　　　　　　　　　　　　　　　　　　　　　　　　　　定　　价：680.00 元

（本书如有印刷问题，可找市场部更换）

《心脏大血管外科学》
编委会

主　　编：董念国　胡盛寿　杨辰垣

副 主 编：夏家红　郑　哲　张凯伦　肖诗亮　杜心灵　蒋雄刚　刘成珪　胡志伟

执行编委：苏　伟　吴　龙　周　诚　刘隽炜　史嘉玮　王国华　李　飞　王　寅

编写秘书：郭　超　刘义华　胡行健

章节编委：（按章节顺序排列）

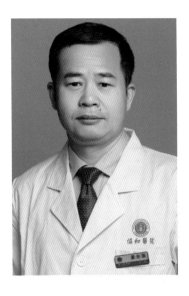

董念国

心血管外科专家，现任中华医学会胸心外科分会副主任委员兼心脏移植与辅助循环学组组长，中国医师协会心血管外科分会副会长兼重症医学学组组长，美国胸心外科学会会员。主持国家重大/重点课题11项，发表论文284篇，SCI收录125篇，主编、主译专著7部，授权国家发明专利20项。以第一完成人获国家科技进步奖二等奖1项及省部级一等奖5项。主要科技成就：

（1）推动中国心脏移植进入国际先进水平，引领中国儿童心脏移植发展。①全国率先开展脑死亡自愿捐献心脏移植，近六年完成584例，数量全国第一、世界前三，术后1年、5年生存率90.1%、84.0%，优于国际心肺移植学会ISHLT报道13%。②近十年完成儿童心脏移植68例，数量全国第一，其中婴幼儿（＜3岁）心脏移植占全国52.94%，且创造亚洲最小年龄最低体重（66天，3.0kg，2019年）心脏移植记录，围术期成功率100%，1年、5年生存率95.74%、93.01%，优于ISHLT报道15%。③针对受体复杂病变解剖特点，首创系列移植术式：右位心、一站式杂交、全心心脏移植等，完成中国数量最多种类最全心脏联合肺、肝、肾器官移植（11例），9例长期存活。④创新供心保护策略，突破供心冷缺血安全时限，将国际公认的4小时延长至6～8小时，极大提高供心利用率，被F1000 Prime作为"New finding"推荐，有望改写国际指南。⑤牵头制定中国心脏移植技术规范/共识6部。美国胸心外科学会高度评价"Most heart transplant cases performed in China"。

（2）提出新理念、建立新方法，提升重症心脏病外科疗效。①揭示婴幼儿窦管交界/瓣环直径比＝0.8～1.0时主动脉瓣叶对合面积最佳、应力最小，解决了主动脉根部重建远期主动脉瓣反流的世界性难题，据此实施大动脉调转术242例，随访5年主动脉瓣反流率降至4.3%，优于国际顶尖心脏中心报道7%～30%，获JACC-CARDIOVASC INTE高度肯定。②创新性提出肢体缺血预处理减轻紫绀型心脏病手术围术期心肌损伤理论，加快重症患者康复（*EUR HEART J*，2018，IF 23.425），获F1000 Prime点评推荐。③突破现有生物瓣制备工艺，研发具有自主知识产权的新型组织瓣，材料力学、疲劳、脉动流等指标达国家标准，授权国家发明专利20项，实现临床转化。

董念国品行端正，治学严谨，医德高尚，主刀重症心脏手术超过10000例，在同行及病人中享有极高声誉。获全国卫生计生系统先进工作者、卫生部有突出贡献中青年专家、国家名医、荆楚楷模等荣誉。

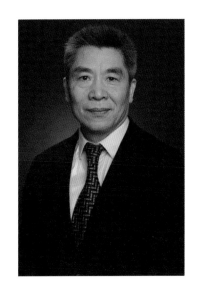

胡盛寿

心血管外科学专家，中国工程院院士。现任国家心血管病中心主任，中国医学科学院阜外医院院长，心血管疾病国家重点实验室主任，国家心血管疾病临床医学研究中心主任，国家"973项目"首席科学家，"国家杰出青年科学基金"获得者，教育部"创新团队"学科带头人，法国医学科学院外籍院士，英国牛津大学客座教授，中国生物医学工程学会候任理事长，两届中华医学会胸心血管外科分会主任委员（2006—2012）、亚洲胸心血管外科医师学会轮值主席（2010）。主要学术贡献有：

（1）建立了冠状动脉搭桥微创系列技术"三部曲"：1996年在国内最早开展以"避免体外循环，减少心肌缺血再灌注损伤"为目的的正中切口、非体外循环、心脏跳动下的冠脉搭桥术；1997年在国内率先建立了以"避免完全劈开胸骨、缩小手术切口"为目的的胸腔镜辅助下小切口冠脉搭桥术；1999年与心脏介入科医生合作完成国际上首例胸腔镜辅助下小切口冠脉搭桥与冠脉介入支架植入相结合的术式，开创了我国"复合技术（Hybrid）"治疗冠心病的新领域。引领并推动了中国冠状动脉搭桥微创技术的发展和普及，使冠状动脉搭桥手术成功率达到世界一流水平。

（2）创建了我国首个心血管再生医学实验室，开展从细胞再生到心脏移植、人工心脏的系列研究；在国际上首次建立致心律失常型右室心肌病的精准分型。领导的心脏移植团队将阜外医院打造成了世界上最大的心脏移植中心之一；主持研制了具有自主知识产权的FWI—FWIII轴流泵，并与苏州同心公司合作将全植入磁悬浮人工心脏成功应用于临床。

（3）创立主动脉－肺动脉"双根部调转手术（DRT）"，解决了复杂先心病外科治疗领域的一个难点问题，连续3年在美国胸外科协会年会（1987—1989届）就该术式进行报告；2009年应邀将该术式发表在 *Oper Tech Thorac Cardiovasc Surg*，作为首个中国人创立的心脏手术列入美国心脏外科医师继续教育课程。

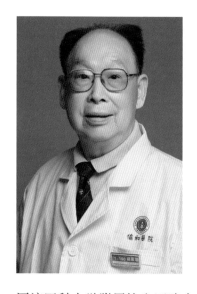

杨辰垣

主任医师、教授、博士生导师。国务院政府特殊津贴获得者。曾任同济医科大学（现华中科技大学同济医学院，下同）心血管病研究所所长，心脏大血管外科主任，同济医科大学学位委员会委员，同济医科大学附属协和医院学术委员会委员，中华医学会湖北省胸心外科学会委员，《同济医科大学学报》编委，《临床心血管病杂志》编委。1960年7月毕业于同济医科大学医疗系本科，毕业后留校，先后在同济医科大学附属协和医院从事普通外科、泌尿外科、胸腔外科的专业工作，1972年步入心脏外科领域，专门从事心脏血管外科工作。1974年担任同济医科大学附属协和医院大外科副主任，1978年担任同济医科大学心血管病研究所心脏外科副主任，1992年担任心脏外科主任，1996年担任同济医科大学心血管病研究所所长兼心脏外科主任。1992年起享受国务院政府特殊津贴。1993年经国务院学位委员会批准为胸心外科专业博士生导师。任职和工作期间，1980年至1981年先后在四川外国语学院和上海外国语学院学习法语。1982年5月至1984年7月和1990年10月至1991年7月先后两次赴法国，在巴黎 Centre Chirurgical Marie –Lannelongue 等心脏血管外科专科医院进修婴幼儿心脏外科和心脏移植及大血管外科。学成回国后，先后组织心脏移植和大血管外科实验研究组，进行动物实验和临床应用研究。1994年3月18日成功地为一例13岁患扩张性心肌病的女孩进行了原位心脏移植手术，此为当时国内心脏移植最年幼的成功病例。1993年3月22日在国内率先采用Cabrol手术进行升主动脉夹层动脉切除手术获得成功，此为国内首例。之后，开展大动脉转流手术，先后成功地进行升主动脉与腹主动脉人造血管搭桥转流术，升主动脉与双侧髂总动脉搭桥转流加主动脉内膜开窗术治疗主动脉夹层动脉瘤，效果显著。2003年6月起，在国内率先开展双侧腋动脉与双侧股动脉间人造血管搭桥转流治疗合并心肌梗死、夹层病变累及主动脉全程的濒临死亡的特别危重病例，开创了抢救夹层动脉瘘危重病症的创新性手术方案。

从事心脏血管外科专业工作三十多年，在心脏血管外科临床领域积累了丰富的经验，1996年4月开展湖北省首例改良 Senning 手术治疗大动脉转位，在采用双向 Glenn 手术、Fontan 手术、puga 手术等右心分流治疗复杂性先天性心脏病方面都有比较成功的经验和较系统的动物实验研究。在科研领域，以第一作者先后在国内、外刊物发表论文80余篇，1989年5月出版个人专著《先天性心脏病解剖病变与手术图解》，1993年12月出版个人专著《心脏血管外科的经验与进展》，2000年4月主编《心血管外科手术图谱》，2004年与胡盛寿、孙宗全共同主编《今日心脏血管外科学》，均由湖北科学技术出版社出版。作为课题负责人先后承担院级课题"心脏移植与心肺联合移植""主动脉夹层动脉瘤的动物实验与临床应用研究"，省级课题"肠系膜上静脉右房搭桥转流治疗门静脉高压症的实验研究"，卫生部课题"体外循环心内直视手术肺功能保护的研究"，国家自然科学基金课题"心脏移植排异反应中细胞因子表达及其机理研究"等研究项目。其中"升动脉夹层动脉瘤的外科治疗Cabrol手术的临床应用与改进"被鉴定为国内领先，1997年获湖北省卫生厅一等奖，1998年获湖北省科技进步二等奖。"心脏移植排异反应中的细胞因子表达"2001年定为国际先进水平，2002年获湖北省科技进步三等奖。

1986年至今，先后培养硕士研究生11人，博士研究生14人。

主编寄语

经过几十年的发展，尤其是近 20 年来的理论探索、技术变革和器械创新，一方面，心脏大血管外科的内涵已非昔比：各种全新的临床理念、外科技术、诊疗策略层出不穷；腔镜技术、杂交技术、微创技术、机器人技术方兴未艾；新生儿复杂先心病矫治，瓣膜微创外科及成形技术，终末期心肺疾病综合诊治，体外生命支持技术等领域取得长足发展。另一方面，心脏大血管外科所面对的外界环境也大不相同：人口老龄化程度不断加深，心血管疾病发病率、致死率增至首位，医学领域多学科交叉融合趋势日益明显，传统意义的内科、外科、介入科壁垒窠臼逐步打破。这样的快速变革，对心脏大血管外科既是机遇，也是挑战。每一位心脏大血管外科医师既要坚定"未来可期"的信心，也要保有"居安思危"的意识；在繁冗的临床工作之余，都有必要重新审视心脏大血管外科未来的走势和发展。

正是在这样的考量下，我们组织来自国内临床一线的顶级心脏大血管外科领域专家，历时 3 年精心编撰，推出了这部《心脏大血管外科学》。本书涵盖了当代心脏大血管外科的基础解剖、发病机制、病理生理、临床诊断、治疗方法、手术技术、围术期管理和远期效果等内容，在遵循科学性、权威性、系统性和实用性的原则基础上，与时俱进地吸收纳入心脏大血管外科的最新进展和前沿热点，内容翔实，系统全面，图文并茂，具有很强的科学性、实用性和可读性。衷心希望本书的出版能惠及广大的心脏大血管外科同道，助力中国心脏大血管外科事业的发展，为提高我国心脏大血管外科疾病的诊疗水平贡献绵薄之力。

囿于著者水平，以及心脏大血管领域快速发展的特点，书中瑕疵或不当之处在所难免，恳请各位同仁和读者不吝批评、指正。

扫码获取手术教学视频资源

右室双出口畸形矫治术

左心辅助装置植入术

心脏移植术

新生儿心上型完全性肺静脉异位引流矫治术

CONTENTS目　　录

第一篇　总论

第二篇　先天性心脏病

第四篇　冠心病外科

第六篇　心脏移植与心肺联合移植

第七篇　心包疾病、心脏肿瘤及其他

第八篇　心脏大血管外科特殊治疗

第一篇
总论

第一章
心脏和大血管外科的应用解剖

心脏是一个四腔的中空肌性器官，它终生不停地收缩和舒张，如"泵"一样工作，推动血液在全身周而复始地循环。因此，心脏的主要功能是作为血液循环的动力器官。除此之外，部分心肌细胞尚有内分泌功能。

大血管是指直接与心脏相连的主动脉、肺动脉、上腔静脉、下腔静脉和肺静脉等，它们与心脏外科手术治疗关系密切。

由于心脏无论胚胎发育还是形态结构都非常复杂，心脏和大血管发育缺陷的发生率较高，加之心血管疾病已成为威胁人类生命的重要因素，因此，了解心脏的正常结构、生理功能、心脏和大血管的胚胎发育及发育缺陷，对临床工作者而言意义重大。

本章先介绍心脏和大血管的胚胎发育，然后介绍心脏和大血管的正常结构和生理功能。

第一节　心脏和大血管的胚胎发育

心血管系统是胚胎体内最早形成并执行功能的器官系统。原始心血管系统的形成发生在胚胎发育的第 2 周末至第 3 周末，第 3 周末（第 21 ~ 22 天）时开始血液循环。心血管系统的最早形成使早期的胚胎能有效地获取营养物质和排出代谢废物，这有利于其他器官系统的发育。

心脏由中胚层分化而来，其发育过程十分复杂。首先在中胚层内形成原始心管，然后原始心管经过生长、融合、扩大、缩窄、扭转、萎缩、吸收和分隔等极其复杂的过程而逐渐完善，形成具有四腔的胚胎心。

一、心管的形成和融合

心脏发生于生心区，即三胚层胚盘口咽膜头侧的中胚层。生心区头侧的中胚层为原始膈（发育为未来的膈）。胚胎发育的第 18 ~ 19 天（即第 3 周），生心区的中胚层内出现围心腔，围心腔腹侧的中胚层细胞聚集，形成前后纵行、左右并列的一对细胞索，称生心板或生心索。随着胚体的发育，胚体的头、尾两端向腹侧卷折，使生心板和围心腔从胚体前端逐渐移至未来的咽和前肠（未来的食管）的腹侧。与此同时，围心腔从生心板的背侧移至生心板的两侧和腹侧，形成未来的心包腔。在生心板和围心腔发生位移的同时，生心板的中央出现空腔，逐渐形成一对并列的纵行管（约在胚胎发育的第 20 天），称心管。由于胚体发生侧折形成圆筒状，两条心管逐渐向中线靠拢并融合（约在胚胎发育的第 22 天），形成一条心管。但心管的头侧端和尾侧端并不发生融合，呈分支状。

合并后的心管头侧端连于动脉，该动脉称腹侧主动脉（ventral aorta）。两条腹侧主动脉头侧端通过第 1 对动脉弓连于两条背侧主动脉（dorsal aorta）。随后，在第 1 对动脉弓之后有第 2 ~ 6 对动脉弓发生。在人胚，第 5 对动脉弓短暂出现后随即消失。人胚两条腹侧主动脉的大部很早即随两条心管的合并而融合，并扩大成为主动脉囊（aortic sac），亦称动脉干（truncus arteriosus）。

合并后的心管尾侧端与静脉相连，包括卵黄静脉、脐静脉和前、后主静脉各 1 对。前主静脉收集胚体头侧部的静脉血，后主静脉收集胚体尾侧部的静脉血。每侧前、后主静脉合并成一短干，称总主静脉（common cardinal vein）。

心管合并后，心管周围的中胚层逐渐增厚，发育成心管外套层，亦称心外肌膜（epimyocardium），该心外肌膜分化为心壁的心肌层和心外膜，心肌的致密化不全即发生在此层。心管内皮和心管外套层之间的疏松组织称心胶质，发育形成心内膜。因此，早期的心管已具备心内膜、心肌层和心外膜三层结构的雏形，并约在胚胎发育的第 23 天开始搏动。见图 1-1-1。

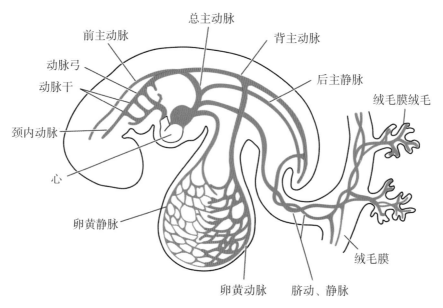

图 1-1-1　胚胎第 4 周时的心管、动脉和静脉

二、心外形的形成

随着胚体的发育，心管表面出现两个缩窄和二个膨大，因此心管自头侧端向尾侧端可分为 3 个部分，即心球、心室和心房，以后在心房的尾侧端又形成一膨大，称静脉窦。静脉窦借窦房孔与心房相通。心球的头侧端是动脉干，静脉窦的尾侧端与左、右两侧的总主静脉、脐静脉和卵黄静脉相连。

由于心管的头侧端和尾侧端都固定在心包上，而其游离于心包腔的心球和心室的生长速度远较心包腔扩展的速度快，因而心管被迫形成"U"形弯曲，称球室袢（bulboventricular loop），弯曲的凸面向右、前和尾侧。

心房和静脉窦早期位于原始横隔内。随着心管的发育，心房离开原始横隔，逐渐向上移至心室头侧端背侧，并稍偏左。与此同时，静脉窦也随之从原始横隔内游离出来，移至心房的后下部。因此，心的外形从"U"形弯曲变成"S"形弯曲。心房由于受前方的心球和后方的前肠的限制而向左、右两侧扩展，并膨出至动脉干的两侧，至此，原始心房形成。心管的"S"形弯曲形成后，早期心管的头侧段部分（动脉干、心球和心室）和尾侧段部分（心房和静脉窦）由头、尾侧关系转为腹、背侧关系。

在心管的发育过程中，心球出现下列变化：①心球远心段较细长，与动脉干相连；②心球中段较膨大，称心动脉球（bulbus arteriosus cordis）；③心球近心段被原始的心室吸收，成为原始右心室，原始的心室则改称为原始左心室。心球近心端被原始的心室吸收后，原来心球与心室之间的深沟逐渐变浅而消失。心室和心房的迅速生长膨大导致心房和心室之间出现缩窄，心房和心室之间逐渐演变成一狭窄的通道，称为房室管（atrioventricular canal）。而在心管表面原始心房与心室之间的缩窄处则变成一深沟，即冠状沟（coronary sulcus）。至此（胎龄1个月余），心已初具成体心的雏形，但其内部尚未完全分隔开来。见图1-1-2。

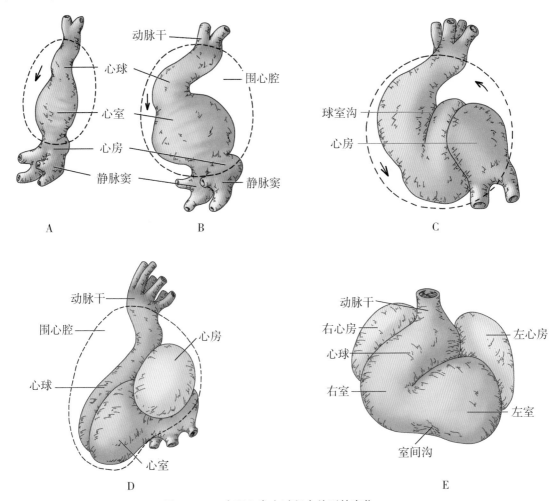

图 1-1-2 人胚心发育过程中外形的变化

三、心内部的分隔

从心管的形成到心管的融合，直至胚胎心雏形的形成，这个过程发生在胚胎发育的第18～28天（第3～4周）。在胚胎心雏形形成的同时，心内部已开始分隔，并在胚胎发育的第27～37天（约第5周）基本完成。需要强调的是，心各部的分隔是同时进行的。为描述方便，我们将心各部的分隔分开描述。

1. **房室管的分隔** 约在胚胎发育的第4周，房室管的前、后壁上分别形成两个较大的前（腹侧、上、头侧）、后（背侧、下、尾侧）心内膜垫（endocardiac cushion），房室管两侧壁上亦分别形成两个较小的左外侧和右外侧心内膜垫。心内膜垫的核心是中胚层间充质，将来发育成心纤维性支架，即心的结缔组织支架。前、后心内膜垫对向生长，约在胚胎发育的第30天相互靠拢融合，形成中间隔（intermedium septum），它将房室管分隔成左、右房室口。见图1-1-5。

心内膜垫除将房室管分隔成左、右房室口外，也发育生长形成二尖瓣和三尖瓣（第34天左右），即：前、后心内膜垫融合后，中间隔的左侧发育形成二尖瓣前瓣，右侧发育形成三尖瓣隔瓣；左外侧心内膜垫发育成二尖瓣后瓣，右外侧心内膜垫发育形成三尖瓣前瓣和后瓣。

2. **心房的分隔** 原始心房由两个先后生成的矢状隔膜——原发隔和继发隔分隔，形成左、右心房。见图 1-1-3。

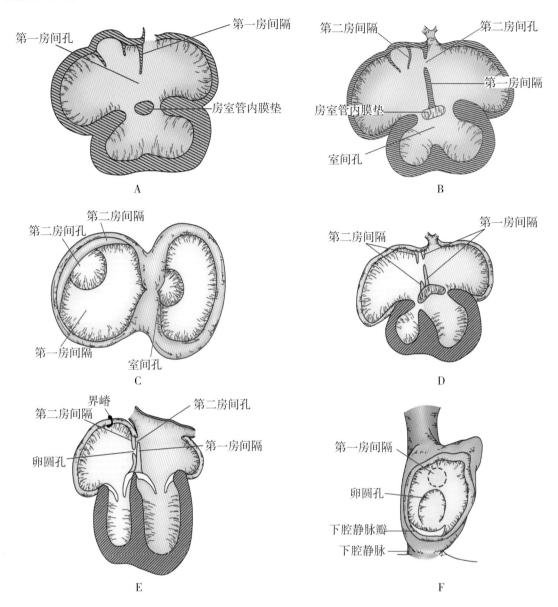

图 1-1-3　房间隔的形成

A. 6mm（约 30d）人胚；B. 9mm（约 33d）人胚；C. 此为 B 图的右侧面观；
D. 14mm（约 37d）人胚；E. 初生儿；F. 此为 E 图房间隔的右侧面观。

约在胚胎发育的第 4 周末，原始心房顶壁的正中线上生长出一个矢状位的镰状隔膜，称原发隔（septum primum），亦称第一房间隔。原发隔沿房壁自上而下向房室管方向生长，镰状隔膜的上、下端分别与房室管处的前、后心内膜垫相愈着，但原发隔下缘与房室管心内膜垫之间暂留一孔，称原发孔（foramen primum），亦称第一房间孔。在前、后心内膜垫靠拢融合的同时，原发隔继续生长，直至与心内膜垫完全愈着、第一房间孔封闭（约在胚胎发育的第 34 天）。在原发孔逐渐关闭的同时，原发隔的上部被吸收，形成许多小孔，然后这些小孔融合成一大孔（约在胚胎发育的第 34 天），称为继发孔（foramen secundum），亦称第二房间孔，该孔使左、右心房保持相通。

胚胎发育的第 5 周末，在原发隔的右侧，原始心房的顶壁又发育出一隔膜，称继发隔（septum secundum），亦称第二房间隔。继发隔远比原发隔厚，呈新月形，其下缘围成一孔，称卵圆孔（foramen ovale）。由于继发孔的位置比卵圆孔高，故继发隔从右侧遮盖原发隔上的继发孔，原发隔则从左侧遮盖继发隔上的卵圆孔。胎心的原发隔薄如蝉翼、非常柔软，心房舒张时，右心房的血液可经卵圆孔和继发孔流入左心房；心房收缩时，原发隔与继发隔相贴关闭卵圆孔，防止血液自左心房流入右心房。因此，原发隔的后上部在功能上类似卵圆孔的瓣膜，故称为卵圆孔瓣。出生后由于肺开始呼吸，肺泡全部张开，流经肺循环的血流量大大增加，左心房内压力升高，迫使原发隔与继发隔相贴，继而两隔完全愈着（出生后 5 ~ 7 个月），封闭卵圆孔，形成永久性的房间隔。原发隔和继发隔愈着后在房间隔的右心房面留有卵圆孔的痕迹，此即在成体心的房间隔右心房面所见到的卵圆窝（fossa ovale），故卵圆窝的底实际上是原发隔（卵圆孔瓣）。

卵圆孔完全闭合在 1 岁儿童中只占 18%，2 岁儿童中占 50%。有 20% ~ 25% 的成人卵圆孔并未完全闭合，多数只是在卵圆窝上缘处留有一至数个细小裂隙，并不引起严重的心房间分流，因而一般不引起临床症状，也难以被发现。但这些小裂隙处可形成细小血栓，血栓脱落后可导致脑血管栓塞。因此，对那些隐源性脑梗死患者，应考虑该处血栓形成的可能性。第一、二房间隔也可不融合而互相分离，二者间形成一假腔，称为"第三心房"。

偶见卵圆孔在出生前即已封闭，此异常称卵圆孔早闭。由于卵圆孔封闭过早，引起右半心极度肥大，而左半心发育较差，患儿通常在出生后短时间内即死亡。

3. 动脉干和心球的分隔　胚胎发育的第 5 周，动脉干和心球内膜下组织局部增厚，各形成 1 对向下延伸的螺旋状纵嵴，分别称为左、右动脉干嵴和左、右球嵴（bulbar ridge）。这两对嵴各自对向生长，分别相互融合，在动脉干和心球内各自形成一螺旋状的隔板。左、右球嵴形成的隔板也称为心球隔。动脉干和心球内的螺旋状隔板最后也相互融合，共同在动脉干和心球内形成一螺旋形隔板，称主肺动脉隔，将动脉干和心球远心段分隔成肺动脉干和主动脉。因主肺动脉隔呈螺旋状，故肺动脉干和主动脉近心段（即升主动脉）之间相互呈扭曲状。主肺动脉隔还将心球近心段分隔成右侧的右心室流出道和左侧的左心室流出道。此外，主肺动脉隔的下端还参与室间孔的封闭。见图 1-1-4 至图 1-1-6。

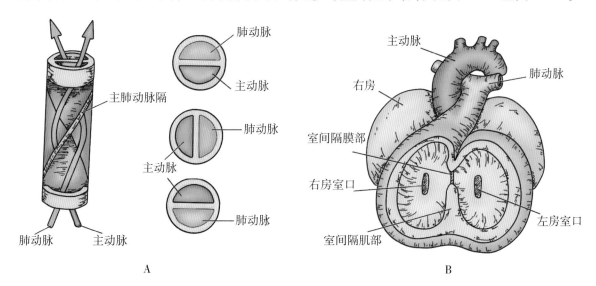

图 1-1-4　动脉干的分隔（第 8 周）

A. 主肺动脉隔的螺旋形；B. 主动脉和肺动脉分别开口于左、右心室（第 8 周）。

4. 心室的分隔　如前所述，心球的近心段被原始的心室吸收，成为原始右心室；原始的心室则改称为原始左心室。原始的左、右心室被 3 个结构分隔为左、右心室：原始室间隔、心内膜垫和主肺动脉隔。其中，原始室间隔是分隔原始左、右心室的主要结构，主肺动脉隔和心内膜垫仅参与室间孔的封闭。具体分隔过程：胚胎发育第 4～5 周时，从原始心室底壁的中线上生长出一矢状位的较厚的半月形肌性隆嵴，此肌性隆嵴不断向心内膜垫方向生长，其腹侧部分沿心室腹侧壁与腹侧心内膜垫融合，其背侧部分沿心室背侧壁与背侧心内膜垫融合，发育为原始室间隔，以后发育为室间隔肌部（muscular part of interventricular septum），分隔原始左、右心室的大部。原始室间隔后上的游离缘为一凹缘，该凹缘无法与心内膜垫融合，二者之间留有一很小的孔，称室间孔（interventricular foramen），该孔使左、右心室暂时相通。室间孔由主肺动脉隔的近心端、心内膜垫和原始室间隔后上缘在胚胎发育到第 2 个月末时共同封闭。封闭后的室间孔则成为极薄的室间隔膜部（membranous part of interventricular septum）。至此，原始左、右心室被完全分隔开来。见图 1-1-5、图 1-1-6。

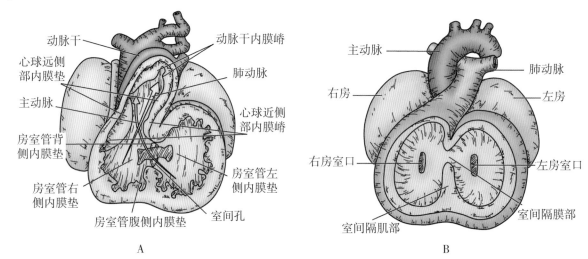

图 1-1-5 心球和心室的分隔

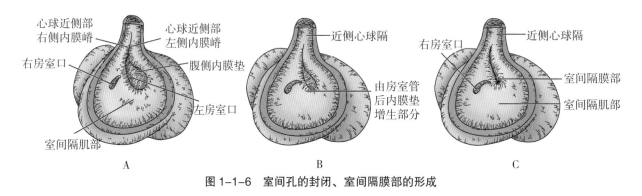

图 1-1-6 室间孔的封闭、室间隔膜部的形成

四、大血管的演变和永久性心房、心室的形成

在心脏的胚胎发育过程中，出心和入心的大血管、汇入静脉窦的血管和静脉窦本身都发生了较复杂的演化，有些血管的演化还和永久性心房的形成密切相关，现分述如下。

1. 汇入静脉窦的血管及静脉窦的演变　静脉窦有两个对称的左、右角，每个角各自与同侧的总主静脉、脐静脉和卵黄静脉相连。见图 1-1-7。

（1）卵黄静脉。左卵黄静脉的近心段逐渐退化消失，右卵黄静脉的近心段则发育形成下腔静脉的近心段。左、右卵黄静脉的远心段形成分支并吻合，发育形成门静脉。

（2）脐静脉。右脐静脉全部退化消失。左脐静脉位于静脉窦和肝之间的部分也退化消失，但从肝至脐的一段左脐静脉则一直保留至出生，并与脐带内的脐静脉通连，将从胎盘来的动脉血经肝内形成的静脉导管导入下腔静脉，继而经静脉窦右角流入右心房。出生以后，由于脐带被剪断，腹前壁深面的左脐静脉的尾侧段和肝内形成的静脉导管都将闭锁，分别形成肝圆韧带和静脉韧带。

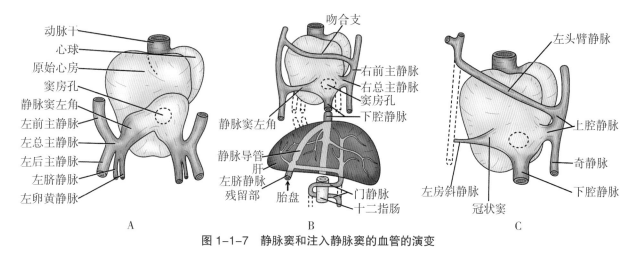

图 1-1-7　静脉窦和注入静脉窦的血管的演变

（3）前、后主静脉和总主静脉。①在左、右前主静脉之间形成一吻合支，它从左至右斜向走行，左前主静脉的血液经此吻合支流入右前主静脉，故该吻合支演化为左头臂静脉。右前主静脉的近心段和右总主静脉演化为上腔静脉。右前主静脉的远心段则演变为右头臂静脉。②右后主静脉演变为奇静脉。③左前主静脉的近心段和左后主静脉均退化消失。④左总主静脉退化，形成左房斜静脉。因此，体循环的血液均汇流入静脉窦右角。

（4）静脉窦。随着汇入静脉窦的血管的演变，至胚胎发育的第4周，大量血液流入静脉窦右角，导致原来对称的两个左、右角逐渐演变为左角小、右角大。与此同时，窦房孔也渐渐移向右侧，最后仅与右心房相通。静脉窦左角渐渐萎缩变小，演变为冠状窦。静脉窦右角和静脉窦本身最终被原始右心房吸收而演变为右心房后部的腔静脉窦。

2. 主动脉和肺动脉干的发生　如前所述，主动脉近心段（升主动脉）和肺动脉干是由动脉干和心球远心段被主肺动脉隔分隔而成的。在升主动脉和肺动脉干形成的同时，还发育出主动脉瓣和肺动脉瓣，它们的发育过程：心球的近心部心内膜下组织生成4个瓣膜隆起（左、右、腹、背侧隆起）。左、右球嵴对向融合形成的心球隔将此处的心球分隔成主动脉口和肺动脉口的同时，也将左、右瓣膜隆起一分为二。腹侧的瓣膜隆起加上两个左、右侧瓣膜隆起被分隔后形成的两个腹侧的瓣膜隆起发育成肺动脉瓣。背侧的瓣膜隆起加上两个左、右侧瓣膜隆起被分隔后形成的两个背侧的瓣膜隆起发育成主动脉瓣。肺动脉瓣胚胎时一前二后，之后由于心转向而变成二前一后。主动脉瓣胚胎时二前一后，之后变成一前二后。

主动脉弓由连于左侧腹主动脉根部（近动脉干部分）与左侧第4动脉弓及其以下的一段背主动脉形成。2条背主动脉原来沿脊索两侧向尾端延续为脐动脉。于胚胎第4周后，2条背主动脉从第4胸（体）节至第4腰（体）节间的一段合并为一条动脉，沿未来的脊柱前方下行，成为后来成体的降主动脉。见图1-1-8。

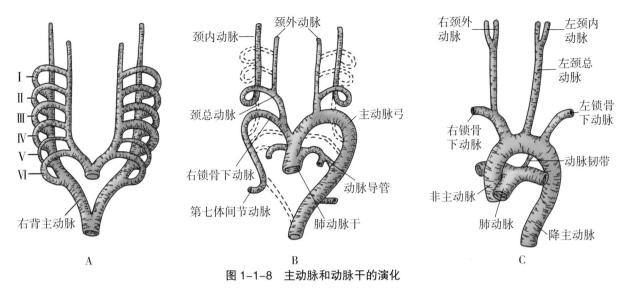

图 1-1-8　主动脉和动脉干的演化

3. 左、右肺动脉的发生　肺动脉干的发生已如上述。左、右肺动脉由第 6 对动脉弓演化而来。左侧第 6 动脉弓近侧段演化为左肺动脉，其末端以出芽方式生成新血管支伸入肺内，形成左肺动脉肺内的分支；左侧第 6 动脉弓的远侧段连于左肺动脉起始处与主动脉弓末端之间，是胎儿时期的动脉导管，引导从腔静脉（主要是上腔静脉）回流至右心房的血，再经右心室、肺动脉干而直达降主动脉。出生后肺循环建立，动脉导管在生后 2～3 周内闭锁，成为动脉韧带。右侧第 6 动脉弓近侧段演化为右肺动脉，远侧段则退化。

4. 上腔静脉的发生　如前所述，右前主静脉的近心段和右总主静脉演化为上腔静脉。起初左、右总主静脉的口径是一致的，以后由于左、右前主静脉之间的交通支（演化为左头臂静脉，前述）的出现，左侧头颈部静脉血经该交通支至右前主静脉，导致右前主静脉和右总主静脉因血流量增加而增粗，演变为上腔静脉。与此同时，左前主静脉因血流量减少而变细、退化，最终闭锁；左总主静脉也随之变细、退化，演化成左房斜静脉。

5. 下腔静脉的发生　在胚胎第 4 周时，成对的卵黄静脉和脐静脉汇入静脉窦。后随着肝的发育而将卵黄静脉、脐静脉吸收、改建，右卵黄静脉头侧段形成右肝心管（hepatocardiac duct），它以后成为下腔静脉肝后段和肝上段。右卵黄静脉中段成为肝血窦，而尾侧段形成门静脉干。

胚胎第 6～7 周时，在胚胎中肾的内侧和背侧分别形成一对下主静脉和一对上主静脉。左、右下主静脉间有吻合，后来该吻合段和其以上的一段右下主静脉形成下腔静脉肾前段。两侧下主静脉吻合部的尾端右侧部分与右侧上主静脉发生吻合处形成下腔静脉肾段。下腔静脉肾后段（肾以下至下腔静脉分为二髂总静脉处）由右侧上主静脉尾侧段形成。

6. 永久性右心房的形成　胚胎发育第 7～8 周，原始右心房扩展很快，静脉窦右角被吸收并入右心房，成为永久性右心房的后部（即腔静脉窦），原先开口于静脉窦的上、下腔静脉（实际是二者的前身）也就直接开口于腔静脉窦了。原始右心房则发育为永久性右心房前部（即固有心房）和右心耳。

7. 肺静脉的发育和永久性左心房的形成　肺静脉是由原始心房的后壁向外生长形成的，且起初只形成了一条肺静脉，该单一肺静脉开口在原发隔的左侧。随后肺静脉分出左、右属支，每一属支又再进一步分成两个属支。当原始心房不断发育扩展时，肺静脉根部及其左、右属支逐渐被吸收，并入左心房，最后形成 4 条肺静脉直接开口于左心房。吸收了肺静脉的原始左心房部分以后发育成永久性左心房的光滑部，其余部分则发育成为左心耳。

8. 永久性左、右心室的形成　在心室的分隔完成之后，永久性的左、右心室实际上已经形成，但只有当房室瓣、腱索和乳头肌等完全形成后，永久性左、右心室才算最终形成。房室瓣由房室管处的 4 个心内膜垫内的间充质分化形成，在形成过程中不断进行改建，最后形成了很薄的房室瓣。乳头肌和腱索则是心室壁通过不断地吸收和改建逐渐形成的。

第二节　常见心脏和大血管畸形的胚胎发育学基础

先天性心脏病是指心脏在发生、发育过程中，由于局部的膨大、缩窄、扭转、分隔、吸收或融合等过程中发生异常，以及某些结构保持原始状态而不发育，或该退化者未退化，导致心在结构上出现的严重畸形，并引起严重的甚至致命的功能障碍。出、入心的大血管在胚胎发育过程中也可出现严重畸形，尽管这些出、入心的大血管的胚胎发育从发生上来说不属于心的发生，但由于与心的发生密切相关，故临床上常把大血管的畸形归于先天性心脏病一类。本节将主要的先天性心脏病和大血管畸形一并叙述。

先天性心脏病可根据不同的标准进行分类，在不同的专著和教科书中分类方法不尽相同，本书按畸形发生的部位进行描述。

一、房间隔缺损

房间隔缺损（atrial septal defect，ASD）是指解剖学上的房间隔上有独立的缺损，是常见的先天性心脏病之一，发病率约占先天性心脏病的 18%，女性多见。常见的 ASD 有以下几种类型（图 1-1-9）。

1. 原发孔型房间隔缺损　是指原发隔和心内膜垫在相向生长时未相互融合，使原发孔未闭锁而出现的缺损，亦称为房间隔低位缺损。此类 ASD 比较少见，缺损处是一小孔，为残留的原发孔。在原发孔未闭的患者，由于缺损处的下缘有房室束经过，因此手术修补时的出血进入房室束或缝合时把房室束缝入，可引起暂时性或永久性完全房室传导阻滞。

2. 继发孔型房间隔缺损　亦称卵圆孔未闭或卵圆窝处房间隔缺损，亦有人称为中心型房间隔缺损，是房间隔缺损中最常见的，此类畸形占房间隔缺损病例的 69%，国内报道占 74.7%。

引起卵圆孔不闭锁的原因包括：①原发隔吸收的位置不当致卵圆孔瓣上出现筛状穿孔，20% ~ 25% 的成人在卵圆窝上缘处留有的细小裂隙亦属此类；②原发隔在形成继发孔时被过度吸收，形成较短的卵圆孔瓣致继发孔过大；③继发隔发育不全形成过大的卵圆孔，致原发隔形成的正常卵圆孔瓣仅能部分掩盖卵圆孔；④原发隔在形成继发孔时被过度吸收、继发隔形成过大的卵圆孔致过大的继发孔和过大的卵圆孔同时存在。

3. 上腔静脉口处房间隔缺损　亦称上腔型房间隔缺损、房间隔高位缺损或静脉窦房间隔缺损。缺损常紧邻上腔静脉口，位于上腔静脉口与卵圆窝上缘之间。此种缺损有时合并有右肺上静脉注入右心房或上腔静脉，上腔静脉常骑跨于左、右心房。缺损的发生有一些假说，如静脉窦被过度吸收、窦房孔向右侧位移不充分（太靠左）、右肺上静脉过度移位等。此类缺损占房间隔缺损的 8%。

修复上腔型房间隔缺损重要的是校正肺静脉的开口异位。若合并有右肺上静脉注入右心房或上腔静脉：①必须使肺静脉连于左心房（把缺损的下缘缝于肺静脉口的前方）；②若肺静脉连于上腔静脉，在不正常肺静脉入口上方切断上腔静脉，结扎其近心断端后再将上腔静脉远心断端与右心耳吻合；③若仅一支肺静脉异常且该肺静脉很小，并且校正该肺静脉的异常开口的外科手术又很困难时，可以仅关闭缺损，旷置该肺静脉。

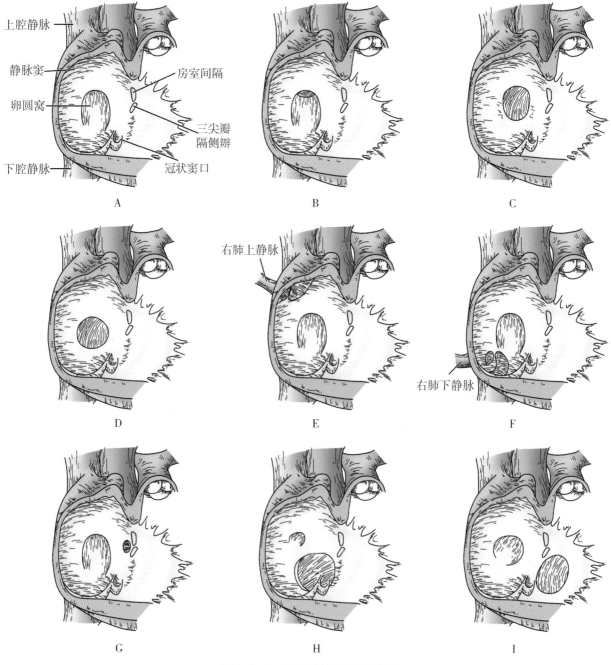

图 1-1-9 房间隔缺损的解剖分型

A.正常解剖；B.卵圆孔未闭；C.卵圆窝房间隔缺损；D.卵圆窝房间隔缺损并扩及窝缘；E.上腔型房间隔缺损；F.下腔型房间隔缺损；G.第一孔房间孔未闭；H.冠状窦房间隔缺损；I.房室管畸形。

4. **下腔静脉口处房间隔缺损** 亦称下腔型房间隔缺损，约占房间隔缺损的 21%。缺损位于房间隔后下部，邻近下腔静脉口，因此下腔静脉可以同时开口于左、右心房。在下腔静脉瓣较大的病例，向左移位的下腔静脉口可能被下腔静脉瓣掩盖，手术时有可能误把下腔静脉瓣的边缘作为缺损的下缘予以缝合而使下腔静脉的血液全部流向左心房，引起严重的甚或是致命的并发症。下腔型房间隔缺损少数并发有肺静脉畸形。下腔型房间隔缺损的发生与上腔型房间隔缺损的发生原因相似。无下腔静脉骑跨的下腔型房间隔缺损可能是由于卵圆窝缘下部发育障碍而形成的。

5. **冠状窦房间隔缺损** 也称永久性静脉窦，极少见，是一大孔，乍看似一大的冠状窦口，位于卵圆窝下缘、三尖瓣隔瓣和下腔静脉口之间的三角形区内，常和注入左心房的永久性左上腔静脉并存。一般认为此种缺损是由于房窦静脉襞（位于静脉窦与原始心房之间，以后分隔静脉窦的左、右角）没有形成引起的，因此，静脉窦与两个心房之间的原始宽阔的交通保留下来代替了冠状窦注入右心房的冠状窦口，所以左侧体静脉保留了它与左心房的连系，而右侧体静脉注入右心房。

6. 共同心房　有以下三种类型。

（1）未分化共同心房：完全没有房间隔，或仅在左、右心房间有一结缔组织索代替房间隔，没有解剖学的特征可以证明是右心房或左心房，故原始心房未分化。该畸形常伴有无脾畸形。

（2）大的房间隔缺损：整个卵圆窝及部分卵圆窝缘缺损，卵圆窝缘不同程度残留，房间隔上出现很大的空洞，在功能上属于共同心房。

（3）房室管共同房型：该缺损通常合并有房室管畸形，其特征是在三尖瓣隔瓣以上没有任何室间隔存在。因此从手术和形态学观点看是房室管畸形。

二、室间隔缺损

室间隔缺损是最常见的先天性心脏病，约占先天性心脏病的23%。室间隔缺损的分类比较混乱，过去英文文献将室间隔缺损分为三型，即嵴上型、嵴下型和室间隔肌部缺损（嵴指室上嵴）；也有的分为膜部缺损（亦称高位室间隔缺损）和肌部缺损（亦称低位室间隔缺损）。Goor以缺损的形态及其发生来分型，在外科手术治疗上比较实用。本节仅描述孤立的室间隔缺损，不包括合并有其他缺损者。

1. 漏斗部室间隔缺损　缺损限于漏斗部室间隔的范围内，从右心室面看位于肺动脉口下方，从左心室面看位于主动脉口下方，可高可低（据此也有人将此型缺损分为五型），使左、右心室流出道之间相通。因缺损的位置高，属于嵴上型室间隔缺损。从动脉干和心球的分隔过程来看，这种缺损显然是由于心球内的左、右球嵴发育不良，左、右球嵴相向生长未融合而引起的，亦即心球隔形成过程中所产生的畸形之一。有人统计112例单纯室间隔缺损，其中漏斗部缺损约占29.47%。见图1-1-10。

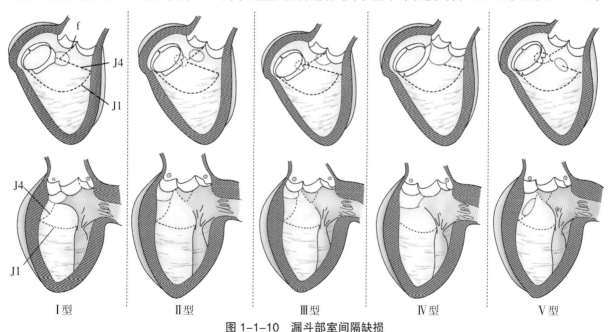

Ⅰ型　　Ⅱ型　　Ⅲ型　　Ⅳ型　　Ⅴ型

图1-1-10　漏斗部室间隔缺损

上：从右室看；下：从左室看。

f.圆锥融合线；J1.窦隔与肉柱化室间隔结合线；J4.圆锥隔与窦隔结合线和圆锥融合线。

2. 室间隔膜部的室间隔缺损 缺损呈圆形，从右心室面看，缺损位三尖瓣隔瓣和室上嵴下方，从左心室面看，缺损位于主动脉前瓣下方，因室间孔未闭合而形成。此种缺损约占室间隔缺损的15.18%。膜部缺损较少单独发生，常和其他畸形并存。见图1-1-11。

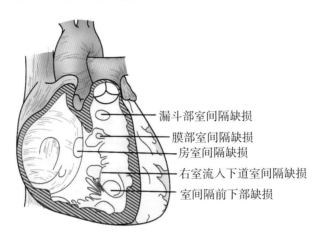

图 1-1-11 室间隔缺损常见的位置

3. 室间隔膜部的房室间隔缺损 主要是室间隔膜部三尖瓣隔瓣附着线以上的部分缺损，因此使左心室与右心房相通。此种缺损有三种类型：①缺损在三尖瓣隔瓣附着线以上；②缺损跨过三尖瓣附着线使隔瓣和前瓣附着线间断；③部分缺损位于三尖瓣附着线以下，此型也可以归入室间隔膜部的室间隔缺损，但因有左心室至右心房分流而列入室间隔膜部的房室间隔缺损。从左心室至右心房的分流是三尖瓣前内侧联合处有原发或继发裂隙的缘故。房室间隔缺损亦是由于室间孔未闭合而形成的，约占室间隔缺损的1.78%。见图1-1-12。

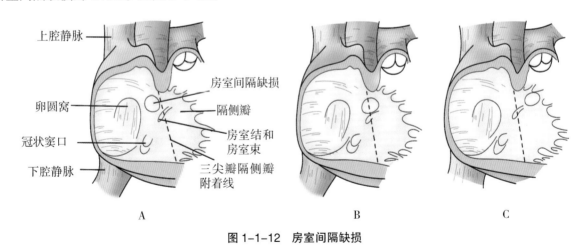

图 1-1-12 房室间隔缺损

A. 缺损位于隔瓣附着线以上；B. 缺损跨于隔瓣附着线之上；C. 缺损位于隔瓣附着线以下。

4. 右心室流入道室间隔缺损 亦称窦部室间隔缺损，是室间隔肌部的后上部（无肉柱部）范围内或位于室间隔无肉柱部与肉柱部之间的缺损（有的位于两部分界标志——圆锥乳头肌水平处或其下），少数该型缺损邻近室间隔膜部合并有室间隔膜部的部分缺损。大的缺损可以完全无窦部室间隔，小的缺损如针孔大小。有的缺损位于三尖瓣隔瓣及其腱索所遮蔽的部分室间隔范围内，因此瓣膜或腱索可能遮掩缺损的边缘部分（膜部室间隔缺损亦有此种情况）。经右心室切口修复此类缺损则较困难，过去切断腱索以暴露缺损，以后有人改用经右心房切口，并沿前瓣或隔瓣基底附着线下2~3mm切一长切口修复缺损，手术操作较易进行。窦部室间隔缺损约占室间隔缺损的50%，缺损发生的确切原因尚不清楚。见图 1-1-13。

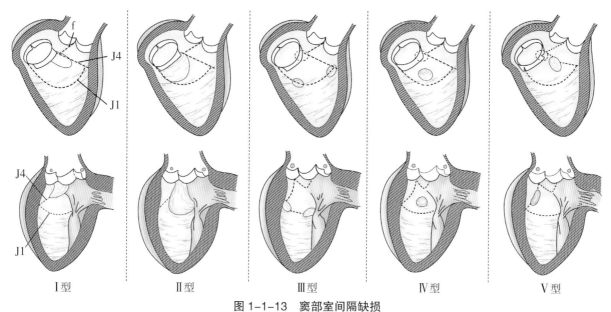

图 1-1-13　窦部室间隔缺损

上：从右室看；下：从左室看。

f. 圆锥融合线；J1. 窦隔与肉柱化室间隔结合线；J4. 圆锥隔与窦隔结合线和圆锥融合线。

5. 室间隔前下部缺损　位于室间隔前下部肉柱较多的部分（图 1-1-11），通常有多个缺损，有时缺损很大，从右心室面看，缺损位于右束支行径的前方。偶尔缺损呈裂隙状，探针探查可证实其连通左、右心室。较小的缺损有时可以自然闭合。此种缺损约占室间隔缺损的 3.58%。右心室流入道室间隔缺损和室间隔前下部缺损合称为室间隔肌部缺损。

6. 室间隔缺如　即原始室间隔发育甚差或未发育、或出现巨大的室间孔，因而形成单心室或共同心室（common ventricle）畸形，有人称此类畸形为三腔二房心（cor trilocular biatriatum）。室间隔缺如时有左、右房室口及房室瓣，常合并有动脉移位，即升主动脉位于肺动脉干前方。

几乎所有的室间隔缺损外科修复所引起的完全性心传导阻滞，都是由于损伤了房室束。正常房室束由房室结起始，在心内膜下穿右纤维三角后经室间隔膜部后下缘下行，至室间隔肌部后上缘分为左、右束支。右束支继而在室间隔右侧心内膜下下行，途经圆锥乳头肌基部后方。上述各种室间隔缺损中，漏斗部室间隔缺损及少部分右心室流入道室间隔缺损（邻近室间隔膜部）、室间隔膜部的室间隔和房室间隔缺损，因房室束位于缺损的后下缘，修复时需注意缝针损伤；在大多数右心室流入道室间隔缺损，房室束位于缺损的上方；室间隔前下部缺损修复时需注意勿损伤右束支。定位右束支的关键标志是圆锥乳头肌，正常右束支紧邻圆锥乳头肌后下方，缺损在圆锥乳头肌后下方时，则右束支在缺损的前上方；缺损在圆锥乳头肌的前下方者，则右束支在缺损的后下方。

三、房室管畸形

房室管畸形亦被称为"心内膜垫缺损""永久性共同房室口"等。房室管畸形有 3 个基本的解剖异常：①心间隔缺损，即由永久性原发孔、永久性房室管和永久性室间孔三者构成的房间隔和室间隔合并缺损；②心室的下壁靠心底部分短缺（即下壁较正常短）；③房室瓣畸形。房室管畸形可按照房室瓣配布的不同而分为四型（图 1-1-14，图 1-1-15）。

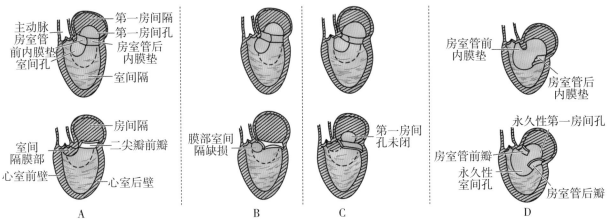

图 1-1-14　正常间隔和三种间隔畸形的比较图解（仿 Goor）

A. 正常发育；B. 膜部室间隔；C. 第一房间孔未闭；D. 房室管畸形。

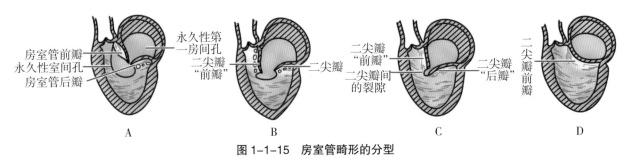

图 1-1-15　房室管畸形的分型

A. 完全性；B. 过渡型；C. 部分型；D. 校正型。

1. **完全性**　即两个心房与两个心室借一个房室口（共同房室口）相通，共同房室口上有总房室瓣，包括前、后瓣和两侧瓣，未形成二、三尖瓣，但附着仍似正常。总前瓣中线处有或没有裂隙；总后瓣向室间隔延伸，划定了室间隔的水平和三尖瓣与二尖瓣的界线。此型在心收缩期有室间分流，但由于房室瓣活动度较大，收缩期可封闭共同房室口，故 "二尖瓣" 处反流不显著。

2. **部分型**　特点是有发育完全的房室瓣，瓣膜的附着与正常相比下移，左心室二尖瓣前、后瓣附着于心间隔缺损处，二尖之间有一裂隙；右心室三尖瓣隔瓣发育较好，亦附着于缺损的边缘。由于房室瓣是附于室间隔缺损的边缘，故没有心室间的分流，分流完全在心房水平。由于二尖瓣间有裂隙及直接附着于缺损处边缘且较固定，故反流较严重。见图 1-1-16。

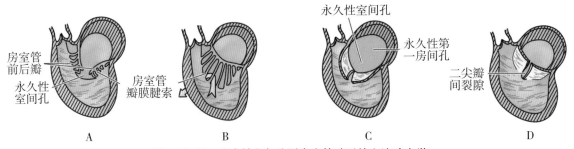

图 1-1-16　完全性和部分型房室管畸形的血流动力学

A. 完全性舒张期房室瓣；B. 完全性收缩期房室瓣；C. 部分型舒张期房室瓣；D. 部分型收缩期房室瓣。

3. **过渡型**　从解剖上看过渡型介于上述完全性和部分型之间，特点：①有发育完全的二、三尖瓣（同部分型）；②瓣膜附着正常（同完全性）；③有心室间分流。该型从外科观点看应视为完全性房室管畸形，因其血流动力学改变类似于完全性。

4. 校正型 过去将此型错误地称为"原发孔型房间隔缺损",其特点：有真正的二尖瓣前瓣，但其附着低于心间隔缺损的边缘，二尖瓣间无裂隙。在心室水平无分流，因此从血流动力学来看，类似于原发孔未闭的房间隔缺损。校正型房室管畸形与真正的原发孔型房间隔缺损有三个方面的不同：①原发孔型房间隔缺损，室间隔完全正常；②原发孔型房间隔缺损，心室后壁正常，而校正型房室管畸形心室后壁底部短缺（较短）；③原发孔型房间隔缺损的心电图与房间隔其他类型缺损的心电图相似（如右心室肥大），而完全性房室管畸形的心电图具有房室管畸形的特征（如左、右心室肥大）。

在房室管畸形修复中，需特别注意房室束的位置以防损伤。因为房室管畸形时窦部室间隔缺如是恒定的，因此房室束在室间隔靠心底部的嵴（缺损边缘的后上端）处心内膜下，呈线束状，在每个病例均能顺利正确地定位。然而房室束的定位非常依赖于对缺损边缘的显露，这一点在有些病例（如三尖瓣隔瓣发育很好时）可能并不容易。为了避免损伤房室束，补片的缝线应当很浅并应在嵴的左侧，或者是通过嵴的后方及三尖瓣后瓣的瓣膜组织；在心室部分缝线缝于室间隔的右侧。

四、房室管分隔异常产生的瓣膜畸形

在房室管的分隔过程中，除形成左、右房室口外，心内膜垫和左、右外侧心内膜垫发育为二尖瓣和三尖瓣，相应各心室壁通过改建形成与瓣膜相连的腱索和乳头肌。在此演变过程中可形成以下畸形。

1. 先天性二尖瓣狭窄 不常见，解剖上常见有两型：一种是两个瓣在瓣膜联合处融合，腱索短且腱索间有粘连，整个二尖瓣在外形上类似风湿性二尖瓣狭窄；另一种是降落伞样二尖瓣，其解剖是左心室仅有一个乳头肌，两个瓣的腱索均连于此单一乳头肌，血流需经腱索间的间隙流入左心室，若间隙狭窄，即产生二尖瓣狭窄。在左心方面与降落伞样二尖瓣并存的有以下 3 个阻塞性异常，包括左心房的瓣膜上环、主动脉瓣下狭窄和主动脉缩窄（后二者见主动脉通道畸形）。左心房瓣膜上环是在左房室口上方有一膜性环（亦称膜性隔，中部有大的孔），即在左心房内有一独立的有孔的肌性膈膜，将左心房腔分隔为上、下二部，肺静脉注入左心房上腔，血液经膈膜上的孔流入下腔，下腔通左心耳和二尖瓣口，膈膜的孔径决定肺静脉血流阻塞的程度，此种畸形有人称为三房心（cor triatriatum）。阻塞严重时形成与二尖瓣狭窄体征相同的体征，包括右心室肥大、肺动脉高压和肺毛细血管、静脉及淋巴管扩张等。

此外很少见的是乳头肌肥大，肥大的乳头肌位于二尖瓣口下方，腱索短。经二尖瓣口的血流的阻塞主要是由于异位且肥大的乳头肌的瓶塞样的作用所引起。

2. 二尖瓣闭锁 少见，约一半病例与主动脉闭锁并存，解剖特征是在二尖瓣的位置有一凹陷，但无孔，左心房的血液只能经卵圆孔至右心房、右心室、肺动脉干、动脉导管至主动脉。无主动脉闭锁并存者，有两个心室，左心室发育不全，经室间缺损接受右心室来的血液，左心房的出路也是卵圆孔，升主动脉虽狭窄，但口径还不像主动脉口闭锁者那么小，通常无大血管移位；少数可能是共同心室，并有动脉转位。

3. 先天性二尖瓣关闭不全 少见，有人称为二尖瓣拱廊（anomalous mitral arcade）。解剖特征是腱索短，从每个乳头肌伸向前瓣的中央部分，整个外观似一拱廊，使二尖瓣前瓣僵硬，二尖瓣丧失功能，或关闭不全，或狭窄。

4. 三尖瓣闭锁 罕见，是由于房室管前、后心内膜垫融合分隔房室管为左、右房室口后，右房室口边缘的心内膜垫未形成三尖瓣，继续生长使右房室口封闭；或形成三尖瓣，但各瓣互相愈合。此畸形常合并有卵圆孔未闭、室间隔缺损、右心室发育不良和左心室肥大。见图 1-1-17。

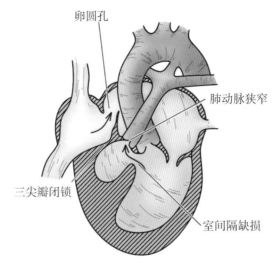

卵圆孔

肺动脉狭窄

三尖瓣闭锁

室间隔缺损

图 1-1-17 三尖瓣闭锁

5. Ebstein 畸形 该畸形的解剖缺陷是三尖瓣前瓣附着正常,其余二瓣附着线下移,附着于室壁和室间隔,因此右心室腔被分为 2 个部分,上部与右房连续,故右房腔巨大;下部构成了右心室腔,腔小壁薄。三尖瓣可以关闭或者不能关闭。除瓣膜发育不正常外,并有右束支的不完全间断,故可有右束支传导阻滞。此畸形常合并有跨过右房室瓣环的旁路束(肯特束),故可有预激综合征。

五、主肺动脉隔形成异常所产生的畸形

1. 主动脉肺动脉共干 也称共同动脉干或永存动脉干。主肺动脉隔未完全形成,未分隔的动脉干骑跨于室间隔肌部顶端,有室间孔存在(圆锥室间隔完全或部分缺如),动脉干与左、右二心室相通,动脉干多数偏于右心室,少数偏于左心室,具有 2 ~ 4 个半月瓣(3 个者最多)。肺动脉、冠状动脉和体循环的动脉均起于共同动脉干。有人将共同动脉干分为四型(图 1-1-18)。这种畸形的发生有两种说法:一种认为是由于主肺动脉隔和远心段心球隔未发育,未将动脉干分隔为主动脉和肺动脉干,因而形成共同动脉干;另一种认为是动脉干虽被分隔,但因肺动脉干闭锁而形成。

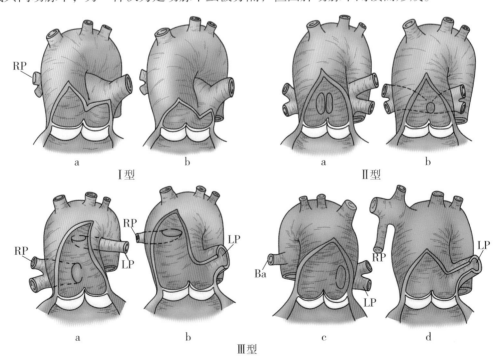

RP

a   b

Ⅰ型

a   b

Ⅱ型

RP   RP

LP   LP

a   b

Ⅲ型

RP

Ba   LP

c   d

Ⅲ型

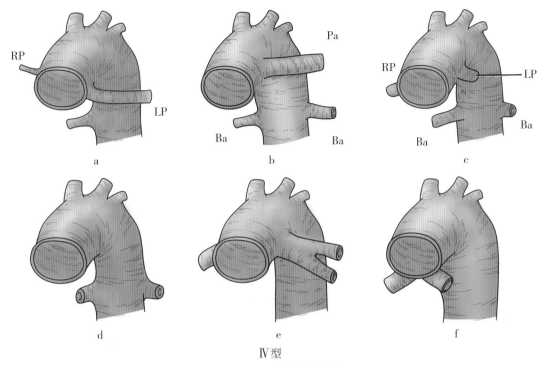

图 1-1-18　主动脉肺动脉共干

Ⅰ、Ⅱb有肺动脉狭窄；Ⅲ：RP，右肺动脉；LP，左肺动脉；Ba，支气管动脉；Ⅳ无真正的肺动脉，肺由起于主动脉弓或降主动脉的血管供血。

2. 主肺动脉隔缺损　亦称为主动脉肺动脉窗或主动脉肺动脉瘘，是升主动脉左侧壁和肺动脉干右侧壁之间有窗孔样的缺损，位于半月瓣的上方，使升主动脉和肺动脉干之间直接相通，因此产生自升主动脉向肺动脉干的分流。主肺动脉隔缺损是由于动脉干嵴和心球远心段的球嵴未完全融合所致。此种畸形在血流动力学方面的改变类似于较粗的动脉导管未闭和室间隔缺损，故需仔细甄别。

六、主动脉通道畸形

主动脉通道的畸形有多种类型，包括主动脉狭窄、先天性主动脉瓣关闭不全、主动脉缩窄、主动脉弓间断和主动脉闭锁等。其中，主动脉缩窄和主动脉弓间断是动脉演化过程中形成的畸形。另外，主动脉闭锁少见，主动脉闭锁患儿的左心发育很差，主动脉血液来源于动脉导管，70%的患儿于生后第1周内死亡，一般认为此畸形不宜手术，本节不另叙述。本节将动脉导管未闭列入一并叙述。

1. 主动脉狭窄　可分为三种类型，每一种又可分为几种亚型，分述如下。

（1）主动脉瓣狭窄。由瓣膜畸形引起，可分为五种亚型。①单纯型：瓣膜呈倒置的漏斗型，在一侧有一裂隙。②双瓣型：主动脉瓣可以是左、右侧瓣，或一前一后两瓣。如果是后者，二瓣之间有一缝，冠状动脉均起于前窦。③三瓣型：瓣膜是一团发育不完全的结缔组织，主动脉窦很浅，瓣缘圆厚，瓣膜联合有不同程度的融合，故当心室收缩时，瓣膜口不能充分张开，整个瓣膜像一个圆穹顶突向主动脉。④未分化型：甚少见，是在相当于主动脉瓣处只有未分化的组织，未形成正常的瓣膜。⑤膜状型：也较少，没有瓣膜，代之以一中央有孔的厚膜。见图 1-1-19。

（2）主动脉瓣下狭窄：分为三类。

1）孤立的主动脉瓣下狭窄。有两种：①一种是隔膜型主动脉瓣下狭窄，即在主动脉瓣稍下方有一由纤维组织构成一隔膜样结构，隔膜周缘附着于二尖瓣前瓣的基底部、室间隔和左心室流出道的前壁，隔膜的中央有一个 4～12mm 的孔。左心室中等度肥大，其他均正常。隔膜型主动脉瓣下狭窄位于胚胎期的动脉干和心球之间，故有人认为是由于两者之间的部分发育不全所造成。②另一种是纤维肌型瓣膜下狭窄，即在主动脉瓣下方 1 ~ 3cm 处，有由结缔组织和肌组织构成的隆起，隆起的周缘附着于二尖瓣前瓣中部、室间隔和左心室前壁，在隆起下方 1 ~ 3cm 处左心室流出道亦狭窄，左心室肥大。由于左心室流出道狭窄，舒张末期压可以正常或略高于正常。纤维肌型瓣膜下狭窄有人认为是心球被吸收合并于心室不完全所造成的。

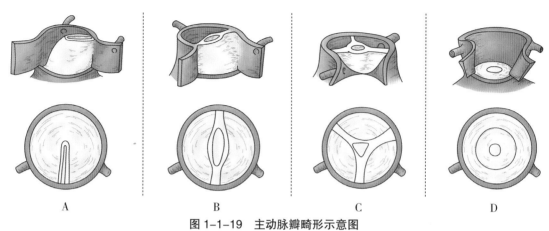

图 1-1-19　主动脉瓣畸形示意图

上为侧面观，下为术中瓣上鸟瞰观。
A. 单瓣型；B. 双瓣型；C. 三瓣型；D. 膜状型。

2）肥大型瓣膜下狭窄。也有两种：①一种是选择性肥大，即左心室壁肥厚，但以室间隔和前壁上部为甚，在主动脉瓣下方 1.5 ~ 3cm 处心肌形成一隆嵴，隆嵴以下左心室腔没有明显地被侵占，但由于此狭窄，左心室腔可以出现压力梯度差。选择性肥大是由于深层螺旋肌层肥大而引起的。②另一种是弥漫性肥大，左心室壁和室间隔均肥大，侵占了左心室腔。左心室乳头肌亦肥大，加重了心室腔的阻塞，左心室和主动脉间可以有或没有压力差。此种狭窄发生的原因尚不清楚。

3）由二尖瓣引起的瓣下狭窄。即二尖瓣前瓣不正常地连于室间隔。①一种是有膜状组织结构（称二尖瓣网，mitral web），一侧附着于二尖瓣前瓣的中线上，另一侧附着于室间隔。二尖瓣网小的只有左心室流出道宽度的 1/3，不一定引起血流障碍，而有的完全横过整个流出道，则引起严重的瓣膜下狭窄。②另一种是二尖瓣前瓣沿中线分裂成 2 个部分（称二尖瓣裂片，mitral cleft），其基底部均附着于室间隔，前瓣的 2 个部分可同时关闭和张开，除有瓣膜下狭窄的病理特征和常常有二尖瓣关闭不全外，没有左心室流出道的显著阻塞。见图 1-1-20。

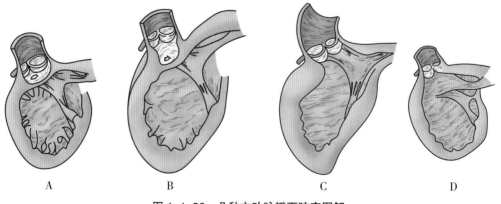

图 1-1-20　几种主动脉瓣下狭窄图解

A. 孤立的膜样结构主动脉瓣下狭窄；B. 孤立的结缔组织肌性结构主动脉瓣下狭窄；C. 选择性肥大型瓣膜下狭窄（深球螺旋肌肥大）；D. 二尖瓣网。

（3）主动脉瓣上狭窄。主要有两种类型。①局限性的狭窄，一种是主动脉外观正常，在主动脉腔内主动脉窦上方有一膜，膜的中央有一孔，因此使主动脉狭窄；另一种是狭窄处主动脉外观也狭窄，呈沙漏形，狭窄是由一厚的结缔组织隆嵴所形成。主动脉瓣上狭窄是少见的畸形，其中87%是局限性狭窄，其发生原因是动脉干和心球远心段之间发育不全。②主动脉窦至头臂干起点之间的严重狭窄，此种狭窄的发生是胚胎期动脉干发育不全造成的，也有人说是由于动脉干分隔不正常（即主肺动脉隔偏于主动脉侧）而使主动脉变狭窄的。见图1-1-21。

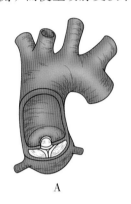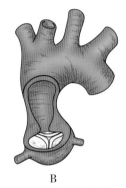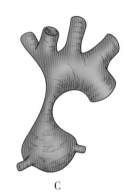

图 1-1-21　瓣上型主动脉狭窄

A.膜状狭窄；B.沙漏形狭窄；C.升主动脉发育不全。

2. 先天性主动脉瓣关闭不全　出生时主动脉瓣关闭不全很少。先天性主动脉瓣关闭不全除主动脉–左室隧道为出生时即有外，其他如先天性瓣上、下异常及由结缔组织病引起的主动脉瓣关闭不全均是生后1年之内出现，因其发生有先天因素，故在此描述。

（1）瓣下畸形引起关闭不全。包括主动脉瓣环下动脉瘤和主动脉瓣脱垂入室间隔缺损两类。前者动脉瘤位于主动脉瓣环下方（心室侧），围绕瓣环口，可以在一个或三个瓣膜下方，主动脉瓣关闭不全是由于动脉瘤破入主动脉窦或瓣膜继发畸形而引起的；后者主动脉瓣脱垂入室间隔缺损引起主动脉瓣关闭不全，是因为室间隔缺损靠近主动脉瓣。

（2）瓣膜畸形引起关闭不全。少见，畸形包括二瓣、四瓣和瓣膜窗孔化。后者是在瓣的游离缘以下有一卵圆形孔。

（3）瓣上畸形引起关闭不全。①主动脉–左室隧道的动脉口位于右冠状动脉口上方主动脉前壁，隧道的左心室口在主动脉前瓣和左后瓣之间下方的左心室壁上。隧道分两段，心外段是管状，位于主动脉和肺动脉之间，心内段位于室间隔前上部肌层内。隧道的发生一般认为可能是一个不正常的冠状动脉分支。②主动脉窦瘤发生的基础是先天的，有报道称患儿出生时就有主动脉窦瘤。

（4）由于结缔组织病而引起的主动脉关闭不全。马方综合征心血管方面有主动脉壁中膜弹性纤维退变，升主动脉扩张，由于主动脉瓣环极度扩张而引起关闭不全；或者单独损害使主动脉瓣成裂片形而形成扑拍样的瓣膜（floppy valve）。

3. 主动脉缩窄　动脉狭窄（stenosis）是指动脉管腔变小但直径无变化，即外形上无明显变化。动脉缩窄（coarctation）是指动脉管腔和直径同时变小，外形上明显变细。有人将这两个术语混杂起来使用，一般不产生严重的歧义。

主动脉缩窄通常是指主动脉从头臂干起始点至降主动脉发出的第一对肋间后动脉（即第3肋间后动脉）起始点之间的任何部分的缩窄。缩窄段长度不等，短的（约1cm）呈沙漏样畸形，长的整个缩窄段呈狭细管状。主动脉缩窄按缩窄的部位可分为主动脉弓缩窄和峡部缩窄。见图1-1-22、图1-1-23。

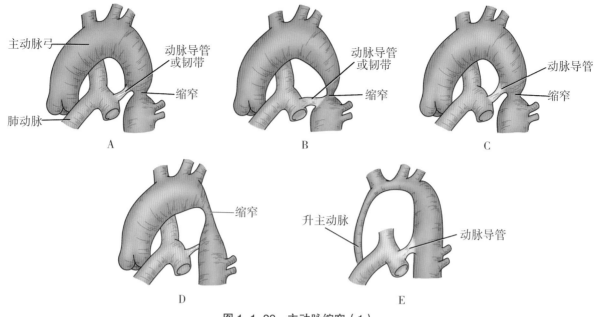

图 1-1-22　主动脉缩窄（1）

A.动脉导管或韧带远侧主动脉缩窄；B.动脉导管或韧带近侧主动脉缩窄；C.动脉导管远侧主动脉缩窄；D.主动脉缩窄
主动脉弓远侧畸形；E.升主动脉主动脉弓闭锁。

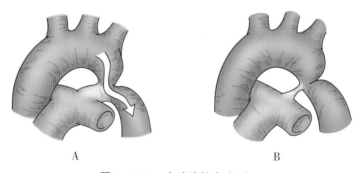

图 1-1-23　主动脉缩窄（2）

A.缩窄位于动脉导管处，导管腔附加于缩窄的主动脉；B.动脉导管闭锁后（出生后 7 ~ 10d）附加腔消失，主动脉缩窄，
几近闭锁。

（1）主动脉弓缩窄：是指主动脉弓在头臂干起始点至左锁骨下动脉发起部位之间的主动脉弓任何部位的局限性缩窄，以及该段的发育不全。其中头臂干至左颈总动脉的发起部位之间的主动脉弓缩窄极少见，大部分主动脉弓缩窄发生于左颈总动脉的发起部位至左锁骨下动脉的发起部位之间。

（2）主动脉峡部缩窄：主动脉峡（部）解剖上是指主动脉弓与降主动脉的移行部。如与动脉导管未闭并存，则缩窄可能位于动脉导管连接处的近心侧，称为动脉导管前缩窄（是真正的峡部缩窄），亦称为婴儿型；缩窄位于动脉导管连接处的远心侧者，称为动脉导管后缩窄，亦称为成年型。主动脉缩窄的发生原因说法不一，有人认为是由于胎生时第 6 鳃弓与第 10 体节之间的一段左侧背主动脉不完全吸收而形成。亦有人认为主动脉峡在出生后一段时间内动脉导管闭锁后，由于血流增加而逐渐扩大，至出生后 3 ~ 4 个月峡部痕迹完全消失，若出生后峡部仍长期存在，即为主动脉缩窄。

主动脉缩窄患者的存活主要依靠缩窄近侧主动脉段与远侧主动脉段间侧支循环的建立，侧支循环中起主要作用的是锁骨下动脉的分支胸廓内动脉、最上肋间动脉及腋动脉分支胸外侧动脉等与肋间动脉的交通。婴儿动脉导管前缩窄可有左心衰的征象，并可能发生突然死亡。主动脉缩窄患者脊髓的血供、主动脉的侧支循环等在手术修复上十分重要，其解剖学请参阅相关资料。

4. 主动脉弓离断　是指升主动脉与降主动脉间管腔不延续，有的是两段间无结构上的连续而完全分开；有的是两段间有结缔组织索联结，但无管腔连续，因此称为主动脉弓离断（interruption of aortic arch）或主动脉弓闭锁（aortic arch atresia）。从解剖上看，降主动脉通过未闭的动脉导管而起于右心室。间断的位置约有一半是在主动脉弓三大支起点的远心侧，约有一半位于左颈总动脉与左锁骨下动脉之间。主动脉弓间断常合并有室间隔缺损。

5. 动脉导管未闭　胎儿时期肺泡处于塌陷状态，肺尚未执行其功能，因此流经肺泡壁毛细血管的血流量较少，肺动脉血液的大部分经连于肺动脉分叉处与主动脉弓之间的动脉导管流入主动脉。出生后肺循环建立，肺循环血流量增加，动脉导管在出生后 10 ～ 15 h 发生功能性闭锁（即无经动脉导管的血液分流），出生后 2 ～ 3 周动脉导管形成结构上闭锁，以后逐渐萎缩形成动脉韧带（亦称动脉导管索）。动脉导管出生后 3 个月内闭锁者占 80%；6 个月内闭锁者达 97%；1 年内仍未闭锁即称为动脉导管未闭（patent ductus arteriosus，PDA），发生率男女比例为 1∶3。

七、肺动脉通道畸形

肺动脉通道畸形包括肺动脉通道阻塞和肺动脉瓣关闭不全两种类型。

1. 肺动脉通道阻塞　有瓣膜下狭窄、肺动脉瓣处阻塞和瓣膜上狭窄。

（1）瓣膜下狭窄：可分为两型。①漏斗部狭窄，亦称漏斗口狭窄或孤立的肺动脉瓣下狭窄，较少见。狭窄是由纤维结缔组织和肌组织构成的一个位于隔侧乳头肌上方、肺动脉瓣下方 1.5 ～ 3 cm 处的环，该环围成一 2 ～ 6mm 的口，使右心室窦部和漏斗部相通，狭窄下方右心室肥大，漏斗部内腔正常或较正常稍大。漏斗部狭窄可与法洛四联症并存。此种畸形是由于心球被吸收并入右心室不完全所造成的。②右心室的不正常肌束，是右心室内有两个或两个以上的粗大而很短的肌束，起于室上嵴下方的室间隔，横过右心室腔止于右心室前壁，使右心室窦部（流入道）与漏斗部（流出道）间形成几个狭窄的通道，粗大的不正常肌束常常与室间隔缺损或肺动脉瓣狭窄或闭锁并发。不正常肌束可能是由于胚胎期比较发达的从室间隔连至室壁的肌束（有人称为隔壁束，隔缘肉柱即节制索就是隔壁束中的一束）未退化而形成。有人将右心室不正常肌束造成的狭窄称为"双腔右心室"。

（2）肺动脉瓣处阻塞：包括肺动脉瓣狭窄和肺动脉瓣闭锁。

1）肺动脉瓣狭窄：在此仅指单纯肺动脉瓣狭窄，心其他部分正常，不包括其他复杂畸形如法洛四联症等的肺动脉瓣狭窄。单纯肺动脉瓣狭窄在解剖上分为三类。①由于瓣膜融合而形成的肺动脉瓣狭窄：肺动脉瓣呈圆穹顶形，瓣膜联合和肺动脉窦尚可分辨，也有的不分瓣或分为两瓣。右心室漏斗部腔正常或由于心室肥大而使其稍显变小。②瓣膜和漏斗部狭窄：瓣膜的形态同上述者，瓣下漏斗部腔显著变窄，是因与漏斗部相邻的心室壁和漏斗部壁肌束（如室上嵴的肌束）肥大而形成，肺动脉与室间隔膜部之间的距离正常。③漏斗部发育不全肺动脉瓣狭窄：瓣膜呈圆穹顶形，瓣膜及肺动脉瓣环均狭窄，漏斗部短而窄，显示发育不全的特征。

单纯肺动脉瓣狭窄不同于法洛四联症所见的肺动脉瓣狭窄。前者瓣膜有不同程度的融合；后者 60% 瓣膜不融合，而狭窄主要是由于肺动脉瓣环狭窄并有漏斗部发育不全所造成。

2）肺动脉瓣闭锁。有两种基本型：一种是单纯肺动脉瓣闭锁（肺动脉瓣闭锁，室间隔完整）；另一种是肺动脉瓣闭锁并有动脉干异位，如同法洛四联症及其他复杂转位畸形所见者。两者不仅在肺动脉流出道本身的解剖不同，其治疗和预后也不相同。

单纯肺动脉瓣闭锁患儿的肺动脉瓣完全融合成一无孔的膜，中央部有一厚的结缔组织斑块，肺动脉瓣环直径大。肺动脉干的宽度有的正常（等于主动脉），有的变窄，甚至只有主动脉宽度的1/6。按右心室腔的大小，单纯肺动脉瓣闭锁可分为两类：一类右心室腔比正常小或者很小；另一类右心室腔正常或者扩大。右心室腔的大小决定于三尖瓣功能是否正常，若三尖瓣功能正常，右心室腔小于正常；若三尖瓣功能不正常，右心室腔为正常大小或者扩大。见图1-1-24。

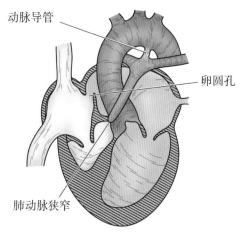

图 1-1-24 肺动脉瓣闭锁

单纯肺动脉瓣闭锁的新生儿通常在出生后1个月内死亡，存活依赖于心房水平及通过动脉导管的分流量。由于单纯肺动脉瓣闭锁主要是瓣膜融合无孔，因此可用适当的外科方法治疗。

（3）瓣膜上狭窄：狭窄在肺动脉瓣以上，可以是一个或多个，可以发生在肺动脉干及左、右肺动脉，也可发生在肺动脉在肺叶和/或肺段内的分支。在解剖上狭窄部可以是在肺动脉瓣上方有隔膜，使血流受阻，或狭窄的肺动脉呈管状发育不全（或狭窄）。

2. 肺动脉瓣关闭不全 先天性者少见。主要为二瓣或四瓣肺动脉瓣和无肺动脉瓣。后者可以是完全无瓣或只有瓣膜的原基。无瓣可单独存在，或与其他畸形（如动脉导管未闭、室间隔缺损、法洛四联症、房室管畸形等）并存。

八、大动脉转位

所谓大动脉是指主动脉和肺动脉。大动脉转位是指主动脉和肺动脉之间的相互位置关系发生颠倒，以及它们与心室的关系颠倒。随着大动脉的转位，主、肺动脉瓣也发生两种类型的转位，即右转位（主动脉瓣位于肺动脉瓣的右前方）和左转位（主动脉瓣位于肺动脉瓣的左前方）。严格上讲大动脉转位属多种因素形成的复杂畸形。

从发生来说，大动脉转位的形态变化有三个方面：①主肺动脉隔和远侧心球隔不旋转、旋转不够或反向旋转，或者呈矢状位，且旋转不正常，使主、肺动脉口相互位置发生改变；②房室管分隔时心内膜垫在右房室口形成二尖瓣，在左房室口形成三尖瓣；③近侧心球被原始心室吸收后被分隔为右心室的动脉圆锥和左心室的主动脉前庭，其后壁被吸收而消失。若吸收过度则形成右心室无动脉圆锥，肺动脉瓣位置变低；若未被吸收则左心室主动脉前庭保留，左心室腔变长，主动脉瓣位置变高。

1. 大动脉完全转位 最常见的一种是心位置正常，左半心和右半心位置也正常，但主动脉和肺动脉发生完全转位，即：主动脉起于右心室，接受来自体循环的静脉血；肺动脉起于左心室，接受来自肺循环的动脉血。主动脉起始部居肺动脉起始部的右前方，通常主动脉瓣较肺动脉瓣高。在左心室肺动脉瓣下无主动脉前庭，因此肺动脉瓣与二尖瓣以纤维结缔组织联系；在右心室主动脉瓣下动脉圆锥存在。另一种少见，变化是左半心和右半心的位置发生转位，即左半心位于右侧（球室袢凸向左），右半心位于左侧，因而心在位置上是右位心（内脏转位），但主动脉和肺动脉的解剖位置未发生改变，肺动脉起于左心室，位于主动脉右后方；主动脉起于右心室，位于肺动脉左前方。

大动脉完全转位患者的生存依靠左、右半心之间存在交通。约 1/3 的病例有室间隔缺损，所有的病例均有房间隔缺损，动脉导管未闭也常见。大动脉完全转位时冠状动脉的起始、行径和分支都会出现明显的变化。此外，多于 1/3 的大动脉完全转位合并有肺动脉狭窄。见图 1-1-25。

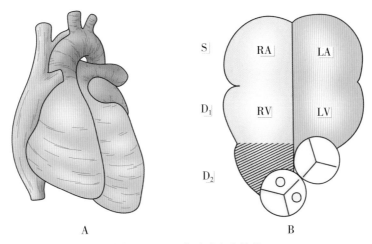

图 1-1-25　大动脉完全转位

S. 正常位心房；D_1. 球室袢右旋转；D_2. 大动脉右转位。

2. 校正型大动脉转位　有生理校正型和解剖校正型二类。

（1）生理（功能）校正型大动脉转位：95% 的生理校正型大动脉转位，心房位置及其连接静脉正常，而左、右心室和房室瓣发生转位，使左心房与解剖上的右心室相通，右心房与解剖上的左心室相通。主动脉起于位居左侧的解剖上的右心室，而肺动脉起于位居右侧的解剖上的左心室，主动脉居肺动脉的左前方（即大动脉左转位）。此种畸形从血液循环来说功能正常，即解剖上的右心室接受左心房来的肺静脉血，由主动脉输出，再经体循环，其静脉血回流于右心房，继经左心室发起的肺动脉输入肺，气体交换后回流于左心房。此种畸形是由于心管球室袢向左转位和心球分隔不正常所引起。

另有 5% 的生理校正型大动脉转位，心房和内脏是反位（右位心），心管球室袢是右转位，故其房室位置关系不一致，左房、右室在右侧，右房、左室在左侧。但其主动脉起于位于右侧的右心室，接受来自回流于左房的肺静脉血；肺动脉起于位于左侧的左心室，接受回流于右房的体静脉血，因此血液循环功能得到校正。校正型大动脉转位近一半有室间隔缺损。见图 1-1-26，图 1-1-27。

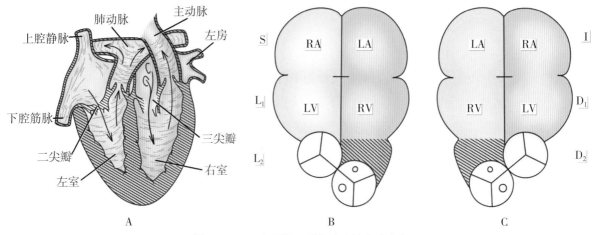

图 1-1-26 生理校正型大动脉转位（右）

S. 正常位心房；L₁. 球室襻左旋转；L₂. 大动脉左转位；I. 心房反位；D₁. 球室襻右旋转；D₂. 大动脉右转位。

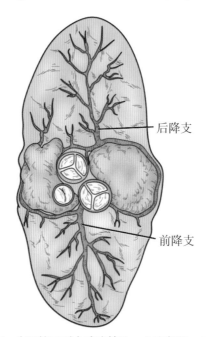

图 1-1-27 生理校正型大动脉转位，心室颠倒，冠脉亦颠倒

（2）解剖校正型大动脉转位：很少见，心房位置及其连接静脉正常，有室间隔缺损，肺动脉狭窄。可分为二型：①球室襻右转而大动脉是左转位，主动脉起于左侧左室，位于左前方，肺动脉起于右侧右室，位于右后方。此型由于房室关系正常、心室与动脉关系也正常，只是主动脉异位至左侧，故有人称"解剖校正型异位（anatomically correct malposition）"。②球室襻是左转而大动脉是右转位，主动脉起于位于右侧的左心室，肺动脉起于位于左侧的右心室，故有人认为此型是"单独心室转位并主动脉右转位（isolated ventricukr inversion with D-transposition of the aorta）"。见图 1-1-28。

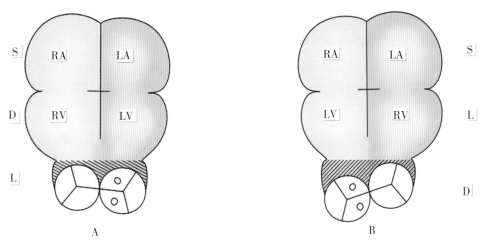

图 1-1-28 解剖校正型大动脉转位

A：S. 正常位心房，D. 球室袢右旋转，L. 大动脉左转位；B：S. 正常位心房，D. 球室袢左旋转，L. 大动脉右转位。

3. 右心室双出口 右心室双出口是指一个大动脉全部和另一个大动脉的大部分共同起于右心室。右心室双出口通常合并有室间隔缺损，因此右心室双出口一般以两个大动脉与室间隔缺损的关系，以及有或没有肺动脉瓣狭窄或肺动脉瓣下狭窄为依据进行分型。见图 1-1-29。不同学者对右心室双出口的分型不同，此处不赘述。

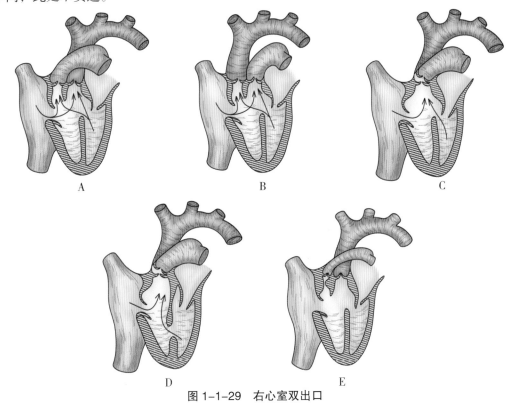

图 1-1-29 右心室双出口

A. 主动脉下室间隔缺损；B. 肺动脉下室间隔缺损；C. 双动脉下室间隔缺损；D. 低位室间隔缺损；E. 主动脉下室间隔缺损，肺动脉狭窄。

4. 左心室双出口 少见，主、肺动脉均起于左心室，主动脉瓣在右侧与肺动脉瓣并排位于左心室底部，主、肺动脉半月瓣与二尖瓣前瓣以结缔组织相连，室间隔缺损位于膜部和圆锥部室间隔的位置。没有肺动脉狭窄。

5. "左"室双出口 "左"室双出口是心室反位（球室袢向左转使心室反位），右心室、三尖瓣位于左侧，左心室、二尖瓣位于右侧。两个大动脉起于位于左侧的、解剖上的右心室，主动脉瓣位于肺动脉瓣的左前方。此型实质上是右心室双出口。

6. 单独心室转位 较少见，左心室位于右侧，右心室位于左侧；主动脉起于右侧的左心室，而肺动脉起于左侧的右心室，主动脉位于肺动脉的右侧。这是由于球室袢转位与正常相反（向左转）所致。见图 1-1-30。

7. 单独心房转位 极少见，右心房及其连接的静脉在左侧，而左心房及其连接的静脉在右侧，有房间隔缺损并存，而使肺循环和体循环血有一些混合，患儿出生即有发绀，且进行性加重，如不进行手术矫正则不能存活。见图 1-1-31。

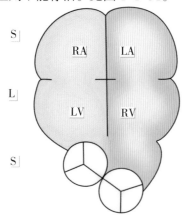 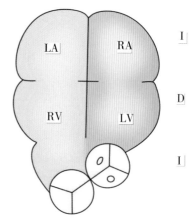

图 1-1-30 单独心室转位　　　　　图 1-1-31 单独心房转位

九、复杂性先天性心脏病

1. 法洛四联症 包括室间隔缺损、主动脉右移骑跨于室间隔缺损之上、肺动脉狭窄和右心室肥大四个主要的解剖学上的变化。见图 1-1-32。

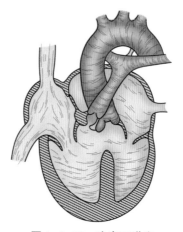

图 1-1-32 法洛四联症

（1）室间隔缺损：被认为是法洛四联症的本质部分，大多为一个较大的缺损。缺损位于室间隔前上部，近侧心球隔与室间隔肌部之间，常涉及室间隔膜部。缺损位于主动脉瓣右后瓣环后部的下方。从右心室面看，缺损位于室上嵴转向室间隔转弯处与三尖瓣前瓣、隔瓣之间。缺损位置可有小的变化。

（2）主动脉右移骑跨：主动脉变粗、主动脉口变大，故主动脉口骑跨于较大的室间隔缺损之上。

（3）肺动脉狭窄：包括漏斗部狭窄、肺动脉瓣狭窄和肺动脉通路远心段狭窄。

1）漏斗部狭窄：狭窄位于右心室漏斗部的不同部位。低位狭窄位于漏斗口处，肺动脉瓣大多正常，约 10% 患者有瓣膜狭窄，这是漏斗部狭窄最常见的形式。高位漏斗部狭窄的位置靠近肺动脉口，狭窄上方是一小腔，肺动脉瓣狭窄常见，少数肺动脉瓣是正常的。漏斗部狭窄是漏斗部弥漫性发育不全，整个右心室流出道腔大大减小，此型大约 1/4 的病例有肺动脉瓣狭窄。

2）肺动脉瓣狭窄：瓣膜狭窄发生率低位漏斗部狭窄最低，而弥漫性漏斗部狭窄最高。有报道称约有 50% 的病例肺动脉瓣呈两瓣，10% 有三瓣，10% 的病例出现瓣融合，10% 的为膜状（圆穹顶型），20% 的病例肺动脉瓣闭锁。肺动脉瓣闭锁是肺动脉瓣狭窄的极端型，它可能是一个封闭肺动脉的薄横膈，但更多的是一右心室壁的增厚部分，与肺动脉无明显的连接。

3）肺动脉通道远心段狭窄：包括肺动脉干狭窄和左、右肺动脉狭窄。

（4）右心室肥大：由于肺动脉狭窄或者心室间分流的高压引起，或者由于两者共同引起，是继发改变。

2. Eisenmenger 型室间隔缺损　畸形包括主动脉右移、有一大的室间隔缺损、右心室肥大、肺动脉正常或扩大。肺动脉扩大是继发于左向右分流引起的肺动脉高压所致。由于大的室间隔缺损，并有肺动脉高压，使许多人把 Eisenmenger 型室间隔缺损与单纯大的室间隔缺损并发肺动脉高压相混淆。临床上把所有左向右分流的非发绀型先天性心脏病，晚期发生肺动脉高压后，导致右向左分流出现而出现发绀，称为 Eisenmenger 综合征。Eisenmenger 型室间隔缺损与 Eisenmenger 综合征两者血流动力学上有区别。该分型临床少用。

3. Taussig-Bing 畸形　亦称 Taussig-Bing 综合征。畸形包括室间隔缺损（肺动脉瓣下方），主动脉异位起于右心室（可在肺动脉之前，亦可在肺动脉之后），肺动脉骑跨于左、右心室。

十、大静脉畸形

如前所述，与心房相连的大静脉（上、下腔静脉和肺静脉）在胚胎发育过程中演变复杂，一部分大静脉萎缩、退化直至完全消失，另一部分因血流增加而管腔扩大，还有一部分大静脉之间以出芽的方式形成吻合管。因此，大静脉易出现发育畸形，超声心动图检查时需仔细甄别。

1. 肺静脉畸形　包括肺静脉狭窄和肺静脉注入异常。

（1）肺静脉狭窄：是指一条或几条肺静脉同时有狭窄，狭窄既可发生在静脉注入心房处，亦可发生在某一段管腔处。

（2）肺静脉注入异常：正常时左、右侧共 4 条肺静脉全部注入左心房。在肺静脉的发育和永久性左心房的形成过程中，可发生两种形式的肺静脉注入异常。①肺静脉注入完全异常，即肺静脉不注入左心房，所有肺静脉在左心房上方形成一静脉窦，直接注入右心房或体循环静脉（多数）。注入体循环静脉者可分为两大组：膈下组以一条长的静脉随食管经食管裂孔穿过膈，注入门静脉或胃左静脉；膈上组多数注入左头臂静脉、冠状窦或上腔静脉。两组均可以有肺静脉阻塞产生。若肺静脉干注入右心房，其开口可能被误认为房间隔缺损，但检查左心房后壁无肺静脉注入。肺静脉注入完全异常者的右心房和右心室均增大，右心室壁肥厚；左心房和左心室腔虽小于右侧，但其绝对大小仍在正常范围内。并有卵圆孔未闭或房间隔缺损存在。②肺静脉注入部分异常：一部分肺静脉正常注入左心房；另一部分异常注入右心房或体循环静脉如上、下腔静脉，奇静脉，左头臂静脉等。

2. 上腔静脉异常　有三种。第一种是上腔静脉向左下注入左心房顶部。第二种是上腔静脉部分或全部缺如，奇静脉可直接注入左上腔静脉。上腔静脉缺如的病例均有由左、右头臂静脉汇入的左上腔静脉存在，其可注入左心房或经冠状窦注入右心房。第三种是上腔静脉和永久性左上腔静脉同时存在，它们分别引流两侧头颈、上肢的静脉血。永久性左上腔静脉有四种注入形式：①注入冠状窦（90%）；②注入同时开口于左、右心房的冠状窦；③注入左心房顶部；④注入左肺上、下静脉合成的干。约一半病例两上腔静脉间有交通支。

3. 下腔静脉异常　有两类。①下腔静脉近心段的变异，其中一部分是下腔静脉入胸腔后向左上注入左心房或冠状窦；另一部分是近心段缺如，下腔静脉延续为奇静脉，而后注入上腔静脉，肝静脉则直接注入右心房。②完全或部分无正常的下腔静脉，而有左下腔静脉。左下腔静脉可以延续为奇静脉而注入上腔静脉，肝静脉注入右心房；或者左下腔静脉延续为半奇静脉而注入左上腔静脉。后者有下腔静脉近心段存在，左下腔静脉分出一支与正常下腔静脉的近心段相连，肝静脉注入下腔静脉。还有左下腔静脉在腹主动脉左侧上行达第 3～4 腰椎水平接受左肾静脉后向右上方，跨过腹主动脉前方，达第 1～2 腰椎水平成为正常的下腔静脉。

第三节　心包及心脏的位置、毗邻和外形

一、心包

心包是包裹心脏和出、入心脏的大血管根部的锥形囊，分为纤维性心包和浆膜性心包两部分。

1. 纤维性心包　是心包的外层，由坚韧的结缔组织构成。纤维性心包下部与膈的中心腱相愈着，向上包裹出、入心脏的主动脉、肺动脉、肺静脉和上腔静脉，并在血管穿过处与血管外膜相移行。纤维性心包下部两侧与膈所形成的夹角（有人称心膈角）处，在胸膜与心包间有脂肪沉积，形成脂肪垫。

2. 浆膜性心包　是心包的内层，又分为壁、脏两层：壁层紧贴于纤维性心包内面，与纤维性心包较难分离；脏层被覆于整个心的表面，亦即心外膜。壁层和脏层在出、入心的大血管根部互相移行，壁、脏两层之间的窄隙称（浆膜性）心包腔。心包腔内有少量浆液，起润滑作用，可减少心搏动时的摩擦。心包腔位于主动脉、肺动脉干的后方与上腔静脉、左心房前壁之间的部分称心包横窦，心脏直视手术，需阻断主动脉、肺动脉干和上腔静脉的血流时，即在心包横窦处进行。心包腔在左心房后壁、左肺静脉、右肺静脉、下腔静脉与心包后壁之间的部分，称为心包斜窦。仰卧时，心包斜窦是心包腔的最低处。此外，心包腔位于心包前壁与膈之间的部分，称为心包前下窦，心包腔积液在直立时多积聚此。92% 的人心包腔下界可达第 7 肋软骨高度。

心包前壁大部分被纵隔胸膜和两肺前缘掩盖，借胸骨心包韧带与胸骨相连，上部在胸骨柄后方有胸腺残余，下部在左侧第 4～6 肋软骨后方的部分，因无纵隔胸膜和肺前缘掩盖而称为心包裸区。故亦可在心包裸区处进行心包腔穿刺或心内注射，即在左侧第 6 肋间隙胸骨左缘处或在左侧第 5 肋间隙距正中线 2.5～5 cm 处进行。心包后壁紧邻食管、胸主动脉和支气管等，心包腔大量积液时，向后压迫支气管可引起咳嗽、呼吸困难，压迫食管及其神经丛，可引起咽下疼痛或咽下困难。心包腔上部积液如压迫左侧喉返神经，可引起声音嘶哑。有大量心包腔积液的患者，多自动取坐位并保持躯体前倾，就是为减轻对后方各结构的压迫。心包两侧壁与纵隔胸膜相贴，二者间有膈神经和心包膈血管下行，渗出性心包炎有时可出现呃逆，即膈神经受刺激所致。

心包对心有重要的保护功能，其保护作用表现：①纤维性心包伸展性很小，心包能防止心腔过度扩大，尤其在心功能衰竭时这种保护作用更为重要。但同样因为纤维性心包伸展性小，若心包腔大量积液将限制心的舒张，影响静脉血回流，导致心搏出量减少。②心包（主要是纤维性心包）如心的外套包裹心，可防止肺或胸膜的感染蔓延至心。此外，心室收缩时心包腔内压力下降，有助于静脉血向心回流。

二、心脏的位置和毗邻

心脏位于胸腔中纵隔。正常成人的心脏是左位，即心约 2/3 位居正中矢状面左侧，1/3 位居正中矢状面右侧。心脏可由于发育异常出现较罕见的位置变异，如位于胸前壁皮下、腹腔或呈左右反位。

心脏的位置被其表面的心包和膈所限制。出、入心的大血管像"蒂"一样将心悬垂于心包形成的囊内。心脏除本身可有节律地收缩、舒张外，还可随呼吸运动而活动，吸气时膈下降，心轴（后述，见心脏的外形）较垂直，呼气时心轴变得较水平。此外，在一侧气胸时，呼吸时心脏可随纵隔左、右摆动。

心脏的毗邻大部分即心包的毗邻。心脏前方被胸骨和第 2 ~ 6 肋软骨掩盖；后方位于第 5 ~ 8 胸椎前方，与脊柱之间有支气管、食管、迷走神经及主动脉等；两侧膈心包及心包腔与左、右肺及其胸膜腔相邻；下方隔着膈的中心腱与肝左叶上面相毗邻。

三、心脏的外形

心脏外形上近似前后略扁的倒立圆锥形。圆锥的底称为心底，朝向右后上方，主要由左、右心房后壁构成；圆锥的尖即心尖，朝向左前下方，由左心室构成。圆锥的长轴称心轴，亦即通过心尖和心底中央的连线。心轴与正中矢状面的夹角在适中型人群约呈 45°（斜位心）；在矮胖型人群大于 45°（横位心）；在瘦长型人群小于 45°（垂位心）。

心脏外形可分为前面、后面、侧面和下面。心前面亦称胸肋面，临床称心前壁，微凸，朝向左前上方，右侧 1/5 为右心房，中间 3/5 为右心室前壁，左侧 1/5 由左心室前壁构成。心后面即心底，大部分由左心房后壁，小部分由右心房后壁及靠近冠状沟的部分左心室壁构成。临床上常把靠近冠状沟的部分朝向后的左心室壁称为高后壁（high posterior wall）或正后壁（straight posterior wall）。心侧面亦称肺面，临床称侧壁，是左心室的外侧壁，凸隆，朝向左肺的纵隔面，仅上部一小部分由左心房构成。心下面因与膈相邻而称为膈面，临床称心下壁，较平，近水平位，贴于膈的中心腱，大部由左心室下壁，小部分由右心室下壁构成。

心脏有下缘、左缘和右缘。心下缘分隔心前面与下面，较锐利，亦称锐缘，几乎呈水平位。心左缘分隔左室前壁与侧壁，斜行，圆钝，不明显，亦称钝缘。左缘上部由左心耳构成，正常后前位 X 线摄片不可见，但左心房扩大即变明显。心右缘由右心房最右侧部分构成，向上延续为上腔静脉外侧壁，圆隆，实际是一个面，邻右肺纵隔面，呈垂直位。右缘凸起的程度可反映右心房的大小。在胸部后前位 X 线摄影可见心各缘的投影。心下缘与左缘会合处即心尖。

心脏表面有数条沟，除房间沟外，其余沟内有血管、神经、淋巴管经行，并有脂肪充填，故打开心包后心表面的沟通常并不明显。心表面分隔心房与心室的沟因几乎呈冠状位而称为冠状沟，该沟几乎环绕心表面，仅在前部主动脉和肺动脉干处中断。在心前面和下面各有一条自冠状沟斜向下达心尖右侧的浅沟，分别称前、后室间沟，是左、右心室在心表面的分界标志，也是室间隔在心表面的定位标志。前、后室间沟在心尖右侧心下缘的会合处，称心尖切迹。分隔左、右心房的前房间沟不明显，且被主动脉和肺动脉干遮蔽；后房间沟位于右肺静脉右侧与上、下腔静脉注入右心房处之间，是左、右心房在心后面的分界标志，也是房间隔外科手术的入路。

后室间沟、后房间沟与冠状沟交汇处称房室交点，亦称心交叉点（crux of heart），此点是左、右心房与左、右心室，房间隔与室间隔在心膈面的交汇点。冠状沟与后室间沟交汇处向深部伸展，形成三角锥体形空间，称下锥体间隙（inferior pyramidal space）（图 1-1-33），该间隙由结缔组织充填，并有房室结动脉穿过（后述，见心脏传导系统的血液供应）。Racker 称此间隙为冠状窦窝（comnary sinus fossa）。

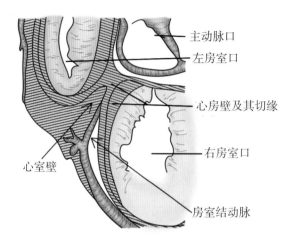

主动脉口
左房室口
心房壁及其切缘
右房室口
心室壁
房室结动脉

图 1-1-33　下锥体间隙

主动脉和肺动脉干分别起于左、右心室，位于心前上方，其根部均位于心包内。肺动脉干与主动脉弓之间的潜在间隙称主动脉窗（aortic window），该处有动脉韧带和左喉返神经。上腔静脉于主动脉右侧垂直下行，平第 3 胸肋关节下缘高度注入右心房上部，其下部也位于心包内。下腔静脉穿膈后即注入右心房后下部，其在心包内的部分极短，长 0.5～1cm。在上、下腔静脉心包内段后方，浆膜性心包脏、壁二层转折移行形成一纵行的双层浆膜皱襞，称腔静脉心系膜（caval mesocardium），右肺上、下静脉穿行其内，该系膜对心有固定作用。心底两侧各有 2 条肺静脉穿心包后立即注入左心房后壁。4 条肺静脉中，在心包内最易见的是左肺下静脉，右肺下静脉最短。约 25% 的个体，左肺静脉在心包内形成一总左肺静脉，仅有 3% 的个体形成一总右肺静脉。

第四节　心壁的构造

心壁由心内膜、心肌层和心外膜 3 层结构构成。此外，心壁内还有由纤维结缔组织构成的心纤维性支架。

一、心纤维性支架

心外膜、心内膜及心肌纤维、心肌束、心肌层之间有大量的胶原纤维（还有少量的弹力纤维和网状纤维）将各结构连接在一起，且在冠状沟深处，房室口、动脉口周围形成复杂的腱样的、膜状的或团块状的致密纤维结缔组织，它们被称为心纤维性支架，亦称为心纤维骨骼（fibrous skeleton of heart）或心结缔组织支架。心纤维性支架为心肌纤维束和心瓣膜提供附着点，并作为心电的绝缘体。正常人的心纤维性支架在心壁的某些部位（如纤维三角处）可能过度发育而变成纤维软骨，到高龄时纤维三角可能进行性变性钙化而似低等脊柱动物（如猪、牛、羊等）演化成骨组织。心纤维性支架主要构成 2 个纤维三角（实际上是主动脉口后方宽厚的结缔组织条带）、2 个房室瓣环和 2 个动脉瓣环。见图 1-1-34，图 1-1-35。

1. 右纤维三角　位于左、右房室口和主动脉口之间，是一扁的不规则椭圆形的致密的结缔组织团块（约 20 mm×10 mm×5 mm）。该三角的前方与主动脉瓣环的右后瓣环相结合，左侧面及其向后伸出的一个鞭状束（亦称 fila coronaria of Henle）参与左房室瓣环的构成；三角右侧面及伸出的 2 个鞭状束参与构成右房室瓣环，其前下方的结缔组织膜即为室间隔膜部的房室间隔。房间隔前下缘附着于右纤维三角的右上侧面。由此可见右纤维三角把左、右房室口和主动脉瓣环联结在一起，成为二尖瓣、三尖瓣和主动脉瓣的强力支撑点，因其位于心的近中央部位，故也称为中心纤维体（central fibrous body）。此外，右纤维三角的右侧面有由下腔静脉瓣内的结缔组织形成的 Todaro 腱附着，Todaro 腱的后下有房室束穿过右纤维三角经室间隔膜部后下方达室间隔肌部后上缘。右纤维三角有时可因二尖瓣、主动脉瓣的炎症波及而钙化，伤及房室束，引起房室传导阻滞。

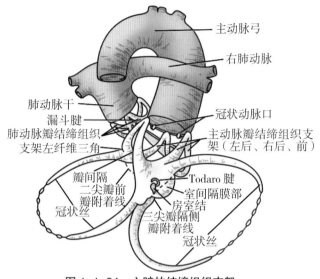

图 1-1-34　心脏的结缔组织支架

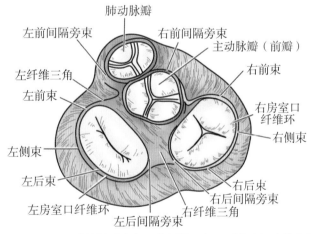

图 1-1-35　心脏的瓣膜和左、右纤维三角及副房室肌束的位置

2. 左纤维三角　左纤维三角位于主动脉口与左房室口之间的左侧，在前方与主动脉瓣环左后瓣环结合，向后外发出一参与构成左房室瓣环的另一个鞭状束。

3. 左、右房室瓣环　即左、右房室口纤维环，亦分别称为二尖瓣环和三尖瓣环。

（1）二尖瓣环：主要由左、右纤维三角内侧的一部分，左、右纤维三角分别向后伸出的两个钳形的结缔组织纤维束（鞭状束，亦称为冠状丝，fila coronaria）和两鞭状束末端之间的纤弱纤维组织构成。左房室口的前内侧，左、右纤维三角之间无纤维环结构，二尖瓣前瓣的结缔组织板在此与属于主动脉壁的由结缔组织构成的瓣间隔（在主动脉左后窦和右后窦之间）相续，二者间既无结缔组织加厚，也无明显界限。二尖瓣环并非一完整的环，因为在它的后外侧，由左、右纤维三角分别向后发出的鞭状束并未在此汇合，仅由少许纤维组织构成，因此可认为瓣环在此处缺如。但由于其主要部分有很大的坚实度，仍为二尖瓣提供了基本的附着点。另一方面由于"环"的不同部分构造上的差异，允许二尖瓣环在心动周期的不同时相改变其形状和大小。近年来的研究指出，二尖瓣环并非一僵硬的结构，可犹如括约肌一样缩小环口。在心从舒张期至收缩期末"环"的周长缩小 40%（有人说环口面积缩小20% ~ 40%）。环口缩小是偏心的，"环"的腹侧部相当于二尖瓣前瓣附着的部分缩短很小，而外侧和背侧部相当于二尖瓣后瓣的附着部分缩短明显。

（2）三尖瓣环：由附着于室间隔膜部的纤维组织，附着于右纤维三角的纤维组织，从右纤维三角向前、后发出的纤维束（冠状丝）和两冠状丝之间的薄弱的结缔组织构成。三尖瓣环亦非一完整的环，因为其后外侧两冠状丝之间仅由薄弱的结缔组织构成。三尖瓣环的各部并非完全在一个平面上。三尖瓣环是可动的，在收缩期它以室间隔肌部和室间隔膜部为铰链而向下向左旋转。

二尖瓣环和三尖瓣环约在与矢状面呈 45° 角的同一平面，二个瓣环的心室面对向左前下方，即心尖方向，故二尖瓣前瓣在中心纤维体附着处高于三尖瓣隔瓣在中心纤维体附着处。

4. 主动脉瓣环和肺动脉瓣环　是致密的纤维结缔组织分别在主动脉口和肺动脉口处形成的三个首尾相连的半环形纤维环，分别称为主动脉瓣环和肺动脉瓣环。瓣环的尖端处即瓣膜联合处。

（1）主动脉瓣环：为三个半环形的结缔组织结构，是主动脉瓣基底部的附着处。左瓣环、右后瓣环分别与左、右纤维三角相连，而前瓣环则连于漏斗腱（后述）的主动脉端。三个瓣环上方的主动脉窦壁几乎完全是弹力组织，这种组织学上的构造特点与主动脉窦易形成主动脉窦瘤有关（后述，见主动脉口与主动脉瓣）。在心室收缩期主动脉瓣开放时，三个瓣膜联合彼此远离，三个瓣环的形状和空间位置亦同步改变（弧形扩大），使主动脉根部扩张，有利于动脉血排出；在左心室舒张期瓣膜关闭时主动脉瓣和瓣环做相反的运动，主动脉壁弹性回缩复原，主动脉根部口径缩小。相邻瓣环之间心室侧的三角形区域是胶原结缔组织（或混以心肌束和弹性纤维组织）膜，称瓣间隔（intervalvar septum），亦称主动脉下帘（subaortic curtain）。主动脉左、右后窦之间的瓣间隔向下与二尖瓣前瓣内的结缔组织板相延续。

（2）肺动脉瓣环：其构成、形态与主动脉瓣环相似，位于主动脉瓣环的前上方。三个瓣环之间心室侧的三角区是弹性纤维组织，并有自动脉圆锥壁伸展来的肌纤维交错编织，给瓣环以充分的支持。

5. 漏斗腱　漏斗腱（infundibular tendon）亦称圆锥韧带（conus ligament），是主动脉瓣环和肺动脉瓣环之间的纤维束，肺动脉端连于肺动脉右前瓣环和后瓣环间三角区的弹性纤维组织，主动脉端止于主动脉前瓣环的弧形增厚部。圆锥韧带的作用是允许两个大动脉干之间有一定程度的扭转运动，从而防止由于心室射血力量的方向不同而互相分离。

6. 心肌间质　心壁内还有心肌纤维膜、肌束膜及心肌纤维间、心肌肌束间和肌层间的纤维结缔组织（主要是胶原纤维，还有弹性纤维、网状纤维等），以及一些间质细胞（如成纤维细胞）等，它们在组织学上总称为心肌间质，也是心纤维支架的一部分。心肌间质把心肌细胞、心肌束连接在一起组成不同方向的心肌层，分别使心房肌和心室肌的收缩形成合力，使心房和心室轮替收缩和舒张，以推动血液循环。心肌纤维间的结缔组织纤维还把心肌细胞与毛细血管连接在一起，从而在心肌细胞收缩时毛细血管同步移动，使心肌细胞与毛细血管相对空间位置保持稳定，保证心肌细胞的血供。

二、心外膜

心外膜被覆于心的表面，由浆膜和心外膜下层两个部分组成。浆膜即浆膜性心包的脏层，属于间皮，由单层扁平上皮和少许结缔组织构成，生理状态下表面湿滑。浆膜下是心外膜下层，富含脂肪、血管、淋巴管和神经等。

三、心内膜

心内膜是衬贴于心腔内表面的一层光滑的薄膜，由内皮、内皮下层和内膜下层 3 个部分组成，与出、入心的血管内膜相移行：内皮由多边形内皮细胞组成，与血管内皮连续，附着于连续的基膜上；内皮下层是由胶原纤维和弹性纤维等构成的结缔组织，有少许平滑肌，尤以室间隔处多见；内膜下层由疏松结缔组织构成，内含脂肪细胞、心脏传导系统和血管、淋巴管等，乳头肌和腱索处的心内膜下无内膜下层。

四、心肌层

1. 心肌层的构筑　心肌层由心肌细胞（心肌纤维）和心肌间质（纤维结缔组织）组成，心肌间质内除胶原纤维、弹性纤维和网状纤维外，还有血管、淋巴管和神经等。心肌分为心房肌和心室肌 2 个部分，二者都附着于左、右房室瓣环，二者间借心纤维支架分开而不直接连续（心脏传导系统除外），这是心房肌和心室肌轮替收缩的解剖学基础之一。

2. 心肌细胞的分类　根据心肌细胞的组织学特点、电生理特性及功能，可将它们分为两类：一类是普通的心肌细胞，含有丰富的肌原纤维，可收缩和舒张，故也称为普通的工作心肌细胞（working cardiac cells），它们占心肌细胞的绝大多数；另一类是特殊分化的心肌细胞（modified or specialized cardiac cells），是心肌在分化和发育过程中形成的一类特殊的心肌细胞，数量上仅占心肌细胞的极少部分，它们构成了心脏传导系统。

3. 心肌细胞的显微结构　心肌和骨骼肌同属横纹肌，它们在结构上有很多相似的地方，也各有其特点。

光镜下，心肌细胞有明暗相间的横纹。与骨骼肌细胞相比，心肌细胞有如下特点：①呈有分支的短柱状，相邻心肌细胞间借闰盘相连；②肌原纤维不如骨骼肌的规则、明显，肌丝被少量肌浆和大量纵行排列的线粒体分隔成粗细不等的肌丝束，以致横纹不如骨骼肌的明显；③横小管较粗，位于 Z 线水平；④肌浆网比较稀疏，纵小管不发达，终池较小也较少，横小管两侧的终池往往不同时存在，多见横小管与一侧的终池紧贴形成二联体（diad），三联体极少见；⑤闰盘位于 Z 线水平，由相邻两个心肌细胞两端和其分支的顶端处伸出的许多短突起相互嵌合而成。闰盘处有桥粒（desmosome）、中间连接和缝隙连接（gap junction），前两者加强细胞间的连接，缝隙连接处两个相邻心肌细胞间的间隙仅 2 nm，便于心肌细胞间化学信息的交流和电冲动的传导。因此，一个心肌细胞的冲动可迅速传播到与其相连的心肌细胞，这对心肌细胞的同步收缩和舒张至关重要。在异常情况下，一束心肌纤维的部分心肌细胞兴奋后产生的冲动，可以迅速传播到该心肌纤维束的所有细胞，甚至整个心室肌或心房肌细胞，这是异位激动可以迅速传播开来的解剖学基础。

电镜下，心肌的肌原纤维呈明暗交替的图案，分为 I（明）带和 A（暗）带。I 带中有 Z 线，有细肌丝的一端附着。A 带中稍浅的带为 H 带，其中有 M 线。两条 Z 线之间为一个肌节，即一个收缩单位。每一个肌节由粗、细肌丝和结构蛋白等组成，粗、细肌丝按一定规律排列。粗肌丝由肌球（凝）蛋白（myosin）构成，细肌丝由肌动蛋白、肌钙蛋白和原肌球蛋白构成。心肌的收缩机制与骨骼肌的收缩机制相似，细肌丝在心肌细胞收缩和舒张时相对于粗肌丝产生滑动，即心肌舒张时，它向远离 M 线的方向滑动，使肌节伸长；心肌收缩时它被拉向 M 线方向，使肌节缩短，产生肌收缩力。心肌缺血、缺氧、

CO 中毒时可引起闰盘间隙扩大裂开，致细肌丝支点变松，心肌收缩无力，心腔急性扩大。

4. 心肌细胞的电生理学特性

（1）兴奋性：工作心肌细胞和特化心肌细胞都可对刺激（如神经冲动）产生反应，即受刺激后可产生动作电位，所以它们都具有兴奋性，是可兴奋细胞（excitable cell）。它们受刺激后产生动作电位的过程即称为兴奋。

（2）自律性：即自动节律性（autorhythmicity），是指心肌细胞在无外来刺激的情况下能自动产生节律性冲动的特性或能力。正常情况下，特化心肌细胞，包括窦房结、房室结、房室束和浦肯野细胞都有自律性。特化心肌细胞中的起搏细胞的自律性最高，它们可以不在神经系统的支配下自发地产生节律性的冲动，从而形成心的节律。例如，离体条件下，虽然支配心的所有神经均被切断，但心在一段时间内仍能保持节律性收缩和舒张，这种离体状态下心的节律就是由特化心肌细胞的自律性所产生的。特化心肌细胞具有自律性的原因在于其细胞膜"静息"电位的不稳定性，即它们的动作电位在复极化后会自动去极化（不同特化心肌细胞自动去极化的速度和机制不完全相同），当自动去极化使膜电位"漂移"至 –40 mV 的阈电位水平时，快速去极化产生，然后再次复极化，从而形成一个动作电位，如此反复。工作心肌细胞无自律性，即不能自动产生节律性兴奋。

（3）传导性：是指心肌细胞具有的传导冲动的特性或能力。冲动不仅可以在同一心肌细胞内传导，也可依赖心肌细胞间闰盘连接处的缝隙连接在心肌细胞间快速传导。工作心肌细胞和特化心肌细胞都可传导冲动，但与工作心肌细胞相比，特化心肌细胞的传导性更高，即冲动的传导速度更快。

（4）收缩性：工作心肌细胞可以收缩和舒张，且心房肌和心室肌可在心脏传导系统的控制下分别产生节律性的同步收缩和舒张。工作心肌的收缩具有同步收缩、不发生强直收缩和对细胞外 Ca^{2+} 高度依赖性的特点。特化心肌细胞的收缩能力极弱。

5. 心房肌的构筑　心房肌肌层较薄，分浅、深两层，浅层为环绕左、右心房的横行肌束，深层为各心房所固有，分为袢状和环状纤维束。袢状纤维束（即纵行纤维）从前向后跨绕心房顶，两端均止于房室瓣环。右心房袢状纤维束在上、下腔静脉口处和房间隔卵圆窝处分叉围绕上、下腔静脉口；右心房环状纤维束环绕左、右房室瓣环上方，并有部分纤维垂直伸入房室瓣内部。在上腔静脉口和肺静脉口处，部分环行肌束可延伸至静脉壁内一定距离。

心房壁肌层较薄与其功能有关。心房在血液循环过程中仅起辅助泵作用，即它们主要作为静脉和心室之间的通道，因为只有 5% ~ 25% 的心房血液是由心房肌收缩顶着很小的阻力主动推送入心室的，大部分心房血液是由于心室舒张期心房和心室之间的压力差而流入心室的。

6. 心室肌的构筑　心室是为血液循环提供动力的真正的"泵"，心室肌的收缩是"泵"的动力来源。心室肌层的构筑迄今为止尚有许多争议，大多数学者认为心室肌可分为浅、深两层。浅层包括浅球螺旋肌和浅窦螺旋肌；浅球螺旋肌起于心纤维支架的左半部（包括主动脉瓣环），绕过心左缘达膈面；浅窦螺旋肌起于右房室瓣环，斜向左下分散，横过心胸肋面的大部。二者的纤维在心尖处呈旋涡状形成心涡（vortex cordis），深入心室壁深部，形成肉柱及乳头肌。深层包括深窦螺旋肌和深球螺旋肌：深窦螺旋肌亦被认为是中层肌，大部分起于左房室瓣环而环绕两个心室，此肌深层纤维伸入室间隔；深球螺旋肌位于左心室壁最深层，起于左房室瓣环，环绕左心室的流入道和流出道的底部，止于左房室瓣环，此肌犹如左心室流出道括约肌，肥大时可引起主动脉瓣下狭窄。

从功能上来看，心室肌由两组肌束构成。①内、外组螺旋形肌束，二者均呈斜行（由心底至心尖），且互相垂直。螺旋肌束收缩的合力使心室腔纵径缩短，并使心尖做顺时针方向旋转（从上方看，即心绕心轴做顺时针方向旋转。医师在床边对患者体检从下方看是逆时针方向旋转）。②深组环形肌束位于内、外组之间。深组环形肌束收缩减小心室腔横径，对心室腔的容量起决定作用。左心室有较强的环形肌束，左心室射血量和射血力的大部分是由于该环形肌束的收缩。右心室壁肌以螺旋形肌束占优势，其收缩使右心室腔的纵径有较大程度的缩小。环形肌收缩虽然使右心室的前、后壁向室间隔运动的幅度较小，但对射血仍有重要作用。

7. 心室肌的生物力学　心室壁的张力与心室腔的压力之间的关系受心室腔大小和形状的影响。右心室壁肌层薄，肌收缩时产生的张力小，心室腔横切面呈半月形，其曲率半径较大，故右室腔压力小，即射血压力低。因此，右心室是一个容量泵（低压泵），适合泵血至低阻力的肺动脉干，或者能适应血容量的较大变化。左心室壁肌层厚，肌收缩时产生的张力大，室腔横切面呈圆形，曲率半径小，故左室腔压力大，即射血压力高。因此，左心室是一个压力泵（高压泵）。

在一定范围内，心室扩张导致心室壁每个肌纤维张力增加（因在一定的长度内，肌纤维长度与张力成正比）。心室扩张时心室壁变薄，肌纤维被拉长，在一定的压力下，室壁的张力与室腔半径成正比，也就是说心室壁张力随心室腔容积的增加而增加。心室壁增厚时，室壁的张力分配到更多的心肌纤维上，因此每个心肌纤维张力减小。张力并不是平均分布于心壁的各层心肌，在厚壁的左心室更是如此。分析室腔周围的一系列同心层心肌在压力下肌张力变化的实验证明，靠近心室腔内表面的同心层肌张力最高，因此心室壁的心内膜下肌层在心室收缩时所承受的张力比心外膜下肌层所承受的张力大。

心肌的功能是有节律地收缩和舒张。心肌的功能概括地说有两种，即电的和机械的。心工作的顺序有两个步骤：①电冲动的产生与传导；②随电冲动的产生与传导而产生的机械性收缩。第一步由特殊分化的心肌细胞完成，第二步由普通的工作心肌细胞完成。心房和心室轮替收缩，并且心房和心室收缩时，心房和心室均是向着心室底方向运动，以驱使血液流向房室口或动脉口。

第五节　心腔的结构

心腔分为左心房、左心室、右心房和右心室，心房与心室之间借房室口相通，但左、右心房间，左、右心室间互不相通，借心间隔分隔开来。心间隔将心分为左、右二半，临床习惯称左（半）心和右（半）心。流经左半心的是肺静脉回流的动脉血；流经右半心的是上、下腔静脉及冠状窦回流的静脉血。见图1-1-36。

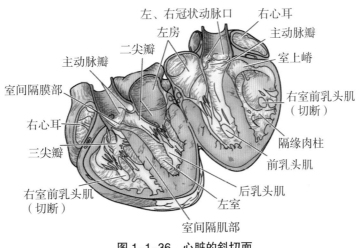

图 1-1-36　心脏的斜切面

一、心间隔

心间隔亦称心中隔，包括房间隔和室间隔，分别分隔左、右心房和左、右心室。

1. 房间隔　较薄，与正中矢状面呈向前偏的 45° 角，因此，经右心房穿房间隔做左心导管检查时应取右前斜位，可使心导管垂直对向房间隔，为导管尖提供最适当的穿刺角度和最宽阔的入路。

房间隔周界似椭圆形（固定标本上呈手术刀片形），其前下（即房间隔基部）以一狭窄的结缔组织带连于心纤维性支架的右纤维三角。房间隔下缘前端邻升主动脉起始部的后面，二者间借结缔组织相连；房间隔下缘前端在房室交点处，该处心外膜下大量结缔组织参与房间隔与室间隔肌部上缘的联结；房间隔前缘附着处在心表面即前房间沟处；房间隔后缘附着处即后房间沟处，此沟右侧紧邻腔静脉心系膜。经后房间沟至右心房手术入路在上、下腔静脉与右肺静脉间切开此系膜即达后房间沟。房间隔在后房间沟处由左、右房壁双层结构中间以结缔组织相连形成，在此易于将两层解剖分离，向前可达卵圆窝处。

2. 室间隔　与正中矢状面亦呈向前开放的 45° 角。室间隔左室面凹陷，右室面凸隆，构成左、右心室壁的一部，故有心室"隔壁"（septal wall）之称，心室壁其他部分则称为"游离壁"（free wall）。室间隔分为 2 个部分：室间隔肌部和室间隔膜部。

（1）室间隔肌部：是室间隔前下的大部分，其厚度和左心室壁厚度相当，两侧均有乳头肌附着。从胚胎发生上可将室间隔肌部分为 3 部：①漏斗部室间隔，亦称圆锥室间隔，从近心段心球隔演化而来，分隔左心室主动脉前庭（aortic vestibule）和右心室动脉圆锥（conus arteriosus），该部无肉柱；②窦部室间隔，由原始室间隔演化而来，分隔左、右心室窦部（流入道），是指近房室口 1/3 ~ 1/2 部分的室间隔，亦无肉柱，平滑，从右心室面看即三尖瓣隔瓣及其腱索所遮蔽的室间隔部分；③肉柱化室间隔，亦由原始室间隔演化而来，是室间隔的前下部分，两侧均有大量肉柱，因而表面不平坦。此种分部法对室间隔缺损发生的病理解剖学定位有一定意义。

（2）室间隔膜部：亦称膜隔（membranous septum），是室间隔后上的很小部分，为室间隔缺损的多发部位。从左心室面看，室间隔膜部是室间隔后上部邻近主动脉右后瓣和前瓣之间下方的一卵圆形或圆形的膜状部分，在成人其大小从主动脉口至肌性部上缘约 1cm，其前后径约 1.2cm，厚约 1mm。可依据三尖瓣隔瓣在室间隔膜部右侧面的附着线将其分为后上、前下两部分：后上部分隔右心房与左心室，也称为房室间部或房室隔（atrioventricular septum）。因此，该部室间隔缺损出现从左心室至右心房的分流，超声诊断所称的房室通道即此处缺损；前下部分隔左、右心室，即室间隔膜部的室间部。此部缺损，从右心室面观察时常可部分或完全被三尖瓣隔瓣遮掩而不易发现。

由于房间隔、室间隔均呈斜位，与正中矢状面呈 45° 角，故左半心和右半心并非完全的左、右关系，而是左后、右前的关系。

二、右心房

右心房位于右心室的右后上方，左心房的右前方。右心房腔大壁薄（厚约 0.2cm），根据其结构特征和胚胎发育分为前、后二部。前、后二部在心表面的分界标志是在右心房外侧上、下腔静脉间的一条浅沟，称界沟（sulcus terminalis）；在右心房腔面是与界沟相对应处心房壁肌形成的一条纵行隆起，称界嵴（crista terminalis）。界嵴从房间隔上部起始，从上腔静脉口前方跨越右心房顶向右达外侧壁（这一段有人称界嵴横部），而后近垂直下行至下腔静脉口前方，移行成膜状的下腔静脉瓣。

1. 右心房前部　因由原始右心房发育而来而称为固有心房。固有心房前部突出至升主动脉根部右侧呈盲囊的部分，称右心耳。固有心房外侧壁内面有许多从界嵴起始、平行向前的肌束隆起，称梳状肌，至右心耳时梳状肌交织成网状。心功能衰竭时，血液在右心耳处流动缓慢，易形成血栓。右心耳处常是外科切口的部位，故手术时应防止血栓脱落而导致肺栓塞。固有心房无梳状肌的房壁很薄，在固定的标本上可透光。

2. **右心房后部**　因由静脉窦演化而来而称为腔静脉窦，其后方有右肺静脉贴其后壁经过。腔静脉窦壁平滑，上部有上腔静脉注入，上腔静脉口处无瓣膜，但房壁肌束向上伸延入上腔静脉壁数毫米；后下部有下腔静脉口，在下腔静脉口的前缘有胚胎时期残留下来的薄的半月形瓣膜，称下腔静脉瓣（eustachian 瓣），其后外侧端与界嵴相续，内侧端变狭窄，成一嵴状，称 eustachian 嵴。下腔静脉瓣有的呈筛状，称为 chiari 网，有的甚小或完全没有。下腔静脉瓣内有一腱性结构，向内侧穿经房间隔基部而终止于右纤维三角，称为 Todaro 腱。Todaro 腱附着于右纤维三角处，恰位于房室结与房室束延续部上方，因而可作为房室结与房室束分界的标志。向后外牵拉下腔静脉瓣时可显出 Todaro 腱，儿童的 Todaro 腱更明显。下腔静脉口的前下方是冠状窦口，口径 0.5 ~ 1cm，口的后下部有一小而薄的半月形瓣膜遮掩，称冠状窦瓣（thebesian valve），该瓣可以是双瓣或筛状，当心房收缩时有防止血液反流入冠状窦的作用。作右心导管时，导管可能进入冠状窦而被误认为是已到达右心室或肺动脉。冠状窦口紧邻房室交点，是右心房内一个重要的解剖标志。由于上、下腔静脉不在一条直线上，二者间约呈向后偏的45°角，故在腔静脉窦后壁，上、下腔静脉口之间形成一隆起，称静脉间结节（lower 结节）。该结节在成人心很不明显，但在胚胎时期非常显著，有引导上腔静脉血液经右房室口达右心室的作用。由于下腔静脉瓣在胎儿时期引导下腔静脉的血液经卵圆孔至左心房，故胎心的上、下腔静脉血在右心房大部分不混流。

3. **右心房后内侧壁**　右心房后内侧壁的解剖有重要临床意义，可分后部、前上部、前下部和室间隔膜部 4 部。

（1）后部：即房间隔，其下部有一卵圆形浅窝，位于下腔静脉口左上方，称卵圆窝，是胎儿时期的卵圆孔闭合后遗留的痕迹。卵圆窝底薄，可透光，由胚胎时期的第一房间隔（卵圆孔瓣）构成。卵圆窝缘由胚胎时期第二房间隔的游离缘形成，上缘和前缘清楚，无下缘。据此从右心房面有人又把房间隔分为卵圆窝隔（septum ovale）（即窝底）和缘隔（limbic septum）（即卵圆窝缘）。卵圆窝上缘下方，常可见有裂隙状的向上开口（成年人有 20% ~ 25% 如此，甚至可高达 31%）通向左心房，一般不引起心房间的分流，但经右心房穿房间隔行左心心导管术时，有时导管可经此裂隙由右心房直达左心房。卵圆窝是穿房间隔左心心导管穿刺最安全的地方，因为该处最薄，且主要由纤维结缔组织构成，血管较少。卵圆窝缘是穿刺时的重要标志，经股静脉、下腔静脉送导管入右心房达上腔静脉口处，导管尖端从上至下滑过卵圆窝上缘时可有特殊的弹动感。

（2）前上部：有人也称为顶、上壁或前壁，名称混乱。其内面有从界嵴横部起始直达右心耳尖部的肌性隆嵴，称矢状带（taenia sagitalis）。其后方平滑，此部邻接主动脉根部，由于紧邻主动脉右后窦及前窦而略微膨隆，称主动脉隆凸（torus aorticus）（图 1-1-37），是行穿房间隔左心心导管术时的一个标志，同时也是心导管术时容易损伤的结构。另外，主动脉窦瘤，特别是右后窦瘤，因与此部紧邻，故可破入右心房。右心房后内侧壁的前上部平滑，与后部之间并无明显界限，后部与前上部之间可以用界嵴横部的内侧端至室间隔膜部的连线为分界。

（3）前下部：是位于卵圆窝下缘与右房室口之间的区域。由冠状窦口、Todaro 腱和三尖瓣隔瓣附着线在此部围成的三角形区域，称 Koch 三角。Koch 三角顶角的深面是房室结所在位置，三角顶对向室间隔膜部。因此，Koch 三角对心脏外科来说是一个非常重要的区域。Koch 三角深部是下锥体间隙，故在此处做导管射频消融有可能损伤房室结或房室结动脉，而引起房室传导阻滞。见图 1-1-38。

（4）室间隔膜部：位于右心房后内侧壁的前上部和前下部之间，已述于前，见心间隔。

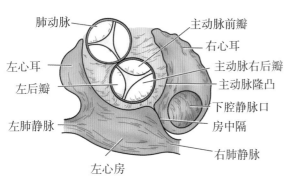

图 1-1-37 平第 2 肋间水平的心剖面模式图

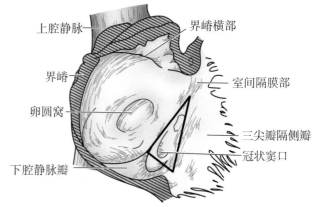

图 1-1-38 房间隔右心房面观，示 Koch 三角

三、右心室

右心室是心最靠前的部分，前邻胸骨体下部，故右心室扩大或收缩增强时，常能在胸骨左缘下部触诊感知其搏动或有胸骨抬举现象。右心室壁比左心室壁薄（平均 3 ~ 5mm），近心房处厚，向心尖部逐渐变薄。右心室腔横切面呈新月形，整体呈三角锥形，底即右房室口，尖朝向左前下方。右心室前壁构成心前壁的大部，下（后）壁构成心下壁的小部分，内后壁由室间隔构成。

右心室腔以室上嵴为界分为流入道和流出道两部分。室上嵴是一从右房室口前上方至室间隔的强大肌束，参与构成室间隔及心尖心涡的形成。室上嵴的肌束收缩可使右房室口缩小，并可使心尖做顺时针（从上方看）旋转。右心室壁肥厚患者的心常可出现更明显的心顺时针方向旋转，多系室上嵴肥厚之故。右室肥大时心电图 V1 导联出现 q 波也可能与室上嵴肥大有关。室上嵴肥厚可引起右心室流出道狭窄，即肥大性漏斗部肌性狭窄。

1. 右心室流入道 也称右心室窦部，从右房室口起向左前下至右心室尖部，壁上有右心室肌束形成的肉柱，肉柱在近右心室腔尖部处交织似网。肉柱有三类，第一类即真正是肌束隆起；第二类是两端附着于室壁，中部架空似桥状；第三类即一端附着于室壁而另一端游离于室腔的乳头肌。右心室从室间隔下部连至右心室前壁前组乳头肌根部的肌束，称隔缘肉柱（septomarginal trabecula），其内有心脏传导系统的右束支通过，右心室前壁外科切口慎勿损伤。隔缘肉柱旧称节制索（moderator band），早期认为其有限制室壁过度扩张的作用，现对此有怀疑。

2. 右心室流出道 是右心室向左上方伸延的部分，称动脉圆锥或漏斗部，在心表面与流入道之间无明显界限。右心室流入道与流出道间在幼儿约呈 35° 角，成年人呈 55° 角，血液流经右心室时经流入道绕三尖瓣前瓣游离缘改变方向至流出道。流出道前壁即右心室前壁，后内壁即室间隔。流出道平滑无肉柱，向左上经肺动脉口延续为肺动脉。动脉圆锥与肺动脉干在心表面也无明显的结构分界，一般以 Viessen 环为标志。与左心室流出道相比右心室流出道较长，前邻胸前壁，后方邻升主动脉根部和左心室流出道。左、右心室流出道互相呈 "X" 形交叉，如此配布保证了当心室收缩时两心室流出道整体变得更密贴，也就是心室壁压向室间隔以利排空血液。

3. 右房室口和三尖瓣复合体　右房室口有三尖瓣，瓣膜附着于右房室瓣环，瓣膜借腱索连于右心室壁的乳头肌。它们各自是独立的结构，但在功能上是一个整体，防止右心室收缩时血液从右心室逆流入右心房，故有三尖瓣复合体或三尖瓣复合器之称，其中任何一个结构的功能失调，均能造成血流动力学改变。由于三尖瓣复合体和二尖瓣复合体有许多相似之处，为避免重复，在此将房室瓣、腱索和乳头肌的形态结构、生理功能和临床意义等一并叙述。

（1）右房室口及右房室瓣环：右房室口是指三尖瓣各瓣膜基底附着的环状线围成的口，此环状线不完全在一平面，"口平面"与矢状面约呈45°角，口呈卵圆形或钝形的三角形，口径较大，能容3～4个指尖，国人周长男约106 mm、女约99 mm。右房室口纤维结缔组织构成的"环"，即右房室瓣环或三尖瓣环，是心纤维性支架的一部分。

（2）三尖瓣：是三片帆状的瓣膜，分为前瓣、后（下）瓣和隔侧（内侧）瓣。前瓣较大，位于右房室口与动脉圆锥之间。各瓣约成半圆形，基底附着于右房室瓣环，游离缘常有切迹将瓣膜分为数个大小不等的"扇"。一般前瓣和隔瓣不分扇或偶尔分为一大一小二扇；而后瓣多分为三扇，少数也不分扇。见图1-1-39。

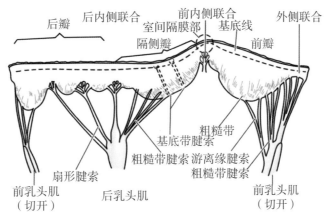

图1-1-39　三尖瓣图解（沿瓣膜附着线剪下，于外侧联合处切开展平）

三尖瓣心房面平滑。心室面可分为三个带：①近附着线的部分称基底带；②近游离缘的半月形区域厚而不透明、不平坦（心房面亦如此），称粗糙带（亦有人称为海绵带）；③基底带与粗糙带之间的部分薄而透明，称光滑带。基底带、粗糙带和瓣膜游离缘有腱索附着。粗糙带上界有一明显的隆起线，该线为瓣膜的闭合线，瓣膜关闭时各尖的粗糙带部分在心房面互相贴合，由于粗糙带处不平坦，其内部结缔组织不成板状，疏松柔软，因此粗糙带的心房面相互贴合紧密，形成水密封（water tight seal），有效地防止了血液的反流。

两相邻的瓣间裂未达房室瓣环，借瓣膜组织相连接，称瓣膜联合（valve commissures）。瓣膜联合有一定的宽度和长度（游离缘至附着线距离，一般约1 cm）。三尖瓣瓣膜联合分为前内侧（前隔）联合、后内侧（后隔）联合和外侧（前后）联合。瓣膜联合处有扇形腱索附着，一般乳头肌尖端指向瓣膜联合，这是确定瓣膜联合的标志。由于瓣膜联合的存在，故三尖瓣围成的漏斗形口比右房室口小。瓣膜早期的病理变化，多出现于闭合线以下粗糙带。瓣膜的粘连多发生于瓣膜联合处。三尖瓣粘连以器械扩张分离时，一般分离外侧联合和后内侧联合。因前内侧联合紧邻室间隔膜部，故通常不分离前内侧联合，以防损伤室间隔膜部。

房室瓣的构造、生理功能和临床解剖。房室瓣表面覆盖内皮，内部有纤维结缔组织、肌组织、血管和神经等。①内皮：由单层扁平内皮细胞和基膜构成。内皮细胞含大量胞质微丝，尤其是近瓣膜游离缘的内皮细胞此类微丝更多，微丝可能是内皮细胞承受外部机械压力或张力的一种抗张力微丝。内皮细胞表面附有微小附赘物，心室面内皮细胞微小附赘物极少，表面平滑；心房面内皮细胞附赘物密度大且许多呈泡状或微绒毛状，这可能有利于瓣膜关闭时瓣膜的心房面内皮间紧密贴合，即形成"水密封"。②结缔组织：由大量的胶原纤维和少量的弹性纤维组成。在瓣膜靠近房室口的大部，结缔组织较密集而成板块状，作为瓣膜的骨架，对维持瓣膜的正常形态及对抗瓣膜关闭时的张力起重要作用。结缔组织板并非均匀一致的，其内结缔组织纤维相对集中而形成"肋"，而"肋"与"肋"之间尚有肌组织。结缔组织板向上与房室瓣环相延续，由腱索而来的胶原纤维束向上伸延而编入结缔组织板。在瓣膜靠近游离缘的部分，结缔组织疏松成网状，网间有组织细胞及肥大细胞等，以及由透明质酸、硫酸软骨素、唾液酸黏多糖等构成的基质，故瓣膜下部（相当于粗糙带部分）柔软可变形，有利于瓣膜关闭时互相紧密贴合。瓣膜早期的病理变化多见于闭合线以下的粗糙带，与其构造不无关系。③肌组织：有心肌和平滑肌。心肌大部分来自心房壁，小部由心室壁而来，它们在房室口处排列成环形，作为房室口的括约肌。心肌纤维尚向下伸延至结缔组织板块的"肋"与"肋"之间，但不延伸至瓣膜的下 1/3 部分。来自心房壁的心肌纤维胞质内含有特殊的心房肌颗粒。平滑肌主要见于基底带，较少伸入瓣膜的上 2/3 部；瓣膜游离缘有较恒定的平滑肌束。④血管和淋巴管：房室瓣的血管网来自心房壁的血管，进入瓣膜基部的环形肌束中，在二尖瓣尚未见毛细血管祥伸达瓣膜的上 2/3 部。瓣膜的心房面有毛细淋巴管。⑤神经：瓣膜内有无髓和有髓神经纤维，从其化学性质来说有肾上腺素能、胆碱能和肽能神经。前两者是传出（运动）神经，后者部分可能是传入（感觉）神经。

肾上腺素能神经即交感神经，来自心房心内膜下神经丛和靠近房室口的心肌层内的神经丛，在瓣膜上部形成较致密的网状，其中有具有膨体的纤维和膨体终末。瓣膜内还有来自心室壁乳头肌及经腱索上行而来的肾上腺素能神经纤维，它们分支延伸至瓣膜的下 1/3 处。这两个来源的肾上腺素能神经纤维分布区之间有一狭窄的空白带，空白带内无肾上腺素能神经分布。

胆碱能神经即副交感神经，也有两个来源：大部分来自心房内膜下神经丛，少数经腱索上行而米。纤维亦呈网状分布，但较肾上腺素能神经稀疏，两个来源的胆碱能神经纤维分布区之间有无空白区尚有争议。胆碱能神经纤维分布于瓣膜的大部，在腱索附着处与瓣膜附着缘之间较致密，而在瓣膜的游离缘则较稀疏。

肽能神经在房室瓣的分布是 20 世纪 80 年代以来才证实的。有些肽如 VIP、SOM 和 NT、NPY 等分别存在于副交感和交感神经纤维内。近年来证明瓣膜内有含有 SP 和 CGRP 的纤维，其来源与肾上腺素能神经相似但数目较少，其纤维走向与瓣膜所承受的最大张力方向一致。一般认为含 SP 或 CGRP 的这类纤维可能是感觉神经纤维。对瓣膜的超微结构研究已经揭示瓣膜内除含有无颗粒囊泡和小颗粒囊泡的神经终末（一般认为是副交感和交感副神经纤维的终末）外，还有一类较膨大、内含较多小线粒体及一些大的有颗粒囊泡（含肽）的神经终末，一般认为这是感觉神经的终末。

由以上瓣膜的构造可以看出，瓣膜内既有运动装置，包括心肌和平滑肌，又有支配肌纤维的交感和副交感神经纤维，而且还有感觉神经终末，故此人们认为，瓣膜可能不仅仅是一个被血流推动的被动简单机械装置，开放和关闭房室口，可能还可以随时感受血流动力的变化，通过神经反射随时主动调整瓣膜自身的工作状态，对抗血流变化所产生的张力而完成其功能。

（3）腱索：是白色的胶原纤维束，外覆心内膜，连于乳头肌尖端和三尖瓣的基底带、粗糙带或游离缘，也有少数腱索直接起于心室壁、室间隔，止于光滑带。腱索的胶原纤维在乳头肌内以微丝连于肌纤维膜，在瓣膜内与瓣膜的胶原纤维板相编织。通常自一个乳头肌发出数支腱索干，随后每支腱索干再分成数支止于瓣膜。一般由一个乳头肌起始的腱索分别连于相邻的两个瓣膜。腱索的分支虽然很细，但因腱索主要由胶原纤维构成，故抗张力强度很大。在固定后的心标本上，挑起一条细如发丝的腱索分支，该分支可将整个心提起而不断裂。见图1-1-39。

对腱索有不同分类法，最早按其止点距瓣膜游离缘的距离而分为三级腱索，或以腱索起于乳头肌后分支的等级而分为1、2、3级腱索；近年来有人又将腱索分为游离缘腱索、基底带腱索、粗糙带腱索和扇状腱索等。扇状腱索亦称联合腱索，此类腱索以一单干起自乳头肌，靠近瓣膜游离缘时呈放射状分支散开，止于瓣膜联合处。因此，扇状腱索也是确定瓣膜联合的标志。

腱索除有牵拉房室瓣防止其反折入心房的机械作用外，在瓣膜的关闭机制上也发挥着重要作用。心舒张期开始房室瓣被动开放时，从心房进入心室的血流的中央部分流经房室瓣漏斗形口（有人称为主口），而血流的周围部分则流经各腱索之间的缝隙（有人称为次级口）。当血流的周围部分流经腱索间的缝隙后，即在房室瓣的心室侧产生涡流，此涡流有推顶房室瓣使之互相靠拢的作用，即房室瓣有关闭的倾向，并且事实上已部分关闭。当心房开始收缩时，血流进一步快速由心房流入心室，房室瓣被重新打开，同时涡流又使房室瓣在血流一旦停止后迅速靠拢关闭，这就是心动周期中房室瓣二次开放、二次关闭的形态学和血流动力学基础。当然，从心房进入心室的血流一旦停止后，心室与心房之间的压力差也是导致房室瓣关闭的重要因素。

腱索的不正常，包括腱索的过长或过短、腱索附着异位、腱索融合或断裂等，均能影响房室瓣的功能。腱索起始部断裂，可引起房室瓣关闭不全，而一个腱索的分支断裂则可被忽视。房室瓣关闭不全和血流动力学紊乱的程度，不仅与断裂腱索的数目有关，而且与断裂腱索的类型有关。腱索的过长或过短，会分别引起房室瓣脱垂或关闭不全。大量腱索粘连融合（如炎症后），减少了腱索间的缝隙，既可以引起房室瓣狭窄，也可能导致房室瓣关闭障碍，如在风湿性心脏病晚期。

偶尔在正常心可见肌性腱索，一般起于前组乳头肌，可能是在原始心室壁改建过程中发育停滞的腱索，保留了其胚胎时期的肌性构造，其临床意义尚不清楚。此外，在心室还有所谓的假腱索（false chordae tendineae），亦称为假腱（false tendo）。假腱索连于乳头肌与室壁之间，或连于心室壁二点之间。有的假腱索（如左心室从室间隔至前外侧组乳头肌的假腱索）内有心脏传导系统纤维走行。左心室假腱索有时可产生心前区无害性杂音，此杂音在心跳加快时消失，其机制尚不清楚。

（4）乳头肌：乳头肌是心室壁突向心室腔的肌性隆起中的一种，其尖端与腱索相连，为腱索提供坚实的附着点。

右心室乳头肌分为三组：①前组乳头肌较大，起于右心室前壁，其基底部的位置约相当于右心室前壁从冠状沟至心尖中、下1/3交界处，前室间沟右侧约一横指处，右心室前壁外科手术切口慎勿损伤。②后组乳头肌起于右心室下壁连室间隔处。③内侧（隔侧）组乳头肌起于室间隔，位于动脉圆锥与右心室流入道之间，由数个小乳头肌组成。内侧组乳头肌在幼儿常发育较好，在成年人多数很小甚至完全消失。内侧组乳头肌中有一个体积最大、位置最高，位于室间隔前上部、动脉圆锥下方，该乳头肌称圆锥乳头肌（亦称 Lancisi 或 Luschka 乳头肌）。圆锥乳头肌是一个重要的外科标志，因心脏传导系统的右束支在其后下方心内膜下经过；它也是圆锥室间隔与窦部室间隔的分界标志，对室间隔缺损的定位诊断有一定价值。需要注意的是，圆锥乳头肌的形态、大小、数目变化较大，有的人甚至无此乳头肌，腱索直接附着于室间隔。

乳头肌按其形态分为三型。①指状型：较大，乳头肌的1/3或更多部分如手指般突入心室腔。②结合型：乳头肌几乎完全与心室壁结合，仅有极少一部分突入心室腔。③中间型：大小介于前两种之间。见图1-1-40。

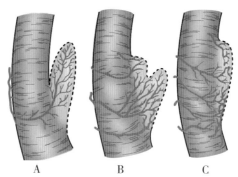

图1-1-40 左心室乳头肌及其动脉

A. 指状型；B. 中间型；C. 结合型。

如前所述，乳头肌正常时附着于室壁中、下1/3交界处（右心室隔侧组乳头肌除外），且相对于心室壁平行排列，在心室收缩时，两个（组）乳头肌互相靠拢并向室间隔靠近。乳头肌通过腱索，在心室等容收缩期开始直至射血期时，给予房室瓣以最理想的垂直张力，使房室瓣一起有效地对合、关闭，并于射血时防止瓣膜反折入心房。反之，如乳头肌与房室瓣环不是垂直排列，即如由于左心室球形扩大，乳头肌向外侧移位时，乳头肌收缩通过腱索给予房室瓣一个侧向拉力，这种侧向拉力，特别是作用于二尖瓣前瓣者，会影响瓣膜的对合，因而引起瓣膜关闭不全。

乳头肌功能失调可见于乳头肌断裂、纤维化、梗死和异位等。乳头肌断裂的解剖部位是决定反流大小和临床过程的重要因素。乳头肌顶端断裂与大的腱索断裂所产生的后果十分相似。若整个乳头肌断裂则可使瓣膜失去一半的支持力，导致严重的反流。在左心室，一般局限性的乳头肌损害不足以引起二尖瓣关闭不全，除非是损害扩展到邻近的左心室壁。由于乳头肌及其附着的心室壁血液供应来源一致，乳头肌作为一个功能单位应该包括它附着的心室壁部分，功能上它们应视为一个整体。

四、肺动脉口和肺动脉瓣

肺动脉口位于动脉圆锥的顶端，左、右心室底部的平面上，它与左、右房室口借主动脉口隔开，在整体上其位置位于它们的左上方，位置最高。肺动脉口朝向左上后方，与主动脉口几乎呈直角。口径约2.5cm，口周长8.5cm（7～9cm）。

肺动脉瓣是肺动脉口处三个半月形的瓣膜，其基底部附着于由结缔组织构成的三个首尾相连的半环形肺动脉瓣环。肺动脉瓣和主动脉瓣均呈半月形，故合称半月瓣。肺动脉瓣高1.5～2cm，青年时期瓣膜透明，以后逐渐变为不透明。肺动脉瓣的游离缘朝向肺动脉腔，游离缘中部增厚，称半月瓣小结，半月瓣小结两侧的游离缘称弧缘，靠近弧缘处可见白色的闭合线。半月瓣小结和较薄的弧缘对瓣膜关闭时形成密封起重要作用。与瓣膜相对的肺动脉干壁向外膨隆，其与瓣膜间的空间称肺动脉窦，亦称Valsalva窦。窦壁的上界是明显的弧形隆嵴。肺动脉窦壁厚度几乎只有肺动脉干壁厚度的1/2，这与自隆嵴向下肺动脉壁的弹力膜逐渐变薄，至瓣膜附着处完全消失有关。肺动脉窦与主动脉窦一样，对瓣膜的关闭起重要作用。三个肺动脉瓣的位置，在成人是两个在前（左、右），一个在后，因而三个半月瓣间的瓣间联合是一前二后。肺动脉干、动脉圆锥联合切口即在前瓣间联合处进行。见图1-1-35，图1-1-41。

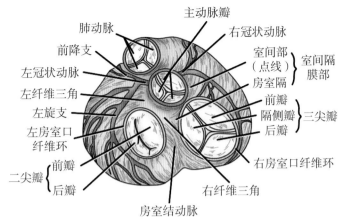

图 1-1-41　房室口和动脉口（切除心房和主、肺动脉）

五、左心房

左心房是四个心腔中最靠后的一个，也是位置最高的一个。左心房因位于其他心腔和主动脉、肺动脉的后方，故正常后前位 X 线摄片不能显示。食管、胸主动脉与左心房后面毗邻，左心房增大时向后可压迫食管，右前斜位或左侧位 X 线透视下吞钡检查若显示食管受压，提示左心房增大。

左心房较右心房小，壁稍厚（约 3mm），约呈立方形，其向前的锥形突出部分称左心耳，位于肺动脉干左侧。左心房壁腔面光滑，但左心耳内有交织成网状的肌性隆起，较右心耳内的肌性隆起少且小。若左心房内血液滞流（如二尖瓣狭窄时），也可于此处形成血栓。手术切开左心耳时应考虑和注意血栓脱落的可能。

左心房的右前壁即房间隔，有时可见一半月形凹陷，其下缘是一凹缘向上的嵴，嵴上部相当于心发生时第二房间孔的位置。左心房后壁两侧部各有两个肺静脉开口，右肺静脉口紧邻房间隔。肺静脉口无瓣膜，但左心房壁环形肌可伸展到肺静脉根部达 1 ~ 2 cm，这些环形肌像袖套一样环绕肺静脉根部，称为肺静脉心肌袖，它们在一定程度上起括约肌样作用。近年来已证实肺静脉心肌袖可以是异位激动的起搏点，阵发性房颤导管射频消融即以某个肺静脉根部为靶点。左心房后壁中央常有一较大的心最小静脉的开口。由于心包在肺静脉处返折，故左心房后壁未完全包于心包内，在缩窄性心包炎时左心房可向后扩大。左心房前壁紧邻升主动脉处通常较薄，易被撕裂。左心房顶部较厚。

左心房前下方有左房室口通左心室，左房室口处有二尖瓣附着。二尖瓣关闭不全反流的血液射向左心房后壁时，由于左心房后壁近脊柱，故心收缩期吹风样杂音常向背部传导，有时甚至沿脊柱向上传导至头部或向下传导至骶部；如反流血液对向左房前壁，由于左房前壁紧邻升主动脉，故在胸骨上部听诊时需注意与主动脉瓣狭窄的杂音相区别。

六、左心室

左心室位于右心室的左后方，左心房的左前下方。左心室壁厚 8 ~ 12 mm，是右心室壁厚度的 2 ~ 3倍。左心室前内侧壁即室间隔（隔壁），约占全部左心室壁的 1/6，其余 5/6 是游离壁。由于室间隔凹面朝向左心室，故左心室在横切面呈圆形。左心室腔呈圆锥形，尖即心尖处，对向左前下方；底即冠状沟所在的平面，对向右后上方。左心室底处有 2 个口，左房室口居左后，位置稍低；主动脉口居右前，较左房室口稍高。左心室腔以二尖瓣前瓣分为流入道和流出道两部。

1. **左心室流入道**　亦称左心室窦部，其下部的壁上（二尖瓣游离缘以下，以及室间隔下 2/3）有肉柱，较右心室壁肉柱更粗大且错综交织。但就左心室壁整体而言，肉柱层还是较薄的，仅占室壁的内 1/4，而室壁的大部分（外 3/4）由致密肌束构成。流入道与流出道间呈锐角，血液经左心室流入道至流出道被搏出时，血流方向改变 140° 以上。

2. **左心室流出道** 亦称主动脉前庭或主动脉下区，其后壁为二尖瓣前瓣及主动脉瓣环间的瓣间隔，其前内侧壁是室间隔肌部及位于主动脉口下方的室间隔膜部。与右心室流出道壁一样，左心室流出道壁也平滑无肉柱，有利于左心室射血。光滑的室间隔肌部的前上部位于主动脉口与肺动脉口之间，该处常略向左心室流出道凸出，并可随年龄增长而更显著（X 线摄影），有人称乙状隔（sigmoid septum），此室间隔肌部的凸出需与病理性肥大心肌病相区别。

3. **左房室口及二尖瓣复合体** 左房室口处有左房室瓣环，瓣环上有二尖瓣附着，二尖瓣借腱索连于左心室壁上的乳头肌，它们合称为二尖瓣复合体。

（1）左房室口及左房室瓣环：左房室口 2 ~ 3 指尖大小，较右房室口小，在舒张期约呈环形，国人左房室口 68.4 ~ 110.8mm，平均周长（86.9±9.9）mm，环口朝向心尖方向。左、右房室口位于同一平面，与正中矢状面约呈 45°。左房室口纤维结缔组织构成的"环"即二尖瓣环，也是心纤维性支架的一部分。

（2）二尖瓣：是一对帆状的瓣膜，因形如僧侣的帽子亦称为"僧帽瓣"（mitral valve）。二尖瓣由 2 个瓣膜组成，2 个瓣膜共同形成一个朝向左前下方的漏斗形口。

二尖瓣位于前内侧的瓣膜称前瓣，临床上也称为前叶，有人也称为主动脉叶（aortic leaflet）。前瓣位于左房室口与主动脉口之间，呈半圆形或三角形，底的附着线约占二尖瓣环的前 1/3，中部与主动脉瓣环间的瓣间隔相续，其游离缘至附着线的长度较大（约为后瓣的 1 倍或更多），因此，前瓣的活动度较大。前瓣绝大多数（93.1%）是一完整的瓣膜，仅极少数（6.9%）游离缘有一切迹而使瓣膜呈二扇形。前瓣无基底带；粗糙带有腱索附着；粗糙带闭合线以上全部是光滑带，亦无腱索附着。附着于粗糙带的腱索的结缔组织束延伸到光滑带编入其纤维组织板。前瓣因位于左心室流入道和流出道之间，而被称为主动脉隔板，亦称主动脉折流板（aortic baffle）。当心房收缩心室被动充血时，瓣膜光滑的心房面导引较无湍流的血流流向高度肉柱化的心室腔。前瓣光滑带的心室面及主动脉前庭壁的其余部分一起构成光滑低阻力的流出道的终末部分，有利于左心室射血。见图 1-1-42。

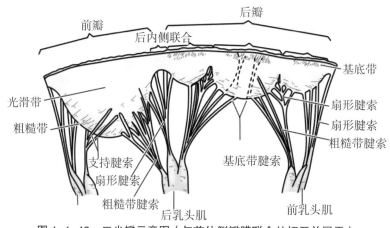

图 1-1-42 二尖瓣示意图（与前外侧瓣膜联合处切开并展平）

二尖瓣位于后外侧的瓣膜称后瓣或后叶，也有人称壁叶（mural leaflet）。后瓣的附着线较长，约占二尖瓣环的后 2/3，但其游离缘至附着线的长度较短，故前、后瓣面积大致相等。后瓣的活动度较前瓣小，其对向前瓣的运动主要是由二尖瓣环的缩小所引起。后瓣极少数（3.4%）不分扇，多数分为二扇或三扇（37.9% 或 58.7%，国外有报道呈三扇者占 92%），三扇中位于中间的中扇通常较大，中扇两侧的部分较小。二尖瓣后瓣亦分为基底带、光滑带和粗糙带，后瓣的粗糙带较前瓣的粗糙带宽，除光滑带无腱索附着外，粗糙带和基底带均有腱索附着。后瓣的分扇及粗糙带较宽的特点与临床上二尖瓣脱垂以后瓣脱垂（多是中扇）多见不无关系。由于后瓣附着于二尖瓣环的后 2/3，附着线较长，左心房过度扩大时，可向后外牵拉二尖瓣后瓣，引起二尖瓣关闭不全。见图 1-1-43。

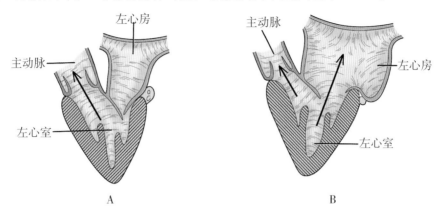

图 1-1-43　左心房扩大引起二尖瓣关闭不全示意图

A. 正常；B. 左心房扩大二尖瓣关闭不全。

二尖瓣的前、后瓣之间形成两个瓣膜联合：前外侧联合邻接左纤维三角，对向左侧腋前线；后内侧联合邻接右纤维三角，对向脊柱右缘。瓣膜联合可依据有扇形腱索附着、乳头肌尖端指向确认。两个瓣膜联合的连线与正中矢状面约呈 45° 角。由于瓣膜联合区瓣膜组织的存在，瓣膜间的裂隙未达二尖瓣环，此点在做二尖瓣粘连分离术时需小心，如过多地伤及瓣膜联合或瓣膜本身，可能引起二尖瓣关闭不全。

（3）腱索：左心室腱索的构造及一般特征与右心室腱索相似，也可分为游离缘腱索、基底带腱索、粗糙带腱索和扇状腱索。有人曾统计止于二尖瓣前、后二尖上的腱索的最后分支数多达 120 根。后瓣的粗糙带腱索较短而细。前瓣的粗糙带腱索中有 2 根较粗大、偶尔在附着于瓣膜前才分支的腱索称支持腱索，分别起自前外侧组和后内侧组乳头肌尖端，腱索的结缔组织束呈曲拱桥状编入前瓣的结缔组织板，此种结构对需承受较大张力的前瓣起支持作用。

（4）乳头肌：左心室乳头肌的结构与右心室乳头肌类似，已述于前，此处不再赘述。左心室乳头肌均起于左心室壁中、下 1/3 交界处，可分为两个或两组。①前外侧组乳头肌位于左心室前壁与侧壁交界处，即乳头肌基底横向上位于前室间沟左侧一横指处，纵向上在心长轴方向约位于从冠状沟至心尖连线的中、下 1/3 交界处。前外侧组乳头肌在左心室壁的附着处常是左心室手术的入路，故其定位有重要的实用意义，左心室手术切开室壁时需注意勿损伤。国人前外侧组乳头肌是单个的占 31%，两个或两个以上者占 69%。②后内侧组乳头肌位于左心室下壁近室间隔处。国人后内侧组乳头肌是单个的只占 17.2%，两个或两个以上者分别是 35.5% 和 47.3%。左心室乳头肌顶端常可分为数个峰（国人平均是 2 个峰，国外有人报告有 4～6 个峰），由峰发起 2 根以上腱索主干，自每个（或每组）乳头肌发起的腱索，分支后同时止于二尖瓣前、后瓣。

由于左心室壁、左心房与二尖瓣的功能关系密切，因此近年来一些临床学家从功能和病理的角度，认为二尖瓣瓣环、瓣膜、腱索、乳头肌、左心房壁和左心室壁六者共同组成二尖瓣复合体或二尖瓣复合器，而不是传统所认为的仅仅是由前四者所组成。

七、主动脉口和主动脉瓣

主动脉口位于左心室右上角，与左、右房室口特别是左房室口关系密切，口面朝向右前上方。主动脉口所在平面与正中矢状面约呈45°。主动脉口处有主动脉瓣环。见图1-1-35、图1-1-41。

主动脉瓣亦是三个半月形瓣，除较肺动脉瓣强厚外，其形态结构与肺动脉瓣相似。瓣高1.5～2.2cm，半月瓣小结亦称Arantii结。主动脉瓣的主动脉面较心室面稍粗糙。在主动脉瓣的心室面靠近游离缘（弧缘）处有一白色线，为主动脉瓣闭合线。闭合线与弧缘之间常有窗孔，特别是靠近瓣膜联合处。主动脉瓣三个瓣的位置在正常成人心是一前二后，分别称前瓣、左后瓣和右后瓣，在胚胎和胎儿心未转位前是二前一后，即左瓣（相当左后瓣）、右瓣（相当于前瓣）和后瓣（相当于右后瓣）。

主动脉根部因为与主动脉瓣相对的主动脉壁向外明显膨出而被称为主动脉球（aortic bulb），主动脉瓣与主动脉球壁之间的空间称主动脉窦，亦称Valsalva窦。主动脉窦较肺动脉窦更明显，窦壁上界是明显的弧形隆嵴，稍高于瓣膜的游离缘，称窦管嵴或瓣上嵴。主动脉窦壁的构造亦与肺动脉窦壁相似，窦壁中部仅为升主动脉壁厚度的1/2，窦管嵴处壁厚度的1/4，这种构造特点是主动脉窦瘤易形成的解剖基础。窦管嵴以上的升主动脉直径约2.5cm，而主动脉球处的直径约为窦管嵴以上的升主动脉直径的1倍。主动脉窦分为前窦、左后窦和右后窦。在主动脉左后窦和前窦壁上分别有左、右冠状动脉开口，故临床习惯将左后窦和前窦分别称为左、右冠状动脉窦，而将右后窦称为无冠状动脉窦。冠状动脉口位于靠近窦管嵴下方窦壁中1/3处，一般高于瓣膜游离缘，仅少数（右10%，左15%）低于瓣膜游离缘。有时有副冠状动脉开口，多见于右冠状动脉窦，国人副冠状动脉口的出现率为（41.59±1.4）%。

在整体上，三个主动脉瓣不在一个水平面上，其中左后瓣最高，前瓣居中，右后瓣最低，故右冠状动脉起点比左冠状动脉低。主动脉前瓣和右后瓣恰位于室间隔膜部的上方。前瓣和左后瓣之间的瓣膜联合处为左心室前壁与室间隔分界处的标志，该处是主动脉瓣下狭窄手术切口最安全的部位。

正常的主动脉窦保证了冠状动脉在心动周期的任何时相都能不间断地灌流，同时对主动脉瓣的关闭起重要作用，即在心室收缩时，左心室射出的血液进入主动脉及主动脉窦，血流在主动脉窦内形成的涡流顶推主动脉瓣使其不致紧贴动脉壁，并使主动脉瓣有互相靠拢的趋势。一旦左心室射血终止，主动脉瓣即能立即关闭主动脉口。当然高速血流通过之后在主动脉和左心室之间形成的压力差亦是促使主动脉瓣关闭的重要因素。肺动脉窦对肺动脉瓣的关闭作用与此相似。

第六节　心脏传导系统

心脏传导系统是心壁内由特殊分化（简称"特化"）的心肌细胞组成的一系列结构，包括窦房结、结间束、房室结、房室束及左、右束支和心室壁内的浦肯野纤维网等。心脏传导系统的主要功能是产生和传导冲动，从而产生并维持心的正常节律，并保证心房和心室收缩、舒张的相互协调。

一、特化心肌细胞的类型、细胞学和生理学特征

1. 类型　组成心脏传导系统的特化心肌细胞主要有下列三类。

（1）起搏细胞：是一类具有起搏功能（即具有自发性产生节律性冲动的功能）的细胞，因而称为起搏细胞（pacemaker cell）。此类细胞大小不一，形态多样，多为椭圆形或多边形，常成团分布。与普通工作心肌细胞相比，起搏细胞较小，细胞器较少，胞质内糖原较丰富，肌原纤维较少，因此HE染色较淡、较苍白。起搏细胞为发育上较幼稚或原始的细胞。由于起搏、苍白、原始三个英文单词的

第一个字母均为 P，故该类细胞亦称为 P 细胞。起搏细胞主要分布于窦房结，在房室结中也有分布。

（2）移行细胞：此类细胞因主要位于窦房结和房室结周边、介于起搏细胞与工作心肌细胞之间而称为移行细胞（tansitional cell）、T 细胞或过渡细胞。移行细胞多为细长形，有分支，比工作心肌细胞细而短。与 P 细胞相比，T 细胞胞质内肌原纤维的含量多，肌原纤维成束状纵向排列，肌浆网也较发达。T 细胞与 P 细胞间连接简单，但与工作心肌细胞间连接复杂，可形成闰盘。

（3）浦肯野细胞：即浦肯野纤维，亦称束细胞。此类细胞较大，比工作心肌细胞短而粗，胞质中有丰富的糖原和线粒体，但肌原纤维很少，位于胞质周边，胞核位于中央。浦肯野细胞间除有桥粒连接外，细胞间闰盘连接发达，冲动的传导速度最快。此类细胞自律性低，正常时不能引起心节律性收缩和舒张，故其自律性是潜在的。浦肯野细胞分布于房室束，左、右束支和心室壁。

2. 细胞学与生理学特征　与普通工作心肌细胞相比，构成心脏传导系统的特化心肌细胞有如下共同特征。

（1）与收缩有关的细胞结构：特化心肌细胞的肌原纤维数量少，排列不规则。肌浆网和横管系统也不发达。

（2）线粒体和糖原颗粒：各型特化心肌细胞胞质多，线粒体较少，胞质内含糖原颗粒的数量虽然在不同类型的细胞有差别，但总体上较工作心肌细胞的多，因此，特化心肌细胞比工作心肌细胞更能适应无氧代谢（即通过无氧糖酵解产生 ATP 供能）。浦肯野细胞含糖原颗粒较丰富，可能是它对缺氧的耐受性较大的原因。

（3）细胞间的联结：浦肯野细胞间闰盘发达，已述于前。在窦房结和房室结，特别是房室结，各型特化心肌细胞间的连接大多不是闰盘，缝隙连接较少，一般认为冲动在房室结内传导较慢与此有关。最近有人用扫描电镜研究，见希氏 – 浦肯野系统的闰盘微突起较工作心肌细胞的闰盘微突起形状较大，但数目较少。

（4）自律性与传导性：特化心肌细胞均有自律性和传导性。具有起搏功能的 P 细胞自律性最高但传导性低，而具有潜在起搏功能的浦肯野细胞则自律性低但传导性高。窦房结和房室结细胞的传导速度是普通工作心肌细胞的 1/5 ~ 1/2，而浦肯野细胞的传导速度是普通工作心肌细胞的 2 ~ 5 倍。

二、心脏传导系统的解剖与临床应用

心脏传导系统各部的位置、结构和功能各不相同，分述如下。

1. 窦房结　是心的正常起搏点，所谓窦性心律即心的节律是由窦房结产生的冲动所引起的心律。窦房结呈半月形或梭形，横向位于上腔静脉与右心房接合处，亦即界沟上端心外膜下的心肌层内（图1-1-44）。

窦房结内有胶原纤维构成网状支架，网眼内分布 P 细胞和过渡细胞。P 细胞位于窦房结的中央部，P 细胞周围是过渡细胞，后者与心房工作心肌细胞相连接。窦房结并无包膜，因此窦房结与工作心肌细胞之间并无明显分界线。窦房结中央有一动脉穿过，动脉的直径与结的大小不相称，该动脉称为窦房结中央动脉。由于窦房结中央动脉通常从左或右冠状动脉的起始段发出，而冠状动脉又是主动脉最初的分支，因此有人推测窦房结及其中央动脉对监测中心动脉压和脉搏有重要意义。有人在一系列实验研究中观察到，使窦房结节律加速的药物和处置能够减小窦房结中央动脉的直径；反之，使窦房结节律减慢的药物和处置，可使窦房结中央动脉直径加大。有人提出，血管搏动的节律性物理运动，可能对窦房结产生某种影响，以反馈性的自控机制来调节窦房结的节律，因此把窦房结看成是一种自动控制的伺服机构（servomechanism）（当然还有其他因素如神经控制等）。

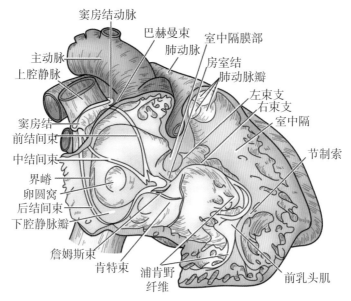

图 1-1-44　心脏传导系统（右心房、右心室切开）

窦房结的神经支配很丰富，在窦房结的前、后端处有许多神经节细胞，窦房结内分布有丰富的胆碱能和肾上腺素能神经，近年发现尚有多种肽能（如 NPY、VIP、SOM、SP、CGRP 等）神经分布。

窦房结的解剖与临床损伤有紧密关系：

（1）窦房结位于心外膜下，位置表浅，因此心外膜炎症（心包炎）可侵及窦房结。

（2）血管栓塞或病变可波及窦房结。窦房结动脉或窦房结动脉起点近心端冠状动脉栓塞（通常引起较大面积心肌梗死），可导致窦房结功能异常，通常是房性心律失常。此外，由于窦房结动脉属于小动脉（肌性动脉），因此，所有侵犯小动脉的疾病如系统性红斑狼疮、结节性多动脉炎等也可引起窦房结动脉损伤，从而引起心律失常。

（3）外科手术如右心耳、界沟及其邻近部位的外科切口、体外循环套管插入时有损伤窦房结的可能。①心房切口可能直接伤及窦房结；②体外循环上腔静脉导管插入后紧缩上腔静脉或血管钳钳夹可能压迫损伤窦房结；③缝合窦房结附近的切口也有可能伤及窦房结。窦房结外科损伤出现的心律失常有心房扑动、心房纤维颤动等。有人研究了心外科手术中遇到的一些心律失常和传导紊乱患者的冠状动脉的解剖，认为损伤营养窦房结和房室结的动脉比直接损伤窦房结和房室结更容易出现心律失常。

（4）新生物如支气管癌可转移至窦房结附近淋巴管而出现心律失常，包括心房扑动、心跳停顿等。晚期肺癌出现的难以控制和纠正的心律失常，可能与癌细胞转移至窦房结周围压迫窦房结有关。

2. 结间束及房间束　结间束是把窦房结的冲动传导至房室结区和心房肌的传导束。迄今为止，关于在心房壁内窦房结和房室结之间及两个心房之间有无结间束和房间束，一直存在争论，争论的焦点是有无独立的"束"存在。按传统概念，"束"应当由特化心肌细胞构成，组织学上与普通工作心肌细胞不同可被识别。20 世纪 80 年代 Racker 曾对狗的结间束有过描述，但随后在 20 世纪 90 年代 Bervenuti 用免疫组织化学方法无法证实 Racker 描述的结间束的存在。James 也认为无特殊的结间束存在。后来的研究证实，心房壁（包括房间隔）中有些心肌细胞横径小（平均 15.8 μm），染色淡，且多位于心内膜下，有人将这些表型独特的心肌细胞称为"表型工作细胞（phenotypically working cell）"。过去曾有人认为这些表型独特的细胞是浦肯野细胞或浦肯野样细胞，现在认为它们是移行细胞。多数学者认为这些移行细胞可能有优先传导窦房结冲动的作用，从而构成把窦房结冲动传向房室结的"优先径路"。也有学者认为，窦房结冲动向房室结的传导是由心房肌的特殊几何构筑决定的，主要是由卵圆窝前、后的肌束和界嵴的肌束传导的，不存在特化的心肌纤维束。现根据大多数学者的观点，从形态学和功能的角度，将结间束分为下列三束。

（1）前结间束：是巴赫曼束的一部分。巴赫曼束由窦房结起始后绕过上腔静脉的前方，分出一束经心房顶入房间隔，在卵圆窝前缘处斜向下，至房室结的上缘，该束即前结间束。前结间束是窦房结和房室结之间冲动传导的最主要的一束，外科修复房间隔手术可能由于钳夹、切割或组织创伤而伤及该束，术后 2 周内常出现心房节律或 / 和传导紊乱，如房内传导阻滞和心房异位节律、房室分离、窦性心动过缓、心房扑动、心房早搏和二联率等，其中一些症状是暂时性的。巴赫曼束的另一部分纤维在左、右心房上壁内横行至左心房，该部分纤维是心房之间的主要传导束，此束受损可引起心房间传导阻滞。

（2）中结间束：亦称 Wenchkebach 束，它绕过上腔静脉右后方，然后进入房间隔，在卵圆窝前缘处下降至房室结。Wenchkebach 束尚在房间隔上部处分出少部分纤维至左心房。

（3）后结间束：又名 Thorel 束，该束离开窦房结即进入界嵴内下行，至界嵴下端向内侧经下腔静脉瓣向内至房室结。后结间束的一部分纤维终止于房室结下端或房室束，称詹姆斯旁路束。

从窦房结至右心房的冲动是直接放射状地传导到右心房壁的。窦房结的冲动可以借三个结间束中的任何一束从右心房传导至左心房，但在正常情况下可能主要是通过巴赫曼束。从中结间束到左心房的纤维是分散的，而且也不恒定，也不像其在结间传导上那么重要。后结间束到左心房的纤维是先伸向房室结，然后再从房室结向上到房间隔的左心房侧，这条径路可能很少参与正常心房间的冲动传导，然而当有异位冲动起源于房室结时，则它至房间隔左侧的纤维及后结间束本身对于传导房室结的异位冲动至左、右心房就很重要了。

3. 房室结和房室结区　房室结呈扁椭圆形，位于房间隔底部右心房面心内膜下，Koch 三角尖端处，即三尖瓣隔瓣附着处上方，冠状窦口前上方。前述的三个结间束大部分纤维终止于结的上缘和后缘。在房室结的前下缘，房室结的特化心肌细胞沿房室结长轴平行排列，会聚成房室束（希氏束）。房室结一般比窦房结小，约 8mm×4mm×1mm 大小。

房室结是一实体结构，是解剖学名称。电生理学和临床上常把三个结间束与房室结的连接部分、房室结、房室结与房室束的连接部分总称为房室结区（atrioventricular nodal region）或房室交界区或房室连接区（atrioventricular junctional region），还有人把房室束也归入此区。因此，房室结区可分为 3 个部分：①结间束终末部，是结间束与房室结的连接部分；②房室结，是房室结区的中央部分；③房室束的近侧部，是房室束穿过中心纤维体的部分。近年更有学者指出房室结区是指围绕左、右房室口的心房、心室肌附着处及其邻近的房间隔和室间隔部分，此区域除含有上述心脏传导系统的结构外，甚至把在这一区域内的副传导束也包括在内。临床文献也常把窦房结、房室结共称为房室传导轴（atrioventricular conduction axis）。

组织学上将房室结分为三个部分：后上部为过渡型细胞带，中央为致密带（或称中央结细胞带），前下部为下结细胞带。下结细胞带沿右房室瓣环向后伸延，几达冠状窦口；向前下延伸即成房室束。电生理学把房室结分为三个功能区：房 – 结区（A–N zone）、结区（N zone）和结 – 束区（N–H zone）。有研究证明形态分部和功能分区二者是相当的，即：过渡型细胞带相当于房 – 结区，接受从窦房结传入的冲动；致密带相当于结区，冲动在此延搁 0.04s；下结细胞带相当于结－束区。房室结各带或各区之间并无明显的界限。

与窦房结不同，房室结区通常由多条动脉供血，无中央动脉。对人房室结区神经分布的研究较少，有人在妊娠中期胎心的标本上仅在过渡型细胞带发现胆碱酯酶阳性神经纤维，而在中央结细胞带及房室束内则未见。在房室结后方与冠状窦口之间，有一些自主性神经节，有人推测这些神经节是副交感性的，也有人认为其中有些神经元是感觉神经元。近年发现房室结区也有多种肽能神经元及神经纤维分布（同窦房结）。

房室结区位于房室之间冲动传导通路上的关键位置，对于房室之间的冲动传导起着过滤性"三通"装置的作用。①房室结区将来自窦房结的冲动短暂延搁（0.04s）后下传至心室，使心房和心室依次先后顺序分开收缩。这种延搁作用，可能与房室结区的细胞小、排列紊乱且细胞间连接缺少特化形式（缝隙连接）有关。正是由于这种延搁，使窦房结的过多冲动不能向下传导而被滤过。②房室结区是一个重要的潜在起搏点或次级起搏点。正常情况下房室结区不能产生冲动，但在窦房结功能障碍时房室结区可产生异位冲动，分别双向传至心房和心室，以维持心的收缩和舒张。有研究表明房室结区的异位冲动来自房室结与房室束之间（即结－束区）的过渡型细胞，或房室束细胞，或者来自与房室结紧邻的冠状窦口周围的起搏细胞。由来自这些部位产生的异位冲动所引起的心率近年均概括称为"房室交界性心律"。因此房室连接区的冲动传导是双向的。③将来自心室的异位冲动逆向传至心房。如前所述，心室壁的浦肯野细胞有潜在的自律性，在异常情况下它们可以产生冲动并传至心室肌和心房肌。

下列情况可引起房室结区损伤，临床上需加以注意：

（1）营养房室结区的冠状动脉的栓塞，可引起房室结区缺血性梗死或纤维化。下壁心肌梗死时，除了晕厥或者长时间失去知觉外，其他症状如恶心、呕吐、流涎、里急后重及窦性心动过缓，可能是由于缺血刺激房室结区的感觉神经元而致反射性的副交感神经过度兴奋而引起。

（2）房室结和房室束位于右心房内侧壁前下部，靠近房间隔和室间隔接合处，故在心导管检查时，对这个区域的粗暴刺激，可引起心率的暂时紊乱。

（3）在心瓣膜手术或缺损修补手术时，有伤及房室束的可能，有时也可使房室结区出现出血浸润。

（4）在右心房内沿三尖瓣隔瓣附着线切开心内膜，向后下达冠状窦口，经下锥体间隙外科手术切断左、右房室瓣环后部的副传导束（肯特束）时，可误伤房室结动脉而引起房室结功能紊乱。

4. 房室束及左、右束支 房室结区以下的心脏传导系统结构包括房室束，左、右束支和心室壁心内膜下的浦肯野纤维网，它们也被称为希氏－浦肯野系统。分述如下：

（1）房室束：又称希氏束，其作用是下传房室结的冲动。它从房室结的前下部起始，在心内膜下向前下行，穿过右纤维三角，经过室间隔膜部的后下缘，至室间隔肌部的后上缘右侧分为左、右束支。房室束穿过右纤维三角的部分也称为房室束穿部。

（2）右束支：是单一的细长束，在室间隔右心室侧心内膜深面，经圆锥乳头肌后下方下行，再经过节制索到前组乳头肌根部，然后分散开来，在心内膜下交织成网，形成心内膜下的浦肯野纤维，分布于各乳头肌和心室壁肌层，其末端直接与普通工作心肌纤维连接。右心室手术时应避免损伤节制索，以防伤及右束支。

（3）左束支：呈宽短扁带状，由房室束分出后经主动脉前瓣和右后瓣交界处的下方，向左至室间隔左心室侧心内膜下，旋即呈瀑布状分支散开，且分支间交织呈网状，最后亦在心内膜下形成浦肯野纤维。部分分支穿经左心室腔的"假腱"从室间隔到左心室壁或乳头肌，故这些"假腱"可以看作是心脏传导系统的一部分，在心外科手术中应尽量避免损伤。左束支主干的分支临床上一般分为前、后两支：前支分布至前外侧组乳头肌、左心室前壁和侧壁；后支分布至后内侧组乳头肌和左心室下壁。部分人左束支主干亦可分为前支、隔侧支和后支，有的人则完全呈网状分支。左束支主干虽然分支形式不同，但主干在左心室壁内的分支基本相同，即分为前组、隔侧组和后组。三组分支间并无明显分界线，均从室间隔上部的前、中、后三个方向散开至左心室壁。其中，前、后二组先分别向前上和后下至前、后组乳头肌，隔侧组则至室间隔的中下部。因此，左心室最早兴奋的部分是前外侧组和后内侧组乳头肌根部和室间隔的中下部。

　　了解左、右束支分支分布形式的不同，对于理解冲动传导、心肌除极化和心电向量图的形成有一定实用价值。例如，左束支分支较早，并有隔侧支，室间隔的激动是先自左侧开始向右侧扩散；左、右束支都是先连于乳头肌，冲动首先传至乳头肌，使乳头肌较室壁肌稍早收缩，通过腱索牵拉房室瓣，以防止心室收缩时血液倒流入心房；左、右束支传导的冲动都是最后到达心室上部（左、右心室底部、右心室动脉圆锥和室上嵴），因此心室上部的收缩较心尖部稍晚（即最后去极化）。

　　左、右束支在解剖上的形态差异，可以解释为什么临床上完全性左束支传导阻滞较右束支阻滞少。因为右束支是一单独的细束，行程较长，因此右束支任何轻微的局部损伤都可引起完全性传导阻滞；而左束支由于分支较早，左束支部分分支的损伤不会导致完全性传导阻滞。但左束支一旦出现完全性传导阻滞，则后果严重，这是因为左束支分出后很快即分散开，如果出现了完全性左束支传导阻滞，必然是损伤了左束支主干或大量的分支，因此病变范围广泛。

　　下列情况可能引起房室束和左、右束支的损伤，临床上值得关注：

　　1）房室束经过室间隔膜部的后下缘，故修补该部缺损（过去称高位室间隔缺损）时，易被手指触摸探查而损伤（直接损伤、缺血、出血或水肿），产生房室传导阻滞，亦可由于缝针损伤。室间隔肌部缺损时，房室束多在缺损处的上方或前方。

　　2）由于房室束位于右心房内侧壁前下部，靠近房间隔和室间隔接合处，故在修复低位的房间隔缺损（如第一房间孔未闭）时易被缝针损伤。

　　3）由于主动脉右后瓣毗邻房室束，主动脉瓣的炎症或其他病理变化可波及房室束导致房室传导阻滞。主动脉瓣细菌性内膜炎、主动脉瓣广泛钙化时，房室束甚至可能被破坏。偶尔房室瓣环的炎症也可能波及房室束或房室结，特别是房室瓣环的钙化或脓肿更是如此。

　　4）由于房室束穿过右纤维三角，在胚胎时期，如果该处结缔组织发育异常，可阻断房室束，导致患儿先天性房室传导阻滞，此种畸形常与其他畸形并存，较多见的是合并有室间隔缺损，与房间隔缺损并存者较少见。

　　5. 浦肯野纤维网　如上所述，浦肯野纤维网是左、右束支及其分支在心内膜下形成的浦肯野心肌纤维网。浦肯野纤维网在心室壁各部密度不一，其中以室间隔中、下部及心尖和乳头肌基底部最致密，而室间隔上部、心室底部和主、肺动脉口周围较稀疏。浦肯野纤维网自心内膜下伸入心肌层和乳头肌，直至心外膜下，与所有心室肌形成连接，将冲动传至全部心室肌。

　　综上所述，冲动（即兴奋）在心室壁的传导顺序：①兴奋从心室的中下部开始，向心尖和心底扩散；②兴奋从心内膜下心肌向心外膜下心肌传导。因此，总体上心室壁各部的收缩顺序是乳头肌和心室中下部的收缩早于心底部，这种收缩顺序有利于心室射血。了解兴奋在心室的传导顺序和心室肌的收缩过程，对于理解心电图和心电向量图的形成非常重要。QRS 波和 QRS 环记录的就是这一过程。

三、心脏副传导束

副传导束是指正常的心脏传导系统以外的变异副通路，它们实际上是正常心脏传导系统以外或正常心脏传导系统的某些部分之间的旁路，故也有旁路束（bypass tract）之称（图 1-1-45）。副传导束可分为两类，一类与正常心脏传导系统不相连，由普通工作心肌纤维构成；另一类与正常心脏传导系统相连，多由特化的心肌纤维构成。副传导束是预激综合征的解剖学基础。常见的副传导束如下：

1. 副房室肌束 副房室肌束（accessory atrioventricular muscle bundle）旧称肯特束，亦称 Paladino 束，是位于房室瓣环浅面的一条或多条直接连接心房肌和心室肌的肌束，故它是心脏传导系统之外的房室旁路束。肯特束可出现在房室接合部（即房室口瓣环）的任何部位，依其出现部位而分为：①左副房室肌束，最多见，位于二尖瓣环后外侧心外膜下，跨过冠状沟左侧部达左心室。②右副房室肌束，通常位于三尖瓣环后外，跨冠状沟右侧部而达右心室。以上二束有人称为游离壁副房室肌束。③隔部副房室肌束，在左、右房室瓣环之间，也见于主动脉瓣环与二尖瓣环接合部或肺动脉瓣环邻近。大部分报告病例的副房室肌束由工作心肌细胞构成，也有的是由特化的心肌细胞构成的。见图 1-1-35、图 1-1-45。

正常时心房和心室之间的冲动传导只能通过房室结区和房室束来完成，由于肯特束的存在，心房肌的兴奋可经此副房室肌束先行传导至心室肌，使部分心室肌预先激动而出现预激综合征，心电图上出现 P-R 间期缩短，QRS 波初始部出现顿挫。由于房室结区和房室束的传导是正常的，因此，在心房和心室之间兴奋的传导存在正常和异常两条通路，一条通路传导的冲动可经另一条通路折返再次激动心房肌，并下传激动心室肌，从而形成折返性心动过速。通常药物治疗对这种折返性心动过速无效。副房室肌束长 5 ~ 10 mm，外科手术可切断，或用导管射频消融破坏此束而达到治疗目的。由于此束与冠状窦关系紧密，可经冠状窦导管射频消融破坏游离壁副房室肌束。

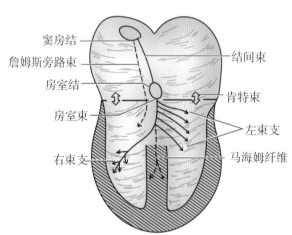

图 1-1-45 心脏传导系统旁路束

2. 结室副束和束室副束 亦称马海姆束，是连于房室结、房室束或左、右束支主干与室间隔心肌的旁路束，均由特化心肌细胞构成。其中起于房室结的结室副束和起于房室束的束室副束均穿过右纤维三角止于室间隔顶部心肌，而起于左、右束支主干的特化心肌纤维则分别直接止于室间隔的左、右侧。正常时无论房室结、房室束或左、右束支主干，均无分支直接连于心室肌，只有左、右束支分散形成的浦肯野纤维才能与工作心肌纤维直接相连。因此，马海姆束成为房室结、房室束及左、右束支主干与工作心肌纤维之间冲动传导的旁路束，可预先激动部分室间隔心肌，出现 P-R 间期正常，而 QRS 波初始异常的预激综合征，即心电图上出现 Δ 波和过宽的 QRS 波。马海姆束在胎儿和儿童多见，成人则少见，并可随年龄增长而消失。见图 1-1-45。

3. 结间旁路束　结间旁路束（internodal bypass tract）是指后结间束的那些未止于房室结的后上缘、绕过房室结而止于房室结下部或房室束穿部的纤维，亦称房室旁路束（atrioventricular bypass tract）或詹姆斯束。迄今为止，对于詹姆斯束是否存在，学者们仍有争论。临床上确有患者的心电图 P-R 间期缩短，但 QRS 波正常。对于这种现象，现在学者们认为患者的心存在詹姆斯束，因为詹姆斯束跨过了房室结的大部或全部将部分冲动直接下传，使房室结失去了对这部分冲动传导的延搁作用，故出现 P-R 间期缩短。也有学者用可能存在过小的房室结，或房室结区冲动的传导速度异常加快来解释这一现象。

4. 结内旁路束　是指房室结区内的旁路束，但迄今为止还没有关于结内旁路束（intranodal bypass tract）的解剖学描述，电生理研究提示有结内旁路束存在。

一般认为这些旁路束只是小的先天性变异，还没有确切的证据证明在正常成人的心有这些旁路束的存在，如肯特束和马海姆束只在幼年期存在，随着年龄增长而消失（纤维化）。

第七节　心脏的血液供应

心脏作为血液循环的动力器官，无论在静息还是运动时都需要持续不断的血液供应，以便为心脏提供足够的营养物质和氧。营养心的血流量占心搏出量的 4% ~ 5%，血液流经心壁时，血液中 70% ~ 75% 的氧被心肌所利用。由此可见，心脏对氧的供给要求是非常严格的。心脏供血不足可引起心绞痛，严重时可导致心肌梗死、心律失常，甚至心搏骤停等。

虽然心腔内总是充满血液，但流经心腔的血液仅能通过弥散方式为心提供极为有限的血液供应。心脏的营养主要依赖左、右冠状动脉。冠状动脉将富含营养物质和氧的血液运送至心壁，以供心肌新陈代谢时利用。心脏的静脉血主要由冠状窦等回流至右心房。有人将血液经冠状动脉、心壁的毛细血管、心的静脉回流至右心房的循环过程称为冠脉循环，亦称为"第三循环"，它实际上是体循环的一小部分。

了解心脏的血供，无论对于心脏疾病的诊断（如冠状动脉造影、心电图等），还是心脏疾病的内科治疗或外科手术治疗都十分重要。见图 1-1-41、图 1-1-46。

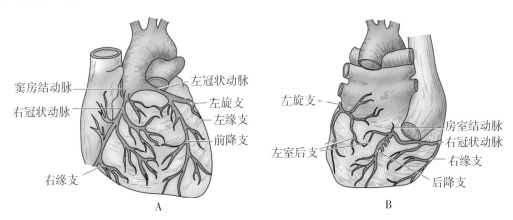

图 1-1-46　冠状动脉

A. 心脏前面观；B. 心脏后面观。

一、冠状动脉

1. **左冠状动脉**　起于主动脉左冠状动脉窦（左后窦），在肺动脉干和左心耳之间心外膜下向左前方行，近冠状沟时分为前降支和旋支，两支间的夹角为50°～80°。左冠状动脉主干很短，一般0.5～1cm长，国人左冠状动脉外径为2.6～7.5 mm，以4.1～5.0 mm多见，左冠状动脉口的口径一般较右冠状动脉口的口径大。

左冠状动脉有三大分支，分述如下。

（1）前降支：亦称前室间支，一般在前室间沟内下行，60%以上个体的前降支绕过心下缘至后室间沟上行1～3cm。前降支在前室间沟中段常潜入表层心肌，潜入心肌层内的一段称为壁冠状动脉，覆盖动脉的心肌则称为心肌桥。国人壁冠状动脉发生率相当高（60%），且最常见于前降支。有人认为在心舒张期围绕壁冠状动脉的心肌控制动脉管壁使其不致过度扩张，在心收缩期压迫血管壁促进血液流动。壁冠状动脉一般不易发生粥样硬化。在冠状动脉造影时，由于心收缩期动脉表面的心肌桥收缩，可使壁冠状动脉管腔局部狭窄，酷似冠状动脉粥样硬化，但舒张期狭窄消失，这一点在阅片时应加以注意。

前降支的分支：①前室间隔支，亦称前穿通支，是8～12支穿入室间隔、供应室间隔前上2/3的分支，前室间隔支与右冠状动脉的后室间隔支有吻合。第一前室间隔支（常称为左上室间隔动脉）可起于主动脉左后窦、前窦，左冠状动脉干、斜角支（后述）、旋支或钝缘支，对前降支梗死后侧支循环的建立有重要作用。②左室前支，有1～5支，营养左心室前壁的中下2/3。③右室前支，为平行排列的数个短小分支，营养室间隔附近的右心室前壁。右室前支的第一支在肺动脉瓣高度分出，比较恒定，分布于动脉圆锥的前壁，称左圆锥支，此支常和右冠状动脉的右圆锥支或其分支吻合。

前降支栓塞可引起左心室前壁及室间隔心肌梗死，即通常说的前间壁梗死。

（2）旋支：亦称左旋支或回旋支，在冠状沟内向左行，绕心左缘至左心室膈面，终末支为左室后支之一。在冠状动脉左优势型个体，旋支可在冠状沟内继续向右达房室交点，甚至转折向下行于后室间沟而成为左冠状动脉后降支，如果是此种情况，则整个左心室和室间隔均由左冠状动脉供血。旋支及其分支分布于左心房及左心室前壁的小部分、外侧壁和下壁的一部或全部，部分人旋支尚分支营养窦房结。

旋支的分支：①左缘支，或称钝缘支，至左心室外侧缘，恒定且较粗大，是冠状动脉造影辨认左冠状动脉分支的标志之一；②左室前支，常自钝缘支发出，有1～3支，细而短，分布于左心室前壁上部；③左室后支，自左缘支发出的有0～5支，其余是旋支的终末支，共同分布于左心室下壁的左半；④左房支，有1～2支，上行至左心房。

临床上的外侧壁心肌梗死常常是由于旋支栓塞引起的。

（3）对角支：可起自前降支和旋支的夹角处，故亦称为斜角支；亦可发自左冠状动脉前降支根部或左旋支根部，如起自前降支根部，则是前降支的左室前支中的第一支，且常常可能是最大的一支。

2. **右冠状动脉**　起于主动脉右冠状动脉窦（前窦），在肺动脉干与右心耳之间心外膜下向右前入冠状沟，然后向右下行，绕过心下缘至心膈面，再循冠状沟后部向左至房室交点处，分为后降支和左室后支两终支。有人将右冠状动脉绕过心下缘以后的一段称为右旋支。国人右冠状动脉外径为2.0～7.0mm，以3.1～4.0mm为多见。右冠状动脉的分支如下。

（1）右圆锥支：为右冠状动脉的第一个分支，位于右冠状动脉与前降支之间，分布于动脉圆锥。右圆锥支与前降支的左圆锥支吻合，形成Vieussens环。该环构成左、右冠状动脉间重要的侧支循环，位于动脉圆锥的前上方，相当于肺动脉瓣的高度，是肺动脉瓣在心表面的解剖标志，也是肺动脉瓣上狭窄和瓣下狭窄手术切口的分界标志，手术时应避免损伤该环。右圆锥支可以直接起于右冠状动脉窦，故有"第三冠状动脉"之称，是最常见的副冠状动脉，出现率为43.5%～56.5%。若右圆锥支直接起于右冠状动脉窦，右冠状动脉造影时该动脉不显影。

（2）右房支：右房前支较恒定存在，从右冠状动脉主干近段发出，营养右心房前壁和右心耳，其中一支分布至窦房结，称窦房结动脉。右房后支出现率较低，于右冠状动脉绕过心下缘后发出。

（3）房间隔前动脉：见心脏传导系统的血供。

（4）右室前支：为数小支，分布至右心室前壁。

（5）右缘支：亦称锐缘支，恒定并较粗大，沿着或平行于心下缘行走，也是冠状动脉造影辨认右冠状动脉分支的标志之一。

（6）右室后支：为数条短而细小的分支，分布至右心室下壁。

（7）后降支：亦称为后室间支，可以看作是右冠状动脉主干的延续，在后室间沟内下行，沿途发出多个细小的分支分布至左、右心室下壁。后降支还分出多支后室间隔支，分布于室间隔的后下1/3部。

（8）左室后支：自右冠状动脉在房室交点右侧分出，向左跨过房室交点后分布于左心室下壁的右半部。左室后支在跨过房室交点时向深面弯绕心中静脉形成"U"形弯曲，该"U"形弯曲在冠状动脉造影上是个有用的标志，可用来辨别是哪一冠状动脉行经房室交点。此外，自"U"形弯曲的顶端向深面发出房室结动脉，营养房室结区。

临床上下壁心肌梗死大多由右冠状动脉栓塞所致。

3. 冠状动脉在心肌层的分支和分布　冠状动脉主干及分支行于心外膜下，最后冠状动脉的分支分出细支深入心肌层。在组织学结构上，冠状动脉主干及分支属于弹性动脉，而其进入肌层的细支是肌性动脉。进入肌层的分支有两类：一类以锐角自心外膜下的分支分出，穿入心肌层营养心肌层的外2/3；另一类以直角自心外膜下的分支分出，垂直深入心肌层达心内膜下，形成血管丛。两类分支均在心肌层内形成微动脉（arteriole），微动脉与肌束平行，并发出分支穿过肌束膜与毛细血管相连。

4. 心脏冠状动脉的分布类型　冠状动脉的分布类型过去有多种分型方法，但多偏重于形态而趋于烦琐，不适应临床应用。目前多将冠状动脉的分布类型分为三型：左优势型、右优势型和均衡型。分型的依据是左、右冠状动脉在心膈面的分布关系，亦即后降支（后室间支）自哪支冠状动脉分出。后降支自左冠状动脉分出者为左优势型，左冠状动脉为优势冠状动脉；自右冠状动脉分出者为右优势型，右冠状动脉为优势冠状动脉；如左、右冠状动脉各分出一支后降支，则称为均衡型，无优势冠状动脉。国人右优势型者较多（70%以上）。见图1-1-47。

了解冠状动脉的分布类型，对心肌梗死预后的推断有一定价值。冠状动脉的三种分型仅表示左、右冠状动脉的分布（营养）范围，无论是左优势型还是右优势型，所谓"优势冠状动脉"并不代表它为心提供的血量更多。由于体循环的阻力高、左心室壁厚，左心室收缩时做功更多，需消耗的营养物质和氧也更多，因而，通常情况下左冠状动脉为心提供的血量也就更多，这也是为什么左冠状动脉开口的口径通常比右冠状动脉开口的口径更大的原因。

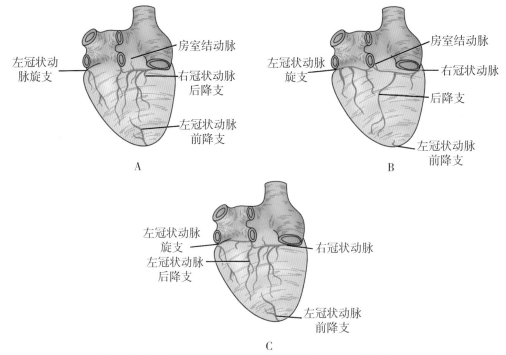

图 1-1-47 冠状动脉分布类型模式图（国人 1150 例统计）

A. 右优势型（65.7%）；B. 均衡型（28.7%）；C. 左优势型（5.6%）。

5. 冠状动脉间的交通 左、右冠状动脉间及冠状动脉与心外的动脉（如支气管动脉、胸廓内动脉等）间存在交通，但比较有临床意义的是左、右冠状动脉间的交通。

正常心出生时同一冠状动脉分支间及左、右冠状动脉分支间均有交通，交通侧支的直径、长度随年龄而增加，至 18 ~ 20 岁吻合管的直径通常超过 100 μm，有些甚至达数百微米。冠状动脉间的吻合在整个心都有，但在室间隔、房间隔、心尖、房室结区、右心室前壁及窦房结动脉与心房支之间较多。心外膜下的交通比心内膜下的交通丰富，且从解剖角度来看，心外膜下的交通应该是冠状动脉间侧支循环最重要的通路。

冠状动脉间重要的交通侧支有三个：①左、右冠状动脉的动脉圆锥支之间的交通；②在房室结区冠状动脉间的交通；③窦房结动脉与左、右心房支之间的交通。

交通侧支的存在，并不代表能形成有意义的侧支循环，特别是在参与吻合的某一血管突然栓塞以后。临床研究证实，冠状动脉的交通支在急性冠状动脉栓塞时并不能足够迅速地形成有效的侧支循环以防止心肌梗死，这种交通支可能在慢性冠状动脉栓塞时更有意义。有人指出，大部分急性心肌梗死患者的心功能一般都能较好地恢复，说明冠状动脉间的侧支循环在大部分患者是能够有效建立的。当然，这也不排除急性心肌梗死时，及时溶栓和扩张血管对心功能的恢复发挥了至关重要的作用。近年来也屡见侧支循环在心肌梗死后发挥代偿作用的报道。

所有人的心脏都具有足够数量的冠状动脉交通，这种动脉交通是由遗传因素决定的。对于心肌梗死而言，关键的问题是交通的血管间何时能形成有效的侧支循环及如何促进交通的血管间形成有效的侧支循环。一般认为人的冠状动脉如发生栓塞，发展具有保护性的侧支循环比实验动物需要数倍的时间。有证据表明，虽然在急性冠状动脉栓塞后几天就能见到较大的血管交通支，但要使这些交通支丰富起来，却需要几个星期，如要形成有意义的侧支循环，甚至需要几个月时间。

影响形成有效的侧支循环的因素包括：①动脉栓塞发展的速度。动脉栓塞形成得越慢，有效侧支循环就会建立得越好。②过去有无栓塞史。如果曾发生过动脉栓塞，在心功能恢复过程中即可形成一定的侧支循环，再次发生栓塞后，该侧支循环可对防止心肌梗死起到一定的保护作用。③患者的年龄。青年人由于动脉交通支尚未发育完全，血管栓塞后更易发生心肌梗死。随着年龄的增长和局部缺血的影响，交通支血管的数目增多，管径变粗，一旦发生动脉栓塞，则血管交通支可形成一定程度的侧支循环。④栓塞的部位。在冠脉血管丰富的部位，侧支循环较易建立，在冠脉血管不充分的部位如左心室壁，则较难建立有效的侧支循环。

可能促进动脉交通支的发育和形成有效的侧支循环的因素：①血管栓塞部近侧和远侧间的压力差。压力差越大，越能促进侧支循环的建立。曾有人提出在冠状动脉栓塞的患者应维持适当的动脉压，保证足够的压力梯度，以促进侧支循环的形成。但动脉压的升高会增加心的负荷，对心肌功能的保护是不利的，因此这种观点尚值得商榷。②贫血或缺氧。有人比较了同地区的欧洲人和南非斑图人，发现斑图人严重的冠心病及其并发症的发生率均较欧洲人的低，推测这与南非斑图人幼年时多有贫血，心壁内很早就有较明显的动脉交通支有关。③运动。运动增加心的负荷，使营养心的血流量增加，因此，运动可能对动脉吻合的建立有较好辅助作用，同时也可提高动脉栓塞后心肌对缺血的耐受能力。④血管扩张剂。血管扩张剂是否对交通血管的发育有促进作用尚有争议，但动脉栓塞发生数周后，当交通血管充分发育后，血管扩张剂对有效的侧支循环的建立是有帮助的。

侧支循环对梗死区心肌功能的保护和恢复具有重要的意义。侧支循环形成充分的病例其预后比侧支循环形成不充分的病例明显要好。有人对心肌梗死的患者用心电图、血管造影等方法进行研究后指出，前降支栓塞后侧支循环对心功能起着有意义的保护作用（如患者充血性心力衰竭和心脏肥大等发生率低），而右冠状动脉栓塞后侧支循环的保护作用不显著，并指出侧支循环能够支持患者静息时心对血供的需要，但不能满足心工作负荷增加时心肌对氧的需求量。

6. 冠状动脉的变异和畸形　过去的文献认为冠状动脉的变异和畸形较少见，近年来随着冠状动脉造影的广泛应用，发现冠状动脉可出现多种形式的变异或畸形。此处仅描述单纯性冠状动脉变异和畸形，不包括先天性心畸形并发的冠状动脉变异或畸形。

（1）冠状动脉变异。主要的冠状动脉变异有下列五类：①冠状动脉起源正常，但开口较正常高或偏移。②冠状动脉起源变异，包括左、右冠状动脉同时开口于一个主动脉窦，或一支冠状动脉开口于主动脉瓣的瓣膜联合处，或一支冠状动脉（或分支）开口于无冠状动脉窦，或一个主动脉窦除有一支冠状动脉开口外还有副冠状动脉或冠状动脉分支的开口（较常见的是右冠状动脉窦有右冠状动脉和副冠状动脉或前降支或左旋支同时开口）。③单支冠状动脉，即左、右冠状动脉共一个干，开口于一个主动脉窦。④冠状动脉开口变异，如冠状动脉起始部与主动脉壁成一锐角（正常冠状动脉垂直于主动脉壁起始），在血压突然增高（如剧烈运动时）主动脉扩张时，可导致冠状动脉口暂时狭窄或闭锁，引起非动脉硬化性心绞痛、心肌缺血、心肌梗死和猝死等。⑤冠状动脉行径变异，如左冠状动脉起于右冠状动脉窦，向左行于肺动脉干和升主动脉之间，或右冠状动脉起于左冠状动脉窦，向右行于肺动脉干和升主动脉之间。这两种情况又以前者较为常见，多见于男性，可于运动中或运动后猝死，原因是运动时主动脉壁扩张挤压左冠状动脉主干，致左冠状动脉狭窄或关闭，导致心严重缺血。

除冠状动脉开口变异和冠状动脉行径变异外，多数情况下，冠状动脉的变异通常不影响心的供血，并无临床意义，但有时可给冠状动脉造影操作和诊断带来一定的困难。因此，临床工作者应该熟悉这些可能存在的冠状动脉变异。

（2）冠状动脉畸形。主要有两类：①冠状动脉瘘，指冠状动脉与心腔、肺静脉或冠状窦直接相通，以右冠状动脉与右心室相通最常见，左冠状动脉与右心室或左心房亦可相通。冠状动脉瘘如不伴有严重的心畸形，一般在幼年期可无症状，但随着年龄增大，因为具有高压的冠状动脉与恒定低压或间歇低压的心腔相通，会逐渐出现肺动脉压升高、心肌缺血而致心功能发生改变，出现临床症状如心绞痛、充血性心力衰竭等，或继发心形态学改变如心肌肥大或瓣膜损伤等。②冠状动脉起始于肺动脉干，包括左或右冠状动脉单独从肺动脉干起始或左、右冠状动脉均从肺动干发出或副冠状动脉自肺动脉干起始等，但以左冠状动脉起自肺动脉干最多见。左冠状动脉起自肺动脉干的患儿在出生后 3 ~ 4 个月即可现出各种临床症状和体征，如心动过速、呼吸窘迫、心脏肥大、充血性心力衰竭等，心电图显示心肌缺血或部分心肌梗死。

关于冠状动脉，综上所述，有下列两点需要注意：①冠状动脉的分支众多，各分支的起源和行经变化较多，但各分支的名称或多或少表述了它们的营养部位，熟悉它们的名称对于在冠状动脉造影的摄片上识别它们和冠状动脉栓塞后所引起的临床症状的理解有重要意义；②冠状动脉变异和畸形多见，在冠状动脉造影困难或某些心功能障碍的原因难于解释时，应考虑到冠状动脉变异或畸形存在的可能。

二、心脏传导系统的血液供应

心脏传导系统的供血障碍会引起各种心律失常甚至心搏骤停，因此，了解心脏传导系统的血液供应，对临床医生十分必要。心脏传导系统的各部位于心壁的不同部位，各部的血液供应各不相同（图 1-1-48），分述如下。

1. 窦房结的血液供应　窦房结由窦房结动脉供血。窦房结动脉在国人 66.76% 起自右冠状动脉，31.90% 起自左冠状动脉，另外有 1.34% 的国人窦房结动脉有两支，分别起自左、右冠状动脉。

窦房结动脉起自右冠状动脉时，它通常是右冠状动脉右房支的分支，或直接发自右冠状动脉根部。该动脉发起后在主动脉和右心耳之间沿右心房壁向后上行，至上腔静脉根部左侧形成一个从后方包绕上腔静脉口的动脉环，然后自窦房结后端穿过窦房结中央，再从窦房结前端穿出。窦房结动脉因包绕上腔静脉口而被称为上腔静脉口支，穿经窦房结中央时改称窦房结中央动脉。起自左冠状动脉的窦房结动脉常在左旋支起始段数毫米之内发出，在主动脉和肺动脉干后方横过左心房前壁至上腔静脉根部左侧，以后的行径与起于右冠状动脉的窦房结动脉的行径相同。窦房结动脉除营养窦房结外，亦发出分支营养心房肌和房间隔的大部分。见图 1-1-48。

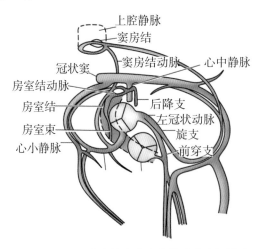

图 1-1-48　窦房结和房室结的动脉来源模式图

点线区代表室间隔的位置等。

　　任何在窦房结动脉发出之前的冠状动脉栓塞，均可引起窦房结供血不足，产生窦性心动过缓、窦性停搏、窦房传导阻滞和心房颤动等各种房性心律失常。近年来将这些病变在窦房结而引起的征象，总称为病态窦房结综合征。缺血、动脉硬化、急性和慢性冠状动脉栓塞是造成这一综合征的重要原因。

　　2. 房室结区的血液供应　与窦房结不同，房室结区由多支冠状动脉的分支供血。

　　（1）房室结动脉：多为一支，两支者较少见。有文献报道，统计国人 1 492 例，92.16% 国人的房室结动脉起自右冠状动脉，7.44% 的起自左冠状动脉，左、右冠状动脉各发一支者占 10.4%。房室结动脉起自右冠状动脉者，从右冠状动脉的左室后支跨过房室交点处时形成的"U"形弯曲的顶端发出；起自左冠状动脉者，从旋支靠近房室交点处发出。无论从左或右冠状动脉发出，房室结动脉发出后均沿室间隔上缘向前偏左直行至房室结区，分成许多支供给房室结及房室束，沿途并发出分支至心房壁。

　　（2）房间隔前动脉：又名前房间隔下动脉、耳大动脉或 Kugel 动脉。国人该动脉出现率 93.03%，起自右冠状动脉（68.4%）或左冠状动脉旋支（27.36%）的起始部或同时起自两者（4.23%），经房间隔基底部向后下进入房间隔，分支分布于房室结区和房间隔。

　　（3）左房后支：多发自左冠状动脉旋支，分支至房室结区。

　　上述营养房室结区的三条动脉在房室结区互相吻合，营养房室结区和房间隔。三条动脉的直径呈相互消长的关系，即若一支动脉粗大，其他动脉则细小。故房室结动脉栓塞所导致的房室传导阻滞通常是暂时性的，可能与房室结区由多支动脉供血有关。

　　3. 房室束及左、右束支的血液供给　房室束及左、右束支的血液供应比较复杂，需分开描述。

　　房室束及左、右束支的起始部（仅数毫米），由右冠状动脉的房室结动脉和左冠状动脉前降支的第一前室间隔支共同供血。

　　左束支主干的前半部、左束支的前支和隔侧支、后支的前半部均由左冠状动脉前降支的前室间隔支供血；左束支主干的后半部和左束支后支的后半部则由右冠状动脉发出的房室结动脉和后降支的后室间隔支双重供血。

　　右束支由左冠状动脉前降支的前室间隔支供血。

　　4. 浦肯野纤维的血液供应　浦肯野纤维因散布于心室壁，由营养心室壁各部的动脉供血。

　　对于心脏传导系统的血供，下列三点有临床意义，值得注意。

　　（1）右冠状动脉在大多数人同时为窦房结和房室结提供营养，此外，右冠状动脉还营养心下壁（膈面）的大部分，因此，如果右冠状动脉特别是在其起始段（窦房结动脉发出以前）出现急性栓塞，除引起心下壁急性心肌梗死外，还可引起心脏传导系统的严重功能障碍，甚至猝死。因此，从这个角度，也有人把右冠状动脉称为"猝死动脉"。

　　（2）右束支是单一的束，仅由前降支的前室间隔支供血；左束支本干短，很快分为前、中、后三支，左束支主干的后半部和左束支后支的后半部由房室结动脉和后室间隔支双重供血。因此，血管栓塞或其他损伤更容易伤及右束支，这也是临床上右束支传导阻滞较多见的原因。

　　（3）下壁心肌梗死可累及房室结、房室束和左、右束支的起始部分，多发生暂时性房室传导阻滞，但很少引起病理形态的改变，这是由于房室结、房室束和左、右束支的起始部分由多个来源的血管供血，因此，若仅某一血管栓塞，另一血管有一定的代偿作用。心前壁梗死多发生束支传导阻滞，是由于累及了左束支的前半部或右束支，因它们由单一来源的血管供血，一旦该血管的主干栓塞，即易发生坏死性改变，故前壁心肌梗死引起的束支传导阻塞多为永久性的。

三、心脏乳头肌的血液供应

营养乳头肌的动脉自冠状动脉分支在心外膜下发出，穿过心肌层进入乳头肌，行程较长，是冠状动脉的终末支。营养乳头肌的动脉配布与乳头肌的形态关系密切：①指状型乳头肌通常由一较大的动脉供血，该动脉在心外膜下分出后穿过心室壁直至乳头肌尖端，沿途发出多个分支，营养整个乳头肌，营养指状型乳头肌的动脉与乳头肌以外的心内膜下血管丛常很少或没有吻合；②结合型乳头肌由数条动脉供血，这些动脉在心外膜下分出后穿过心室壁呈节段性进入乳头肌，这些动脉不仅彼此互相吻合，而且与乳头肌以外的心内膜下血管丛相吻合；③中间型乳头肌的血管配布具有指状型、结合型乳头肌的两种血管配布形式，即上述两型配布兼而有之。

由于各型乳头肌动脉配布不同，动脉栓塞时对各型乳头肌的影响也不相同。结合型乳头肌由多条动脉供血，且其供血动脉与心内膜下血管丛有吻合，这种配布形式对保证乳头肌的血供和功能完整非常重要；指状型乳头肌常仅由一支较大的动脉供血，该动脉一旦栓塞，可引起整个乳头肌梗死。

1. *左心室乳头肌的血液供应*　左心室两组乳头肌的血供不同：①前外侧组乳头肌由左冠状动脉的前降支及旋支分支供血；②后内侧组乳头肌通常由右冠状动脉的左室后支和左冠状动脉的旋支分支供血，少数可由左冠状动脉前降支绕至心膈面的终末支分支供血。后内侧组乳头肌血供较前外侧组乳头肌者差。由于两组乳头肌恒定地由 2 个或以上来源的动脉供血，因此，如仅一支大的冠状动脉分支的栓塞，很少使乳头肌完全失去血供，临床上乳头肌断裂常常由一支以上冠状动脉分支栓塞所引起。国人左心室壁心肌梗死特别是左心室前壁梗死较多见，但因室壁梗死而引起的乳头肌功能障碍并不多见，这一方面与左心室乳头肌由双重来源的动脉供血有关；另一方面可能也与前外侧组乳头肌多数是 2 个以上，且结合型和中间型乳头肌多达 40% 有一定关系。

2. *右心室乳头肌的血液供应*　右心室前组乳头肌的血供来自左冠状动脉前降支的前室间隔支、右室前支或右冠状动脉的右缘支；后组和隔侧组乳头肌由其附着处附近的动脉供血。

四、心脏的静脉

心脏的静脉血大部分由冠状窦回流，少部分由心前静脉和心最小静脉回流。

1. *冠状窦*　是心最粗大的静脉，长 2 ~ 3cm。冠状窦（coronary sinus）位于冠状沟后部，左心房与左心室之间，右侧端在靠近房室交点处开口于右心房。其属支如下。

（1）心大静脉：与左冠状动脉前降支伴行，向上至冠状沟伴旋支绕心左缘至心膈面注入冠状窦的左侧端。此静脉收集左冠状动脉前降支和旋支分布区的静脉血。

（2）心中静脉：与右冠状动脉后降支伴行，向上至房室交点处注入冠状窦即将开口于右心房处。此静脉收集右冠状动脉后降支分布区的静脉血。

（3）心小静脉：在心前壁与右冠状动脉的右缘支伴行，绕心下缘至心膈面，向左行于冠状沟右侧部，注入冠状窦右侧端。此静脉收集右心房、右心室后壁和心下缘邻近处的静脉血。

（4）左房斜静脉：又称 Marshall 静脉，在左心房后面心外膜下向右下行，注入冠状窦左侧端。该静脉是左总主静脉退化的残迹，如完全退化则成一韧带，连于左心房后壁，称 Marshall 韧带。

2. *心前静脉*　是收集右心室前壁静脉血的 2 ~ 3 支较大的静脉，在右冠状动脉的浅面或深面跨过冠状沟，直接开口于右心房。心前静脉与冠状窦的属支之间有许多吻合，而且较大。

3. *心最小静脉*　心最小静脉（venae cordis minimae）即心肌窦状隙（thebesian sinusoid），又称 thebesian veins 或 vieussens-thebesian 血管，是心壁内的一些小静脉，主要位于右心房壁和右心室壁。

心最小静脉直接开口于心的各腔，注入右心室腔的心最小静脉较多。

第八节 心脏的神经支配

尽管心脏传导系统可不依赖神经系统自发地产生和传导冲动，维持心固有的节律，但心脏传导系统的功能仍然受到神经系统的调控。除此之外，工作心肌、心脏的瓣膜和血管也受到神经系统的支配。支配心脏的神经不仅可以调节心脏的节律，也调节心肌的收缩力和冠状动脉的收缩和扩张，还可将心脏的感觉信息传入中枢。

支配心脏的神经系统属内脏（自主性）神经系统，包括内脏运动神经和内脏感觉神经两个部分，每一部又由中枢部和周围部两个部分组成。本节仅描述它们的周围部。

1. 心脏的运动（传出）神经 包括心交感神经和副交感神经。

（1）心脏的交感神经：心交感神经节前纤维起于上段胸髓节侧角的交感节前神经元（即所谓的低级中枢），经1～5胸神经、白交通支至交感干颈上、颈中、颈下神经节及1～5胸交感干神经节，由这些交感干神经节神经元发出的交感神经节后纤维构成颈上、中、下心神经及胸心神经至主动脉弓周围参与组成心丛，最后由心丛分出分支至窦房结、房室结和左、右冠状动脉和心肌层。交感神经兴奋时，窦房结产生冲动的节律加快、心肌收缩力增强、冠状动脉扩张。

（2）心脏的副交感神经：心副交感神经节前纤维起自延髓迷走神经背核，随迷走神经及其心支下行至心，与交感神经节后纤维一起组成心丛，并终止于心丛或心壁内的心神经节，最后由这些神经节内的副交感节后神经元发出副交感节后纤维至心。过去认为副交感神经主要分布至窦房结、房壁肌、房室结及冠状动脉，现在证明副交感神经纤维也分布至心室肌。副交感神经兴奋时，心率和房室传导减慢、心肌收缩力减弱（对心室肌的影响较小）及冠状动脉收缩。

2. 心脏的感觉（传入）神经 心的感觉神经纤维与交感、副交感传出纤维伴行，即随交感神经至脊髓，随迷走神经至延髓。

（1）随交感神经至脊髓的心传入纤维：与交感神经传出纤维伴行的心传入纤维是上4～5对胸神经背根神经节细胞的周围突，它们随交感神经颈心支和胸心支至心丛，再至心和大血管。这些背根神经节细胞的中枢突进入脊髓，终止于脊髓灰质后角和侧角，其后在中枢内的传入径路尚不十分明确。近年的研究认为，心的痛觉信息是由此径路传入中枢的。

近代神经解剖学研究指出，背根神经节内一级传入神经元的周围突可分支同时支配内脏和皮肤，或分支同时支配多个内脏器官。例如，动物实验观察到胸神经背根神经节细胞的周围突分支同时支配心和左侧臂内侧皮肤，或心和胃等脏器，这为牵涉性痛的解释提供了新的形态学证据。

（2）随迷走神经至延髓的心传入纤维：与迷走神经伴行的心传入纤维是迷走神经下神经节（亦称结状神经节）神经元的周围突，随迷走神经及其心支分布至心。这些神经元的中枢突至延髓迷走神经背核、孤束核及网状结构等，其后在中枢内的传入径路也不十分明确。一般认为，心的大部分感觉信息（痛觉除外）是随迷走神经径路传入中枢的。

3. 心丛 是由心脏的传出、传入神经和心神经节编织而成的自主性神经丛，分为心浅丛和心深丛。心浅丛位于主动脉弓下，右肺动脉前方，丛内常有小的心神经节，位于动脉韧带的右侧；心深丛位于主动脉弓和气管杈之间。心浅、深丛发出分支至心房形成心房丛，至冠状动脉形成冠状动脉丛，还有分支至窦房结和房室结。

支配心脏的神经，除含传统递质去甲肾上腺素和乙酰胆碱外，现在已知还含许多神经肽（如 SP、CGRP、NPY、VIP、SS、NT、AVP 等），这些神经肽有的（如 NPY、NT）与去甲肾上腺素共存，有的（如 VIP、SS）与乙酰胆碱共存。神经肽对传统递质的释放起调节或修饰作用，从而也对心功能起调节作用。

心神经节大多位于心外膜下，分布广泛，以心房后壁、房间隔和冠状沟处数目最多。心神经节很小，肉眼无法识别。心神经节内的神经元包括单极、双极和多极神经元；按性质可分为运动、感觉和中间神经元；从化学性质说有肾上腺素能、胆碱能和肽能神经元及小强荧光细胞（现认为是中间神经元）等。

过去认为心神经节是副交感神经节后神经元胞体所在，仅是副交感神经冲动传递的中继站。现已证实心神经节内还有交感神经节后神经元、感觉神经元和中间神经元。心内感觉神经元可以感受心壁等的机械刺激（如室壁变形、房内压改变）、血液的化学刺激等。感觉神经元（形态上属于双极神经元）的周围突感受心的刺激，其中枢突一方面可在心神经节内直接或经中间神经元与心交感或副交感神经元形成突触，构成心内的局部回路或反射通路；另一方面也可与交感神经节后纤维反向伴行，至颈、胸交感干神经节，与其内的神经元形成突触，形成不经中枢神经的反射通路。这种心内的局部回路和 / 或不经中枢神经的反射通路可能对心功能有自主调节作用。鉴于此，现代认为心神经节和心内神经丛，无论在结构上还是在功能上都和肠神经系统（enteric nervous system）相似，故应该称为心内神经系统（intrinsic cardiac nervous system）。

第九节　心脏的淋巴管及淋巴回流

心脏的淋巴管非常丰富，分布于整个心壁。心脏各部毛细淋巴管的直径不同，室间隔内的较粗，心房壁内的较细，肉柱和乳头肌内的最细。心脏的淋巴管按位置分为 3 个部分。

（1）心内膜下淋巴管：位于心内膜下的结缔组织内，毛细淋巴管的走行不规则，可直接汇入心壁内的淋巴管网，也可先合成淋巴管，再注入心壁内的淋巴管。

（2）心肌层的淋巴管：一般认为心肌层的毛细淋巴管位于心肌纤维束间的结缔组织内，沿肌纤维长轴走行，并吻合成网。毛细淋巴管合成淋巴管，与心肌纤维束间的血管伴行，并收纳心内膜下的淋巴管，至心外膜下注入心外膜下的淋巴管。

（3）心外膜下淋巴管：位于心外膜下的结缔组织内。据研究，胎儿和 1 岁以下的幼儿心外膜下只有一层毛细淋巴管网。2 岁以后心室的心外膜下有浅、深两层毛细淋巴管网，深层的有心内膜下和心肌层的淋巴管注入，两层淋巴管网汇合后沿冠状动脉的分支和主干走行于前、后室间沟和冠状沟内，最后形成心的左、右淋巴干。

冠状沟左侧的淋巴管行向右，然后离开冠状沟转向上行，在左冠状动脉与左心耳之间与沿前室间沟上行的淋巴管汇合成心的左淋巴干。心的左淋巴干多数为 1 条，也可有 2 ~ 3 条，向上注入肺动脉后方的淋巴结，最后该淋巴结的淋巴输出管注入气管支气管上淋巴结和气管旁淋巴结。

心的右淋巴干由右心房、右心室下壁和前壁的部分淋巴管汇合而成，在冠状沟右侧沿右冠状动脉向左上行，向上注入主动脉弓淋巴结，后者的淋巴管输出管注入气管旁淋巴结。

支气管癌、淋巴肉瘤、食管癌等可经淋巴管转移至窦房结近旁的淋巴管。有人根据动物实验和病理解剖研究提出，心淋巴管的慢性阻塞可引起心内膜下纤维组织与弹性组织增生而形成心内膜硬化症。

（宋本才　赵虎）

参考文献

［1］ 朱晓东.心脏外科基础图解［M］.2 版.北京：中国协和医科大学出版社，2002.

［2］ Ho SY，Anderson RH，Sanchez-Quintana D.Atrial Structure and Fibres：Morphological Bases of Atrial conduction［J］. Cardiovasecular Research，2002，54：325-336.

［3］ Anderson RH，Ho SY，Becker AE. Anatomy of the Human Atrioventricular Junctions Revisited［J］. Anatomical Record，2000，260：81-91.

第二章
心脏大血管疾病的放射学检查

第一节　检查范围和目的

一、X线平片检查

（1）观察心脏及大血管疾病所引起的肺循环异常表现及疾病程度。比如肺充血、肺血减少、肺淤血、肺间质性水肿、肺泡性水肿、高流量性肺动脉高压、阻塞性肺动脉高压、肺动脉梗死及栓塞。

（2）观察心脏及大血管疾病所引起的心脏各个房室大小、形态、密度变化。可对心脏大小、形态进行测量。

（3）观察心肌、心脏瓣膜、心脏包、大血管钙化病变。

（4）能有效地对心脏手术后的效果、并发症、心肺疾病做出评价。

二、心脏透视检查

是辅助平片检查不可缺少的一种常规检查。

（1）观察心脏及主动脉的搏动增强、减弱、消失及异常扩张。

（2）随意采用不同角度旋转观察心缘各部位的搏动异常和外形异常，观察心脏瓣膜钙化及心室钙化、大血管钙化的数目、形态和大小。

（3）鉴别纵隔影增宽及异常突起：纵隔内占位与大血管异常增宽。

（4）观察肺动脉高压及其程度。

三、心腔及大血管选择性、超选择性造影（包括电影摄影）

（1）观察血流速度、方向，了解心壁结构有无异常，各种畸形及异常分流状况。

（2）观察心肌的厚度，测量心肌的异常。

（3）观察心脏瓣膜功能。

（4）观察肺动脉、主动脉、冠脉的形态、分布、狭窄、阻塞程度，腔内占位性病变，血流速度、方向，主动脉夹层。

四、数字减影血管造影

（1）数字减影血管造影（digital subtraction angiography，DSA）包括静脉DSA（IVDSA）和动脉DSA（IADSA）。IVDSA主要用于观察大血管动脉粥样硬化及其所引起的动脉分支狭窄、阻塞、血栓。如对各种类型的动脉瘤，尤其是主动脉夹层，另对先天性主动脉缩窄、主动脉褶曲畸形及头臂血管异常观察效果良好。还可以鉴别主动脉瘤与主动脉旁纵隔肿块，了解肺动脉及其分支病变、心脏大血管手术矫治后的复查等。

（2）IADSA 可以明显提高 IVDSA 的效果。对心腔、大血管做选择性及超选择性动脉 DSA 不仅可以显示大动脉及分支病变，还可适用于相应器官内动脉病变的诊断。对主动脉根部可作为主动脉 – 冠状动脉搭桥血管开通性验证的诊断手段，作为半选择性冠脉造影可用于冠心病的筛选。

五、CT 检查：采用平扫、增强及 CTA

（1）平扫可以提高心内钙化病变的检出率，如心脏瓣膜、冠状动脉、心肌壁机化血栓钙化，血管壁钙化，心包钙化。

（2）平扫可以提高心包积液及心包增厚的检出率。并可以对心包肿瘤与纵隔肿瘤做出鉴别诊断。也可观察心包缺如、心包粘连等病变。

（3）CT 增强及 CT 血管造影（CT angiography，CTA）可以对心腔内占位性病变，心腔内血栓、心间隔的完整性与否，心肌的厚度作出准确判断。多层螺旋 CTA 对冠状动脉的主干及大分支的阻塞、狭窄程度能作出初步判断。CTA 对大血管的夹层真假腔及腔内栓判断较为准确。对肺动脉及其分支病变可以作出初步诊断。

第二节　技术要求

一、X 线平片检查及 X 线透视检查

（1）检查体位：常规需拍心脏正位，左侧位，左右斜位。右前斜位采用 45°，左前斜位采用 60°。并可根据病变部位适当选择不同角度进行观察。

（2）X 线球管与胶片距离：一般取 2 m。以尽量减少心脏的放大失真。

（3）吞钡充盈食管：因主动脉和左心房与食管紧邻，要观察主动脉与左心房病变时，采用吞入适量稠钡。

（4）确保解剖结构不受影响：拍片时要平息状态时屏气拍片。

（5）曝光时间：要求以短时间为佳，一般不超过 0.1s。提倡高千伏摄影及直接数字成像（digital radiography，DR）。DR 的曝光时间为普通平片的 1/4。

二、心血管造影

（一）良好的造影设备

（1）大功率的 X 线设备，多采用 1 台 1000 ～ 3000 mA 或 2 台 800 mA 以上的主机，球管焦点专 0.6 mm，配以单或双相连续投照大片，配以 C 或 U 臂单双相移动 X 线电影装置，并配以配套的影像增强器和高分辨率的电视监视录像系统，以保证导管操作定位、造影图像的重放和快速连续投照。

（2）X 线摄片以双相为宜。对婴幼儿的造影：为了适应婴儿的心动周期短，造影剂用量要少，又便于观察心内细微结构和在血流动力学改变，一般提倡采用每秒拍片 60 ～ 100 帧为宜。

（3）快速换片系统：对肺动脉造影采用 1 ～ 3 张 /s 以上的大片摄影更有利于判断小分支的病变，采用双相或单相投照。对于冠脉和心脏内造影一般采用 X 线摄影。

（二）造影剂的应用

（1）造影剂的选择提倡采用低毒性、低渗透性，高浓度，不在溶液中分解成离子，对周围血管、

肺循环和心脏传导系统影响较小，对心肌收缩力无抑制作用的非离子型造影剂。如碘异酞醇（iopamidol）、泛影酰苯（omnipaque）、碘普罗胺（lopromide）等。

（2）造影剂量：一般提倡用量1.5mL/（kg·次）。总量不超过150mL。成人心脏造影＜55mL/次，血管造影＜35mL/次，左右冠脉＜8mL/次。

（三）适应证的选择

（1）提供形态学诊断根据，为外科手术提供解剖学和循环功能的定位、定量诊断。

（2）严格造影指征。

（3）检查者的技术水平熟练，确保成功。

（四）投照体位

采用准确轴位投照技术。常用半坐位显示右室流出道、肺动脉和左右肺动脉分支；用长轴斜位显示室间隔定位、主动脉瓣下狭窄、大动脉错位的肺动脉瓣下狭窄、二孔型房缺、四联症并冠脉畸形；用四腔位显示室间隔缺损、三尖瓣闭锁、动脉导管未闭、房室瓣骑跨。

（五）造影方法适应证

1. **右心房造影**　用以显示右房和三尖瓣肺静脉异位的畸形及心包膜疾病，如三尖瓣闭锁、三尖瓣狭窄、三尖瓣下移畸形、右房与心室异常连接、肺静脉异位引流、心房水平右向左分流疾病、矫正性大血管转位、心包积液、心包缩窄。

2. **右心室造影**　用以显示心室水平右向左分流的发绀性心脏病和其他右心室及其出口部位的病变，如右心室流出道、流入道的位置、形态及与心房、大动脉的连接关系，显示肺动脉狭窄、闭锁，肺动脉增宽，瓣膜增厚，瓣叶发育不良畸形，主动脉与肺动脉间隔缺损。

3. **左心室造影**　主要显示左心室腔的位置、大小和形态，以及舒缩功能，计算不同心动周期中心室腔的容量，可进行左心功能、分流量和反流量测定，用以诊断二尖瓣关闭不全、二尖瓣脱垂、主动脉瓣口狭窄、心室水平左向右分流性心脏病、室缺的部位数量和大小与心房大动脉连接关系、大动脉转位、永存动脉干、左心室室壁瘤、胸主动脉病变、肥厚型心肌疾病、扩张型心肌疾病、心腔内占位性病变。

4. **左心房造影**　因进入途径有一定困难，故应用较少。常利用右心造影后，待血流回流入左房时而进行左心房腔内病变的诊断。如左心房肿瘤及血栓、房间隔缺损、二尖瓣狭窄、肺静脉畸形。

5. **胸主动脉造影**　显示主动脉及分支病变，主动脉瓣病变及肺动脉高度狭窄，甚至闭锁时形成的侧支循环、肺隔离症等。显示主动脉与肺动脉或其他心腔血管的异常交通、动脉导管未闭、主动脉与肺动脉间隔缺损、主动脉窦瘤破裂、冠状动静脉瘘。

6. **冠状动脉造影**　显示冠状动脉的形态、功能性病变和侧支循环，为冠脉手术前必备的检查。

7. **肺动脉造影**　显示肺动脉与肺静脉及其分支的解剖形态和连接异常，如肺动静脉瘘、肺静脉异位引流、肺动脉内占位性病变等。

三、数字减影血管造影

（1）静脉DSA（IVDSA）：采用穿刺肘前静脉或股静脉插-短导管注入造影剂或中心法，将导管送至上下腔静脉入口或右心房注入造影剂。主要显示大动脉，但效果较差。

（2）动脉DSA（IADSA）：采用腹主动脉插管及通过动脉系统选择性或者超选择性插管可以较好显示心腔、肺动脉、冠状动脉。

四、CT及CTA

要求扫描时间少于5s，尽量减少和避免呼吸运动和心脏搏动影响。层厚采用10 mm较理想。应尽量采用心电门控技术，按不同心动周期进行扫描。CTA采用静脉滴注造影剂。

第三节　基本病变的表现：房室增大及肺循环异常

一、房室增大

判断各个房室增大有一定的规律可循。首先主要是根据各个心腔的解剖位置而向相应方向扩展，其次是根据增大的心腔可以造成相邻心腔的推移和受压来判断，同时也应了解心脏房室不同程度增大使心影外形造成旋转。并且所有各个房室增大可以共存，使一些正常的解剖标志出现改变，比如我们常讲的相反搏动点的移位、心缘与主动脉交界点上移或下移、房室切迹移位、室间切迹移位等的变化均是影像学的判断标准。另外房室增大可有相应的心形变化，比如二尖瓣型是右室增大、右房增大所致，主动脉型心脏代表左心室增大，普大型心脏代表各个房室同时增大，这些外观的受压都是我们用来判断心脏各个房室增大的基本方法。房室的增大还可采用心脏测量的方法。下面是各个房室增大的X线表现。

（一）左心房增大

左心房的解剖标志主要位于最后，并与食管、气管分叉紧邻。增大后，轻度可仅造成左房段食管压迫加深，这是最早出现的表现，采用右前斜位及左侧位均可观察得到。继续增大，可以向右后突，使右心缘形成左心房与右心房双弧弓影，可以表现左心房位于右心房后内，也可以超越右心房的边缘，这种表现为双心房影。如果左心房更进一步增大，可以压迫左主支气管使其抬高，于正位或左右前斜位观见气管分叉角度增大，左心房耳部扩大时在心脏左缘肺动脉段下缘形成一个弧弓，称病理性第三弓。左心房增大的程度常用食管受压移位的程度来定。轻度增大时食管左房段仅见一深压迹，食管无移位。中度增大时食管受压并移位，但食管未超过脊柱椎体前缘。重度增大时食管后移与脊柱椎体重叠，同时主动脉窗闭塞。故左房增大的诊断标准为：左心房推移食管形成的受压和移位；心底部双房影或右心缘双弧弓影；气管分叉角度加大或者左主支气管抬高；心影正位见左心缘四个弧弓。以上四个标准只要有一个或两个标准即可作出诊断。左心房增大是所有房室增大最能作出准确判断的一个心腔。左心房增大一般不使心胸比发生改变。

（二）左心室增大

根据其所在解剖方位，左心室增大时要分别注意观察其流入道和流出道，因为左心室增大时，流入道和流出道可以分别增大，也可以同时增大。大多数情况下，从流出道增大开始，再逐渐影响到流入道。左心室增大时从流出道开始最先引起心尖位置下移，可以近离膈面，继续下移可超过膈面，位于膈下，在下移的同时可以左移，正位观心尖超过锁骨中线内带。中度以上增大，除了心尖下移左移外，还可见心室段向上移位，造成相反搏动点上移，肺动段缩短，当同时伴有流入道增大时，食管吞钡造影显示食管下段受压，心后食管前间隙变窄甚至闭塞。左心室增大，一般可以造成心胸比例增大，0.52～0.55为轻度大，0.56～0.60为中度大，0.61以上为重度大。总结左心室增大的诊断标准：心尖圆隆下移，左移；相反搏动点上移；心胸比增大。

（三）右心房增大

根据其解剖位置在右后方，右心房增大一般先发生于右心房耳部突出，故在左前斜位，右心耳突出，表现为心前缘上半部抬高，并向前膨隆，有时与下方的右室形成一角度，这是诊断较早期右心房增大的重要表现。右心房进一步增大，可显示整个右心缘房段增高，致右心缘上部的主动脉影和腔静脉影类似缩小之变化。右房增大可以表现在右前斜位时向后下移位，超过食管。右心房增大，一般不引起心胸比增大。综合右房增大的表现：左前斜位心前缘上半部超过心前缘一半，并与右心室段成角，右房 / 心高比 > 0.5。

（四）右心室增大

右心室的流入道位于右缘最下部，流出道位于左上中部，当右心室流入道增大，表现为右心室下缘与横膈接触面增加，流出道增大时表现为肺动脉段突出，故心影一般呈二尖瓣型。心影圆隆，心胸比可以不大，重度增大后才可使心胸比增大。总结右心室增大的表现：心影呈二尖瓣型，相反搏动点下移，心前间隙缩小，心膈面延长。

（五）各心房室均增大（普大型心脏）

一般注意以其中哪个为主，来综合判断病变的主次。左房增大常与右室增大并存，就需观察左房增大的特征及右室增大的特征；左房增大与左室增大并存，就要注意左房食管压迹和左室增大时心尖位移的特征；右房与右室增大并存，要注意右心缘突出与肺动脉段突出的特征，还要结合肺循环异常综合判断。

二、肺循环异常

由于各种心脏病引起的血流动力学改变能比较准确地在 X 线胸片上判断，因此，肺循环异常是诊断心脏病变的可靠依据，目前已成为规范化的标准。下面分述各种肺循环异常。

（一）肺充血

主要反映肺动脉内血流量的增多。肺动脉内血流量增多后，使肺血管的密度增加，血管阴影显示较清楚，轮廓分明。在正常状态下胸片中的血管阴影于中外带逐渐变细，是显示不清的。当血管内血流量增加，可以引起血管的搏动，故在 X 线透视时可见较大的肺动脉影出现收缩与舒张，称为肺门舞蹈。肺血管内充血，肺动脉段即主肺动脉显示增粗扩张，常表现为肺动脉段膨隆。肺动脉内血流量增多，不仅引起血管密度增加，而且还可以引起血管宽度增加，所以右下肺动脉增粗，直径超过 15mm。总结肺充血表现：肺动脉段突出，右下肺动脉增粗 > 15mm，肺野血管中外带明显增多，边界清楚。主肺动脉及大分支搏动增强——表现为肺门舞蹈。

（二）肺血减少

主要为肺动脉内血流量减少，肺血管萎缩变细，密度减少，主肺动脉及分支变细。肺血减少，可表现为单侧或双侧，局部性或广泛性减少，要根据不同病变部位而定。肺动脉血管严重减少，供血不足时，体循环即可形成侧支，此时可见主肺动脉及大分支变细，而外围呈血管增多表现，很容易形成肺血增多的假象。总结肺血减少的表现：肺野一般异常清晰，透亮；右下肺动脉影细小，与同平面的支气管相比更细；肺野血管断面与同平面的支气管断面相比更小，肺血减少；肺动脉段绝大部分为凹陷平直（肺动脉瓣窄后扩张除外）；双侧肺血减少或局部性肺血减少。

（三）肺淤血

为肺静脉压力增高，静脉回流受阻，血流淤滞于肺内。X 线胸片上表现为肺血管纹理增多，但边界模糊，界限不清。肺淤血一般先从下开始，当下肺静脉充血过多，血管出现反射痉挛，表现为血管纹理上多下少，肺静脉内淤血，致肺门处静脉血管增粗，但无肺血管异常搏动，故肺门影虽大，但不出现肺门舞蹈。肺静脉压力较高，肺血管内血液向肺泡间质渗出，表现为小叶间隔增宽，在肺野外带呈现为垂直于胸壁的细线状影，称为 Keley B 线。小叶间隔内的淤血，可以形成含铁血黄素沉着。严重肺淤血后，肺静脉回流受阻及间质水肿，引起肺动脉高压，故肺动脉也可以增粗，右心室可以增大。总结肺淤血的 X 线表现：肺纹理增多模糊，肺血重新分布，上多下少，肺门影大但无明显搏动，间质性水肿及含铁血黄素沉着，肺动脉相应增粗。

（四）肺动脉高压

肺动脉高压可分为高流量性与阻塞性两种。

1. 高流量性肺动脉高压　主要为左向右分流性先天性心脏病及血管内短期增加较多的容量如输液等致肺动脉内血流增多，肺动脉分支末梢一般无明显狭窄或阻塞。当上述情况造成血管内的容量增多后，血管明显增粗，浓密，动脉血管的搏动很明显，常可见肺门舞蹈。肺动脉血管容量增多，致肺动脉段明显突出。右心室压力相应增高，故 X 线可见右室肥厚。综合高流量肺动脉高压的征象：肺动脉各级分支均增粗，它们之间仍保持一定的粗细比例，肺门血管搏动较强烈，肺动脉段膨隆，右心室肥厚。

2. 阻塞性肺动脉高压　由于肺小动脉和毛细血管广泛的痉挛性收缩或器质性狭窄阻塞使肺循环阻力增加，引起的肺动脉压力增高称为阻塞性肺动脉高压。阻塞性肺动脉高压的发生常因肺小血管痉挛收缩，血管的收缩绝大部分因缺氧致血管壁增生，肺小动脉广泛性血栓栓塞，各种疾病引起的血管床的破坏，以及一些不明原因的原发性肺动脉高压。长期肺静脉压增加，也可继发肺动脉高压。阻塞性肺动脉高压的征象：中内带血管宽度不成比例增粗，常为肺动脉大分支增粗，右下肺动脉宽度超过1.5cm；分支细小、呈残根样变化，也称为残根征；肺动脉主干及大分支可见较强烈搏动，右心室肥厚。

第四节　心脏大血管疾病的 X 线诊断

一、先天性心脏病

（一）房间隔缺损

此型主要指继发孔房间隔缺损。以 X 线平片检查为主，一般不做心血管造影。X 线平片表现：大多心影呈二尖瓣型；心影中度以上增大；右心房及右心室增大是该病的特征；肺充血明显，有时伴有高流量性肺动脉高压；左心房室不增大，主动脉不增粗。

（二）房间隔缺损合并部分性肺静脉异位连接

此种畸形较常见，尤以右侧异位连接较多见。但 X 线平片一般难以直接发现肺静脉异位连接，常需辅助造影检查。

（1）X 线平片：肺充血及右心房室增大与单独房间隔缺损 X 线表现大致相同，当房间隔缺损病变为上腔型伴有右上肺静脉异常连接时，可见右上肺野内带有横条状静脉阴影；如果右肺静脉并成一支完全异常连接到下腔静脉，在右下肺可见弯曲弧形之"土耳其军刀征"。

（2）心血管造影表现：主要采用右心室或者肺动脉造影，可直接显示异位连接的肺静脉。

（三）原发孔心房间隔缺损，部分房室通道，完全房室通道

三者均为心内膜垫缺损所致的畸形。其中原发孔房缺位置在心脏十字交叉处，可以造成二尖瓣及

三尖瓣不同程度裂缺。部分型房室通道：缺损明显使二尖瓣、三尖瓣裂缺，两瓣膜间裂隙基本相通，仍有两个房室孔，而无室间隔缺损。完全性房室通道：此型缺损巨大，为房间隔下部及室间隔上部，四个房室互相交通。X线检查确诊主要靠心血管造影。

（1）X线平片。

原发孔心房间隔缺损：X线平片表现大致同继发孔房缺，所不同的为合并左心室增大。肺充血严重，一般为高流量性肺动脉高压。

部分型房室通道：因为既有心房水平左向右分流又有右房左室水平间分流，尤其为房室瓣之间的反流，可使右心房、右心室、左心室显著增大，肺动脉充血严重，早期出现高流量性肺动脉高压。

完全性房室通道：因为血液在心房、心室内呈左往右分流，并有二尖瓣及三尖瓣关闭不全，大量血液由心室反流入心房，并有少量右往左分流，可能在运动时出现发绀。常合并严重的肺动脉高压。X线平片表现一般很难与原发孔房缺区别。主要靠造影确诊。

（2）心血管造影。

原发孔房缺：采用左心室造影，表现为左心室有少量造影剂向右房分流。

部分型房室通道：采用左心室造影，显示二尖瓣关闭不全，造影剂反流入左房，可以反映左心室向右心房分流的造影剂。左心室流出道延长而狭窄，鹅颈状，其右缘有凹陷，提示二尖瓣附着部有异位。

完全性房室通道：采用左心室造影，见造影剂进入左心房，右心房或者同时左右心房及右心室显影，左室流出道狭窄，并向上方移位，呈典型"鹅颈征"。

（四）三房心

为左心房在发育过程中有畸形膜形成横形或纵形分格，膜上有孔使前后左心房相通，一般为背腹两个腔。背侧为附加心房，腹侧为原始左房。其中一个心房腔与肺静脉相通。两个左房腔加上右心房称为三房心。病理解剖特点为两型。其一为完全性附加心房，与四个肺静脉相通，见图1-2-1；其二为不完全性附加心房，部分肺静脉与附加心房相通，见图1-2-2，其血流动力学改变为肺静脉先流入背侧附加心房，然后流入腹侧固有心房，若瓣膜开口狭窄，血液不易由背侧流入腹侧心房，致使右心衰竭。X线表现及临床大致同二尖瓣狭窄、左心房黏液瘤等病。主要靠心血管造影检查确诊。X线平片对本病有一定的帮助。X线平片：心呈二尖瓣型，轻中度增大；肺动脉段膨隆，右心室增大，左心耳较明显隆突。左心房后部增大不显著，肺淤血，左心室及主动脉显示较小。

心血管造影：一般采用右心室及肺动脉造影。

当造影剂回流入左心房时，见背侧心腔排空延迟，可以显示固有心房的存在。有助于确诊本病。

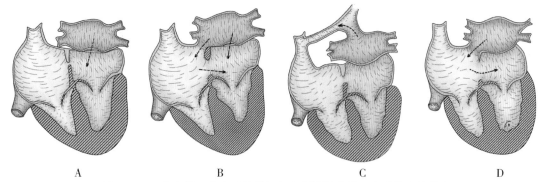

| A | B | C | D |

图1-2-1　完全性三房心畸形附加左心房接受全部四支肺静脉的回血

A.附加左心房与固有左心房直接交通；B.附加左心房与固有左心房同时保持直接和间接交通；C.附加左心房引流入无名静脉；D.附加左心房通过房间隔缺损与左心房间接交通。

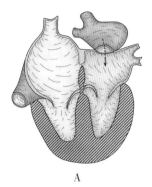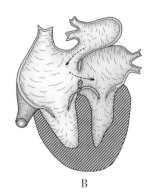

图 1-2-2 不完全性三房心畸形

A.附加左心房接受部分肺静脉并与左心房直接交通；B.附加左心房接受部分肺静脉，但不与左心房直接交通，而是通过房间隔缺损。

（五）单心房

房间隔完全缺如，血液左右混合，可出现发绀明显表现，与继发孔及原发孔房间隔缺损相仿。心血管造影采用左心室造影，表现为二尖瓣反流继之左右心房同时显影。采用右心室及肺动脉造影，左房、右房同时显影。

（六）室间隔缺损

尽管病理解剖畸形有显著差异，而在 X 线上主要为肺循环异常及心室增大程度不同而已。肺充血的程度轻重及左右心室大小程度的轻重度主要取决于心室间隔缺损的大小。小、中、大室缺分别表现为肺充血轻、中、重度，合并高流量性肺动脉高压患者年龄较小，表现为左心室、右心室、右心房增大，心影中度以上增大。肺动脉段平直或轻度突出。一般不采用心血管造影，如果合并畸形，需要行左心室造影。

（七）室间隔缺损合并主动脉瓣关闭不全

为高位室间隔缺损与主动脉瓣之间缺乏分隔组织，使主动脉瓣脱垂而形成关闭不全，或者瓣叶联合缺损而关闭不全。造成的血流动力学改变为左向右分流，以及主动脉的血流在舒张期反流入左心室，故左心室明显增大，右心室轻中度增大。肺动脉内血流量明显增多，常有高流量性肺动脉高压。X 线检查常要借助心血管造影确诊。

X 线平片：心脏外形呈二尖瓣型，中度增大，肺动脉段膨隆，右心室轻中度增大，左心室中重度增大；肺充血及高流量肺动脉高压。

心血管造影（IADSA）：采用升主动脉造影，于升主动脉显影的同时，有造影剂反流入左心室，随后右心室及肺动脉也相继早期显影。

（八）左室右房漏

属于心内膜垫缺损及室间隔肌部缺损所致的一种畸形，也称左室右房通道。解剖上为膜部室间隔与三尖瓣发育异常所致。血流动力学为左心室血液向右房和右室喷射或灌入。由于左室与右房之间的压力差较大，故左室向右房分流明显。检查靠心血管造影确诊。

（1）X 线平片：心影一般呈球形、中度增大，肺动脉段膨隆，右心房明显增大，上腔静脉增宽，左前斜位示右心耳明显突起；左心室明显增大，肺充血明显，常出现高流量性肺动脉高压。

（2）心血管造影：采用左心室造影，左心室显影同时即出现右房显影，并见右房充盈后显示显著增大。如果缺损在三尖瓣以下，左心室显影时，同时右房右室均显影。采用 IVDSA 时，右心房显影，5 ~ 8s 后左室显影，再度右房显影也提示左室右房漏之畸形存在。

（九）主动脉左室漏

X 线表现同主动脉瓣关闭不全。

（十）室间隔缺损合并主动脉窦瘤破裂

解剖畸形为瓣下高位室间隔缺损，以及主动脉窦部囊状膨出于心腔形成的主动脉窦瘤，也称瓦特氏窦瘤及冠状动脉窦瘤，在左心室负荷过重时，形成破裂。主动脉窦瘤破裂可向右心房、右室及左心室内破入，见图1-2-3。故 X 线表现有一定的差异。确诊需靠心血管造影。

（1）X 线平片：破入右心房、右心室常表现典型的左向右分流的 X 线征象，与一般的房间隔继发孔缺损及单纯室间隔缺损大致相同。若破入右心房内，心脏外形增大以右房增大为主，肺充血较显著，右心室轻度增大；若破入右心室内，表现与心室间隔缺损相同；若破入左心室，出现与主动脉瓣关闭不全相同表现，左心室在短期内出现显著增大，出现肺淤血表现。要注意的一点是，主动脉窦瘤破裂无论破入哪个心腔，左心室的负荷均可加重，可出现肺淤血表现，所以常表现肺充血及淤血共存。

（2）心血管造影：采用升主动脉造影，可见右心房或右心室显影，并可观察到破口及造影剂分流。

（3）动脉 DSA（IADSA）：一般较安全，并且显影效果不亚于升主动脉造影。其表现同升主动脉造影。

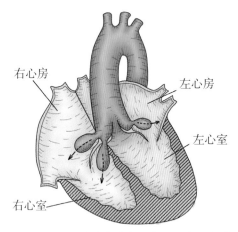

图 1-2-3 主动脉窦瘤向几个不同方向穿破

（十一）单心室

单心室畸形常影响心室、房室瓣和大动脉。分为四型。A 型：右心室窦部未发育，仅一个未发育完全的右心室漏斗部与左心室相连；B 型：左心室窦部未发育，仅为右心室；C 型：肌部室间隔未发育；D 型：左右心室窦部及室间隔均未发育。见图1-2-4。并且主动脉连接异常各异，伴有或者不伴有肺动脉狭窄均影响 X 线平片与造影表现，故 X 线平片及造影表现较为复杂。

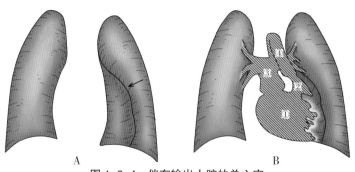

图 1-2-4 伴有输出小腔的单心室

A. 平片左心缘上段膨隆，其下方有小切凹；B. 造影输出小腔转位，组成左心缘，呈尖端向外下方的狭长三角形，同时伴有大动脉转位，主动脉从小腔发出，肺动脉从单心室腔发出，其中：①为单心室腔；②为输出小腔；③为肺动脉；④为主动脉。

（1）X线平片表现如下。

漏斗部心腔合并左位型大动脉转位心影呈主动脉型，或者主动脉普大型；主要表现以左心室增大为特征，有时可见左室段上缘略隆与下段形成一个凹陷，可能代表漏斗部心腔与大心腔的分隔，但此种征象难以辨认。一般不伴肺动脉狭窄时，表现肺动脉高压显著，如果伴有肺动脉狭窄，则可显示肺血减少，心影也显示呈靴型，轻度增大。

无漏斗部心腔合并右位型大动脉转位的单心室通常与巨大心室间隔缺损相同，不伴有肺动脉狭窄时，可见严重肺充血或者高流量性肺动脉高压，伴有肺动脉狭窄时，表现为肺血减少及靴型心影。

（2）心血管造影：采用心室造影。①造影剂在一大心腔内；②主动脉肺动脉同时相继显影；③显示大动脉转位，或者不转位但均由大心腔发出。

（十二）主动脉肺动脉窗

亦称主动脉与肺动脉间隔缺损。主要畸形包括三种：主动脉与肺动脉间隔近端缺损，位于半月瓣上方，通道较短；主动脉与肺动脉间隔远端缺损，位于主动脉窦上缘，升主动脉远侧；主动脉与肺动脉间隔完全缺损，左右肺动脉直接发生于升主动脉干，见图1-2-5。其血流动力学为左向右分流，心脏显示左心室肥厚或者扩大，肺充血明显，甚至出现高流量性肺动脉高压。主要靠心血管造影确诊。

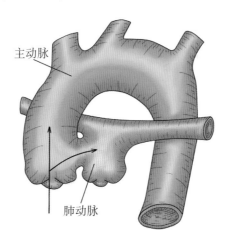

主动脉

肺动脉

图1-2-5　主肺动脉隔缺损，主动脉内血流可通过缺损流向肺动脉

（1）X线平片：心影明显增大，心影呈主动脉二尖瓣型；升主动脉增宽，透视下搏动增强。主动脉与左心室搏动增强，可表现呈陷落脉征；肺动脉搏动也较强，出现典型肺门舞蹈。

（2）心血管造影表现：采用升主动脉造影主动脉显影时肺动脉同时或相继显影。可显示分流平面。

（3）动脉DSA（IADSA）：显影安全，效果较好，与升主动脉造影表现相同。

（十三）肺动脉瓣狭窄

肺动脉瓣粘连，融合。

（1）X线平片：可以较好显示肺血减少；肺动脉瓣膜狭窄，常合并窄后扩张，右心房室增大；心影外形多呈葫芦形，主要为肺动脉段增宽，心脏轻度右心室肥厚所致。

（2）心血管造影：采用右心室造影，显示肺动脉瓣口呈鱼口状狭窄。并见造影剂通过狭窄瓣口时的造影剂柱喷射表现，以及窄后扩张的肺动脉主干、左分支及右肺动脉水平段的扩张，小分支的狭小。

（十四）右室漏斗部狭窄

（1）X线平片：肺血减少，肺动脉段平直或者凹陷；可表现为双侧肺血减少不对称；心影主要为右心室肥厚，轻度增大。

（2）心血管造影：采用右心室造影。

右心室局限性或弥漫性变窄，如果为局限性狭窄，可在狭窄的上方与肺动脉之间形成一小的心室称为第三心室。弥漫性狭窄则表现为右心室流出道收缩与舒张期宽度相等。

（十五）法洛三联症

其畸形主要为肺动脉狭窄及房间隔缺损，见图1-2-6。X线平片检查有一定的诊断意义，确诊靠心血管造影。

（1）X线平片：心影一般中度增大，少数可以重度增大；因大部为肺动脉瓣狭窄，心影外形呈二尖瓣型者也较多；右心房、室增大，左心及主动脉一般无明显异常。

（2）心血管造影：采用右心室造影，显示肺动脉狭窄情况。

肺动脉瓣口狭窄，肺动脉窄后扩张，可显示平片可疑的右室漏斗部狭窄、右心室肥厚及右心室腔扩大。

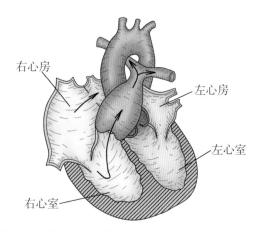

图1-2-6 肺动脉狭窄合并心房间隔缺损，右心房内血液经房间隔缺损进入左心房内

（十六）法洛四联症

其畸形包括肺动脉狭窄、室间隔缺损、主动脉骑跨、右心室肥厚。确诊靠心血管造影。见图1-2-7。

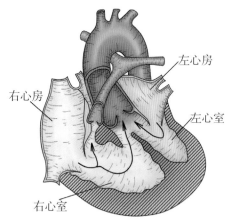

图1-2-7 法洛四联症

有高位心室间隔缺损，主动脉骑跨，右心室漏斗部狭窄，右心室血液经心室间隔缺损进入主动脉内。

（1）X线平片：心影外形呈靴型或者呈主动脉型，心尖圆隆上翘，肺动脉段凹陷、平直，有时略突，肺门及肺野血管纤细、减少，分别代表主动脉增宽向前右移位，右心室肥大，肺动脉狭窄或右室流出道及肺动脉瓣狭窄，肺动脉血管发育不良。肺动脉严重狭窄后，可由大循环系统形成侧支循环，表现为肺野中带血管扭曲、紊乱、网状阴影。

（2）心血管造影：采用选择性右心室造影。

肺动脉显影同时主动脉也显影，提示主动脉骑跨于右心室而早期显影；右心室造影时仅见并且显示主动脉异常增宽，升主动脉右移，提示肺动脉闭塞；主动脉骑跨的程度可以明确显示；肺动脉、肺动脉瓣、右心室流出道等处的狭窄均可清楚显示；室间隔缺损的部位、大小也可显影清楚，表现为前后关系之索状造影剂连接左右心室及右心室、左心室同时显影；可以显示右心室肥厚及发育不良之较小左心室。

（十七）右心室双腔心

畸形主要为右心室腔可以有一隔膜，并在隔膜上有孔，或者由于肌性肥厚，此时右心室双腔心部位一般在心室窦部和流出道之间。也可以为纵形两个右心室腔之间有孔相通。

（1）X线平片表现：右心室肥厚，肺血减少。

（2）心血管造影：采用右心房或右心室造影，显示狭窄段。肺动脉瓣形态正常。

（十八）左心室流出道梗阻

畸形主要为主动脉瓣下狭窄，膜性或者肌性狭窄，膜性狭窄在主动脉瓣下约 3 cm 处，肌性狭窄主要在流出道中部环形弥漫性狭窄。X线平片和造影对该病诊断均有极大帮助。

（1）X线平片表现：心影呈主动脉型，轻中度增大，左心室肥大，扩张，左心室搏动正常。肺循环可表现轻度肺淤血。

（2）心血管造影：采用左心室造影。显示左心室流出道局限或弥漫性狭窄，可见左心室流出道狭窄段以上与主动脉之间有一腔稍突起，为第三心室。

（十九）全肺静脉异位连接

又称完全性肺静脉异位引流。其畸形为四型。①心上型完全性肺静脉异位引流：前主静脉连接永存所致。②心内型完全性肺静脉异位引流：水平静脉引流入前主静脉汇集处——冠状静脉窦，也可以为心房间隔发育异常，致肺总静脉和水平静脉合并进入右心房。③心下型完全性肺静脉异位引流：也称为膈下型，为卵黄静脉连接永存所致。④前主静脉和卵黄静脉的永存，连接则形成混合型肺静脉异位连接。见图 1-2-8 至图 1-2-11。X线平片对诊断有很大帮助，心血管造影能确诊本病。

（1）X线平片。①心上型：正位所见两侧上腔静脉均扩张，侧位扩张的上腔静脉向前移位。心影呈"8"字征或者雪人征。②心内型：X线表现与房间隔缺损相同。③心下型：根据有无静脉阻塞而表现不同。有肺静脉阻塞者，血流不足，可引起左心室发育不良，右房室负荷不重，心影不大；静脉血流受阻，使肺静脉淤积，压力升高，肺血管阻力升高，形成肺水肿。无肺静脉阻塞者少见。

（2）心血管造影：肺动脉造影。可显示心上型、心下型、心内型及混合型不同的表现。当肺静脉显影时，左侧上腔静脉、无名静脉、右上腔静脉及右心房顺序显影。右心房显影后经房缺左心房室及主动脉早期显影，而且左室发育较正常为小。

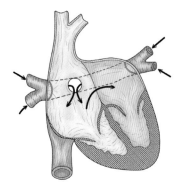 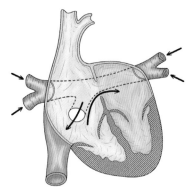

图 1-2-8 心内型回流　　　　图 1-2-9 心内型回流，回流入冠状静脉窦再入右心房

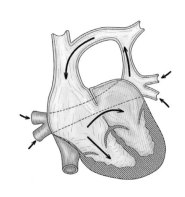 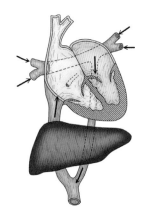

图 1-2-10 心上型回流　　　　图 1-2-11 心下型回流

（二十）上腔静脉异位连接

畸形包括孤立左上腔静脉并右上腔静脉缺如；左上腔静脉与右上腔静脉共存，但互不相通，而一支正常，另一支狭窄或扩张。异常连接可表现存在的左侧上腔静脉直接与左心房联连，或者引流入左房及左右腔静脉均与左心房连接。确诊要靠心血管造影。

（1）X线平片：一般根据畸形的不同，可见上纵隔阴影增宽；心影表现为轻度增大，以左心室轻度增大表现为主；肺循环无明显异常。

（2）心血管造影：采用上腔静脉造影。采用静脉DSA，安全，效果好。显示解剖畸形的不同状态，比如右上腔的缺如，左上腔的存在，左上腔与左心房之间的引流。

（二十一）双下腔静脉及下腔静脉异位连接

畸形为双下腔静脉最后汇合于奇静脉，半奇静脉注入左心房。

（1）X线平片：主要显示右心膈角处异常条带状阴影。

（2）心血管造影：采用下腔静脉造影或者静脉DSA。

显示造影剂在下腔静脉通过奇静脉、半奇静脉注入左心房。

（二十二）大血管转位

也称完全性大动脉转位。畸形为主动脉连接右心室，肺动脉连接左心室，并且心室间隔、房间隔、主动脉与肺动脉之间通路。其血流动力学为如下的循环，即右心房—右心室—主动脉—全身—体静脉—右心房，左心房—左心室—肺动脉—肺静脉—左心房。由于通路的存在，患者才得以生存。见图1-2-12。心血管造影可确诊。

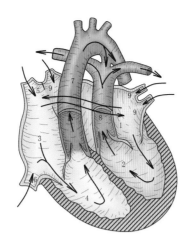

图 1-2-12　大血管转位伴心房间隔缺损及动脉导管未闭

1. 左心房；2. 左心室；3. 右心房；4. 右心室；5. 上腔静脉；6. 下腔静脉；7. 主动脉；8. 肺动脉；9. 肺静脉。

（1）X 线平片：心影呈斜卵圆形，左右心室均增大，其中以右室增大为主，伴有肺充血。

（2）心血管造影：采用右心房、右心室、左心室造影均有诊断价值。

右心室显影后主动脉立即显影。如果存在室间隔缺损，主动脉与肺动脉同时显影。伴有动脉导管未闭时，主动脉显影之后肺动脉显影，有时可观察到降主动脉与肺动脉间分流。

左心室显影后肺动脉立即显影，伴有室间隔缺损时可见主动脉显影。

右心房造影可见合并间隔缺损表现，即造影剂可早期充盈左心房、室。

（二十三）矫正型大血管转位

畸形为双侧大动脉及心室转位，连接异常。这种解剖的改变一定伴有内脏的相应转位，也常伴有心房室间隔缺损。如果无合并畸形，临床上无任何表现。仅在 X 线检查时为镜面右位心。这不是本病要讨论的内容。本病要讲的主要为伴有缺损者，X 线平片表现为心影中度增大、肺充血，如果同时伴有肺动脉狭窄，则表现为肺血减少、心影轻度增大、肺动脉段平直或凹陷。由于心室的转换，右冠状动脉发出前降支。见图 1-2-13，图 1-2-14。

心血管造影：采用右心房造影，也可采用 IVDSA。

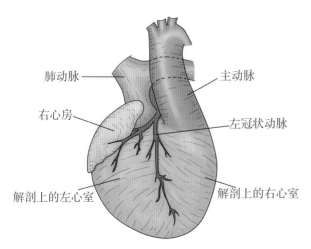

图 1-2-13　矫正型大血管转位外貌

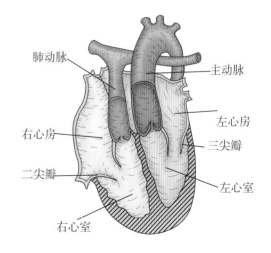

图 1-2-14　矫正型大血管转位
主、肺动脉并列，主动脉从解剖右心室发出，肺动脉从解剖左心室发出。

升主动脉及其根部左前移，肺动脉及其根部居中后；二尖瓣前瓣不直接与主动脉瓣后瓣相连接，却与肺动脉相连接；解剖学的左心室呈三角形，心尖向左下，室壁光滑无典型肌小梁，肺动脉由解剖学的左心室充盈位于主动脉的右后方；解剖学的右心室大部在后方，有明显的漏斗部，室上嵴和小梁结构明显，主动脉直接由解剖的右心室充盈，位于肺动脉的左前方；可发现室间隔缺损及肺动脉狭窄。

（二十四）右心室双出口

主要包括如下畸形：主动脉瓣下型室间隔缺损，主动脉与肺动脉均于右心室，二尖瓣前瓣失去正常联系，冠状窦转位，合并或者不并肺动脉狭窄，血流动力学为左心室血进入主动脉、右心室血进入肺动脉。诊断主要靠心血管造影。

（1）右室双出口 X 线平片。

不合并肺动脉狭窄的右室双出口：心脏外形与室间隔缺损相同，一般为二尖瓣型，中度增大。主动脉正常，肺动脉段明显突出，肺充血或伴有高流量肺动脉高压。

合并肺动脉狭窄的右室双出口：心外形与法洛四联症相同，多呈靴形，肺血减少，右心室肥厚。

（2）右室双出口心血管造影：采用右心室造影或左心室造影。

（3）右心室造影：右心室腔增大，主动脉、肺动脉均与右心室同时显影；两大动脉之半月瓣几近并列在一冠状平面。

（4）左心室造影：二尖瓣前瓣与主动脉瓣环失去纤维连接，之间可见肌性肥厚；并能直接显示室间隔缺损位置和有无肺动脉狭窄。右室双出口的图像见图 1-2-15。

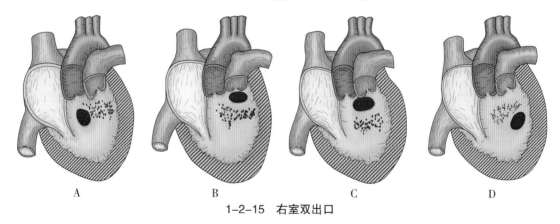

1-2-15　右室双出口

A. 主动脉瓣下型；B. 肺动脉瓣下型；C. 主、肺动脉瓣下型；D. 远离半月瓣下型。

（二十五）三尖瓣下移畸形

又称 Ebstein 畸形，主要为三尖瓣移位后，将右心室分成两个部分：形成功能性右心室及房化右心室。血流动力学变化为右心室排血量减少，房化的右心室功能低下，血液淤积在右房；同时伴有房间隔缺损，致房水平左向右分流。X 线平片可明显表现巨大右心房及肺血减少。心血管造影是诊断该病的有效方法。IVDSA 也可较好显示该畸形。

（1）心血管造影：采用右心房造影显示三尖瓣下移，右心缘可见双切迹，其中在右下缘的切迹为三尖瓣环或未移位的瓣叶，所形成的房化右心室与真正右房的分界；左下缘者为下移的三尖瓣及其增厚的瓣叶。见图 1-2-16。

（2）显示巨大右心房腔，并且排空缓慢，延迟。

（3）房间隔缺损可见于肺动脉显影之前即出现左心房显影。

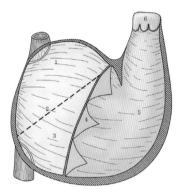

图 1-2-16　三尖瓣下移畸形示意图

1.右心房；2.三尖瓣环；3.房化右心室；4.移位之三尖瓣；5.功能性右心室；6.肺动脉。

（二十六）三尖瓣闭锁

畸形为三尖瓣闭锁与房间隔缺损并存；或存在右心室窦部缺如或发育不良；是否合并大动脉转位及肺动脉狭窄，X线表现有很大不同。肺循环靠体肺之间交通如室间隔缺损（简称"室缺"）来维持。心血管造影可确诊。见图 1-2-17。

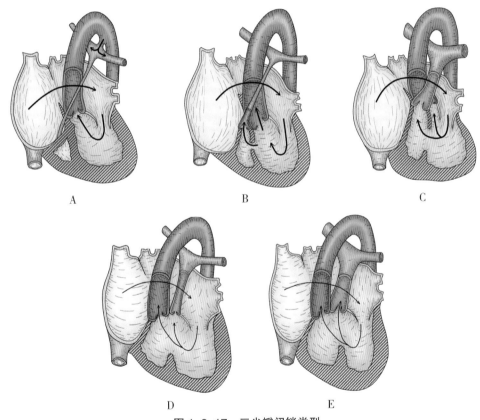

图 1-2-17　三尖瓣闭锁类型

A.室间隔完整，肺动脉闭锁，肺动脉由动脉导管供给；B.小室缺，肺动脉狭窄；C.大室缺，肺动脉粗大；D.大血管转位，大室缺，肺动脉狭窄，肺缺血；E.大血管转位，大室缺，无肺动脉狭窄，肺充血。

（1）X线平片：肺血减少，心影大小可在正常范围，心影外形类似法洛四联症；右心缘段弧度短浅或平直，为右心室萎缩，而右心房增大向内移位所致；左心室增大，左心房耳部增大向左上突起，心影呈方形；当有肺动脉狭窄时肺动脉段平直或凹陷，肺血减少；当不伴肺动脉狭窄时，肺动脉段可膨隆，肺血正常，或者轻度增多。主动脉可以增宽，右位主动脉。

（2）心血管造影：采用右心房及左心室造影。

1）右心房造影。造影剂在右心房内久停，排空延迟，右心房增大。造影剂经过房间隔缺损进入左心房 - 左心室。在右心房与左心室之间形成 V 字形无造影剂区，称为右心室窗，这是三尖瓣闭锁右室窦部缺如的特征表现。侧位右心室处无造影剂。如合并小室缺，可见右室窦部呈狭小三角形，右心室流出道、肺动脉主干及分支细小。如果室缺较大，又无右室流出道狭窄，右心室显影在左心室之后，肺动脉及其分支正常或增粗。

2）左心室造影。可以明确显示有无心室间隔缺损及右心室流出道的发育情况，以及主动脉、肺动脉的位置及大小。

（二十七）冠状动脉瘘

包括冠状动 - 静脉瘘、动脉 - 动脉瘘，是由于肌小梁的窦状间隙未闭，保持胚胎早期窦状间隙与心腔外冠状血管相通状态形成的一组畸形。①冠状动脉与上腔静脉，冠状动脉与右心房、室、肺动脉系统相交通，瘘终止于右心室、右心房及肺动脉。②冠状动脉与左心房室交通。血流动力学改变为上述任何一种畸形发生，致使左心室排血量大为增加，因绝大部分瘘终止于右心室、肺动脉系统，故类似心底部左向右分流，出现左、右室增大及肺充血。如果引流至左心室，相当于主动脉瓣关闭不全，左心功能可出现衰竭。心血管造影可以确诊。

X 线平片：根据分流量的大小、引流的部位不同、心脏外形和血管改变及肺循环异常有较大差异。

（1）冠状动脉 - 右心系统：分流量小者无明显阳性征象；分流量大者，心影呈二尖瓣型，或者二尖瓣主动脉型，中、重度增大。尤以左心室明显增大。右心房室轻中度增大。左心搏动增强，主动脉与心脏左室搏动呈陷落脉征。肺充血，有时可见肺门舞蹈。

（2）冠状动脉 - 左心系统：类似主动脉关闭不全表现，心腰凹、左心室扩大。

特殊的 X 线征，冠状动脉瘘可在心前缘右侧形成瘤样囊状扩张，透视下可见搏动。

（二十八）左冠状动脉起源于肺动脉

又称 Bland Whife-Garlanal 综合征。由于左冠脉由低压系统的肺动脉供血，出生后不久就会出现心肌缺血、坏死及纤维化。当有右及左冠状动脉间侧支循环时，其表现类似冠状动脉瘘。确诊需用胸主动脉造影及肺动脉造影。X 线平片表现类似冠心病及冠状动脉瘤。胸主动脉造影可见左侧冠状动脉不显影。肺动脉造影可显示冠状动脉早期显影。

（二十九）动脉导管未闭

常表现为四种形态：圆柱形（管形）；漏斗形，主动脉端比肺动脉端为粗；窗形（较大缺损），导管极短；动脉瘤样膨隆。血流动力学变化：主动脉端主动脉血不断地向肺动脉内灌入，即心外左向右分流，肺循环内血液量增加，出现肺充血。心脏左右心均显示增大。主动脉与肺动脉分流处显示主动脉端扩大。X 线平片：左心室中度以上增大，左心房轻度增大，右心房轻度增大，右心室中度增大；肺充血，心影一般呈二尖瓣型，主动脉增宽；个别动脉导管未闭患者可表现为心腰部漏斗征，可出现病变处钙化。

心血管造影：个别病例症状体征不典型者，就采用主动脉造影进行区别。大部分病变主要表现为主动脉显影同时肺动脉显影，少数导管较细而长者，可观察到管状分流带。

（三十）主动脉缩窄

狭窄或阻塞病变位于主动脉峡部，一般不合并其他畸形，或者主动脉弓部，可以合并其他畸形，如动脉导管未闭。X 线根据病变是否合并畸形而不同。必要时需行心血管造影或者动脉 DSA（IADSA）检查。

（1）X 线平片：①双主动脉弓或者称为"3"字征；②有时可见升主动脉扩张或主动脉结小；③有时可见降主动脉上段的窄后扩张；④有时可见肋骨切迹，一般认为是主动脉狭窄以上的肋间动脉扩张引起的肋骨压迫，如有这种征象可以反映侧支循环的形成；⑤左心室不同程度肥大；⑥左心室及主动脉搏动增强，合并动脉导管未闭。除了上述征象以外，另见肺充血征象，心影可成二尖瓣型，有时可见肺门舞蹈。

（2）心血管造影：采用主动脉造影。①可以明确病变部位；②可以明确合并畸形的存在；③了解侧支循环动脉是否异常增粗。

（三十一）永存动脉干

为单根动脉（主动脉）起于心间隔上，引流两个心室的血液供应体肺循环和冠状动脉。同时伴有巨大室缺。分型较复杂，以线图表显示。X 线平片检查局限性较大，一般采用心血管造影，可分四型。

（1）X 线平片：Ⅰ～Ⅲ型心脏一般均较显著增大，尤以左室大为重；心影类似"坐鸭状"并有肺血增多。Ⅵ型类似法洛四联症右心室肥大表现，心尖圆隆翘起并有肺血减少。各型均显示主动脉增粗。

（2）心血管造影：采用右心室造影或左心室造影。

1）造影剂经室间隔缺损到达对侧心腔，两心室同时显影。

2）单根动脉显影位于室间隔之上。

3）粗大的动脉根部具有一组半月瓣。

4）Ⅰ型：肺动脉呈一总干从动脉根部偏左分出，以后分为左右肺动脉。

5）Ⅱ～Ⅲ型：动脉干背侧或两侧分别直接发出左右肺动脉。

6）Ⅵ型：缺乏肺动脉，造影剂从动脉的弓降部发出支气管动脉等侧支循环进入肺内，并且这些侧支明显扩张迂曲。

（三十二）肺动脉静脉瘘

为扩大的肺动脉经过只有菲薄囊壁的动脉瘤囊直接与扩大的静脉相通。有两种病理表现：①肺动脉和肺静脉之间的直接交通；②体循环和肺循环之间的直接交通。前者为输入动脉和输出静脉都属于病变所在肺叶的动静脉供血；后者为主动脉的某些分支（如支气管动脉、胸主动脉的异常分支）、肋间动脉等和肺静脉直接发生交通。X 线检查主要靠采用 IVDSA 及心血管造影确诊，也可用 CT 检查帮助诊断，而且 X 线平片也有特征性改变。

（1）X 线平片：肺部光滑的增密阴影，各种形态如条索状、卵圆形、分叶状；病灶与肺门血管之间有粗大血管相通；透视下有时可见搏动；采用 Valsalva 试验可见阴影大小有变化；如果为肋间动脉与肺静脉相交通，则因肋间动脉扩大而产生肋骨下缘的切迹；少数患者可表现为小点状高密度影 IVDSA，可见肺动脉与肺静脉之间直接交通。

（2）IADSA：可以显示由体循坏的动脉与肺静脉相交通的病理变化。

（3）CT 平扫及增强扫描：可见发现平片中阴影的分支走向与血管相同，增强显示阴影明显强化。

（4）肺动脉造影：能清楚显示其部位、范围、数目。主动脉造影：用于体循环的动脉与肺静脉相交通的状况。

（三十三）主动脉弓畸形

包括右位主动脉弓，双主动脉弓，右位主动脉弓与左锁骨下动脉分离，右位主动脉弓及迷走左锁骨下动脉，迷走右锁骨下动脉及先天性主动脉离断等数种畸形。

（1）镜面型右位主动脉弓：X线平片右上纵隔平膨增宽，主动脉结位于右侧，而且位置达胸锁关节平面。吞钡造影见食管压迹位于右缘；降主动脉位于脊柱右缘。本病易合并法洛四联症，经过心血管造影可见相应解剖病变及合并法洛四联症的畸形。

（2）右位主动脉弓及迷走左锁骨下动脉。

1）X线平片表现：主动脉结右位并左上有一较小的主动脉结，透视下可见搏动；食管吞钡造影于右前斜位和侧位可见反向压迹，降主动脉位于右缘。

2）心血管造影：显示病理解剖畸形。

（3）右位主动脉弓与左锁骨下动脉分离：X线平片与镜面右位主动脉弓相仿，需用心血管造影确诊。

（4）双主动脉弓：可以形成一个完整的血管环，包绕食管和气管。食管吞钡造影可见双向压迹。气管前移。

（5）迷走右锁骨下动脉，X线平片一般不易发现异常。靠心血管造影确诊。

（6）主动脉弓离断闭锁：多位于左锁骨下动脉开口下端，少数发生于左颈总动脉；本病合并动脉导管未闭。心血管造影是确诊的重要方法。

1）X线平片表现：高流量肺动脉高压；右心室增大较显著；肺动脉段明显突起，升主动脉细小，无主动脉结及相应的食管压迹；左前斜位或侧位可显示降主动脉与扩张的肺动脉相连接。

2）心血管造影：采用胸主动脉造影或右心室造影。

3）胸主动脉造影：显示主动脉弓部闭锁，降主动脉依侧支循环显影。可见在未闭动脉导管处左向右分流。

4）右心室造影：肺动脉的造影剂通过未闭动脉导管右向左分流。

（三十四）细小主动脉根

为主动脉瓣上狭窄，动脉管内有增厚组织形成，或纤维嵴，或者升主动脉普遍发育畸形细小。其X线表现与主动脉瓣狭窄大致相仿。采用主动脉造影可以显示狭窄的部位及程度而得以确诊。

二、后天性心脏病变

（一）单纯二尖瓣狭窄

由风湿性心内膜炎引起瓣膜充血、肿胀、逐渐增厚，纤维蛋白沉积及纤维化，瓣叶有赘生物，瓣叶发生钙化，以及瓣膜粘连、融合，瓣口狭窄。引起的血流动力学改变：左房淤血，肺静脉淤血，压力增高。引起左心房增大，肺淤血，肺静脉压力过高也引起肺动脉压力增高，右心室增大。而左心室及主动脉的血流较少，引起变小。X线平片表现：左心房增大，右心室增大，左心室及主动脉变小，肺淤血；肺动脉轻度高压，右心室增大。有时可见瓣膜钙化。一般不需要做心血管造影检查。

（二）单纯二尖瓣关闭不全

主要为瓣叶肥厚纤维化后引起蜷缩、变短，或者瓣沿钙化而无粘连，也可为乳头肌、腱索断裂，使瓣叶游离，瓣叶裂伤或者残缺。引起的血流动力学改变为左心室收缩时血液反流入左心房，使左心房的收缩期处于舒张状态，而又由于瓣口开大，左心室舒张期血液快速流入左室，而很快解除了左心房的压力，因此左心房虽大，但肺静脉淤血较轻。X 线表现：左心房增大，左心室增大，肺轻度至中度淤血。主动脉增宽，右心室轻度增大或不大。一般不需要做心血管造影检查。

（三）二尖瓣狭窄及关闭不全

主要为上述两种病变均存在。

X 线平片表现：左心房增大，右心室增大，左心室增大，主动脉增宽，肺淤血及间质性肺水肿，二尖瓣可见钙化。当右心室巨大，可见右心房也增大，整个全心均增大。心影可充填整个下肺野。心外形一般呈二尖瓣 – 主动脉型混合并存。

（四）主动脉瓣关闭不全

由风湿引起的单纯主动脉瓣关闭不全较少见。其主要病理：瓣膜硬化、增厚、蜷缩，瓣叶边缘赘生物。血流动力学改变：左心室舒张时，同时接受左心房来的血液，又接受回主动脉内的血流反流入左心室的血液，左心室可以巨大。久之，左心室的血容量增加，舒张期压力增高，左房排血也受阻，引起左心房增大及肺淤血。X 线平片诊断帮助较大。必要时可行主动脉造影。X 线平片表现：心脏外形呈主动脉型，左心室增大向左下后扩张；主动脉增宽，主动脉及心脏搏动明显增强；左心房轻度增大，肺淤血。

心血管造影：采用主动脉造影。可以显示造影剂向左心室内反流。

（五）主动脉瓣狭窄

病理改变与二尖瓣相同。血流动力学改变：左心室排血受阻，左心室压力增高，心肌肥厚；左室排血时，通过狭窄的瓣口进入主动脉时，血流急，起漩涡，可形成主动脉的窄后扩张。X 线平片表现：升主动脉梭形膨大，肺循环轻度掀血，左心室轻度增大，主要表现为心尖圆隆。一般不需做心血管造影。

（六）主动脉瓣关闭不全合并狭窄

根据二者所占优势不同而有明显差别。

X 线平片：以主动脉瓣关闭不全为主的表现，大致同单纯主动脉瓣关闭不全。以主动脉瓣狭窄为主的表现，大致同单纯主动脉瓣狭窄。

（七）二尖瓣狭窄并主动脉瓣病变

应根据受累瓣膜的程度而定。X 线平片：①二尖瓣狭窄并主动脉狭窄，表现为二尖瓣狭窄的征象，而主动脉狭窄征象可以不明显。主要表现为左心房增大，右心室增大，左心室肥厚，主动脉扩张。左心室及主动脉的搏动一般较强烈，根据此点可以区别二尖瓣的双病变。②二尖瓣狭窄并主动脉瓣关闭不全，X 线表现以主动脉瓣关闭不全为主，心脏外形呈主动脉型，肺动脉段不突出，轻度肺淤血。

（八）三尖瓣关闭不全

为三尖瓣环或瓣膜增厚、粘连、瓣口过小或者裂缺。X 线检查采用心血管造影检查较为理想。X 线平片有一定的特征。

X 线平片：显示右心房及右心室增大，肺血减少；左心房室及主动脉无明显异常。

心血管造影：采用右心室造影。右心室充盈造影剂后，于收缩期可见造影剂反流入右心房，右心房的造影剂排空延迟。

（九）冠状动脉疾病

主要是冠心病，由于冠脉狭窄或阻塞性病变，致心肌供血不良，出现心肌梗死和室壁瘤。冠心病的 X 线平片主要检查室壁瘤时心脏及大血管的变化。常规 X 线显示左心室增大，心脏局部搏动减弱其至消失。尤其有室壁瘤时，更是如此，有时尚能见局部矛盾运动。出现心衰时可显示肺淤血，间质性肺水肿或肺泡性肺水肿。

心血管造影：可清楚显示血管的狭窄或阻塞的形态、部位、范围。可显示血管病变与平片所见室壁瘤位置一致。

（十）心包积液及缩窄心包炎

X 线平片检查帮助较大，一般不需行心血管造影。

X 线平片：心包积液时，心尖部下移增宽，心搏动消失；立位与卧位，观察心搏减弱的位置上移；心底部立位较窄，卧位较宽；肺血减少；缩窄性心包炎心影外形一般变直或者形态不完整，心包弧形钙化影为其特征改变。

X 线检查应在心包膜增厚时确诊，对临床治疗有益。

（十一）心脏肿瘤

主要包括心房间隔处的黏液瘤、发生于心肌的横纹肌瘤及心脏肉瘤。如果肿瘤不引起肺循环异常，X 线平片检查一般难以发现。可采用 CT、MRI、心血管造影检查确定其占位性病变。

（十二）主动脉夹层动脉瘤（亦称主动脉夹层）

为主动脉壁的中膜内血肿。X 线平片检查可见主动脉夹层段搏动消失，膨大，有时呈梭形膨大。CT 检查可见真假两腔及病变范围。MRI 检查可较清楚显示内膜片，从而能对不同的亚型加以区别。一般不做心血管造影，但如行左心室及主动脉造影，可见真腔受压，有时可见假腔显影。

（十三）单纯胸、腹主动脉瘤

X 线平片可显示纵隔增宽为搏动性肿块，可显示动脉瘤钙化，可显示动脉瘤压迫气管、食管。心脏大小和形态可正常或左室轻度增大。心血管造影可见瘤体呈梭形扩张，动脉瘤合并附壁血栓可见壁边缘充盈缺损。

（十四）马方综合征（Marfan syndrome）

本病主要累及骨骼系统、心血管系统及导致眼晶状体脱位。X 线平片对心脏骨骼变化有一定的帮助。常靠心血管造影确诊。

X 线平片表现：升主动脉瘤样扩张。左心室增大。骨骼主要是通过了解手指掌骨指掌判断。掌骨指数＞8.4，指骨指数男性＞4.0，指骨指数女性＞5.6。

心血管造影：采用主动脉造影。

主动脉窦明显扩张，升主动脉普遍梭形扩张。可显示主动脉瓣关闭不全，造影剂向左心室反流。

第五节　CT 在复杂先天性心脏病诊断中的应用

一、复杂先天性心脏病 CT 检查技术

近年来，随着 CT 的软、硬件技术的迅速发展，从最早的第一代 CT 到现在的多层螺旋 CT、双源 CT，CT 的应用性能和领域得到快速拓展，能获得优良的二维图像和三维图像，能显示心脏、大血管的形态和空间关系，现已广泛应用于心血管检查。

先天性心脏病患者年龄一般较小，心率较快，因此 CT 检查技术不同于常规心血管成像。

1. 扫描方式的选择　扫描方式因年龄而异。对于 0～5 岁不能配合检查的患儿，不进行心率控

制，在镇静状态下、平静呼吸状态下进行扫描。大于 5 岁、能够配合检查的患者，扫描前进行屏气训练，屏气状态下扫描，因为复杂型先心病常合并心外大血管、内脏的畸形，所以扫描范围大，应从胸廓入口至左膈面下。对于复杂畸形需了解内脏心房位者还应该包括上腹部脏器，以便做节段分析。因先天性心脏病患者大多年龄较小，因此可采用低电压（80 ~ 100 kV）、自动管电流调节技术进行扫描。

2. 对比剂　先天性心脏病患者的年龄较小、体重较轻，血流动力学复杂，因此对比剂总量不宜过大。对比剂总量取决于患者的体重与心率。一般采用非离子型对比剂，总量以 1.2 ~ 2mL/kg 计算，注射速率为 2.0 ~ 3.0mL/s。

3. 扫描延迟时间　一般采用对比剂跟踪技术自动触发扫描，即在主动脉弓或降主动脉平面，以100 ~ 150Hu 为阈值，当 CT 值达到所设阈值时自动触发扫描。也可依据经验确定延迟时间：1 岁以内、1 ~ 2 岁、2 岁以上延迟时间分别为 8 ~ 10s、11 ~ 14s、15 ~ 18s；若经足背静脉注入对比剂，则在上述基础上再延迟 2 ~ 4s。对于临床怀疑有左、右心房或三尖瓣病变的患者，在心脏范围内再加扫第二期，延迟时间为 35 ~ 45s。

4. 图像重建及后处理　使用心电门控扫描患者，选择心动周期中图像质量最好的时相重建图像。螺旋扫描者直接进行图像重建。重建层厚 0.75 ~ 1.0 mm，重建间隔 0.75 ~ 1.0 mm。将图像进行多平面重组（multiple planar reformation，MPR）、最大密度投影（maximum intensity projection，MIP）、容积再现技术（volume rendered technique，VRT）等后处理。

二、CT 在复杂先天性心脏病诊断中的应用

复杂型先天性心脏病是婴幼儿心脏疾患中较严重的一类疾病，常合并有多种心内和心外大血管畸形，多项研究表明 CT 在心内结构的评价上逊于超声心动图，但在心外畸形的显示上更有优势。

（一）MSCT 先天性心脏病节段分析

先天性心脏病的诊断目前国际上采用心脏节段分析法，即将心脏分为心房、心室、动脉干三个节段，节段间连接可参照电子束 CT 节段分析法：①内脏 – 心房连接，MSCT 能准确显示胸、腹腔脏器的位置；对于发育正常的心房位置通过心耳的形态能较正确地判断，而对于发育不全的心房位置判断有一定困难；②房 – 室连接，MSCT 通过显示左、右心室的肌小梁能较正确判断心室的位置，因此对房 – 室连接判断的准确性受心房位置判断正确与否的影响；③心室 – 大动脉连接，MSCT 能准确判断主动脉和肺动脉，因此对心室 – 大动脉连接的判断较准确，能诊断心室双出口、大动脉转位、心室单出口等畸形。

（二）复杂先天性心脏病的 CT 诊断

1. 主动脉缩窄　主动脉缩窄分为单纯型和复杂型，前者多见，缩窄部位位于峡部，动脉导管已闭锁，不合并其他畸形；后者少见，常合并动脉导管未闭、主动脉弓发育不全等畸形。MSCT 能显示主动脉缩窄的部位、程度、形态及范围，并能显示缩窄远近端主动脉状况或主动脉弓发育不良，以及头臂动脉有无受累。复杂型主动脉缩窄时，能同时显示动脉导管未闭，并能测量动脉导管的大小及动脉导管与缩窄处的关系，从而判断是导管前型还是导管后型。MSCT 还能显示侧支循环来源及其程度，具体 CT 表现如下（图 1–2–18）。

（1）主动脉管腔狭窄：是主动脉缩窄最重要的特征，以局限性狭窄较多，也可为节段性狭窄，狭窄后主动脉管腔常扩张，严重时可形成动脉瘤。

（2）侧支循环：狭窄程度越重者侧支血管越多，增粗越明显，如锁骨下 – 内乳 – 肋间动脉系统、

椎动脉系统、颈动脉 – 肩胛外侧动脉系统等。

（3）合并其他畸形：如动脉导管未闭、室间隔缺损、主动脉夹层等多种心内外畸形。

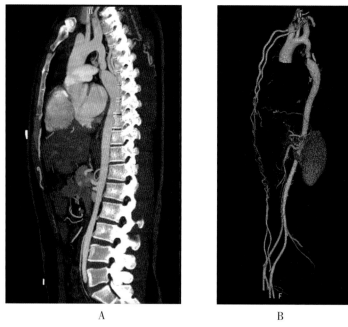

图 1-2-18 主动脉缩窄

A 图（MIP）、B 图（VR）显示主动脉降部节段性缩窄（箭头），缩窄远端降主动脉扩张，并可见双侧乳内动脉增粗。

2. **主动脉弓离断** 是指升主动脉与降主动脉连续性中断，根据离断部位不同分为三型。CT 表现如下（图 1-2-19）。

（1）主动脉弓与降主动脉连续性中断，可见升主动脉向上发出头臂动脉，无主动脉弓，根据三支血管的分布能判断主动脉弓离断的部位。

（2）CT 能同时显示动脉导管未闭、室间隔缺损、大动脉转位等其他并存畸形。

（3）能显示类似主动脉缩窄的丰富的侧支循环。

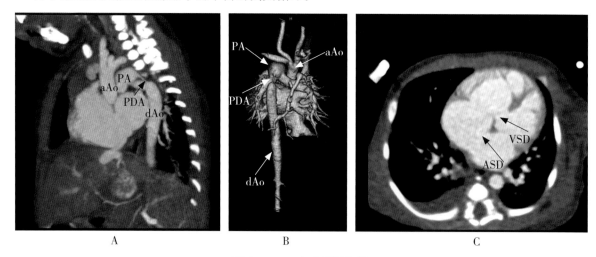

图 1-2-19 主动脉弓离断

A 图（MIP）、B 图（VR）显示主动脉弓降部闭锁，主动脉弓前部发出三大分支，降主动脉（dAo）与肺动脉（PA）通过动脉导管（PDA）相连；C 图（MPR）可见房间隔缺损（ASD）及室间隔缺损（VSD）。

3. **先天性血管环** 是少见的先天性心血管畸形。其 CT 表现如下。

（1）左位主动脉弓伴迷走右锁骨下动脉（图1-2-20）：主动脉弓位于左侧，右锁骨下动脉大多起源于降主动脉，向右走行至气管、食管后方。

（2）双主动脉弓：左、右侧均见主动脉弓，大多以右弓为主，少数以左弓为主，极少数左右弓大小相等，共同与降主动脉延续，降主动脉大多位于左侧，也可位于右侧或中间，双主动脉弓常在血管环压迫气管和食管。CT能测量主动脉弓的大小。

（3）右位主动脉弓伴迷走左锁骨下动脉（图1-2-21）：主动脉弓位于右侧，降主动脉位于左侧，左锁骨下动脉起源于降主动脉，并在食管后方向左走行，有时左锁骨下动脉起始部可见局限性膨大，称为Kommerell's憩室。

（4）肺动脉吊带（图1-2-22）：左肺动脉起自右肺动脉近段，走向于气管后方、食管前方。常对气管、食管造成压迫、变窄。CT能清楚、直观地显示肺动脉及异常血管的走行，能清晰显示气管、食管的受压程度，还能显示气管的发育畸形（气管性支气管、支气管桥、支气管狭窄、主支气管延长等）。

（5）能同时显示伴随的其他心脏异常，如室间隔缺损、房间隔缺损、动脉导管未闭等。

（6）能显示血管环与周围结构的关系，如压迫邻近气管、食管，还能显示合并的其他气管畸形，如气管性支气管、支气管桥、支气管狭窄、食管闭锁伴气管食管瘘等。

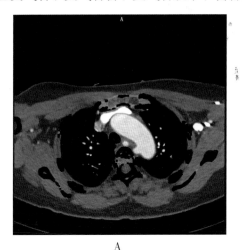
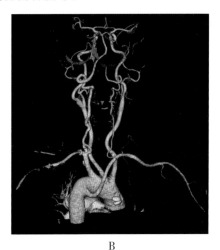

A　　　　　　　　　　　　　　　　　　　　B

图1-2-20　左位主动脉弓伴迷走右锁骨下动脉

轴位图像（A图）显示主动脉弓为左位，迷走右锁骨下动脉（箭头）起源于主动脉弓后部右缘，走行于气管后方，VR（B图）立体、直观地显示了迷走右锁骨下动脉的走行。

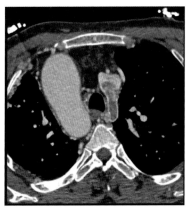
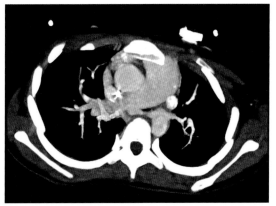

图1-2-21　右位主动脉弓　　　　　　　**图1-2-22　肺动脉吊带**

4. 完全性肺静脉异位引流和三房心

（1）完全性肺静脉异位引流（total anomalous pulmonary venous drainage，TAPVC）（图 1-2-23）是指全部肺静脉未直接引流入左心房，而是直接或间接经体静脉引流入右心系统。根据畸形肺静脉引流部位又分为心上型、心内型、心下型及混合型。CT 通过多种后处理方法可显示畸形血管的走行及引流部位。

1）心上型：全部肺静脉连接于无名静脉或上腔静脉。

2）心内型：全部肺静脉直接引流入冠状静脉窦或右心房。

3）心下型：全部肺静脉连接至下腔静脉、门静脉或肝静脉。

4）混合型：为以上 2 种或 2 种以上引流畸形的组合。

5）右心房可明显增大。可显示合并的其他畸形，如房间隔缺损除、动脉导管未闭、肺动脉高压、支气管发育异常等。

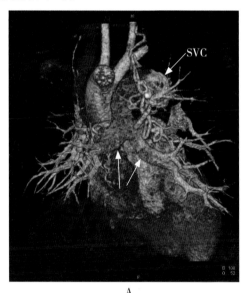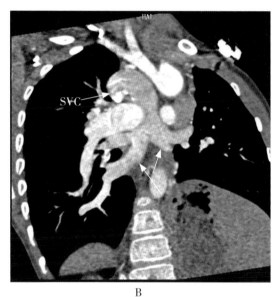

图 1-2-23　完全性肺静脉异位引流

VR（A 图）及 MPR（B 图）显示左、右肺静脉（箭头）引流入上腔静脉（SVC）。

（2）三房心：是一种罕见的先天性心脏病，包括左侧三房心和右侧三房心，右侧三房心极为罕见，典型的三房心一般指左位三房心，其 CT 表现如下。

1）完全性三房心：可见心房内异常隔膜将心房分为两个腔，左、右肺静脉均引流入远心端的副房，近心端的真房与二尖瓣相连，左心耳及二尖瓣均位于真房（固有心房）内，出现副房大、真房小的特征性表现。房间隔缺损是三房心常见并发畸形，真房与副房之间通过隔膜孔相通，可见对比剂流通。

2）不完全性三房心：心房内异常隔膜将心房分隔为真、副两腔，部分肺静脉通过交通口与真房连接，部分肺静脉通过交通口与副房连接。

3）心房内异常隔膜可有钙化。

4）左心房可有不同程度的增大，肺静脉、肺动脉可增宽。

5）可发现合并的其他心脏畸形，如房间隔缺损、室间隔缺损、部分型或完全性肺静脉异位引流、动脉导管未闭、大动脉转位、法洛四联症、心脾综合征等。

（3）肺静脉异位引流与三房心的鉴别诊断。

在 CT 诊断中易将心内型肺静脉异位引流与三房心混淆，两者可以从以下几个方面进行鉴别：

1）三房心的真房与副房之间的隔膜于横轴面图像上呈前后关系，而完全性肺静脉异位引流（通过冠状静脉窦汇入右心房者）一般呈上下关系。

2）三房心的真房与左右肺静脉一般呈典型的"螃蟹"样结构，而完全性肺静脉异位引流一般是肺静脉汇成一共同肺静脉干。

3）三房心的真房一般与副房有直接交通，而完全性肺静脉异位引流一般是通过静脉干直接汇入右心房或直接与冠状静脉窦相连。

5. 法洛四联症　是最常见的发绀型先天性心脏病。CT 表现如下（图 1-2-24）。

（1）肺动脉狭窄：可显示狭窄的部位（肺动脉干、左右肺动脉、右室流出道、肺动脉瓣下）并测量其狭窄程度，评价肺动脉分支的发育情况，可准确测量 McGoon 指数。

（2）室间隔缺损：表现为室间隔连续性中断，能显示室间隔缺损部位（膜部、肌部），但对于缺损较小（< 2mm）的室间隔缺损 CT 仍有局限性。

（3）主动脉骑跨和右心室肥厚：能显示主动脉扩张并骑跨于室间隔缺损之上，能显示主动脉骑跨的程度，右心室室壁增厚。

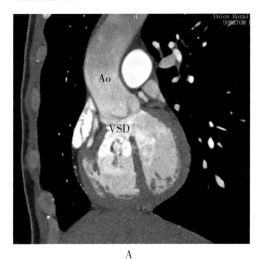
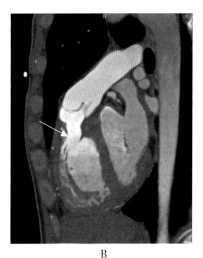

A　　　　　　　　　　　　　　　　B

图 1-2-24　法洛四联症

A 图示主动脉骑跨于室间隔缺损之上，B 图箭头处示右室流出道狭窄。

6. 肺动脉闭锁合并室间隔缺损　是一种少见的发绀型先天性心脏病。其主要 CT 表现如下（图 1-2-25）。

（1）肺动脉与心脏无解剖学连接，表现为主肺动脉干缺如、肺动脉瓣闭锁或流出道闭锁，伴远端肺动脉发育异常，残余的肺动脉存在不同程度的发育不良、狭窄或狭窄后扩张。CT 能显示闭锁的方式、残留血管的形态，能准确测量肺动脉闭锁的长度。对于存在左右肺动脉的患者，可测量 McGoon 指数、Nakata 比值。

（2）主动脉瓣下室间隔缺损：室间隔部分缺如，两侧心室间可见对比剂流通，主动脉大多有扩张且骑跨于室间隔缺损之上。

（3）右心室不同程度的增大，室壁肥厚。

（4）显示体循环向肺循环的供血血管［体肺循环侧支血管（major aorta-pulmonary collateral arteries，MAPCAs）］：侧支血管主要来源于主动脉、肋间动脉、乳内动脉等，能显示侧支血管及其与周围结构如气管、支气管及食管的关系。

（5）显示其他的并发畸形，如右位主动脉弓及右位降主动脉，头臂动脉发育异常，动脉导管未闭等。

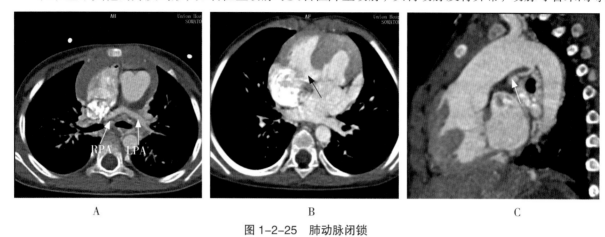

图 1-2-25 肺动脉闭锁

A. 显示肺动脉主干缺如，左、右肺动脉汇合部呈盲断，肺动脉细小，纵隔内见多发迂曲的侧支血管；
B. 显示室间隔缺损（箭头）；C. 显示未闭的动脉导管（箭头）。

7. 心室双出口 是一种复杂的发绀型先天性心脏病，包括左心室双出口与右心室双出口，其中左心室双出口罕见。心室双出口（图 1-2-26）是指主动脉和肺动脉均起源于形态学左心室或右心室，或一支大动脉完全起源于左心室或右心室，另一大动脉 50% 以上起源于左心室或右心室并骑跨于两心室之上，常合并多种心内畸形。其 CT 表现：

（1）可见主动脉、肺动脉均起源于左或右心室，或一支大动脉完全起源于左或右心室，另一支大动脉 50% 以上起源于左或右心室并骑跨于两心室之上，CT 能显示两组半月瓣的形态，能观察是否有肌性圆锥组织，能判断骑跨率；能显示主动脉于肺动脉的排列关系。

（2）两心室之间可见室间隔缺损，并能清晰显示室间隔缺损的部位（主动脉瓣下、肺动脉瓣下、双动脉瓣下、远离两大动脉型）；位于肺动脉瓣下的室间隔缺损，如同时合并肺动脉狭窄，属于 Taussig-Bing 畸形。

（3）可有肺动脉狭窄，能显示肺动脉狭窄的部位及狭窄程度，狭窄远端肺动脉可扩张。

（4）能显示合并的其他畸形，如冠状动脉起源及走行异常、双上腔静脉、房间隔缺损、动脉导管未闭、肺静脉异位引流、心内膜垫缺损等。

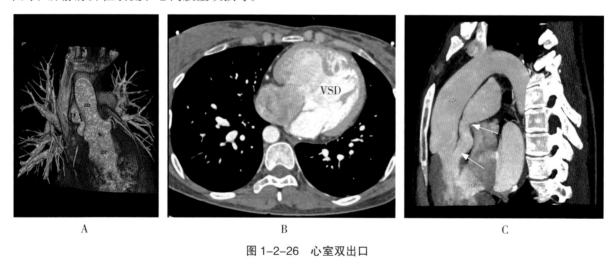

图 1-2-26 心室双出口

A 图（VR）、B 图（MIP）显示主动脉（AO）、主肺动脉（PA）均开口于右心室（RV），并有肺动脉瓣及瓣下、肺动脉起始部狭窄（粗箭）；C 图（MIP）显示较大的室间隔缺损。

8. 完全性大动脉转位（complete transposition of the great arteries，CTGA）（图 1-2-27）　是一种发绀型先天性心脏病，主要表现为心室与大动脉连接不一致，而房室连接一致，从而使体循环和肺循环失去正常循环互交的生理特点。Bharati 将 CTGA 进行如下分类。①单纯性 CTGA：A. 伴室间隔完整；B. 伴室间隔缺损；C. 伴肺动脉狭窄；②CTGA 伴共同心室或单心室；③CTGA 伴房室瓣异常：A. 伴三尖瓣狭窄或闭锁；B. 伴二尖瓣狭窄或闭锁；C. 伴共同房室孔；④CTGA 伴半月瓣异常：A. 伴肺动脉闭锁；B. 伴主动脉闭锁。其中：①属于单纯性完全性大动脉转位畸形；②③④属于复合性完全性大动脉转位畸形。CT 的主要优势在于对大动脉位置关系的判断以冠状动脉的显示较准确，优于超声，而超声在评价心内畸形方面较 CT 优越。CT 表现如下。

（1）主动脉与右心室相连，肺动脉与左心室相连，心房及心室位置正常；横断位可见升主动脉位于右前方，肺动脉位于左后方。

（2）对于不同类型的 CTGA 可见其相应伴随畸形，如室间隔缺损、肺动脉狭窄、单心室、肺动脉或主动脉闭锁等。

（3）左心室可增大，可合并房间隔缺损、动脉导管未闭、左室流出道狭窄等。

（4）显示冠状动脉异常，如左冠状动脉起自右窦，右冠状动脉起自左窦、单支冠状动脉等。

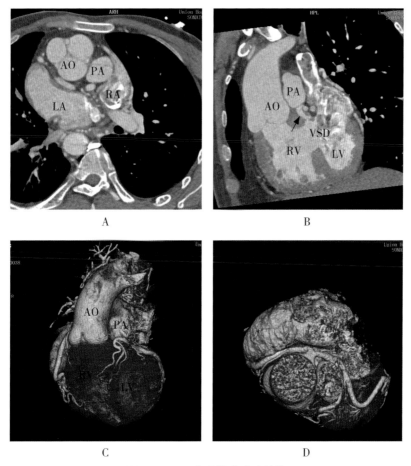

图 1-2-27　完全性大动脉转位

A 图（MPR）显示心房反位，左心房（LA）位于右侧，右心房（RA）位于左侧，升主动脉位于右前方，肺动脉位于左后方；B 图（MPR）、C 图（VR）显示心室正位，主动脉（AO）与右心室相连，肺动脉（PA）与左心室（LV）相连，室间隔缺损（VSD），并有右室流出道狭窄（箭头）；D 图（VR）显示单支冠状动脉畸形。

9. 永存动脉干　永存动脉干（图1-2-28）是一种罕见的严重心脏畸形，以心脏仅发出单一动脉干并由动脉干发出冠状动脉、肺动脉与主动脉，以及仅有一组动脉瓣为特征。Van Praagh 将永存动脉干按照有室间隔缺损和无室间隔缺损分为 A、B 两大类，然后再按照如下标准分为四型：Ⅰ型是由动脉干发出短的肺动脉干并分为左右肺动脉；Ⅱ型不存在肺动脉干，左、右肺动脉分别从动脉干发出；Ⅲ型不存在肺动脉干，一侧肺动脉起自动脉干，另一侧肺动脉从主动脉弓降部发出，相当于永存动脉干伴一侧肺动脉闭锁；Ⅳ型为永存动脉干伴主动脉弓发育不良，如狭窄、闭锁、离断。由于无室间隔缺损的永存动脉干极为罕见，故一般所指的永存动脉干均为合并室间隔缺损型。

CT 能较准确地判断肺动脉的起源位置，确定其类型，并能同时显示其他并存的畸形，其 CT 表现：

（1）心底部发出一支大的动脉干，动脉干较宽大。

（2）常伴有大的室间隔缺损。

（3）肺动脉干常骑跨于室间隔缺损之上。两心室常增大，可有右室流出道狭窄。

（4）可良好显示肺动脉的起源，借此可进行永存动脉干的分型。

（5）可显示合并的其他畸形，如房间隔缺损、主动脉异位、冠状动脉起源、走行异常、左上腔、体静脉异位引流等。

（6）纵隔内常见迂曲扩张的侧支血管。

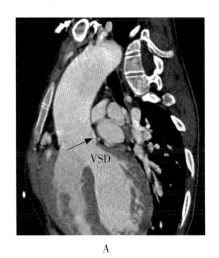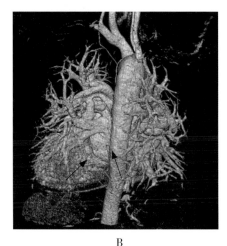

A   B

图 1-2-28　永存动脉干

A 图（MRP）显示动脉干（箭头）骑跨于室间隔缺损之上，未见肺动脉干；B 图（VR）显示双侧肺动脉分支（箭头）来源于降主动脉。

10. 冠状动脉畸形（coronary artery anomolies，CAA）　被定义为冠状动脉的起始、走行或终止异常，绝大多数 CAA 不影响冠状动脉血流，无临床意义，称为良性 CAA，少数具有潜在危险性，称为恶性 CAA。Yamanaka 等将冠状动脉起源于肺动脉、冠状动脉起自对侧冠状窦（左冠起自右冠窦、右冠起自左冠窦）或单支冠状动脉畸形且近段走行于主动脉与肺动脉间、多发或较大的冠状动脉瘘归为恶性冠状动脉畸形。

（1）良性 CAA。

左主干缺如（图1-2-29）：无左主干，前降支、回旋支分别独立起自左冠状窦。

冠状动脉异常开口于主动脉窦外（图1-2-30）：如左、右冠高位开口于冠状窦上方的升主动脉。

回旋支缺如（图1-2-31）：无回旋支，右冠常较粗大，其远端分支走行于左房室沟。

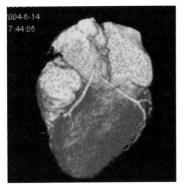

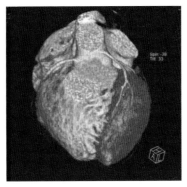

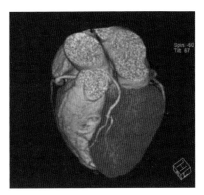

图 1-2-29　左主干缺如　　　　　图 1-2-30　左主干高位开口　　　　图 1-2-31　回旋支缺如
于左冠状窦上方

（2）恶性 CAA。

冠状动脉异常起源于不相应的冠状窦（图 1-2-32、图 1-2-33）：CT 可见冠状动脉起自对侧冠状窦，开口多呈裂隙状，且其近心端与冠状窦切线常呈锐角，近段走行于主、肺动脉间，以远冠状动脉走行于正常位置。

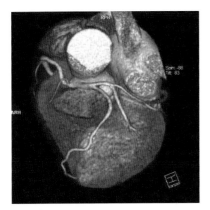

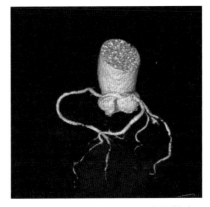

图 1-2-32　左主干开口于右冠状窦　　　　　图 1-2-33　右冠开口于左冠状窦

冠状动脉异常起源于肺动脉（图 1-2-34）：以左冠状动脉异常起源于肺动脉最为常见，又称为 Bland-White-Garland 综合征。左主干起自肺动脉，最常见起始于肺动脉左窦后方，左、右冠状动脉间可见增粗、迂曲的侧支血管影，主要位于室间隔心肌内和右心室游离壁表面，右冠状动脉管腔可扩张，且管腔扩张程度随年龄增长有增重的趋势；右冠状动脉起始及走行正常。

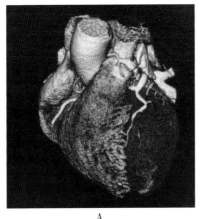

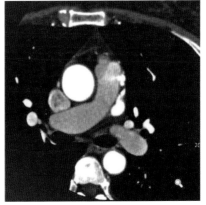

A　　　　　　　　　　　　　　　　B

图 1-2-34　前降支 - 肺动脉瘘

　　大的冠状动脉瘘（图1-2-35、图1-2-36）：指冠状动脉主干或/和其分支与某一血管或心腔间存在异常通道，如冠状动脉肺动脉瘘、冠状动脉右心瘘，CT可见冠状动脉与相应瘘口部位相通，瘘支动脉增宽、迂曲，可表现为血管丛样，可合动脉瘤、心包积液等，可有瘘支动脉供血区域的室壁变薄，甚至动脉瘤形成。

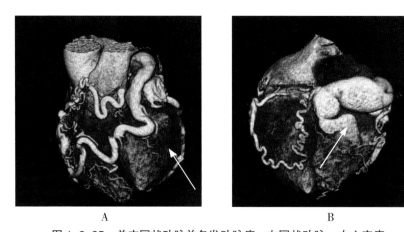

图1-2-35　单支冠状动脉并多发动脉瘤，左冠状动脉-右心室瘘

显示冠状动脉为单支，管腔迂曲、增宽，局部呈瘤样扩张，远端与右心室相通（箭头）。

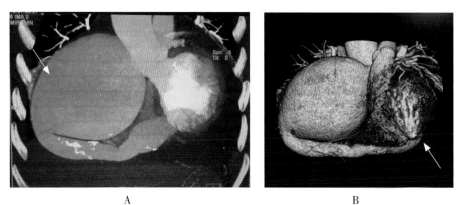

图1-2-36　右冠-左心室瘘，右冠扩张并冠状动脉瘤形成

显示右冠明显扩张，近段成瘤样扩张（图A箭），远端与左心室相通（图B箭）。

　　单支冠状动脉（single coronary artery，SCA）（图1-2-37）：一种罕见的先天性冠状动脉畸形，是指冠状动脉以单一开口起源为整个心脏提供血液供应。根据其起源位置及分支的解剖学分布进行以下分型：Ⅰ型，SCA远段延续为对侧冠状动脉；Ⅱ型，SCA起源后发出较大分支经大动脉根部至对侧冠状动脉分布区域，并根据该分支走行于右心室圆锥部或肺动脉前（ⅡA）、主动脉和肺动脉之间（ⅡB）或主动脉根后部（ⅡP）；Ⅲ型，SCA起源于右窦，回旋支及前降支分别经主动脉后方及前方走行。其中Ⅰ型和Ⅱ型根据起源于左冠窦或右冠窦分为L和R亚型。其CT表现：缺失的冠状动脉相应冠状窦无血管发出，无血管残端，窦壁光滑；Ⅰ型走形基本固定，均为远段延续为对侧冠状动脉，LⅠ型多见，回旋支末梢血管靠近右冠窦；Ⅱ型走形相对复杂，穿越或绕过肺动脉后血管走形位置不固定，可以延续为冠状动脉主干，亦可以延续为冠状动脉主干的分支之一。

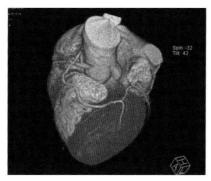

图 1-2-37 单支冠状动脉畸形

VRT 示单支冠状动脉起自主动脉右冠状窦，右冠主干沿正常走行分布，右冠起始部发出较大分支，跨肺动脉圆锥及右室流出道前方分布。诊断为 RⅡA 型单支冠状动脉。

（3）心肌桥 - 壁冠状动脉（图 1-2-38）。冠状动脉的某一段或其分支的一段走行于心肌纤维中，并被心肌纤维所覆盖，该部分冠状动脉称为壁冠状动脉，该心肌纤维称为心肌桥，最常见于前降支。其 CT 表现：

浅表型壁冠状动脉位于心肌表面，走行不自然，未完全为心肌包绕，但与心肌不可分，部分为心肌包绕。

深在型壁冠状动脉可清楚显示壁冠状动脉完全节段性走行于心肌内，其上方可见心肌组织覆盖，CT 能清晰显示壁冠状动脉的长度、心肌桥的厚度，以及收缩期壁冠状动脉有无受压及其受压狭窄程度。

壁冠状动脉远端与正常冠状动脉交界处常成角改变，壁冠状动脉远端常合并冠状动脉粥样硬化，能显示钙化斑块及非钙化斑块。

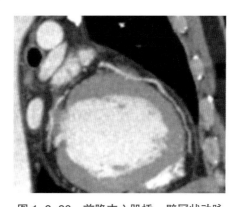

图 1-2-38 前降支心肌桥 - 壁冠状动脉

前降支走行于心肌内，可见覆盖在上方的心肌桥（箭头）。

第六节　MRI 在复杂先天性心脏病诊断中的应用

MRI 以其多序列、多参数、多方位，且无创及无电离辐射等诸多优点，成为复杂先天性心脏病诊断的优选方法之一。

磁共振成像应用于心脏大血管检查的优势在于：①心肌和血管壁组织与血流的信号间存在良好的对比，而无须任何对比剂。在自旋回波序列，血流的流空效应呈黑信号；而在梯度回波序列，流动的血液产生高信号。MRI 能清晰地显示心内膜、瓣膜、心肌、心包及心包外脂肪。② MRI 检查为无创性检查，有较高的安全性。③ MRI 可三维成像，亦可进行任意平面断层扫描并重复显示心脏大血管的解剖结构，并可以定量测量心脏体积和重量。在显示复杂的结构异常时，MRI 较二维超声心动图和心血管造影更具优势。④ MRI 可动态显示心脏收缩和舒张的运动包括心脏瓣膜运动、血流动力学和心肌收缩率等，可对心功能进行更加全面而准确的评估，如测定收缩期及舒张期容积、射血分数及每搏量等，磁共振血流定量技术可测定血流速度和血流量。

一站式心脏 MRI 成像即一次检查可反映解剖和形态学的改变及心功能分析和血流动力学变化情况。MRI 可直接显示房、室间隔的缺损，主动脉骑跨、转位、缩窄和是否离断，大血管位置和连接异常，肺动脉发育情况及 PDA 的显示，同时显示心腔的大小和心壁的厚度的改变。MRI 可显示血液的异常分流和反流信号、瓣膜病变及解剖和功能房室之间的关系等复杂畸形。

一、复杂先天性心脏病 MRI 检查相关解剖生理特点

复杂先天性心脏病患者大多为婴幼儿，在行 MRI 检查时需在麻醉或镇静状态下进行。MRI 检查相关解剖生理特点包括三个方面：心脏大血管功能解剖成像平面、心脏运动的制动与同步、呼吸运动的控制与补偿。

1. 心脏大血管功能解剖成像平面　心脏在胸腔的位置几乎因人而异，除了使用躯体标准正交轴平面即横轴位、冠状位和矢状位进行断层成像显示外，为了对心脏有一个统一的解剖描述，美国心脏协会（AHA）在 2002 年对心脏的断层解剖成像命名进行了统一，这种断层解剖成像和命名方式能准确显示各种重要的解剖标记，并采用统一的心肌节段命名方式，在遵循惯例和现存标准的前提下，使其适用于超声、核医学、CT 和 MRI 等不同的影像设备。临床实践中常规采用左室长轴位、四腔位、短轴位、三腔心位（左室流入、流出道位）、主动脉瓣位、主动脉弓位、肺动脉瓣位及肺、静脉位等显示各相关的腔室及大血管，使获得的心脏断层图像与 AHA 推荐标准更加接近。统一标准定位方式在同一个体之间重复性更好，不同个体之间可比性好，有利于不同疾病状态下建立统一判断标准。

2. 心脏运动的制动与同步　心脏的显著特征是周期性运动，这种运动的周期性体现为心电活动的节律性，成像过程中心脏运动主要通过心电门控实现同步控制。心电门控的信号包括心电（ECG）、心电向量（VCG）和指端脉搏（PG）三种。检查心电门控或指端脉搏门控是否安装好，符合检查需要，选择适当的触发延迟时间（TD），使采集窗落在收缩末期或舒张中期，以相对冻结心脏运动及减少大血管搏动和血流伪影。同步控制方式包括前瞻性和回顾性两种，前者指在 QRS 触发的预定时间点采集指定的数据进行成像，后者只在多个心动周期内非选择性连续采集数据，通过数据与 QRS 波的时间关系重新对数据排序筛选并形成图像。前者控制和处理简单，但容易受心律不齐的影响而降低图像质量；后者可以降低心律不齐对图像质量的影响，但高场条件下射频特异吸收率（SAR）升高。

另外心脏周期性节律运动的制动方法是分段 K 空间采集，即假定每个心动周期相同延迟时间的心脏位置和形态是完全一致的，将相位编码数划分为若干部分，每个部分在不同心动周期的相同延迟时间完成采集这样若干次参采集的总和构成一个完整的 K 空间并形成图像。这种分段 K 空间方式有效解决了心脏运动的同步控制，其缺点也是很明显的，即必须满足每个心动周期相同延迟时间的心脏位置和形态是完全一致的前提条件，心律不齐是导致分段 K 空间采集图像运动伪影的主要原因，因而心律不齐患者不是心脏 MRI 检查的适应证。

根据心脏相位运动特点，可将心脏成像方式划分为单相位成像和电影成像两种方式。电影成像利用分段 K 空间方式完成心动周期内若干个连续的单相位，连续播放后形成类似电影的成像效果，用于评价心脏的功能，显示分流和反流等血流的变化、瓣膜病变及解剖和功能房室的判别。对于复杂先天

性心脏病患儿以多方位多层电影为主要成像手段。

3. 呼吸运动的控制与补偿　心脏位于膈肌上方，随呼吸而上下运动，进行心脏成像不仅要控制心脏自身的运动，还需要控制呼吸运动。目前控制呼吸运动的方式有两种：屏气扫描和呼吸导航回波触发扫描。人体可以耐受的屏气时间一般小于20 s，相当于24次心跳的时间，屏气扫描可以选择呼气末屏气或吸气末屏气，以最大程度保持膈肌位置的恒定。复杂先天性心脏病患儿采用自由呼吸状态下采集图像，因婴幼儿呼吸动度较浅，加之采用单激发序列，相对冻结呼吸运动，可获得具有较高诊断价值的图像。

二、复杂先天性心脏病 MRI 常规检查采用的基本脉冲序列及产生的组织对比

心脏大血管 MRI 检查的脉冲序列更多的以其功能而非组织对比划分，主要是黑血对比和亮血对比两种方式，分别以显示组织信号特征与解剖形态和心脏运动功能为目的。

1. 黑血对比成像　黑血对比主要通过流空效应或者施加双反转脉冲消除感兴趣区的血流信号，以突出显示心肌及周围结构，对心肌和心包病变的诊断有十分重要的作用。常规 SE/FSE 序列利用血液流空效应和空间预饱和技术，可以达到血流抑制的效果，但是这些序列对呼吸或心跳的运动补偿不充分，血流不充分，容易产生伪影，已经被双反转 FSE（DIR-FSE）序列代替。

2. 亮血对比成像　亮血对比指在不使用造影剂的前提下实现血流的高信号对比，从而实现对心腔和血管腔的显示，可以单相位成像以显示形态，也可以电影成像方式显示心脏的运动功能。亮血序列主要是梯度回波序列，以平衡稳态自由进动梯度回波（balance steady state free procession，balance-SSFP）为主要序列，不同厂商对 balance-SSFP 命名不同，GE、SIEMENS、PHILIPS 分别称其为 FIESTA、true-FISP、balance-FFE，一般的梯度回波通过在频率编码梯度施加相位重聚梯度血流复相形成高信号，而 Balance-SSFP 序列在 X、Y、Z 三个方向均施加相位重聚梯度，并保持纵向和横向磁化矢量恒定，从而实现信号的稳态。

三、心脏 MRI 功能分析要点

心脏是功能器官，功能成像分析是其必需的检查内容。用于心脏 MRI 功能成像的脉冲序列主要是亮血对比序列，包括梯度回波电影成像序列和梯度回波心肌标记电影成像序列。成像方位多采用短轴位，等层厚等间距采集图像。采集获得的短轴位电影图像可进行心功能分析处理，包括左心功能和右心功能，由于左心更容易受疾病影响，对于左心功能的研究比较全面。左室全心功能指左室的泵功能，由心肌的收缩力和负荷状态决定，并遵从左室压力 - 容积曲线关系。MRI 能直接测量的功能参数包括射血分数（EF）、每搏量（SV）、收缩末容积、舒张末容积、左室充盈率与排空率、心肌质量。MRI 测量全心功能和心肌局部功能被认为是新的金标准，因为 MRI 评价心功能不需要基于任何几何形态的假设，可以提供心动周期内的三维信息，测量数据更加精确。

四、复杂先天性心脏病心脏大血管 CE-MRA 成像

对比增强磁共振血管成像（CE-MRA）为复杂先天性心脏病 MR 诊断提供了又一行之有效的影像学方法。为获得较高 CE-MRA，使用三维扰向 GRE T1W 序列，结合心脏大血管解剖特征，采用屏气扫描（如为婴幼儿，则自由呼吸状态下实施），遵循 CE-MRA 成像原则使造影剂在靶血管中达到峰值浓度时进行采样，同时选择合理的重建方式显示靶血管。

时间分辨率增强 MRA，又称为动态 CE-MRA，充分利用 K 空间中心部分决定图像组织对比的特性，

将 K 空间中心部分随时间顺序重复采集 N 个时相，将 K 空间周围部分分配到不同时相采集，并利用 K 空间减影技术，达到类似 DSA 血管造影的显示效果，弥补了常规 3D CE-MRA 只能静态显示血管形态的不足，对一些复杂先天性心脏病、大血管畸形及动静脉瘘的诊断具有很高的诊断价值。

五、复杂先天性心脏病 MRI 的检查要点和诊断价值

（一）先天性心脏、大血管位置和连接异常

1. 镜面右位心　指全内脏转位，犹如照镜子一样，全部组织器官反转。这时除心尖指向右以外，胃与脾从左转向右，肝右叶在左，肺的左右叶也相反。这类变异多无症状，但其并发心内畸形较正常位心脏者多。

2. 左旋心和右旋心　当心尖指向左侧，其他内脏转位，如胃泡在右侧，肝右叶在左，而脾脏在右，则为左旋心。如心尖指向右，而其他内脏不转位，胃泡、肝脾均在正常位置，称右旋心。上述情况多伴有其他心脏异常。

3. 右位主动脉弓　正常人左位主动脉弓，右位主动脉弓与之相反并按降主动脉位置分为两型，降主动脉在脊柱右侧者为Ⅰ型，在左侧者为Ⅱ型。Ⅰ型者多伴其他先天性心脏畸形，而Ⅱ型者多无异常。

4. 迷走右锁骨下动脉　主动脉弓及其主要分支的三大主要变异包括：迷走右锁骨下动脉、右位主动脉弓伴镜面分支和右位主动脉弓伴迷走左锁骨下动脉。迷走右锁骨下动脉是最常见的主动脉弓畸形，发病率约在 1/200。

5. 肺静脉异位引流　肺静脉完全性异位引流时，四条肺静脉汇合后连接到某一体循环，分心上型与心下型。按发生率排列，心上型连接到左上腔静脉、冠状窦、右上腔静脉、右心房或奇静脉。心下型则从汇合部有一血管经食管裂孔进入腹腔，止于门静脉或它的分支。由于连接部常有狭窄，使静脉血流受阻。

完全畸形连接必须有房室交通，肺静脉血才能进入左心，如房间隔缺损或卵圆孔未闭。因此，代偿情况取决于房室交通的血量、肺血管床的情况及有无肺静脉阻塞。交通量大则氧含量也大；肺血管阻力高则右心肥厚，使肺循环量少，氧合力差；肺静脉无阻塞则循环较好。以上变化决定临床情况，轻者与房间隔缺损相似，但有发绀，重者多在 1 年内死亡，有呼吸困难、心衰、呼吸道感染、肺水肿等表现。

6. 腔静脉异位引流　上腔静脉的先天畸形分位置畸形与引流异常两类，前者常见，为左上腔静脉引流入冠状窦，然后入右心房，后者多是左上腔静脉接到左心房。常同时有正常右上腔静脉，右上腔静脉直接到左心房是很少见的。下腔静脉畸形主要是与左心房连接，也常有奇静脉将部分下腔静脉血引至上腔静脉。

单独腔静脉畸形连接到左心房是少见的，常合并其他畸形。

临床上在出生后就有发绀，其他症状很轻或无。

MRI 表现：对上述先天性心脏病、大血管位置和连接异常，MRI 应作为首选检查方法，MRI 检查以形态学平扫（亮血技术为主，黑血技术为辅）和功能电影为主要检查序列，CE-MRA 成像亦具有很高的诊断价值。

（二）先天性心脏病

1. 房间隔缺损　简称房缺，按缺损部位分为第一孔（原发孔）型、第二孔（继发孔）型及其他少见类型。原发孔型缺损位于房间隔下部，常合并心内膜垫缺损，继发孔型位于卵圆窝区域，其他类

型有上腔型或静脉窦型（位于房室隔的上部）、冠状窦型（位于正常冠状窦位置）与下腔静脉型（位于卵圆窝与下腔静脉之间）。缺损的数目通常是 1 个，偶尔可以多个，大小为 1~4cm。但大到可完全缺如则称共心房，小到针孔状。

临床与病理：通常情况血流流向阻力低的方向，正常的右心室壁比左侧薄，容易扩张，所以有缺损时左心房的血优先流过房间隔缺损，构成左向右分流。分流量的多少决定于两个心房的扩张性（顺应性）与缺损的大小。患者可以无症状，形体正常，发育稍小，劳累后有心悸、气促，易患呼吸道感染，无发绀。体检胸骨左缘第 2 肋间收缩期杂音。心力衰竭常出现于 30 岁以后。

MRI 表现：MRI 通常采用四腔位可直接显示房间隔的不连续，对于常见的继发孔型房缺，由于位于卵圆孔区，正常时该处即菲薄而成低信号或无信号，易致假阳性诊断。房间隔缺损的残留边缘常变钝，厚度增加，呈火柴头样。MRI 可清晰显示缺损层面有无左向右分流的血流情况，可用于鉴别真性房缺与卵圆孔未闭。真性房缺时，可见在高信号的血液内，有起自房间隔缺损的低信号血流束，除准确显示其部位外，还能直接显示其大小和分流量。此外 MRI 还可以显示房间隔产生的继发性改变如右心房和右心室的增大、肺动脉的扩张等。

2. 室间隔缺损　简称室缺，根据发生部位分为膜部缺损、肌部缺损及其他类型。根据临床结合病理分为小孔、中孔与大孔型室缺。

临床与病理：室缺的血流动力学异常取决于缺损孔的大小及肺血管的阻力，孔的大小随年龄增大而变小，而肺血管阻力则可随年龄增大而增高。根据血流动力学，可分为以下四组：

（1）小孔室缺。缺损孔直径在 2~8mm，左向右分流量小，肺动脉与右心室压力正常或稍稍升高，故不会引起或只有轻度的功能障碍。

（2）中孔室缺。缺损孔直径在 9~15mm，左向右分流量增多，肺动脉压轻至中度升高，但肺血管阻力在正常范围。此时收缩期与舒张期均有左向右的分流，右心室有容量的过负荷，不过仍以左心室为主。而肺动脉压的升高使右心室增加了压力的过负荷。

（3）大孔室缺。缺损孔较大，在 15~20mm，使肺循环压力升到体循环压力的 75%~100%，右心的压力过负荷明显，加之舒张期也有大量的左向右分流，右心室容量的过负荷也明显，所以右心室肥厚与扩张兼而有之。

（4）双向或右向左分流。肺血管阻力达到或超过体循环阻力，分流方向改变使左心不再有容量负荷，左心室功能相对趋于正常。但右心室却有相当的压力过负荷，即出现艾森门格综合征。

临床上小孔室缺患者无症状，胸骨左缘有全收缩期杂音。大孔室缺有大量左向右分流出现震颤，婴儿期即可有充血性心力衰竭，患者生长及发育差，反复呼吸道感染、多汗、喂养困难、心悸、气促、乏力，至右向左分流时可出现发绀。

MRI 表现：以四腔位显示较佳，可直接显示缺损的部位及左、右心室扩大和心室壁增厚，其诊断 VSD 的正确性达 90% 以上。对于肌部较小的缺损，在收缩期显示较清楚，对合并有肺动脉高压者，显示肺动脉扩张，右心室壁肥厚。MRI 电影可以显示左、右心室间分流。表现为高信号血池中低信号血流束，常有利于发现小的或多发的 VSD 病变，对合并有主动脉瓣脱垂或主动脉瓣关闭不全者，可直接显示心室内反流束及其程度。

MRI 对室间隔缺损中膜部和肌部的缺损显示效果较好，而对于漏斗部的缺损易漏诊，此时需采用左前斜位、心室短轴位及冠状位有助于诊断。MRI 还可进一步显示室间隔缺损的伴随畸形如大血管转位等，较超声心动图更为敏感而直观。

3. 动脉导管未闭 是在胎儿期肺动脉与主动脉的交通血管，出生后不久即闭合，如不闭合，称动脉导管未闭（PDA），它可以单独存在或合并其他畸形，未闭导管长 6 ～ 20mm，宽 2 ～ 10mm，呈管形、漏斗形或窗形。

临床与病理：在整个心动周期，主、肺动脉间都存在压力差，使血不断地从主动脉流向肺动脉，它与动脉导管的阻力及肺血管阻力直接相关，导管口越小、管越长则阻力越大。口越大则阻力低，分流量增大，使左心负荷增加，而右心射血的阻力增加，右心负荷也大，只是左心较右心严重，因为分流的血经肺循环后仍经左心房到左心室，所以左心的容量与压力负荷均增大。导管口更大时，主动脉压直接传至肺动脉，使肺动脉高压及右心压力过负荷。当肺血管阻力高于体循环时，出现右向左为主双向分流，临床出现发绀。患者随分流量大小可无症状，或活动后心悸气促，直至发绀。胸骨左缘第2 肋间可闻及连续性杂音，伴震颤，向颈部传导，脉压大，有周围血管搏动征。

MRI 表现：动脉导管未闭主要表现为主动脉弓降部内下壁与肺动脉起始段上外壁的直接连接。MRI 和 MRI 电影可通过多方位成像准确显示 PDA 呈管形、漏斗形和窗形的表现，并测量导管的内径及长度，狭窄的动脉导管内的高速血流呈现高信号，并能显示血流的喷射方向，从而确定左右分流的类型。MRI 还可显示左心房室扩大，常以左心室壁增厚为主。晚期亦可出现肺动脉高压、右心室腔扩大和右心室壁增厚，进而右心房及腔静脉亦可扩大和扩张。

4. 法洛四联症 由先天性的室间隔缺损、主动脉骑跨、肺动脉狭窄（常为右心室漏斗部狭窄）及以后继发的右心室肥厚组成，在先天性心脏病中占 50%。

临床与病理：法洛四联征中以室间隔缺损与肺动脉狭窄为主，缺损多在膜部，一般较大，达 10 ～ 25mm，肺动脉狭窄使右心室漏斗部肌肉肥厚呈管状或环状狭窄；主动脉向前、右方移位，又因肺动脉狭窄，心脏收缩期大部分射血向主动脉，使主动脉管径增粗，为肺动脉的 3 ～ 4 倍；右心室因流出道梗阻而肥厚。主动脉因接受含氧少的静脉血而发绀，肺动脉狭窄的轻重决定发绀的程度，且随年龄增大病情加重，使右向左分流增加，所以刚出生时可能发绀不重，以后加重并出现杵状指与蹲踞，发育迟缓，时有晕厥史。胸骨左缘可闻及收缩期杂音及震颤，肺动脉第二音减弱或消失。

MRI 表现：MRI 不同方位可显示右心室流出道狭窄，常在漏斗部狭窄，并和肺动脉瓣狭窄形成"第三心室"；MRI 亦可显示右心室壁的肥厚，甚至达到或超过左心室壁的厚度；升主动脉扩张、前移，并骑跨于室间隔之上，矢状位扫描常可显示增大前移、狭小的肺动脉环、漏斗部狭窄和室间隔缺损（以嵴下型常见）。MRI 较超声心动图突出的优势在于可显示严重狭窄和闭锁的肺动脉（位于支气管腹侧）及扩张的支气管（位于支气管背侧）。MRI 电影对肺动脉瓣的狭窄与闭锁的显示极有价值。CE-MRA 则可显示体 – 肺动脉的侧支循环的大致情况。

综上所述，复杂先天性心脏病绝大部分以婴幼儿为主，先天性心脏病并伴有大血管连接异常，MRI 多在麻醉或镇静状态下实施，通常需要快速准确实施检查方案。建议首先行冠、矢、轴三方位平扫及多层电影，以判断畸形的部位和血流情况，在根据已有图像显示做相应方位用以提供最佳的诊断信息，必要时行 CE-MRA 或动态 CE-MRA 了解畸形所在和功能、解剖房室及血流动力学的变化。MRI 对复杂先天性心脏病的诊断具有很高的诊断价值（图 1-2-39）。

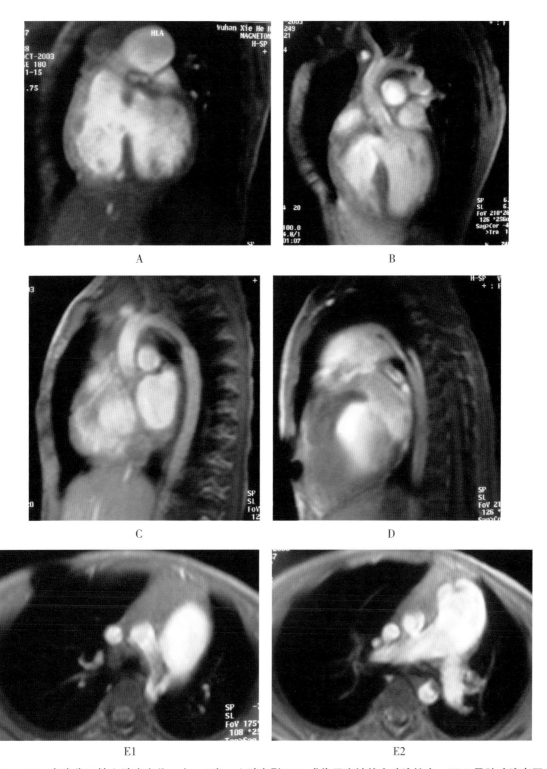

图 1-2-39　复杂先天性心脏病患儿，女，2 岁。心脏电影 MRI 成像示室缺伴主动脉缩窄、PDA 及肺动脉高压

A. 室间隔缺损；B. 主动脉骑跨；C. 主动脉弓位显示主动脉缩窄；D. 斜矢状位显示 PDA（漏斗型）；E. 轴位分别显示主动脉弓降缩窄、PDA 及扩张的肺动脉主干和左右肺动脉。

（徐海波）

第三章

心脏大血管疾病心电图学检查

第一节　正常心电向量图和心电图

自 1903 年 Einthoven 对心电图开始研究以来，至今已有 100 余年历史。心电图应用于临床已经有一个多世纪，作为一门独立的临床检查诊断学科自成体系，随着科学进步，新技术的不断涌现，使心电图学派生出许多分支。心电向量图的研究，开始于 20 世纪 20 年代末。我国自 1956 年开始此门学科的研究工作，其发展亦较快。已由"静止心电向量图"发展到"时间向量图"及心电向量图动态监测。由于心电向量图的出现，使心电理论有了更好的解释。

一、心电向量图

（一）向量的概念

心肌纤维在产生机械性收缩之前，先有电活动，然后产生电动力，此电动力有强度的大小，并按一定方向运行，所以是一种带有方向的量，简称向量。

向量以矢线表示，代表三个内容：

（1）箭矢的前端为正⊕，尾端为负⊖，电力的方向是沿着箭矢的方向由负到正。

（2）箭头代表向量的方向。

（3）矢线的长短代表向量的大小。

（二）向量的综合

心脏在激动过程中，产生连续不断的瞬间电动势，从空间角度观察，心脏在每一瞬间内，其电动势变化都表现出不同的方向和大小。因此，瞬间电动势具有向量性质，称瞬间向量。按力学原理，当有几个向量同时存在时，可把它们叠加起来，综合成一个向量，称为综合向量。

（1）两个向量方向相同，叠加的结果，其综合向量的方向仍和原来的方向相同，其量的大小则为原来的两个向量相加的"和"。

（2）两个向量方向相反，叠加的结果，其综合向量的方向与原来数量较大的那个向量相同，其量的大小，为原来两个向量数量的"差"。

（3）两个向量的方向既不相同，也不相反，而是互成角度，用平行四边形法则进行叠加，即把这两个向量作为该平行四边形的相邻两边，组成一个平行四边形，而这个平行四边形的对角线，就是它们的综合向量。这个综合向量的方向和数量，可以从图上测量或用数学方法计算。当存在多个向量时，可按照上述原则，先取两个向量叠加，把综合得的向量和第三个向量叠加，再把第二次综合得的向量和第四个向量叠加。依次进行下去，不论有多少个向量，最后都可合成一个向量。见图 1-3-1。

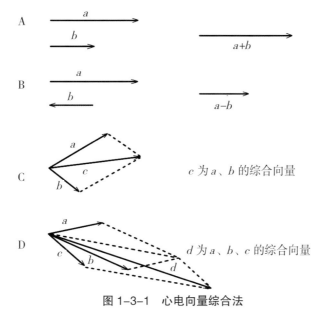

图 1-3-1　心电向量综合法

（三）空间向量

心脏是一个立体器官，它在除极时，上、下、左、右、前、后几乎都同时除极，单纯用一个平面不能反映出它的真实全貌，更不可能显示一个立体心电向量环。只有三个面才能构成一个立体，所以采用该空间向量分别在三个互相垂直的平面上的投影才能反映出立体心脏的除极情况。

心脏的除极和复极有一定的顺序，每一瞬间中包含着不同部位心肌电活动，可以用一个综合向量来代表，称为该时刻的瞬间综合心电向量。由于瞬间综合心电向量只能反映某一瞬间的综合心电向量，无法反映心肌兴奋全过程中所发生的心电向量变化，于是人们就将心动周期中各瞬时向量箭头都连接起来，投影在三个不同平面上，则成三个不同形状的环，称空间向量环。

心房或心室在电激动过程中，按时间顺序依次把心脏各瞬间向量同时投影在三个不同面上所成之图，即空间向量图。

心房除极所形成的环称 P 环。心室除极所形成的环称 QRS 环。心室复极所形成的环称 T 环。向量图主要研究 QRS-T 环。

（四）三个平面向置坐标

如图 1-3-2 所示。

1. 额面　由 x 轴（横轴）和 y 轴（纵轴）组成。x 轴左侧（阅读者的右侧）为正极，右侧（阅读者的左侧）为负极；y 轴下端为正极，上端为负极。

2. 横面　又称水平面。由 x 轴（横轴）和 z 轴（前后轴）组成。x 轴左侧（阅读者的右侧）为正极，右侧（阅读者的左侧）为负极；z 轴前端为正极，后端为负极。

3. 侧面　有时用右侧面，有时用左侧面。由 y 轴和 z 轴组成。用右侧面时，y 轴下端为正，上端为负；z 轴前端为正，后端为负。选用左侧面时，y 轴的极性不变，只需将 z 轴的极性改变方向就行了。

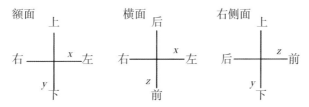

图 1-3-2　三个平面向量坐标标记法

正常心脏除极的平均 QRS 向量方向主要指向左、向后并向下方，因此，前后轴（z 轴）的极性应前端为正，后端为负；横轴（x 轴）的极性左端为正，右端为负；纵轴（y 轴）的极性应下端为正，上端为负。三个面由三个轴即 x 轴、y 轴、z 轴之中的不同的两个轴分别构成。

（五）导联体系

心电向量图和心电图一样，都是从人体表面记录心脏除极和复极所产生的电活动。于是，就要有一些特定的接导联线的方法，称之为导联体系。

目前国内外最常用的导联体系是 Frank（佛兰克）导联体系，又称"正交导联体系"。系按特定的导线连接方式描记空间立体向量环的方法。Frank 于 1956 年创建 $x.y.z.$ 校正正交导联体系，共由 7 个电极组成。

电极放置的方法：受检者仰卧，5 个胸部电极安放位置是沿胸骨旁第 5 或第 4 肋间水平向左与左腋中线相交点为 A 电极位置，向右与右腋中线相交点为 I 电极位置，与前正中线相交点为 E 电极的位置，与后正中线相交点为 M 电极位置；A、E 两点在体表连线的中点为 C（相当于从体表 A 点和正点向胸腔中心点连线所形成角的 45° 处）电极位置。其余两个电极分别在左腿者为 F 电极，颈后偏右 1cm 处为 H 电极。婴儿颈部短小，H 电极可放置于前额部。见图 1-3-3。

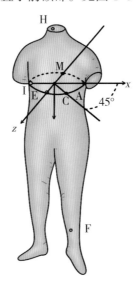

图 1-3-3 Frank 导联体系示意图

电极连接时均通过适当的电阻以构成 x 轴、y 轴和 z 轴。（C+A）$^+$ 与 I$^-$ 组成 x 轴（横轴）；（M+F）$^+$ 与 H$^-$ 组成 y 轴（纵轴）；（A+C+E+I）$^+$ 与 M$^-$ 组成 z 轴（前后轴）。

Frank 导联体系的优点是电极数目少，放置方便，易于重复。

（六）心电向量图的分析方法

1. 度数法　三个直角坐标都以阅读者的右侧为 0°，按顺时针转，把圆周划分为 360°。

（1）心电图法坐标中 x 轴（阅读者右侧）为 0°，按顺时针转，把下半圆周划分为 +180°；按逆时钟转，把上半圆周划分为 -180°，现多习用本法。

（2）方位（图 1-3-4）。

1）Helm 法：按Ⅰ、Ⅱ、Ⅲ、Ⅳ方位命名。

2）按实际位置命名：如左上、右后、前下等。

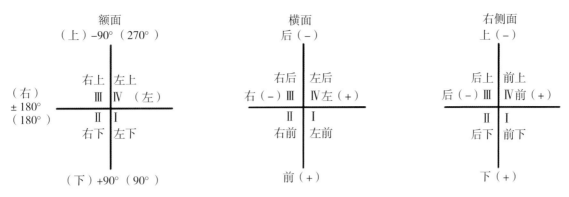

图 1-3-4　心电向量图方位标记法

左侧面与右侧面呈镜中像。

2. 分析方法

（1）E 点又称"等电点"，是心电向量图机示波管电子束在描出 P 环之前稳定不动时所形成的点。P 环的起点释为 E 点，相当于心电图上 T-P 段的终点。

（2）O 点即零点，亦称原点。为 QRS 环的起点，相当于心电图 P-R 段电位线的终点。由于 QRS 环是心电向量图测量及观察的重点，故常把 O 点作为坐标轴的参考点（零点）。O 点至 J 点为 ST 向量。

（3）时间标记：时间标记是用时标控制器将电子束的光亮遮断以形成辉点或称泪点。辉点的钝头表示运行的前方，尖端表示运行的后方。每一个辉点相当于 2.5ms，一个 QRS 环约 40 个泪点。

（4）象限是指心电向量图各环所处的方位。三个面的直角坐标，均以阅读者的右下方为 Ⅰ，左下方为 Ⅱ，左上方为 Ⅲ，右上方为 Ⅳ。

（5）P 环：为心房除极所形成的空间向量环。分析时包括 P 环形态、运转方向、方位、振幅。P 环一般较小，常须放大观察。正常 P 环位于左下方，偏前或偏后。正常 P 环最大向量的振幅，H.P. < 0.1mV，F.P. < 0.2mV，R.S.P. < 0.18mV，总运行时间 < 100ms。

（6）P-R 间期：在静止向量图上无法测量。

（7）QRS 向量环：为心室除极所形成的空间向量环。分析 QRS 环时，可从定性（观察形态）与定量（测量数值）两个方面进行。

1）定性分析。①主要观察环的形状，如呈三角形、椭圆形或梭形、柳叶形等；环体是否圆滑，有无扭曲，有无蚀缺。②环体所在方位。③运转方向：包括顺时针向、逆时针向或呈"8"字形运转。呈"8"字形运转者又可分为两种，即顺逆"8"字形——先顺后逆和逆顺"8"字形——先逆后顺。额面 QRS 环多呈顺时针向运行；水平面 QRS 环多呈逆时针向运行；右侧面 QRS 环多呈顺时针向运行。④运行速度：由辉点间的距离表示，辉点密集表示运行速度慢，辉点稀疏表示运行速度快。

分析 QRS 环时通常将环分成初段、中段、末段 3 个部分。初始部（Q 环）：QRS 起始点转变方向之前，10 ~ 15ms 内。环体部（R 环）：环的大部分，又将其分为离心支和归心支。终末部（S 环）：转回原点以前的部分，其终止点不一定与原点相重叠，而称为"J"点，此点亦为 T 环的起始点。见图 1-3-5。

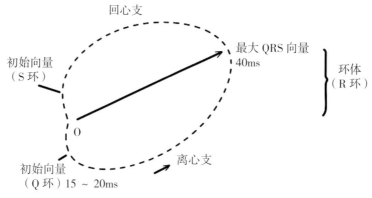

图 1-3-5 QRS 环示意图

2）定量分析。①最大 QRS 向量：从 QRS 环的起点"O"至 QRS 环的最远点的连线，其出现的时间在 40ms 左右，除测量其大小外，还需测量其角度（图 1-3-6）。②半面积向量：从"O"点引线将平面 QRS 环平分为两等份的向量。多用于 QRS 环图形不典型，难以确定最大 QRS 向量者。半面积向量很相接近，后者为整个 QRS 时间内各瞬时向量（包括方向和大小）的总称。半面积向量须用求积仪测量。③最大 QRS 宽度：最大 QRS 向量的垂直线与 QRS 环两侧交点最远的距离。见图 1-3-6。④ QRS 环时间：QRS 环开始至终止所占有的总时间，按辉点计算。

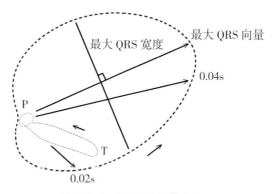

图 1-3-6 QRS 环测量方法

最大 QRS 向量和量大 QRS 宽度测量。

（8）ST 向量：当 QRS 环不闭合时，从 QRS 环的开始点"O"至其终点"J"点的连线，即为 ST 向量。正常时 ST 向量甚小，成人任何面上均不应大于 0.1mV，与 T 向量方向多一致，多指向左、下、前方。当心室复极异常时，ST 向量增大，并发生方向的改变。如有 ST 向量，应标定其方向和量，以 mV 为单位。

（9）T 环：系心室复极的空间向量环。对其形态、运转方向及速度，以及最大 T 向量的方位与大小及宽度等均与 QRS 环测量方法相同。其运行方向应与 QRS 环一致，仅速度比 QRS 环慢，方位与 QRS 环大体一致。如 T 环的运行方向与 QRS 环不一致，则为异常。T 环最大向量振幅与 QRS 环最大向量振幅比值应大于 R 环的 1/4。此外，还应测量 T 环的长、宽比值，正常时大于 2.5。T 环的改变对诊断心肌缺血、损伤、心室肥大和束支传导阻滞有一定的参考价值。见图 1-3-7。

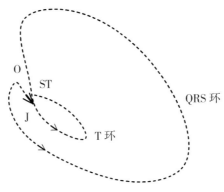

图 1-3-7　QRS、T 环及 ST 向量

T 环多呈狭长形，似香蕉样或柳叶样，少数向心支与离心支靠拢或重叠而呈线形或交叉呈"8"字形。

（10）QRS-T 角度：指平均 QRS 向量和平均 T 向量角的差，但实际上平均向量很难测及，常以最大向量代之。如最大 T 向量在最大 QRS 向量之顺时针向一侧为正角度，反之则为负角度。见图 1-3-8。通常 F.P.QRS-T 角度为 40°；H.P. 为 60°；R.S.P. 为 120°。

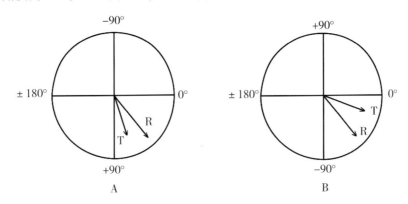

图 1-3-8　测定 QRS-T 角度示意图

R 为 QRS 环最大向量；T 为 T 环最大向量。A 图示 T 在 R 之顺时针方向，称为"+"（如 +20°）；B 图示 T 在 R 之逆时针方向，称为"-"（如 -30°）。

（11）U 环大部分不能明确辨认。

（七）心电图和心电向量图互补

心电图和心电向量图同系记录心脏动作电流在身体各表面的电位差，但有以下不同。

（1）心电向量图是记录心脏瞬间的空间向量，了解心脏激动的顺序和瞬时间电位的改变。而心电图只能反映在其相应的一个导联轴上。

（2）心电向量图能较明确地观察到立体的心脏除、复极电激动过程，能较明确地反映出心脏的生理电活动和病理状态。而心电图只能记录心脏动作电流在体表的电位差，需根据心电图图形间接推断心脏的生理电活动和病理状态。故心电图对观察心脏的电活动过程不如心电向量图直接而明确。

（3）心电向量图对房室肥大、心肌梗死、室内传导阻滞、预激综合征、T 向量改变的诊断优于心电图。如 V_1 导联的 rsR' 是右室肥大，还是不完全性右束支传导阻滞？V_1 导联的高大 R 波，是右室肥大，抑或正后壁心肌梗死？心电向量图能明确显示出来。心肌梗死合并束支传导阻滞（尤其是左束支传导阻滞）时，在心电图鉴别困难情况下，心电向量图多能识别。

（4）心电图是心电向量图在各导联上的投影，故心电向量图能合理解释心电图各波产生的原理，并协助诊断疑难心电图。

（5）心电向量图只能记录一个心动周期，故对房室关系、P-R 间期、ST 段改变、电解质紊乱、心律失常等的诊断不如心电图明确。

目前，心电向量图主要用于心电图诊断困难或不明确时，以补助心电图之不足，提高诊断率。

二、正常心电图

心脏在每次收缩之前，首先产生电激动并传布全身，使身体各处产生电位差。通过心电图机将体表的这种电位差记录下来所得的时间－电压曲线，即为心电图。它是心肌电活动的反映。临床心电图应该真实地记录心脏激动时所产生于身体表面的电位差。凡不是由于心肌的电激动或激动传导的顺序及心肌本身组织而发生在心电图上的改变，都称为"伪差"。在分析心电图时必须善于识别伪差，才能不引起诊断上的错误。

（一）心电图各波段的组成

正常心电图由一系列相同的"波组"所构成。一个正常波组包括以下各种波形，即 P 波、QRS 综合波、T 波。见图 1-3-9。

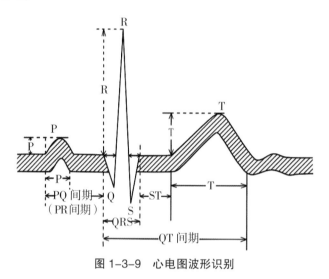

图 1-3-9　心电图波形识别

1. P 波　代表左右两心房的激动。由于窦房结位于右心房内膜下，所以激动首先传到右心房，而较晚地传到左心房。一般说来，P 波的前部代表右心房的激动，后部代表左心房的激动，中间部分代表间隔及其两侧部分心房的激动。右房的电激动一般早于左心房 0.01 ~ 0.03s。

在肢体导联中，P 波的形态取决于 F.P. P 向量环在该导联轴上的投影。P 环在 F.P. 导联轴的正常范围为 +15° ~ +75°，平均 +60°。在胸导联中，P 波的形态取决于 H.P. P 向量环在该导联轴上的投影。在食道导联中，P 波的形态与食道电极的深度有关，电极在右心房水平以上时，P 波呈负向；在右心房水平以下时，P 波呈正向；在右心房水平部位时，P 波多呈双向。

（1）形态与方向：正常 P 波的形态在不同的导联中可呈正向圆凸形、负向形、等电位形、正负双向形、低平形及轻度切迹形。

正常的 P 波在 I、Ⅱ、aVF 导联直立。aVR 倒置。DI、aVL 可直立、低平、双向或倒置。V₃R、V₁、V₂ 可直立、双向或倒置。V₃ ~ V₆ 直立或低平。仅在个别情况下，左侧心前区导联的 P 波可能是双向形。正常 P 波波峰一般是圆凸的，有时可出现小的切迹或粗钝，这可能与激动从右房传播至左房有关。正常 P 波切迹的两个波峰之间不应大于 0.03s，儿童和青少年可大于此值，但小于 0.05s。P 波较小在临床上没有重要性。

（2）时间（宽度）：成人不超过 0.11s，16 岁以下儿童不超过 0.09s。在食道导联中 P 波较宽，可长达 0.12s。

（3）电压（振幅）：无论在哪一个导联中，只要 P 波振幅或时间超过正常范围，即可认为是 P 波异常。在肢体导联中，P 波振幅不超过 0.25mV。在胸导联中，直立的 P 波不超过 15mV，V_1、V_2 双向 P 波总高度不应超过 0.20mV。P 波振幅的测量：应以 P 波起点作为基准。见图 1-3-9。

（4）P 波初始电势是指 P 波呈正负双向时，其正向波的宽度（s）与振幅（mm）的乘积，常在 V_1 导联测量，反映右心房的除极波，正常时应小于 0.06mm·s。

（5）P 波终末电势即心房除极终末电势，常在 V_1 导联测量，故又称 V_1 导联 P 波终末电势（$PtfV_1$）。$PtfV_1$ 测量方法：以 V_1P 波终末部分时间（s）和振幅（mm）二者相乘即得。关于 $PtfV_1$ 的正常值，多数学者认为其绝对值 > −0.04mm·s 为阳性。$PtfV_1$ 阳性者与早期冠心病、高血压、二尖瓣狭窄有关。提示左房内压增高和左室顺应性下降。见图 1-3-10。

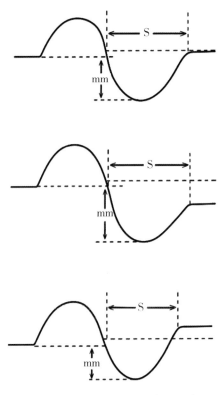

图 1-3-10　$PtfV_1$ 测量方法示意图

P 波终末振幅为 −1mm，P 波终末时间为 0.04s，故 $PtfV_1$ = 0.04s ×（−1mm）= −0.04mm·s。

2. Ta 波　系心房复极波，一般不易看清。正常 Ta 波方向与 P 波方向相反，电压为 0.05 ~ 0.1mV，常重叠在 P-R 段、QRS 波群上，特别在Ⅱ、Ⅲ、aVF 导联最显著，可影响 ST 段出现假性压低。Ta 波仅在有房室传导阻滞、房室分离或肺型 P 波之后，或应用心房内或食管导联记录者中才比较明显。见图 1-3-11。

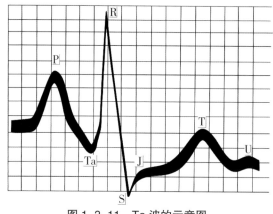

图 1-3-11　Ta 波的示意图

3. P-R 段　P 波终末至 QRS 波群起始部为 PR 段。相当于激动通过房室结及房室束的总时间。正常人为等电位线，但常发生与 P 波极性相反的偏移，这是由心房复极波（Ta 波）重叠于此引起的。正常个体 PR 段下移小于 0.08mV，上抬不应大于 0.05mV。P 波高大则 PR 段压低就较多，反之则偏移较少。在正常情况下，P-R 段与 P 波保持一定的比例关系。P/P-R 段比值应为 1.0 ~ 1.6，大于 1.6 考虑左房肥大。

4. P-R 间期　代表激动自窦房结开始，通过心房、房室交界区及房室束的全部时间。正常值为 0.12 ~ 0.20s，正常 P-R 间期的最高限度见表 1-3-1。P-R 间期的长短与年龄及心率快慢有关。在某种情况下，由于心率增快引起传导系统的功能降低，反而会使 P-R 间期延长，这种情况在心脏病患者中尤为多见。在少数正常人中，P-R 间期可缩短至 0.10s，但需排除交界性心律、预激综合征、房室分离及房室传导阻滞。P-R 间期 > 0.21s，见于 I 度房室传导阻滞，房室结慢径路前向传导及干扰等。

表 1-3-1　正常 P-R 间期的最高限度表

年龄	心率（次 /min）				
	< 70	71 ~ 90	91 ~ 110	111 ~ 130	> 130
成年人（高大）	0.21	0.20	0.19	0.18	0.17
成年人（瘦小）	0.20	0.19	0.18	0.17	0.16
14 ~ 17 岁	0.19	0.18	0.17	0.16	0.15
7 ~ 13 岁	0.18	0.17	0.16	0.15	0.14
1.5 ~ 6 岁	0.17	0.165	0.155	0.145	0.135
0 ~ 0.5 岁	0.16	0.15	0.145	0.135	0.125

例如，成人的心率，如果每分钟是 100 次，其 P-R 间期便不应超过 0.19s。如原来的心率为 70 ~ 90 次 /min 时，其 P-R 间期为 0.15s，现心率不变，P-R 间期为 0.19s，比原来大 0.04s，便应考虑有房室传导延迟。如果 P-R 间期过短，则应注意检查各导联中 P 波的形态、P 波与 R 波的关系，以辨明是否有交界区性心律、房室传导阻滞、房室脱节、预激综合征。

正确的 P-R 间期测定：应选择一个最大 P 波和最宽的 QRS 间期的导联来测量。

5. QRS 波群　代表全部心室肌除极过程。

（1）QRS 波群的命名：典型 QRS 波群包括三个紧密相连的波，第一个向下的波称 Q（q）波，继而向上的波称 R（r）波，R 波之后向下的波称 S（s）波。如果 S 波之后再有向上或向下的波称 R' 或 S' 波，依此类推。如果仅有向下的波称 QS 波。QRS 波群中，振幅 > 0.5mV，描写成 Q、R、S；振幅＜ 0.5mV，描写成 q、r、s。见图 1-3-12。

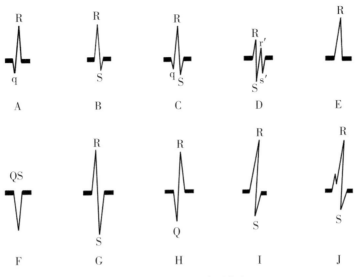

图 1-3-12　QRS 波群命名

（2）室壁激动时间（VAT）：胸前导联上自 QRS 波群起始部至 R 波波峰的时间间期代表 VAT。它反映心室去极化开始至激动波达到电极所在部位心外膜区的时间。VAT 可用于诊断心室肥大和束支阻滞，是一重要的诊断指标，如 V_5 导联 VAT ＞ 50ms 则为左室肥大的一个指标。

（3）QRS 形态与振幅：正常 QRS 波群可呈多种不同的形态。在肢体导联上取决于 QRS 向量环在 F.P. 上的投影，在胸导联上取决于 QRS 环在 H.P. 上的投影。

一般说来，QRS 波群的形态多峻峭陡急，在波峰或基底部可有顿挫，波幅过低时可有轻微切迹，属正常范围。

胸导联 QRS 波群：$V_{1\sim2}$ 为右胸导联，以负向波为主；$V_{5\sim6}$ 为左胸导联，以 R 波为主。V_1 导联多呈 rS 型，RV_1 在成人中一般说来应＜ 1.0mV，SV_1 ＜ 1.5mV。V_1 导联 S 波小于 0.3mV 为异常，常见原因为右室大、正后壁心肌梗死和 A 型预激综合征，这些都可使 V_1 导联出现异常的小 s 波。V_5 导联多呈 R、Rs、qRs 或 qR 型，RV_5 ＜ 2.5mV。RV_1+SV_5 ＜ 1.2mV；RV_5+SV_1 男性＜ 4.0mV，女性＜ 3.5mV。但比这个绝对值更重要的是各个导联中的 R/S 比值。心前区导联从右至左顺序来看，一般是 R 波逐渐增高，S 波逐渐减小，R/S 比例在心前区导联中自右向左是逐渐增大。R/S 比例在 V_1 小于 1.0，在 V_5 大于 1.0。在儿童，V_1 的 R 波随年龄的增长而逐渐减小，与之相反，V_5 的 R 波则随年龄的增长而增高。正常人 $V_{1\sim2}$ 不应有 Q 波存在，但可呈 QS 型。如 V_1 导联有 Q 波，而 V_6 导联无 Q 波，则肯定是异常的，特异性为 100%。V_3 中有 q 波也很少，但不应大于其左边的 q 波。$V_{4\sim6}$ 往往有 q 波，但其宽度不应大于 0.04s，其深度不应超过 R 1/4。V_1 甚至 V_2 出现 Q 波，常与重度心脏顺时针转位有关，但临床不多见，须注意与前间壁心肌梗死鉴别。

aVR 可呈 Qr、QS、rS、rSr'，以负向波为主，R 波振幅＜ 0.5mV。

aVL 可呈 rS、rSr'、qR、QS、qRs、R 等多种形态，其 R 波振幅＜ 1.2mV。

aVF 可呈 qR、qRs 或 R，少数呈 rS、rSr' 或 Rs，R 波振幅＜ 2.0mV。

R_I ＜ 2.0mV；R_{II} ＜ 2.5mV；R_{III} ＜ 2.0mV；R_I+S_{III} ＜ 2.5mV；R_{II+III} ＜ 4.0mV。

肢体导联 Q 波振幅常较小，除 II 导联外均小于 0.4mV。III 导联 Q 波正常值可达 0.5mV。

（4）QRS 时间：正常成人的 QRS 时间为 0.06 ～ 0.10s，一般多在 0.08s 左右。胸导联常较肢导联宽，可长达 0.11s。小儿为 0.045 ~ 0.09s，较成人短。正常 Q 波的时间不超过 0.04s，如为 QS 型，时间可达 0.08s，仍为正常。在交感神经兴奋、心动过速或体格矮小的成人，其 QRS 间期均可能较短，但不短于 0.06s。

QRS 间期的测量：应由 QRS 时限最宽的导联测定。一般 V_2 和 V_3 导联 QRS 时限最宽，而在肢体导联上测量常会引起测量误差。

室壁激动时间（VAT）：$V_{1～2}$ < 0.03s，$V_{5～6}$ < 0.05s。

若三个加压单极肢体导联和三个标准导联中，每个导联的（R+S）的算术和都小于 0.5mV，便称为电压过低。电压过低在正常人中也偶或发生（约占 1%）。因此，仅是"电压过低"还不足以诊断心电图不正常。

6. ST 段　指 QRS 波群终点到 T 波开始的一段。QRS 波群的终点与 ST 段开始的接合点称为 J 点。在正常情况下，J 点可因多种原因发生移位，而影响 ST 段，故在测量 ST 段时，应自 J 点后 60 ~ 80ms 测量缺血性 ST 段偏移。一般采用 PR 段作为参照基线，来确定有无 ST 段的移位。

在正常心电图中，ST 段可能较等电位线稍高或略低。正常 ST 段压低，在任何导联中都不应超过 0.05mV。正常 ST 段抬高，在肢体导联，$V_{5～6}$ 不超过 0.1mV；$V_{1～3}$ 可达 0.3mV。ST 段抬高和降低如超出上述范围，应视为不正常。除了 ST 段抬高的程度以外，其抬高的形态亦很重要。正常抬高的 ST 段通常是弓背向下，如果在一个振幅不太高的 QRS 波群之后，出现弓背向上的抬高，即使抬高的程度有限，应视为异常。

ST 段正常时限为 0.05 ~ 0.15s。在判断 ST 段偏移有无临床意义时，应参考 QRS 波群及 T 波是否同时出现异常改变。若 QRS 电压正常，则轻度的 ST 段下降仍可为正常；反之，若 QRS 电压明显减小，则 ST 段即使十分轻微的降低，也往往提示心电图不正常。当 T 波振幅较高、ST 段轻度上移时，多无重要意义；与此相反，若 T 波明显低平甚至倒置，则即使轻微的 ST 下降，也大多是异常表现。

7. T 波　为心室复极波。正常的 T 波上升支速度小于下降支的下降速度。

正常人的 $T_{1、Ⅱ}$ 几乎都是直立的，T_1 倒置、平坦、双向是罕见的。直立时振幅为 0.1 ~ 0.2mV，最高达 0.6mV。T Ⅱ 直立时振幅为 0.2 ~ 0.6mV，最高达 0.85mV。任何年龄或性别的健康人，在正常情况下，T_1 恒为直立，当平均电轴（QRS）接近 +90° 时，T_1 可非常低，但不应平坦或倒置。双向 T 波具有与倒置 T 波相同的诊断意义，甚至 T_1 的明显迟钝也多提示心肌病变。T Ⅲ 则可能是直立、平坦、双向、倒置。$T_Ⅲ$ 直立时振幅一般不超过 0.6mV，倒置时也不应大于 0.5mV。T_{aVR} 倒置，深度可达 0.6mV。aVL 或 aVF T 波是否直立，却因 QRS 波群振幅而异。如 R 波大于 0.5mV，则其 T 波一般是直立的。相反，若 QRS 波群呈 rS、QS 或呈小的综合波时，其 T 波便可能是平坦或倒置，但一般说来，其倒置深度不应超过 0.25mV。

在胸导联中，T 波可能高达 1.2 ~ 1.5mV；T 波如为双向，则应为正负双向，负正双向肯定是异常的。正常成人的 T 波在 $V_{1～2}$ 可以低平、双向、倒置或直立，直立时振幅不应大于 0.5mV；倒置时，其深度一般不应超过 0.25mV，至多也不超过 0.4mV。V_3 T 波多为直立，在幼儿中则甚至是 T_{V4} 仍可能是倒置的。但在成人中一般自 V_3 及其以左的导联中不应有倒置的 T 波。更重要的一点是，V_3 中有倒置的 T 波，它右侧的导联（V_1、V_2）不应有直立的 T 波。$V_{4～6}$ T 波应全部直立，振幅为 0.3 ~ 1.3mV，有时可达 1.5mV。有一点值得提出，V_1 的直立 T 波一般在成人都不超过 0.4mV，其重要性是可能根据 V_1 的 T 波高度来诊断有无左心室后壁心肌梗死。但要排除右室大、完全性右束支传导阻滞、A 型预激综合征等因素。

婴儿出生后最初几天，右胸导联上 T 波均为直立。随后从 V_4R 到 V_2，有时甚至在 V_3，T 波均倒置。

在儿童和青少年初期，这些导联上的 T 波随年龄的增大而逐渐由负变正。

有些无器质性心脏病的小于 40 岁的年轻人，右胸导联仍保留负性 T 波的幼稚图形。$V_{1\sim3}$，有时甚或在 V_4 和 V_5 导联 T 波倒置，这种现象称为持续的 T 波幼稚图形。近年来发现，右胸及胸前导联 T 波倒置亦可是致心律失常性右室发育不良的早期表现，亦多见于青少年。因此二者需注意鉴别，心脏超声检查和右心室造影是最有效的诊断措施。在心电图上二者的区别亦明显，如系右心室病变所致，则 T 波常呈深而宽的负向波，其振幅明显大于正常值，T 波的升支和降支常是对称的；如为正常变异则 T 波形态和振幅仍正常。这些特征有助于二者的鉴别，一般不难区分。在大于 40 岁的成人中，胸导联的负性 T 波则肯定为异常表现。

另一种更少见的正常变异，是在中胸导联 V_3 和（或）V_4 导联 T 波倒置，称孤立性 T 波倒置。这些个体的负性 T 波常呈双向 T，全部为负向 T 则较少见。这种 T 波变异在心前区的范围很小，若改变电极位置，在下一肋记录，则 T 波常可直立，由此可与病理性异常 T 波倒置相区别。

在以 R 波为主的导联中，T 波振幅（电压）不应小于同导联 R 1/10。高耸的 T 波一般无重要性。

时间：T 波时间为 0.05 ~ 0.25s，T 波振幅愈高，间期亦愈长。

8. Q-T 间期　是 QRS 波群起点至 T 波终点的时间，代表心室除极和复极过程的总时间，亦称心室的电收缩时间。心脏的电收缩与机械性收缩时间不同，其意义也不相同。心房收缩开始于 P 波的顶部，结束于 R 波的上升支。心室收缩开始于 R 波的波峰，结束于 T 波终止。在病理情况下，电收缩常较机械性收缩更早地发生改变，因此，分析 Q-T 间期的变化，对疾病的早期诊断和分析抗心律失常药物对心脏的影响，可起一定的辅助作用。

正常的 Q-T 间期依心率、年龄及性别不同而有所改变。心率增快则 Q-T 缩短；心率慢，则 Q-T 长。在成人，心率在 60 ~ 100 次 /min 时，Q-T 间期应在 0.36 ~ 0.44s。女性常较男性和儿童略长些。

计算 Q-T 间期的方法很多，其中比较简单易用的可采用下列公式计算：

$$Q\text{-}T = K（R\text{-}R）$$

式中：K 为常数，即 0.39±0.04，通常以 0.40 计算之；R-R 为心电图上测得的两个 R 波的间距，以 "s" 来表示。

Q-T 比率（商数）：从心电图中测得的 Q-T 间期数值与按照上述公式预测的 Q-T 间期值相比较，即为 Q-T 比率。如测得的 Q-T 间期为 0.40s，按上述公式预测 Q-T 值为 0.36s，则 Q-T 比率为 0.4/0.36 = 1.11。Q-T 比率值：男性 < 1.09，女性 < 1.08。

Q-T 间期改变主要与心室复极化过程有关。ST 段代表心室肌动作电位 2 相平台期，其时间间期呈心率依赖性，还受血 - 儿茶酚胺浓度和细胞外 Ca^{2+} 浓度及心脏病变等影响。T 波则反映 3 相快速复极过程，其时间间期受自主神经张力、血 K^+ 浓度及心脏病变等影响。凡是能改变动作电位 2 相和 3 相时程的因素，均能引起 Q-T 间期的改变。

心室复极延缓则 Q-T 间期延长，可引起心室肌传导性和自律性异常，并导致心室易损期延长，从而诱发各种室性心律失常。因此，Q-T 间期已日益引起临床的重视。有资料表明，Q-T 间期和室性心律失常有密切的关系，尤其是长 Q-T 间期和多形性室速有直接的关系。近年研究显示，伴长 Q-T 间期的冠心病患者，猝死的危险性显著增加。一些研究还显示，Q-T 间期和正常人群的死亡率相关。Q-T 延长还可见于低血钙、心室肥大、各种心肌病变、某些药物影响、低温麻醉及某些全身性疾病、洋地黄影响等。高钙可使 Q-T 间期缩短。因此，Q-T 间期已作为心电图，尤其是心律失常的一项重要指标。

Q-T间期的临床意义还在进一步研究中。

测量Q-T间期应选择较大T波并有清楚终末部的导联，一般在V_2或V_3导联上测定。V_2导联除T波终点清楚外，还可避免QRS起始部模糊或延迟造成的误差。T波终点准确判定，为准确测量Q-T间期的要点，常用方法：①T波与等电位线的交点；②T波与U波之间的切迹；③T波下降支切线与等电位线的交点。若T波与U波重叠类似T波的切迹，则测定Q-T间期较困难。目前采用的鉴别方法是测定T波两峰之间期，如果小于150ms，则为T波的切迹；如果大于150ms，则通常为T、U波重叠所致。同步12导心电图中测量应从QRS波起点至T波终点，取最长的间距为Q-T间期。

9. U波 在T波后0.02~0.04s出现的一正向低而宽的小波，代表心室复极T波后的电位效应，是在心脏超兴奋状态下出现的。但也有人认为U波是浦肯野纤维的复极电位。当压迫颈动脉窦时U波可与T波分开。

正常U向量向左下并向前，除aVR外，在肢体导联和胸导联上，U波都是直立的。正常人在右胸导联上T波有时可倒置，但正常时U波仍是直立的。正常U波振幅较低，不应大于同导联T波振幅的20%。最大的U波常出现于$V_{2~3}$。U波通常在肢体导联中振幅不应大于0.15mV，在胸导联$V_{2~3}$导联中不应大于0.25mV。U波振幅还和RR间期成正比关系，心率快则U波振幅降低。反之，心率减慢则U波振幅增高。正常U波时限为0.16~0.25s，平均为0.20s。

正常U波的形态为前半部斜度较大，后半部则较平缓，和T波恰好相反。正常U波和T波终点之间为等电位线，称TU段。在心率较快或病理情况下，T、U波可重叠，TU段消失。U波明显增高常见于低血钾、心动过缓、甲亢及洋地黄、奎尼丁药物影响。U波倒置可见于心肌梗死、冠脉供血不足及左室肥厚。

U波形成机制至今仍有争论。早期曾提出心肌的后电位学说，认为心室肌在动作电位终末部复极化不完全，在动作电位形成低振幅电位，即后电位；以后Hofman等提出，心室内蒲氏纤维等部位最后复极化，是形成U波的原因。

近来的研究认为，机械-心电反馈机制可能是U波形成的原因。心室等容舒张期或快速充盈期的机械伸张引起的后电位形成U波。

（二）心电图各波的高度及深度的测量

心电图的记录纸上有纵横两种线条，纵线间距离代表时间，每小格代表0.04s；横线间距离代表电压，每小格为1mm（0.1mV）。纵横交错组成许多大小方格（图1-3-13）。若记录纸的滑行速度为25mm/s，则每小格代表0.04s，每大格代表0.20s。在特殊情况下，记录纸的走纸速度还可根据需要调节为50mm/s、100mm/s和200mm/s，此时，每小格的时间分别代表为0.02s、0.01s和0.005s。

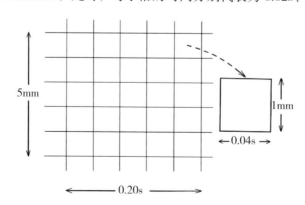

图1-3-13 心电图纸上横直方格的含义

常规心电图一般采用的定准电压是加入 1mV 电压可使定准电压曲线（即定标方波）移动 10mm（即 10 小格），则每小格代表 1mm（0.1mV），每大格代表 5mm（0.5mV）。根据临床需要，亦可调整定准电压曲线，如在振幅过大时，可使电压曲线移动 5mm（0.5mV），此时每小格代表 0.2mV。反之，若波幅过小，可使电压曲线移动 20mm（2mV），此时每小格即代表 0.05mV。

测量一个向上的波（如 R 波）的振幅时，应自等电位线的上缘量至波形的顶端。测量一个向下的波（如 Q 或 S 波）的深度时，应自等电位线的下缘量至波形的顶端。所测量的振幅单位往往以 mV 计，特殊情况下，可以用 mm 表示。时间测量单位用 ms 或用 s 表示。见图 1-3-14。

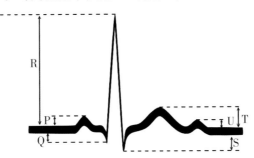

图 1-3-14　心电图各波段振幅测量方法示意图

（三）分析心电图时的测量方法

要使心电图的分析、测量准确无误，就必须记录出满意的心电图。这就要求心电图工作者在记录心电图的过程中，尽可能使患者放松，保持呼吸平稳，排除各种干扰，这样才能记录出满意的心电图。分析时应选择基线平稳、干扰最小、最具有代表性的心搏测量。单导联记录的心电图，应选择波形高大的导联进行测量。3 导联、6 导联同步记录的心电图，应各导联同步分析测量。12 导联同步记录的心电图仪，能同时描记出多导联平均后心搏，并在这个平均后的心搏上进行测量。

测量心电图时，应首先检查定标方波是否合乎标准（图 1-3-15）。在测量各间期时，应选择波幅最大、波形清楚的导联，自波起始部的内缘测量至终止部分的内缘（图 1-3-16）。因为波幅低小的导联，其起始部及终止部分常不清晰，易造成误差。

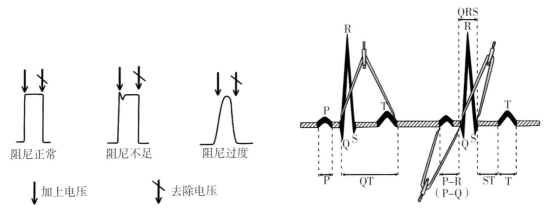

| 阻尼正常 | 阻尼不足 | 阻尼过度 |

↓加上电压　↓去除电压

图 1-3-15　定标方波

图 1-3-16　心电图各波段时间测量方法示意图

分析心电图须置备一件很必要的工具，这便是一个适用的双脚规或称为"分规"。还有心率尺。

1. 心率的测量　先进的心电图分析诊断仪，可将心率和十二导联心电图一起显示出来，在无噪声或外来干扰的影响下，快速、准确地打印出心率、各种心电参数及诊断。无自动分析测量功能的心电图仪，在心电图上测量心率，应用双脚规测量 P-P 间期求出心房率，测量 R-R 间期求出心室率。无房室分离时，测量 R-R 间期即可求出心率。常用的心率测量方法有下面几种。

（1）最简便的就是用心率尺测量，测 4 个 P 或 R 波，与第 4 个 P 或 R 波对应的数字就是心率数。

（2）用双脚规测出 3s 或 6s 的距离（在通用的心电图机中当记录纸移动速度为 25mm/s 时，10 小格代表 1cm，7.5cm 代表 3s，15cm 代表 6s）。测量时自一长条心电图的右端选择一个 P 波做开始点，测量它的左面 7.5cm 或 15cm 中所包含的 P 波的数目。这个数目字即代表每 3s 或 6s 发生过多少次 P 波或 R 波，再乘以 20 或 10，便得出每分钟的 P 或 R 波数目。这个数字便代表心房及心室激动率，也就等于心率。例如，自某一个 P 波后的 15cm 中，数得 7 个 P 波，那么心率便是：7 × 10 = 70 次 /min。

（3）用双脚规测量 5 个以上 P-P 或 R-R 间隔，求其平均数，这便代表一个心动周期的时间（秒数）。可将 60s 被这个平均数来除，所得的便是心率，以算式来表明：

$$心率 = 60/P\text{-}P 或 R\text{-}R（s）$$

（4）用双脚规测量 P-P 或 R-R 间隔的时间，将测得的秒数乘以 100，再从附表中查出心率。如测得的 R-R 为 0.60s，与此对应的第二列数字 100 次 /min 即为心率。见表 1-3-2。

（5）心房扑动和心房颤动时房率的测量：用心率尺测 7 个 F（f）波 × 2 即为心房率。

（6）在心电图记录纸上，1min 有 1500 个小格，用 1500 除以实际测得的小格，即为心率。

（7）简便的目测方法：心电图机走纸速度一般为 25mm/s，1s 有 25 个小格（即 5 个大格），故 1 个大格的时间为 0.2s，每 2 个大格为 0.4s，其他依此类推。目测 P-P 或 R-R 间距约占几个大格，若其间距为 1 个大格，则心房或心室率便是 300（60/0.2 = 300）次 /min；若为 2 个大格，则其心率便是 150（60/0.4 = 150）次 /min。依此类推，则不难推算出 P-P 或 R-R 间距。若为 3、4、5 或 6 个大格，其心率分别为 100 次 /min、75 次 /min、60 次 /min、50 次 /min。在实际工作中，只要能熟记上述规律，可立即推算出心率。

表 1-3-2　心动周期与心率对照表

心动周期（s）	心率（次/min）	心动周期（s）	心率（次/min）	心动周期（s）	心率（次/min）	心动周期（s）	心率（次/min）	心动周期（s）	心率（次/min）
0.10	600	0.38	158	0.66	91	0.94	63	1.58	38
0.11	550	0.39	155	0.67	90	0.95	62	1.64	37
0.12	510	0.40	150	0.68	89	0.96	61	1.68	36
0.13	470	0.41	145	0.69	87	0.97	61	1.73	35
0.14	430	0.42	142	0.70	85	0.98	61	1.77	34
0.15	400	0.43	138	0.71	84	0.99	60	1.82	33
0.16	375	0.44	136	0.72	83	1.00	60	1.86	32
0.17	350	0.45	133	0.73	82	1.01	59	1.92	31
0.18	335	0.46	239	0.74	81	1.03	58	2.00	30
0.19	315	0.47	127	0.75	80	1.05	57	2.06	29
0.20	300	0.48	125	0.76	79	1.07	56	2.15	28
0.21	284	0.49	123	0.77	78	1.09	55	2.22	27
0.22	270	0.50	120	0.78	77	1.11	54	2.30	26

心动周期（s）	心率（次/min）	心动周期（s）	心率（次/min）	心动周期（s）	心率（次/min）	心动周期（s）	心率（次/min）	心动周期（s）	心率（次/min）
0.23	260	0.51	117	0.79	76	1.13	53	2.40	25
0.24	250	0.52	115	0.80	75	1.15	52	2.50	24
0.25	240	0.53	113	0.81	74	1.17	51	2.60	23
0.26	230	0.54	111	0.82	73	1.20	50	2.70	22
0.27	222	0.55	109	0.83	72	1.23	49	2.84	21
0.28	215	0.56	107	0.84	71	1.25	48	3.00	20
0.29	206	0.57	105	0.85	70	1.27	47	3.15	19
0.30	200	0.58	103	0.86	70	1.29	46	3.35	18
0.31	192	0.59	101	0.87	69	1.33	45	3.50	17
0.32	186	0.60	100	0.88	68	1.36	44	3.75	16
0.33	182	0.61	98	0.89	67	1.38	43	4.00	15
0.34	177	0.62	96	0.90	66	1.42	42	4.30	14
0.35	173	0.63	95	0.91	66	1.45	41	4.70	13
0.36	168	0.64	95	0.92	65'	1.50	40	5.70	12
0.37	164	0.65	92	0.93	64	1.55	39	5.50	11

2. 各间期的测量

（1）P-R间期的测量：P-R间期的定义是自P波的开始至QRS波群开始的时间间期。所以假如QRS波群最初是一个Q波，则P-R间期便实际是P-Q间期，但是一般依传统习惯仍称为P-R间期。测量时要选择P波和QRS波群都是在一开始便很显著的，一般遵守的方法，既不是以Ⅱ导联为准，也不是以最长的一个为准，而应选择一个P波最宽大而有明显的Q波的导联，来作测量P-R间期的标准。

（2）Q-T间期的测量：自QRS波群开始至T波的终末间的时间间隔。所以若有Q波，应自Q波开始测量；若没有Q波，便自R波开始测量。T波的终末在心动过速时，有时不易与后面的P波分开，在若干导联中可能由于T波过低，或因有U波的存在而不易辨明。测量时便应选择T波较高的导联，或自多数导联中测量出一个最可靠的平均数来代表这一组心电图的Q-T间期。

Q-T间期往往在弥散性心肌病或某些药物（如奎尼丁）的影响下延长，而在洋地黄或血钙过高时缩短，因此测定Q-T间期在临床诊断中是有意义的。

3. 振幅的测量

（1）QRS、ST-T测量：QRS波群、J点、ST段、T波和U波振幅的测量，统一采用QRS起始水平线作为参考水平。如果QRS起始部为一斜段（受预激波、心房复极波的影响等），以QRS波群起点作为参考点。

（2）测量R波，自QRS起始部上缘垂直测量到R（R'）波峰点，负向波（Q、S、QS）自QRS起始部下缘垂直测量到该波的波底。

（3）测量ST段：尚无统一标准。ST段呈水平型下降时，测量ST段水平部与QRS起始部的垂直距离；ST 段呈上斜形或下斜形移位时，在 J 点后 40ms、60ms、80ms 处测量。用 ST_{40}、ST_{60}、S_{80} 表示之，说明 ST 段移位的程度和形态。

（4）室壁激动时间（VAT）与 R 峰时间：VAT 与 R 峰时间定义有区别。VAT 一词来自单极概念，因 VAT 仅用于单极心前区导联。R 峰时间术语既可用于胸壁导联，又适应于肢体导联。12 导联中最早的 QRS 起点至 R 波波峰垂线的间距为 R 峰时间。如有 R' 波，应测量到 R' 峰，如 R 波有切迹，应测量至第二峰。V_1 或 V_2 导联 R 峰正常值 < 40ms，V_5 或 V_6 导联 R 峰时间正常值 < 50ms。

（5）平均心电轴：通常测量额面 QRS 电轴计算机化的心电图仪，采用 P、QRS、T 面积的叠加法，可精确测量出 P、QRS、T 电轴。人工测量仍采用Ⅰ与Ⅲ法。

（四）伪差的辨识

凡不是由于心脏电激动而发生于心电图上的改变都称为"伪差"。产生伪差的原因很多，大多数是由于操作技术不细致周到所致，但也有一小部分是由于客观情况，如患者体质、病况或心电图描记器及其导联线内的缺点而发生。在分析心电图时，辨识出伪差的重要性，首先在于不致把并非由心肌激动本身产生的电位改变误认为心肌激动所产生的改变，从而引起诊断上的错误。比较常发生的伪差有下列几种（图 1-3-17）。

（1）导联线接错所致的伪差：这类伪差往往是因心电图描记者过于匆忙或粗心大意，未注意代表各肢体的导联线，错误地将导联线连接而发生的。在临床实践中，最常见的错误是将左右上肢的导联线交错连接，其后果便是所描记出的肢体导联心电图与一般右位心近似——Ⅰ导联 P 波与 T 波都是倒置的，QRS 也往往是基本向下的。右位心毕竟是罕见的。因而每遇到此类情况便须根据心前区导联心电图图形及体检时心浊音界来鉴别。除非这些检查都与右位心相符合，否则便应再次给患者进行心电图检查，不要轻率做出诊断。辨别这种差错，最简易的办法便是观察 aVR 导联。在正常情况下，aVR 导联的 P-QRS-T 都是向下的，一旦出现以上几种错误现象，都会使 aVR 导联的 P-QRS-T 向上，而胸前导联图形正常。凡是出现Ⅰ导联 P-QRS-T 倒置，首先应考虑到导联线接错的可能。目前各类型国内外的心电图机，其导联线一般都是具有一段鲜明、不同颜色作为标记：右手—红色；左手—黄色；右足—黑色；左足—绿（蓝）色。

（2）肌肉颤动所致的伪差：在这种伪差中，无论基线或 QRS 波群及 P 波、T 波都有不规则的颤动，此时应嘱咐患者松弛肌肉，即使避免寒冷、令患者松弛依然有伪差，这便是因病态而不易避免的肌肉颤动所致的伪差。

（3）交流电干扰：发生频率很相同但明显的基线波动。遇到此种情况便应考虑交流电干扰。将附近的电灯、电扇等关掉，心电图机附近不应装有电话。

（4）导线松脱或"断线"引起的伪差：突然失去了一个 QRS-T 波群。往往容易误认为以后要提及的窦性停搏，但仔细看去在这段中没有任何电活动，说明导线中有断线的缘故，才引起这种伪差。

（5）导线或电极板接触不良所引起的伪差：QRS-T 波群振幅突然减少。很容易误认为其他心律取代了原有的心律。实际上却是由于电极板松脱，与皮肤间的阻力突然增大引起的伪差。

（6）按捺定准电压电钮的时间不适当所致的伪差：定准电压的操作应在 T-P 段时进行，否则这一外加的 1mV 电压便将重复于 P-QRS-T 上，初学者若不善于分辨，便可能把这一个心电图波或波群误诊为波形本身的异常，或误认为"期前收缩"等。

（7）走纸速度不均匀所致的伪差。

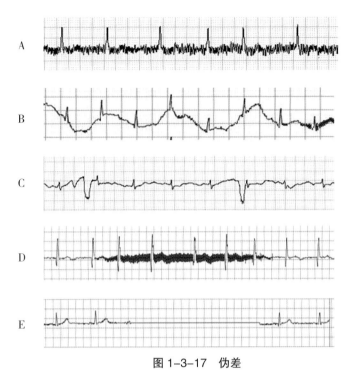

图 1-3-17　伪差

A. 肌干扰；B. 基线振荡；C. 肢体动作；D. 交流电干扰；E. 电极板松脱。

（五）常规心电图检查操作规程

1. 心电图描记程序

（1）检查电源、线路、器械有无漏电及短路现象，接通电源及地线，注意电源电压必须与心电图机规定的工作电压相符。

（2）被检查者两手腕关节上方及两侧内踝上部涂好 75% 酒精或生理盐水，放置电极，将电极线按规定与各电极板相连接，通常规定：红色、黄色、蓝色（绿色）、黑色导联线分别与右手、左手、左足及右足电极板相连。

胸部电极 $V_{1 \sim 6}$ 按照相应的颜色标记（红、黄、绿、橙、黑、紫）安放在胸部不同的位置。必要时安置 $V_{7 \sim 9}$ 导联，其位置分别在左腋后线、左肩胛线、后正中线，与 V_4 同一水平线上。有时还要设置 $V_3R \sim V_5R$ 电极，其位置分别在右胸与 $V_{3 \sim 5}$ 导联电极相对应的部位。

（3）调节灵敏度控制器，校对定准电压和走纸速度。

（4）输入患者资料——姓名、年龄、性别、人种、身高、体重等。

（5）调导联选开关，依次描记 3 导、6 导、12 导常规心电图，必要时加做其他导联。

（6）全部检查完后，关闭电源。

2. 操作注意事项

（1）心电图机周围 2m 内不应有任何带电的仪器和电线通过，如电扇、电话、手机、电表、电灯及大型的电器如 X 光机、电疗机、电冰箱、发电机等，应远离 10m 以外，以免发生干扰。

（2）检查室温度及湿度适中，以免过热、过冷或过于潮湿引起患者不适或肌肉震颤，影响心电图描记效果。

（3）心电图描记前，患者避免做剧烈运动，应先在检查床上安静平卧数分钟，使全身肌肉松弛，减少因肌肉震颤而引起干扰。吸烟患者应停止吸烟半小时后检查。对初次检查者，应事先解释清楚，消除患者对电的恐惧心理及精神紧张。

（4）描记时一般取平卧位，不能平卧者可取半坐位或坐位，特殊需要可取立位。

（5）告知患者在描记心电图时，应保持安静，勿讲话、移动体位及过度呼吸。在描记心电图时，注意基线是否平稳，有无干扰。遇有心律失常或其他特殊情况，可加长描记时间或增加描记导联。

（6）遇有基线不稳或干扰，应注意检查电极板与皮肤接触是否良好、电极的接线是否牢固、导联线及地线的连接是否稳妥、周围有无电磁干扰等。

第二节　心脏肥大的心电图诊断

一、心房肥大

心脏的正常冲动起源于窦房结，窦房结位于右心房上部偏后，靠近上腔静脉入口处。窦房结发出的冲动，使右心房首先除极。然后，除极过程逐渐向右心房下部和左心房扩展，直至全部心房肌除极完毕。代表心房除极的综合向量称为P向量，其方向从右上方指向左下方，由偏前转为偏后，由于心房肌薄，故P环较小，在心电图上记录为P波。

心房肥大可以是单侧或双侧，主要是由于心房肌纤维增长、增粗，以及房间传导束被牵拉和损伤而发生功能改变，影响了整个心房的综合向量，并发生一定的变化。心房肥大的病理改变主要是心房扩张，很少伴有心房壁增厚。

心房肥大主要根据P环最大向量方位、振幅、形态和运行时间作诊断。

（一）右心房肥大心电向量图、心电图诊断

右心房肥大是由于右心房的压力或容量负荷过重引起的，常见的病因有原发或继发性肺动脉高压、肺动脉瓣狭窄、三尖瓣病变等。由于右心房除极的开始及结束都早于左心房，因而右心房肥大时，除极时间虽较正常延长，但仍不会延长到左心房除极以后，整个心房除极的时间不超过正常时限。右房肥大时，P环主要改变是环体向右前下方明显增大。H.P.向前方增大。见图1-3-18。

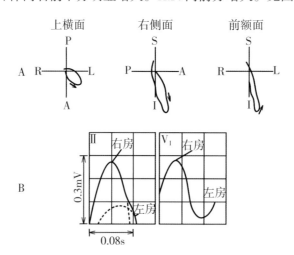

图 1-3-18　右心房肥大示意图

A. P向量环改变，额面P环向下偏左；B. 心电图P波振幅增大，P波时间仍正常。

1. **右心房肥大心电向量图诊断**

（1）P环总时限正常，不超过100ms。

（2）P环前向振幅增大＞0.1mV，H.P. P环面积主要在 x 轴前方；后向向量/前向向量＜1.0。

（3）P环开放，Ta向量位于右、后上。

（4）其他诊断特征见表1-3-3。

表1-3-3 右心房肥大心电向量图诊断特征

	F.P	H.P	R.S.P.
方位	垂直向下	左前或左后	前下方
运行方向	顺时针（CCW）	CCW or "8"	逆时针（CW）or "8"
最大P向量	＞0.2mV	＞0.1mV	＞0.18mV
角度	+70°～+90°	+60°～+90°	+10°～+80°

2. 右心房肥大心电图诊断　在Ⅱ、Ⅲ、aVF导联上，常显示高尖的P波，电压大于2.5mm，时限正常，呈尖峰状。$V_{1～2}$P波多呈高尖状，电压大于0.15mV。由于这些改变常见于肺动脉高压、肺动脉狭窄及三尖瓣关闭不全、肺心病，所以也称肺型P波（简称"肺P"）。在某些先天性心脏病，如发绀型四联症、房间隔缺损，Ⅰ、Ⅱ、V_1导联常显示P波异常高尖，称之为先天性P波。见图1-3-19。

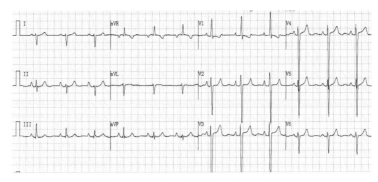

图1-3-19　右心房肥大，右心室肥大

患者女性，24岁。先天性心脏病：①室间隔缺损；②肺动脉明显增宽并重度肺动脉高压；③三尖瓣轻至中度关闭不全；④心电图示：$P_{Ⅱ,Ⅲ,aVF}$高尖，振幅0.2～0.3mV，时限0.11s，PV_1正负双向，直立P振幅0.2mV，PV_2直立，振幅0.4mV，V_1呈qRs型，RV_1=1.5mV，RV_1+RV_5=2.3mV。心电轴+177°。心脏B超提示右心房大，右室壁增厚。心电图改变符合右心房肥大，右心室肥大。

在慢性肺气肿合并右房大时，QRS电压降低，P波电压也相应降低。此时只要P波呈尖峰状，其电压达到同导联R波的1/2时即考虑有右房大。

3. 临床意义

（1）先天性心脏病、慢性阻塞性肺气肿、肺心病等，"肺P"的出现往往提示右房大/右房负荷过重。

（2）如患者突然发作胸痛、呼吸困难，心电图出现"肺P"，提示肺栓塞、右室梗死等，需结合心电图其他改变和临床资料进行判断。

（3）某些甲亢可出现典型的"肺P"。

（4）如无引起右房大的病因，也无任何症状，不能因为P波电压增高而轻易下右房大的诊断。应根据具体情况采用其他检查技术以排除或确定右房大的存在。

（二）左心房肥大心电向量图、心电图诊断

左房肥大大多发生于二尖瓣或主动脉瓣病变、高血压、肥厚性心肌病或其他原因所致慢性左心衰竭等。心房内压力或容量负荷过重，从而造成左房肥厚扩大及房间束的传导能力下降，使左房除极时间延长，进而导致整个心房的除极时间亦相应延长。在任何情况下，左房肥厚的心电图图形是由肥大导致（扩张）心房内传导延迟所致。由于左心房位于心脏的后方偏左，当左心房肥大时，主要是 P 环终末部除极向量改变。正常左房除极方向是指向左下偏后，当左房增大时，P 环终末部分比正常更指向左后偏上。见图 1-3-20。

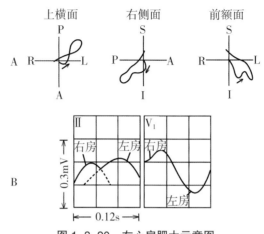

图 1-3-20　左心房肥大示意图

A. 左房肥大的 P 环改变；B. 左房肥大的心电图改变。

1. **左心房肥大心电向量图诊断**

（1）P 环环体增大，总时间大于 100ms。

（2）P 环最大向量指向左、后、下方，H. P. P 环面积主要在 x 轴后方；在后向力增大的情况下，P 环后向向量 / 前向向量大于 2，向左向量大于 0.09mV，对左心房肥大的诊断有价值（单靠比值增大诊断无意义）。

（3）P 环开放，Ta 向量位于右上方。

（4）其他诊断特征见表 1-3-4。

表 1-3-4　右心房肥大心电向量图诊断特征

	F. P	H. P	R. S. P.
方位	向下、向左	左后	向后
运行方向	CCW	逆顺 "8"	逆顺 "8"
最大 P 向量	> 0.2mV	> 0.1mV	> 0.18mV
角度	+30° ~ -30°	-10° ~ -90°	+60 ~ +140°

2. **左心房肥大心电图诊断**　在肢体导联 I、II、aVL、aVF 中，P 波时限超出正常 0.11s，电压大于 2mm。P 波切迹且双峰间距大于 0.04s，第二峰高于第一峰。由于 P 波增宽，往往使 P-R 间期延长。

在胸导联中，PV_1 正负双向，大于 2mm，$PtfV_1 \geq -0.04mm \cdot s$。

具有这些特征的 P 波，多见于二尖瓣疾患，故又称为 "二尖瓣型 P 波"。见图 1-3-21。

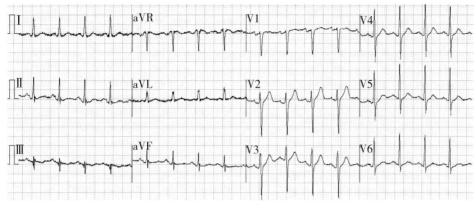

图 1-3-21 左心房肥大

心电图示Ⅱ，Ⅲ，aVF：P 波双峰切迹，时限 0.14s。PV_1 正负双向，$PtfV_1 = 0.04s \times (-1mm) = -0.04mm \cdot s$，以上改变符合左心房肥大诊断。

（三）双侧心房肥大心电向量图、心电图诊断

根据心房除极的特点，右心房除极在先，左心房除极在后，并非完全同时开始并同时结束，故双侧心房肥大时，各自增大的除极向量都可充分显示出来，不会相互抵消。见图 1-3-22。

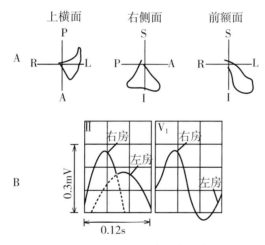

图 1-3-22 双侧心房肥大示意图

A. 双侧心房肥大的 P 环改变；B. 双侧心房肥大的 P 波改变。

1. 双侧心房肥大心电向量图诊断

（1）P 环总时间大于 100ms。

（2）P 环向前、向后向量均增大。

（3）R.S.P. P 环形态呈烧瓶状或近似三角形改变。

（4）P 环最大向量增大，F.P. ＞ 0.2mV，R.S.P. ＞ 0.18mV，H.P. ＞ 0.1mV。

（5）P 环开放，Ta 向量位于右、后、上方。

2. 双侧心房肥大心电图诊断　在Ⅱ、Ⅲ、aVF 导联上，常表现为异常高、宽的双峰型 P 波。见图 1-3-23。

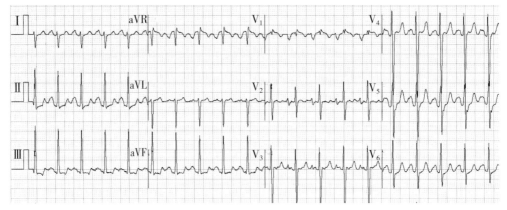

图 1-3-23　双侧心房肥大

心电图示 P_{II} 振幅高达 0.45mV，P_{II} 时限 0.14s，$PtfV_1 = 0.08s \times (-3mm) = -0.24mm \cdot s$。以上改变符合双侧心房肥大诊断。

需要指出的是，所谓二尖瓣型 P 波并非仅见于二尖瓣狭窄，亦并非全部二尖瓣狭窄病例均显示此种特征。同样，肺型 P 波虽多见于肺部疾患引起右房肥大的病例，但在晚期二尖瓣狭窄患者也可出现。说明根据上述 P 波形态的特征性变化，作为心房肥大的定位诊断，并不是十分可靠的。必须结合其他方面的改变及临床资料来肯定诊断。此外，测量 P/P-R 段比值，在一定程度上可协助鉴别究竟是哪侧心房肥大。正常情况下，P/P-R 段比值为 1.0 ~ 1.6（平均为 1.2）。左心房肥大时，P 波时间延长，P-R 间期无改变，故 P-R 段无变化，致使 P/P-R 段比值增大，往往大于 1.6。而右心房肥大时 P 波高尖，P-R 段不变或略延长，故 P/P-R 段比值正常或小于 1.0。倘两侧心房均发生肥大，则因 P 波及 P-R 段均有延长，则上述比值反而波动在正常范围中。

二、心室肥大的心电向量图、心电图诊断

心室肥大可分为单侧或双侧肥大。其主要病理改变为心室肌纤维增粗、增长，而肌纤维数量并不增多。在心室肥厚的同时常伴有心室扩张，故一般统称为心室肥大。心室肥厚多是由于心脏收缩期负荷过重所致，即心室的排血受阻，使心室内收缩压增高，心室负荷量加重。如高血压病、主动脉瓣和肺动脉瓣狭窄等。心室扩张多因心室舒张期负荷过重所造成，即心室的舒张期血容量增加，致使心室内舒张压增高，造成心室负担加重。如主动脉瓣关闭不全、重度贫血或左向右分流的先天性心脏病（房间隔缺损、室间隔缺损、动脉导管未闭）。不论是心室肥厚或心室扩张，上述的病理改变均可影响心电图发生图形改变。主要表现：心肌电动力的增大，心室内激动传导延缓，心肌复极过程的改变，心脏解剖位置改变所致的心电轴变化。

（一）心室肥大心电图改变的发生机制

1. 心肌电动力的增大　心室肥大时，心脏增大，心肌纤维增粗，致使综合向量增大，因而电压增高。心室发生肥大后与胸壁的距离相应缩短，与胸导联的电极亦较正常时更为接近，因而使电压进一步增高。根据实践，将探查电极置于心脏表面所录得的波形，较电极置于胸壁上所录得的波形电压增高 5 倍。这充分说明：因心脏增大与探查电极进一步靠近，对波幅增高的重要影响。

2. 心电轴改变　我们知道，左室肥大时水平面和额面的 QRS 环的投影多在左后上方，所以，部分左室肥大的患者会出现电轴左偏，但是部分正常人也会出现电轴左偏。为什么有些左室肥大的患者不出现左偏呢？产生这种情况的原因是，医学上习惯把两个心室分别称为左、右心室，但从解剖学看来，左室实际上位于后方，右室位于前方。故当左室肥厚时，QRS 环向后方的增大较向左侧增大更为

明显，而额面投影只能反映综合向量上、下、左、右的改变，不能反映与额面垂直的前后向的心电向量。这就说明，为什么有些左室肥大的患者不出现左偏的道理。也有的学者提出这样的解释：左室肥大时向后扩大受到横膈和其他器官的限制，因而沿其长轴做逆时针向转位，这样位于左后方的左心室向左上方转动，因而造成 F.P. 电轴左偏。不过在左室肥大的病例中电轴左偏毕竟比正常人出现多一些，主要是左室肥大时，往往伴有心肌纤维化，损伤了左前分支的一些纤维，使心室左上部延迟除极。所以，电轴左偏，在诊断左室肥厚时，只有一定的参考及辅助诊断的价值。同样，当右室肥大时，QRS 环的主体向右下方增大，因而呈现电轴右偏。此外，心室肥大所致的室内传导阻滞，亦可影响电轴偏移。

3. 室内激动传导延缓

（1）心室肌增厚时，激动自心内膜到心外膜的传导时间有所延长。

（2）左室肥厚时，常伴有不同程度的心室扩张，扩张的心肌往往牵拉传导系统的终末部分，如束支的细小分支或浦肯野纤维，使其遭受机械性损伤，从而影响传导功能，造成传导延缓。

（3）肥厚的心室肌及室内压力增高均足以发生心肌供血不足，因而使部分心肌生退行性病变，这些都可以使传导功能减退，因而，使 QRS 间期增宽或 VAT 延长。

（4）心室复极过程的改变：心室肥大时 ST-T 改变可为原发性或继发性改变，亦可二者同时存在。

1）原发性 ST-T 改变：除极按正常顺序进行，复极过程异常。发生原因有心肌缺血、缺氧、血液 pH 值增高、心肌局限性低钾及心肌内渗透作用的改变等多种看法。一般认为心肌供血不足及心肌内渗透作用的异常，可能是更主要的原因。

2）继发性改变：除极和复极过程都异常。由于心室壁增厚，室壁激动时间延长，因而首先进行除极的心内膜下心肌先开始复极，致使 T 波方向与正常时相反。同时，因室壁增厚，当整个心室肌尚未完全除极结束时，部分心肌已开始复极，致使 ST 段发生偏移。此外，当心脏明显扩张时，因长期牵拉传导系统，使其传导功能减退，亦可影响 ST 段及 T 波发生改变。

（二）心室肥大的心电图特征

心室肥大包括肥厚和扩张。二者在心电图上的表现并无绝对的差别。一般认为心室肥厚多显示 QRS 间期延长，而心室扩张多表现为胸导联中 R 波电压增高。

根据一些人提出有关心室负荷过重的见解，结合心室肥大的心电图所见，可归纳如下四种不同的表现：

1. 右室收缩期负荷过重　主要由于右心室的排出阻力增加，引起心室内压力增高。最常见于肺动脉瓣狭窄、发绀型四联症、室间隔缺损、原发性肺动脉高压等。

心电图上的主要改变是 V$_{1\sim2}$ 导联以 R 波为主，R/S 比例大于 1，S 波很小或无 S 波，T 波倒置，显著电轴右偏。有人根据临床心电图与尸解的对照结果提出：V$_1$ 导联呈 rSr' 型表示右室的室上嵴肥大；V$_1$ 导联呈 rsR' 型，且 R' 波电压超过 1.5mV，多为右室流出道肥大；若 V$_1$ 导联显示 qR 或 R 型，便说明有右室游离壁肥大。如果按肥大程度的轻重排列，qR 或 R 型最重，Rs 型次之，rSr' 或 rsR' 最轻。

2. 右室舒张期负荷过重　因右心室回流血量增多，致使舒张期心室血容量增加，右室明显扩张。在心电图上表现为完全性或不完全性右束支阻滞的图像，伴 ST-T 改变（Ⅱ、Ⅲ、aVF）。主要见于房间隔缺损。

3. 左室收缩期负荷过重　由于左室的排血阻力增高而造成左室的收缩期负荷过重，引起左室壁肥厚为主，发生向心性肥厚，如主动脉瓣狭窄、高血压病。心电图上的特征是 I、aVL、V$_{5\sim6}$R 波增高，

ST 段下移及 T 波低平或倒置。

4. 左室舒张期负荷过重　因左心室回流血量较正常增多，致左室舒张期血容量明显增加，引起左心室扩张。这类情况常见于主动脉瓣关闭不全、二尖瓣关闭不全、动脉导管未闭及室间隔缺损。Ⅰ、aVL、$V_{5～6}$ 导联出现深而窄的 Q 波，R 波电压增高，ST 段上移及 T 波高耸直立，V_5 导联 VAT 可有延长。

（三）左心室肥大心电向量图和心电图诊断标准

1. 左心室肥大心电向量图诊断

（1）生理性左室肥大指由于生理性原因引起的左室肥大。多见于运动员等。

1）F.P. QRS 环位于左下方，T 环与 QRS 环方向一致。

2）R.S.P.QRS 环初始前向力增大，QRS 环体明显偏向后方。

3）H.P.QRS 初始向量向前，随之转向左后，T 环开放，ST 向量常指向左前，T 环振幅正常，方向与 QRS 环一致。

（2）病理性左室肥大是由于各种疾病导致的左室肥大，如高血压病、二尖瓣关闭不全、室间隔缺损等，左心室肥大 QRS 环在各面上变化情况见图 1-3-24。

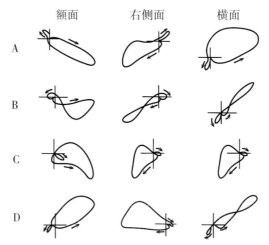

图 1-3-24　左心室肥大 QRS 环在各面上变化情况示意图

1）H.P.QRS 环体增大，形态与正常相似，但较狭长。QRS 最大向量＞ 1.5mV，指向左后。环体呈"8"字形或顺时针向运行表明室内除极程序有改变，可因室内传导障碍所致。T 环多位于右、前或左前方。根据 H.P.QRS 环的图形，可分为Ⅰ、Ⅱ、Ⅲ型。

左室肥大Ⅰ型。该型约占左室肥大的 74%。H.P.QRS 环呈宽的卵圆形或长形，逆时针向运行。根据 0.01s 向量的指向分为：IA 型，0.01s 向量指向右前（同正常）；IB 型，0.01s 向量指向左前。

左室肥大Ⅱ型。该型约占 20%，多见于舒张期容量负荷过重。QRS 环在左后，呈逆顺或顺逆"8"字形运转，环体大。根据近环和远环又分为三型：ⅡA 型，近环大于远环，呈逆时针向运行；ⅡB 型，近环等于远环；ⅡC 型，远环大于近环，呈顺时针向运行。

左室肥大Ⅲ型。该型为重度左心室肥大，占 6%。H.P.QRS 环在左后，呈顺时针向运行。

2）F.P.QRS 初始向量常指向右下或左下方，呈逆时针向运行。最大向量方位 –20°～ +60°，振幅超过正常上限＞ 1.5mV，终末向量指向左上方。T 环多在左、下方，少数在右、下或右、上方。

3）R.S.P.QRS 常呈顺时针向运行，偶呈"8"字形运行，有 15% 的左室大患者呈逆时针向运行。QRS 环主体位于后下象限，终末向量向上移位，最大 QRS 向量增大。

4）QRS 环运行时间延长，但不超过 110ms。

5）ST 向量指向右、前，偏上或偏下，ST 向量与 T 环方向一致。T 向量环与 QRS 环方向相反，T/R 夹角增大。

2. 左心室肥大的心电图诊断

（1）QRS 波群电压增高：$R_I > 15mm$，$RV_5 > 25mm$，$SV_I > 15mm$，$R_{II} + R_{II} > 40mm$，$R_I + S_{III} > 25mm$，$RV_5 + SV_1 >$（女性）35mm，（男性）$> 40mm$。横位心时，$R_{aVL} > 12mm$。垂位心时，$RaV_F > 20mm$。

（2）QRS 波群/及左心室 VAT 时间延长，分别达到或超过 0.09s 及 0.05s。

（3）QRS 平均电轴左偏，达到或超过 –15°。

（4）左胸前导联的 ST 段压低，T 波低平、双相或倒置。

临床实践证明，并非每一例左心室肥厚都具有上述的 ST-T 改变，因而有些作者把左心室肥厚扩张的心电图诊断分为几类：凡仅具有 QRS 波群电压增高（或合并有电轴左偏、QRS 时间延长），而无 ST-T 改变者，称为左心室"肥厚"；当 QRS 电压并不明显升高，而只出现上述的 ST-T 改变时，称左心室劳损；若合并有 QRS 电压增高及 ST-T 改变，则称为左心室肥厚劳损。

ST-T 改变的发展过程，首先发生 T 波的降低，嗣后进展为平坦及倒置。因而在以 R 波为主的导联中，如 T 波只有 R/10 时，已可判断为左心室劳损。在这些导联中如果仅有 ST 段轻度压低，而 T 波尚不异常，已可怀疑为左心室劳损的最初期表现（图 1-3-25）。

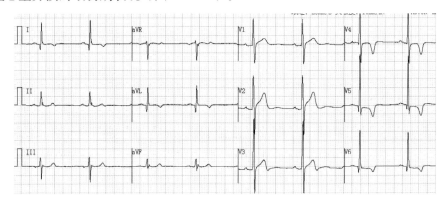

图 1-3-25　左心室肥大

患者男性，47 岁，高血压病。心电图示 $RV_5 = 2.9mV$，TV_3 正负双向，$TV_4 \sim V_6$ 倒置，$STV_4 \sim V_6$ 下移 0.05 ～ 0.1mV。
符合左心室肥大诊断。

3. 左心室肥大心电图诊断的准确性　自从其他非侵入性技术的出现，心电图在诊断左室肥大的作用已经有了改变。尸检研究已经显示了超声心动图术与心电图术检测左心室肥厚对比具有的优越性。但因心电图检查费用低廉、操作简便、重复性好，仍不失为诊断左室肥大的辅助检查方法。

左心室肥大的诊断，在很大程度上依靠 QRS 高电压来决定。病理对照结果表明，QRS 波群高电压是诊断左心室肥大最敏感的指标，但造成假阳性的机会也多，如年轻人、体型瘦胸壁薄的人。另外，虽无左心室肥大，但消瘦或恶病质的患者，也可出现左胸导联 QRS 高电压现象。因此，仅依靠单独一项电压增高来诊断左心室肥大，是不够准确的。相反，如缺少这一项指标而具备其他几项指标，也不能排除心室肥大的诊断，根据尸解材料分析，在心室肥大时，胸导联电压增高较为敏感，但假阳性亦多，肢体导联敏感性差，假阳性亦少。此外，又有些左心室肥大者，没有高电压的表现，因此在诊断中须估计下列各项干扰因数。

（1）QRS 向量问题：假如 QRS 平均电轴指向左后上方，QRS 环偏居于后方，于是在额面上的投影较小，QRS 波群在肢体导联中的电压便不会很高，在 V₅ 导联上也不会反映出高电压。又假如 QRS 平均电轴的方向指向左下方，QRS 向量环和额面相平行，胸导联中 QRS 电压的增高便不及肢体导联中的明显。一般说来，肢体导联出现高电压的情况少，但如有高电压的话，其诊断意义较之胸导联的高电压更可靠。

（2）胸壁的厚薄及年龄因素。25 岁以下的青年、幼童及体型瘦长的人，虽然没有左心室肥大，其 QRS 波群的电压可以超过正常的极限，而体型肥胖、年龄大于 35 岁的患者，虽然有心室肥厚，QRS 波群电压可以正常，甚至比预计数低。所以在分析高电压的诊断意义时，应注意患者年龄、体型等因素。

（3）其他病变因素影响：当合并有心力衰竭或者其他的病理因素，如心肌纤维性病变、心肌梗死、胸水、肺气肿、右室大、血钠过低、血钾过高时，原有的 QRS 波群高电压也会降低，影响诊断。当左侧或右侧束支发生传导阻滞、预激综合征时，也可将其特征完全掩盖，无法认出。

为了避免此缺点，有人建议用"Romhilt 和 Esters 累积计点法"作为诊断左室肥大的方法。其敏感性为 54%，特异性为 97%。见表 1-3-5。

累积计点达到 5 分，诊断为左室肥大，累积计点达到 4 分有左室肥大可能。

临床意义：左室肥大常是高血压病、冠心病等重要的独立危险因素。高血压患者出现明显左室肥大者，病死率明显高于相同水平高血压而无左室肥大者。

表 1-3-5 Romhilt 和 Esters 累计计点法诊断左室肥大

项目	计点数
1. QRS 振幅达到下列任何一项： a. 在肢体导联较大的 R 或 S 波 ≥ 20mm； b. 在 V₁ 或 V₂，S 波 ≥ 30mm； c. 在 V₅ 或 V₆，R 波 ≥ 30mm	3 分
2. ST-T 段改变 未使用洋地黄 使用洋地黄	3 分 1 分
3. 电轴左偏 ≥ -30°	2 分
4. 左房负荷过重 在 V₁ 终末负向 P 波深度 ≥ 1mm，或时限 ≥ 0.04s	3 分
5. QRS 波群时间 ≥ 0.09s	1 分
6. 在 V₅~₆ VAT = 0.05s	1 分

（四）右心室肥大心电向量图和心电图诊断

当右室向量占优势超过左室的时候，心电图上表现出右室肥大。右室肥大在心电向量图及心电图上均发生很明显的变化。从左心室肥大的各项指标及心电向量图的改变，可以体会出左室的改变主要在"量"上，而右室肥大的 QRS 向量环及 QRS 波群在形态上产生了更为明显的变化。这是因为正常人的左心室较右心室厚几倍。如右心室仅有轻度的肥大，左心室壁的除极电势依然占优势，综合心电向量的改变就不明显。只有当右心室壁肥大相当明显时，才会较显著地影响心电综合向量的方向，从而使心电向量图及心电图产生特征性的改变，这也是心电图诊断早期右心室肥大不够敏感的原因。

自向量图上可以看出：各平面的 QRS 环体都不扩大，但形状却与左心室肥大所见迥然不同。在 H.P. 和 R.S.P.QRS 环向前移位，F.P. 明显向右方偏移。见图 1-3-26。

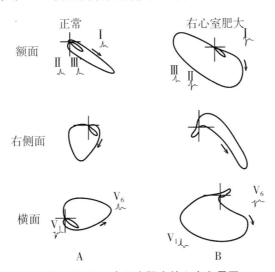

图 1-3-26　右心室肥大的心电向量图
A.正常心电向量图；B.右心室肥大心电向量图。

1. 右心室肥大心电向量图的诊断

（1）轻度右室肥大。

1）H.P.QRS 环呈狭长形，S/R > 1 或 X 轴右/左向量比值 > 0.58 或 S 向量角度 > -110°。

2）H.P.QRS 环呈 CCW，其右后的面积占总面积的 20% 以上。

3）F.P.QRS 环呈 CW，其右上和右下面积占总面积的 20% 以上。

4）R.S.P.QRS 环常呈 CCW（正常为 CW），也可呈"8"字形，或保持正常转向。

若有一条符合，结合 F.P. 平均心电轴 > 70° 即可诊断。

（2）中度右室肥大。

1）H.P.QRS 环呈 CCW，其向前向量加右后面积占总面积 70% 以上。

2）H.P.QRS 环呈"8"字运行，其主体及终末部均在右后。

若有一条相符即可诊断。

（3）重度右室肥大。

1）H.P.QRS 环呈 CW，向前、向右，T 环可向右后，环体可呈多种形态，可增宽呈卵圆形，亦可狭窄扭曲或呈"8"字形。

2）R.S.P.QRS 环初始向量异常向前，甚至整个 QRS 环体均位于前方。

3）T 环多与 QRS 环相反，指向左后方。ST 向量与 T 波方向一致。

2. 右心室肥大心电图诊断

（1）QRS 波群的电压改变：右室肥大时水平面向量环都是显著地向右、前突出，环体大部分投影在 V_1 导联的正侧端，RV_1 多呈 R、RS、qR 型，RV_1 往往增至正常限度（1.0mV）以上，SV_1 也较正常减小或消失。在 V_1 导联中，R/S 比例 > 1。与此相似，V_5 的 S 波也增深，以致使 R/S 比例在自右到左的心前区导联中逐渐减少——与正常的逐渐增加相反。$RV_1+SV_5 > 1.2mV$。在少数右心室肥大的病例中，上述的特征性 QRS 改变（Rs 或 qR）在 V_1 中查不到，而必须在更右侧的心前区导联（V_3R）中方能录得。这是因为在慢性肺心病的早、中期，右室肥大以流出道肥厚为主，QRS 环体向右后方移位，胸导联 r 波均减小，$V_{1～2}$ 呈 QS 型，$V_{5～6}$ 呈 RS 或 rs 型。到病变晚期，右室流出道肥厚更趋加重，右室游离壁也明显增厚，此时 QRS 向量向前和向右后均增大，V_1 出现高 R 波，$V_{5～6}$ 导联 S 波更趋加深。

肢体导联 aVR 呈 QR 型，其特点是 R 波大于 Q 波，R 波 > 0.5mV。

（2）心电轴右偏：自右室肥大的额面向量图中可以看出，向量环改变大多是主体向右向下突出，这样便会使它投影在导联 I 的负侧、导联 III 的正侧，因而出现心电轴右偏。正常人中心电轴右偏是比较少见的，因而往往有较大的诊断意义。如 QRS 时间正常而心电轴达到或超过 +110° 时，几乎可以无例外地判断有右心室肥大。有些学者统计，约有 60% 的右心室肥大患者出现这类心电轴右偏。由此看来，在成年人中，心电轴右偏对诊断右心室肥大，较心电轴左偏对诊断左心室肥大的意义更为重要。因此，心电轴右偏可以列为右室肥大的主要诊断指标。

（3）V_1 的室壁激动时间延长：正常人中 QRS 的后半部分时间多系左心室进行着正常的除极过程，当时右心室壁早已除极完毕。右心室肥大时，即使达到相当严重的程度，也很少超过正常的左心室壁的厚度，除非室壁传导发生了异常的延缓，整个心室的除极时间并不延长。但是由于右心室壁的增厚，V_1 的室壁激动时间，可能超过 0.03s。这一点可以作为右心室肥大的一个辅助性诊断指标。

（4）ST 段与 T 波的改变：与左心室肥大相似，当右心室因肥大而除极程序有了延缓，不难理解其复极过程多呈继发性改变。同样，右心室肥大显著者，右心室壁肌肉也会有纤维化等改变，引起原发性的 T 波改变。因而在 V_1 导联中往往呈 ST 段轻度下降，T 波双向或倒置，而 $V_{5～6}$ 导联中却往往有直立的 T 波。虽然在正常人中，V_1 中的 T 波也常倒置，$TV_{5～6}$ 在正常人中更是无例外地直立，但是当 QRS 发生前述的改变时，TV_1 倒置，ST 段下降，$TV_{5～6}$ 直立便有一定的辅助诊断价值。见图 1-3-19。

（五）双侧心室肥大的心电向量图和心电图诊断

1. 双侧心室肥大的心电向量图诊断　由于双侧心室肥大，其向量改变主要是左右和前后方向变化，以横面改变最明显，分为三种类型。

（1）H.P.QRS 环向前，并向后扩大，呈不典型左心室肥大，环体逆时针向运行，QRS 环最大向量 > 1.5mV，向前向量 > 0.6mV，呈前后饼盘型（pie-plate），为 I 型，又称 A 型。

（2）H.P.QRS 环向后偏移，环体呈逆时针向运行，QRS 环最大向量 > 1.5mV，同时 S 向量增大，在右后象限面积 > 20%，呈左右饼盘型，为 II 型，又称 B 型。此型亦见于青少年先天性心脏病所致双室肥大。

（3）H.P.QRS 环向前移位并向左伸展，呈逆时针向或顺时针向运行。F.P. 环体呈逆时针向运行，最大左向力 > 1.5mV，此为左前增大型即 III 型，又称 C 型。见于成人后天性心脏病所致双室肥大。

三条中一条符合即可诊断。

2. 双侧心室肥大心电图诊断　目前认为是诊断双侧心室肥大的心电图可有下列表现（图 1-3-27、图 1-3-28）。

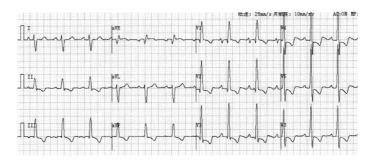

图 1-3-27　双侧心室肥大

心电图示：电轴右偏 +109°，PtfV$_1$ < -0.04mm · s，V$_1$ 呈 qR 型，RV$_1$ = 1.4mV，RV$_1$+SV$_5$ = 2.3mV，RV$_5$ = 3.13mV；ST Ⅱ、Ⅲ、aVF、V$_4$、V$_5$、V$_6$ 下移且 T 波双向、倒置。心电图改变符合双侧心室肥大劳损。

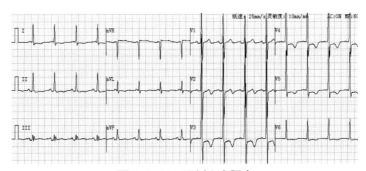

图 1-3-28　双侧心室肥大

心电图示：V$_1$ 呈 Rs，RV$_1$ = 2.1mV，RV$_5$ = 3.0；T：Ⅰ、Ⅱ、aVL、aVF、V$_3$ ~ V$_6$ 低平、倒置；ST：Ⅰ、aVL、V$_3$ ~ V$_6$ 下移 0.05 ~ 0.1mV。心电图改变符合双侧心室肥大劳损。

（1）左及右侧心前区导联分别呈现左及右心室肥大的心电图改变。

（2）肢体导联有左心室肥大的明确表现，但 V$_5$ 的 S > R，aVR 中 R > Q；或自心前区导联的改变可以判断为左室肥大，肢体导联上有明显的电轴右偏（+90° 以上）。

（3）心电图正常。

3. 影响心电图诊断心室肥大的因素

（1）心电图机的性能不良及操作的非标准化，均可影响 QRS 波群电压及 R/S 比例，而产生伪差。

（2）记录纸上基线调得过高或过低，都将影响 R 波及 S 波的振幅，或将 R 波的高度切断，或 S 波的深度不能充分展示，而影响 R/S 的比例。

（3）心电图机的正负放大平均度不均等，使记录 R/S 比例发生误差。

（4）心脏显著逆时针向转位，亦可使 V$_1$ 导联 R/S > 1；显著顺时针向转位，可使 V$_5$R/S < 1。出现上述两种情况，要结合其他条件方可诊断右心室肥大。

（5）A 型预激综合征、正后壁心肌梗死等，均可造成 V$_{1~2}$R 波电压增高，致使 V$_1$R/S > 1，V$_1$ 室壁激动时间 > 0.038s。

（6）胸部手术后、消瘦、恶病质等，可因心脏距胸壁较近，探查电极与心脏距离相应缩短，而使电压增高。

（7）心脏显著转位，致使胸导联电极不能如实反映常规部位心室的电位变化。

（8）重度心室肥大常伴有心肌纤维变性，产生电流的心肌细胞数量减少，电压反而降低，心电图仅表现为心肌劳损的 ST-T 改变。

（9）肺气肿、皮下气肿或水肿、心包或胸腔积液及肥胖等，因电流传导障碍，亦可使电压降低。

第三节 常见心律失常的心电图表现

最常见的心律失常为期间收缩、窦性心律失常、传导阻滞、房颤、心房扑动。

一、窦性心律失常

（一）窦性心动过缓

心电图特点如下。

（1）具有窦性心律的特点：①存在窦性P波，Ⅰ、Ⅱ、V_5、V_6导联P波直立，aVR导联P波倒置；②P-R间期≥0.12s；③出现一系列按时发生、形态相同的窦性P波。

（2）心房率在60次/min以下。

（3）QRS波形态正常。

（二）窦性心动过速

心电图特点：①具有窦性心律的特点；②心房率在101～160次/min；③QRS波形态正常。

（三）窦性心律不齐

窦房结发出的激动显著不均匀，在同一次描记的心电图上，其最长的P-P间期与最短的P-P间期之差超过0.12s。

（四）窦性静止（窦性停搏）

出现一次比窦性P-P间期显著延长的间歇，其中并无窦性P波及其后的QRS波，长的P-P间歇与基本窦性的P-P间期不存在倍数关系，在长P-P间歇后可有房室交界性或室性逸搏。

二、传导阻滞

（一）窦房传导阻滞

窦房传导阻滞主要见于迷走神经张力增高或洋地黄、奎尼丁的毒性作用，可用阿托品消除，大多是暂时性的。依阻滞程度可分为三度。由于体表心电图不能直接测定窦房传导时间，因此一度窦房阻滞（单纯窦房传导时间延长）在心电图上无法诊断。三度窦房阻滞时，所有的窦房结激动都不能传入心房，心电图上不出现P波（因而也无QRS-T波群）。这和窦性停搏无法区别，没有前后对照也不易作出确实的诊断。只有二度窦房传导阻滞才能在心电图上显示特有的波形。

1. 一度窦房传导阻滞 是指窦性激动在窦房传导过程中传导时间延长，但每次窦性激动均能传入心房，由于窦房传导的延迟是匀齐的，因此P-P间期基本相等，与正常心电图无法鉴别。但是二度二型窦房传导阻滞合并一度窦房传导阻滞时，P波脱落，长P-P间期短于正常P-P间期的两倍，长P-P间期彼此相等，应注意与房性早搏及单纯窦性心律不齐的区别。若为房性期间收缩，则有提前异位P波埋藏于T波之中，若为单纯窦性心律不齐则P-P间期随呼吸可有相应的变化。

2. 二度窦房传导阻滞 窦性激动在窦房传导过程中传导速度进行性减慢，直至完全被传导阻滞而不能传入心房。

（1）二度一型窦房传导阻滞心电图特点：窦性P-P时距逐渐缩短，最后发生1次心房漏搏，漏搏所致的长P-P间期小于任何两个短P-P间期之和，紧邻长P-P间期前的一个短P-P间期短于紧邻长P-P间期后的短P-P间期。这样的周期反复出现，构成文氏周期。见图1-3-29。

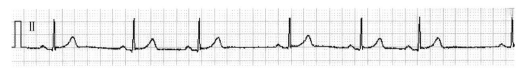

图 1-3-29 二度一型窦房传导阻滞

（2）二度二型窦房传导阻滞的心电图特点（图 1-3-30）：在规则的 P-P 间期中突然出现一长间歇，其间没有 P-QRS-T 波群，长的 P-P 间期是短的 P-P 间期的整数倍，常见的是 2 倍或 3 倍。窦房传导比例为 2：1 或 3：2 时，容易与窦缓及窦性期间收缩形成的二联律相混淆，需注意鉴别。2：1 的窦房传导阻滞，心电图表现为慢而规整的窦性心律（30 ～ 40 次 /min），非常像窦性心动过缓。但 2：1 的窦房传导阻滞在活动后或使用阿托品后传导阻滞消失，可使其心率突增 1 倍。

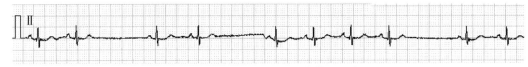

图 1-3-30 二度二型窦房传导阻滞

3：2 的窦房传导阻滞与窦性期间收缩形成的二联律很难鉴别，只有当二联律呈间歇出现时方能确诊。

（二）房室传导阻滞

按传导阻滞程度可分为三度。

1. 一度房室传导阻滞 心电图表现为 P-R 间期延长。心电图特点具备下列条件之一：① P-R 间期超过 0.20s；② P-R 间期虽未超过 0.20s，但超过相应年龄和心率的正常上限值；③ P-R 间期虽未超过 0.20s，但与过去的心电图相比，心率相同或增快时，P-R 间期延长了 0.04s。见图 1-3-31。

一度房室传导阻滞是指房室传导时间延长，但仍呈 1：1 下传。传导阻滞部位 90% 是在房室结。

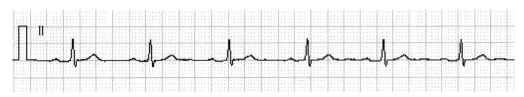

图 1-3-31 一度房室传导阻滞

2. 二度房室传导阻滞 心电图表现为 P 波规律出现，部分 P 波不能下传，间歇地出现心室漏搏，即仅有 P 波而无 QRS 波群。若在 QRS 波群脱漏前 P-R 间期有逐渐延长者为文氏现象或莫氏一型；脱漏前 P-R 间期固定不变者为莫氏二型。

（1）二度一型房室传导阻滞。心电图典型特点：①在一系列 P 波中，P-R 间期依次呈进行性延长，直至 P 波不能传入心室，发生心室漏搏，即发生 P 后无 QRS 波群；② P-P 间期规则，R-R 间期逐渐缩短，突然出现 P 波下传受阻的长 R-R 间期，长 R-R 间期短于任何两个 R-R 间期之和，但长于脱漏前任何一个 R-R 间期；③紧邻长 R-R 间期前的一个短 R-R 间期短于紧邻长 R-R 间期后的 R-R 间期。见图 1-3-32。

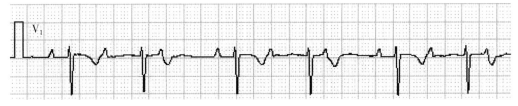

图 1-3-32 二度一型房室传导阻滞（呈 3：2 下传）

（2）二度二型房室传导阻滞。心电图典型特征：① P-R 间期固定不变。P-R 间期可正常，也可延长，但固定不变，无逐渐延长；②P 波下传突然受阻，使其后 QRS 波群脱漏；③长的 R-R 间期与窦性周期成倍数关系。见图 1-3-33。

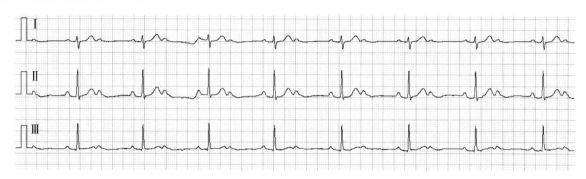

图 1-3-33 二度二型房室传导阻滞（呈 2：1 下传）

二度一型房室传导阻滞多为功能性或房室结、希氏束近端的损害，大多可以恢复，预后较好。二度二型房室传导阻滞多为器质性改变或为希氏束远端、希氏束内的损害，病变范围多较广泛，易发展为完全性房室阻滞，预后较为严重。

3. 三度房室传导阻滞 又称完全性房室传导阻滞。其心电图特征：①P 波与 QRS 波群完全无关，P-P 间期及 R-R 间期各有其规律性；②室律匀齐，节率缓慢，心室率慢于心房率；③ QRS 波形态与阻滞的病变部位有关，阻滞位于希氏束近端者，QRS 波群形态正常，心室率 40 ~ 60 次 /min 阻滞部位在希氏束远端者，QRS 波群宽大畸形心室率 30 ~ 40 次 /min。三度房室传导阻滞的阻滞部位几乎都在希氏束远端或希氏束内。三度房室传导阻滞约 60% 伴有阿 - 斯综合征发作。见图 1-3-34。

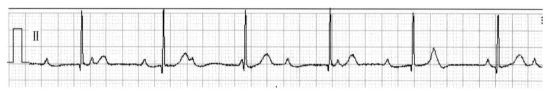

图 1-3-34 三度房室传导阻滞

（三）室内传导阻滞

室内传导阻滞可分为束支传导阻滞、不定型室内传导阻滞和末梢纤维型传导阻滞。

1. 束支传导阻滞 系指希氏束分叉以下传导系统的阻滞。束支阻滞的出现未必都是由于束支发生断裂所引起。资料表明束支阻滞的出现是由于两侧束支不应期长度发生显著差异所引起。当一侧束支较另侧束支传导延迟达 0.04s 或以上时，即可发生完全性束支阻滞的心电图图形。

（1）右束支传导阻滞。心电图特征：① V_1、V_2 导联的 QRS 波宽大畸形，呈 rsR' 型，I、avL、V_5、V_6 导联中呈 RS 或 qRS 型，S 波增宽 > 0.04s。②可有继发性 ST-T 改变。V_1、V_2 导联 ST 段可以出现下移，T 波可倒置。③ QRS 波时限 ≥ 0.12s 者为完全性右束支传导阻滞。QRS 波时限 < 0.12s 者为不完全性右束支传导阻滞。见图 1-3-35。

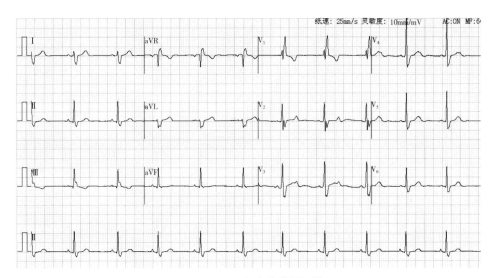

图 1-3-35 右束支传导阻滞

右束支传导阻滞较左束支传导阻滞多见，可见于正常人，亦可见于器质性心脏病者如风湿性心脏病、先天性心脏病、肺心病、冠心病、心肌病等患者，故在估计其意义时，要结合临床资料进行具体分析。如出现于一向健康、临床无器质性心脏病者，其预后良好。如发生于有器质性心脏病者，则其预后与心脏病的严重程度有关。如以往心电图正常者突然出现右束支传导阻滞，应视为异常，在青年人应考虑是否与炎症有关，在老年人应考虑是否为心肌缺血所致。心脏手术患者术后易出现右束支传导阻滞，可能与右束支走行与分布在术中受到损伤所致。

（2）左束支传导阻滞。心电图特征：①左胸导联（V_5、V_6 及 I、aVL 导联）出现增宽的单向 R 波，其顶部有切迹。右胸导联 V_1 呈 rS 型或 QS 型。②可有继发性 ST-T 改变。I、aVL、V_5、V_6 导联 ST 段可出现继发性降低，T 波可倒置。③ QRS 波群时限延长 ≥ 0.12s 者为完全性左束支传导阻滞，0.12s 者为不完全性左束支传导阻滞（图 1-3-36）。

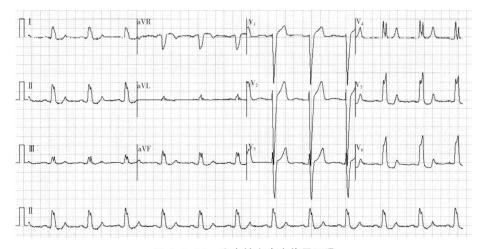

图 1-3-36 完全性左束支传导阻滞

左束支传导阻滞大多见于器质性心脏病者如冠心病、高血压、主动脉瓣病变和心肌病等患者。

（3）左前分支传导阻滞。心电图特征：① II、III、aVF 导联呈 rS 型，且 $S_{III} > S_{II}$；②心电轴左偏达 $-30° \sim -90°$；③ I、aVL 呈 qR 型。④ QRS 时间 < 0.11s，见图 1-3-37。

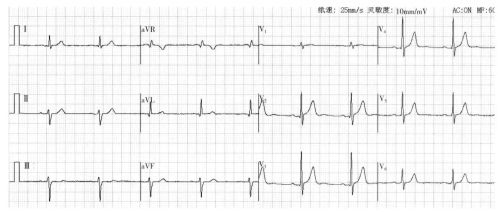

纸速：25mm/s 灵敏度：10mm/mV AC:ON MF:60

图 1-3-37 左前分支传导阻滞

由于左前分支比较细小，仅有一条冠状动脉供血，易被损伤，所以这类传导阻滞相当多见，且多见于器质性心脏病患者，如冠心病、心肌炎、心肌病、高血压、主动脉瓣狭窄及先天性心脏病（三尖瓣闭锁、心内膜垫缺损）等患者。此外，心脏直视手术时的机械性损伤，冠状动脉造影过程中及肺梗死等时亦可暂时性出现。少数无心脏病患者中也可有。

（4）左后分支阻滞。较左前分支阻滞者少见。其心电图表现：①电轴右偏 +90°～ +135°，多达 + 110° 以上；②Ⅰ、aVL 导联呈 rS 型；③Ⅱ、Ⅲ、aVF 导联呈 qR 型，其 q 波时间 < 0.02s；④ QRS 波群时限 < 0.11s，这类传导阻滞临床上较少见。主要是由于左后分支的纤维束短而粗，且血供丰富，不易受损，一旦出现则提示有较广泛及严重病变。诊断时必须排除引起电轴左偏的其他原因如右室肥大、广泛侧壁心肌梗死、正常垂直位心脏、慢性肺疾病等。因此，单从心电图尚不能做出左后分支阻滞的正确诊断，必须结合临床，综合判定。如上述心电图表现合并下壁心肌梗死，则支持左后分支阻滞的诊断，因为左后支的血液供应大部分来自右冠状动脉后降支，当此支阻塞时，可同时产生下壁心肌梗死与左后支阻滞。见图 1-3-38。

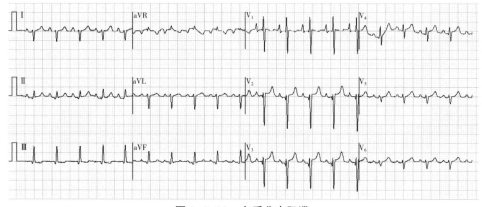

图 1-3-38 左后分支阻滞

2. 不定型室内传导阻滞　不定型室内传导阻滞指激动在心室内的传导发生了阻滞，但确切部位难以确定。心电图可见 QRS 间期 > 0.12s，波形既不符合完全性左束支传导阻滞，也不符合完全性右束支传导阻滞，此类传导阻滞多见于有广泛心肌病变的患者，病变多累及双侧束支，预后较单支传导阻滞为差。偶可见于术后电解质紊乱的患者，纠正电解质后可恢复正常。

3. 末梢纤维型传导阻滞　在大面积心肌梗死病例，大量的末梢传导纤维被破坏，使心内膜除极通过心肌 - 心肌的形成传布，因而，心内膜除极明显缓慢。心电图上可见 QRS 波群形态钝锉，切迹，多表现为左束支传导阻滞的特点，可伴有 T 波变化及 Q-T 间期延长。

三、期前收缩

1. **窦性期间收缩** 心电图特征：①过早出现的 P 波，与窦性基本心律 P 波完全相同；②提前出现的 P 波前后的正常 P-P 间距基本恒定；③ QRS 波形与窦性心律 QRS 波群完全相同；④等周期代偿间歇，即期间收缩至下一个心搏的间隔等于一个窦性周期。

2. **房性期间收缩** 心电图特征：①提早出现的 p 波，其外形与窦性 P 波有差别；② QRS 波群与窦性心律 QRS 波群相同，若伴有差异传导，则其 QRS 波形态可与窦性者不同；③代偿间歇多不完全。见图 1-3-39。

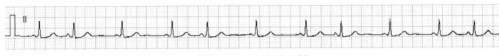

图 1-3-39 房性早搏

3. **房室交界区期间收缩** 心电图特征：①逆行 P 波（P⁻波），即 P'Ⅱ、Ⅲ、aVF 呈倒置，aVR 直立。② P⁻ 波可发生于 QRS 波群之前，P⁻-R 间期小于 0.12s；P⁻ 波也可发生于 QRS 波群之后，R-P⁻ 间期小于 0.16s；P⁻ 波可与 QRS 波群重合。③过早出现的 QRS-T 形态正常，但亦可因室内差异传导而引起 QRS 波增宽、畸形。④早搏后完全代偿间歇。见图 1-3-40。

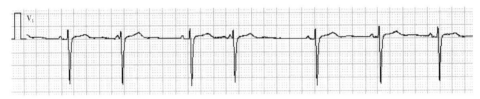

图 1-3-40 房室交界区早搏

4. **室性早搏** 心电图特征：①过早出现的 QRS 波群，宽大畸形，其前无相关 P 波。②代偿间歇完全。③ T 波与 QRS 波群主波方向相反（图 1-3-41）。④在同一导联上出现两种或两种以上形态的 QRS 波，如联律间期相等为单源多形性室性早搏，联律间期不等为多源性室性早搏（图 1-3-42）。⑤室性早搏配对时间不固定而同一导联上 QRS 波群外形相同，可能是室性并行心律。可有室性融合波（形态介于室上性 QRS 波和室性 QRS 波之间，室性融合波的 R-R 与窦性 R-R 大致相等），长异位 R-R 间期与短异位 R-R 间期存在倍数关系。⑥室性早搏出现于前一心动的 T 波顶峰或顶峰前，称 R-on-T 为有害性室性早搏，尤其是同时存在 Q-T 间期延长者，易发生室性心动过速及室颤。

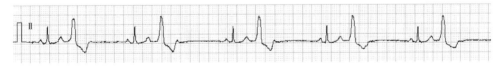

图 1-3-41 频发室性早搏

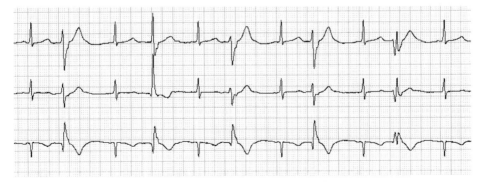

图 1-3-42 频发多源性室性早搏

临床上根据室性早搏的形态而将其分为良性室性早搏及恶性室性早搏，以估计其预后。良性室性早搏多为无症状、偶发、单源及起源于右室的室性早搏。右室的室性早搏多见于健康心脏，其心电图特点为呈左束支传导阻滞图形，V_1 导联上主波向下，R 波较宽，额面电轴右偏，V_4 导联上负向波较 V_1 导联负向波更深。恶性室性早搏为有症状，发生于急性心肌梗死、洋地黄中毒、轻度运动及日常活动后引起的室性早搏，呈多源性或 / 和多形性的频发室性早搏，R-on-T 现象；配对时间 < 0.43s 的室性早搏不但对各种药物疗效欠佳，还易发生室速、室颤。

左室型室性早搏往往提示器质性心脏病，其心电图特点为呈右束支传导阻滞图形，在 V_1 导联上呈 R 或 qR 型，可见兔耳征（QRS 波群呈双峰，左峰比右峰高），V_6 导联上多呈 rS 或 QS 型。心肌梗死后左室型室性早搏较右室型室性早搏更容易出现室颤。

四、阵发性心动过速

心脏内异位起搏点自律性高时，连续出现 3 次或 3 次以上自动性异位搏动（即期前收缩）称为阵发性心动过速，其特点：①突然发作，突然停止；②发作时心率频速，一般为 160 ~ 250 次 /min；③心律常规则；④发作时间较短，常有复发现象。根据异位起搏点的位置，一般可分为房性、房室交界性和室性三种，以房性最多见。阵发性房性心动过速和阵发性交界性心动过速发作时，由于心搏过于频速，P 波往往隐伏于前一 T 波或 QRS 波群中，不易判定异位起搏点究竟是起源于心房还是交界区，故统称为阵发性室上性心动过速。

1. 阵发性室上性心动过速　心电图特点：① 3 个或 3 个以上的连续而频发的 QRS 波群，室率 160 ~ 250 次 /min；② R-R 间期绝对规则；③ QRS 波形态正常，QRS 时间在 0.10s 以内，如果发生室内差异性传导，则 QRS 波群可增宽、畸形；④若 QRS 波前有异位 P' 波，则 P'-R 间期 ≥ 0.12s 者为房性心动过速；若没有 P 波或有逆行 P⁻ 波者，则为阵发性交界性心动过速。见图 1-3-43。

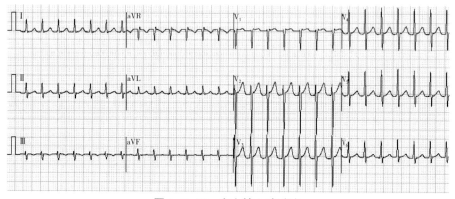

图 1-3-43　室上性心动过速

阵发性室上性心动过速多见于无器质性心脏病者。感染、过度劳累、情绪激动、烟酒过量、更年期综合征等都可以引起发作。有预激综合征的患者易合并此类发作。亦多见于有心脏病者，如风湿性心脏病、二尖瓣狭窄、冠心病、心肌病。还可见于心脏手术、心导管检查、洋地黄中毒及麻醉、甲亢等患者。

2. 阵发性室性心动过速　QRS 波群宽大、畸形，室率 100 ~ 220 次 /min，R-R 间期不绝对规则（图 1-3-44）。心电图具备以下特征有利于室性心动过速的诊断：伴有房室脱节，室性融合波，心室夺获，QRS 时间显著增宽，呈右束支传导阻滞图形者 QRS 时间等于或大于 140ms；呈左束支传导阻滞图形者，QRS 时间等于或大于 160ms；胸壁导联 QRS 全部正向或全部负向；呈右束支传导阻滞图形合并电轴显著左偏；窦性心律时为右束支传导阻滞，心动过速时为左束支传导阻滞等。

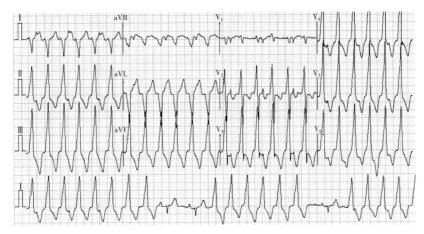

图 1-3-44　反复发作室性心动过速

室性心动过速发生率约为 2.7%。约 90% 的室性心动过速在器质性心脏病的基础上发生，首先以变异型心绞痛、急性心肌梗死为多见，其次为严重心肌炎、心肌病、药物中毒（如洋地黄、奎尼丁、锑剂、普鲁卡因胺）、严重电解质紊乱、严重缺氧等，也可见于心脏手术及心导管检查，极少见于无明显器质性心脏病者。

室上性心动过速伴室内差异性传导与室性心动过速均为宽 QRS 波形心动过速。但两者在临床上的处理方法是不同的，Wellens 和 Brugada 都提出对宽 QRS 波心动过速的鉴别诊断方案，他们都是根据较多宽 QRS 心动过速病例，经电生理学正确诊断而总结出来的，从体表心电图鉴别诊断经验，参考价值较大。

Wellens 介绍的鉴别诊断要点如下。

（1）心动过速时心电图有房室分离，体征有第一心音强弱不等，颈静脉间有强烈的搏动，有力支持室性心动过速。

（2）心动过速时出现心室夺获和 / 或室性融合波，对室性心动过速的诊断可确定，但发生率甚低。

（3）QRS 波呈"右束支阻滞"图形而心室率快于 170 次 /min 者，不利于室性心动过速。

（4）QRS 波节律不匀齐较显著者，应多考虑心房颤动伴室内传导障碍（室内差异性传导或束支传导阻滞），以及从房室旁道下传。

（5）如果过去心电图没有束支传导阻滞，患者近来又未应用抗心律失常药物，发生心动过速的 QRS 波宽度大于 0.14s 者，高度提示室性心动过速。

（6）宽 QRS 波心动过速的额面心电轴左偏，有利于室性心动过速的诊断。电轴不偏有利于室上性心动过速的诊断。电轴右偏对鉴别诊断帮助不大。

（7）宽 QRS 波心动过速呈"右束支传导阻滞"图形者，V_1 导联的 QRS 波呈单相的 R 波或呈双相的 qR、QR、RS 波形者，高度提示室性心动过速。V_1 的 QRS 波呈三相波形者，室上性心动过速和室性心动过速都可见。V_1 的三相波呈 rSR' 或 M 型者，室上性心动过速机会大。若 V_1 呈三相波，而导联 I 和 V_6 的 QRS 波有初始的 q 波（提示正常的室间隔激动），也提示室上性心动过速的机会大。

另外，V_1 呈三相波，若伴有电轴左偏和 V_6 的 R/S 比例 < 1，则提示为室性心动过速（若窦性心律时 QRS 电轴已是左偏，则心动过速时电轴左偏就没有判断意义了）。V_1 导联 QRS 波呈"兔耳"形（宽大的 QRS 波峰有明显切迹）者仅见于室性心动过速。

（8）宽 QRS 波心动过速呈"左束支传导阻滞"图形者，只有 V₆ 导联有助于鉴别，V₆ 的 QRS 波呈 QR 或 QS 形，提示为室性心动过速。

（9）如果 V₁ ~ V₆ 的 QRS 波一致性地都是向上的，或者一致性地都是向下的，高度提示为室性心动过速。

Brugada 介绍的鉴别要点如下（分析按步骤进行）。

（1）观察全部心前区导联的 QRS 波图形，如果没有一个导联呈 RS 图形者，判断为室性心动过速。如果有的导联呈 RS 图形者进行下一步。

（2）有一个导联的 R-S 间距（指从 R 波的起点至 S 波的谷底之间的距离）> 100ms 者判断为室性心动过速。否则进行下一步。

（3）观察是否有房室分离，有房室分离者判断为室性心动过速，否则进行下一步。

（4）观察导联 V₁ 和 V₆ 的 QRS 波形态，以判断是室性心动过速还是室上性心动过速伴有室内差异性传导（见 Wellens 鉴别要点中有关条款）。

五、扑动、颤动

异位心律频率超过了阵发性心动过速的上限的快速的自动性房性或室性异位心律，此时心房肌或心室肌失去整体收缩的能力，仅发生极为频速的局部收缩或乱颤，丧失了排血功能。

1. 心房扑动　心电图特点：①P 波消失，代之以每分钟 250 ~ 350 次，间隔均匀、规则，形态相同的心房扑动波（F 波），呈锯齿状特征。F 波以Ⅱ、Ⅲ、aVF、V₁ 等导联最为明显，F 波之间密切衔接，没有等电位线；②F 波与 QRS 波常有一定比率，一般为 1∶1 ~ 4∶1，室律可规则或不规则，QRS 波形态常与窦性心律相同；③心房扑动的房室传导比值为 4∶1 以上者多提示有房室阻滞的存在。见图 1-3-45。

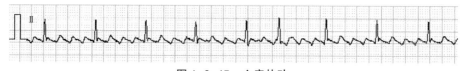

图 1-3-45　心房扑动

2. 心房纤颤（房颤）　是临床上常见而重要的一种异位心律（图 1-3-46）。心电图特点如下。

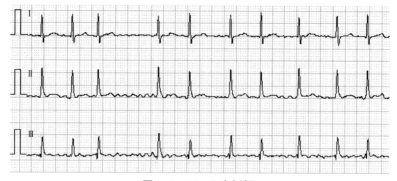

图 1-3-46　心房纤颤

（1）P 波消失，代之以一系列大小不同、形态各异、间隔不等的心房纤颤波（F 波），其频率为 350 ~ 600 次 /min，在Ⅱ、Ⅲ、aVF 与 V₁ 导联最清楚。有时 F 波非常细小，甚至看不见。

（2）R-R 间期绝对不规则，一般 QRS 波形态大致相同，振幅变化大，室率一般不超过 200 次 /min。

（3）房颤时若心室率缓慢（40 次 /min 左右）而规则，则为合并完全性房室传导阻滞。

（4）心房纤颤合并室内差异性传导应和室性期前收缩鉴别，因为前者是室率快速的结果，常为洋地黄不足的表现，而后者往往提示洋地黄过量。鉴别要点见表1-3-6。

表1-3-6　房颤合并室内差异性传导与房颤合并室性早搏的鉴别表

鉴别点	房颤合并室内差异性传导	房颤合并室性早搏
宽QRS波	多发生在室率快时	常发生在室率慢时
心动周期	多发生在长R-R间隔之后	心动周期多发生在短R-R间隔之后
配对周期	不固定	常有固定的配对期
V_1导联QRS波形	常呈rsr'、rSR'三相波的右束支形传导阻滞图形，波形畸形程度差别很大	多呈单相R或双相波RS，qR波，多呈固定形态
类代偿间期	无	多有，个别情况无
QRS波起始向量	与正常的QRS波相同	不同于正常的QRS波
洋地黄使用及中毒表现	无	多有
R_1-R_2-R'关系	R_1-R_2长，R_2-R'短（Ashman现象）	无Ashman现象

注：R_1、R_2为正常QRS波，R'为畸形QRS波。R_1-R_2、R_2-R'分别为连续两个心动周期。

（5）心房纤颤合并二度房室传导阻滞。心房颤动时由于隐匿性传导或迷走神经张力增高，可引起长R-R间歇，因此，单靠长R-R > 1.5s很难确定是否伴有二度房室传导阻滞。凡具备以下条件者，可考虑合并二度房室传导阻滞：①心室率缓慢 < 50次/min；②频发的长R-R间期≥1.5s，达3次以上且其周期相等；③出现过缓的交界性逸搏及逸搏心律或过缓的室性逸搏及逸搏心律。故诊断依靠延迟出现，固定的逸搏周期及恒定的R-R间距来确定。

（6）心房纤颤合并高度房室传导阻滞。特点为交界性逸搏或室性逸搏（包括室性融合波）所占的时间超过心电图记录时间的1/2，可以诊断。

（7）心房纤颤合并三度房室传导阻滞：①心室率规整且缓慢，频率在60次/min以下；②控制心室的节律为交界性逸搏心律或室性逸搏心律。

3. 心室扑动　心电图特点：正常的QRS-T波基本形态消失，无法分清QRS波群和ST-T波段，基线消失，代之以较均齐的振幅高大的，类似"正弦曲线样"连续的大扑动波。扑动的节律规则，频率多在180～250次/min。应注意与阵发性室性心动过速相区别。阵发性室性心动过速的心室率也常在180次/min左右，但QRS波群清楚，波间有等电位线，QRS波群与T波之间可以分清，且QRS波群时限不如心室扑动波之长。

4. 心室颤动　心电图特点：正常QRS-T波的基本形态消失，代之以一系列波形、振幅及时距均不相等的小圆钝波，频率快。

心室扑动和颤动是极严重的心律失常，发生后如未能及时转复，持续时间过长者，多造成死亡。常见于急性心肌梗死、完全性房室传导阻滞发生阿-斯氏综合征的过程中，也见于心脏手术、心导管检查、电击、溺水、低温麻醉，洋地黄、奎尼丁、普鲁卡因胺等药物中毒以及高血钾、低血钾等情况。宜行紧急直流电转复为治疗之。

第四节　药物及电解质紊乱引起的心电图改变

一、药物影响的心电图改变

临床上某些药物尤其是心血管药物，在使用过程中，不论是治疗剂量或是过量用药，均可影响心肌的除极或复极过程，而引起心电图改变。但这些改变是否具有临床意义，要根据具体情况而定。有时药物对心肌影响及毒性作用，在心电图上的表现要早于临床药物毒性作用的出现，因此，心电图检查对临床药物影响的监测及毒副作用的诊断与处理有很大帮助。

（一）洋地黄类药物

应用洋地黄后，由于心肌复极过程加速，引起 ST-T 改变和 Q-T 间期缩短。洋地黄影响的心电图特征：①在以 R 波为主的导联上，ST-T 呈"鱼钩型"改变，包括 ST 段呈倾斜形下降，T 波低平，双向或倒置，双相 T 波的初始部分往往倒置，终末部分较短，随后突然上升，与初始部分几乎成直角；洋地黄影响时 ST-T 改变出现与否，与患者应用洋地黄的剂量并无平行关系，有部分患者在停药 10 ～ 14d 后，异常改变才消失，另有部分洋地黄中毒的患者，其心电图上可不出现上述的 ST-T 改变。② Q-T 间期缩短。

洋地黄中毒性心律失常包括如下几种情况。①由于洋地黄中毒的兴奋作用引起的心律失常。室性早搏二联律，尤其是在房颤的基础上出现的室性早搏二联律，几乎完全可以肯定是洋地黄中毒，多源性或多形性室性早搏是重度洋地黄中毒的表现，更严重者为室性心动过速、心室扑动、心室颤动，亦可有阵发性室上性心动过速伴不同程度房室传导阻滞、非阵发性房室交界性心动过速。洋地黄治疗过程中窦律转为室率缓慢的房颤，是洋地黄中毒较为可靠的证据。原房颤患者应用洋地黄后室率变为极缓，出现三度房室传导阻滞亦是洋地黄中毒的表现。原房颤用洋地黄后室率更快者，多数是洋地黄中毒。②由于洋地黄中毒抑制作用引起的心律失常。包括窦性心动过缓，窦房阻滞，窦性停搏，一度房室传导阻滞，文氏型房室传导阻滞，高度或完全性房室传导阻滞，房室交界性逸搏及逸搏心律。③在心脏手术时，特别是在诱导麻醉过程中，由于迷走神经反射或缺氧等因素可增加洋地黄的毒性。

（二）奎尼丁

奎尼丁安全范围小，用量个体差异大，其治疗剂量和毒性反应时均可引起一系列心电图改变。①治疗剂量：最早的变化可出现 U 波增高。剂量较大时，U 波更明显，T 波与 U 波融合而出现切迹；继而 T 波低平，Q-T 间期延长，QRS 增宽。其表现与低钾血症者相似，易于混淆。钾盐与奎尼丁有累加作用，不宜同时应用。②毒性反应。剂量过大，出现中毒作用时，QRS 波增宽明显，超过原来 50% 以上。房室传导阻滞及明显的窦性心动过缓，是停药的指征。另一种毒性反应与剂量大小无关，有 2% ～ 4% 的患者发生室性早搏、室性心动过速，甚至室颤。

（三）普鲁卡因胺

一般治疗剂量不产生异常心电图改变，如用药剂量过大或静脉注射过快，可引起室性早搏、室性心动过速、房室传导阻滞及心室颤动。普鲁卡因胺中毒的主要心电图表现：① T 波低平，倒置。② Q-T 间期延长。③ QRS 波群增宽，与用药前相比大于 25%。④房室传导阻滞。QRS 波群增宽为普鲁卡因胺中毒的最早期、最常见和最主要的表现形式，一旦出现视为中毒，应立即停药。

（四）利多卡因

一般情况下对心电图影响不大。但在瞬间大剂量应用利多卡因时亦可出现明显的心脏抑制如传导阻滞，甚至心脏停搏。尤其是在存在严重的心肌病变，或 Q-T 间期延长的情况下，应用大剂量利多卡因也易导致快速室性心律失常，应予重视。

（五）苯妥英钠

对洋地黄中毒引起的室性心律失常有效率可高达 90%。治疗剂量苯妥英钠对体表心电图无明显影响，部分病例有轻度 P-R 间期延长和 T 波幅度降低，部分仅有 Q-T 间期缩短。

（六）β-受体阻滞剂

常用的盐酸普萘洛尔片和盐酸安他唑啉，在应用治疗剂量口服时，一般不引起心电图改变。经静脉给药时可引起 P-R 间期延长，对 QRS 波群时限无影响。

（七）普罗帕酮

普罗帕酮用药过量时，心电图上可见窦性心动过缓，P-R 间期延长，QRS 时间延长，QRS 波群增宽和 Q-T 间期延长，尤其是静脉用药时更易出现上述毒副作用，应予以警惕。

（八）胺碘酮

在心电图上可出现窦性心动过缓，窦房传导阻滞，P-R 及 Q-T 间期延长。可使 T 波平坦并有切迹并可出现明显 U 波。大剂量静脉注射（10mg/kg 体重），可引起房室传导阻滞或使原有的束支传导阻滞加重。

（九）锑剂

锑剂是防治血吸虫病、黑热病等寄生虫疾病的特殊药物，它可引起心肌弥漫性损伤。在临床应用过程中，几乎所有病例都可出现不同程度的心电图改变。主要为 T 波改变和 Q-T 间期延长。用药后，先为 T 波振幅降低，以后逐渐变为平坦、双向、倒置；常常出现明显 U 波，T 波与 U 波融合，导致 Q-T 间期延长。可有 ST 段轻度降低或抬高，严重者可发生各种室性心律失常。上述心电图改变可能发生在用药后 24h 之内，一般疗程结束后数日可恢复正常。

（十）吐根碱

吐根碱是治疗阿米巴病的药物，对心肌有直接毒性作用。吐根碱对心电图的影响与该药物在体内的蓄积量及个体差异有关。当总剂量达 0.25 ~ 1.5g 时，常引起下列心电图改变：①T 波低平，双向或倒置。②ST 段多有抬高或降低。③Q-T 间期延长。④P-R 间期延长。⑤可出现房性早搏、阵发性房性心动过速、心房颤动等房性异位心律失常。由吐根碱所致的心电图改变持续时间较久，绝大多数在停药数周后或数个月后方能恢复正常。

二、电解质紊乱的心电图改变

电解质紊乱可以影响心肌代谢过程，从而发生心电图的改变。这种改变过程系由于疾病或其他原因造成的细胞内外液电解质浓度与浓度的比例发生改变所致。一般先为复极过程（ST 段与 T 波）的改变，严重者可导致除极过程和传导功能的改变。电解质紊乱中，以钾和钙对心电图的影响最显著。由于心电图的改变与血清中电解质水平并不一致，且易受多种因素的影响，故在分析电解质紊乱所致的心电图改变时，应结合临床资料综合分析。

（一）低钾血症

人体血清钾浓度低于 3.5mmol/L 称低钾血症，见于钾摄入不足（长时间禁食）、钾损失过多（反复或大量的呕吐或腹泻），还可见于慢性肾功能减退、碱中毒、大量腹水、长期应用肾上腺皮质激素及原发性醛固酮增多症。

低血钾引起心电图改变主要表现为 ST-T 及 U 波改变（图 1-3-47）。①当血钾逐渐减少时，可见心电图上呈现进行性的 ST 段下降，T 波振幅减小和 U 波增大。U 波的增高常在 V_2、V_3 导联表现最为明显。②当血清钾浓度降低至 3mmol/L 时，U 波增高，有 T 波、U 波融合。当血清钾浓度降低至 2.5mmol/L 左右时，U 波振幅增高与 T 波等高，振幅可达 0.1mV 以上，T 波与 U 波完全融合，而难以分辨，Q-T 间期时间不易测出，只能测到Q-U间期。③低血钾时也可使P波振幅增高与时间增宽，常见于Ⅱ、Ⅲ、aVF导联，此种P波形态与"肺P"甚相似，是低血钾后期的表现，它出现在U波增高之后。④还可出现各种早搏，以室性早搏最为常见。严重者可引起阵发性室性心动过速、心室扑动、心室颤动等。

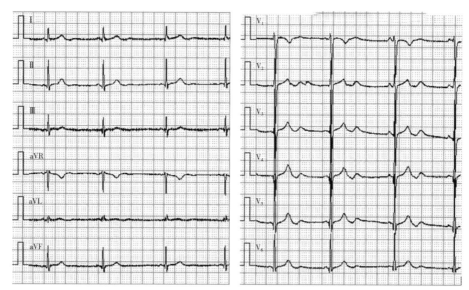

图 1-3-47 低血钾

（二）高钾血症

人体血清钾浓度超过5.5mmol/L，即为高血钾症。主要见于肾功能不全、溶血性疾患。肾上腺皮质功能减退、酸中毒亦也发生高血钾症（图1-3-48）。其心电图改变如下：①最常见、最早期的症状为T波高而尖，两支对称，基底部狭窄呈帐篷状，并伴有Q-T间期缩短。②当血钾升高至6.5mmol/L以上时，QRS波常增宽，增宽的QRS波群呈弥漫均匀性，其起始部或终末部无挫折等特殊改变。在QRS波群增宽的同时，R波振幅逐渐降低，S波加深及ST段压低，且S波与T波相连几乎成直线状。③当血钾>7.0mmol/L时，心电图上P波振幅减小，时间延长，从而导致P-R间期延长，严重者P波消失或难以辨认，此时称窦-室传导。④可出现心律失常，如窦性心动过缓，交界性心律，房内、房室及室内传导阻滞，窦性静止，偶见室性心动过速。

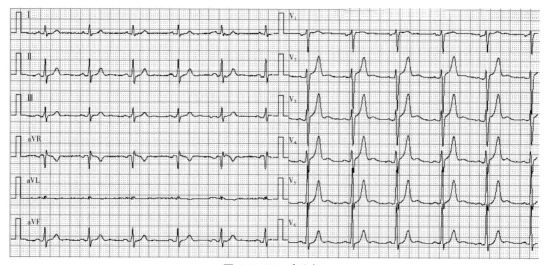

图 1-3-48 高血钾

（三）低钙血症

低钙血症见于骨质疏松症、慢性肾功能衰竭、甲状旁腺功能减退、肝昏迷、急性胰腺炎和消化液大量丢失等情况。心电图表现为 ST 段平坦延长，Q-T 间期也相应延长。由于低血钙具有抗心律失常作用，因此很少发生心律失常。如低血钙合并低血钾，心电图表现为 ST 段延长，T 波平坦，U 波明显突出。低血钙合并高血钾时，心电图上除 ST 段延长外，还可见 T 波高耸。上述心电图改变主要受具有生理活性的游离钙浓度变化的影响较大，而受总钙量的影响较小。因此心电图对诊断钙盐代谢的紊乱确有一定的局限性，并非是一项特异性改变，只有与临床相结合，才能为临床提供参考。

（四）高钙血症

高血钙较少见，引起高血钙的原因多见于恶性肿瘤伴骨转移、甲状腺功能亢进、维生素 D 中毒、骨髓瘤等。高血钙的主要心电图表现为 ST 段缩短或消失，Q-T 间期缩短。少数可见 U 波增高、T 波低平或倒置、P-R 间期延长及 QRS 波群增宽。高血钙与洋地黄有协同作用，故已洋地黄化的患者，当血钙过高时，可引起严重的室性心律失常，如室性心动过速、心室颤动等。

（五）低镁血症

引起低镁血症的原因主要有禁食、大量呕吐、腹泻或过度使用利尿剂，使镁的摄入减少或排泄增多，以及肾病综合征、甲状腺功能亢进等。其心电图的表现为非特异性 ST 段轻度降低、T 波高尖或倒置、QRS 波群增宽及 Q-T 间期延长。低血镁所致的细胞内钾减少极易诱发洋地黄中毒性心律失常。

（六）高镁血症

多见于肾功能不全而又接受镁剂治疗时，甲状腺功能减退症可因镁排出减少而致血镁增多。先天性巨结肠时镁吸收过多，糖尿病酮症酸中毒时由于镁向细胞外转移也可使血镁增高。高血镁对心肌可产生明显的抑制作用，主要表现为心动过缓。心电图上表现为 P-R 和 Q-T 间期延长、QRS 波群时间增宽及 T 波增高。诊断高血镁时应首先与高血钾相鉴别，因两者的心电图改变相近似。

第五节　常见心脏病的心电图表现

心电图是记录心肌在激动过程中表现在体表上的电位差。任何影响激动的产生、传导及心肌除极或复极过程的疾病，均可使心电图图形出现或多或少的改变。许多心脏病由于心脏形态、结构和功能上发生改变，可引起心电图异常，其中某些特征性的心电图改变，可以提供病因学诊断的参考，如右位心、急性心肌梗死、肺心病等。而有些心电图改变只能推测出心肌是否有功能性的变化或器质性的损伤，而难以作出病因性诊断。如 ST-T 的改变，须结合临床资料进行综合分析。

一、先天性心脏病的心电图改变

先天性心脏病的心电图表现，主要与其血流动力学的改变有关。因此，不同的心血管畸形可因相同的血流动力学改变而出现颇为相似的心电图图形。另外，即使血流动力学互有差异，若其影响心脏的后果相同，心电图改变亦大体相似。在同一种先天性心脏病中，可因病变程度及病期长短而表现为正常、大致正常或不正常心电图。

先天性心脏病所致的右房肥大较为常见，如肺动脉瓣狭窄、发绀型四联症、三尖瓣闭锁等。左房肥大者较少，见于先天性二尖瓣狭窄。在心电图中表现为单纯右室肥大者，主要有房间隔缺损、肺动脉瓣狭窄、发绀型四联症及肺静脉回流异常。其中房间隔缺损多呈右束支阻滞图像，而肺动脉瓣狭窄及发绀型四联症多呈现 RV_1 电压显著增高的特征。单纯左室肥大见于主动脉瓣狭窄，主动脉缩窄，动脉导管未闭，以及主、肺动脉间隔缺损。动脉导管未闭较常出现 RV_4 ~ RV_6 电压异常增高，而较少出现 ST-T 改变。与此相反，主动缩窄多有 ST 段下移，T 波低平或倒置。心律失常较少见于先天性心血管疾患，若有往往提示心肌受累，多见于患病年久患者。

下面就临床上比较常见的几种先天性心脏病心电图改变，进行简要的介绍。

1. **房间隔缺损** 若缺损小，其心电图可呈正常图形。房间隔缺损的心电图显示右心室舒张期负荷加重：①在 V_1 导联呈现近似部分右束支传导阻滞的图形，V_1 呈 rsR' 型或 rsr' 型，T 波直立，由于右心室的室上嵴肥厚所致，并非真正束支阻滞。②右室肥大及电轴右偏，在伴有肺动脉高压者中更属常见，RV_1 电压显著增高，达 10 ~ 15mm 以上，电轴多在 +90° ~ +170°。③右房肥大。P 波高，多见于Ⅱ、Ⅲ、aVF 导联。国内外报道，继发孔型房缺在下壁导联心电图的 R 波切迹合并不完全性右束支阻滞，有较高诊断特异性。3 个下壁导联均有 R 波切迹对诊断的特异性为 93.2%，正确诊断率为 92.9%；至少 1 个下壁导联 R 波有切迹诊断特异性为 94.1%，正确诊断率为 92.8%。

原发孔型心房间隔缺损常合并二尖瓣关闭不全，在心电图上可见心室舒张期负荷加重（左室肥大）图形。电轴左偏，P-R 间期延长，V_4 ~ V_6 存在 q 波。

2. **室间隔缺损** 缺损小时，心电图可正常。中等缺损的左室舒张期负荷增重时出现左心室肥大。心室缺损较大时，多出现右室收缩期负荷增重及左室舒张期负荷增重的功能改变，此时心电图示双室肥大。V_2 ~ V_4 及肢体导联可出现高大的 RS 波（R+S ≥ 6.0mV），又称为 katz-wachtel 氏征。如为隔瓣下缺损可有类似心内膜垫缺损的心电图表现，即电轴左偏，aVF 主波向下，一度房室传导阻滞。

3. **肺动脉瓣狭窄** 又称肺动脉口狭窄。分为肺动脉瓣本身狭窄，瓣上或瓣下狭窄。心电图呈右心室收缩期负荷加重图形，右室肥大兼劳损，右心房肥大。

（1）右室收缩压中度升高时，V_1 示 Rs，TV_1 直立，平均 QRS 电轴约 +90°。

（2）右室收缩压重度升高时，V_1 示 R 或 qR 型，RV_1 常大于 1.0mV，S-TV_1 降低，TV_1 ~ TV_3 倒置，心电轴约 +120°，常有右房肥大。

（3）右室收缩压极度升高时，除上述改变外，RV_1 常大于 1.5mV，心电轴可达 +150°，V_1 ~ V_5 导联出现广泛性 T 波倒置。

手术治疗后，心电图可有明显改善。因此，心电图对估计瓣膜狭窄的程度和判定手术疗效有一定参考价值。

4. **动脉导管未闭（发病率仅次于房缺）** 由于主动脉血液通过未闭的导管流入肺动脉，因此周围动脉血压轻度下降，脉压增宽。肺动脉血量增加，肺循环血量增多，回流至左心房、左心室，因而左心室负担加重。根据以上血流动力学改变，主要为左室舒张期负荷过重的特征。表现为 RV_5、V_6 电压增高外，TV_5、V_6 波直立。V_5、V_6 的 Q 波加深，V_1 的 R 波较高等为室间隔肥厚引起。当未闭导管较大（> 1.0cm/m²）且伴中重度肺动脉高压时，会出现双侧心室肥大且以右室收缩期负荷增高的右室肥厚为主，又称 "R 型右室肥大"，V_1、V_2 呈 R、qR 型，SV_5 加深。电轴重度右偏。

5. **法洛四联症** 其血流动力学的主要改变为右室收缩期负荷增重。在心电图上主要改变为右室及右房肥大、电轴右偏。V_1 电压增高，常致 R/S > 1，V_1 出现 qR 波形者较少。V_5、V_6 导联 S 波增深。见图 1-3-49。

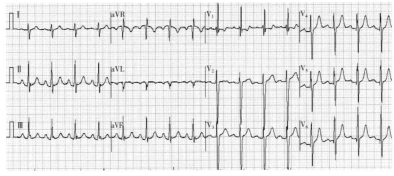

图 1-3-49　法洛四联症示右心室肥大

先天性发绀三联症、四联症、五联症（合并房缺）在临床上一时难以鉴别，心电图上也无法区别，只有通过心超及（或）心血管造影方能确诊。

6. 右位心

（1）真正右位心。心脏在胸腔的右侧，心房、心室和大血管位置如同正常心脏的镜中像。即正常心脏的向右反转，左心房、左心室及心尖部位位于右侧，右心房、右心室位于左侧，心尖由左心室构成，主动脉结位于右侧。可同时伴有全内脏转位，即脾脏在右侧、肝脏在左侧、胃在右侧、升结肠在左侧、降结肠在右侧和左右睾丸异位（即右睾丸低位，左睾丸高位）。也可以不伴有内脏转位的单独真正右位心，但常有无脾症。

心电图检查是诊断右位心的重要方法，有以下表现：①标准 I 导的 P、QRS、T 波均倒置，其图形为正常 I 导联的倒影，特别是 I 导联的 P 波倒置，一般情况下及电轴右偏时 P 波均应是直立的。②II 导联相当于通常的 III 导联，而 III 导联相当于 II 导联。aVR 导联相当于通常的 aVL 导联，而 aVL 导联相当于通常的 aVR 导联。即 II 及 aVR 分别与正常者的 III 及 aVL 互换。aVF 导联则仍与正常者相同。③胸导联自右向左的 QRS 波形态亦与正常者相反。即自 $V_1 \sim V_6$ 导联其 R 波幅度逐渐减少，而 S 波幅度相对加深，V_2、V_3R 和 V_5R 导联分别相当于正常者的 V_1、V_3、V_5 导联的图形。见图 1-3-50。

正常导联连接　　　　　　　　　　左右手反接导联

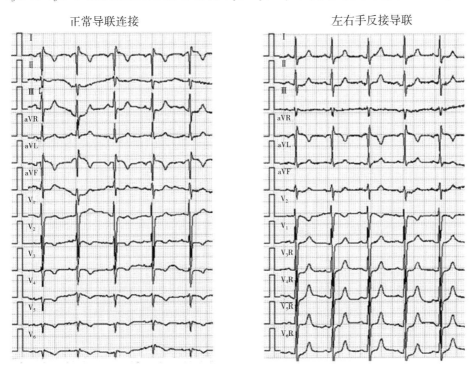

图 1-3-50　右位心

（2）右旋心（假性右位心）。心脏位于右侧胸腔，各心脏的关系未形成镜像的倒转，左心房、左心室仍在心脏的左侧，右心房、右心室仍在心脏的右侧但偏后。此种异常是由于心脏向右侧移位并旋转所致。本病无其他内脏转位，但常有其他心脏畸形。心电图检查：①Ⅰ、Ⅱ、Ⅲ、aVF 导联可见异常深的 Q 波，常增宽。应与下侧壁心肌梗死相鉴别。②Ⅰ导联 QRS 与 T 波均倒置，P 波不倒，而Ⅱ、Ⅲ导联均正向。③所有右心前区导联呈 RS 或 Rs 波形，T 波多直立；左心前区导联呈小的 QRS 波群，T 波常倒置。应与右室肥大相鉴别。

（3）心脏右移。心脏右移是指心脏单纯移位于右侧胸腔而言。右侧移位常由于肺、胸膜或膈肌有病变使心脏顺移所致。心电图表现无异常变化。

7. **主动脉缩窄** 主动脉缩窄主要影响左室的排血功能，造成左室收缩期负荷加重。缩窄程度轻者心电图可无异常表现。中、重度狭窄多显示左室肥大及劳损的图形。在Ⅰ、Ⅱ、aVL、V_5 及 V_6 导联中 R 波增高。Ⅲ、aVF、V_1 及 V_2 导联 S 波增深。V_5、V_6 的 ST 段下移及 T 波低平倒置。

8. **先天性三尖瓣异常**

（1）三尖瓣下移畸形（Ebstein 畸形）。由于三尖瓣向右心室移位，前瓣叶位置一般正常，间隔瓣与后瓣叶附着在右室壁（非正常瓣膜以上的右心室腔壁薄和右心房连成一个大的心腔，其功能类似右心房）。多合并有房间隔缺损、室间隔缺损等畸形。血流动力学改变多为右向左的分流，因为右心房扩大，压力升高，此时又合并房间隔缺损，就可以发生右向左分流，临床上常出现发绀。

心电图特征：①显示右心房肥大，P 波电压增高和 / 或间期增宽占 67%；② P-R 间期延长，与右心房肥大和房间传导时间延长有关，P-R 间期延长者占 42%；③完全性或部分性右束支传导阻滞，占 72%；④胸导联的 R 波电压减少等改变，V_1 导联呈多相小波；⑤ 25% 的患者有 B 型预激综合征，常并发阵发性心动过速；⑥如伴有严重的三尖瓣关闭不全，可出现右心室肥厚，其右胸导联（V_1）R 波异常增高。

（2）三尖瓣闭锁。由于右心室发育不全，故体循环与肺循环的回心血液全部进入左室，致使左心室明显肥大。本病如不伴有右向左分流性心血管畸形，多在出生后即死亡。出生后能存活者，均伴有房间隔缺损或卵圆孔未闭等。属发绀型先天性心脏病。

心电图表现：①出现 "三尖瓣 P 波"，即 P 波高尖呈双峰型，第一峰高于第二峰。Ⅱ、Ⅲ、aVF、V_1 导联 P 波高大，提示右心房扩大。②心电轴左偏，本病较多出现心电轴左偏，有人认为若发绀型先天性心脏病出现 P 波高大伴心电轴左偏，首先应考虑三尖瓣闭锁，因为发绀型先天性心脏病一般多呈电轴右偏。③左心室肥厚及劳损。V_5R、V_6R 波增高，V_1S、V_2S 波增深；④合并大动脉转位等畸形则显示有双侧心室肥厚的图形。

（3）三尖瓣狭窄。其血流动力学改变与三尖瓣闭锁相似，只是程度较轻。心电图主要表现为电轴左偏、左室肥大及肺型 P 波。

9. **主动脉瓣膜或主动脉瓣下狭窄** 其共同的血流动力学改变是，左室收缩期负荷过重，从而引起左室肥大。轻症病例心电图可属正常。但大多数病例均有电轴左偏及左室肥大。在Ⅱ、aVL、V_5 及 V_6 导联中 R 波增高明显伴有 T 波倒置及 ST 段下降。

10. **永存主动脉干** 在胎生期间未能将原始动脉干分隔成主动脉和肺动脉，而留下共同的动脉干。永存的主动脉干只有一组半月瓣，骑跨于室间隔之上，接受来自两侧心室的混合动静脉血，尔后输出至冠状循环、肺循环和体循环。

心电图检查：QRS 电轴右偏，左、右心室肥大，以右心室大为主，P 波多高尖而增宽。

11. 肺动 - 静脉瘘（肺动脉瘤）　肺动、静脉间有异常的直接沟通。压力高的一侧肺动脉血液经此通道流向压力低的肺静脉侧，血流动力学改变为右向左分流型。心电图检查：主要改变为左心室肥大。

12. 肺静脉异位引流　指肺静脉不进入左心房，而引流入体循环的静脉系统，可以单独存在，也可与房缺同时存在，血流动力学改变为右向左分流。

心电图检查：右心室肥厚，QRS 电轴右偏，顺时针向转位，肺型 P 波及心律失常。

13. 冠状动脉畸形　冠状动脉异常主要包括冠状动脉起源异常、冠状动静脉瘘及冠状动脉瘤。心电图可正常，也可出现左心室肥大。

14. 大血管错位　完全性大血管错位也称右型大血管错位。心脏的畸形改变为主动脉自右心室发出，而肺动脉自左心室发出，主动脉位于肺动脉的前右。心电图常见右心室及右心房肥大，也可为双心室肥大。

15. 单心房　心房间隔完全缺失，形成一房两室的三腔心脏。心电图示右室肥厚、右束支阻滞、右房肥大及心房颤动。

16. 单心室　心室间隔完全缺失。心前区导联为右室肥厚但电轴左偏，或左室肥厚而电轴右偏；心前区导联 QRS 波完全相似；在一个或几个胸前导联上出现异常高的 R 波或 S 波。

二、后天性心脏病的心电图改变

（一）风湿性心脏瓣膜病

风湿性心脏病是常见的后天性心脏病之一。风湿性心脏瓣膜病可以有单一的膜损害，也可以是联合瓣膜病变。各瓣膜损害的比较发病率以二尖瓣损害最高，主动脉瓣损害次之，三尖瓣损害率又次之，而以肺动脉瓣损害最低。由于瓣膜的损害类型、程度及病期的长短不同，因而在血流动力学上的改变并非一致，从而导致心电图的不同改变。但在少数情况下，如不同瓣膜病变损害具有相同的血流动力学改变而出现相同的心电图表现。此外，当风湿性瓣膜病合并高血压、肺气肿等，或使用某些心脏药物如洋地黄、奎尼丁等也可使原有的心电图发生程度不一的改变。下面就各种瓣膜病变，分别加以叙述。

1. 二尖瓣狭窄　二尖瓣瓣口面积为 4 ～ 5cm^2，直径 3 ～ 4cm。小于正常但大于 1.2cm 时为轻度，0.8 ～ 1.2cm 为中度，小于 0.8cm 为重度。

心电图表现：①早期心电图可正常。②发展到左房压力增高，引起左房增大，心电图上 V$_1$ 出现正负 P 波，P 波增宽 > 0.12s。在Ⅰ、Ⅱ、aVR 及 aVL 导联中可出现"二尖瓣型 P 波"，P 波双峰，第二峰高于第一峰。③当出现肺动脉高压时，可有右心室肥大。心电轴右偏，顺时针向转位，V$_1$ 导联 R > 1.0mV，aVR 导联 R > 0.5mV。此外，还可见房性早搏、室性早搏、心房扑动或颤动等各种心律失常图形。

2. 二尖瓣关闭不全　急性二尖瓣关闭不全患者的心电图多正常，除非由缺血性心脏病所致者。慢性二尖瓣关闭不全多发展为狭窄合并关闭不全。

3. 二尖瓣狭窄合并关闭不全　心电图检查常有左房扩大的波形，心房纤颤较常见，重症者多有左室肥大劳损图形。

4. 三尖瓣关闭不全　三尖瓣关闭不全多为功能性，继发于右室肥大之后。心电图检查：大多数有房颤、右房及右室肥厚。Ⅱ、Ⅲ、aVF 导联中有高耸 P 波，V$_1$ 导联 R 电压异常增高，伴有 ST-T 改变。

5. 三尖瓣狭窄　心电图检查：只有右房肥大而不伴有右室肥大。Ⅱ、Ⅲ、aVF 导联 P 波增高而尖锐。常伴有不完全性右束支阻滞。V_1 呈 rSr' 型。绝大多数病例有心房纤颤。

6. 主动脉瓣狭窄 典型的主动脉瓣狭窄的心电图改变是左心室肥大的一系列心电图变化。早期多有电轴左偏。心电图上显示左心室收缩期负荷过重的心电图特征。I、aVL、V_5、V_6 导联 R 波显著增高，伴有 ST 段下移及 T 波倒置或双向。SV_1、SV_2 增深。主要为左室肥大及电轴左偏。严重者可伴劳损。

7. 主动脉瓣关闭不全 主动脉瓣关闭不全影响左室舒张期负荷过重，在 I、aVL、V_5、V_6 导联中 q 波增深及 R 波增高，ST 段上移及 T 波高耸。严重病例则出现 ST 段下移及 T 波倒置，且常伴有左束支阻滞的波形改变。

8. 主动脉瓣狭窄及关闭不全 主动脉瓣狭窄及关闭不全的心电图与主动脉瓣狭窄、主动脉瓣关闭不全的心电图表现大致相似，主要为左室肥大及电轴左偏。

9. 联合瓣膜病变 风湿性瓣膜病多以二尖瓣狭窄为典型的主要病变，且常与其他瓣膜损害同时并存。其中以合并主动脉瓣关闭不全为最常见的联合瓣膜病变。二尖瓣合并三尖瓣或肺动脉瓣病变均较少见。

（1）二尖瓣狭窄合并主动脉瓣关闭不全。心电图表现：P 波时限延长，呈双峰切迹的二尖瓣型 P 波，V_1 导联 P 波倒置，提示左房肥大。早期病变或以二尖瓣狭窄为主，左室尚无明显肥厚扩张，心电图上可只显示电轴右偏及右室肥大。V_1 导联 R 波电压增高，R/S 比例大于 1。当病变发展至一定阶段，左室亦出现肥大时，可显示两侧心室肥大图形。V_1 及 V_5R 波都异常增高。多有房颤心律发生。

（2）二尖瓣狭窄合并主动脉瓣狭窄。心电图表现：P 波双峰切迹，时限延长，示左心房肥大。多数病例可有左室肥大或程度不等的双侧心室肥大的心电图改变。多有房颤心律出现。

（3）二尖瓣关闭不全合并主动脉瓣关闭不全。因二尖瓣关闭不全及主动脉瓣关闭不全的血流动力学改变，均可造成左室的舒张期负荷过重。左室肥厚及扩张程度更加显著。所以心电图上主要表现为明显的左室肥大、电轴左偏及左房肥大。

（4）二尖瓣关闭不全合并主动脉瓣狭窄。由于主动脉瓣狭窄，左室排血阻力增加致左心室内压力异常增高，这便进一步加重二尖瓣关闭不全的血液回流，使左房内压力更加增高，左房亦因之更加肥大。心电图上表现为"二尖瓣型 P 波"，P 波时限增宽大于 0.12s，形态呈双峰切迹。V_1 的负向 P 波增深增宽，$PtfV_1 < -0.04mm \cdot s$。左心室肥大，V_5、V_6 导联 R 波增高。

（二）心肌炎

心肌炎的致病因素很多，但其心电图表现大体相同。①传导阻滞：最常见者为 P-R 间期延长，其次为束支传导阻滞，病变严重者可有二度或三度房室传导阻滞。② ST-T 改变：一般表现为 ST 段下移及 T 波低平或倒置。合并心外膜下心肌损害时 ST 段可以上移，ST-T 改变的程度与病变的轻重程度相一致，有助于疾病的动态观察及疗效评定。③心律失常：以早搏、心动过速、心房颤动及心房扑动最为常见。

（三）心包炎

主要心电图表现为 ST-T 改变及 QRS 低电压。

1. 急性心包炎 心电图表现如下。① ST 段在大多数导联上抬高，凹面向上或斜形抬高，多在 0.2mV 左右。I、II、$V_5 \sim V_6$ 上抬，在 avR、$V_1 \sim V_2$ 导联 ST 段下降。②除 avR、$V_1 \sim V_2$ 外，其他导联的 T 波在早期均直立。以后转为低平或倒置。③ QRS 波群低电压（积液多时）。心包腔内有渗出液时，使心肌产生的电流发生短路（电流由电偶正极大部分通过渗出液回到电偶负极），因而出现

QRS 波群电压降低。炎症过后，QRS 电压可恢复正常。④窦性心动过速，可同时伴有电交替现象，见于大量心包积液时。

急性心包炎与急性心肌梗死的心电图鉴别点如下。①始终无病理性 Q 波。②无 ST 段及 T 波演变规律，且普遍导联 ST 段呈凹面向上抬高，无定位性，无对应导联改变。而心肌梗死呈弓背向上抬高显著，超过 0.3mV。③心肌酶正常，心脏彩超呈心包炎的表现。

2. 慢性缩窄性心包炎　心包炎的慢性期，心包膜广泛纤维增生，粘连而僵硬、坚厚，致使心脏舒张受限，回心血量减少。其心电图表现：①T 波低平或倒置，轻度 ST 段压低；②全部导联低电压（由于心肌纤维萎缩或心包膜广泛增厚所致）；③多有窦性心动过速，也可出现心房颤动。

（四）心肌病

心肌病是指以心肌病变为主，表现为心脏增大、心力衰竭和心律失常的一组原因尚不明确的心脏病。心电图改变缺乏特异性。诊断心肌病必须结合临床。心肌病心电图表现：①缺血型 ST 段，T 波改变；②左室肥大，少数有右室肥大；③可出现病理性 Q 波，以 Ⅱ、Ⅲ、aVF 导联多见（多为发生于心尖部肥厚型心肌病表现）及酷似无 Q 波性急性心肌梗死图形，以 V_2 ~ V_5 导联最为明显；④传导障碍，以束支传导阻滞为多见；⑤异位搏动及异位心律，依次为室性早搏、房性早搏、室上性心动过速、心房颤动及恶性心律失常而猝死，其中 QR 型室性早搏对肥厚型心肌病的诊断特异性达 97%；⑥扩张型心肌病还可见 P 波增宽增高及左束支阻滞，限制型心肌病常见低电压及 QRS 时间延长。

（五）肺源性心脏病（肺心病）

1. 急性肺源性心脏病　急性肺源性心脏病是指由于肺血管病变致肺循环阻力突然增加，因右心室不能立即代偿，故引起右心室、右心房急剧扩张，心脏排血量骤然降低，甚至呈现休克。可引起心内膜下心肌严重缺血、缺氧，甚至出现小灶性心肌坏死，所以心电图表现为急性右心衰竭及广泛心肌缺血的改变（图 1-3-51），特性如下。①出现"$S_1Q_{III}T_{III}$"特征性改变。心电轴右偏，Ⅰ 导联出现较深的 S 波，T 波多直立。Ⅲ 导联出现 Q 波，Q Ⅲ时间 < 0.03s，T 波倒置。②P 波高电压。在 Ⅱ、Ⅲ、aVF 导联 P 波直立，高尖，大于 0.25mV。通常在发病后数小时出现，随病情缓解而消失。③急性右室扩张引起 RaVR 及 RV_1 增高，心脏沿其长轴做顺时针向转位。④心律失常。几乎所有病例均伴有窦性心动过速，常出现房性心动过速、心房颤动等。

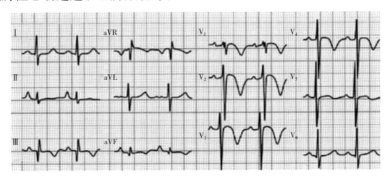

图 1-3-51　急性肺源性心脏病

急性肺心病的心电图中的 Q_{III} 与下壁心肌梗死的鉴别点如下。①前者 aVF 导联一般无异常 Q 波；或只出现小 q 波。②前者 V_1 ~ V_2 有时 V_4 导联 T 波恒倒置。而下壁心肌梗死时 V_1 ~ V_2 的 T 波对应性高大。

急性肺心病的心电图改变出现早，持续时间短暂，可数小时，一般不超过数日。当病情缓解或恢复时，即可恢复原来的心电图波形。但也有部分病例心电图可无异常，因此正常心电图并不能排除本病的可能性。

2. 慢性肺源性心脏病　慢性肺源性心脏病主要由长期慢性支气管炎、支气管哮喘等疾病发展而致肺气肿、肺动脉高压。由于长期肺动脉压增高，引起右室肥厚、右房扩大及因膈肌下降而发生的心脏转位和肺气肿引起的导电不良（图 1-3-52）。心电图检查不仅对肺心病的诊断有重要作用，而且对诊断合并冠心病也非常重要。

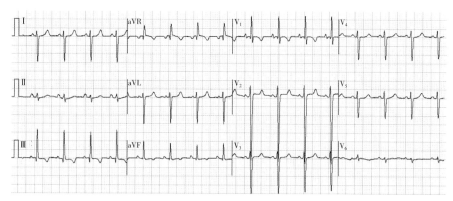

图 1-3-52　慢性肺心病右室肥大

（1）多半表现为右心室负荷过重占优势的心电图表现。①心电轴右偏。②顺时针向转位。$V_1 \sim V_4$ 甚至 V_5、V_6 导联的 QRS 波群呈 rS 型伴 T 波直立。在急性肺部感染时，心前区导联起始 r 波可暂时消失，出现 QS 波。③肺型 P 波，P_{II}、III、aVF ≥ 0.25mV。④肢体导联低电压。⑤可有窦性心动过速及期前收缩。可伴有 $S_I S_{II} S_{III}$ 综合征，即 I、II、III 有明显的 S 波，S I ＞ 0.3mV，S_{II} ＞ S_{III}，S ＞ R。

（2）肺心病合并冠心病时，由于左心室占优势，除"肺型 P 波"外，其他肺心病心电图表现均可不存在，但可伴有 ST 段 T 波改变。

（六）冠心病

冠心病的心电图表现：心肌缺血、心肌损伤、心肌梗死、传导障碍、心律失常。

（1）缺血性 T 波改变。心肌缺血时，T 波的双支对称，波形变窄，顶端或底端变尖。若心外膜下心室肌缺血，则面向心外膜面的导联上出现倒置的 T 波。反之，心内膜下心肌缺血时，向着心外膜面的导联上出现直立的 T 波。

（2）损伤型 ST 段改变。心外膜下心肌损伤时，向着心外膜面的导联 ST 段抬高。心内膜下心肌损伤，则为朝向外膜的导联 ST 段压低。

（3）坏死性 Q 波。心肌坏死即心肌丧失了生物电活动的能力。心电图上表现为异常 Q 波。异常 Q 波具有以下特征：①出现在正常不反映 Qr 或 Qs 波的导联上；② Q 波的时限大于或等于 0.04s；③ Q 波的深度大于同导联 R 波高度的 1/4。正常情况下胸壁导联由 $V_1 \sim V_5$ 各导联的 R 波是顺序增高的，一般 V_2、V_3 导联无 q 波，$V_4 \sim V_6$ 的 q 波逐渐加深。

慢性冠状动脉供血不足的心电图上可出现非特异性 ST-T 改变，表现为 ST 段延长，ST 段 T 波交接角变锐，ST 段压低及 T 波倒置，有时还可见到 U 波倒置。但这种心电图变化并不是慢性冠状动脉供血不足所特有的，应排除一些常见的可引起 ST-T 改变的疾病，如左心室肥大劳损、右心室肥大、低血钾、洋地黄作用、单纯 T 波倒置综合征、慢性心包炎、心肌炎等。但有人认为慢性冠状动脉供血不足的心电图根本不存在。因为有的冠脉造影是阳性的患者，其静息心电图可以是完全正常的。而且有的陈旧性心肌梗死患者的心电图上ST-T是正常的,我们知道陈旧性心肌梗死的心肌肯定存在供血不足的情况,所以ST-T改变不能代表慢性冠脉供血不足。

急性心肌梗死的心电图改变是心肌梗死区相应导联上出现病理性Q波,S-T段升高和T波倒置。见图1-3-53。

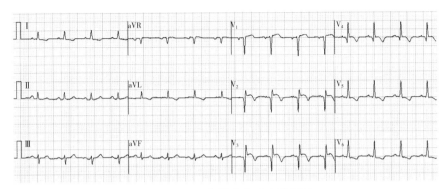

图1-3-53　急性前间壁心肌梗死

通常定义为出现异常Q波(Q波时限≥30ms或40ms,Q波深度≥1/4R)伴ST段抬高,以及动态演变,其对急性心肌梗死的诊断具有重要价值。

心肌梗死心电图分为以下四个时期(图1-3-54)。

(1)超急性期:心肌严重缺血而发生心肌缺血和损伤的心电图改变。在此期,患者出现T波高耸,随后发生ST段的抬高。

(2)急性期:冠状动脉闭塞引起心肌的缺血、损伤、坏死。心肌梗死发生后数小时至数天,主要表现为R波降低,Q波变深、变宽,QRS波群呈QR或QS形,ST段呈弓背向上型抬高,然后ST段开始缓慢下降;T波由高耸逐渐下降,呈对称性倒置。

(3)演变期:T波从直立转变为双向或倒置时,其标志着急性心肌梗死已进入演变期。在此期内,Q波可进一步增宽、增深,R波振幅降低或消失,ST段逐渐下降,直至回至基线。T波倒置逐渐加深,两肢对称,波谷变尖,呈典型的冠状T波样改变,T波倒置达最深点以后又逐渐减浅,直至转为直立。T波也有长期倒置者。此期长达3个月左右。

(4)陈旧期:坏死型Q波多成为永久性。一部分可由QS型转为QR型或Qr型,或由Q波或QS波转为qR型心室波。少部分患者坏死型Q波可能完全消失。

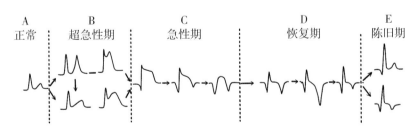

图1-3-54　心肌梗死心电图的演变及其分期示意图

心肌梗死后,ST段应逐渐回降至基线。如ST段抬高持续2个月以上者,提示有室壁瘤形成。

心肌梗死的定位:根据相应导联出现特征性心电图改变来判定。常见梗死部位及出现典型心电图改变的主要导联如下:

前壁间隔部(V_{1~3});

前壁心尖部(V₄,V_{3、5});

前外侧壁（ I 、aVL、$V_{5、6}$，II 、V_4）；

广泛前壁（ I 、aVL、$V_{1～6}$，II ）；

下壁（膈面）（ II 、III 、aVF）；

后壁（$V_{7～9}$，$V_{1～2}$）；

后外侧壁（ I 、II 、III 、aVF、aVL、$V_{6～8}$）；

高侧壁（ I 、aVL）；

下侧壁（ II 、III 、aVF、$V_{5～7}$）；

右室（V_3R ～ V_5R）。

无 Q 波心肌梗死：心电图上无 Q 波，仅表现为 ST-T 改变、心肌酶学升高 1 倍以上及缺血性胸痛 30min 以上不能用硝酸盐类药缓解。心电图上有以下改变：① ST 段压低，水平下移 ≥ 0.15mV，伴有或不伴 T 波倒置，持续 24h 以上；②对称性 T 波倒置，深度 > 0.1mV，持续 72h；③ ST 段抬高 0.1mV。

复发性心梗的心电图特征：①原有 Q 波进一步加深、加宽，或出现新的 Q 波；②两次相对应性梗死面积相同可再次出现 ST-T 的演变过程。

冠心病可发生各种心律失常，如各种早搏、心动过速、心房扑动和颤动及传导阻滞都可出现；严重者发生室颤和心脏停搏。

（杨红　林华）

第四章

心脏大血管疾病的超声心动图检查

第一节 二尖瓣病变

一、二尖瓣狭窄

二尖瓣狭窄主要见于风湿性心脏病，由先天性畸形引起者较为罕见。

（一）经胸超声心动图检查

二维超声心动图可在左心长轴切面、心尖长轴切面、心尖四腔切面、左室二尖瓣水平短轴切面等标准与非标准切面上显示狭窄的二尖瓣瓣叶与心腔形态等结构的改变。在二维超声切面上，二尖瓣狭窄患者有如下结构改变：

1. **二尖瓣瓣叶改变** 风湿性二尖瓣狭窄患者表现为二尖瓣瓣叶增厚、变形，回声增强，前后叶开放间距减小，瓣口狭窄。由于病变程度不同，在二维图像上表现出的瓣叶病变范围与瓣口狭窄程度亦不相同。瓣叶增厚钙化首先表现在瓣尖部位，随着病变程度加重，逐渐向瓣体与瓣叶根部发展。病变局限于瓣尖时，瓣体部菲薄，弹性好，舒张期呈球形突向左室流出道，在二维超声图像上表现为"气球"征。由于前后瓣叶联合部位的粘连，舒张期二尖瓣后叶牵拉向前，与前叶呈同向活动。先天性二尖瓣狭窄常见单个乳头肌所致的降落伞型二尖瓣、双孔二尖瓣等先天性二尖瓣畸形。在超声心动图上有相应的声像图特征。在二尖瓣短轴切面上，可对狭窄的二尖瓣口进行准确的测量。

2. **二尖瓣环扩大** 二尖瓣狭窄导致左房淤血、左房增大，二尖瓣环亦随之被动扩大，扩大的程度与左房腔增大成正比，左房越大，瓣环扩大越明显。瓣口狭窄程度越重，瓣环扩大越明显。二维超声常在左心长轴切面上测量瓣环的前后径，在心尖四腔切面上测量瓣环的横径。测量瓣环直径的大小对选择置换人工瓣环的型号有参考价值。

3. **腱索、乳头肌异常** 腱索部分增粗缩短、粘连，与瓣叶边缘融合或与左室壁粘连成强回声，粗细不均，腱索间隙空间减少，影响左房血流进入左室的通路。当二尖瓣瓣叶严重粘连近于完全融合时，为代偿血流通路，腱索与瓣叶间隙扩大而形成偏心瓣口。

4. **房室大小及其他改变** 左房扩大，左室常缩小，如合并关闭不全，左室可扩大。并发房颤的患者，易形成血栓，在左房腔内可见形状不规则的团块样回声。

在 M 型超声心动图上，风湿性二尖瓣狭窄患者舒张期二尖瓣前叶曲线呈"城墙样"改变，后叶与前叶同向运动。

（二）经食管超声心动图检查

经食管超声心动图可获得高质量的二维图像，能对二尖瓣狭窄病变进行准确评价，如能很好显示二尖瓣瓣叶的活动情况、增厚程度与范围、瓣体或接合部的钙化范围以及瓣下结构的累及程度等情况。

此外，经食管超声能很好地发现经胸探查时不易显示的左心耳血栓。

（三）彩色多普勒血流显像

彩色多普勒血流显像时表现为跨二尖瓣口的彩色血流束。狭窄程度不同，二尖瓣口舒张期血流速度呈不同程度的增快。在心尖四腔切面上，血流束以红色为主，中心亮，周边暗，彩色分布呈柱状或火苗样。

（四）频谱多普勒显像

舒张期在二尖瓣口可记录到增快的血流速度频谱，当为轻度狭窄时，二尖瓣口血流频谱可仍呈双峰，狭窄较重时，频谱呈单峰。同时伴有粗糙的声谱。由于二尖瓣口血流状态为紊流，速度分散，频谱多为实填，空虚区部分或大部分为弥散的光点填充。E、A 两峰相互融合，轻度二尖瓣狭窄时 E 峰低于 A 峰。

（五）三维超声心动图检查

最新发展起来的实时三维超声心动图能显示二尖瓣狭窄瓣口的立体解剖形态。可在左室侧或左房侧显示狭窄瓣口的整体形态，使超声评价二尖瓣狭窄更为直观、准确。

二、二尖瓣关闭不全

瓣膜、腱索、乳头肌、瓣环及心肌功能的改变，均可导致二尖瓣关闭不全，超声心动图可对这些结构进行准确评价，彩色多普勒血流成像是定性与定量评价二尖瓣反流的主要方法。

（一）经胸超声心动图检查

由于病因不同，在二维超声图像上，瓣膜、腱索、乳头肌、瓣环及心肌可显示出相应的声像图特征。如二尖瓣脱垂时，一叶或两叶二尖瓣瓣叶收缩期超过二尖瓣环连线，突向左房。风湿性二尖瓣病变时，可见瓣膜增厚，回声增强，对合错位。但在单纯的二维图像上，有时很难对二尖瓣反流的存在与否及反流的程度进行准确的判断。特别是对轻、中量的二尖瓣反流难以判断。一般来说，二尖瓣反流时，前后叶关闭时其对合点错位，前瓣、后瓣或双瓣瓣叶呈不同程度的突向左房。如反流程度较重，收缩期前后叶对合点之间可见明显的缝隙。腱索或乳头肌断裂时，前瓣或后瓣可呈连枷样运动，导致重度关闭不全。左房、左室明显扩大时，二尖瓣环扩大，可导致二尖瓣相对关闭不全。

（二）经食管超声心动图检查

在肥胖、肺气肿、胸廓畸形等患者，经胸超声心动图往往难以清晰显示二尖瓣的二维结构与反流图像。在这些情况下，经食管超声心动图能提供清晰的图像，能准确评价二尖瓣关闭不全时二尖瓣装置的各种病变声像图特征。经食管超声心动图彩色多普勒显像对显示二尖瓣关闭不全的血流反流信号具有极高的敏感性与特异性，是目前临床上最理想的定性与定量评价二尖瓣关闭不全的方法。

（三）彩色多普勒血流显像

二尖瓣关闭不全时，彩色多普勒成像可在收缩期左房侧显示反流信号。经胸超声心尖四腔心切面上，呈现为蓝色为主，或五彩镶嵌的血流束，其起点源自二尖瓣瓣叶对合处，彩色束较小，然后向左房腔扩展。反流信号束中心部位血流速度高，色彩明亮，周边血流速度低，色彩暗淡。根据彩色反流束在左房腔内的空间位置不同，反流束有两种基本形态：中心性反流与偏心性反流。中心性反流是指彩色血流信号束位于左房腔内中部，不与左房壁相接触。偏心性反流是指彩色血流束沿着左房壁行走。往往是当前叶病变为主时，反流束沿后叶及左房后壁行走。当病变是以后叶为主时，反流束沿前叶及左房前壁行走。

（四）频谱多普勒血流显像

在心尖四腔切面、左心长轴切面或一些非标准切面上，采用连续多普勒可探测到二尖瓣反流的高速血流频谱信号。二尖瓣反流在流体力学上为湍流。在心尖四腔切面上取样时，表现为收缩期负向、高速度宽频带湍流频谱，频谱轮廓内全部填充，峰值前移，顶端多为钝圆形。

三、二尖瓣脱垂

（一）经胸超声心动图检查

二维超声心动图目前诊断二尖瓣脱垂的标准是二尖瓣叶在收缩期超过超声切面上瓣环两点间的连线，突向左房。由于在解剖结构上，二尖瓣环呈"马鞍"形结构，其前后点靠近心房侧，内外侧点靠近心室侧，故二维超声检查时将胸骨旁左室长轴切面作为诊断二尖瓣脱垂的标准切面。在此切面上，将二尖瓣环前缘与后缘两点的连线作为瓣环平面线。正常二尖瓣收缩期前后叶关闭时，瓣叶及前后叶对合点的位置不超过瓣环连线。二尖瓣脱垂时，二尖瓣前叶或后叶，或前后叶同时于收缩期呈弧形弯曲突向左房，其最低点与瓣环连线的距离至少超过 2mm。二尖瓣脱垂时，可表现为一叶瓣叶的部分或全部脱垂，或前后叶同时脱垂，但脱垂的程度可以不同。瓣叶脱垂时，瓣叶的活动幅度往往增大。在二尖瓣口短轴切面上，正常二尖瓣收缩期前后闭合处呈一稍曲的连线。二尖瓣脱垂时，瓣叶脱垂部分于收缩期迅速向左房侧运动，脱垂瓣叶回声表现为一凹陷曲线。同时，二维超声还可以对瓣叶的厚度、长短，腱索的长短或粗细，以及乳头肌的结构与功能进行评价。

M 型超声心动图显示二尖瓣回声曲线收缩中、晚期，或全收缩期 CD 段呈吊床样或"u"形改变。吊床形或"u"形下垂的最低点，距 CD 段的距离应超过 2 ~ 3mm 以上。如下垂的程度太小，则特异性消失，假阳性增加；若强调下垂以 5mm 为标准，特异性增加，敏感性降低。

（二）经食管超声心动图检查

对于经胸超声显像困难的患者，经食管超声心动图可以显示清楚的二维图像，但由于二尖瓣环呈立体的"马鞍"形结构，而非平面结构，故在检查时只有将超声切面仔细调整至通过瓣环前后最高点位置的二尖瓣环平面上，才能准确判断是否有二尖瓣脱垂。由于经食管超声切面调整要求有熟练的操作技术，故对轻度的二尖瓣脱垂诊断较为困难。对中、重度的二尖瓣脱垂，当经胸超声显像困难时，经食管超声可获得高质量的二维图像，从而可对二尖瓣脱垂作出准确诊断，同时可以更为准确地观察到与二尖瓣脱垂相关的腱索、乳头肌病变。术中经食管超声心动图能即时评价二尖瓣整形术的手术效果。

（三）彩色与频谱多普勒显像

二尖瓣脱垂可伴有或不伴有二尖瓣反流。当伴有二尖瓣反流时，彩色多普勒显示收缩期二尖瓣口左房侧有蓝色反流信号，频谱多普勒探查到收缩中、晚期或全收缩期宽频带、高速湍流频谱信号。如以前叶或前叶为主脱垂时，则反流束朝左房后壁。以后叶或后叶为主脱垂时，则反流束朝向左房顶部或房间隔方向，两叶脱垂反流束朝向左房中央。

（四）三维超声心动图检查

三维超声心动图能显示出二尖瓣瓣叶与二尖瓣瓣环本身固有的立体解剖位置关系。武汉协和医院曾对 21 例正常二尖瓣和 24 例各种二尖瓣脱垂进行了动态三维重建，在左房或左室侧与二尖瓣环相平行的方位来观察二尖瓣的整体形态，结果显示正常二尖瓣前叶长径约为后叶的 1 倍，前叶根部附着缘约占瓣环周径的 1/3，后叶根部附着缘占 2/3，两者面积大致相等。二尖瓣脱垂时舒张期前后叶充分开放，收缩期可见脱垂的瓣叶向左房侧凹陷，在左房侧显示时，则见脱垂部分向左房膨出。在左室长轴方位或四腔心方位显示时，脱垂瓣叶呈"瓢匙"样脱向左房。一例主腱索断裂致前叶连枷样运动的患者，断裂的腱索与相连的瓣叶完全脱入左房，在长轴剖面方位上，断裂的腱索与相连瓣叶显示十分清楚，在三维图像上，瓣叶脱垂的部位、范围、程度及动态变化显示清楚，图像形态逼真，立体感强。三维超声心动图在很大程度上克服了二维超声评价二尖瓣脱垂的局限性，特别是对判断瓣叶与瓣环的位置关系有较大价值。

第二节 三尖瓣病变

一、三尖瓣狭窄

（一）经胸超声心动图检查

三尖瓣狭窄造成右室充盈障碍，舒张期压力上升缓慢，推动三尖瓣前叶向后漂移的力量减弱，致使 M 型超声心动图三尖瓣 EF 段下降减慢，常小于 40mm/s（正常为 60 ~ 125mm/s），典型风湿性心脏病三尖瓣狭窄患者曲线回声增强、增粗，呈"城墙样"改变。但轻度与中度狭窄者常难见到典型曲线改变。右房扩大，右房前壁与房间隔间距大于 35mm。

二维超声心动图显示三尖瓣回声增强、增厚。前叶瓣尖活动受限，瓣体于舒张期呈圆顶状膨出，后叶和隔叶活动度减小。瓣膜开口减小。前叶与隔叶间的开放距离减小。右房呈球形扩大，房间隔向左侧弯曲。下腔静脉可见增宽。

（二）彩色多普勒血流显像

在狭窄的三尖瓣口处，舒张期见一窄细血流束射入右室，射流距较短，一般显示为红色，中央部间有蓝、白色斑点。少数患者见有五彩镶嵌血流信号，吸气时彩色亮度明显增加。M 型彩色多普勒更清晰显示狭窄血流束的时相。

（三）频谱多普勒血流显像

脉冲型频谱多普勒可记录到狭窄所致的舒张期正向射流频谱。频谱形态与二尖瓣狭窄相似，但流速较低，一般不超过 1.5 m/s（正常为 0.30 ~ 0.70 m/s）。频谱离散度增加，但少见实填现象。速度更快时常出现倒错，此时，需进行连续多普勒探查。平均压差增大，可利用压差减半时间或连续方程法计算瓣口面积。

二、三尖瓣关闭不全

（一）经胸超声心动图检查

二维超声心动图显示三尖瓣活动幅度增大，收缩期瓣叶不能完全合拢，有时可见对合错位或裂隙。瓣膜脱垂时可见关闭点超越三尖瓣环的连线水平，或呈挥鞭样活动。功能性关闭不全时瓣叶及瓣下组织形态正常；先天性者见瓣叶异常，如短小、下移、裂缺等；风心病所致者可见轻度增厚、回声增强，有赘生物附着时呈现蓬草样杂乱疏松的强回声。右房、右室及三尖瓣环均见扩张。下腔静脉及肝静脉可见增宽。

在 M 型超声心动图上，三尖瓣 E 峰幅度增大，开放与关闭速度增快。由腱索或乳头肌断裂造成者，可见瓣叶收缩期高速颤动现象。右房室内径均增大，严重的右室容量负荷过重可造成室间隔与左室后壁呈同向运动。下腔静脉增宽，并可见收缩期扩张现象。

（二）彩色多普勒血流显像

三尖瓣关闭不全时，收缩期可见反流束自三尖瓣关闭点处起始，射向右房中部或沿房间隔走行。在肺动脉压力正常或右心衰竭患者，反流束主要显示蓝色，中央部色彩明亮，周缘渐暗淡；继发于肺动脉高压且右室收缩功能良好者，反流呈现五彩镶嵌的收缩期湍流，速度较快，方向不一。严重的三尖瓣反流病例，肝静脉内可见收缩期反流与舒张期向心回流的红蓝两色血流信号交替出现。

值得注意的是，90%正常人可检出轻度三尖瓣反流，称为生理性三尖瓣反流，常发生于收缩早期，持续时间较短，反流束范围局限。二维超声心动图显示瓣膜无异常发现。

（三）频谱多普勒血流显像

三尖瓣口右房侧可记录到收缩期负向血流频谱，为离散度较大的高速湍流，呈负向单峰实填波形。腔静脉、肝静脉内出现收缩期反流信号，正常的肝静脉血流频谱呈三峰窄带波形，在轻度三尖瓣反流时，频谱与正常人相似，但在中重度反流时，由于右房内反流血液的影响，收缩期负向 S 峰变为正向，D 峰仍为负向，但峰值增大。上腔静脉血流频谱与肝静脉血流变化相似。三尖瓣舒张期血流速度增快，三尖瓣关闭不全较重时，通过瓣口的血流量增加，流速亦增快，故频谱中 E 峰值增高。

三、三尖瓣下移畸形

（一）经胸超声心动图检查

经胸二维超声显示三尖瓣隔叶与二尖瓣前叶附着点的距离大于 15mm 时，可诊断三尖瓣下移（正常不超过 10mm）；正常时后叶紧位于冠状静脉窦下方，若后叶明显偏离这个位置时，可诊断后叶下移。下移的隔叶常发育异常，短小、挛缩；前叶常冗长，呈船帆样改变。常合并明显三尖瓣关闭不全，超声切面显示瓣膜闭合留有缝隙。同时，三尖瓣前叶活动幅度较大，开放时可阻塞流出道。

右房腔显著扩大，由房化右室与真正右房合并而成；心房收缩期可见房化右室呈瘤样扩张；右房壁及右心耳内有时可见血栓形成。功能右室减小，右室壁变薄。常合并房间隔缺损，二维超声上可见房间隔中上部出现连续中断。

M 型超声心动图曲线常出现三尖瓣关闭延迟，三尖瓣前叶活动曲线显示活动幅度增大。由于合并有三尖瓣关闭不全、房间隔缺损等，室间隔与左室后壁常呈同向运动。

（二）彩色与频谱多普勒显像

三尖瓣口右房侧见明显收缩期反流信号，根据反流束面积、下腔静脉内有无逆流以及血流会聚区大小等可对反流程度作出半定量分析。合并房间隔缺损时，心房水平可见右向左为主的分流束。若前叶瓣膜或腱索引起右室流出道狭窄，则可显示右室流出道位置见五彩镶嵌的收缩期湍流信号。频谱多普勒测定反流速度、压差等，并可根据反流压差，初步确定右室和肺动脉压力。

第三节　主动脉瓣疾病

一、主动脉瓣狭窄

（一）经胸超声心动图检查

如为先天性单叶主动脉瓣，单叶瓣开口常偏向一侧，经胸二维超声左心长轴切面显示为一连续的膜状回声，无多叶瓣的接合部回声，偏向主动脉壁侧的狭窄开口边缘回声增强。二叶瓣时，多数情况下表现为一叶瓣发育不良，而另外两叶瓣在接合部融合，形成一个大瓣。心底短轴切面见收缩期开放时瓣口呈椭圆形，与瓣环间有两个交界部，较大的瓣叶常保留瓣叶融合造成的界嵴，易被认为是瓣叶间的交界部而漏诊二瓣化主动脉瓣。老年性钙化者，见瓣环及瓣叶根部回声增强，活动僵硬，严重者可累及瓣体与瓣尖部。风湿性病变者，见瓣叶有不同程度的增厚，回声增强，主动脉瓣变形、僵硬，舒张期关闭时失去正常的"Y"字形态，开口面积变小，变形，呈不对称性的梅花状，主动脉的横断面积可变形，边缘可不规则。左室长轴切面还可显示主动脉内径呈狭窄后扩张。早期左室不大，室间隔与左室后壁呈向心性增厚，其厚度大于13mm，在病变晚期，左室亦可增大。

风湿性主动脉瓣狭窄患者，M型超声心动图心底波群显示主动脉瓣活动曲线失去正常的"六边形盒状"结构，主动脉瓣反射增强，开放幅度明显减小，常小于1.5cm。狭窄程度重时，主动脉瓣几乎没有运动，瓣膜图像呈分布不均的片状反射。对二瓣化主动脉瓣狭窄患者，由于瓣膜开口呈偏心改变，心底波群上呈主动脉瓣关闭线偏于主动脉腔一侧。此外M型超声心动图上主动脉壁活动曲线柔顺性减少，有僵硬感。左心室因压力负荷加重，室间隔和左室后壁增厚，多在13mm以上。

（二）经食管超声心动图检查

主动脉瓣位于经食管超声检查的近场，对于主动脉瓣病变经食管超声检查优于经胸检查。不同病变的主动脉瓣狭窄，其瓣叶超声图像改变类似于经胸检查，但经食管探查，图像更为清晰，对病变的判断更为准确。将探头尖端置于食管中段，首先采用二维超声技术观察主动脉瓣瓣叶的数量、大小、厚度、活动度以及升主动脉和左室流出道的解剖结构，然后用彩色多普勒显示主动脉瓣口的收缩期射流束。

（三）彩色多普勒血流显像

主动脉瓣狭窄时可见左室流出道血流在主动脉瓣口近端加速形成五彩镶嵌的射流束。射流束的宽度与狭窄程度成反比，即狭窄程度越重，射流束越细。射流束进入升主动脉后逐渐增宽，呈喷泉状。

（四）频谱多普勒血流显像

将取样容积置于狭窄的主动脉瓣口或主动脉根部时，由于血流在此处突然加速，且速度超过频谱多普勒的测量范围，故可记录到双向充填的方形血流频谱。利用连续多普勒技术，可于狭窄的主动脉瓣口记录到收缩期高速射流频谱，依此可对主动脉瓣狭窄进行较为准确的定量诊断，可进行主动脉瓣跨瓣压差的测量和瓣口面积的计算。

（五）三维超声心动图检查

在主动脉瓣上或瓣下位置，取与主动脉瓣平行的方位进行成像，可充分显示主动脉瓣三瓣叶的整体形态。主动脉瓣狭窄患者，可见主动脉瓣增厚，瓣叶边缘粗糙，狭窄主动脉瓣口的全貌显示十分清楚。利用三维超声心动图不但可直观简便地对主动脉瓣狭窄作出定性诊断，而且还可对狭窄的瓣口进行更为准确的定量评估。

二、主动脉瓣关闭不全

（一）经胸超声心动图检查

单纯性主动脉瓣关闭不全患者，心搏出量增多，主动脉增宽，搏动明显，经胸二维超声心动图显示主动脉瓣开放幅度增大，舒张期主动脉瓣关闭时瓣膜闭合处可见一裂隙。风湿性主动脉瓣关闭不全多合并有狭窄，此时见瓣膜增厚，回声增强，瓣叶边缘增厚变形，闭合线失去正常的"Y"字形态。病变往往累及三个瓣叶，亦可以一个或两个瓣叶的病变为主。如为二瓣化畸形，则开口偏心，瓣膜对合错位。如为穿孔，则瓣膜回声中断。左室腔呈不同程度的增大，室间隔活动增强并向右室偏移，晚期失代偿时室壁活动减弱。主动脉根部夹层时，主动脉腔内见剥离内膜的飘带样回声。当主动脉瓣反流束朝向二尖瓣前叶时，舒张期因反流血液冲击二尖瓣前叶，限制了二尖瓣前叶的开放，在二尖瓣短轴切面上，可见二尖瓣前叶内陷，内陷主要发生在二尖瓣前叶的中间部分，使二尖瓣短轴在舒张期呈"半月形"改变。

单纯主动脉瓣关闭不全患者，M 型超声心动图主动脉瓣活动曲线开放速度增快，开放幅度可能增大。如合并有狭窄，开放幅度减小。另外，有时可见主动脉瓣关闭线呈双线和扑动现象。

主动脉瓣病变特别是以主动脉瓣右冠瓣病变为主时，常产生方向对向二尖瓣前叶的偏心性反流。反流血液的冲击使二尖瓣前叶产生快速扑动波（30 ～ 40 次 /s）。扑动的发生率约为 84%。在严重主动脉瓣反流时，左室舒张压迅速升高，使左室压力提前高于左房压，在二尖瓣 M 型曲线出现二尖瓣提前关闭。

（二）经食管超声心动图检查

对肥胖、肋间隙狭窄及肺气过多等患者，经胸超声检查常不能清晰显示主动脉瓣结构及准确判断有无反流，而经食管超声检查主动脉瓣关闭不全则可获取高质量的图像，对评价主动脉瓣反流具有重要价值。检查方法和观察切面与主动脉瓣狭窄时一样，首先采用二维超声技术观察左室流出道、主动脉瓣环和瓣叶、主动脉窦和升主动脉的解剖结构，然后采用彩色多普勒技术，观察主动脉瓣反流束的起源、大小、方向和分布。在需要测量反流速度的患者，于胃底左室流出道长轴切面，应用连续波多普勒超声技术可记录到主动脉瓣反流的频谱。

（三）彩色多普勒显像

常规选用左心长轴切面、心尖左心长轴切面及五腔心切面进行观察，可见左室流出道内出现舒张期反流信号。反流束起自主动脉瓣环，向左室流出道内延伸。视反流程度不同，反流束的大小与形态有明显不同。多数病变情况下，主动脉瓣的三瓣叶同时受损，反流束朝向左室流出道的中央；如病变主要累及右冠瓣，则反流束朝向二尖瓣前叶；如以左冠瓣或无冠瓣受损为主，反流束则朝向室间隔。在心底短轴切面上，二维彩色多普勒可更清楚显示反流束于瓣叶闭合线上的起源位置，有的反流束起自三瓣对合处的中心，有的则起自相邻两瓣叶的对合处。如为瓣叶穿孔，则反流束起自瓣膜回声中断处。通过测量反流束的长度、起始部宽度、反流束面积及反流束大小与左室流出道大小的比例，可半定量估计主动脉瓣反流程度。但必须注意，反流束大小受血流动力学因素（如压力阶差，运动等）和仪器设置（如增益，脉冲重复频率高低）等因素的影响。

（四）频谱多普勒显像

将脉冲多普勒的取样容积置于主动脉瓣下左室流出道内，可记录到舒张期双向充填的方块形频谱。频谱方向视取样容积与探头的位置关系而定。常在心尖五腔切面上用连续多普勒检测主动脉瓣关闭不全的反流速度。因在此切面上，声束方向易与反流束方向平行。利用反流频谱可测量推算反流速度下降斜率、反流分数、左室舒张末压等指标。

（五）三维超声心动图检查

三维超声心动图可从瓣上或瓣下方位显示主动脉瓣三个瓣叶的立体观。主动脉瓣关闭不全时，除可观察到瓣叶边缘增厚变形的立体形态外，病变累及瓣体的范围与程度亦可清楚观察到。三维超声心动图可以多个角度纵向或者横向剖切主动脉瓣，显示病变主动脉瓣叶及其与主动脉窦、主动脉壁及左室流出道的立体位置关系。

三、主动脉瓣脱垂

（一）经胸超声心动图检查

主动脉瓣脱垂时，如伴关闭不全，主动脉可以增宽，活动幅度增大。如为马方综合征患者，主动脉增宽的程度则更明显。在左心长轴切面上心脏舒张期主动脉瓣呈吊床样凸入左室流出道，超过了主动脉瓣根部附着点的连线以下，同时关闭线往往偏心，位于主动脉腔的一侧。当右冠瓣脱垂时，主动脉瓣关闭线下移，接近主动脉后壁；而无冠瓣脱垂时，则关闭线往往上移，接近主动脉前壁。当主动脉瓣受损严重时，脱垂的主动脉瓣可呈连枷样运动，活动幅度大，当心脏舒张时，主动脉瓣脱入左室流出道，收缩时又返入主动脉腔，在左心长轴切面上主动脉瓣二个瓣不能对合。由于主动脉血流在舒张期反流，使左室容量负荷过重，左室扩大，左室流出道增宽，室间隔活动增强。心底短轴切面上见主动脉根部断面增宽，主动脉瓣活动幅度增大，关闭线变形。正常人呈"Y"形，主动脉瓣脱垂时，其关闭线失去正常的"Y"形，瓣膜不能完整闭合。

在 M 型超声心动图心底波群上见主动脉明显增宽，主波增高，主动脉瓣活动幅度增大，如为感染性心内膜炎引起者，主动脉瓣上多有赘生物出现，或主动脉瓣有破坏征象。主动脉瓣关闭线往往偏心，如脱垂的主动脉瓣呈连枷样运动，则在左室流出道内 E 峰之前，可见到脱垂的主动脉瓣反射。在二尖瓣波群上见左室扩大，室间隔活动增强，伴有主动脉瓣关闭不全时，反流血液冲击二尖瓣叶，二尖瓣前叶可出现舒张期扑动波。

（二）经食管超声心动图检查

对肥胖、肋间隙过窄、肺气过多及胸廓畸形的患者，经胸检查不能清晰显示主动脉瓣的形态及其活动，需行经食管超声检查。经食管超声二维切面显示时，舒张期可见一个或多个瓣叶的瓣体超过主动脉瓣的水平脱向左室流出道。如病变为瓣膜的黏液样变性，则主动脉瓣显现为松软过长或出现皱折，易被误认为赘生物，此时变换扫描角度则可清晰显示。马方综合征患者可见主动脉呈梭形增宽形成升主动脉瘤，如有主动脉根部夹层形成，剥离的内膜连同主动脉瓣可一同脱向左室流出道。在感染性心内膜炎主动脉瓣损害严重的患者，脱垂的主动脉瓣叶可呈连枷样运动。高位较大室间隔缺损，多伴有右冠瓣脱垂，脱垂的瓣叶可部分阻塞缺损口。如有主动脉瓣反流，经食管超声彩色多普勒与频谱多普勒的检查方法与图像特征类同于主动脉瓣关闭不全。

（三）超声多普勒显像

如主动脉瓣脱垂伴有主动脉瓣反流，彩色多普勒显示与频谱多普勒探查类同于主动脉瓣关闭不全（见主动脉瓣关闭不全）。

第四节　肺动脉瓣疾病

一、肺动脉瓣狭窄

（一）经胸超声心动图检查

肺动脉瓣狭窄时，二维超声显示肺动脉瓣环内径偏窄。瓣膜增厚，融合、活动差，呈圆顶状随心脏收缩舒张，向主肺动脉和右室流出道隆起，并可见瓣上肺动脉主干狭窄后扩张。

（二）经食管超声心动图检查

经胸超声一般可清楚显示肺动脉瓣狭窄，但在肺气肿、肥胖、肋间隙狭窄患者，经食管超声心动图可清楚显示肺动脉瓣病变。通过变换声束扫描角度，可从多个切面判断肺动脉瓣的病变。其声像图表现如经胸超声心动图所示。

（三）彩色多普勒显像

狭窄处瓣口血流速度明显加快，彩色多普勒血流显像呈五彩镶嵌的射流信号，高速血流的彩色血流信号起自狭窄的肺动脉瓣口。常规在心底主动脉短轴切面上先显示肺动脉瓣及肺动脉主干的长轴切面，再用彩色多普勒显像模式进行观察。随肺动脉瓣病变性质及病变程度不同，高速血流的彩色多普勒信号可位于肺动脉腔中央，或沿肺动脉内侧或外侧壁行走。当血流速度过高时，血流可在扩张的肺动脉腔内呈回旋流动，彩色多普勒表现为在肺动脉腔内有一束向下的五彩镶嵌的彩色多普勒信号，到左、右肺动脉分支部位，然后向上往肺动脉瓣方向回流，呈现为色彩稍暗的红色信号。

（四）频谱多普勒显像

将脉冲多普勒取样容积放置在肺动脉瓣口，可探查到高速的血流频谱，往往由于增高的肺动脉血流速度超过脉冲多普勒的显示范围，频谱信号发生翻转，脉冲多普勒表现为正负双向的频谱信号。将连续多普勒取样线放置于肺动脉瓣口，使取样线尽量与血流束方向保持平行，可测得最大的射流速度，并推算出跨肺动脉瓣压差。

另外，彩色多普勒与频谱多普勒可显示肺动脉瓣狭窄时合并的心房水平右向左分流、三尖瓣反流信号，如卵圆孔开放时心房水平出现蓝色血流信号，三尖瓣的右房侧出现收缩期高速紊乱的血流信号。

二、肺动脉其他部位狭窄

（一）经胸超声心动图检查

经胸二维超声探查时，肺动脉瓣环狭窄患者在心底短轴切面上见肺动脉瓣环内径变小，肺动脉瓣叶亦相应变小，但其回声及活动正常。部分患者可见肺动脉瓣叶肥厚，相对过长。肺动脉主干呈狭窄后扩张。

右室流出道环状狭窄时，可于肺动脉瓣下方靠近或稍远离肺动脉位置见到由室间隔侧和游离壁向腔内对称突起，厚薄不一的隔膜样强回声。若为肌肉束肥厚，则一般显示单侧壁上的局限性突起。管状狭窄时，则显示为漏斗部的全程或大部分肌壁对称性肥厚，使右室流出道狭小呈窄管状，收缩期狭窄更明显。漏斗部的高位狭窄时，可见肺动脉瓣上主肺动脉扩张，M型超声心动图可记录到舒张期肺动脉瓣曲线扑动波。这是由于紧邻瓣下的狭窄形成的射流冲击瓣膜产生振动所致。

肺动脉主干及分支狭窄，可于肺动脉瓣上方见到一处或几处突起。也可呈对称性膜状强回声和呈节段性隆起并延续一定长度。左、右肺动脉远端的狭窄检出较为困难，探查时需尽可能找到肺动脉远端的分支，除前述探查断面外，还应加上高位肋间的胸骨旁大血管短轴断面和胸骨上窝额状断面观察左、右肺动脉分支及右肺动脉上叶支等。但超声不可能探查到肺内的肺动脉分支。

对上述部位狭窄继发的右室壁肥厚，右室腔扩大或肌肥厚型者右室腔变小，经胸二维超声均可显示。部分患者可继发卵圆孔开放，在四腔心切面上表现为房间隔原发隔和继发隔分离，二者间有较大的缝隙。在观察房间隔缺损和卵圆孔开放时，剑突下四腔心切面观察时由于声束与房间隔垂直，对房间隔的形态结构显示得较为清晰。但在部分成人患者房间隔二维结构显示欠清晰，需采用经食管超声心动图检查，以资鉴别。

（二）经食管超声心动图检查

对确定上述部位的狭窄有如下价值。

（1）确定肺动脉狭窄的部位及程度。右室流出道长轴切面上可清晰地显示整个右室流出道和肺动脉的情况，可准确判定狭窄的部位及程度。

（2）判断卵圆孔开放。经胸超声心动图房间隔位于声束的远场，且与声束平行，有时显示欠清晰或出现回声失落等现象而误诊。卵圆孔开放者心房水平的分流速度多较慢，彩色多普勒检查时亦可能漏诊。声学造影虽然可以判断心房水平的分流，但难以区分该分流是由于房间隔缺损所致，还是由于卵圆孔开放所致。经食管超声则可清晰显示房间隔的结构，区分房间隔缺损和卵圆孔开放。

（3）监测肺动脉球囊扩张成形术。在肺动脉狭窄的介入性治疗术中进行监测，判断疗效。

（三）超声多普勒显像

利用彩色多普勒血流显像可清晰地勾画出狭窄的位置及范围。由于狭窄处瓣膜血流速度明显加快，彩色血流信号呈五彩镶嵌的射流。在二维超声显像疑为狭窄的部位的周围，还可用脉冲多普勒连续取样，寻找流速最高处，即为最狭窄部位，但该处的最大血流速度往往超过了脉冲多普勒检查最大极限，故需改用连续多普勒描记出完整的频谱波形。比如疑为肺动脉瓣上狭窄者，采用右室流出道长轴切面。将脉冲多普勒取样容积由瓣下右室流出道渐向主肺动脉内移动，通过肺动脉瓣口，瓣上可疑狭窄部及狭窄部上方连续取样，得到一组频谱波群，其中最高峰处（已超出脉冲多普勒范围）即为狭窄所在部位。

在运用频谱多普勒取样测量狭窄部位血流速度时，需注意声束与血流夹角不能太大，较好的角度才能获得准确的速度测值，并推算出合理的压差。

第五节　心脏人造瓣膜

一、人工瓣类型及正常人工瓣的超声特征

（一）生物瓣

1. M 型超声心动图

（1）支架：当声束对向支架的前后缘时可见两条平行的曲线，因支架靠近主动脉根部，受后者的牵拉，故其活动方向与主动脉根部一致。

（2）瓣叶：二尖瓣位生物瓣的瓣叶与正常二尖瓣相似，收缩期关闭，M 型曲线上可见瓣叶反射合拢成一条较粗的光带；舒张期开放，瓣叶分别向前后分离，形成两条相距约15mm的曲线。在窦性心律时，前侧瓣叶的曲线上可见 E 峰和一小的 A 峰，各个 E 峰间距相等。

主动脉瓣位生物瓣的活动与二尖瓣相反，收缩期瓣口开放、瓣叶分离，舒张期瓣口关闭、瓣叶合拢，位于支架前后缘的中心。

2. 二维超声心动图　二尖瓣位生物瓣在左心长轴切面和心尖四腔图上可清楚看到两个反射很强的光带，边缘整齐，位于左房和左室之间，分别附着于左心后壁及主动脉根部的后壁上。两个支架光带之间可见纤细的生物瓣瓣叶回声，随心动周期的变化而有关闭与开放的活动。在二尖瓣水平的左室短轴切面上可见支架回声，有时呈圆环状，如扫查平面下移，则能显示支架的三个尖脚的反射，呈品字形排列。在支架中央可见纤细的瓣叶活动。

3. 多普勒超声心动图　生物瓣的瓣口血流形式与自体瓣基本一致。

（二）机械瓣

1. M 型超声心动图　国内以 Bjork-Shiley 型最多，以该型碟瓣为例主要有以下特征：

（1）二尖瓣位碟瓣：由心前区探查，可见支架与碟片的反射。舒张期开放，曲线向上；收缩期关闭，曲线向下。

（2）主动脉瓣位碟瓣：将取样线放置主动脉瓣位，记录主动脉瓣位人工瓣活动曲线，可见主动脉前后壁与碟片运动。收缩期瓣膜开放，碟片迅速前移，曲线向上；舒张期瓣膜关闭，碟片迅速后移，曲线向下。

2. 二维超声心动图　在四腔图及左心长轴切面，可见左房与左室之间有一组特异的反射，代表二尖瓣位碟瓣的支架和碟片。支架反射较强，附于二尖瓣口水平的心壁上，随心脏的舒缩而有同速移动。碟片反射亦强，但其辉度可有改变。从形态学上看，收缩期呈一字形，与支架反射的连线平行，将瓣口封闭；舒张期碟片活动，一端向前，移向左室侧，另一端向后，移向左房侧。

3. 多普勒超声心动图　二尖瓣位侧倾碟瓣经胸彩色多普勒显像，舒张期可见碟片两侧分别有一大一小两股花色血流，有的经碟瓣后很快融合，有的朝向两个方向。主动脉瓣位侧斜碟瓣瓣上的彩色血流一般经胸超声显示较清，但由于其位于人工瓣的后方，受瓣膜高强度回声影响，显示的程度较二尖瓣差。彩色多普勒可直接显示瓣口的血流形式，观察正常人工瓣的反流形式；频谱多普勒可测量人工瓣口舒张期血流速度，判断跨瓣压差有无增大。为方便阅读和理解，正常人工瓣的反流形式将在"人工瓣反流"中阐述。

4. 三维超声心动图　动态三维超声心动图通过心电门控采集人工瓣及其周围组织的二维图像，经过图像处理后，实时显示人工瓣结构的立体观及其与周围组织的关系，将二维图像立体化，用以观察人工瓣的开放关闭活动及其有无异常物质附着。通过对血流的三维成像，可观察反流情况。

5. 经食管超声心动图　经食管超声心动图克服了经胸壁超声对人工瓣显示上的不足，大大提高了超声技术在评价心脏人工瓣方面的诊断价值。一方面食管探头离心脏较近而无肺组织和胸壁的阻挡，另一方面应用高频率探头，图像分辨力大大提高了，使得赘生物、血栓、脓肿以及左房内自发性回声显影的探测率明显提高。同时避免了人工瓣对二尖瓣反流束的遮挡，能准确评估二尖瓣反流。

二、人工瓣功能异常

（一）人工瓣狭窄

人工机械瓣狭窄时二维超声瓣膜上回声增强，瓣活动降低，如为双叶碟瓣可因一侧瓣叶开放受限造成有效瓣口面积减少，瓣口血流偏心呈不对称射流束。有时亦可发现血栓或赘生物的块样回声活动。瓣口堵塞造成血流动力学异常的程度根据人工瓣被固定的位置有所不同。当血栓使人工瓣完全处于开放状态时，主要表现为反流，而当血栓使其处于近乎关闭的位置时，主要表现为狭窄。二尖瓣位人工机械瓣的各参数正常值为舒张期瓣口峰值速度 $\leqslant 2.5\text{m/s}$，平均跨瓣压差 $< 8.0\text{mmHg}$，有效瓣口面积 $\geqslant 1.8\text{cm}^2$。生物瓣狭窄时瓣膜增厚，瓣口开放幅度减小。二尖瓣位生物瓣平均舒张期跨瓣压差 $\geqslant 14\text{mmHg}$，有效瓣口面积 $\leqslant 1.1\text{cm}^2$，则提示瓣口狭窄。主动脉瓣位生物瓣平均舒张期跨瓣压差 $\geqslant 30\text{mmHg}$，有效瓣口面积 $\leqslant 1.0\text{cm}^2$，则提示瓣口狭窄。

（二）人工瓣反流

心脏人工瓣反流可基本上分为两种类型：跨瓣型反流和瓣周型反流。跨瓣型反流又可分为正常（或称生理性反流）和病理性反流。

1. 正常反流　各种机械瓣中均存在一定量的正常反流，它是人工瓣设计特征的产物，其中部分为闭合回流（closure backflow），这种回流是人工瓣机械性关闭所必需的动力。

2. 病理性反流

（1）瓣周反流：所谓瓣周反流即瓣周漏，指存在于缝合环和周围瓣环组织之间的反流，大多由于瓣周组织剔除过多或瓣周组织薄弱，或由于缝线腐化、断裂，或缝合欠妥、欠均匀，或由于人工瓣膜与瓣环不匹配，继发于感染性心内膜炎尤其常见，这些病变小的可为针眼大小的小孔，大至瓣膜穿孔。通过二维超声显像可直接显示瓣膜撕脱，小的瓣周漏有时不能从二维超声显像中直接显示病损的部位，但彩色多普勒血流成像可以显示起源于环架之外的瓣周反流束。瓣周反流与跨瓣反流的鉴别往往较困难，但以下标准有助于诊断瓣周漏：①反流常起源于缝合环之外，而不是穿过瓣膜本身。②虽不能确定反流起源于缝合环之外，但明显不是通过前向血流所经过的途径。③反流束近端加速区位于人工瓣之外。

（2）跨瓣反流：病理性跨瓣反流常见于生物瓣植入和主动脉瓣自身移植，病变原因是瓣叶撕裂和连枷，或是瓣叶增厚、皱缩，亦可见于机械瓣运动失常。跨瓣性反流有时是中央性的，但多数为偏心性，并沿邻近左房壁走行，因而空间分布常难以显示，其容量难以确定。超声心动图可以确定生物瓣撕裂或连枷瓣的存在，经食管超声检查可提高诊断的敏感性和准确性。

（三）人工瓣置换术后的感染性心内膜炎与血栓形成

（1）赘生物、脓肿。

（2）血栓和其他造成栓塞危险性因素人工瓣血栓形成是机械瓣一种严重的并发症，主要见于机械瓣，而生物瓣少见。换瓣术后第一年为血栓栓塞发生的高峰期。

（四）人工瓣机械性衰竭

人工瓣的持续开放和关闭导致了瓣膜成分的进行性磨损并最终导致机械性衰竭。衰竭形式依瓣膜而不同，生物瓣尤其容易衰竭，随着置换时间的延长表现出瓣叶逐渐增厚。虽然瓣叶增厚本身并不意味着功能不全，但它表明瓣叶已发生形态学改变（例如炎性浸润、纤维化等），而这些改变最终可导致功能异常。生物瓣退化导致关闭不全者比狭窄更为常见，无生物学活性的瓣叶反复关闭和开放可引起胶原纤维的裂解并最终导致瓣叶撕裂。

（五）人工瓣型号不匹配

最常见的人工瓣功能不全的类型可能就是型号不匹配，这是指虽然人工瓣按预设计的标准活动，但这种活动对心脏的某一特定部位和植入的患者来说并不合适。这种功能不全通常导致瓣膜植入部位存在较高的压差并使该部位的血流动力学改变持续存在。这种改变在运动时（心排血量增加）尤为明显。人工瓣型号不匹配需与瓣膜本身的功能不全区分开，因患者手术方式、瓣膜形态学特征各异，单从某一次检查中难以将二者鉴别开来。必须跟踪随访进行系列研究，仔细比较人工瓣的功能和形态，为临床治疗方法的抉择提供信息。

第六节　感染性心内膜炎

（一）经胸超声心动图

瓣膜赘生物是由微生物、血小板、纤维素和红细胞组成的团块。它黏附在瓣叶、腱索或房室心内膜表面，其形态依微生物、受累瓣叶及疾病的活动性而多变，可呈孤立无蒂的团块黏附在瓣膜上，或呈钟摆样的易碎团块而自由地脱垂，甚或像拉长的纤维带。赘生物的大小变化很大，从不足 1mm 至数厘米，而且每次复查其大小可发生戏剧性变化，或由于其部分脱落形成栓子、瓣叶发生了破坏，或由于赘生物增长等因素所致。真菌性赘生物大于细菌性者，前者甚至大到足可以堵塞瓣孔，且更易脱落形成栓子，然而瓣叶本身的破坏不及细菌性者。三尖瓣心内膜炎的赘生物大于左心瓣膜者。急性期赘生物大于愈合期者。

1. M型超声心动图　位于二尖瓣上的赘生物表现为二尖瓣曲线上反射增强、蓬松的块状回声，且常伴有收缩期或舒张期微小的颤动。

2. 二维超声心动图　瓣膜赘生物的典型二维特征为形态不规则的中等强度的块状回声，大小不一，常附着于瓣叶上并与瓣叶一同运动。有一些赘生物可通过短小的蒂与瓣叶相连，呈现较大的活动度。

感染性心内膜炎可继发心脏各部位的脓肿，包括瓣膜脓肿、瓣环脓肿、心肌内脓肿。心脏脓肿在二维超声心动图上表现为大小不等、形态各异的无回声区或回声异常的腔隙，位于瓣叶体部、瓣环或心肌内，其周围常可见瓣膜赘生物。心脏脓肿破裂会导致瓣膜穿孔和心腔间的瘘管。

二尖瓣瘤为主动脉瓣位感染性心内膜炎的并发症。其产生机制为主动脉瓣反流血流冲击二尖瓣前叶产生损伤并继发感染，使二尖瓣薄弱部位在左室高压下逐渐向低压的左房侧突出形成，该瘤可破裂发生严重二尖瓣反流。患者二维超声心动图表现为二尖瓣前叶回声的左房侧可见一与二尖瓣前叶平行的回声带，此即二尖瓣瘤。经食管超声心动图常可更清晰地显示瘤的详细结构，表现为二尖瓣前叶左房侧的风袋样无回声区。二尖瓣瘤的另一超声心动图征为风袋样结构虽然收缩期更明显，但于收缩期和舒张期始终存在，借此可和严重的二尖瓣脱垂相鉴别。

二尖瓣与主动脉瓣间纤维瘤为发生于二尖瓣前叶和主动脉瓣环间纤维组织的瘤。常继发于主动脉瓣和人工瓣的感染性心内膜炎，为病变侵犯至主动脉瓣环形成薄弱部位，在主动脉高压的冲击下，该薄弱部位突向低压的左房或心包形成瘤样外观。瘤可破裂形成主动脉左房或左室瘘。超声心动图表现为主动脉根部后方存在一风袋样无回声区，突向左房。累及主动脉瓣位的感染性心内膜炎比二尖瓣位的感染性心内膜炎更易发生瓣膜瘤等并发症。瓣膜组织破裂系感染性心内膜炎的严重并发症，可造成明显的瓣膜反流，其致死、致残率高，常需紧急换瓣。二维超声显示瓣体有回声中断，超声心动图可以为瓣膜破裂及其血流动力学后果提供重要证据。

（二）彩色多普勒超声心动图

感染性心内膜炎可引起瓣膜破坏穿孔、腱索断裂及大血管心腔间或心腔间穿孔或瘘道形成，从而导致主动脉瓣或二尖瓣反流，大血管心腔间或心腔间的分流。这些血流动力学改变均可由彩色多普勒和频谱多普勒探及。引起瓣膜反流时，其彩色多普勒表现见有关章节。当存在瓣膜穿孔时，可见彩色反流信号起自瓣体回声中断处。

（三）频谱多普勒超声心动图

将脉冲多普勒取样区或连续多普勒取样线放置在反流束部位均可记录到高速的反流信号频谱。连续多普勒可对反流速度进行测量。

（四）经食管超声心动图

经食管超声能更清晰地显示二尖瓣及主动脉瓣的结构，发现瓣膜的器质性改变、赘生物的形成以及各种并发症，能更清晰地显示微小赘生物和细小的瓣膜穿孔，提高了诊断的敏感性。特别是当经胸壁检查图像不理想，或为人工瓣患者时，更应行经食管超声检查。

（五）三维超声心动图

实时三维超声能准确地显示赘生物的大小、数目、附着部位、活动度以及它们与瓣膜的关系，为外科医师展现了一个类似于手术野的空间结构图，为手术方案的制定提供了重要的依据。实时三维超声心动图同时也能很好地发现可能发生的感染性心内膜炎并发症，具有很高的敏感性和特异性。

（六）临床价值

二维超声已被公认为是当今发现感染性心内膜炎赘生物的最敏感方法，然对其所见赘生物的临床意义尚存争议。绝大多数资料提示，在临床感染性心内膜炎患者，若二维超声发现存在赘生物，则他们处于系统栓塞、心力衰竭等并发症，甚至死亡的危险之中，常需换瓣术。这些危险性 2 倍于无二维超声赘生物发现的感染性心内膜炎患者。一些研究还提示，赘生物的大小、坚性、活动度及其受累范围等二维超声特征在预计其危险性上也有所帮助。在决定感染性心内膜炎患者手术干预时机上，由于超声不仅能直接看到赘生物及感染性心内膜炎其他并发表现，而且还能评价它们施之于心室的血流动力学负荷，同时，在二维超声的基础上，可进一步借助彩色、频谱多普勒、三维及经食管超声检查来综合判断瓣膜的情况，因此有助于更恰当地确定手术时机。

第七节　主动脉夹层与主动脉瘤

一、主动脉夹层

（一）经胸超声心动图检查

M 型超声心动图表现为扩张的升主动脉（常达 4.2cm 以上）腔内出现与主动脉壁平行的第三条回声带，可以观察撕裂内膜随心动周期的活动情况。如让 M 型取样线通过撕裂的内膜，收缩期可见真腔扩张。

二维超声心动图上，主动脉夹层主要表现为增宽的主动脉腔内可见撕裂的主动脉壁内膜，呈带状回声，随心动周期而改变位置。此回声带将增宽的主动脉腔分为真、假两腔。如能找到真、假腔相交通之处（即入口和再入口），可见此回声带有连续中断现象，断端呈飘带样运动。根据主动脉内膜剥脱的起始位置及累及的范围，可对主动脉夹层的类型进行诊断。对假腔内形成的血栓，二维超声能进行准确显示。

（二）经食管超声心动图检查

应用横轴切面探头扫查，可获得类似于 CT 样的主动脉横断切面二维图像，即升主动脉和胸降主动脉的短轴切面和主动脉弓的长轴切面；应用纵轴切面探头扫查，可获得类似于升主动脉造影样的主动脉纵断面二维图像，即升主动脉和胸降主动脉长轴切面和主动脉弓的短轴切面。与经体表探查相比，经食管超声探查更能清晰地显示主动脉夹层撕裂的主动脉壁内膜，呈带状回声，随心动周期而改变位置。是否能探及撕裂的内膜反射与探查切面的选择及撕裂内膜的部位有关。撕裂的内膜位置多变，有时沿主动脉壁呈螺旋状分离，走行复杂。对起自降主动脉的夹层，经胸超声检查往往较困难，经食管超声能清楚显示。对假腔内的血栓显示更为清楚。多平面经食管超声检查能从多方位、多角度探查撕裂内膜的部位和走向，明显提高了阳性检出率和诊断准确性。

（三）彩色多普勒显像

M 型彩色多普勒血流图能观察真腔与假腔中血流随心动周期改变的情况。取样线通过真腔与假腔及其间撕裂的内膜，可见内膜反射回声两侧的血流颜色亮度不同，真腔中颜色鲜艳，假腔中颜色暗淡。

二维彩色多普勒血流图上可见真腔与假腔中的血流情况。真腔中血流速度快，故颜色鲜艳，而假腔中血流缓慢，故颜色暗淡。两种颜色由撕裂的内膜相隔离。如假腔中有附壁血栓形成，则仅显示血栓反射，而无血流信号出现。二维彩色多普勒血流图有助于判断入口与再入口的部位，有时二维图像上并未显示明显的连续中断，而彩色多普勒血流图上可见真腔与假腔间相交通的血流信号。入口处，血流收缩期由真腔流入假腔，舒张期则很少流动或由假腔流向真腔。再入口处，血流流动的情况则与入口处相反，收缩期由假腔流向真腔而舒张期由真腔流向假腔或很少流动。

（四）频谱多普勒显像

真腔与假腔中的血流动力学不一样，真腔中血流速度与正常人基本相同，且为层流，故将脉冲多普勒取样容积置于真腔中时可记录到类似于正常人相应部位所记录到的多普勒频谱；假腔中血流缓慢，故将取样容积置于假腔中时记录到低于真腔中的血流速度，有时延迟出现，有时无血流信号记录。将取样容积置于入口处时，则可记录到收缩期由真腔流向假腔的多普勒频谱。将取样容积置于再入口处时，则可记录到由假腔流向真腔的多普勒频谱。

二、主动脉瘤

（一）经胸超声心动图检查

M 型超声心动图当取样线通过瘤体时，可见主动脉前后壁间液性暗区宽度增加，常达相应正常部位内径的 1.5 倍以上。瘤壁有搏动现象。

二维超声心动图上，主动脉瘤表现为主动脉内径增宽，呈梭形或囊形扩张，常达相应正常部位内径的 1.5 倍以上。瘤体边缘与主动脉壁相连。假性动脉瘤则表现为主动脉壁的某一部位可见连续中断，其周围有一液性暗区的腔室，腔室通过主动脉壁上的连续中断处与主动脉腔相通，腔室壁由血栓和周围组织所构成，腔室内常可见云雾影或附壁血栓。经胸壁探查常可探及位于主动脉根部的动脉瘤。对于胸降主动脉瘤的诊断常需要进行经食管超声检查。

（二）经食管超声心动图检查

经食管超声心动图横轴切面可显示主动脉短轴切面，逐渐移动探头，可显示瘤体所在部位。纵轴切面探头可显示主动脉长轴切面，有利于估计瘤体范围。瘤体中由于血流缓慢、血液淤滞，常可见云雾影，有时可见附壁血栓。

（三）彩色多普勒显像

主动脉瘤体内由于血流缓慢，故彩色多普勒血流图上可见瘤体内色彩暗淡。另外，瘤体内血流可出现漩流现象，即瘤体内一边显示为朝向探头的红色血流信号，与此同时，瘤体的另一边显示为背向探头的蓝色血流信号。假性动脉瘤时可见动脉腔内血流通过动脉壁上的连续中断与假性动脉瘤瘤腔相通。如主动脉瘤位于主动脉根部，常可观察到不同程度的主动脉瓣反流。

（四）频谱多普勒显像

将脉冲多普勒的取样容积置于扩张的瘤体内，可记录到比正常主动脉血流缓慢的血流信号。

第八节　主动脉窦瘤

（一）经胸超声心动图检查

M 型超声心动图于心底波群可见主动脉根部增宽，活动幅度增大。右冠窦瘤突入右室时，在右室流出道内可见囊壁的光带随心脏舒缩而摆动；破裂后见右室扩大，室间隔右室面可见扑动；三尖瓣前叶 E 峰变低，A 峰增高，三尖瓣前叶可以出现舒张期扑动；肺动脉瓣亦可有扑动现象。窦瘤破入左房时，左房增大，在主动脉后壁的后方可见一条很细的线样回声。瘤破入左室时，左室增大，在左室流出道内可见囊壁的异常回声。窦瘤破入室间隔时，见室间隔在舒张期增宽，其间有一液性暗区；收缩时室间隔变窄，液性暗区消失。

二维超声心动图左室长轴切面可显示右冠窦瘤及无冠窦瘤，心底短轴切面三个主动脉窦瘤均可显示。

1. **直接征象** 主动脉窦瘤二维超声直接征象为受累及的主动脉窦呈瘤样向外局限性扩张，瘤体根部位于主动脉瓣环水平以上。瘤体大小不一，可随心脏舒缩不断活动，舒张期瘤体变大，收缩期瘤体变小。以右冠窦瘤最常见，多膨向右室流出道或右室腔，无冠窦瘤多膨向左房。较大的窦瘤内有时可见附壁血栓的不均匀回声。窦瘤破裂后，通常在瘤壁上可见连续中断，破口常位于瘤体顶端，宽0.3～0.6cm。常见者为单发破口，少数可有多个破口。极少数窦瘤可破入室间隔，形成室间隔夹层，表现为室间隔内存在与窦瘤相通的无回声暗区。此夹层可破入左室，形成窦瘤—室间隔—左室腔通路。

2. **间接征象** 主动脉根部增宽而窦瘤水平以上的升主动脉多不增宽，房室腔随窦瘤破入部位不同而有不同程度扩大。

3. **合并畸形** 主动脉窦瘤最常伴发的畸形为室间隔缺损和主动脉瓣异常（脱垂、二瓣化畸形等），超声可见相应表现。

（二）经食管超声心动图检查

经食管超声心动图检查避免了胸壁和肺的干扰，探头紧邻主动脉根部，且频率高，图像质量优良，可清晰显示窦瘤及周围解剖关系。当窦瘤破入左、右房时，异常结构位于超声的近场，故对窦瘤的起源、突入部位、破裂口情况更易观察，定位较准确，并能发现较小的窦瘤及小破口，亦可用于术中，了解窦瘤修补是否成功及有无遗漏的病变等。

（三）彩色多普勒与频谱多普勒显像

彩色多普勒检查在窦瘤未破时，可见瘤体内于舒张期呈现五彩镶嵌的涡流图形，但无穿壁血流信号。窦瘤破裂后，则可显示穿过瘤壁的多色镶嵌的湍流信号。除破入左室者因左室收缩压高于主动脉仅呈现舒张期分流信号之外，破入其他腔室者表现为双期连续性的高速异常血流信号，脉冲多普勒在破口处或破口下游可记录到双期连续性宽带湍流频谱，连续型频谱多普勒探查时可记录到分流的瞬时流速，峰值速度多为3.5～4.75m/s。合并室间隔缺损时，表现为于窦瘤下方穿过室间隔的收缩期高速分流信号。合并主动脉瓣关闭不全时，表现为自主动脉瓣口反入左室的舒张期高速紊乱的血流信号。

（四）其他超声技术

右心心脏声学造影时，膨向右心系统的主动脉窦瘤心脏声学造影特征性的表现为"囊腔负性造影区"，窦瘤破裂可在破口附近出现血流射入右心腔形成的"射流负性造影区"。三维超声心动图可直观准确显示窦瘤起源、突入部位及与毗邻结构关系，反映窦瘤的整体观与全貌。

（五）注意事项

（1）食管超声心动图显示主动脉窦瘤优于经胸超声心动图。

（2）右冠窦瘤破入右室合并室间隔缺损时，常因瘤体遮挡室缺处且室缺分流与窦瘤破裂异常血流信号混杂紊乱，导致室间隔缺损的漏诊。此外，室间隔缺损伴主动脉瓣脱垂时，听诊闻及双期杂音，甚至呈连续性，严重的主动脉瓣脱垂右冠瓣可经过室间隔缺损进入右室流出道，在二维超声显像中也可见瘤状结构突向或进入右室，因而可被误诊为窦瘤破裂。应仔细观察瘤状突起部位与主动脉瓣环关系，分析多普勒血流信号为双期或连续性，审慎鉴别。

（3）老年人常出现三个主动脉窦均扩张的情况。

第九节　心包积液

常规检查时患者取平卧或左侧卧位，在胸骨左缘左室长轴和短轴切面，观察右室前壁和左室后壁心包；在心尖和剑突下四腔切面，观察心脏外侧、下部与心尖部的心包。如欲进行心包积液穿刺点定位时，应取抽液时的体位，并指出穿刺点的部位、进针深度及角度等。

（一）单纯性心包积液

1. 二维超声心动图

（1）心包脏、壁两层之间探及液性暗区，且随体位变化而发生改变。

（2）通常暗区内呈现无回声；化脓性和血性心包积液时心包腔的液性暗区中可出现密集的点状回声；有时可见絮状、团块状、偶可见肿块样回声。光带回声可为多条漂浮于心包腔，并附于心包的脏层或壁层，重者心包腔内的条索状回声呈网状或蜂窝状，出现局限性的液性暗区，轮廓不规则，形成包裹性心包积液。

（3）少至中量心包积液时心脏各个腔室大小正常；大量和极大量积液时，心脏可有缩小，悬浮在液性暗区中出现心脏摆动征。

（4）超声心动图对心包积液的定量具有重要的参考价值，但多属经验性半定量方法。少量心包积液（< 100 mL）：左室后壁后下方见液性暗区，宽度较小，心外侧及心前区仅有极少或无液性暗区；中等量心包积液（100 ~ 500 mL）：暗区均匀分布于左室后方、心尖、心外侧及右室前壁之前，以房室沟处最多；大量心包积液（> 500 mL）：暗带区较宽，遍布心脏周围，心后最多，左房后壁之后亦见，心脏悬浮其中。

2. M 型超声心动图　心脏的轮廓外即心包腔内出现液性暗区，心包脏壁层分离。少量心包积液仅在二尖瓣波群左室后壁后出现暗区，大量积液时在二尖瓣波群、心室波群的心前壁之前、心后壁之后的心包腔内均见暗区。M 型取样线通过心尖部的心包腔时，可出现特异的"荡击波征"：即在心脏舒张时液性暗区内无任何反射；而在心脏收缩时，心尖抬举，在心包腔之液性暗区内有一声束反射。

3. 超声多普勒　心腔内血流多无改变。大量心包积液时左室舒张受限，二尖瓣口舒张早期血流增快，舒张晚期血流减慢，频谱 E 峰增高，A 峰减少，E/A 比值增加。

（二）心包填塞的超声心动图表现

（1）存在大量心包积液。出现心脏摆动征。

（2）右心房和右心室壁出现舒张期塌陷现象。

（3）左右心室内径相反的呼吸性变化：吸气时，右室内径增加而左室内径减小；呼气时相反。

（4）二尖瓣前叶活动曲线幅度减小，吸气时 EF 斜率降低，DE 幅度变小。

（5）各瓣口前向血流速度随呼吸变化。

（三）缩窄性心包炎

（1）心包增厚、钙化回声。有时可见脏层心包呈双层回声。

（2）室壁活动受限，左室后壁在舒张早期向后扩张，尔后突然中止，变为平坦的曲线。

（3）室间隔在吸气时凹陷压入左室。房间隔亦有类似异常运动。

（4）左、右心房扩大，下腔静脉可明显扩张，且不随呼吸而变化。正常下腔静脉的宽度为 18 ~

21mm，其内径随呼吸有改变，吸气时内径变窄，呼气时内径增宽。缩窄性心包炎时则失去这一特征。

（5）二尖瓣口 E 峰在呼气时增高。

（四）注意事项

（1）测量舒张期各房室面心包积液的厚度，便于随访比较。

（2）心包积液应与心外膜脂肪、左侧胸腔积液鉴别。

（3）缩窄性心包炎应与限制型心肌病相鉴别。

（4）超声心动图对心包积液进行定位穿刺时，应遵循宜左不宜右、宜下不宜上、宜外不宜内、宜直不宜斜的原则。

第十节　冠　心　病

（一）冠状动脉的超声心动图检查

1. **二维超声心动图**　经胸超声心动图可显示大部分被检者的冠状动脉左主干及右冠状动脉近端。经食管超声冠状动脉的显示率更高。正常冠状动脉表现为两条平行的由冠脉血管前后壁产生的清楚的线形回声，之间为管腔无回声区。正常左冠状动脉主干和右冠状动脉的直径为 3 ~ 6mm，左前降支近端为 3 ~ 5mm。凡管腔直径小于 3mm 或大于 6mm 者提示异常。冠心病患者因冠状动脉狭窄，超声图像上表现为管腔变窄，冠脉壁呈不对称的强回声反射。

2. **超声多普勒**　冠状动脉血流受主动脉血流状态和心肌收舒缩以及主动脉瓣启闭的影响，收缩期血流远较舒张期为少。频谱多普勒在冠脉主干内可记录到以舒张期为主的双峰频谱，第一峰位于收缩期，速度较慢；第二峰位于舒张期，速度较快。彩色多普勒血流成像可显示狭窄部位彩色血流束变窄，狭窄区或狭窄后血流呈五彩镶嵌或血流倒错。

（二）心肌缺血的超声心动图检查

1. 心室壁运动与心肌供血密切相关。缺血节段的室壁运动异常是超声心动图判断缺血心肌的主要指征。与正常人相比，心绞痛患者可有左房扩大，左室多无明显扩大，其收缩功能可轻度受损；二尖瓣口舒张期血流频谱 E/A < 1，提示舒张功能减少。

2. **室壁节段的划分**　目前临床上被广泛接受的是十七段划分法，该法在长轴切面把左室壁分为基部、中部、心尖段和心尖部，在短轴切面把左室壁分为前壁、前间隔、下间隔、下壁、下侧壁、前侧壁，而心尖段短轴切面仅分为四段即前壁、间隔、下壁、侧壁，另外心尖部，共计十七段。

3. **节段性室壁运动异常的评价**　节段性室壁运动异常主要表现在两个方面：①收缩期运动异常，包括运动幅度减少、运动消失或反向运动；②收缩期室壁增厚异常，包括收缩期室壁增厚率降低、消失。临床普遍应用的方法是二维超声肉眼直观观察室壁运动、作出定性及半定量判断。

（三）心肌梗死及其并发症的超声心动图检测

1. **心肌梗死**　超声心动图是检出急性心肌梗死早期室壁运动异常的良好方法。冠状动脉阻塞后立即出现室壁运动异常和室壁增厚的减少。心肌坏死后，常表现为无运动或矛盾运动、室壁无增厚。心肌梗死后瘢痕形成时，局部节段室壁变薄，超声回声增强。非梗死区的室壁运动常正常或代偿性增强。但节段性室壁运动异常并非心肌梗死的特异征象，如急性严重心肌炎也可出现节段性室壁运动异常。而在非穿壁性心肌梗死时，由于存在足够数量的有功能的心肌，不一定出现异常的室壁运动。因受周围非缺血心肌运动牵拉、缺血心肌本身的病理生理状态（顿抑、冬眠）等影响，超声心动图对梗死面积的大小判断有局限性。

2. 二维超声心动图　测定左室容积和左室射血分数（LVEF）是临床上最常用和最重要的心功能指标，陈旧性心肌梗死患者左室显著扩大，其收缩功能明显受损，且前壁梗死较下壁更为显著。乳头肌受累时可出现二尖瓣关闭不全，彩色多普勒于瓣口左房侧见收缩期反流信号。多普勒主动脉血流频谱最大加速度减少。

3. 心肌梗死后左室重塑　早期表现为左室扩大，梗死所在心肌节段伸长和变薄，甚至室壁瘤形成。梗死后期，左室进一步扩大、变形，室腔更趋球形，从而进一步增加左室容量。

4. 心肌梗死并发症

（1）室壁瘤：发生部位以左室前壁、心尖部及室间隔为多，也可发生在下壁基底部。超声心动图见无论收缩期或舒张期，室壁瘤的室壁均向外膨出。室壁瘤的壁正常心肌薄，但包含室壁的各层，为真性室壁瘤。

（2）假性室壁瘤：由于左室游离壁破裂造成。超声心动图假性室壁瘤的表现为一大的、囊状或球状的无回声腔，位于左室腔之外，以狭窄的颈部与心室腔相连。

（3）左室血栓：心肌梗死面积大、严重室壁运动障碍或室壁瘤发生后，可形成左室附壁血栓。血栓几乎都在心尖部，偶而见于前壁或前外侧游离壁。超声心动图附壁血栓表现为局部团块回声，与无运动或矛盾运动室壁的内膜重叠，其基底可以固定不动，也可能稍微活动，血栓回声斑点状，机化时回声增强、发亮。

（4）心脏破裂：心脏破裂常导致急性心包填塞死亡。超声心动图检查可发现心包腔内大量液性暗区。心脏破裂口不大时，可形成假性室壁瘤。

（5）室间隔穿孔：多发生在靠近心尖的后间隔，穿孔的大小不等，一般直径小于4mm。二维超声心动图可直接显示室间隔回声中断，彩色多普勒显像时可见穿过室间隔的左向右分流的彩色血流束。

（6）乳头肌断裂：后乳头肌累及的机会比前侧乳头肌多6～12倍。二维超声可显示二尖瓣连枷状活动，彩色多普勒显示左房内重度的五彩镶嵌的二尖瓣反流束。

（7）乳头肌功能不全：导致二尖瓣关闭不全的主要因素。后乳头肌缺血或坏死较前侧乳头肌多见。二维超声可见瓣叶闭合时错位。合并二尖瓣关闭不全时，彩色多普勒显示左房内的反流信号。

（四）超声心动图负荷试验与存活心肌的超声心动图检测

冠心病患者在静息状态常表现为心功能正常，超声心动图不能发现节段性室壁运动异常。负荷试验通过激发心肌需氧增加而诱发心肌缺血，实时记录室壁运动，当出现节段性室壁运动异常时可诊断冠心病，超声心动图负荷试验最常用的方法是运动负荷试验和药物负荷试验。运动负荷常用踏车试验和平板运动试验。药物负荷常用双嘧达莫、腺苷和多巴酚丁胺。应用时须注意适应证与禁忌证。

心肌梗死时存活心肌可表现为心肌顿抑和心肌冬眠。两种状态虽均为存活心肌，但功能低下，不易识别，小剂量多巴酚丁胺超声心动图负荷试验已愈来愈多地被临床接受，用来判断存活心肌，从而有助于治疗方案的选择。

（五）超声新技术在冠心病诊断中的应用

近年来问世的组织多普勒显像（TDI）可用于节段室壁运动的定量分析，使对心肌功能的评价更细致、客观。彩色室壁运动（CK）描记技术也是用于量化分析室壁运动的超声新技术，通过在整个心动周期中确定并追踪组织和血液的分界面，记录室壁运动的方向和幅度。三维超声对容积的测量不受心脏形态的影响，可以准确计算左室容积、射血分数和左室重量，并可定量分析心肌梗死患者的梗死范围。近年来血管内超声已广泛应用于临床，在冠脉管腔及斑块定性定量评价，尤其在冠心病介入治疗中的应用具有很大潜力。

第十一节　心脏肿瘤与心腔血栓形成

心脏占位性病变可分为：心脏肿瘤、血栓、赘生物、医源性物质、正常变异组织、心脏外结构等。超声心动图技术以其简便易行、快速便宜、实时无创等独特的优势被广泛应用于临床以检测心腔内占位性病变。通过心脏占位性病变的位置、附着点、形态、大小、活动度、回声特征、血流动力学的改变及对心脏组织心包结构等毗邻组织侵犯范围和程度等进行分析，为临床提供重要信息，并对选择治疗手段及预后起到积极作用。

一、心脏肿瘤

肿瘤分类基于细胞结构如炎性增生、错构瘤、囊肿、良性恶性的真性肿瘤或其组织分型(间叶细胞性、上皮细胞性、间皮细胞性)。WHO 对于原发性心脏肿瘤病理类型进行了新的分类，包括：良性肿瘤和肿瘤样损伤，恶性肿瘤，心包肿瘤。尽管超声不能对心脏肿瘤进行明确的组织学分类，但其所显示的肿瘤数量、形态、大小、边界、回声特征、钙化存在与否、活动度等可作为肿瘤良恶性鉴别的参考依据。

（一）心腔内肿瘤

超声心动图检查可明确以下内容。

1. 轮廓与形态　良性者通常形态规则，边缘整齐，表面光滑，可呈圆形、卵圆形、息肉状等。黏液瘤可形态不规则，呈分叶状、多结节或有小凸起。恶性肿瘤形态通常不规则，表面凹凸不平。

2. 与心壁关系　多数向心腔内生长的良性肿瘤均有蒂部与心壁相连，蒂的粗细长短不一，如黏液瘤。恶性肿瘤多无瘤蒂，基底部宽大，瘤体与正常心肌组织间分界不清。

3. 活动度　有蒂良性肿瘤的运动方向及途径与心动时相相关，有明确规律性。如最常见的左房黏液瘤，二维及 M 型超声均可见瘤体在收缩期位于左房内，快速充盈期迅速进入二尖瓣口，缓慢充盈期保持原位。如瘤蒂变细，瘤体受血流冲击活动活跃，则有脱落可能。恶性肿瘤通常因宽基底附着于心壁则活动幅度小，甚至固定不动。

4. 柔软度 / 硬度　可反映肿瘤组织的硬度。黏液瘤、血管瘤、淋巴管瘤等组织松软、柔顺度大，受血流冲击可沿血流方向延展变形。纤维瘤、横纹肌瘤等细胞排列密实，组织韧性较大，形态随心时相变化不大。

5. 回声特征　反映肿瘤的组织特征或结构。良性肿瘤内部回声分布较为均匀，可呈等回声、稍高回声或低回声；恶性肿瘤内部回声可呈非均质回声，可伴有低至无回声液化区或强回声钙化斑。

6. 数目　超声心动图可判定肿瘤数目。

7. 继发改变　血流动力学紊乱，心腔内肿瘤常伴有各种梗阻性血流动力学改变，累及瓣膜可致各瓣膜受损，引起瓣膜相对或绝对狭窄、瓣膜关闭不全等。肿瘤浸润心肌可致心壁僵硬、受损变性，引起心脏收缩 / 舒张功能降低。

（二）心肌肿瘤

包括心肌原发性肿瘤及继发肿瘤，如横纹肌瘤、横纹肌肉瘤、淋巴瘤、未分化多形性肉瘤、各种转移性肿瘤等。超声心动图表现为：

1. 心肌内异常回声 实质性肿瘤多表现为心肌内的回声增强区，纹理粗糙，与正常心肌回声有明显差别。良性肿瘤可有或无包膜，但与正常心肌间分界清楚；恶性肿瘤内部回声分布不均，常伴大小不等的出血性回声减弱区。

2. 心肌厚度改变 良性者见局部心内膜向心腔内 / 外弧形凸出，心内 / 外膜回声完整、连续；恶性者心肌厚度不规则性增加，心包膜与肿瘤融合或中断，心内 / 外膜失去平滑特性。

3. 形态及分布 良性肿瘤通常形态规则，多呈圆形、类圆形，内部回声规则，可见多个分布，偶呈弥漫性分布；恶性肿瘤通常形态不规则，内部回声分布不均，可伴出血性回声减少区。

4. 继发改变 肿瘤浸润心肌可致心壁僵硬、受损变性，引起心脏收缩 / 舒张功能减少。肿瘤所致心包积液或心包压塞、填塞等可导致心脏充盈性障碍。

（三）心包肿瘤

原发性心包肿瘤不常见，多数转移性心脏肿瘤常首先侵犯心包。

1. 心包异常回声 心包囊肿位于心脏轮廓外，与心包相连，囊腔内为液性暗区，可有单房或多房改变。实性肿瘤可呈不均匀或杂乱回声，较为固定。

2. 心包积液继发改变 肿瘤所致心包积液或心包压塞、填塞所形成的心包顺应性降低可致心肌舒张受限、心功能不同程度受影响。

（四）心外肿瘤直接侵犯心脏

纵隔肿瘤可直接向心脏蔓延，压迫、浸润心脏。经血管来源肿瘤可直接侵入心腔内，造成血流动力学改变、梗阻、栓塞等继发改变。

1. 异常回声 与心脏相邻的异常回声较大时形成占位效应，导致心腔、室壁受压变形，浸润心包膜或心肌时，心壁回声可不完整、与异常肿块回声融合分界不清；经血管来源异常回声，自入口处凸向心腔内，肿块较大时可填塞房室腔。

2. 继发改变 心腔因受压或侵占而变小，伴有各种梗阻性血流动力学改变；浸润心肌可致心壁僵硬、受损变性，引起心脏收缩 / 舒张功能减少；心脏相邻肿块浸润心脏较广泛时可致心脏固定，全心活动减弱；经血管来源肿块较为疏松时可脱落造成栓塞；心包积液。

（五）超声心动图检查注意事项

（1）发生于心房内的肿瘤经食管超声检查优于经胸检查。

（2）向心腔内生长的肿瘤应与心腔血栓鉴别。

（3）可根据超声表现大致推断肿瘤的良恶性，但超声检查不能明确肿瘤的性质。

二、心腔血栓形成

心内血栓的形成多数是由于内皮或心内膜损伤、血流动力学改变和血液凝固性增高所引起，因较疏松可脱落，是严重威胁患者生命安全的心腔疾患，常可导致患者突然死亡。因此早诊断、早治疗对挽救患者生命甚为重要。

（一）超声心动图表现

1. 心腔内不规则附壁团块回声 血栓可发于各个心腔与心耳，以左心血栓多见；新鲜血栓回声较弱，机化血栓回声较强，因血栓常由多次新旧血栓交替形成，内部回声不均匀，可呈多层样改变；血栓多为椭圆形，亦可呈不规则形；基底部较宽，游离面较大，无蒂部与心壁相连，心动周期中活动度较小，或仅随心壁轻微活动，如随血流有明显活动度则可能有脱落风险，较小血栓脱落后可进入体肺循环造成栓塞，部分较大血栓脱落时可能不能通过瓣膜口或主肺动脉，游离漂浮于心腔内形成往返运动的活动血栓。

2. **基础疾病的超声表现**　左房血栓多存在二尖瓣狭窄、心房纤颤、扩张性心肌病、二尖瓣人工瓣置换术后等；左室血栓常发生于左室血液黏滞或局部室壁运动异常患者，如心肌梗死区域、扩张型心肌病、冠心病心功能低下时，极少见于正常心功能者；右心血栓见于三尖瓣疾病、起搏器安装术后、扩心病、心房纤颤等。

（二）注意事项

（1）经食管超声检查可明确心房与心耳血栓是否存在、部位及大小，尤其是右心耳血栓，经胸超声心动图极难探查右心耳，肯定或排除右心耳血栓须行经食管超声检查。但对于心室血栓经食管超声并不优于经胸超声检查。

（2）新鲜血栓回声较低且可呈条状或絮状，亦漏诊，且不易与肌小梁等鉴别。

（3）血栓应至少在两个切面探及，注意与各种伪像、正常的心脏结构如乳头肌、腱索及左室内异位肌束等结构相鉴别。

第十二节　心　肌　病

一、扩张型心肌病

（一）二维与 M 型超声心动图检查

1. **二维超声心动图**

（1）全心扩大，尤以左房、左室扩大更为显著。美国心脏病学会提出的标准为左室舒张末内径 ≥ 6.0cm，舒张末期容积 ≥ 80mL/m²，心脏总容量增加 ≥ 200mL/m²。左室形态改变，左室前后径与横径明显增加，左室腔由正常的椭圆形变为圆球形。

（2）室壁运动呈弥漫性减弱，部分患者亦可出现局限性室壁运动异常。

（3）左室壁厚度相对变薄，回声可增强。

（4）二尖瓣活动幅度降低，因心脏泵功能衰竭，且常合并主动脉瓣反流，限制二尖瓣开放。

（5）心腔内血栓较为常见，扩大的左心腔内血液流动缓慢，常可见"云雾影"回声，左室心尖部为血栓好发部位。

（6）心包腔内可见少至中量液性暗区。

2. **M 型超声心动图**

（1）左室腔明显增大，室间隔活动曲线明显上移，左室后壁活动曲线则明显下移。

（2）二尖瓣前后叶开放幅度减少，前后叶 E-E' < 10mm，D-E 幅度减少，形成"大心腔、小开口"，前后叶仍呈镜像运动，呈"钻石样"改变，E 峰距室间隔的距离（EPSS）明显增大，常大于 10mm。

（3）室间隔和左室后壁正常或稍薄，活动幅度明显减少，室间隔收缩期增厚率 < 30%。

（4）主动脉、左房内径之比减小。主动脉瓣振幅减少，开放小、关闭速度减慢。

（5）左室收缩功能明显降低，大多数患者在病程中晚期左室壁缩短率（FS）≤ 15% ~ 20%，射血分数（EF）≤ 30%，左室射血时间（ET）减慢，射血前期与射血期之比（PET/ET）增大。

（6）E 峰加速时间及减速度时间变短。

（二）超声多普勒显像

1. **瓣膜反流**　各个瓣膜均可出现不同程度的反流，以二尖瓣反流最为常见。其原因为心室扩大、心室腔几何形态改变、乳头肌移位、二尖瓣环扩张综合导致二尖瓣关闭不全。

2. **二尖瓣口舒张期血流形式**　早期二尖瓣口血流频谱常表现为 A 峰增高，E 峰减少，E/A < 1；病情进展可表现 E 峰正常或稍高，E/A > 1 的"假性正常化"频谱；而终末期可出现"限制型"充盈形式，即 E 峰正常或增高，A 峰降低，E/A 常大于 2，E 峰减速时间缩短。

3. **心室内血流形式**　可出现"环形心尖部血流形式"，即在心尖部心室内血流呈环形，收缩期心尖部左室流出道血流方向朝向心尖，而流入道血流方向远离心尖。可能为心尖部室壁运动减弱所致。亦有学者认为这种血流形式与早期附壁血栓形成有密切关系。

二、肥厚型心肌病

（一）二维与 M 型超声心动图检查

1. **二维超声心动图**

（1）心室壁肥厚，最常见为非对称性室间隔肥厚（室间隔中上部肥厚最多见），室间隔厚度＞1.5cm，室间隔／左室后壁≥ 1.3 ~ 1.5，此型常伴有左室流出道狭窄。此外可有心尖部肥厚、心室壁中部肥厚、均匀肥厚及右室肥厚。

（2）肥厚的心肌回声增强、不均匀、可呈斑点状，可能与心肌纤维排列紊乱有关。

（3）乳头肌肥厚，位置前移；二尖瓣环可增厚、钙化。

（4）左心室大小正常或减小，左心房增大。

2. **M 型超声心动图**

（1）二尖瓣收缩期前向运动（SAM），由于心肌肥厚导致乳头肌移位，以及血流通过狭窄的左室流出道时二尖瓣前叶受 Venturi 力的作用，使二尖瓣前叶的瓣体和腱索于收缩期膨向室间隔侧，甚至与室间隔相贴。SAM 现象是左室流出道发生功能性梗阻的标志。

（2）室间隔肥厚部位的收缩速度与幅度均明显降低。

（3）主动脉瓣收缩中期提前关闭。

（4）二尖瓣 EF 下降速率减慢。

（二）超声多普勒显像

1. **左室流出道血流加速**　彩色多普勒检测时可于左室流出道探及湍流信号；频谱多普勒测量流出道速度明显增快、压差增高。疑有流出道梗阻而无压差存在时，可行激发试验。

2. **舒张功能异常**　二尖瓣口舒张期血流频谱 E/A 降低，等容舒张期延长。

3. **二尖瓣反流**

（三）注意事项

肥厚型心肌病应注意与高血压心脏病、主动脉瓣及瓣下狭窄相鉴别。肥厚型心肌病的晚期可呈现扩张型心肌病的表现，须结合病史予以诊断。

三、限制型心肌病

（一）二维与 M 型超声心动图检查

1. 二维超声心动图

（1）室壁可有一定增厚，但增厚程度不及肥厚性心肌病，室壁心肌内可见弥漫点状强回声。

（2）心内膜增厚，回声明显增强，以心尖部为著。

（3）心室腔不扩大或减小，双侧心房明显扩大。

（4）三尖瓣可增厚、变形，腱索缩短，致使三尖瓣关闭不全。二尖瓣亦可有类似改变，但较少见。

（5）室壁活动幅度减少。

（6）心包腔内可见液性暗区。

2. M 型超声心动图

（1）左室后壁和室间隔明显增厚，且为对称性，室间隔和左室后壁比例正常。

（2）左室后壁和室间隔运动幅度以及收缩期增厚率均明显减小。

（3）左室舒张末期内径及容量均明显减少。

（4）射血分数与短轴缩短率明显减少。

（二）超声多普勒显像

（1）瓣膜反流由于心房增大以及病变累及二尖瓣和三尖瓣，二尖瓣和三尖瓣常可出现关闭不全，以三尖瓣病变为多见。彩色多普勒显像时在心房内出现五彩镶嵌的反流束信号。

（2）二尖瓣口舒张期血流形式。在疾病早期，E/A 比值降低，E 波减速时间延长，等容舒张期时间延长；疾病进展，二尖瓣口血流形式出现假性正常化，以舒张早期充盈为主，E/A 恢复正常；在疾病晚期，呈"限制性"充盈形式，E/A 比值增大，大于 2，E 波减速时间缩短，等容舒张期时间缩短。

（3）肺静脉血流形式。早期肺静脉收缩波（PVs）峰值速度与舒张期血流（PVD）速度增大；随着疾病的进展，肺静脉血流形式和二尖瓣口血流形式一样出现假性正常化，但由于左室顺应性降低，肺静脉逆流波（PVR）较宽；在疾病晚期，肺静脉血流频谱 PVS 峰值速度减少，PVR 增高。

第十三节 三 房 心

三房心以左心房被分隔成两个部分者多见，称为左房三房心。

（一）经胸超声心动图检查

M 型超声心动图显示左房内异常回声在心动周期内发生摆动，舒张早期移向二尖瓣，晚期背离二尖瓣，收缩期时呈小幅波动。但 M 型表现不具有特异性，易与肺静脉畸形引流等相混淆。

二维超声于左心长轴切面和四腔心切面可较好地显示左房内隔膜样回声，隔膜呈拱形向二尖瓣口方向膨出，多由前外侧壁至后下壁走行，将左心房分隔成前下和后上两个腔。部分可见线状回声有连续中断，为真房与副房间的交通口，交通口可位于隔膜中部或一侧边缘。伴有房间隔缺损者，可见房间隔回声连续中断。

（二）经食道超声心动图检查

由于探头紧邻左心房，不受胸壁及肺气干扰，图像质量高，能更好显示左房及左房内异常隔膜回声带、隔膜开口大小及数目，房间隔及其缺损部位，帮助了解合并畸形，明确三房心的类型。

（三）彩色多普勒血流显像

可于左心室长轴、心尖四腔心切面显示由副房通过交通口到真房的异常高速血流信号，副房内血流暗淡，真房内血流明亮。伴房缺者可见房间隔水平过隔血流信号。

（四）频谱多普勒显像

将取样容积置于交通口可检测到正向高速射流频谱，连续多普勒可测量通过交通口的射流速度，计算真房与假房之间的压差。

（五）三房心类型

结合二维超声及彩色多普勒现象，可以显示肺静脉的开口部位，若肺静脉均开口于副房则为完全性三房心，若真房及副房内均可探及肺静脉开口则为部分型。

（六）鉴别诊断要点

二尖瓣瓣上隔膜：隔膜位于二尖瓣环部位，一般未能使心房分隔成两个腔室。

冠状静脉扩张：多切面探查房间隔有无隔膜附着点。

完全性肺静脉畸形引流：左房后方内径较宽的共同静脉干心房侧管壁回声类似于隔膜样结构，应多切面探查隔膜是否位于左心房内。

第十四节　房间隔缺损

（一）经胸超声心动图检查

二维超声心动图特征。

（1）房间隔局部回声中断：是诊断房间隔缺损的直接征象。在多个显示房间隔的切面均可发现，以剑下四腔最可靠。继发孔型缺损多位于房间隔中部，静脉窦型紧靠腔静脉入口处，原发孔型位于房间隔下部紧邻十字交叉处，冠状静脉窦型经胸显示较为困难。缺损处断端回声增强，呈火柴棒状，随心动周期左右摆动。

（2）右心容量负荷过重表现：右房增大，增大程度跟缺损大小有关，明显增大者房间隔向左房膨出。右室增大，室间隔正常弧度消失、变平。右室流出道、肺动脉、肺动脉瓣环增宽，搏动增强。

（二）经食管超声心动图检查

经食管超声探头紧邻房间隔的后方，可以清楚显示房间隔全貌及房间隔缺损的具体部位、数目、大小与周边组织结构的毗邻关系。对经胸检查透声窗差，诊断不明确，经食管超声心动图可帮助确立诊断，特别对静脉窦型缺损和无顶冠状静脉窦型房缺的显示明显较经胸超声优越，明确周边残余组织多少及与周边组织的关系，为封堵器手术提供术前评估。

（三）彩色多普勒显像

房间隔水平显示分流信号：于右心房面探及源于左心房的分流血流信号，血流束较正常血流明亮，结合 M 型超声心动图可显示分流持续时间及分流时相。根据分流束在房间隔出现的部位，分流束起始部宽度，可确定房间隔缺损的类型、分流量大小。肺动脉压力明显增高时，房间隔水平可显示双向分流。

（四）频谱多普勒显像

脉冲多普勒取样容积置于房间隔缺损口右房侧，可显示分流频谱持续双期呈典型的双峰或三峰波形，分流流速一般不高。三尖瓣及肺动脉血流速度加快。根据三尖瓣、肺动脉瓣反流速度可推测肺动脉压力。

（五）心脏声学造影

对血流动力学表现为左向右分流的房间隔缺损患者，右心房内出现负性造影区，嘱患者作咳嗽等增加右心压力的动作时，部分可见造影剂由右房穿过房间隔缺损进入左房。对已产生右向左分流的房间隔缺损患者，声学造影时可直接见造影剂回声从右心房经缺损部位进入左心房腔。声学造影较彩色多普勒血流显像更为敏感，对房间隔缺损诊断简便实用。

（六）三维超声心动图检查

三维超声心动图或实时三维超声心动图均可于右房或左房侧显示缺损的立体形态、部位、大小、与毗邻结构的空间位置关系及在心动周期中的动态改变，结果与手术所见一致性好。

（七）超声检查重点及注意事项

经胸超声检查由于房间隔位于远场且正常卵圆窝部位结构纤细，容易出现回声失落，应多切面扫查证实。剑下四腔由于声束与房间隔垂直，是诊断房间隔缺损的最可靠切面。注意调节彩色多普勒增益及彩色色标于适当水平，在提高观察分流信号敏感性的同时避免彩色伪象的出现。注意不要将房间隔两侧紧邻的心房内正常血流信号误认为分流信号。

第十五节 心内膜垫缺损

（一）经胸超声心动图检查

部分性心内膜垫缺损，经胸超声心动图有如下声像图特征。

（1）原发孔房间隔缺损，四腔心切面显示房间隔下部近十字交叉处回声中断，断端回声增强。

（2）二尖瓣前叶裂，二尖瓣水平短轴切面显示舒张期二尖瓣前叶断裂呈三角形，断端指向左室流出道。

（3）左室流出道狭窄。

（4）右心容量负荷过重，右心增大，肺动脉增宽。

（5）M 型取样线经过二、三尖瓣叶可显示"鹅颈征"。

（6）单纯左室 – 右房通道，为不完全性心内膜垫缺损的一种，表现为在二尖瓣与三尖瓣之间的膜部室间隔有较小的连续中断，多不伴有其他畸形。

（7）共同心房，部分患者房间隔缺损大，不能显示房间隔回声，有时心房顶部仅突起一嵴。

完全性心内膜垫缺损的声像图特征除上述表现外，还可见下列表现。

（1）室间隔膜部缺损。

（2）共同房室瓣，分为三种类型：A 型，二、三尖瓣分开，分别有腱索连于室间隔上端。B 型，二、三尖瓣分开，其腱索附于室间隔右室侧。C 型，共同房室瓣未分离，无腱索附着于室间隔之上。

（3）心腔均扩大，完全性心内膜垫缺损患者由于四个心腔的血流均相通，心腔均扩大，因大量的分流发生在左室与右房之间，因而以右心扩大为明显。

（二）经食管超声心动图检查

经食管超声探头位于食管，由后向前扫查心脏，房间隔及房室瓣位于超声的近场，分辨力高，对这些结构的观察更为准确可靠。能对原发孔房间隔缺损进行清晰显像，准确判断其大小，显示心房水平分流信号。对房室瓣畸形显示较经胸壁超声清楚，帮助明确完全性心内膜垫缺损的分型。经胸超声心动图有时对二尖瓣前叶和三尖瓣隔叶腱索与室间隔的附着关系显示欠清楚，分型困难，经食管超声能较明确显示上述附着关系，有利于完全性心内膜垫缺损的分型。

（三）彩色多普勒显像

部分型心内膜垫缺损在房间隔下部近十字交叉处可见过隔分流信号，伴有二尖瓣裂时可在二尖瓣左房侧见蓝色为主的五彩镶嵌反流信号。完全性心内膜垫缺损除有上述特征外，在室间隔膜部缺损处可见穿隔血流信号，仅有一组共同房室瓣者，各房室内血流互相混杂，同时可见二、三尖瓣反流束。

（四）频谱多普勒显像

可在彩色多普勒引导下对房间隔、室间隔水平分流信号及二、三尖瓣反流信号进行取样分析，定量分析分流、反流速度和时相。

（五）术中监测和术后评估手术效果

经食管超声心动图可以监测心内膜垫缺损患者的手术全过程，及时发现残余分流或瓣膜反流，术后超声追踪检查可评价手术效果。

第十六节　室间隔缺损

（一）经胸超声心动图

二维与 M 型超声心动图有以下声像图特征。

（1）室间隔回声中断：是诊断室间隔缺损的直接征象，对诊断有决定意义。对回声中断的识别应在两个以上切面的相应部位显示。同一切面收缩期缺损口小于舒张期。缺损的部位决定回声中断的部位，并以此对室缺进行分型。测量室间隔回声中断两断端的距离可反映室缺的大小。

（2）左室容量负荷过重表现：小的缺损由于分流量小，左右心室无明显扩大，中等以上缺损左向右分流量大，出现左室、左房扩大，室间隔向右膨出。左室壁搏动增强，二尖瓣活动幅度增大。

（3）可有肺动脉高压表现：肺动脉扩张，M 型显示肺动脉曲线 a 波消逝，ef 段平坦，收缩期提前关闭曲线呈 w 形。

（4）膜部室间隔瘤：瘤呈囊袋状，壁薄，基底宽，顶端小，突向右室，位于三尖瓣隔瓣根部下方左侧，舒张期膨大，收缩期缩小。

（二）经食管超声心动图

肌部小缺损经食管超声心动图比经胸超声心动图敏感，经食管超声心动图还可用于监测室间隔缺损修补术，指导手术医师选择手术切口及补片大小，术后可即时了解修补术是否成功。

（三）彩色多普勒

收缩期左心室内血流穿过室间隔缺损部位进入右心室，呈以红色为主五彩镶嵌分流束，颜色明亮。根据分流束出现的切面、部位、宽度与面积可以确定室间隔缺损类型及分流量大小。伴有肺动脉高压者室缺口可见双向分流，收缩期为左向右分流呈红色，舒张期为右向左分流呈蓝色。M 型彩色多普勒可显示分流信号的时相及持续时间。

（四）频谱多普勒

将多普勒取样容积置于室间隔缺损右室面可检出收缩期高速正向或双向充填频谱。肺动脉高压者，分流减少，或有双向分流，左向右分流的速度降低。连续多普勒通常可于缺损口检测到收缩期高速分流频谱，常大于 4m/s。一般采用连续多普勒测量室间隔缺损时左右心室间的压力梯度，在无右心室流出道狭窄的情况下，右心室收缩压相当于肺动脉收缩压，由此可以进一步评价肺动脉高压的严重程度。

（五）心脏声学造影

小室间隔缺损，由于分流量少，由周围静脉注入造影剂时，仅在右心室出现造影剂回声，一般难以见到左向右分流造成的负性造影区；中度室间隔缺损由于分流量较大，可在右心室观察到不含造影剂的负性造影区。当右心室压与肺动脉压轻度升高时，舒张期可存在少量右向左分流，此时少量造影剂可从右心室进入左心室流出道至主动脉。随着肺动脉压与右心室压的升高，造影剂可在舒张期与收缩期从右心室经室间隔缺损进入左心室，在左心室与主动脉内可看见较多的造影剂。

（六）临床价值

二维超声心动图可直接显示 0.3cm 以上的缺损，对可疑者频谱及彩色多普勒可帮助确立诊断。二维超声心动图结合频谱及彩色多普勒不仅能对室间隔缺损作出准确的定性诊断，而且能准确判断缺损的大小与部位，能估测右室压、肺动脉压、体循环与肺循环血流比值。经食管超声心动图可用于术中监测，及时评价手术效果。总之，超声心动图因其简便、迅速、无创、价廉而准确已成为诊断室间隔缺损的首选方法，并在术中监测、术后随访中发挥着十分重要的作用。

第十七节　动脉导管未闭

（一）经胸超声心动图检查

二维超声心动图在左心长轴切面上表现为左房、左室增大，主肺动脉及左右肺动脉增宽，室间隔活动增强。在心底短轴切面显示为主肺动脉分叉处与降主动脉起始处有异常通道相通。在胸骨上窝切面上，当纵切显示主动脉弓长轴后，由纵切向横切过渡时，可见有异常管道与降主动脉相通。

（二）经食管超声心动图检查

可显示降主动脉斜切短轴与左肺动脉长轴间相通的动脉导管，并可显示导管的形态、粗细及长度。

（三）彩色多普勒显像

在心底短轴切面上，分流束起源于降主动脉，进入左右肺动脉分叉前的主肺动脉，沿主肺动脉前外侧壁逆行至肺动脉瓣，分流束主要表现为连续性的由降主动脉向主肺动脉的左向右分流，在胸骨上窝切面上，分流束起源于左锁骨下动脉开口远端的降主动脉前壁，进入未闭的动脉导管，再流向主肺动脉分叉处。

（四）频谱多普勒显像

连续多普勒可记录到占据整个心动周期的连续性锯齿样频谱，其流速较高，多大于 4m/s。分流量的大小主要取决于动脉导管的口径和主动脉与肺动脉之间的压差。当肺动脉压力逐渐升高时，分流量减小，左向右分流可只占据舒张期；当继发艾森门格综合征时，收缩期肺动脉压力超过主动脉压力，产生右向左的分流，舒张期时，肺动脉压力低于主动脉压力，产生左向右分流，因此呈双向分流的血流频谱。

第十八节　左位上腔静脉

（一）经胸超声心动图检查

M 型超声心动图：二尖瓣波群中在房室交界处，可见左房后壁曲线后侧有一较宽的暗区，此即冠状静脉窦。

二维超声心动图显：左位上腔静脉者在左心长轴切面于房室交界区二尖瓣后叶附着处后方可见一孤立的环形结构，此即扩张的冠状静脉窦。它位于心后壁轮廓线以内，可随心脏舒缩而略有活动。将探头旋转 90°，可将其拉长环抱左心后壁，并在房间隔后上缘处开口于右房。此种图像有其特异性，为诊断的重要依据。在胸骨上窝切面于主动脉弓左外侧见一下行管腔此即左上腔静脉。Ⅱ型左位上腔静脉患者因冠状窦发育不良，超声不能探及，故无特征性改变，但因此类畸形大多数伴有房间隔缺损，故四腔切面上可见房间隔回声存在连续中断。

（二）多普勒超声检查

于心尖四腔切面冠状静脉窦纵切面上，可观察到冠状静脉窦右房入口处彩色血流，根据声束方向不同可为红色或蓝色。胸骨上窝切面主动脉弓左外侧的下行管腔内显示蓝色连续性血流信号，朝向心内方向。脉冲多普勒取样容积置于主动脉弓左外侧下行管腔内可记录到负向连续低速血流频谱，说明左上腔静脉血流向冠状静脉窦回流。

（三）声学造影检查

Ⅰ型左位上腔静脉患者经左上肢静脉注射造影剂后，强烈的造影剂反射首先出现于心后壁的冠状静脉窦内，随后右房、右室内顺序出现浓密的反射影。这种"冠状静脉窦—右房—右室"依次出现造影剂的先后时间程序，是左位上腔静脉经冠状静脉窦回流右房右室的Ⅰ型患者的特征。Ⅱ型左位上腔静脉未与冠状静脉窦相通，当经左上肢注射造影剂时，浓密的云雾影首先出现于左房，继而出现于左室，而冠状静脉窦区无造影剂显影，由于患者多伴有房间隔缺损，故可见少量造影剂经房间隔回声带中断处分流进入右房。这种"左心内密集，右心内稀疏，冠状静脉窦不显"的造影剂分布倾向，为此种类型的特征。

第十九节　肺静脉畸形引流

（一）经胸超声心动图检查

完全性肺静脉畸形引流在二维超声心动图上表现为左房内完全不能探及肺静脉开口，而在心脏后方可探及一液性暗区，此即共同静脉干。心上型经胸骨上窝探查时，可见共同静脉干经异常的垂直静脉通过左无名静脉引流至上腔静脉，心内型可见共同静脉干直接开口于右房或经扩张的冠状静脉窦引流入右房，心下型者，可见门静脉及下腔静脉扩张。

部分型肺静脉畸形引流在二维超声心动图上表现为左房内不能探及全部的四支肺静脉的入口。最多见的是一支或两支右肺静脉引流入右房。心上型者胸骨上窝探查可见垂直静脉及增宽的上腔静脉。心内型者可见畸形引流的肺静脉直接开口于右房，开口于冠状静脉窦者可见冠状静脉窦扩张。

其他超声心动图表现主要为因右心容量负荷过重引起的右房室腔扩大，肺动脉扩张，以及伴随的房间隔缺损等其他心血管畸形。而左房室常比正常小。

（二）经食管超声心动图检查

多平面食管超声可显示每支肺静脉的入口及走向，弥补经胸显示不清之处，有利于肺静脉畸形引流明确诊断。

（三）多普勒超声检查

完全性肺静脉畸形引流者，左房内完全不能探及来自肺静脉的血流信号，心上型胸骨上窝探查可见垂直静脉内红色血流，频谱为连续正向静脉频谱，经无名静脉引流入扩张的右上腔静脉，血流为蓝色连续血流频谱且流速增快。心内型在四腔切面显示共同肺静脉干在右房开口处的以红色为主连续静脉频谱，若经冠状静脉窦进入右房，则扩张的冠状静脉窦流入右房的血流明显增快。心下型则可表现为下腔静脉增宽，其内血流信号色彩明亮，可记录到流速较高的连续静脉频谱。房间隔缺损处的分流为右向左的蓝色血流信号。

部分型肺静脉畸形引流者，在左房的相应部位不能探及部分肺静脉血流信号。各切面上可见部分肺静脉经心上、心内和心下等不同途径进入右房，其多普勒表现类似完全肺静脉畸形引流，但程度较轻。房间隔缺损的分流仍可为右向左方向或双向分流。

第二十节　发绀型先天性心脏病

一、法洛四联症

（一）二维超声心动图

左心长轴切面上，主动脉明显增宽，主动脉前壁与室间隔连续中断，有一较大的缺损，两残端不在同一水平，室间隔残端在主动脉前后壁的中间，此即主动脉骑跨征，骑跨程度常以骑跨率（主动脉前壁至室间隔的距离与主动脉根部前后径的比例）表示，骑跨率一般可达30%～50%，右室壁增厚。心底短轴切面上显示主动脉根部明显增粗，肺动脉狭窄可表现为：①右室流出道变窄，右室前壁明显增厚；②肺动脉瓣狭窄者，肺动脉瓣增厚，回声增强，开放受限呈穹隆状，肺动脉主干可有狭窄后扩张；③肺动脉主干狭窄者，肺动脉显示欠清晰，其内径亦多较主动脉为窄，重症患者肺动脉瓣闭锁。心尖位四腔切面上可见右室扩大，右房稍大，左室不大，左房变小。室间隔反射上段与十字交叉点间回声连续中断。如无房间隔缺损则房间隔连续正常，无中断现象。胸骨上窝切面可显示出主动脉弓后下方细小的左右肺动脉分叉。

（二）多普勒超声心动图

左室长轴切面上于室间隔连续中断处见双向的红蓝两种血流信号。频谱多普勒表现为低速的双向频谱。心底短轴切面上于收缩期在右室流出道狭窄处，肺动脉瓣及肺动脉主干内可见收缩期五彩镶嵌的异常湍流信号，连续性频谱可记录到收缩期实填的尖峰状频谱，重症患者肺动脉瓣闭锁则上述湍流信号可以不明显。胸骨上窝切面可探及肺动脉远端从动脉导管或侧支分流而来的连续性分流信号。

二、右室双出口

（一）二维超声心动图

在左室长轴切面上可见主动脉与肺动脉平行起源于形态右心室，二尖瓣与半月瓣不连续，部分病例半月瓣与二尖瓣前叶之间有一密集增厚的团块状圆锥组织的反射分隔；左室流出道为一盲端，室间隔上可见一巨大的连续中断，此为左室的唯一出口，使左右室相互交通。大动脉短轴切面显示肺动脉与主动脉失去正常的左前右后环绕关系，而呈平行关系或者主动脉位于肺动脉的左后、右前、正前、左前等，此切面可以准确反映两者的关系。部分病例肺动脉可表现为肺动脉瓣上、瓣下、主干狭窄。部分病例的主动脉可表现为主动脉瓣上、瓣下、弓段的狭窄。剑下四腔切面上根据下腔静脉肝上段的回流判断心房的位置，通常下腔静脉回流入右房。在心尖四腔切面上，根据二尖瓣与三尖瓣位置，心室形态及肌小梁等判断心室的位置。

（二）多普勒超声

对室间隔缺损的分流，多数为收缩期经室间隔缺损的左向右分流信号，因缺损较大，分流速度较慢，故彩色多普勒的分流信号色彩较暗淡。当出现大动脉狭窄时，彩色及频谱多普勒有助于判断梗阻存在与否及其部位与程度。彩色及频谱多普勒还有助于了解房室瓣功能、动脉导管未闭等血流动力学改变。

三、大动脉转位

（一）二维超声心动图

完全性大动脉转位，主动脉根部向下与含三尖瓣的右室相延续，其间无圆锥肌组织阻隔；位于左后方的肺动脉干向下与含二尖瓣的左室相延续，其间有圆锥肌组织阻隔。在心底短轴切面上主动脉与肺动脉均显示为短轴呈并排排列或前后排列，与正常人迥异，极易分辨。判定主动脉和肺动脉的要点是跟踪探查大动脉长轴切面，主动脉行程较长，可探及弯曲的主动脉弓及头臂动脉分支，不能探及动脉分叉，主动脉短轴切面可见冠状动脉开口；而肺动脉干行程短，很快分为左右肺动脉分支，动脉短轴切面不能显示冠状动脉开口。其他伴发畸形主要有房室间隔缺损；肺动脉狭窄，最常见的类型是肺动脉瓣下纤维性肌性隧道；动脉导管未闭等。

矫正型大动脉转位心房位置一般正常；心室左袢，即左室接二尖瓣与右房相连，右室接三尖瓣与左房相连；两支大动脉互相平行，主动脉位于左前，向下与左侧的形态学右室相连，肺动脉位于右后，向下与右侧的形态学左室相连。

（二）多普勒超声

在二维超声心动图初步确定大动脉方位与走向的基础上，结合多普勒超声可进一步了解血流动力学的信息，了解半月瓣的功能改变情况，并可检出伴发的心内畸形的血流异常情况。

四、单心室

（一）二维超声心动图

超声心动图最主要声像图特征是左右心室间无正常的室间隔回声，而表现为一个主要心室，并另有一发育不良的附属心室。通过观察主要心室的形态学特征——肌小梁、调节束、乳头肌数目等，可区别主要心室为左心室或右心室。附属腔与主要心腔通过球室孔相通，附属腔位于主要心腔的前上方者为左心室型，附属腔位于主要心腔的后下方者为右心室型。部分患者找不到附属心室。房室瓣可为两组瓣、共同房室瓣或单组房室瓣伴另组房室瓣闭锁。其中最多见为"双入口"，占55%～70%。两支大动脉可分别起自主要心腔和附属腔，大动脉正位或反位；也可起自一个心腔，多为主要心腔。流出道梗阻，主要表现为肺动脉瓣下、瓣、瓣上及主干的狭窄或闭锁。

（二）多普勒超声心动图

彩色多普勒在四腔切面上可见舒张期红色血流信号通过二尖瓣与三尖瓣或共同房室瓣口汇入共同心室腔，混合后于收缩期进入主动脉和肺动脉；当有附属流出腔存在时，则可见主要心室与流出腔之间通过心球孔有血流交通。当合并其他畸形时，多普勒检查亦可发现相应改变。

五、永存动脉干

（一）二维超声心动图

左心长轴切面上可见一支大动脉骑跨于室间隔缺损之上，此为本症最具特征性的病变，大动脉前后径明显增宽。大动脉短轴切面显示室间隔缺损类型通常为干下型，缺损面积通常较大。动脉总干瓣叶数目不等，可呈二瓣、三瓣、四瓣或更多，瓣叶常增厚，边缘呈结节状，或冗长，活动度较大，且多有对合不良，有些患者出现绝对或相对性狭窄；右室流出道缺如；冠状动脉起源异常，左右冠脉均起于无冠窦或冠脉呈单支发源。各切面探查未见肺动脉从心底部发出。发育良好的肺动脉一般起自动脉总干的近半月瓣处，或以短小的主肺动脉干形式从后壁起源，或以独立的左右肺动脉从两侧壁起源。对伴发的右位主动脉弓、主动脉弓发育不良、离断、缩窄等，胸骨上窝探查对此有重要诊断价值。

（二）多普勒超声心动图

彩色多普勒可见收缩期左右室血流经室间隔缺损处进入总动脉干内，心尖四腔图上显示为两股蓝色血流汇合后进入动脉干。心室水平为双向分流，由于左右室两侧压力差不大，故频移幅度不大，呈层流。多普勒超声还有助于判定动脉干瓣的狭窄或关闭不全的程度，是否存在肺动脉或冠状动脉狭窄、动脉导管未闭、主动脉弓缩窄或离断等其他畸形。

六、三尖瓣闭锁

（一）二维超声心动图

三尖瓣位置探查不到正常的三尖瓣叶及其活动，代之以一纤维组织的增厚的强光带，将右房、右室分隔开，无开放、关闭运动。可见房间隔、室间隔缺损，表现为房间隔回声带连续中断，多为卵圆孔未闭或继发孔型房间隔缺损。室间隔缺损可位于膜部或肌部。因左心系统同时接受体循环与肺循环的血液，故左室代偿性扩大。右房常扩大。主动脉和肺动脉的位置关系可正常，或是右位型或左位型大动脉转位。

（二）多普勒超声心动图

三尖瓣口无血流信号通过，房间隔水平为右向左分流，室间隔水平或大动脉水平为左向右分流。伴室间隔缺损时，收缩期可见血流信号穿过室间隔连续中断处进入发育不良的右室，尔后进入肺动脉。伴动脉导管未闭时，在降主动脉与主肺动脉或左肺动脉之间可见左向右分流信号。

（三）心脏声学造影

三尖瓣闭锁患者由于解剖结构的变异，其血流途径异常，即从右心房—左心房—左心室—右心室。

七、三尖瓣下移畸形

（一）二维超声心动图

右心流入道切面上可同时显示三尖瓣之后叶和前叶，可见前叶宽大冗长，后叶附着点不同程度向心尖方向移位，与冠状静脉窦开口间的距离明显增大，正常三尖瓣后叶紧邻冠状静脉窦口，前后叶可对合不良。心尖四腔切面可同时显示三尖瓣之隔叶和前叶，正常时三尖瓣隔叶附着于室间隔，其位置较二尖瓣前叶更近心尖侧，但两者相距不超 1cm。当隔叶与二尖瓣前叶距离超过 1.5cm 以上时通常认为三尖瓣隔叶下移。前叶冗长，活动幅度大，隔叶短小，活动幅度差，二者常对合不良。在此切面上可观察功能右室、房化右室及固有右房三个部分的界限、大小及相互移行的关系。合并房间隔缺损者，可观察到房间隔反射连续中断。

（二）多普勒超声心动图

三尖瓣下移畸形常伴有较重的三尖瓣反流。彩色多普勒表现为收缩期自三尖瓣口反流入房化右室和右房的多色镶嵌的异常湍流，反流束起始点明显低于二尖瓣环水平，反流柱较宽，反流面积较大。频谱多普勒可测量反流的速度，通过简化伯努利方程可估测右室收缩压。当合并卵圆孔未闭或房间隔缺损时，彩色多普勒于心房水平可见双向或右向左分流。此外，彩色多普勒与频谱多普勒还可显示其他合并畸形的相应血流动力学改变。

八、主动脉弓离断

胸骨上窝是本病最主要的超声检查声窗，在主动脉弓长轴切面上，见较窄的升主动脉上行至发出1～3个分支后成为盲端，与降主动脉不能相连续，两者间没有血流通过。来自升主动脉的红色血流信号直接向上进入头颈部大血管。降主动脉则较宽，并于其近端见未闭的动脉导管，应注意切勿将此导管认为是主动脉弓。降主动脉内可见因合并动脉导管未闭而致的五彩镶嵌的持续性湍流信号。心前区探查可见左室扩大并可发现主动脉弓离断伴发的各类畸形如室间隔缺损、主肺动脉窗、大动脉转位等。

九、左心发育不良综合征

（一）二维超声心动图

左心室通常极度狭小，呈狭缝样外观，左室壁增厚但收缩功能低下，右心因负荷较重而增大。心室短轴切面较容易观察到厚壁的、胡桃样的左心室附着在显著增大的右室后侧方。合并二尖瓣闭锁者在心尖四腔图上显示为一粗厚强光带，无开闭活动，二尖瓣发育不良时瓣叶增厚，腱索缩短，开放受限，关闭错位。大多数有主动脉瓣闭锁，在左心长轴和心底短轴均显示瓣膜活动消失，瓣口代之以膜样或团状结构；即使没有闭锁的主动脉瓣也存在发育畸形，均伴不同程度的狭窄。升主动脉常缩窄，降主动脉亦可缩窄。右房右室扩大，肺动脉增宽。当合并有房间隔缺损、室间隔缺损、动脉导管未闭、大动脉转位等畸形时，则具有相应的声像图表现。

（二）多普勒超声心动图

二尖瓣闭锁时左房室间无血流信号通过。左房血流经房间隔缺损分流入右房，右室的血流穿过室间隔缺损处，进入发育很差的左室；如无室间隔缺损，则右心血流经未闭的动脉导管分流入主动脉。主动脉闭锁时，主动脉内可探测到来自动脉导管或侧支循环的血流信号。

十、肺动静脉瘘

由于发绀乃动静脉系统"短路"引起，循环血量可无明显改变，本病行常规超声心动图检查可无任何特殊异常。当超声所见与临床发绀症状极不相符时，应高度怀疑本病，并进行声学造影检查。经外周静脉注入造影剂后，右房、右室顺序显影，经过4～6个心动周期后，右心系统部分血液经短路回流至左房，故此时左房左室出现造影剂回声。而心内观察不到造影剂穿过中隔的现象。这种左心延迟显影是本病特征性的表现。

（谢明星）

第五章

心导管检查

心导管检查是将特制的、有一定韧度且不透 X 线的导管，经周围血管送到心脏和血管的指定部位，根据心导管的走行路线，测定心血管各部分的压力及血氧含量，计算心排血量、分流量及血流阻力，分析压力曲线的波形和数值，了解解剖结构变化，以帮助诊断和鉴别诊断，为治疗提供依据，并判断治疗效果的技术。包括左、右心导管检查术和选择性心血管造影。其检查内容有血流动力学、压力测定、选择性血管造影（心房、心室、大动脉等）、血氧含量、分流量以及心排血量的测定等。本章主要介绍左、右心导管检查及心脏造影术。

1929 年，被视为科学怪杰的德国人 Werner Forssmom 受到一张照片的启发，这张刊登在一本兽医杂志上的照片中，兽医正在用一根细长的橡皮软管插入马的静脉取血，从而萌生出从人体外周静脉插入一根类似的管子有可能继续推进到心脏的念头。Forssmmom 对着一面镜子自我操作，在 X 线透视下经左肘前的静脉切开插入导管推送到右心房，并留下导管顶端所处部位的 X 线片，开创了人体首例心导管术。20 世纪 40 年代早期，以 Cournand 为首的以及其他一些研究组广泛使用右心导管来研究人体心血管生理，并探索使用该技术来研究心脏疾病。1945 年，Brannon Weens 以及 Warren 描述了 4 例房间隔缺损患者的血流动力学改变。1950 年 Zimmerman 首先成功将心导管从动脉逆血流送入左心室，测量左心室和主动脉内压力以诊断主动脉瓣关闭不全。1962—1967 年经股动脉逆血流进行了选择性冠状动脉造影术。自此以后，导管技术稳步提高。近年来随着心导管的制造、检查方法及仪器设备的不断改进，这项临床应用技术逐步发展和完善，不仅提高了心血管病的诊断与治疗水平，促进了心脏内、外科的发展，而且也大大降低了心导管检查危险性。目前，涉及瓣膜、动脉、静脉以及间隔缺损的姑息性和矫正性的介入治疗均可进行导管检查和治疗。

我国 1950 年开展右心导管检查，1959 年临床上开始应用左心导管检查术，1973 年成功完成冠状动脉造影。现在心导管术已在我国各地广泛开展，在研究心血管生理、病理、诊断和治疗心血管疾病方面具有重要价值。

一、心导管检查术的临床价值与应用范围

20 世纪 80 年代以来，虽然超声心动图的应用使以往仅依靠心导管术来确诊心脏病（尤其是先心病）的局面得到了较大改观，但目前最精确的资料仍需通过心导管检测获取。随着对重症及复杂先心病的治疗进展，术前需内科提供更精确的生理及解剖畸形资料。超声检查自身的局限性，使不少病例仍需要心导管检查及心血管造影，根据心腔血管压力、血氧含量及氧耗量可进行心排血量、血管阻力、瓣口面积等计算，提供血流动力学参数，以便为外科手术及介入治疗制定最合理的治疗方案。目前先心病的治疗向婴儿重症及复杂型先心病发展，除进行外科解剖纠治外，不少复杂先心病还进行了生理功能纠治术，如 Fontan 及其改良型手术、腔肺吻合术等，此类手术不仅需要术前详细的解剖诊断，还需对肺循环、心功能等提供精确的参数，这些精确的参数不少需依赖心导管检查方能获得，它们在制定

外科手术方案上具有重要的参考价值。

（一）心导管的主要临床价值

1. 了解心血管系统是否存在异常通道　如果心脏或大血管存在畸形，有时心导管可以通过畸形进入异常通路。

2. 测定心脏和血管的压力　经外周血管送心导管入心脏和大血管，通过换能器测定各相应部位的压力，并描记压力曲线，分析压力及压力曲线，包括左右心房、左右心室、主肺动脉及分支、主动脉的压力，以评价正常或异常压力波形及幅度。

3. 测定心腔和大血管腔内血氧含量　借助插入心腔和血管腔内的心导管，抽取各相应部位的血标本，分别测定血氧含量，分析测定结果，判断左、右心腔或大血管腔间有无异常血液分流。

4. 计算心排血量和血流阻力　通过心导管检查可测定心脏及血管内血氧含量，通过氧耗量和动静脉间血氧含量差值等可以计算心排血量、分流量、血流方向及异常血液回流。依据心排血量与压力间的关系可算出血流阻力。

5. 选择性心血管造影　借助于导管直接把造影剂注入选定的部位，使该处造影剂能迅速达到最高浓度，以获得最佳显影，从而比较清楚地显示所在部位的病变。显示心血管疾病解剖畸形或病理改变，选择性心血管造影是主要方法，由于数字减影技术及新一代的造影剂的出现，成角投照造影在先心病中应用是心血管造影史上划时代的重大进展。心血管造影可客观显示一些超声心动图难以显示的先心病解剖畸形，而且心血管造影对一些复杂心内畸形显示更优于超声检查：如复杂性心脏病肺动脉分支发育、肺静脉回流、腔静脉走行、肝静脉回流等；冠状动脉起源、走行、类型；主动脉弓病变；周围动静脉畸形、走行；动静脉瘘及异常血管回流等。评价复杂先心病姑息性手术或新的外科手术后或介入手术效果，应在术前术后进行心导管检查以进一步查明解剖畸形及血流动力学改变，从而为制定进一步的手术方案提供依据。某些心血管系统疾病介入治疗术前必须进行规范的心导管检查，提供生理及解剖畸形资料，以明确诊断、手术指征、介入材料的选择及确定手术方法。这是关系到介入治疗成败及减少并发症的重要工作。特别是先心病需进行介入治疗的病种如肺动脉瓣狭窄、主动脉瓣狭窄、主动脉缩窄、周围血管狭窄、动脉导管未闭、异常血管通道、动静脉瘘、房缺、室缺等，以上这些先心病由于年龄不同、病情轻重不一、病理类型不同，选择介入材料及方法亦不尽相同，这些因素都会对介入治疗结果产生影响。需确定是否采取外科手术治疗的病例，如完全性大动脉转位时球囊房间隔造口术、伴肺动脉瓣狭窄的复杂畸形的球囊肺动脉瓣扩张术、Fontan手术时管道开窗术后缺损封堵术、分流手术后封堵术等，这些患者必须在行诊断性导管术所获取完整生理与解剖畸形资料基础上，方可决定手术方式，以免导致手术失败或结果不满意。

6. 特殊压力测定　①肺动脉压力的测定：心导管直接测定肺动脉压是最精确的方法，其他非侵入法均为估测。②肺动脉楔压测定：根据肺动脉楔压测定，有助于肺高压性质的评价，对于重度肺动脉高压，当肺动脉楔压大于 12mmHg 时，常提示肺高压为动力性，需常规做肺小动脉扩张试验，必要时行肺组织活检。③心脏或血管内连续压力曲线：可评价狭窄的部位、类型及程度。④封堵试验：如动脉导管未闭伴重度肺高压，可暂时堵塞动脉导管，以观察肺动脉及主动脉压力改变。

7. 心导管附加试验有助于诊断，对治疗也有一定的指导价值　如判断肺动脉高压性质，心导管术中发现肺动脉压明显升高，应进一步判断其性质。可作吸氧试验或局部注入妥拉唑啉、乙酰胆碱、酚妥拉明或氨茶碱以便鉴别。

8. 在心导管的基础上发展起来的一系列心脏介入诊治方法　如心内膜心肌活检，心脏瓣膜及血管成形术，心脏起搏及心电生理检查、消融术，心脏血管内超声术等，均是现代心血管临床的重要诊治技术，也是体现当今医院心血管诊疗水平的重要标志之一。

（二）适应证

1. 右心导管

（1）一些复杂的先天性心脏病的诊断、心脏功能和血液分流的评价。

（2）评估血容量状态，鉴别各种休克状态。

（3）鉴别限制性心肌病与缩窄性心包炎。

（4）疑有心包填塞或缩窄。

（5）肺血管栓塞性疾病，严重肺动脉高压以及严重成人呼吸窘迫综合征。

（6）急性心肌梗死并发低血压、充血性心力衰竭等。

2. 左心导管

（1）左心室功能不全：评估左心室功能，了解局部室壁运动特征。

（2）瓣膜性心脏疾病：评价流出道梗阻程度，帮助测定反流量。

（3）心血管疾病的术前准备：如升主动脉瘤或夹层的术前准备。

（4）不明原因的胸痛、心律失常以及急性心肌梗死等。

（三）禁忌证

1. 绝对禁忌证

（1）精神上有法定资格的成人患者（16岁以上），或婴幼儿、儿童患者的父母（监护人）不认同此种检查手术。

（2）无心血管造影经验和／或合适的导管室设备。

2. 相对禁忌证

（1）肾功能衰竭，有明显的电解质异常或洋地黄中毒。

（2）未控制的高血压。

（3）发热（但与心内膜炎无关），存在活动性感染。

（4）心力衰竭未控制。

（5）凝血异常，贫血，有出血倾向：包括正在接受抗凝治疗的患者，凝血酶原时间＞18s（INR＞2）。

（6）伴有难以长期存活的非心脏疾病。

（7）不管心导管（血管造影）结果如何，均不打算行外科手术或介入性姑息治疗。

（8）以往有造影剂过敏史。

（9）活动性胃肠出血。

（10）妊娠，尤其是头3个月。

二、心导管检查的术前准备

（一）术前谈话

术者应与患者及其亲属进行一次轻松的术前谈话，以减少恐惧，纠正某些错误认识，建立相互信任的关系。由于在心脏手术计划的进程中，首先实施的主要步骤常常是心导管检查，患者及其家属经历了这次完全可以忍受的操作后，有利于对下一步的手术治疗树立信心和保持乐观的态度。

（二）术前体检

患者应进行体检，对其病史，新近的 X 线胸片，心电图、以往的心导管检查和手术记录，心血管造影片，以及超声心动图均应该一起讨论。几乎所有的球囊导管以及绝大多数手套均含有乳胶材料，因此应注意患者对其是否有过敏反应的病史。查阅以往的手术记录，特别是对姑息性或修复性的手术应充分了解。提出临床诊断，设定导管检查方案以及日后有关的特殊问题。检查术中，根据所获的资料也可对导管方案进行相应的修改。在签署知情同意书之前，让患者及其亲属阅读有关于手术操作的患者教育手册。绝对禁忌证包括：有法定资格的成年患者拒绝检查；或无合格的手术者和 / 或无合适的检查设备。

（三）停用抗凝剂

在经皮穿刺动脉之前，凝血酶原时间控制在 18s 以下（INR < 2）。在血管造影前 2d，不要使用口服降糖药二甲双胍。检查血清肌酐、尿素氮和钾的含量，应注意慢性肾脏疾病患者，体内往往含有较多的液体。以往对造影剂过敏者，应给予预防。

（四）饮食

导管术在早上进行者早餐禁食，下午进行者可以适当饮用咖啡或果汁，但中餐禁食。

（五）对诊断性导管检查使用镇静

包括为确定患者对药物出现反应的药物浓度时进行的静脉递增性药物试验。安定或咪达唑仑由静脉给予；为加强镇静可加芬太尼，如果需要止痛，可静脉用盐酸氢吗啡酮，局部麻醉可皮下应用 1% 的利多卡因，如果以往有局部麻醉剂过敏史，可应用序列稀释的无防腐剂的局部麻醉剂进行皮内或皮下试验。成人偶尔可出现迷走性脉搏减慢、恶心以及出汗，对此可静脉内应用对抗药阿托品。在使用上肢动脉通道插管检查的开始时使用一剂肝素注入进行全身抗凝，但使用股动脉通道则并不常规应用。通常预防性应用抗生素没有必要。

导管室应该每天充分开展工作，如此不但可使总效率提高，昂贵的设备及空间不空置，而更重要的是所有工作人员均可获得丰富的经验，树立信心和配合默契，一个经验丰富、技术娴熟的专业队伍无疑是导管室中最重要的。主要目标是快速做出准确诊断，同时患者的风险和并发症尽可能降到最低限度。患者的手术诊断报告能准确地呈现出导管检查所发现的主要实质性问题。美国花在医疗上的费用占 GDP 的 15.2%，仅心导管检查就占用全年医疗费的 1%。Beauchamp 等提出在门诊进行心导管检查可节省费用，估计可节省 50%。1980—1991 年间报道的 15000 多例门诊心导管检查病例分析，死亡和心肌梗死约 0.1%，发生血管意外需住院治疗者 1.2%。并发症的发生率约 2.7%。Block 等于 1988 年调查发现门诊患者并发症发生率与住院患者相比无显著增多，说明在门诊进行心导管检查可行。然而门诊开展左心导管及冠状动脉造影检查必须严格选择患者，并须有技术熟练的后盾，有关禁忌证已有文章列出。如果一个患者在导管检查前病情稳定，无须住院，则可以考虑在门诊做导管检查，根据患者对导管操作的耐受性以及导管检查的发现可决定检查后的处理。导管室设在医院内或其附近时，非常适用于采用这种办法。门诊检查虽然有些医生在无后盾支持、设备简单的条件下对稳定、低危险的患者进行了心导管检查，因其有潜在的不利结果而遭非议，不予推荐。

三、心导管技术

（一）右心导管检查

1. 经皮静脉穿刺　1953 年，Seldinger 经皮穿刺血管技术创立后，大大简化了心导管插管技术，减小了损伤，推进了导管术的开展。常规穿刺的部位：股静脉，肘正中静脉，颈内静脉及锁骨下静脉等（图 1-5-1）。Seldinger 技术经皮穿刺股静脉或肘正中静脉，常可多次使用进行心导管检查，股静脉在股总动脉内侧行走，令患者作 Valsalva 动作以增大股静脉充血有利于穿刺成功（图 1-5-2）。随后，通过一个短的导引管将一薄壁的导管鞘推送进入静脉腔内，由此而建立的临时通道可以用来插入各种导管。从静脉导管鞘内插入两个导丝，可利用一个穿刺点插入两根导管。如果下腔静脉（IVC）在肝部中断，则由奇静脉进入右上腔静脉（SVC），然后进入右心房或者由奇静脉进入永存的左 SVC，然后进入冠状窦到右房。为了从 IVC 进入右房后跨过三尖瓣，可将导管顶端对着右心房壁使之弯曲。也可将导管顶端在肝静脉内成圈，然后推送进入右房，此时顺时针向旋转令顶端从右房侧壁转到右房前壁并越过三尖瓣，随后轻度逆时针转进入右室前侧部，再顺时针转使顶端经由右室流出道进入主肺动脉及与其直接相连的左肺动脉。在右房内将导管顶端指向左且向后 45°，可进入卵圆孔。20% ~ 35%的成年人，导管可以通过卵圆孔。SVC 位于后方，导管顶端保持伸直，60° 逆时针向旋转从右房侧缘可进入其中。

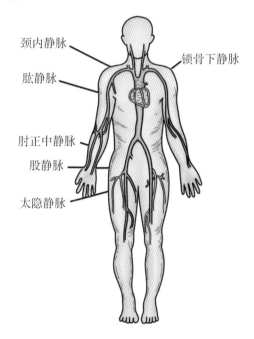

颈内静脉

锁骨下静脉

肱静脉

肘正中静脉

股静脉

太隐静脉

股静脉

穿刺

图 1-5-1　静脉穿刺的常规部位　　　　图 1-5-2　股静脉穿刺示意图

颈内静脉或锁骨下静脉也可以用来经皮穿刺插入导管，越过三尖瓣也比较容易。如果存在左向右分流，充盈球囊应使用 CO_2，并且导管鞘的边管应定时冲洗。无常规静脉通道可供插管的儿童，经由右腋中部穿刺肝静脉插管作心导管检查的方法也是安全有效的。

2. 静脉切开　在罕见情况下，如果需要切开静脉，可选右贵要静脉或右正中静脉（但非头静脉）。必须仔细判断，不要错将桡浅动脉、尺动脉或肱动脉分支认作静脉。从左臂插管，导管顶端有可能进入永存的左上腔静脉，再由冠状窦进入右心房，其走向难以进入右心室。深吸气常有助于导管顶端通过锁骨下静脉与头臂静脉的接合处。如果存在严重的肺动脉高压或右心极端扩大，欲测量肺动脉楔压，使用常规的导管操作方法不易成功，此时可用血流导向球囊漂浮导管。提示心导管误入冠状窦的表现是：①进入冠状窦时导管体成角较锐，尤其是在右前斜位上观察时更为明显；②冠状窦内的血标本氧饱和度明显低下；③在侧位观察时导管位于心影靠后方。

大动脉转位伴完整室间隔的患者，为了进入肺动脉，使用球囊导管越过肯定存在的心房间通路进入左心房，然后在左室流出道的上方成圈，由此处便容易进入肺动脉。肺动脉瓣闭锁的术后患者，经由锁骨下动脉（Blalock术）或主肺动脉吻合（Watereton或Potts术）的分流通路也可进入肺动脉。

（二）左心导管检查

1. 经皮动脉穿刺技术　常规穿刺的部位：股动脉、桡动脉、肱动脉等（图1-5-3）。

施行左心导管术一般使用Seldinger技术穿刺。股动脉长4cm，起始于腹股沟韧带，终端在股骨头部的下外缘分叉成股深或股浅动脉。腹股沟皱痕，多在腹股沟下方，特别是肥胖患者。此种情况下，在皱痕处或其下方穿刺可能会刺中股浅动脉，由于此处后无骨性组织支持，如果压迫欠佳会形成局部出血及假性动脉瘤。

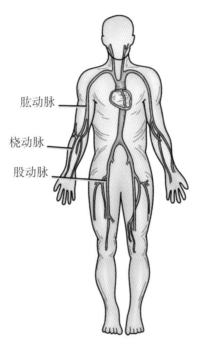

肱动脉

桡动脉

股动脉

图1-5-3　动脉穿刺的常规部位

选择在腹股沟韧带（非皱痕）下3mm处为局部穿刺点可以进入股总动脉，该处对着股骨头部利于压迫，穿刺腿保持外旋并轻度内收有助于固定动脉。使用无针芯穿刺针以45°角穿刺动脉前壁，当由针内喷出血液最大时方插入导丝（图1-5-4）。如果插入导丝受阻，提示针头可能位于血管壁内或血管外，也可能是导丝进入了动脉分支。通过导丝可将导管插入动脉内，或者使用导管鞘更利于将导管导入。导管鞘减少了操作中的出血及更换导管时的导管变形，由导管鞘上的分支管可监测动脉压。导引钢丝远程柔软弯曲，可以扭转控制方向，有助于通过弯曲的髂动脉。导引钢丝顶端保持在横膈水平，并将导管推送至此，抽出导管内空气，然后充以肝素化盐水。为避免导管顶端在主动脉弓内多余的操作，可将导引钢丝置入主动脉弓部。在导管撤出动脉之前，应触诊股动脉和足动脉搏动。压迫动脉10～15min，同时应维持有正常的踝动脉搏动。用于封堵股动脉穿刺处的装置有胶原蛋白塞子，锚状胶原蛋白塞子，带胶原蛋白或凝血酶的纤维蛋白，以及局部缝合技术。

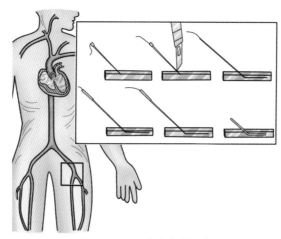

图1-5-4 股动脉穿刺示意图

肱动脉穿刺使用18号穿刺针，插入血管鞘后借助一根直径0.032in（英寸）（1in= 2.54 cm）的J形导引钢丝推送一6F导管到升主动脉。然后，给予5000单位肝素。术后，上肢夹板压迫固定6h。右锁骨下动脉发生畸形较为罕见，妨碍导管从右肱动脉进入升主动脉，可经主-股动脉或腋-股动脉搭桥血管穿刺进行左心导管检查，尚未见有并发症发生，动脉内膜破裂后的血栓形成是一种潜在风险。

正常的主动脉瓣容易被导管头端逆行通过，即使在主动脉瓣狭窄时，几乎所有病例均能进入左心室。严重狭窄可以进行壁对壁的试探，将导管头部在左冠窦内成圈，缓慢回撤，这种操作使用直头导管较好。左及右Judkins、左Amplatz冠状动脉导管，以及猪尾导管均可用以将导引钢丝置于主动脉根部来更为有效地找到狭窄的开口。

已行主动脉瓣以及二尖瓣置换碟瓣或球瓣的患者，也可行左心导管检查，触诊左室心尖直接行局部穿刺法，这种方法目前尚未见并发症，但罕见使用。对置换主动脉碟瓣的患者，逆行左心导管检查应列为禁忌。否则可能会导致瓣膜功能丧失，并且导管也会被卡在碟瓣的机械装置之中，生物瓣与此不同，逆行通过无明显风险。

2. 动脉切开　动脉切开法进行左心导管检查，通常经肱动脉入路。经静脉给予100单位/kg肝素后，使用18号穿刺针穿刺已暴露的动脉前壁，使用小血管钳将开口略为扩大，以便插入一头部渐细的导管。术后闭合动脉开口可采用预置的一微小荷包缝合的方法，或者采用一针或两针间断缝合。如果从动脉近端及远端均无新鲜血液溢出，则提示可能有血栓形成。

（三）房间隔穿刺

房间隔穿刺心导管检查法可进入左心房，从右股静脉穿刺，将一根71cm长的穿刺针插入一扩张导管鞘系统内，并送至右心房内卵圆窝缘突出部的下方，然后穿刺针由扩张导管内伸出以刺破房间隔。通过连续测压记录证实进入左房后，推送扩张导管越过房间隔，将穿刺针头部回退到扩张管内，此时针与管均已进入左心房内（图1-5-5），再将套在扩张管外面的鞘滑动进入左心房内，然后退出穿刺针和扩张管，保留在左房内的鞘可提供手术通路，允许各种预先成形的、伴或不伴侧孔的导管或者导引钢丝通过并进入左心房、左室和升主动脉。为帮助准确定位穿刺针，可行双平面X线透视，连续记录压力曲线，在主动脉根部置一导管，以及进行肺动脉造影了解左房的大小和位置。当胸椎或腰椎畸形，或者右房大时，则穿刺进入左房较为困难。其他房间隔穿刺的相对禁忌证包括主动脉根部扩张、下腔静脉或右心房解剖畸形。心房内有血栓或肿块则属禁忌。左心导管检查，可在左前斜位透视下，使用一根头端渐细的柔软的导管，在左室内顺时针向形成一个圆圈进入左房，猪尾导管也用同样方法。

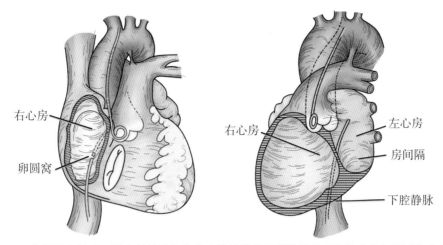

图 1-5-5　房间隔穿刺后，随穿刺针进入左房内的扩张管及导管鞘的后前位（左）及侧位（右）观

主动脉根部由猪尾导管标识，注意主动脉瓣后下方已安全穿过局部房间隔。

四、心导管检查所需设备、条件及技术要求

（一）导管

一次性使用诊断导管在尺寸、形状、长度上，以及伴有端孔或/和侧孔等方面，均有很大的选择范围。理想的非预先成形的导管，具有能按需要弯曲的柔软性和"记忆"性以保持自身形状，并且有足够的强度使其在被推进时顶端的曲度保持完整。管壁结构中间层编织有一微细的金属丝网带，使其旋转操作的可控性得以改善。髂动脉弯曲可使旋转力传递到处于升主动脉内的导管顶端时明显减弱，以至旋转力全部作用到导管的近端部分，导致其在髂动脉内打圈或打结。预先成形的导管具有特殊的功能而不需过多操作，导管表面规整平滑，可减少致血栓性。使用球囊导管，或者使用顶端折叠有可控性手术刀的导管，对大动脉转位患者进行房间隔切开术，可以改善血液分流，并提高患者全身动脉的血氧饱和度。封闭动脉导管未闭，可使用一种预先压缩而塞进导管内的 Ivalon 塞或致血栓形成的弹簧圈。顶端带有圈套或牙钳的导管，可用来不开胸取回心血管腔内的异物。

用高张力强度聚乙烯制作的球囊导管，球囊长达 4cm，充盈时直径达 20mm，用于肺动脉狭窄和主动脉缩窄患者做肺动脉瓣成形术和主动脉血管成形术，通常使用 20mL 的高压注射器充盈达 3 ~ 4 个大气压。这种 8F 或 9F 导管与其球囊之间的腔隙较大，可在不到 7s 内完全回缩球囊，从而缩短球囊堵塞时间。使用"8"字型球囊导管（当中两层聚酯带有微孔）可稳定地跨在狭窄的瓣膜上，球囊可进行逐步扩张，并且回缩的时间缩短。长达 2cm 的继发孔房间隔缺损，可用长鞘管来释放封堵装置。在主–肺动脉分流之间进行试验性球囊堵闭，可以计划手术封闭的效果。肺动脉闭锁伴完整室间隔的患者，手术已解除了闭锁，则可用球囊导管暂时地封堵房间隔缺损，使静脉血回流到其具有的小右室内来试验其负荷能力。经导管肺动脉扩张及植入支架在外科手术无法达到的部位特别适用。

（二）放射线曝光

放射医生应对心导管透视设备进行检查，使 X 线散射降到最低限度。放射强度与距离的平方成反比，即如果离放射源的距离乘 2 倍，则放射量仅为之前的 1/4。观察视野尽可能小，影像增强器尽可能靠近患者。X 线球管在检查者床边的 C 臂下端，来自患者处 X 线散射的曝光最大。眼睛、生殖器及红骨髓被照射量应限制在每年整个人体照射限量 5 雷姆（人体伦琴当量）内；任何特殊器官，如甲状腺或皮肤，每年限量 15 雷姆。铅玻璃眼镜及甲状腺围脖，可减少对眼睛和甲状腺的照射。为增强防护，需安装一

个可移动的、从床面到地板的屏障。导管室工作人员最大的允许照射量或"安全"曝光量是每周 100 毫雷姆，使用一个无屏蔽左侧衣领处的标记来监测。如果可能，生育年龄的女性患者应在月经开始后 10d 内完成检查。

（三）压力记录系统

性能优良的压力记录系统应具有高度自然的频率和满意的阻尼。为获得高度自然的频率，记录系统以盐水充盈，无气泡，其导管及连接管的管壁应僵硬且内腔大，长度保持最小限度，许多导管换能器系统是低阻尼的。为达到满意的阻尼，在导管及换能器之间置一阻尼针或管，这样以近乎均衡的方式扩大压力波输出 – 输入的比率，尽可能接近该系统的自然频率。频率响应及阻尼系数，两者的值通过引入一个压力方波输入到导管系统并测量任意两个连续压力波峰振幅的比率和两峰之间的时间间期所获得。临床心脏导管检查时，压力系统带有 20Hz 以上的均衡动态响应即符合要求。

临床上，外置压力换能器的零位应在患者平卧位的腋中线水平。规范的操作，流体静压的零位应被认为在左室前壁水平。压力记录中一个受限制的因素，是正在搏动的心脏产生加速和减速运动，传递到充满液体的心导管上而产生伪差重叠在压力脉波上。使用一种置于导管顶端侧面上的超微半导体测量计，可以避免因运动或阻抑伪差所造成的导管传递相性压力波的畸变。压力曲线的第一次或第二次衍生测量，需要这种压力计系统。

（四）血氧分析

血氧总含量以往使用经典的 Van Slyke 压力计测定技术，现已使用气相层析或质谱测定法来测出。氧合血红蛋白的氧饱和度百分率，由少量的全血标本中测出，通过直接的光血氧测定法，或者在溶血后通过精确的分光光度计测定。呼出气的 O_2 和 CO_2 分析，可从收集袋或者从一次接一次的呼吸中收集呼出气体，使用气体分析仪，红外测定法或质谱测定法来测定。氧耗量也能在整个检查过程中使用一种无逆流护罩技术来测量，由测定值估算氧耗量可能带有 10% ~ 25% 的差异。

五、心导管检查资料的分析

（一）压力测定

1. 主动脉的压力与血压相同　各心腔及血管腔内正常压力值见表 1-5-1。

表 1-5-1　各心腔及血管腔内正常压力值（mmHg）

部位	收缩压	舒张压	平均压
上腔静脉	—	—	3 ~ 6
下腔静脉	—	—	5 ~ 7
右心房	—	—	0 ~ 5
右心室	18 ~ 30	0 ~ 5	—
肺动脉	18 ~ 30	2 ~ 6	—
肺毛细血管楔压	—	—	6 ~ 12
左心房	—	—	4 ~ 8
左心室	90 ~ 120	0 ~ 10	—

注：①平卧位，腋中线水平为零点；②平均压 = 舒张压 + 1/3 脉压。

右心房平均压 > 10mmHg，应考虑右心房压升高；右心室收缩压 > 10mmHg，右心室压增高；肺动脉收缩压 > 30mmHg，平均压 > 20mmHg，即为肺动脉高压；肺毛细血管楔压平均压 > 12mmHg 即增高，按肺毛细血管楔压平均压升高程度将其分为轻、中、重三度，轻度 12 ~ 20mmHg，中度

21～30mmHg，重度＞30mmHg。肺毛细血管楔压平均压增高多见于左心衰竭、二尖瓣病变、左心舒张充盈受限性疾患（如缩窄性心包炎、心包填塞等）、限制性心肌病、二尖瓣狭窄、左心房黏液瘤、心内膜弹力纤维增生症等。

2. 压力曲线

（1）心房压力曲线。①右心房压力曲线：正常右心房压力曲线包括 3 个波峰和 2 个波谷。3 个波峰即 a 波（心房收缩波）、c 波（房室瓣关闭波）、v 波（心房充盈波）；2 个波谷为 x 波谷（心室收缩凹陷）、y 波谷（三尖瓣开放），曲线下垂或形成切迹。②左心房压力曲线：基本类似于右心房压力曲线，因左心房收缩时间略迟于右心房，较右心房压力曲线开始晚。

（2）心室压力曲线。①右心室压力曲线：右心室压力曲线呈高原型压力曲线，即曲线的上升和下降均较迅速，分别由心室的等容收缩和等容舒张引起，右心室向肺动脉大量喷血形成曲线顶峰。曲线上升支有 2 个切迹，依次为三尖瓣关闭、肺动脉瓣开放所致。②左心室压力曲线：形态与右心室压力曲线相似，只是收缩压较高，小切迹不明显。

（3）腔静脉压力曲线：上、下腔静脉压力曲线与右心房压力曲线基本相同，只是较心房 a、v 波出现稍迟。

（4）肺动脉压力曲线：上升迅速，下降平稳，并不达到零点水平。在升支中，可因血液射入肺动脉产生振动而形成升支切迹，肺动脉瓣关闭可在降支形成一回波切迹。

（5）肺小动脉楔嵌压压力曲线：心导管深插直至嵌入肺小动脉内所记录的压力曲线形态类似于左心房压力曲线，但各波出现时间稍迟，幅度较小。该曲线能间接反映左心房内的压力变化。

（6）主动脉压力曲线：同肺动脉压力曲线大体一致，但压力较肺动脉高，升支切迹和回波切迹较明显。见图 1-5-6。

在心导管从一个腔室向另一个腔室移动的过程中，连续记录压力曲线，有助于明确某些心脏瓣膜病的诊断。见图 1-5-7。

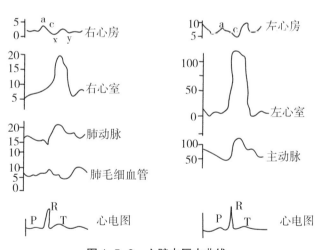

图 1-5-6　心腔内压力曲线

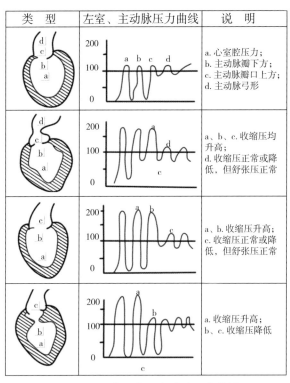

类　型	左室、主动脉压力曲线	说　明
		a. 心室腔压力； b. 主动脉瓣下方； c. 主动脉瓣口上方； d. 主动脉弓形
		a、b、c. 收缩压均升高； d. 收缩压正常或降低，但舒张压正常
		a、b. 收缩压升高； c. 收缩压正常或降低，但舒张压正常
		a. 收缩压升高； b、c. 收缩压降低

图 1-5-7　左心室 - 主动脉压力曲线

3. 压力资料分析　心室或大动脉压力曲线的形态偶尔有助于诊断，如缩窄性心包炎和限制性心肌病，二者心室顺应性异常，其压力在舒张早期陡然下降（舒张早期低垂），紧随其后压力陡然上升到一个高水平的舒张期末压力高峰。缩窄性心包炎，左室和右室压力呈呼吸性相反关系（不一致），而心衰患者呈一致关系。在单纯的肺动脉狭窄，右室压力曲线图形常常是尖峰形或三角形。肺动脉瓣狭窄，左肺动脉内搏动压力常常大于右肺动脉，因为血流倾向于直接流进左肺动脉，并且动力学能量转变成侧面压力。在肺总动脉可见一收缩期压力下陷，是由于伯努利（Bernoulli）效应而产生的压力效应。肺动脉双侧分支狭窄，肺总动脉近端脉压增宽，带有一个小的重搏波切迹。主动脉瓣上狭窄，由附壁效应造成右肱动脉和右颈动脉压力峰大于左侧。肺动脉瓣狭窄，右房压力曲线上有一大的特征性的 a 波，而法洛四联症者没有。肺小动脉楔嵌压（"肺毛细血管楔压"）曲线上大的 v 波可能表示存在有二尖瓣严重反流。

左室舒张末压（LVEDP）应使用高敏感记录进行测量，其位于左室压力曲线上对应于 a 波下降支的左室压开始陡然上升处。LVEDP 也可在心电图 R 波峰处测定，其值升高反映左室压力与容量的改变，或者是心室舒张期顺应性下降，通常见于左室舒张功能减退，但也可见于心室壁增厚腔小，或者是左室腔大小正常而出现急性缺血。为了测量左室上升的最大速率，或者压力峰 dP/dt，需要高保真的记录，经由导管顶端换能器测定为佳。除心室收缩状态外，心脏的前、后负荷均对其有影响。射血前期指数（dP/dt）/P（此处 P 是等容收缩期的左室压），反映左室收缩时缩短的速度，同时也受前负荷变化的影响。在日常实践中，由常规左室造影中衍生出的射血分数可用来估价左室功能，射血分数一般用作心室收缩的指数，但是对前及后负荷的改变也同样是敏感的。一个满意的肺小动脉楔嵌平均压可对左房平均压进行良好估测，与直接地记录左房压相比，楔嵌压的传递可出现一定程度的波形衰减及时相移动（0.06s 时间延迟）。人工二尖瓣或二尖瓣异常的患者，当肺小动脉阻力未增大时，呼吸末肺动脉舒张压与平均肺小动脉楔嵌压一致，变化不超过 2 ~ 4mmHg。相反，在肺动脉高压时，肺总动脉舒张压并不能精确反映肺小动脉楔嵌压。

压力记录可获得压力峰值，或者是跨狭窄的半月瓣、房室瓣或节段性血管的平均压差值。如有可能，尤其是在有心房颤动时，应同时记录跨瓣压。如果肺小动脉楔嵌压被用来估测左房平均压，其波形和波幅应在另一处加以证实。二尖瓣狭窄所测的压差较小时，二尖瓣的面积所估计的误差则较大。由于在楔嵌压中 y 波谷下降缓慢，所测的二尖瓣跨瓣压力阶差比直接在左房内测要高出 3 ~ 4mmHg。使用头部有多个成对侧孔的导管跨半月瓣回拖连续测压，可能因同时记录到远端和近端侧孔的压力，而形成含有心室及大动脉成分的伪性区域。有时在导管顶端未能完全进入左心室时，造成在收缩期被冲进主动脉而舒张期又落入左室，使压力阶差测定受到影响。升主动脉压应在冠状动脉口水平记录，以避免压力复原变化的影响，即当细束、高速的血流场增宽且减慢时，失去动力能量，狭窄口下游侧面的压力增加。主动脉瓣狭窄时测左室压应完全在左室腔内，以避免因主动脉瓣下区内高速血流的减弱而致收缩期压力丢失。肺动脉漏斗部近端狭窄，如果连续测压时导管在三尖瓣的头侧回撤，则可能因导管从右室流出道快速回落退入右房，压力阶差被误测。

左室腔狭小，导管活动受限，可造成假性压力阶差。左室腔内压力阶差的检查，应同时测定流入道及流出道（即二尖瓣下和主动脉瓣下）部位的压力，并与心尖部压力同时进行比较。如此，可使左室收缩压下降时的任何延迟得到记录，这种收缩压的延迟下降是由于导管在左室腔内受夹活动受限而产生。

4. 心导管术附加试验 使用一踏车测功计，提供负荷为 0 ~ 450W，按每次 5W 变化；做功水平保持恒定，维持监视器指针在空挡位。

测功计的氧耗量回归方程如下：

$$VO_2 = 13.16\,W + 254\,mL$$

式中，VO_2——氧耗量（mL/min）；

W——做功（W）。

每 100mL 氧耗量增加心排血量 0.6 L/min 以上被认为属正常反应。使用卧式踏车测力计，如果氧耗量增加 200 mL/min 到 250 mL/min，动静脉氧差增大超过 30 mL/L 被认为异常。当运动中肺动脉血氧饱和度显著下降 30%，则已达循环负荷的上限。正常情况下，中度运动量左室舒张末压（LVEDP）实际上已经下降，而心搏做功增大；如果 LV 功能仅是中度受损，则 LVEDP 和心搏做功均增大；在严重功能障碍时，尽管 LVEDP 增大，心搏做功也不能增加。等距握力运动使心率、平均动脉压及心排血量增加，而左室心搏做功下降及 LVEDP 明显增大则表示左室储备不良。二尖瓣狭窄，所有在静息时肺动脉压及肺小动脉压楔嵌压正常或轻微增大者，在运动时均表现出二尖瓣压力阶差及心排血量的变化。患者日常活动时，肺动脉压轻微上升，通常平均不超过 25mmHg。已行修补手术的室间隔缺损但残留肺血管病变的患者，肺动脉压在静息时可能正常或轻微增大，而在低水平的运动时即可成倍增加。

快速心房起搏也可用作负荷试验。正常人心率增加时，LVEDP 下降。冠心病患者，如起搏增快心率时氧需增大不能满足，在起搏后早期 LVEDP 升高，冠状窦血中可出现过多的乳酸盐。法洛四联症患者，自发性或药物性心率增快，或心房快速起搏，可使动脉氧饱和度下降，并且右到左分流增大，原因在于右室流出道梗阻加重。

肥厚型梗阻性心肌病，异丙肾上腺素、亚硝酸异戊酯、运动、倾斜以及瓦氏（Valsalva）动作，均趋于减少心室舒张期容量，而加剧或引起收缩期流出道压力阶差；而单纯的血管加压素、间羟胺，均可增大心室容量，而趋于减小流出道压力阶差。

心衰患者，可以评价心排血量对扩管药的反应。原发性肺动脉高压患者，对肺血管扩张药的阳性反应，常规标准是肺血管阻力下降 30% 及平均肺动脉压下降 10%。

（二）血氧测定

右心导管常规采血部位：上下腔静脉，右心房上中下部，右心室流入道、中部、流出道、肺动脉主干、左肺小动脉、右肺小动脉以及股动脉。正常情况下，上、下腔静脉之间以及下游各部因回流有不同部位的静脉血，如脑、心脏的静脉回流血含氧量极低，故从上游到下游静脉血氧含量有渐渐下降的趋势。有时由于来自上游的血流尚未充分混合，导管抽到血液层流，使此规律出现某些轻微变化。如右侧心腔某部位血氧含量突然增加，超过血标本血氧含量的正常变异范围，为左向右分流的证据。

如上腔静脉到右房血氧含量依次增加 1.9 Vol% 以上，表示血液分流入右房；从右房到右室血氧增加 0.9 Vol% 以上，以及从右室到肺动脉血氧增加 0.5 Vol% 以上，表示在右室水平及肺动脉水平存在左到右血液分流。

采用上述标准，罕有假阳性结果，而假阴性结果可能出现在分流量小的患者中。贫血或红细胞增多患者，诊断血液分流最好采用分析氧饱和度百分比的方法，而不采用含氧容积百分比的方法，因为后者与血红蛋白浓度还有相关性。研究发现，如果连续血标本获取后迅速进行连续血氧测定，则可提高左到右分流检出的敏感性。

使用分析血氧饱和度的方法，如果由上腔静脉、右房、右室以及肺动脉处依次抽取血标本作血氧测定，上腔静脉与右房之间血氧饱和度增大 9% 表示心房水平有血液分流；右房与右室之间增大 5% 表示心室水平分流；右室与肺动脉之间增大 3% 表示在肺动脉水平分流。如果在某一区域连续快速地抽取多个成对标本，其间不用盐水冲洗，可以提高分流检出的敏感性。在正常情况下，动脉血氧饱和度多在 94% ~ 100%，如低于 89% 表示可能存在右向左分流。

在结束导管检查前，应讨论血氧分析的结果。左到右分流达不到肺循环流量的 20%，则无法由血氧测定检出。由于没有血氧测定的标准可用于排除分流，为此采用选择性血管造影或 / 和氢（铷）电极的方法来排除小的分流，可提供最大的敏感性及可靠性。在右心腔内检出的血氧逐级增大，应紧密结合临床及血管造影结果进行分析。

（三）导管位置

导管的位置有助于诊断心内缺损或异常解剖通道部位。后前位观，导管由上臂静脉插入如越过膜部室间隔缺损时，是以一个发夹样的 U 形环状从右室进入升主动脉，而由右室进入肺动时其 U 形环则较宽。将导管顶端指向肺总动脉与左肺动脉联结处的顶部，可进入未闭的动脉导管。如导管未能直接通过，可将导管顶端停留在肺总动脉中，此时导入一根柔软的导引钢丝，则容易越过未闭动脉导管进入降主动脉；如系主动脉肺动脉间隔缺损，则导管顶端直接向上越过缺损从肺总动脉进入升主动脉。导管顶端由右心房内直接进入肺静脉但仍在心影内，则需行血管造影以确定肺静脉引流入左房或右房。继发孔房间隔缺损从下肢插管而静脉窦部房缺由上肢插管，通过缺损更为容易，原发孔房缺，上、下肢插管均可通过。先天性三尖瓣下移入右心室，当导管顶端距脊柱左侧较远时，压力即由右室型转变为右房型，同时进行心腔内电图记录可进一步证实。

（四）血流与分流量的计算

1. 心排血量　1870 年，Adolph Fick 阐述了一个曾用于实验室内为测量血流量的理论："器官吸收或释放的总物质量是流经该器官的血流量与该物质动静脉浓度差的乘积。"那么，每分钟氧消耗量 =

心排血量 × 动脉静脉血氧差。动脉血氧标本多取自股动脉，股动脉血氧可代替无右向左分流者的肺静脉血氧，无分流性心脏病的病例混合静脉血氧标本可从肺动脉采集，有左向右分流混合静脉血氧标本则宜采用分流处上游心腔的血标本替代。分析心血管腔内血液的血氧含量，根据以下公式可计算出心排血量：

$$心排血量（CO）= \frac{氧耗量（mL/min）}{肺静脉血氧含量（Vol\%）-混合静脉血氧含量（Vol\%）} \times \frac{1}{10}$$

单位：L/min。

例如：已知总氧耗量 300mL/min，动脉血氧含量 19mL%，混合静脉血氧含量 14mL%。心排血量（L/min）等于氧耗量除以动静脉血氧含量之差再乘以 10（转换单位为升）。由此而得出心排血量为 6L/min。心排血量与体表面积（BSA）相关，计为心脏指数（CI）。如果此例假定 BSA 为 2m^2，心脏指数将为 3L/（min·m^2）。

在右房内有来自冠状窦以及腔静脉的血液层流，无左向右血液分流时混合静脉血（MVB）最好取自肺动脉。运动时，通常至少需要 3min 以使状态稳定，为收集呼出的气体和血液作好准备。对某一个体，用 Fick 法重复测定静息时心排血量，可能存在某些差异，但不超过 ±17%，如此，可推定已维持在稳定状态。

此外，还可以计算右心排血量（肺循环血流量）和有效肺循环血流量（左心排血量）。所谓有效肺循环量即除掉左向右血液分流以外的单纯静脉回流到肺内实际得到氧化的血流量，其计算公式与心排血量相同。右心排血量计算公式如下：

$$右心排血量 = \frac{氧耗量（mL/min）}{肺静脉血氧含量（Vol\%）-肺动脉血氧含量（Vol\%）} \times \frac{1}{10}$$

借助心排血量值还可推算出心脏指数、每搏量、心搏指数。公式如下：

$$心脏指数（CI）= \frac{心排血量（L/min）}{体表面积（m^2）}$$

正常值：2.6 ~ 4.0L/（min·m^2）。

$$每搏量（SV）= \frac{心排血量（L/min）}{心率（搏/min）}$$

正常值：60 ~ 130mL/搏。

$$心搏指数（SVI）= \frac{每搏量}{体表面积（m^2）}$$

正常值：35 ~ 70mL（搏·m^2）。

心排血量与心脏指数是反映心脏泵血功能的主要指标之一，高心排血量时 CO 及 CI 增高，如房缺、室缺、动脉导管未闭、甲亢、贫血、高热等。低 CO 常见于各种心功能不全、休克、失血、脱水等继发性心排血量降低。CI < 2.6L/（min·m^2）说明心功能不全，< 2.2L/（min·m^2）则为心源性休克。

2. 分流量计算 使用 Fick 法求分流量多为近似值，因为静脉血与分流血不可能完全混合。同时因静脉血氧差距较小，在血标本的收集及分析中出现小的误差，便可造成肺血流量计算中出现大的偏差。然而，分流量的计算仍是有价值的，可以提供一个定量指标，结合临床决定是否应行手术。

计算公式虽已提出许多，但以下列者最为常用。氧容量是与血红蛋白结合并在血浆内高氧分压下被溶解的最大氧量。1g 血红蛋白可结合 1.36mL 氧。氧在血浆内的溶解量，取决于氧的溶解系数、温度及氧分压。在 37℃时，氧的溶解系数是每升血浆溶有 0.03mL/mmHg 的氧量。氧张力 100mmHg 左右时，每升血约溶解 3mL 氧。如当患者正在吸入 100% 的氧气时，血浆中就可溶解相当数量的氧。氧含量与血红蛋白浓度以及氧饱和度均相关，其公式：

$$氧含量 = 1.36 \times Hb（g/dL）\times SaO_2（\%）/100$$

式中，Hb——血红蛋白；SaO_2 动脉血氧饱和度。

（1）左到右分流计算：

公式：

$$左向右分流量 = 右心排血量 - 有效肺循环血流量$$

例如：

总氧耗量（VO_2）为 240mL/min，肺动脉血氧含量（PaO_2）为 17mL%，混合静脉血氧含量（MVO_2）为 15mL%，动脉血氧含量（SaO_2）为 19mL%。假定与肺静脉血氧含量相等。

$$肺循环血流量（Qp）= \frac{VO_2}{SaO_2-PaO_2}$$

$$= \frac{240}{19-17（10）}$$

$$= 12（L/min）$$

$$体循环血流量（Qs）= \frac{VO_2}{SaO_2-MvO_2}$$

$$= \frac{240}{19-15（10）}$$

$$= 6（L/min）$$

1）肺循环血流量 / 体循环血流量 = Qp/Qs = 12/6 = 2。

2）左向右分流也可按含有分流血的总肺血流量的百分比来表示，如上述 2∶1Qp/Qs 即可为 Qp-Qs/Qp = 50%，即左向右分流量占肺血流量的一半。

（2）右向左分流计算：

公式：

$$右向左分流量 = 左心排血量 - 有效肺循环血流量$$

例如：

$$\frac{Qp}{Qs} = \frac{SaO_2\%-MvO_2\%}{SaO_2\%-PaO_2\%} = \frac{95-75}{95-85} = 2$$

式中，$VO_2 = 240mL/min$，$MVO_2 = 13mL\%$，$SaO_2 = 17mL\%$；肺静脉血氧含量：$PVO_2 = 19mL/100mL$ 血（假定为饱和血氧含量的 98% + 0.3mL 被分解的氧）。

$$Qp = \frac{VO_2}{PVO_2-PaO_2} = \frac{240}{19-13（10）} = 4（L/min）$$

$$Qs = \frac{VO_2}{SaO_2-MVO_2} = \frac{240}{17-13（10）} = 6（L/min）$$

肺 / 体循环血量之比 = Qp/Qs = 0.7。

右向左同时也可按占含有右向左分流血总体循环血量的百分比来表示，即 Qs-Qp/Qs，计算为 6L-4L/6L = 0.33。如此，上述 0.66 的 Qp/Qs 比率也可表示为 33% 的右向左分流。

（3）双向分流计算。

假定，VO_2 = 240mL/min，PaO_2 = 15mL%，VO_2 = 13mL%，SaO_2 = 18mL%，PVO_2 = 19mL%。

$$Qp = \frac{VO_2}{PVO_2 - PaO_2} = \frac{240}{19 - 15（10）} = 6（L/min）$$

$$Qs = \frac{VO_2}{SaO_2 - MVO_2} = \frac{240}{18 - 13（10）} = 4.8（L/min）$$

$$Qep = \frac{VO_2}{PVO_2 - MVO_2} = \frac{240}{19 - 13（10）} = 4（L/min）$$

左向右分流 = Qp-Qep = 6-4 = 2（L/min）。

右向左分流 = Qs-Qep = 4.8-4 = 0.8（L/min）。

注意：有效肺循环血流量（Qep）是体循环静脉血回到右房后，其中实际经肺毛细血管的血流量，等于体循环有效血流量（Qes）。

（五）指示剂－稀释技术

染料法测心排血量：心排血量或流体平均容量率，可采用测定静态液体容量如血容量的改良的标准浓度公式求出：

$$V = \frac{I}{C}$$

式中，V——液体容量，mL；I——加入液体内的指示剂，mg；C——每毫升液体中指示剂的浓度，mg/mL。

流体容量测定：

$$心排血量 = \frac{I}{Ct}$$

式中，t = 全部指示剂－流体混合物流过采样处一次所需的时间。

如果指示剂微粒以密集团注射进入循环中，并在下游某处开始通过时进行检测，以时间－浓度为坐标，其分布可大致按预期形式绘出坐标图，称之为指示剂－稀释曲线（图 1-5-8）。该曲线的降支发生变形，是由于指示剂－血液混合物开始再循环。为排除再循环的指示剂，对照时间以对数绘制浓度坐标。指示剂消失的斜线，早期部分成线性地在半对数图纸上被分析推断，以获得最初的曲线，假定指示剂－血液完全混合，则指示剂的稀释是时间的指数函数。使用一种试管光密度计，可以获得一个连续的动脉时间－浓度曲线，由此：

$$心排血量（L/min）= \frac{I \cdot 60s}{Ct}$$

式中，C——指示剂在一循环通道中的平均浓度；t——时间，s。

如果指示剂有所丢失，则出现心排血量伪性增大。如果指示剂被再次计算，即指示剂的重复循环出现，则心排血量出现伪性降低。现已有一种模拟计算机可从染料稀释曲线中快速计算心排血量，并可检出指示剂浓度是否出现成对数衰减。Stewart-Hamilton 公式假定心率及心搏出量恒定，并且肺动脉血呈线性流动。使用指示剂稀释技术所得的心排血量与用 Fick 法所获者十分相近。见图 1-5-8。

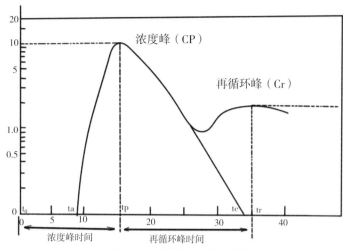

图 1-5-8 正常指示剂稀释曲线的时间和浓度构成

该曲线用半对数再次绘制成坐标，由浓度坡度的消退推知，再循环指示剂的影响已清除。纵坐标为浓度对数，横坐标为时间，t_0，指示剂开始注射的时间；ta，指示剂开始注射到在采样处能检出的时间；tp，指示剂从开始注射到出现峰（最大）浓度的时间；tc，指示剂浓度衰减达到最低可检出时的时间；tr，指示剂从开始注射到因体循环而出现的第二次浓度高峰的时间。

　　无分流的指示剂稀释曲线表现为持续上升的斜坡，浓度峰高耸，消退的曲线降支陡，再循环峰凸出。中心分流可引起两种主要变形类型。左向右分流，染料的浓度峰减小，斜坡消失缓慢（消失时间延长），并且无再循环峰。产生这种改变是因为指示剂通过肺再循环，导致指示剂缓慢释放到外周循环中；右向左或静动脉分流，典型的曲线上升支变形，表现为一个异常的或提早出现的圆形隆起，是由于指示剂右向左分流所致。瓣膜反流所致的指示剂稀释曲线，其形态变化与左向右分流的相似。为能达到从曲线的其他某些成分来预告该曲线的整体和部分，学者一直在作努力探索，由正向三角法获得的心排血量与经典的 Hamilton 法相关性良好。该法指示剂稀释曲线的最初部分被视为一三角，其面积乘以一常数，便得出主要稀释曲线的面积。由指示剂稀释曲线可以检出并定量心内分流。

　　热稀释技术测心排血量：1953 年 Fegler 介绍了测量流量率的热稀释技术。一种多腔、顶端装有气囊的血流导向热敏电阻导管插到肺动脉，由位于右房内的第二腔开口快速注入（4s 以内）10mL、室温（22℃）的 5% 右旋糖酐或者生理盐水。当注射液与血液混合物开始从右室流出时，肺动脉血温下降最显著，然后右室内残余的该混合物逐步排尽，肺动脉血温逐步上升，表现为斜坡随一次心搏接一次心搏地消退。再循环相可忽略不计，记录的曲线可用以评价检测的技术适当与否。时间－温度曲线下的面积用电子学方法积分，再通过 Stewart-Hamilton 公式计算出心排血量。连续两次测定之间相差应小于 10%。因为心排血量没有金标准，测定结果与染料稀释法及 Fick 法进行比较，证实相关性良好。但在低心排状态时除外，此时以用 Fick 法为好。如果有严重的三尖瓣或肺动脉瓣反流，或者明显的左向右分流，则曲线的峰减少，并且下降斜坡被延长，这样热稀释心排血量测定多不可靠。总的说来，使用热稀释测定心排血量，经观察有 ±10% 的变化。

　　（六）心室容积测定

　　左室容量测定：采用左室或右室内选择性注入造影剂的方法，心室造影由电影记录到心室腔的显影。所用的成对双平面显影包括正位和侧位，右前斜和左前斜位，或半－轴左前斜和常规右前斜位（图 1-5-9）。使用正位或右前斜位的单平面投照常已足够。

　　经典的双平面投照技术，每一左室腔的影像如同一椭圆，在其中点测量左室长轴（Lm）和两个相互垂直的短轴（Da 和 Di），由椭圆的容量公式计算心室容量（V）：

$$V = \frac{4}{3}\pi \times \frac{Da}{2} \times \frac{Di}{2} \times \frac{Lm}{2}$$

或者：

$$V = \frac{\pi}{6} \times Da \times Di \times Lm$$

单平面投照法，测出长轴和一个短轴，第二个短轴不可见而推测出与第一个短轴相当。如是：

$$V = \frac{\pi}{6} \times Lm \times D_1^2$$

不论使用双平面还是单平面投照的方法，更加常用的是从已测出的长轴中推导出短轴的尺寸，左室影的面积（A）按照椭圆来处理（dodge 的面积－长度法）：

$$A = \pi \, Lm \frac{D}{4}$$

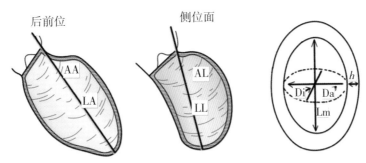

图 1-5-9 以双平面投照技术，使用面积－长度计算心室容量的方法，测定舒张期末左室容量

AA，AL，面积，后前位和侧位面（平面几何学）；LA，LL，左室长度或长轴（测出的）；Da，Di，短轴直径，后前侧位平面（衍生出的）；Lm，后前侧位平面或侧位平面最大长度或长轴；h，左室壁厚度。

由于 X 线散射，对影像放大应作矫正。在测定左室大小时，应同时摄影一已标定刻度的条格或环形的参照标志物。该条格的实际大小应等于所摄影像的大小乘以矫正因子，由于球管系统的球面像差，投照区外周比中心放大更明显。数字心室造影则提供更为快速、计算机演算出的心室容量。放射性核数技术，以几何和非几何学计算为基础，测量心室容量已被证实更为准确。

使用磁共振显像（MRI）检查，左室容量由双平面长轴法以及多短轴平面影像（使用 Simpson's 定律）所测结果与之密切接近。如将死亡后心脏标本的左室以造影物质充填并摄影片，算出左室容量高于左室实际容量。为调整此种测值偏高，对于单平面及双平面技术均已衍生出回归方程来矫正。

正常时，左室舒张末容量为（70 ± 20）mL/m²，收缩末容量是（24 ± 10）mL/m²。由左室造影所得心排血量与指示剂和 Fick 法测量的结果完全一致。左室射血分数是 0.67 ± 0.08，低于 0.55 通常被认为异常。由血管造影所测之左室壁厚度，女性为 9mm，男性为 12mm；左室重量女性 76g/m²，男性 99g/m²。

由左室造影获得总心搏量可以评价二尖瓣和主动脉瓣反流的严重程度，总心搏量减去心排血量等于反流量，反流分数等于反流量除以总心搏量，超过 0.5 即示瓣膜反流严重。以每一心搏反流的毫升量计算，在搏动的循环方式中，直接测量主动脉瓣反流与 MRI 衍生的速度代码资料演算结果非常接近。该技术适用于临床。见图 1-5-10。

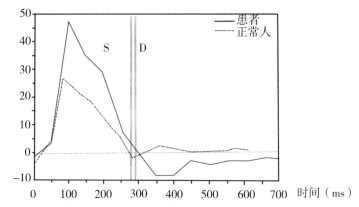

图 1-5-10 采用磁共振相 – 速度标测，由置于主动脉根部的映象板所获主动脉血流波形

患者主动脉瓣中度反流，在收缩期前的血流增大，舒张期明显出现负性（反流）血流，反流量每搏 32mL。在正常人中，未见明显的逆向血流。

右室容量测定：在双平面造影后对心腔轮廓应用 Simpson's 定律或面积 – 长度法来测量。正常人右室舒张末容量为（81±12）mL/m^2。左房影似椭圆形，如此左房容量也能用双平面方式计算，正常值最大为（63±16）mL，平均（35±8.7）mL。

（七）阻力

根据 Poiseuille's 定律，流量与血管半径的 4 次幂成正比，阻力与血管半径的 4 次幂成反比。体循环、肺循环或区域性血管床中，血管对血流的阻力采用类似于电学中欧姆（Ohm's）定律的方法计算：

$$阻力 = \frac{压力（或伏特）}{平均血流量（或安培）}$$

或者是：

$$阻力 = 跨血管床的平均压力差 ÷ 血流量。$$

$$肺血管阻力（kPa·s/L）= \frac{肺动脉平均压力（kPa）- 肺楔嵌压（kPa）}{心（右心）排出量（mL/s）} × 1000$$

$$肺总阻力（kPa·s/L）= \frac{肺动脉平均压力（kPa）}{心（右心）排出量（mL/s）} × 1000$$

$$体循环总阻力（kPa·s/L）= \frac{肱动脉平均压力（kPa）}{心（左心）排出量（mL/s）} × 1000$$

正常值：肺血管阻力 4.7 ~ 16（kPa·s）/L；肺总阻力 20 ~ 30（kPa·s）/L；体循环总阻力 130 ~ 180（kPa·s）/L。

肺血管阻力 > 30（kPa·s）/L 为增高；> 30 ~ 80（kPa·s）/L 中度增高；> 80 ~ 160（kPa·s）/L 重度增高。肺总阻力 > 45（kPa·s）/L 明显增高。

阻力也能简单表达为 R（单位）= 平均压差（mmHg）除以心排血量（L/min）。在婴幼儿，压力下降与血流量指数有关，由此 R（单位）× 面积（m^2）= 压力除以心脏指数。成人肺阻力计算通常不采用阻力指数，但对其使用有增大的趋势。

正常肺血管阻力指数是 1 ~ 2 单位。1 个阻力单位（Wood·U）一般约等于 80（dyn·s）/cm^5。阻力的变化通常意味着血管床横切面积发生改变，但并不表明发生这种变化的机制。血管内血流量增加所致的血管被动增粗以及此前关闭的通道开放，可以产生类似于主动的血管舒张所致的阻力变化。大的房间隔缺损而肺动脉压力正常者，被发现所计算的肺血阻力低于正常。临床上，阻力可用于定量肺血管病变程度。如一个肺血管阻力达 10 单位 /m² 的患者，封闭间隔缺损后可能不会获得益处。在流体系统中的血流总阻力被定义为阻抗，其临床应用有限，因阻抗的准确计算需要高保真地记录压力以及速度或流量。

（八）计算瓣膜口面积

使用 Torricelli's 开口公式来计算瓣膜口面积，这是一种计算圆形开口或短管的标准血流动力学公式。当流体流过狭窄的开口时，压力差与压力能量转换成动力能量有关。Gorlin 公式用以计算瓣口面积，衍生于两个标准的开口公式结合，一个是流体的容量比率，另一个是流速。

流体容量比率公式：

$$F = AVC_c$$

式中，F——收缩期或舒张期瓣口开放时的血流容量比率，mL/s；A——已确定的瓣口面积，cm²；V——血流速度，cm/s；Cc——瓣口收缩补偿系数。

流速公式：

$$V^2 = C_v^2 2gh \quad 或 \quad V = C_v \sqrt{2gh}$$

式中，V——血流速度，cm/s；C——速度系数（估计在压力能量转换成速度时有某些损失）；G——重力加速度（980cm/s²）；h——跨瓣口压差，cmH₂O。

两公式结合：

$$A = \frac{F}{C_c \times C_v \sqrt{2gh}} \quad A = \frac{F}{C \times 44.3\sqrt{P1-P2}}$$

式中，C——流量系数；$44.3 = \sqrt{2g} = \sqrt{1960}$；$h = P1-P2 =$ 跨瓣口压力差，mmHg。

每一心跳的收缩或舒张时间乘以心率，可求得每分钟内房室瓣或半月瓣的充盈或排空时间即为每分钟内占多少秒。由此，收缩期或舒张期每秒多少毫升的流量率，为平均流量率（心排血量，mL/min）除以充盈和排空的时间（s/min）。

二尖瓣口面积计算如下。

例如：心排血量（CO）= 5000mL/min；舒张期充盈时间（DFP）= 0.38s/ 每搏心跳；心率 = 90 次 /min；DFP/min = 34s/min；左房平均舒张压（LAP）= 30mmHg；左室平均舒张压（LVDP）= 5mmHg；C = 0.85（二尖瓣常数）。

$$二尖瓣流量（MVF）= \frac{CO}{DFP/min} = \frac{5000mL/min}{34s/min} = 147mL/s（舒张期）$$

$$二尖瓣口面积（MAV）= \frac{MVF}{0.85 \times 44.5\sqrt{LAP-LVDP}} = \frac{147}{38\sqrt{25}} = 0.8cm^2$$

主动脉瓣口面积（AVA）计算：

$$AVA（cm^2）= \frac{F}{C \times 44.5\sqrt{P1-P2}} = \frac{主动脉瓣流量［mL/s（收缩期）］}{1 \times 44.5\sqrt{LVS-ASP}}$$

其中，LVS——左室收缩期平均压力，mmHg；ASP——主动脉收缩期平均压力，mmHg；C——瓣口常数（主动脉瓣值为 1）。

如果使用股动脉，则取于同时记录左室 - 股动脉压力的主动脉瓣压差，应与已矫正的从中心到外周股动脉脉搏的时间延迟重新组合后获得的压差均分。也有一些其他的改良建议被提出。

同样的，三尖瓣及肺动脉瓣的瓣口面积也可如此计算，瓣口常数为 1.0。

如果血流正常，一般来说，瓣口内径减少到一半以下或瓣口横截面积减小到四分之一，便会有明显阻塞。二尖瓣口面积为 1cm^2，主动脉瓣口面积 0.7cm^2 便为明显狭窄。如果使用肺小动脉楔嵌压而不是左房压，则跨二尖瓣压差会高估。合并关闭不全的瓣膜狭窄，计算瓣口面积必须考虑附加的反流量，对狭窄的严重性也有高估的可能。为计算二尖瓣或主动脉瓣反流量，应从血管造影的总左室搏出量中减去前向搏出量。

六、选择性血管造影

1947 年，Chavez 首次通过一根橡皮导管在右心室内注入造影剂，至今这种选择性造影技术仍不断得到改进。瓣膜性或先天性心脏病，最初诊断常常是用非侵入性的影像方法，然后进行心导管检查和血管造影，再进一步研究组织学和解剖学方面的改变。使用大腔导管更有利于快速、低阻力地将一团密集的造影剂推注入心腔内。一种远端成圆圈、顶端开口并有多个侧孔的所谓猪尾导管，减少了推注过程中导管的反跳。顶端带有气囊的侧孔造影导管比常规导管更容易操作，所引起的异位心脏早搏也有所减少。造影剂按所需剂量及预先设置的最大流率由压力注射器注射。成人复杂青紫型先天性心脏病，由股静脉插入一种顶端封闭而有多个侧孔的大腔导管，可在 2s 内释出 70 mL 造影剂，且导管不会反弹。将大口径导管定位于右室心尖部可借用导引导丝或顶端能转向操纵的导丝完成。

（一）造影剂

所有造影剂均含有三个碘分子，与一个被完全取代的苯环相结合。在标准离子型造影剂中的第四个位置被钠或甲基葡胺作为阳离子所占据；苯环余下的两个位置带有泛影酸盐、甲泛影酸或脑影酸盐的侧链。早在 1923 年，Osborn 注意到梅毒患者在口服和静脉注射碘化钠治疗时，其膀胱可在 X 线下显影，因为碘吸收光子。所有造影剂均主要由肾小球滤过排出，正常的排泄半衰期为 20min；胆道排泄为 1%。造影剂按 0.5 ~ 1.0mL/kg 计算，剂量大小根据总体重、心腔大小、体循环血量、左向右分流程度、肺血管病变的严重性，以及患者临床情况选用。如果在造影剂注入后很快引起明显的血流动力学改变，则应根据患者临床情况，推迟随后的大剂量注射。造影剂所致的血管扩张作用和体循环阻力的暂时性下降，与所用造影剂的渗透分子浓度的大小有关。一过性高血容量和血管收缩受抑制，是左房压和左室舒张末压升高的部分原因。

为减少造影剂的渗透作用，必须减少溶解离子的数目，或每粒子碘的分子浓度必须增大。新一代的非离子型、单体、和离子二聚体造影剂，有差不多相同的黏滞性和离子浓度，但其渗透性仅为离子造影剂的一半或更低，例如，碘帕醇和碘克沙醇，分别为 796mosmol/kg H_2O 和 560mosmol/kg H_2O，而泛影酸钠却高达 1689 mosmol/kg H_2O。新型造影剂的优点包括较低的血流动力学负荷，较少出现患者不适，结合钙离子少，心肌功能及血压受抑制轻，并且过敏反应较少。缺点是价格昂贵，只作选择性应用。

此外，标准造影剂有中度抗凝作用，而某些非离子造影剂仅有轻度抗凝作用。因此，含有造影剂的导管和注射器均应保持无血液混合。

新型造影剂主要用于病重患者，特别是左室功能极差的成人、肾脏病患者、糖尿病患者，以及对造影剂有严重反应史或多次变态反应的患者。标准的高渗造影剂中，无钙结合作用的可能负性肌力作用较小，室颤发生的可能性较低。

（二）显影方法

血管造影使用荧光增强放大、35mm 的电影摄影机、电视监视器和磁性光盘记录，物体上每一点均如实显影，质量极其完美。但实际中，这种影像复制受到光线扩散的影响，增加的屏蔽也会使影像的对比度和分辨率下降。虽然，患者的电影画面尚不能在血管造影片上改变空间上的分辨率，但其本身的活动通过噪点平均及眼睛整合（每秒 5 帧）或视觉暂留（0.2s）能力使可视性增强。磷光体的循环显影，通常被过度成帧在较慢的 35mm 而实用区为 1824mm 的影片上。胶片的处理及类型应详加注意，对获得一个理想的对比度和详细影像十分重要。在区域之间的射线造影对比度、密度及灰度，部分取决于 X 线光子对物体的穿透、胶片的对比度及 X 线的散射。使 X 线射束对准目标区域，可以使散射降到最低限度。冠状动脉造影希望采用短标度、高对比度、在深灰的背景上有轮廓鲜明的白色影像；先天性心脏病中成灰色阴影的长标度有助于确定整个心脏解剖。双平面电影血管造影在检查复杂的先天性心脏缺损中能很好地满足要求，尤其是婴幼儿患者，造影剂的总用量可以明显减少，心脏各腔室与大血管之间的关系能较好判定。

计算机增强数字血管造影、导管室的影像增强器和视频摄像机均连接在模拟数字转换器和数字储存装置上。模拟的视频信号被数字化转成一系列分散的数值，后者表现为连续的电压起伏并储存在磁性光盘上。影像以标准的电影方式获得，同时用电影摄像机储存在胶片上，并从视频影像转为数字，数字资料通过一个实时影像信息处理器增强显示，并储存在数字磁盘上作进一步信息处理。在单平面造影时，可用曝光速度为每秒 15 帧、30 帧和 60 帧，以及 512×512 或者 1024×1024 的矩阵。双平面同时造影，可以使用每秒 7.5 帧、15 帧和 30 帧。增强的影像可以重放、冻结、储存，并可显示在另一监视器上。实时影像信息处理器增强并改善荧光屏上的显影。对于复杂、费时的投照，脉冲式荧光检查只需一半的电影射线剂量，透视的最后 5s 能储存在数字光盘上以便讨论。不同程度的增强、行帧率以及曝光时间可在预先编程的按链模块中选择。分析程序包括减影能力、心室射血分数、边缘增强以及区域性和整体性室壁运动。通过电子学反转骨骼及组织黑白影像的极性，制造影像标记，然后将该标记重叠在血管造影的影像上，组织背景影像可在消除后进行数字减影的造影图像。动脉狭窄的定量评估可在 2 倍放大后处理中进行。一个手持的红外操纵装置在检查时可行影像讨论及冻结画面储存，此装置装在一消毒袋内由术者在床边控制，经由视图控制面板来完成对所获影像的讨论及另外的影像处理。介入治疗中筛选的有特别用处的原始底图可经由视频信号记录仪、X 线片或激光仪记录下来。实际上，由光盘中放出的数字血管造影，其分辨率已达到电影胶片标准，而转换成视频磁带记录的数字血管造影质量低劣难以应用。因此，一旦建立了永久性数字影像文件保存的实用方法，以及如果标准的输出影像资料的兼容系统发明出来，在导管室内数字血管造影很可能要代替胶片记录。可记录的压缩光盘（CD-R）以及由制造者和使用者通用交换的标准装置，即医用数字影像和转换（DICOM）系统已显出良好的前景。

（三）投照位置

X 线球管增强器凭借 L-、U- 或 C- 臂而具有全方位的定位能力，可以对平卧患者进行不同角度的观察。弯曲的室间隔需要两个侧面观，轴向倾斜角度以及头向偏角构成如下：① 40° 左前斜（LAO）加 30° 头位（四腔位观），显示室间隔的后三分之一。在房室通道缺损的瓣膜水平，心脏 4 个腔室不发生重叠。② 60° 加 30° 头位（长轴观）显示室间隔的前三分之二、室间隔的膜部缺损以及左室流出道。右前斜位（RAO）30° 加 40° 头位用于观察右室漏斗部及室上脊室间隔缺损。主肺动脉及其两个分支在正位加 30° 头位上看；采用适当的投照位，仔细操作、调整 X 线机和球管，由适当内径的导管注入合适剂量的造影剂，可成功地进行造影。满意的左室造影，应是无室性异位早搏的左室腔完全显影。

（四）血管造影的临床应用

（1）右房造影用于诊断：①三尖瓣下移（Ebstein's）畸形中的三尖瓣下移，以及三尖瓣闭锁或狭窄；②黏液瘤和血栓；③发绀型先天性心脏病中右心耳异构；④确定心包积液或肿瘤中的右心房缘；⑤右向左分流的房间隔缺损或偶尔通过回流血确定肺静脉畸形引流的入口部位。

（2）右室造影侧位投照可检查右室流出道的直径以及梗阻的水平，并可研究右室与大血管之间的关系。

（3）肺动脉造影可以用于回流后充盈左侧心脏来检出左向右分流，以及可以检出部分或完全肺静脉畸形引流的部位，并使肺动脉及其分支显影。

（4）房间隔缺损右肺上肺静脉是最佳的选择性造影部位，而不是在左房本身。心内膜垫缺损以及原发孔型房间隔缺损，选择性左室造影可显示出较长的右室流出道（鹅颈）以及缩短的左室流入道，这是因为室间隔上部缺如。

肺动脉闭锁伴室间隔缺损，为了解其肺动脉的情况，或确定在右及左肺动脉分支之间中断的情况下一侧肺动脉的情况，可通过一个端孔球囊导管堵住肺静脉或常规导管嵌入肺静脉内后，手推造影剂，常可显出同侧的血液逆流回到肺动脉分叉处。肺动脉闭锁中，起于降主动脉、动脉导管以及锁骨下动脉的体循环动脉到肺动脉的侧支血管大小和起源处，也可诊断清楚。

（5）瓣膜反流。主动脉瓣上造影用于检出并定量分析主动脉瓣反流，较轻的主动脉瓣反流，可见一细微的反流喷出，仅局限在左室流出道，收缩期时清除（1 度）；造影剂反流束导致左室腔不完全透亮，持续昏暗（2 度）；3 度和 4 度时看不到清楚的反流喷出，左室完全显影，进行性或在 1～2 个舒张期内加深，严重者其密度超过主动脉影。主动脉影可显示狭窄主动脉瓣的大小和活动性，表现为不含照影剂的左室血冲入显影的主动脉内形成负性造影。二叶主动脉瓣、主动脉右窦和左窦瓣叶之间的交接处融为一体，左前斜位造影见主动脉瓣开放如鱼嘴样。

左室造影还可显示主动脉瓣下左室流出道梗阻水平。心内膜垫缺损前面观可显示出一个 X 线透光切迹出现在二尖瓣前叶内，或出现在房室瓣上及下连接之间。RAO 左室造影用于检出并粗略定量二尖瓣反流，使用猪尾导管以减少室性异位早搏，一般以 15mL/s 的速度注入 45mL 造影剂。

用血管造影标准给二尖瓣反流程度进行分级带有某些主观性，因此在判定反流程度的观察上可能会产生一些不同意见。1 级和 2 级二尖瓣反流表现为一束狭窄到中度增宽的反流射流，密度轻到中度，左房轻到中度显影，清除迅速；3 级和 4 级反流则有明显的反流射流，左房显影也明显增强、快速、持久，因此左房影浓黑更甚于左室，在 4 级时更甚于主动脉。二尖瓣脱垂在侧位加轻度头位下显示最佳，在收缩期二尖瓣环上的一个或两个瓣叶整体或部分呈气球样变，二尖瓣反流可有可无。正常二尖瓣在早搏出现时也可以出现反流。人工生物瓣可允许导管尖端通过而其功能不受干扰，人工金属蝶瓣或球瓣则不行。

使用猪尾导管定位于右室心尖部，在 RAO 或侧位行选择性右室造影可对三尖瓣反流进行充分评价，反流进入上、下腔静脉说明反流严重。肺动脉瓣反流可由位于肺总动脉适当部位的导管造影检出。

（6）左心室造影。左室导管检查可以测定静息时、运动下或给药后的左室压力，左室造影可以对室壁运动作视觉影像分析，并计算心室的收缩期和舒张期容量及射血分数。详细分析冠状动脉造影与左室造影之间的关系，可以鉴别狭窄以及为存活心肌提供搭桥旁路供血的动脉。进一步地评价左室壁运动，可作如心房起搏、药物或运动等附加负荷试验。使用硝酸盐类、儿茶酚胺或早搏后左室收缩增强，可以鉴别出左室壁节段运动在血管重建手术后是否改善。左心室造影可以检出并存的瓣膜性心脏病。对以往曾行搭桥手术的患者，移植血管的通畅性及冠状动脉本身的状态均能进行评价。某些儿童先天性心脏病存在需要行手术矫正的冠状动脉畸形，也可以通过造影确定其病变部位。

左室造影是实验室内评价左室活动的标准方法。正常的左室收缩模式是一种同步的、沿心内膜所有点均是向心性的内向运动。Harrison 所谓的同步失调一词，是用来表明正常左室收缩模式的紊乱。美国心脏病协会关于冠状动脉病变分级的 Ad Hoc 委员会推荐采用 RAO 位 5 个左室节段及 LAO 位 2 个左室节段来诊断室壁运动。左室泵功能通过左室容量测定作最佳分析，在冠心病患者和非均一收缩模式患者中，单一平面以及双平面的容量测定可以明显不同。特别是 RAO 位和侧位的单一平面左室造影图像常常会对整个左室的收缩估计不足，因其主要是选择性地显现左室前及下游离壁，两者均是心肌梗死经常出现的区域。Vogel 等发现 RAO 位单一平面的左室造影对 70% 的冠心病患者的射血分数估计不足。出于这一理由，双平面的左室造影对评价冠心病患者常常是合理的。

七、心脏导管及造影的并发症

临床实践中可能发生的并发症包括：导管打结，导丝折断，心房、心室或冠状静脉穿孔，以及与球囊导管充盈膨胀有关的肺梗死或肺动脉破裂。如果已经出现左束支传导阻滞，或者是发绀型患者需要继续导管操作，则可能发生完全性传导阻滞、持久的室性或房性心律失常。

左心导管检查，在经皮动脉穿刺部位可能出现血栓形成或血肿，血液也有可能进入筋膜和腹膜后水平。在锁骨下动脉或盆腔动脉的弯曲部位，可能发生穿孔。最常见的血管并发症是股动脉假性动脉瘤或搏动性血肿，部分原因在于导管检查后肝素继续使用。使用彩色多普勒血流显像可以检出导管术后假性动脉瘤，表现为收缩期高速血流信号，即从股浅或股总动脉的小穿刺点处进入假性动脉瘤的囊内，而在舒张期低流速信号从囊内逆行进入股动脉。存在股动静脉瘘时，从动脉到静脉有一束恒定的血流信号。在超声指引下压迫有助于消除瘘管交通。据埃默里大学医院资料，行冠状动脉造影使用 8F 多用途导管经皮股动脉穿刺法，在约 23 000 例（72% 男性）患者中，14 例（12 例女性及 2 例男性）需行股动脉血栓切除。股动脉较小以及女性更易于发生血栓栓塞。脑栓塞主要产生于升主动脉内斑块物质脱落，而较少起源于导管内的纤维素凝块，脑栓塞可以出现单纯永存的复视或偏盲。30 000 例冠状动脉造影和左心导管检查，35 例发生中枢神经系统并发症（颈动脉分布区 15 例，椎基底动脉 20 例，播散性脑病 2 例）。所有患者中一半恢复一半遗留病症，2 例死亡。导管在主动脉内操作后，有可能出现突发胆固醇结晶栓塞综合征，并且有可能导致进行性肾衰竭。经房间隔穿刺可能误穿主动脉或心房游离壁，引起心包填塞。

在注入造影剂后立即出现伴或不伴呕吐的恶心，可能与直接刺激脑血清素受体有关。不良反应同时还包括打喷嚏、寒战、低热、荨麻疹、瘙痒、血管性水肿、支气管痉挛以及休克。这些反应是类过敏性的，并非真正过敏，因为没有发现抗造影剂的免疫球蛋白 E（IgE）。其发生机制可能与血管舒缓素激活、补体及内源性凝血系统有关，或者直接与高渗性或化学性细胞毒性有关。罕见的反应包括腮腺炎（碘中毒性腮腺炎）、舌炎、胰腺水肿。在使用标准的造影剂造影之前 12h 和 2h，常规给予两剂口服糖皮质激素（甲泼尼龙 32mg），可以明显减少急性过敏反应。盐酸苯海拉明、盐酸西咪替丁、肾上腺素以及氧化可的松，可单独或者联合应用使用。见表 1–5–2。

表 1-5-2　心导管实验室中过敏反应的处理

表现	治疗
荨麻疹和皮肤瘙痒	1. 不需处理； 2. 苯海拉明，25 ~ 50mg 口服或静滴； 3. 治疗无效： 肾上腺素 0.3mL 1∶1000 溶液，皮下注射，q15min，总量 1mL； 西咪替丁 300mg 或雷尼替丁 50mg； 加 20mL 生理盐水，静滴 15min 以上
支气管痉挛	1. 面罩给氧，血氧定量； 2. 轻度：选择性 β_2- 受体激动剂，吸入。中度：肾上腺素 0.3mL 1∶1000 溶液，皮下注射，q15min，总量 1mL。重度：肾上腺素，经静脉一剂快速推注 10 μg/min，后继 1 μg/min 到 4 μg/min 滴入，监测血压，ECG 及疗效； 3. 苯海拉明，50mg 静滴； 4. 氢化可的松 200 ~ 400mg 静滴； 5. 酌情选用 H_2 受体阻滞剂，用法同上
面部及喉部水肿	1. 立即联系麻醉科； 2. 建立气道，吸氧，气管插管，气管造口； 3. 轻度：肾上腺素皮下注射，同上述用法；中度 / 重度：肾上腺素静滴，同上述使用； 4. 苯海拉明，50mg，静滴； 5. 动脉血气分析； 6. H_2 阻滞剂，同上述使用
低血压 / 休克	1. 同时给予：①肾上腺素经一剂快速推注 10 μg/min，可重复直到血压恢复，后继以 1 μg/min 到 4 μg/min 滴入维持血压稳定；②大剂量生理盐水，头 1h 内 1 ~ 3L； 2. 面罩给氧，气管插管； 3. 苯海拉明，50 ~ 100mg 静滴； 4. 氢化可的松，400mg 静滴； 5. 中心静脉压测定 /Swan-Ganz 漂浮导管监测； 6. 血氧测定 / 动脉血气分析； 7. 治疗无效：H_2 阻滞剂，多巴胺 2 ~ 15 μg/（kg·min）静滴；现代心肺复苏术

对造影剂肾病高危的患者，通常先有肾功能不全和糖尿病。在非选择的人群中，2% ~ 7% 的患者在血管造影 24 ~ 48h 后血浆肌酐水平增加 0.5 ~ 1.0mg/dL，或比基线水平增加 25% ~ 50%，一般认为是造影剂引起的肾损伤。在预防或减轻肾损伤方面，良好的水化作用非常重要：即在造影前 12h 开始，每小时给 0.45% 的生理盐水 1mL/kg，并持续到造影后 12h。造影剂肾脏毒性的机制，部分与肾皮质的血管收缩及肾小管中毒有关。随机试验表明，高危组患者中肾损伤在使用低渗分子的造影剂时可减少，而不管使用离子或非离子造影剂，在低危组中造影后血浆肌酐水平的上升率几无差别。

造影后发生的肺水肿可能是由于容量负荷过重或负性肌力作用。危重患者以及那些明显心室功能紊乱或严重阻塞性瓣膜病患者，安排造影摄片以显示清楚心脏解剖时，应考虑此种状况下使用大剂量造影剂可能带来的后果，采用较缓和的方法。

（尚小珂）

参考文献

［1］ 孔宪明，高海青.心血管疾病诊疗技术［M］.北京：人民卫生出版社，2001.

［2］ 周爱卿.心导管检查及心血管造影在先天性心脏病诊断中的应用［J］.中国实用儿科杂志，2002，12（7）：76-77.

［3］ Cheatham JP. Intervention in the critically ill neonate and infant with hypoplastic left heart syndrome and intact atrial septum［J］. J Interv Cardiol, 2001, 14（3）：357-366.

［4］ Aldahham A，Namias N. Potentially life-threatening complication of pulmonary artery catherization［J］. J Trauma, 2001, 50（6）：1158.

［5］ Zehr KJ，Handa N，Bonilla LF，et al. Pitfalls and results of immediate angiography after off-pump coronary artery bypass grafting［J］. Heart Surg Forum, 2000, 3（4）：293-299.

［6］ Poulsen SH. Clinical aspects of left ventricular diastolic function assessed by Doppler echocardiography following acute myocardial infarction［J］. Dan Med Bull.2001, 48（4）：199-210.

［7］ Laskar R，Graybum PA. Assessment of myocardial perfusion with contrast echocardiography at rest and with stress, an emerging technology, Prog Cardiovasc Dis.2000, 43（3）：245-258.

［8］ Shim D，Kimball TR，Michelfelder EC，et al. Exposure to ionizing radiation in children undergoing Amplatzer device placement to close atrial septal defects. Catheter Cardiovasc Interv, 2000, 51（4）：451-454.

［9］ Anwar A，Vallabhan R，Dalton R，et al. Percutaneous vascular surgery after aortic valvuloplasty, initial clinical experience. J Invasive Cardiol, 2000, 12（4）：218-220.

第六章

心血管核医学

心血管核医学通常也称为核心脏病学，是心血管疾病现代诊断与研究中的简便而无创的重要手段。核心脏病学研究是指利用放射性核素来研究心血管疾病的发生发展、病理生理、功能结构等变化，从而达到心血管疾病诊治，提供病情、疗效及预后的信息。心血管核医学涵盖内容较为广泛，主要包括心肌血流灌注显像（myocardial perfusion imaging，MPI）和心肌代谢显像。心肌血流灌注显像主要用于评估冠状动脉的供血情况，其中应用正电子发射断层显像（positron emission tomography，PET）是冠状动脉微小血管病变无创检测的金标准。心肌代谢显像中最为常用的就是心肌葡萄糖代谢显像，应用显像剂 ^{18}F-脱氧葡萄糖（^{18}F-deoxyglucose，^{18}F-FDG），反映心肌细胞葡萄糖代谢情况，其与心肌血流灌注显像联合评估，是心肌细胞存活的金标准。心肌血流灌注显像和心肌葡萄糖代谢显像在临床中广泛应用，对于缺血性心脏病的诊断、危险度分层、治疗决策、疗效评估具有重要的临床价值。

一、显像原理

1. 心肌血流灌注显像原理　心肌灌注显像可提供心肌的血流灌注情况及心肌细胞功能状态。心肌灌注显像是利用正常或有功能的心肌细胞选择性摄取某些碱性阳离子或核素标记化合物，通过核医学显像设备进行显像。显像剂的摄取量与局部心肌血流量成正比，心肌血流灌注正常区域心肌显影，而血流量减少的区域、缺血或坏死的心肌则影像变淡（稀疏）或不显影，能够准确反映心肌供血情况，有助于诊断心血管方面的疾病。

心肌血流灌注显像常应用负荷试验（stress test）。冠状动脉有一定的血流储备能力，因此在静息状态下，即使存在冠状动脉狭窄，动脉狭窄区的心肌仍可能维持正常供血，心肌显像时其显像剂分布与正常区可能无明显差异或仅轻度减少。而在负荷状态下，血流负荷增加，冠状动脉血流量较静息状态有一定程度增加。但冠脉狭窄区的心肌，不能随负荷相应地增加其血液灌注，使病变区与正常区的心肌血流量产生较大差异，较静息状态下更有利于显示缺血病灶。

心脏负荷试验通常分为运动负荷试验和药物负荷试验两类。药物负荷试验可采用冠状动脉扩张剂（如腺苷、双嘧达莫）或正性肌力药物（多巴酚丁胺）达到增加心肌血流的作用。运动负荷试验最广泛使用的是由 Bruce 设计的方案，多采用分级式次极量踏车运动。心肌灌注显像负荷方案的选择主要依据患者的具体情况而定，运动负荷是首选方案。因为运动负荷试验是最符合人体生理状态的试验，可以额外获得有关心脏功能、活动耐量、运动诱发的缺血性心电图改变或心律失常、心率储备、心率恢复等有价值的冠心病诊断和预后评价信息。对于不能运动或运动不达标、左束支传导阻滞、起搏器植入的患者可以选择进行药物负荷。心肌静息灌注显像与负荷试验相结合可通过评价冠状动脉的储备功能，反映有无心肌血流灌注异常，提高诊断心肌缺血的敏感性和特异性。

2. 心肌代谢显像原理　正常心肌可以利用多种底物产生能量，如脂肪酸、酮体、葡萄糖和乳酸。将放射性核素标记的代谢底物给患者静脉注射后，能够被心肌细胞迅速摄取，应用单光子发射计算机断层成像（Single-Photon Emission Computed Tomography，SPECT）和正电子发射断层成像（PET）即可行心肌代谢显像。

葡萄糖是心肌工作的重要能量来源物质，用 ^{18}F 标记的脱氧葡萄糖（^{18}F-deoxyglucose，^{18}F-FDG）是当前最常用和最重要的葡萄糖代谢显像剂。^{18}F-FDG 的结构类似于葡萄糖，与葡萄糖不同的是，在己糖激酶作用下经磷酸化后，不再参与进一步的代谢过程，而滞留在心肌细胞内，因此可以应用葡萄糖的标记物获得心肌葡萄糖代谢显像。

缺血心肌由于氧供随血流减少而减少，耗氧量较大的游离脂肪酸 β-氧化受到限制，需氧较低的葡萄糖氧化和甚至不需氧也能进行的糖原酵解仍可进行，葡萄糖几乎成为缺血心肌的唯一能量来源，因此缺血但仍存活的心肌可摄取 ^{18}F-FDG。但是对于无心肌细胞活力、不可逆性损伤的心肌节段，组织中葡萄糖的利用与血流量呈平行性降低，梗死心肌细胞无 ^{18}F-FDG 摄取。

二、显像方法

1. 常用显像剂　常用的心肌血流灌注显像包括两类：一类是单光子发射显像的药物，如 ^{201}Tl 和 ^{99m}Tc-甲氧基异丁基异腈（^{99m}Tc-sestamibi，简称 ^{99m}Tc-MIBI）等；另一类为正电子发射显像的心肌灌注显像药物，如 ^{13}N-NH$_3$、^{82}Rb 和 ^{15}O-H$_2$O 等。其中正电子药物心肌灌注显像有更高的显像质量及诊断准确度。

心肌葡萄糖代谢显像中最常用的是 ^{18}F-FDG。

2. 显像前准备　在心肌灌注显像前，患者应至少 12h 内避免饮用咖啡类饮料，并至少 48h 内避免服用含氨茶碱类的药物。

在心肌代谢显像前患者禁食至少 12h，检查前避免服用咖啡类饮料，测定空腹血葡萄糖水平，若低于 150 mg/dL，患者口服葡萄糖 50～75 g；如糖尿病患者血糖水平较高，可用胰岛素将血糖控制在 120～160 mg/dL。

3. 显像过程及图像后处理　根据所使用的放射性药物不同，显像方案有所差别，下面仅介绍较为常用的心肌显像方案。选择放射性核素合适的能谱峰（energy peak），进行断层采集，通过自动轮廓或椭圆形轨道，使探头贴近胸壁，SPECT 探头（为平行孔准直器）从右前斜 45° 开始到左后斜 45° 顺时针旋转 180°，每 5.6°～6° 采集 1 帧图像，共 30～32 帧，PET（为电子准直器）则进行动态 2D 或 3D 模式采集，采集的能谱峰为 511 MeV。^{18}F-FDG PET 注射后 60 min 行静态显像。采集结束后应用心脏专门断层处理软件进行迭代法重建，获得左心室心肌短轴（short axis）、水平长轴（horizontal long axis）和垂直长轴（vertical long axis）断层图像。

门控心肌灌注显像（gated myocardial perfusion imaging，G-MPI）则需要患者在检查床上连接心电监护仪，记录血压、心率、心电图。以心电图 R 波作为门控信号，每个心动周期一般采集 8 帧图像，SPECT 探头从右前斜 45° 至左后斜 45° 旋转采集 180°，每 5.6°～6° 采集 1 个投影面，共采集 30～32 个投影面；PET 则进行 2D 或 3D 模式采集。采集结束后应用专用软件进行图像处理和断层重建。获得左心室在收缩期及舒张期的系列心肌断层影像，据此可同时获得心肌血流灌注和心室收缩功能指标。房颤、心律不齐的患者不推荐行门控心肌断层显像，只适宜行非门控心肌断层显像。

4. 图像分析　采集结束后进行图像衰减校正，选择适当的重建参数（重建方式、矩阵大小、放大因子、截止频率等）进行后处理，重建心肌短轴、水平长轴及垂直长轴各断层面图像（图 1-6-1）。通常将负荷显像与静息显像联合分析，需要细致观察不同断层的每一幅图像显像剂在心肌内分布情况。

正常状态下，显像剂在静息和负荷状态下，均分布均匀；而在有心肌缺血、梗死状态下，显像剂分布稀疏或缺损（图1-6-2）。

靶心图按17节段法分区显示不同心肌区域的放射性分布，可相对客观和形象地评估正常、可逆性灌注缺损和固定性灌注缺损的范围，并可定量测定有病变心肌占左室心肌的百分率。提取门控数据可获取左室功能参数，包括左心室射血分数（left ventricular ejection fraction，LVEF）、心室容积、室壁运动及心室收缩协调性等。通过Heartsee软件或其他类似软件对静息和药物负荷图像划定不同感兴趣区（region of interest，ROI），则可获得静息和负荷状态下左心室整体及各壁的心肌血流绝对定量（MBF）和冠脉储备功能（CFR）值。

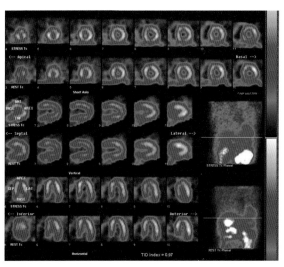

图1-6-1 心脏心肌短轴（前两行）、垂直长轴（中间两行）/水平长轴（后两行）断层面图像

第一行、第三行和第五行为负荷状态显像；第二行、第四行和第六行为静息状态显像。

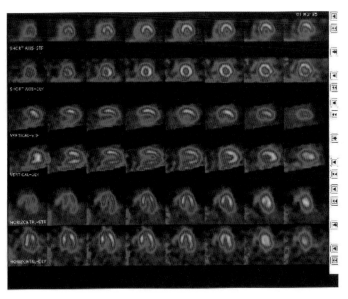

图1-6-2 52岁男性，心肌灌注负荷和静息显像图

在短轴图像和垂直长轴图像上，负荷状态下（第一行、第三行）均可见左心室下壁和后壁放射性缺损；而在静息状态下（第二行、第四行）相应区域未见显像剂缺损。提示该患者左心室下壁和后壁可逆性心肌缺血，该部位由右冠状动脉供血。

三、临床应用

1. **早期诊断冠心病** 冠状动脉血管造影被认为是诊断冠心病的金标准，主要依据大的冠状动脉（右冠状动脉、左前降支、左回旋支）或左主干的狭窄程度，但是其仅显示血管轮廓，显示血管管径的不规则及阻塞，不能显示冠状动脉壁上真正的粥样硬化病变，因此，在评价冠脉病变方面存在不可避免的缺陷。心肌灌注显像是诊断冠心病无创、安全、有效的功能检查方法，它不仅可以诊断有无心肌缺血，而且还可帮助确定缺血是否可逆以及冠状动脉的储备功能，为冠心病的临床治疗决策提供重要依据。从卫生经济学角度讲，心肌灌注显像也是诊断冠心病效价比最高的一种检查方法。在美国心脏学会/美国心脏协会/欧洲心脏病学会发布的冠心病诊断指南中，心肌灌注显像在疑似冠心病的多种情况下（如慢性胸痛、急性胸痛等）被评估为首选诊断方法。

一项包括 8964 名患者的荟萃分析结果显示，心肌灌注显像诊断冠心病的平均敏感性和特异性分别为 86% 和 74%。负荷心肌灌注显像可以明显提高诊断的准确性。国内刘秀杰等报道了运动负荷心肌灌注显像诊断冠心病价值，并与冠状动脉造影对比，发现前者诊断冠心病的灵敏度可达 96% ~ 98%，特异性在 83% 左右。有文献报告，应用腺苷或双嘧达莫药物负荷试验，诊断冠心病的敏感度 75% ~ 80%，也有文献报告灵敏度高达 95% ~ 100%。常规应用负荷心肌灌注显像与静息联合进行分析，具体临床意义见表 1-6-1。

表 1-6-1 负荷及静息心肌血流灌注显像不同显像特征的比较

影像特征	负荷显像	静息显像	提示
可逆性缺损 / 再分布	稀疏或缺损	恢复到正常	心肌缺血
部分可逆性缺损	稀疏或缺损	部分恢复	心肌梗死伴有缺血
固定性缺损	稀疏或缺损	无变化	心肌梗死或瘢痕组织
反向再分布	正常分布	减少	不定 *

* 原因不明（技术原因；瘢痕组织和存活的心肌细胞的混合再灌注区初期显像剂摄取过剩等）。

心肌灌注显像诊断冠心病的灵敏度与冠状动脉狭窄程度和病变范围呈正相关。当出现多支血管病变时，其检出的可能性要高于单支血管病变。Beller 等研究结果显示，^{201}Tl 心肌灌注断层显像诊断单支冠脉病变的灵敏度为 83%，二支病变的灵敏度为 93%，三支病变则达 98%。值得注意的是，三支病变导致的均匀一致的"平衡性"缺血，单纯的目测分析方法，可能会导致诊断灵敏度的降低，借助定量分析有助于提高诊断的准确性。

静息及负荷心肌灌注显像测得的冠状动脉血流储备（coronary flow reserve，CFR）是对流经心外膜大冠脉和微循环血流的综合评价。冠心病早期，负荷心肌灌注显像可为阴性，静息心肌血流灌注（myocardial blood flow，MBF）也可为正常，而通过探测心肌不同部位的 MBF 和 CFR，可以准确评价早期冠状动脉病变。定量 MBF 和 CFR 同样有助于更准确地识别单支或多支冠脉疾病的严重程度，避免漏诊多支血管病变。

2. **冠心病危险度分级** 危险度评估是指基于核素心脏显像的结果，推测其未来发生心脏事件的概率。评估的意义在于指导临床医师采取及时、有效和合适的治疗策略。对于心肌灌注显像表现正常的低危患者，不需要特殊处理，可以避免过度治疗；对于心肌灌注显像异常者，可根据危险度等级，采取适当、有效的治疗措施，使患者最大程度受益。其中危险程度可按照年心血管事件发生率进行划分，年心血管事件率 < 1% 被认为是低危组，年心血管事件率 > 3% 为高危组，而处于两者之间为中危组。

负荷心肌灌注显像正常时，预示在相当长的一段时间内患者发生心脏事件的概率很低，患者预后良好。一项大于 100 000 名患者的研究表明，血流灌注显像正常的患者年心血管事件发生率为 0.6%。对于负荷心肌灌注提示为低危或中危的人群不需要有创的治疗，保守治疗可以使患者受益程度最大。心肌灌注显像轻度异常的患者，降脂药物或血管紧张素酶抑制剂可有效降低心脏事件，患者可不直接采用血运重建术等方法。

当心肌灌注显像异常时，提示随后发生心脏病事件的危险性明显高于显像正常者，其中心肌灌注缺损对预后有重要意义，且心肌灌注异常的范围越大、死亡率越高。高危冠心病的心肌灌注影像可具有以下特征：①在两支以上冠状动脉供血区出现多发可逆性缺损或较大范围的不可逆性灌注缺损；②定量或半定量分析有较大范围的可逆性灌注缺损；③运动负荷后肺摄取显像剂增加；④运动后左心室立即呈暂时性扩大或右心室暂时性显影；⑤左主干冠状动脉分布区的可逆性灌注缺损；⑥静息状态下 LVEF 降低。心肌灌注缺损是否为可逆性也是预测不同心脏事件的一个重要因素。固定性灌注缺损与心源性死亡有关，而可逆性灌注缺损与非致死性心肌梗死有关。

同时门控心肌显像可评价左心室整体功能和局部室壁运动，计算 LVEF。对左心室整体和局部心肌收缩力的评价增加了心肌血流灌注显像诊断冠心病的特异性，提高了估测预后的价值。一般左心室功能受损，提示患者预后较差。不论是心肌灌注严重缺损的患者还是轻、中度灌注缺损的患者，LVEF < 45% 或者舒张末期容积 > 70mL 均为预测患者发生心脏事件的独立的因子。对门控 SPECT 显像进行评估中，发现左心室射血分数每减少 1%，心源性死亡率就有所增加。即使射血分数正常，如果发现心肌缺血，局部室壁运动异常也可提示患者为发生心源性死亡或心肌梗死的危险性很高，而且为独立的预测因子。

心肌血流定量得到的 MBF 和 CFR 可反映心外膜冠脉和微血管功能，能够早期、准确发现冠脉异常，为患者提供更精确的危险分层。CFR 值较低的患者发生心脏不良事件概率较大。且与 LVEF 及其他心血管病变危险因素相比，CFR 是缺血性心脏病患者心脏不良事件的独立预测因子。

3. 心肌细胞活力评估　当冠状动脉狭窄供血减少或心肌对能量的需求增加而得不到满足时，即出现心肌缺血。心肌缺血性损伤是一个从可逆到不可逆的动态变化过程。心肌缺血后，随着缺血发生的速度、范围、程度及其侧支循环建立的不同，心肌细胞的损害可能出现三种不同的情况，即坏死心肌、冬眠心肌、顿抑心肌。坏死心肌是真正不可逆的心肌损害，即使冠脉血流得到恢复，心脏功能也不会得到有效改善。冬眠心肌和顿抑心肌为存活心肌，经血运重建后心功能可完全或部分恢复。在有冠状动脉病变的患者，病变区心肌是否存活直接关系到血运重建治疗或再灌注后心室功能障碍能否改善及其治疗方法的有效性，准确地鉴别存活心肌和梗死心肌，对临床治疗方案的制定、再血管化适应证的选择、评估疗效及判断预后具有重要的临床意义。

心肌葡萄糖代谢显像是心肌细胞活力评估的金标准。利用心肌血流灌注 – 代谢显像联合分析，可评价心肌细胞活力情况（表 1-6-2）。一是当血流灌注与代谢显像心肌的显像剂分布均匀，提示为正常；二是心肌血流灌注减少，而葡萄糖摄取正常或相对增加，这种血流 – 代谢不匹配模型在有心室功能障碍的患者，是心肌存活的有力证据（图 1-6-3）；三是局部心肌血流与葡萄糖代谢呈一致性减少，呈匹配图像，为心肌瘢痕和不可逆损伤的标志（图 1-6-4）。联合心肌血流灌注显像，[18]F-FDG 显像可有效鉴别低血流灌注状态但仍存活的组织与不可逆性损害的心肌组织，并计算相应不同区域心肌面积，为下一步治疗计划的制订提供依据。有研究显示，以代谢 / 血流不匹配的特征对于冠脉血管再通术后收缩功能改善的阳性预测值为 78%～85%，阴性预测值达 78%～92%。尤其是表现为心绞痛和慢性左室功能障碍者，心肌灌注显像呈缺血改变，而 ^{18}F-FDG 显像有摄取的冬眠心肌节段冠脉再通治疗效果最佳，冠脉搭桥术后室壁运动可迅速得到恢复，左心室射血分数明显增加；而葡萄糖代谢显像摄取减少的心肌节段，再通术后心室功能改善不明显。有研究比较了 ^{18}F-FDG 代谢显像判断的有活性与无活性心肌的患者，药物和手术治疗后随访中的死亡率差别，发现血流与 ^{18}F-FDG 代谢显像呈不匹配的患者，接受了血管再通治疗后随访中死亡率明显低于药物治疗者（8%：41%），提示缺血区心肌存活者血管再通治疗仍是有效的治疗手段；而缺血区心肌无活性的患者，采用两种方法治疗的死亡率没有差别。

　　虽然存活心肌评估指导治疗，对于血运重建后左室功能及预后的改善的指导意义得到广泛肯定，然而不同研究对于获得左室功能及预后改善的存活心肌临界值（cutoff）未能得到统一，这也是未来心肌活性检测（detection of myocardial viability）的一个重要方向。

表 1-6-2　不同心肌状态下显像特征的比较

心肌状态	葡萄糖代谢显像	血流灌注显像	影像特征	血运重建后心功能改善
正常心肌	正常	正常	—	—
心肌坏死	不摄取	不可逆性缺损	匹配	无改善
心肌缺血 *	—	—	—	—
心肌冬眠	正常或摄取增加	缺损	不匹配	恢复正常
心肌顿抑	正常或减少	正常或接近正常	不定 **	有改善，但恢复较慢

* 为存活心肌；** 取决于心肌受损程度和受损后显像的时间。

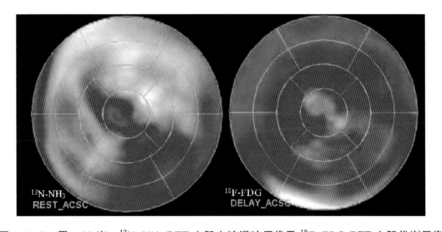

图 1-6-3　男，63 岁，^{13}N-NH$_3$ PET 心肌血流灌注显像及 ^{18}F-FDG PET 心肌代谢显像

图像示左心室心尖段、下侧壁及下壁部分区域心肌血流灌注明显减少或缺损（左图），相应部位葡萄糖代谢正常或不均匀轻度减少（右图），提示相应区域心肌缺血，但均为存活心肌。

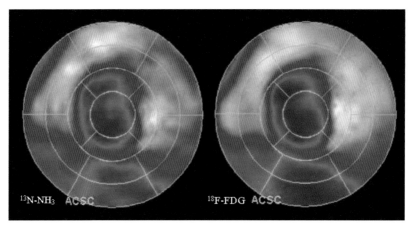

图 1-6-4 男，44 岁，PCI 术后 11 年，^{13}N-NH$_3$ PET 心肌血流灌注显像及 ^{18}F-FDG PET 心肌代谢显像以评估存活心肌

患者心尖段、前壁及间壁近心尖段、下间壁、下壁各段可见血流灌注及葡萄糖代谢均为放射性分布缺损，呈完全匹配（瘢痕心肌，占左室面积 44.1%）。患者后于心外科行原位心脏移植术。长期随访（44 个月）患者无特殊不适。

4. 诊断冠状动脉微小血管疾病 有 20% ~ 30% 的心绞痛患者冠脉造影为正常，即使在典型的劳累性心绞痛患者中，也有约 10% 的患者冠脉造影为正常。1973 年，Kemp 首先将一组劳累性心绞痛而冠脉造影正常者称之为 X 综合征（冠状动脉造影正常的心绞痛综合征），后来也将此称为"微血管性心绞痛"或冠状动脉微血管病变（coronary microvascular disease，CMVD）。2017 年，中华医学会心血管病学分会编写 CMVD 中国专家共识。CMVD 发病率高，研究表明超过 60% 的阻塞性冠心病患者共存 CMVD，高达 67.4% 的非阻塞性冠心病患者存在 CMVD，且非阻塞性冠心病在稳定性心绞痛患者中的比例逐年增加。CMVD 的尽早检出、明确诊断和及时治疗至关重要。

目前冠状动脉血管造影被认为是诊断冠心病的金标准，提供冠状动脉解剖影像，可以敏感地发现冠状动脉血管壁的变化及其所导致的管腔狭窄程度，其优势是能够准确地排除管腔直径大于 100 μm 的冠脉狭窄，阴性预测值大于 99%。然而这一部分血管仅占整个冠状动脉树的 5%，95% 的小血管无法通过冠脉造影进行评价，即无法诊断微小血管病变所导致的冠心病，同时无法评估狭窄的冠脉是否已经导致了血流动力学改变，更不能定量心肌血流。常规的 CTA、超声心动图和心脏 MR 显像也不能进行心肌血流的绝对定量。目前临床应用的评价 CMVD 的方法有限，冠状动脉内多普勒血流导丝测量 CFR 被认为是有创检查的金标准，缺点是有创伤，操作复杂；而 PET 心肌血流灌注显像被认为是无创诊断 CMVD 的金标准。

心肌灌注显像可真实反映心肌微循环的异常，包括大的冠状动脉狭窄和微小的冠状微循环的功能障碍所致的心肌缺血改变。负荷心肌灌注显像为微血管病变的探测、确定冠脉狭窄患者的血流动力学提供了无创、安全、有效的功能检查方法。应用药物负荷和静息 PET 心肌灌注显像，通过一站式检查，进行心肌血流灌注绝对定量分析、心肌储备分数的绝对定量分析，可评估微循环功能，对微血管病变的诊断提供定量依据。华中科技大学同济医学院附属协和医院在国内率先进行了应用 PET 心肌血流灌注显像评估 CMVD，规范了 PET 一站式检查的方法（图 1-6-5）。在静息状态下，床边注射 ^{13}N-NH3 370 MBq（10 mCi）后即刻开始动态采集心脏图像 10min，扫描 1 个床位；间隔 20 ~ 30 min（2 ~ 3 个 ^{13}N-NH3 物理半衰期）后行药物负荷显像，药物给予剂量和扫描方式同前，扫描范围同静息显像。这一流程相对简单，所有患者在 1h 内均能完成检查，安全有效且能获得高质量图像。通过在静息和药物负荷状态下心肌血流绝对定量（MBF），表示为每克心肌组织每分钟血流量［mL/（g·min）］；冠状动脉储备功能（CBF）的评估（负荷 MBF/ 静息 MBF），可以对疑似 CMVD 的患者进行准确的诊断、鉴别诊断及分型（图 1-6-6、图 1-6-7）。

PET 最大的优势是可作各种精准的物理修正并测量静息和充血状态下的心肌血流绝对值，能对整个心脏及局部心肌的微血管功能状态进行完整评价，且空间分辨率比传统 SPECT 高。其中当 CFR < 2.5 时，可提示冠脉微血管功能异常。此外，结合患者临床及其他影像资料，PET 心肌血流定量还可对 CMVD 进行准确分型，具有无创、安全、准确等优点。针对冠脉微小血管病变的治疗，可极大改善患者症状。应用 PET 获得 MBF 和 CFR 值对于 CMVD 诊断、鉴别诊断、风险分层、治疗决策及后续疗效评估具有重要的临床意义。

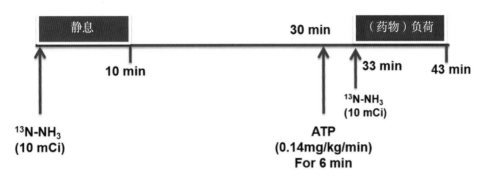

图 1-6-5　静息和药物负荷心肌灌注显像程序

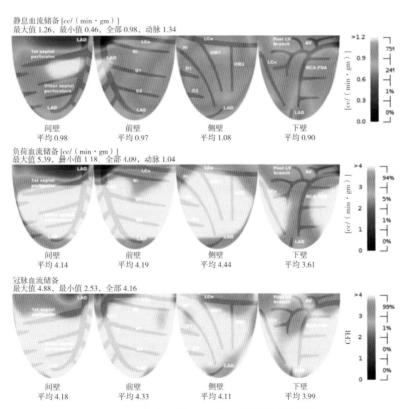

图 1-6-6　患者，男，58 岁，胸前区不适就诊

患者静息 +ATP 负荷心肌血流灌注 PET 显像示，静息及负荷状态下左心室整体及各壁平均血流绝对值（第一行、第二行）、CFR 正常（第三行），排除冠脉微血管疾病。

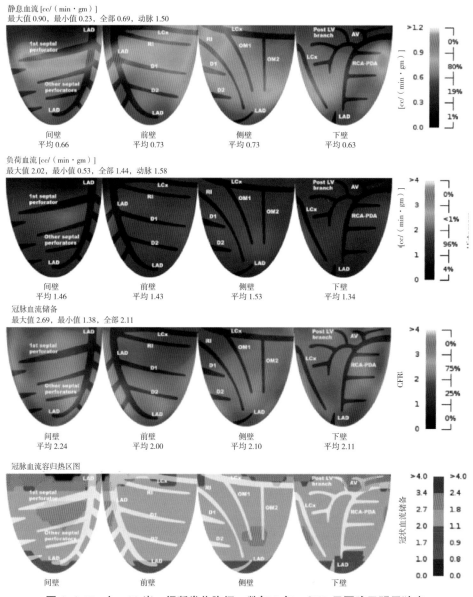

图 1-6-7 女, 69 岁, 间断发作胸闷、憋气 8 年, CTA 示冠脉无明显狭窄

患者静息 +ATP 负荷心肌血流灌注显像图可见绝对定量图示静息状态下左心室整体及隔壁平均血流灌注值大致正常(第一行), 负荷状态下左心室整体及各壁平均血流绝对值减少(第二行), CFR 值减少(第三行、第四行), 提示为弥漫性冠脉微血管疾病。服用尼可地尔后, 长期随访(11 个月)患者症状明显缓解。

5. 指导冠心病治疗及疗效评估 冠心病的治疗方法有多种, 包括药物治疗、心肌血运重建治疗[包括经皮冠状动脉介入治疗(PCI)、冠状动脉旁路移植术(CABG)及二者结合的手术治疗]、心脏移植等。冠状动脉血运重建应用越来越广泛, 但是其风险很高, 特别是 LVEF < 35% 的缺血性心脏病患者治疗效果显著不佳。患者进行心肌活力评估后, 在具有足够量的可挽救心肌的情况下, 早期血运重建与药物治疗相比可减少心脏事件提高患者生存率。当患者发生严重的心室重构, 心肌细胞死亡较多时, 血运重建对心肌细胞活力的恢复、心肌功能改善意义较小。因此, 心肌灌注 - 代谢显像无创性检测心肌存活状态是临床决策——选择药物保守治疗或有创手术甚至心脏移植治疗的有力武器。

心肌灌注显像不仅能准确、灵敏、无创伤地反映心肌的供血情况, 而且还可进行相对定量分析和负荷试验, 是评价冠心病疗效的首选方法之一。将治疗前与治疗后的心肌灌注显像结果进行对比分析,可以准确获得治疗后心肌血流改善程度等相关信息（图1-6-8）。PCI治疗后再狭窄是临床面临的难题，心肌灌注显像可以灵敏地发现血管重建术后再狭窄所导致的心肌缺血，而且其缺血的程度与范围可以作为再次血管重建治疗的适应证评价指标。ACC/AHA指南中，将心肌灌注显像列为PCI术后患者评价疗效的首选方法。CABG术后患者行心肌灌注显像的目的在于评价桥血管的供血功能、发现是否存在其他的缺血区域，以及推测是否发生了桥血管的再狭窄。ACC/AHA指南同样强烈推荐使用负荷心肌灌注显像评价患者CABG术后情况，评价心肌缺血部位及严重程度。

CFR对缺血性心脏病患者的预后评估有重要的预测价值。对药物治疗的缺血性心脏病患者中，CFR预测心源性死亡的危险比明显高于LVEF。另外，有研究表明CFR < 2.0的患者主要不良心血管事件发生率大于CFR ≥ 2.0的患者。MBF测定可用于监测不同治疗措施对冠状动脉内皮细胞功能改善的效果，能够对疗效评估提供定量参考依据。PET存活心肌评估则可以预测血运重建后心功能改善情况，灵敏度、特异度较其他检查明显提高，其中Slart等人研究中表明其灵敏度为85%、特异性为100%，阳性和阴性预测值分别为100%、82%。

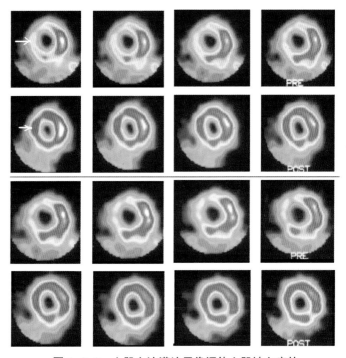

图1-6-8　心肌血流灌注显像评估心肌缺血疗效

第一行、第三行为治疗前短轴图像，显示左心室前壁、间壁和下壁大面积心肌缺血；第二行、第四行为治疗后短轴图像，显示上述区域未见明显心肌缺血；提示治疗有效。

6. 辅助诊断心肌病及心肌炎　应用心肌灌注显像可对心肌病进行诊断和鉴别诊断。扩张型心肌病的心肌影像表现为显像剂分布普遍性稀疏，伴有心腔扩大，形态失常，心肌壁厚度变薄；心肌显像剂分布呈不规则稀疏，或呈"花斑"样改变。肥厚型心肌病的心肌壁增厚，心腔变小，非对称性间壁肥厚者，心肌显像可见室间壁与左室后壁的厚度比值大于1.3。同时联合生化指标可以辅助诊断心肌炎。病毒性心肌炎患者，可出现心肌血流灌注异常，其阳性率约为80%，多表现为左心室心肌呈不规则的显像剂分布稀疏，严重者可出现分布缺损。

四、小结

心肌血流灌注显像具有独特优势，尤其结合心肌负荷试验，对冠心病的诊断和危险度分层意义重大。PET 葡萄糖代谢显像与心肌灌注显像联合应用，是评价心肌存活的金标准，对临床治疗方案的选择有重要意义。心血管核医学显像能够对冠心病患者进行心肌血流灌注绝对定量、心肌血流储备及心肌细胞活力分析，进一步寻找"罪犯血管"以明确诊断；同时能够为不同程度心肌缺血的患者提供诊断及治疗决策的无创分子水平依据，并预测患者临床转归。

随着 SPECT、PET 以及 SPECT/CT、PET/CT、PET/MR 等仪器的发展，以及各种单光子及正电子标记显像剂的应用，心血管核医学发展迅速，发挥着越来越重要的作用。例如，PET/MR 能够更为清晰地显示血管及心脏结构，提高了心肌疾病、心脏占位性病变、血管病变的诊断效能。^{11}C–PIB 可以有效显示心肌淀粉样病变；^{68}Ga–DOTA–TATE 能够定位易损动脉粥样硬化斑块，有利于下一步手术取栓。多种显像方式及显像剂的开发和应用，更加精细化相关心血管疾病的诊断、危险分层、治疗导向和预后，使得患者的诊疗尽可能达到最大受益。

（兰晓莉　张晓）

参考文献

［1］ Segall G. Assessment of myocardial viability by positron emission tomography［J］. Nuclear Medicine Communications，2002，23（4）：323–330.

［2］ Taqueti VR，Di Carli MF. Coronary Microvascular Disease Pathogenic Mechanisms and Therapeutic Options：JACC State–of–the–Art Review［J］. Journal of the American College of Cardiology，2018，72：2625–2641.

［3］ 田丛娜，魏红星，张晓丽 .PET 心肌灌注显像测定心肌血流量及冠状动脉血流储备的研究进展［J］. 国际放射医学核医学杂志，2012，36（5）：274–279.

［4］ Sandler MP，Coleman RE，Patton JA，et al. Diagnostic Nuclear Medicine［M］. 4th ed. Philadelphia：Lippincott Williams & Wilkins，2003：207–341.

［5］ Kero T，Nordström J，Harms H J，et al. Quantitative myocardial blood flow imaging with integrated time–of–flight PET–MR［J］. EJNMMI Physics，2017，4（1）：1.

［6］ Pa T，B D B，Nh P，et al. Fractional flow reserve versus angiography for guiding percutaneous coronary intervention［J］. The New England Journal of Medicine，2009，360（3）：213–224.

［7］ Sara JD，Widmer RJ，Matsuzawa Y，el al. Prevalence of coronary microvascular dysfunction among patients with chest pain and nonobstructive disease［J］. JACC. Cardiovascular Interventions，2015，8（11）：1445–1453.

［8］ 覃春霞，兰晓莉，汪朝晖，等 .PET 心肌血流绝对定量对冠状动脉微血管疾病的诊断价值［J］. 中华核医学与分子影像杂志，2018，38（7）：460–465.

［9］ Ling L F，Marwick T H，Flores D R，et al. Identification of Therapeutic Benefit from Revascularization in Patients with Left Ventricular Systolic Dysfunction：Inducible Ischemia Versus Hibernating Myocardium［J］. Circulation：Cardiovascular Imaging，2013，6（3）：363–372.

［10］ Ghosh N，Rimoldi O E，Beanlands R S B，et al. Assessment of myocardial ischaemia and viability：role of positron emission tomography［J］. European Heart Journal，2010，31（24）：2984–2995.

［11］ Slart R. Comparison Between the Prognostic Value of Left Ventricular Function and Myocardial Perfusion Reserve in Patients with Ischemic Heart Disease［J］. Journal of Nuclear Medicine，2009，50（2）：214–219.

［12］ Zhou W，Bajaj N，Gupta A，et al. Coronary microvascular dysfunction，left ventricular remodeling，and clinical outcomes in aortic stenosis［J］. Journal of Nuclear Cardiology，2019.

［13］　Ahmed B. New insights into the pathophysiology，classification，and diagnosis of coronary microvascular dysfunction［J］. Coronary Artery Disease，2014，25：439-449.

［14］　Quinones M J，Miguel H P，Heinrich S，et al. Coronary vasomotor abnormalities in insulin-resistant individuals［J］. Annals of Internal Medicine，2004，140（9）：700-708.

［15］　Schinkel A F L，Bax J J，Poldermans D，et al. Hibernating Myocardium：Diagnosis and Patient Outcomes. Current Problems in Cardiology［J］，2007，32（7）：375-410.

第七章
心脏大血管疾病术前准备

手术是外科治疗中的一个重要环节，任何手术都会给患者带来一定的损伤。术前准备的要求，是采取各种措施，尽可能使患者接近生理状态，以便更好地耐受手术损伤。心脏大血管手术的成功不仅取决于良好的手术方案和熟练的操作技术，同时有赖于充分细致的术前准备，即认真进行各种必要的检查，明确病变的部位和严重程度，弄清其他脏器功能状态和有无合并畸形，做出正确诊断和进行恰当处理，改善患者的全身状况，尽可能地纠正患者心脏和其他脏器功能障碍，拟订合理的手术方案，避免因考虑不周而出现意外。

第一节　常规术前准备

一、明确诊断

（一）病史与体格检查

近年来，随着医学科学的发展，各种先进的检测方法不断更新。即使如此，有价值的诊断资料有70%仍然来源于病史，20%来源于体格检查，而从实验室检查提供的仅占10%。因此，耐心、细致、全面地收集病史和体检资料仍然是非常重要的。有些疾病通过询问病史和进行体检就能基本确诊，如发现心脏杂音、发绀、蹲踞就应考虑为法洛四联症可能性大。重要的相关病史包括：出血、吸烟史、酗酒史、心脑血管疾病史（高血压、冠心病等）、糖尿病史、神经系统症状、静脉剥脱、远端血管重建、泌尿外科症状、溃疡疾病/胃肠道出血、活动性感染、目前用药、药物过敏史等。

体外循环的患者术前应准确测量身高和体重，以便推算出体表面积和心脏指数，作为体外循环流量控制和以后补液、用药的依据。

（二）实验室检查

1. 一般化验　包括血、尿、大便常规，测定血清钾、钠、氯、钙和空腹血糖。

2. 肝功能检查　直接胆红素、间接胆红素、血清谷丙转氨酶、白蛋白、球蛋白和总蛋白等。

3. 肾功能检查　血清肌酐、尿素氮、尿酸，怀疑肾功能障碍时做尿浓缩试验和内生肌酐清除率检查。

4. 凝血功能　凝血酶原时间（PT）、部分凝血活酶时间（APTT）和出血时间（BT），必要时测定纤维蛋白原含量等。

5. 其他　风湿性心脏病患者应测定血沉和抗"O"反应；冠心病患者应查血脂全套脑钠肽等；怀疑心肌梗死应检测心肌酶谱；伴有慢性呼吸道感染的患者应进行痰菌培养，并做呼吸功能测定和血气分析。

（三）特殊检查

1. X线检查　常规行胸部后前位、侧位或左前斜位X线摄影。

2. 心电图　常规做 12 导联心电图检查。

3. 超声心动图和彩色多普勒　不仅能显示心血管结构改变和瓣膜病变的性质及严重程度，而且能观察血流方向和分流量大小，了解心功能储备，对于大部分心血管疾病有确诊价值。

4. 心导管　复杂先天性心脏病患者进行心导管检查，可测定心脏各部位血氧含量和压力阶差，有助于明确诊断。伴有肺动脉高压的患者，测定肺动脉压力和体循环压力的比值（Pp/Ps）对于选择手术适应证有重要参考价值。

5. 冠状动脉造影和左心室造影　可明确有无冠状动脉病变及其性质、程度、受累部位等，为手术或介入性治疗提供形态学诊断依据。

6. 数字减影血管造影和磁共振　对于室壁瘤和大血管疾病如夹层动脉瘤、主动脉缩窄等有诊断价值。

7. 核医学检查　可定量测定心脏功能和瓣膜反流程度，对心肌缺血和心脏收缩功能非常灵敏，对确定手术适应证有参考价值。

（四）术前诊断应注意的问题

1. 注意诊断能否成立　对一个典型的心脏病患者做出正确诊断并不难，但并非每一个患者都能具备必需的诊断标准。当患者心脏杂音的强度、部位、范围及其他体征都不足以证明患者存在某种心脏疾患时，就有必要给患者进行一些无创或有创的检查。当所有检查资料齐备并可靠时，方能做出最后诊断。这样不但可减少失误，而且可减少患者不必要的痛苦和损失。

2. 注意病变的性质和程度　在已明确诊断的同时应判断其性质，在婴幼儿和儿童时期大部分心脏病为先天性疾患。而在成人心脏疾患中，许多是后天获得性疾病，如风湿性心脏病、冠心病。如果在老年人发现心内分流，应考虑是否心肌梗死所致间隔穿孔。

判断病变程度更为重要，例如诊断法洛四联症时，对主动脉骑跨程度、右室漏斗部狭窄程度、肺动脉分支及左室发育情况、室间隔缺损部位及大小、有无较大的侧支循环存在等都应该非常清楚，这对选择手术方式极为重要。

3. 注意是否有合并畸形存在　许多心脏畸形都不是孤立存在的。如室间隔缺损可能合并有动脉导管未闭、房间隔缺损、右室流出道狭窄，术前如不仔细分析资料，就有可能漏诊。有不少动脉导管未闭合并其他复杂畸形如主动脉缩窄、弓中断、法洛四联症等，且往往动脉导管未闭体征掩盖了其他病征，易造成误诊，如术中未进行相应处理，则术后可能出现呼吸循环系统并发症，影响手术效果，增加死亡率。

二、改善心功能

根据纽约心脏协会（NHYA）1994 年标准，心功能状态分为以下四级：

Ⅰ级：体力活动不受限制，日常活动不引起心功能不全的表现；

Ⅱ级：体力活动轻度受限制，一般活动可引起乏力、心悸和呼吸困难等症状；

Ⅲ级：体力活动明显受限制，轻度活动即引起上述症状；

Ⅳ级：体力活动重度受限制，患者不能从事任何体力活动，休息时亦有症状。

心功能储备差和心排血量降低，会增加手术危险性和术后并发症。因此，术前应采取各种措施改善心功能。

（一）休息

心功能不全的患者应减少活动，多卧床休息减轻心脏负荷，减少心肌耗氧，必要时每日吸氧 3 次，每次 20 ~ 30min。

（二）限制水、钠摄入和使用利尿剂

在充血性心力衰竭时，心排血量降低，肾血流量减少，醛固酮和抗利尿激素分泌增加，导致水钠潴留，从而加重心脏负荷。因此有必要限制水钠摄入和使用利尿剂。利尿剂以排钾利尿剂（噻嗪类）与保钾利尿剂（螺内脂、氨苯喋啶）联合或交替使用较为合理。如需快速利尿，应使用呋塞米、布美他尼等。

（三）正性肌力药物的应用

1. 洋地黄类　心功能良好的窦性心律患者术前不必使用洋地黄制剂。有充血心力衰竭，心功能减退，心脏扩大及某些心律失常（如心房扑动、心房颤动伴室率超过 80 次 /min 及阵发性房性心动过速等）时，应使用洋地黄。通常选用地高辛，其治疗量的血清浓度为 0.76 ~ 1.4ng/mL，中毒浓度为 2.3 ~ 3.7ng/mL。在急性左心衰时应快速给药，以毛花苷 C 0.2 ~ 0.4mg 静滴，必要时 3 ~ 6h 后再给予 0.2 ~ 0.4mg。

2. 多巴胺　小剂量 [2 ~ 5μg/（kg·min）] 兴奋多巴胺受体，扩张周围动脉，扩张肾血管，增加尿量，从而降低心脏前、后负荷，增加心排血量。中剂量 [11 ~ 15μg/（kg·min）] 兴奋 β_1- 受体，增加心肌收缩力，扩张冠状动脉，心率增快，周围血管收缩。大剂量 [> 20μg/（kg·min）] 使所有动脉及静脉收缩。

3. 多巴酚丁胺　与多巴胺相比，强心作用较强，且较少引起心律失常和周围小动脉阻力增加，临床上常与多巴胺合用。

4. 异丙肾上腺素　增加心肌收缩力，扩张周围动脉，同时加快心率使心排血量增加，但心肌耗氧量也同时增加。临床上多用于心率慢、血压低和末梢循环差的患者。

（四）血管扩张剂

可扩张阻力血管和 / 或容量血管，减轻心脏前、后负荷。对于瓣膜关闭不全和心内分流的患者，可以减少反流量和分流量，增加心排血量，改善组织灌注，但在血容量不足时禁用，以免发生低血压。

临床最常用的为酚妥拉明和硝普钠，前者主要作用于周围小动脉而降低心脏后负荷。后者直接扩张动脉和静脉，给药 5min 起效，停药 15min 后作用消失，因扩血管作用很强而易致低血压，心衰患者应从小剂量开始，以后 1 ~ 3μg/（kg·min）持续滴注，根据血压调节滴速，注意避光。其他扩血管药物如硝酸甘油、卡托普利和前列腺素 E_1 等，亦有良好的治疗效果。

（五）纠正心律失常

术前如有心动过缓，尤其是深夜熟睡时心率减慢到 50 次 /min 左右，只要临床上无特殊症状，可不必处理。窦性或室上性心动过速、房颤合并室率快者，主要应用洋地黄治疗。如效果不佳，应考虑是否有其他原因，如风湿活动、感染或电解质紊乱等，应给予相应处理。也可考虑使用小剂量 β - 受体阻滞剂如普萘洛尔，但在术前 2 ~ 3d 应停用。顽固的阵发性室上速可酌情选用维拉帕米或胺碘酮。频发室性早搏，在排除低血钾和洋地黄中毒后，可静脉给予利多卡因。

三、呼吸道准备

呼吸功能状态是影响心血管外科手术结果的重要因素之一。许多老年患者常患有慢性肺部疾病；二尖瓣病变及心血管畸形合并左向右分流的患者，常继发肺动脉高压；广泛的胸膜病变、充血性心力衰竭、胸腔积液及大量腹水，均可造成肺功能严重减退。

（一）对呼吸功能不全患者手术耐受力的估计

（1）病史与体格检查：要重点注意可能削弱肺功能的病史、体征以及职业接触史。例如慢性咳嗽、咳痰、咯血、呼吸困难等。体格检查中要注意有无发绀和杵状指、颈静脉是否怒张、胸廓构型和是否对称、是否有哮鸣音及呼吸音的其他改变，注意观察静息、活动后呼吸频率和幅度的改变。

（2）常规行胸部 X 线检查有助于确定病变大体部位。

（3）凡咳痰量多、每天超过 30mL 者，常提示有肺部病变，应进行痰液涂片和培养＋药敏试验检查。

（4）动脉血气分析：可反映肺气体交换和肺功能的情况。

（5）术前上二楼即感气短的患者应做肺功能检查，了解患者的肺活量、最大通气量、通气储量百分比、肺阻力和肺顺应性。

（二）术前准备注意事项

（1）禁止吸烟以减少呼吸道分泌物，晨起和睡前漱口刷牙保持口腔卫生。

（2）指导患者于仰卧位做深呼吸，特别要训练腹式呼吸，作有效咳嗽的训练，以利术后排痰。

（3）控制呼吸道感染，根据痰培养和药敏试验选用有效抗生素。

（4）对于阻塞性肺功能障碍的患者，支气管扩张剂有较好作用。如异丙肾上腺素雾化吸入，或静脉给予氨茶碱、肾上腺素、地塞米松等。若痰液稠厚，可采用蒸气吸入或口服乙酰半胱氨酸，使痰液稀薄，易于排出。

（5）术前给药以最小剂量为原则，哌替啶比吗啡好，它具有支气管解痉作用。阿托品也应适量，以免增加痰液黏稠度，不易咳出。

四、控制感染

心血管外科手术并发感染可导致严重后果，因此防治感染十分重要。

1. 抗生素的预防应用　一般于切皮前 30min 给予，以保持手术时体内有较高的抗生素浓度。宜选用广谱抗生素如第一、二代头孢菌素，或联合用药。

2. 查清和控制隐性感染灶　包括副鼻窦炎、龋齿、牙周炎以及皮肤感染等，特别是切口附近感染者尤应妥善处理。呼吸道感染应进行痰培养和药敏试验。

对于瓣膜置换者，术前特别要处理好口腔疾患，如龋齿、牙周炎均应作彻底治疗，以减少术后在抗凝状态下因牙科手术或牙部感染带来出血和感染的危险。

3. 感染性心内膜炎　应根据血培养结果选用敏感抗生素大剂量静脉滴入，方可奏效，待体温控制 6 周后再行手术为宜。但药物治疗无效者可急诊手术。

五、纠正水电解质紊乱

1. 低钾　充血性心力衰竭患者，由于长期口服双氢克尿噻等排钾利尿剂，钾的排出量增加；同时心力衰竭时消化道淤血而消化功能减退、食欲不振，钾的摄入量不足，结果患者容易出现低血钾。所以术前应反复检查血电解质，逐步予以纠正。如果血清钾＜ 3.5 mmol/L，应停用排钾利尿剂，改服螺内酯等保钾利尿剂，同时每日口服氯化钾 4 ~ 6g，或静脉滴入氯化钾 2 ~ 3g。低血钾容易导致洋地黄中毒，必须警惕。

2. 高钾　肾功能衰竭、酸中毒或补钾过多时可出现高钾血症，严重高血钾时心率减慢甚至舒张期停搏。可静脉缓慢注射 10% 葡萄糖酸钙或 5% 氯化钙予以对抗，也可用 10% 葡萄糖 250mL＋胰岛素

8U+硫酸镁1.5g静脉滴入，使血清钾离子向细胞内转移。同时注射速尿等排钾利尿剂将钾离子排出体外。

3. 低镁　镁在许多重要酶促反应中起辅酶作用。正常人血清镁浓度 0.7 ~ 1.2mmol/L。低镁时促发室性心动过速、心肌能量减少而加重心力衰竭，可静脉滴注硫酸镁予以纠正。

4. 低钙　钙是钾的拮抗剂，能增加心肌的应激性和收缩力，降低细胞膜通透性，也是重要的凝血因子。正常人血清总钙为 2.2 ~ 2.58mmol/L，离子钙 1.1 ~ 1.4mmol/L。低钙时心肌收缩无力，肌肉抽搐，对扩血管药物过度敏感。可静脉滴注 10% 葡萄糖酸钙或 5% 氯化钙予以纠正。必须注意低钙常与低钾低镁同时存在，补钙时应兼顾钾和镁的补充。

六、热量、蛋白质和维生素

心功能障碍的患者，胃肠道淤血而食欲减退、消化吸收障碍，机体抵抗力低下，常有贫血和低蛋白血症，肝脏长期淤血可致纤维蛋白原减少和凝血酶原时间延长，影响患者术后恢复，严重者出现心源性恶病质，这种患者术前应给予高热量、高蛋白和高维生素饮食，贫血者应多次少量输血，对于营养不良的患者，应间断静脉补充营养，如多种氨基酸、脂肪乳、血浆、白蛋白以及各种维生素，如维生素 B_1、维生素 C 和维生素 K 等。

对于心功能差的患者小剂量口服糖皮质激素，可以增加食欲、提高机体应激功能。对于心衰较重、消化吸收障碍明显的患者，可以进行 GIK 溶液治疗，用 10% 葡萄糖 250mL+ 胰岛素 6U + 10% 氯化钾 10mL + 25% 硫酸镁 6 mL，每日 1 次缓慢静脉滴注，连用 1 周。亦可静脉给予 ATP、辅酶 A 或 1，6-二磷酸果糖增加心肌能量储备。

七、心理准备

医务人员必须就诊断、手术方法、可能发生的各种并发症，以及预防措施等各方面都进行充分的讨论，也就是说通过术前小结，在取得一致意见的基础上，对患者及其家属，就施行手术的必要性、可能取得的效果、手术的危险性、可能发生的并发症，以及术后恢复过程等都要交代清楚，以取得患者的信任，使他对即将施行的手术充满信心。当然，这种解说应该是具有鼓励性的，对于那些无法根治的姑息性手术，关于预后的真实情况，只能向家属说清楚，以免患者对即将施行的手术和未来的生活失去信心。

此外，对手术后饮食、体位、大小便、给氧、胃肠减压、胸腔引流、导尿、可能出现的切口疼痛及其他不适，都应向患者交待清楚，争取配合。

八、选择合理手术时机

心血管疾病确诊以后，并非所有患者都需要立即手术，应该根据年龄、疾病的性质和病变的严重程度等因素，综合分析，权衡利弊后决定手术时机。例如先天性房间隔缺损的直径＜ 5mm 时，分流量很小，不一定急于手术，可先在门诊观察；心功能正常的心脏瓣膜疾病可不急于手术，风湿活动和有近期周围血管栓塞的患者，应该等病情稳定后再手术；感染性心内膜炎患者需大剂量抗生素控制后再手术；心肌梗死后需要手术的室壁瘤应尽量推迟到 3 ~ 4 周后进行。

对于病变严重和病程较长的高危患者，术前更应充分准备，等病情改善后再行手术。例如风湿性联合瓣膜病，心功能Ⅳ级、心胸比＞ 0.7、严重心律失常和糖尿病时，术前应进行系统治疗，病情好转后再手术。

但有些患者经保守治疗无效且危及生命时必须紧急手术,例如频繁缺氧性晕厥的法洛四联症患儿、严重二尖瓣狭窄或换瓣后人工瓣急性功能障碍而致急性肺水肿，以及难以控制的感染性心内膜炎患者，均需急诊手术，切勿延误时机。

九、其他

（1）口服阿司匹林等抗血小板聚集药物的患者，可小剂量服用至手术日；氯吡格雷需术前停用5d；口服双香豆素类抗凝药物（华法林）者（如有机械瓣膜植入史等），术前应停服3d，以免术中术后渗血过多，并复查凝血功能，其间用肝素/低分子肝素替代治疗至术前1d。其他确有必要术前抗凝（如冠心病）者，亦可肝素/低分子肝素制剂。

（2）充血性心力衰竭或右心压力增高的患者，常有肝淤血和肿大，肝功能减退，应特别重视出血问题。重度发绀型先天性心脏病患者，术前常有凝血酶原时间延长。对于这些患者，术前应口服维生素K，或注射维生素K，使凝血酶原时间上升到正常范围。

（3）术前2d应停止洋地黄使用。

（4）术前12h禁食、4h禁饮。

（5）术前30min可肌注安定0.2～0.3mg/kg和东莨菪碱0.005～0.01mg/kg或阿托品0.01mg/kg。

（6）手术前夜，应对全部准备工作检查一遍。如果有发热、妇女月经来潮，除急诊手术外，都应推迟手术日期。最后确定将于次晨手术者，当晚可给予镇静剂，以减轻患者的紧张和保证睡眠。去手术室前，应将患者非固定假牙取下，以免麻醉或手术过程中脱落或咽下。还应将必要的用品、病历和X线片，随同患者一起送入手术室。

第二节　特殊患者的术前准备

一、婴幼儿

（一）婴幼儿生理特点

1. 循环系统　心肌含水量较高，肌浆网钙浓度低，线粒体活性不足，故心肌收缩力弱，心肌储备能力有限。交感神经支配不全，去甲肾上腺素贮存少，周围血管对儿茶酚胺反应差。因此，对脱水、失血代偿能力差。

2. 呼吸系统　呼吸道管径细小，气道阻力明显大于成人，血管及淋巴组织丰富，支气管弹性纤维发育不成熟。因此，黏膜肿胀及分泌物堵塞是婴幼儿呼吸道梗阻的主要原因，支气管痉挛次之。

主要靠膈肌呼吸，呼吸浅而快。新生儿肺容量相对较小，但代谢率、氧耗量、CO_2产生量约为成人的2倍。为了满足较高代谢率的需求，新生儿是通过增加呼吸频率而不是潮气量来代偿。因此，年龄越小，呼吸频率越快。

婴幼儿肺泡发育虽差，但已存在肺泡表面活性物质，对降低肺泡表面张力，减少液体自毛细血管向肺泡渗出等，起到一定作用。婴幼儿心脏手术时，由于体外循环肺灌注不足、酸中毒、高碳酸血症等，均可使肺泡表面活性物质减少，导致肺不张及肺泡内渗出液增多。

3. 水电解质及酸碱平衡　按千克体重计算，婴幼儿水代谢为成人的1～4倍，因此对缺水的耐受力比成人差。婴幼儿肾脏功能尚不完善，肾小球滤过率低，仅为成人的15%～30%，肾脏浓缩和稀释功能较差，保水和排水的调节能力差。因此，婴幼儿在进水不足时，易发生脱水甚至休克，而水分过多易导致心衰和肺水肿。

婴幼儿肾脏调节酸碱平衡的能力差。因此,在感染、高热、呕吐、腹泻及饥饿时,易导致代谢性酸中毒。

4. 糖及能量代谢　按体重计算,婴幼儿代谢较成人高,需要热量较多,正常代谢需要 100 cal/(kg·d)。婴幼儿糖原储备少,血糖正常范围小(2.7 ~ 3.3mmol/L)。在应激状态下或补充不及时,由于脂肪和蛋白少,糖异生不足,易产生低血糖,表现为激惹、反应差、阵发性发绀、抽搐。高血糖常由于输入糖过多或出于窒息、感染、寒冷等应激状态下,血糖显著增高或持续时间较长,可发生血浆渗透压增高,导致颅内出血,亦可表现为高渗性利尿,造成水电解质紊乱。

5. 体温调节　由于体表面积较大,皮下脂肪层薄,故较易散热。同时由于中枢神经系统发育不完善,皮肤及周围血管自主神经调节功能差,所以体温调节能力弱,易发生体温过低或高热。

低温时血管收缩以减少散热,导致组织氧供减少,引起代谢性酸中毒,增加低氧血症死亡率。高热时患儿水分丧失增加,补充不足可导致脱水和高钠血症。低温和高热均可影响呼吸,导致呼吸暂停或不规则呼吸。

（二）术前特殊处理

1. 注意保暖　纠正贫血和营养不良。

2. 补液　对发绀型先天性心脏病患儿,尤其有严重缺氧、血红蛋白含量增高及有晕厥发作者,应适当补充等渗液体,以降低血液黏滞度。

3. 吸氧　对于左向右分流先心病伴心衰或发绀型先心病患儿,术前应适当吸氧。但对于肺血流量过多的永存动脉干患儿,吸氧浓度应尽可能低,因为此时氧作为肺血管扩张剂,可导致肺血过度增加,而发生急性左室扩张。

4. 前列腺素 E1　PGE1 作为一种强效肺血管扩张剂,对改善和稳定某些新生儿术前状况有重要作用。在依赖动脉导管供应血流的发绀型先心病患儿,如肺动脉闭锁、重度法洛四联症等,应用 PGE1 可增加肺血流,明显提高体循环血氧饱和度。

5. 治疗性心导管术　这一治疗手段对先心病患儿的术前处理具有重要作用,它可改善患儿状况,有助于外科治疗,甚至达到免除手术。

（1）球囊房间隔扩张术:经检查证实为完全性大动脉转位的患儿,应在新生儿期施行球囊房间隔扩张术,可使血液在心房水平适当混合,提高动脉血氧饱和度,改善酸中毒,消除左右心房间的压力阶差,争取出生后 7 ~ 15d 施行大动脉调转术。

（2）心脏瓣膜扩张术:对肺动脉瓣、二尖瓣或主动脉瓣狭窄的患儿可行球囊扩张术。

（3）血管成形术:在主动脉缩窄、体静脉或肺动脉分支狭窄伴有不同程度心功能不全的情况下,可行球囊血管成形术。

（4）植入封堵器:应用管状、球状、伞状封堵器阻塞侧支血管、动脉导管、继发孔房间隔缺损、多发性肌部室间隔缺损等。

6. 体外膜式氧合（ECMO）　可降低肺血管阻力,改善肺动脉灌注,从而提高动脉血氧饱和度。因此,术前应用 ECMO 对一些经药物或其他方法难以控制的危重发绀型先心病患儿,是一种有效治疗方法,帮助患儿度过危险期,直至进行外科手术治疗。

二、老年患者

老年人的特点是随着年龄的增长,重要生命器官出现退行性改变,应激、代偿、修复、愈合、消化、吸收等能力都很差,特别是老年患者伴有不同程度的慢性器质性疾病,如动脉硬化、冠心病、肺气肿、营养不良、糖尿病等，都会进一步削弱对于手术的耐受力。

针对这些特点，对老年患者的术前准备，应该注意以下事项。

（1）着重对营养状况、重要生命器官的功能状况作详细检查，然后根据疾病性质、全身健康状况，对手术的耐受力作比较全面的估价，进行细致准备。

（2）老年人由于消化吸收能力较差，加上患病，常有低蛋白血症、贫血和维生素缺乏。手术后容易发生切口愈合不良和感染，因而术前必须特别注意营养状况的改善。

（3）注意口腔卫生，及时治疗口腔疾患。

（4）对男性患者，应检查前列腺，如有肥大和尿潴留，应采取相应措施，以免术后并发尿潴留和尿路感染。

（5）对衰弱的老年患者，术前镇静剂应慎用。

三、糖尿病患者

糖尿病患者施行手术的危险性在于：①可能出现酮症酸中毒和昏迷；②容易并发化脓性感染和败血症；③水电解质和酸碱平衡紊乱较多且较重；④因分解代谢亢进，创口愈合可能延迟。

因此，手术前要做一系列化验检查，除尿糖和空腹血糖外，还包括血清钠、钾、氯化物、pH值和HCO_3^-、血浆蛋白和尿素氮。如果有异常，均须予以纠正。此后，可以让血糖维持于轻度升高状态、尿糖 + ~ ++。这样不致因胰岛素过多而发生低血糖，也不致因胰岛素过少而发生酸中毒。

手术前要求患者的糖尿病处于稳定状态。如果患者口服降糖药，应改用胰岛素；如患者用的是长效胰岛素，手术前日早晨可用平时量的一半；如用普通胰岛素，手术前日晚餐前用量，可减为平时的一半，以免术前禁食可能发生低血糖。

手术应在当日尽早施行，以缩短术前禁食时间和避免酮体生成。抽血测空腹血糖后，开始静脉滴注 5% 葡萄糖溶液，取平时早晨胰岛素用量的 1/3 ~ 2/3 作皮下注射。如果估计手术时间很长，可在输给的葡萄糖溶液内加胰岛素，葡萄糖和胰岛素的比例是 5：1。

四、肺动脉高压患者

肺动脉高压分级见表 1-7-1。

表 1-7-1　肺动脉高压的分级

分级	肺血管病理改变	临床分级	肺动脉平均压（mmHg）	Pp/Ps	全肺阻力	
					（dyn·s）/cm⁵	Wood·U
Ⅰ	内膜无变化，肌层肥厚	轻度	30 ~ 40	< 0.45	> 240	> 3
Ⅱ	内膜增生，肌层肥厚	中度	40 ~ 70	0.46 ~ 0.75	400	5
Ⅲ	纤维化增生，肌层明显肥厚	重度	50 ~ 80	0.76 ~ 0.9	720	9
Ⅳ	丛样病变形成，中层萎缩	极重度	80 ~ 100	> 0.91	/	/
Ⅴ	广泛纤维化，管腔断裂	/	/	/	/	/
Ⅵ	急性动脉炎，伴纤维素坏死	/	/	/	/	/

Ⅰ ~ Ⅱ级为可逆性改变，手术效果良好，Ⅲ级患者肺血流呈双向分流，肺动脉平均压 50 ~ 80mmHg，Pp/Ps > 0.75，为手术的临界状态，此类患者术后并发症多，死亡率明显上升，术前应妥善处理。

Ⅳ级以上为不可逆改变，属手术禁忌。表现为明显发绀、血氧饱和度 90% 以下、心电图示右室肥厚、分流以右向左为主、X 线示肺血不多甚至减少，肺动脉"残根征"，全肺阻力 > 1000（dyn·s）/cm⁵，吸氧或使用血管扩张剂肺阻力下降不明显。

首先应通过超声心动图确定肺动脉高压是否由于心内或心外分流所致，如不存在分流，而肺动脉压力严重升高，应考虑原发性肺动脉高压。动脉血气分析可间接反映肺血管病变程度。条件允许的情况下，尽可能为每位患者申请心导管检查，以得到肺动脉压力的绝对值和全肺动脉血管阻力，并可通过心导管抽血查血氧饱和度，确定心内分流，应同时作吸氧试验，如吸氧后肺血管阻力下降明显，则还有手术希望。部分患者需作肺活检，明确肺血管病理改变。

术前准备要点如下。

（1）卧床休息减少活动量，每日间断吸氧 2 ～ 3 次，每次 20 ～ 30min。

（2）防止受凉感冒，控制呼吸道感染，术前 5d 用庆大霉素雾化吸入，每日 3 次，每次 20 ～ 30min。

（3）血管扩张剂的选择应用：使用最多的是针对肺动脉高压的靶向药物治疗，包括：内皮素受体拮抗剂、5 型磷酸二酯酶抑制剂、前列腺素衍生物等，可根据肺动脉高压的程度，选择一种或联合靶向药物应用。在使用扩血管药的同时还可少量使用正性肌力药物如多巴胺。

（4）应用 GIK 溶液改善心肌营养，供给心肌能量。

（5）小剂量肝素治疗。0.5mg/kg 每日 3 次，根据情况可使用 3 ～ 5d，以减少肺小血管内微栓，改善肺循环。

（6）心衰时可少量应用洋地黄和利尿剂。这类患者对洋地黄耐受比较差，最好根据血浆地高辛浓度决定治疗量。

（陈思）

第八章

体外循环管理要点

体外循环所必须经历的四个阶段，即体外循环术前准备、前并行循环、体外循环、后并行循环。患者经历生理—非生理—生理的不同状态，三个阶段都有不同的技术要点。在体外循环完成后，灌注师还要有很多操作，配合外科医师和麻醉师完成手术。

第一节　体外循环术前的准备

体外循环术前应做好预充管理工作。体外循环医师应对术前诊断、手术方案以及麻醉方案有详尽的了解，掌握术者对体外循环的具体要求及应注意的问题，全面考虑制定体外循环方案。并且，体外循环医师对使用的体外循环物品，尤其对体外循环机、气源等主要物品再进行检查，完成离心泵与氧合器的预充排气，保证准备工作万无一失。

一、常规准备

（1）氧合器、回收室、动脉微栓过滤器及管道等，在打开包装之前应注意外包装是否完好无损，消毒是否过期。开包后应进一步地检查有无破损或开裂。

（2）在无菌技术操作下，铺设无菌工作台，按手术室常规，戴无菌手套，在无菌条件下安装体外循环消毒物品。

（3）按要求连接和安装管道。在连接管道同时注意检查泵管、管道等是否完好。

（4）连接管道时注意各接口务必牢靠，接头应光滑，呈流线型，减少涡流或湍流对血液的破坏，必要时接头处用线绳或电缆扎带实施外固定。

（5）无菌安装台上物品诸如动静脉插管、心内吸引管、外吸引管、停搏液灌注针等物品，应保持无菌状态送到无菌器械台上，无菌杂项包内的管道钳等物品送到台下，循环管道未完全与台上连接部位，应以无菌帽盖好，避免污染。

（6）安放氧合器、回流室以及整个循环回路处于体外循环机的适当位置，注意勿扭曲。动脉泵管、动脉微栓滤器等出入口方向勿装反。

（7）离心泵的安装：①使用前详细阅读操作手册，按照要求连接各电源、传感器和驱动器的线路。②将离心泵泵头安置在便于操作和观察的位置，应避免湍流。检查各连接无误后，启动电源开关，预设各项流量参数，校对流量传感器号码，安装传感器探头，注意传感器的血液流动方向。③将离心泵头连入管道循环回路内，注意其泵头的出入口，连好的泵头暂不安放在驱动器上，待预充排气后再安装在驱动器上。

（8）预充排气前可适当给予 CO_2 预充，以利于排气。但 CO_2 不可预充过多，否则会导致 CO_2 析出，形成气泡。

（9）心内吸引管和心外吸引管的安装。安装心内及心外吸引管路，注意泵管方向和血泵运转方向，确保正确安装，吸引泵松紧度调至启动后刚好能够形成负压即可。

（10）氧气管的正确连接。

总之，循环回路的连接各医疗中心均略有不同之处，但总的原则为安全简便，接头少及循环路径短。

二、特殊体外循环手术的准备与管理

（一）再次或多次心脏手术的体外循环准备

再次或多次手术的患者，胸腔内组织之间粘连严重，上、下腔静脉分离困难，强行分离易引起心腔血管破裂，不可采用强行分离。此时，可用有内阻断气囊的静脉引流插管，直接经右房插入，囊内注水，囊膨胀。既不影响静脉回流，又不会损伤组织造成出血，还易于阻断上、下腔静脉，节省手术时间。此外，在开胸前先行股动、静脉插管，开始股 – 股转流，可使心脏充盈度下降，便于锯开胸骨而不损伤心脏，万一心脏破裂也能保证有效循环。

（二）大心脏手术的体外循环准备

大心脏患者多为心衰患者，心胸比例较大（最大可达到 0.95）。此类患者多存在脏器淤血，故血容量很多，用一个回流室往往不能满足血液回流的需要，宜在术前多备用一个回流室。以免手术过程中血液外溢出回流室，既浪费了宝贵的血液资源又容易造成血液污染，还会造成体外循环过程中的措手不及、混乱。

（三）大血管手术的体外循环准备

大血管手术创伤面较大，术野出血较多，为保持清晰的手术野，应备两套心外吸引系统。术中及术后渗血较多，用自体血回输机进行血液回收具有积极的意义。大血管手术比较复杂，应积极进行脑保护及脏器保护。不同的插管、氧合器、药品等的准备见相关章节。采用上、下半身双泵灌注，最好使用泵前膜式氧合器。

三、制定预充计划和选择体外循环方法

预充计划和体外循环方法是否适宜，除了物质条件的完备和对患者情况的详尽了解及掌握之外，还基于体外循环医师的周密思考。

（一）制定预充和用药计划

理想的预充液，其各项生化指标都接近血液，并维持合理的晶胶渗透浓度。预冲液的用量决定血液稀释度，临床上常用红细胞压积（HCT）表示血液稀释度，一般划分为 5 度：轻度 HCT ≥ 30%，中度 HCT 20% ~ 29%，中深度 HCT 15% ~ 19%，深度 HCT 10% ~ 14%，极度 HCT < 10%。

根据患者的病情、体重、所选择的氧合器、循环回路的容量、患者血红蛋白浓度、红细胞压积等来选择预充液种类、数量以及所用药品和剂量、血液稀释度等，制定详尽的预充计划及合理用药计划。基本原则为：①一般手术 HCT 控制在 25% 左右，深低温停循环手术 HCT 控制在 15% ~ 19%；②青壮年患者 HCT 可稍低，小儿及老人 HCT 应稍高；③灌注时间长的手术 HCT 可稍低，灌注时间短的手术 HCT 可稍高；④灌注初期和低温期 HCT 可稍低，灌注后期和复温期 HCT 应提高；⑤注意晶胶比例，维持一定的胶体渗透压。

目前，对于多数成年人和较大儿童患者的心脏直视手术，基本采用晶体和人工胶体预充方案。较小儿童和婴幼儿患者由于体重轻，血容量少，无血预充会导致血液过度稀释，HCT 低于 10% 是非常危

险的，并且体外循环术后会发生组织水肿和多器官脏器功能衰竭。所以较小儿童和婴幼儿患者的预充方案采用晶体和部分全血，维持 HCT25% ~ 29% 为宜。

（二）选择体外循环方法

选择适当的体外循环方法是保证手术成功的重要因素之一。根据患者的病情、手术方式、手术时间长短以及具备的体外循环设备、物品和技术条件来选择体外循环方法。较简单的手术可选择单一的体外循环方法，复杂的手术则需要多种体外循环方法综合应用。体外循环过程中可以通过氧合器内的变温器控制患者体温，根据鼻咽温度分为常温（35℃以上）、浅低温（30 ~ 35℃）、中度低温（25 ~ 30℃）、中深度低温（20 ~ 25℃）和深度低温（25℃以下）。

1. 常温体外循环　体外循环术中维持动脉灌注流量 80 ~ 100mL/（kg·min），平均动脉压维持在 70mmHg 左右。该方法仅适合病情轻、手术简单、体外循环时间短的患者。

2. 浅低温、中度低温体外循环　体外循环术中维持动脉灌注流量 60 ~ 80mL/（kg·min），平均动脉压维持在 60mmHg 左右，静脉氧饱和度维持在 70% 以上。在大多数心脏外科中心，浅低温体外循环是应用最多的体外循环方法。

3. 中深度低温低流量体外循环　适用于心内畸形复杂；动脉导管未闭，动脉导管粗，结扎困难需要封闭的患者；侧支循环丰富，心内手术时有大量回血，影响手术视野；大血管病变等。

4. 深低温停循环　适合新生儿、婴幼儿心内复杂畸形，成人主动脉及弓部动脉瘤手术。深低温时血液黏稠度增加，停循环前 HCT 维持在 18% 左右为宜。

特别强调注意脑保护：①头低位加冰帽；②停循环前 5 ~ 10min，加入甲强龙 30mg/kg、硫喷妥钠 6mg/kg、碳酸氢钠 2mL/kg、乌司他丁 2 万 U/kg 等脑保护药物；③还可以采用脑部灌注的方法，预防脑部并发症：经头臂干顺行灌注，灌注压力 < 60mmHg；经上腔静脉逆行灌注，灌注压力 < 30mmHg；④停循环的时间尽可能在 40min 以下；⑤在升温复灌阶段，给予甘露醇 1g/kg，减轻脑水肿，并积极纠正酸中毒。

复温前先逐步加大流量，当静脉氧饱和度 > 90% 时开始升温。复温的速度要缓慢进行，水温和体温的温差不应过大，以利于全身组织均匀升温。

5. 上、下半身分别灌注体外循环　应用于手术复杂、主动脉阻断时间长的胸主动脉瘤患者。鼻咽温维持在 27℃左右，平均动脉压维持在 60mmHg 左右。插管部位包括升主动脉、股动脉、右房、上腔静脉、下腔静脉、股静脉等。流量分配：上半身 1/3 ~ 1/2，下半身 1/2 ~ 2/3。氧合器最好采用泵前型，分 2 个泵进行灌注。

6. 股静脉－股动脉转流体外循环　适合降主动脉瘤、重症或异位的动脉导管手术等。鼻咽温维持在 34℃左右。

降主动脉瘤手术时，阻断主动脉后，上半身靠心脏维持灌注，上半身血压主要依赖于引流量的控制；下半身靠血泵维持灌注，下半身血压依赖于灌注流量的控制。

7. 左心转流　适用于降主动脉瘤。其优点为不需氧合器，并发症少。转流路径为：左房→回流室→血泵→变温器→动脉微栓过滤器→动脉。

四、预充排气与滚压泵松紧度调整

（一）离心泵的预充排气

（1）利用重力预充将离心泵泵头内气体排除，钳闭泵头出口。注意切勿干转，以免损坏驱动器及泵头。摘去驱动器上保护盖，将泵头安置在驱动器上，调整好泵头出口管路方向。

（2）启动流量旋钮，当转速大于1200rpm时，即流量足以克服循环路径阻力时，松开泵头出口的阻闭钳，逐渐增大流量（转速），在高流量（转速）下循环预充排气，直至去除全部气泡。

（3）气泡排净后，降低流量（转速），在1000～1200rpm时，钳闭动静脉出入的循环路径，再停止离心泵。

（二）膜式氧合器的预充排气及注意事项

膜式氧合器的安装和操作与鼓泡式氧合器相比有较大的不同，而各种膜式氧合器在操作安装上又具有自身的特点，在此仅以共性问题提出以下几点。

（1）在使用膜式氧合器前应仔细地阅读使用手册或操作说明，按其要求连接循环回路。并调整至适当的位置，一般膜式氧合器应低于回流室。

（2）膜式氧合器与鼓泡式氧合器不同之处，膜式氧合器大多置于泵后（泵前型膜式氧合器除外），即泵的输出端，这样可防止因负压形成而产生气栓，灌注中保持氧合器内血相的压力大于气相压力。

（3）任何膜式氧合器在使用前应进行水循环试验，以防变温器漏水造成血液污染，但水循环试验的水压不宜过大，水温不应过高。

（4）连接采集标本或给药用的侧路三通。充入一定量的CO_2，以利循环排气。

（5）安装后，注意膜式氧合器的各入血口和出血口的连接是否正确、牢固，必要时用扎带枪和扎带加固，注意连接氧气管到膜式氧合器的入气口，开放膜式氧合器的排气孔，坚决防止把入气口和出气口接反。否则将造成膜式氧合器不氧合、CO_2排出不畅，甚至O_2和压缩空气的混合气体逆向通过中空纤维膜，进入血中形成气栓。

（6）有些膜式氧合器有心肌氧合血停跳液灌注管路的动脉血出口，可直接与氧合血停跳液灌注管路连接，不用时应注意将管钳闭，勿受其他操作影响。

（7）排气过程中，先大流量排净体外循环管道及心肌停跳液灌注管路内的气体，安装心肌停跳液灌注管路至体外循环机。然后再缓慢小流量排气，必要时反复敲打氧合器、循环回路及动脉微栓过滤器等，最后流量开至最大，完全排净气体后停泵，钳闭动、静脉管路。

（8）调整泵的松紧度，排净多余液体，加入胶体或血液。开放循环排气管，缓慢自身循环。在膜式氧合器排气后、灌注前应维持循环回路的自身循环，以防中空纤维内阻塞（内走血膜式氧合器）。建议在插好主动脉插管后关闭自身循环，检查动脉灌注管的钳闭钳是否完好，防止因侧支循环开放、患者的主动脉压力大于膜式氧合器自身循环的压力，造成一些先心病患者因心脏开放、从低压端进气。

（9）预充液、血内注意加入适量肝素。防止预充液中的钙离子和库血中的枸橼酸结合，在适当的比例下引起血液的凝固。

（三）滚压泵松紧度调整

滚压泵的松紧度非常重要，过紧可造成血液破坏严重，过松会导致血液反流。最好的松紧度是，将动脉微栓过滤器的排气管液平面调至距泵0.75～1m高，液平面下降速度为1～2cm/min，或者将泵压打至200mmHg左右，30s下降不超过20mmHg。滚压泵有两个滚柱，如果两个滚柱松紧不一致时，应以紧的一端为准，并做好标记，以防停机后主动脉血反流。

五、其他

体外循环前，连接变温水箱、气源和安装连接各种监测设备，准备插管和台上物品，全身肝素化后查血气及 ACT，转机之前需要按照术前安全核对单逐项核对无误后方可开始体外循环。

第二节　前并行循环的管理

所谓前并行循环通常指从体外循环转流开始至升主动脉阻断的这一阶段，此阶段的主要目的是要将患者的体循环和肺循环顺利过渡到完全靠人工心肺支持患者生命，并进行适当的血流降温，为心脏的停搏做好准备。

一、前并行循环前的准备工作

即体外循环正式转流前应根据核对单（checklist）需要逐项认真检查核对，这样可有效避免体外循环意外的发生。

（1）正常体外循环前应确认肝素的抗凝，通过中心静脉给予肝素 3mg/kg 或 400U/kg，检测 ACT ＞ 480s，方可进行体外循环。抗凝不足者应分析原因，具体操作见抗凝相关章节。在一些特殊情况下，要有准确判断和处理。如肝素给予时间过长，要考虑到肝素的代谢和半衰期，应及时再抽血测 ACT，达不到标准追加肝素。转机前观察心外吸引的管道是否有明显血栓，可初步判断肝素的抗凝效果。有时测 ACT 可出现伪像。如肝素未进体内，延长 ACT 值为血标本的残留肝素的作用。

（2）核对整个管道的方向，如动静脉管道接反，并行前可通过压力观察排除。即动脉灌注管接到静脉引流管时，其管道压力远低于实际的动脉压。

（3）体外循环前对氧合器的性能应有很好了解，如鼓泡式氧合器动态预充量大，在转机前应保持足够的基本液面。

（4）如果手术室温度偏高，体外循环管道可有气体溢出，在前并行前应充分排气。前并行前输注一定的液体，如果压力急剧增高，可能为动脉管道打折或插入位置不当，应及时调整。

（5）转机前的各种检查，如变温水箱工作状况，压力零点校正，泵管的松紧度，紧急摇把，变温管道的连接等都要确保无误。气源是否通畅。监测仪器零点校正。准备好维持血压的药物。

二、前并行循环的操作要点

（一）动脉插管泵压监测

体外循环刚开始，注意力应侧重于安全监测上，主要是主动脉泵压的测定和氧合是否良好。主动脉插好后，打开测压表，输入一定量的液体同时观察泵压，如果压力快速上升或在流量较小的情况下压力大于 200mmHg，应及时地停泵，并通知外科医师予以调整。泵压力异常尤为注意的是主动脉插管插入夹层，其后果严重，应及时地发现，主动脉插入夹层的临床征象除泵压升高外，包括：升主动脉扩张，体循环压力（动脉压力）突然的下降，颜面颜色变浅、变白、瞳孔扩大等。小儿主动脉插管技术上，特别是婴幼儿和新生儿具有一定挑战性，当升主动脉和主动脉弓发育不良时（如左心发育不良综合征），体循环血流是动脉导管灌注的，需要经肺动脉插管灌注，在主动脉弓离断的患者，需要在中断部位的近端和远端插管。相对于婴幼儿的主动脉，动脉插管较粗，主动脉血流可能部分阻挡，并行期间影响心脏射血，在选择主动脉插管时除了根据年龄和体重外，还应结合超声心动图报告的升主动脉内径大小。插管过深在临床中也常见，会影响脑的灌注，主要表现泵压增高，外科医生要高度注意，及时调整插管位置。在一些中心体外循环（CPB）期间利用经颅红外线光谱（NIRS）或经颅多普超声（TCD）评价脑血流情况。

（二）血流动力学

前并行循环是患者生命支持由自身循环呼吸转向完全由体外循环替代的过渡阶段，是一个从生理到相对"非生理"状态的急性过程，包含有血流动力学的改变、呼吸模式的改变、血液质和量的变化及在机体的重分布、内分泌的改变等。这其中在前并行期我们所能明确感受的是血流动力学的变化，特别是动脉血压的降低，关于动脉血压问题是人们一直关注的问题，甚至对血压和灌注流量孰轻孰重争论不休，时至今日，什么是体外循环中的正常血压仍然无定论，多数医疗中心所认为的理想范围血压多来源于临床经验，因此，在实际的临床工作中，对于以下的一种现象也就不足为怪了：同样是40mmHg的血压，有的灌注师忙个不停，加入各种各样的药物，把储血室真正当成包罗万象的"贮藏室"，直到血压上升到他所希望的理想数值才心满意足，与之相反，有的灌注师却视而不见，泰然视之，任其发展。但不管怎样，我们应该明白一个事实，体外循环早期血压降低是必然的，其主要原因在于：①心脏搏动灌注变为人工泵平流式灌注；②血液稀释所致的血液黏度下降；③体内儿茶酚胺减少使血管张力改变；④低温抑制血管运动中枢，血管扩张；⑤体外循环操作不当，常见于灌注低于引流；⑥过敏。

体外循环前期的并行阶段对于血压的要求，主要考虑血压对脑和心脏灌注的影响，防止脑低灌注性缺血及心脏室颤。不同的患者年龄、病种、是否合并高血压及颈动脉病变等对血压要求应有所不同，一般将灌注压力控制在成人 50 ~ 80mmHg，婴幼儿为 30 ~ 50mmHg。值得注意的是，发绀的患者，由于长期以来高血红蛋白水平，全血黏度增加，血液黏滞度对血压的影响较非发绀患者大，在体外循环早期血液稀释会使此类患者的血压下降尤其显著，单纯通过提高灌注流量往往难以达到目的，此时的低血压如果是短时间的（低于5min）可能不会导致不良后果，但较长时间的低血压是不可接受的。尽管有学者的研究显示当体外循环流量大于 40mL/（kg·min）及平均动脉压超过 34mmHg 时，平均动脉压并不影响脑血流量。但是从能量代谢的角度，在并行循环早期温度尚未降低，还需要在一定的灌注压下提供组织氧供。从脑对灌注压力调节角度也需要适当的血压。成年患者特别是老年患者往往合并高血压或冠状动脉阻塞性病变，即使在体外循环的早期也应尽量避免动脉血压的过度降低。

对于偏低血压的处理，首先是在并行时缓慢过渡到全流量转流，适当控制静脉，使静脉引流量逐渐增加，避免因回流过多，使动脉血压急剧下降。与此同时，静脉引流又不能太少，以免发生心室过胀，导致心肌纤维的过度拉伸，发生这种损伤对心脏的复苏极为不利，特别是对左心室功能不全，如左心室扩大、CABG 患者、新生儿和婴幼儿患者心肌纤维也极易受过度牵拉的损伤。所以，在开始体外循环时，维持动静脉血流的出入平衡，保持心脏适当的前负荷尤为重要。在前并行期间，导致动脉压下降的另外一个特殊的重要原因就是过敏。在所有的手术中，体外循环心血管手术最容易发生过敏事件，因为此时各种预充液的成分大量进入机体，包括人工胶体、库血、肝素、抗生素等都有可能成为过敏源，发生过敏时关键要作出快速的判断，比较典型的临床症状可表现为动脉压的快速下降，氧合器回流室液面降低，有效循环容量不足，其他可能还有皮疹、面部发红等。此时通过单纯的提高灌注流量往往不能达到目的，而且随着回流室液面减少提高灌注流量也不太现实，严重过敏使血压偏低，心脏冠状动脉灌注压力下降，心肌缺血，会导致心室过胀，甚至心室纤颤。因此，处理此类的低血压是在补充血容量，提高灌注流量的同时，适当地给予缩血管的药物，如去甲肾上腺素，增加血管的外周阻力和张力，减少血管内液体向组织间隙的转移，也可适当使用抗过敏药物如苯海拉明、钙剂等。

临床上，前并行期间维持血压的方法：①通过静脉控制引流保持心脏适当的前负荷，做到静脉控制缓慢开放，动脉流量缓增；②引流充分的条件下，适当提高灌注流量；③应用 α–受体兴奋剂适当增加后负荷，常用去氧肾上腺素，剂量 40 ~ 50 μg，分次给予直到起效。

（三）部分心肺转流

并行循环期间，只有一部分体循环回心血液引流入 CPB 管路，其余部分的体循环回心静脉血液进入右心房。理论上，右心房的血液进入右心室，之后进入肺血管床，在此进行气体交换，这些血液回到左心系统继而射入主动脉体循环。所以，此时心脏必须跳动且能保持有效射血，如果心脏不能有效射血，心脏会胀满，同时体循环血液不充分。同时肺需要通气，否则，进入右心房的体循环静脉血没有进行气体交换又直接进入体循环，可能发生低氧血症或高二氧化碳血症。更重要的是只有血流没有通气时，血液滞留于肺血管床，血细胞激活后释放的炎性介质会加重肺泡的炎性渗出，甚至肺水肿。

相对于完全心肺转流，二级单房管引流时，并行循环可以通过用静脉阻断钳控制静脉引流来完成，而上下腔插管时则可通过逐个开放静脉控制引流。当采用股静脉插管时控制引流的方法同样通过管道钳来实施。静脉引流管路中出现大的气泡时造成气栓梗阻，引流不畅时有发生。气体通常由静脉插管周围开放部位进入管路，多因静脉插管位置不当甚至脱出引起，特别是新生儿和婴幼儿，需提高警惕。

（四）通气与给氧策略

使用膜式氧合器，在开始体外循环时应先转流后开通气体，而停机时相反，应先关闭气体后停机，始终保持转流过程中膜肺内的血相压力大于气相压力。目前所用膜肺通气 / 血流比在 0.5 ~ 0.8 就能很好地排除 CO_2。但对于术前合并慢性呼吸功能不全的患者，前并行期间的通气量不宜采用过度通气，此类患者血液中的［HCO_3^-］/H_2CO_3 在高水平下保持 20 : 1 平衡，一旦过度通气时 CO_2 极易透过血脑屏障，而 HCO_3^- 却不易透过，会使脑血管内［HCO_3^-］/H_2CO_3 比例失调，出现代谢性碱中毒，脑血管收缩，增加神经系统并发症概率。

在逐渐增加腔静脉引流的同时，要严密观察氧合器的工作情况，氧合情况应观察 SvO_2 和动、静脉管道内血液的颜色。一旦确认是由于氧合器的原因所引起的氧合不良，不要急于降温，应逐渐地减流量终止体外循环，及时地更换氧合器，更换方法见《体外循环的意外及处理》相关章节。在整个前并行阶段，全身的血供一部分靠体外循环机供给，部分靠患者自身心脏供给，意味着有部分的血液氧合依赖患者自身的肺脏。因此，此时呼吸机应继续工作，保持通气，只有当心脏血供阻断后，心脏停止射血，体外循环过渡到全流量转流后，才可停止呼吸机通气，并关闭吸入麻醉药，停输静脉血管活性药物。

先天性心脏病发绀的患者，术前机体组织处于缺氧状态，体外循环开始时如果氧浓度较高，心肌、肺组织暴露在突然增加的高氧张力下，导致了在抗氧化能力有限的缺氧的心肌中产生大量氧自由基，即出现所谓的缺氧 / 再给氧损伤，可表现为心排血量降低，心室功能抑制，过度收缩，肺血管阻力增加，肺泡损伤和肺泡 / 动脉氧张力下降。再给氧后自由基的产生和心肌功能不全的程度与氧分压的增加成正比。因此，对于这类患者体外循环开始时氧浓度一般设置在 30% ~ 40%，尽量将氧分压（PaO_2）控制在 80 ~ 100mmHg。新生儿患者即使是非发绀，禁止使用 100% 氧浓度。

（五）降温温度的控制

除了遵循水温与血温的温差原则，一般体外循环开始后，不要急于降温，应与外科医师交流，询问是否已安置好左心引流管，因为有时候前并行的时间较长，外科医生要在心脏跳动的状态下对心脏有一个初步的探查。必要时还应将预充液加温到 35℃，如巨大左心室的患者、新生儿及婴幼儿患者，避免预充液温度过低刺激引起心室纤颤。另外还应根据手术的难易程度，预计阻断的时间长短，是否发绀伴有丰富的侧支循环来确定降温的程度。

（六）静脉引流和升主动脉阻断后的体外循环的管理

在上下腔静脉完全阻断后，患者心肺系统隔离，所有的静脉回心血液必须进入 CPB 系统。静脉血液由静脉插管和管路通过虹吸作用被引流入储血室，其位置低于患者平面，以保证适度落差。压力阶差等于患者右心房到储血室底部的垂直高度，压力阶差和静脉引流系统的阻力二者之差影响静脉的引流量。上腔或下腔静脉大小选择不当将直接影响静脉引流，通常下腔静脉插管较上腔静脉插管略粗。在先天性心脏病患儿中有些存在永存左上腔静脉的，在内脏异位综合征患者，肝静脉与下腔静脉中断，肝静脉直接引流入右心房底部或左上腔静脉，都需要在降温之前进行插管，此时，一般选择直角静脉插管容易操作，且不影响手术视野。微创手术时，由于使用较细的静脉插管，或为了缩短安装较高的管道氧和器，此时，使用静脉负压辅助引流系统可增加引流效果。

（七）外科的配合

待鼻咽温下降至预定值时，术者可行上、下腔静脉和升主动脉阻断。一般阻断顺序为：下腔静脉、上腔静脉、升主动脉。当上、下腔静脉阻断后要严密观察中心静脉压、氧合器内血平面、颜面部皮肤颜色的改变。如发现有静脉压上升、血平面下降、面部发绀应及时通知外科医生调整阻断带的松紧度或插管位置，以免造成组织器官淤血水肿、灌注不良和代谢障碍。尤其是上腔静脉若引流不畅将会造成脑组织血液循环障碍导致严重并发症，同样，下腔静脉引流不畅可造成肝脏、肾脏、胃肠道淤血和低灌注状态，出现腹水。

（八）液面维持

并行期维持一定的液平面是体外循环还行的前提。如果液平面低，不要急于添加液体，在排除动脉过度灌注的因素外，应考虑如下因素：①管道阻塞。如大量气体，管道扭折等，此时应及时排除管道内气体或理顺管道。②插管过深。如果上腔引流管过深，表现为静脉压骤增，颜面部肿胀，眼结膜充血。下腔引流管插入过深，难以发现，可根据钳夹引流管对回流状态予以判断。通过和外科医生的沟通及时调整管路，保障血液引流。③血液丢失。如果胸膜破了，大量血液可残留在胸腔，应及时吸回体外循环系统内。血液还可通过手术创伤、血管穿刺等部分流失至体外。应及时发现及时处理。在上述情况排除后，根据血液稀释度，可酌情添加血制品或血浆代用品。

（九）其他

（1）主动脉导管未闭的手术一定要有一试阻断的过程，在阻断后如果发现下腔静脉回流减少，下半身温度变化缓慢，可能是主动脉弓中断，应及时松开阻断，改用其他手术方式。

（2）二次手术的患者前并行，除维持好心跳外，还应在下肢准备好动脉通道和心外吸引管道，以在大出血时利用此通道建立体外循环，维持组织灌注。

（3）前并行气源不畅的直接判断是动脉血颜色发暗。可能因素为气源未开，气管阻塞。在并行前将气源的氧合器接口对皮肤吹，有微风样的感觉就可避免上述问题。

（4）前并行时血压骤降较为常见，并行前认真准备，可及时处理纠正。如胸膜破，大量血液滞留胸腔，在并行前应将此血液吸到回流室，以利于并行时的体外循环。在上述问题排除后，前并行的骤降，首先进行容量补充，如效果不显著可用缩血管药物提升血压，这些药物应在并行前配制好，有利体外循环中有条不紊的工作。

（5）一些特殊手术，如复杂先心、严重动脉钙化不能阻升主动脉，二次心脏手术需要心脏的跳动。此时保持温度在32℃以上是心脏正常跳动的前提之一。此时要求灌注师在转前对体外循环转流预热和转中的保温。

第三节　体外循环的运行管理

体外循环的运行期通常是指冠脉循环的阻断到冠脉循环的恢复。此时的基本任务有两个，即保障患者安全和为外科提供良好的手术条件。由于本书的篇幅和结构，其内容只进行普遍性描述。

一、保障患者安全

（一）保证机体的氧代谢

1. 实际流量控制　体外循环的动脉灌注是代替心脏运送氧及营养物质到身体各组织，而从组织运走代谢产物。因此，灌注流量应能满足机体的基本需要。灌注流量是体外循环重要的监测指标。流量与压力成正比，与阻力成反比，如增加周围血管阻力则流量减少。体外循环时流量的计算可按体重或体表面积来算，但因小儿的体表面积差异太大，习惯使用体重计算，可能造成灌注量不足。体外循环过程中，不同温度、年龄、病种、体表面积，甚至不同作者所给予的流量也不尽相同。既要考虑到足够的灌注流量，也要防止过度灌注，以及血液破坏等方面因素，做到灌注合理。成人在28℃情况下给予1.8L/（min·m²）的流量能够满足机体代谢需要。儿童和婴幼儿所需要的流量通常高于2.5 L/（min·m²）。成人复温时应给予2.2 L/（min·m²）或更高的流量才能满足机体的代谢需要。上述流量只为一参考标准，在体外循环情况下，主要根据静脉氧饱和度做出给予流量的判定，如果静脉氧饱和度小于60%，在氧合器功能无误的前提下应积极提高流量，以满足机体氧代谢平衡。灌注流量不足可表现为：混合静脉血氧分压低于30mmHg，静脉血氧饱和度低于60%。长时间可出现pH值下降，BE负值增大，血乳酸值升高。在平均动脉压降低时首先的处理是提高流量。

2. 氧代谢的监测　体外循环中测定混合肺静脉血氧饱和度或氧分压具有重要意义，能判定机体氧供、需的情况。假定机体的血红蛋白浓度、氧耗，在P_{50}（为反映Hb与O_2的亲和力指标，是指血红蛋白氧饱和度为50%时的氧分压，正常值为26～27mmHg，P_{50}与2，3-二磷酸酐油酸的浓度、温度、pH值有关）不变的情况下，机体的静脉血氧饱和度将随流量的变化而变化。例如在动脉血流、氧含量恒定时，随着氧耗的下降，静脉血氧饱和度会上升。这种静脉血氧饱和度的升高是由于氧耗的下降造成的。如果混合静脉血氧饱和度低于60%，提示循环灌注不足，长时间血中pH值以及乳酸浓度会升高。此时积极提高流量可增加缺血组织的灌注。另外，重要器官（脑、心、肾、内脏）在机体氧供减少的情况下能够优先保障氧供。虽然监测静脉血氧饱和度是体外循环的常规手段，但是静脉血氧饱和度在正常范围，不一定表明机体氧供需平衡，如微循环的短路。

体外循环保证脑血流意义重大。脑氧代谢的实时监测为体外循环当时流量提供有力证据。脑部血液从脑静脉窦流出后进入颈内静脉球部，因为不含颈外静脉的血液，颈静脉球血氧饱和度（$SjVO_2$）监测可以准确反映脑组织氧供/氧需的平衡关系。$SjVO_2$的正常值为55%～75%。通常认为$SjVO_2$小于50%提示氧供小于氧耗，多见于脑供血减少（低血压、脑血管痉挛、颅内压增加）或氧耗增加（发热、体外循环复温过快）；$SjVO_2$大于75%提示脑代谢下降，可见于低温、镇静，异常增高可见于脑死亡或动静脉短路。

局部脑血氧饱和度（rSO_2）监测可以实时连续地监测脑氧代谢。经颅近红外线（NIRS）测量的是所有血红蛋白即混合血管床的动静脉混合血氧饱和度，rSO_2 主要代表静脉部分（占 80%），正常范围为 55% ～ 75%，反映的是脑氧供 / 需平衡的指标，同时 rSO_2 不受低温、无搏动血流和停循环的明显影响，是深低温停循环时监测脑氧合的有效方法。常温下 rSO_2 一般不应低于 60%。rSO_2 值 < 0.38，就提示脑氧合明显不足，可能出现术后神经系统并发症。局部脑血氧饱和度的动态观察意义更大。rSO_2 进行性降低提示脑氧供不足，应尽量增加脑血流的供给。到现在为止，尚缺乏明显改变术后神经生理转归确定的循证医学证据，但在某些高危患者如主动脉弓和小儿心脏外科已经显示其独特的作用，是未来最接近标准监测的脑监测项目。

3. 分流量的控制　体外循环机显示的泵流量并不等于机体得到的灌注量，因为血液经泵流出后受很多因素的影响，因此在监测实际灌流量时应排除以下因素。

（1）侧支循环分流：在发绀型先心病如法洛四联症侧支循环非常丰富，侧支循环分流量可高达灌注量的 1/5 ～ 1/3，严重影响全身的血流量，因此 CPB 中应常规测量心内回血量，并调整总灌注流量。

（2）存在动脉导管未闭：手术前漏诊或 CPB 前动脉导管未闭未予处理，使 CPB 中部分灌注量通过未闭导管分流至肺动脉。一方面肺血过多损伤肺组织；另一方面全身灌注量减少影响机体血供。

（3）升主动脉阻断不全：主动脉阻断不全时，大量血液分流到左心室，全身灌注流量下降。

（4）使用血液超滤：为提高红细胞压积滤出过多水分，或提高胶体渗透压，或较快地排除高钾，使用血液超滤，但通过血液超滤器的血量是从动脉泵出血液的分流，根据需要分流量 150 ～ 400mL/min 不等，而且分流量随动脉灌注流量、压力而改变，因此需根据具体情况增加灌注流量。

（5）使用含血停搏液：近年来成人 CBP 基本都使用含血停搏液冠状动脉灌注进行心肌保护，而加入停搏液的氧合血是从动脉灌注旁路分流出来配制的，分流血量随配制比例不同而异，尤其是采用持续灌注含血心脏停搏液者，因此而影响灌注流量。

4. 压力控制　体外循环过程当中的灌注压力一直以来都是一个有争议的话题。总体来说，体外循环的灌注流量较压力重要，尤其是在血液稀释的情况下，流量优先管理方式能够保证机体足够的灌注。正常情况下，脑和心脏的血液供给需要一定的压力。体外循环中为了外科直视手术心脏停搏。保证脑血流为体外循环术中主要关注点。

生理情况下器官血流的自我调控是在神经、体液的调节下进行的，能够保证器官在不同的灌注压力下，维持相对恒定的器官血流。有些器官在体外循环、血液稀释、低温的情况下，仍然保持这种自我调节功能。有研究结果表明，在低温体外循环下，CO_2 对中枢神经系统血流的影响仍然存在。压力对流量的影响在体外循环状况下仍然存在，只是曲线左移，表明对压力能够自动进行调控的低限由正常状况下的 50mmHg 降为 30mmHg。压力调控低限的下降与低温导致的氧耗降低有关。在血流量与代谢相互匹配的情况下，随着温度的降低，中枢神经系统的灌注压力逐步下降。临床经验表明，体外循环中成人平均动脉压 50mmHg，小儿 30mmHg，只要保证充分的灌注流量，对患者是安全的。体外循环此压力水平中虽然偏低，由于患者的静脉压为负值，其微循环的有效灌注压力可维持在正常范围。对于高龄、高血压、糖尿病的患者体外循环中的灌注压力应适当提高。

通常情况体外循环开始时血压下降明显，这和下列因素有关：大量血液回流至体外循环系统；血液稀释；低温导致血管麻痹，灌注流量相对不足等。此时处理主要是提高流量。大部分患者随着体外循环的进行血压可自动升高。如果低灌注压在提高流量效果不明显，可适当应用缩血管药，增加血管张力提高灌注压。过度强调压力，大量使用缩血管药，使微循环的真毛细血管闭合，动静脉短路，组织得不到有效灌注。一些患者在体外循环中期可出现血压较高的情况，这主要和麻醉偏浅有关。体外循环中如果成人灌注压高于 80mmHg，小儿高于 60mmHg 应予积极纠正。首先加深麻醉，效果不明显时应用血管扩张剂。

（二）保证血液抗凝

体外循环中血液必须为抗凝状态。体外循环必须在肝素化的条件下进行，肝素化过度会出现出血并发症，肝素化不足则发生机内凝血，这些均会对患者造成灾难性的后果。所以在体外循环前和体外循环中对肝素化的效果进行监测极其重要。

肝素抗凝的个体差异很大。体外循环中监测肝素的抗凝效果比监测肝素浓度更具有临床意义。激活全血凝固时间（activated coagulation time，ACT）是体外循环期间肝素抗凝效果监测的金标准。体外循环理想的 ACT 值为 480s。后来 Yong 等人研究了不同 ACT 值与纤维蛋白单体的关系，发现 ACT 值小于 400s 时抗凝不足，建议体外循环时至少保持在 400s 以上。自动 ACT 监测仪为硅藻土的试管法，其影响因素较多，如血液稀释、温度、药物的影响。目前美国 Hemochron® 全血微凝检测仪的薄片（法）ACT 测试数值较传统试管法数值更稳定、准确和可靠，且较少受低温、血液稀释等其他因素的影响，通常建议将初始体外循环的薄片（法）ACT 值大于 410s 即可。

体外循环中定时测量 ACT 极为重要。一般在心脏停搏后抽血检查血气和 ACT，小于 480s 追加肝素，5min 后再查，直至 ACT 达到目标值。低温每小时监测一次 ACT，复温每半小时监测一次 ACT。如果多次给肝素 ACT 仍然达不到目标值，可怀疑患者 AT Ⅲ 缺乏。可用新鲜血浆予以补充。温度较高的体外循环肝素代谢快，尿量多肝素排除也多，此时补充肝素应稍微积极。

（三）防止气体进入体内

1. 气体来源　体外循环中气泡来源如下情况：气 / 血比例过高；鼓泡式氧合器；心内或术野过度吸引；回流室内血平面过低；变温器水温与血温温差过大（ > 10℃）；药物注射入管路；左心吸引管装反；外科操作；膜式氧合器中膜有破损；加入冷库血并急速加温；心腔内排气不完全而心跳恢复；动脉泵管破裂；动脉泵持续转动使氧合器排空；灌注心脏停搏液时进气。体外循环中气栓发生率很高，尤其是鼓泡式氧合器。微气栓数量和大小在一定范围内，不至于表现出明显临床症状，但如果不慎进入重要组织器官内如冠状动脉、脑血管可能引起严重后果。防止大量的气体进入体内，主要在于灌注师的责任心。

2. 预防措施

（1）加强监测。将气泡探测器探头固定于 CPB 循环动脉管路上，如有气泡随血流经过即可发现。

目前多数体外循环机都配备有液面报警装置，以防止转流过程中氧合器储血室内液体排空而使循环管路进气。当储血室内液面低于设定值时则声音报警或泵自动停止运转。

通过 TEE 可清楚观察到心腔内气栓的活动状况，并指导外科医师术中排除气栓。将食管超声探头放于降主动脉水平位置可检测出血流中气栓。

（2）积极预防。提高责任心是防止动脉大量进气的主要因素。膜肺的应用可明显降低微气泡的产生。动脉滤器可有效的排除气栓。尽量从静脉路径给药；复温时温差不要过大；体外循环灌注和心脏停搏液灌注时液平面要留有余地，以防打空。手术野 CO_2 吹入，对外科操作引气栓预防有积极意义。一旦含有 NO_2 的残留气体进入体内，由于 CO_2 的可溶性，此气栓不会造成微血管的阻塞。

（四）其他安全措施

1. 温度控制

（1）温度监测。体外循环期间通常建议进行三个部位的监测：以鼻咽温度作为大脑温度，最快速反映动脉血液和脑部温度；膀胱或直肠温度作为简捷的躯体温度；体外循环动静脉管道的温度可以快速判断血液温度，防止有危险的低温或高温。

阜外医院过去通常使用直肠温度，直肠温度在降温及复温时，温度变化比食管和鼻咽温度慢。现在使用膀胱温度，通过装置在 Foley's 导尿管头端的温度探头而测得。现在国内外逐渐用膀胱温度代替直肠温度，可以避免温度电极的污染和直肠黏膜的损伤。膀胱温度与直肠温度意义相同。

（2）温度控制。心血管外科的大部分手术需要低温体外循环。降温是体外循环常用的重要脏器（尤其是大脑）保护方法，目的是降低机体代谢率。某些复杂型先天性心脏病和成人主动脉弓部手术甚至要求深低温停循环，鼻咽温降到 15 ~ 20℃，以提供 40 ~ 60min 停循环的时间，给外科创造良好术野，从而缩短体外循环时间。

均匀的降温至低温低流量和停循环有重大意义。复温不均匀，温度高的组织在低流量或停循环易发生缺氧缺血。对体外循环心脏直视手术时，降温可以通过体表及血液降温来实现。通过体外循环机血液降温，降温速度较快，但各组织器官降温并不均匀。食管温度降温速度最快，直肠温度最慢。降温时膀胱温度与直肠温度相近，但与鼻咽温、食管和皮肤温度的差别就较大。低温时肾脏耗氧量比其他器官降低较快，肾脏血流降低也较快。降温过程中，氧合器动脉出口端和静脉回流端的温度梯度不应超过 10℃，降温时动 - 静脉温度梯度大于 20℃将会造成严重的脑损伤，而将这一梯度限制在 4℃范围内会明显降低脑损伤的发生。

体外循环复温时，食管和鼻咽温变化较快，而膀胱及直肠温度变化较慢，通常膀胱温度比直肠温度恢复快，而且与肺动脉血液温度相关良好。食管温度和鼻咽温度可反映心、脑重要器官的温度，复温时主要以这些部位的温度为依据。体外循环降、复温后，温度都会下降，通常称为续降或后降（after drop）。续降指停降温或复温时的鼻咽温度与以后最低鼻咽温的差值，续降是机体温度趋于平衡的结果。体外循环复温阶段，应避免氧合器动脉端血温高于 37℃造成的高温脑损伤。此外，高温还与心脏术后的肾衰和纵隔炎等其他并发症相关。

体外循环均匀的复温对各组织偿还氧债有积极意义。复温是避免高温对脑组织的损伤为其关注重点。由于全身各部位血运供应不同，各部位的温度有差别，降温和复温（变温）的速度和程度不同，尤其是考虑到复温过程的危险性，保证各部位在此过程中合适的温差（< 6℃）非常重要。某些组织降温很慢，降温后复温也慢（肌肉、皮肤和脂肪等）。另外，温度引起的血管收缩或舒张可以加剧不均匀变温。因体外循环时不均匀的变温，要求选择不同部位进行温度监测，如鼻咽温、直肠温度或膀胱温度。鼻咽部血管丰富，变温较快，能迅速与体外循环血液温度达到平衡。但直肠温度或膀胱温度变化较慢。当泵流量增加及使用扩血管药时，可以加快温度平衡，即使是温度平衡后，由于组织的血流量不同，患者各部位的温度仍然存在一定差异。复温时，如氧合器动脉端血温 ≤ 30℃，应维持氧合器动脉出口端和静脉回流端的温度梯度不超过 10℃进行复温。0.5℃/min 的速度（鼻咽温与氧合器动脉端温度差约 2℃）可平衡复温速度与延长的 CPB 时间之间的危害，达到最佳的术后恢复效果。

2. 体外循环系统监测

（1）氧合器性能监测：变温器有无渗漏，现在氧合器都是氧合、变温、储血为一体结构，使用前将氧合器的入水口与水源相连,通入水后检查有无水外渗现象,如有则禁止使用。在保证氧气源条件下,血气比例在降温过程中可逐步降低,可降至1∶0.8~0.5,而在复温过程中血气比例最大可增加至1∶1.5。血气比例在1∶1条件时测得动脉端血氧分压应在200~250mmHg,至少不低于100mmHg,动脉血氧饱和度不低于95%,否则氧合器性能不佳,但也不应高于300mmHg,以免产生气栓。

(2)动脉泵压力:动脉泵压力来源于自泵到动脉内插管尖端之间的阻力,是其间每个部分阻力的综合反映,也受其间各部分直接影响。正常情况下泵压为200mmHg左右,最高应在250mmHg以下,如果太高则可发生各部分连接处崩脱,将引起CPB被迫停止,机体遭受缺血缺氧的严重后果。因此,泵压的持续监测是必不可少的监测项目。常见使泵压增高的危险因素有以下几个方面。

1)动脉插管或接头选择不当:由于患者体重大而灌注流量高,但动脉插管过细或动脉管道连接管过细,阻力必然增加,同时灌注量也将受到影响。

2)动脉插管位置错误:动脉插管误入动脉夹层,体外循环一开始就立即表现出泵压急剧增高,同时插管处动脉膨出,应立即停止CPB,否则后果极为严重。在小儿可因升主动脉插管位置不当、过高或过深,如插入一侧颈动脉内,不但出现泵压增高,而且可引起脑严重并发症。

3)动脉插管或管道梗阻:动脉插管固定不良发生扭曲,管道意外钳夹或扭曲,使阻力增高或发生梗阻。

4)抗凝不足:肝素用量不足或未及时补充而发生凝血反应,使动脉血滤器内、动脉管道或动脉插管内发生凝血致部分阻塞,使阻力增加,如用泵后型膜式氧合器可因氧合器内发生血凝块,使阻力增加更为明显,造成严重后果。

5)外周血管阻力升高:由于药物或其他原因,使外周血管剧烈收缩,导致阻力增加,使泵压上升。如给予肾上腺素、去甲肾上腺素过量。

3. 内环境的调节

(1)水平衡:体外循环中因各种因素使血液处于过度的稀释,如心衰患者水潴留严重伴贫血,术中大量的液体进入体外循环(晶体停跳液、冲洗液)。此时可应用血液超滤技术。血液超滤器在滤出除血细胞和蛋白质的一切可溶行物质,包括水、钾、钠、氯、钙、镁、尿素氮、葡萄糖等。使用血液超滤器主要目的是提高红细胞压积或血红蛋白浓度,随时进行目标监测。

(2)血气管理:体外循环理想的氧分压为100~200mmHg,通过气体混合器的氧浓度进行调节。体外循环理想的CO_2分压为35~35mmHg,通过气体混合器的气流量进行调节。气流量和灌注流量的比例为0.5~1。根据血气结果随时纠正。目前Terumo公司生产的连续血气检测仪可在体外循环中实行实时检测,为体外循环的血气调节提供了方便。

(3)电解质:体外循环中根据化验结果进行调节。一般维持在正常的生理范围,特别是对钾离子掌控(具体方法见有关章节)。

二、为外科提供良好的手术条件

体外循环为心脏直视手术提供条件主要有两方面:静止的手术野和干净的手术野。前者和心脏停搏有关,后者和温控、流量、吸引有关。

(一)心脏停搏

心脏停搏主要通过灌注停跳液完成。其基本要素为高钾和低温。灌注部位由升主动脉顺行灌注或经冠状静脉窦逆行灌注。灌注方式有主动脉根部灌注和冠状动脉窦直视灌注。灌注液种类为单纯晶体停搏液或含血停搏液。含血停搏液中血液与晶体液的比例有 1∶1 ～ 1∶4.4。根据所用设备及灌注部位不同灌注压力也不同，通常主动脉根部的灌注压力控制在 130 ～ 150mmHg。灌注效果以心肌电机械活动停止为标准。每次灌注量 10 ～ 20mL/kg 不等，每隔 30min 灌注 1 次，记录手术全程的灌注总量。如果应用 HTK 液或 Del lido 液间隔时间可在 2h 以上。

（二）低温低流量灌注

心脏直视手术虽然非循环和冠脉循环予以阻断，一些血液还是可通过侧支循环影响手术野。如 F4，动脉导管未闭患者侧支循环直接影响心脏直视手术进行。低流量的目的就是使侧支循环血流量减少，以利外科医生手术。为了保证氧代谢的平衡，通过降温使机体的氧耗降低，进而保证患者的安全。具体降温程度和低流量控制应根据手术特点，以及机体代谢状况而定。加强氧代谢的监测为低温低流量灌注主要依据，混合静脉血氧饱和度应大于 60%。

（三）停循环

一些主动脉手术涉及主动脉弓，需要进行停循环完成一些关键的手术步骤。体外循环采取深低温停循环为外科手术提供干净的手术野。由于脑缺血耐受能力低，脑细胞死亡不能再生新的脑细胞。体外循环采取的全身深低温停循环，对脑进行局部灌注，以期延长停循环的安全时限，避免严重脑并发症的发生。目前认为这是一个苟且的方法。深低温停循环能不用尽量不用，停循环时间能短尽量短，超过 30min 的停循环尽量分段停以减少长时间停循环对机体的损伤。目前深低温停循环主要有两种方法。

1. 脑顺行灌注　通过无名动脉、左颈总动脉或右锁骨下动脉插管，在全身停循环时进行局部脑灌注，灌注流量 500 ～ 1000mL/min 或 8 ～ 10mL/（kg·min），灌注压 40 ～ 60mmHg。中心静脉压不高，面部颜色正常，无充血或发绀，头面部皮下组织无水肿，经颅脑血氧饱和度 ＞ 50%。

2. 脑逆行灌注　采用上腔静脉作为灌注部位，即停循环时将体外循环泵的动脉管道与上腔静脉插管相连进行灌注。灌注流量 200 ～ 500mL/min，灌注压 15 ～ 20mmHg，不超过 30mmHg，全身温度（20±2.5）℃。灌注指标同"脑顺行性灌注"。

（四）吸引器

为了手术野的干净，心脏手术要使用多种吸引，大致可分为三种：普通吸引，心内吸引（俗称左心吸引），心外吸引（俗称右心吸引，自由吸引）。

普通吸引通过中心负压将废液，如晶体停跳液、手术冲洗液等，吸至体外废液瓶。含血液的晶体停跳液和手术冲洗液可吸至洗血球机，通过处理排除废液保留红细胞。

心内吸引是将心内的血液吸至回流室，对保持心内术野干净有重要作用。心内吸引量取决于手术的类型，通常瓣膜病与先心病尤其是发绀型患者比 CABG 患者要多。降低流量是减少心内吸引的有效方法。冠脉循环阻断后如心内吸引异常增多，应考虑下列情况：动脉导管未闭，主动脉阻断不全等。此时应及时和外科医生沟通，及时发现问题，并马上处理。

心外吸引主要将心外的血液吸至回流室，也可配合心内吸引将心内的血液吸至回流室。

心内心外吸引通常是应用滚压泵来进行的。这也是最简便的方法，其不足是当吸引端阻塞时，吸引管内会形成高度的负压从而破坏红细胞引起溶血。长时间度过负压，心内吸引可对心内膜造成严重损伤。这就需要灌注师与外科医师相互协作，尽量避免过度的负压。

从手术野（尤其是心包内）吸引回来的血液通常是被高度激活的，表现在凝血、纤溶、白细胞（包括单核细胞）和血小板方面，特别容易形成血栓。心内吸引与回收器被认为是造成溶血、微粒释放、GME、脂肪、细胞聚集、炎性介质（如细胞因子）、S-100B、内毒素及血小板损伤与破坏的主要来源。各种微栓激活了 WBC、血小板、细胞因子等，进一步造成了 CPB 后的再灌注损伤、器官损伤及全身炎症反应。如果将这些吸引的血液通过洗血球机处理，将有效清除上述炎性因子，但其血浆充分也随之丢失。

第四节　后并行循环的管理

一、后并行循环的基本任务

后并行循环，指从心脏复苏（即心脏复跳）成功开始，至停止体外循环，也称为辅助循环期，包括辅助循环和停止体外循环两部分内容。此期间的主要任务如下。

（1）手术后的心脏逐渐恢复功能，从体外循环过渡到自身循环。

（2）调整电解质及血气。

（3）继续进行体表及血液复温。

（4）调整体内血容量，在心功能允许情况下尽量补充体内血容量。

（5）调整血红蛋白浓度，如红细胞比积过低，则使用利尿剂或滤水器使红细胞比积达到预期水平。

（6）治疗心律失常，包括必要时安装临时起搏器等。

（7）婴幼儿停体外循环后的改良超滤。

患者顺利脱离停机体外循环支持是心脏手术关键部分，生理上，患者要经历这样一系列过程，即：从静脉—氧合器—主动脉转化为静脉—氧合器和自身肺/左心室—主动脉，最后过渡到静脉—心脏/肺—主动脉，这一过程的完成客观上取决于患者心脏功能和呼吸功能。主观上取决于心脏手术的成功与否，如畸形矫正是否满意，冠状动脉移植血管是否通畅等，以及停机前的准备工作是否就绪。合理恰当的准备工作是成功脱离体外循环的关键，大致可分为四个部分：①心脏方面的准备工作；②肺的准备工作；③实验室数据检查；④其他如药物、除颤器、起搏器等的准备。

二、心脏准备

理想的心脏复苏是升主动脉开放之后，心脏能自动复跳。阜外医院从 1994 年开始在成人心脏手术中采用 4∶1 氧合血停搏液后，自动复跳率在 80% 以上，而婴幼儿仍沿用晶体停搏液（St.Thomas 液或 HTK 液），自动复跳率近 100%，这可能与婴幼儿心肌耐受缺血缺氧的能力较强，同时心肌本身的病变较轻有关。尽管如此，自动复跳率并不能作为心肌保护和评价心功能好坏的主要指标。事实上，开放升主动脉后，部分患者心脏是以心室颤动的形式恢复电活动的，开始多为细颤，这时候不应急于电击除颤，因心肌收缩力不够，部分心肌细胞还处于顿抑状态，除颤成功率低，可给予适当的多巴胺，必要时给予少量的肾上腺素，同时按压心脏促使变为粗大活跃的颤动，才是电除颤的有利时机。另外两个不可忽略的因素是灌注压和温度。开放升主动脉后，维持足够的灌注压，心脏冠状动脉才能得到血供，一般成人平均动脉血压至少在 50 ～ 80mmHg，婴幼儿在 30mmHg 以上。较低温度下除颤可能不会成功，因为低温本身就可导致室颤，当血液温度大于 30℃后，采用 10 ～ 20ws 除颤。因此，从这一点上，要求体外循环医师与外科医师相互交流，知道外科的手术进程，掌握好复温的时机，不能等到开放主动脉钳后温度仍然很低。成人患者复苏困难多见于心室肥厚或巨大左心室的患者，除了在阻断期对心肌保护给予足够重视外，不可一味地靠多次电击除颤复苏，可以采用开放前温血灌注加用利多卡因，或重新阻断灌注停搏液，让心脏休息 1 ~ 3min 后再恢复血流，即所谓的"二次停搏"法，往往能取得较好的效果。

心脏恢复自身泵血功能之前，从以下五个方面稳步调整心脏的参数到最适程度，即：节律和心率，后负荷，心肌收缩性，前负荷，心室功能和预防性应用正性肌力药物。

（一）节律与心率

停机时，理想的节律为窦性心律，即此维持正常的房室收缩顺序，有利于心室的充盈。心房扑动或房颤，即使是体外循环前就已存在，常能通过电复律转为正常窦性心律。对于室性的心律失常，应查找原因对症治疗，如血清钾、镁的异常，必要时使用抗心律失常的药物如利多卡因，对于出现房室传导阻滞的应安装临时起搏器。体外循环停机后早期，维持适度稍快的心率（成人 75 ~ 95bpm，婴幼儿 125 ~ 145bpm）有利于最大限度地提高心排血量，特别是婴幼儿心排血量对心率的依赖性强，对于每搏量受限的患者（如室壁瘤切除）尤为重要，对于心脏瓣膜置换者，则可防止心率慢致心脏膨胀，甚至破裂的危险。慢心率的治疗很容易通过起搏器来实现，但一般首先通过使用阿托品、654-2、β - 肾上腺素来提高心率。相比较而言，停机前的心动过速，处理起来难一些，其原因可能包括高碳酸血症、麻醉深度不够或缺血，应针对不同原因区别对待。窦性心动过速，常随着停机过程中心脏的充盈而得到改善。对于室上性心动过速则可使用地高辛或钙通道阻滞剂来降低心室率，也可选用心脏电复律来治疗。

（二）后负荷

全身血管阻力（SVR）是最容易控制的心脏后负荷，它是决定心脏做功和氧耗的最主要因素。体外循环停机前适当地降低 SVR 将有利于心脏功能的恢复，一般通过加深麻醉来实现。在降低 SVR 的同时，会反射引起心率的增加，此时，我们脑子中应有这样一个公式，即心脏做功 W = HR × SVR，SVR 过低会反射引起 HR 的显著升高，反而增加心脏做功和氧耗，同时使血压下降，冠状动脉的灌注压得不到保证。因此对于过低的 SVR（体外循环中常表现为高流量灌注下而动脉压很低）应适当采用 α - 受体兴奋剂来纠正。但是，一般来说平均桡动脉压也不应该高于 100mmHg，过早地加大后负荷同样会增加心肌的能量消耗，不利于心肌氧债的偿还，甚至损害肾脏的灌注。

（三）心肌收缩性

终止体外循环之前，心肌的收缩力也应调整到最佳状态。术前心功能受损（低 EF 值）、高左室舒张末压（LVEDP）、高龄、长时间转流和阻断时间以及心肌保护不当等患者，心脏收缩力在术后进一步降低，在尝试停机之前就开始使用正性肌力药物支持，必要时考虑心室辅助或 IABP。心室收缩功能低下的处理策略见图 1-8-1。

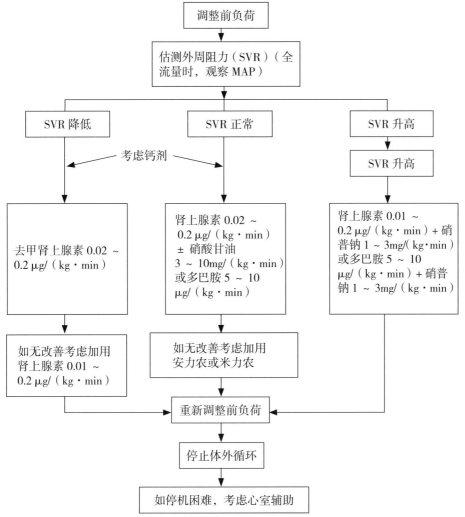

图 1-8-1 心脏收缩功能低下时停机前的处理策略

（四）前负荷

心脏的前负荷在停机调整流量的过程中来控制。体外循环前的中心静脉压常可作为停机后所需容量负荷的参考值。对于合并有肺动脉高压、严重左心功能不全或没有放置肺动脉导管的患者，外科医生可考虑在闭合心脏前通过房间隔放置左房测压管，根据左房压来判断前负荷是否充分可能更合理。停机困难的患者，食道超声监测具有非常大的意义，它可直观地观察心腔的容量状况，心室收缩情况以及瓣膜的关闭情况，先天性心脏病畸形矫正是否满意，还可帮助外科医生观察心内排气。复跳初期，由于心脏停搏液的作用尚未消除，心肌局部酸性代谢产物亦未完全清除，心肌细胞的电生理特性也未彻底恢复，若此时前、后负荷加重，势必使心肌纤维过度拉长，能量消耗增加，不利于术后心功能的恢复。因此，对于术前心功能较差或有主动脉瓣反流的患者灌注师在转流前应坚持让术者放置心内引流管，以防术中各期心脏膨胀，避免忙乱被动。

（五）心室功能和预防性应用正性肌力药物

主动脉阻断造成的心肌缺血会导致明确的心肌顿抑，即正常心肌细胞在缺血再灌注后的急性可逆性的心室功能不全。在慢性心肌缺血的病例，成功的冠脉再血管化可以改善心室功能。但是，由于心肌顿抑，心室功能的改善需要滞后一段时间。主动脉瓣狭窄的患者由于慢性压力过载而造成的室壁心肌向心性代偿性肥厚，换瓣后心室功能的改善使室壁应力趋向正常。与之相反，二尖瓣反流的患者换瓣后由于术后左室压力较术前明显增加而会导致术后心室功能不全。二尖瓣狭窄和主动脉瓣反流的患者术后心功能不全的程度是不可预知的，但由于风湿性心脏病和非向心性心室肥厚，心肌功能低下可仍然存在。既往的心肌梗死是术后心功能不全的明确原因。心室切开术会严重影响术后心功能，可能在这一过程会损伤冠状动脉的重要分支或有存活心肌被切除后造成心肌顺应性的减少。

对术后药物支持的预判需要回顾术前和转前的血流动力学数据以及手术过程，诸如：术前射血分数，术前术后经导管测得左室充盈压力的对比，心衰史，转前心指数，术中心肌保护的效果，CPB 的时间，是否适当地外科矫治等，这些信息都会影响术后预防性强心药物使用的决策。这种预处理的目标就是在排除心脏过胀，低血压和再次转机的可能中平稳过渡顺利脱机。

三、肺脏的准备

后并行循环期间，患者心脏开始搏动灌注式供血，肺脏也开始进行气体交换，输送 O_2 和排除 CO_2。使用上下腔静脉引流者在开放上下腔插管阻断带后呼吸机就应通气，使用单根右心房插管引流者，应在开放升主动脉血流后就给予通气。在逐渐减少流量的过程中应观察呼末 CO_2 和脉搏氧饱和度的变化，判断肺的通气和血流状况。

在停机之前，应气管吸痰，必要时用生理盐水冲洗，吸尽气管和肺内的分泌物，放置胃管实施胃肠减压，防止胃液入气道影响通气，用 30 ~ 40cmH$_2$O 压力叹气式手控呼吸，并感觉肺的顺应性，然后用 100%O_2 机械通气，对于冠状动脉搭桥的患者，此时外科医生要注意查看随着肺的膨胀是否影响乳内动脉，甚至有撕裂吻合口的可能，开启呼吸监测的报警装置，外科医生检查两侧胸腔是否有积血和肺不张。具体步骤如下：①清洗并吸引气管；②吸引胃管；③直视下手控膨肺；④ 100% 机械通气；⑤查看是否有肺不张；⑥感觉肺的顺应性；⑦开启呼吸监测与警报；⑧检查胸膜是否破裂、胸腔积液。

四、实验室数据检查

体外循环常导致代谢、血气电解质等的异常，应在停机之前尽量调整到正常范围，在开放升主动脉之前应检测血气和电解质，调节酸碱平衡，纠正高钾血症。酸中毒不仅抑制心肌的收缩功能，还会干扰正性肌力药物的活性，增加肺血管阻力。高钾血症的情况发生在长时间的体外循环后，由于多次的灌注停搏液或酸中毒，或伴有肾功能不全时，处理高钾的常用方法：①纠正酸中毒，加入 NaHCO$_3$；②钙剂；③胰岛素；④稀释性超滤方法。其中胰岛素应用时应注意血糖的监测，以免低血糖后引起神经系统的并发症。对于 K$^+$ 浓度在 5.5 ~ 6.0mmol/L，如果患者的肾功能正常，可以不予处理，因为体外循环后血浆 K$^+$ 常随尿的排出下降，过分的处理这种情况下的高 K$^+$，常会导致术后 ICU 内低 K$^+$，而需要补钾。对于 Ca^{2+} 处理，由于存在缺血再灌注损伤这一理论，故在心脏复苏之前，血清 Ca^{2+} 的浓度不要太高，必要时，如血 Ca^{2+} 浓度过高，可在开放之前加入白蛋白或血浆以降低血浆游离 Ca^{2+} 的水平，待心脏复跳后 5 ~ 10min 再补充钙。血气值应尽量调整到正常范围，逐渐还血过程中 SvO$_2$ 也会上升。特殊病例如左向右分流合并肺动脉高压者保持适当的过度通气和高氧张力（低 PCO$_2$ 和高 PO$_2$），防止停机后早期肺动脉高压危象发生。

五、温度控制

前并行复温时必须监测动静脉端的温度；要保持动静脉温差小于 10℃，以避免复温时气体溶解度降低而使血液中气泡形成。一般需要鼻咽或食管温达到 37℃、膀胱或直肠温到 35℃ 才能终止复温。触诊患者头部和肩部对于判断复温程度有帮助，但头颈部血管网血流 / 组织灌注率要比其他组织高，其温度也容易造成复温提前结束的假象。因此 CPB 复温过程中，前额出汗并不一定是患者麻醉浅了，而可能仅是复温过程体温调节的一种反应而已。

复温不充分是 CPB 后反弹性降温的原因。而患者暴露在温度较低的手术间环境中因温差对流又加重体温的流失。血管扩张药可以促进复温过程，同时可以减轻术后体温的流失；但是这种方法的应用需要加大液体输注量以维持适当的灌注压，势必导致血容量增加血液稀释和加重组织水肿。不充分的复温可以使患者的体温从 CPB 结束到进入 ICU 期间可以降低 2 ~ 3℃，这可以导致寒战，其结果就是氧耗增加，CO_2 蓄积，外周阻力增加，而术后亚临床的寒战可能源于 CPB 中的高碳酸血症或肌松药物剂量不够。当中心温度低于 35℃ 即可出现寒战，这与 CPB 中非理性复温策略有很大关系。

六、其他

此外，停机之前，控制明显的出血部位，拔除心内吸引管，开放腔静脉阻断带，检查冠状动脉移植血管是否漏血等。

第五节 停止体外循环

一、停止体外循环的标准

停机前需要观察的项目见表 1-8-1。

（1）减少体外循环灌注流量时能维持满意的动脉压。

（2）血容量基本补足，中心静脉压满意。

（3）鼻咽温 36 ~ 37℃，直肠温度 35℃ 以上。

（4）血红蛋白浓度成人达 8.0g/dL，婴幼儿达 9.0g/dL，新生儿达 10.0g/dL 以上。

（5）血气、电解质基本正常。

（6）心律经药物、安装起搏器已调整到满意程度。

（7）血管活性药或正性肌力药已准备就绪或已开始输入。

表 1-8-1 停机前的需要观察的项目

项目类别	具体项目
代谢数据	混合静脉氧饱和度
	血清 K^+、Na^+、Ca^{2+}，血糖
	血球压积
	ACT，肝素浓度，血栓弹力图
	温度（鼻咽温 37℃，直肠或膀胱 35℃）
	动脉血气
麻醉 / 给氧 / 通气	镇痛——增加鸦片类药物
	镇静——安定
	肌松——如果需要
	气道和机械通气系统
	麻醉机工作
	挥发罐关闭
	脉氧仪

续表

项目类别	具体项目
麻醉 / 给氧 / 通气	CO_2 监测仪 / 最大样本检测仪
	安全地监护仪 – 氧监测仪，循环压力报警，肺通气流量计
	左心或 / 和右心辅助
	合适的氧供
	完整的呼吸环路
	连接好气管插管，无扭结
	通气状态
	双肺确实的通气
血流动力学监护	有创血压监护——零点和校正
	动脉管——桡动脉，股动脉，主动脉
	肺动脉管
	中心静脉（右房）管
	左房管
	膀胱管——尿量
	经食道超声
心率和心律	心电图
	心率——起搏能力
	心律
	传导
	缺血——参考所有能用的导联
器官功能判定	心脏
	心功能——收缩力，心脏大小
	节律
	心室充盈
	气体的排除
	能否去除引流管
	双肺
	膨胀和舒张
	顺应性
	出血
	体积区域
	氧供 – 血颜色

项目类别	具体项目
心脏支持	药物
	正性肌力药物
	血管扩张药
	血管收缩药
	抗心律失常药
	电击
	心房或和心室起搏
	机械辅助
	IABP
	左 / 右心室辅助装置

如上述标准已达到，准备终止体外循环，此时，外科医生、麻醉医师、灌注师应保持密切联系，每个人应清楚自己该做的工作程序和内容。作为灌注医师首先应有 3 个数量概念：①此时储血室的液面是多少；②静脉血氧饱和度（SvO_2）是多少；③此时主泵的流量是多少。根据液面的多少显示停机后要将心脏和肺充盈，是否还需加液体。SvO_2 帮助评估体外循环中外周灌注是否充分，一般情况 SvO_2 大于 60% 提示氧代谢平衡。如果小于 50% 则氧供不足，停机前要采取办法改善氧供（增加流量，提高红细胞比积）和 / 或降低氧耗（加深麻醉和肌松）。SvO_2 介于 50% ~ 60% 是临床可接受的边缘值，但应注意观察其动态变化。一般地说，随着流量逐渐的减少，血液回输给患者，并行期 SvO_2 逐渐增高，表明自身心脏、肺可以脱离体外循环；反之，如果 SvO_2 渐进性降低，可能暗示患者自身心排血量不够或存在有呼吸（机）方面的问题或手术畸形矫正不满意。此时应继续辅助循环，查找原因。

停机的过程中，部分控制静脉引流，逐渐给患者输血，同时逐渐减少流量，严禁从高流量突然停机，避免心脏过度充盈膨胀，导致心肌纤维的拉伤。随着心脏的充盈，左心室开始射血，动脉压波形由直线变为搏动灌注的波形，一旦出现动脉压波形，输血应缓慢进行，最好参照中心静脉压（CVP）、左房压（LAP）、肺动脉压（PAP），直到满意的血流动力学指标。在监测指标不全的情况下，如仅有 CVP 反映前负荷时，可通过观察心脏外观饱满程度，SvO_2 和动脉压的变化趋势，逐渐减流量至全流量的 20% 以下停机。

停止转流后，应与术者、麻醉师共同密切注意患者的心率、动脉压、静脉压变化。并根据动、静脉压和左房压分次缓慢由动脉输入剩余机血，当术者注入鱼精蛋白后，动脉泵要始终缓慢转动直至拔除动脉插管，以免在插管口处有血栓形成。待鱼精蛋白注入 5 ~ 10min 后，患者循环稳定，无过敏反应，方可拔除动脉插管并撤除台上所有管道。精确记录剩余机血量和灌注中的出入量及稀释度。至此转流全部结束。婴幼儿在停机后实施改良超滤时应继续保持肝素化，密切注意血流动力血变化及管道是否有气，具体操作见改良超滤章节。

二、常用停止体外循环方法

脱离体外循环后即需要回复到正常心肺循环。这个从部分 CPB 过渡的时间决定于左、右心室射血功能的恢复。由于左心功能减弱，所以在脱离部分 CPB 时需小心地调整静脉回流，增加血管阻力和收缩力，从而增加左室负荷，此时还需要慎重选择正性肌力药物治疗。这个脱机过程要尽量避免心室胀大，同时保证冠状动脉灌注压。

主要停机过程见图 1-8-2。脱机即是通过逐步减少静脉管回流来增加自身心肺血流的过程。此时泵入主动脉灌注管的血流逐渐减少，血流动力学和心功能通过直视心脏和 TEE 来判断。逐渐钳闭静脉回流，泵入血相应减少，继续评估血流动力学，重复此过程直到完全停机。每一个患者的血流动力学管理都集中于四项基本心功能决定因素：心率和心律、动脉压、前负荷或心排血量（心室充盈压）、心肌收缩力（每搏量）。

（1）调整心率和心律 – 如果需要可用起搏器。

（2）部分控制静脉回流 – 充盈心脏。

（3）减少泵流量（部分 CPB）。

（4）测量动脉血压。

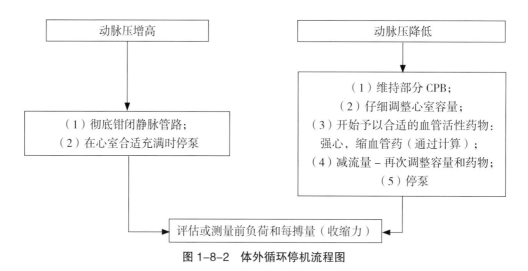

图 1-8-2　体外循环停机流程图

三、停机困难常见的原因

停机困难时，首先应继续保持体外循环的人工氧合，此时很容易忘记肝素正在被代谢，应继续监测 ACT 值。其次，在每次试停机时，最好重新审视上述后并行期间的几个准备。再次继续分析不能停机信息的准确性。例如，某些患者桡动脉血压的读数可能比实际的中心动脉压要低，此时如果只依靠桡动脉压就很容易误导我们。接下来，再仔细分析停机困难的原因，从以下几方面入手。

（一）心脏的舒缩情况如何

如果是心脏功能不全，要弄清是局限性的还是整个心脏。一般整个心脏收缩乏力，常提示缺血期心肌保护不足，同时要排除高钾和使用负性肌力药（如吸入麻醉药），正性肌力药是否未进入体内等。局部心脏功能不全，除上述原因考虑在内之外，要特别注意是否有急性冠状动脉痉挛或阻塞的发生，如冠状动脉内进气栓。常表现为心电图 ST 段的突然抬高，高流量辅助，提高冠状动脉灌注压可较好地解决。

（二）心率和心律是否合适

左心室顺应性减少的患者，心房的收缩对全心的心排血量很重要，应尽量保持房室收缩的顺序，大部分的成年患者，心率在 80 ～ 90bpm 能获得最大的心排血量，同时又不影响心脏的充盈和冠状动脉的灌注。小儿心脏容量小，每搏射血量少，其心率应在 100bpm 以上。个别患者由于术前和术中心肌的损伤严重,出现心率慢和三度房室传导阻滞可用起搏器控制心跳。小儿则强调应用房室顺序起搏器。

(三)血管阻力

体循环阻力随着复温逐渐降低,并在停机后的一段时期继续减少。已经明确的与 CPB 后血管扩张有关的因素:复温持续的时间,合并导致外周病变的疾病如糖尿病,长期药物依赖如血管紧张素转换酶抑制剂(ACEI),或败血症所致心内膜炎。这种状况的临床证据为低充盈压伴低血压,正常或高的心指数,TEE 检查下的正常心室功能。血管收缩剂如去氧肾上腺素(苯肾)可有效使用,是因为它们兴奋 α–受体后通过增加外周循环阻力(后负荷)来增加血压并通过收缩静脉来提高血容量(增加前负荷)。如果出现顽固性血管扩张或血管扩张已影响左室功能,去甲肾上腺素可以恰如其分地抵消其扩张作用并能够强心从而增加后负荷。接受 ACEI 治疗的患者可能在使用苯肾或去甲肾上腺素后不显效,应考虑使用血管加压素。一些研究表明,这些患者缺少内源性加压素,当给予外源加压素后会发生戏剧性变化。单纯 α–受体兴奋剂对于处理心室功能好的患者相当有用。在合并冠脉疾患和心室肥厚的患者中其增加冠脉灌注压的好处要远胜于其减少心排血量和增加充盈压的负面作用。但在心功能差的和肺高压的患者最好避免使用,因为其增加后负荷而没有代偿性的增加收缩力从而导致每搏量减少。

(四)是否有血流梗阻

当心脏收缩比较有力的情况下,而血压和心排血量却较低时,应高度怀疑流出道梗阻。这时外科医生可通过用套管针直接测压或通过食道超声而诊断明确。血流梗阻的原因可能原先就存在的瓣膜狭窄而漏诊,置换的人工瓣膜失灵,主动脉插管太粗而挡住血流,或急性的主动脉夹层等。

(五)是否有瓣膜反流

常见于主动脉瓣、二尖瓣的反流,人工瓣膜瓣周漏,缺血导致的乳突肌功能不全而导致的二尖瓣关闭不全。肺动脉和三尖瓣的反流常不会引起严重问题,除非合并有肺动脉高压导致右心功能下降和明显的血流动力学改变。食道超声很容易诊断,一旦诊断明确应及时治疗。

(六)前负荷是否足够

判断前负荷最好的依据是测定 CVP、LAP,通过观察心脏的外观饱满程度或缓慢输血观察动脉压的上升情况(输血反应)也能有一个大致的判断。但关键要找到不足的原因,是过敏引起的血管扩张还是仍然有出血存在,还是因为静脉流入道梗阻,如静脉阻断带没有完全开放或静脉管头端太粗影响血回流入心脏。一般来说前负荷不足处理比较容易。

四、停机后的注意事项

(一)准备二次转机

体外循环停止后,灌注师应提高警惕,准备再次体外循环。在下列情况易于发生,此时血液应保持抗凝状态。

(1)心脏和大血管的严重出血,体外循环可控制出血量,同时将患者的出血回收,并回输患者,保持组织的血液灌注,并协助外科医生缝合止血。

(2)食道超声在心脏直视手术中发挥着越来越大的作用。停机后通过食道超声可判断心脏畸形的矫正情况、心肌各部位收缩情况,以及置换瓣膜的功能情况。通过了解这些信息,外科医生、麻醉医师、灌注师决定下一步工作流程。

(3)心肌收缩能力弱,血流动力难以维持,原因是多方面,如心肌保护不佳,鱼精蛋白过敏,心肌顿抑等。再次体外循环可帮助辅助心脏逐渐恢复功能或过渡至 ECMO 和心室辅助。

（二）心腔残余气体的排除

心脏直视手术中心腔内可有大量气体，除了在心腔闭合时注意排气外，在后并行时还要注意残留气体的排除。主要是通过停跳液灌注管，用心内吸引（左心吸引）逆行回抽，主动脉根部上端的血液将主动脉残留气体排除。当食道超声提示心腔内无气体残留存时，可停止此吸引。

（三）血液回收和回输

在二次心脏手术、大血管手术、复杂畸形矫正术中最为常见。回输的血液要注意保温，同时根据患者的血流动力学实时输入。

（四）改良超滤

停机后，如果剩余血多，且血球压积低，可采用改良超滤，具体方法见有关章节，此时应注意管道内的气体进入和血液的保温。

（龙村）

参考文献

［1］ Mukherji J, Hood RR, Edelstein SB. Overcoming Challenges in the Management of Critical Events During Cardiopulmonary Bypass［J］. Semin Cardiothorac Vasc Anesth, 2014, 28: 190-207.

［2］ Groom RC. A systematic approach to the understanding and redesigning of cardiopulmonary bypass［J］. Semin Cardiothorac Vasc Anesth, 2005, 9: 159-161.

［3］ Murphy GS, Hessel EA, Groom RC.Optimal perfusion during cardiopulmonary bypass: an evidence-based approach［J］. Anesth Analg, 2009, 108（5）: 1394-1417.

［4］ Oakes DA, Mangano CT. Cardiopulmonary bypass in 2009: achieving and circulating best practices［J］. Anesth Analg, 2009, 108（5）: 1368-1370.

［5］ 龙村.体外循环学［M］.1 版.北京：人民军医出版社，2010.

第九章
体外循环的意外及处理

体外循环是心脏直视手术的重要辅助措施，关系到手术顺利进行和患者生命安危。其中每个环节都有可能发生各种意外。灌注师应具备高度的责任心和严谨的工作作风，扎实的理论基础，娴熟的专业操作技术，敏锐的观察和应变能力。一旦意外发生，要沉着、冷静迅速判断，采取正确有效的处理措施。

体外循环意外发生率国内尚缺乏全面系统的统计。有文献报道，早期体外循环意外发生率高达1.32%。近年来随着科技的进步，体外循环设备的不断更新和完善，意外发生率降至0.2% ~ 0.45%。发生意外的种类也有所改变。20世纪90年代体外循环的意外多为电源故障、管道破裂、微栓阻塞、动脉泵机械故障等。近几年来，空气栓塞、动静脉意外放血等人为操作失误原因相对增加。

体外循环意外，大体上可分为机械性故障、体外循环的专业器材意外、操作失误、抗凝血和肝素中和意外。

一、机械性故障

20世纪50—60年代我国自行研制的体外循环机（以上海、天津、北京为代表）发展迅速，并很快应用于临床。随后由于多方因素国产体外循环机的使用逐渐减少。目前临床上多使用Stoeckert、Maquet、Terumo等体外循环机型，机器性能虽然更趋完善和稳定，但机械性故障仍难避免。

（一）动脉泵故障

1. 滚压泵　滚压泵在体外循环过程中泵突然停止转动，常见原因如下。

（1）泵头松紧度异常。

（2）泵槽内泵管过长发生扭曲。

（3）异物进入泵槽。

（4）机械老化。

（5）监测装置（液面报警、压力报警、气泡报警）异常。

（6）电源中断，例如液体漏入泵槽内导致短路而停泵。

预防与处理如下。

对于现代"智能型"体外循环机定期维护和保养尤为重要，如按时对机器蓄电池进行充放电，使机器保持一种良好的运行状态是对手术安全进行的一项基本保障。术前仔细检查滚压泵运转是否正常，查看泵槽内有无异物。安放泵管时沿泵槽壁理顺避免扭曲，压紧泵管卡。每次体外循环前均应测试动脉泵头的"最小松紧度"（将微栓顶端输出管充盈后垂直举起过泵1m，调节泵头松紧直至液柱下降速度为1cm/min）并备好紧急摇柄。

遇到停泵切忌惊慌失措，应立即查明原因，若监控报警系统失控导致动脉泵停转，可暂时关闭报警监测，重新开启动脉泵。当遇到供电故障体外循环机备用蓄电池不能自动切换时，立即安装手摇柄手控转流。此时以氧合器液平面、灌注压、泵压等为参数，尽可能保持泵速均匀维持灌注。

2. 离心泵 1973年Biomedicus 600离心泵在体外循环中应用以来，在血液保护方面有一定的优势。其突然停止泵血常见原因如下。

（1）大量气体聚集在泵内。

（2）泵出口端异常堵塞。

（3）机械故障。

（4）电源中断。

预防与处理如下。

离心泵常为附加的一个主泵，未与体外循环机血平面监测系统相关联，灌注师更应有强烈的责任感和迅速的应急能力。预充离心泵时要彻底排气，运行中避免泵入口端负压过大，产生气体聚集，同时密切观察血平面变化避免血液泵空导致停泵。一旦发生停泵意外，应立即钳夹动脉管，防止血液反流，同时控制静脉回流。若大量气体聚集泵内，可从泵入口端排出气体，再恢复循环。另外，预充时串联或并联好滚压泵，备好手摇柄。如果因电源、机械故障，建议迅速转至滚压泵恢复循环。

（二）变温水箱故障

体外循环中血液温度主要受变温水箱的控制。全自动水箱均配备温控报警系统。发生意外多为温控报警故障。早年曾有报道一例体外循环复温时，发生超温报警功能失灵，水温持续上升，未及时发现，导致患者血温过高，造成血液破坏，组织器官损伤而死亡。另有一例报道在手术时，水箱制冰过度，冰块封堵水箱循环管道，造成无法正常运行。检查后发现由于水箱温控接头错位，无法感知。

预防与处理如下。

体外循环前应检查水箱水量、升降温状态是否正常、温度显示与实际温度是否匹配。术中灌注师应随时观察水温、血温、鼻咽温的变化。还可用手间断触摸水管的温度，水温不应烫手。如出现烫手情况，应立即停止升温，进行检查，必要时更换变温水箱。

（三）电源故障

电源突然中断常见原因如下。

（1）电源负荷过重，体外循环机电源与多种仪器共用一根电源线造成超负荷跳闸。

（2）电源插头脱落，人为断电。

（3）停电事故。

（4）体外循环机保险丝烧毁。

预防与处理如下。

手术间最好配备两条供电系统，专人定期检查供电设施。体外循环机功率大，应使用专用电源插座，预防超负荷跳闸断电。日常定期对体外循环机蓄电池进行维护和保养，当电源故障时能自动切换保障供电。常备专用保险丝和手摇柄，减少电源意外发生。

二、体外循环专业器材的意外

（一）氧合器的意外

氧合器有膜式氧合器和鼓泡式氧合器。鼓泡式氧合器虽然价格低廉，但因其对血液破坏较大，临床上应用逐渐减少，目前多使用膜式氧合器，常见意外如下。

1. 氧合功能不良 随着氧合器性能不断改进，氧合不良是一种少见的意外。排除气源因素外，膜式氧合器氧合不良多因如下原因。

（1）抗凝不足，生成血凝块影响气体交换。

（2）中空纤维渗漏。

（3）体外循环时间超长。

（4）氧合器选择不当，如大体重用小氧合器。

预防与处理如下。

首先应熟悉各种氧合器的特点，根据患者体重选择匹配的氧合器，避免"大体重小膜肺"等人为造成的氧合不良。一旦确定氧合器性能不良，在阻断升主动脉前，应立即停止降温，维持好患者生命体征，更换氧合器。升主动脉阻断后和复温阶段发生氧合不良，提高氧流量和氧浓度，加大灌注流量，氧合情况改善，可暂不更换。此时必须密切观察动、静脉血液颜色和静脉氧饱和度，勤查血气。经以上处理后缺氧状态依然严重，应迅速更换氧合器。方法：将预充好的新氧合器进出口留置一小段管道，连接好接头，以便与旧氧合器相接。停机同时钳夹动静脉管道，迅速更换，排除少量气体后，先恢复体外循环，再连接变温水箱管道。

其次体外循环前认真检查气源是否正确，及时调整气血比，操作时注意气体供给时机。体外循环开始时先起泵转流，再开启气体；停机时，先停气，再停泵。防止气体将膜吹干形成结晶，影响气体交换。深低温停循环手术时，开放膜式氧合器旁路循环，以免血细胞沉淀膜肺下部，阻力增加，再恢复循环时血液分布不均影响氧合功能。

鼓泡式氧合器氧合功能不良常见发泡板微孔不均或孔径过大而影响氧合效果。预充鼓泡式氧合器时，注意观察发泡板气体微泡形成是否均匀。使用过程中，控制最佳气血比值（0.5 ～ 1），防止氧流量过大，气体冲出发泡板速度加快，反而不利于微气泡形成影响氧合性能。

2. 渗漏　氧合器渗漏包括血浆渗漏、漏血、热交换器接口漏水等现象。原因如下。

（1）与膜式氧合器中空纤维微孔的大小、数量、结构的综合性能有关。

（2）体外循环时间过长，流量过高，血相气相压差过大。

（3）运输和安装过程中剧烈的碰撞导致氧合器损伤，变温器进出水接头破损发生漏水。

预防与处理如下。

对于体外循环时间长的病例应选择性能优良的膜式氧合器，轻拿轻放。预充时采用高流量循环排气，在排气孔处出现液体渗漏及时更换。术中出现少量渗血，不影响氧合器气体交换，可暂时密切观察，必要时更换氧合器。最为危险的是氧合器变温装置内血路与循环水路相通，此现象虽为罕见，也应提高防范意识。预充排气注意水路与血路连接顺序，先连接变温水箱运行，若循环水渗漏到血路，应立即更换氧合器。

3. 祛泡功能不良　由于祛泡不完全，在储血室血平面上可见泡沫或见气体从滤网内溢出。原因如下。

（1）储血室滤网上硅油涂敷不均。

（2）滤网破裂使未经祛泡的血液直接进入储血室

预防与处理：体外循环中发现氧合器祛泡不良，关键要防止含气泡的血液进入患者体内。微量气泡时，适当添加液体增加血平面，使气泡上浮。严重祛泡不良产生大量气泡，无法维持循环应立即更换氧合器。

（二）动脉微栓过滤器的意外

动脉微栓过滤器是体外循环血液进入人体最后一道关口。多为滤网式，微孔直径在 20 ~ 40 μm。不仅能阻挡体外循环中产生的微粒性栓子进入体内，其顶端排气孔还可用作排除气体及监测管道压力。故障极为少见，可能出现堵塞和渗漏问题，原因如下：①过滤器内有异物；②抗凝不足导致血凝块堵塞滤网；③质量问题。

预防与处理如下。

质量问题所导致的过滤器意外，若灌注师在体外循环前仔细排查多能避免其发生。在预充排气时注意观察滤器有无渗漏、破损、滤网脱落等。当液体进入动脉过滤器时泵管阻力过大或完全无法进入，应防范异物阻塞或滤器内部结构异常。有报道曾发现一例异物阻塞滤器事件，即在预充排气时液体进入动现脉滤器不顺畅，经仔细观察发现连接滤器入口和旁路的三通接头处有一薄膜阻挡，立即更换未发生意外。

体外循环中发现泵压逐渐上升，开放过滤器旁路后，泵压立即下降，重复数次，泵压变化仍与开放和阻断过滤器旁路相关，应警惕过滤器发生堵塞。为了避免阻力过大造成血液破坏，甚至泵管破裂，接头松脱等严重后果，根据具体情况将过滤器旁路开放或者弃用。同时密切监测 ACT，防止抗凝不足引起的血凝块堵塞滤网。

（三）体外循环管道意外

1. 泵管破裂　泵管意外现较少发生。早年泵管多因质量不佳、反复使用等造成破裂。常见原因如下。

（1）滚压泵泵头过紧或泵轴偏离，长时间高流量挤压，使泵管磨损。

（2）泵管安装不当，泵管在泵槽内长短不适。

（3）动脉泵运行过程中，泵出口端阻塞如错误钳夹或管道扭折，造成泵管膨胀而破裂。

（4）泵槽内异物。滚压泵运转时直接刺破管道。

预防与处理如下。

预防泵管破裂首先应选用优质的一次性管道，泵管要耐磨损、抗撕裂。置入泵管前检查泵室内有无异物。查看泵轴是否有偏曲现象、滚压轮是否灵活。正确安放泵管，并调试好泵头松紧度。动脉泵运行中，常规监测泵压，发现异常，及时矫正。

处理泵管破裂应根据破损部位采取不同措施。泵管较长，可将破损部位移出泵室外，钳夹破损段两端，无菌操作下剪除破裂部分，用接头连接。如果泵管破损导致泵管长度不够时应更换泵管。先将备用泵管预充排气夹住两端，并安装好接头。钳夹破损泵管进出泵两端，从泵室内取出，无菌操作下剪下泵管，与备用泵管连接并加固。重置于泵室内恢复循环。

2. 管道接头松脱　常发生在动脉供血管端，原因如下。

（1）接头与管道不匹配或连接处加固不牢。

（2）动脉管扭曲或者被错误钳夹，造成管道内压力突然增高。

（3）外力过度牵拉。

预防与处理如下。

术前安装管道时尽可能接紧并用扎带加固。术中密切观察泵压变化，避免动脉管道扭曲。一旦接头处松脱，立即停泵，夹住静脉回流管，减少血液丢失，检查原因，重新连接管道，排除管道内气体再恢复循环。

三、操作失误

随着体外循环专业设备不断改进和功能完善，人为因素导致意外发生率相对增加，不容忽视。操作者理论知识欠缺和实践经验不足，粗心大意及长时间工作状态造成医务人员松懈、疲惫，与外科医师配合不默契等均可造成体外循环意外。操作失误重在预防，一旦发生应沉着、冷静，及时采取正确有效措施。

（一）空气栓塞

体外循环中最严重的意外是大量气体进入体内造成空气栓塞，死亡率高达28.57%。常见原因如下。

（1）静脉插管位置不当、手术者操作影响、接头脱落等引起静脉血液回流不畅，储血罐内血平面过低，此时动脉泵快速运转，液体进出失衡，血液在储血室内间断或完全泵空，气体进入动脉供血系统导致气栓。

（2）灌注心肌停搏液时，不慎将气体泵入冠状动脉。

（3）动脉插管过深，插管顶端过度靠近主动脉壁，停机后进行改良超滤时动脉插管被主动脉壁堵塞，造成动脉血引流不畅，使管道内出现负压，气体进入膜肺或管道。

（4）左心引流管反向安装，导致气体被泵入心腔内。

（5）术中进行超滤时，超滤器与动、静脉端连接管道反向，误将静脉管道内微气泡直接泵入动脉系统。

（6）膜式氧合器使用不当，排气孔堵塞，气相压力过高气体进入动脉管道系统。

（7）体外循环前排气不彻底。

预防与处理如下。

人为因素造成失误，重在预防。灌注师要熟练掌握体外循环用品的性能，严格规范操作流程，分工明确，加强责任心。体外循环前认真检查各泵管方向是否正确。预充排气是否彻底，特别是动脉微栓过滤器，应反复用力敲打，直至无微气泡溢出为止。术中密切观察氧合器血平面变化，静脉回流不畅时及时与手术者沟通，有条件者安装液面报警器。一旦发生空气栓塞，应针对不同原因采取正确处理方式。

（1）管道内气泡未到达动脉微栓过滤器，应立即开放膜式氧合器内循环管道，钳夹膜式氧合器动脉出口端，通过旁路排出气体。如果气泡到达动脉微栓过滤器，应钳夹动脉微栓过滤器出口端，同时开放氧合器内循环管道和动脉微栓过滤器的顶端排气管道，同时控制静脉回流，排净气体，再恢复循环。当大量气体进入患者体内，应采取逆行灌注及脑保护措施。患者采取头低脚高位，头部置放冰袋，将主动脉供血管与上腔静脉引流管连接，进行逆行灌注，流量300～500mL/min，控制颈外静脉压力小于25mmHg，持续2～3min，直至主动脉根部不再有气体溢出后，恢复正常灌注。同时给予大剂量皮质激素，甘露醇，必要时术后进行高压氧舱治疗。

（2）冠状动脉内气栓，用500～1000mL冷心肌保护液持续灌注，排净冠脉气体后，方可开发主动脉钳。

（二）意外放血

非正常情况下患者血液反流入氧合器，氧合器内液平面上升，患者心脏空瘪，动静脉压下降。该意外多发生在动脉管道系统，体外循环结束后，主动脉插管尚未拔出之前。常见原因如下。

（1）错误拆除泵管，如动脉泵管或超滤泵管。

（2）开放氧合器任何一条内循环通道。

（3）滚压泵泵头松紧度调试不正确。

（4）使用离心泵时转速过低或停机后未钳夹供血管，大量血液倒流入氧合器。

（5）停机后，静脉回流管钳夹不全或未停止左心引流。

（6）建立体外循环时，动脉插管误与静脉引流管相连接，静脉回流管未钳夹直接放血。

预防与处理如下。

意外放血多与灌注师经验不足、手术相关人员配合默契不佳相关。因此加强灌注师的能力培训和手术相关人员间的"应答制度"必不可少。一旦发现异常放血，立即排除原因，通过动脉供血管输血。如果鱼精蛋白中和后的血液倒流，则不可以再回输，应从外周静脉加压输血。

（三）动脉插管意外

1. 动脉插管插入动脉夹层　　动脉插管后泵压表波动不明显，在体外循环前试行灌注少量液体，泵压急剧增高，插管部位出现异常包块。应立即与手术者沟通，更换插管部位，确保动脉插管在动脉腔内再行手术。

2. 主动脉插管位置不当致优势灌注　　多发生在婴幼儿体外循环中，主动脉多采用整体插管，插管容易过深进入主动脉弓部的分支，其次手术操作时（如大动脉转位，主动脉弓离断或缩窄）动脉插管移位造成插管方向错误，插管后观察泵压偏高，术中灌注压与灌注流量不匹配，升降温时可出现血温与鼻温倒置，导致患者头部"优势灌注"。

主动脉插管位置不当，往往在体外循环前或开始刹那间密切观察，均能发现异常。及时与手术者沟通，调整插管，预防发生严重后果。

3. 动脉插管脱落　　较为罕见。有报道曾发生一例。在小儿体外循环开始时，发现泵压很高，灌注流量与灌注压明显不匹配。及时与手术者沟通，在调整主动脉插管位置时，不慎将动脉插管拔出。患者血压迅速下降。此时立即停泵，钳夹静脉回流管，外周静脉快速输液。在手术者快速重插主动脉插管的同时开启动脉泵缓慢灌注液体，保持动脉插管末梢始终有液体滴出，防止空气进入动脉。因处理正确有效，避免严重后果，患者恢复正常。

动脉插管意外重在预防，加强团队协作和安全意识。重点加强手术者和灌注师之间的相互呼应配合。一旦发现泵压异常，及时沟通，提醒术者检查插管位置，防止不良后果。

四、肝素抗凝及拮抗的意外

体外循环必须在肝素化下进行，每个患者对肝素反应存在很大差异。激活全血凝固时间（ACT）是测定肝素化效果的有效指标。关于最佳ACT范围，Bull推荐的最低ACT为300s，国内部分医院标准为ACT ≥ 480s，笔者医院规定ACT ≥ 360s才能进行体外循环。肝素抗凝不足导致血栓形成，可给患者带来严重后果。

（一）抗凝意外

1. 肝素抗凝不足　　进行体外循环时，按常规剂量给予肝素，不能使患者体内血液达到合适的抗凝状态，需使用比平常更大的剂量，称抗凝不足。常见影响因素如下。

（1）体内肝素剂量不足。如药物剂量计算错误或给药途径有误。

（2）肝素代谢异常。

（3）药物影响，如地塞米松、抑肽酶。

（4）先天性抗凝血酶（AT-Ⅲ）缺乏。

（5）获得性 AT-Ⅲ缺乏，AT-Ⅲ生成不足或耗竭太多。如肝肾功能损伤、败血症、弥漫性血管内凝血、左房黏液瘤。

（6）新生儿 AT-Ⅲ浓度仅为成人的 60% ～ 80%。

（7）术前肝素治疗者，AT-Ⅲ水平下降或肝素诱导血小板减少症。

（8）pH 值降低。

预防与处理如下。

用药前仔细查对，精确计算肝素剂量，应包括预充液量，确保药物注入体内。监测 ACT，未达到标准，首先应当增加肝素剂量或更换肝素。如仍达不到抗凝效果，可输注新鲜血浆或 AT-Ⅲ溶液。

2. 冷凝集反应　冷凝聚反应阳性患者在体外循环时主要存在红细胞凝集，微循环灌注障碍引起组织缺血缺氧和红细胞的破坏。术前进行冷凝聚实验即可诊断。术中如果怀疑冷凝聚反应，采用常温高流量灌注，避免激活冷凝集素，应用皮质激素阻止补体激活，防止凝聚和组织灌注不足。

（二）鱼精蛋白中和意外

鱼精蛋白是取自鲑鱼精子的聚阳离子蛋白质，能与酸性的肝素紧密结合，使肝素与 AT-Ⅲ分离，达到中和肝素的作用。由于它是一种异性蛋白，具有抗原性，可引起以下不良反应。

（1）快速注射后短暂低血压。

（2）过敏反应，严重低血压甚至心脏骤停。

（3）肺血管收缩及支气管收缩反应。

（4）非心源性肺水肿。

对于鱼精蛋白不良反应最好的策略是预防，处理如下。

（1）给药前酌情使用地塞米松、组胺受体拮抗剂。

（2）静脉注射速度一定要缓慢。

（3）经主动脉根部推注，减少肺血管收缩反应和组胺释放。

（4）主动脉插管应在鱼精蛋白中和后，观察无不良反应再拔出为宜。

（5）鱼精蛋白不良反应多采用抗过敏、降低肺血管阻力、强心利尿等综合手段，必要时重新建立体外循环。

（胡琳）

参考文献

［1］章晓华，朱德明.多中心体外循环不安全事件分析［J］.中国体外循环杂志，2014，12（3）：134-136.

［2］于新迪，王伟.沈佳，等.心脏术中体外循环意外及故障发生的原因分析与探讨［J］.中国体外循环杂志，2011，9（3）：138-141.

［3］傅惟定，张蔚，朱德明，等.小儿体外循环意外 10 例回顾分析［J］.南昌大学学报（医学版），2011，51（2）：

105-106.

［4］　Wang S，Undar A.Vacuum-assisted venous drainage and gaseous microemboli incardiopulmonary bypass［J］.J ExtraCorpor Technol，2008，40（4）：249-256.

［5］　Graves K.Perfusion safety in Europe：managing risks，learning from mistakes［J］.Perfusion，2005，20（4）：209-215.

［6］　龙村.体外循环学［M］.1版.北京：人民军医出版社，2010.

［7］　段大为，陈德凤，张铁柱.体外循环意外原因分析及预处理对策［J］.第四军医大学学报，2002，23（2）：129-129.

［8］　胡小琴.心血管麻醉及体外循环［M］.北京：人民卫生出版社，1997.

第十章
体外循环新进展

第一节 设备的进展

一、体外循环机

体外循环机是一种由泵驱动血液按设定速度流动的机械设备。根据在体外循环手术中的需求不同，可分为主泵和从泵：主泵用来代替心脏供血功能，保证脏器的灌注；从泵主要用于心脏停搏液的灌注、心内吸引及心外吸引。根据血液驱动方式的不同，可分为滚压泵和离心泵。理想体外循环机应该具备以下特点：①能够克服 500mmHg 阻力的同时提供 7L/min 的流量；②泵驱动过程中最大程度减少对血液成分的损害；③与血流不接触的前提下为血液提供动力，保证血流量；④根据需要可精确调节泵流量；⑤配有内置电源和手摇驱动装置，以防突然断电或其他意外；⑥配备相应的监测模块，如时间、温度、平面、压力等。在此介绍几种主流机型。

（一）滚压泵

以 Stockert Ⅲ、SC、S5 型体外循环机为代表，它们均配有备用电源，可在停电后连续工作 130min，提高了临床工作的安全性；其泵头则采用了第三代马蹄形结构，优点在于降低了滚柱挤压泵管时管道内血流的压力变化，减少了血液湍流，从而减轻了血液破坏。Stockert SC、S5 型配有液面和压力监测控制模块，液面监测报警是根据液面自动调整泵速，避免了立即停泵可能给患者带来的不良影响；当压力超过设定值，压力监测报警泵头立即停止旋转，当压力恢复正常，自动恢复预设泵速，从而有效防止了泵管崩裂或管道崩脱。StockertC5 为目前最新款式，操控性更加人性化，体型更小，启动时间更短。C5 和 S5 均可提供多个外挂的大泵或小泵，使操作更便捷，管道更短小（图 1-10-1）。

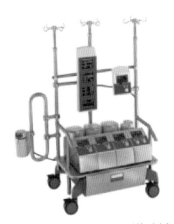

图 1-10-1 Stockert S5 型体外循环机

（二）离心泵

以 Marquet CARDIOHELP 系统为代表，其驱动控制装置和氧合变温装置一体化设计，是目前世界上体积最小（315mm×255mm×427mm）、重量最轻（10kg）、操作最智能的便携式生命保障系统。内置蓄电池可维持设备运转90min。可连续监测血温、血红蛋白含量、红细胞压积及动静脉氧饱和度，同时集成的传感器可精确监测压力和流量。先进的安全管理系统，可以设置报警、警告、限制、干预等措施，使系统运行更加安全。自动锁屏功能，可以防止意外操作导致的设置更改（图1-10-2）。

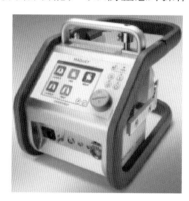

图 1-10-2　CARDIOHELP 驱动及控制装置一体化

（三）体外循环工作站

以 TERUMO SYSYTEM1 为代表。由计算机管理的体外循环实时监测，提高了体外循环的安全性并节约了人力资源。在体外循环技术起步阶段，大多数体外循环的管理、记录、监测均由人工完成。每台手术需配备 2 ~ 3 人，分别负责体外循环的管理、监测和记录。人员不足时，主机常会因心肌保护、温度、血流动力学监测和记录等其原因分心而发生液面打空等不良事件。随着体外循环设备的改进，监测和记录手段日益完善，灌注师从乏味的重复劳动中解放出来，专注于体外循环和患者的管理，提高了体外循环管理质量，降低了并发症的发生。目前多数体外循环管理和监测设备完善的心脏中心，基本可实现一名灌注师管理，监测指标，包括灌注流量、血压、泵压、心脏停搏液灌注时间、阻断时间、患者以及氧合器温度、空氧混合器输出流量、氧浓度、血气等在内均由计算机自动记录，各种报警装置（如液面、气泡报警器）一应俱全，确保意外事件的发生，灌注师可以将注意力全部集中到临床操作和患者管理上。见图1-10-3。

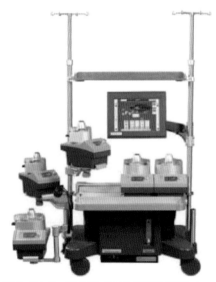

图 1-10-3　TERUMO 改良灌注系统 1

体外循环机通过存储卡等数字化设备具备可实现部分灌注数据和事件的记录，并可通过客户端软件进行管理和储存。但客户端软件还无法和医院的医院信息管理系统（HIS）系统对接，进行数据的整合和共享。体外循环中一个完整的数据采集和分析系统应该具备下列功能。见图1-10-4。

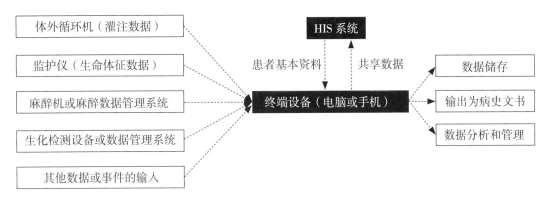

图 1-10-4 体外循环数据采集系统示意图

二、监测设备

体外循环的安全是保障心血管外科手术顺利进行的根本，除了人工肺和体外循环机的改善，一系列监测技术和设备的应用和发展也是保障体外循环安全的重要环节。对这些监测设备获得的信息，加以综合和反馈，可提高体外循环的管理和质量控制，对安全优质的实施体外循环技术至关重要。

（一）代谢监测

1. 连续血气分析仪 以 TERUMO CDI500 为代表。见图 1-10-5。此仪器为无创连续血气分析仪，用于体外循环中进行连续动态的血气监测。此类设备可获得与传统实验室检测相同的指标和同样精确性，且不需要频繁采集血液标本，并实现了连续动态监测，有利于内环境稳定的实时控制。

这种技术有别于传统的化学电极技术，而是利用光学反射技术和光学荧光技术原理。仪器通过纤维光缆经探头与相应的直接接触血液的感应器连接，监测和显示血液 pH 值、PCO_2、PO_2、K^+、血氧饱和度和血细胞比容等。还配一个温度计测定血温。该仪器由监测器、探头、感应器、定标器等组成。由肝素涂层的一次性分流感应器含有 4 个微型传感器，直接与血液接触，分别感应 pH 值、PCO_2、PO_2 和 K^+，分流感应器直接置于动脉或静脉管路的分流管路上进行监测，需保证分流管路流量大于 35mL/min。

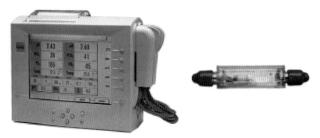

图 1-10-5 TERUMO CDI500 监测仪主机及感应器

2. 脑氧饱和度仪 近红外光谱（near infrared spectroscopy，NIRS）脑氧饱和度监测是近年来发展起来的一种监测方法，以其准确、连续、无创、快速、简便等特点，成为目前脑氧饱和度监测最常用的手段，并在临床得到广泛应用。

该技术是利用近红外光谱监测脑部组织氧饱和状态的一项无创监测技术。利用波长在700 ~ 950nm 的近红外光对人体组织有良好的穿透性，此时光的吸收随血红蛋白的氧饱和程度变化。基于此原理，利用近红外光谱学方法无创监测脑部等深部组织的氧合状态。从发射光探头发出两个不同波长的散射近红外光，一部分穿过脑组织到达接收光探头。依据空间分辨光谱学和比尔-勃朗定律，某波长的透光度与该波长的入射强度呈正相关，与介质的消光系数、吸光物质含量和光通路径长度呈负相关。从测量点接收的光衰减随时间的变化计算出氧合血红蛋白、还原血红蛋白和总血红蛋白的浓度变化，氧合血红蛋白与总血红蛋白浓度比即氧饱和度。

脑氧饱和度测定仪直接测定脑组织血氧饱和度，主要监测指标为脑组织氧合指数（TOI），它是包括脑部动静脉血流在内的氧含量混合参数。实际测量对象为动静脉混合血氧饱和度，其中动脉占25%，静脉占75%，测量值主要受脑代谢和脑血流变化的影响。由于动脉氧饱和度主要反映组织的氧供状况，而静脉氧饱和度主要反映组织对氧摄取状况，因此脑氧饱和度监测在理论上可较为敏感地反映中枢神经系统的氧供与氧耗情况。在体外循环心脏手术尤其是深低温停循环期间，都有潜在的脑缺血、缺氧风险，而且可能与术后认知功能障碍相关。因此，近红外脑氧监测在体外循环手术中具有较好的应用价值。常见的近红外脑氧饱和度监测仪和监测原理见图1-10-6。

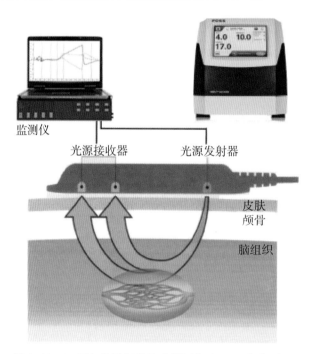

图1-10-6 近红外脑氧饱和度监测仪（NIRS）监测原理

（二）胶体渗透压

血浆胶体渗透压是由血浆蛋白形成的对抗血浆中水分从血管内移到血管外的一种牵制力，对稳定血容量和预防组织水肿起着重要作用。人工胶体运用对原有的通过白蛋白含量估计血浆胶体渗透压提出了严重的挑战。近来人们对高血浆胶体渗透压病理生理予以特别的关注，临床发现高血浆胶体渗透压可导致血压降低，痰浓缩难以排出，尿量减少。胶体渗透压的实时监测的意义日显突出。

目前已有适宜床旁专用的胶体渗透压测定仪（MESSTECHNIK GMBH公司的ONKOMETER BMT 923型胶体渗透压监测仪），见图1-10-7。

测定仪由样品室、半透膜和参比液室组成。半透膜材料为三乙酸纤维素，厚度为110 μm，只允许分子量≤20000道尔顿的物质滤过，白蛋白（60000道尔顿）不能滤出。参比室由真空泵产生负压，使其与样本室形成模拟人体血管内外压力差的环境，待压力差值相当于样品血浆蛋白浓度的胶体渗透压时，参比液室中的硅质压阻传感器感受并显示达到稳定状态，使指示灯闪亮并有声响报警，显示窗显示被测样品的胶体渗透压值。

此测定仪重量轻（仅 1kg）、体积小，操作简便，耗时短，无须预热和特定"标准蛋白液"标定，方便床旁监测。测量范围为 0 ~ 99mmHg，测定精度为 0.1mmHg。测定标本可以是全血、血浆、血清或组织液。测试过程仅需要 100 μL 样本，测量时间小于 2min。每张半透膜可以使用约 1000 例血样，无须频繁更换半透膜。

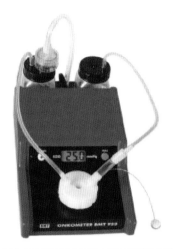

图 1-10-7 ONKOMETER BMT 923 型胶体渗透压监测仪

（三）血凝监测

1. Hemochron Jr 微凝系统（International Technidyne Corporation） 此设备为仅需 15 μL 全血标本的卡槽系统。能自动将标本吸入测试槽内与活化剂混合。监测仪内有两个 LED 光探测器探测血液的移动，当血凝块形成，血流受阻时，移动速度减慢。当流速下降到一定速度时，仪器判断达到血凝块形成的终点，随后显示 ACT 值。图 1-10-8 显示为 Hemochron Jr-Signature 监测仪及一次性监测片。

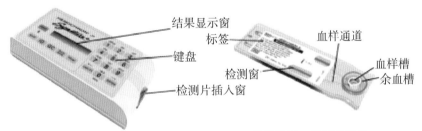

图 1-10-8 Hemochron Jr-Signature 监测仪及一次性监测片

左：HEMOCHRON Jr-Signature 型 ACT 监测仪；右：配套监测片。

2. HMS PLUS 抗凝管理系统（Medtronic Inc） 该装置是在 ACT 监测基础上，利用肝素剂量反应曲线设计的一种多功能凝血监测管理系统。通过不同的检测试管，除 ACT 外，还可以通过肝素剂量反应曲线来指导肝素的个体化使用，鉴别肝素抵抗；并通过肝素 - 鱼精蛋白滴定法测定肝素浓度，指导鱼精蛋白的个体化使用。此外，还可以独立于血小板计数而单纯进行功能测试，通过百分比数值获得简单易读的血小板功能评价。在围术期简单快速地获得这些与体外循环相关的关键指标，可以精确判断凝血状态，减少血液丢失和指导血制品的使用，更好地保护凝血功能。设备及配套试管见图 1-10-9。

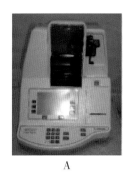 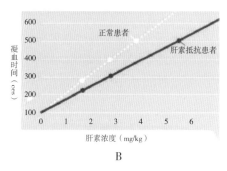 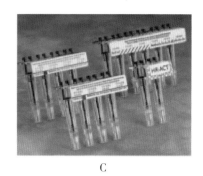

A   B   C

图 1-10-9　设备及配套

A. 美敦力 HMS PLUS 抗凝管理系统；B. 肝素剂量反应曲线；C. HMS PLUS 抗凝管理系统配套检测试管。

3. 血栓弹力图

TEG 提供的整个凝血过程的资料能简化凝血功能障碍的诊断，发现许多凝血方面的问题，包括肝素治疗、凝血因子缺乏、血小板功能紊乱和纤维蛋白溶解，帮助医师快速有效地进行凝血异常的处理。

TEG 描图中有四个重要的测量参数（表 1-10-1），分别是 R 时间、K 时间、α 角度和最大振幅（MA）（图 1-10-10）。

（1）R 时间。是血样放在 TEG 分析仪内到第一块纤维蛋白凝块形成之间的一段潜伏期，正常 6 ～ 8min。R 时间因使用抗凝剂或凝血因子缺乏而延长，因血液呈高凝状态而缩短。

（2）K 时间。是从 R 时间终点至描记图幅度达 20mm 所需的时间，是评估血凝块强度达到某一水平的速率，影响血小板功能及纤维蛋白原的抗凝剂能延长 K 时间。R+K 正常值为 10 ～ 12min。

（3）α 角度。是从凝块形成点至描记图最大曲线弧度切线与水平线的夹角，正常为 50° ～ 60°；α 角度与 K 时间密切相关，影响因素均为 Fg 和 PLT；α 角度不受极其低凝状态的影响，较 K 时间更全面。

（4）最大幅度 MA。MA 反映了正在形成的血凝块的最大强度和硬度及血凝块形成的稳定性；主要受纤维蛋白原和血小板的影响，血小板影响比纤维蛋白原大。

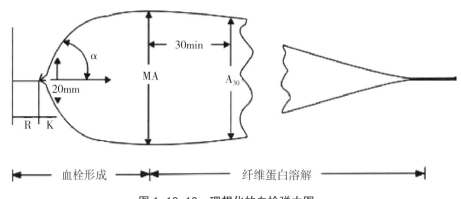

图 1-10-10　理想化的血栓弹力图

三、耗材

（一）改善生物相容性

体外循环中血液和异物表面接触可产生一系列的反应。中空纤维表面会不断有血浆蛋白沉积，使其气体交换能力下降。而过度炎性反应对机体产生各种不良反应。如组织和细胞的肿胀，微血栓形成等。为了最大程度的减少血液与人工材料表面接触而激起的机体炎症反应和蛋白反应，人们致力于研究并设计出应用各种表面涂抹技术的人工材料，使其具有良好的生物相容性，保护血液有形成分，维持稳定的气体交换性能。

表 1-10-1 常见凝血异常的定性分析

TEG 图	原因分析
	正常 R、K、MA、Angle 正常
	抗凝血剂 / 血友病 因子缺乏 R，K = 延长 MA，Angle = 减小
	血小板抑制因子 血小板减少症 / 血小板缺乏症 R 正常 K 延长 MA 减小
	纤维蛋白溶解（UK SK 或 t-PA） t-PA 出现；R 正常； MA 持续减小 LY30 > 7.5%，WBCLI30 < 97.5% LY60 > 15.0%，WBCLI60 < 85%
	血凝过快 R、K 减少 MA，Angle 增大 D.I.C
	阶段 1：血凝过快伴随纤维蛋白溶解
	阶段 2：血凝过快

1. 肝素涂层 通过将肝素结合在异物表面，肝素含有大量的负电荷增加异物表面的亲水性。肝素的抗凝可以避免异物表面的血栓形成。

（1）Duraflo Ⅱ涂层（Baxter Inc.）：主要成分为肝素 – 卞烷胺 – 氯化物复合物，系离子键结合方式。

（2）Carmeda Bioactive Surface 涂层（CBAS）（Medtronic Inc.）：主要成分为肝素分子和亲水性基质层，系 "端点附着" 的共价键结合方式。

（3）Corline 涂层（CHS）（Corline Systems AB）：主要成分为大分子肝素共轭体和一种特殊的连接分子，结合方式为共价键结合。

（4）Trilium Bio-passive Surface 涂层（TBS）（Avecor Inc.）：主要成分为肝素分子，硫酸盐 / 磺酸盐基团，聚氧化乙烯（polyethylene oxide，PEO）和亲水性基质层，结合方式为共价键结合。

2. 非肝素涂层

（1）X 涂层（Terumo Inc.）：又称 PMEA 涂层，主要成分为聚 2- 甲氧基丙烯酸（PMEA）。PMEA 是无肝素成分的生物相容性聚合物涂层。其同时具有亲水性和疏水性的双重特性，因而既能结合各种材料形成新的表面，又能减少蛋白质变性及血小板黏附。PMEA 与材料的接触面呈疏水性，与血液的接触面呈亲水性，血液中的水分子在涂层的亲水界面中聚集，形成结晶结合水层，从而抑制血液成分的激活。

（2）Mimesys 涂层（Ph.I.S.I.O，SORIN Inc.）：主要成分为磷酸胆碱（PC），具有抗凝特性，模拟了细胞膜外层，阻止了蛋白质黏附以及黏附的蛋白质（主要是白蛋白）不发生变性。

（3）SMARxT 涂层（Cobe Inc.）：主要成分为硅／己内酰胺共聚物。SMARxT 涂层的作用原理可能与改变蛋白质的结合位点有关。从而避免血小板及蛋白质的活化。

（4）Safeline 涂层（Jostra/Bentley Inc.）：主要成分为固化白蛋白，通过范德华力与材料表面结合，使涂层表面光滑平整，并呈亲水性，抑制了血浆蛋白质黏附，阻止血液级联反应进行。

3. 混合涂层　Bioline Coating 涂层（Jostra/Bentley Inc.）主要成分为高分子量肝素和固化多肽分子（Safeline 涂层），结合方式为共价键和离子键结合。其抗凝作用强，持续久，炎性反应小。主要应用于 ECMO 系统。

（二）氧合器

1. 提高整体性能　膜式氧合器的发展从早期的膜面积大，预充量大，中空纤维内走血，双泵灌注，无变温装置，操作复杂。目前的膜肺均为中空纤维外走血，氧合性能明显提高。特别近期表面无孔中空纤维，抗血浆渗漏能力强，气体交换持续时间久，最长的一次性使用可达 100d。成人的膜肺的血液气体交换能力范围可达到 1 ~ 7L/min。

膜肺的变温由聚尿氨脂中空纤维取代不锈钢，同时和氧合室集合在一起，有效地减少膜肺的预充量，同时变温效率明显提高。通过计算机仿真技术，使血液在氧合和变温同时进行，达到高效的交换，同时最大限度地减少剪切应力对血液的破坏。现在中空纤维氧气合器的跨膜压差一般为 10 ~ 20mmHg。阻力越低红细胞破坏越少。

为了配合静脉助力引流技术，一些膜肺的回流室增加了气体安全阀，既保证了静脉助力引流的负压形成，又防止因过度正压使气体通过静脉回流管道顶回体内。

2. 小型集成化　MAQUET 生产的集成中空纤维氧合器将氧合器和离心泵，流量探头，温度探头，血氧饱和度探头，压力探头等集合为一体，减少 ECMO 的管道长度和血液预充量，使 ECMO 操作更加安全简便。见图 1-10-11。

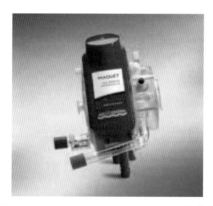

图 1-10-11　HLS Set Advanced 集成膜肺

Dideco 公司的 ECC.O 系统和 Sorin 公司的 IDEAL 系统是集成化体外循环设备的代表。ECC.O 系统将离心泵、膜肺、变温器整合到一起，预充量减少到 380mL，血液接触表面约为 $1.1m^2$，而且最大血流量可以达到 5L/min。IDEAL 系统则将静脉排气装置、离心泵、膜肺、变温装置和动脉微栓滤器集成一体化，最大限度地减少了异体接触表面和预充量，从而最大限度地实现了体外循环微型化。MAQUET 公司的 QUADROX i 系列整合式氧合器则将膜肺、变温装置、动脉微栓滤器整合到一起。Terumo 公司几乎采用同样的概念将膜肺的氧合、变温、动脉滤器整合到一起，有效地减少了预充量。其新型的膜肺的中空纤维还可排除吸收少量的微气栓，提高了氧合器的安全性能。

第二节 技术进展

一、微创心脏手术的体外循环

（一）概论

微创心脏手术（minimally invasive cardiac surgical，MICS）通常指采用较小的皮肤切口进行心脏手术，不使用或者限制性使用心肺转流技术，包括在实时图像引导下经小切口植入封堵装置的心脏手术。常用的微创心脏外科技术包括（但不限于）：全电视胸腔镜下心脏手术、远程控制机器人胸腔镜下心脏手术、胸部小切口直视下心脏手术，电视胸腔镜辅助的小切口心脏手术，胸骨（上段和下段）部分切开的心脏手术，胸骨正中皮肤小切口并胸骨全程切开的心脏手术等。

手术径路的变化也显著改变了体外循环操作方式，特别是外周血管插管的应用显著增加了动脉灌注和静脉引流的阻力，手术操作对插管位置的改变也明显增加了术中静脉引流不足和动脉阻力过高等现象发生的概率。同时也使得主动脉阻闭技术和心脏停搏液的灌注操作更加复杂。单肺通气的管理、术中食管超声技术广泛深入地介入手术操作过程，都使得麻醉医生、超声诊断医生和灌注师更加深入地参与到手术操作过程中，需要整个外科团队的密切配合才能精细准确地完成微创心脏手术过程。因此，微创心脏手术的团队一定要首先非常熟练掌握常规手术的技术。微创心脏手术的基本技术，如专门的插管技术、颈部穿刺置管等都可以在常规心脏手术台上进行模拟训练，以磨合外科医生、麻醉医生、灌注师和护士的配合，只有团队中所有人都熟练掌握了各自的技术，才可能将常规手术转化为安全的微创心脏手术。

（二）闭式周围体外循环

随着内镜技术和外科技术的发展，窗式入路心脏外科（port-access cardiac surgery，PACS）技术开始应用于临床，此时常规体外循环插管方法对术野的要求使真正意义上的微创手术难以实现，因此闭式周围体外循环系统应运而生。闭式周围体外循环系统是通过经皮血管内插管而建立的体外循环系统，在该系统中，动脉供血、静脉引流、升主动脉阻断、心脏停搏液灌注均通过血管内植入特殊管道而完成（图1-10-12）。闭式周围体外循环系统，由美国斯坦福大学 Stevens 等人率先应用于临床。实践证明，该系统可以达到全面的心肺支持、良好的心肌保护和有效的心腔内减压，是微创心脏外科发展的里程碑。

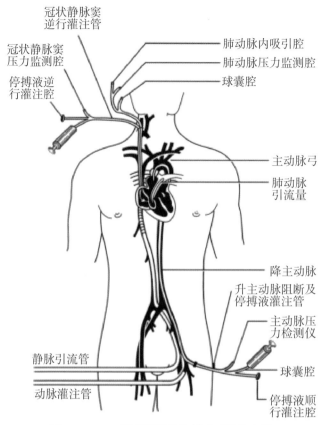

冠状静脉窦
逆行灌注管

冠状静脉窦
压力监测腔

停搏液逆
行灌注腔

肺动脉内吸引腔

肺动脉压力监测腔

球囊腔

主动脉弓

肺动脉
引流量

降主动脉

升主动脉阻断及
停搏液灌注管

主动脉压
力检测仪

球囊腔

停搏液顺
行灌注腔

静脉引流管

动脉灌注管

图 1-10-12　闭式周围体外循环系统示意图

1. 动脉插管（图 1-10-13）　采用经皮股动脉插管技术。此股动脉插管是一种特殊的薄壁插管，插管末端为"Y"形，其一端用于连接经体外循环氧合而来的动脉血进行全身灌注；另一端则用于插入主动脉三腔球囊导管。主动脉三腔球囊导管中有防止血液倒流的单向活瓣，可用于完成升主动脉阻断（内阻断）及心脏停搏液灌注等操作。

2. 静脉引流管　通常采用的静脉插管是一根较长的带侧孔的双极静脉插管，经股静脉穿刺后置入。在食道超声引导下将插管置入到右心房，其尖端进入上腔静脉约 2 cm 为最佳。

3. 主动脉三腔导管（图 1-10-14）　为闭式周围体外循环所必须使用的特殊插管。其一腔为聚氨球囊，膨胀时可在升主动脉内部阻断升主动脉（内阻断技术）；一腔开口于阻断球囊近端，用于升主动脉阻断后灌注心脏停搏液；另一腔用于主动脉根部压力监测；三腔球囊导管经"Y"形股动脉插管的一端插入，同样在食道超声引导下使其尖端至主动脉瓣上约 2 cm 处。需要阻断升主动脉时，向三腔球囊管中注入大约 35 mL 生理盐水，维持球囊内压力在 250 ~ 350 mmHg，通过食道超声可监测球囊充分扩张并有效阻断升主动脉。升主动脉阻断完成后，可通过该导管顺行灌注心脏停搏液。另外，心脏停搏后，还可通过该导管进行主动脉根部吸引，起到左心腔减压和排气的作用。

4. 冠状静脉窦逆行灌注导管（图 1-10-15）　若顺行灌注心脏停搏液效果不佳时（如严重的冠状动脉阻塞患者），需使用冠状静脉窦逆行灌注导管进行心肌保护。此导管亦为带球囊的三腔管，其一腔顶部为可膨胀球囊，用于封堵冠状静脉窦；一腔用于冠状静脉窦逆行灌注心脏停搏液；另一腔用于冠状静脉窦内压力监测。术中通常需在食道超声引导下，从颈内静脉插入导管，经右房至冠状静脉窦。

5. 肺动脉引流管（图 1-10-15）　当单独使用股静脉插管引流不充分时，为避免过高的中心静脉压，可经颈内静脉插入肺动脉引流管。该导管亦为带球囊的三腔管，其一腔用于膨胀球囊使导管漂浮至肺动脉；一腔用于肺动脉测压；另一腔用于肺动脉血引流，减少肺静脉回流，保证良好的术野。

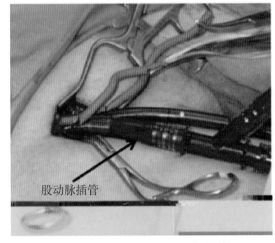

图 1-10-13　"Y"形股动脉插管

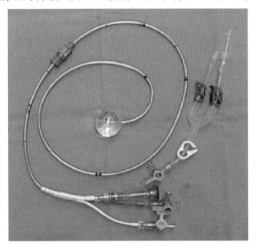

图 1-10-14　主动脉三腔导管

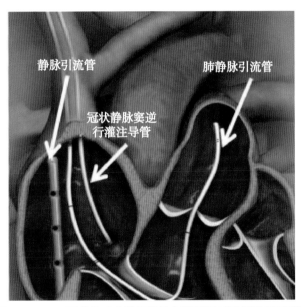

图 1-10-15　冠状静脉窦逆行灌注导管及肺动脉引流管示意图

（三）体外循环管理

体外循环管理技术与常规心脏手术体外循环类似。但是存在一些明显的差异：外周动脉插管或者动脉内阻断技术限制了动脉插管的有效口径，如果发生动脉灌注管压力偏高情况，为了获得足够的体外循环流量就需要增加一根动脉插管，当然这种情况非常罕见。同样，即使使用辅助静脉引流，常规体外循环流量时，也会发生心脏减压不充分的情况，因此必须容忍较低的体外循环流量。可以经胸壁置入一根左房减压引流管，进入右上肺静脉，切开左心房后可以在直视下将吸引头放入左下肺静脉，保证术野清晰显露。如果使用 EndoClamp，体循环血压可能需要降低一点以防止内阻闭球囊向近侧移位。如果体循环压力增高，获得一个无血干净术野的难度也更大。下面介绍微创心脏外科体外循环几个特点。

1. 辅助静脉引流　微创心脏手术往往采用较小口径的静脉插管，由于阻力较高，使得单纯重力静脉引流不能满足全流量体外循环的要求。因此，往往需要辅助静脉引流以获得足够的体外循环流量，常用的辅助静脉引流策略有两种：负压辅助静脉引流（vacuum assisted-venous drainage，VAVD）和离心泵辅助静脉引流（centrifugal-assisted venous drainage，CAVD）。

VAVD 用于临床已经超过 15 年了，但是如果想安全有效地使用 VAVD，灌注师必须熟悉其固有的危险性。VAVD 需要使用外源性负压，通过负压调节器将一定负压施加到密闭的硬质静脉储血器上，负压最终传导给患者的静脉系统，从而增加其静脉血流量。实际产生的负压是重力（-30 ~ -20mmHg，视静脉储血器位置的高低而不同）和额外施加到静脉储血器上的负压（可以到 -70 mmHg）的和。只要能达到预订流量，应该使用尽可能小的负压。为了避免血液损伤，净负压不应超过 -100 mmHg。低于 -120 mmHg 时，血液损伤程度与负压值之间是线性关系。

密闭的硬质储血器也可能会发生正压现象（吸引器和心脏减压排气管路），造成静脉气栓（30）。因此，必须监测储血器内的压力，一旦发生正压或者负压过低，连接的报警装置可以提醒灌注师。多数静脉储血器带有正压和负压释放阀，如果储血器内压力超过 5 mmHg 或者低于 -150 mmHg，阀门会自动打开，释放压力。

如果体外循环主泵为离心泵，使用 VAVD 有可能使气体通过膜式氧合器进入血液相，特别是离心泵转速比较低，VAVD 产生负压传导到氧合器上，造成血液逆流和氧合器负压时，气体跨过氧合膜进入血相的现象有可能发生，预防办法是在储血器和氧合器之间加装一个单向阀，防止血液逆流。有研究表明，静脉管路中的气体可以通过储血器、氧合器和动脉滤器，在动脉管路中探测到。与重力引流相比，VAVD 会明显增加血液中气体微栓的总量，因此，就气栓携带指标而言，VAVD 应该尽可能使用最小的负压，同时采取各种措施，防止静脉管路进气。

CAVD 是在静脉管路与储血器之间加装了一个离心泵，灌注师必须同时操作两个泵，其操作比 VAVD 要复杂得多，也更贵。静脉管路上的离心泵提供负压，从而主动增加静脉引流。与 VAVD 一样，CAVD 也会增加血流气栓的携带量，而且 CAVD 会将气泡粉碎成更小的气泡，因此也更容易通过体外循环管路进入患者体内。CAVD 的优点在于：不会发生 VAVD 可能造成的储血器压力变化和跨氧合膜进气；可以使用软质储血器，有助于减少血液激活和改善患者预后。

为了将辅助静脉引流安全用于临床，应该做到以下几点：① VAVD 必须使用合格的负压调节器；②总负压值（重力 + 施加负压）应该不超过 -100 mm Hg；③使用尽可能低的负压获取需要的静脉流量；④持续监测储血器内正负压力并采用相应报警装置以提醒灌注师；⑤如果使用 CAVD，必须在静脉储血器和氧合器之间加装单向阀；⑥任何时候都要注意尽可能避免静脉管路进气，VAVD 时要尤其注意。

2. 血液稀释、输血和氧供　除了要维持体外循环中足够的红细胞比积，更重要的是以氧供（oxygen delivery，DO_2）的概念来管理微创心脏手术的体外循环。氧供量依赖于红细胞比积和体外循环流量的综合效应，可以采用以下公式进行计算：

DO_2 = 体外循环流率[L/(min·m²)] × 10 × [血红蛋白含量(g/dL) × 1.36 × 血氧饱和度 +PaO₂ × 0.003]。

如果体外循环过程中氧供低于 262 mL/（min·m²）会发生轻度缺氧，有可能造成急性肾损伤。这种理念在微创心脏手术体外循环管理中特别有用，与常规开胸心脏手术相比，微创心脏手术的体外循环更加难以获得高流量灌注。因此微创心脏手术的体外循环管理应尽可能降低血液稀释和输血，同时维持足够的氧供，策略如下：①按照患者的体型选择匹配的管路；②结合 VAVD 采用较细静脉管路；③采用低预冲量的氧合器和动脉滤器；④尽可能缩短管路长度；⑤计算并维持氧供在 262 mL/（min·m²）以上。

3. 体外循环的停止和撤离　脱离体外循环的过程与常规心脏手术没有显著差异，当然微创心脏手术的主动脉阻闭时间和体外循环时间都比常规心脏手术长，这也应该作为体外循环后药物治疗、液体管理和血制品管理策略需要考虑的因素。

体外循环结束后及时进行食管超声检查非常重要：由于主动脉瓣无冠瓣叶靠近二尖瓣前瓣环，需要超声检查确认其完整性；由于整个心脏和大血管显露不足，必须采用食管超声监测心脏功能的各个方面；微创心脏手术中，撤离体外循环后再次重新建立体外循环耗时费力，体外循环插管拔除前一定要进行精确的食管超声诊断；还应该仔细评估心室功能。

为了避免单肺通气可能带来的不良反应，建议行外周体外循环时，应该在单肺通气之前就开始体外循环。手术即将结束时，应该在完成所有胸部操作，并完成双肺通气后，再考虑停止体外循环。这虽然会在一定程度上延长体外循环时间，但是比起单肺通气可能造成的低氧血症对大脑和心脏的灾难性影响，要安全得多。

二、杂交技术

（一）深低温停循环（deep hypothermic circulatory arrest，DHCA）和杂交手术

1. DHCA 全主动脉弓替换术的体外循环方法常规为 DHCA 加脑局部灌注。DHCA 对中枢神经系统的病理生理学影响最大，低温可阻断感觉神经纤维的传导活动，在温度很低时神经的活动电位传导速度及兴奋性均直线下降，脑的氧耗量与脑血流量均相应减少。脑组织温度每下降 1℃，脑血流量便下降 6.7%。DHCA 最主要关心的是对脑的潜在有害影响。有些研究证据表明智商和发育能力的下降与循环停止的期限有关。虽然在 DHCA 期间实行选择性脑灌注，但 DHCA 造成的不良影响仍很突出。另外，DHCA 在温度调控时操作复杂，需时较长，临床应尽量避免。

2. 主动脉弓部杂交手术 要求有适宜的近端和远端锚定区。理想的血管锚定区需要长度 2cm 以上，内径基本正常，没有成角，没有附壁血栓和粥样硬化斑块。浅、中低温杂交全主动脉弓替换术。此类患者存在升主动脉和主动脉弓部近端动脉瘤，或急性或慢性 StanfordA 型夹层但未累及远端胸降主动脉支架锚定区，需要重建近端锚定区，这类患者需要重建升主动脉，对于累及窦管交界的需行主动脉根部置换。如果手术团队操作熟练配合默契，可采用全程浅低温（30 ~ 35℃）体外循环，或则将鼻咽温度降至 28℃，进行选择性脑灌注。

（二）具体方法

1. 体外循环 正中开胸，腋动脉、股动脉（单泵双管）及右心房插管建立体外循环，并行降温，阻断升主动脉，切开升主动脉，经左右冠状动脉开口直视灌注心脏停搏液，心脏停搏，近端自窦管交界处横断，先以四分叉人工血管的主干端与升主动脉近端吻合，完成后，降温至鼻咽温度 28℃，游离并阻断无名动脉根部选择性脑灌注，在无名动脉 - 左颈总动脉之间阻断主动脉，下半身继续股动脉插管灌注。自无名动脉开口近端 1cm 处横断主动脉，与四分叉人工血管主干远端吻合。分支人工血管分别与无名动脉、左颈总动脉、左锁骨下动脉端端吻合。吻合完毕后开放阻断钳恢复动脉灌注，弓部排气，复温，心脏复苏。

2. 介入腔内修复 关胸后体外循环机旋转 90°以方便造影机 C 型臂操作，同期血管造影下经人工血管分支顺行植入并释放覆膜胸主动脉支架（例如：Cook Zenith 型），近端锚定人工血管主干，支架释放后位置满意，无移位，无内漏，完成手术。

三、体外膜肺氧合

体外循环主要服务于心脏外科。但现在的体外循环在非心脏手术的应用越来越普遍。其中以体

外膜肺氧合（extracorporeal membrane oxygenation，ECMO）表现最为突出。北京阜外医院从 2004 年底开展首例循环支持需 ECMO，到 2015 年已完成 269 例，其出院率为 59%，而全球官方（ELSO）统计 ECMO 循环支持出院率为 40% ~ 50%。至 2015 年阜外医院共行心脏移植 484 例，其中 36 例患者需要 ECMO，心脏移植 ECMO 出院率为 67.6%，而全球官方（ELSO）统计心脏移植 ECMO 出院率为 40%。目前阜外医院心脏移植的院内死亡率为 3.3%。如果没有 ECMO 其院内死亡率将达到 10.7%。

（一）原理

ECMO 是将血液从体内引到体外，经膜肺氧合再用泵将血灌入体内，可进行长时间心肺支持。ECMO 治疗期间，心脏和肺得到充分的休息，全身氧供和血流动力学处在相对稳定的状态。此时膜式氧合器可进行有效的 CO_2 排出和 O_2 的摄取，驱动泵使血液周而复始地在机体内流动，为肺功能和心功能的恢复赢得宝贵时间。见图 1-10-16。

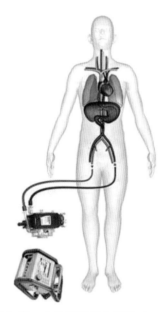

图 1-10-16 小儿经颈部血管的 VA-ECMO 示意图

（二）ECMO 呼吸和循环支持的优越性

1. 较长时间的呼吸循环支持，为心肺功能恢复赢得时间 膜式氧合器是基于仿生学原理研制的氧合器，氧合过程中血液损伤轻，材料生物相容性的改进，体外循环其他措施的改善，使 ECMO 可进行相当长的时间。

2. 有效地改善低氧血症 氧合器能将静脉血氧合为动脉血，每分钟流量可达 1 ~ 6L。在急性呼吸窘迫综合征（ARDS）急性期气体弥散障碍，肺小动静脉分流时，ECMO 可满足机体组织细胞的氧需要，并排出 CO_2。

3. 有效地循环支持 ECMO 治疗期间可进行右心辅助、左心辅助或全心辅助，并可通过调节静脉回流，降低心脏前负荷。在没有或较少的正性肌力药物条件下，心肌可获得充分休息。

4. 避免长期高氧吸入所致的氧中毒 给空气时膜式氧合器就可达到正常肺的氧合效果，避免长期吸入高浓度氧所致的氧中毒。

5. 避免了机械通气所致的气道损伤 ECMO 治疗期间，机械通气的目的是为了避免肺泡萎缩，不需要很高的压力，避免机械通气所致的气道损伤。

（三）ECMO 和体外循环的区别（表 1-10-2）

表 1-10-2　ECMO 和体外循环的区别

	ECMO	CPB
设备	生命支持系统 1 个泵 离心泵，恒温水箱	传统体外循环机 > 3 个泵 滚压泵，热交换水箱
氧合器	密闭式，表面涂层	开放式，PVC
抗凝	少或不用，ACT < 200"	常规肝素化，ACT > 400"
时间	长 3 ~ 8d 甚至数周	短 1 ~ 4h
建立途径	股部或颈部动静脉	开胸心脏插管
更换	视具体情况更换氧合器或系统部件	无需一次性
目的	暂时支持至恢复心肺功能接受心室辅助或脏器移植	用于心脏致使手术或暂时辅助
费用	高	低
人员	团队	1 人
成功率	低	高
并发症	高	低
地点	ICU	手术室
温度	常温	低温
血液稀释	无	有

（四）ECMO 的适应证

ECMO 治疗效果主要取决于心脏和肺功能结构是否能恢复。Weber 等在 55 例 ECMO 的临床分析认为，此方法对多脏器衰竭的婴幼儿的支持效果不佳。

可逆性呼吸衰竭患者均可考虑用 ECMO，如急性休克、误吸、严重损伤、感染等造成的呼吸功能不全。新生儿先天性膈疝由于肺部没足够的空间扩张，呼吸交换困难，在第一个 24h 的死亡率为 50%，及时应用 ECMO 易于成功。由于长期的呼吸支持疗法不能缓解 ARDS 发展，一旦氧中毒或其他脏器损害，将直接影响 ECMO 的效果。

ECMO 指征为：①肺氧合功能障碍，$PaO_2 < 6.6kPa$（50mmHg）或 $DA-aO_2 > 81.9$（620mmHg）kPa；②急性肺损伤后 $PaO_2 < 5.3kPa$（40mmHg），pH 值小于 7.3 达 2h；③人工呼吸 3h 后，$PaO_2 < 7.3kPa$（55mmHg）；④人工呼吸出现气道压伤。一旦指征明确尽快进行 ECMO。

ECMO 的循环支持的应用没有呼吸支持普遍。Rogers 等应用 ECMO 对严重的心衰患者进行循环支持取得良好效果，生存率达 70%。急性心衰 ECMO 的治疗关键是心脏功能可恢复。心脏手术后 ECMO 循环支持疗法关键是排除其他心脏畸形的存在和保证原有畸形正确的矫正。在 ECMO 前超声波进行仔细检查非常必要。还有一部分患者 ECMO 循环支持是为了等待合适的心脏供体以便心脏移植。总之 ECMO 的循环支持应非常慎重。

ECMO 的适应证并不是绝对的。Kinell 用吸入一氧化氮对新生儿严重肺动脉高压进行了成功的治疗。这些患儿原为 ECMO 的适应证。他们在呼吸气体内加一氧化氮，浓度为 20ppm（$1ppm=1cm^3/m^3$）。4h 后浓度为 4ppm，维持 20h。所有患者的肺气体交换功能有明显改善。9 例患者中仅有 1 例改用 ECMO。另外，在西方发达国家脏器移植非常普遍，ECMO 可作为等待合适供体的过渡手段。

（五）ECMO 的禁忌证

Bartlett 的回顾性研究发现，体重小于 2000g，或胎龄不足 32 周的新生儿在 ECMO 肝素化后有 80% 发生颅内出血。当掌握这一禁忌证后颅内出血下降到 10%。有颅内出血或出血体征的患儿，因为 ECMO 时需肝素化，加上凝血因子消耗，可能加重出血。一旦颅内出血发生，严重地威胁生命，死亡率达 94%。

单纯机械呼吸治疗长达 7d 为相对禁忌证，长达 10d 为绝对禁忌证。因为长时间的人工呼吸可导致肺组织纤维化和严重的气压伤等不可逆改变。虽然 ECMO 可对患儿的心肺进行有效的支持，但不能治愈肺的不可逆损伤。

严重的先天性肺发育不全、严重的膈肌发育不全的患儿用 ECMO 也难以纠正其先天性发育不全。大量资料表明，合并心肺以外其他重要脏器严重损伤或畸形和 ECMO 的死亡有密切关系。有学者在 ECMO 后的尸检中发现很多死亡的患儿有其他的先天性畸形，如主动脉弓中断、心脏间隔缺损、一侧肾缺如、马蹄肾等。

四、节约用血

"互联网 +"是创新 2.0 下的互联网发展新形态、新业态，是知识社会创新 2.0 推动下的互联网形态演进及其催生的经济社会发展新形态。"互联网 +"体外循环则主要可以实现两方面功能：第一，建立基于智能手机的移动体外循环数据管理系统，以智能手机为终端，记录体外循环进程及不同时间患者的各项生命体征情况，并可导入患者术前、术后信息构成完整的患者资料，方便进行体外循环相关研究。第二，建立基于智能手机的即时通信系统，方便灌注师针对日常工作中出现各种问题及时进行沟通、求助，有利于提高体外循环管理质量，降低患者围术期并发症的发生率，改善患者预后。

大数据（big data），或称巨量资料，指的是所涉及的资料量规模巨大到无法透过目前主流软件工具，在合理时间内达到撷取、管理、处理并整理成为帮助企业经营决策更积极目的的资讯。大数据的 4V 特点：Volume（大容量）、Velocity（高速度）、Variety（多变性）、Veracity（真实性）。大的数据需要特殊的技术，以有效地处理大量的容忍经过时间内的数据。适用于大数据的技术，包括大规模并行处理（MPP）数据库，数据挖掘电网，分布式文件系统，分布式数据库，云计算平台，互联网和可扩展的存储系统。理论上每例体外循环围期的数据通过互联网和云计算可以形成大数据库。设想将全世界的体外循环的大数据进行分析，可对体外循环的质量进行有效的控制。目前这只是一个美好的设想。这需要在技术、管理、法律等多个层面的改善才能得以实施。如：怎样统一目前体外循环机和相关设备的数据储存格式？这些信息由谁管理和怎样管理？如何对此信息进行安全保护？这一系列问题都需要时间，创新机制和人们不懈的努力才能得以实现。相信不远的将来，这一设想一定会实施，为患者带来更大的福音。

（龙村）

参考文献

［1］ Song JG，Lee EH，Choi DK，et al. Differences between arterial and expired pump carbon dioxide during robotic cardiac surgery［J］. J Cardiothorac Vasc Anesth，2011，25（1）：85-89.

［2］ Gao C，Yang M，Wang G，et al. The observation of 40 cases of totally robotic myxoma resection［J］. Chin J Thorac Cardiovasc Surg，2011，27（7）：393-394.

［3］ Ricci D，Pellegrini C，Ailello M，et al. Port-access surgery as elective approach for mitral valve operation in re-do procedures［J］. Eur J Cardiothorac Surg，2011，37（4）：920-925.

［4］ Malaisrie SC，Barnhart GR，Farivar RS，et al. Current era minimally invasive aortic valve replacement：Techniques and practice［J］. The Journal of thoracic and cardiovascular surgery，2014，147（1）：6-14.

［5］ Shann K，Melnitchouk S. Advances in perfusion techniques：Minimally invasive procedures［J］. Seminars in cardiothoracic and vascular anesthesia 2014，18（2）：146-152.

［6］ Castillo JG，Milla F，Anyanwu AC，et al. Video-atlas on minimally invasive mitral valve surgery-the david adams technique［J］. Annals of cardiothoracic surgery，2013，2（6）：828-832.

［7］ Reynolds JC，Frisch A，Rittenberger JC，et al. Duration of resuscitation efforts and functional outcome after out-of-hospital cardiac arrest：when should we change to novel therapies？［J］.Circulation，2013，128：2488-2494.

［8］ Fagnoul D，Combes A，De Backer D.Extracorporeal cardiopulmonary resuscitation［J］. Curr Opin Crit Care，2014，20：259-265.

［9］ Park S，Kim J，Jung S，et al. Outcomes of extracorporeal life support for low cardiac output syndrome after major cardiac surgery［J］. J Thorac Cardiovasc Surg，2014，147：283-289.

［10］ Ferraris VA，Brown JR，Despotis GJ，et al. Society of Thoracic Surgeons Blood Conservation Guideline Task Force，2011 update to the Society of Thoracic Surgeons and the Society of Cardiovascular Anesthesiologists blood conservation clinical practice guidelines［J］.Ann Thorc Surg，2011，91（3）：944-982.

［11］ Carson JL，Grossman BJ，Kleinman S，et al.Red Blood Cell Transfusion：A Clinical Practice Guideline From the AABB［J］. Ann Intern Med，2012，157（1）：49-58.

第十一章 辅助循环

心脏辅助装置是人工制造的机械装置，用以帮助、替代（部分或全部）病损心脏做功，维持人体血液循环，保证全身组织、脏器的血液灌注，使衰竭的心脏赢得时间，得以恢复功能，或等待取得合适的供体心脏，进行心脏移植。目前全世界有 30 余种心室机械辅助装置应用于临床或处于临床试验阶段。本章主要介绍当今常见的辅助循环装置。

第一节 经皮辅助循环装置

一、主动脉球囊反搏

主动脉球囊反搏（intra-aortic balloon counterpulsation，IABP）是辅助循环最普遍的方法。它应用广泛，易于操作和管理，实用有效，对机体其他系统影响小。1950 年 Adiran 等在实验发现 IABP 可增加 50% 冠状动脉血流。以后人们对 IABP 的材料、方法等进行不断完善。1968 年 Kantronictz 首次将 IABP 成功地应用临床。与其他辅助循环的比较，IABP 的优势在于建立、撤离容易，并发症少，经济实用等。因此，IABP 应用越来越广泛。到目前为止，全世界每年 10 万多患者接受 IABP 治疗。

（一）IABP 工作原理

IABP 是将球囊管放置到降主动脉，在不同的心动周期，进行球囊充气和吸瘪，以推动主动脉内血流更快进入到各器官组织和左右心室内血液排出。具体是在舒张期，主动脉瓣关闭，球囊快速充气，挤压降主动脉内血流，使其快速注入组织器官，特别是冠状动脉的灌注。有资料表明，这种挤压可使舒张期冠状动脉血流速度增加 117%，冠状动脉血流量增加 87%。在收缩期主动脉瓣开放时，球囊吸瘪，主动脉内压急剧降低，利于左室的血流注入其内。从而使心脏负荷明显降低。体外循环阻力可从 2055（dyn·s）/cm^5 降至 1471（dyn·s）/cm^5，心肌氧耗可下降 10% ~ 19%。总之，IABP 可增加心肌血液供应，减少心肌氧耗，增加心脏射血功能。其工作示意图见图 1-11-1。应该指出，IABP 功能最终取决于心脏自身有一定的射血功能，对严重心功能不全的循环辅助能力有限。由于婴幼儿主动脉细小，弹性大，心率快，和成人疗效比较 IABP 并非明显。

（二）IABP 适应证和禁忌证

有资料表明，5% ~ 10% 急性心肌梗死的患者可发生心源性休克，但在心脏手术前预防性应用 IABP 只有 1% ~ 2%。大部分应用 IABP 为心脏手术中、术后对药物维持血流动力学不佳的患者。另外，9% ~ 29%IABP 的患者为心脏移植术前、术后的循环支持，平均支持天数为 5d。对于非心脏外科患者亦有一定指征，如急性病毒性心肌炎，严重外伤引起心肌顿抑，高危冠状动脉球囊扩张的患者都可选用 IABP。一般说来，IABP 的应用指征为：心脏手术后心功能不全、对常见治疗效果不佳的心绞痛、急性心肌梗死、心肌梗死后低心排、术前冠状动脉左前降支严重阻塞、术前重症心功能不全、PTCA

或 Stent 高危的心脏患者、心脏移植患者、右室功能不全和心肌炎等；禁忌证为主动脉关闭不全、降主动脉瘤。虽然 IABP 主要用于左心功能不全的辅助，但对右心亦有一定帮助。这主要是 IABP 可增加右室心肌血流供应减轻左房和肺循环压力，使右心的后负荷相对降低。对于严重右心功能不全的患者，应通过特殊的方式进行肺动脉球囊反搏，直接肺动脉球囊反搏，肺动脉短，弹性较大，反搏效果不佳。

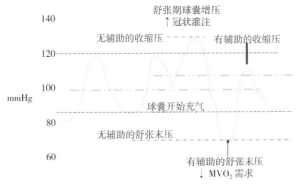

图 1-11-1　IABP 工作期间动脉波形

（三）IABP 的管理

IABP 根据心脏的收缩和舒张进行球囊的吸瘪和充气。心电图和动脉波形的显示对 IABP 的调节，起有很重要的作用。触发 IABP 有三种形式，即心电 P 波触发，心电 R 波触发，动脉波触发。心律失常患者亦可由心电图触发反搏。如果心率过快，可以通过 1:2、1:3、1:4 的搏动来达到理想辅助循环效果。如果无自主心率，亦可应用非同步方式反搏。在搏动期间，可用肝素使 PTT 维持在正常的 1.5 倍，或用低分子右旋糖苷 10 ~ 25mL/h。

在 IABP 辅助 48h 后，如果动脉压大于 70mmHg，心指数 $\geqslant$ 2.2L/（m^2·min），肺毛细血管嵌顿压 $\leqslant$ 18mmHg，助搏压力 $\geqslant$ 90mmHg，体循环阻力 = 2100（dyn·s）/cm^5，可考虑逐步脱离 IABP，反搏比例可逐渐减至 1:2、1:4。如果血流动力学维持不变，即可拔出导管。随着反搏比例减少，抗凝措施应加强，以防止血栓形成。拔管后在穿刺部位按压 30min 以上，如果仍有明显出血，应进行外科修复。拔管后患者卧床 1d，不宜运动。

（四）IABP 的并发症

1. **肢体缺血**　为 IABP 的最常见的并发症。主要因为穿刺血管狭窄，拔管后血管瘢痕回缩 / 血栓，导管直径过粗、动脉粥样硬化、小身材、女性易于发生。临床通过观察肢体皮肤颜色，温度和触摸动脉搏动发现。一旦发现应及时解决，更换细导管或穿刺部位，血管内取栓，外科血管狭窄松解。IABP 适度的抗凝对降低此并发症的发生有积极意义。

2. **出血**　可因抗凝过度，或导丝穿破血管，或球囊扩张过度使血管撕裂所至。它的程度和临床表现不一。如穿刺部位的血肿，腹膜后血肿，降主动脉瘤，严重者可因大血管破裂出血死亡。关键是及时发现和处理。

3. **栓塞**　可由多种原因所致。如抗凝不足，血管内栓子脱落，气囊破裂而造成气栓。对机体的损伤与栓塞的部位、栓塞的范围和被栓塞的器官代偿能力有关。常涉及脑、肾、腹腔脏器等。

4. **感染**　主要和穿刺操作 ICU 和手术室环境有关。主要表现为大动脉炎，严重导致坏死性大动脉破裂出血。肥胖和糖尿病患者为易感人群。

5. **气囊破裂**　主要由动脉壁的坚硬钙化灶划破所致，20 ~ 40mL 氦气溢出可造成脑和冠状动脉严重栓塞。

二、TandemHeart

（一）工作原理

TandemHeart 经皮植入的左心辅助装置（left ventricular assist device，LVAD）通过将左心房的血液泵至股动脉提供支持（图 1-11-2）。由液压轴承驱动的离心泵提供离心血流。离心泵的转速为 3000 ~ 7000rpm，最高可提供 4L/min 的流量。该装置的独特之处就是需将引流插管跨房间隔置入左心房。21-Fr 的聚氨酯血液引流管尾部有一个大孔还有许多侧孔以维持流量。该装置插管的安装常在心导管室透视导向下完成。先经由右房内的 Mullins 鞘管送入 Brockenbrough 针穿通间隔，再将 0.035 英寸的猪尾导丝置入左房，用二级扩张器（14-Fr 和 21-Fr）扩开房间隔上的通道，之后血液引流插管穿过通道进入左房。血液流出管为固定于对侧股动脉内的 15-Fr 或 17-Fr 的插管。泵固定于患者腿部靠近动脉回流管处。床旁的控制台负责监测和控制功能，且持续泵肝素生理盐水到泵内。在最佳的设备、仪器和全体人员的配合下，可在 1h 内建立起 TandemHeart 辅助。

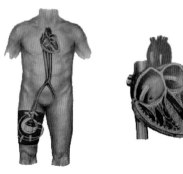

图 1-11-2　TandemHeart 工作示意图

左图，TandemHeart 经皮左心辅助装置血泵位于患者大腿部位，与之连接的机械泵血液引流插管经股静脉置入，机械泵血液流出插管置于同侧股动脉；右图，经房间隔插管位置。

（二）适应证和禁忌证

TandemHeart 目前主要应用于心源性休克患者的临时辅助和高风险 PCI 患者的暂时辅助。对心源性休克患者来说，应用 TandemHeart 比 IABP 更能明显提高心指数，平均动脉压，显著降低肺毛细血管楔压；然而，在 30d 死亡率方面二者没有差异。TandemHeart 亦应用于心脏手术期间的支持和心脏术后失败的患者支持。在 TandemHeart 辅助下病情缓解的心源性休克患者有多种可能的治疗方案。一些患者通过瓣膜置换术和外科血管重建术就可以使心功能恢复并出院。心功能未恢复且辅助设备外植的患者则可能藉此过渡到接受心脏移植或接受长期植入式 LVAD 设备。亦有报道成功辅助暴发性心肌炎至恢复的病例。

TandemHeart 的禁忌证包括单纯右心衰和室间隔缺损，因为有大量右向左分流和周围血管病变的可能性。设备相关的可能并发症有永久性卵圆孔未闭，肢体局部缺血和血栓形成。此外，引流插管可能脱落到右心房，形成右向左分流致使辅助失败。患者通常给予镇静以避免插管意外脱落。不过人们已经注意到这些并发症，发生率已经很低，而且应用此装置的收益是多于风险的。

心脏术后心源性休克的患者最好植入能够单心室辅助或双心室辅助的临时 VAD 系统进行支持。对于脱离 CPB 困难的患者，用现有的插管转换为另一个 VAD 系统有时是可行的。VAD 支持需要几天到几周的时间，直到心肌功能充分恢复至可耐受撤除辅助装置，若恢复不佳，则需要转为长期 VAD 或心脏移植。多数心脏术后心衰的患者接受了双心 VAD 支持，有一些需要 ECMO 进行肺支持。

三、Hemopump

1988 年 Wamplor 等首先介绍 Hemopump（HP）心脏辅助系统用于进行临时性循环支持。1990 年 Frazier 等首先报道了在 7 例心源性休克中使用，用于循环支持，其后 HP 逐步在临床使用。近来 HP 正越来越多用在传统心外科手术、微创心脏手术以及心内科经皮冠状动脉成形（percutaneous transluminal coronary angioplasty，PTCA）中危重患者的循环支持。

（一）工作原理

HP 是通过外周动脉将一根微型轴流泵植入心脏。泵的前部导管口位于左心室，导管出口（即导管与泵头连接处）位于主动脉内。泵工作时，可将血液逆压力阶差泵入主动脉，以减轻左室负荷。一个小型的轴流泵头放在一个两头都开放的软质短导管中，泵通过一根金属导线驱动，金属导线外包一层塑料材料，导线通过一个体外电机驱动，电机由一个小型驱动控制器控制，驱动导线使用葡萄糖溶液润滑，其在金属导线与其外塑料层之间循环起润滑、冷却、清洗作用。HP 泵速的调节范围在 17000 ~ 48000 rpm，根据临床需要进行调节。

（二）HP 临床应用

HP 体积小，操作简便，无须预充，创伤轻，平均支持 5d。在长时间驱高速转动应注意导线断裂的可能。停泵时血液倒流。HP 一旦停泵，血液将会从导管倒流回左心室，影响血流动力学。由于左室负荷增加，此时准确判断心功能恢复情况更为困难。HP 使用中有轻度的游离血红蛋白增加，凝血因子下降，血小板功能无显著改变。

左室肥大引起的心功能不全是 HP 使用中的一个相对禁忌证。注意心梗后室间隔穿孔小块组织可堵到 HP 的导管而致停泵。HP 在临床中主要应用非体外循环搭桥的循环支持，心脏术后停 CPB 困难的循环支持；心脏术后 IABP 失败后的循环支持；心脏移植过渡循环支持；PTCA 的循环支持。

HP 的主要商品为：Impella Recover Pump，它是目前最小的轴流泵，轴叶轮直径仅 6.4mm，辅助流量可 5 ~ 6 L/min，只有一根直径 3mm（9F）的导线与泵相连，辅助时间可达 10d。用于左心室辅助的 Impella LD，通过主动脉瓣插入左心室完成泵血功能。用于右心室辅助的 Impella RD，直接插入右房并通过一段人工血管与肺动脉相连。新推出的 Recover LP2.5 和 LP5.0 两种型号的辅助装置更为小巧，其中 LP2.5 可以通过经皮股动脉穿刺完成装置的植入，尤其适合内科急性心衰患者的救治。Impella 的体外控制台为便携式，重约 3kg。Impella Recover Pump 已获欧洲 CE 认证，在全世界 200 多个心脏中心使用。见图 1-11-4。

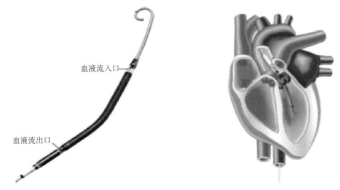

血液流入口

血液流出口

图 1-11-3 Impella Recover Pump 示意图

左图，Impella Recover 2.5 Pump；右图，Impella 的插入位置。

四、静脉 – 动脉体外膜肺氧合

1956 年，Clowes 等发明膜式氧合器使长时间辅助成为可能，之后陆续有了关于使用静脉 – 动脉体外膜肺氧合（venous–arterial extracorporeal membrane oxygenation，VA–ECMO）用于急诊循环辅助的报道。目前，VA–ECMO 不仅用于各种原因导致的急性可逆性循环功能衰竭的短时间辅助治疗，而且也由单纯期待心脏功能恢复扩展到为患者提供后续治疗（心脏移植或安装长期心室辅助装置）作桥梁，提高重症心脏功能衰竭患者的临床救治率。国际上 VA–ECMO 循环辅助病例数量稳中有升，临床效果基本保持稳定，其中 ECPR 所占比率不断升高，目前国内 ECMO 技术主要以成人 VA–ECMO 循环辅助占绝大多数。

（一）VA–ECMO 转流途径

1. 周围静脉 – 动脉转流 将静脉插管从股静脉置入，插管向上延伸至右房，引出的静脉血在氧合器中氧合，经泵从股动脉注入体内（图 1-11-4）。该插管方式可将 80% 回心血流引至氧合器，降低肺动脉压和心脏前负荷。缺点是股动脉插管位置低，患者心肌、脑组织和上本身得不到充分的血流灌注。有人将动脉插管延伸至主动脉根部以缓解这一难题，但同时增加血栓形成的危险，并有可能造成动脉机械性损伤。另外肺循环血流骤然减少，使流经肺脏的血液淤滞，增加了肺部炎症和血栓形成的危险性。此方法非搏动成分多，对维持稳定的血流动力学有一定困难。目前认为在 ECMO 治疗中维持一定肺血流和肺动脉压力，有利于肺脏结构和功能恢复。

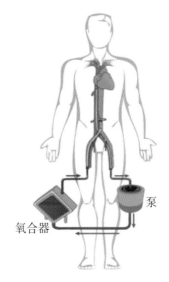

图 1-11-4 成人股动静脉 VA–ECMO 示意图

2. 中心静脉 – 动脉转流 这是目前最常用的方法。由于右颈部血管对插管有很强的耐受，一般通过颈内静脉插管，经右房将血液引流至氧合器，氧合血通过颈动脉插管至主动脉弓输入体内（图 1-11-5）。主要特点为：体外循环注入的氧合血可替代衰竭的心肺功能。当流量达到 120mL/（kg·min）时，心脏可处于休息状态。此法可降低肺动脉压力，人工呼吸依赖性成分少，适用于严重的呼吸衰竭的患儿。不足之处在于：非搏动灌注成分多，血流动力学不易稳定；插管拔管操作复杂，特别是结扎一侧颈部血管，对今后的脑发育有潜在危险。McGough 等采用锁骨下动脉插管方法，能够保证双侧颈动脉的血液灌注，其要点为：插管外径应为无名动脉内径的 75%，这样可保证在灌注时右侧血管有充分的血流；ECMO 结束时进行动脉修复。由于婴儿体重小、插管细、颈内静脉引流往往不能满足灌注需要。Ford 等利用髂血管引流取得了良好效果。因为胎儿期的脐血管血流量可达 130mL/（kg·min），有学者利用新生儿的脐血管增加静脉引流量，但也可带来一些并发症，如肝内膜下出血、门脉高压、坏死性小肠结肠炎等。

中心插管和静脉插管的比较在表 1-11-1 中列出。

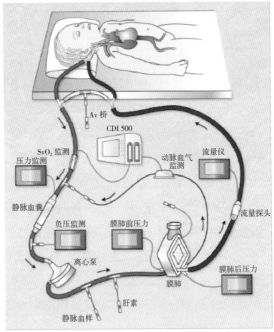

图 1-11-5　小儿经颈部血管的 VA-ECMO 示意图

表 1-11-1　中心插管与周围插管比较

	中心插管	周围插管
部位	右心房、升主动脉	腹主动脉、颈动静脉、锁骨下动脉、股动静脉等
主要并发症	感染、出血	肢体缺血、淤血
供血	充分	尚可
上半身氧合	不受自身肺影响	受自身肺影响
插管、拔管	复杂	简单
主要人群	< 12kg	> 12kg

（二）VA-ECMO 适应证与禁忌证

1. 适应证　ECMO 由于其自身的特点，近几年广泛用于各种原因导致的急性循环衰竭患者的抢救性治疗，并积极促进器官移植和人工器官的发展。ECMO 进行循环辅助时的特点（与主动脉内球囊反搏和心室辅助装置相比）：适用于所有年龄段患者，包括新生儿、儿童和成人；在提供双心室辅助的同时又可以进行呼吸辅助，可用于急性心肺功能同时衰竭患者；操作简便、快捷，无须开胸，外周血管插管，可在 ICU 床旁局麻下完成操作，安装和撤离简单所需时间短，更适合急诊情况下使用；费用相对低廉。由于 ECMO 具有以上特点，使得 ECMO 运用广泛，特别在心源性休克的抢救中，可以快速辅助急性心力衰竭患者，使患者有机会进行进一步治疗。其适应证如下：

（1）心脏术后心源性休克（postcardiotomy cardiogenic shock，PCCS）：据统计有 0.5% ~ 1.2% 的心脏手术患者会出现术后不能脱离体外循环机或脱机后在 ICU 中出现使用常规血管活性药物和 IABP 辅助治疗仍然无法缓解的低心排现象，患者需要进一步机械循环辅助治疗来挽救生命。通常这部分患者中同时双心室功能衰竭或合并肺部疾病时，首先考虑行 VA-ECMO 辅助。有报告对术后心脏功能衰竭接受 ECMO 辅助并成功撤机存活患者和接受 ECMO 辅助桥对心室辅助装置或心脏移植后存活患者做术后 5 年随访，发现两种治疗途径生存率相似。

（2）各种原因（急性心肌梗死、暴发性心肌炎、心脏介入治疗突发事件、等待心脏移植、长期慢性充血性心力衰竭患者急性失代偿、难治性恶性频发的室性心律失常、药物中毒、溺水以及冻伤等）引起的心脏骤停或心源性休克。

急性心肌梗死（acute myocardial infarction，AMI）患者中有 8% ~ 10% 伴发心源性休克（cardiogenic shock，CS），常规正性肌力药、缩血管药物和 IABP 辅助可以增加心排血量约 0.5L/min。当患者心脏功能太差，心排血量很低时就需要进一步的机械循环辅助治疗。1966 年首次文献报道 AMI 合并 CS 患者使用机械循环辅助方法治疗，此后随着手术技术、辅助装置和复苏手段的提高，辅助生存率得以改善。近期一项对 500 例 CS 患者机械循环辅助的 Meta 分析得出院内存活率超过 50%。尽管 ECMO 用于这些患者的治疗目前仍然缺乏随机对照研究或指南，但被临床医师广泛认可的事实是：AMI 合并 CS 患者经传统治疗仍然生存可能性小时，ECMO 就应该在那些有进行心脏移植可能患者中使用。

ECMO 用于急性暴发性心肌炎伴发心源性休克患者的辅助治疗：急性暴发性心肌炎伴发心源性休克患者常规治疗死亡率高达 50% ~ 70%，这时往往需要机械循环辅助治疗，ECMO 用于循环辅助这类患者一般在两周内心脏功能恢复正常，可以撤机，文献报道辅助成功率为 60% ~ 90%。但也应注意这部分患者往往需要较高的辅助流量，辅助刚开始心脏功能很差易出现左心室肌运动减弱和膨胀，定期做超声检查早期发现心室胀或心室内血栓形成，这时积极采取必要的左心减压措施，防止左心室内血栓形成和肺淤血等严重并发症出现。

此外 ECMO 也为高危冠心病患者进行介入治疗或搭桥术再血管化治疗提供保障。近几年 ECMO 用于大面积重度创伤、冻伤、溺水、CO 中毒、急性药物中毒等导致的急性心搏骤停的院外患者的抢救性治疗，也取得较好疗效。

（3）严重呼吸衰竭：严重低氧血症（动脉氧分压 / 呼吸机吸氧浓度 < 100）；重度高二氧化碳血症（动脉血气分析 pH 值 < 7.20）和严重 ARDS 患者。这些患者往往呼吸衰竭的提示合并心脏功能不全，需要 VA-ECMO 同时提供心肺辅助。

2. VA-ECMO 循环辅助治疗指征　当循环功能衰竭患者具有以下表现时，可判定考虑行 VA-ECMO 辅助：心排指数（cardiac index，CI）< 2L/（min·m²）持续 3h；代谢性酸中毒：碱缺失（base deficit，BD）> 5mmol/L 持续 3h；低血压：新生儿平均动脉压 < 40mmHg，婴幼儿 < 50mmHg，儿童 < 60mmHg 持续 3h；少尿：尿量 < 0.5mL/（kg·h）持续 3h；心脏手术后脱机困难患者（心脏畸形已得到纠正）。

3. 禁忌证　VA-ECMO 循环辅助的相对禁忌证和绝对禁忌证与 VA-ECMO 治疗 ARDS 的禁忌证基本相同。随着 VA-ECMO 循环辅助技术的不断发展，除非患者在 VA-ECMO 辅助前存在极其严重的不可逆性危及生命体征的病变以外，其他疾病条件均可视为 VA-ECMO 循环辅助的适应证，而非禁忌证。

第二节　经胸心室机械辅助装置

一、单心室辅助循环装置

（一）HeartMate LVAS

HeartMate LVAS 有三代产品。

HeartMate I有电动（vented electric，VE；在REMATCH试验后改进为XVE型）和气动（implantable pneumatic，IP）两种机型。HeartMate I在1991年最早成功实现让患者带泵出院在家等待心脏移植，可以进行除游泳外的其他日常活动。辅助泵重量约570g，大小约11cm×4cm，外壳为钛合金，内部有一推动膜片将其分隔成互不相同的两个腔——血腔和驱动腔。血腔连接流入、流出管道，通过生物瓣膜控制血流方向。血腔内表面是由聚氨酯和熔结的钛金属微球体制成的特殊血液接触面，此结构有利于造血细胞的沉积而形成生物膜，这种生物膜成分中大部分是胶原，其次是由造血祖细胞分化来的成纤维细胞、单核细胞和内皮细胞，类似于血管内壁，从而使血栓发生率低（2.7%）。因而在辅助期间无须进行系统的抗凝治疗，患者仅需服用阿司匹林就可有效防止血栓形成。驱动腔的管线自皮肤引出连接于控制器。最大每搏量85mL，辅助流量可达10L/min。系统控制可以是固定频率或根据前负荷进行自我调节。装置可植入腹腔内或腹壁。从心尖部引流，流出管道（涤纶人造血管）接升主动脉。在气动或电动电源失功时，可以手动操作，保证患者的安全。缺点是体积过大、植入腹腔，只适用于体表面积大于1.5 m² 的患者。HeartMat I可用于短期、移植前过渡和终末治疗，是全世界应用最多的可植入式心室辅助装置。迄今，HeartMate XVE在全世界186个心脏中心治疗患者超过4500例，最长辅助时间超过5年。主要用于特发心肌病和缺血心肌病所致心衰患者，年龄8～80岁。根据多中心的资料统计，使用HeartMate XVE辅助可将终末期心衰患者的2年生存率提高81%。

HeartMate II则是一种高速轴流泵辅助装置。泵重370g，直径4cm，长6cm，转速6000～15 000 rpm，辅助流量可达10L/min。泵腔内表面沿用了HeartMate I的优质工艺。心尖与血泵由流入管连接；流出管道可连接升主动脉或降主动脉。2000年7月最先在以色列开展临床试验，现在全世界已使用超过1800例，平均辅助时间为132d，最长辅助了4.2年。INTERMACS注册研究结果显示：在植入6个月时，HeartMate II组实现心脏移植、心功能恢复或继续辅助的比率达到91%；而FDA批准使用的搏动血流辅助泵组中该比率为80%。Park等报道HeartMate II的"终末替代治疗"中期临床试验显示植入后1年和2年的生存率分别为73%和63%，且辅助过程中感染、脑卒中和需要外科处理的出血等并发症的发生率明显少于HeartMate I。HeartMate II已于2008年4月和2010年1月通过美国FDA认证作为移植前过渡治疗和终末替代治疗手段运用于临床。见图1-11-6。

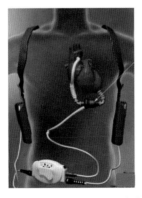

图1-11-6　HeartMate II的应用

HeartMate III为磁悬浮离心泵，可以产生充足的直向血流，最大限度地减小血栓和溶血，目前还处于实验阶段。

（二）Novacor LVAS

Novacor LVAS是一个电动的双推板辅助装置系统，只能用于左心室辅助（图1-11-7）。每搏量为70mL，可以达到10L/min的流量，控制方式可以是固定频率、心电图触发、自身心室收缩同步。通过左心室心尖部引流，流出管道通过人造血管与升主动脉相连。血泵为无缝聚氨酯囊袋，装于钛壳内，由电流驱动的推板从相反的方向同时压迫血囊，使血液流入和排出，血囊的出入口装有生物瓣膜维持血液单向流动。血泵植入在左上腹肌层，电源线经右上腹连于体外。外形较大：16cm×13cm×6.5cm，需要植入腹部肌层，故只能用于体重大于 60kg 的患者。它的优点是植入后可以自由活动，装置性能稳定，故障率低。缺点是即使持续抗凝治疗，血栓发生率也高；电源线经皮穿出，增加感染率。

全球植入数量超过 1 700 例患者，其中德国最多，10% 的患者辅助时间超过 1 年。是第一个持续辅助治疗时间超过 6 年的机械辅助装置。在全世界将近 100 个医学中心使用，以耐久性良好而著称，只有 1.4% 的患者需要重新更换辅助泵。

阜外医院有 1 例患者植入了 Novacor 装置，在辅助 17 个月后成功接受了心脏移植。

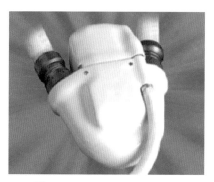

图 1-11-7　Novacor LVAS

（三）Thoratec VAD

Thoratec VAD 分为两种型号：IVAD（内植型）和 PVAD（体外型）。Thoratec PVAD（Pierce-Donachy）是一种气动的、产生搏动性血流的非植入式辅助泵，它可以行左心、右心和双心室辅助。主要用于短期和中期辅助支持。血泵外壳为聚碳酸酯，血囊用嵌段聚氨酯制成，出、入口向上呈 U 形，各有一个人造机械瓣保证血流方向。血囊内壁光滑无接缝，由一种特殊材料 Thoralon 制成，血液相容性好、耐久性强、血栓形成率低。借助压缩空气推动隔膜产生搏动血流，每搏量 65mL，最大辅助流量可达 7L/min。有三种控制模式：手控式、R 波触发同步式和充满排空式。辅助泵位于体外，可用于小体重的患者，引流管可以在左房、右房或心尖部，流出管道与升主动脉或肺动脉相连。见图 1-11-8。

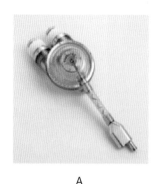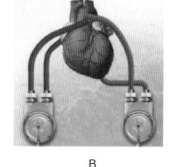

A　　　　　　　　　　　B

图 1-11-8　Thoratec VAD

A：Thoratec VAD；B：Thoratec BVAD。

Thoratec PVAD 是世界范围内应用最多的中、短期辅助泵，1976 年开始用于临床救治心脏术后心源性休克的患者，1984 年开始用于心脏移植前的过渡，1996 年获得 FDA 正式批准用于临床。在全球

26 个国家为 4000 余例患者提供了心脏辅助，最长辅助时间 3.3 年。运用 Thoratec VAD 进行双心室辅助 42%～58%，单独左心室辅助 35%～40%，单独右心室辅助 7%～15%。辅助患者年龄 3～73 岁，体重 17～191 kg，体表面积 0.73～3.10m²。69% 的患者可成功辅助到接受心脏移植或因心功能恢复而撤除辅助。

Thoratec IVAD 推出较晚，但它是目前唯一可植入体内的双心室辅助装置。在 95 个心脏中心已使用 440 例，最长辅助了 2 年，辅助治疗的成功率亦可达到 69%。见图 1-11-9。

（四）BVS5000

BVS5000 是一种气动的、产生搏动性血流的辅助泵，可以行左心、右心和双心室辅助，主要用于短期辅助支持。该泵有上、下两个室腔，分别相当于自然心脏的心房与心室，位于透明的聚碳硬壳中（图 1-11-10）。上部回血室腔（相当于心房部分）的血液填充依靠重力作用，下部驱动室腔（相当于心室部分）依靠气泵的动力将血液送回体内。这种重力引流可避免心房空瘪、管道进气和血液破坏；但也要求泵的回血室腔位置应低于患者心房 25cm。控制台根据上部室腔的前负荷情况进行自我调节，产生大约 6L/min 的辅助流量，每搏量可达 80mL。由两个聚氨酯瓣膜来控制室腔的血、血流方向。此装置操作简单，由于依靠重力引流和自行调节，故相对安全，不需特殊人员进行操作。但需要持续抗凝治疗，患者活动相对受限，宜于短期辅助。

BVS5000 是美国 FDA 第一个被批准用于临床进行短期辅助的心室机械辅助装置。有 500 多家心脏中心使用 BVS5000 进行辅助治疗，在美国 85% 以上的心脏外科教学中心和心脏移植中心使用该装置。全球已使用 6 000 余例，其中 63% 用于心脏术后的恢复治疗，多为双心室辅助，平均辅助时间为（5.5±6.4）d，当采取更为积极的植入策略（第一次试停体外循环辅助不成功的 3h 内安装）时，辅助成活率可达 60%。有 350 余例患者经 BVS5000 辅助后成功接受心脏移植。北京阜外医院应用此泵对 13 例患者进行了短、中期的左心室辅助治疗，效果良好。

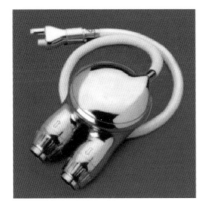　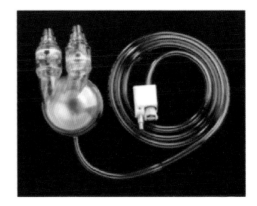

图 1-11-9　Thoratec IVAD　　　　图 1-11-10　BVS5000

（五）Berlin Heart

Berlin Heart 有 Excor、Excor Pediatric 和 Incor 三种型号。Excor 和 Excor Pediatric 的结构原理与 Thoratec VAD 相似。其主要特点是 Berlin Heart 的最小每搏量可为 10mL，并且泵管头有 12mL、25mL、30mL、50 mL、60 mL、80 mL 多种，适用的体重范围较大，可运用于小儿的辅助。其使用的瓣膜为单叶碟形瓣（成人泵）或三叶聚氨酯瓣（小儿泵）。其泵管采用了肝素涂层技术，能减少血栓形成。Excor 的驱动装置为体外可携带型，可背负于患者背上，机动性较大。

Berlin Heart Excor 于 1997 年问世，1999 年获得欧洲的 CE 认证允许使用于临床。Excor 平均辅助时间大于 63d，在德国和其他欧洲国家中，是使用量居首位的心室辅助装置。Excor Pediatric 则是目前唯一能运用于体表面积小于 0.7m² 小儿患者的左心室辅助装置，最小可安装运用于体重小于 2.5kg 的患儿。截至 2007 年 8 月的统计，Excor Pediatric 已辅助治疗了 312 例儿童患者（图 1-11-11）。

Berlin Heart Incor 则为磁悬浮可植入轴流泵，轴叶轮不与其他部分接触，无摩擦热，耗能少，输入功率低（8.5W），机械效率高（大于 90%）。转速为 12 000 rpm，辅助流量可达 7 L/min。血泵重约 200g，直径 3cm。

2002 年第一例 Incor 在德国植入人体，2003 年 3 月 Incor 即通过欧洲 CE 认证。至 2005 年 7 月，已有 200 多例患者植入了 Incor 辅助装置，最长辅助时间已超过 3 年。见图 1-11-12。

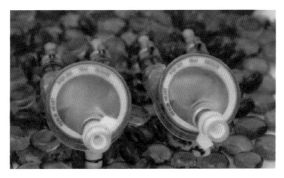
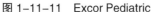
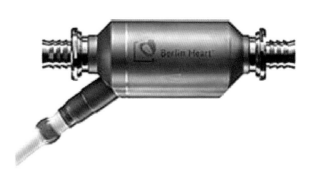

图 1-11-11　Excor Pediatric　　　　　图 1-11-12　Berlin Heart Incor

（六）Jarvik 2000

Jarvik 2000 是一种可植入的轴流泵，重约 85g，直径 2.5cm×6.5cm，转速为 8000 ~ 12000 rpm，在 100 mmHg 的后负荷下可产生 3 ~ 7 L/min 的辅助流量。它植入时血泵直接插入心尖（没有流入管道），其插入部分有一个硅化的多聚酯缝合圈用于固定泵与心脏。流出管道是直径 16mm 的人工血管，与升或降主动脉相连。控制导线由右上腹穿出与电源相连。便携式电池每次充电后可使用 8 ~ 10h。见图 1-11-13。

现在已有 200 多例患者使用了 Jarvik 2000 进行左室辅助，70% 用于移植前的过渡治疗，最长辅助时间达到 7.5 年。2012 年 5 月，Jarvik 2000 已完成美国 FDA 批准"移植前的过渡治疗"临床试验的病例入选与随访工作，正进行数据分析。2012 年 8 月，Jarvik 2000 也获准参与"终末替代治疗"的 RELIVE 临床随机研究。

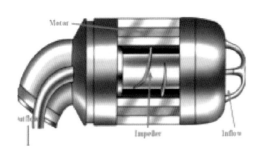
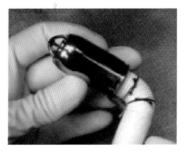
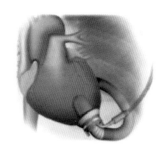

图 1-11-13　Jarvik 2000
A：Jarvik 2000 模式图；B：Jarvik 2000 实物图；C：Jarvik 2000 植入模式图。

（七）DuraHeart LVAS

DuraHeart LVAS 是 Terumo 公司于 20 世纪 90 年代中期研发的磁悬浮离心泵辅助装置（图 1-11-14）。优良的动物试验结果使得它在 2004 年 1 月成为第一个进入临床试验的第三代辅助泵。截至

2009 年 5 月的欧洲临床研究入选了 82 例患者，28%（23 例）成功辅助到接受心脏移植（中位辅助时间 157d）；其余持续辅助的患者植入后 6 月、1 年和 2 年的生存率分别为 85%、79% 和 58%。2007 年 2 月，DuraHeart LVAS 获得欧洲的 CE 认证，可以在欧盟内进行商业化使用。目前 DuraHeart Ⅱ 型辅助装置也已开始临床前实验。

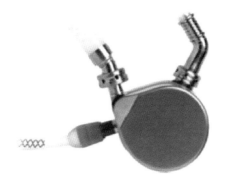

图 1-11-14　DuraHeart LVAS

（八）HeartWare HVAD

HeartWare HVAD 是 HeartWare 公司开发的一种小型化的第三代离心泵辅助装置（图 1-11-15）。由于实现了流入管道与泵体的一体化，因此装置可以完全安放在心包腔内，不再需要特意在腹部设置泵体囊袋。再加上 HeartWare HVAD 左室心尖植入时采用了钛合金 C-Clamp 固定环设计，有效缩短了植入时体外循环辅助的时间。

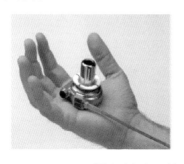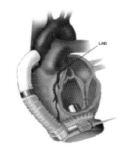

图 1-11-15　HeartWare HVAD

A：HeartWare HVAD 实物图；B：HeartWare HVAD 植入模式图。

2006 年在澳洲和欧洲进行的首个多中心研究显示，植入后 6 月、1 年和 2 年的生存率分别为 90%、84% 和 79%。而 2008—2010 年在美国进行的 ADVANCE 实验（验证 HeartWare HVAD 的 BTT 治疗）入选了 140 例患者，植入后 6 月、1 年生存率分别为 94% 和 91%，植入后 30d 死亡率仅 1.4%。

HeartWare HVAD 于 2009 年 1 月获得欧洲的 CE 认证。在 2012 年 11 月又获得美国 FDA 用于移植前过渡治疗的许可。而用于验证 HeartWare HVAD 进行终末替代治疗的 ENDURANCE 随机实验正在进行当中，计划入选 450 例患者。

（九）EVA-LVAS

1. 概述　EVAHEART 植入式左心室辅助系统（EVA-LVAS）（图 1-11-16）由时任东京女子医科大学医生山崎健二在 20 世纪 90 年代初设计研发，产品于 2010 年 12 月在日本获批上市销售，2014 年 6 月中日合资重庆永仁心医疗器械有限公司成立并引进该项技术。2015 年 12 月永仁心 EVA1-LVAS 获批进入国家药监局创新医疗器械特别审批程序，临床试验从 2018 年 1 月起先后在北京阜外医院、武汉协和医院及福建协和医院启动。2019 年 8 月永仁心 EVA1-LVAS 成为第一个在中国获批注册上市销售的人工心脏类产品。

2. 基本原理及特点 EVA-LVAS 血泵为离心泵，采用电机与叶轮隔离的设计，叶轮内无传感器，由无刷直流电机直接驱动。临床常用转速为 1600 ~ 2000rpm，血液破坏极其轻微。纯水密封系统向轴封部提供循环液体，后者使轴承处于非直接接触状态，降低了摩擦阻力，同时可以清洗并滤过渗出的少量血浆成分及机械磨损颗粒，提高了运转的耐久性。流入和流出管道采用大直径（16mm）设计，H-Q 曲线平缓，最大输出量可达 20L/min，易形成脉动性动脉血流。

3. 适应证 该装置能够为处于进展期、难治性左心衰的患者提供中、长期机械辅助循环支持，可应用于心脏移植前过渡或不适于心脏移植患者的长期支持治疗。

4. 改进与创新 EVA2-LVAS 实现了小型轻量化设计变更，并保持了原有的 H-Q 特性（图 1-11-17）。此外，新入血管（DCT）采用了无尖端插管设计，手术操作更加便捷，心室内血流动力学更加合理，避免了心室被抽吸及楔形血栓形成的风险，有利于快速内皮化，从而降低术后脑卒中的发生率。

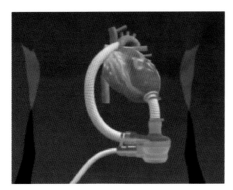

图 1-11-16 EVA-LVAS

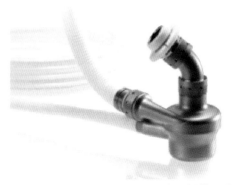

图 1-11-17 EVA2-LVAS 无尖端插管设计

二、全人工心脏

（一）Cardiowest TAH

The SynCardia CardioWest Total Artificial Heart（TAH）是一种产生搏动性血流的全人工心脏，具有两个聚酯材料制成的心室腔，每个心室腔均有一个气囊腔和血腔，通过气囊的充、放气来推动血腔内血流，使用美敦力机械瓣控制血流方向。动力装置位于体外，控制线通过胸壁的两个小孔连接到两个心室腔。最大每搏量 70mL，辅助流量可大于 9L/min，重约 160g。见图 1-11-18。

Cardiowest TAH 是 Kolff 等在对 Jarvik-7 TAH 改进的基础上设计出来的，并于 1993 年进入临床试验。2004 年 10 月，Cardiowest TAH 成为第一个获得美国 FDA 认证许可的用于移植前过渡治疗的全人工心脏。Cardiowest TAH 更是在欧洲获得了 CE 认证用于终末替代治疗。1998 年统计的 114 例患者平均辅助时间为（50±42）d。而 Capeland 的一组 130 例前瞻性非随机临床研究显示：Cardiowest TAH 辅助组 80% 的患者成功过渡至心脏移植，而对照组仅为 46%；且对照组在接受移植或死亡前的生存时间平均为 8.5d，Cardiowest TAH 辅助组平均为 79d；除 1 例患者在辅助 124d 时出现装置故障外，Cardiowest TAH 在 12000（患者·天）的辅助中无故障发生。欧洲 15 年的运用经验显示：在前 10 年平均辅助时间为 20d，后 5 年为 2 个月，最长辅助了 602d；在后 5 年中，79% 的辅助患者成功过渡至心脏移植；Cardiowest TAH 在 3606（患者·天）的辅助中只发生了 1 次装置故障。

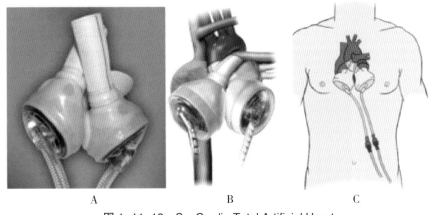

图 1-11-18　SynCardia Total Artificial Heart

A：SynCardia Total Artificial Heart 实物图；B，C：SynCardia Total Artificial Heart 植入模式图。

近年来，The SynCardia Total Artificial Heart 着力改进了全人工心脏的体控制器。推出了只有 13.5 磅重的 Freedom Ⓡ Portable Driver 体外控制台，患者可以方便地将控制器放在双肩背包或手提口袋内而外出活动（图 1-11-19）。在先后获得欧洲和加拿大的认证许可后，2014 年 7 月，Freedom Ⓡ Portable Driver 又获得美国 FDA 的使用许可。

（二）Abiocor TAH

biocor TAH 也是一种搏动性的全人工心脏。有两个血囊分别作为左、右心室腔，安装在钛制硬壳内（图 1-11-20）。血囊和控制血流方向的三叶瓣膜均由一种新型的聚氨酯改进材料 Angio Flex 制成，具有良好的耐久性与抗钙化能力。使用电动的液压泵驱动血囊内血液搏动性流动。最大每搏量 60mL，辅助流量 8L/min，重约 900g。完全植入体内，不再有经皮穿出的管线。使用经皮能量传输系统给植入上腹部皮下组织的蓄电池充电，体内的蓄电池可独立使用 20 ～ 30min。

2001 年首次应用于临床，治疗不适合心脏移植而又没有其他治疗选择的终末期心衰患者。美国 FDA 为其设定的前期临床试验标准是用于年龄大于 18 岁、预期生存时间小于 30d 而又不适合心脏移植治疗的患者。至 2005 年 Abiocor TAH 已完成 FDA 批准的 14 例临床试验指标，患者最长辅助存活时间大于 1 年。Dowling 公布的前 7 例患者的资料显示：Abiocor TAH 辅助 30d 存活率为 71%（而此类患者目前常规治疗的存活率仅为 17%），60d 为 43%，有 2 例分别存活了 234d 和 181d；没有严重的栓塞和装置相关的感染发生，生活质量明显改善。2006 年美国 FDA 进一步批准 Abiocor TAH 作"终末替代治疗的辅助装置"进行商业化使用前的临床试验。

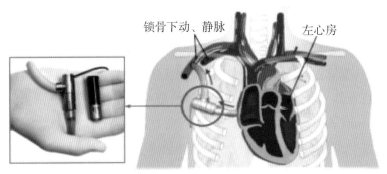

图 1-11-19　Synergy micropump

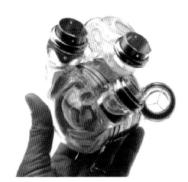

图 1-11-20　Abiocor TAH

第三节　辅助循环装置的临床应用

一、患者的选择

起初，短期 MCS 装置的临床研究设计相当简单，主要关注当药物治疗无效时，短期 MCS 装置能否维持患者生命，直到心功能恢复。最早研究的临床对象，是心脏手术后心源性休克。短期 MCS 装置在这种情况下的应用，产生了过渡到心功能恢复的概念，即以 MCS 维持循环功能直至心功能恢复。随着使用经验的积累，短期 MCS 装置逐渐开始应用到非心脏术后患者，包括心梗、暴发性或急性心肌炎和心脏移植术后心功能障碍导致的心源性休克。更重要的是因此发展出过渡到移植（bridge to transplantation，BTT）、过渡到康复（bridge to recovery，BTR）和终点治疗（destination therapy，DT）等治疗模式，也是目前临床使用 MCS 装置的指征。虽然机械辅助有了很大的改进和提高，而接受这种治疗的患者仍须严格控制。因为这种治疗并发症多，危险性大，价格昂贵。另外，采取此法治疗的患者其他器官功能是否得到改善，每个患者机械辅助作用能否优于常规治疗等因素也使医生难以作出决断。关于 MCS 治疗却迄今缺乏公认的治疗指南。最近国际心肺移植协会（International Society for Heart and Lung Transplantation，ISHLT）公布了一个关于植入新一代持续血流辅助装置的指南，其中包括了病例选择标准的专门章节。

二、辅助循环装置的选择原则

心脏辅助装置的选择取决于患者病情与辅助治疗目的，同时与医院的物质条件和临床经验也密切相关。

（1）心肌损伤相对较小，心脏尚具备一定的泵血能力，IABP 应是首选。

（2）短期、紧急的全心辅助，ECMO 较为快捷方便。

（3）心功能有望恢复的患者，应选择置管方式对心肌损伤小，管道易于撤除的中、短期辅助装置。如 BVS 5000，AB 5000，Berlin Heart Excor，Thoratec VAD 等。

（4）心脏移植前过渡治疗的患者，应选择机动性能好，易于管理，对机体和血液损伤小的中、长期辅助装置。如 HeartMate，Novacor LVAS，Berlin Heart Excor，Thoratec VAD 等。

（5）长期的左心室辅助可选用 HeartMate 等，长期的全心辅助则应选择 Cardiowest TAH，AbioCor TAH。

（6）小儿的循环辅助较为困难。其心脏小，主动脉细，心率快，IABP 难以发挥效果；多数辅助装置的插管和泵头难以与其体重匹配，Berlin heart 由于型号较全，在小儿中应用较为普遍。此外，大多数小儿辅助短期循环采用 ECMO。

三、心室机械辅助装置的临床应用

根据美国国家心肺血液研究所（National Heart，Lung and Blood Institute，NHLBI）的统计，全球每年约有 5 万 ~ 10 万患者从心脏辅助装置治疗中获益。心室机械辅助治疗中主要是左心室辅助为主；10% ~ 20% 接受左心室辅助治疗的患者在辅助过程中需要短期或长期的右心室辅助治疗；每年全球需要心室机械辅助治疗的患者中，5% ~ 10% 适合全人工心脏辅助。

心室机械辅助在临床中主要运用于三方面。

（一）心功能恢复前的辅助治疗（bridge-to-recovery）

心室机械辅助最早主要用于心源性休克、心脏直视手术后不能脱离体外循环辅助或术后发生低心排综合征的患者。预计低心排综合征是由于心脏本身原因造成的，但在近期内（短期辅助）可以恢复。据统计，接受心脏手术治疗的患者中约有 5% 需要接受 IABP 辅助，而这部分患者中，又有 1/3 需要心室机械辅助治疗。临床普遍接受的开始心室机械辅助的指征，仍是 Norman 等人提出的血流动力学标准。见表 2-11-1。

表 2-11-1　心室机械辅助的应用指征

左心室机械辅助	右心室机械辅助	双心室辅助
$CI < 1.8 \sim 2.0 \, L/(m^2 \cdot min)$	$CI < 1.8 \sim 2.0 \, L/(m^2 \cdot min)$	$CI < 1.8 \sim 2.0 \, L/(m^2 \cdot min)$
动脉收缩压 < 80mmHg	右房压 > 20mmHg	右房压 > 20 ~ 25mmHg
左房压 > 20mmHg	左房压 < 15mmHg	左房压 > 20mmHg
成人尿量 < 20mL/h	不合并三尖瓣反流	不合并三尖瓣反流
—	—	右房压 > 20mmHg 时仍无法维持 LVAD 的流量 > 2.0 L/(m² · min)

注：CI 是指心脏排血指数。

心室机械辅助对心脏术后低心排患者的治疗效果可靠，大约 45% 的患者最终可以成功脱离辅助。对于这类患者的心功能辅助治疗，目前认为应采取更为积极的植入策略：在第一次试停体外循环辅助不成功的 3h 内就应安装心室机械辅助装置。采用这种治疗策略辅助存活率可达 60%，明显高于在大剂量使用血管活性药物、IABP 辅助无效，致使多脏器功能损伤才开始使用心室机械辅助的治疗组。国内北京阜外医院在 2003 年 11 月至 2008 年 8 月，运用 BVS5000、AB5000 等装置对 18 例心脏术后低心排患者进行了康复前的心室机械辅助治疗，13 例成功脱离了辅助。

近年来，多个心脏中心均发现一部分原先预计心功能无法恢复、需要等待心脏移植的慢性终末期心力衰竭患者，经过较长时间的心室机械辅助治疗后，心功能恢复到能撤离机械辅助支持的程度。但这种脱机成功率一般不超过 5%，而且主要是那些非缺血性心脏病变或心肌炎患者。英国 Yacoub 等报道在心室机械辅助治疗同时合并使用 β₂- 肾上腺素能受体激动剂克仑特罗，能将这一比率进一步提高。他们报道的 15 例患者中，最后有 2/3 的患者成功脱离了辅助。

（二）心脏移植前的过渡治疗（bridge-to-transplantation）

心脏移植，目前仍是终末期心衰患者最有效的治疗手段，但由于供心的缺乏，许多心衰患者在等待移植期间死去。这就迫使许多患者在移植前，接受心室机械辅助装置的过渡治疗，以争取成功获得心脏移植的机会。心脏移植前的过渡治疗是当前心室机械辅助装置最主要的临床应用领域。移植前过渡治疗的病例入选标准见表 2-11-2。

表 2-11-2　左心室机械辅助装置的应用标准

左心室辅助装置移植前过渡治疗	左心室辅助装置终末替代治疗	
入选标准	入选标准	排除标准
患者适合接受心脏移植 血流动力学参数：CI < 2.0 L/（m² · min）；动脉收缩压 < 80 mmHg；肺毛细血管嵌压 > 20 mmHg 技术操作困难：体表面积 < 1.5 m²；主动脉瓣关闭不全；存在右向左分流；合并腹主动脉瘤；存在人工瓣膜；存在左心室内血栓；合并严重右心功能不全 存在增加围术期并发症的危险因素：右房压 > 16 mmHg；凝血酶原时间 > 16s；再次手术者；白细胞 > 15 × 10⁹/ L；尿量 < 30mL/ h；体温 > 38.6℃	心功能Ⅲ ~ Ⅳ 级慢性心衰患者；严重依赖血管活性药物，并出现明确低血压；其他脏器功能不全；心力衰竭症状反复且加重。最大程大量药物治疗下最大耗氧量 < 10mL /（kg · min），若不能耐受 β - 受体阻滞剂治疗，则最大耗氧量标准为 < 12 mL /（kg · min）	患者适合接受心脏移植；急性心源性休克；肾功能不全：透析、血滤或血肌酐 > 3mg/dL；肝功能衰竭：转氨酶 > 3 倍正常，INR > 2.5；BMI < 18kg/m² 或 > 35kg/m²；呼吸机辅助时间过长；FEV1 < 1；PVR > 8 和 / 或预估右心功能严重不全；存在急性消化道出血或感染；既往脑血管病变并留下严重后遗症，或神经系统评分（mini mental exam score） < 20；合并严重外周血管病变；手术操作风险过大；合并有肝素诱导的凝血功能异常；严重心理异常

据统计，已经有超过 4 000 例患者运用心室机械辅助装置成功进行了移植前的循环辅助。美国接受心脏移植的患者中，20.1% 在移植前接受过心室机械辅助治疗。移植前心室机械辅助装置辅助治疗的时间，也随着等待供心时间的延长而延长。截至 2007 年，HeartMate I 全球运用了 4 100 例，其中 217 例辅助时间超过 1 年，33 例超过 2 年，3 例超过 3 年，1 例超过 5 年。植入心室机械辅助装置后，不仅可以减少等待移植治疗的患者的死亡，而且可以提高他们的生活质量；经过辅助治疗的患者，接受移植后的生存率也有提高。根据所用辅助装置的不同，心衰患者成功辅助至接受心脏移植的比率约在 51% ~ 78%。国内北京阜外医院为 3 例终末期心脏病患者植入心室机械辅助装置，并分别在辅助 0.5 个月、1 个月、17 个月后成功进行了心脏移植。

（三）终末替代治疗（destination therapy）

对那些无法接受心脏移植，NYHA 分级Ⅳ级的严重心衰的终末期患者，心室机械辅助作为终末替代治疗可以明显改善患者临床症状，提高生存率。治疗效果明显优于目前的常规药物治疗。根据 1998 年 5 月至 2001 年 7 月，进行了 REMATCH 随机双盲临床研究的结果，HeartMate XVE（VE 的改进型）成为美国 FDA 第一个批准用于不适合心脏移植患者的终末替代治疗的辅助装置。此后又有多个类型的辅助装置获得了欧洲和美国的"终末替代治疗"使用许可。

临床上，可以使用的左心室辅助装置种类较多，而可植入体内的右心室辅助装置仅有 Thoratec IVAD。因此，全人工心脏（TAH）的临床运用优势在于适合严重全心力衰竭的患者，或者左心功能衰竭合并有左心室血栓、严重室性心律失常、主动脉瓣关闭不全的患者。

（龙村）

参考文献

［1］ Rouleau JL，Bonow RO. An approach to the rational use of revascularization in heart failure patients ［J］. Canadian Journal of Cardiology，2014，30：281–287.

［2］ Balsam LB，Grossi EA. Surgical ventricular reconstruction has a role in surgical remodeling in patients with LV systolic dysfunction even post–STICH？ ［J］. Progress in Cardiovascular Diseases，2013，55：481–486.

［3］ Sanganalmath SK，Bolli R. Cell therapy for Heart Failure：A comprehensive overview of experiment and clinical studies，current challenges，and future directions ［J］. Circ Res，2013，113：810–834.

［4］ Mann DL，Kubo SH，Sabbah HN，et al. Beneficial effects of the CorCap cardiac support device：five–year results from the Acorn Trial ［J］. J Thorac Cardiovasc Surg，2012，143：1036–1042.

［5］ Carrick R，Ge L，Lee LC，et al. Patient–specific finite element–based analysis of ventricular myofiber stress after Coapsys：importance of residual stress ［J］. Ann Thorac Surg，2012，93：1964–1971.

［6］ Rigatelli G，Santini F，Faggian G. Past and present of cardiocirculatory assist devices：a comprehensive critical review ［J］. Journal of Geriatric Cardiology，2012，9：389–400.

［7］ Kasirajan V，Tang DG，Katlaps GJ，et al. The total artificial heart for biventricular heart failure and beyond ［J］. Curr Opin Cardiol，2012，27：301–307.

［8］ 罗新锦，孙寒松 . 心室辅助装置［M］// 胡盛寿 . 阜外心血管外科手册 . 北京：人民卫生出版社，2006.

［9］ 孙寒松，罗新锦 . 心脏辅助装置［M］// 华伟，张澍 . 充血性心力衰竭的非药物治疗 . 北京：人民卫生出版社，2008.

第十二章
心脏大血管疾病手术的麻醉

心血管手术涉及生命最重要的器官，患者术前病情较重，麻醉及手术过程中病情复杂多变，心血管麻醉的医生需做好充分的术前评估和准备，在熟练掌握麻醉的基础理论和基本方法的基础上，必须对心血管疾病的病理生理特点、手术学、体外循环技术、重症监测与治疗等有深入的了解，知晓各种麻醉药物的药理学作用，并能够正确使用各种血管活性药物及抗心律失常药物。力争做到在面对某一具体患者时，能够灵活运用所掌握的知识和技能，平稳地进行麻醉诱导和维持，与心外科医生一起为心血管手术实施创造有利条件，减少麻醉意外和术中、术后并发症发生。

第一节　麻醉前评估与准备

心血管手术的并发症发生率和死亡率都较一般手术高，术前应通过详细询问病史，仔细体格检查和查看相关实验室检查与特殊检查结果，对心血管疾病的严重程度及其对全身情况的影响作出综合评判，以便估计手术和麻醉风险，指导麻醉方案的制定。

一、身体状况分级在术前评估中的应用

美国麻醉医师协会（ASA）颁布的全身体格健康状况与分级，使术前病情评估工作有了客观指标。具体分级标准见表 1-12-1。

表 1-12-1　ASA 病情和体格情况分级

分级	评估标准
Ⅰ	正常健康患者
Ⅱ	有轻度系统性疾病，无功能受限
Ⅲ	有严重系统性疾病，日常活动受限，尚未丧失工作能力
Ⅳ	有严重系统性疾病，丧失工作能力，需不间断的治疗
Ⅴ	不论手术与否，生命难以维持 24h 的濒死患者

* 急诊手术评估时每级数字前标注 "E" 或 "急"。

ASA 分级与麻醉和手术的预后有着密切相关性。一般 ASA Ⅰ级、Ⅱ级患者的麻醉耐受性良好，麻醉经过平稳。ASA Ⅲ级患者对接受麻醉存在一定危险，麻醉前需尽可能做好准备，对麻醉中和麻醉后可能发生的并发症要采取有效措施，积极预防；ASA Ⅳ级和Ⅴ级患者的麻醉危险性极大，充分细致的麻醉前准备更显重要。围术期死亡病例分析表明，Ⅲ级、Ⅳ级者占 1.82% ~ 23%，而Ⅴ级者高达 9.3% ~ 80.7%。

二、心肺功能的评价和准备

（一）心脏功能的评价

心血管疾病患者的病史，对心脏功能的评估很重要，通过询问、了解患者生活是否受限；活动后是否出现心悸、呼吸困难、胸痛以及其程度；有无缺氧性晕厥史和心律失常史；心绞痛发作的频度类型。如有呼吸困难还应鉴别是心源性还是肺源性的，肺功能测定和血气分析不难将两者区分开来。复习胸片和心电图资料，了解心胸比值，有无心室肥厚、肺淤血、肺水肿和心肌缺血。对有隐匿性心肌缺血的患者必须提高警惕，因这类患者出现心肌缺血时，无明显心绞痛症状。隐匿性心肌缺血患者多合并有糖尿病，这与糖尿病患者的心脏自主神经损害有关。根据超声心动图、心导管检查和心血管造影，可以进一步了解心脏病变的性质、范围和程度，以及病变所产生的病理生理改变。如有无心内分流及分流量大小；有无肺动脉狭窄，狭窄的部位和程度；肺动脉压力、肺血管阻力和心脏指数；冠状动脉有无狭窄，狭窄的范围和程度；有无局部心室壁运动障碍和室壁瘤；等等。综合病史、体格检查以及心脏的有创、无创检查结果，按照美国纽约心脏学会（NYHA）颁布的心脏功能分级方法对患者心功能进行客观评价分级（表1-12-2）。

表1-12-2　NYHA1994年修订后的心功能分级

功能状态		客观评价
I	患者有心脏病，但体力活动不受限，一般体力活动不引起过度的疲劳、心悸、呼吸困难或心绞痛（心功能代偿期）	A级　无心血管病的客观证据
II	患者有心脏病，体力活动稍受限。休息时感觉舒适，但一般体力活动会引起疲劳、心悸、呼吸困难或心绞痛（I度或轻度心衰）	B级　有轻度心血管病变的客观证据
III	患者有心脏病，体力活动大受限。休息时尚感觉舒适，但比一般为轻的体力活动就会引起疲劳、心悸、呼吸困难或心绞痛（II度或中度心衰）	C级　有中重度心血管病变的客观证据
IV	患者有心脏病，体力活动完全丧失。休息时仍可存在心力衰竭症状或心绞痛。进行任何体力活动都使症状加重（III度或重度心衰）	D级　有重度心血管病变的客观证据

对冠心病患者的评估，不仅要考虑冠状动脉病变的范围和程度，还须重视其左心室的功能状态（表1-12-3）。

表1-12-3　左室功能分类

左室功能正常	左室功能受损
无充血性心衰病史、体征和症状	有充血性心衰症状和体征
高血压	有多次心肌梗死史
心脏指数 > 2.5L/（min·m^2）	心脏指数 < 2L/（min·m^2）
左室舒张末压正常（< 12mmHg）	左室舒张末压（IVEDP）> 15mmHg
心室造影正常	室性心律失常
心室壁运动及壁厚度正常	左室造影显示多部位心室运动障碍或室壁瘤

左心室功能差者，麻醉耐受力差，手术危险性大。

术前有充血性心力衰竭的患者，需通过卧床休息、吸氧、给予洋地黄类药和利尿剂以及限制水盐摄入量等措施，使心功能处于最佳状态，以提高手术和麻醉的耐受力。在抗心衰治疗过程中应避免出现低钠、低钾和低镁血症，因为电解质紊乱易使麻醉、手术过程中心肌应激性增高，产生严重的心律失常。对高血压和缺血性的心脏病患者，术前需持续服用钙通道阻滞剂、β-受体阻滞剂和ACEI类等药直至手术当日早晨。如过早停药，易发生反跳性高血压、心肌缺血和心绞痛，甚至心肌梗死。只有客观评估心脏的功能并做好细致的术前准备，才能提高手术和麻醉的安全性，为手术的顺利实施创造良好的条件。

（二）呼吸功能评价和准备

行择期心血管手术的患者，术前呼吸功能的评估也有着重要的意义。如临床症状、体征和实验室检查提示有呼吸功能不全时，需分清呼吸功能不全是由心血管系统疾病本身导致的，还是由伴发的呼吸系统疾病所致。如为前者，一般而言不会额外增加心血管手术的风险性，相反，手术成功后还将有利于肺功能的改善；如为后者，则需进一步做专门的肺功能检查，准确评估肺功能受损的程度。表1-12-4列出了手术后并发肺功能不全的高危指标。

表 1-12-4　手术后并发肺功能不全的高危指标

肺功能检测项目	正常值	高度危险值
肺活量（VC）	2.44 ~ 3.47L	< 1.0L
第 1s 时间肺活量（FEV1）	2.83L	< 0.5L
最大呼气流率（MEFR）	336 ~ 288L/min	< 100L/min
最大通气量（MVV）	82.5 ~ 104L/min	< 50L/min
动脉血氧分压（PaO_2）	10 ~ 13.3kPa	< 7.3kPa
动脉血 CO_2 分压（$PaCO_2$）	4.7 ~ 6.0kPa	> 6.0kPa

COPD 是最常见的慢性呼吸系统疾病，也是心脏手术后并发呼吸衰竭的主要原因。因此，细致的术前准备工作越发重要，主要的措施包括：①有吸烟史者，术前禁烟至少 2 周以上；②彻底控制急、慢性感染；③有支气管痉挛性哮喘者需雾化吸入 β - 受体激动剂，激素或抗胆碱能溴化异丙托品进行治疗，可利用 FEV1 试验衡量用药效果；④口服化痰药或雾化稀释痰液；⑤经常性哮喘发作者可应用肾上腺皮质激素治疗。上述措施可以明显改善呼吸功能，降低术后呼衰的发生率。

三、麻醉前用药

心脏病患者术前都容易紧张和焦虑，使交感神经系统兴奋而增加心肌耗氧量。严重者可诱发心绞痛，甚至心肌梗死。因此除做好术前访视和必要的解释工作以解除顾虑外，还应给予适当的麻醉前用药以消除紧张，减少心肌氧耗量。麻醉前用药的主要目的是解除患者焦虑，达到镇静、遗忘效果以及抑制自主神经系统应激性和减少呼吸道分泌物。术前用药原则，应简单而有针对性：①无疼痛症状的患者仅需苯二氮䓬类药物；②术前有疼病症状的患者才考虑用镇痛药；③抗胆碱能类药物仅在需要时才用，而且麻醉诱导前经静脉途径给予更合理；④根据患者的病史、生理状态合理选用药物的种类和剂量；⑤不产生呼吸、循环功能的抑制。目前国外流行使用的术前用药有咪达唑仑和可乐定。咪达唑仑作为术前用药具有较强的镇静和抗焦虑作用，能减少麻醉药用量，对呼吸和心血功能影响轻微，同时对内分泌和代谢有明显的抑制作用，还有很强的遗忘作用。可乐定具有镇静、抗惊厥和止痛作用，还明显抑制气管插管时的高血流动力学反应。而我国常用的术前用药苯巴比妥和阿托品在西方国家很少被使用。咪达唑仑常用剂量：0.1mg/kg，术前 1 ~ 2h 肌注；可乐定：5 μg/kg，口服。总之，术前用药应体现个体化原则。

四、禁食和禁水

全麻患者按常规麻醉前应禁食和禁水：成人一般于麻醉前 8 ~ 12h 开始禁食和禁水。

小儿应放宽禁饮的时间限制。6 个月以内的婴儿，麻醉前 4h 之前可予以喂奶，麻醉前 2h 之前可予以适量饮水或低浓度葡萄糖液；6 个月以上小儿，麻醉前 3h 之前可给予适量饮水。

第二节 心脏大血管手术的麻醉监测

术中监测是麻醉医师通过自身的观察和使用现代化仪器设备收集患者的生理、生化和病理生理变化的现象和数据，为术中麻醉干预提供依据的过程。相对于其他手术麻醉而言，心血管手术和麻醉过程中，患者的基本生理过程受到了极大的干扰，各项指标变化极为迅速和剧烈。通过监测可以及时发现病情变化，为治疗干预提供准确、及时的客观依据，减少了主观判断上的错误和治疗上的盲目性。保证了患者的生命安全。因此，心血管手术的麻醉监测极为重要。

监测可分为常规基本监测和特殊监测。

一、常规监测

（一）心电图（ECG）

心电图是一种十分有用的无创性监测手段，主要用于监测术中心率、心律失常、心肌缺血和对装有起搏器的患者监测起搏功能。术中监测最常用的是标准肢体 II 导联，此导联 P 波最明显，便于识别心律失常，II 导联监测心肌缺血缺乏敏感性，仅能检出部分下壁心肌缺血。胸前导联检测缺血性 S-T 段改变比较敏感，用 12 导导联监测心肌缺血时，82% 的心肌缺血事件可在 V6 导联反映出来；V5 导联可反映出 72%；V4 导联反映出 54%，II 导联反映出 33%，心肌缺血时 S-T 段通常低平、下移，有时也抬高。如果患者有右束支传导阻滞或心室起搏时，此时用 S-T 段分析诊断心肌缺血则无意义。

（二）血压

心血管手术由于体外循环和低温的影响通常需要动脉穿刺直接测压。突出优点是可以连续实时测量每搏动脉压，是最早发现血流动力学改变的重要参数。直接动脉测压最常选用桡动脉，除了操作方便外，主要是因为存在尺动脉的侧支循环，较长时间置管相对安全。桡动脉穿刺前，需常规做 Allen 试验以评估手掌侧支循环的血流情况。具体方法：①测试者以手指压迫患者桡动脉以阻断桡功脉血流，让患者将手举过头顶并连做数次握拳动作，然后紧紧握拳；②测试者继续压迫桡动脉让患者将手下垂，并自然伸开手；③观察手掌部颜色由白转红时间。6s 内转红者 Allen 试验阴性，若 5 ~ 7s 转红，说明尺动脉血供延迟，称为 Allen 试验可疑。超过 15s 仍不转红说明尺动脉血供有障碍，即 Allen 试验阳性，桡动脉不宜选用。将 Allen 试验阳性作为桡动脉穿刺的禁忌证已引起质疑。因为临床上发现即使有侧支循环明显不足的患者，桡动脉置管后也未产生明显的并发症。而且通常桡动脉置管后，血栓形成率在 25% ~ 50%，数周内几乎全部再通。因此，即使有侧支循环供血不足，也可选用桡动脉作为穿刺血管，只要管理得当，不会造成手部缺血性坏死。动脉置管除了桡动脉外，还可选用股动脉、足背动脉、尺动脉和颞浅动脉作为动脉穿刺的部位。

（三）中心静脉压（CVP）监测

中心静脉压是衡量右心排出回心血的能力及判断有效循环血容量的指标，主要反映右心室前负荷。在体外转流过程中还可反映上腔静脉引流是否通畅，间接反映出上腔静脉引流管的位置是否恰当。CVP 不能代表左心功能，急性左心衰时，CVP 仍可保持正常。中心静脉穿刺置管的方法、路径很多，其选择主要取决于麻醉医师的习惯和对该方法的熟练程度。由于胸导管注入到左颈内静脉与左锁骨下静脉汇合处，为避免损伤胸导管造成乳糜胸。临床上中心静脉穿刺部位多选择右侧颈内静脉或右锁骨下静脉。中心静脉穿刺置管的常见并发症如下。

（1）穿刺针刺破胸膜和肺组织造成气胸。

（2）穿刺针进针过深损伤动脉和胸膜导致血胸。

（3）置入中心静脉导管时，导管穿透静脉壁进入胸腔，此时液体都输入胸腔内造成液胸。其表现有以下几点：①此通路给药均无效；②测量中心静脉压时出现负压（体外转流前不应出现负压）；③此通路输液通畅但回抽无血。若出现上述现象，可考虑导管进入胸腔，胸部 X 线片检查即可确认导管在胸腔内。

（4）空气栓塞。

（5）导管送入过深进入右房且管质太硬刺破心房，造成心肌穿孔。不用劣质导管，送管不宜过深，一般送入 8 ~ 10cm 左右可避免心肌穿孔。

（6）感染：引起感染的因素是多方面的：①导管消毒不彻底；②穿刺时无菌操作不严格；③术后护理不当；④导管留置过久。在病情允许的情况下留置时间越短越好，若病情需要最长 7 ~ 10d 应该拔除或重新穿刺置管。

（四）脉搏血氧饱和度监测

脉搏血氧饱和度（SpO_2）监测是根据血红蛋白的光吸收特性连续监测动脉血中血红蛋白氧饱和度的一种无创监测方法，主要用于监测低氧血症。具有快速、连续和方便的特点。SpO_2 正常值为 95% ~ 100%，一般认为 $SpO_2 < 90\%$ 为轻度缺氧、$SpO_2 < 85\%$ 为严重缺氧，SpO_2 降到 60% 达 90s 时，有可能引起心搏骤停。在心血管麻醉中监测 SpO_2 可预防和及时发现麻醉失误和机械故障；可用于判断先心病（发绀型）右向左分流程度以及评估手术矫正的效果；用于手术患者转运途中对通气的监测，可及时发现低氧血症等用途。贫血、低温、低血压（$MAP < 50mmHg$），应用血管收缩药，正铁血红蛋白和碳氧血红蛋白异常、黄疸及体外循环平流灌注、脉搏细弱都可影响 SpO_2 的准确性。因此在临床使用中应结合其他监测指标综合判断病情。

（五）呼气末二氧化碳分压

呼气末二氧化碳分压（$PETCO_2$）可用 CO_2 分析仪无创而连续地监测，它间接反映动脉血（$PaCO_2$）的变化。$PETCO_2$ 结合 CO_2 图形（capnography）能够协助判断肺通气功能、排除呼吸机故障；辅助判断低血压、低血容量、休克和呼吸心搏骤停，诊断恶性高热和辅助判断肺动脉栓塞等。在心血管手术过程中有许多因素可影响 $PETCO_2$ 数值，故应强调连续监测 $PETCO_2$ 并与动脉血 $PaCO_2$ 值进行比较。

（六）体温监测

在心血管手术中需要降低体温以减少氧耗，进而减少心、脑和肾脏等重要器官的缺氧性损害，尤其对术中需要深低温停循环的患者，严密监测体温尤其重要。由于体外循环中的降温和复温速度快且全身各部位的温度变化不一致，因此需要多路径监测体温变化。体外循环通常需要监测中心温度，温度探头应在麻醉诱导后，全身肝素化前放置且操作要轻柔，以免肝素化后探头放置部位出血。为了准确监测患者的体温，正确选择监测部位非常重要。常用的中心体温监测部位如下。

1. 鼓膜温度　用鼓膜探头监测鼓膜和外耳道的温度，能较快反映丘脑下部的温度，与食道温有良好的相关性。但测定鼓膜温度有损伤鼓膜的可能性。

2. 鼻咽温度　将温度探头置于软腭后侧的鼻咽部以监测体内温度，能间接反映脑的温度。但鼻咽部位置不易确定，容易受呼吸气流的影响，准确性较食道温度稍差。

3. **食道温度**　将温度探头放在食道的下 1/3 段处，其测量温度接近血温和脑温。

4. **膀胱温度**　将温度探头置于导尿管中，测量的中心温度较直肠温度更为准确，但成本高且易受尿流量的影响。

5. **血液温度**　肺动脉导管尖端带有测温装置，可以持续监测血温的变化。体外循环机带有的测温装置可通过静脉引流管道测量血温，但易受环境的影响。

（七）尿量

尿量是否正常是估计血容量及心排血量是否正常，体外循环灌注是否满意以及下腔静脉有无阻塞的最可靠指标。过去的观点认为充足的尿是 CPB 中维持正常肾功能的一个重要特征，但是现有的临床资料并未证实 CPB 中尿量多少与术后肾功能有直接关系。术后肾功能更大程度上受术前肾功能状态、CPB 时间的长短及术后心功能状态决定。现在的观点倾向于根据 CPB 中的尿量多少指导液体管理和根据尿的性状决定一些处理措施，而不是作为判断 CPB 中肾功能好坏或判断预后的一个指标。

（八）血气、电解质及血糖监测

体外循环是一个非生理性过程，有多种因素影响酸碱平衡及其调节。不适当的组织灌注和人工通气加重酸碱负荷，血液稀释和体外循环又减弱了机体的调节能力，因此很容易导致酸碱失衡。通过血气分析可以发现人工通气是否合适，有无代谢性酸中毒，是否存在严重低灌注状态。可以说血气分析指标是了解心肺机气体交换及灌流量是否充分的重要手段。

心肺转流也可造成体内电解质的紊乱，其中钾、钙最受影响，如不及时发现及纠正，会给心脏复苏及其后的心血管功能稳定造成不利影响。

血糖监测的意义在于避免血糖过高或过低。血糖过高或过低都可能加重缺血，再灌注期局部或全脑的神经功能损害。

（九）激活凝血时间监测

肝素在体内的代谢个体差异很大，因此目前常规采用激活凝血时间（ACT）来监测肝素化是否适宜及以鱼精蛋白对抗肝素是否恰当的指标。国人 ACT 对照值在 70 ~ 130s，体外循环插管时应将 ACT 延长至 400s，心肺转流时应维持在 500s 左右。

二、特殊监测

（一）肺动脉导管

肺动脉导管（又称 Swan-Ganz 导管）目前仍然是监测血流动力学最好的方法。它的主要作用在于判断心脏泵血功能、血管内容量和血管内阻力。它在冠状动脉搭桥和心脏瓣膜置换手术中已常规使用，其他心脏手术可根据适应证采用。通过肺动脉漂浮导管监测，可获取以下信息：

（1）肺动脉压、右房压、肺毛细血管楔压（PCWP）和右心室内压。

（2）心排血量（CO）：传统的测量方法是通过浮管在右心房的开口注入冷生理盐水作为指示剂，与血液混合后流经肺动脉，引起肺动脉导管尖端的热敏电阻的阻值变化。通过测定指示剂温度和肺动脉血温度的变化，计算和描记时间温度曲线下的面积，计算出心排血量。该方法称作温度稀释测定法。其缺点是重复性较差，只能间断测量 CO，而且准确性受多种因素的影响：注射容量和温度、呼吸周期、注射速度，同时期输入的液体、手或导管对注射冷盐水的加温作用，心内分流、三尖瓣反流和心律失常等都可影响 CO 的计算。随着技术进步，一种新的改进型肺动脉导管系统引入临床。该导管可以自动连续测定 CO，其原理与温度稀释法相同，但不需注射冷盐水，而是在 Swan-Ganz 导管的右心房段的导管外表涂一层能发热的物质，仪器控制时自动发热，使右心房血温升高而被血流逐渐稀释，经导管端的热敏电阻探头传至仪器显示出 CO。该导管装置还可同时监测混合静脉血氧饱和度，连续监测可以反映全身氧供和氧耗之间的平衡和确定输血指征。

（二）经食道超声心动图

将超声探头放在食道内，对心脏大血管进行检查是心脏超声显像技术领域的一大进展。经食道超声心动图（transesophageal echocardiography，TEE），不仅可以测定心排血量，还可监测前、后负荷、心肌收缩功能、局部心室壁的异常活动。具有无创性、准确性、实用性的特点。在心血管手术中，TEE 主要用于监测和诊断。

1. 心肌缺血的监测　传统上术中心肌缺血主要靠心电图来诊断。TEE 的引入使心肌缺血的诊断更为敏感和准确。心肌缺血后，最早表现为心肌收缩力的改变，引起节段性室壁运动异常。TEE 能够准确识别心肌缺血引起的室壁运动异常。心肌缺血后期才表现为心电图的异常，或者根本没有改变（如心内膜下缺血）。

2. 检查血流栓子　TEE 能够准确识别心脏内的各种栓子，包括血栓和气栓，并可指导术中去气泡治疗。

3. 检查瓣膜功能　TEE 能够清楚地观察房室瓣膜的功能状态，对瓣膜关闭不全可进行定性和半定量诊断，同时还可用于瓣膜上的赘生物，换瓣术后的瓣周漏的诊断。

4. 诊断左上腔静脉　CPB 前诊断出左上腔静脉有助于术中安置左上腔静脉引流管，从而避免：①心内回血影响手术野；②较大的左上腔静脉回血引流不好或不适当的阻断可导致脑静脉高压和脑水肿；③影响心肌停跳液的逆行灌注。

5. 手术效果的评价　监测 ASD、VSD 后有无残余漏发生等。

TEE 的应用为术中患者的心脏及大血管结构、功能的观察提供了一个窗口，成为监测心血管手术患者的一个重要手段。

（三）脑功能监测

1. 诱发电位　诱发电位（evoked potentiall，EP）系指于神经系统某一特定部位给予适宜刺激，在中枢神经系统相应部位检出的与刺激有锁定关系的电位变化，即中枢神经系统在感受外在或内在刺激过程中产生的生物电活动。代表中枢神经系统特定功能状态下的生物电活动变化。EP 可用于麻醉期间监测患者神经系统结构和功能的完整性。神经功能受损时，异常 EP 明显早于体征的出现，从而可有效地防止和减少脑皮质、脑干、脊髓和外周神经的损伤。根据感觉刺激的形式分为：躯体感觉诱发电位（somatosensory evoked potentiall，SSEP）、听觉诱发电位（auditory evoked potentiall，AEP）和视觉诱发电位（visual evoked potentiall，VEP）。围术期监测主要采用前两种诱发电位，而 VEP 的应用很少。

（1）听觉诱发电位：AEP 中比较稳定的部位是脑干听觉诱发电位。是监测脑干功能的可靠指标，不反映脑皮层功能，对脑缺氧相对不敏感。

（2）躯体感觉诱发电位：SSEP 的改变反映从外周神经到脑皮质的神经传导通路上的损伤和缺血改变，可用来监测脑皮质、脊髓和外周神经的功能。在大血管外科如胸主动脉瘤手术中，SSEP 是敏感和可靠的脊髓血流和功能的指标，用于主动脉阻断期间监测脊髓功能。当脊髓受压时，脊髓 EP 比脑皮质 EP 更早出现改变。常温下主动脉阻断后，如 SSEP 消失 15～45min，脊髓功能发生永久性损害。

（3）视觉诱发电位：体外循环中各种原因引起的脑皮质缺血，VEP 可迅速反映出异常来。对早期脑功能损害反映比脑电图敏感。VEP 对颅内压升高也十分敏感，呈良好的相关性，为无创监测颅内压提供了重要手段。

2. 经颅多普勒超声脑血流监测　经颅多普勒超声（transcrania1dop1er ultrasound，TCD）是采用超声多普勒原理进行脑血管脑血流动力学参数监测的新技术，可以连续、动态地观察脑血流动力学的变化，对颅内外血管进行较为全面容观的评估。

TCD 是相对简便易行，直接无创性测量脑血流（CBF）的方法。它采用声波测定大脑基底动脉脑血流的速率，声波穿过颅骨相对薄弱部位，当其抵达血流时，可反射出血细胞流动速率的信号，并反馈至监测器。TCD 多选择颅骨相对薄弱的部位进行监测，常用的定位有：经颞骨定位、经眼眶定位和经枕骨大孔定位。最常测量的颅内血管为大脑中动脉，也可选用其他动脉如大脑前动脉、前交通动脉、大脑后动脉、后交通动脉和基底动脉等。由于电脑技术在监测仪方面的应用，使得临床 TCD 的应用更加简便易行，重复性好，具有动态观察不同时间内平均血流速度和峰值血流速度趋势图的显示和相应的报警系统，TCD 目前已广泛应用于脑血管疾病的诊断、功能评估和手术患者的脑血流监测及预后评判等方面。

行体外循转的心脏手术患者围术期神经系统并发症的发病率相当高，脑卒中和其他中枢神经系统（CNS）的并发症占 5% ~ 15%，研究表明造成术后 CNS 损害的主要原因：脑低灌注、脑血管栓塞和脑血管阻力大。此前，由于缺乏敏感特异的脑血流监测手段，术中不能及时发现上述因素，这样就不可避免地造成术后神经系统的损害。TCD 作为一种新型脑血流动力学监测方法，术中通过对大脑中动脉血流的动态监测，可及时发现脑组织血供的改变及可能的栓塞情况，而且 TCD 对脑内可能存在的气栓或栓塞尤为敏感，为及时采取措施提供了客观依据，进而可减少或避免体外循环后 CNS 的损害。TCD 波形的改变与颅内灌注压之间存在着一定的相关性，能够及时反映颅内压高低的变化，因此还可用作颅内压的无创、连续性监测手段。

（四）Sonoclot 分析仪监测凝血功能

Sonoclot 分析仪是一种用于检测凝血和血小扳功能的多用途分析仪，具有方便、快捷和准确等优点。

1. Sonoclot 分析仪与常规凝血试验的区别　常规凝血试验（包括 ACT、PT、APTT、PLT、FIB）只能体现凝血机制的某一独立的方面，不能反映凝血级联及凝血系统全过程中的内部反应情况。其中 ACT 只能监测肝素抗凝治疗，不能反映血小板功能；PLT 只是对血小板一个量的体现，也不能代表血小板功能，血小板功能试验较复杂、费时，对处理围术期急性出血的患者不实用。而 Sonoclot 分析仪采用粘弹性的方法对血液样本进行动态监测，可提供全部止血过程的精确资料，检测一系列的凝血性疾患，包括血小板功能失调、凝血因子缺乏、抗凝血作用、高凝倾向及纤溶亢进等。其检测方便迅速，结果准确可靠。

2. 监测血小板功能，预测术后出血，并指导输血治疗　术后出血是体外循环手术后常见并发症。其原因一方面是手术过程中止血不完善，更多的时候系机体内部凝血功能出现障碍如凝血因子减少、血小板数量减少、血小板功能缺陷、纤溶亢进等。Sonoclot 通过对血栓形成全过程进行动态分析，可预测术后出血的发生率并对出血的原因进行鉴别。有研究表明 Sonoclot 分析仪预测术后出血准确率达 74%，而常规凝血测试仅 33%。因此，Sonoclot 分析仪可为合理使用血制品提供理论依据，减少术后并发症的发生率。

第三节　心脏大血管手术的麻醉

一、非心脏直视手术的麻醉

（一）缩窄性心包炎手术的麻醉

缩窄性心包炎往往是心包发生急性炎症后未能迅速控制而迁延成慢性，心包壁层和脏层逐渐纤维瘢痕化，形成一个包裹心脏的硬壳，严重压迫了心脏并妨碍了心脏的正常充盈，导致心脏指数和心搏指数的下降。但其射血分数常是正常的，其循环时间普通延长，动静脉血氧差增大。因其每搏量受到限制，且几乎是固定不变的，故心排血量主要依靠增快心率来提高。为了代偿，血浆容量、红细胞容量及总循环血容量均有所增加。由于左右心腔回心血量均受限制，血液淤滞在肺脏和肝脏内、产生大量的胸水和腹水，结果肺通气及换气功能以及肝功能均受影响。

心包剥离术是心脏手术中的高危手术，充分的术前准备至关重要：术前应少量多次补充全血、血浆或白蛋白，以纠正低蛋白血症；对长期应用利尿剂的患者，注意纠正低钾和低镁血症，手术前 1 ~ 2d 抽取胸水和腹水，以改善呼吸功能。

缩窄性心包炎一般选择气管内全麻。麻醉诱导时应避免使用对心脏有明显抑制作用的药物如硫喷妥钠、丙泊酚等。γ - 羟基丁酸钠、依托咪酯无心肌抑制作用可选用。地西泮、咪达唑仑对循环影响较小，可酌情使用，但需注意用量大时亦有心血管的抑制作用。氯胺酮有交感神经兴奋作用，增快心率，升高血压，虽然可增加心肌耗氧量，但心率增快是缩窄性心包炎患者唯一的代偿因素，有利于心排血量的增加，可选用。肌松剂中泮库溴铵有轻度的心率增快作用，如与麻醉性镇痛药芬太尼合用，可抵消芬太尼的负性频率作用。目前常用氯胺酮、芬太尼配合肌松药泮库溴铵进行诱导麻醉可取得满意的效果。诱导时应注意这类患者的循环时间较长，静脉麻醉药的起效较慢，应避免急于追加剂量而致过量。病情危重不能平卧的患者，应在半坐位情况下经表面麻醉行清醒气管插管比较安全。麻醉的维持亦较困难，如选用吸入麻醉剂安氟烷、异氟烷、地氟烷或七氟烷来维持，则很难达到手术所需要的麻醉深度。如加深麻醉，这些吸入麻醉药的心肌抑制作用较强，循环功能明显受抑，血流动力学难以维持。故需要配合使用对心肌"无抑制"的阿片类药如芬太尼、阿芬太尼等来维持麻醉深度。

安置胸骨牵开器时应密切注意血压，因增厚的心包与周围组织粘连很紧，牵拉胸骨时会明显使心脏移位进而影响血液回流。应先显露部分心包行局部切除，解放部分被束缚的心肌，然后再扩大显露范围并切除。调节牵拉程度以不影响血压为度。术中患者宜采用头高位，防止心包大部分切除后静脉回流骤增。应随着心包的剥脱、心肌压迫的松解，及时给予毛花苷 C 0.2 ~ 0.4mg 强心并给予利尿剂以减少循环血量及心脏的负担。术中如失血不多，应限制输液速度，剥离后则应限量输血。术中局部刺激心脏可引起室性早搏，如不是多发性、连续性者，可不必处理。如发生连续性室性心律失常，应暂停操作，并静注利多卡因 0.5 ~ 1mg/kg，应检查血气和电解质是否有异常并做出相应处理。如发生心动过缓，往往伴有血压下降，可给予小剂量多巴胺 [1 ~ 2 μg/ （ kg · min ）] 提高心率和血压。

（二）动脉导管未闭手术的麻醉

动脉导管手术可简单亦可复杂，对导管粗大、合并严重肺动脉高压的患儿需在体外循环下施行手术。婴幼儿管壁弹性好，对导管直径小于 1cm 和无肺动脉高压或轻度肺动脉高压的患儿，可采用导管结扎术或切断缝合术。此法不用体外循环，对患儿生理干扰小。

麻醉诱导如患儿入手术室时哭闹、挣扎不合作，可肌注氯胺酮（6 ~ 8mg/kg），待患儿入睡后面罩吸氧，静注芬太尼 5 ~ 8 μg/kg，维库溴铵 0.15 ~ 0.2mg/kg，肌松后行气管内插管。如入室时已安静入睡，可采用吸入麻醉诱导，静注芬太尼 2 ~ 5 μg/kg、维库溴铵 0.15 ~ 0.2mg/kg 行气管插管。

此类手术需术后早拔管，用吸入麻醉较好，可选用安氟烷、异氟烷吸入维持麻醉，开胸后游离动脉导管时应加深麻醉，并加大肌松药用量，确保患儿安静、无体动。否则有损伤导管引起大出血的危险。在结扎或切断导管前，一般先做阻断试验，即钳夹动脉导管 1 ~ 2min，麻醉者严密观察，如果患儿无心率增快、血压下降、面色青紫，方可结扎或切断缝合。用加深麻醉的方法来降压，往往难以达到效果。一般采用 0.1‰ ~ 0.2‰ 的硝普钠点滴以达到所需压力水平，效果比较确切且易控制。动脉导管未闭患者的血容量比正常人高，导管被结扎后不少患者发生术后高血压，故术后数日内亦需用血管扩张剂来维持适宜的血压。

二、先天性心脏病心脏直视手术的麻醉

（一）先心病的分类

目前已知的先天性心血管疾病有 100 余种，临床上常见的仅 10 余种。先天性心血管疾病的分类方法很多，但对麻醉医师而言，应采用有利于术中麻醉管理的分类方法。

1. 发绀型和非发绀型　发绀型先天性心血管疾病通常存在右向左分流或以右为主的双向分流，非发绀型先天性心血管疾病通常又分为无分流型和左向右分流型。一般以左向右分流者多。发绀型以法洛四联症为代表；非发绀型以房、室缺为代表。

2. 心内分流　多数先心病的病理生理都涉及房室或血管间的分流。分流的管理是麻醉中的重点之一，必须充分理解控制分流的各种因素。正确区分依赖性和强制性分流对理解分流的控制十分有用的（表 1-12-5）。

表 1-12-5　依赖性和强制性分流

类型	血流动力学特点	控制	病种
依赖性分流	在两个结构之间压力几乎相等的大量无限制分流	依赖于 PVR 与 SVR 之间的平衡分流发生变化	大的 ASD、VSD 或 PDA 体 – 肺动脉分流等
强制性分流	在两个结构之间压力不同的大量无限制分流	PVR 与 SVR 各自独立的分流，分流量大但无变化	左室右房的完全性房室通道，外周动静脉瘘
限制性分流	在两个结构之间与压力无关的小量限制性分流	PVR 与 SVR 各自独立的分流，分流量小或中等无变化	较小的 ASD、VSD 或 PDA

依赖性分流的患儿，心内血分流的方向及量受循环动力学的决定。控制循环动力学减少分流是麻醉管理的一个主要目的。由于这种患儿的分流依赖于 SVR 与 PVR 的关系，麻醉管理常涉及控制相关的血管阻力。

依赖性右向左分流的患儿，SVR 降低或 PVR 增加就会增大分流。依赖性左向右分流的患儿，SVR 增加与 PVR 降低会增大分流。双向分流的患儿，哪一侧血管阻力增加都会造成血流分向阻力低的一侧。

从实用目的看，麻醉中左向右分流增加在大多数情况下更具临床意义。除非肺循环从体循环大量窃血导致全身低血压及冠脉灌注不足，左向右分流一般都能耐受。而右向左分流一般都伴有某种程度血的氧饱和度降低，相对难以代偿，也是麻醉中常发生的问题。

（二）麻醉方法

在制定麻醉计划时，对有分流的患儿要按照其左向右或右向左的不同分别考虑如何维持适当的肺循环和体循环，对大的依赖性分流（或完全混合性分流）必须进行恰当的处理以达到在 PVR 和 SVR 之间维持适当平衡。通气及氧合要努力维持在麻醉诱导前的状态。过度通气或过分氧合会导致全身灌

注下降及酸中毒。通气不足或低血容量又会导致低氧。限制性分流及肺血流不足的患儿需要用 100%氧气过度通气减少 PVR 及维持充足肺血流；如果有肺动脉高压，则麻醉管理要努力减少肺动脉压的波动。对主要是阻塞性或反流性损害的心脏病，则重点考虑充盈压、灌注压及心率。如心肌功能障碍是主要问题，则基本原则应避免心肌抑制，进行正性肌力支持，维持适当的充盈压。

1. 麻醉诱导　麻醉诱导方法应根据患儿年龄、合作程度、麻醉前用药量、有无静脉通路、病情轻重和心血管功能以及对不同麻醉药的可能反应等因素来选择。诱导途径有吸入、肌肉和静脉给药。对有严重心脏缺损的患儿，用静脉麻醉诱导较好。患儿入室已入睡，对没有建立静脉通道的心功能较好的患儿，可以采用吸入诱导。肌肉给药适合于进入手术室后哭闹、挣扎、不合作的患儿。肌肉给药一般选用氯胺酮（3～5mg/kg），用药后应注意呼吸，若呼吸浅慢时应面罩给氧。可供麻醉诱导的镇静安眠药有多种，应根据患儿的心功能状态合理选用：心功能良好者可选用硫喷妥钠 3～5mg/kg、氯胺酮 1～2mg/kg、γ-羟丁酸钠 50～80mg/kg、依托咪酯 0.2～0.4mg/kg、咪达唑仑 0.1～0.2mg/kg。若患儿心功能差，因硫喷妥钠抑制循环显著，需慎用。麻醉性镇痛药芬太尼无心肌抑制作用，是心血管患儿麻醉诱导时首选用药，常用剂量 5～20μg/kg。芬太尼家族中的其他成员如阿芬太尼、舒芬太尼、瑞芬太尼也都可选用。肌松剂维库溴铵具有起效快、肌松效果好等优点，可用于麻醉诱导。泮库溴铵可增快心率，芬太尼具有负性频率作用，两者合用效果满意。

2. 先天性心血管病心内分流对麻醉药物摄取的影响　左向右分流的先心病患儿静脉麻醉诱导时，由于血液在到达大脑前被分流部分稀释，麻醉药物浓度降低，分流量多少决定了其对麻醉诱导的影响程度，诱导时增加剂量并快速注射可克服左向右分流的影响，但同时也加大了麻醉药对心肌的抑制程度。对心功能差的患儿诱导时应注意到此特点。左向右分流患儿在全身灌注正常、肺血流增多、动脉血 CO_2 正常或略低时进行吸入麻醉诱导时，肺泡内的吸入麻醉剂被吸收速度增快，诱导也加快。

右向左分流的先心病患儿进行吸入麻醉诱导时，因肺血流减少，吸入麻醉药的吸收速度减慢，使吸入麻醉诱导速度减慢。静脉麻醉诱导时，因存在右向左的分流，静脉麻醉剂从静脉到脑的循环时间缩短，诱导时间亦缩短。如诱导时外周血管阻力降低，血压下降，将促使右向左的分流加重，结果使肺动脉闭锁、三尖瓣闭锁、重症法洛四联症等肺血流减少的先天畸形患儿的肺内血流进一步降低，更增加了缺氧的危险性。

3. 麻醉维持　先天性心血管手术的麻醉维持取决于疾病严重程度、心血管功能状况、手术持续时间、术中操作、术后是否使用呼吸机和呼吸机使用时间的长短等因素。对先心病患者既要避免麻醉过深导致循环抑制，又要防止麻醉过浅而产生应激反应，增加心肌耗氧和引起不良反射。心血管手术各个步骤的刺激程度不同，应根据手术步骤的不同调节麻醉深度。

尽管有许多麻醉药物在先心病手术麻醉中有其特殊效应，但目前还没有一种十分理想的麻醉药物能满足所有的麻醉要求，目前的趋势是采用复合麻醉，以达到各个药物相互补充和扬长避短的目的。其基本原则是镇静催眠药（羟丁酸钠、依托咪酯、咪达唑仑等）使患者意识消失，用强效镇痛药达到完善的镇痛作用，用肌松剂使肌肉松弛，用自主神经阻滞药防止不良的自主神经反射。麻醉性镇痛药芬太尼或舒芬太尼对心血管功能抑制轻，成为心血管功能差的患儿较理想的选择用药。近年来芬太尼和舒芬太尼已成为心血管手术的主要麻醉药。但单纯用芬太尼麻醉时，在切皮、锯胸骨等手术强刺激时，心血管系统的稳定性并不显著，即使芬太尼用量高达 100μg/kg 以上时，仍有高血压发生。据报道芬太尼用量达 80μg/kg 时出现封顶效应。因此必要时辅以强效吸入麻醉药（安氟烷、异氟烷）才能达到完善的麻醉，保证血流动力学的稳定。在心内操作时，一般无疼痛反应，不需补充镇痛药，但心肺转流后，由于预充液的稀释，血中麻醉药和肌松药浓度降低，导致麻醉减浅，呼吸可恢复。因此，在转流前应适当追加镇静、镇痛和肌松药。转流期间由于体温降低，药物代谢减慢，除非转流时间特别长或血液大量丢失，一般不需追加麻醉药。待转流结束和复温后再追加麻醉药。

外周血管阻力的维持应当根据不同的心脏病的病理生理特点采用不同的原则。法洛四联症患儿不应降低外用阻力，否则会加重右向左分流，使肺血流量进一步减少，发绀进一步加重。

目前临床上常用的吸入麻醉药有：①安氟烷：安氟烷在心血管手术中应用很广泛，由于心血管抑制相对较轻，肝肾功能影响不显著，价格较低，是目前先心病麻醉中常用的药物。安氟烷诱发心律失常作用的发生率不明显，但在中、重度低碳酸血症时，可诱发癫痫样活动。另外，它还有支气管扩张作用，对合并哮喘的先心病患者有益处。②异氟烷：心血管抑制作用较安氟烷轻，降血压作用与剂量呈正相关。异氟烷引起成人心率增快，但在小儿中大部分表现为心率减慢。③七氟烷：此药优点是对呼吸道刺激小，可用于小儿麻醉的诱导。在小儿心血管手术中主要用于麻醉维持，特别是对心血管功能不佳的患者。七氟烷在高温下分解迅速，可产生大量代谢产物，对肝肾具有潜在毒性。故在停体外循环后早期高体温阶段，应避免使用。④地氟烷：地氟烷是目前起效和苏醒最快的吸入麻醉药。因其呼吸道刺激作用是吸入麻醉药中最强的，不适合于麻醉诱导，只能用于麻醉维持。应用地氟烷麻醉最关键的问题是要牢记其苏醒极为迅速，手术结束前不必减浅麻醉，应先拮抗肌松药，再给予少量镇痛药，待手术结束，自主呼吸恢复后再关闭挥发器。根据该药特点，可用于动脉导管闭合术、肺动脉瓣狭窄切开术、房间隔修补术等术后需早期拔管的患儿。

4. 麻醉期间的管理

（1）呼吸管理：严重发绀型先心病患儿气管插管前需较长时间的过度通气，待动脉氧分压升高后再行插管，该措施有益于患儿心功能的保护。先心病患儿气管插管后行机控呼吸，潮气量 10 ~ 15mL/kg，呼吸频率设置为正常同龄儿童的呼吸频率或稍低水平。通气参数的设定原则上应根据血气分析结果进行调整。劈胸骨时应暂停呼吸，并且需将螺纹管与气管导管脱离开来，避免伤及胸膜，体外循环开始后可将呼吸频率减半，如机控呼吸影响到手术操作也可停呼吸；通常在阻断上、下腔静脉引流管时停止机控呼吸。停呼吸期间应持续向肺内吹入 1L/min 的氧气，维持 5 ~ 10cmH$_2$O 的气道压静态膨肺，有助于减少回心血量和有利于肺保护。一般于心脏复跳后，开放上、下腔静脉，肺血流部分恢复后开始机械通气。

（2）液体管理：先心病患儿液体管理除维持血流动力学稳定外，应保证至少 0.5 ~ 1mL/（kg·h）的排尿量。麻醉期间一般选择输注不含糖液体，并注意控制晶、胶体比例，一般（2 ~ 4）∶1。这是因为麻醉和体外循环的应激反应，使术中血糖升高，如再输入含糖液，易造成高血糖，损害中枢神经系统。输液过程中切勿速度过快，否则会造成急性肺水肿。为安全起见应用输液泵将输液速度控制在 8 ~ 10mL/（kg·h）。对新生儿和婴儿更需精确控制，最好使用微泵控制速度。心包打开后，也可根据心脏充盈情况来指导补液速度和量；体外循环开始后停止补液。停机后，一般以输血和胶体力主。

（3）电解质管理：术前有电解质紊乱的患者需在手术前进行纠正，否则手术中易出现严重心律失常。体外循环转流期间由于血液稀释，大量使用利尿药，停机后易出现低血钾，需及时进行补充。补钾时为防止液体入量过多，婴幼儿和新生儿补钾浓度可用 9‰，小儿可用 6‰。血钾过低时还可用微泵进行补钾。高浓度钾盐对外周血管有很强的刺激性，故补钾时应选用中心静脉作为输注途径。避免将钾盐加入血液中输注，该方法的危害和缺点是高浓度钾可使红细胞破裂。而且因病情需要快速输血时，快速输入高浓度钾盐可使心搏骤停。一般而言，补钾速度不应超过 1.0mmol/（kg·h），尿量少于 0.5mL/（kg·h）应停止补钾。

（4）体外循环停机后的管理：停机后可经未拔除的主动脉插管缓慢地向主动脉内输血，严密观察心脏充盈情况，防止心脏过胀，损伤心肌。停机后补血，切忌盲目从事，需严密监测动脉压、中心静脉压及左房压，避免引起急性心功能不全。表 1-12-6 说明了三个指标的密切关系及重要临床意义。

表 1-12-6 左房压、中心静脉压、平均动脉压关系及临床意义

左房压	中心静脉压	平均动脉压	原因	处理
↓	↓	↓	低血容量	输血
↓	↓	↑	麻醉浅 + 低血容量	加深麻醉或血管扩张药、输血
↓	↑	↑	麻醉浅 + 右心功能不全	暂停输血、血管扩张药、钙剂、加深麻醉
↓	↑	↓	低血容量，右心功能不全	钙剂或正性肌力药、缓慢少量输血
↑	↑	↑	心功能不全，外周阻力大	血管扩张药、正性肌力药
↑	↓	↓	左心功能不全、血容量不足	血管扩张药、钙剂和正性肌力药、缓慢少量输血
↑	↓	↑	麻醉浅，左心功能不全，血容量不足	血管扩张药、正性肌力药、加深麻醉、缓慢少量输血

血流动力学稳定后，可进行鱼精蛋白中和。一般鱼精蛋白与肝素的比例先按 1：1 给予，20min 后检查 ACT，决定是否追加。鱼精蛋白的给药方式一般从静脉缓慢推注，注意给药速度，5 ~ 10min 内给完。给药过快，会引起血压下降，尤其是心功能差和合并肺动脉高压的患儿易引起低血压。心功能差和合并肺动脉高压的患儿，从左房或主动脉根部注射鱼精蛋白可能起到预防血流动力学的剧烈变化。注射鱼精蛋白时，可出现鱼精蛋白反应和鱼精蛋白过敏反应。鱼精蛋白反应表现为当鱼精蛋白从静脉进入肺循环后直接作用于肺血管床，引起肺血管收缩，肺血管阻力增加，左室前负荷降低，心排血量下降，平均动脉压降低，中心静脉压、肺动脉压升高。此外，气道阻力增加，压力明显上升。临床上为防止鱼精蛋白的反应，可将鱼精蛋白与氯化钙和 50% 葡萄糖加在一起缓慢推注。

鱼精蛋白过敏反应表现为荨麻疹，部分患者伴有支气管痉挛和低血压。过敏反应一经确诊应及时处理：①静脉给予抗组胺类药；②皮质类激素应用；③反应严重时应用肾上腺素；④扩张支气管；⑤加用 PEEP。

5. 特殊病例手术的麻醉

（1）法洛四联症患儿因右室流出道梗阻迫使回流静脉血经室间隔缺损右向左分流进入动脉系统，导致肺血流减少，动脉血氧饱和度下降，临床上表现为发绀。麻醉管理的重点在于防止右向左分流加重而导致严重的低氧血症。低氧、高碳酸血症、酸中毒、交感神经兴奋都可引起右室流出道痉挛，使右向左分流加重。麻醉过深时易导致外周血管阻力降低和低血压，也使右向左分流加重。因此，麻醉管理上既要避免麻醉过深导致低血压，也要避免造成右室流出道痉挛的因素。出现缺氧性危象发作时，必须及时处理，否则可发展为心搏骤停。处理措施包括静注普萘洛尔（0.01mg/kg）或艾司洛尔（0.2 ~ 0.5mg/kg）、去氧肾上腺素（0.5 ~ 1μg/kg）。如手术前发作，也可压迫腹主动脉来提高体循环阻力，如已显露心脏，术者可用大拇指和示指捏压升主动脉约 10s，可起到与注射去甲肾上腺素相似的作用。此外，还可给予输注碳酸氢钠以纠正酸中毒，同时应尽快建立体外循环。

法洛四联症患儿因高红细胞比积、血液黏稠及血流缓慢，加重了组织缺氧。一旦静脉通路建

立，应适当补充液体。体重较大（ > 20kg）、血红蛋白 > 160g/L 患儿可于麻醉后放血。血红蛋白 150 ~ 200g/L 者放血量 15 ~ 20mL/kg； > 200g/L 者放血量 20 ~ 25mL/kg。放血同时输入晶体液和胶体液，液体量为放血量的 2 ~ 3 倍。放出的血可于体外循环结束后回输患者体内。

畸形矫正后，由于右心室切口损伤，体外循环中心肌缺氧或流出道疏通不满意，均可导致右心衰竭。处理原则是支持右心室功能，降低肺阻力。心脏复跳后应根据情况静脉微泵推注多巴胺 2 ~ 10 μg/（kg·mim）或多巴酚丁胺 5 ~ 10 μg（/kg·mim），必要时可加用肾上腺素。过度通气，及时吸痰，强心利尿。

（2）随着心脏外科、麻醉、体外循环技术及小儿诊治技术的提高，新生儿心血管手术在整个心脏手术中所占的比例逐年增高。其根据出生时体重，可分为低出生体重儿、极低体重儿、超低体重儿。其中低出生体重儿指出生 1h 内体重 ≤ 2500g 的新生儿，无论是否足月或过期，包括早产儿（孕龄 < 37 周）和小于胎龄儿。新生儿出生体重 ≤ 1500g 为极低体重；出生体重 ≤ 1000g 为超低体重。新生儿由于低龄、低出生体重各器官系统发育不完善，容易合并多种未成熟相关性疾病，该类患儿麻醉管理十分困难。

危重先天性心脏病新生儿术前常存在严重的低氧血症，心功能不全，术前准备性治疗很必要。重症患儿应在术前尽早行气管插管，保证充分氧供；如果术前已有心衰，应根据心衰的不同发病机制，选用合适的正性肌力药物（多巴胺、肾上腺素）、血管扩药物（硝普钠、前列腺素 E1），并尽可能纠正酸碱、电解质紊乱和贫血、低温低血糖等全身状况。对室间隔完整型肺动脉闭锁、血管错位、肺动脉瓣狭窄及主动脉弓中断畸形等病例，需依赖未闭的动脉导管提供肺血流或降主动脉血流，术前应持续应用前列腺素 E1，直到体外循环建立，以维持体 – 肺循环间的交换；对于重度肺动脉高压，保持适当的过度通气（PETCO$_2$ 在 30 ~ 35mmHg），术前给予伊洛前列素吸入有助于降低肺循环阻力，降低肺动脉平均压。

新生儿肺发育不完善，肺血管丰富，血管渗透性高，在体外循环血液稀释后肺间质水分增加，肺顺应性常有明显降低，呼吸模式选用 PCV 压力控制呼吸模式为宜。PCV 有漏气补偿，避免气体泄漏和防止肺泡过度膨胀，减少肺损伤。对依赖动脉导管提供肺循环的患儿，术中不能吸入高浓度氧，因为高浓度氧可使动脉导管收缩，肺血流量减少，加重缺氧症状。在撤除体外循环时应及时调整呼吸参数，保持适当的过度通气有助于降低肺循环阻力。同时尽量避免大潮气量高气道压的通气模式，减少肺出血的发生。

新生儿由于神经体液调节系统发育不完善，血容量相对较低，围术期血流动力学波动较大，往往需要大量血管活性药物以及大量的输血输液治疗，因此合理的术中监测显得尤为重要。除常规心电图、血氧饱和度，还要关注有创动脉压、中心静脉压、左房压、肺动脉压、心排血量，更要关注重危患者术中血气分析、糖、乳酸、钙离子、钾离子的变化，一旦钙离子下降，糖、乳酸、钾离子上升，常提示心功能恢复障碍，可能发生低心排综合征，尽快寻找原因，如术中行食道超声，判断是否有残余漏、心内畸形矫治是否彻底、检查心腔气泡情况等。另外，新生儿由于颈部短小，在建立中心静脉时应充分暴露颈部，肩部抬高头低 15° ~ 30°，穿刺点应高位操作，尽量避免多次穿刺，如遇困难穿刺可借助颈部超声定位后再行穿刺，可避免血气胸等穿刺并发症的发生。

新生儿体外循环以及手术创伤都会造成心肌损伤，且心肌发育未成熟，往往在术后发生低心排综合征，一旦发生则死亡率高，因此，在主动脉开放前根据血流动力学和心排血量，适当应用多巴胺等血管活性药。由于未成熟心肌的特点，其心排血量很大程度取决于心率，一般早期心率应维持在

160 ~ 180 次 /min，否则需药物或临时起搏器的支持。研究表明新生儿先天性心脏病术后应用前列腺素 E1 是有效的，尤其对于有肺高压以及心功能不全的患儿，能有效改善心功能。

此外，新生儿的体温调节中枢发育不完善，体表面积与体重的比值大大超过成人，皮下脂肪少，易散热，容易出现低体温。故术前积极纠正低体温、运送途中保暖、提高手术室室温（保持在 25℃ ~ 30℃）、做好保温等极为重要。而新生儿全麻醉药物的应用目前仍存在争议。一些未成熟的动物模型研究中发现麻醉药物（如氯胺酮、地西泮、异氟醚、氟烷、丙泊酚等）可诱发神经毒性反应，且在动物模型中镇痛不充分的情况下可增加神经元细胞凋亡，并引起青少年及成人期的行为方式改变。而其他一些研究结果则提示同样的药物在神经系统缺血缺氧性损伤中有保护作用。

三、心脏瓣膜病手术的麻醉

心脏瓣膜病变有先天性的，更常见的为后天性的，其中以风湿性最为多见。不论引起瓣膜病变的原因为何，其病理生理性改变是相似的，麻醉处理原则也相同。心脏瓣膜病变性心脏病的麻醉处理应考虑以下几个问题：①病理生理；②代偿性心血管病变；③对其他重要脏器功能的影响；④麻醉药物和方法。

（一）二尖瓣狭窄的麻醉处理

二尖瓣瓣口正常的面积约 4 ~ 6cm^2，当瓣口面积减少时，通过瓣口的血流量因梗阻而减少，大部分患者由于右房室间的跨瓣口压升高而使心排血量在病变发展到末期之前维持不变。二尖瓣狭窄时维持心排血量主要依靠左房压的升高。结果肺静脉压上升：二尖瓣口面积必须降低到 2.6m^2 以下时才会出现明显血流受阻的现象并出现临床症状。根据瓣口面积大小将二尖瓣狭窄分为：轻度狭窄（1.5 ~ 2.5cm^2）、中度狭窄（1.1 ~ 1.5cm^2）、重度狭窄（≤ 1.0cm^2）。随着瓣口面积的缩小其病理生理表现为：左室充盈不足，限制了足够的心排血量；左房压力及容量均超负荷；肺动脉高压；由于压力过负荷右室功能障碍致衰竭；多伴有房颤，部分有血栓形成，血栓可脱落引起体循环栓塞。

麻醉前用药既要防止剂量不足而引起焦虑和心动过速，又要避免过量而抑制呼吸循环。常用吗啡 2 ~ 4mg 肌注，可减轻肺充血；抗胆碱能药以东莨菪碱为佳，不易引起心动过速并且有镇静作用。为控制房颤的室率，术前可静注维拉帕米 5mg。

麻醉诱导可选用大剂量的芬太尼辅以安眠药和肌松剂完成气管插管，肌松药的选择可根据诱导时患者的心率变化情况选用泮库溴铵或维库溴铵。麻醉维持可选择静吸复合全麻，发挥麻醉性镇痛药和吸入麻醉药二者的优点，克服其缺点。心功能差者以静脉麻醉为主，必要时复合吸入少量挥发性麻醉药；心功能好者以吸入麻醉为主，辅以小至中等剂量的麻醉性镇痛药。

麻醉管理的要点是防止心动过速，其次要防止肺动脉压增高。避免缺氧和酸中毒，以免引起肺血管收缩而致肺动脉压进一步增高。二尖瓣狭窄伴严重肺动脉高压时，可静脉滴注硝普钠以降低后负荷。发生低血压时，不宜用去甲肾上腺素，以免增加后负荷而诱发右室衰竭，进一步加重低血压；此时宜用多巴胺。手术后由于肺血管阻力并不立即下降，右室衰竭仍然可能存在，须用正性肌力药物如多巴胺、肾上腺素等以增强心肌收缩力，同时应给予血管扩张药如硝普钠等减少后负荷。

（二）二尖瓣关闭不全的麻醉处理

二尖瓣关闭不全的主要病理生理改变为由于二尖瓣反流而致左房和左室容量超负荷，泵受无效血液的来回分流，其临床症状主要来自肺静脉高压和低心排血量。左房平均压明显升高，导致肺动脉压继发性增高及右室压力负荷过重，严重者引起右心衰和肺水肿。

麻醉药的选择仍以不明显抑制心肌而又不增加外周血管阻力者为佳。芬太尼最常被选用，可与地西泮、依托咪酯及非去极化肌松药联合应用进行诱导。麻醉维持可根据心功能状况选择静脉复合或静吸复合麻醉方法，吸入麻醉药应尽可能选择对心肌抑制作用相对较弱的。

麻醉管理的要点是防止心动过缓和外周血管阻力过高，因为两者均可增加反流量和减少心排血量。同时应避免增加肺动脉压的因素：缺氧、酸中毒和 CO_2 蓄积。这类患者的容量管理需小心，容量稍增加即可使左室舒张末期压力显著增加，易诱发急性肺水肿。如需快速补充血容量，应先用正性肌力药支持心肌。

停止转流后早期即应给予降低后负荷和增加心肌收缩力的药物。常用的有硝普钠和多巴胺。

（三）主动脉瓣狭窄的麻醉处理

主动脉瓣狭窄的病理生理变化：排血受阻，左室压力超负荷，心排血量受限；左室明显肥厚或轻度扩张；左室顺应性下降；心室壁肥厚伴有心内膜下缺血；心肌做功增大，心肌需氧量增加。

麻醉处理的要点是维持窦性心律，避免低血压，维持适宜的血管内容量，警惕心肌缺血的发生。给予适当的麻醉前用药，以消除患者因紧张、恐惧所致心动过速，防止心肌缺血，同时也需防止麻醉前用药量过大，影响心排血量。

麻醉中心率应维持在 75 ~ 90 次 /min。心率过慢，影响心排血量；过快则增加心肌耗氧量。诱导时应用大剂量芬太尼，辅用其他镇静、肌松药。肌松药应选用对心血管影响轻微的药物如万可松等。麻醉诱导力求平稳，防止过度的应激反应。术中如出现心动过缓和室性早搏应迅速予以纠正；对手术刺激引发的血压骤升，可追加一定剂量的芬太尼，并加大吸入麻醉药浓度来控制，不宜用扩血管药物。硝酸甘油有助于解除心肌缺血，但应避免血压下降。对术中出现的低血压，应立即用 α - 受体激动剂处理，以恢复冠状动脉的灌注压。停机后，应给予正性肌力药物维持稍高的血压。

（四）主动脉瓣关闭不全的麻醉处理

主动脉瓣关闭不全的病理生理特点：左室容积超负荷；左室肥厚及扩张；舒张压降低，降低冠状动脉血流量；左室做功增加。

麻醉处理要点是防止心动过缓和外周阻力增加等可加重反流的各种因素。适当应用扩血管药，有助于减少反流，增加前向血流。可静脉滴注硝普钠或硝酸甘油，但需慎重控制输注速度，以免因舒张比过低而影响冠状动脉灌注。手术后早期由于射血分数减少，常需用扩血管药物治疗。

四、冠状动脉搭桥手术的麻醉

冠心病是指左、右冠状动脉及其分支发生粥样硬化，导致管腔狭窄或阻塞，引起冠状动脉血流减少，其核心问题是心肌供血不足，也称作缺血性心脏病。经采用硝酸酯类、钙拮抗剂、β - 受体阻滞剂及抗血小板制剂等内科药物治疗不能控制的心绞痛，PTCA 手术失败或再狭窄，冠状动脉造影发现其主干或主要分支明显狭窄、远端血管通畅者及心肌梗死后并发严重合并症者，均可采取手术治疗。手术治疗的目的是采用冠状动脉旁路移植术（CABG）使缺血心肌再血管化。冠心病的基本病理生理问题是心肌氧供与氧需之间的失衡。冠状动脉搭桥手术的围手术期间有许多因素可破坏心肌氧的供需平衡，加重心肌缺血，引发心律失常及心功能衰竭。因此，充分的术前准备和完善的麻醉计划和管理是确保手术顺利实施和提高围术期安全性、减少术后并发症的先决条件。

（一）术前评估、手术前药物治疗及麻醉前用药

麻醉医师术前访视患者时，应详细询问病史，全面体格检查和仔细复习各种相关辅助检查，尤其

需了解患者心绞痛发作的频率和类型、心功能的状态及分级。对冠心病患者而言，了解其左心室的功能状态更加重要，并需对手术危险因素做出评估。只有这样才能对麻醉和手术过程中可能出现的险情进行预防和处理。

1. 左室功能不全　左室功能差者手术死亡率高、疗效差。下列指标表示左心室功能差：①心脏指数（CI）< 25L/（min·m²）；②左室舒张末压（LVEDP）或肺毛细血管楔压（PCWP）18mmHg。

2. 心绞痛　冠心病患者因心肌缺血引起的胸骨后疼痛或紧迫感称之为心绞痛。心绞痛大致可以分三类：第一类称之为劳力型心绞痛，这类心绞痛的诱因、发作的时间、频度及历时长短均比较恒定；第二类为不稳定型心绞痛，这类表现变化多端，常无明显诱因地在休息时发作，持续时间较长，疼痛或紧迫感也较重；第三类为变异型心绞痛，这类心绞痛的特点是在剧烈活动时并不发作，而在休息或一般活动时反而发作，发作时 ST 段抬高，疼痛消失时则恢复正常，主要为冠状动脉痉挛引起。第二类和第三类容易发生围术期急性心肌梗死。

3. 影响手术的危险因素　①年龄 75 岁者；② 6 个月内心肌梗死或不稳定型心绞痛者；③冠状动脉多支病变或左冠脉主干狭窄 90%；④室壁瘤或室壁活动异常者；⑤ EF < 40% 者；⑥ PTCA 失败后进行急诊手术者；⑦再次手术者；⑧顽固性高血压或脑卒中者；⑨严重肥胖者；⑩合并糖尿病者；⑪合并患有肾衰并长期依赖血透者；⑫合并患有肺部疾患者；⑬合并瓣膜疾患者。因此，根据患者术前占有危险因素的多少可以估量出手术风险性的大小。

（二）手术前药物治疗

术前用药物治疗心肌缺血主要是通过降低心肌耗氧量而不是增加冠状动脉血流来改善心肌氧供、氧耗平衡。硝酸酯类药物仍是治疗心绞痛的主要药物。β-受体阻滞剂、钙拮抗剂、血管紧张素转换酶抑制剂在防治心肌缺血方面也获得了明确的效果。

1. 硝酸甘油　其主要药理作用是扩张外周静脉血管，减轻心脏前、后负荷，同时还可扩张冠状动脉，增加侧支血运进而改善心内膜与心外膜血流比。口服硝酸甘油可持续到手术前一日为止，术晨用软膏或贴膜贴敷。

2. β-受体阻滞剂　β-受体阻滞剂可减轻心肌收缩强度、减慢心率而减少心肌耗氧量。长期服用 β-受体阻滞剂，不可骤然停药，否则会引起反跳，诱发和加重心绞痛、心律失常的发作，甚至出现心肌梗死。故主张继续服用该类药直至手术当晨。

3. 钙通道阻滞药　钙通道阻滞剂可治疗心绞痛和预防心肌梗死。这类药物对冠状动脉痉挛或高血压引起的心肌缺血尤其有效。

4. 血管紧张素转换酶抑制剂（ACEI）　ACEI 是很强的扩张血管的药物，能降低周围血管阻力，减轻心脏后负荷，同时对冠脉有扩张作用而增加冠脉血流量。对患有高血压合并心绞痛的患者，ACEI 可降低血压并缓解心绞痛。另外，还可消除长期服用硝酸酯类药物后出现的耐受现象。ACEI 可减少急性心肌梗死后的死亡率，减轻心室扩大及改善心室功能，减少再梗死和不稳定性心绞痛的发生率。

5. 洋地黄制剂　充血性心衰患者需用洋地黄类药和利尿剂来控制心衰。关于术前停用洋地黄类药物的时机仍有争议。大部分学者主张于术前 24 ~ 48h 停用洋地黄类制剂较安全。

病理性血栓的形成在心肌缺血中起着重要的作用，阿司匹林与肝素可防止血栓的形成及进一步扩大。术前服用阿司匹林的患者有增加体外循环后出血的危险，故应在术前 5 ~ 7d 停止使用。为避免体外循环前手术失血过多，肝素最好在术前 6h 停用。

（三）冠心病患者的麻醉原则

冠心病患者麻醉的关键是维持心肌氧供需平衡，保持血流动力学稳定。具体要求即维持适当的血压，避免血压过高或过低，收缩压维持在 90 ~ 100mmHg 即可；将心率控制在 70 ~ 80 次 /min，避免心动过速；维持合适的前负荷。表 1-12-7 列出了影响心肌氧供需平衡的有关因素。

表 1-12-7　心肌氧供 / 氧需平衡的因素

供氧降低	需氧增加
1. 降低冠脉血流	1. 心动过速
（1）心动过速	2. 增加室壁张力
（2）舒张压降低	（1）增加前负荷
（3）前负荷增加	（2）增加后负荷
（4）低 $PaCO_2$	3. 增加心肌收缩力
（5）冠状动脉痉挛	—
2. 降低氧的释放	—
（1）贫血	—
（2）减少 2，3-DPG	—

心肌供血减少或需氧增加均易导致心肌缺血缺氧，因此防止和解除心肌缺血的主要措施在于改善心肌氧供及降低心肌氧耗，而且后者更重要。其中心动过速及左室负荷增加是导致心肌氧供需失衡的最危险因素。因为心动过速不但因缩短舒张期而减少了心肌的血流灌注量，同时增加了心肌氧耗，故需尽力避免心动过速。前负荷增加，降低了心肌的有效灌注压，同时使心内膜下冠状小血管受压迫，容易产生心肌缺血。

（四）麻醉药物和方法的选择

正如前面所述，没有一种麻醉药物和方法适合于所有的行冠脉搭桥手术的患者。临床上常采用复合麻醉（静吸复合、静脉复合）方式，充分利用不同麻醉药物的优点，取其长、补其短来满足每个具体患者的要求，保证手术的顺利实施。

阿片类麻醉镇痛药是冠脉搭桥手术中最常用的麻醉药。早期普遍使用大剂量吗啡进行麻醉诱导和维持。因吗啡有组胺释放作用，易导致血压下降，随着镇痛作用更强，对心血管系统影响更轻微的新的阿片类镇痛药的出现，吗啡的应用已逐渐被放弃。目前最常用的阿片类药是芬太尼，大剂量芬太尼麻醉时，对心血管的抑制作用较小，血流动力学相对较稳定。应用芬太尼时，应注意其心脏的负性频率作用，临床上常通过与具有心率增快作用的肌松药泮库溴铵配伍用来拮抗芬太尼引起的心率减慢，保证麻醉诱导及维持时的心血管系统的稳定性。近来研究发现，芬太尼家族中的新成员舒芬太尼的镇痛效果比芬太尼强 10 倍，用 10 ~ 15P μg/kg 剂量进行麻醉诱导时，对心血管系统的影响更轻微，麻醉效果较芬太尼更好，心血管功能更稳定，而且对内分泌和代谢反应的抑制比等效芬太尼更强，可成为冠状动脉搭桥手术的首选药物。芬太尼家族中的另一成员阿芬太尼的药代动力学特点是很少有蓄积作用，停药后苏醒迅速，呼吸恢复快。但许多临床资料证实阿芬太尼比舒芬太尼和芬太尼更易引起血压下降和心动过缓，因此在心血管手术麻醉中阿芬太尼并无任何优势。芬太尼和舒芬太尼的镇痛效果随剂量的增加而增强，两者之间的关系并非无限制。当达到一定剂量后，镇痛效果不再随剂量的增加而加强，出现所谓的封顶效应。临床上用大剂量芬太尼后如果出现明显的应激反应如心率增快、血压升高，在排除了其他的因素的影响后（如通气不足导致 CO_2 蓄积），可通过吸入一定量的吸入麻醉药来加深麻醉抑制应激反应。吸入麻醉药中最常用的是异氟烷。以往认为异氟烷对某些冠心病患者可产生冠脉窃流现象，现已否定了此观点，进一步的研究表明，异氟烷对冠心病患者是有利的，具有扩张冠脉血管作用，可在充盈压较低的情况下维持较好的心排血量，而且其抑制心肌作用较安氟烷轻。其他新型卤族类吸入麻醉药如七氟烷、地氟烷也可使用。氧化亚氮尽管有很强的镇痛作用，出于安全因素的考虑（释放微气泡）已很少用于冠脉搭桥手术。根据患者心功能的状态，可选择性地使用硫喷妥钠、咪达唑仑、丙泊酚、依托咪酯等镇静催眠药。左心功能良好者上述药物都可选用，左心功能差者可选用对心肌无抑制作用的依托咪酯，配合大剂量芬太尼与肌松药进行麻醉诱导及维持。搭桥手术中绝大多数肌松药均可使用，选用时应考虑与其他药物相互配合使用的效果。

（五）麻醉期间的管理

1. 体外循环冠状动脉旁路移植术的麻醉管理　对于冠状动脉搭桥手术来说，麻醉管理的关键时期是自麻醉诱导开始至体外循环的建立这一阶段。该阶段内，维持血流动力学的稳定，尤其控制好心率至关重要。诱导时要力求平稳，插管时要达到满意的肌肉松弛效果，避免呛咳，气管导管最好一次性插入，尽量减轻应激反应。手术开始后，在切皮、劈胸骨、分离升主动脉等刺激较重的手术步骤之前，应适当补充麻醉性镇痛药或增加吸入麻醉药浓度，以加深麻醉。对心功能差的患者，如术中血压不能维持，可用正性肌力药如多巴胺支持。术中如心率过快，可用 β - 受体阻滞剂（艾司洛尔）来控制。艾司洛尔为超短效、高选择性的 $β_1$- 受体阻滞剂，可用于室上性心动过速和高血压的防治，因其作用时间短更适于围术期应用。

根据临床资料统计，术中心肌缺血发生率为 10% ~ 50%。处理术中心肌缺血的首选药物是硝酸甘油，此药通过降低前后负荷而减少心肌耗氧，还可扩张缺血区冠状动脉增加心肌氧供。处理心肌缺血时还要考虑伴随的血流动力学改变。①如心率、血压正常，静脉滴注硝酸甘油即可；②心率快、血压高，加深麻醉；③心率快而血压正常，用 β - 受体阻滞剂；④心率快、血压低，给予 α - 受体激动剂如去甲肾上腺素 2 ~ 4 μg；⑤心率正常而血压高，加深麻醉或静脉注射尼卡地平 1 ~ 5mg；⑥心率正常而血压低，减浅麻醉，静注 α - 受体激动药，待血压正常后给予硝酸甘油；⑦心率慢、血压低，减浅麻醉，静注阿托品 0.3 ~ 0.6mg，待血压正常后给予硝酸甘油。血压低时，需判断是否为血容量不足，通过 CVP 或 PCWP 进行监测，如 CVP 或 PCWP 偏低，需适当扩容。如果不存在血容量不足，则按上述原则进行处理。

2. 非体外循环冠状动脉旁路移植术的麻醉管理　非体外循环冠状动脉旁路移植术可以明显减少术中与术后的广泛性全身炎症反应，减少凝血与纤溶系统的改变，避免心脏停搏引起的心肌缺血再灌注损伤。但是这种手术的特殊性给麻醉医师带来巨大的挑战。

手术医师为更好暴露血管吻合区域，需限制心脏跳动，固定器通过负压吸附在心外膜的一小块区域，因此导致心脏移位及心室壁受压。搬动心脏、放置固定器时血流动力学波动最大。左前降支因支配很大的心肌区域，通常首先进行搭桥。将左前降支与左乳内动脉吻合，可最大程度减少对心脏的操作，使血流动力学波动最小。但即便如此，吻合左前降支时放置的固定器，会引起右房压与右室舒张末压的升高。虽然固定器直接压迫左心室表面，左房压与左心室舒张末压也升高，但因右室壁更薄，所以受影响更明显。吻合心脏后面或下表面的冠脉（如左回旋支、后降支）时，须通过悬吊心包或使用特殊器械使心脏抬高。此时，左右心房压、左右心室舒张末期压均明显升高，而平均动脉压、心排血量及每搏量均降低。当固定器放置在回旋支的吻合区域时，左心室有时甚至右心室均受压，影响心室舒张功能。吻合右冠的后降支和边缘支时，心脏甚至可能呈垂直位，会引起严重的循环不稳定，或因二尖瓣、三尖瓣环受挤压产生瓣膜反流。手术中为了保证吻合区域无血，需阻断吻合的冠脉血管，这可能导致短暂的心肌缺血，表现为 ST 段抬高或降低，超声心动图显示心肌搏动异常等。阻断右冠状动脉甚至可能导致房室结动脉缺血而发生完全性房室传导阻滞。

非体外循环冠状动脉旁路移植术麻醉的重要目的是维持心排血量，为维持术中血流动力学稳定，第一，选择合适的麻醉药物及维持平稳的麻醉深度，尽可能降低麻醉药物对心脏收缩舒张功能的影响。咪达唑仑、依托咪酯、阿片类药物等，都是不错的选择。第二，在手术开始即给予适当的强心、扩管药物，增强心肌收缩力。术中在搬动心脏、固定心脏、阻断冠状动脉及血管吻合中，一定要密切关注及处理体循环低血压、心律失常、心肌缺血、突然压迫心脏及严重低心排，根据血压波动及操作步骤，必要时使用缩血管药物维持血压。第三，容量治疗时密切关注各项监测指标的动态变化，经验丰富的医师会结合肉眼对心脏收缩幅度及心脏的大小判断。第四，随时处理恶性心律失常的发生。将常用的处理用药如利多卡因、肾上腺素、胺碘酮等放在手边，以备随时使用；外科医师则备好心内除颤电极板。一过性的室颤如果处理及时，常常可以很快纠正。第五，内环境的稳定也不容忽视。术中检查动脉血气及电解质是最基本要求。一旦有酸碱平衡紊乱，需马上调整。术中通常要求血钾维持在 4 ~ 5 mmol/L。

五、胸主动脉瘤手术的麻醉

（一）病理解剖和病理生理

胸降主动脉瘤最常见，其他依次位于主动脉根部、升部及弓部。动脉粥样硬化性动脉瘤多位于胸降主动脉和升主动脉，马方综合征引起的动脉瘤多累及主动脉根部；先天性动脉瘤多位于弓部和弓降部；外伤性动脉瘤多位于峡部动脉导管韧带附近，感染伴动脉瘤以升主动脉最常见。主要病理改变是动脉壁中层弹力纤维变性、断裂或坏死，导致局部脆弱。由于主动脉内高压血流的冲击，使局部脆弱部位向外膨出扩大，形成动脉瘤。主动脉根部瘤因主动脉窦及主动脉瓣环扩大引起冠状动脉开口上移和主动脉瓣关闭不全，后者导致左心容量增加及左室腔扩大和心肌肥厚。老年患者多合并有高血压性心脏病或冠心病及脑、肾血管病变。动脉粥样硬化性动脉瘤、先天性动脉瘤及马方综合征的瘤体与周围组织粘连较轻；而感染性和外伤性动脉瘤多与周围组织粘连紧密，无完整动脉组织形成瘤壁，腔内多有大量血栓。随着瘤体的增大，逐渐压迫周围的组织或器官，产生持续性疼痛，或引起受压器官功能失常。如瘤体进一步扩大，可造成瘤体破裂，发生大出血而死亡。如果主动脉内膜断裂，血液流入内膜与中层之间，形成夹层，并使之剥离，向周径及长径方向发展，则形成夹层动脉瘤。夹层动脉瘤虽较少见，但死亡率高。夹层向近心端剥离，可影响主动脉瓣功能和冠状动脉血流，严重者可出现急性心肌梗死或猝死。夹层向远端剥离可引起头臂动脉、肋间动脉、腹腔动脉、肠系膜上动脉、肾动脉供血障碍，出现相应脏器功能的失常。如偏瘫、昏迷、截瘫、肾功能不全等。夹层动脉瘤形成后，夹层内张力非常高，一方面可压迫真腔；另一方面沿纵径或横径扩展，如某处内膜薄弱，血液将于此处向真腔内穿入，使假腔内压力下降，则剥离可暂时停止。如果假腔内压力过高，还可能向外穿透中层和外膜的薄弱部位，造成心包填塞、胸、腹腔内出血或纵隔、腹膜后血肿导致死亡。

（二）麻醉诱导和维持

胸主动脉瘤手术的麻醉多采用静脉复合麻醉或静吸复合麻醉。基本原则为完善的镇痛效果，良好的镇静催眠作用，术中无知晓，满意的肌松，防止不良的自主神经反射，力求避免血流动力学的剧烈波动。静脉诱导药物可根据术前患者的心功能状态进行选择，心功能差，尤其是左室功能不全者尽量避免选用有循环抑制作用的药物如丙泊酚、硫喷妥钠等；心功能良好者，选择范围较广。大剂量芬太尼仍是首选。肌松药一般选择非去极化类肌松药，如麻醉诱导时心率偏慢，选择具有轻度阻滞心脏毒蕈碱样受体作用的泮库溴铵比较合适。选择单腔或双腔气管导管，则根据具体手术要求而定。

由于胸主动脉瘤的手术时间长短悬殊较大，麻醉维持方法因人而异。手术时间短，又无严重并存疾病的患者，以吸入麻醉为主，辅以肌松剂，则麻醉深度易于调节，苏醒也快。手术时间长和有严重合并症的患者，麻醉维持以芬太尼静脉麻醉为主，间断追加或静脉微量输液泵持续输入，同时吸入少量强效麻醉药如安氟烷、异氟烷、七氟烷等。当患者合并有冠心病时，应按冠心病麻醉常规处理，尽可能维持本已脆弱的心肌氧供需平衡。

（三）胸主动脉手术中的转流方式

升主动脉瘤切除必须在体外循环下进行，一般采取中度低温，上下腔静脉和升主动脉或股动脉插管进行全身灌注。主动脉弓部瘤手术，因涉及无名动脉和左颈总动脉供血问题，此部位手术方法复杂，常采用深低温停循环的转流方法，但如停循环时间超过安全时限（45～60min），将造成中枢神经系统不可逆的损害。为减少这种严重并发症，可采用经头臂动脉及股动脉插管，分别对头部和下半身进行灌注；还可采用上腔静脉冷氧合血逆行灌注，来延长停循环的安全时限。有报道表明通过这类方法，安全时限可延长至90min。胸降主动脉瘤手术的切除多采用全身肝素化左心转流方式。如采用肝素被膜的体外循环管道，则左心转流时，无须全身肝素化。左心转流时，将氧合血从左心房引流至股动脉，在瘤体远、近端分别阻断，心脏不停跳，上半身由心泵供血，下半身由转流泵供血。根据上下肢血压调整左心引流量和下肢灌注量。一般上半身血压维持在70～100mmHg，下半身压力维持在40～90mmHg。通过该转流办法，还可减轻钳夹主动脉时左室前后负荷的升高幅度，进而减少左室做功。

（四）麻醉期间的呼吸道管理

降主动脉瘤手术中，左肺损伤并非少见，如有肺出血，需将血液与对侧肺隔绝开来，防止非开胸侧肺的血液倒灌，因而通常采用双腔气管导管，对双肺分别进行通气。术中为了提供清晰的手术野，常采用单肺通气。由于胸主动脉瘤往往侵犯左支气管，故插双腔管时动作要轻柔，以免因暴力致动脉瘤破裂，造成严重的后果。有条件时，在纤支镜辅助下，将双腔导管安置在正确的位置上。无纤支镜时，需反复听诊并轮流阻塞双腔管，使阻塞的同侧听不到呼吸音而对侧能听到，即可判定导管位置适当。安置手术体位后，需再行听诊确保导管位置无误。一般情况下，应优选左支气管内插管，这与右支气管导管易堵塞右上肺叶支气管管口有关。如动脉瘤压迫左侧支气管使其管腔狭窄或管壁塌陷时，此时应选用右支气管内插管。单肺通气期间，应持续监测脉搏氧饱和度。为了防治低氧血症可采取下列措施：①单肺通气时的潮气量设定在8～12mL/kg；②尽可能提高吸入氧浓度；③使用PEEP改善通气侧肺的通气血流比值关系，PEEP一般不超过5cmH_2O；④不通气的上肺持续吹入氧气，减少肺内分流，提高PaO_2；⑤上肺持续气道正压（CPAP）5～10cmH_2O；⑥上肺CPAP，下肺PEEP；⑦间断地双侧肺通气。如单肺通气期间出现低氧血症，通过上述措施，多能够纠正。

（五）控制阻断主动脉期间的高血压

主动脉阻断时，心脏后负荷明显增加，表现为阻断以上部位的高血压。为了减少阻断主动脉期间高血压的不利影响和便于在主动脉上操作，可采用血管扩张药以降低后负荷。降压应适度，防止过度降压造成下半身重要器官灌注不足。选用药物的原则是可控性强，停药后血压应能迅速回升，以免开放主动脉后因降压作用继续存在而加重低血压。硝普钠因其作用可控性强常作为首选，其缺点是可引起心率增快和增加颅内比。硝酸甘油降压作用相对于硝普钠而言较温和，但对术前合并有冠心病的患者有利。血压控制标准：年轻人可允许比术前血压高 30 ~ 40mmHg；老年人可高 20mmHg。

（六）防治开放主动脉时的低血压

开放主动脉前停用降压药，使血压回复。应充分补充血容量，使 PCWP 维持在 15mmHg 以上。逐步开放主动脉钳，使心血管系统有时间适应血流动力学的变化。给予碳酸氢钠，以纠正来自下半身的血液因灌注不足而产生的酸血症。如低血压经快速输血输液不能纠正，可根据情况给予苯肾上腺素 0.1 ~ 0.2mg 或多巴胺 3 ~ 5mg。给升压药时，多主张从主动脉阻断的远端注射血管收缩药，使下半身血管收缩，这样可减少血液再分布，有利于维持血流动力学稳定。开放后，如经快速补血补液及给予血管活性药后，血压仍难以回升，可考虑重新放置主动脉钳。

（七）重要器官的保护措施

1. 脑　主动脉弓部位手术的麻醉管理重点是脑保护。低温是脑保护的主要措施，温度每下降 1℃，大脑氧代谢率约下降 7%，升、弓及部分降主动脉瘤手术常需在深低温停循环下进行。停循环期间为了保持脑部灌注，避免或减轻脑损害，可采用经右侧无名动脉进行颈总动脉插管或经右锁骨下动脉插管进行脑部单独灌注。经上腔静脉逆行脑灌注也是一种可行的措施。其他脑保护措施包括：①停循环前用大剂量皮质激素如甲基强地松龙 30mg/kg；②停循环前 10min 给予硫喷妥钠 30mg/kg，已证实巴比妥酸盐可产生与剂量相关的脑代谢和氧耗下降，同时还有稳定细脑膜和清除自由基作用，对大脑局部缺血也有潜在保护作用；转流前使用甘露醇（0.5mg/kg）可减轻缺血后脑水肿程度；③开放主动脉前，头低位 15° ~ 30° 可防止脑血管的空气栓塞；④控制血糖浓度，既要预防血糖过高，又要避免血糖过低，因血糖过高或过低都将造成神经性损害。

2. 心脏　心脏的危险主要由低温和主动脉阻断所引起。低温期间易发生心律失常，严重者可导致室颤。预防室颤的发生，主要应避免降温过快，如无特殊需求，温度应控制在 28℃ 以上。主动脉阻断和开放将产生血流动力学的剧烈波动，这对心脏是个严重的考验，特别是合并有冠心病的患者。因此阻断和开放主动脉时，维持相对稳定的循环状态，益发显得重要。

3. 肾脏　造成肾损害的原因很多，主要有血流动力学的波动，缺血再灌注损伤和体外循环导致的系统性炎性反应等。众多因素中，血流动力学的变化起主要作用，尤其是肾动脉的收缩和肾内血流的再分布所致的肾实质低灌注和缺氧。已知引起肾血管收缩的原因：低血容量、脱水和体循环血流动力学的剧烈波动。栓塞是引起急性肾功能衰竭的另一个重要原因，在动脉粥样硬化引起的胸主动脉瘤手术过程中，附着于主动脉壁的胆固醇斑块和钙化物可能脱落引起肾血管栓塞。手术时间过长和体外循环相关的水的正平衡可引起肾脏水肿，水肿后的肾脏可使肾功能明显受损。预防肾功能损害的具体措施包括：①维持适当的血容量、心排血量和动脉血压。②持续静脉滴注小剂量多巴胺 1 ~ 3μg/（kg·min）。小剂量多巴胺可选择性地扩张肾血管，增加肾小球滤过率、尿量和尿钠的排出。尽管有关多巴胺是否存在肾脏保护作用及其机制目前仍有争议，但在有肾衰危险的患者中常规给予小剂量多巴胺没有足够理论支持却有一定的疗效。③体外转流或主动脉阻断前给予小剂量甘露醇（0.5mg/kg）用作渗透性利尿剂保护肾脏。④体外循环期间维持一定的灌注压。⑤胸主动脉瘤手术时，主动脉阻断时间尽可能缩短，同时维持适当的低温，这对肾脏保护有一定的作用。尽管采取了上述肾保护措施，胸主动脉瘤术后仍有 6% 的患者需要透析。

4. 脊髓　在胸腹主动脉瘤手术中，无论何种病理类型，采用何种手术方式，都不可避免地需阻断主动脉，进而导致脊髓缺血性损伤，遗留神经系统后遗症。截瘫是术后最严重的并发症。据报道，胸主动脉瘤手术的截瘫发生率为 0 ~ 10%，胸腹主动脉瘤的发生率为 10% ~ 20%。

手术中可采用不同的方法预防脊髓缺血的发生，低温仍是目前最可靠的方法，体温每降低 1℃，氧耗减少 5% 左右。轻度低温时，可耐受主动脉阻断的时间是常温时的 2 倍。因此，在血流阻断前，体温应降至 28 ~ 30℃。左心转流术将主动脉阻断段近心端血流转流到远心端，保证阻断远侧主动脉营养器官的血供，通过脊髓侧支循环改善脊髓缺血，减轻脊髓缺血程度，减少术后神经系统并发症。左心转流时，注意维持下肢灌注压在 60 ~ 70mmHg。脑脊液引流可降低脑脊液压力，使脊髓灌注压升高，改善脊髓的血供。脊髓灌注压可用远端主动脉平均压减去脑脊液压力（或中心静脉压）表示。为满足脊髓灌注，驱动压必须维持在 30mmHg 以上；抽取脑脊液时不宜过量（< 50mL），以避免出现脑疝的危险。已证实巴比妥酸盐如硫喷妥钠用于脊髓保护有一定的作用，其使用剂量和时机有待进一步确定。皮质激素可减轻脊髓水肿、稳定细胞膜，防止缺血区有害化学物质释放。有研究证明皮质激素与脑脊液引流联合应用时，才有脊髓保护作用。维持稳定的血流动力学，避免术前、术中、术后低血压的发生，在防止脊髓缺血方面十分重要。胸主动脉瘤手术过程中监测体表感觉诱发电位（SSEP），可及时发现脊髓缺血及其程度，便于及时处理，防止和减少截瘫的发生。在 SSEP 监测过程中，根据 SSEP 振幅和峰潜伏时间的改变来判断脊髓有无损伤。SSEP 的振幅降低，峰潜伏时间延长，最后波型完全消失形成一条直线的研究结果表明，其与病理组织学上所证实的神经损伤有关。充分的临床研究表明，SSEP 是脊髓局部缺血的有效监测手段，在主动脉钳夹期间 SSEP 保持正常的患者，清醒后均未见到神经损害。反之，有神经损害的患者，多表现有 SSEP 的变化，通常在 SSEP 消失后特定的 15 ~ 45min 内发生不可逆的损伤。

六、心脏移植手术的麻醉

心脏移植术是目前公认的治疗终末期心脏病的唯一有效方法。近年来，国内开展的心脏移植手术渐渐增多，且技术日臻完善，早期疗效已与国际水平接近。终末期心脏病患者由于长期心力衰竭甚至心源性休克，患者常伴有重要器官的功能不全，如肝、肾及呼吸功能的异常，甚至感染。心脏移植患者的麻醉，不仅要充分了解终末期心脏病患者的病理生理变化，同时应了解长期心衰患者对药代动力学的影响及其他重要器官的功能状态。要充分做好术前准备，合理选择麻醉药物进行麻醉诱导和维持，精确控制围手术期血管活性药物应用，积极保护移植后心肺功能，采取综合措施有效防治肺高压及右心功能衰竭，促进心脏及其他重要脏器功能的改善和恢复。

（一）麻醉前用药

接受心脏移植的患者在施行移植手术时病情已十分严重，对镇静药的耐受力极低，在不影响循环功能的前提下谨慎使用术前药。麻醉前用药一般情况下只用抗胆碱药物，高度紧张的患者可用少量镇静药，术前晚可口服地西泮 5mg，术前 30 min 酌情肌注吗啡 5mg 和东莨菪碱 0.3 mg。

（二）麻醉诱导

麻醉诱导时由于麻醉药物作用、气管插管刺激、缺氧及高碳酸血症可突然改变左心前后负荷，对长期心脏功能衰竭患者可诱发血流动力学失代偿。由于终末期心脏病患者体内存在较高浓度的儿茶酚胺用以维持血管收缩，麻醉诱导时由于降低了交感神经冲动传递，极易发生血流动力学失代偿。心脏移植患者在麻醉诱导时既要保证无意识，又要保证心血管和血流动力学的稳定性，所以在选择麻醉诱导药物时应十分小心、谨慎，对心肌有明显抑制作用的药物应尽量避免使用。心脏移植患者对低血容量耐受性差，后负荷突然降低易诱发猝死，麻醉诱导前应适当扩容，但扩容相对逾量时会明显削弱交感神经系统反应使循环不稳定。终末期心脏病患者心排血量主要依赖于心率，使用使心率减慢的药物要特别谨慎。因循环迟滞，药物起效延迟，患者对麻醉药物耐受性差，静脉诱导药物应小剂量多次用药和长时间诱导，给药应缓慢。应用肌松药后应避免过度通气，因为过度通气会降低静脉回流，诱导性低碳酸血症可降低循环中的儿茶酚胺，导致低血压。常用诱导药物为小剂量依托咪酯、咪达唑仑、氯胺酮、芬太尼、维库溴铵或罗库溴铵。但应用氯胺酮行麻醉诱导尚存在争议。有研究认为氯胺酮虽有益于循环状态的稳定，但可能会加重已存在严重肺动脉高压患者的右心功能不全。诱导时不要一味追求将血压调整至正常值，维持平均动脉压在 60 ~ 70 mmHg 即可。

（三）麻醉维持

心脏移植患者术前心功能均为终末期，心脏几乎没有储备能力。为使患者维持血流动力学稳定术前所用强心及血管活性药物在转机前要继续使用。终末期心脏病患者对麻醉药物耐受性差，麻醉维持药物以影响心血管功能小的麻醉性镇痛药芬太尼为宜，小剂量芬太尼维持麻醉，可避免麻醉药物对心肌抑制。镇静药物可选择咪达唑仑，咪达唑仑对心肌抑制小，镇静同时还可产生遗忘作用。低浓度的吸入麻醉剂对血流动力学无太大影响，术中也可以辅助吸入 0.4% 的异氟醚。肌松药可选用对心肌抑制较小的长效肌肉松弛剂如哌库溴铵或维库溴铵。麻醉维持时应注意终末期心脏病患者的特点考虑到术中觉醒，药代动力学改变，心血管稳定性及维持良好通气等问题。手术中维持 $PaCO_2$ 在 30 ~ 35mmHg 范围，PEEP 使用 4cm H_2O 以防肺血管收缩，转机过程中静态膨肺，保证肺泡供氧及形态完整。心脏移植患者另一个重要问题是围术期出血，其主要原因是肝功能异常、大手术创伤、体外循环。转机过程中使用丝氨酸蛋白酶抑制剂、氨甲环酸、氨基己酸等药物行血液保护，减少血液破坏，大剂量抑肽酶可以明显减少出血量，但在美国抑肽酶已禁止使用，因为在一项研究中发现抑肽酶有很高的患者致死率。除了应用药物减少出血外还应该为术后出血作一些准备，准备好血液回收装置，加压输血装置，配备充足的血液制品。如果出血多，应积极查明原因进行对因处理，如补充鱼精蛋白、输入凝血酶原复合物、输新鲜血浆或血小板等。为了避免体温过低，必要时应对液体加温，使用变温毯及气道保温措施。体外循环中为了预防应激性溃疡的发生可使用抑酸药如洛赛克。术中严密监测电解质的变化，血钾水平维持在 4mmol/L 以下，因为保护液和低温的原因，供心对高钾敏感。为了避免高钾对移植心脏的损害，升温前一般不用补钾，复温后根据检验结果和尿量，适当补充。

（四）心脏移植后麻醉管理

心脏移植后，麻醉管理特别要注意以下三点。

（1）移植后心脏原有的交感神经心血管反射消失，心脏跳动依赖于循环中的儿茶酚胺水平、供心内在的固有节律以及外源性激素。由于供心已去神经，心脏复跳后常发生心动过缓和房室传导阻滞。因为通过心脏自主神经进行的调节机制已失去作用，常规使用阿托品增快心率已无效，常需安置临时起搏器以便脱离体外循环。正性肌力药可使用 β - 受体激动剂异丙肾上腺素 0.03 ~ 0.2 μg/（kg·min），因为去神经心脏的 β - 肾上腺素受体仍存在，对异丙肾上腺素仍有效，也可使用多巴酚丁胺 5 ~ 15 μg/（kg·min），维持心率在 90 ~ 110 次 /min。

（2）肺高压及右心功能衰竭的处理。由于心脏移植后供心的去神经作用，原有的正常心肾反射消失，当循环系统中容量负荷明显增加时，不能有效地抑制抗利尿激素及肾素 - 血管紧张素 - 醛固酮系统活性，抗利尿激素分泌增加，尿量减少，导致水钠潴留，容量负荷进一步加重，引起术后早期血流动力学剧变。终末期心脏病患者术前均有不同程度的肺动脉高压，适应正常肺血管阻力的供心对突然升高的肺血管阻力难以适应，容易引起右心功能衰竭。长期适应低排量的肺小动脉难以适应供心较高的心排血量而发生痉挛，进一步加重肺动脉高压，加重右心功能衰竭。转机过程中的肺缺血再灌注损伤、肺隔离和转机过程中炎症因子对肺血管的损害更加重肺的损伤。心脏移植后右心功能不全甚至右心功能衰竭是移植后早期最常见的并发症，也是导致移植失败的主要原因。肺动脉高压及右心功能衰竭的治疗要采取综合措施，主要措施：①防止肺血管收缩。通过适度过度通气（$PaCO_2$ 30 ~ 35 mmHg）、提高氧分压、术中静态膨肺、采用最佳 PEEP 来防止肺血管收缩。术中静态膨肺，因为对完全缺血的肺只要有足够的肺通气，也可维持需氧代谢 5h 之久。②降低肺血管阻力。严密监测中心静脉压，使右室前负荷维持在合适的水平，同时采用药物降低肺血管阻力，从而降低右室后负荷。常用的药物有前列腺素 E1（PGE1）、NO、酚妥拉明、硝酸甘油、异丙肾上腺素。PGE_1 主要在肺循环内代谢，大约 70% ~ 90% 的药物在经过一次肺循环后被代谢完。PGE_1 常用量为 10 ~ 30 ng/（kg·min）。肺动脉高压时，肺组织 β–受体和 α–受体处于失衡状态，以 α–受体占优势，导致肺血管收缩。对重度肺高压、术中气道压紧急升高时，可经中心静脉给予氨茶碱，同时经肺动脉内直接注入 $α_1$–受体阻滞剂——酚妥拉明，常用量为 0.1 ~ 0.5 mg/min，最大用量一般不超过 2mg/min，肺高压危象时可先给 0.1 ~ 0.5 mg 冲击量，再给维持量。经气道吸入 NO 气体可以快速降低肺血管阻力和肺动脉压力，对肺高压危象导致的右心衰非常有效。③增加右心室心肌收缩力。常用多巴酚丁胺、安力农、米力农、肾上腺素、去甲肾上腺素等正性肌力药来增加心肌收缩力，辅助右心功能。非特异性扩血管药物在扩张肺血管的同时也造成体循环血管扩张，此时可使用 α–受体激动药，常用去甲肾上腺素，它的 $α_1$–受体激动可保持外周血管张力，受体激动可促使内源性去甲肾上腺素释放及 $β_1$–受体活性增加，增加心肌收缩力，为避免肺动脉压的上升，可采用经左心给药。术中严密监测内环境变化，及时处理酸中毒、高血钾，改善组织氧供氧耗平衡。

（3）免疫抑制药的使用。心脏移植后排异反应包括超急性和急性排异反应，是心脏移植后死亡的主要原因之一。免疫抑制药的不断发展显著提高了心脏移植患者的生存率。大剂量免疫抑制剂对肝肾功能会产生严重损害，术前可不用免疫抑制剂，只在主动脉开放前给予甲泼尼龙 500 ~ 1000 mg 静脉注射，以后每间隔 8h 使用 1 次，共用 3 次。

（刘宏）

第十三章

心脏大血管手术麻醉的进展

第一节　心脏大血管手术围术期的血液保护

心血管外科是用血大户。血液保护与心肌保护、肺保护、脑保护和肾保护同属心血管手术的五大保护之列。血液保护的目的是少出血与不输血或少输血和自体输血。我国如果严格控制输血指征（transfusion trigger），临床用血量可比现在减少30%。对于心血管手术，输血指征可掌握在 70 ~ 100g/L。临床研究证明，尽管 Hb < 100g/L 时血液的携氧能力（CaO_2）降低，但只要维持足够的血容量，组织仍能获得正常氧合。据报道，不输用库血和自体输血者术后感染率在5%左右，而输库血 800mL 以上各达 20% ~ 30%，心脏术后甚至还会增加肾功能衰竭和死亡的概率。因此，做好血液保护的工作，可减少许多围术期并发症。本节将介绍临床上常用的血液保护措施。

一、急性等容血液稀释

血液稀释的生理学基础：在麻醉下实施等容血液稀释是血液保护的重要措施之一。等容血液稀释有以下几种代偿机制：①增加心排血量（CO）和心脏指数（CI）；②降低血液黏稠度，增加组织灌注和氧合；③氧离曲线右移使血红蛋白（Hb）与氧的亲和力下降，P_{50}（血氧饱和度为50%时的氧分压）增加。组织从微循环中提取更多的氧，使静脉氧饱和度（SvO_2）下降；因此在血液稀释过程中只要有效循环血容量保持不变，血压和心率仍稳定，即使红细胞比容（Hct）降至21%，这些机制仍会保证氧的供给（DO_2），其中主要是 CO 和微循环的有效调节（图 1-13-1）。

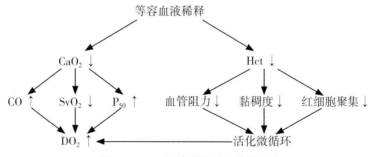

图 1-13-1　血液稀释对氧供的影响

影响耐受等容血液稀释的主要因素：①年龄，老年人对 CaO_2 下降的代偿受限；②控制性降压，使用血管扩张药会干扰正常血流再分布，损害肾和内脏的组织氧合；③呼吸功能不全，使动脉血氧饱和度和血液的携氧能力降低；④危重患者，因低血容量、低氧血症和心功能不全使氧的供给减少，而发热、疼痛、应激和呼吸做功增加又使组织氧需增加；⑤冠心病患者由于心肌氧提取下降，血液稀释后冠脉储备减少，以及 CO 下降，故需要较高的 Hct，Hct < 30%需要输血。但在实施有效的血管重建术后，患者仍可安全地耐受 70g/L 的血液稀释。

血液稀释有三种形式：①急性等容血液稀释（acute normalvolemic hemodilution，ANH）；②输入血

浆代用品或晶体液，补偿围术期出血；③高容量血液稀释（hypervolemic hemodilution，HVH），即在出血前就给患者输用大量血浆代用品或晶体液（20～25mL/kg），增加循环血容量同时降低 Hct。三种方法中 ANH 是一种简单而常用的自体输血，心血管手术时常用下面两种 ANH 的方法。

（一）麻醉后放血

麻醉医师在麻醉诱导后，手术失血之前将患者的血液放出，同时用胶体液（1∶1）补充血容量。放血量 =（放血前 Hct− 放血后目标 Hct）× 估计血容量 / 放血前 Hct。为保存血小板功能，放出的血应保存在室温下。放血的原则是使放血后 Hct 达到 25%～30%，当手术开始失血时患者出的乃"贫血"之血，术中和术后再将放出的新鲜血全部输回。麻醉放血的相对禁忌证包括低血容量，贫血（Hb < 100g/L），凝血异常，充血性心衰或近期有过心肌梗死及严重肺疾患等。冠状动脉搭桥术不是放血的绝对禁忌证，除非患者有不稳定型心绞痛或射血分数小于 45%，左室舒张末压大于 20mmHg 及左主干病变等。

（二）体外循环开始时放血

在体外循环（CPB）开始时，将右房或上下腔静脉插管中最初引流的 500～1000mL 肝素血储备于血袋中，同时经主动脉输入等量无血预充液。在主动脉拔管及肝素中和后再将放出的血液回输。由于放出的自体血未与 CPB 管道的异物表面接触，血小板及白细胞均未被激活，回输后可提供较好的止血条件。但回输血液时应给予鱼精蛋白。

二、血液回收

血液稀释可以增加血容量（开源），那么血液回收便可减少自身血液的丢失（节流）。手术野的失血从切皮到缝皮（from skin to skin）都可以被回收和利用。目前有三种血液回收系统可供选择。

（一）简单回收系统

将血液收集到含枸橼酸盐或肝素抗凝的容器中，然后再通过微孔滤器回输。此系统经济迅速，用体外循环机回收术中失血尤其方便。但简单回收装置回收血液的质量受到限制，血中可发现相当高的游离 Hb 及补体激活物，可能有潜在的有害后果。

（二）"洗血球机"系统

术中用洗血球机（cell saver）将术野的失血全部吸回，经肝素化后再用生理盐水洗涤和浓缩，可得到 Hct 40%～60% 的红细胞。此法在失血多时可回收大量高 Hct 的血液，但几乎丧失了回收血中全部的血浆和电解质。

（三）回输自体血

术后纵隔和胸腔的引流血，在无菌操作和严格过滤或洗涤后可以在 6h 内回输。

现将自体血与同种血作一比较（表 1-13-1）。

表 1-13-1　自体血与同种血的比较

	同种血	术前自体献血	麻醉后或体外循环前放血	回收血
传染性	+++	0	0	+
免疫抑制	++++	0	0	0
污染问题	0	0	0	0
临床差错	+	+	0	0
凝血因子缺乏	+++	+	0	+++
费用	+++	+++ 或更多	+	++

三、血液麻醉

体外循环（CPB）的管道系统为非内皮异物表面，血液与其接触后激活可介导出血、血栓形成和血管活性物质的产生。针对这一问题现有两种基本对策：①生产不激活血液成分的生物学材料；②通过"血液麻醉"（blood anesthesia）选择抑制血液成分，使之在 CPB 中不被激活而处于"麻醉"状态，待 CPB 结束后再使这些成分"苏醒"而发挥其生理功能。因其类似全麻过程故称血液麻醉。

（一）凝血酶抑制剂

标准肝素是 CPB 中必不可少的抗凝剂或"血液麻醉剂"。它主要抑制凝血酶，而对因子 Xa 的抑制不强，不能防止 CPB 中凝血酶的形成和活动。它也激活血小板和中性粒细胞。小分子量肝素可同时抑制凝血酶和 Xa，且抑制 Xa 比抑制凝血酶强 3～5 倍。虽然它不影响血小板功能，生物利用度高（100%），皮下注射半衰期长（4～7h），但小分子量肝素在阻止凝血酶形成和活性方面均不如标准肝素，且不易用鱼精蛋白拮抗，故不宜用于 CPB。

（二）纤溶酶抑制剂

纤溶酶抑制剂主要包括抑肽酶和合成抗纤溶药。据报道 CPB 后 12%～15% 的出血与纤溶有关。抑肽酶是一种天然的多肽丝氨酸蛋白酶抑制剂。它抑制纤溶酶、激肽释放酶、胰蛋白酶和糜蛋白酶，既可阻断内源性凝血通路又保护了外源性通路；既能阻止血小板激活，保护糖蛋白 116/Ⅲa 受体，又有全身抗炎作用；它还减少 CPB 产生的炎性酶，增加抗炎细胞因子 IL-10 释放。但抑肽酶价格昂贵，有过敏反应，尤其是二次使用者过敏反应的发生率大于 2.8%。因此，对首次择期的 CPB 手术可先采用化学合成的抗纤溶药 6-氨基己酸（EACA）和凝血酸（TA，氨甲环酸）。虽然它们价格便宜且无过敏反应，但减少失血（约 30%）的效果不如抑肽酶。抑肽酶则最适用于再次手术，感染性心内膜炎，服用阿司匹林等心脏手术。所有抗纤溶药都必须预防性大剂量应用，使 CPB 中保持较高的血药浓度，它们的剂量详见表 1-13-2。

表 1-13-2　CPB 预防性应用抗纤溶药剂量

	6-氨基己酸（EACA）	凝血酸（TA）	抑肽酶（Aprotinin）
负荷量	150ng/kg	10～20mg/kg	2000 000 KIU*
CPB 预充量	无	无	2000 000 KIU
输注速度	10～15mg/（kg·h）	1～2mg/（kg·h）	500 000 KIU

注：KIU* 指激肽释放酶抑制单位。

（三）血小板抑制剂

有许多可逆性血小板抑制剂可用于 CPB 中的"血小板麻醉"，如磷酸二酯酶抑制剂（双嘧达莫）、cAMP 催化剂（前列腺烷酸）和血小板受体 GP Ⅱb/Ⅲa 抑制剂（噻氯匹定、三禾胺衍生物）等。CPB 中静脉注射双嘧达莫可部分保护血小板，但其血浆半衰期长达 100min，而且止血效果欠佳。前列腺烷酸特别是伊洛前列腺素，在 CPB 中虽能保护血小板，但需要大剂量去氧肾上腺素（苯福林）维持血压。三禾胺衍生物是蛋白质，所以也是过敏原。现已生产出化学的血小板受体 GP Ⅱb/Ⅲa 抑制剂，它们在 CPB 中能有效防止血小板黏附和聚集，但均不能抑制血小板凝血酶受体。不过由于 GP Ⅱb/Ⅲa 受体抑制剂和前列腺烷酸的作用机制不同，如两药合用都取小量，则不仅有效也不会有副作用。我们相信很快就会发现更好地能够麻醉血小板的可逆抑制剂。

（四）接触性蛋白酶抑制剂

因子Ⅻa、Ⅻ和激肽释放酶均是血浆蛋白接触系统的活性酶，而且与内源性通路、补体及中性粒细胞的活化有关。已知有许多Ⅻa、Ⅻ和激肽释放酶抑制剂能有效防止 CPB 中接触系统的活化。在体外模拟 CPB 下，萘莫司他（nafamostate mesilate，FUT–175）能抑制因子Ⅻa 和激肽释放酶活性及中性粒细胞蛋白酶的释放，但不能防止补体激活。硼精氨酸抑制激肽释放酶的活性很强，且能抑制补体激活和中性粒细胞弹性蛋白酶的释放。令人意外的是小分子量肝素（enoxaparin）能完全抑制补体活性和弹性蛋白酶释放，并减弱激肽释放酶活性。抑肽酶虽属纤溶酶抑制剂，也能抑制激肽释放酶 – 激肽的形成，抑制Ⅻa 产生，降低补体激活及抑制中性白细胞激活和脱颗粒等，减轻 CPB 引起的全身炎症反应综合征（SIRS）。

四、促红细胞生成素 / 铁剂

促红细胞生成素（erythropoietin，EPO）能促成骨髓造血功能，使红细胞和网状细胞数增加。术前每周皮下注射 EPO600U/kg，持续 3 周，可使 Hb 每周增加 5 ~ 10g/L。这不仅可增加术中等容血液稀释收集的平均血容量，还可降低同种血的需要量达 11% ~ 53%。术后如 HCT < 24% 还可再用。红细胞合成 Hb 时因体内铁的供应受到限制，会导致红细胞缺铁，应口服铁剂 325mg，每日 3 次；同时口服维生素 C 250 ~ 500mg，每日 2 次；维生素 B_{12}100 µg/（kg·d）和叶酸 1mg 以增加铁吸收。由于口服补铁慢且不可靠，可静脉补铁，尤其是血清基础铁蛋白< 100mg/mL 者。补足铁剂可维持铁的储存，增加 EPO 对 Hb 的合成。

五、血液代用品（人造氧载体）

人造氧载体能携带和释放氧，又称"氧桥"（oxygen bridge），它的发展和应用将是输血史的一场巨大的革命，并将改变血液稀释的限度、甚至避免同种异体血的需要。目前血液代用品有血红蛋白溶液和全氟碳化合物（PFC）乳剂两种。

（一）血红蛋白溶液

人造血需以 Hb 为原料（一般是过期人血或牛血），不需要交叉配型，但造价昂贵，有传播疾病的可能性，具有肝肾毒性，而且血管内半衰期短（< 24h），因此在手术中的应用受到限制。

目前人造血尚出于临床试验阶段，在结构上都是改良的 Hb，如无基质血红蛋白溶液、基因工程血红蛋白（用大肠杆菌制造人红细胞）及血红蛋脂质体丸（人工膜的血红蛋白）。通过对血红蛋白交叉连接、聚合、结合、基因重组和人工膜包绕形成。血红蛋白脂质体内含有所有红细胞酶，使之更接近人工红细胞，能防止输注游离 Hb 产生的肾毒性及其他生物效应。人造血的缺点：①血压轻度升高；②使淀粉酶、脂肪酶浓度升高。

（二）全氟碳化合物（PFC）乳剂

人造血的另一大类是 PFC 乳剂，是氧溶解度高的有机溶液（氧溶解度是血浆的 20 倍）。由于是无细胞氧运输的载体，含有携氧颗粒，大小仅为红细胞的 1/70，故能穿越接近闭塞的血管。第一代 PFC 由于半衰期短，组织内停留时间长，需要高的氧张力（> 400mmHg）直接溶解氧，及价格昂贵而从市场消失。第二代氟碳化合物如 per–fluoroctylbormide（perflubron）毒性低，架构更稳定，目前正处在第二阶段血液稀释和体外循环研究中，并显示人有很好的耐受性。

心外科实施血液保护的理想目标是无血手术，即用患者自己的血救自己。因此，血液保护应当是全方位、多层次、多学科的联合"作战"，包括术前、术中和术后的各种措施和努力（表1-13-3）。麻醉科医师、外科医师，灌注医师和ICU医师的血液保护意识，责任感、知识水平和协作精神至关重要。实现无血手术需要取得大家的合作、共识和不懈地努力。

表1-13-3　CPB围术期血液保护措施

时间	保护措施
术前	促红细胞生成素/铁（Hb < 100g/L） 储存式自体输血 术前停阿司匹林7d 术前停肝素24h 检验取最少血标本 冠脉造影后充分压迫防止大腿血肿
CPB前	提高麻醉质量，有效控制血压 麻醉后放血（Hb120g/L） 富血小板血浆去除术 无血预充（Hb 60 ~ 80g/L） 氧合器和管道小型化 预防性应用抗纤溶药（抑肽酶/凝血酸） 足够量的肝素 洗血球机
CPB中	肝素涂层回路 常温不停跳手术 白细胞去除术 早期充分复温
CPB术后	回输机器全部余血、回输自体血和回输引流血 足够偏低的鱼精蛋白量 外科彻底止血 抗纤溶药（凝血） 严格控制输血指征（Hb 70 ~ 100g/L） 局部止血药 术后镇静镇痛防止高血压 大量出血者尽早二次开胸止血

第二节　围术期经食道超声心动图监测

早在1971年，美国的Side和Gosling就尝试将连续多普勒探头镶嵌于胃窥镜的顶端，插入食管来观察胸主动脉内的多普勒效应。1976年，美国学者Frazin等报道了M型经食管超声心动图（transesophageal echocardiography，TEE），借以克服因肺气肿、肥胖等因素所致经胸超声心动图（TTE）图像不佳的情况。

1977 年日本学者 Hisanaga 等首先推出经食管超声二维心动图。1982 年，德国学者 Souquet 和 Hanrath 等推出电子相控阵食管探头。1987 年彩色多普勒与高分辨率的食管探头结合应用，从而使 TEE 广泛、迅速用于临床。表 1-13-4 对 TEE 和 TTE 的主要特点进行了比较。

TEE 的逐渐成熟吸引了麻醉科医师的极大兴趣并将其用于心血管手术。术中 TEE 包括在手术室内麻醉后手术前的所谓"术前诊断"、术中监测和术后即刻的诊断（重点是评价手术效果）。有些医师将 TEE 探头带到 ICU 病房继续 TEE 监测。因此我们将这一技术命名为围术期 TEE。

表 1-13-4　TEE 与 TTE 的主要特点

	TEE	TTE
探头频率（HMz）	3.7 ~ 7.5	2.5 ~ 3.75
基本功能	二维 M 型多普勒	二维 M 型多普勒
优点	图像清晰 显示 TTE 不能理想显示的部分结构，如左心耳、成人房间隔及降主动脉等可在术中使用	使用方便 探头可移动范围大 无禁忌证
缺点	探头移动范围有限 有禁忌证	图像不够清晰 远场结构显示不理想 不能用于术中

一、TEE 的基本设备

一台完整的配备了 TEE 的超声仪包括 TEE 探头（换能器）、主机和相配的图像记录系统。目前常用的 TEE 探头主要有下列两种：双平面 TEE 探头，该探头有水平扫描和纵向扫描。由于受探头直径的限制，现在小儿 TEE 探头仍多为双平面探头；多平面 TEE 探头，采用了相控阵晶片旋转装置，可使发生声束从 0° ~ 360° 范围连续扫查心脏和大血管结构，最大限度地提高了 TEE 显示心脏解剖结构的功能。目前，对体重大于 20kg 的患者均可用多平面 TEE 探头。

二、TEE 基本检查技术

TEE 检查时，应先将探头送至所需到达的部位，再转换探头方向以获得满意的切面图像，并通过观察影像变化来定位探头。用于描述探头在成像过程中操作的方法为假定患者仰卧，处于标准的解剖位置，扫描平面在食管中直接向前穿透心脏。以心脏为参照，其上方为头，下方为足，后方是脊柱，前方朝向胸骨，"左/右"分别表示患者的左侧和右侧。

美国超声心动图学会（ASE）/心血管麻醉医师协会（SCA）建议使用 20 多个标准切面作为术中系统 TEE 检查的系列切面。每一切面的描述均由探头的定位（形成声窗）、影像平向（如长轴、短轴）和图像中的主要解剖结构等几部分组成。TEE 检查时所使用的术语应尽可能地与 TEE 相关的术语一致，如 TEE 的食管中段四腔心切面可以被理解成 TEE 的心尖四腔心切面。表 1-13-5 列举了获得某一切面图像所需的探头深度和多平面角度的大概范围。

表 1-13-5 建议使用的经食道超声心动图标准切面

声窗（距门齿的距离）	切面（参见图 3）	多平面角度	影像构成
食道上段 （20～25cm）	主动脉长轴（s）	0°	主动脉弓，左头臂 V
	主动脉短轴（t）	90°	主动脉弓，PA，PV，左头臂
食道中段 （30～40cm）	四腔心切面（a）	0°～20°	LV，LA，LAA，MV，TV，IAS7
	二尖瓣叶交界（g）	60°～70°	MV，LV，LA
	二腔心（b）	80°～100°	LV，LA，LAA，MV，CS
	长轴（c）	120°～160°	LV，LA，AV，LVOT，MV，升主动脉
	右室流入 - 出（m）	60°～90°	RV，RA，TV，RVOT，PV，PA
	AV 短轴（h）	30°～60°	AV，IAS，冠状动脉开口，LVOT，PV
	AV 长轴（I）	120°～160°	AV，LVOT，升主动脉近端，右 PA
	上下腔静脉（I）	80°～110°	RA，SVC，IVC，IAS，LA
	升主动脉长轴（o）	0°～60°	升主动脉，SVC，PA，右 PA
经胃 （40～45cm）	升主动脉短轴（p）	100°～150°	升主动脉，右 PA
	降主动脉长轴（q）	0°	胸主动脉，左胸腔
	降主动脉短轴（r）	90°～110°	胸主动脉，左胸腔
	基部短轴（f）	0°～20°	LV，MV，RV，TV
	中部短轴（d）	0°～20°	LV，RV，乳头肌
	二腔心（e）	80°～100°	LV，MV，腱索，乳头肌，CS，LA
	长轴（j）	90°～120°	LVOT，AV，MV
	RV 流入（n）	100°～120°	RV，TV，RA，TV 腱索，乳头肌
经胃深部 （45～50cm）	长轴（k）	0°～20°（前屈）	LVOT，AV，升主动脉，主动脉弓

注：V，静脉；PA，肺动脉；PV，肺动脉瓣；LV，左室；LA，左房；RV，右室；RA，右房；MV，二尖瓣；TV，三尖瓣；IAS，房间隔；LAA，左心耳；CS，冠状窦；AV，主动脉瓣；LVOT，左室流出道；RVOT，右室流出道；SVC，上腔静脉；IVC，下腔静脉；RPA，右肺动脉。

三、TEE 在术中临床应用

（一）完善和补充术前诊断

目前绝大多数心血管疾病的术前诊断主要依据无创的 TEE、超高速 CT 和磁共振成像等检查。但不论是有创性诊断还是无创性诊断，难免有欠完整的一面。美国 Duke 大学报道 154 例瓣膜成形术研究结果显示对 19% 的患者，术中 TEE 不同程度上改变了预定的术式或麻醉计划。术中 TEE 在左房血栓、房间隔缺损、主动脉夹层破口、瓣膜结构和功能、赘生物的探查方面意义尤为突出。

（二）术中血流动力学监测

左心整体功能：TEE 测量心排血量主要有两种方法：一种方法为取食道下段四腔心和两腔心切面，手动描记或采用心内膜自动描记法描记左室腔的心内膜。Simpson 法计算出左室舒张末容积（LVEDV）和收缩末容积（LVESV），两者相减即为每搏量（SV），SV 乘以心率即得 CO，SV÷LVEDV×100%

即为射血分数（EF）。另一种方法为取主动脉瓣口，二尖瓣瓣口或右室流出道的血流频谱，计算时间速度积分，乘以各瓣口的截面积即得每一心动周期跨瓣的血流量，即 SV。两种计算结果均与血管造影和热稀释法相关良好。除了以上两种 EF 的计算方法外，还可取胃底左室乳头肌短轴水平测量舒张末面积（EDA）和收缩末面积（ESA），计算短轴缩短率（FAC），FAC =（EDA-ESA）/ EDA，FAC 数值的大小可以反映 EF 的变化。另外，在术中连续从不同的切面观察到心室的整体收缩运动和局部室壁运动也有助于粗略地判断心室射血功能。

舒张功能：经食道超声主要通过测量二尖瓣、肺静脉的血流频谱来反映舒张功能的变化，与核素检查等相关性良好。舒张功能的异常在血流频谱上主要表现为舒缓的减慢、左室充盈的假性正常和左室充盈的限制阶段。血流频谱的不同变化不仅可反映心肌缺血和心衰而且其中的二尖瓣 E 峰减速时间在众多独立的致死影响因素中是最好的预后指标。

前后负荷：前负荷的定义对左室而言即左室舒张末期容积（LVEDV），心室舒张时的容积在心腔内形成一定的压力即左室舒张末压（LVEDP）。TEE 取胃底乳头肌短轴切面可以准确地反映前负荷，并能及时反映药物、体位改变对前负荷的影响。后负荷指心室射血时所面对的阻抗，即心室壁的张力，TEE 可通过计算左室壁的应力来反映后负荷。

心肌缺血监测：根据美国超声心动图学会推荐的标准，将左室壁分为 16 个节段，此模型将左室壁由心底部至心尖部分为三个水平：心底部、中部和心尖部。心底部和中部的心肌环心腔一周被分别划分为 6 个节段，心尖部则被分为 4 个节段。实际操作中，左室功能由目测的室壁运动情况和收缩期节段室壁增厚度来进行评估和分析，室壁运动情况的分级评分标准为：1——运动正常（收缩期室壁增厚度＞30%），2——轻度运动减弱（室壁增厚度为 10% ~ 30%），3——重度运动减弱（室壁增厚度＜10%），4——运动消失（收缩期室壁不能增厚），5——矛盾运动（收缩期反向运动）。对每个节段分别评分，进行半定量分析，此方法反映心肌缺血的敏感性明显高于 ECG 及血流动力学指标。实验证明心肌缺血时 TEE 所显示节段性室壁运动异常（SWMA）的发生早于心电图改变。美国学者 smith 报道了 50 例心血管手术中 TEE 检测节段性室壁运动与 7 导联心电图的对照研究。50 例中 24 例于术中出现节段性室壁运动异常，仅 6 例出现心电图的 ST 段改变，且该 6 例均有节段性室壁运动异常。3 例术中发生心肌梗死者均出现持续性室壁运动异常。仅 1 例出现心电图 ST 段改变。以后又有大量临床研究证明 TEE 在监测心肌缺血方面优于 12 导心电图及动态心电图。

（三）手术效果即刻评价

即刻评价各种心血管手术的效果是术中 TEE 最主要的价值之一。美国麻醉学会和心血管麻醉学会在全面总结以往术中 TEE 研究结果的基础上，结合有关专家意见，于 1996 年制定了术中 TEE 操作指南。该指南根据术中 TEE 的价值大小及有关专家意见，将术中 TEE 应用分为三类：第一类术中是已经被证实 TEE 应用价值最大，为指南所推荐。主要包括：①患者存在急性持续性威胁生命的血流动力学紊乱的手术；②瓣膜成形术；③需体外循环的先心病手术；④肥厚性心肌病左室流出道疏通术；⑤心内膜炎可能累及瓣周组织或术前诊断不明确的手术；⑥病情不稳定的主动脉夹层、主动脉瘤或血管撕裂；⑦主动脉夹层可能累及主动脉瓣；⑧心包开窗术；⑨术后 ICU 应用对病情不稳定、血流动力学紊乱、怀疑瓣膜病变或血栓栓塞等。第二类术中应用有价值，但证据不如第一类充足，也为专家所推荐，包括：①术中会加重心肌缺血或梗死的手术；②术中可能加重血流动力学紊乱的手术；③瓣膜替换术；④室壁瘤手术；⑤心脏肿瘤摘除术；⑥术中探查异物；⑦术中探查气栓；⑧心内血栓摘除术；⑨肺动脉血栓摘除术；⑩疑诊心脏创伤的手术；⑪疑诊急性胸主动脉夹层、动脉瘤、胸主动脉破裂的手术；⑫主动脉夹层可能未累及主动脉瓣的手术；⑬探查主动脉粥样硬化斑块或主动脉栓子来源；⑭心包切除术、心包积液的探查或评价心包手术；⑮心脏移植或心肺移植术中探查吻合口；⑯术中插管和有关操作的定位和功能监测。第三类是目前尚无证据证实其术中 TEE 的价值，故其应用价值不明确，但也许以后会得到证实。主要包括：①术中评价心肌灌注，冠状动脉解剖，或血管桥的通畅性；②其他心肌病手术（肥厚梗阻型心肌病除外）；③病情不复杂的心内膜炎的非心脏手术；④矫形外科术中栓子监测；⑤胸主动脉损伤手术的术中评价；⑥病情不复杂的心包炎；⑦术中评价胸膜肺部病变；⑧术中评价中心静脉压和肺动脉导管放置部位；⑨停跳液灌注的术中监测。

瓣膜成形术的发展与术中 TEE 密切相关。术中 TEE 能在手术前后即刻准确评价瓣膜结构和功能，使外科医师能够即刻了解成形术的效果。如成形术不理想，还能分析不理想的具体原因，从而外科医师有机会在患者离开手术前重新完善成形术或改行瓣膜置换术。其结果是不仅二次开胸大减少，且术后的复发率和死亡率均大大减少。美国 Duke 大学报道 154 例瓣膜成形术的 TEE 研究结果，其中 10 例（6%）由 TEE 证实成形术不成功而立即再次手术。术后 TEE 显示 123 例（80%）瓣膜功能正常患者中，18 例（15%）术后有明显并发症，其中 6 例（5%）死亡；而术后 TEE 显示中度瓣膜功能不全的 7 例（5%）患者中，6 例（86%）术后有明显并发症，其中 3 例（50%）死亡。综合资料显示约 9% ~ 13% 的病例体外循环转机前 TEE 能提供新的诊断信息或改变术式；6% ~ 11% 的病例转机后 TEE 提示明显瓣膜功能不全，3% ~ 10% 的病例不得不再次转机修补二尖瓣。

TEE 探头位于左房后方，在显示人工二尖瓣时机械瓣所产生的声影及多重反射等干扰影位远场的左室内，而左房的显示十分清楚，故能清晰显示人工二尖瓣的反流。而主动脉瓣位人工瓣的探查就不如二尖瓣理想。术中 TEE 在探查人工瓣时，重点是以下几个方面：①人工瓣结构是否完整，位置和运动是否正常；②人工瓣上是否有异常结构附着；③人工瓣周围是否存在瓣周血肿或脓肿；④人工瓣有无狭窄；⑤人工瓣反流是否为病理性。

术中 TEE 在冠心病外科治疗中的应用价值至少包括以下三个方面：①即刻探查冠脉旁路术是否有新的节段性室壁运动异常，从而间接推断血管桥是否通畅。一组 50 例冠脉旁路术的术中 TEE 研究显示，10% 的病例显示对外科手术有帮助的信息，其中 2 例（4%）完全由 TEE 显示新的节段性室壁运动异常，3 例（6%）TEE 显示新的节段性室壁运动异常，同时配合其他临床征象提示血管桥闭塞，使术者能即刻施行血管桥疏通术或必要的药物治疗。②术中 TEE 能在体外循环及时探查患者是否合并其他心内病变，如瓣膜病等。一组 182 例冠脉旁路术的术中 TEE 研究显示，5 例（2.7%）患者术中 TEE 探查到术前未预料到的较严重二尖瓣反流，从而改变术式，同时行尖瓣替换术。而另有 51 例术前计划行冠脉旁路术加二尖瓣手术的患者中，22 例（43%）术中转机前 TEE 显示二尖瓣病变很轻，从而取消了二尖瓣手术。③术中 TEE 能较好显示升主动脉的粥样硬化斑块，可提示外科医师在升主动脉操作，如插管、阻断时避免粥样斑块脱落，从而减少术后脑卒中的发生。

（四）其他术中监测

术中排气：心脏直视手术后心腔内可能残留过多的气体，进而导致脑血管、肺血管或冠状动脉的气体栓塞。术中 TEE 可检测到心腔中气体并指导外科医师及时准确地排气。

插管定位：术中 TEE 在血管穿刺，尤其是颈内静脉、锁骨下静脉穿刺方面能帮助麻醉医师准确显示穿刺导丝是否进入上腔静脉或右房。在放置飘浮导管和主动脉内球囊反搏导管时也具有准确定位作用。在刚刚兴起的微创心外科的麻醉中，TEE 将引导麻醉医师经颈内或锁骨下静脉穿刺将心肌停跳液逆灌注管植入冠状静脉窦；引导外科医师将主动脉内阻断管经股动脉准确放入升主动脉；也可以引导将主动脉内球囊反博的气囊放入降主动脉的合适位置。

四、TEE 在 ICU 中的应用

危重患者具有明确适应证时可考虑进行 TEE 检查。其适应证包括：①具有重要临床意义而急需明确诊断的心脏瓣膜病，如二尖瓣反流、修复瓣膜功能失调；②感染性心内膜炎；③低血压和血容量的具体评价；④病情危重状态下左、右室功能评价；⑤心源性栓塞的病因诊断；⑥明确低氧血症者有无经未闭卵圆孔的右向左分流；⑦胸痛的鉴别诊断，特别是对主动脉夹层和心肌梗死后并发症的鉴别；⑧心包积液、心包占位性病变及纵隔出血的诊断；⑨胸部外伤时心脏的并发症诊断等。

五、TEE 检查的安全性

TEE 检查的禁忌证主要是与食管插管有关，又分为绝对禁忌证和相对禁忌证。前者包括吞咽困难、食管肿瘤、撕裂和穿孔、食管憩室、活动性上消化道出血、食管手术后不久等。相对禁忌证包括食管静脉曲张、严重的颈椎病变等。对拟行术中 TEE 监测的患者，术前探视时一定要仔细询问上消化道病史，显然 TEE 属于侵入性检查，但大量的临床应用证实是相当安全的。美国 Mayo Clinic 六年中 7134 例术中 TEE 结果显示并发症发生率为 2.8%，主要包括一过性的高血压或低血压、一过性的心律失常如室性早博，短阵室上速等，但也有食管穿孔、甚至死亡的报道。故操作者一定要随时牢记可能发生的并发症，并且有必要的抢救措施。

综上所述，TEE 在心血管术中的应用非常广泛和深入，既可以用于术前诊断和术后手术效果评估，又可以监测术中众多参数，如左室整体功能和局部功能。它使术中对很多重要病情（如 PDA 和 VSD、术后残余分流、瓣膜置换术和成形术后的效果等）的诊断内较原始粗糙的看、摸、听的临床评估变为使用现代高新技术的定性化和定量化的确诊。TEE 的应用领域还有待进一步开发，如药物，尤其是麻醉药物对心功能的影响，小儿先心病术中应用研究，超声心动图学中的新技术，如动态三维成像、组织多普勒显像、心肌声学造影、彩色室壁动力学和多巴酚丁胺药物负荷实验等在术中 TEE 的应用研究都有待进一步开发。麻醉科医师掌握术中 TEE 是医学发展的必然。麻醉医师能够将术中 TEE 与其他术中监测设备一道利用起来，从而能最大限度地发挥术中 TEE 在术中的价值。麻醉科医师只要经过一定时间的严格训练，熟练掌握超声心动图知识是完全可行的。美国麻醉学会和心血管麻醉学会已经制定了相应的麻醉医师 TEE 培训指南。当然，麻醉医师与心内科医师（心血管超声科医师）的互相合作、取长补短在术中 TEE 的健康发展中也是必不可少的。

第三节　快通道心脏手术的麻醉

20 世纪 90 年代，医疗消费的经济问题逐渐引起人们的关注，欧、美保险公司在"少花钱，多办事"的思路下出台了一系列新的医疗保险政策，促使医护人员为外科手术设计了快车道程序。快车道程序应包括：术前对患者教育，当日住院手术，实现早拔管麻醉方法，可靠的外科手术，相对固定的 ICU 医护人员，术后早拔管操作、正确的转出 ICU 的政策，以及通畅的下一级护理通道。快车道实际是一个系统过程，而快车道麻醉和早拔管只是其中一个极其重要的环节。

快车道麻醉既可用于传统的心血管手术，还可用于近年来兴起的微创心血管外科手术。快车道麻醉的关键是实现术后早期安全拔出气管插管。一般认为，心脏手术后 8h 内拔管即为早拔管或快车道麻醉。实施早拔管必须保证患者呼吸循环系统稳定，出、凝血功能正常。首先，心肌保护技术已经成熟，心脏灌注液和灌注技术的改善，使手术后泵功能得以维持；其次，常温体外循环技术减少了降、复温和体外循环时间，减少了低温造成的器官损伤，降低了术后寒战、高代谢状态，为术后早恢复提供保障；再次，一些血液保护措施，如：急性血液稀释，洗血球机的应用，抑肽酶、止血芳酸、止血环酸对血小板和纤溶系统的保护，保证了早拔管后出、凝血功能的稳定。

实施快车道麻醉需要掌握好下面的一些关键技术和管理环节。

1. 术前管理　设立术前检查麻醉门诊，对患者进行术前检查和教育，解除其焦虑，树立信心。

2. 术中管理　快车道麻醉（FTA）或早拔管麻醉（EEA）技术实质上是平衡麻醉或复合麻醉，其关键是降低麻醉性镇痛药用量。麻醉技术上，使用一些新的吸入麻醉药，短效静脉麻醉药 α_2 受体激动剂和 β-受体阻断药，可辅助阿片类药物，降低其用量。如阿片类药物中瑞芬太尼，静脉麻醉药中异丙酚，吸入麻醉药中异氟醚和七氟醚。芬太尼也可进行快车道麻醉，关键是要减少其用量。多数中心芬太尼用量为 15 μg/kg，这一剂量既可以满足术中镇痛，又避免了大剂量芬太尼所致的术后呼吸抑制，有利于早拔管。国产瑞芬太尼已投入我国医药市场，相信将会有更好的适用于微创心脏手术麻醉方案。一些研究显示：麻醉药选择对 CABG 术后的转归无影响。一些吸入麻醉药，如异氟醚，在临床上无导致明显的冠状窃血证据，也可以安全地用于心脏手术的快车道麻醉。有些中心应用全麻复合硬膜外麻醉或单用校膜外麻醉，可减少或免用全身麻醉药，降低应激反应，完善术后镇痛。

3. 术后管理　术后管理是快车道技术环节关键之一，它涉及对患者呼吸、循环和各系统功能的评估（图 1-13-2 为脱离呼吸机拔管流程图）。与拔管标准（表 1-13-6）对比，进行适时拔管，并及时将患者向下一级监护转送（表 1-13-7）。术后患者自控镇痛术和使用短效镇静药物，可减少拔管前后患者的痛苦和血流动力学波动，都为早拔管提供了充分的条件。

表 1-13-6　快车道技术拔管标准

管理项目	拔管标准
中枢神经系统	对刺激有反应，能合作
心血管系统	心指数 2.0，无未控制的心律失常
呼吸系统	肺活量 10mL/kg，吸气负压 -20cmH$_2$O，pH 值 7.3，PaO$_2$80mmHg（吸入 50% 氧）
出血	胸腔引流 < 100mL/h（持续 2h）
肾功能	尿量 0.5mL/（kg·h）
体温	36℃

围心血管手术期的心肌梗死多见于术后。术后心肌缺血发生率最高（达 42%~45%）的时期在体外循环后 2h，术后 10~18h 逐渐下降。Mangano 等研究表明，术后注意加强镇痛对降低术后心肌缺血发生率非常重要。在转入 ICU 时，早拔管组和晚拔管组心肌缺血的发生率相似（分别为 35% 和 31.7%），但手术后 4h 两组均降至 1.67%。这些研究显示：早拔管并不增加术后心肌缺血发生的危险性。冠状动脉旁路移植患者术后早拔管也不增加死亡率。而且，早拔管的患者在小型精神状态（mini-mental state，MMS）检查中比晚拔管恢复到基础水平的速度快。早期拔管还有助于尽早拔出胸腔引流管，患者尽早活动和进食，从而达到缩短患者在 ICU 的留住时间和住院时间之目的。

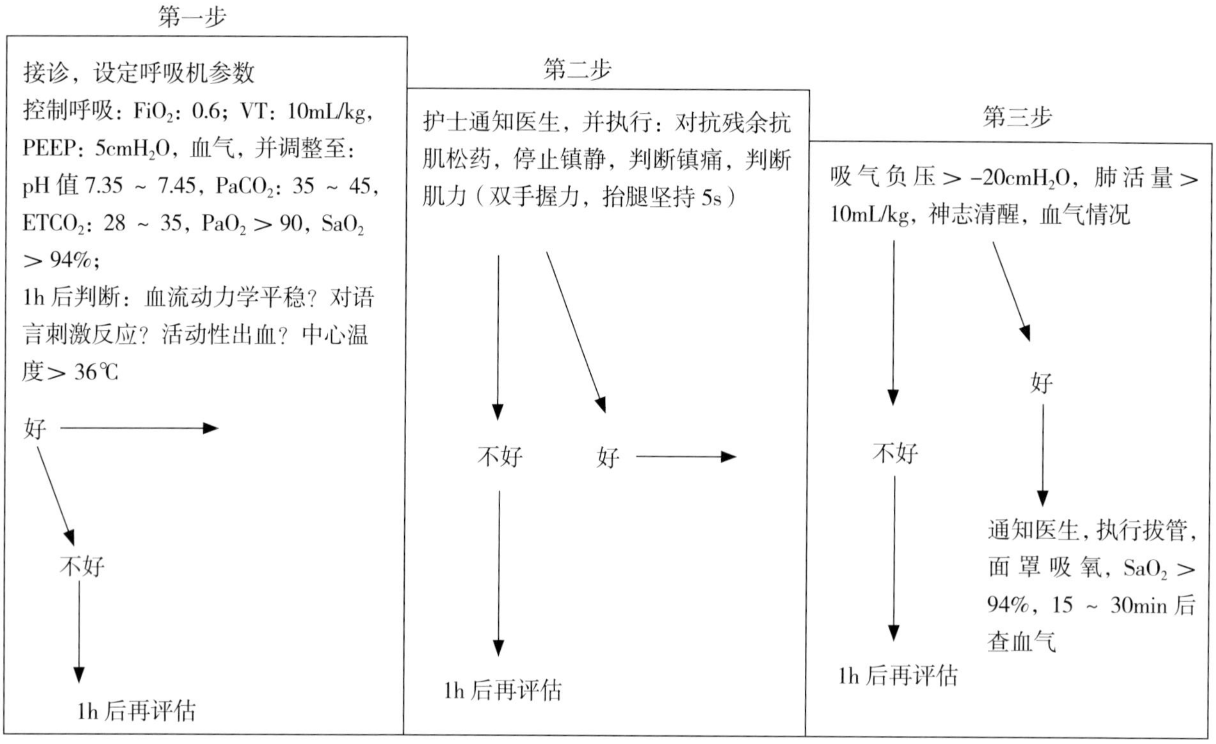

第一步

接诊，设定呼吸机参数
控制呼吸：FiO_2: 0.6；VT: 10mL/kg，
PEEP: $5cmH_2O$，血气，并调整至：
pH 值 7.35 ~ 7.45，$PaCO_2$: 35 ~ 45，
$ETCO_2$: 28 ~ 35，PaO_2 > 90，SaO_2
> 94%；
1h 后判断：血流动力学平稳？对语
言刺激反应？活动性出血？中心温
度 > 36℃

好 →

不好

↓

1h 后再评估

第二步

护士通知医生，并执行：对抗残余抗
肌松药，停止镇静，判断镇痛，判断
肌力（双手握力，抬腿坚持 5s）

↓   ↓

不好   好 →

↓

1h 后再评估

第三步

吸气负压 > $-20cmH_2O$，肺活量 >
10mL/kg，神志清醒，血气情况

↓   好

不好   ↓

↓   通知医生，执行拔管，
       面罩吸氧，SaO_2 >
       94%，15 ~ 30min 后
1h 后再评估 查血气

图 1-13-2 快车道技术脱机—拔管流程示意图

FiO_2：氧浓度；VT：潮气量；PEEP：呼气末正压；$PaCO_2$：动脉血二氧化碳分压；$ETCO_2$：呼气末二氧化碳；PaO_2：血氧分压；SaO_2：动脉血氧饱和度。

表 1-13-7 快车道麻醉 ICU 转出标准

观察	ICU 转出标准
中枢神经系统	清醒、合作
心血管系统	血流动力学平稳，无不可控制的心律失常
呼吸系统	$PaO_2$80mmHg，$PaCO_2$ < 60mmHg，$SaO_2$90%（吸 60% 氧时）
出血	胸腔引流 < 50mL/h（观察 2h）
肾功能	尿量 0.5mL/（kg·h）

第四节 微创心脏外科的麻醉

早些年，心脏外科手术主要通过大切口手术治疗疾病，因此也必然会造成创伤。如何在治疗疾病时降低创伤，保护组织和恢复机体功能是外科医师一直在致力于解决的问题，也是微创外科学的基本思路。微创外科（minimally invasive surgery）应能得到比现行的标准外科手术更小的创伤和痛苦，更稳定的内环境状态，更好的手术结果，更短的住院时间和更弱的心理创伤。

目前，多数心脏外科医师认为，在保证安全完成心脏操作前提下，只要能避免或减少较大的创伤，包括小切口、不纵劈胸骨和避免使用 CPB 即为微创心脏手术。但是"更小的创伤"可能是个更适合的术语，因为这涉及的范围包括从全胸骨切开体外循环手术到通过小切口的全内镜操作。关于微创心脏手术领域一直以来有些争论：心脏微创手术的一个最为基本的内容是淘汰胸骨切开还是摒弃体外循环。有些人甚至认为心脏手术在全身麻醉被淘汰之前不会是完全的微创。现今微创心脏手术尚无统一分类标准，我们将其概括为以下四类：①非体外循环冠状动脉旁路移植术（off-pump CABG，OPCAB）；②小

切口手术；③胸腔镜和机器人辅助下的冠状动脉旁路移植术（video-assisted CABG，VACAB）；④闭式体外循环技术（port-access）。

微创心脏手术的发展促使了麻醉方法和监测技术的相应变化。微创心脏外科的麻醉常使用以下的技术：

1. 快车道麻醉　微创心脏手术多按快车道的程序进行。快车道麻醉是其最重要的环节。快车道麻醉技术的实质是用适当的麻醉方法和恰当的药物完成麻醉，实现术后早期拔管。

2. 麻醉监测　可按照常规心血管手术的监测进行。经食道超声心动图（TEE）在微创心外科有重要的用途：①指导逆灌注管的放置；②引导主动脉内阻断灌注管的放置；③诊断心肌缺血；④检查血流栓子；⑤瓣膜功能；⑥循环的调控。除上述已被证实的用途外，TEE还可在心血管手术中用于确定IABP气囊的位置，心室辅助装胃插管的位置和引流量的大小等。对使用主动脉阻断球囊导管的手术尚需要进行双侧桡动脉穿刺测压和阻断气囊压力的监测。双侧桡动脉血压监测的目的除了监测血压变化外，有判断主动脉内插管球囊位置，防止导管易位作用。球囊压力监测则是保证心肌灌注停跳液良好灌注和防止主动脉撕裂的重要措施。温度的监测和调控十分重要，其主要目的是：①保证术后早期拔管条件。手术结束时患者的体温应在正常范围。②减少出血，术中有效地保温是减少术后出血的有效措施。非体外循环手术的全程和体外循环手术停机后进行温度监测并积极地用变温毯积极保温极为重要。

3. 诱导性心动过缓　也称为控制性心动过缓（induced bradycardia），OPCAB手术需要在心脏跳动甚至单用硬膜外麻醉下进行。早期受外科技术辅助器械限制，术者操作需要将心率控制在40～50次/min。现在随着外科技术的提高和冠状动脉稳定器的应用，虽不再需要严格控制心率，但控制性心动过缓的原则和技巧还是有用的。

（1）合理的术前用药：这是诱导性心动过缓的基础。术前除了应用足量镇静药外，根据冠心病性质选用β-受体阻滞药、钙通道阻滞药，使患者进入手术室时处于朦胧状态，心率在60次/min左右较为理想。

（2）调整前、后负荷：心脏前、后负荷下降可刺激压力感受器，使心率加快。故维持一定的心脏前、后负荷，如将心脏的前、后负荷调整到正常的高水平，有助于控制心率。

（3）适当的麻醉深度：这是对抗手术伤害性刺激，实施诱导性心动过缓的前提。术中使用短效强效全麻药能将术中适当麻醉深度和术后早期拔管结合起来。

（4）药物调节：主要通过β-受体阻滞剂、钙通道阻滞剂调节。在上述处理的基础上酌量使用抗胆碱酯酶药，如新斯的明和腾喜龙也可降低心率。这类药物虽不抑制心肌收缩力，但有毒蕈碱样副作用（如支气管痉挛）和对抗肌松药的作用，应用时需注意补充肌松药及处理相关并发症。在使用药物调节心率时，可能会伴有血压下降，所以需要间断注射苯肾上腺素或去甲肾上腺素小剂量，以维持冠状动脉灌注压。

4. 单肺通气　某些微创心脏手术，如VACAB，为了使外科医师有一个清楚和安静的术野，能准确迅速地完成手术，需要进行单肺通气（OLV）。麻醉诱导后插入双腔气管导管，术中使手术侧的肺塌陷，对侧肺行单肺通气，保证患者气体交换。手术结束时将双腔管拔除或更换为单腔气管导管。由于这类手术不累及支气管，为尽量降低插管对右上肺通气阻塞的可能性，无论实施哪一侧的OLV，都可以选择左侧双腔气管导管。单腔单肺通气导管（univent）也是一种好的选择。

5. 心肌保护　微创心外科的心肌保护有其特殊性：① port-access心肌保护技术：因其CPB与常

规心脏手术不同，因此心肌保护也有差异。②心肌缺血预处理（ischemic precondition，PC）：PC是指心肌组织经历一次或多次短暂缺血（或缺氧）后，对较长时间的再缺血产生耐受的现象。OP-CAB，特别是需阻断支配重要心肌区域而阻塞面积小于90%的冠状动脉时可考虑使用此技术。在做缺血须处理时必须严密监测心肌缺血。一般对于严重冠状动脉狭窄的患者，阻断后发生新的心肌缺血的程度较轻，多数不用处理，对狭窄较轻的患者应予以注意，因为侧支循环尚未建立，远端心肌缺乏缺血锻炼，麻醉后容易发生严重心肌缺血。在切开冠状动脉进行吻合前最好先阻断3～5min，观察患者能否适应OPCAD。吻合时一般需要阻断冠状动脉10min（8～30min）左右，这时局部心肌会发生缺血出现血流动力学波动和心律失常，其发生率约为30%。心肌缺血的处理原则是保证其他部位心肌灌注，应用抗心肌缺血药物，如硝酸甘油、钙通道阻滞药和β-受体阻滞药。

6. 术后镇痛　现认为最有效的措施为：①硬膜外阻滞。可减少术中全麻药用量，有助于术后早期、平稳拔管及术后镇痛，其效果应优于任何其他镇痛方法。大量临床实践已证明，对术中使用肝素1mg/kg的手术，硬膜外血肿的发生率与非肝素化患者相同。②患者自控镇痛（PCA）。PCA的给药系统由患者自己控制，少量多次给药的方法，血药浓度波动小，达到生理和心理治疗。若将PCA用于硬膜外给药（PCEA）可使镇痛效果进一步完善。对微创心脏外科的手术也可选择切口浸润麻醉、肋间神经阻滞或其他镇痛方法。

7. 其他　不纵断胸骨的手术给心内除颤和心表起搏带来不便，应准备小号除颤电极板，完成心外电极除颤。有适应证者和有条件者可插入食道起搏导管，以备严重窦性心动过缓时使用。虽然一些手术不用体外循环，但一般应将体外循环机安装好，先不预充，但灌注医师应待命，随时准备转机。不使用体外循环的手术应常规准备洗血球机，进行术中血液回收。

（武庆平　夏承琨）

参考文献

［1］邓硕曾.新世纪血液保护的展望［J］.临床麻醉学杂志，2001，17（6）：349.

［2］邓硕曾.血液保护与节约用血［J］.中国输血杂志，2002，15（4）：294.

［3］黄维勤、邓硕曾.血液保护的综合措施与评价［J］.国外医学麻醉学与复苏分册，2001，22（4）：200.

［4］王伟鹏、李立环、刘明政，等.经胸腔镜冠状动脉旁路移植术的麻醉［J］.中国微创外科杂志，2001，1：208.

［5］王伟鹏、刘进、胡盛寿.微创心脏外科及麻醉［J］.中国微创外科杂志，2001，1：39-42.

第十四章
心脏大血管外科重症监护

第一节　重症监护的意义和内容

心血管外科患者脏器功能原有不同程度的减退，当经历全麻、体外循环、心内直视或大血管手术等操作，实际病理生理过程类似一次"心肺脑复苏"，血流动力学和内环境可能发生明显紊乱，而且病情变化迅速，易危及生命。因此给予严密的观察和正确的处理，对于保证患者平稳度过危险期至关重要。这是 20 世纪 50 年代中期美国最早设立心脏外科术后监护室（intensive care unit of cardiac surgery）初衷。国内外大量实践充分证明，心血管外科重症监护是提高心血管外科手术成功率的关键环节。作为专科 ICU 的代表，心血管外科重症监护充分借鉴危重症医学（critical care medicine）整体性、集束化观念，应用现代化的诊断技术、监测设备和处置流程，对心血管外科围术期患者进行连续、动态、定量的病情观察，并实施积极、有效的干预措施。目前该领域正在向专业化、规范化、科学化迈进，为心血管外科的发展与患者的康复奠定良好的基础。

一、心脏术后监护病房的构建

监护病房的设置根据医院情况和实际需要统筹安排，基本原则包括：转运患者方便；周围环境相对安静，利于为患者输血、检验及急诊手术；室内宽敞、明亮，有良好的通风和消毒条件；病床空间足够大，布局合理，利于医护人员的观察和治疗。对于早产儿、心脏和 / 或心肺移植、机械辅助等特殊类型患者，还需要设立单间层流病房，以减少交叉感染。

1. 基本设施

（1）病床单位与设备塔、输液瓶天轨，均应特制、坚固且多功能，利于紧急心肺脑复苏。

（2）仪器设备，必需的有多功能生命体征监测议和中心监护站（台）、呼吸机、除颤器、微量输液泵、心脏起搏器、血气酸碱电解质测定仪、床边急救物品车等；常备有急诊开胸、胸腔穿刺及闭式引流、气管插管及切开、静脉切开等器械和消毒包；有条件时心电图机、心排血量测定仪、主动脉球囊反搏机、心室辅助装置、体外膜式氧合器、血液 / 腹膜透析装置等。

（3）消毒设备，应安装空气净化装置。

（4）盥洗室、储备间、治疗室、办公室和医生、护士值班室。

2. 人员组成　重症监护病房的工作人员必须具有较高的思想、业务和心理素质，有高度的责任感和奉献精神，精力充沛，反应敏捷；经过严格的训练，熟悉心血管内科、外科、呼吸科、麻醉科、儿科等相关专业理论，熟练掌握气管插管、气管切开、胸腔穿刺、心肺复苏、临时起搏器安置以及快速建立各种血管通路等操作技术，具备较强的临床实践技能和处理急危重症的应变能力。一般配备专职的主治以上医师和主管护师负责日常医疗工作。心血管病监护工作繁忙且责任重大，更应建立专门的工作流程，严格执行病程记录、交接班、医嘱执行、用药查对、消毒隔离等各项规章制度。

二、常用监测项目

1. 循环功能监测　针对心血管系统进行监控，常用参数包括心率、血压、心排血量、肺循环阻力、体循环阻力等。这对于心血管外科围术期具有极其重要的意义。

（1）心电监测：使用示波器心电监护仪进行长时间、连续性监测，并记录心电波形、心率和心律变化，为临床治疗提供宝贵资料。一般采用胸前综合导联，如 Lewis 导联、MCL l-6 导联、BBL 导联等。电极的极性标志以红色代表负极，黄（或白）色代表正极，绿（或黑）色代表无关电极。

（2）血流动力学监测：手动听诊克氏音法和仪器波动法所测得的袖带法无创血压（NIBP）简便易行，但经皮穿刺有创血压监测（ABP）更能实时、动态地反映体循环动脉压，尤为适用于围术期循环不稳定的患者。对后者一般选择穿刺浅表动脉置管，如桡动脉、足背动脉、股动脉等，应用含肝素生理盐水持续冲洗保持管路通畅，留置时间不超过 3 ~ 7d。平均动脉压（MAP）综合反映血容量、心肌收缩力和外周血管阻力，是目前最主要血压评估指标。

中心静脉压（CVP）是将中心静脉导管插入患者平右心房水平以测定腔静脉压，可准确反映体循环静脉压及右室前负荷情况，对于容量负荷不足或过量的判断、心功能不全期间的输液等具有很好的指导意义。一般穿刺锁骨下静脉、颈内静脉、大隐静脉等置管测压，注意保持深静脉输液通路通畅，调整零点水平在腋前线与腋中线之间。

Swan-Ganz 漂浮导管是采用 Seldinger 法经皮穿刺插入中心静脉导管，然后借助球囊漂浮技术逐步深入到右心房、右心室、肺动脉、肺毛细血管等，一方面直接测量 CVP、右房压（RAP）、右室压（RVP）、肺动脉压（PAP）、肺毛细血管楔压（PCWP）和混合静脉血氧饱和度（SvO_2），另一方面利用热稀释法实时测定心排血量或心排血量（CO）以及计算周围血管阻力（SVR）、肺血管阻力（PVR）。将心排血量除以患者体表面积即为心脏指数（cardiac index，CI），对反映心衰患者的心功能非常重要，该参数成人正常值为 2.5 ~ 3.5L/（min·m^2）。在心脏手术中经右肺上静脉或经卵圆孔插入左心房测压管，可连续观察左房压（LAP）。

脉冲连续心排血量测定（PiCCO）是经中心静脉插管注射室温或 4℃生理盐水，在大动脉插管内测量温度 – 时间变化曲线，分析动脉压力波形曲线下面积与心排血量之间关系。其优点在于床边借助股动脉、桡动脉插管，第一次校零后即持续、动态、直观地获取 CO、CI、SvO_2、SVR、PVR 和血管外肺水等指标，可以避开心内测量，适合儿童、复杂先天性心脏病等情况。

（3）其他：超声心动图借助二维超声及多普勒技术，既可探测心脏的收缩 / 舒张功能、心房 / 心室的形态结构、瓣膜的开放/闭合、室壁活动以及心包积液等情况，又可辅助胸腔引流、静脉穿刺等操作，具有床边易施行、无创伤、重复性强等优点，对心血管外科重症监护意义重大，近年得到较大推广。心脏阻抗血流图利用阻抗法可知心率、每搏量、射血时间等参数。

2. 呼吸功能监测　呼吸功能监测可分为通气量、呼吸力学及波形、通气功能、氧合功能、呼吸功等的监测。其中较常用指标包括：

（1）脉搏血氧饱和度（SpO_2）：生命体征监护仪基本测定项目之一，能持续显示表浅毛细血管氧合状况，与动脉血氧饱和度（SaO_2）有很好的相关性。一般将探头放于指尖、足背、耳垂、前额等，需保证接触良好，并排除指甲颜色等干扰。

（2）动脉血气分析（ABG）：利用床边血气分析仪，经动脉插管或浅表动脉穿刺抽血，测得 PaO_2、$PaCO_2$、SaO_2 等指标及时、准确，对了解肺的氧合、血液氧供及组织氧耗有很好的指导意义。

（3）呼吸机参数：监护病房配备的智能化呼吸机，常规安装电脑控制的反馈元件，通过数值或图表形式显示每一次呼气、吸气的实际工作状况，并提示报警信息，不仅实时监测患者的呼吸模式、潮气量（VT）、分钟通气量（VE）、气道压力等指标，而且通过计算获知死腔分数（VD/VT）、胸肺顺应性（ΔV/ΔP）、气道阻力等有用信息，对了解重症患者的通气状况，更好地实现人机配合有重要价值。另外某些机型的波形监测，如压力－容量环、流量－容量环等，描绘每一次呼吸机参数之间的动态关系，有助于对患者通气状况的整体把握。

（4）呼出气 CO_2（$PETCO_2$）：由于 CO_2 弥散能力强，动脉血与肺泡气的 CO_2 分压几乎完全平衡，而呼气末气体近乎等于肺泡气，所以 $PaCO_2 \approx PACO_2 \approx PETCO_2$，故监测 $PETCO_2$ 间接反映 $PaCO_2$，具有无创、简便、快捷等优点。临床常用的红外线 CO_2 监测仪，单独使用或连接呼吸机管道，通过数值和波形显示，对监测通气量、确定气管导管位置、发现呼吸机管道故障、反映循环功能、确定最佳 PEEP 等有很大帮助。

（5）胸部 X 线片：床边施行受体位、曝光强度等条件限制，但能快速了解肺叶膨胀、肺部浸润影、胸腔积液以及气管插管、深静脉插管、球囊反搏管位置等重要信息，应常规定期实施。

（6）其他：配合自主呼吸或连接在呼吸机"Y"形接头处，肺功能仪可用于测定患者的肺活量（Vc）、功能残气量（FRC）、气道阻力、肺及胸廓顺应性、峰流量、呼吸功等指标。Swan-Ganz 漂浮导管所测定的是混合静脉血氧分压（PvO_2）、混合静脉血氧饱和度（SvO_2）、肺泡－动脉血氧分压（$PA-aDO_2$）、肺内分流（Qs/Qt）。持续血气监测则是将传感器或留置针安置在动脉导管中，连续、准确、自动化监测 PaO_2、$PaCO_2$、SaO_2、pH 值等指标，适合监测心肺疾病和体外循环患者。

3. 水盐酸碱平衡监测　机体碱中毒状态下氧离曲线左移，组织氧利用度不高，创面愈复困难，而酸中毒状态下，对血管活性药物反应欠佳，不利于血压回升和心功能恢复，并增加肾脏负担。故在救治危重患者时，快速了解和维持酸碱代谢平衡非常重要。床边血气分析仪使用快捷，质控简便，数值可靠，最常用包括 Na^+、K^+、Ca^{2+}、Cl^-、剩余碱（BE）、pH 值、$PaCO_2$、HCO_3^- 等指标。

4. 血液和生化指标监测　体外循环血液稀释、血液破坏或丢失、不恰当输血等原因均可致术后红细胞、血小板、白细胞、血红蛋白、纤维蛋白原、凝血酶原时间等指标异常。床边血气分析仪可提供早期警示，结合更详细的血细胞计数、出凝血检测等有助于快速处理，缓解失血，促进恢复。心血管手术低血压、低氧血症、酸中毒状态以及原有肝肾功能等因素作用下，患者术后出现急性肝、肾功能损伤和血糖、营养障碍等可能性较大，且后果严重，因此密切监测尿量和尿液分析、血尿素氮（BUN）、血肌酐（Cr）、肝酶谱分析（如 ALT）、蛋白质代谢、胆红素代谢、血糖、血清电解质以及影像学指标非常重要。

血清乳酸水平是有效循环灌注不足的重要指标，与体外循环术后转归的预测密切关联。正常血乳酸含量 ≤ 1.5mmol/L，文献报道其峰值 > 4mmol/L 则死亡率增高，且若持续升高（乳酸变化率 > 0.75mmol/L/h）提示预后极差。心肌肌钙蛋白 I（cTnI）是心肌细胞特有、反映损伤的标志物，且血中出现时间早、持续长，可作为体外循环手术心肌损伤、围术期心肌保护、术后心功能恢复等评估指标。B 型脑利钠肽（BNP）及其前体（NT-proBNP）属于心脏激素，被分泌到血循环再与靶器官受体结合，发挥扩张血管、利尿和促钠排泄等作用。临床检测 BNP < 50pg/mL 时，心衰可能性低（阴性预测值 96%），当 BNP > 100pg/mL 时，心衰可能性高（敏感性 90%，特异性 76%）。

5. 其他　包括体温监测、意识观察及神经系统检查、引流量、免疫功能监测等。

第二节 一般性监护

一、术后早期监护

体外循环心脏手术结束后，患者全身状况不稳定，这时监护病房充当的角色类似麻醉复苏室。对简单轻症的患者，若血容量充足、血压平稳、心率不快、无过多的胸腔引流，待其自主呼吸恢复、气体交换良好，即可拔除气管插管，ICU 观察时间较短，被尽快转入普通病房。对复杂重症的患者，因心功能及循环状态不稳，血流动力学处于调整期，病情随时可能瞬息变化，因此需要 ICU 医护人员的密切观察和积极处理。

（一）循环系统的监测和处理

1. 血流动力学指标 应用动脉导管、中心静脉插管、Swan-Ganz 漂浮导管、左房插管等有创性手段，可以直接观察血流动力学指标，综合分析 HR、ABP、CO、前负荷 / 后负荷、室壁活动协调性等，从而指导临床治疗（表 1-14-1）。

表 1-14-1 平均动脉压、心排血量与前后负荷的关系

MAP	LAP	CVP	CO	PVR	SVR	意义
↓	↓	↓	↓	–	–	低血容量
↑	↓	↓	正常	–	–	低血容量
↑	↑	–	– ↓	– ↑	↑	外周阻力过高
正常	– ↓	↑	正常	↑	–	右心负荷过重
↓	↑	↑	↓	–	–	心肌收缩无力，心脏压塞
↓	↑	↑	↓	↑	↑	充血性心力衰竭
↓	正常	正常	正常	↓	↓	外周阻力低

2. 补足血容量 通常撤离体外循环时，已根据 CVP 或 LAP 输回足量血液，但以下因素可使血容量出现绝对或相对的不足：①创面大，渗血多，关胸后仍有血液丢失，或排入引流瓶或积聚于纵隔、心包及胸腔，尤其转流时间长、凝血功能差的患者，失血量相对更多且时间较长；②体外循环血液稀释和转流的利尿作用，都使水和电解质大量渗入组织间隙，并经肾脏排出，使血管内容量下降；③术中收缩的血管床逐渐舒张；④术后低体温使末梢血管收缩，体温缓慢恢复时血管床逐渐扩张；⑤某些疾病特殊要求，如法洛四联症根治术后需适当扩容，CVP 可高至 18 ~ 20cmH₂O。因此术后尽快纠正低血容量，除输回体外循环机部分剩余血液或输注术前收集的自体血之外，考虑人工晶体或胶体液扩容。补液的速度应根据临床表现综合评判，一般 CVP 不超 12 ~ 15cmH₂O，LAP 不超过 16mmHg，红细胞压积（HCT）30% 为宜。

3. 增强心肌收缩力 补足血容量后，若患者血压仍低，可静脉推注升压药物，常用多巴胺 3 ~ 10 μg/（kg·min）、多巴酚丁胺 3 ~ 10 μg/（kg·min）、肾上腺素 1 ~ 1.5 μg/（kg·min）等。若心率不快，可静脉推异丙肾上腺素 0.5 ~ 2.5 μg/（kg·min）等。若外周血管阻力增高，可静脉推注硝普钠 0.3 ~ 3 μg/（kg·min）、硝酸甘油 0.3 ~ 3 μg/（kg·min）等扩管药物。对于肺血管阻力增高者，可考虑米力农、前列腺素 PGE1 或吸入伊洛前列素等方法。若血压降低同时血钙较低，可静脉注射 10% 氯化钙或葡萄糖酸钙 3 ~ 10mL。

4. 纠正心律失常 在麻醉药物、手术创伤、体外循环、心肌缺血、低温、低血容量、酸碱电解质失衡、术前心功能差、心脏传导系统异常等因素影响下，心脏术后严重心律失常的发生率很高，直接影响心

功能恢复和手术效果，必须及时、正确地处理。常见类型包括室上性心动过速、室性早搏、室性心动过速、心室纤颤及扑动、快速型心房纤颤及扑动、窦性心动过缓、房室传导阻滞等。处理原则包括：①消除诱发因素，如解除气道梗阻、改善通气功能、纠正低钾血症、纠正酸中毒、复温等；②循环功能支持；③根据实际情况给予适量抗心律失常药物或特殊治疗，如毛花苷 C 减慢心室率、利多卡因治疗室性心律、胺碘酮治疗难治性心律失常、异丙肾上腺素加快房室传导、电击除颤或同步直流电复律等。一般控制心率在成人 80 ～ 120 次 /min，儿童 100 ～ 140 次 /min。

5. 心肌缺血或梗死　术后早期需密切观察心电示波的 ST 段和 T 波变化，若出现缺血性改变，应采取：①查找原因，如有无桥管阻塞、冠脉气栓等，争取对因处理；②充分供氧，维持循环，保证正常 CO 和舒张压，以增加冠脉血流；③降低氧耗，如减慢过快的心率，降低过高的血压，加深麻醉等；④适当应用硝酸甘油、硫氮䓬酮等药物扩张冠脉。

6. 组织灌注的监护　观察单位时间尿液数量、比重、颜色、性质等，可以较好地反映组织灌注水平，有助了解心、肾等重要脏器功能。如果出现少尿应仔细分析原因，如快速输液后血压升高，尿量增加，提示血容量不足；如 CVP 增加 2 ～ 3cmH₂O，尿量增加，可静脉推注呋塞米 5 ～ 10mg 以利尿，效果不佳即应限制液体入量后再利尿；无尿伴低血压，通常由低心排引起，多需提高心排血量以增加排尿，必要时考虑血液超滤、腹膜透析等人工肾替代疗法。神志，四肢末端皮肤的温度、湿度、颜色、弹性，血管床充盈程度，外周动脉搏动以及血乳酸含量等生化指标，都能反映组织灌注情况，对于判断是否低心排、贫血、脱水以及如何调整出入量有帮助。

（二）呼吸系统的监测和处理

良好的呼吸功能是解决氧供 / 氧需矛盾的主要途径，且有助于稳定循环，减少呼吸系统并发症的发生。除肺部体征外，应利用肺通气、换气以及循环功能等相关监测手段，了解肺泡通气量、死腔分数、PA-aDO₂、PaO₂/FiO₂、氧输送及氧消耗等重要指标。

呼吸机辅助的意义在于保证机体氧供和防止 CO₂ 蓄积，偿还氧债，减轻心脏负荷，促进心肺功能恢复。当呼吸、循环状态不稳定时，一般采取经气管插管或切开管的机械通气模式。当神志、肌力和咳嗽反射恢复，循环状态基本稳定，无低心排或严重心律失常等并发症，心包、纵隔腔引流量不多时，可从强制通气模式转换至 SIMV 模式、T 型管过渡、直接插管给氧、无创通气等方法以逐步脱机。若 15 ～ 30min 后患者神志清醒，呼吸幅度正常，血压、心率平稳，呼吸频率＜ 30 次 /min，最大通气量达 8 ～ 10mL/kg，SpO₂＞ 90% ～ 95%，血气示 PaO₂＞ 80mmHg 和 PaCO₂35 ～ 45mmHg，即可拔除气管插管，若不符合上述标准，则需重新呼吸机辅助。

对机械通气时的呼吸道管理，需要注意以下几点。

（1）吸入气体必须经加温湿化器处理，对婴幼儿患者强调气道相对湿度达 95% ～ 100%，温度达 32 ～ 37℃，吸入氧浓度不宜长时间超过 60% 以免引起氧中毒。

（2）如气道分泌物积聚，应用无菌技术插入小口径吸引管抽吸。操作必须细巧，对肺动脉高压患者谨防诱发"肺高压危象"。如痰液干燥结团，可往气道滴注生理盐水 1 ～ 3mL 后，手捏呼吸囊加压辅助，然后将经盐水稀释的痰液抽吸干净。如支气管痉挛致气道阻力升高，先吸入 β - 受体激动剂（如沙丁胺醇）、胆碱能抑制剂（如异丙托溴铵）、氨溴索、糖皮质激素（如布地奈德）气雾剂或静脉滴注氨茶碱针剂，必要时行纤维支气管镜肺泡灌洗。

（3）气管插管是 ICU 最常用的人工气道。为急救需要，通常采取快速诱导静脉麻醉，经口插入单腔气管导管。对需要长时间人工气道者，可行外科手术或经皮穿刺气管切开术。熟练地建立气管插管与保持插管合适的定位和深度，对于成功抢救患者同等地重要。

（4）当患者不能耐受呼吸机时，在清除气道分泌物、调节呼吸机数后，可给予适当的镇痛镇静，维持 Rasmay 评分 2 ～ 3 级，其中常用镇痛药物包括吗啡、芬太尼等，常用镇静药物如异丙酚、咪达唑仑等。当术后早期呼吸、循环状况不佳，在充分镇痛镇静基础上，可考虑间断、少量给予肌松剂。

（5）拔除气管插管后常规给予鼻前庭导管吸氧 1 ～ 3d，流量在 3L/min 左右，对婴幼儿可联用氧帐、经鼻高流量氧疗等。鼓励深呼吸、咳嗽，经常雾化翻身拍背。如气道分泌物潴留又无力咯出，可经鼻插入吸引导管刺激咽喉部以抽吸痰液。对危重患者，若通气不良和 / 或分泌物积聚过多，引起进行性加重的缺氧、高碳酸血症或呼吸窘迫，应尽早再次气管插管或行气管切开。

（6）无创性正压通气（NIPPV）模式，有助于改善气体交换，减少呼吸功，缓解呼吸困难，一定程度上避免传统气管插管所带来的气道黏膜损伤、呼吸机相关性肺损伤等并发症，适应证包括术后或拔管后通气功能衰竭、急性肺水肿、COPD 合并高碳酸血症恶化等。一般通过鼻罩或面罩连接 BiPAP 无创呼吸机。恰当的时机、合适的参数、密切的监测与患者的良好配合是保证效果的关键。

（三）维持水盐酸碱平衡

体外循环术后早期应保持患者液体出量略大于入量。成人术后第 1 天输入液体量约 30mL/kg，第 2 天在原基础上增加 30% ～ 50%，第 3 天根据尿量、胃液量、引流量等适当调整。对于婴幼儿应更加严格，手术当天输液量体重的第一个 10kg 为 30 ～ 60mL/kg，第二个 10kg 为 20 ～ 40mL/kg，大于 20kg 为 10 ～ 30mL/kg。拔除气管插管后 3 ～ 6h 如无特殊可少量饮水，静脉补液量仅限于生理需要量。输液以 5% 葡萄糖液或 0.9% 氯化钠液为主，应参考血浆胶体渗透压、血浆白蛋白含量、血红蛋白含量（Hb）及 HCT 等适当输注输入白蛋白、人工胶体及血浆、红细胞等，输注速度成人一般小于 2mL/min。近年提出"液体复苏"概念是针对低血容量所致低心排，积极液体治疗控制出入量，目的在于维持充分有效的血容量。

心脏手术主动脉开放至术后第 1 天应每隔 0.5 ～ 3h 进行血气分析和电解质测定一次。对呼吸性碱中毒或酸中毒，一般通过调节呼吸频率、VT、I：E 比值等进行纠正。对严重代谢性酸中毒，如影响到血压、心率，可根据 BE× 体重 /2.5 的计算公式静脉滴入一定量 5% $NaHCO_3$ 液，之后若循环稳定、肺肾功能代偿良好，机体将动员缓冲机制以纠正 pH 值。与普通外科手术不同，心脏术后钾的补充应特别注意。先天性心脏患者每日约补充氯化钾 80 ～ 120mg/kg，成人约 4 ～ 6g/d；风湿性心脏患者因术前利尿、醛固酮水平异常等，钾的需要量更大，每排尿 500mL 可静脉输入氯化钾 2g。速度根据血清钾浓度和尿量适时调整，应补钾量（mmol）=（4.0– 血清钾测定值）×0.3× 体重（kg），一般经中心静脉输液＜ 0.5mmol/（kg·h），同时注意心电示波的 ST 段和下波变化，保持血钾 4.0 ～ 5.0mmol/L。

术后常规补充硫酸镁 1 ～ 3g/d，有利于补钾和维持心肌细胞膜稳定性，而每输入 1000mLACD 全血应补充葡萄糖酸钙 1g。体外循环后常出现多尿，若尿量少于 1mL/（kg·min），LAP 或 CVP 偏高，静脉注射呋塞米 5 ～ 10mg，警惕急性肾功能不全。若出现茶色血红蛋白尿或红色血尿，应加强利尿和碱化尿液，以防游离血红蛋白堵塞肾小管致急性肾功能衰竭。

（四）维持正常的体温

低温麻醉和体外循环术后，机体体温调节功能紊乱，影响重要脏器功能，应充分重视体温维护。术后复温不充分、低心排以及婴幼儿中枢调节不健全等原因，可引起体温不升或过低，造成寒战、末梢血管收缩等后果，增加心脏负荷，增加外周血管阻力。若＜ 32℃可因降低室颤阈值诱发心室颤动。

在经肛门或外耳道或鼻咽腔的中心体温持续监测下，常用保暖措施包括保持室内恒温＞25℃、四肢末端保暖、输注加温液体、使用恒温毯（或床）等，注意避免烫伤。术后反应性发热、输液输血反应、散热障碍等原因可引起体温升高或急剧上升，可明显增快心率，增加代谢，亦加重心肺负担，对儿童甚至导致惊厥。常用降温措施包括冰帽、冰敷颈、腹股沟、腋等大血管流经部位、75%酒精擦浴、输注冰浴液体、冰盐水灌肠，小剂量静推地塞米松等，使体温降到38℃以下，注意避免冻伤。

二、术后常规监护

术后患者一般在 ICU 进行 6～72h 临床观察，通过体格检查、仪器监测、血液化验等记录心脏术后的病理生理变化及程度，以便采取相应措施，及时正确处理。

（一）常规项目

连续性监测的指标包括 HR、P、T、R、SpO_2、CVP、BP、心电波形、尿量、胸腔及心包纵隔引流量、输液量、气管插管深度以及呼吸机参数（如呼吸模式、FiO_2、VT、峰流量、气道平台压）等。体格检查需注意神志、瞳孔大小及对光反应、肢体活动，呼吸幅度、频率及肺部呼吸音、心音及杂音、腹部是否胀气、肝大及肠鸣音、颈静脉充盈度、皮肤色泽及有无压疮和浮肿等。

血和尿常规、血气酸碱电解质、血肝肾功能、血糖、ACT、PT、INR 等化验的频度依具体情况而定，对于呼吸机辅助、低血钾、循环不稳定者，血气电解质应每隔 3h 或更短时间复查一次。床边胸部 X 线片检帮助了解有无肺不张、胸腔积气或积液、肺实质病变、心脏压塞、胃扩张等。床边超声心动图帮助了解心脏各房室活动以及有无心包、胸腔积液等。

（二）常规处理

除第一部分所涉及监护项目之外，还要进行：

1. 观察引流　心包、纵隔及胸腔引流管应保持通畅，经常挤压或持续负压吸引以防血块堵塞。密切观察引流量、颜色和性状，每 0.5～1h 记录一次，正常情况下返回监护室第 1 小时内可能引流偏多，若第 2 小时后仍多，成人＞300mL/h，小儿＞4mL/（kg·h），且颜色鲜红无减少趋势，相应心包、纵隔或胸腔可能存在活动性出血。一方面根据累积量和血流动力学指标，适当输血补液；另一方面积极对因治疗，如 ACT 数值延长提示凝血功能障碍，注意保暖同时补充鱼精蛋白以中和肝素作用；如血小板计数明显降低，可输注冰冻血小板；如常规止血药物效果不佳，应及时开胸止血，尤其在怀疑心包压塞时决不宜拖延，床边超声心动图可协助其诊断。若无明显引流，一般术后 48h 拔除引流管。

2. 预防感染　心血管外科除合并感染性心内膜炎外，一般为无菌手术，但由于手术创伤大、体外循环、术前可能合并营养不良、心力衰竭、缺氧等问题，患者自身抵抗力降低，故预防感染是保证手术成功的重要一环。除围术期严格无菌操作以外，合理应用抗生素非常重要。对治疗感染，应选择广谱抗菌药物，如 β－内酰胺类抗生素，避免选择肝肾功能损害明显的抗生素，结合药代动力学特点给予静脉注射，同时积极病原学检查，根据药敏结果及时调整抗菌药物的种类、用法和用量。

3. 血管活性药物　血管活性药物"量化"的观念在抢救危重患者中发挥着显著的效果，其含义是给药物治疗规定一个比较固定的模式和一个比较精确的剂量，具体地讲，就是在用药时以微克或纳克每分钟每千克体重来计算，借助微量推注或滴注泵，既保证单位时间内输入药物剂量准确，又能够适应患者不同状态对于水分的限制。临床使用以下类型药物时尤应进行量化。

儿茶酚胺类药（如多巴胺、多巴酚丁胺、肾上腺素等），通过激动心肌细胞 β－受体，具有强效正性肌力作用，提升心脏收缩功能，在心脏术后 ICU 尤为常用。一般对简单、轻症患者，使用不超过

48h。洋地黄类仍是治疗收缩性心力衰竭的有效药物，通常采取分次静脉注射毛花苷 C 至洋地黄化，然后口服地高辛维持的方案。

硝普钠直接扩张动、静脉，适用于兼有肺淤血和低心排的心力衰竭，使用时注意避光和监测血压、心率，一般不超过 72h。硝酸甘油以扩张静脉为主，适用于肺淤血为主的心力衰竭和缓解心绞痛发作，连续使用 3 ～ 5d 易发生耐受。血管紧张素转化酶抑制剂（ACEI）主要作用于肾素 – 血管紧张素 – 醛固酮系统，血管紧张素受体拮抗剂（ARB）直接作用于血管紧张素受体，二者均可减轻周围血管收缩和水钠潴留，减缓心肌重构，适用于高血压兼有肺淤血和低心排的慢性心力衰竭，如患者耐受性良好，建议术后长期维持。

米力农等磷酸二酯酶抑制剂，增加心肌收缩力，扩张血管平滑肌，适用于肺高压及急性心力衰竭的短程治疗。前列腺素 E1 具有扩张血管和抗血小板凝集作用，适用于肺动脉高压及小婴儿充血性心力衰竭。吸入伊洛前列素是针对前列环素途径的肺高压靶向药物，扩张肺循环的选择性更强，因其效果肯定且安全性高，在某种程度上能替代一氧化氮（NO）应用，且避免吸入 NO 停用后的反跳现象发生。

4. 营养支持 一般拔除气管插管后，饮水无呕吐即可进食，从流质饮食逐渐过渡到正常饮食。体外循环及全麻术后，可能出现暂时性的肠麻痹和食欲减退，故进食量需适当限制，并注意低盐、低脂，逐步增加蛋白质摄入量。小儿进食后可能出现急性胃扩张，应禁食并短期放置胃肠减压管。因病情严重不能正常进食者，也应予以充分的营养支持，首选肠内营养，因该法更接近生理，只要胃肠吸收功能允许即应采用，其次为肠内、肠外营养相结合的方案，部分从静脉输入，部分经鼻胃管滴入。所补充的营养成分需兼顾热量、蛋白质、维生素、无机盐等生理需要和额外消耗，总量与速度根据全身情况进行控制。

基础能量消耗公式：

男：24h 基础能量消耗 $= 66.6 + 13.7 \times$ 体重（kg）$+ 5 \times$ 身高（cm）$- 6.8 \times$ 年龄（岁）

女：24h 基础能量消耗 $= 65.5 + 9.6 \times$ 体重（kg）$+ 1.8 \times$ 身高（cm）$- 4.7 \times$ 年龄（岁）

正常人静息状态需要热量 20 ～ 30kcal/（kg·d），中等病情需 30 ～ 40kcal/（kg·d），体温＞37℃时每升高 1℃热量增加 12%，ARDS 增加 20%，严重感染、大手术等增加 10% ～ 30%。碳水化合物是主要热源，一般应占总热量 55% ～ 60%；脂肪占总热量 30% 左右，且饱和脂肪酸不超过 10%；蛋白质占总热量 10% ～ 15%，热量与摄入氮比例以 100 ～ 150kcal∶1g 为宜；纤维素需要量 4 ～ 12g/d；成人液体总量 2000 ～ 2500mL/d，钠 100 ～ 120mmol/L，钾 60 ～ 80mmol/L，钙 5 ～ 10mmol/L，镁 8 ～ 10mmol/L，磷 9 ～ 10mmol/L，适量的水溶性、脂溶性维生素，以及铁、锌、铜等微量元素。

5. 体位 心血管术后未清醒时采取平卧，清醒后改为斜坡卧位，既利于膈肌活动，增加通气量，又有助于纵隔、胸腔积血排出。若患者持续呼吸机辅助，如循环稳定应采取间断变换体位方式（包括侧卧甚至俯卧位），有利排痰，减少肺不张，促进肺功能恢复。恢复期鼓励患者尽早下床活动，术后第 2 天可起床大小便，第 3 ～ 5 天可走动散步。

第三节 常见的术后并发症

一、出血

（一）术后出血

心血管术后出血发生率约 2%～6%，高危因素包括再次手术、急诊手术、高龄、女性、小体表面积者以及术前合并心源性休克、肾功能不全、周围血管病、营养不良、服用抗凝抗血小板聚集药物等。若术后心包、纵隔引流管引出血性液体在第 1 小时之后仍量多，小儿＞50mL/h，成人＞100mL/h，伴随心率增快，血压下降或不稳，肤色苍白，需快速输血以维持循环，均提示胸内出血可能，床边胸部 X 线片和超声心动图有助于诊断。

原因分析如下。

1. 局部因素

（1）术中止血不严密：心脏切口或血管吻合口缝合欠妥相对常见且后果严重。常见出血部位应考虑胸骨断面、胸膜剥离面、胸骨后及肋间小血管、心包及主动脉切口、安放引流管处等。

（2）电凝或骨蜡黏附效果不佳。

（3）关胸后因体温、血压升高致反应性出血。

2. 全身因素（凝血机制紊乱）

（1）术前肝病致凝血因子缺乏。

（2）血小板数量减少或功能损害，如长期服用阿司匹林等影响凝血和血小板聚集。

（3）纤维蛋白溶解作用增加。

（4）肝素反跳或鱼精蛋白中和不完全，以及术后肝素诱导性血小板减少症。

（5）输入过多肝素血或库血。

处理如下。

1. 凝血机制检查　包括活化凝血时间（ACT）、肝素滴定量、血小板计数、凝血酶原时间（PT）、纤维蛋白原含量等。

2. 一般治疗　保持引流管通畅，补充血容量，维持血压，适当增加 PEEP。

3. 药物治疗　分析易致凝血紊乱的原因相应使用止血药物（如鱼精蛋白、钙、维生素 C、氨甲苯酸、氨基己酸等）。促凝血酶生成药物（如维生素 K、巴曲酶等）不宜用于瓣膜置换术患者。重组人纤维蛋白原、凝血因子Ⅶ等适用于部分复杂大手术或术后止血困难者，应用后需频繁挤压引流管，以免迅速产生的血块堵塞心包、胸腔或引流管。

4. 鼓励成分输血　如浓缩血小板、新鲜冰冻血浆、冷沉淀物、纤维蛋白原及凝血因子。

5. 再次开胸止血　成人开胸探查指征：术后引流量第 1 小时＞500mL，第 2 小时＞400mL，第 3 小时＞300mL，第 4 小时＞200mL；小儿开胸探查指征：术后引流量第 1 小时＞10mL/kg，之后超过 5mL/（kg·h）。

（二）心脏压塞

术后胸腔、心包或纵隔腔积血可使心包腔内容物增加，心脏受压妨碍充盈，静脉回流受阻，心排血量减少，造成血流动力学改变。按症状出现时间可分为以下两种：

1. 急性心脏压塞　多发生在术后 36h 以内。可能原因包括体外循环术后止血不彻底、凝血机制紊乱、止血剂不恰当应用致引流不畅等。

诊断要点：

（1）引流量较多，且出现条索状血块，或原来较多的引流突然减少停止；

（2）血压下降（SBP < 90mmHg），脉压小（< 20mmHg），脉搏细弱，奇脉，心率增快；

（3）CVP明显升高，颈静脉怒张；

（4）不明原因的尿量减少 [< 0.5mL/（kg·h）]，突发心搏骤停；

（5）床边超声示心包积液或局部室壁舒张障碍，X线片示纵隔增宽、心影增大；

（6）注意与重度低心排综合征鉴别。

治疗措施：一旦确诊或高度怀疑，即应迅速开胸探查。开胸后首先剪开心包，清理积血，解除心脏压迫，待循环改善后再仔细胸腔止血。

2. 迟发性心脏压塞 一般发生在术后第5～30天。尤其多见于瓣膜置换术后抗凝治疗的患者，病情好转却出现心悸、气促、尿少、肝大、肩背痛等病状，且症状进行性加重，警惕心脏压塞的可能。胸部X线片、超声心动图有助诊断。治疗措施包括：根据凝血指标停用抗凝药物，利尿，心包穿刺或切开引流，必要时开胸探查。

（三）消化道出血

近年发病率有所下降，多见于高龄重症患者，预后较差，应给予高度重视。一般有弥漫性渗血与应激性溃疡两种类型，主要临床表现为呕血和／或黑便。治疗以保守疗法为主，包括质子泵抑制剂或生长抑素抑制胃酸分泌、输注新鲜血等。围术期强调预防，尤其对于有消化道溃疡疾病史、体外循环时间长等高危患者。

二、低心排血量综合征

心内直视或大血管手术后，在未用血管活性药物且前负荷充分（左室舒张末压 > 18mmHg和／或右房压 > 15mmHg）的情况下，若CI低于1.8/（min·m²），伴随血压下降（收缩压 < 80mmHg）、周围血管收缩和组织灌注不足现象，即为低心排血量综合征（low cardiac output syndrome，LCOS）。它是心血管系统严重血流动力学异常的综合表现，患者往往需要机械辅助或较大剂量正肌药物较长时间支持，发生率6%～21.6%，重症死亡率24.4%～47.3%。

1. 常见原因

（1）低血容量：术后心室充盈不足、出血过多，周围血管和肺血管的扩张，长期应用利尿剂以及体外循环血液稀释等原因导致心脏前负荷不恰当。

（2）心肌功能损害：术前心功能差，术中病变矫治不彻底或损伤瓣膜功能、心脏传导系统或残余漏，体外循环致心肌缺血缺氧、内环境紊乱，肺动脉狭窄解除后继发肺动脉危象，麻醉的影响，术后体液失衡等原因导致心肌收缩力减少。

（3）心脏压塞：心包缝合后，因缺血水肿或负荷过重致心脏体积增大，应用止血药物后胸内出血引流不畅，以及迟发性心脏压塞等情况，严重阻碍心脏的正常收缩、舒张。

（4）血管舒缩功能失常：自主神经刺激、低温和复温、药物等因素可造成血管收缩、舒张的调节不良，增加肺循环和体循环阻力，增加心脏后负荷和耗氧。

（5）水、酸碱和电解质失衡。

2. 诊断

（1）症状和体征：面色苍白或发绀，四肢厥冷，出冷汗；烦躁，严重者意识模糊；血压低，脉压差小，周围动脉搏动微弱；心律失常。

（2）血流动力学指标：SBP < 80 ~ 90mmHg；CVP > 15cmH_2O；PCWP > 18mmHg；SvO_2 < 55%；心脏指数（CI）下降，轻度为 2.2 ~ 2.4L/（min·m^2），中度为 2.0 ~ 2.2L/（min·m^2），重度为 1.5 ~ 2.0 L/（min·m^2），极重度为 < 1.5L/（min·m^2）。

（3）组织灌注不足指标：尿少，低于 0.5mL/（kg·h）；代谢性酸中毒，高乳酸血症；四肢末梢体温与中心温度相差 > 4 ~ 6℃。

3. 治疗

（1）一般性处理：镇静以降低能量消耗，纠正内环境紊乱，辅助呼吸，防止高热。

（2）对因治疗：如纠正低血容量，一般维持 CVP 10 ~ 15cmH_2O、LAP 15 ~ 20mmHg、PCWP 15 ~ 18mmHg、HCT 25% ~ 40%，冠脉血管再通或重建，解除心脏压塞，彻底矫正心内病变。

（3）药物治疗：应用血管活性药物，优化心率，降低前后负荷，增强心肌收缩力。使用过程中，利用微量注射泵。根据血压、心律调节速度和剂量，防止输液管道的堵塞或漏液，避免在升压药静脉通路上临时推药或测量 CVP。

（4）辅助循环：主动脉内球囊反搏（intra-aortic balloon counterpulsation，IABP）是将气囊导管置于降主动脉，利用体外驱动装置，使气体在心室舒张期充盈，收缩期排空，从而减少心室射血阻抗，提高主动脉近心端舒张压，改善冠脉灌注。主要适用在药物治疗无效，而低心排持续存在，CI < 2L/（min·m^2）、SBP < 80 ~ 100mmHg、尿量 < 20mL/h 等情况。对术前心功能较差，EF < 20% ~ 25% 者，建议在心血管外科手术开始前安装 IABP。左心辅助装置（left heart assist device，LVAD）是利用体外血泵，将部分左心血液通过左房或左室插管引出，在舒张期注入主动脉，从而显著降低左室前负荷，提高舒张期主动脉灌注，整体效果优于 IABP。体外膜式氧合（extracorporeal membrane oxygenation，ECMO）原理类似封闭体系的体外循环，当常规体外循环不能撤离、术后严重低心排、肺高压危象、难治心律失常或心搏骤停时，一般考虑兼有心肺功能不全，可选择 V-A 模式 ECMO 支持。另外还有双心室辅助、体外反搏、静-动脉转流等技术可应用于辅助循环。

三、急性左心功能衰竭

心脏外科患者在术前、术中和术后，均可能发生急性左心衰竭，后者指左室排血量突然显著减少，而右室排血量正常或偏高，导致肺循环严重淤血，出现急性肺水肿，甚至心源性休克，处理不及时可导致死亡。慢性左心衰的患者在一定诱因下也可发生急性肺水肿。

1. 常见原因

（1）心脏本身病变，如高血压性心脏病、冠心病心绞痛或心肌梗死、瓣膜穿孔、主动脉关闭不全、左房黏液瘤、心肌病等。

（2）麻醉的影响。

（3）严重心律失常，如心室率 > 180 次/min 或 < 40 次/min、快速心房纤颤等。

（4）前负荷过重（如输血输液过多）。

（5）药物影响，如洋地黄中毒、β-受体阻滞剂使用不当抑制心肌收缩力、收缩血管药物导致后负荷增加等。

2. 诊断

（1）症状：较严重的基础心脏患者，突然出现端坐呼吸，严重气促喘息，剧烈咳嗽，咯大量粉红色或淡红色黏液泡沫痰，大汗淋漓，烦躁，甚至有窒息或濒死感。

（2）体征：呼吸急促，面色青灰或发绀，汗多。早期血压升高，后期心源性休克者血压显著降低，末梢湿冷。心界向左下扩大，心率增快，心尖区可闻及舒张期奔马律以及原有心脏杂音增强。双肺满布湿啰音，且啰音的分布和程度易随病情及体位变化。

（3）辅助检查：血压早期轻度升高，随病情加重可突然下降，至少间隔 5min 测压 1 次。监护心电图常出现窦性心动过速、室性及室上性心律失常、低钾或高钾变化等；SpO₂ 显著降低；Swan-Ganz 导管测定可见 CO 降低、肺动脉楔压 PAWP 升高、外周血管阻力升高等。超声心动图帮助了解病情严重程度。胸片示间质性肺水肿时肺门影轻度增大，边缘模糊，可见 Kerley A 线及 B 线、C 线；肺泡性肺水肿时以肺门为中心的两肺云片状模糊影，可呈蝶翼状。随病情变化 X 线征象改变迅速。血气酸碱电解质紊乱。

（4）鉴别诊断：需与支气管哮喘、喘息型支气管炎、肺炎、肺栓塞以及其他原因所致非心源性休克、肺水肿等相鉴别。

3. 治疗

（1）体位：端坐位或斜坡卧位，双足下垂。

（2）给氧：高浓度吸氧，必要时无创正压通气 BiPAP 或经气管插管呼吸机辅助。

（3）镇静：首选吗啡，既镇痛、镇静、消除恐惧，又减弱中枢性交感冲动而扩张外周静脉及小动脉，需谨防其呼吸抑制等副反应。

（4）快速利尿。

（5）血管扩张剂：常用硝酸甘油、硝普钠等静脉滴注或泵推，尤其适用于急性二尖瓣或主动脉瓣反流者，低血压和心源性休克慎用。

（6）正性肌力药物：常用毛花苷 C 针剂静脉注射，适用于心脏扩大、收缩功能减少、快速型心房纤颤等，禁用于洋地黄中毒、严重低钾血症、24h 内急性心肌梗死、单纯中重度二尖瓣狭窄伴窦性心律等。其次考虑多巴胺、多巴酚丁胺、米力农等。

（7）茶碱类药物：适用于合并支气管痉挛的患者，或与支气管哮喘、喘息型支气管炎等鉴别困难时。应注意静脉输注速度，过快过量可致中毒、心律失常、血管源性休克等。

（8）IABP 及其他辅助循环装置。

四、心律失常

（一）常见原因

1. 术前因素 包括既往心律失常发作史，严重冠脉病变，心力衰竭，心电图提示预激综合征，基础血压过高或过低，术前应用洋地黄、β-受体阻滞剂、排钾利尿剂等。

2. 术中因素 包括麻醉过程中气管插管及药物的影响，低温影响心肌细胞的兴奋和传导性，手术操作不当损及传导系统或冠脉，心肌缺血水肿，心房或心室切口的影响，再灌注损伤，交感神经过度兴奋等。

3. 术后因素 包括高钾与低钾血症，高镁与低镁血症，代谢性与呼吸性酸中毒，有创性操作刺激，精神紧张、疼痛等。

（二）常见心律失常

1. 期前收缩（premature beat）

（1）房性期前收缩：提早出现的 P 波，其形态与窦性 P 波略有不同；PR 间期 > 0.12s；QRS 波或与正常相似，或因差异性传导而变形，或无 QRS 波（即房早未下传）；代偿间隙不完全。

（2）室性期前收缩：提早出现的畸形的 QRS 波，时限多 > 0.12s，其前后无相关的 P 波；T 波与 QRS 波主波方向相反，ST 段随 T 波方向移位；多代偿间隙完全；室早与基本节律可呈间位、并行、联律等关系。

（3）房室交界性期前收缩：提早出现的 QRS 波，其形态与正常相似或因差异性传导变形；逆行 P 波的 PR 间期 < 0.12s 或 RP 间期 < 0.2s；代偿间隙不完全或完全；当交界性早搏伴前向和后向的完全性房室传导阻滞，则无 P-QRS-T 波呈现一个长间隙。

2. 阵发性室上性心动过速（paroxysmal supraventricular tachycardia，PSVT） 分为自律性房性心动过速、房室结折返性心动过速和房室折返性心动过速。监护导联心电图不易鉴别。心室率 160 ~ 240 次/min，节律规则，QRS 波形态、时限多正常。突发突止，可能持续数秒、数分钟或数小时，大多有心悸、恐惧等症状，持续时间长者因心、脑等器官供血不足，导致血压下降、晕厥、抽搐、心力衰竭，甚至猝死。

3. 室性心动过速（ventricular tachycardia） 连续 3 次或以上室性期前收缩，多在频发或多源性室性早搏后发生，心室率 150 ~ 200 次/min，QRS 波宽大畸形，节律略有不齐，可伴房室分离，常出现心室夺获和室性融合波，轻者仅有心悸、恐惧及多尿症状，重者血压变化大，可发生晕厥、抽搐等。尖端扭转性心动过速是一种特殊类型心律失常，易致室颤，表现 QT 间期延长，T、U 波增宽，QRS 波极性和振幅呈时相性变化，常有 R on T 联律。

4. 心房扑动和颤动（atrial flutter and fibrillation） 在风湿性心脏病及成人先心病术后较常见。心电图表现为 P 波消失，代以连续、规则的扑动 F 波或小规则的颤动 F 波，当心室率较快而心功能较差时，可导致心排血量明显降低，冠脉及脑部血供不足，出现急性左心衰、休克和晕厥。

5. 心室扑动和颤动（ventricular flutter and fibrillation） 心室扑动时呈现正弦扑动波，频率 150 ~ 250hpm，心室肌快而微弱地收缩，是心室颤动的前奏。心室颤动则是心源性猝死和临终前循环衰竭的心律改变，呈现快速、不规则的颤动波，频率 250 ~ 500bpm，心室不协调地快速乱颤。

6. 房室传导阻滞（atrioventricular block） 房室束分支以上的阻滞，大多表现 I 度或 II 度 I 型房室阻滞，常见于原发孔型房间隔缺损。房室束分支以下的阻滞，大多表现单束支或双束支传导阻滞，常见于右室切开或右室流出道疏通术后，术中损伤房室束可致一过性或永久性 III 度房室阻滞。

7. 窦性停搏（sinus arrest） 一个或多个显著延长的 P-P 间距，长 P-P 间距与基本的窦性 P-P 间距无整倍数关系，随后可出现一个或多个房室交界性或室性逸搏，形成短阵房室交界性或室性自主心律。

（三）需紧急处理的心律失常

（1）心室扑动和颤动是最为严重的心律失常，需立即处理，首选电复律和利多卡因。

（2）室性心动过速持续超过 30s，尤其多源性的，首选利多卡因。

（3）尖端扭转型室性心动过速，选用肾上腺素，同时补充钾或镁剂，试用电复律或临时起搏。

（4）明显心动过缓（< 40 次/min），长时间窦性停搏或 III 度房室传导阻滞，已有低血压，甚至

阿斯综合征，首选异丙肾上腺素或肾上腺素以增加心率和血压，无效时安放临时起搏器。

（四）需积极处理的心律失常

（1）快速型心房纤颤，可加重或诱发心力衰竭，首选胺碘酮转复和洋地黄控制心室率，必要时联用 β－受体阻滞剂等。

（2）阵发性室上性心动过速，快室率时易致心力衰竭，选用腺苷、胺碘酮等。

（3）频发、多源室性期前收缩，易诱发室颤，首选利多卡因及普鲁卡因胺，洋地黄中毒时选用苯妥英钠。

（4）Ⅲ度或高度房室传导阻滞。血流动力学不稳定时，首选安放临时起搏器。

（五）常用抗心律失常药物

（1）洋地黄（digitalis）：主要药理作用：①通过抑制心肌细胞膜的 Na^+-K^+-ATP 泵，提高胞内 Na^+ 水平，促进 Na^+-Ca^{2+} 交换，增强心肌收缩力；②加强迷走神经反射，减慢房室传导和心室率。适用于中重度收缩性心衰患者，伴快速型房颤和窦性心动过速时，禁用于预激综合征合并房颤、Ⅱ度或高度房室传导阻滞及病态窦房结综合征等。

（2）利多卡因（lidocaine）：属于Ⅰb类抗心律失常药物，主要通过增强细胞钾传导而抑制自律性，能加强受损纤维的传导速度，适合各种室性心律失常。1～2mg/kg 静脉推注，15min 后可重复，有效时 2～4mg/（kg·h）维持静滴。

（3）普罗帕酮（propafenone）：属于Ⅰc类抗心律失常药物，通过作用于 Na^+ 泵，较强抑制窦房结和房室结传导，轻度抑制房室结自律性，稍缩短浦氏纤维动作电位时程。在监护导联难以明确心动过速性质时经常被选用，35～70mg 缓慢静脉推注。

（4）β－受体阻滞剂：大宗随机对照实验证明，该类药物减慢心室率、预防心律失常发作、改善冠脉灌注、降低心肌氧需求、保护受损心肌，长期使用能降低心血管病的病死率和死亡率（尤其心功能不全患者），减少心源性猝死的发生。临床应用最多的有阿替格尔、美托洛尔、比索洛尔、艾司洛尔等。其中阿替洛尔（atenolol）较强抑制心肌 $β_1$－受体，水溶性强，经肾代谢，作用时间较长，成人口服 12.5～25mg qd；美托洛尔（metoprolol）脂溶性强，经肝脏代谢，较阿替洛尔的镇静、嗜睡等副作用轻，口服 12.5～100mg bid，针剂适用于疑诊急性心梗伴发快速型心律失常；比索洛尔（bisoprolol）高度 $β_1$－受体选择性，50% 经肝脏代谢，50% 经肾脏代谢，口服 5～20mg qd；艾司洛尔（esmolol）属于心脏选择性超短效制剂，静脉注射半衰期9min，维持20～30min，常用量50～500 $μg$/（kg·min），适用于围术期室上性心动过速和心房扑动、房颤；卡维地洛（carvedilol）兼有 $β_1$－受体、$β_2$－受体、α－受体阻滞的作用，长期个体化使用能改善心室重塑，已被FDA批准为治疗Ⅰ～Ⅲ级心衰的一线药物；普萘洛尔（prapranolol）心脏选择性不高，相对副作用较大。

（5）胺碘酮（amiodarone）：属于Ⅲ类广谱抗心律失常药物。具有较强延长动作电位时程与旁路传导作用，并抗交感神经反射、扩张冠脉，现已被列入抢救快速心律失常和心搏骤停的首选药物。短期服用仅见胃肠道反应、光敏感，长期可见肺纤维化、甲状腺功能异常等。口服 0.2g tid，5～7d 后改为 0.2g bid，维持1周再减量；首次静脉滴注 150～300mg，30min 内用完。

（6）异丙肾上腺素（isoproterenol）：改善房室传导，增加窦房结自律性，适用于各种原因心动过缓，但可增加心肌耗氧量，过量时可致室性心律，常用 1～2 $μg$/（kg·min）静脉推注。

（六）电复律

原理是通过胸内或胸外电击，使整个心脏同时除极，所有电活动，包括导致心动过速和颤动的折返活动，在极短时间内被完全终止，而后窦房结发出的冲动控制心跳，转复为窦性心律。适用顽固性阵发性心动过速、室颤和某些慢性房颤等。对严重室性心律失常的紧急情况，通常采取非同步电除颤；对于慢性心房纤颤、心房扑动、室上性心动过速等，通常采用直流电复律；对于顽固室上性心动过速而血压正常时，可利用临时起搏器、心房起搏超速抑制等方法，严密监控下实施，主要并发症包括诱发或复发心律失常、心肌损伤、肺水肿等。房室顺序起搏能增加心排血量 15% ～ 35%，应该作为心血管外科围术期主要起搏房室。

五、肺部、胸腔并发症

（一）急性呼吸窘迫综合征（acute respiratory distress syndrome，ARDS）

指患者原有肺功能大致正常，体外循环手术、感染、休克、大量输血等原因继发急性、弥漫性、浸润性的肺损伤，表现为严重、进行性的低氧血症，甚至急性呼吸衰竭。发病机制主要是炎症细胞和炎症因子参与下，肺泡－毛细血管膜通透性增加，血浆等液体大量渗出，形成肺泡和间质水肿，导致充血性肺不张。目前认为，ARDS 和急性肺损伤（acute lung injury，ALI）实质是多器官功能不全综合征（multiple organ dysfunction syndrome，MODS）在肺部的表现，常是临床 MODS 中最早或唯一出现的器官功能障碍。所谓"灌注肺"特指体外循环术后肺泡中毒型肺水肿，是一种特殊类型 ARDS，病因与体外循环过程产生微栓、激活补体、术中术后低灌注、低通气及低氧血症等有关，发生率 0.75% ～ 2%，死亡率高达 20% ～ 80%，在发绀型复杂先天性心脏病术后及合并重度低心排综合征患者多见，重症预后较差。

临床表现包括：术后 24 ～ 72h 出现严重呼吸困难，呼吸频率增快，可伴发绀；缺氧却不能通过提高氧浓度以得到很好的改善，氧合指数 PaO_2/FiO_2 < 150 ～ 200mmHg，Qs/Qt > 20%，$PaCO_2$ 早期降低晚期升高，可伴混合性酸中毒；胸片早期可阴性，而后肺纹理增多，边缘模糊，中期双侧肺斑片状阴影，晚期肺组织实变。1994 年欧美协作会议组织 AECC 推荐的 ARDS 诊断标准：①急性起病；②胸部 X 线片示双肺浸润影；③ PAWP ≤ 18mmHg，或无 LAP 升高的临床依据；④不论是否使用 PEEP，PaO_2/FiO_2 ≤ 200mmHg。2011 年欧洲危重病医学年会提出"柏林标准"在此基础上强调：①从已知临床损害至符合诊断标准时间 ≤ 7d；②影像学双侧浸润影不能用积液、肺不张或结节来完全解释；③利用超声心动图和血流动力学指标鉴别肺水肿原因；④利用 PaO_2/FiO_2 将其分为轻度、中度和重度，从而更好地预测机械通气时间和病死率，并为选择新的治疗方法提供参考。

预防措施如术前戒烟、控制呼吸道炎症、改善肺功能，术中采用膜式氧合器和 25 μm 微栓过滤器、缩短体外循环时间、加强心肌保护、严格呼吸道管理，术后加强心肺功能支持、鼓励咳嗽、协助排痰、俯卧位通气等。治疗的关键在于早期、快速、强有力的综合措施，包括呼吸机治疗、控制感染和全身性炎症、液体管理、扩张血管、营养代谢支持以及对症处理等。不恰当地使用有创或无创性正压机械通气，不仅不能有效改善通气和组织氧供，还易引起呼吸机相关性肺损伤（ventilator induced lung injury，VILI），进一步加重肺功能衰竭和感染。针对于此，近年提倡"肺保护性通气策略"，主要内容包括选择最佳 PEEP、小潮气量和允许性高碳酸血症、限制吸入氧浓度、气流模式更接近生理等。其中"最佳 PEEP"指使 PEEP 的设置恰好高于压力－容量曲线下拐点的压力值，从而以尽可能低的气道压力和压力变化，保持肺泡开放和复张后不再萎陷。ARDS 治疗领域的其他进展，如俯卧位、高频振荡通气（HFO）、肺泡表面活性物质人工替代疗法、体外膜肺氧合（ECMO）、血液净化疗法等，部分被应用于临床，取得良好效果。

（二）气胸、胸腔积液

正中开胸手术可能损及胸膜，中心静脉穿刺等操作可造成胸膜破裂，机械通气时高气道压力可引起肺破裂，这些情况都可致空气进入胸膜腔，发生开放性、闭合性或张力性气胸。症状可能不易察觉，叩诊鼓音，听诊呼吸音消失，胸部 X 线片示积气等有助诊断。如积气较多，需行胸腔穿刺抽气及闭式引流。

胸膜腔的液体主要来源于术后积血、浆液性漏出或渗出液、乳糜液等。当积液量较大影响呼吸循环时，应采取胸腔穿刺抽液、闭式引流和对因处理。

（三）肺不张、肺炎

肺不张是较常见的术后并发症，尤其老年、婴幼儿、心脏移植患者。分泌物未能及时有效地排出，堵塞支气管及小气道，远端肺泡因空气吸收而萎缩，出现局部肺不张，之后微生物滋长，易继发肺炎。感染性肺炎除与肺不张有关外，还与原有肺功能差、慢性阻塞性肺病（COPD）、ALI、术中术后呼吸道管理不良、机械通气时间长等因素密切相关。术后清除和减少痰液分泌、鼓励咳嗽、协助排痰、肺部物理治疗等是防治肺不张的有效措施。肺炎防治措施包括术前肺功能锻炼、术中肺保护、恰当抗感染、积极痰培养送检、适量应用支气管扩张剂、加强支持对症处理等。

（四）反应性肺高压

术后反应性肺高压不仅与术前肺高压、左向右分流等基础病有关，还与体外循环及手术创伤密切相关，后者是诱发肺部炎症反应的强效刺激因素，表现为肺血管内皮损伤，血栓素 A2、内皮素（ET）-1 等因子增多，PVR 增高。如果术后肺动脉压或肺静脉压超过正常，或 PVR 超正常范围，均提示反应性肺高压，在 1 周内尤其头 48 ~ 72h 高发，肺 / 体循环压力比值（Pp/Ps）> 0.5；如果 Pp/Ps > 0.75 且不能逆转，即为"肺高压危象"，可致严重 LCOS 甚至猝死；如果术后半年以上肺动脉压力仍高，Pp/Ps > 0.5 且继续进展，即为迟发性肺高压。右心导管检查以及在静脉用腺苷、伊洛前列素和吸入 NO 基础上的"肺血管扩张试验"是肺高压诊断的金标准，但不适宜术后危重患者，近年出现的超声心动图（如三尖瓣环收缩期平移等）新指标，有助于肺高压的快速诊断。防治反应性肺高压的关键在预防，围术期应采取以下措施：避免低氧和高碳酸血症、酸中毒、激惹、疼痛、气管内吸引等诱因；机械通气期间静脉持续滴注芬太尼或咪唑安定，小量联用肌松剂；避免肺不张和肺容量过度变化，避免气胸、胸腔积液、肺不张等。治疗措施包括：①手术纠治残余或漏诊的左向右分流、梗阻和瓣膜反流；②加强镇静、镇痛和肌松，充分吸氧以降低 PVR；③机械通气时使 $PaCO_2$ 28 ~ 35mmHg，PaO_2 90 ~ 100mmHg，目标血 pH 值在 7.50 ~ 7.55；④靶向肺血管扩张剂，如 NO 途径代表药物 NO、V 型磷酸二酯酶抑制剂 – 西地那非等，前列环素途径代表药物伊洛前列素、贝前列素等，ET 受体拮抗剂代表药物波生坦、安立生坦等。

六、感染

（一）感染性心内膜炎

多继发于心内补片、人造心脏瓣膜等异物的感染，发生率约1%，死亡率较高。按发生时间分为早期（< 2 个月）和晚期（> 2 个月）两种。常见病原微生物包括葡萄球菌（表皮、白色、金黄色等）、链球菌（草绿色、粪等）、革兰阴性杆菌（白喉类）和真菌等。对于术后持续高热 > 7d，或反复发热，应在抗生素使用前 3 ~ 6h 内反复血培养送检，若阳性可确诊；若血培养阴性，但临床新出现反流性杂音，全身多处栓塞、淤点，脾肿大，贫血、红细胞沉降率（ESR）升高，超声心动图检出赘生物，也足以明确诊断。处理上首先考虑抗菌药物治疗，且强调敏感、高效、足量以及早期、大剂量、长疗程的抗感染原则。在正确使用抗菌药物 5 ~ 7d，血培养持续阳性，发热及全身症状无明显改善或复发，超声心动图显示人造瓣膜残余漏、瓣周漏或赘生物形成，心功能进行性下降，感染向周围扩散或引发传导阻滞，出现大动脉栓塞，抗生素严重耐药等情况下，应采取更积极的手术治疗。2009 年欧洲心脏协会发布感染性心内膜炎急诊心脏手术指征包括：①体温无法控制或抗生素有效使用过程中复发；②真菌性感染性心内膜炎；③左心瓣膜赘生物 > 10mm；④有体循环栓塞的风险。术中应彻底清除病灶，敞开脓肿，置换人造瓣膜及补片，局部行消毒灌洗。术后继续抗感染 4 ~ 6 周，同期加强心功能支持。

（二）胸骨哆开和纵隔炎

对胸骨正中切口，如果发生胸骨哆开和纵隔炎，不仅愈合困难，而且导致败血症、心内膜炎，甚至心血管切口缝线感染断裂致大出血、心肺功能衰竭等严重后果。二者往往互为因果，胸骨哆开影响切口皮下愈合，使细菌进入纵隔导致纵隔炎，而原发性纵隔炎累及胸骨致骨髓炎，干扰愈合引起胸骨哆开。在利用乳内动脉行冠状动脉旁路移植术患者的发生率较高。当术后出现胸骨摩擦感，深呼吸按压胸骨可移动，即考虑胸骨哆开；术后体温升高 > 39℃，持续 4 ~ 5d 无下降或下降后随即再发高热，胸骨旁触痛明显，胸骨有移动感，可挤出脓性分泌物或气泡，侧位 X 线片示胸骨后高密度影或积气，即考虑纵隔炎。治疗除加强全身抗生素和支持疗法外，需采用开放或密闭引流法局部清创换药。

七、急性肾功能衰竭（acute renal failure，ARF）

指各种原因作用下，肾脏排泄功能短时间内急剧进行性减退，肾小球滤过功能减至正常 50% 以下，血尿素氮 BUN 和肌酐 Cr 含量迅速升高，引起水、电解质和酸碱平衡失调，出现尿毒症状的临床综合征。在心血管外科术后发生率为 5% ~ 30%。

按病因分为肾前性、肾性和肾后性三种。心血管术后 ARF 致病因素包括：①体外循环灌注流量不足，较长时间低血压；②体外循环后变性血红蛋白、脂质废物、酸中毒等因素损害肾实质；③术后低心排综合征，联合应用收缩血管药物；④肾脏本身病变；⑤肾毒性药物的应用等。临床上常以尿量减少为先兆，以血 BUN、Cr 升高为依据，水钠潴留、高钾血症、代谢性酸中毒、低钙高磷血症及心、肺、脑、胃肠等脏器损害为主要表现。诊断指标包括：①尿量 < 0.5 ~ 1mL/（kg·h），而 CVP 正常；②尿 pH 值偏酸性，固定低比重尿，可检出较多尿蛋白、红细胞、上皮细胞管型物；③尿钠升高，滤钠分数 > 1；④尿渗透压减小；⑤尿 BUN、Cr 排泄减少，血 BUN、Cr 含量增加，Cr 的尿 / 血比值 < 20；⑥血电解质酸碱紊乱；⑦影像学及穿刺等辅助检查。

治疗原则：①保证有效血容量基础上限制水的摄入，适当应用利尿剂，若 CVP 合适，血压平稳，血钠稳定，则判断液体进出平衡；②防治高钾血症；③维持氮质代谢平衡（包括控制蛋白质摄入与排除过多代谢废物两方面），其中血液净化（血液透析、腹膜透析、连续静 – 静脉血液滤过等）治疗适用于少尿或无尿 > 2d、血钾 > 6.5mmol/L、顽固性酸中毒，血 BUN > 25mmol/L、血 Cr > 442μmol/L、水中毒、高分解代谢状态等；④加强支持对症处理，调整用药方案，减轻肾损害；⑤防治并发症（如胃肠道出血、心律失常、感染等）。近年以连续性血液滤过（hemofiltration）技术为代表的床边持续肾脏替代疗法（CRRT），在 ICU 得到很好的应用。它利用天然或人体半透膜，通过对流、弥散、渗透、超滤等原理，清除血液内毒性产物以及炎症介质，维持体液、电解质和酸碱平衡，不仅有效缓解急、慢性肾功能衰竭症状，而且对低心排综合征、ARDS、MODS 以及脓毒败血症等有望进行对因治疗。

八、脑部并发症

心血管外科术后脑部并发症可出现在术后即刻或数小时、数天，主要表现为精神症状和神经系统损害，近年发病率有所下降。按严重程度分为轻度、中度和重度。轻症短时间恢复，重症导致残疾或死亡。病因包括术前的脑血管病变、术中的体外循环损伤、手术操作、全身麻醉以及术后的缺血缺氧性脑损害、脑栓塞、颅内出血。

精神紊乱多在术后第 3 ~ 5 天出现，表现为焦虑、谵妄、幻觉等。神志改变包括烦躁不安、嗜睡、昏迷等，可伴瞳孔改变、深浅反射异常、生命体征不稳等。运动障碍包括局部肌张力过高或过低，单侧或部分肢体自主运动减少或瘫痪，腱反射减弱或亢进，病理征阳性等。还可出现高热、癫痫样发作、痴呆、失语症状。头颅 CT、磁共振 MRI、眼底镜、经颅多普勒、脑电图等检查有助定位和病因诊断。

轻症以观察为主，必要时给予少量镇静剂（如苯巴比妥、地西泮）。中重度脑损害则需综合疗法：①头部为重点的降温疗法，配合人工冬眠药物，以降低代谢、减轻脑损害；②治疗脑水肿需在限制液体量基础上，早期应用脱水剂（如甘露醇、甘油果糖、呋塞米、白蛋白），以及适量糖皮质激素；③控制躁动和抽搐，适当应用镇静剂（如氟哌啶醇、苯巴比妥、水合氯醛）以及麻醉肌松剂；④呼吸机辅助，保证氧供，帮助清除分泌物，且轻度呼吸性碱中毒有利于降低颅内压；⑤适当应用脑血管扩张剂和脑细胞营养药物；⑥支持对症处理，维持水电解质平衡，防治并发症（如胃肠道出血、肺部感染等）；⑦早期康复治疗，高压氧疗有利减轻脑水肿、促进脑细胞功能恢复。

九、多脏器功能衰竭（MODS）

MODS 是危重病医学的最大挑战之一，特指由于严重的创伤、感染、休克等原因导致组织缺血、缺氧，机体二个或二个以上的重要器官同时或序贯发生的功能障碍，程度严重者出现脏器功能衰竭则称之为多器官功能衰竭（multiple organ system failure，MOSF）。据报道心胸外科手术后 MODS 发病率约 2.1%，与全麻、体外循环、手术等因素关系密切。MODS 的发病机制复杂，目前比较主流的看法是：大量组织坏死和严重低血压状态下，组织灌注不足引起内源性介质释放，诱发过激的全身炎症反应（system inflammation reaction syndrome，SIRS），机体自我平衡的机制遭到破坏，一方面网状内皮系统功能障碍，巨噬细胞、中性粒细胞和多种体液因子激活，毛细血管内皮肿胀坏死，导致所谓"二次打击"；另一方面肠黏膜缺氧后通透性增加，肠腔的细菌和毒素移位入血，诱发内源性感染，如不能及时阻断这种恶性循环，将导致远隔脏器受累而发生功能衰竭。目前对 MODS 的诊断被理解为"SIRS（或全身性感染）+ 器官功能障碍"。序贯性器官功能衰竭评分（sequential organ failure assessment，SOFA）通过对六个主要脏器（呼吸系统、神经系统、心血管系统、肝脏、凝血系统和肾脏）功能的每日评估，帮助监测危重患者 MODS 状况。

表 1-14-2　SIRS 诊断标准（符合其中两项或两项之上）

观察项目	诊断标准
体温	> 38℃或< 36℃
心率	> 90 次 /min
呼吸	> 20 次 /min 或 $PaCO_2$ < 32mmHg
血象	血白细胞计数> 12×10^9/L 或< 4×10^9/L，或幼稚白细胞> 10%

表 1-14-3　SOFA 脏器功能障碍评分系统

器官系统	得分			
	1	2	3	4
呼吸系统（PaO_2/FiO_2mmHg）	< 400	< 300	< 200+ 机械通气	< 100+ 机械通气
神经系统（Glasgow 昏迷评分）	13 ~ 14	10 ~ 12	7 ~ 9	< 6
心血管系统［血管活性药物剂量 μg/（kg·min］	平均动脉压 < 70mmHg	多巴酚丁胺或多巴胺剂量 ≤ 5	多巴胺剂量 > 5 或（去甲）肾上腺素剂量 ≤ 0.1	多巴胺剂量 > 15 或（去甲）肾上腺素剂量 > 0.1
肝脏（血胆红素含量 μmol/L）	20 ~ 32	33 ~ 101	102 ~ 204	> 204
凝血系统（血小板计数 ×10^9/L）	< 150	< 100	< 50	< 20
肾脏（血肌酐含量 μmol/L 或尿量 mL/d）	101 ~ 170	171 ~ 299	300 ~ 440 或尿量 < 500mL/d	> 440 或尿量 < 200mL/d

对 MODS 的治疗强调以整体观念从病因入手，在维持血压和正常气体交换的基础上，尽快矫正各重要脏器的功能，早期阻断恶性循环。关于休克、ARDS、ARF、胃肠道出血、脑部并发症等，上文已有述及，另外还需重视弥散性内凝血 DIC、急性肝功能损害、营养不良及败血症等并发症，相应治疗略。由于 MODS 治疗困难，因此必须加强围术期综合管理，以期尽量预防和早期发现，降低死亡率。①术前完善辅助检查，正确诊断，改善各脏器功能状态；②提高体外循环技术，加强心肌保护，防止麻醉意外，减少手术损伤；③及时评估术后脏器功能，严密观察病情，防止术后心功能不全；④对已有呼吸循环等脏器功能不全者，及时给予辅助呼吸、强心扩管、透析超滤、IABP、ECMO 等脏器功能支持疗法，根据具体病情随时修正治疗方案，防止从单一脏器损害发展到 MOSF；⑤病因治疗，如控制感染、纠正低心排、治疗 ARDS 等。

十、其他

如人工瓣膜功能障碍、残余分流等并发症（略）。

第四节　特殊患者的监护

一、新生儿和婴幼儿的监护

新生儿和婴幼儿的组织器官尚未发育完善，心脏手术所造成的创伤与成人或较大儿童相比更加严重，术后监护需重视其特殊性。

（一）循环系统管理

1. 维持满意的前负荷　前负荷不足可表现为少尿或无尿、心率快、手足冷、掌心发白、CVP 低、ABP 低等，前负荷过重可表现为肝区肿大、精神差、浅静脉怒张、CVP 高等，均需查找原因及时处理。出现水钠潴留时，应在补足有效循环血量后利尿，使进入体内的胶体和排出体外的晶体溶液同时进行交换。发绀型心脏病术后 CVP 维持在 12 ~ 15cmH_2O，全腔静脉 - 肺动脉连接术后目标 CVP 较高，一般 20cmH_2O 左右。

2. 强心和维持合适动脉压　重症及复杂畸形患儿术后易早期出现低心排表现，在除外低血容量、心包压塞等机械性因素后，应尽早使用正性肌力药物。若使用较大剂量多巴胺、多巴酚丁胺［ > 10μg/（kg·min）］仍难以维持者，加用肾上腺素 0.01 ~ 0.03 μg/（kg·min）。对部分血压过高患儿可联用血管扩张剂，注意血压和组织灌注变化。

3. 抗心律失常 对因治疗包括及时纠正酸碱电解质平衡紊乱，充分供氧，增加心肌收缩力，保证充分的血容量和冠脉灌注，退热镇静等。对各种缓慢性心律失常应严密观察，HR < 70 次 /min，可应用阿托品和异丙肾上腺素，药物无效时考虑人工起搏器。对室上性快速性心律失常，应尽快减慢心室率至 100 ~ 140 次 /min，争取转复为窦性心律，可选用短效 β-受体阻滞剂、毛花苷 C、腺苷、胺碘酮等。出现室性早搏或室性心动过速时，注意停用洋地黄和纠正低钾，静脉注射或滴注利多卡因，必要时直流电除颤。

（二）呼吸系统管理

1. 呼吸生理特点 与成人相比，婴幼儿应付额外代谢需要时的呼吸储备能力较小，肺顺应性较差；咳嗽反射不灵敏，排出分泌物能力有限，易发生呼吸道梗阻；依赖膈式呼吸，呼吸肌容易疲劳；机体对缺氧和 CO_2 潴留的耐受性差。

2. 保持呼吸道通畅 由于气管狭窄短小，容易发生插管脱出、堵塞、过深等情况，导致急性窒息或一侧肺不张，经口插管较经鼻途径更易发生，因此应将气管插管妥善固定，每 1h 核实一次插管深度。患儿烦躁时需给予镇静。气管内吸引前先纯氧辅助 2min，吸痰管径应小于插管内径的 1/2，每次吸引时间 < 15s，如发现心率突然增快或减慢，出现发绀，应立即停止吸痰。加强气道湿化，使吸入饱和湿度 > 60%、温度 32 ~ 35℃的气体。术后注意体疗排痰，常规每 2 ~ 4h 翻身拍背一次。

3. 呼吸机的正确使用 体外循环对新生儿和婴幼儿易引起不同程度的肺损伤、肺不张，术后机械通气常规需要 4 ~ 6h 以上。应配备功能齐全的婴幼儿呼吸机，设置参数时尽量不吸入 > 60% 的高浓度氧；潮气量 6 ~ 12mL/kg；呼吸频率 30 ~ 40 次 /min；2 ~ 5cmH_2O 左右 PEEP 有助于防止小气道闭合及肺泡萎缩；压力控制模式可预防气压伤，在呼吸道堵塞时更合适；SIMV 模式有助自主呼吸的锻炼。拔除气管插管之前应先做好再插管的准备，拔管后常用氧帐、面罩等方式过渡给氧，密切注意患者呼吸频率和方式的改变，对喉痉挛者可用肾上腺素、沙丁胺醇等喷喉，进食需谨防误吸，必要时经鼻吸引帮助排痰。

（三）肾功能维护

体外循环后肾功能不全发生率高达 4% ~ 8%，故需密切观察。当血容量稳定而尿量偏少，疑有肾功能不全时，应及时处理。一方面通过补足血容量和增强心肌收缩力等，保证充足的肾灌注压；另一方面积极利尿，出现血红蛋白尿时注意碱化尿液，避免或慎用收缩肾血管和肾毒性药物。当以上措施无效，仍少尿或无尿，体液潴留过多，合并高钾血症、代谢性酸中毒、氮质血症等，应尽早腹膜透析。

（四）体液、电解质及酸碱平衡

体外循环后必须严格控制静脉补液量和钠盐摄入基，以减轻心脏负担，消除组织间隙水肿，改善心肺功能。预估 24h 内补液量主要根据引流和尿量以"量出为入"。

按体重计算：

输液量 = 60mL/（kg·d）（< 10kg）+30mL/（kg·d）（10 ~ 20kg）+15mL/（kg·d）（> 20kg）。

即：输液量为：第一个 10kg×60mL/（kg·d），第二个 10kg×30mL/（kg·d），> 20kg×15mL/（kg·d）。

之后总入量约 50 ~ 70mL/（kg·d），且以口服为主要途径。液体平衡监测的有效指标包括总入量和总出量、肝脏大小、囟门压力、BP、CVP 及 RAP、LAP、心率、体重等。毛细血管渗漏综合征（blood capillary leak syndrome）通常指由于体外循环炎症介质或缺血-再灌注损伤，全身毛细血管内皮通透性异常增加，使水分及部分蛋白渗漏到肢体软组织、肺、肾、脑、心等组织间隙，血管有效循环血量减少，患儿表现为血压下降、CVP 及 LAP 降低、窦性心动过速等。治疗以补充有效血容量为中心，根据 HCT、凝血状况、液体出入等指标决定晶体和胶体比例。

婴幼儿低血钙发生率较成人高，当血清离子钙浓度 < 1.1mmol/L，可按 20mg/（kg·h）适当补充，应避免过量，避免钙剂与洋地黄合用。由于糖原异生能力差，热量需要量相对大，故术后以输注葡萄糖溶液为主，并监测血糖。

（五）体温

新生儿和婴幼儿中枢神经系统发育不完善，皮肤及周围血管调节功能不全，棕色脂肪储备不足，体外循环、麻醉、缺氧、低血糖等因素影响下，容易出现体温降低，继之组织代谢性酸中毒、低氧血症、凝血机制紊乱、皮下组织硬肿等，而当体温回升时又易出现高热，继之脱水、高钠血症，甚至呼吸暂停等。因此对体温的密切监测和细心维护非常重要，一般采取主动控温的方式保证患儿处于适宜的温度环境，如变温毯、红外线灯、远红外开放式暖箱以及物理降温等。若术后第 4 天体温持续 > 38℃，应考虑感染的可能。

二、老年患者的监护

65 岁以上老年患者的监护原则大体与成年人类似，但由于年长体弱，合并症较多，临床强调根据具体病情个体化处理。

（一）术前处理

老年患者实施心血管手术之前，必须对全身情况及各脏器功能给予全面仔细的评估：在心血管疾病方面要注意心功能分级，有无心绞痛、心律失常、高血压等，冠脉和瓣膜病变的程度和范围，正在使用的血管活性药物种类和剂量，是否出现过肢体栓塞、脑梗死等；在合并症方面注意肺功能、血糖异常及正在进行的糖尿病治疗，有无偏瘫、颈或脑动脉硬化、性格 / 精神异常、胃肠道溃疡、前列腺增生症、慢性肾功能不全、肝硬化等。术前应该采取相应措施，改善机体一般情况和重要脏器功能，对术后可能发生的异常情况做好预防工作，并向患者及家属讲明风险，以期获得生理和心理上的良好配合。

（二）冠状动脉旁路移植术后处理

冠脉粥样硬化性心脏病在老人年发病率较高。当冠状动脉严重狭窄或闭塞，出现内科治疗无效的不稳定性心绞痛、心肌梗死、室壁瘤形成等时，冠状动脉旁路移植术能明显改善心肌供血，减轻临床症状，若合并心脏瓣膜病变，可同期行瓣膜置换或整形术。

术后监护除一般性处理外，应注意：①常规给予硝酸甘油 1 ~ 2 μg/（kg·min）持续静脉滴注 1 ~ 3d，之后改为口服硝酸酯类药物，如单硝酸异山梨醇酯，或钙拮抗剂地尔硫草；②严格控制心室率，一般以 80 次 /min 为宜，给予 β - 受体阻滞剂、地尔硫草等以减少心肌耗氧；③术后常规口服抗血小板药物 1 年以上，如阿司匹林 81 ~ 325mg qd 和 / 或氯吡格雷 75mg qd，注意药物胃肠道反应；④常规监测 12 导联心电图、心肌酶学，超声心动图观察室壁活动等，以了解心肌血供的情况；⑤术后继续坚持服用调脂药物、β - 受体阻滞剂、血管紧张素转换酶抑制剂等，注意控制血糖、血压、体重，改善心功能不良症状。

冠脉旁路移植和 / 或室壁瘤切除术后发生严重心功能不全，可采取 IABP 进行机械辅助，提高抢救成功率。IABP 应用指征包括：①体外循环停机困难；②术后低心排，应用大剂量血管活性药物效果不佳；③巨大室壁瘤切除后预防或治疗低心排；④围术期出现心肌梗死导致严重循环功能障碍及心律失常，药物治疗不能维持循环者。应用中注意：①通常经皮穿刺股动脉，置入适当尺寸 IABP 管，使球囊尖位于胸前第 1、2 肋之间；②控制心室率，调整 IABP 参数，配合少量血管活性药物，以获得最好的反搏效果；③ IABP 使用期间，常规肝素抗凝，0.5 ～ 1mg/kg 静脉滴注 q3 ～ 6h，使 ACT 较正常值延长 1.5 ～ 2 倍；④观察尿量和颜色变化，监测足背动脉搏动，加强局部创面护理，警惕插管侧下肢缺血性病变。

（三）心脏瓣膜置换术后处理

老年人心脏瓣膜疾病往往是联合瓣膜病变（尤其主动脉瓣病变）、风湿性和退行性病变为主，病程长，心功能差，电解质调节功能不佳，常并发多种心律失常。因此术后监护一般需注意：①加强心功能的监测，酌情应用正性肌力和扩管药物，必要时可行心脏和呼吸机辅助，维持 CVP 6 ～ 9cmH$_2$O，PCWP 9 ～ 12mmHg，术后早期进液量约 1mL/（kg·h），尿量＞ 1.5mL/（kg·h）；②术后利尿同时密切监测血电解质水平，血钾控制在正常范围 4.5 ～ 5.5mmol/L，注意补镁和心电图改变，既防止低钾血症又警惕高钾血症；③防治心律失常首先是针对病因，如心肌缺血、低钾血症等，其次纠正恶性心律失常，如频发室性早搏、室上性心动过速、Ⅲ度房室传导阻滞等，对慢性心房纤颤的治疗主要是维持血流动力学稳定、减慢心室率和预防栓塞；④因常合并冠脉病变、高血压、脑血管疾病、周围血管病变等，术前应作冠脉造影、颈动脉多普勒、下肢血管超声等检查，以明确诊断，术后在保护心功能同时，抗凝治疗非常重要，留意重要脏器血栓形成和出血的早期征象。以华法林为例，通常术后第 48 ～ 72 小时开始口服，3 ～ 6mg qd，然后根据 PT、凝血酶原活动度及国际标准化比值（INR）等调整用量，一般要求国人 INR 在 1.5 ～ 2.5。

（四）合并疾病的处理

合并高血压者，围术期应参照术前血压范围，调整进液量和药物治疗，将血压维持在较正常稍高的水平，其中扩血管是为增加冠脉供血，改善心功能，避免脑部并发症，而非单纯为了降压的目的。合并糖尿病者，术前空腹血糖控制在 5.6 ～ 8.0mmo/L，术后密切监测血糖、尿糖，间断补充平衡盐溶液，必要时微量注射泵静推葡萄糖胰岛素溶液，使血糖稳定在 7.9 ～ 13.3mmol/L，恢复正常饮食后转回原降糖方案。合并心身疾病者，术前应治疗基础病和加强心理治疗，术后可能出现谵妄、意识障碍、偏瘫以及脑动脉硬化性、心因性精神症状，治疗以保证脑部充分血供为首要，其次针对具体病情小剂量应用催眠、镇静、止痛、脱水等药物，另外加强抑酸治疗以预防胃肠道出血。

三、心／肺移植患者的监护

1967 年 Barnard 实施世界上首例人体心脏移植（heart transplantation）。1963 年 Hardy 实施首例人体肺移植（lung transplantation）。1968 年 Cooley 实施首例人体心肺联合移植（heart-lung trans-plantation）。随着 21 世纪心／肺脏器保存技术、手术技巧、抗排异治疗、围术期管理等方面的进步，心脏移植、肺移植、心肺移植的实验研究和临床治疗都得到迅速发展，已被公认为现代医学治疗终末期心脏病及心肺联合疾病的有效手段。据国际心肺移植协会（ISHLT）登记，截至 2013 年 6 月 30 日全世界累计完成心脏移植 116 104 例，肺移植 49 642 例，心肺联合移植 4 488 例，最长术后存活超过 25 年，调整中位数为 14 年。我国的研究人员近五年在该领域成绩显著，诊治方案日趋规范，近期和远期生存率逐年提高。据中国心脏移植科学注册中心报告，2011—2014 年全国心脏移植数量均超过 160 例／年，其中 1 年、3 年、5 年和 7 年存活率分别达到 95.2%、92.2%、89.0% 和 83.1%。心／肺移植术后的监护是手术成功和患者远期存活的基本保障，主要包括以下几个方面内容。

（一）心肺功能的维护

供体的心肺组织移植到宿主体内承担受体心和／或肺的功能，不仅经历麻醉、体外循环等刺激，而且由于器官保存技术的时间限制，使供体心和／或肺的缺血－再灌注反应显著，移植术后心肺功能的恢复较普通心脏手术更加困难，需要有针对性地给予监护。除严密监测血流动力学改变外，术后 1 周内特别注意心律、肺功能、水盐酸碱平衡等情况，适当应用正性肌力药物、扩管药物、氧疗、呼吸机辅助等措施。由于移植心脏的去自主神经支配，某些药物（如地高辛）对它不起作用，而某些药物（如肾上腺素）十分敏感，后者用量不当可导致危及生命的心律失常，故用药应非常谨慎。由于移植肺脏的去神经支配，且血管支配和淋巴回流存在短期障碍，术后肺泡及间质水肿的发生率很高，应严格控制围术期的液体入量，术后 3 ~ 5d 内应强力利尿，一般要求术后早期体重＜术前 3kg 左右。

（二）排异反应的监测

心脏移植术后排异反应监测标准是心内膜心肌活检（endomyocardial biopsy，EMB）。其操作有一定的危险性，如心脏传导系统的损伤、心脏穿孔、严重心律失常等，但有助于从病理学角度较早地明确诊断，有条件时应定期实施，通常术后 1 个月内每周 1 次，术后 1 ~ 2 个月每 2 周 1 次，术后 2 ~ 6 个月每月 1 次，半年后每 3 个月 1 次，急性排异反应治疗后每 10 ~ 14 天 1 次。临床常用的无创方法（如症状和体征、超声心动图、X 线胸片、血淋巴细胞计数等）也能帮助诊断。急性排异反应主要是淋巴细胞介导的细胞免疫反应，多在术后 1 ~ 20 周发生，病理分级在 2 级以上者需要加强抗排斥治疗，常用方案包括：①环孢素或他克莫司剂量加倍，使其谷值血药浓度增至原水平 150% ~ 200%；②甲泼尼龙冲击治疗；③抗胸腺球蛋（ATG）或抗淋巴球蛋白（ALG）治疗；④抗 IL–2 受体单克隆抗体或单克隆抗体 OKT3 治疗等。心脏慢性排异反应主要是供体心脏冠脉粥样硬化，临床表现为无痛性心肌缺血或心肌梗死，诊断主要依据冠脉造影和 CT 检查。

肺移植术后排异反应诊断也依赖组织病理学检查。肺活检（通常经纤维支气管镜）取材要求至少 5 块包括细支气管在内的肺组织，创伤性较大，容易导致气胸、大出血等严重并发症，故该方法应用受限，对临床资料的综合分析是目前诊断肺急性排异反应的主要依据。常用诊断标准包括：①体温升高＞ 0.5℃；② SpO₂ 下降＞ 10%；③ FEV1 下降＞ 10%；④胸片出现新或变化的浸润影；⑤排除感染；⑥糖皮质激素治疗有效。肺脏慢性排异反应主要是闭塞性细支气管炎（obliterative brochiolitis，OB），多在术后 3 ~ 6 个月出现，临床表现为进行性加重的阻塞性呼吸困难，诊断主要依据肺活检。

心肺联合移植术后特殊性之一在于心脏和肺脏的排异反应不一定在同一时间发生，EMB 阴性者不代表没有肺脏的排斥，且移植肺排斥的发生率明显高移植心，故明确诊断较为困难，需严密观察临床征象，仔细鉴别。

（三）预防感染

一般而言，移植术后需要长期服用大量免疫抑制剂，加之心脏患者术前机体抵抗力较差，术后发生感染的概率很高，以呼吸道、泌尿系、血源性感染为多。其中肺移植和心肺移植由于供体肺易受外界污染，部分血供和淋巴途径受阻，咳嗽反射削弱等原因，术后特别容易并发肺部感染而导致患者死亡。一般术后早期易发生细菌感染，约占 50%，高峰期在术后头 2 周。由于常规选用广谱抗生素预防感染，术后一旦并发感染，病原菌常为耐药菌、条件致病菌和真菌，如铜绿假单胞菌、鲍曼不动杆菌、产 ESBL 肺炎克雷伯菌、金黄色葡萄球菌、白色念珠菌等，故必须坚持病原学检查，结合药物敏感试验，针对性选择抗菌方案。术后1个月以后病毒、结核杆菌、原虫等感染概率上升，争取早期预防和早期诊断。供体巨细胞病毒抗体阳性时，受体应常规预防用更昔洛韦1～3个月。另外，严格消毒隔离制度非常重要，一般1周内应完全隔离，术后第1个月可戴口罩帽子适度户外活动，3个月后无特殊情况解除隔离，但仍需避免感染。

（四）其他

内出血曾是心、肺移植术后早期的主要并发症和死因，其原因可能与病程长、病情复杂、体外循环、胸腔侧支循环丰富等有关。随着适应证的选择和手术技巧的改进，近年发病已明显减少，但术后3d内仍应密切监测引流量和凝血功能，保证引流管的通畅。气管吻合口并发症近年发生率下降，但后果严重，早期不易觉察，故对肺和心肺移植患者必须提高警惕，改进供肺保存和手术技术的同时，合理应用糖皮质激素等免疫抑制剂，加强营养支持，限制不恰当的气道压力，局部吸痰保证气道通畅。监测抗排斥药物副作用和其他脏器功能也十分重要，例如环孢素和他克莫司的肝、肾毒性较大，甚至引起急性肝细胞和肾小管坏死，霉酚酸酯的骨髓抑制作用较强，糖皮质激素用量过大易可诱发胃肠道溃疡等，故临床应用应在保证药物疗效（即恰当的血药浓度和免疫抑制作用）基础上，勤查肝肾功能、血常规、大便隐血试验等，选择合适的药物种类和最低有效剂量。

（史嘉玮）

参考文献

［1］ 汪曾炜，刘维永，张宝仁.心脏外科学［M］.北京：人民军医出版社，2003.

［2］ 兰锡纯，冯卓荣.心脏血管外科学［M］.2版.北京：人民卫生出版社，2002.

［3］ 徐宏耀，吴信.心脏外科监护［M］.北京：人民军医出版社，2001.

［4］ 龙村，李景文.体外循环手册［M］.北京：人民卫生出版社，2010.

［5］ 丁文祥，苏肇伉.现代小儿心脏外科学［M］.济南：山东科学技术出版社，2013.

［6］ 俞森洋.对急性呼吸窘迫综合征诊断新标准（柏林定义）的解读和探讨［J］.中国呼吸与危重监护杂志，2013，12（1）：1-4.

［7］ 荆志成.2010年中国肺高血压诊治指南［J］.中国医学前沿，2011，3：62-81.

［8］ Atlee JL，Gullo A，Sinagra G. Perioperative critical care cardiology［M］.2nd ed. Italia：Springer-Verlag，2007.

［9］ J Stehlik，LW Stevenson，LB Edwards，et al. Organ allocation rround the world：insights from the ISHLT international registry for heart and lung transplantation［J］. J Heart Lung Transplant，2014，33（10）：975-984.

［10］ 陈志高，黄洁，胡盛寿.心肺联合移植现状［J］.实用器官移植电子杂志，2014，2（6）：336-339.

［11］ Lemmer JH，Vlahakes GJ. Handbook of patient care in cardiac surgery［M］.7th ed. USA：Wolters Kluwer & Lippincott Williams，2010.

第十五章
心脏大血管手术后的呼吸管理

心血管手术后是否需要机械通气，机械通气时间的长短主要依赖于手术的性质，术前肺功能状态，麻醉苏醒是否延迟及术后是否出现严重的心肺并发症等因素。全麻和开胸造成术后肺功能残气量降低，肺泡通气最明显减少，通气血流比例失调，结果导致低氧血症。心血管手术多采用低温麻醉，低温影响麻醉药物的代谢，术后易出现麻醉药物的残余作用，导致术后较长时间的呼吸抑制，肺活量将急剧减少，影响肺脏和呼吸道的清洁，易患肺不张，体外转流过程中补体激活、细胞因子与炎症介质释放。中性粒细胞在肺内的聚集、激活，以及肺缺血再灌注损伤和微小栓子堵塞肺毛细血管造成肺损伤；转流时间短，肺损伤则相对较轻，随着转流时间延长，肺损害也逐渐加重，术后低氧血症则越明显。术前肺功能有不同程度受损的患者，术后肺功能将进一步恶化，严重者将会出现急性呼吸衰竭；术后合并有低心排血量综合征、肺动脉高压、心肌缺血及严重心律失常者，都需要机械通气支持。对大多数术前心肺功能正常，手术时间较短的先心病如房缺、室缺患者而言，术后仅需短时间的通气支持（＜24h），便于麻醉恢复，提高功能残气量，防止肺不张，帮助患者度过危险期。术前病情较重，有不同程度心肺功能不全且手术复杂、费时者，术后通常需要较长时间的机械通气支持。

第一节　气道湿化

随着机械通气的广泛使用及对气道功能的理解，近年来，气道湿化功能被高度重视，气道功能的保护成为机械通气的一个重要环节。

正常情况下，人体的上呼吸道（鼻、咽、喉、气管）除了具有的气体流通作用外，还有对吸入气体进行清洁、加温、加湿的作用，使得进入人体内的气体具有一定的温度和湿度，同时在呼气相保留呼出气体中的温度和湿度，用于再次吸入气体的处理。在机械通气，尤其是侵入性辅助（气管插管、气管切开）时，给入的气体很大程度避开了上呼吸道的预处理，直接进入肺组织，引起气道低温、气道上皮功能紊乱、气道痉挛、梗阻，同时痰液黏稠也会引起气道堵塞、肺不张甚至感染，因此，机械通气时重视吸入气体的预处理尤为重要。

生理情况下，吸入的气体经过呼吸道的加温加湿，到达肺泡的时候绝对湿度为44mg H_2O/L（37℃时相对湿度为100%），其中上呼吸道参与了75%的气体湿化，约33 mg H_2O /L，在给予侵入性机械通气辅助时，上呼吸道的隔离使得这部分功能缺失，气道黏膜暴露在湿度25 mg H_2O /L超过1h，或者30mg H_2O /L超过24h均会引起气道黏膜层的功能丧失，因此机械通气时需要额外给予补偿，但是过高的湿度和温度也会引起气道功能损伤，过多的液体会引起黏液层黏度降低、细胞周围液体过多、气道黏膜纤毛运动降低。因此在机械通气时给予气体加温加湿，要求在"Y"形接头处气体应达到33 ~ 44 mg H_2O /L，温度达到34 ~ 41℃。

目前，湿化装置包括有主动湿化和被动湿化。主动湿化就是使用加热湿化器（heated humidifier，HH），对气体进行加热加湿，提高气体的温度和湿度；被动湿化是使用热湿交换器（heat moisture exchanger，HME），在患者呼气时将呼出气体中的热量和水分保存下来，在吸气时传递给吸入气体，达到吸入气体的加温加湿作用。对于机械通气时给予合适的气体湿化没有任何禁忌证，但是由于 HME 的加温加湿特点，在以下情况不建议使用：①气道分泌物为血性、黏稠痰液；②潮气量过低，如肺保护性通气（HME 会增加死腔通气，引起 CO_2 进一步增高）；③呼出潮气量较吸入潮气量不足 70%（如气管插管无套囊、漏气等）；④潮气量过大（> 10L）；⑤患者体温过低（< 32℃）；⑥无创机械通气辅助；⑦机械通气时需要加用雾化器。

第二节　临床常用机械通气方法

机械通气的目的是改善或维持适当的组织氧合，促进 CO_2 的排除，维持适当的气体交换并尽早恢复患者自主呼吸功能。目前，可供选用的机械通气模式和功能很多，临床上常用的有 IPPV、A/C、SIMV、MMV、BiPAP、VAS、PEEP、PSV 等。具体选择何种通气模式和功能需参照该通气模式的特点并结合患者的具体病情及使用的呼吸机所具备的通气功能进行综合考虑。有时还需在使用的过程中，根据患者病情的变化，不断地调整和改变通气模式。下面将分别叙述各种通气模式的特点。

一、间歇正压通气

间歇正压通气（intermittent positive pressure ventilation， IPPV）是临床出现最早、应用最普遍的通气方式，也是目前机械通气最基本的通气模式，很多通气模式均是在此基础上的改良和进一步完善，它在吸气相时是正压，呼气相时压力降为零。因其是间歇性的正压，故称之为 IPPV，临床上泛指的机械通气就是 IPPV。主要适用于各种以通气功能障碍为主的呼吸衰竭患者，但严重换气功能障碍的患者则不适用。

二、同步间歇指令通气

同步间歇指令通气（synchronized intermittent mandatory ventilation，SIMV）是呼吸机强制指令通气与患者自主呼吸相结合的通气模式，大多数呼吸机均具有该通气模式。呼吸机强制指令通气的送气方式与 A/C 类似，一般在触发窗内如患者有吸气触发，则按预设的潮气量、气体流速、吸气时间给患者送气，如在触发窗内患者无吸气触发，则在该指令通气周期结束后，呼吸机按预设的条件强制送气。在触发窗外患者吸气触发，则呼吸机不予支持，本次呼吸为自主呼吸。SIMV 的主要优点有：①既保证指令通气，又保留自主呼吸；②通过调节 SIMV 指令通气频率，既可减少患者做功，也可增加患者做功；③ SIMV 是一种很好的撤机手段。在脱机过程中，逐渐减少指令性通气频率，逐渐增加了患者的自主呼吸的能力，不仅有助于锻炼患者的自主呼吸，维持呼吸肌的功能，减少呼吸肌发生废用性萎缩的可能性，而且也有助于逐渐撤离呼吸机，使从机械通气到自主呼吸的过渡更自然、更符合生理的要求，也更安全。SIMV 在应用过程中，多与 PSV 同时使用，以避免或加重呼吸肌疲劳。

三、容量控制 / 辅助通气

大多数呼吸机均具有容量控制 / 辅助通气（A/C）通气模式。使用该模式时，患者的每一次呼吸均被呼吸机支持，患者呼吸频率可高于设置的机械通气频率。应用 A/C 模式时需设置以下参数：潮气量、吸气流速、气流模式、触发灵敏度和机械通气频率等参数。A/C 模式具有以下优点：既具有控制通气安全性的特点，又使呼吸机与患者呼吸同步，支持患者的每一次呼吸。A/C 模式的缺点：①由于峰值流速不足，触发灵敏度低，使患者额外做功，总呼吸功增加，在自主呼吸较强的患者尤为突出；②清醒、非镇静患者往往不能耐受，需用镇静药使患者与呼吸机协调同步；③常发生过度通气和呼吸性碱中毒；④ COPD 患者应用 A/C 模式时，往往使肺内气体闭陷加重。

四、分钟指令性通气

分钟指令性通气（mandatory minute ventilation，MMV）是根据患者性别、年龄、体重和代谢情况预调分钟通气量，如单位时间自主呼吸的通气量已达到或超过预调的分钟通气量水平，呼吸机则不做指令性通气，只提供一个持续的正压，供患者自主呼吸时用；如单位时间内自主呼吸的通气量低于预设的分钟通气水平，无需操作者调节呼吸机，呼吸机就会自动通过增加指令性通气，增加分钟通气量，使其达到预设的分钟通气水平。因此，采用 MMV 通气模式时，无论患者的自主呼吸如何变化，均能使患者得到足够的分钟通气量，总能获得大于或等于预调分钟通气量的通气。当患者自主呼吸停止时，呼吸机将以 IPPV 形式供给预调分钟通气量（MV）。

MMV 是一种较先进的通气模式，其优点不但类似于 SIMV，如降低了呼吸性碱中毒发生率，减少了正压通气对循环和肺组织的影响，有助于充分发挥患者的自主呼吸能力，而且较 SIMV 更易从机械通气过渡到自主呼吸。对呼吸不稳定和通气量不恒定的患者，用 MMV 通气方式作脱机前的准备或从机械通气过渡到自主呼吸，可能较 SIMV 更安全。尽管 MMV 有着明显的优点，但在使用过程中可能存在一些潜在危险：①当患者自主呼吸浅而快时（如胸肺顺应性下降或呼吸肌力量不足），潮气量则明显降低，因呼吸频率快，故总的分钟通气量并不减少。潮气量太小时，仅能满足死腔通气而 MMV 模式通气时呼吸机将这部分死腔量算在总 MV 内，患者将会出现严重的肺泡通气不足，出现缺氧；②患者自主呼吸特别强烈，其实际分钟通气量大大超过设定的 MMV 水平，但如果突然发生呼吸暂停，记录的分钟通气量在此后相当长的一段时间内仍维持在设定的 MMV 水平之上，强制通气无法启动，患者将发生窒息，出现肺泡萎缩和气体交换不足。因此使用 MMV 时应监测窒息间隔时间，并激活呼吸机的窒息通气功能。

五、双水平正压通气

双水平正压通气（bi-level positive airway pressure，BiPAP）是一种较新的通气模式，可分别调节吸气相、呼气相的压力水平和时间，两个压力均为压力控制，气流速度可变。BiPAP 有 4 个基本参数：P_1 相当于吸气压力（0 ~ 90cmH_2O 可调）；P_2 相当于呼气压力，即 PEEP（0 ~ 90cmH_2O 可调）；T_1 相当于吸气时间；T_2 相当于呼气时间。

BiPAP 用途较广，在自主呼吸和控制呼吸时均可应用，在两个压力水平上均可进行自主呼吸。一般情况下，根据临床需要不同，可灵活调节出多种通气方式。①当 P_1 = 吸气压力，T_1 = 吸气时间，P_2 = 0 或 PEEP 值，T_2 = 呼气时间，即相当于定时压力控制 IPPV。②当 P_1 = PEEP，T_1 = 无穷大，P_2 = 0，T_2 = 0，即相当于 CPAP，适用于自主呼吸时。③ P_1 = 吸气压力，T_1 = 吸气时间，P_2 = 0 或 PEEP 值，T_2 = 期望的控制呼吸周期 –T_1，即相当于 SIMV。④也可通过调节 P_1、P_2、T_1、T_2 调节出反比通气和气道压力释放通气模式。因此，BiPAP 又被称作万能式通气模式。

六、适应性支持通气

适应性支持通气（adaptive support ventilation，ASV）是一种新的全自动化智能型通气方式，是瑞士夏美顿通气机厂最先装备在 Galieo 呼吸机上使用，它利用微机处理控制系统，综合监测患者的即时情况，自动调校和设置通气机参数来适应患者的呼吸能力和通气需要。无论患者有无自主呼吸能力，该模式都能适用。当患者无力呼吸或中枢性呼吸停止时，ASV 自动提供指令性通气，而当患者自主呼吸功能恢复时，ASV 又自动转为支持通气。而且它所提供的无论是控制通气，还是支持通气，都是在患者当时的呼吸状态下以最低的气道压、最佳的呼吸频率来适应患者的通气目标。而且一旦患者恢复一定的自主呼吸能力，ASV 即可自动引导患者进入撤机过程，因而可避免患者呼吸肌的萎缩和通气机的依赖，有利于早期撤机的进行。

ASV 只需输入设定的几个参数：①每分钟通气百分数（%MV），如果设置的每分钟通气百分数是 100%，那么通气机就为成人提供 0.1L/kg 的分钟通气量，为儿童提供 0.2L/kg 的分钟通气量；②患者体重（kg），体重不一定按患者准确实测体重，可按估计值来设置，设置每分钟通气百分数和体重，实际上就等于设置了患者的分钟通气量；③ PEEP 和气道报警上限；④吸入氧浓度。

ASV 的优点：①广泛适应性，无论患者有或没有自主呼吸，也不管患者自主呼吸的强弱或呼吸活动的频率如何改变，ASV 均适用，而且不必频繁改变通气机各种预设参数；②有利于尽早撤机；③有利于实行肺保护策略，可减少 auto-PEEP 引起的各种并发症和气压伤；④可避免呼吸急促、窒息、过高的死腔通气和过快的呼吸频率；⑤尽可能地减少呼吸功。因此，ASV 是一种非常有前景的通气模式。

七、呼气末正压

呼气末正压（positive end-expiratory pressure，PEEP）是指呼吸机在吸气相产生正压，但在呼吸末，气道压力并不降为零，而是保持在一定的正压水平。这种呼吸机所具备的能在呼气末使气道压力仍保持在一定水平的功能，被称为 PEEP。

PEEP 的主要作用：①由于呼气末正压的顶托作用，使呼气末小气道保持开放，有利于 CO_2 排出；②呼气末肺泡膨胀，使功能残气量（FRC）增加，有利于气体交换。

PEEP 的临床适应证：①低氧血症临床实践已充分肯定了 PEEP 在治疗和纠正 ARDS 低氧血症中的价值，并表明 PEEP 是纠正 ARDS 低氧血症的最有效措施。PEEP 通过减少肺泡萎陷及肺内分流，增加 FRC，改善肺的通气、弥散及通气/血流比例失调，减少呼吸功等机制来纠正 ARDS 低氧血症；②肺炎、肺水肿加用 PEEP 除增加氧合外，还有利于水肿和炎症的消退；③大手术后预防性治疗肺不张；④ COPD 患者加用适当的 PEEP 可支撑小气道，防止呼气时小气道形成"活瓣"作用。

最佳 PEEP 的选择：最佳 PEEP 值为对循环无明显不良影响而达到最大的肺顺应性、最小的肺内分流、最高的氧运输、最低的吸入氧浓度（FiO_2）时的最小 PEEP 值。目前，临床上据压力-容积曲线上低位转折点所对应的压力水平来选择最佳 PEEP 水平，一般认为最佳 PEEP 为高于低位转折点所对应的压力水平 $2 \sim 3cmH_2O$。

应用 PEEP 的禁忌证：①严重循环功能衰竭；②低血容量；③肺气肿；④气胸和支气管胸膜瘘等。

八、压力支持通气

压力支持通气（pressure support ventilation，PSV）是一种预设压力，流率切除的辅助通气模式，对患者的每一次自主呼吸均给予支持。吸入向呼气的切换为流速切换，大多数呼吸机是在吸入流率降低到峰值率的 20% ~ 25% 时，切换到呼气。PSV 既可作为呼吸较稳定患者的一种辅助通气模式，也可作为一种撤机手段。PSV 时需设置的呼吸机参数包括预设压力水平和触发灵敏度。部分呼吸机还可设置吸气时的压力升高速率。

PSV 的优点：①呼吸频率由患者控制，人机对抗少，患者较舒适，可根据患者的潮气量和呼吸频率来选择 PSV 的支持水平；② PSV 水平越高，则呼吸机做功越多，患者做功就越少，可根据患者的潮气量和呼吸频率来选择 PSV 的支持水平；③应用 5 ~ 12cmH$_2$O 的 PSV 时，呼吸机做功可完全克服气管插管和按需阀的附加阻力，减少患者做功；④通过调节 PSV 水平，患者可完全不做功，也可逐渐增加做功水平，有利于呼吸肌功能的锻炼；⑤ PSV 有助于撤机困难的患者尽早撤机。

PSV 最大的缺陷是潮气量不稳定，易受肺顺应性、气道阻力和人机协调性因素的影响。因此，对呼吸功能不稳定的患者，应持续监测潮气量。

总之，合理选用呼吸机的通气模式和功能，不但需要操作者要对各种呼吸机的性能、通气方式和功能要有全面的了解，而且要掌握患者的具体病情，做到具体情况具体分析，只有这样，才能灵活运用机械通气。

第三节　机械通气的设置及管理

机械通气时各项参数的设置和调节，是呼吸机临床应用时必不可少的环节，而且治疗过程中，病情可能会有变化，首次设置的参数不一定均能满足患者的需要，因此有必要不断地作出调整。治疗时，各项参数设置和调整的合理程度，直接关系到呼吸机临床应用的疗效和相关并发症。

呼吸频率是呼吸机治疗中最常用的参数，几乎所有的呼吸机均需设置该项参数（VAS 通气模式除外）。呼吸频率设置合适与否，涉及患者的呼吸做功和呼吸机协调状况。设置合理，有利于减少呼吸功，有助于自主呼吸与机械通气的协调，小儿一般按同龄正常小儿的呼吸频率调节，即新生儿、婴幼儿、年长儿分别为 40 次 /min、30 次 /min、20 次 /min。成人一般主张采用低呼吸频率和高潮气量通气原则，呼吸频率大多设定为 12 ~ 15 次 /min。合并有急性肺损伤或 ARDS 时，呼吸频率则应设定在正常较高的水平（18 ~ 24 次 /min）。

容量控制性通气时，需设定 VT，VT 设置得当与否，直接涉及患者的通气功能。成人与小儿一般设定为 8 ~ 15mL/kg。小儿通气时，还需考虑由于管道系统的动态顺应性变化引起的有效通气容量的丧失，需注意补偿。如呼吸机具有顺应性补偿功能，则无须额外补偿。冠状动脉搭桥术后，VT 不宜过大，避免因 VT 过大造成胸膜腔内压明显升高，影响移植血管的血运。

吸 / 呼时间比（I/E）也是重要的机械通气参数。从呼吸生理学的角度分析，吸气时间长有助于气流在肺内的分布，但可能会给循环带来一些不利影响。一般情况下，I/E 多选择 1∶1.5 ~ 2，术前合并有慢性阻塞性通气功能障碍者，选择 1∶2 ~ 2.5。术后出现限制性通气功能障碍，首次多选择 1∶1 ~ 1.5，以后根据呼吸机治疗效果再行调整，加用 PEEP 或 / 和选择反比通气。

心血管手术后患者，行呼吸机治疗时，除非有严重低氧血症而其他措施又不能纠正者，一般不主张使用过高 PEEP，因其有加重心脏负担，减少心排血量的不利影响。

患者从手术室转送回 ICU 后，短时间内可先将吸入氧浓度（FiO$_2$）设定在较高水平（> 60%），然后再根据患者的情况逐步将 FiO$_2$ 降至安全水平（40% ~ 50%）。

呼吸机治疗一段时间后（20 ~ 30min），需对呼吸机治疗效果进行评估：首次设置的通气参数是否恰当，通气模式选择是否合理，如不适当，如何调整等。动脉血气分析指标是判断通气是否有效，并指导参数调节的最为可靠的依据。动脉血气分析的指标有很多，评价和指导呼吸机参数调节的主要指标是 PaO_2 和 $PaCO_2$。

PaO_2 和 $PaCO_2$ 均在正常值范围内，说明呼吸机参数的设定和模式选择是合理的，倘若所设置的 FiO_2 已经降至 40% ~ 50%，则无须调整；若此时 FiO_2 水平仍较高，则应逐渐降低 FiO_2 到安全水平。经过一段时间的呼吸机治疗后，低氧血症仍未能得到满意纠正，此时应仔细分析低氧血症的原因：如 $PaCO_2$ 上升、PaO_2 下降则可能为气道阻塞或通气不足所致，经去除呼吸道分泌物、保持呼吸道通畅，适当加大 VT 后多能纠正；如 $PaCO_2$ 下降、PaO_2 下降和 $PaO_2/FiO_2 < 300$，缺氧的原因可能系体外转流后导致的急性肺损伤或 ARDS 所致。呼吸机的具体通气模式选择和参数调节详见第四节；如 PaO_2 下降、$PaCO_2$ 正常，通过增加吸入氧浓度、适当给予 PEEP 支持，一般都能够纠正；如单纯系低 $PaCO_2$ 血症，则提示过度通气，降低 VT 或减少呼吸频率即可。

呼吸机治疗过程中，呼吸机与自主呼吸的协调十分重要，对心血管手术尤其是冠状动脉搭桥术后的患者尤为重要。处理好人机协调是呼吸机治疗过程中的重要环节。

临床上人机对抗的表现有：①患者呼吸与呼吸机不同步，患者自主呼气，而呼吸机送气，结果导致气道压力升高，常常超过压力报警上限，引起呼吸机报警；若呼吸机送气过程中患者突然出现很强烈的吸气动作，可使气道压力明显降低；若达不到气道压力的报警下限，则亦引起气道低压报警；若呼吸机进入呼气周期，但患者出现自主吸气，结果患者无气体可吸入，即发生"空气饥饿"，往往表现为烦躁，气道压力上可表现为指针摆动明显；②潮气量波动明显，潮气量突然很小或很大，很不稳定；③清醒患者往往出现烦躁、躁动、焦虑、不能耐受机械通气或气管导管。严重者可出现呼吸过快、肋间肌等呼吸辅助肌参与呼吸动作，出现胸腹矛盾运动、心动过速，甚至出现低血压和心律失常。

人机对抗对机体的影响：①分钟通气量或潮气量下降；②患者呼吸做功增加，氧耗增加，使已遭受手术创伤打击的心脏的负担加重，出现血流动力学恶化、心肌缺血，严重者可导致急性心梗；③加重低氧血症。

人机对抗的原因：①呼吸机相关因素，如呼吸机发生故障，不能工作；呼吸机工作模式设置不当；呼吸机触发灵敏度调节不当或失灵，导致触发困难或触发过度灵敏而反复触发；呼吸机管道积水过多；管道漏气或脱落等；②气管导管滑入一侧，导致单肺通气；气管导管套囊漏气；气管导管被分泌物堵塞；气管导管脱出等；③患者本身因素：机械通气时患者咳嗽，引发气流对抗；支气管痉挛，导致气道阻力增加，发生动态性肺充气或产生高水平的内源性 PEEP；发生气胸或张力性气胸；镇静、镇痛不足，患者烦躁，引发人机对抗；患者代谢率增加，原先设置的通气量不能满足患者需求等。

及时发现人机对抗的临床表现，采取适当的措施使之协调，对于保证机械通气治疗的成功具有重要意义。

当机械通气患者发生严重的人机对抗时，特别是患者出现剧烈烦躁、呼吸困难、氧饱和度降低，甚至出现血压下降，应立即处理。紧急处理步骤如下：①立即脱开呼吸机；②利用简易呼吸器给予患者人工辅助呼吸，吸入高浓度氧；③快速体格检查，特别是心肺功能检查；④注意生命体征的变化；⑤如患者生命垂危，则立即处理最可能的原因，如气道梗阻或张力性气胸；⑥情况改善后，就有关原因逐项分析，并针对病因处理如检查呼吸机，重新设定触发灵敏度及相关参数，解除支气管痉挛，保持气道通畅，气管导管重新固定，对患者进行适当的镇静、肌松等。

第四节　急性呼吸窘迫综合征的机械通气策略

机械通气已成为急性呼吸窘迫综合征（acute respiratory distress syndrome，ARDS）最重要的治疗手段。近年来，随着对 ARDS 发生发展过程认识的逐步深入和机械通气的技术的不断发展，特别是对呼吸机相关性肺损伤（ventilator-associated lung injury，VALI）的认识及重视程度的增加，使临床治疗的传统通气方法受到挑战，并提出了新的通气策略。

一、ARDS 的病理生理特点

ARDS 不是一种单一的疾病，而是一个综合征。在 ARDS 发生发展的不同阶段表现出不同的特点，这些特点对临床治疗的实施有着重要的影响。ARDS 的早期是以肺部渗出性改变为特征，主要表现为双侧肺间质和肺泡的水肿。水肿导致了肺泡受压或被液体所充盈，形成肺不张，肺内气体交换减少，从而引起肺内分流增加，氧合功能受损，肺顺应性下降。以往，ARDS 的这种改变曾被认为是弥漫性的，均匀存在于双侧肺部。近来经 CT 检查证实，这种改变并不是均匀性的，主要发生在肺低垂部分。而非低垂部分的肺泡通气却相对正常。在重力影响下，低垂部位的肺泡更容易受到重力的影响和渗出的液体的压迫，出现肺不张。根据这种不均匀的改变可将肺分为三个区域：正常的区域、肺泡塌陷但有可能恢复的区域和肺实变难以恢复的区域。ARDS 的肺部实变范围可占整个肺野的 70% ~ 80%，正常的肺泡只有 20% ~ 30%。由此，有人提出了 ARDS 时肺部改变的"婴儿肺"特征。"婴儿肺"的概念强调了在正常区域的肺泡可以保持相对正常的功能。如果这部分肺泡未受到进一步的损害，则有可能维持正常的气体交换。此时，肺顺应性与正常区域大小呈正相关，因此，ARDS 的肺是"小肺"而不是"硬肺"。而气体交换功能受损则明显与实变范围的大小有关。低氧血症主要是由于肺实变部位产生的肺内分流导致的。随着病程的进展，肺组织纤维化也在逐渐加重，使 ARDS 在晚期表现为限制性肺疾病的特点，并可发生类似于肺气肿的改变，出现肺大泡。组织纤维化使肺泡受压力的影响减小，肺不张反而有所缓解。这时，肺内死腔通气增加，肺泡间血管减少，气体弥散障碍，从而导致了有效通气量减少，氧合能力严重下降。

二、常规通气与呼吸机相关性肺损伤

ARDS 表现为顽固性低氧血症，对 ARDS 患者实施常规机械通气（IPPV）纠正低氧血症也早为人们所熟知。多年来，临床上一直把维持足够的潮气量（10 ~ 12mL/kg）以摄入 O_2、排出 CO_2 来维护 PaO_2 和 $PaCO_2$ 于正常水平作为机械通气的首要目标。尽管通气支持改善了缺氧，但死亡率仍居高不下。随着对 ARDS 病理生理学的深入研究，人们发现 ARDS 的肺部病变呈"婴儿肺"样特征。根据体重而不是根据肺活量来选择潮气量的方法显然存在着误区，对 ARDS 患者明显不利。让残存的犹如婴儿肺样大小的通气正常的肺泡承受着正常成人所应担负的压力和容积势必导致气道峰压（PIP）过度升高和残存的有通气的肺区过度膨胀，进而引起气压伤和容积伤。这种与呼吸相关的肺损伤（VALI）在功能和形态上与 ARDS 病变相似，这说明了为什么在常规正压通气时 ARDS 的死亡率仍较高。

VALI 是指与机械通气有关的或由机械通气直接或间接引起的肺组织损伤。这种损伤可发生在原本正常的肺组织，也可表现为肺部原有的损伤加重。临床主要表现为纵隔气肿、皮下气肿、气胸、张力性肺大泡，甚至心包积气和腹腔积气等。形成 VALI 的主要机制包括四个方面：①过高的压力或容量导致局部肺泡的过度膨胀。无论是气压伤或容积伤都可导致肺泡内的气体破入肺泡以外的部位。②局部肺泡在膨胀过程中产生过强的剪切力（shear forces），剪切力是导致肺泡破裂的主要原因之一。

③肺泡表面活性物质减少。④肺部的自身损伤。机械性损伤所致的炎性反应和肺部感染都可导致肺组织的进一步损伤。肺泡破裂的结果更主要的是出现肺泡的融合，导致局部肺组织中含气量增多，这些改变在机械通气数小时内就可发生，较所谓典型表现更早出现，也更常见。ARDS 的患者常规机械通气时常取仰卧位，实变多以低垂的背部为主，而 VALI 则多发在非低垂的前部。由于实变区域与气肿区域的重叠，床边 X 线检查时，难以发现 VALI 的病变。有时因肺内含气量的增加，X 线影像示肺部的阴影变淡，而误以为肺内实变消散，病情好转。总之，VALI 在应用呼吸机治疗的 ARDS 患者中很容易发生，且出现较早，只是因为临床上不易鉴别，难以及时发现。

三、肺保护性通气策略

随着对 VALI 的深入研究，导致了 ARDS 通气策略和方法的重大改变，针对致伤因素，提出了两大通气策略：一是用较小的潮气量（5 ~ 6mL/kg）或低通气压（< 30 ~ 35cmH$_2$O），允许有一定程度的 PaCO$_2$ 增高，即所谓"容许性高碳酸血症"策略；二是吸气时加固足够的压力让萎陷的肺泡尽量扩张，呼气时加用适当的呼气末正压（PEEP），让气道保持开放，即所谓的"开放肺"策略。这两大策略互相联系又有区别，总的目的都是为了实施"肺保护"。

（一）"容许性高碳酸血症"策略

早在 1990 年，Hicking 就证明了 ARDS 患者能很好耐受"容许性高 CO$_2$ 通气"，当降低总通气水平和限制气道峰压 ≤ 40cmH$_2$O，死亡率可显著下降。由于该策略与以追求血气值正常为通气治疗目标的传统做法截然不同，并且由于难以避免的 PaCO$_2$ 增加和 pH 值降低势必对患者心脑血管系统产生不利影响，如头痛、高血压、心律失常和肺血管阻力增加等，故在长达 10 年的时间里，人们对 ARDS 实施"容许性高碳酸血症"通气策略一直争论不休，未能达成共识。直到 2000 年新英格兰医学杂志发表了由美国国立卫生研究院所辖心肺血液研究所组织的多中心随机对照研究结果：小潮气量（6mL/kg）组较大潮气量（12mL/kg）组确实能明显降低死亡率。该研究强烈支持了低容量/压力通气在 ARDS 患者中的应用价值。然而，应用 6mL/kg 的潮气量仍存在着问题，如：①高碳酸血症和呼吸性酸中毒难以避免；②为使患者能适应呼吸机，必须增加镇静剂和肌松剂用量，这对心血管系统和呼吸肌有不利的影响等。如今专家们一致看法是，ARDS 仍应该避免 ≥ 12mL/kg 的大潮气量通气。只要没有"容许性高碳酸血症"通气的禁忌证和严重副作用，应推荐 6 ~ 7mL/kg 的潮气量和较快的通气频率。如果 PaCO$_2$ 上升过快和 pH 值过低（如< 7.20），可适当放宽 VT 的限制（8 ~ 10mL/kg）。为避免小潮气量，通气进行加重肺不张和复张后重新萎陷，应同时实施"开放肺"策略。

（二）"开放肺"策略

虽然 20 多年前 Lachmanni 就提出了"打开肺"（肺复张）和"保持肺开放"（避免重新萎陷）的通气策略，但直到近些年才得到人们的重视，尤其是在推荐小潮气量通气后。所谓"开放肺"就是让有萎陷趋势的肺复张在整个呼吸周期保持复张状态。实施"开放肺"有以下优点：①减少肺内分流，改善氧合，降低 FiO$_2$ 至安全范围；②减少肺泡因潮气性反复开关引起的高剪切力和对肺泡表面活性物质的"挤奶样"作用，避免 VALI；③减轻或阻止肺间质的液体向肺泡内渗透，减轻肺水肿。实施"开放肺"的方法有许多，如持续充气（sustained inflation，SI）、叹气（sigh）、持续气道正压（continuous positive airway pressure，CPAP）、气道压力释放性通气（airway pressure release ventilation，APRV）等。其基本做法都是短时间内应用一较高的吸气压（或平均气道压），使萎陷的肺组织开放，随后采用最佳 PEEP 维持气道持续开放。选择最佳 PEEP 的水平应根据 P-V 曲线（又称顺应性曲线）来确定，以高于 P-V 曲线下拐点处压力 2 ~ 3cmH$_2$O 为宜。实施"开放肺"的肺复张操作时应在 ARDS 早期实施，避免任何不必要的呼吸机断离或改变已有的设置，否则可再次引起肺萎陷。再次肺萎陷应重新实施肺复张操作并维持肺开放，肺复张操作时间不应过短（< 10s）。在实施"开放肺"过程中，由于短时间增加 PIP 和 PEEP 可能会降低血压，此时就应密切观察血压和心血管功能，必要时给予一定量的补液和血管活性药物，以维持血流动力学稳定。

ARDS 肺保护性通气策略是近年来机械通气临床应用中研究最多、进展最快、所涉及的有关呼吸生理、病理和临床相关知识最广泛的领域。尚有许多争论和许多问题需深入探讨。

第五节　呼吸机的撤离

心血管手术后，经过一段时间的呼吸机支持治疗，如果患者血流动力学稳定，体温正常，神志已完全清醒，各项神经系统反应良好，应当尽早撤离机械通气，恢复患者的自主呼吸，并在适宜的时机拔除人工气道。

所谓脱机是指逐渐降低机械通气水平，逐步恢复患者的自主呼吸，最终脱离呼吸机的过程。由于 PSV、SIMV 等辅助呼吸模式的出现，呼吸治疗和脱机都可采用辅助呼吸模式。因此，临床上要明确准确的脱机开始时间较困难，理论上可以认为，需要呼吸机治疗的原发病得到基本控制后，辅助呼吸即可以认定为是脱机过程。

一、脱机标准

1. 通气功能的标准　①肺活量 > 10 ~ 15mL/kg；②潮气量 > 10 ~ 15mL/kg；③ FEV1 > 10mL/kg；④最大吸气负压 < –20cmH$_2$O；⑤分钟通气量（静态） < 10L/min；⑥分钟最大自主通气量 ≥ 20mL/kg。

2. 氧合指标　① FiO$_2$ < 40% 时，PaO$_2$ > 60mmHg；② FiO$_2$ 为 100% 时，PaO$_2$ > 300mmHg，D（A–a）O$_2$ < 300 ~ 350mmHg；③ Qs/Qt < 15%；④ VD/VT < 0.55 ~ 0.6。

3. 呼吸负荷指标　①呼吸功能（WOBp）正常值为 0.3 ~ 0.6 J/L；② WOBp < 0.75J/L，脱机多能成功；③ WOBp > 0.75J/L，易导致呼吸肌疲劳；④ WOBp = 0.85 ~ 1.14 J/L，出现典型的运动负荷增加；⑤ WOBp > 1.25J/L，将出现严重呼吸肌疲劳。

4. 反映呼吸中枢兴奋指标　口腔闭合压力（P0.1）正常值为 2 ~ 4cmH$_2$O，当 P0.1 在正常值范围内，脱机易成功；P0.1 增高时，易产生呼吸肌疲劳，脱机容易失败。

二、脱机方法

随着辅助呼吸模式的增加，脱机有了更多的手段。目前常用的脱机方法有 T 管试验、SIMV、PSV、CPAP 和 BiPAP 等模式。

1. T 管试验　即辅助 / 控制呼吸与带 T 管的自主呼吸交替进行，并逐渐延长带 T 管的自主呼吸时间直至患者完全脱离呼吸机。在出现辅助呼吸模式之前，T 管试验是主要方法。

2. SIMV　是最早出现的辅助呼吸模式。可通过逐渐减少指令通气频率，减少呼吸机做功，增加自主做功，直到患者完全脱机并拔除气管导管。

3. PSV　PSV 是另一种逐步减少呼吸机支持水平的辅助呼吸模式。由于每次自主呼吸都被一正压力所辅助，而且气流为符合生理学的减速气流，故患者更舒适，更容易接受。PSV 的压力支持水平应逐步降低（2 ~ 3cmH$_2$O/ 次），当降至 5 ~ 10cmH$_2$O 时，可结合患者情况脱机。PSV 是目前最佳脱机模式之一。

4. CPAP　CPAP 主要适用于功能残气量不足导致低氧血症而需机械通气支持的患者的脱机。

5. BiPAP　用 BiPAP 脱机时，应先降低高压值，减少高压与低压之间的差值，并逐渐减少高压相的时间长度。最后转为 CPAP，然后进行脱机拔管。

三、脱机过程中的监测

不管使用什么技术进行脱机，脱机过程中的适当监测对于了解进程十分重要。由于脱机的目的是尽快把呼吸机做功转向患者做功，因此，患者的耐受性应该是脱机期间监测的最好指标。呼吸频率是了解患者脱机期间呼吸肌负荷程度的有用指标。呼吸急促是呼吸肌负荷过重和疲劳的最早体征之一，而且也是调节部分压力支持水平的最佳指标。虽然在脱机过程中监测患者的动脉血气是非常有必要的。但应该注意到 $PaCO_2$ 和 PaO_2 在呼吸肌发生疲劳后的短时间内不会有明显改变，不应作为脱机安全的唯一指标。脱机过程中，患者耐受性的指标还包括稳定的血流动力学、主动感觉舒适、呼吸节律平稳规则。交感神经的过度活动如心动过速、高血压、多汗和快速性心律失常是呼吸做功过度的极为重要的体征，而且先于动脉血气的变化。

第六节　无创正压通气

无创正压通气（NIV）就是在无须气管插管的情况下，体外给予正压将气体送到患者体内的机械通气方法。与有创正压通气相比，无创正压通气具有避免气管插管及相关并发症、启动和撤离更灵活、保留气道防御、语言、吞咽功能等优点。近年来，随着患者病情复杂、基础疾病增多，呼吸系统并发症日益增多，无创正压通气在 ICU 治疗的地位也越发重要。

一、无创正压通气的适应证及禁忌证

无创正压通气可用于不合并血流动力学不稳定的呼吸功能不全患者，一般出现以下三项中的两项就可以采用无创正压通气：①呼吸频率 > 25 次 /min；②中重度酸中毒（pH 值 7.25 ~ 7.35，$PaCO_2$ 45 ~ 60mmHg）；③伴有辅助呼吸肌有力和反常呼吸的中重度呼吸困难。

当患者出现呼吸停止、心脏骤停、非呼吸器官衰竭（如严重脑病、消化道大出血、手术等）、上呼吸道梗阻、不能清除分泌物、不能保护气道或误吸高风险时等情况，禁止使用无创正压通气。患者合并有心血管不稳定（低血压、心律失常、急性心肌梗死）、不配合（严重嗜睡、精神状态障碍）、大量黏稠分泌物、过度肥胖等，须权衡利弊，慎重选择使用无创正压通气。

心脏病围术期无创正压通气主要用于以下方面。

（1）低氧血症型呼吸不全或衰竭：多为肺部炎症、肺不张、肺水肿等原因，往往导致气体交换功能严重受损，表现为顽固性低氧血症，常规吸氧无法改善的低氧血症，NIV 可以明显改善这些患者的气体交换，降低气管插管率及死亡率。

（2）哮喘：包括肺源性哮喘和心源性哮喘，NIV 可以降低患者呼吸做功，保持气道开放，减轻气道痉挛，同时改善患者缺氧表现，减少气管插管率。

（3）急性心衰合并心源性肺水肿：NIV 可以有效减轻心衰时肺泡内及间质水肿，增加氧合，增加功能残气量，改善肺顺应性，减少呼吸做功，降低气管插管率及死亡率。

（4）有创机械通气脱机的桥接：少数患者，尤其是长期带管患者，可能出现呼吸机依赖，拔管后

自主呼吸的过度负荷作用于呼吸肌，可导致呼吸肌疲劳和再次插管，NIV 用于有创机械通气脱机后续贯治疗，在减少呼吸功、维持充分气体交换方面可达到有创通气同等效果，同时缩短了有创通气时间。

（5）用于监测睡眠呼吸暂停综合征的睡眠质量。

二、无创正压通气的设备

无创正压通气使用的呼吸机为压力支持呼吸机，具有压力限制、流速和时间触发、流速和时间切换等功能，通过输送吸气气道正压（IPAP）和呼气气道正压（EPAP）来增加分钟通气量和改善气体交换能力。大多数呼吸机提供 CPAP（自主呼吸）、PSV（辅助模式）和自主 / 时控模式（S/T）三种模式。

在 CPAP 模式下，给予患者以设定的基础压力进行呼吸，患者自行控制呼吸的频率和深度，流量传感器和压力传感器对患者的吸气和呼气努力作出应答，增加或减少流经回路的气流来维持稳定的压力水平。

在 PSV 模式下，两个压力水平（IPAP 和 EPAP）之间的差值决定了对每次呼吸的压力支持水平。设定 IPAP 发生于对患者吸气努力的应答，当患者通气量达到预设的流量指标时，呼吸终止，患者按设定的 EPAP 水平进行呼气。这种模式中患者自行控制呼吸，无须设置频率，患者发动呼吸，在压力支持下进行呼吸。

在 S/T 模式下，临床医师需设置 EPAP 和 IPAP、呼吸频率和吸气时间（例如 IPAP%）。患者可自行发起一次由 IPAP 支持的呼吸，与辅助模式相似；若患者不能在设定的时间间隔出现吸气努力，呼吸机便以设定的 IPAP 水平触发吸气，然后 IPAP 根据 IPAP% 期的设定切换至 EPAP。

在所有模式下，向患者输送的潮气量取决于 IPAP 水平和 EPAP 水平之间的差值、吸气时间、患者吸气努力和患者的肺部特征（气道阻力和肺顺应性）。

无创正压通气时，由于气体输送系统为开放式，多合并高气流；同时患者因呼吸费力多选择张口呼吸，丧失了上呼吸道的湿化加温作用，容易引起气道干燥、痰液黏稠，宜选择湿化装置对吸入气体进行加温加湿，建议选择主动加湿，湿化效果达到 30mg H_2O /L 以上（见第一节）。

三、无创正压通气并发症

无创正压通气并发症通常与面罩不适、气体压力或流速有关。严重的并发症包括吸入性肺炎、气胸、低血压等，但发生率不高。

面罩不适是 NIV 最常见的并发症。不合适的面罩或过高的头套张力，可引起鼻梁和脸颊部形成压疮，导致皮肤皲裂、鼻梁溃疡。为解决此问题，应选择合适的面罩尺寸和贴合度，确保面罩不至过大，将头套张力尽可能降至最低。前额软垫或伤口护理敷料或两者均可减轻鼻梁压力，从而保护皮肤。

使用 NIV 的另一常见并发症是，流经面罩的高流速气体和从口腔的漏气导致患者口鼻干燥或鼻塞。添加湿化器或加大湿化或用生理盐水灌洗鼻腔可能有用。

胃胀气的发生也较为普遍，约占所有 NIV 患者的 50%。多与高压力送气有关，但极少会让患者难以忍受，多数情况下，不会引起大的问题，且通常会及时消失或使用二甲硅油后消失。

NIV 潜在的严重并发症为吸入性肺炎，在使用经口鼻面罩时，若呕吐物留在面罩内，此时最可能发生误吸。推荐使用经口鼻面罩时留置鼻胃管，尤其是患者存在明显胃胀、恶心和呕吐时。

NIV 其他主要的并发症包括痰液堵塞、低氧血症、低血压和呼吸骤停。尤其是患者脱水或排痰困难或湿化不足时，痰液堵塞发生的可能性更高。如果保持充分的湿化和应用合适的辅助疗法协助排痰，则可降低痰液堵塞的风险。

在实施 NIV 或 CPAP 时很少会发生血流动力学的并发症，因为在这些技术中使用的是低充盈压力。低血压通常出现在低血容量或潜在心脏疾病的患者。

四、NIV 的脱机和停止

NIV 脱机的成功与否，取决于引起呼吸衰竭的原因是否逆转。大多数患者在 NIV 辅助数小时或数天内可以成功脱机。常见的脱机方法是，在患者病情稳定的基础上，依据患者耐受程度，逐步延长患者非辅助时间，直到完全脱机。在脱机期间，必须给予足够的氧气，密切监测患者呼吸、循环情况，如出现呼吸窘迫情况，立即返回无创辅助通气。另一种方法是逐步降低 IPAP 至最低水平，使患者逐步恢复呼吸功，达到脱机标准。

当患者出现呼吸急促（> 35 次 /min）；呼吸暂停；危及生命的低氧血症（$PaO_2 < 40mmHg$ 或 $PaO_2/FiO_2 < 200$）；严重酸中毒（pH 值 < 7.25）和高碳酸血症（$PaCO_2 > 60mmHg$）；血流动力学不稳定；意识水平下降，嗜睡，精神状态改变；不能清除分泌物；其他异常情况（如代谢异常、脓毒症、肺炎、肺栓塞、气压伤）等，就需要停止无创辅助通气，改用有创通气。

（吴惠亮）

第十六章
心肺脑复苏

第一节 概　　述

一、心肺复苏与心肺脑复苏

一切为了挽救生命的医疗措施，都属复苏的范畴。1898 年 Taffie 首先应用开胸心脏按压进行心肺复苏获得成功。20 世纪 60 年代，先后由 Kowenhoven 和 Safer 介绍了闭合式胸外心脏按压和口对口呼吸的成功经验，由此构成了现代复苏概念。

心肺复苏（cardio pulmonary resuscitation，CPR）是针对心跳、呼吸停止所采取的抢救措施，包括用心脏按压形成暂时的人工循环并诱发心脏的自主搏动，同时用人工呼吸代替自主呼吸。近几十年来，人们日益认识到在心肺复苏的同时必须重视脑功能的恢复，脑复苏是心肺复苏的最终目标，并因此将逆转临床死亡（clinic death）的全过程统称为心肺脑复苏（cardiopulmonary cerebral resuscitation，CPCR）。

二、临床死亡和生物学死亡

过去一直认为，心搏呼吸突然停止，即为死亡。为了解心肺复苏如何能维持生命，应先考虑死亡的两个定义。

（一）临床死亡

即患者心搏和呼吸已经停止，我们可以认为是接近或表面上的死亡，临床死亡是可以预防和逆转的"猝死"，即指患者突然、意外的临床死亡。

（二）生物学死亡

即患者由于缺氧而致的永久性脑死亡，永久性脑死亡最终是不可逆的。

现代复苏就是在"猝死"最终发展为生物学死亡以前，正确而迅速地施行心肺复苏术，可给猝死者提供有可能接受进一步治疗的时间和机会。

三、安全时限

心搏呼吸突然停止后，血液循环停止。由于脑细胞对缺氧十分敏感，一般在循环停止后 4 ~ 6min 大脑即发生严重损害，甚至不能恢复，因此必须争分夺秒，积极抢救。

为避免脑细胞死亡，以便于心搏呼吸恢复后意识也能恢复，就必须在心搏停止后立即进行有效的心肺复苏。复苏开始越早，存活率越高。传统观点认为把心搏骤停的复活时间（safe revival time）定为 5min。但在环境温度、患者机体状况、原发疾病等不同情况下尚存在一定的差异，切不可生搬硬套。而心跳停止时间的计算按国际医学界惯例是从心搏骤停起至开始实施有效的 CPR 止。

四、复苏成功的要素

要使心搏骤停患者获得高的复苏成功率，有以下五大要素。

（1）立即识别心脏骤停并启动急救系统。

（2）尽早进行心肺复苏，着重于胸外按压，对未经培训的普通目击者鼓励在急救调度员的电话指导下仅进行胸外按压的 CPR。

（3）尽早除颤。目前已将除颤作为基础生命支持（basic life support，BLS）的一部分，救护人员若能在现场或救护车尽早为患者除颤，则除颤成功率将大大提高。

（4）有效的高级生命支持。

（5）综合的心脏骤停后治疗。

五、心搏骤停原因

原发性：冠状动脉缺血、药物不良反应、触电（低压交流电）或心导管刺激应激性增高的心内膜所引起心室纤颤（VF）或麻醉药物过量、牵拉内脏引起的迷走反射，急性高钾血症常导致心搏停止（asystole）或电机械分离（EMD）。

继发性：肺泡缺氧、急性气道梗阻或呼吸停顿及快速大量失血所致的心搏骤停发生较快。因迁延的低氧血症、低血容量休克而诱发的心搏骤停发生较慢。

严格地讲，后者是原发病达到不可逆阶段的必然结果。

六、心跳呼吸骤停的诊断

（一）一般临床表现

（1）突然意识丧失、昏迷（多在心搏骤停 10 ~ 20 s 内出现），面色突变苍白，迅速呈现发绀。

（2）颈动脉搏动消失，触扪不到搏动（立即出现）。

（3）心音消失（立即出现）。

（4）血压测不出（立即出现）。

（5）呼吸骤停，或呼吸由开始抽泣样逐渐转为缓慢，继而停止（立即或延长至 60s 后停止）。

（6）双侧瞳孔散大（30 ~ 40s 后出现）。

（7）四肢抽搐（40s 后出现或始终不出现）。

（8）大小便失禁（60s 后出现）。

以上各条以突然出现的意识丧失、呼吸停止或呼吸异常最为重要，这两项一旦出现需立即进行 CPR，争取抢救时间，而不需要由动脉搏动的触诊作为诊断依据。

（二）术中及术后心搏骤停的及时发现

1. 麻醉医师发现

（1）手术中心电监护示波屏上心室波群消失，代之以室颤波或心室静止或缓慢低幅非典型心室波。

（2）患者面色发绀。

（3）触扪颈动脉搏动消失。

（4）如患者未置心电监测，以突然听不到血压，再看面部及扪不到颈动脉搏动为诊断。

2. 手术者发现

（1）胸部手术时，直观发现心脏突然停搏即可诊断。

（2）腹部手术时，发现大血管搏动突然消失，应立即考虑心搏骤停。

3. 术后心搏呼吸骤停的发现　在重大手术、体外循环心脏直视手术后，尤其是患者手术前病情危重、手术过程中生命体征不稳定者，术后应警惕有发生心搏呼吸骤停的可能。此类患者术后应送入重症监护病房，进行连续生命体征的监测。

（三）心电图诊断

心搏骤停的心电图包括三种类型：①心室纤颤波（VF）；②心室静止（CS），心电图呈一水平线，或仅有 P 波而无 QRS 波群；③心电 – 机械分离（EMD），心电图呈现缓慢、低幅而宽的不典型心室波，但不引起心室收缩活动。

需指出的是，应争取在 20s 内诊断清楚即开始实施 CPCR，切不可因反复测血压、听心音、做心电图检查等而延误了抢救时机。

七、CPCR 分期与步骤

经过多年的发展，CPCR 过程已经逐步程序化、规范化、社会化。美国心脏病学会出版的心肺复苏指南规范和完善了复苏技术，已得到全球各国学者的认同，介绍如下。

（一）三阶段九步骤

1. 基础生命支持（basic life support，BLS）　或称初期复苏，包括开放气道、口对口人工呼吸和胸外心脏按压。

A：通畅气道（airway）；

B：人工呼吸（breathing）；

C：胸部按压（chest compression）。

需要指出的是，在 2010 年心肺复苏指南中，心肺复苏优先次序已从 A—B—C 改变为 C—A—B，即气道（airway）—呼吸（breathing）—胸部按压（chest compression）改变为胸部按压 – 气道 – 呼吸。

2. 高级生命支持（advanced life support，ALS）　或称后期复苏，目的是在更有效的呼吸和循环支持的基础上，首先争取心脏复跳，使自主呼吸随之恢复，稳定循环和呼吸功能，为脑复苏提供良好的前提和基础。

D：药物治疗（drug）；

E：心电监护（electronic cardiogram）；

F：心室颤动治疗（fibrillation treatment）；

G：病情评估（gauge）。

3. 延续生命支持（prolonged life support，PLS）　或称复苏后处理（post-resuscitation treatment，PRT），以脑复苏为中心。

H：低温（hypothermia）；

I：重症监护（intensive care unit，ICU）。

（二）心肺复苏术三阶段 ABCD 四步法

1. 最初处置——第一个 ABCD

A：开放气道（airway）；

B：正压通气（breathing）；

C：胸外按压（circulation）；

D：除颤（defibrillation），对室颤和无脉搏的室速，由于现已有自动体外除颤器，故将除颤作为基础生命支持的治疗手段。

2. 第二阶段处置——第二个 ABCD

A：进一步气道控制，气管插管（airway）；

B：评估气管插管通气是否通畅，正压通气（breathing）；

C：建立静脉通道输注液体和药物，继续 CPR，用抗心律失常药（circulation）；

D：识别心搏骤停的可能原因，并鉴别诊断，以确定有效的特殊治疗和可逆转的病因（differential diagnosis）。

3. 复苏后患者的处置——第三个 ABCD　复苏后处置一般指恢复自主循环至送入重症监护室的这段时间，约 30min。

A：保证气道通畅（airway）；

B：给氧（breathing）；

C：评估生命体征（circulation）；

D：鉴别诊断（differential diagnosis）。

（三）高级心脏生命支持的五阶段四步法

高级心脏生命支持的五阶段四步法是 1999 年 1 月 5 日公布，由美国心脏病学会高级心脏生命支持小组和紧急心血管疾病救治委员会为有经验的医师编撰的高级生命支持培训教程。无论在医院内或入院前遇到心肺紧急情况的患者，这一方法有助于病情评估、处理和思考。简介如下。

1. 首次 ABCD 检查

A：开放气道（airway）；

B：检查呼吸，如无呼吸给予二次通气或矫正可能存在的气道阻塞（breathing）；

C：检查脉搏，如无脉搏给予胸外按压（circulation）；

D：检查心律，是否为室颤、无脉搏的室速，如为室颤或室速，给予直流电除颤（defibrillation）。

2. 再次 ABCD 检查

A：确定初次开放气道技术和通气是否适当，如不适当则采用气管内插管（airway）；

B：检查气管内导管位置和通气是否适当，经气管导管做正压通气（breathing）；

C：连接心电图导联以确定心律，开放静脉通道以便输液和给药，给抗心律失常药物（circulation）；

D：鉴别诊断（differential diagnosis）。

3. 给氧—开放静脉—监测—补容　这些评估和治疗，实质上对任一心脏急诊早期均有意义，应成为常规。

4. 体温—血压—心率—呼吸　患者的生命体征往往会被忽视，但应认识到它们对处理心肺急诊患者极为重要。

5. 容量—周围血管阻力—心泵功能—心率　这些指标对处理休克、低血压和急性肺水肿很有用，便于考虑患者的血压、灌注和可能出现的肺水肿。

本文将以三阶段九步骤法为依据，并结合近年来的研究进展进行阐述。

第二节 基础生命支持

基础生命支持（basic life support，BLS）是在正常循环功能恢复前为保证紧急氧合作用，满足机体代谢需要实施的 CPR。按三阶段九步骤法包括循环支持、气道管理和呼吸支持，但现在更多人认为早期除颤是心搏呼吸骤停患者复苏的存活链的关键环节，故应将电除颤列入基本生命支持阶段。

一、胸部按压

对心脏骤停者，应立即开始胸外心脏按压（external chest compression，ECC）。

（一）判断是否心搏骤停

通过观察与呼叫、看呼吸动作与听呼吸声、触摸动脉搏动判断有否心搏骤停。非专业人员无须验证是否有脉搏存在，只要被复苏者无反应和呼吸停止，即可行 CPR。专业人员验证脉搏是否存在的时间不能超过 10s。若不够肯定，应立即进行胸外心脏按压。

（二）将患者放置合适的体位

进行 CPR 时，正确的体位是仰卧位。患者头、颈、躯干应平直，双手置于躯干两侧。

（三）ECC 的方法

将患者放置于硬平面上，复苏者在患者右侧，双手重叠以掌根部放在胸骨正中，行按压的手臂与患者胸部垂直，使患者胸骨下陷至少 5 cm。按压频率至少为 100 次 /min，按压:放松时间比为 1:1。每次按压后应完全放松，但手不能离开胸壁，使胸壁完全复原，保证血液回流至心脏。无论是单人急救或是双人急救，都应遵循按压与人工呼吸比为 30:2，即连续按压心脏 30 次后，口对口吹气 2 次。并要求在 30 次连续按压过程中，不间断按压，也不更换姿势。4 次周期性按压和通气后，对患者进行再评价，检查有无颈动脉搏动，无搏动者继续 CPR。大动脉搏动恢复而无呼吸者，进行呼吸复苏。以后每数分钟检查一次脉搏和呼吸。CPR 期间评价复苏效果时，ECC 中断时间不超过 5s。进行气管内插管或需搬动患者时，中断时间也不应超过 30s。

禁忌证：张力性气胸、新鲜的肋骨骨折、心包填塞等。慎用于老年人。

抢救效果的判断：①每次按压应能触及动脉搏动，颈动脉搏动较其他脉搏易检查；②观察有无呼吸、颜面充血、瞳孔缩小、肢体末梢变暖、疼痛及瞳孔反射，光反应存在提示脑灌注和氧合适当。瞳孔散大、光反应消失提示严重脑损害。

二、气道管理

保持呼吸道通畅也是复苏的重要条件。对心脏骤停、意识丧失者应迅速开放气道。患者气道阻塞 40 ~ 90s 后，SaO_2 降至 83% ~ 88%；窒息 5min 后，50% 存活者遗留永久性脑损伤；10min 后全部出现严重脑损伤。

（一）畅通呼吸道

一般采用头后仰 – 下颌上提法：一手置于前额使头部后仰，另一手的示指与中指置于下颌骨近下颏或下颌角处，抬起下颌，使气道畅通。

（二）清除呼吸道分泌物和异物

昏迷时胃内容物反流、口腔内血凝块或义齿脱落等都可误吸入气道，引起气道阻塞。可用纱布包绕中示指擦拭清理口咽，去除液体和异物。无头颈创伤者，将头转向一侧引流口内液体。

三、呼吸支持

开放气道后，观察患者胸部运动和肺部呼吸音，判断有无自主呼吸。评价时间不能超过 5s。无自主呼吸者应迅速开始人工呼吸。

（一）口对口人工呼吸

在保持呼吸道通畅和患者口部张开的位置下进行。复苏者用拇指和示指捏住患者鼻孔，抢救开始后首先缓慢吹气两口，以扩张萎陷的肺脏，并检验开放气道的效果。其次以大约 600mL 的潮气量向患者吹气，每次通气时间要在 1s 以上，潮气量要足以使得胸廓抬起，直至获取辅助通气装置或恢复自主呼吸。

口对口呼吸时可先垫上一层薄的织物，或专用面罩。每按压胸部 30 次后吹气 2 次（30∶2），吹气时暂停按压胸部。

（二）口对鼻人工呼吸

口对鼻人工呼吸主要用于不能经患者的口进行通气者。复苏者一手前提下颌，另一手封闭患者口唇进行口对鼻通气。通气量及频率同口对口法。

四、除颤

早期除颤在心搏呼吸骤停患者的复苏中占有重要位置，理由如下：院外突发心搏骤停患者中最常见的初始心律是室颤；室颤的治疗需要除颤；除颤越早效果越好；如果没有及时除颤，室颤会逐渐恶化成心搏停止。所以对于室颤型心搏骤停，救援者必须快速地将 CPR 和自动体外除颤（AED）结合使用。一旦发现心搏骤停，需要：①立即激活紧急医疗服务系统（EMSS）；②给予 CPR；③操作 AED。如果有 2 个人或更多人在场，激活 EMSS 和 CPR 可以同时进行。同时尽快实行 AED。

（一）拳击除颤

心前区拳击复律对室颤无效，所以不应该被用于非目击的院外心搏骤停。如果没有除颤器可立即准备使用，心前区拳击复律可考虑用于终止目击的有监护的不稳定的室性快速性心律失常，但不应延误 CPR 和除颤。方法是复苏者握紧拳，用尺侧面，在心前区上方 25～30cm 处，急速、用力、垂直捶击，这可产生 10～20J 电能。目前对目击的房室传导阻滞引起的心搏停止推荐或反对使用心前区拳击复律证据不足，对心脏骤停患者不推荐常规使用叩击起搏。

（二）电除颤

无论对院外或院内的心搏骤停患者，早期除颤必须是作为复苏存活链中的一部分才能获得成功。凡对院外心搏骤停者，即使现场有自动体外除颤器（AED），最初目击者亦应先施行 CPR，而后应用 AED 除颤。VF 患者立即行非同步 DC 除颤，如 VF 为细颤，应使用肾上腺素 1mg 使之转为粗颤。现代除颤器根据两种波形来分类：单相波和双相波。双相波安全，与单相波相比，具有相等或更高的终止室颤的效率。在没有双相波除颤器时，可使用单相波除颤器。

1. 除颤电能　虽然 RCT 的结果没有证实双相波除颤仪可以较单相波除颤仪拯救更多的生命，但双相波除颤仪的首次除颤成功率更高且更安全。除颤成功一般定义为电击后室颤被终止至少 5s。成功电击后 VF 经常再发，但是这种再发不应被视为电击失败。对双相波除颤仪，建议使用制造商的推荐剂量，如成人首次为 120～200J，如果不知道推荐剂量，建议使用最大剂量。对单相波除颤仪，因其成功率太低，一般推荐首次及随后的除颤电能均为 360J。成人体重并非影响除颤电能需要量的重要因素。儿童除颤时所需电能较成人为低，一般推荐剂量是 2 ~ 4 J/kg，为教学方便，推荐初始剂量是 2 J/kg，对难治性室颤，可以增至 4 J/kg。随后的剂量应至少维持在 4 J/kg，也可以更高，但不能超过 10 J/kg 或成人的最大剂量。对 1 ~ 8 岁儿童进行除颤时，如果可行，施救者使用儿童衰减系统是合理的。如果没有能量衰减系统的 AED，应该用标准 AED 除颤。对 1 岁以下婴儿，首选手动除颤。如果没有手动除颤，需要用有儿童能量衰减的 AED。如果都没有，可以用无能量衰减的 AED。有相对高能量剂量的 AEDs 已成功用于婴儿，并仅有最小的心肌损害和良好的神经预后。如果一次电击不成功者，再次电击获益很低，重新 CPR 的价值可能更高。所以推荐仅行一次电击，然后继续快速行 CPR。5 个周期 CPR 之后（大约 2min），最好是按压结束时，AED 应分析心脏节律，如有指征则进行另一次电击。如果检测出非除颤心律，AED 应指示施救者立即重新行 CPR，从胸外按压开始。

2. 电极位置　4 种电极帖位置（前 – 侧、前 – 后、前 – 左肩胛下、前 – 右肩胛下）用于治疗房性或室性心律失常同样有效。除颤时 4 种位置都是合理的。为易于放置和培训，前 – 侧位是合理的默认电极位置。根据患者个人特征可以考虑其他电极帖位置。侧面电极帖 / 电极板应放在乳房下方，多毛的男性应在使用电极帖前刮毛。10 项研究表明，电极帖 / 电极板更大尺码（直径 8 ~ 12cm）可以降低胸部电阻。

3. 电极大小　成人除颤，手提电极板和自带胶电极帖直径 8 ~ 12cm 即有效，尽管直径 12cm 的电极板除颤成功率高于 8cm 的电极板。小电极（4.3cm）可能有害，并会引起心肌坏死。当用手动的电极板或电极胶或电极糊时，施救者应确保电极与皮肤充分接触。虽然已证明小电极在短暂 VF 有效，但在较大儿童使用最小的（儿科）电极也可能产生无法接受的高跨胸电阻。对成人，电极大小为 8 ~ 12cm 是合适的。

4. 跨胸电阻　成人的平均电阻为 70 ~ 80Ω。当跨胸电阻太高，低能的电击不能产生足够的除颤电流。为降低跨胸电阻，除颤器使用者应使用传导性材料。通过使用电极胶或电极糊或通过自带电极糊的电极帖片可达此要求。

5. 植入式复律除颤仪（ICD）除颤　如果患者有植入式复律除颤仪（implantable cardioverter defibrillator，ICD）正在放电（即患者的肌肉按照类似体外除颤期间观察到的方式收缩），连接 AED 前应给 30 ~ 60s 使 ICD 完成整个治疗周期。有时候自动 ICD 和 AED 的分析和电击周期会互相冲突。当电极帖与仪器靠近时，有可能起搏器或 ICD 除颤后出现故障。一项电复律的研究表明，放置电极帖时相距至少 8cm 不会导致起搏阈值或灵敏度的改变。用单极起搏的起搏器会使 AED 软件混乱，可能防止室颤的探测。使用这些仪器的患者采用前 – 后位和前 – 侧位是可以接受的。对于有 ICD 或起搏器患者，电极帖 / 电极板放置不应延误除颤。避免把电极帖 / 电极板放在仪器上。不要将 AED 电极帖直接放在经皮药物帖片上（如含硝酸甘油、烟碱、止痛剂、激素替代、抗高血压药的帖片），因为这些帖片会阻止电能从电极板传到心脏，可能引起皮肤轻度烧伤。如果不会延误电击，放电极帖前先清除药帖并擦洗该区域。如果无意识的患者躺在水中或胸部有水或大汗，贴电极和除颤前应该将患者从水中移出并快速擦干胸部。AEDs 可在患者躺在雪或冰上时使用。如果胸外按压不中断和不延误除颤，应通过快速移动电极帖（会移开一些胸毛）移开过多的胸毛，或迅速剃去电极板位置的胸毛。

6. 除颤时注意事项

（1）两个电极板的涂胶或生理盐水浸湿的衬垫不能相互接触，否则即会发生电流短路。

（2）安装永久起搏器者，电极板距起搏器不应小于 8cm，以免影响起搏器功能。

（3）选择呼气时放电，放电时，任何人不应与患者接触。

（4）电击后立即检查标准 ECG，了解心率情况，根据 ECG 决定治疗。

（5）尽可能纠正低氧血症、严重酸碱和电解质平衡失常及低体温。

第三节　高级生命支持

高级生命支持（advanced life support，ALS）是在 BLS 基础上应用药物或机械通气等恢复自主呼吸与循环，维持适当血流动力学状态和动静脉灌注压及氧输送（DO_2）。

2010 ALS 指南的主要改变包括以下方面。

（1）建议持续 CO_2 波形图定量分析，以确认气管插管位置并持续监测心肺复苏的效果。

（2）对自主循环恢复的成人血糖的控制更加精确，血糖超过 180mg/dL（10mmol/L）需要处理并注意预防低血糖。

（3）更多的证据表明治疗性低温对昏迷患者有益。

（4）认识到许多现在已认可的对昏迷患者不良预后的预测因素不可靠，尤其是当患者接受低温疗法以后。

（5）在院外复苏不成功进展到脑死亡的患者需要考虑器官移植。

（6）一套全面的有组织的治疗策略的实现可以提高生存率。

一、人工气道和机械通气

理想的氧合和通气是复苏成功的关键。

（1）气管插管。初期复苏及时，循环、呼吸很快恢复，无需做气管插管，但仍应注意保持呼吸道通畅，可建立口咽或鼻咽气道，并给予面罩给氧。循环不稳定、呼吸恢复不佳的患者应尽早行气管插管。

气管内插管能快速建立人工气道，是进行有效通气的最佳方法之一。其优点在于：①气管内插管确保了控制通气，保证氧供应；②避免误吸；③提供了气管内给药的途径；④有利于气管内吸引。

气管插管期间注意事项：①气管插管的位置，应注意不使导管脱出或过深进入右主支气管；②气管插管的通畅：注意气道湿化和吸痰，并使用牙垫保护和固定导管；③镇静：在患者意识恢复的各阶段，由于烦躁、不适，可能出现吐管及自行拔管，可适当使用镇静药物；④气囊护理：适当掌握气囊的充气量，即密封气道，又不影响局部血液循环。如患者长时间无法拔管，可考虑气管切开。

（2）声门上气道（supraglottic airways）是用来维持气道开放和便于通气的仪器。与气管插管不同，插入声门上气道不需要看见声门，因此早期培训和技术的保持都更容易。也因为不需直接看见声门，所以，声门上气道在不中断胸外按压时插入。已在心脏骤停时研究过的声门上气道包括喉罩（LMA）、食管-气管导管（combitube，联合导管）和喉管（laryngeal tube 或 king LT）。经过培训的院前抢救人员可以在气管插管失败时安全使用这些仪器并提供与球囊-面罩或气管插管一样有效的通气。

（3）环甲膜穿刺和环甲膜切开。环甲膜穿刺和环甲膜切开（circothyrotomy）是一紧急的气道开放方法，主要用于现场急救。当上呼吸道阻塞，尚有自主呼吸时，而又无法行插管通气的情况下，为争取时间可紧急行环甲膜穿刺或环甲膜切开通气，为进一步的救治赢得时间。

（4）高级气道的确立。除了临床评估（听诊和直视），推荐使用 CO_2 波形图来确定和持续监测气管插管的位置。如果不能进行 CO_2 波形图监测，也可以使用不带波形的 CO_2 探头或食道探头进行监测。

（5）氧浓度。心肺复苏期间建议使用 100% 的氧浓度。

（6）机械通气。机械通气是目前临床上唯一确切有效的呼吸支持手段，可以改善氧合。初期复苏后，患者呼吸功能恢复不佳或无自主呼吸，应在条件允许的情况下早期使用机械通气。机械通气能保证有效通气，维持足够氧供，促进自主呼吸的恢复或进行呼吸支持治疗，这对重要脏器的功能恢复非常有利，也是各脏器功能恢复的基础。机械通气期间，CO_2 波形图监测或 CO_2 浓度测定可以反馈胸外按压的有效性，可能会对改善预后有帮助。

二、开胸心脏按压术

1. 开胸心脏按压（open chest cardiac campression，OCC）优越性　实验表明，胸外心脏按压时所产生的平均动脉压和心脏指数极低，分别为正常的 7% ~ 23% 和 19%。心脏停搏后即刻行非同步胸外心脏按压时，所产生的平均动脉压为正常的 13.5%，脑血流量为正常的 7.7%，心肌血流量为正常的 3.35%；1 min 后，平均动脉压为正常的 4.1%，脑血流量为正常的 3.5%；3min 后，平均动脉压为正常的 3.6%，脑血流量为正常的 2.35%。因此。不要认为能触及脉搏搏动，即为建立循环的标志。

开胸直接心脏按压（60 次 /min）所产生的平均动脉压高于 7kPa（50mmHg），为正常的 45% 以上，心脏指数为正常的 52%。不增高胸膜腔内压和中心静脉压，灌流量明显增加，而颅内压明显低于胸外心脏按压。停搏后，立即开胸心脏按压，脑血流可接近正常水平，甚至心脏按压数小时，患者仍可安全恢复。

现在认为，胸外心脏按压可作为心脏复苏现场救治常规手段，在心跳停止后 4 ~ 5min 立即胸外按压，可建立有效人工循环。有条件开胸心脏按压时，应在心跳停止 8 ~ 10min，最多不超过 20min 时进行。如在院内抢救，有动脉直接测压，在舒张压 < 5 kPa 时，就应行开胸心脏按压。

2. 开胸心脏按压指征　由于实际情况的限制，心搏骤停后 15min 以内很难将患者送至医院行 OCC，故其应用受到一定限制，无法常规使用。其适应证包括以下方面。

（1）胸部穿通伤。

（2）由于低温、肺动脉栓塞、心脏压塞引起的心搏骤停。

（3）腹腔内出血、腹腔穿通伤且病情恶化者。

（4）胸廓畸形而无法做 ECC 者。

3. OCC 的时机　①常规 ECC 10 ~ 15min，最多不超过 20min 无效时；②舒张压 < 40mmHg；③体外除颤不成功。

4. 操作要点

（1）在 ECC 支持下，尽快行皮肤消毒（为争取时间可不必过分拘泥于严格无菌操作）。

（2）立即气管插管，切开左胸第 4 ~ 5 肋间隙，前起胸骨左缘旁开两指，后止于腋中线。

（3）以右手伸进胸腔，拇指及大鱼际在前，其余四指在后，在心包外按压心脏左、右心室。

（4）伺机在膈神经前纵向切开心包做心脏按压，便于直接观察心肌色泽，感觉心肌张力和选取左心尖无血管区穿刺至心腔内注药。

（5）按压频率为 80 次 /min。

（6）伺机行电除颤。

（7）心跳恢复后可不必严密缝合心包，须仔细止血，待心率、血压稳定后关胸并做闭式胸腔引流。

三、药物

（一）用药目的

纠正心脏停搏原因及其后果，稳定血流动力学，维持有效循环，预防心脏骤停复发。

（二）给药途径

1. 静脉途径　尽早建立畅通的静脉给药和输液通路是 CPR 的必要措施，只要条件许可，应尽可能提前进行。由于外周静脉途径的建立具有快速、简便、安全的特点，在紧急情况下可供选择。为减少经外周给药到达中心循环的时间，宜挑选上肢静脉，保证穿刺位置抬高并在给药后予静脉输液冲注。当无法建立外周静脉通道或需通过中心循环放置中心静脉导管、右心导管或经静脉起搏电极时可行中心静脉置管。中心通道的主要优点是，与外周静脉给药相比，血药峰浓度更高，药物循环时间更短。而且，延伸到上腔静脉的中心通道可用于 CPR 期间监测 $ScvO_2$ 和估计 CPP（冠脉灌注压），两者都可预测 ROSC（自主循环恢复）。可是，中心静脉给药会中断 CPR。

2. 气管内途径　心脏骤停期间，如果不能建立静脉通道，肾上腺素、血管加压素和利多卡因可经气管内给予。药物可经肺泡快速吸收，药物作用发挥时间几乎与静脉途径相同。可经此途径应用的药物还有溴苄胺、异丙肾上腺素、阿托品、纳络酮和普耐洛尔等。大多数药物的气管内给药的最佳剂量不清楚，但通常气管内给药量为推荐静脉给药量的 2 ~ 2.5 倍。抢救人员应该把推荐剂量用 5 ~ 10mL 注射用水或生理盐水稀释后直接注射到气管导管内。对肾上腺素和利多卡因的研究表明，用注射用水稀释比生理盐水稀释更易吸收。碳酸氢钠会损伤呼吸道黏膜和肺泡，不宜经此途径使用。

3. 心室腔途径　目前多不主张随意胸穿心内给药，因易发生气胸和损伤冠状动脉，且药物误入心肌会导致顽固性心律失常。当不能经静脉或气管内给药时，才考虑经剑突左侧进针，心腔内注射肾上腺素。不提倡经胸骨旁心腔内注射给药。心腔内注射的药物有肾上腺素、抗心律失常药和钙剂，禁用碳酸氢钠。

（三）常用药物

1. 肾上腺素　肾上腺素仍然是心脏复苏时最常使用、最有效的药物。盐酸肾上腺素对心脏骤停患者有益，主要因为其激动 α - 肾上腺素能受体（即收缩血管）特性。肾上腺素的 α - 肾上腺素能效应能提高 CPR 期间的 CPP 和脑灌注压。其 β - 肾上腺素能效应尚存争议，因为它可能增加心肌做功和减少心内膜下心肌的灌注。肾上腺素能使停搏或 VF 的心肌张力增强，舒张压和 MAP 提高、脑血流和冠状血流增多，为心脏复跳创造了条件。使用肾上腺素能将心脏纤颤时的低振幅细纤颤波变为高振幅的粗纤颤波，利于电击除颤。

在静脉注射肾上腺素的量效关系曲线的研究中，动物实验显示肾上腺素最佳效应剂量为 0.045 ~ 0.2mg/kg，然而在临床应用时则因患者的年龄、原发疾病、心搏骤停时间和早期复苏效果等因素影响，剂量的使用有较大个体差异性。目前使用的肾上腺素推荐剂量仍为 1 mg 静脉注射，每 3 ~ 5min 重复一次。儿童用量为 0.02mg/kg，每 3 ~ 5min 重复一次。近年来有学者提出大剂量肾上腺素（0.07 ~ 0.2mg/kg）可改善重要器官的血供，提高复苏成功率，但大样本临床研究未发现大剂量和标准剂量肾上腺素在患者自主循环恢复率、院内及远期存活率和脑复苏成功率等方面有显著统计学差异。且大剂量肾上腺素副作用不容忽视，尤其是老年、有心血管疾患的患者容易出现肺水肿、心衰、脑血管意外等严重并发症。故大剂量肾上腺素仅在推荐的标准剂量无效时才考虑使用。

2. 阿托品　阿托品对心血管系统的影响是对副交感神经的直接阻断作用，降低心肌迷走神经张力，加快窦房结激发冲动的速度及改善房室传导。它对呼吸道平滑肌的松弛作用和抑制腺体分泌有助于改善通气。阿托品对窦性心动过缓疗效显著，尤其适用于有严重窦性心动过缓合并低血压、低组织灌注或合并频发室性早搏者，也可用于心脏停搏或过缓性无脉冲性电活动。症状性心动过缓而非心脏停搏者首次使用阿托品为 0.5 ~ 1mg，后每隔 3 ~ 5min 重复一次直至理想状态（心率增快，通常超过60 次 /min，或症状和体征改善）。2010 年指南认为没有足够的证据提示心脏骤停时阿托品的使用可以提高生存率和出院率，不再建议在治疗无脉性心电活动（PEA）/心室停搏（asystole）时常规使用阿托品。

3. 胺碘酮、利多卡因　胺碘酮属Ⅲ类抗心律失常药，是具有轻度非竞争性的 α 及 β - 肾上腺素受体阻滞剂，且具轻度Ⅰ类及Ⅳ类抗心律失常药性质。主要电生理效应是延长各部心肌组织的动作电位及有效不应期，有利于消除折返激动。抑制心房及心肌传导纤维的快钠离子内流，减慢传导速度。减少窦房结自律性。利多卡因为膜稳定剂，阻断钠通道，增加细胞膜对钾的通透性，降低心室肌和心肌传导纤维的自律性而抑制室性心律失常，提高致 VF 阈值，减少除颤时电能。以往认为利多卡因是室颤（VF）和室速（VT）的首选药，对电复律和肾上腺素无效的无脉性 VT 和 VF，利多卡因可有助于恢复窦性心率和自主循环。首剂为 1.0 ~ 1.5m/kg，静脉推注，如需要可 3 ~ 5 min 后重复一次，单剂量不超过 1.5mg/kg，总剂量不超过 3m/kg。利多卡因抗心律失常作用与血钾浓度有关。低钾时，利多卡因抑制钠内流，促进钾外流的作用差；血钾过高时，又可能发生传导阻滞。故在使用利多卡因时，应监测血钾。2010 年新指南指出对于难治性 VT/VF，包括电复律无效的 VT/VF 或者复发性 VT/VF，首选使用胺碘酮，而不是利多卡因。

4. 碳酸氢钠　碳酸氢钠曾作为心肺复苏首选药物，近年研究发现过早使用不仅无益，反而有害。在复苏早期过早、过量使用碳酸氢钠可出现高钠血症、血浆渗透压增高、低钾血症、代谢性碱中毒和加重组织缺氧，对心脏自主循环恢复和脑复苏有危害作用。心搏骤停和复苏初期的组织酸中毒和酸血症是由于低组织灌注和不充分通气所致。充足的通气和有效的胸外按压可限制 CO_2 的蓄积，增加重要器官的供氧。良好的心肺复苏术足以纠正短暂心搏骤停患者的组织乳酸堆积和酸血症。心搏骤停的患者，碳酸氢钠应在电除颤、心脏按压、有效人工通气及应用肾上腺素至少一次以后才应用，其最适剂量根据血气分析、代谢性酸中毒的严重程度来决定。2010 年指南指出无论是院内或院外心搏骤停不推荐常规使用碳酸氢钠。

5. 多巴胺　多巴胺为既具正性肌力作用，又有外周血管作用的儿茶酚胺药物，其药理作用随剂量而异，并有显著的个体差异。小剂量 [1 ~ 5 μg/（kg·min）] 为"肾反应性剂量"，可增加重要脏器的灌注，增加肾血流和改善微循环；中等剂量 [5 ~ 10 μg/（kg·min）] 为"心脏反应性剂量"，可升高血压增加心排血量，改善组织灌注，纠正休克；大剂量 [10 ~ 20 μg/（kg·min）] 为"血管加压剂量"，可升高血压，纠正休克或改善复苏后脑灌注。多巴胺可用于心搏骤停患者自主循环恢复后的低血压，但因其对内脏灌注有影响，可与多巴酚丁胺合用。多巴胺有明显剂量依赖性，临床使用应从小剂量开始，依临床反应调整剂量，以求以最小剂量达到预期的临床效果。停药时应逐渐减量以免发生低血压。

6. 多巴酚丁胺　多巴酚丁胺为相对选择性心脏 $β_1$- 肾上腺素能受体激动剂，能增强心肌收缩力，降低肺动脉楔压和外周血管阻力，增加心排血量，而对心率影响较小。多巴酚丁胺与多巴胺合用有一定协同作用，可明显改善心源性休克的血流动力学，改善组织灌注，纠正低血压。多巴酚丁胺小剂量 [0.5 μg/（kg·min）] 时即有效，临床常用本品 20 ~ 40mg 加入 5% 葡萄糖液或生理盐水 250mL 中，

以 [2 ~ 10 μg/（kg·min）] 的速度静脉滴注，或以输液泵注入。多巴酚丁胺的药理作用有明显个体差异，治疗应从小剂量开始，剂量过大时可致心率增快，血压升高，诱发心律失常，加重心肌缺血，故用药过程中应加强监测。

7. 异丙肾上腺素　异丙肾上腺素为单纯 β – 受体兴奋剂，有明显正性肌力和正性变时作用，能增加心排血量，使外周血管扩张和静脉储血增多，心脏负荷减轻。但它会减少冠状动脉血流，明显增加心肌氧耗，无助于恢复自主循环。常用于阿托品无效的严重心动过缓，推荐剂量为 4 ~ 10 μg/min，一般不用于心脏骤停的患者，如需应用常与肾上腺素合用。

8. 钙剂、激素和溶纤维蛋白药　2010 年指南指出，无论是院内或院外心搏骤停，不推荐常规使用钙剂。溶纤维蛋白药仅用于怀疑肺栓塞的患者而不能作为常规使用。心搏骤停时也没有足够的证据支持或反对糖皮质激素的使用。

四、液体治疗

研究发现，增加循环容量能增加 CPR 时的血流速度。外周静脉阻力或顺应性可随容量增加而改变。容量负荷可升高动脉压，但不能反映重要器官灌注，限制灌注梯度才能保证冠脉血流和脑血流量。临床研究表明，输注冰盐水或高渗液体并不能改善自主循环恢复，CPR 时血容量正常的患者输注过多的液体可导致器官血流减少和肺水肿。目前对于心搏骤停时是否该常规使用液体疗法证据不足。

五、心脏起搏术

起搏器是以人为的电刺激激发心肌收缩的仪器。可采用心外膜或心内膜刺激起搏。对于心动过缓（包括窦性心动过缓和Ⅲ度房室传导阻滞）合并低血压者，如果在使用全量阿托品（1.5 ~ 3mg）无效时，宜使用起搏器。

六、体外循环支持

体外循环支持包括体外膜肺氧合，主动脉内球囊反搏，或紧急体外循环。目前对于心搏骤停是否该使用体外循环支持的证据不足。

第四节　延续生命支持

延续生命支持（prolonged life support，PLS）又称复苏后处理或脑复苏。此期的主要目的是脑复苏和加强监护治疗。

一、脑复苏

心搏骤停患者虽经初期复苏成功，但神经学方面的病残率极高，持续生命支持的重点即是脑复苏。

（一）心搏骤停脑损伤的病理生理

脑组织的耗氧量极大，脑内能源储备极有限，对缺氧耐受性很差。心搏停止 10s，脑内可利用氧将耗尽，2 ~ 4min 无氧代谢停止，4 ~ 5min 所有需能反应均停止。缺氧、组织氧分压低于 30mmHg 可致脑内乳酸血症，严重缺氧伴低血压者可致脑细胞死亡。心搏骤停患者在 CPR 过程中脑损害的病理生理还有以下特点。

1. 继发性缺氧、缺血　脑循环重建后由于反应性缺血、脑水肿和微循环不再流通，导致大脑微循环功能障碍，使脑缺氧持续存在，引起脑细胞死亡。继发性脑缺氧在脑损害中起重要作用。

（1）脑微血管不再流通现象（no-reflow）：各种试验证明心搏骤停或完全阻断脑血流 5min 以上，当循环建立或解除阻断后，大部分脑内微血管仍不能被血液重新灌注，因而不再流通，多认为与脑内微血管狭窄、血液黏度升高、脑循环灌注不足或继发性代谢紊乱等有关。

（2）缺血后的低灌注状态：心搏骤停将导致全脑缺血，复苏时正常血压再灌注时，虽然颅内有短暂的反应性充血，但散在的脑区却缺乏灌注；即刻的多灶性缺血后的灌注主要由于血细胞凝聚和细胞内水肿，迟发的低灌注则由于血管痉挛所致。

（3）Ca^{2+} 的内流：脑缺血后能量丢失，引起 K^+ 逸出细胞，Na^+ 和 Ca^{2+} 进入细胞，在线粒体堆积妨碍 ATP 的产生。细胞内游离钙是细胞内发挥生理活性的部分，脑缺血后脑组织游离钙显著升高，将通过不同途径最终导致细胞功能紊乱、细胞损伤甚至死亡。

2. 心搏骤停复苏后脑血流动力学改变　标准胸外按压使胸膜腔内压上升，同时伴有颅内压升高，但因颅内顺应性变化使脑灌注压仍低，胸外按压时并不能提供满意的脑血流。心搏骤停复苏后脑血流动力学的改变分为 4 期，为多灶性无再灌注、反应性充血、延迟性持续低灌注和后期。多灶性无再灌注的发生与脑微循环改变和低灌注压有关，其程度取决于脑缺血时间的长短。延迟性低灌流多与组织水肿、血流淤滞、血细胞凝集等有关。

（二）脑复苏措施

1. MAP 的控制　要求立即恢复并维持正常或稍高于正常的 MAP，一般为 90 ~ 100mmHg。须防止突发高血压，尤其不能超过 MAP 自动调节崩溃点（130 ~ 150mmHg）。应预防复苏后低血压，可用血浆或血浆代用品提高血容积，或用药物如多巴胺、多巴酚丁胺等支持血压。多数心搏停止患者可耐受增加 10% 左右估计的血容量（1% 体重），最好依据肺毛细血管楔压监护进行补液。

2. 呼吸的控制　为预防完全主动过度通气引起颅内压升高，复苏后神志不清的患者应使用机械通气，保持正常呼吸，使 PaO_2 保持在 100mmHg 以上，pH 值在正常范围，过度通气仅适用于有脑疝的患者。脑缺血后若做过度通气，可因低 $PaCO_2$ 引起进一步的脑血管收缩，进一步减少脑血流和使脑缺血恶化。

3. 皮质类固醇的应用　大剂量糖皮质激素可防止或减轻自由基引起的脂质过氧化反应，保护质膜和亚细胞的完整性，降低毛细血管通透性，有利于线粒体和溶酶体等亚细胞结构的功能改善，促进 $Na^+ - K^+ - ATP$ 酶的功能恢复，防止或减轻脑水肿。虽然大剂量糖皮质激素对全脑缺血 - 缺氧治疗的效应仍待进一步证实，但大多数学者仍然坚持早期、短期、大剂量应用皮质激素可能对脑复苏有益。如地塞米松首次 1mg/kg，然后 0.2mg/kg，每 6h 一次，一般不超过 4d。在应用时需注意高血糖和消化道出血等并发症的发生。

4. 人工亚低温术　脑复苏时一般采用体表降温结合头部重点降温，降温程度以达亚低温（34 ~ 32℃）为宜，并持续 12 ~ 24h。普遍经验表明 CPR 时人工亚低温有效，并可采用选择性头部低温。低温可降低脑氧代谢率，保护血脑屏障，减轻脑水肿，抑制内源性毒性产物对脑细胞的损害作用，抑制兴奋性氨基酸毒性释放，减轻自由基造成的损伤，从多个方面作用于脑缺血再灌注损伤，打断其发展过程。

（1）应用指征：①心脏停搏；②脑创伤后；③严重卒中。也有学者提出对所有昏迷患者都应控制脑部温度。

（2）降温措施：①头、颈、躯体表面降温；②鼻咽部降温；③胃管及胃内降温；④静脉输注低温液体；⑤腹腔内低温液体灌注；⑥颈动脉内灌注低温液体；⑦体外循环降温。

（3）注意事项：降温开始时间越早，脑复苏效果越好。但若因某些原因而不能及早降温，虽脑缺血后已数小时甚至数十小时，仍应积极降温，以最大程度减轻脑复苏后神经并发症。低温持续时间对脑复苏效果有重要意义，如低温持续时间长，脑复苏效果就好，但副作用发生率相应高。对心搏骤停患者进行脑复苏时，低温要持续至患者的听觉恢复，然后停止降温而逐渐恢复正常体温。为增强低温的脑复苏效果，可在低温基础上应用药物等综合治疗。

5. 渗透疗法　应用某些药物提高血浆渗透压以吸收血管外、细胞外水分，利尿剂也可降低细胞内水分，甘露醇可提高血液渗透压，将间质及脑细胞中水分吸入血管内由肾排出。应用时可做渗透压监测，使血浆渗透压维持在 330mmol/L 以上。呋塞米可降低颅内压和减少脑脊液形成。渗透疗法或应用利尿剂均会造成电解质紊乱，应及时纠正。不应使脑压下降过快或过低，否则会损害脑细胞的亚结构或导致硬脑膜下出血。

6. 高压氧　高压氧对急性脑缺血缺氧的治疗有很大的应用价值。高压氧能明显提高血氧分压，3个大气压下吸纯氧，血氧分压较吸空气时可提高 21 倍，并可增加氧弥散率和弥散范围，促进脑血管的修复和神经组织修复，还可清除自由基和缓解钙通道的异常开放。心搏骤停的患者经 CPR 初期复苏后，生命体征稳定但脑复苏效果不佳者，可尽早应用高压氧治疗，并应坚持较长时间以观察疗效。

7. 钙通道阻滞剂　如前所述，心搏骤停、脑完全缺血后血流恢复，脑部分血管可出现低灌流现象。钙拮抗剂作为强的脑血管扩张剂，可降低此种缺血后的低灌注状态。钙拮抗剂能扩张脑血管，有助于改善缺血后 CBF、减轻细胞内酸中毒和缩小脑梗死范围。但尚未证明这些药物是否能减少神经元内钙离子的负荷。常用药物有利多氟嗪和尼莫地平。但此两种药能增加停搏后低血压和再发性心室纤颤的发生率，应用血管加压素可逆转停搏后低血压。

8. 其他药物和方法

（1）血糖控制：复苏后如果血糖超过 180 mg/dL（10 mmol/L）需要处理，同时要避免低血糖。

（2）硫酸镁：硫酸镁是 NMDA 受体的非竞争性拮抗剂，它可强烈地抑制 NMDA 受体的活性。在脑缺血时，NMDA 受体失去了镁离子的抑制作用，从而活性相对增高，因此升高外周血镁浓度可以抑制 NMDA 受体的活性，改善脑水肿；另外，高血镁可使细胞内游离镁的浓度升高，阻塞 NMDA 受体的细胞膜内端，防止神经细胞在脑缺血时的去极化，稳定细胞膜，维持 Na^+-K^+-ATP 酶的活性。还有一种可能性是镁占据了 NMDA 通道，阻止了钙离子细胞内流，这将减少自由基、脂质过氧化物的产生。硫酸镁能抑制心血管系统，故剂量不宜过大，其是否能起到脑保护作用尚有待进一步证实。

（3）ATP-MgCl$_2$：可减轻细胞外钙内流，也可减轻脑血管痉挛，还为脑代谢提供基质，由于有扩血管和降压作用，故静脉注射不宜过速。

（4）新的自由基清除药：聚二醛结合的 SOD 和 α-苯基-N-三丁硝酸灵已被证实可以改善颅脑损伤患者及双侧颈动脉阻塞动物模型的神经学预后，是目前最有价值的两种自由基清除药。

2010 年指南认为对实施低温疗法的患者常规使用辅酶 Q10 的意义不确切。目前也没有充分的证据表明对自主循环恢复的昏迷患者应该推荐或反对使用护脑药（硫喷妥钠、糖皮质激素、尼莫地平、利多氟嗪或安定）。

二、CPR 的监测

CPR 期间实施有效监测，可及时发现问题，及时处理，提高 CPR 成功率。

（1）直接动脉压监测。

（2）呼气末 CO_2 浓度（$ETCO_2$）监测。

（3）脉搏氧饱和度（SpO_2）或经皮氧分压（$tcPO_2$）。

（4）有创或无创血流动力学。

（5）无创脑氧饱和度。

三、其他处理

CPR 成功后必须在 ICU 停留 24h 以上进行全面（呼吸、循环及肾功能、电解质酸碱平衡等）监护和治疗。稳定其他器官功能，防治多器官功能不全（MODS）的发生，并进行适当的营养支持及处理其他并发症。

四、脑复苏的结局

OPC 分级如下。

OPC-1 级：脑及总体情况优良。清醒、健康、思维清晰，能从事工作和正常生活，可能有轻度神经及精神障碍。

OPC-2 级：轻度脑和总体残废。清醒，可自理生活，能在有保护的环境下参加工作，或伴有其他系统的中度功能残废，不能参加竞争性工作。

OPC-3 级：中度脑和总体残废。清醒，但有脑功能障碍，依赖旁人料理生活，轻者可自行走动，重者痴呆和瘫痪。

OPC-4 级：植物状态（或大脑死亡）。昏迷，无神志，对外界无反应，可自动睁眼或发声，无大脑反应，呈角弓反张状。

OPC-5 级：脑死亡。无呼吸、无任何反射，脑电图呈平线。

第五节　终止复苏指征

终止 CPR 的时机取决于对患者脑和心血管功能状态的判断。

一、现场 CPR 的停止条件

现场 CPR 应坚持连续进行，在现场抢救中不能武断地作出停止复苏的决定。现场抢救人员停止 CPR 的条件如下。

（1）自主呼吸及心跳已有良好的恢复。

（2）有其他人接替抢救，或由医师到现场承担了复苏工作。

（3）有医师在场，确定患者已死亡。

急救人员转运患者的途中，必须坚持持续不断做 CPR，并保证 CPR 的质量。

二、院内 CPR 的停止条件

（一）脑死亡

脑死亡是脑功能的完全丧失，大脑、小脑、脑干的神经组织全部处于不可逆状态。脑死亡的判定标准目前在国内尚未立法，本文仅列出卫生部脑死亡判定标准起草小组 2003 年起草制定的征求意见稿（成人）。

1. 先决条件

（1）昏迷原因明确。

（2）排除各种原因引起的可逆性昏迷。

2. 临床判定

（1）深昏迷。

（2）脑干反射全部消失。

（3）无自主呼吸（靠呼吸机维持，自主呼吸诱发试验证实无自主呼吸）。

以上三项必须全部具备。

3. 确认试验

（1）脑电图呈电静息。

（2）经颅多普勒超声示无脑血流灌注现象。

（3）体感诱发电位 P14 以上波形消失。

以上三项中至少有一项阳性。

4. 脑死亡观察时间　首次判定后，观察 12h 复查无变化，方可最后判定为脑死亡。

（二）无心跳及脉搏

有以上脑死亡诊断标准的 1 ~ 4 点，加上无心跳，且做 CPR 已达 30min 以上，可考虑患者是真正的死亡，即可终止复苏。

三、器官捐献

尽管进行了最大努力的支持及足够的观察，仍然有一些患者在心脏骤停后是发生脑死亡的。研究发现，因心脏骤停导致脑死亡的患者和因其他原因导致脑死亡的捐赠者相比，器官移植的功能结果是没有不同的。心脏骤停复苏后发生脑死亡的成人患者，可以考虑进行器官捐献。

（肖雅琼）

第十七章
心脏大血管外科围手术期的护理

随着心脏大血管外科研究领域的快速发展，体外循环技术、手术技术及方式、麻醉与围术期管理的不断提高与完善，体外循环手术后死亡率与并发症的发生率有了明显下降。但是，心脏大血管外科就其专科特点来说，病情复杂、重症多、变化快，围术期机体受到多种因素的影响，如疼痛、手术创伤、麻醉等，可能引发机体炎症、低氧等病理生理反应，严重影响患者的手术疗效及预后。因此，围术期的观察及护理显得尤为重要。

一、术前护理

（1）术前评估。了解患者的基本情况，包括年龄、性别、体重、基础血压、体质状况；有无其他慢性疾病如高血压、糖尿病等；患者对自己疾病的认知程度、心理状况，家庭支持情况、经济状况等。

（2）根据天气情况适当增减衣物，尽量少去人多拥挤的公共场所，预防感冒、避免受凉，适当限制活动，避免劳累；指导患者床上排便，排尿；指导患者戒烟、戒酒，进行深呼吸和有效咳嗽动作的训练，以利于肺泡扩张，防止术后并发症的发生。

（3）视患者病情给予间断吸氧，以改善机体缺氧状况。增加营养，注意口腔卫生，提高机体抵抗力。术前 1d 复测身高、体重、血压等。

（4）尽快完善心脏 B 超、胸片、心电图、肝肾功能、电解质、凝血酶原时间、输血前检查等常规检查，以及磁共振、血管造影、肺功能等特殊检查。向患者解释这些检查的目的及意义。

（5）进行术前宣教。向患者详细介绍禁食、禁水的原因，禁食时间一般为术前 8h，禁水为术前 4h。讲解疾病相关知识，消除患者及家属思想顾虑，减轻其紧张、恐惧心理，增强信心，使患者身心处于接受手术的最佳状态。向患者介绍术后监护室的作用、基本设施、人员构成情况及需要停留的时间，告知麻醉清醒后已在监护室，在监护室期间身上会连接很多仪器，是为了监测血压、心率、呼吸、血氧饱和度、体温等，以便动态观察病情变化。患者全身带着各种导管和线路，如连接呼吸机的导管和动脉测压管、中心静脉管、导尿管、引流管等，均是为了监测及维持生命的需要，千万不能拔除，术后麻醉未完全清醒时可能会适当约束，告诉患者不要紧张，这样做都是治疗疾病的需要，消除其恐惧的心理。

（6）心理护理。建立良好的医患、护患关系，定期访视患者，多与患者交流，取得患者信任，详细了解其思想动态及心理活动规律，以便采取针对性的护理措施，以生动的实例向患者介绍疾病治疗效果，以增强信心。

（7）术前晚督促患者按时休息，必要时可遵医嘱给予镇静剂，使患者安静入睡。手术当日遵医嘱执行术前用药，备齐胸瓶、尿袋和术中用药等入手术室。

二、术后护理

（一）环境准备

心脏大血管外科患者手术后返回重症监护治疗病房，房间应宽敞、明亮，最好安装层流空调装置，室内应定期做细菌培养，监测空气含菌量。应具有各种必要的仪器设备及抢救设施，柜台、治疗车、医疗设备等均应保持干净、整洁，工作人员入室前要换专用工作服、鞋或鞋套，进行无菌操作前，应洗手，戴口罩、帽子。

（二）用物准备

（1）床单位。铺好麻醉床，准确填写患者的床头卡信息。

（2）呼吸机。根据患者情况，选择呼吸机类型及合适的管道，连接好电源、呼吸机管道，调节各项参数，湿化罐加水，并用人工模拟肺检验工作状况，试运行无误后备用。

（3）多功能心电监测仪。连接电源，检查仪器是否处于功能状态，接好动脉及中心静脉压的压力换能器，并备齐电极片。

（4）负压吸引器及吸痰用物。接好压力管道，调节适当压力备用。

（5）根据患者情况酌情准备输液泵。

（6）备好听诊器、精密集尿袋、加压袋、约束带等。

（7）药物、急救物品及特护记录单。

（三）术后监测与护理

1. 循环系统的监测与护理　患者术毕返回重症监护室后，应尽快建立心电监护，连接有创动脉压、指脉氧饱和度、中心静脉压，及时了解患者的心率、心律、血压、心肌收缩力、心肌的氧供情况、容量负荷等情况，维持心率在适当范围，心率偏慢者可使用临时起搏器辅助或加用异丙肾上腺素，随时观察并处理各种心律失常，维持循环稳定。术后常规应用正性肌力药物，如多巴胺、多巴酚丁胺、肾上腺素，以改善心功能，并根据监测指标调整药物剂量，使用微量注射泵、单独静脉通路给药，注意药物浓度、输入速度，观察使用后的效果，更换血管活性药物时动作应迅速，以免药物中断影响患者循环，观察并记录心率、血压、中心静脉压等。根据患者术前的心功能、末梢循环状况、皮肤温度、湿度、脉压差和尿量等情况调节输液速度，保持出入液量平衡。尿量多时应及时监测各种生化指标，了解电解质钾离子、钠离子、钙离子、氯离子及血糖情况，特别注意监测血钾的浓度，维持在4.5mmol/L左右。根据尿量、血压、中心静脉压判断心、肾功能，为输液提供依据，维持水、电解质平衡，当心电图出现室性早搏、室性心动过速、ST段改变时，应及时报告医生。动脉测压管内不能输注任何药物，并定时用肝素液冲管，每6h换能器对零一次，每次抽血标本或改变体位后应冲管、对零，保持测压管零点与心脏在同一水平，妥善固定桡动脉测压管并保持通畅，注意测量插管一侧肢体的温度，保持穿刺处敷料的干燥、清洁。观察皮肤的颜色、温度、动脉搏动情况、甲床毛细血管和静脉充盈等，当发现微循环灌注不足、组织缺氧时，应及时报告医生处理；注意监测体温，体温不升时应予保暖，可用棉被保暖，使其自行复温，待体温回升至正常后，及时撤除保暖措施。避免因寒战导致机体耗氧量增加，并可能诱发心律失常，体温过高可使心率增快，心肌耗氧量增加，当体温高于38℃，采取预防性物理降温，当体温高于39℃时，应遵医嘱予以药物降温。

2. 呼吸系统的监测与护理　患者返回监护室后，接手术护士与麻醉医生共同检查气管插管的位置，妥善固定气管插管，听诊肺部呼吸音，判断气管插管是否在气道内，防止气管插管过深或过浅。

每班护士交班时都应检查气管插管是否移位，定时听双肺呼吸音，观察呼吸频率、节律和深度，患者有无自主呼吸等。必要时用约束带约束患者四肢，使用镇静剂，防止患者因躁动误将气管插管拔除。呼吸机辅助呼吸时，应定时监测血气，根据血气分析结果和患者病情调整呼吸机的参数。体外循环术后患者多数循环、呼吸状态不稳定，肺部分泌物增多，患者的痰量会增加，所以，应及时清理呼吸道，保持呼吸道通畅是改善肺部通气、维护心脏功能的重要措施。在患者使用呼吸机期间，按需吸痰，频繁或定时吸痰可能导致不必要的气管黏膜损伤，以及患者不耐受、与呼吸机对抗等情况，往往痰液较少、效果不明显并带来不必要的刺激。因此，应按时听诊患者双肺呼吸音，有痰鸣音时可以及时发现气道内的痰液蓄积，及时清理。吸痰前、后给纯氧 1～2min，吸痰时间要短，控制在 10～15s，连续多次吸痰之间充分给纯氧以增加患者氧的储备。清醒患者吸痰前做好解释工作，以取得信任与合作。吸痰时注意观察患者的心率、心律、血压及口唇颜色，出现氧饱和度、血压下降，心率增加、心律失常时，立即停止吸痰，连接呼吸机并给予高浓度氧，注意观察痰液的性质、颜色、量。麻醉清醒、病情稳定且血气分析结果正常时可给予脱机，拔除气管插管后给予鼻导管吸氧，必要时加面罩。做好患者口腔护理，指导并协助患者进行有效的咳嗽、排痰、咳嗽时协助患者压住胸部伤口，以减轻患者的疼痛。避免用力咳嗽，定时翻身拍背，及时清除呼吸道分泌物。观察患者的呼吸频率、节律、血氧饱和度情况，观察有无喉头水肿的发生。

3. 引流液的观察　保持心包及纵隔引流管引流通畅，注意观察引流液的颜色、性质、引流量。定时挤压引流管，防止因引流不畅导致心包填塞，通过对引流液的性质、量、有无凝血块及对循环系统的观察，及时发现术后出血过多的现象，报告医生给予正确的处理，纠正循环血容量不足，防止心包填塞的发生。

（1）严密观察患者的心率、血压、中心静脉压、尿量及末梢循环的变化，及时发现与心功能不符的循环系统改变，如心率增快、中心静脉压上升、血压下降，应警惕心包压塞，及时报告医生，为早期处理提供依据，也为抢救患者的生命争取时间。

（2）保持引流管引流通畅，及时有效挤压引流管，防止引流管扭曲、打折，保持持续的负压，防止凝血块堵塞引流管，血压平稳后取半卧位以利引流。

（3）及时复查激活凝血时间值，评估肝素中和情况，必要时追加鱼精蛋白。

（4）当成人出血量超过 200 mL/h 或超过 3mL/（kg·h），连续 4h 无减少的趋势或 1h 超过 400 mL，出血突然停止，应报告医生及时开胸探查。

4. 肾功能监测　体外循环术后，尿量是反映组织灌注及液体平衡的重要指标，密切观察患者每小时尿量，同时注意尿的颜色、比重，观察有无血红蛋白尿，防止肾小管堵塞引起肾功能衰竭。根据患者的心功能状况补液，测量 CVP 做比较，维持理想血压，以确保肾脏良好的灌注。若尿量持续 2h 少于 30 mL，报告医生并遵医嘱进行处理，心脏手术后急性肾功能衰竭为致命性并发症，其重要发病原因是体外循环对红细胞造成破坏，术后容易出现血红蛋白尿，引起肾小管阻塞，损伤肾脏功能。术后出现少尿的患者，经积极地补充血容量，强心、利尿等治疗无明显改善，尽早行血液透析治疗，有助于维持循环的稳定，保护心功能，减轻组织水肿，以免体内毒素蓄积及电解质失衡对心功能造成进一步打击。

5. 消化系统的监测　体外循环心脏术后，胃肠道黏膜保护机制被削弱、损伤因素作用相对增强、机体神经内分泌功能失调，体外循环时全身血液重新分布，腹腔内脏器血流灌注急剧减少，同时，手术过程中机体释放大量炎性物质，导致胃肠道黏膜受到损伤。术后应激的状态下，可能出现胃肠道黏膜受损，加上术后应用镇静镇痛、肌松等药物，抑制胃肠道蠕动，消化器官长时间得不到良好的血流灌注，可造成持久而严重的损害。术后早期实施预防性使用 H_2 受体拮抗剂及质子泵抑制剂，保护胃肠道黏膜，及早提供肠内营养，促进胃肠功能的恢复，减少消化道出血的发生。机械通气期间可采取鼻胃管，间歇或持续给予营养液，从少量开始，逐步过渡到全量。对于重症患者，应预防性留置胃管，进行胃肠减压，记录胃液的性状、量、色并检测胃液的 pH 值，同时严密观察腹部症状、体征及各项化验的变化。机械通气患者常因病情较重须卧床，胃肠蠕动减慢，易发生腹胀、便秘，适当提高床头，定期协助患者进行被动活动，经常检查气管插管的气囊是否处于充盈状态，防止气体漏出进入消化道引起腹胀。

6. 并发症的观察及护理

（1）低心排血量综合征。低心排综合征是复杂和危重的心脏手术后常见的并发症之一，临床以血压低、心率快、尿少、末梢循环差为主要表现。由于引起低心排的原因不同，因此其临床表现及处理不尽相同。有些情况下是各种因素综合作用的结果，因此需要全面考虑，做出准确的判断，以得到合理的治疗。常见的低心排原因有以下三种。

1）低血容量：为最常见，原因有血容量补充不足或胸腔内有活动性出血、血管扩张剂的应用。表现为血压低、心率快、中心静脉压低、尿少、四肢冰冷。处理时迅速加快输血速度，及时补充血容量，有活动性出血者要及时止血。

2）心脏压塞：包括心包填塞和纵隔压塞两个方面，有时两者均存在，临床表现为血压下降、心率快，脉压小，末梢循环差，但中心静脉压高，对升压药及输血不敏感，胸管引流量多，当挤压或负压吸引出部分积血后则血压有所上升，最紧急的是引流量很多的情况下突然减少，中心静脉压明显升高，血压进一步下降，说明胸管被凝血块堵塞，应立即通知医生紧急开胸止血，同时做好开胸的准备工作，有些症状不典型而又高度怀疑心脏压塞时可行 B 超检查协助诊断。

3）心功能不良：术后表现为血压低、心率快、四肢冰冷、尿少甚至无尿，左心功能不良者中心静脉压可无改变，但血氧饱和度很低，右心功能不良者中心静脉压高，并有肝大、腹水、水肿等。强心药及扩管药对这种低心排是有效的，应用多巴胺、多巴酚丁胺、肾上腺素及扩管药时，一定要用微泵控制药液，使之能匀速泵入，从而保证血压的相对稳定。升压药及扩管药必须有自己独立的静脉通道，升压药应选择大血管注射，特别应强调的是，更换升压药的时候应注意保持原有速度不变，切忌突然冲进过量的升压药使血压突然升高，在更换泵管时要保证不中断升压药的进入，若升压药中断的时间太长则可引起血压下降，出现严重的后果。

（2）心律失常。

1）室上性心动过速：特征为心率 > 160 次 /min，常常在 200 次 /min 左右，律齐，当心率达 200 次 /min 时，心脏的有效排出量减少，患者可出现血压下降。

2）室性早搏：特征为提前发生的没有 P 波的宽大畸形的 QRS 波，有完全的代偿间歇。如果发生频发室性早搏或短阵性心动过速，常影响心搏量，使血压下降，可给予利多卡因 1 ~ 2mg/kg 静脉注射，无效时 5 ~ 10min 后重复使用，同时应急查血钾，钾低者及时补钾，若室早仍不能控制，可在 250mL 液体内加入利多卡因 100 ~ 200mg 静脉滴注，总量不超过 300mg。

3）窦性心动过缓：指心率 < 60 次 /min，有 P 波，P–R 间期正常。治疗心动过缓，可给予 654–2

静脉注射或采用异丙肾上腺素维持静脉滴注。

4）房室传导阻滞。一度房室传导阻滞：心电图显示 P-R 间期延长＞0.20s，一般不处理。二度房室传导阻滞：分有两型，无论哪一型都有 QRS 波脱落的现象，一般将内环境调节稳定，心肌水肿消退后可自行恢复。三度房室传导阻滞，必须上起搏器，起搏器使用期间，严密监测心率变化，观察是起搏心律还是自主心律或是起搏和自主心律交替出现，详细记录。

5）房颤、心房扑动。房颤表现为：P 波消失，代之为大小不等的 F 波，心率绝对不整齐。快速房颤时心率可达到 100 次 /min 以上，如果超过 120 次 /min 以上应通知医生进行处理。房颤伴二度房室传导阻滞或心率太慢＜60 次 /min，可根据医嘱应用异丙肾上腺素来提高心率。心房扑动表现为 P 波消失，取代的是大 F 波，呈锯齿样，F 波与 QRS 波呈 2～4∶1 的传导，当心室率＞150 次 /min 时，患者会感到极度的难受，心排血量也会下降。对于心房扑动，要及时通知医师进行处理。

（3）肺部并发症。

1）肺部感染：多见于机械通气时间较长，或反复插管脱机困难的患者。临床表现为持续发热，咳嗽，痰多，X 片肺部阴影，痰培养有细菌生长，护理上主要是加强预防。辅助呼吸时间较长的患者，对呼吸道应实行严格的无菌管理，特别是吸痰，坚持每吸一次痰，更换一次吸痰管，吸痰的顺序应是先气管，再鼻腔，最后口腔，每天更换一次无菌呼吸机回路管，争取尽早撤除呼吸机。定期行痰培养，合理应用抗生素。取痰液培养标本时，若是呼吸机辅助呼吸的患者，可直接将痰吸入培养器内，普通患者取痰培养，应先将口腔清洁后再取痰液，确保痰液培养结果的准确性。

2）液、气胸：临床表现为一侧或两侧呼吸应减弱或消失，患者呼吸困难，频率快，血氧饱和度、血氧分压下降，X 片、B 超可协助诊断。护理中若观察到上述变化，应立即通知医生积极处理，进行胸穿、抽气和抽胸水。病因消除后，积极协助患者深呼吸，咳嗽，排痰。

3）肺不张：多见于一侧肺不张，原因是排痰不力，痰痂堵塞支气管引起，表现为呼吸困难，频率快，血氧饱和度下降，汗多。肺部听诊一侧呼吸音低或呼吸音消失。护理包括加强雾化吸入、拍背、鼓励患者吹气球促进肺膨胀。

4）呼吸功能不全：心脏手术后呼吸功能不全的原因很多。有术前疾病本身的原因，如复杂先心病，冠心病大面积心肌梗死，严重肺动脉高压，瓣膜病术前心功能不良，体外循环时间长；手术创伤对心脏的影响；术后肺部感染。这些因素，或为单一，或为合并存在，都会引起呼吸功能不全，肺顺应性降低，肺泡塌陷，肺泡通气量不足，通气／血流比值失调，肺内分流增加，肺间质水肿等。临床表现为低氧血症，肺部湿啰音和哮鸣音。处理：采用机械通气并应用 PEEP，提高氧浓度，加强抗感染。

（4）出血。由于术中止血不彻底，包括切口及吻合口活动性出血；低温体外循环引起凝血功能障碍所致的广泛渗血；肝素反跳；结扎线或电灼痂皮脱落等。临床表现为胸管引流量多。若成人引流量＞150～200mL/h，小儿引流量＞100mL/h，连续 2h 无减少趋势，应立即通知医师并进行开胸止血的准备，否则将引起急性心包填塞，后果严重。如果引流量＜100mL/h，测凝血酶原时间证实时间长于正常，则可给予鱼精蛋白或纤维蛋白原。

（5）低氧血症。气胸，肺不张，心内残余分流，内环境紊乱等均可引起低氧血症，患者表现为血氧饱和度下降，呼吸快、浅，面色及嘴唇发绀、出汗等。应立即找出低氧的原因，解除病因后，若是机械通气的患者，应适当调整呼吸机参数，提高氧浓度；若已撤除呼吸机的患者，应通知医生考虑是否再次插管，行呼吸机辅助呼吸。

（6）脑部并发症。

1）脑损伤：体外循环转流时间太长或灌注不良，术后患者呈现昏迷状况或伴抽搐，瞳孔散大，应立即给予头部冰帽降温，减少脑部氧耗，伴有抽搐的患者给予镇静，以免因抽搐不止，加重缺氧。需要延长呼吸机辅助时间，有条件的可采用高压氧舱。及时采用甘露醇脱水治疗。

2）脑栓塞：包括气栓、血栓和脂肪栓塞等，最常见的是气栓，其次是血栓。患者表现为一侧肢体瘫痪，或面瘫，神志常是清楚的。护理中应加强对患肢的功能锻炼及理疗，促进患肢的康复。

3）精神异常：主要为精神错乱、幻觉、焦虑、谵妄、忧虑。要加强心理干预，配合镇静剂的应用。

（7）心内残余漏和瓣周漏。无论是残余漏和瓣周漏，临床表现主要是尿颜色的改变，尿色呈洗肉水样或呈酱油水样的血红蛋白尿，经离心后颜色仍然如前，应检查尿、血游离血红蛋白量。主要是采用利尿剂和碳酸氢钠碱化尿液，观察尿色变化，病情严重者需要再次手术。

7. 基础与心理护理　因体外循环手术在低温或深低温条件下进行，术后患者组织间隙水肿，加之患者术后需长期卧床，易使受压部位发生压疮。应勤翻身，减少局部受压时间，每2h翻身一次，并按摩受压部位的皮肤，应用气垫床，保持床单位的干燥、平整、无渣屑，避免发生压疮。做好基础护理，及时为患者清除口腔分泌物，保持口腔清洁。

（1）麻醉苏醒后的心理护理。患者麻醉初醒时，由于陌生的环境、各种仪器的报警声、其他患者的呻吟声，都会增加患者的恐惧和紧张心理。责任护士应及时与患者沟通，告知患者手术已结束，要配合治疗，保持平静。同时积极处理患者的伤口疼痛及术后发热等，增加舒适感，减少患者的痛苦。

（2）气管插管期间的心理护理。有气管插管的患者不能用语言表达自己的要求和感受，只能用手势或表情来表达，若医护人员不积极有效地沟通和处理，患者可能会急躁、易怒，或用四肢猛击床边，以示不满。护士应耐心了解患者的需求，及时处理并做好解释工作。

（3）拔管后的心理护理。拔除气管插管后，患者会感到口渴，强烈要求喝水。此时，护士应耐心解释暂时不能喝水的原因，取得患者的配合。部分患者由于麻醉性药物的作用或手术引起的缺血缺氧性脑病，可能产生一些精神症状，如妄想、谵妄、烦躁、焦虑等。对于这类患者，护士应注意观察其言行，尽量避免在患者面前高声谈论或低声议论，耐心解决患者出现的问题，详细介绍病情和治疗进展，以取得患者配合。

8. 出院指导　指导患者保持良好的心理状态，避免情绪激动。少食多餐，避免暴饮暴食，多进食高蛋白、高纤维素易消化食物，多食水果、蔬菜，保证充足的营养，增强机体抵抗力。保持大便通畅。预防感冒，保证睡眠质量，适当控制体重，戒烟戒酒，根据病情限制钠盐摄入；服用强心药物，教会患者数脉搏。服用华法林的患者出院后应每月复查一次凝血酶原时间，稳定以后每3~6个月复查一次，服药期间注意观察有无牙龈出血、皮肤紫癜、月经出血量增加等异常情况，一旦出现，及时停药，到医院复查凝血酶原时间，调整用药剂量；注意休息，适当运动，逐渐增加活动量，出院3~6个月避免剧烈运动及重体力劳动。坚持服药，定期复查。

（李燕君）

第二篇
先天性心脏病

第十八章
先天性心脏病介入概述

我国是世界上先天性心脏病（简称先心病）发病率较高的国家之一，每年有15万～17万先心病新生儿患者，其中约10万患者需要手术治疗。几十年来，先天性心脏病的传统治疗方法是外科手术，但其存在着住院时间长、需建立体外循环、创伤大、并发症多等问题，且有一定的死亡率及手术后带来的美容问题等，因此人们渴望能通过非开胸途径来替代外科手术治疗先心病。这种方法即是将特制的导管及装置，由外周血管插入达到所需治疗的心血管腔内，以替代外科手术治疗，称为介入性心导管术，并成为目前治疗先心病的重要手段。近年来随着心血管病介入治疗技术的提高及器械的不断改进，使先心病的治疗方法不断拓宽，有不少以往需要开胸手术治疗的先心病患者目前可由非开胸介入治疗替代，先天性心脏病介入治疗的病种在不断拓宽，病例在逐年增加。在国外某些心血管中心，先天性心脏病介入治疗的病例数已经超过了诊断性导管。介入性心导管技术的提高和各种封堵装置及导管的改进和发明，使得这一技术逐步走向成熟，特别是在20世纪90年代后期，先心病的介入治疗范围日趋扩大，目前在国内已有许多家医院开展这项工作，但它的迅速发展并没有形成和外科医生竞争的氛围，而是在一些心脏中心逐步发展成治疗一些单纯先心病的首选方法和与外科镶嵌治疗复杂先心病的一种重要补充手段。

先心病经导管介入治疗始自20世纪中期，1966年Rashkind和Miller等进行球囊房间隔造口术姑息治疗大动脉转位。1967年Porstmann首先开展了动脉导管未闭（PDA）的介入治疗。1976年Rashkind发明了伞状闭合器并成功地对房间隔缺损（ASD）进行了封堵治疗。1982年Kan首先报道用球囊扩张术治疗肺动脉瓣狭窄。1984年Lababidi成功地进行了主动脉瓣球囊扩张术。1992年Combier等首先报道用弹簧圈堵塞PDA获得成功，随后在国内外相继得到推广。1997年Amplatzer开发了镍钛合金编织的新一代封堵器并用于临床，使先心病介入治疗的安全性和成功率得到了明显提高。此外，先心病介入治疗器材的国产化则对我国先心病介入治疗工作起到了积极的推动作用。

我国于20世纪70年代在北京、上海开展了球囊房间隔造口术，但是作为成熟技术，先心病介入治疗始于20世纪80年代中期，至90年代末期逐渐形成规模，现已成功开展了球囊瓣膜成形术、血管球囊扩张术、封堵术、栓塞术、血管支架植入术、左心耳封堵术。2003年我国研制国产封堵器并应用到临床，由于质量好、价格低廉，使许多患者受益。据初步统计，2013年我国共完成各种先心病介入治疗15 000例，其死亡率不到0.1%。本文就先心病介入性治疗概况做一简介。

一、先心病介入性治疗技术种类多样化、复杂化

先心病介入性治疗技术种类繁多，包括房间隔造口术、球囊扩张术、瓣膜成形术、瓣膜植入术、血管成形术、封堵术及内外科联合治疗（镶嵌治疗）。目前能通过介入治疗方法得到根治的先心病种类繁多，其中PDA、ASD及VSD等常见先心病的介入治疗已经进入成熟阶段，我国也有了自己的《先天性心脏病经导管介入治疗指南》及《常见先心病介入治疗操作规范》（介入放射学）。

二、常见的先心病介入治疗技术日益成熟

（一）瓣膜成形术

1. 经皮球囊肺动脉瓣成形术　PS是右心室流出道梗阻性疾病，是较为常见的先天性心脏病，约占先天性心脏病的8%。为了防止右心室流出道梗阻的进一步加重、右心室的进行性肥厚及继发性右心功能衰竭，需要对轻度以上的右室流出道梗阻的患者进行治疗。目前经皮球囊肺动脉瓣成形术（percutaneous balloon pulmonary valvuloplasty，PBPV）已成为治疗单纯肺动脉瓣狭窄的首选方法，在大部分病例PBPV可替代外科开胸手术。此外对于先天性肺动脉分支狭窄的患者也可进行球囊扩张术。1981年，Lock等首先进行动物试验表明，肺动脉分支狭窄可进行球囊血管成形术的治疗，并于1983年首先应用于临床并获得初步成功。由于这些病变部位外科手术难以达到，因此球囊扩张术仍为目前主要的治疗方法。早期的报道表明，球囊扩张的成功率有50%。1993年随着高压球囊的使用，球囊扩张的成功率上升至63% ~ 80%。但有报道球囊血管成形术对严重的Alagille或Williams综合征的疗效不佳。尽管手术方法及技巧不断改进，但肺动脉分支的球囊扩张术和其他瓣膜或血管成形术相比较成功率低，并发症多，危险性大，所以我们应严格掌握手术适应证、手术方法的选择，以求达到良好的疗效，减少并发症的发生。

2. 经皮球囊主动脉瓣成形术　先天性主动脉瓣狭窄（aortic valve stenosis）占全部先天性心脏病的3% ~ 6%，对于跨主动脉瓣压差在50mmHg以上的患儿应进行外科瓣膜切开或介入治疗。几乎在进行PBPV的同时，经皮球囊主动脉瓣成形术（percutaneous balloon aortic valvuloplasty，PBAV）也应运而生。1984年Lababidi等首先报告应用PBAV成功治疗先天性主动脉瓣狭窄。但因并发症多，临床开展数量有限。近20年来，只有国外一些有条件的儿童心脏病治疗中心及国内一二家医院在继续进行此项工作。由于PBAV技术操作较PBPV困难，且可引起严重的并发症，包括动脉栓塞、明显主动脉瓣反流、心律失常、心功能不全、心脏穿孔等，因此需慎重。而在有条件的儿童心脏病治疗中心可作为姑息治疗开展此项技术。二叶瓣畸形导致的主动脉瓣狭窄多见于青少年和成人，是主动脉瓣狭窄的最常见类型。主动脉瓣（环）发育良好伴瓣膜狭窄，瓣环直径大致正常，瓣膜呈幕顶状运动，在超声心动图及心血管造影检查时可见射流征，瓣膜狭窄后升主动脉扩张，该型病理改变适合做球囊扩张术。

（二）血管腔内血管成形术

1964年，Dotter和Judkins首先描述了经血管腔内血管成形术，10年后Gruentzig应用球囊扩张导管成功进行了血管成形术。1982年Singer等首先对主动脉缩窄的患者进行球囊扩张。此后，1983年Lock等将这一技术成功地应用于肺动脉分支狭窄、主动脉缩窄、静脉狭窄和心房内板障狭窄等。随着临床经验的不断积累，技术和方法学的改进，以及形态更小的、高效的导管和导丝的出现，使得该项技术的使用逐渐普及，即使在新生儿中并发症也越来越少。目前，血管成形术已成为常规治疗不同种类的先天性和外科手术后的狭窄性血管病变的方法之一，特别是20世纪80年代后期，高压球囊扩张导管和血管内支架的诞生，更是大大提高了血管成形术的成功率。20世纪90年代以前，主动脉缩窄主要通过外科手术治疗，主要包括旁路血管移植术或缩窄段切除近远端端端吻合术，尽管术后患者血压明显下降，但术中死亡率高，术后并发症严重，且术后再狭窄及动脉瘤的发生率也较高。正是由于上述原因，介入治疗技术应运而生。早期主要应用球囊血管成形术的方法，近年来又发展了血管内支架植入术，大大减少了手术创伤及术中死亡率。经皮球囊血管成形术的原则是应用非膨胀性扩张器械使狭窄的血管腔产生半控制性血管损伤从而扩大血管腔。1989年Singer等首先报道采用该技术对1例

外科术后再狭窄的 7 周婴儿进行球囊扩张并取得成功，随后很多学者报道对未经外科手术治疗的主动脉缩窄及外科术后再狭窄进行球囊扩张。近 20 年来的临床应用表明，外科术后再狭窄为球囊扩张术最好的适应证之一，较外科手术安全、有效、并发症少。对未经外科手术的主动脉缩窄，球囊扩张术的应用尚有争议，尤其是对于伴有主动脉弓发育不良和长段型的主动脉缩窄效果不佳，术后即期效果较满意，但随访发现，动脉瘤、残余狭窄及主动脉撕裂发生率仍较高。

（三）先天性心脏病及异常血管封堵术

自从 1939 年 Gross 和 Hubbard 首次报道外科成功结扎动脉导管到 1967 年 Porstmann 首次应用海绵塞法成功堵塞动脉导管未闭，其间经历了许多科学家近 30 年的努力。随后有不少堵塞装置研制并应用于临床，先后采用的堵塞装置有明胶海绵、弹簧圈、可脱卸球囊、伞状封堵器、Amplatzer 堵塞器等。至 20 世纪 90 年代末，经导管心腔内缺损及异常血管封堵术在先天性心脏病介入治疗中已占非常重要地位。目前使用的封堵装置主要是弹簧圈和伞状封堵器。

1. 应用弹簧圈治疗儿童常见血管异常交通或心内缺损

（1）主动脉至肺动脉侧支血管弹簧圈封堵。主要指青紫型先天性心脏病如法洛四联症或肺动脉闭锁伴有异常的主动脉至肺动脉侧支血管，通过手推造影剂进行选择性侧支血管造影，了解侧支血管的大小、形态和长度。弹簧圈的直径一般比侧支血管的直径大 10% ~ 20%，输送导管内径一般等于或稍大于弹簧圈钢丝直径。大多数长的侧支血管可很容易地被直接塞入的弹簧圈封堵，但对于一些短的侧支血管则需要应用弹簧圈骑跨技术来封堵。如需要两个以上弹簧圈，一般第一个弹簧圈可选择稍大一些，然后再送入稍小弹簧圈。青紫型先天性心脏病侧支血管被封堵后，一部分患儿会出现青紫加重并危及生命，因此在完全封堵前需做封堵试验，如果封堵试验显示动脉血氧饱和度下降不超过 10% 或动脉血氧饱和度仍在 75% 以上，则该患儿可接受完全封堵。如果封堵后在机械通气下动脉血氧饱和度在 75% 以下，则需考虑急诊手术纠治心脏畸形。如果遇到不是所有的侧支血管都可以被封堵，一般尽可能封堵外科医生手术不易处理的侧支血管。并发症一般有弹簧圈移位、溶血和动脉血管内膜炎等。国外资料统计侧支血管封堵术完全封堵或微量残余分流达 96%，而再通发生率为 5%。

（2）经导管弹簧圈动脉导管未闭封堵术。自 21 世纪 70 年代中期起，弹簧圈堵塞血管技术逐渐广泛应用于周围血管的异常交通。弹簧圈及其表面的纤维织物可机械阻塞异常血管通道，而纤维织物的促凝性质又可促进随之发生的血栓形成，最终达到完全阻断异常血流通道的目的。

（3）弹簧圈封堵冠状动脉瘘。首先通过升主动脉或选择性冠状动脉造影，全面系统地评价冠状动脉瘘的解剖类型、冠状动脉的走向、有无相关侧支血管，精确测量瘘口的大小和数量，对有侧支血管者需用球囊或可控弹簧圈做封堵试验，了解堵塞后有无心肌缺血改变。弹簧圈可用可控或非可控两种，所选弹簧圈直径一般大于所需封堵冠状动脉瘘管直径的 20% 以上，弹簧圈的位置尽量释放在瘘口。一般第一只弹簧圈宜大一些，第二只、第三只弹簧圈可稍小。对于粗大冠状动脉瘘，也可选用 Amplatzer 动脉导管封堵器或 Amplatzer 无聚酯纤维栓子。

（4）弹簧圈封堵先天性肺动静脉瘘。肺动静脉瘘是一种少见的疾病，绝大多数是先天性，也可以是继发性的，往往患者有肝脏疾病史或是先天性心脏病 Glenn 术后。影像上分为局限性和弥漫性两种。对于弥漫性肺动静脉瘘目前尚无手术或介入治疗指征，而对局限性肺动静脉瘘往往采用介入治疗方法。通常封堵方法为经肺动脉释放弹簧圈至病变部位，但也可经病变肺静脉处释放弹簧圈，但风险较大。

（5）弹簧圈封堵室间隔缺损。通常室间隔缺损封堵术都需要建立通过室缺的轨道，而且输送鞘需通过室缺口方能完成封堵，但在实际操作中往往会碰到一些小的膜周室缺（大多有膜部瘤形成）或肌部室缺，6F 输送鞘通不过室缺，故一些伞状封堵装置就不能使用，而此时往往可以应用弹簧圈来封堵，因为其输送鞘往往用 4F 或 5F 导管即可。我们曾应用 Pfm 的 Nit-Occlud 弹簧圈封堵 2 例有膜部瘤形成的膜周室缺，随访 1 年未发现任何并发症。Pfm 的 Nit-Occlud 弹簧圈的硬度、致密性及可控稳定性较 Cook 弹簧圈好，故封堵室间隔缺损较安全，且残余分流的发生率也低，尤其是新型双蝶型弹簧圈用于无瘤形成的小室间隔缺损效果也很好。由于目前报道很少，故尚需病例的积累和远期随访。

2. 应用封堵器装置治疗儿童心血管畸形

（1）经导管 Amplatzer 自膨性蘑菇伞动脉导管封堵术。自 1967 年 Porstmann 首次应用海绵塞法成功堵塞动脉导管未闭以来，有不少堵塞装置研制并有限地应用于临床，特别是 Rashkind 设计的双盘堵塞装置，包括其改良型如蚌壳状关闭式（LOCK）、纽扣式双盘装置（SIDERIS）等，但其由于堵塞装置本身的诸多不足、需要较粗的递送导管、术后残余分流发生率高、较难适用于小婴儿及过小的或过大的动脉导管未闭等问题，因此直至 20 世纪 90 年代前，动脉导管未闭的介入治疗未被广泛接受。1992 年，Combier 等首先报道应用 Gianturco 弹簧圈（Cook Inc., USA）堵塞小型动脉导管未闭获得成功。1996 年又有 Duct-Occlud 弹簧圈（Pfm, Germany）面世。上海第二医科大学附属新华医院也于 1995 年在国内最早报告用该法堵塞动脉导管未闭。由于弹簧圈封堵术具有操作简便、疗效好、递送导管细、损伤小及可用于小婴儿等优点，其疗效获一致肯定。但对于中等以上的动脉导管未闭，仍无合适、简便、有效的堵塞装置。1996 年 Amplatzer 自膨性蘑菇伞堵塞装置（AGA Medical Corp., MN）开始用于临床堵塞动脉导管未闭，1998 年 Masura 等报道较大数量病例应用自膨性蘑菇伞成功堵塞动脉导管未闭。该法安全、简便、几乎无残余分流，可应用于中、大型动脉导管未闭，使动脉导管未闭的介入治疗获得突破性进展。

（2）经导管房间隔缺损封堵术。继发孔型房间隔缺损（atrial septal defect，ASD 或简称房缺）外科矫治病死率及并发症已很低，Galal 等报道只有 0.4%，故介入治疗关闭 ASD 要发展并被患者接受，必须具备外科手术治疗所具有的优点，如围术期即刻安全性好、房间隔缺损关闭成功率高和长期随访的安全稳定性好，特别是晚期并发症的发生率低。其次还须具有本身的优势，如创伤小、恢复期短、不输血等。1976 年 king 等首先采用双伞堵塞装置关闭成人继发孔型间隔缺损（ASD）取得成功，但递送导管粗大，仅适用于小型 ASD；20 世纪 80 年代 Rashkiad 采用新的双伞装置堵塞小型 ASD 获成功，Lock 等进一步改进成蚌壳夹式闭合器及随后的 CardioSEAL 堵塞器，但存在骨架断裂及残余分流问题，目前仅有限应用；20 世纪 90 年代以后，Sideres 纽扣式补片堵塞装置应用于临床，但残余分流多，操作相对困难，不适用大的 ASD，目前应用较少。因此直至 1998 年经导管关闭 ASD 仍未获广泛发展。1998 年 Amplatzer 双盘自膨性、形态记忆性房缺堵塞装置（AGA Corp）研制成功，由于操作方便、递送导管小、完全封堵率高、并发症少、可回收等优点，获较大范围的应用。同时另一 ASD 封堵器 Helex（gore associates）也开始应用于临床，它是由单股镍钛丝和聚四氟乙烯多微孔薄片螺旋组成的可回收系统，一般用于 20mm 以下的房间隔缺损，它的优点是金属含量少。

（3）经导管室间隔缺损封堵术。1988 年 Lock 首先采用 Rashkind 双伞封堵器关闭 VSD，后改良成蚌壳状封堵器，多用于肌部和外科手术后残余分流。但由于伞面直径大，易损伤瓣膜组织，且双伞连接点小，移动度大，易出现残余分流，此外尚可出现支架臂断裂等并发症。另外输送鞘管大，限制了在 VSD 较大的婴幼儿中使用，故目前临床已很少应用。1996 年 Sideris 应用纽扣补片式封堵器封堵

VSD，虽其补片较薄，很少影响瓣膜的功能，输送鞘管也较小，但由于封堵器正反面补片间空隙大，扣合不够紧密，补片易移位，残余分流多，操作较烦琐，因此也未获广泛开展。1999 年 Kalra 和 Latiff 分别应用弹簧圈封堵了 1 例膜周伴有假性膜部瘤的小 VSD 和 1 例多发肌部 VSD 的病例，这为封堵小 VSD 提供了一个新的手段。1999 年和 2002 年 Amplatzer 肌部与膜周部室间隔缺损封堵装置分别面世，它避免了以往的双伞法及 Sideris 法的缺点，其腰部直径与缺损大小一致，有利于缺损堵塞和装置的固定，减少移动度和残余分流，其伞面小，不易影响瓣膜组织，由于自膨性特点，其输送导管较小。这一装置的出现使 VSD 的介入治疗获得突破性进展。

（四）血管内支架（stent）的应用

10 余年来，在球囊血管成形术应用的基础上，又新发展了血管内支架的研制与临床应用。Palmaz 等发明了不锈钢球囊扩张支架。Mullins、Benson 和 Rocchini 等描述了在动物模型的肺动脉分支狭窄处安置这些支架的可行性。自 1989 年第一例支架成功应用于一例肺动脉分支狭窄儿童患者后，经过 10 余年的研究开发与临床应用，目前已经证明支架治疗已成为一些先天性心脏病对常规球囊扩张术疗效不明显时最好的补充治疗方法。在国外一些心脏病治疗中心，目前支架已逐渐由应用于肺动脉分支狭窄、体静脉狭窄、先天性心脏病术后同种异体管道或人工管道狭窄、先天性主动脉缩窄和外科手术后再狭窄，发展到左心室或右心室流出道狭窄、主动脉至肺动脉侧支血管和外科分流管道狭窄、肺静脉狭窄等疾病。同时还可利用支架来维持心房、心室和大动脉水平的交通开放等。此外已有报道在 Fontan 术后病例中，应用将聚四氟乙烯缝制在支架上制成的覆膜支架，同时来扩张狭窄的板障，并起到封堵 Fontan 等术中遗留房间隔交通等。而由于国内国情因素，目前尚未广泛开展。临床上应用的支架一般为自膨胀型支架（self-expanding stent）及球囊扩张型支架（balloon-expanding stent）。由于球囊扩张性支架具有可再扩张和不同程度扩张后直径可变的特点，并且内膜增生发生率也低，因此儿科病例多用此类型支架。近年来研制的 BIB（balloon in balloon）球囊导管，可使球囊扩张型支架的递送及定位更方便及精确，并可减少并发症的发生。适应证：主动脉狭窄，肺动脉分支狭窄，Fontan、Glenn 术后致肺动脉狭窄，肺静脉狭窄，腔静脉狭窄，全腔静脉与肺动脉吻合口狭窄，体－肺循环分流术后吻合口狭窄，术后管道狭窄，左、右室流出道狭窄。

（五）杂交手术

如复杂发绀型先心伴侧支血管封堵术，内外科联合治疗－镶嵌治疗。

三、目前先天性心脏病介入治疗存在的问题

先天性心脏病介入治疗并不能治愈所有先天性心脏病，有严格的适应证。先心病由于病种多，病理类型、血流动力学、年龄及病情轻重程度不一，给先天性心脏病介入治疗的适应证、材料选择及方法学应用带来一些新的问题。与诊断性心导管术相比，先天性心脏病介入治疗更复杂、并发症更多、风险更大。其适应证的正确选择、规范的操作及良好的设备条件，是该技术安全、有效进行的重要保证。近几年来，先天性心脏病介入治疗在国内的发展也较快，成为小儿心血管专业的重要热点，不少医院相继开展了该项技术。但由于国内开展时间相对较短，积累经验不足，设备及条件的限制，因而存在着一些问题及某些隐患，因此应当充分了解先天性心脏病介入治疗的并发症并有效减少或预防并发症的发生，从而促进该技术在国内健康发展。

（一）先天性心脏病介入治疗的并发症

通常在进行先天性心脏病介入治疗前，先行诊断性导管术，包括血流动力学及心血管造影检查，

以提供先心病的解剖、血流动力学及功能方面的资料，从而为先心病介入治疗的适应证选择提供依据，再进行先天性心脏病介入治疗，因此在诊断性与治疗性导管术过程中发生的任何并发症都列入先天性心脏病介入治疗的并发症，通常分为严重并发症及轻微并发症，后者如未经及时处理亦有可能转化成严重并发症。

1. 先天性心脏病介入治疗的严重并发症　多伦多儿童医院1987—1993年统计，其并发症发生率为3.2%，以心律失常最常见。

（1）死亡。为最严重先天性心脏病介入治疗的并发症，最终引起死亡。

（2）威胁生命的血流动力学障碍。最常见为严重的心律失常，如室性心动过速、高度房室传导阻滞、心动过缓、低血压、缺氧发作等。

（3）需外科手术的并发症。心脏及大血管穿孔、心包压塞、瓣膜撕裂引起急性血流动力学障碍者、堵塞装置脱落堵塞重要部位影响脏器功能者、大血管栓塞者等。

（4）心导管操作引起永久性解剖及功能障碍。介入导管术引起永久性房室传导阻滞需安装永久性心脏起搏器，先天性心脏病介入治疗术引起中枢神经系统较严重缺氧后遗症者，先天性心脏病介入治疗装置引起瓣膜撕裂、严重损伤等。

2. 先天性心脏病介入治疗的轻微并发症　轻微并发症指一过性或经相应治疗后可消除的并发症，根据多伦多儿童医院1987—1993年统计，其发生率为10%，血管并发症最常见，如一过性心律失常、一过性低血压、局部出血及血肿、假性动脉瘤、轻的缺氧发作、造影剂过敏反应等。

（二）先天性心脏病介入治疗的并发症发生的影响因素

国内外研究表明，在有条件、有良好工作基础的心血管中心，由具备相当经验的心血管医师进行先天性心脏病介入治疗，有利于提高其疗效，减少并发症。

（1）人员应具备良好的专业基础及心导管操作技术，并经过先天性心脏病介入治疗的严格培训的心脏专科医师。目前在我国目前已建立介入心脏专科医师资格认定工作。

（2）先天性心脏病介入治疗设备。心导管室及其他相应诊疗设备的配置。

（3）相关科室的协作能力。包括麻醉科、放射科、超声心动图、重症监护室等。

（4）心脏外科。具备相当专业水平与条件的心脏外科，能进行先心病外科手术，及具有在先天性心脏病介入治疗发生重大并发症后就地进行外科手术的能力。

（三）先天性心脏病介入治疗的独立危险因素

1. 年龄与体重　大量的临床资料表明，小婴儿尤其是新生儿心导管术包括诊断性及治疗性导管术，其并发症的发生率及死亡率明显高于其他年龄组，早期报告新生儿心导管术后24h死亡率达29%，这是由于新生儿复杂心脏畸形多、心脏及血管腔小、循环容量小、心肾调节功能差。这些小儿在心导管术前全身情况不良或处于濒死状态。近年来由于心导管技术及监护技术的提高，介入性导管术改善异常血流动力学，调节动脉导管开放与闭合药物的应用，明显纠正低氧血症及异常血流动力学状态，使心导管术的死亡率下降。

鉴于新生儿及小婴儿期出现症状的先心病都比较严重或多为复杂性心脏病，因此选择介入性导管术进行治疗时，需要权衡先天性心脏病介入治疗和外科手术的结果，以选择最有利于先心病疗效的方法。通常在新生儿期需进行先天性心脏病介入治疗的患者，都需在有相当条件和经验的小儿心脏中心进行，并和外科密切配合，以作出最优的选择及对患者进行及时的急诊处理。

除新生儿期先心病具有以上特点外，对于小于6个月婴儿有明显症状的先心病，在进行先天性心脏病介入治疗时，由于病情较重，都要进行术前仔细评价先心病解剖及血流动力学状态以决定治疗方式。所有在新生儿及小婴儿，尤其小于6个月者进行的先心病介入治疗，其并发症发生率都较幼儿及年长者为高，尤其需进行经动脉操作。

2. 先天性心脏病介入治疗的手术类型　根据多伦多儿童医院统计，经皮球囊主动脉瓣球囊扩张术并发症发生率为42%，法洛四联症并发症发生率为40%，主动脉缩窄球囊血管成形术发生率为30%，其他经动脉进行操作的先天性心脏病介入治疗的并发症发生率都较高。

3. 原发疾病的严重程度　和外科手术一样，原发疾病的严重程度都影响了术中、术后并发症的发生率，以及术后经过的顺利程度。另外，重症先心病直接影响介入性治疗方法的实施。如婴儿重度主动脉瓣狭窄常伴有左心功能不全，重度肺动脉瓣狭窄伴有右心发育不良等进行球囊扩张术，术前及术中、术后都可发生并发症。对于婴儿大管型动脉导管未闭肺高压者，不适当安放封堵器会引起降主动脉或左肺动脉血流受阻，或封堵器脱落随血流漂至周围血管，容易引起股动脉血管并发症等，对于伴有左或右室功能不全的心肌病、伴有二尖瓣或三尖瓣关闭不全者，一旦房间隔缺损关闭，可加重左心、右心功能或左右心功能不全。对于这些患者，都需要在术前进行严格的超声心动图或心导管术评价，并进行内科药物综合治疗，权衡先天性心脏病介入治疗与外科手术的利弊。

4. 先天性心脏病介入治疗并发症的发生及其相关因素　影响并发症发生的因素除以上提到的独立危险因素外，以下的相关因素也影响并发症的发生。这些对当前先天性心脏病介入治疗手术规范的建立与并发症的预防是十分重要的，对先天性心脏病介入治疗指南的制定和实施是必需的。

（1）先天性心脏病介入治疗适应证的选择。先天性心脏病外科手术已经过较长时间的实践，术后中长期随访证实其为一种成熟的治疗先心病方法，这些包括外科手术技术、体外循环转流、麻醉、术后监护及材料研究等方面，目前仍为先心病的主要治疗方法。但外科手术需开胸、体外循环、住院时间长，易发生与开胸手术有关的并发症，还有美容问题等。而非开胸的先天性心脏病介入治疗，可以减少或克服以上由于外科手术所引起的种种不足。目前先天性心脏病介入治疗的大部分疾病为外科可常规进行开胸手术的简单先心病，一部分为复杂先心病分期手术中替代外科进行的姑息治疗。

介入性治疗是借助于X线透视、各种超声（二维、多普勒、三维）指引下通过心导管操作对先心病进行的治疗，因此外科手术是真正意义上的直视手术，除少数病变外，都可在开胸直视下进行解剖或生理纠治。而先天性心脏病介入治疗术是有条件的，有一定限度的，其适应证范围较外科手术小，如果适应证及介入材料选择不当可引起并发症，因此对每例需进行介入治疗的先心病，术前需进行系统的非侵入性及心导管术检查以提供先心病病理解剖、血流动力学及心功能情况，必要时还需电生理资料，以供先天性心脏病介入治疗适应证的选择。通常不需外科手术的轻度先天性心血管畸形，亦毋须经导管先天性心脏病介入治疗。反之，外科手术禁忌证除心血管因素的原因外，通常亦为介入性治疗的禁忌证，如伴有器质性肺动脉高压。

由于先心病病理解剖类型、病情轻重及年龄不一，所应用介入性治疗材料不一，因此其应用有一定限度。根据不同的介入材料及方法，以及长短不一的应用后随访结果，方能作出适应证的选择。如肺动脉瓣狭窄及主动脉瓣狭窄可分为典型的及发育不良型，前者为球囊扩张术的指征，后者效果不佳。对于依赖动脉导管开放方能生存的先心病，为动脉导管封堵术的反指征。室间隔缺损的肺动脉干下型，由于封堵术后影响主动脉瓣功能，目前不是先天性心脏病介入治疗指征。另外适应证选择需考虑到患者年龄，年龄愈小，体重愈轻，先天性心脏病介入治疗插入的血管内径及心腔亦愈小，给操作及先天性心脏病介入治疗的装置安放带来困难，并且引起的严重并发症亦多。应指出在婴儿期即早期出现症状的先心病多为重症，并常伴有多发畸形，因此术前需对这些患者进行精确的心脏畸形的解剖及生理评价，以确定选择最合适的治疗方式。适应证的选择应根据较多病例的术后随访来确定并进行不断的修正。同时每一心脏中心需根据各自的专业特点、专业医师的技术水平、设备条件及内外科医师合作的习惯等决定先天性心脏病介入治疗及内外科镶嵌治疗的开展。

（2）先天性心脏病介入治疗装置及方法的选择。先天性心脏病介入治疗的历史是不断地改进介入治疗装置及递送系统以达到安全、有效及减少并发症的目的，从动脉导管未闭早期应用 Porstmann 法，由于导管鞘及递送导管粗，选择塞子大小和动脉导管直径匹配要求高，操作复杂、并发症多，不能应用于 6 岁以下小儿，因此该法未获推广应用，到随后研究的双盘堵塞装置、蚌壳状堵塞装置及纽扣式补片装置，由于递送导管粗、操作不便，对于直径较小及较大的动脉导管不适用，尤其有较高的术后残余分流发生率，因此在 20 世纪 90 年代前动脉导管未闭的介入治疗未被广泛接受。1992 年弹簧圈堵塞中、小型动脉导管（主要是直径 2.5mm 以下）获得成功。随着可控性装置研制成功，明显减少了弹簧圈脱落等并发症的发生率，1996 年 Amplatzer 自膨性蘑菇伞封堵器应用于中、大型动脉导管的封堵，但对于小于 6 个月的大型粗短及窗型的伴有肺高压的动脉导管未闭，目前堵塞装置及递送导管还不完全适合封堵，容易引起并发症，因此尚需研制专用的堵塞装置。

另外，经导管关闭房间隔缺损，经过 20 余年材料、实验及临床应用研究，由于封堵装置安置较困难、骨架断裂、难以回收、残余分流多且不适合应用于大的房间隔缺损，未获广泛应用。1998 年 Amplatzer 房缺堵塞（Amplatzer septal occluder，ASO）装置研究成功，由于操作方便、递送导管小、安全堵塞率高、并发症少、可回收等优点，经术后随访表明该法可克服以往堵塞装置的一些缺点，其远期随访正在进行中，针对有关该堵塞装置引起的另外一些并发症，将对该封堵材料及方法学方面进行进一步改进，同样 Amplatzer 偏心膜部室缺封堵器的研制成功，除具有 Amplatzer 系列封堵装置的优点外，又采用左盘不对称设计，避免堵塞装置释放后引起对主动脉瓣的损伤，克服以往膜部室缺封堵后引起主动脉瓣损伤、主动脉瓣关闭不全等严重并发症。目前对室缺进行规范的先天性心脏病介入治疗封堵术，初步的结果是令人鼓舞的，但术后引起的房室传导阻滞及主动脉瓣损伤等一些令人忧虑的并发症，尚需要进一步观察研究。

（3）心导管术的熟练程度。先天性心脏病介入治疗技术是建立在熟练规范的诊断性心导管术基础上，包括术前准备、麻醉、左右心导管术、插入方式、导管操作与手法、异常途径识别及插管方法、压力测定及压力曲线的分析、血氧测定，最后进行血流动力学评价。心脏科医师应熟知心导管造影方法及其在先心病中应用，并掌握各种心血管造影技术。通过这些严格训练的从事先心病诊治的心脏专科医师再经先天性心脏病介入治疗的系统理论与技术操作训练，这样方能成为合格的先天性心脏病介入治疗的专业医师，临床实践表明每一心脏中心先天性心脏病介入治疗的并发症和心导管技术的熟练程度密切相关。

（4）先天性心脏病介入治疗规范的建立与并发症。随着先天性心脏病介入治疗的病种及数量上的增加，尤其是近年来介入材料发展较快，由于先心病病种较多、病理类型不同、病情轻重和年龄不一，其疗效和并发症发生也不尽相同。目前专业学会建立的先天性心脏病介入治疗指南，将有助于指导先天性心脏病介入治疗工作的开展，同时当前新的先天性心脏病介入治疗材料不断更新更为重要。因此，先天性心脏病介入治疗指南或规范的建立，有助于新技术、新材料的有效及安全性评价，有助于已有介入材料治疗效果的随访总结，有助于建立良好的管理及监护机制。

（5）手术前生理状态异常的调整与治疗。新生儿、小婴儿重症先心病在接受先心病介入治疗前必须注意以下几个方面。

1）低温。常见于重症新生儿先心病，如完全性大动脉转位、重症肺动脉瓣狭窄、主动脉瓣狭窄、左或右室发育不良综合征等，由于保暖不力、冷天、转运等极易引起低温，在低温状态下引起循环、代谢等一系列改变，加重酸中毒，患儿可呈低血压、心动过缓状态，加之患儿严重心脏病畸形引起低氧血症、心功能不全状态，在这种状态下进行心导管术，容易引起严重并发症，增加心导管的死亡率。

2）低血压。排除心导管术时引起失血、心脏及大血管穿孔、缺氧发作及严重心律失常等引起低血压外，尤其需引起注意的是新生儿及小婴儿心导管术前心功能不全伴酸中毒，再加上术前禁食，未及时补充适量的液体、葡萄糖及电解质等都可引起低血压，另外心血管造影后约有1/4发生一过性低血压。低血压状态常为严重并发症的先兆，如心脏骤停、心室颤动等，需密切观察，及时治疗。

3）低氧血症。重症先天性心脏病中，引起严重低氧血症的先心病以右室流出道梗阻复杂先心及完全性大动脉转位为最常见。以上疾病应用吸氧疗法难以奏效，而持续性低氧血症存在常引发酸中毒、心功能不全及循环不良等并发症。最有效的方法是应用前列腺素 E 静脉滴注，对于右室流出道梗阻先心病由于扩张动脉导管未闭增加肺血流量而明显改善动脉低氧血症，另外对于完全性大动脉转位，在新生儿期由于扩张动脉导管及肺小动脉使回流至左房血流增多，增加心房水平左向右分流，使全身系统动脉血氧饱和度增加。

4）低血糖。尤其新生儿及婴儿重症先心病，术前禁食时间较长，未补充适量的液体、葡萄糖及电解质，左室发育不良综合征等都容易发生低血糖，在低血糖状态下，影响心肌收缩及血压，因此对小于6个月以下婴儿禁食时间不超过4h。心导管术前、术中和术后需随时检测电解质及酸碱平衡、血糖等。

四、先天性心脏病介入治疗发展趋势

（1）先天性心脏病介入治疗趋于低龄化。先天性心脏病的介入治疗趋于低龄化，随着介入治疗器械的微型化，经皮穿刺婴幼儿介入治疗将成为现实。另外，随着胎儿心脏超声技术的发展，使胎儿先天性心脏病的介入治疗成为可能。

（2）手术方法改进，手术范围扩大，复合及复杂先天性心脏畸形的介入治疗，激光（或射频）开通闭锁的肺动脉瓣，辅以球囊瓣膜成形或经导管植入肺动脉瓣等；介入与手术方法镶嵌治疗复杂畸形，介入与手术方法相配合可以扩大先天性心脏病治疗的范围，使一些不能治或难治的变为可治，例如介入手术治疗左心发育不良综合征。经皮人工瓣膜置换术，目前经导管肺动脉瓣植入术已取得成功，经导管主动脉瓣植入术亦进入临床，介入封堵材料不断改进。

五、先天性心脏病介入性治疗技术进展

（1）经皮瓣膜植入术（肺动脉瓣、主动脉瓣）。临床结果初步显示，经皮瓣膜植入术近期疗效较好，为危重瓣膜病患者提供了一种过渡性的治疗方法，但其植入技术仍不完善，在我国尚未得到正式应用，远期疗效尚需要随访评价。

（2）血管成形术（婴幼儿主动脉缩窄）。

（3）卵圆孔未闭封堵术。PFO 患者中 10% ~ 40% 可因反常栓塞而发生脑梗死，关闭 PFO 能够预

防脑卒中和一过性脑缺血的发生。目前应用较多的是 PFO 封堵装置和 CardioSEAL 装置，操作简单，成功率高而并发症少。

（4）胎儿介入治疗。近年来介入治疗已延伸到胎儿先心病治疗领域，2005 年美国波士顿儿童医院报道了一组 55 例的胎儿先心病介入治疗，技术成功 27 例。

（5）内外科联合治疗——镶嵌治疗。在围术期各个环节中，应用介入治疗辅助和支持外科手术。

综上所述，随着介入技术的迅速发展，介入器械和材料的研制，先天性心脏病的介入治疗会得到更广泛的开展，更多的患者能通过介入治疗获益。

（尚小珂）

第十九章
先天性心脏病命名与数据库系统的建立

对研究个体进行对比异同，进而归类命名是一切自然学科研究的基础。在先心病治疗领域，由于复杂先心患者相对较少，如果要想获得有意义的评估、随访结果，必须多中心协作，使用统一数据库。统一数据库的基础是必须使用统一的分类和命名系统，一个好的分类，能够明确诊断、指导治疗、反映手术指征以及预后。经过长时期的探索，目前先心病的分类命名系统是建立在 van praagh、Anderson等人倡导的节段分类法基础之上，即心脏由心房、心室、大动脉三个节段构成（目前还包括体静脉、肺静脉节段），每个节段都有可能出现独立的丰富变化，对各个节段相互关系及其连接方式进行分析，可以使看上去十分复杂的先天性心脏病分析变得简洁、有效。但复杂先心病种类繁多而例数相对较少，在历史发展过程中虽然产生了大量的研究成果，同时也产生大量命名上的分歧。在一系列研究基础上，专家们意识到数据库的建立，必须满足四个前提条件才有助于获得有意义的多中心分析成果。

（1）统一的命名。

（2）统一的编码系统。

（3）病例复杂性和风险评估机制。

（4）确保资料完整性和准确性机制命名系统还应具备以下特点：①简洁，明晰；②完整；③外科及内科医师的可操作性；④包括心脏外科、胸外科、ECMO、心律失常手术；⑤对已发表分类方式的尊重；⑥提供类似条目的同义词。

20 世纪 90 年代，欧洲心胸外科协会（European Association for Cardio-Thoracic Surgery，EACTS）与美国胸外科医师协会（Society of Thoracic Surgeons，STS）分别创立了自己的数据库来评估先心病手术预后。1998 年 STS 国家先心病手术数据库首次报告了 24 个治疗中心参与、历时 4 年、涵盖 8000 余例患者、18 类先心病种的数据库分析报告。1998 年开始，这两个组织合作创立了国际先心病手术命名与数据库项目（international congenital heart surgery nomenclature and database project），此项目的目标是将命名与报告策略标准化，为国际性先心病手术数据库建立基础。至 2000 年，由 EACTS 与 STS 共同修订的统一的命名系统报告发表在 annals of thoracic surgery 杂志，报告回顾了现有的先心病诊断命名法，主要体现了对统一命名和编码的成果。报告推出了两个数据库：简化版本（短表格）与深化版本（长表格），简化版本是用来记录基本数据、各治疗中心之间资料共享、观察大体趋势，深化版本则可以涵盖手术前后各种变量，可以提供足够的细节，为评估预后和风险因素提供资料。简化版提供了 4 个短表格：①非心源性异常（一般）术前危险因素；②诊断；③手术；④并发症。

但在 2000 年，几乎在上述先心病手术命名与数据库项目发表命名系统的同时，欧洲儿童心脏病协会（AEPC）也发表了被称为欧洲儿童心脏病编码（EPCC）的命名系统。两个命名系统均来源于国际先心病手术命名与数据库项目，都含有一个短表和一个长表，这使得建立多方参与的命名工作变得十分必要。同年，国际儿科及先心病命名委员会成立，这个委员会逐渐发展成为国际儿科及先心病命名协会。这个国际性协会的工作成员组成了儿科与先心病命名制图编码工作组，也被简称为命名工作组。自2002 年开始，命名工作组每年会面两次，每次 1 周。2005 年，命名工作组将 EACTS 与 STS 的国际先心病手术命名和数据库系统与欧洲儿童心脏病协会的欧洲儿童心脏病编码系统完成了交叉对应，进而发展出一个更高级别的命名系统——国际儿科和先心病编码 IPCCC（相关命名及编码系统可在网站获得，http：//www.ipccc.net/）。在这些工作基础上，2005 年 1 月在加拿大成立了国际儿童与先心病命名学会ISNPCHD，其官方期刊是 *Cardiology in the Young*。2007 年，ISNPCHD 下设了三个委员会：①命名工作组 NWG；②定义工作组 DWG；③档案工作组 AWG 和先心病档案研究小组 CHART。

IPCCC 命名系统现已被 EACTS 和 STS 采用，这一统一数据库还处在不断的完善过和中。在实际应用过程中，第一步是对心脏各个节段相互关系、连接方式进行分析，第二步是根据所得到的心脏主要病变进行归类，第三步是根据 IPCCC 的树形命名系统对病变进行描述。

先心病命名系统的细化统一的价值，不仅仅是记录、随访、统计的基础，还是进行先心病手术复杂程度、危险因素评估的前提。对远期预后的随访也不能仅满足于死亡率，还应包括各种心源性和非心源性并发症以及患者健康相关的生活质量的评估。在 EACTS 和 STS 统一命名基础上，学者们试图进一步建立用于对先心病手术复杂性进行评估的系统，包括先心病风险调整系统 1（risk adjustment in congenital heart surgery-1 system）和 Aristotle 评分系统（aristotle complexity score），特别是后者已经在EACTS、STS 多个中心运用。

在婴幼儿先心病手术领域中，仅仅通过粗略的死亡率，而不考虑病情复杂性是难以评估预后风险的，更无法反映各个中心治疗水平差异。为了解决此问题，1999 年 Lacour-Gayet 提出 Aristotle 项目，后来成立 Aristotle 委员会，包含了 23 个国家的 50 名先心病外科专家。基于特定患者在特定的时间点实行特定的手术其临床特点是一致的，委员会的目标是建立一个评分系统，来量化衡良外科治疗的复杂性，对国际先心病命名系统短表中罗列的手术进行评分，分 1.5 ~ 15 分，1 ~ 4 级。评分基于三个主要因素：死亡风险、并发症风险、手术难度。多中心研究表明，在不同的中心，亚里士多德评分系统对手术复杂性评估的准确性是非常稳定的，它能根据先心病潜在死亡率、并发症率、手术技术难度进行手术分级，达到评估手术效果、准确预测手术转归的作用，甚至可以用于评估先心病手术后护理质量。

从国际先心病命名系统发展过程可以看到，单一的数据库系统是必然的趋势，但由于内科、外科、介入各学科侧重点不同，难以建立一个绝对统一的数据库。目前的解决方式是在数据库基础结构相同的基础上进行细致交叉对应，达到可以数据共享的目的，既体现了统一又具备一定的弹性。

毋庸质疑的是，统一的诊断命名系统是数据库的核心基础，在这方面我国阜外医院、上海儿童医学中心等多家单位已经进行了有益的探索。事实上在国家"十二五"项目"复杂先心病外科治疗"的统计过程中也借鉴了相关数据库系统。但总体上来说，我国统一权威的先心病外科治疗数据库系统还在建立过程中。在临床实践中，先心病命名这个基础环节上仍存在不少混乱。在对国际先心病手术命名与数据库相关文献的回顾中，我们也可以理清一些概念，举例如下。

（1）法洛四联症合并肺动脉闭锁，被归入合并室间隔缺损的肺动脉闭锁。

（2）不再使用"半永存动脉干"的概念，归入一侧肺动脉异常起源于主动脉。

（3）不再使用假性永存动脉干概念，而是归入肺动脉闭锁。

（4）法洛氏四联合并完全性房室通道归入法洛四联症。

（5）右室双出口合并完全性房室通道归入右室双出口（remote 型）。

（6）不对称型完全房室通道归入了单心室。

（7）PA/VSD分为3型（国内更常用4型分类法）。

（8）单心室病变中包含了心室双入口、二尖瓣闭锁、三尖瓣闭锁、不对称型完全房室通道、心脾综合征等，而未采用"功能性单心室"的概念，也未采用狭义单心室即心室双入口的概念。

（9）对肺静脉异位引流的分型建立在胚胎学基础上，但将无须做肺静脉与左房吻合口的、肺静脉与左房没有连接的病例归入三房心而不是完全性肺静脉异位引流。

（10）矫正型大动脉转位及相关病变这一类型中，实际包含了所有房室连接不一致的先心病类型，例如房室连接不一致的右室双出口被归入此类。

应该指出的是，由于谬误难免，任何一个命名与数据库总处在不断的修订完善过程中。总之，随着我国复杂先心病治疗事业的发展，建立一个统一、实用并能与国际接轨的先心病命名系统将是大势所趋。

（周诚）

参考文献

［1］　Jacobs JP，Maruszewski B. Computerized outcomes analysis for congenital heart disease［J］. Current Opinion in Pediatrics，2005，17（5）：586-591.

［2］　Lacour-Gayet，F，Maruszewski B，Mavroudis C，et al.Presentation of the International Nomenclature for Congenital Heart Surgery. The long way from nomenclature to collection of validated data at the EACTS［J］. European Journal of Cardio-Thoracic Surgery，2000，18（2）：128-135.

［3］　Maruszewski B，Lacour-Gayet F，Elliott MJ. Congenital Heart Surgery Nomenclature and Database Project：update and proposed data harvest［J］. Eur J Cardiothorac Surg，2002，21（1）：47-49.

［4］　Mavroudis，C，Jacobs JP. Congenital Heart Surgery Nomenclature and Database Project：overview and minimum dataset［J］. Ann Thorac Surg，2000，69（4）：：2-17.

［5］　Franklin RC. The European Paediatric Cardiac Code Long List：structure and function［J］. Cardiol Young，2000，10（1）：27-146.

［6］　Jacobs JP，Wernovsky G，Elliott MJ.Analysis of outcomes for congenital cardiac disease：can we do better？［J］. Cardiol Young，2007，17（2）：145-158.

［7］　Jacobs JP，Jacobs ML，Mavroudis C，et al，Nomenclature and databases for the surgical treatment of congenital cardiac disease--an updated primer and an analysis of opportunities for improvement［J］. Cardiol Young，2008. 18（2）：38-62.

［8］　Jacobs JP，Maruszewski B，Tchervenkov CI，et al，The current status and future directions of efforts to create a global database for the outcomes of therapy for congenital heart disease［J］. Cardiol Young，2005，15（1）：190-197.

［9］　Lacour-Gayet，F，Clarke D，Jacobs JP，et al，The Aristotle score for congenital heart surgery［J］. Seminars in Thoracic and Cardiovascular Surgery：Pediatric Cardiac Surgery Annual，2004，7（1）：185-191.

［10］　O'Brien SM，Jacobs JP，Clarke DR，et al，Accuracy of the aristotle basic complexity score for classifying the mortality and morbidity potential of congenital heart surgery operations［J］. Ann Thorac Surg，2007，84（6）：2027-2037.

［11］　Lacour-Gayet F，Jacobs JP，Clarke DR，et al. Evaluation of the quality of care in Congenital Heart Surgery：contribution of the aristotle complexity Score［J］. Advances in Pediatrics，2007，54（1）：67-83.

［12］陆兆辉，王顺民，徐志伟，等 . 先天性心脏病数据库系统的建立及应用［J］. 中国胸心血管外科杂志，2007，23（6）：361-364.

［13］Herlong JR，Jaggers JJ，Ungerleider RM，Congenital Heart Surgery Nomenclature and Database Project：pulmonary venous anomalies［J］. Ann Thorac Surg，2000，69（4）：56-69.

［14］Maruszewski B，Lacour-Gayet F，Elliott MJ，et a. Congenital heart surgery nomenclature and database project：update and proposed data harvest［J］. European Journal of Cardio-Thoracic Surgery，2002，21（1）：47-49.

［15］Gaynor JW，Jacobs JP，Jacobs ML，et al.Congenital Heart Surgery Nomenclature and Database Project：Update and proposed data harvest［J］. Annals of Thoracic Surgery，2002，73（3）：1016-1018.

第二十章

动脉导管未闭

动脉导管未闭（patent ductus arteriosus，PDA）是指胎儿时期赖以生存的主动脉与肺动脉之间的生理性血流通道在出生后未能关闭，其发病率占先天性心脏病的 15% ~ 21%。新生儿娩出时胎龄越短，体重越低，PDA 发生率越高，出生时罹患新生儿呼吸窘迫的早产儿，出生 3d 后 80% 合并有 PDA；而出生体重小于 1 000g 者，70% 在出生后 7d 内合并 PDA。某些遗传性疾病如 13- 三体综合征、18- 三体综合征、21- 三体综合征，Digeorge、Noonan 综合征等与 PDA 发生相关。可能引起 PDA 的妊娠期危险因素包括糖尿病、使用镁制剂、可卡因和钙拮抗剂等；而影响动脉导管闭合的新生儿危险因素包括早产、新生儿呼吸窘迫、出生地在高纬度、过多液体输入、袢利尿剂的使用、氨基糖苷类药物、西咪替丁及肝素等药物。

一、病理解剖

动脉导管未闭为主动脉和左肺动脉根部之间的生理性血流通道关闭缺如。一般情况下，足月胎儿出生后几小时这个生理性血流通道则产生功能性关闭，其后导管内皮重叠，内层崩解，坏死，逐步由纤维组织所取代，形成动脉导管韧带，出生后 2 ~ 3 周即发生解剖学闭锁。在病理情况下，导管持续开放，成为动脉导管未闭症。未闭的动脉导管，其粗细和长短各不相同，其直径为 0.5 ~ 2cm，根据导管的形态常将动脉导管分为 3 型，即管型、漏斗型和窗型，也有学者将其分为 5 型，即管型、漏斗型、窗型、哑铃型和瘤型，然而，哑铃型和瘤型两类，临床上相当少见。在一般情况下，婴幼儿时期的动脉导管其质地柔软，而成年人的动脉导管则质地变脆、变硬，少数人还可能出现导管壁粥样硬化和钙化。

动脉导管多位于主动脉峡部和左肺动脉根部之间。动脉导管未闭一部分为单独存在，另一部分则为动脉导管未闭与其他先天性心脏大血管畸形合并存在。单独存在者称单纯型动脉导管未闭，合并存在者称复杂型动脉导管未闭。根据动脉导管未闭在合并的心脏大血管畸形中起的生理功能效应和对血流动力学的影响，可将复杂型动脉导管未闭分为非生命依赖型和生命依赖型两大类。非生命依赖型动脉导管未闭常合并于左向右分流的各种先心病，如房、室间隔缺损、部分或完全性房室共同通道、部分或完全性肺静脉畸形引流等，其中以室间隔缺损合并动脉导管未闭为最多见。生命依赖型动脉导管未闭常合并于发绀型先天性心脏病和一些大血管畸形，如各种类型的右室流出道梗阻、法洛四联症、三尖瓣闭锁和大动脉转位、主动脉缩窄、主动脉弓离断等。

二、病理生理

由于动脉导管构成主动脉与肺动脉之间的异常沟通，形成肺动脉水平的左向右分流，体循环血流减少，左心室代偿性做功，加之分流至肺循环的血流，使返回左心房的血流增加，左心室容量负荷增加，导致左心室肥厚、扩大，甚至出现左心衰竭。同时肺循环血流量的大量增加引起肺血增多，肺动脉压力增高，右心负荷增加，右心室肥厚、扩张，甚至右心衰竭。当肺动脉压力随病程的发展而进一步增高，接近或超过主动脉压力时，则可产生双向和右向左分流，演变成艾森门格氏综合征。复杂型非生命依赖型动脉导管未闭，由于有心内畸形引起的左向右分流同时存在，双重的左向右分流加快和加重了上述病理生理过程的进展，患者很快进入左心衰和右心衰，很快演变成艾森门格综合征。复杂型生命依赖型动脉导管未闭引起的病理生理改变为，在合并的青紫型先天性心脏病中，肺水平的左向右分流，增加了肺血流量，提高血氧饱和度，对维持患者的生命起着积极的作用。在合并主动脉缩窄和主动脉弓离断的患者中，动脉导管可将肺血引向主动脉病变下游的降主动脉，增加下半身和肝、肾等重要器官的血流量，使病情获得缓解，患者得以存活。

三、临床表现与诊断

细小的动脉导管未闭，一般无明显症状，病情较重者可有劳累后气促、心悸。临床检查胸骨左沿第 2 ~ 3 肋间可闻及一连续的、响度不一的双期连续杂音，局部有连续震颤。动脉舒张压降低，脉搏压增宽，股动脉可听到枪击声。粗大的动脉导管合并有肺动脉高压时，仅在胸骨左沿第 2 肋间闻及收缩期杂音，甚至听不到杂音，而肺动脉第二音明显亢进。

放射线检查：肺血增多，肺动脉段突出，左室增大。当有肺动脉高压时，肺动脉段高度突出，肺门处近端血管阴影增宽显著，肺野边沿远端血管狭窄细小。

心电图：可见左室肥大，当出现肺动脉高压时，可出现右心室肥大。

超声心动图：可探明在主动脉和肺动脉间有异常的血流分流，可测量导管的直径，分辨导管的形态，并能分辨导管内左向右分流或双向分流或右向左分流，对动脉导管未闭的诊断具有定性和定量的意义，对指导手术有着重要的意义。

心导管检查只是在诊断有怀疑时进行。心导管测试出肺动脉水平血氧饱和度增加，并可测得肺动脉压力和肺血管阻力。如果心导管通过了动脉导管自肺动脉进入降主动脉，则可清楚地显示动脉导管未闭的存在。

动脉导管未闭产生的双期连续杂音需要与主肺动脉窗、佛氏窦瘤破裂、室间隔缺损合并主动脉瓣关闭不全、冠状动静脉漏等病症进行鉴别。一般通过超声心电图大都可以明确予以识别，只有冠状动静脉瘘，有时需要添加主动脉和冠状动脉造影才能进行鉴别。

四、药物治疗

对于足月 PDA 患儿，可以选择保守治疗以待动脉导管自动闭合。保守治疗包括限制液体入量〔110 ~ 130mL/（kg·d）〕、监测尿量，增加呼吸末正压（PEEP）以减轻肺水肿。利尿剂的使用尚存争议，目前尚无证据证实它改善预后，而且可能延缓 PDA 自主闭合，引起水电解质紊乱，而后者在早产儿是十分棘手的问题。

药物治疗包括吲哚美辛、布洛芬或对乙酰氨基酚，对有症状的 PDA 患儿，可以考虑使用。出生体重大于 1 000g 的早产儿，动脉导管自动闭合所需时间较足月儿长，但出生 1 周后，大多数可自行闭合，无需药物治疗。吲哚美辛的用法是 3 次用药，间隔 12h，第四次与第三次间隔 24h，是为了巩固疗效；布洛芬也是 3 次用药，但间隔 24h。对于药物治疗无效者，可以重新开始该方案，但要注意药物累积效应对肾功能的影响。不少小样本临床试验证实对乙酰氨基酚治疗 PDA 的疗效与吲哚美辛或布洛芬相当，使用方法是静脉注射每次 15mg/kg，每 6h 一次，疗程 3 ~ 8d，需检测肝酶。

如果 PDA 引起血流动力学异常，药物治疗及呼吸支持无效，则需要考虑手术治疗。

五、手术治疗

（一）手术适应证

动脉导管未闭患者，只要肺血管继发性病理改变尚处于可逆阶段，血流动力学仍为左向右分流者，均可行手术治疗。对于婴幼儿，左向右分流量特别大，容易发生心力衰竭，并过早出现肺动脉高压，需要尽早进行手术。对于合并细菌性心内膜炎者，需要进行积极的抗生素治疗，待感染控制后 2 ～ 3 个月再行手术治疗较为适宜。对于采用药物治疗无法控制的细菌性心内膜炎，特别是有赘生物形成，反复发生肺动脉栓塞，或有假性动脉瘤形成时，为了抢救患者的生命，在慎重权衡手术的利弊后，需要冒危险进行手术。

（二）手术禁忌证

合并有严重的肺动脉高压，已出现右向左分流，肺血管病理改变已处于不可逆阶段者禁忌手术。复杂型动脉导管未闭生命依赖型，动脉导管未闭作为代偿通道而存在时，在合并的先天性心脏血管畸形矫正前，动脉导管不能单独闭合。

（三）手术方法

1. 导管结扎　经左胸后外侧切口第 4 肋间进胸，以主动脉峡部为标志点沿主动脉向上和向下切开纵隔胸膜 5 ～ 6cm，然后顺着纵隔胸膜与主动脉壁之间的平面向肺动脉侧将纵隔胸膜与主动脉壁分离开来，并将靠肺动脉侧的纵隔胸膜采用 "8" 字或褥式缝合 3 ～ 4 针予以悬吊，显露动脉导管，分离动脉导管上、下两侧的疏松结缔组织，并逐步仔细分离到动脉导管的后壁，用直角钳试行从导管后面穿过，最好用左手示指触摸直角钳的位置，这样就可清楚地查明示指与直角钳之间有无血管壁的组织，如无血管壁组织，则可小心地将直角钳穿过管壁外的疏松组织，用直角钳逐一带两根粗线（一般为 10 号双线靠主动脉侧，10 号单线靠肺动脉侧），分别在导管的主动脉端和肺动脉端予以结扎，确认肺动脉壁上由导管血流通过引起的震颤完全消失后，显示导管结扎手术成功。

2. 导管切断缝合　即在导管暴露和游离出来后，用两把特制的无损伤动脉导管钳将导管的主动脉端和肺动脉端夹住，两把钳子的距离最好在 1cm 左右，然后切断导管，用细的无损伤针线分别缝合两切断端，一般每端缝合两层，即一层连续缝合加一层褥式间断缝合。为了安全，作者推荐最好采用一边切断一边缝合的方法，一边切一边缝的办法可以防止血管钳滑脱。通常先缝合导管的主动脉端，然后缝合导管的肺动脉端，待全部缝好之后先移出肺动脉端的血管钳，察看有无出血，如有出血，则再加缝数针以达到完全止血，其后取出主动脉端的血管钳，以同样方法观察有无出血和进行可能必要的加针缝合止血。

3. 动脉导管开口直视缝闭　凡动脉导管特别粗大，或有肺动脉高压，导管壁粥样硬化，导管壁有钙化斑块，导管为窗型、瘤型，合并有感染性心内膜炎，导管和肺动脉有赘生物，导管结扎后再通的患者，采用结扎或切断缝合有引起大出血和其他危险者，需要经正中切口，在体外循环下，切开肺动脉主干，直视下采用间断褥式缝闭动脉导管开口。对于动脉导管开口特别宽大者，必要时需要采用补片进行修补，闭合导管开口。

合并先天性心内畸形的复杂型动脉导管未闭，需要同时进行心内畸形矫正手术的患者，都需要在体外循环下，先行结扎（小型动脉导管）动脉导管或先行经肺动脉切口直视缝闭导管开口，其后一并同期矫正心内畸形。

在体外循环下直视缝闭动脉导管开口，需要遵循一定的原则和注意事项：①体外循环开始前需要经右上肺静脉切口进行左房引流，将大量回心的肺静脉血引入血液回收器，防止体外循环中发生左心急性膨胀；②体外循环开始后，需要用手指压迫动脉导管或经肺动脉切口用手指堵住导管开口，防止体循环血大量进入肺循环，引起灌注肺；③体外循环中，需要进行降温至中度低温甚至浅度深低温，以便在缝闭导管开口时降低灌注流量，有利于减少导管开口区的喷血量，有利于导管开口的显露和精确缝闭；④缝闭导管和显露导管开口时要严防空气经导管开口进入体循环而发生空气栓塞，因而心内吸引器绝对不能越过导管开口，导管开口要在低流量灌注下始终有少许血液流出，故不宜采用完全停循环的方法；⑤缝闭导管开口的针不能太粗和太长，不能过深地缝及导管的后壁，否则有引起导管后壁针眼漏血和撕裂导管后壁而导致导管后壁出血，术后止血困难甚至成为止血不可能而危及患者生命，此为最严重的和最难救治的手术并发症；⑥导管开口缝闭完成后，令灌注师恢复正常的灌注量，在正常的灌注压下，术者仔细检查是否仍有缝闭处漏血，如有漏血则仔细加针缝闭，以防残余漏和术后血红蛋白尿。

4. 介入 PDA 封堵　选用 PDA 封堵器及相应的封堵器输送装置。常规穿刺右股动、静脉，行心导管检查测量主动脉、肺动脉等部位压力，建立股静脉 – 肺动脉 – 动脉导管 – 主动脉输送轨道。选择比 PDA 最窄处内径大 3 ~ 6 mm 的蘑菇伞封堵器，通过封堵器输送装置将封堵器送至降主动脉，打开封堵器前端伞面，将封堵器缓慢回撤到 PDA 主动脉侧，嵌在导管主动脉端，回撤传送鞘管，在 PDA 最窄处释放封堵器腰部，如封堵器腰征明显表示封堵器大小合适。观察 5 ~ 10 min，重复主动脉弓降部造影，显示封堵器位置良好，无明显造影剂反流后可释放封堵器。针对重度肺动脉高压患者行试封堵，并观察患者症状及测定肺动脉、主动脉压力和动脉血氧饱和度。肺动脉平均压降低 20% 或 30 mmHg 以上，肺小血管阻力下降，而主动脉压力和动脉血氧饱和度无下降或上升，且无全身反应，重复主动脉弓降部造影，显示封堵器位置良好，无对比剂分流，释放封堵器，手术成功。

5. 经胸小切口 PDA 封堵　患者取仰卧位，于麻醉状态下将超声诊断仪探头通过撑口器置入患者食管，TEE 探头测量患者动脉导管宽度，按照彩色血流束宽度确定封堵器直径，于手术台上采用 2-0 滑线缝在封堵器中央，将两个滑线头一起穿过输送器鞘管，备用。于患者左胸骨旁的第 2 肋间处取 3 ~ 5cm 长切口，将胸筋膜、肋间肌以及胸大肌分离，尽量推开胸腺和胸膜，要保持胸膜完整性。将心包切开并悬吊，充分暴露主肺动脉，于肺动脉中部处用两根滑线缝两个荷包，行 1mL/kg 肝素化后，于荷包中间通过套管针刺入主肺动脉，拔出针芯后置入导丝，然后顺着导丝置入鞘管，将导丝拔出，在超声引导下置入鞘管，并超过肺动脉导管。如果超声定位比较困难，术者可通过右手示指沿着肺主动脉外压向动脉导管，于超声下能够见到彩色分流束消失，由此可判断动脉导管开口位置。当鞘管达到动脉导管分流束时，可见动脉血自鞘管尾部流出，当置入鞘管并超过肺动脉导管后，可明显感到血流压力增高。鞘管置入完成后进行封堵器输送及释放，用肝素水对鞘管和输送器进行冲洗。封堵完成后行超声检查，如果仍有残余分流，则要将封堵器回收，选择更大直径的封堵器再次进行输送及释放，直到超声检查无残余分流。观察患者生命体征、肺动脉压、主动脉压及循环情况，稳定后将荷包缝合滑线与封堵器尾部滑线进行打结，于主肺动脉壁上对封堵器进行固定。间断缝合心包，逐层关闭手术切口。

（四）手术后并发症

手术后并发症主要为：喉返神经损伤，术后患者出现声音嘶哑；术中损伤动脉导管壁造成大出血；术后动脉导管再通；术后假性动脉瘤形成。其产生原因大都由于手术中操作失误，或由于手术方式选择失误引起，因此术前对病情进行认真分析，因患者和因病变的不同而选择适合的手术方式至为重要。手术中需要操作仔细，一丝不苟，确保手术安全。有部分患者手术后容易出现感染性心内膜炎，特别是术前曾有反复肺部感染者，术后出现高热不退者要特别警惕细菌性心内膜炎的可能，因此术后需要特别加强抗生素的治疗。分离过程中最常见出血情况包括：PDA与降主动脉连接处破裂出血，肋间动脉从降主动脉起始处撕脱出血，结扎PDA时动脉导管破裂出血，肺动脉端出血等。处理方法：一旦术中出血，迅速指压出血部位，吸净术野积血，在快速输血、补充容量同时，静脉给予肝素（2～3mL/kg），保持激活凝血酶时间300～400s，并迅速游离导管局部的降主动脉，导管钳紧急阻断PDA上、下降主动脉和PDA肺动脉端，然后于PDA阻断钳上、下主动脉各行荷包缝合，行动脉插管并互相连接，架临时血管桥，套阻断带阻断降主动脉，去除动脉钳以方便操作，查找出血部位，缝闭降主动脉管腔破口，或人工血管置换，必要时切开降主动脉，肋间动脉开口内置入带气囊导管止血，PDA切断缝合，修补破口。对肺动脉端出血者，应打开心包，用无损伤血管钳阻断左肺动脉，立即游离导管并切断、缝合。PDA结扎术中出血时架临时血管桥安全、简便、容易掌握，可在临床推广应用。

高血压是术后常见的并发症，大多数患者术后高血压经3～5d后可逐步缓解，而术前曾有肺动脉高压的患者，则术后高血压持续的时间比较长。对于术后高血压的患者，需要及时采用硝普钠、卡托普利等降压和扩管药，将血压控制在正常范围或仅略高于正常水准，以防止术后左心衰、术后导管再通、术后导管断端破裂和术后脑血管意外。对于合并有肺动脉高压的患者，术后需要较长时期使用强心、利尿和扩管降压药，以确保术后康复顺利。

六、动脉导管未闭的基本手术方式与手术步骤图解

（一）经左胸切口动脉导管结扎术

采用左胸后外侧切口，经第4肋间进胸或经第4肋间第5肋床进胸，探查动脉导管，在主动脉峡部可隐约看到动脉导管的部位（图2-20-1）。沿降主动脉纵轴中线切开纵隔胸膜，显露动脉导管和喉返神经（图2-20-2），用剥离剪锐性分离导管周围的疏松结缔组织，使导管四周完全得到游离（图2-20-3）。采用10号粗丝线2根，用小直角钳引导绕过动脉导管后壁（图2-20-4、图2-20-5）。结扎动脉导管前，采用硝普钠将动脉压降至60～80mmHg，先结扎动脉导管的主动脉端，其后再结扎动脉导管的肺动脉端（图2-20-6）。

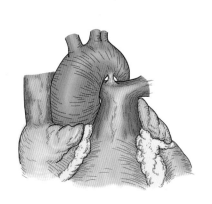

图 2-20-1 动脉导管未闭解剖示意图

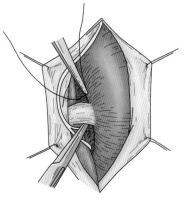

图 2-20-2 切开纵隔胸膜，显露动脉导管和喉返神经

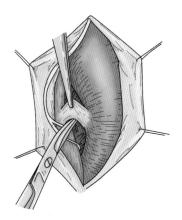

图 2-20-3 分离动脉导管周围的疏松结缔组织

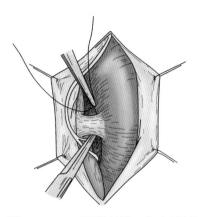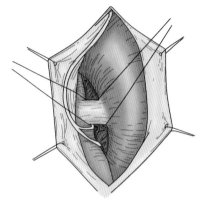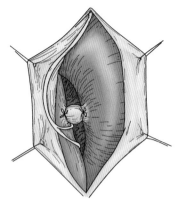

图 2-20-4 采用粗丝线环套动脉导管　图 2-20-5 两根粗丝线已环套动脉　图 2-20-6 双重结扎动脉导管
　　　　　　　　　　　　　　　　　　　　　　导管

（二）动脉导管切断缝合术

对于粗大的动脉导管，因导管粗，肺动脉压力高，采用单纯动脉导管结扎法，有时难于完全闭合导管，且结扎后有少数病例出现再通，因而需要进行导管切断缝合术（图 2-20-7）。为了安全，需要在靠近动脉导管区，将降主脉的上游和下游端套带（图 2-20-8、图 2-20-9），待动脉导管四周游离后，用无损伤的导管钳在直视下自前方向后伸入导管的上、下间隙，并超出导管后壁，确保导管被完全钳住（图 2-20-10）。导管钳安置好后，用尖刀或剪刀将动脉导管切断（图 2-20-11、图 2-20-12）。采用 4-0 无损伤涤纶线或 4-0 聚丙烯线先缝合动脉导管的主动脉切断端，其后缝合动脉导管的肺脉切断端（图 2-20-13、图 2-20-14）。必要时动脉导管的两切断端进行连续和间断两层缝合，确保切断端牢固和不漏血（图 2-20-15）。

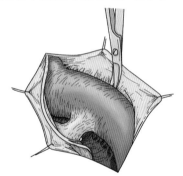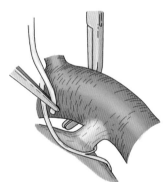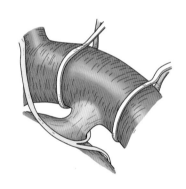

图 2-20-7 粗大型动脉导管　　图 2-20-8 在靠近动脉导管区，将降主　图 2-20-9 降主动脉的上游端
　　　　　　　　　　　　　　　　　　　脉动脉的上游和下游端套带（安全套带）　　　　　　和下游端两根安全套带已套好

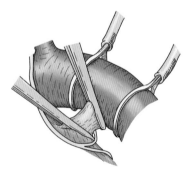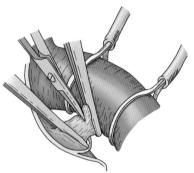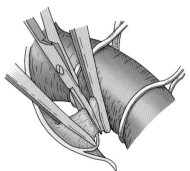

图 2-20-10 用无损伤导管钳钳　　图 2-20-11 开始剪断动脉导管　　图 2-20-12 动脉导管接近完
　　　　　夹阻断动脉导管　　　　　　　　　　　　　　　　　　　　　　　　　全剪断

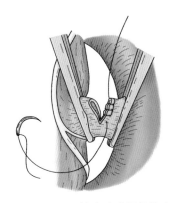

图 2-20-13 缝合动脉导管的主动脉切断端

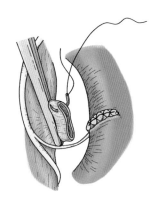

图 2-20-14 缝合动脉导管的肺动脉端

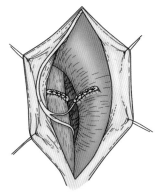

图 2-20-15 动脉导管的两切断端已进行连续缝合和间接缝合两层予以闭合

（三）经胸骨正中切口结扎动脉导管或自肺动脉内缝闭导管开口

当动脉导管未闭合并有心内畸形时，需要与心内畸形同时处理，手术采用胸骨正中切口，先行结扎动脉导管或经肺动脉主干切口，在肺动脉内缝闭动脉导管开口。

胸骨正中切口，切开心包，显露动脉导管（图 2-20-16）。对于小的动脉导管，显露导管比较容易的患者，先行围绕动脉导管进行套线（图 2-20-17），在并行体外循环时结扎动脉导管（图 2-20-18）。对于粗大的动脉导管，特别是合并有重症肺动脉高压的病例，则需要在体外循环下，采用中度低温甚至深度低温在阻断主动脉后纵行切开肺动脉主干远心端（图 2-20-19），在降低灌注流量的情况下，牵开肺动脉主干切口，显露未闭的动脉导管开口（图 2-20-20），或采用带垫片间断褥式缝合法对动脉导管开口进行缝闭（图 2-20-21），或采用一块补片闭合动脉导管开口，待所有心脏直视手术完成后再行缝合肺动脉主干的切口（图 2-20-22、图 2-20-23）。

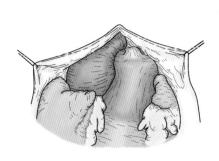

图 2-20-16 经正中胸结扎动脉导管，显露动脉导管图

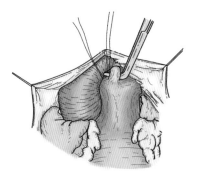

图 2-20-17 围绕动脉导管进行套线

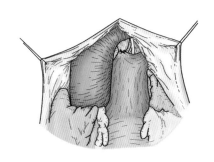

图 2-20-18 动脉导管已结扎完毕

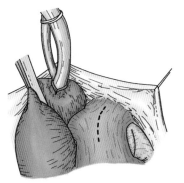

图 2-20-19 在体外循环下进行动脉导管缝闭术，纵行切开肺动脉主干

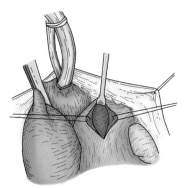

图 2-20-20　牵开肺动脉主干切口，显露
未闭的动脉导管开口

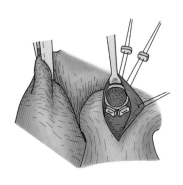

图 2-20-21　采用带垫片间断褥式缝合法对
动脉导管开口进行缝闭

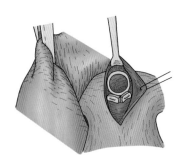

图 2-20-22　采用补片缝闭动脉导管的开口

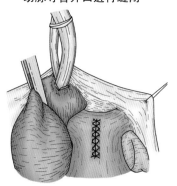

图 2-20-23　缝合肺动脉主干的切口

（高思海）

第二十一章 主动脉缩窄

一、概述

主动脉缩窄是指主动脉的局限性狭窄、管腔变细，产生血流受阻的一种先天性畸形。缩窄可以发生在主动脉的任何部位，但以位于主动脉峡部（左锁骨下动脉和动脉导管连接处之间的主动脉段）为最常见，约占90%。少数缩窄位于膈肌平面、腹主动脉等部位。

缩窄的范围可较为局限，也可以为长段狭窄。缩窄处管腔内径不一，多为2～5mm，有时窄如针孔样，甚或完全闭锁。有人将管腔完全闭锁的主动脉缩窄归划为主动脉离断，尽管此时其病理生理与主动脉离断类似，但后者系指主动脉弓的一个节段完全缺如，在近段和远段之间没有任何解剖联系。故从严格意义上来说，主动脉缩窄应是指主动脉局限或节段性狭窄、管腔变细甚或完全闭塞的一种先天性畸形。

未治疗的主动脉缩窄的自然病史取决于出现症状的年龄和合并畸形。有症状的婴儿大多缩窄严重且合并心内畸形存在，其1年内死亡率高达80%以上。单纯型缩窄的患者可能在相当长的时间内维持正常生活，但患者的预计寿命大大降低。最常见的死亡原因为主动脉自发性破裂、细菌性心内膜炎、心力衰竭和脑血管意外。1947年Reifenstein报告104例主动脉缩窄，平均死亡年龄35岁。包括23%死于主动脉破裂，20%死于细菌性心内膜炎，18%为充血性心力衰竭，11%为脑血管意外。

二、解剖要点

（一）主动脉缩窄的分型

根据Bonnet的分类方法，按缩窄所在部位，一般分为导管前型和导管后型。

导管前型：缩窄部位在动脉导管的上游，常常由主动脉横弓和峡部发育不全构成，多伴有动脉导管未闭，合并其他心内畸形的发生率较高。由于动脉导管未闭，主要由肺动脉经动脉导管供给下半身血液，临床上常有上肢血氧含量高、下肢血氧含量低的表观，称为"差异性发绀"。缩窄部位如累及锁骨下动脉，则左上肢与右上肢血压出现差异。该型又称为"婴儿型"。

导管后型：缩窄部位位于动脉导管或动脉导管韧带的下游，动脉导管多已闭合。缩窄范围比较局限，上、下半身侧支循环形成丰富，该型又称为"成人型"。

婴儿型和成人型的分型方法不很适当，又易造成混淆，原因是很多"婴儿型"的患者可以存活至成人，在成人期表现为"婴儿型"主动脉缩窄。而一些所谓"成人型"在婴儿期却表现有临床征象。因此，目前国际先心病命名系统根据是否合并有动脉导管未闭以外的心内畸形，将主动脉缩窄分为单纯型、合并室间隔缺损型及合并其他复杂心内畸形型。有报道其在主动脉缩窄患者中的比例分别约82%、11%、7%。再进一步根据主动脉发育不良的部位（峡部、弓部或峡部＋弓部）分为若干亚型。

（二）缩窄病变解剖特点

缩窄的范围可以局限或呈长管型。从主动脉管壁外观看，主动脉可显示似被横行切断，呈锐性凹入，有时呈中间细两端粗的葫芦状，管腔内可为一圈或新月形膜状狭窄。典型者为中层动脉壁形成膜状皱壁突出于动脉腔内，膜状皱壁在主动脉的后壁或两侧壁较明显，或形成严重的弥漫性狭窄，似条索状。管腔内狭窄程度各异，可以是中央性或偏心性狭窄，直径多为 2 ～ 5mm，或仅容探针通过，甚至完全闭锁。狭窄的程度外观与内侧不尽一致，内膜的突出经常较外观更明显，有时狭窄部位外径接近正常而内膜仅见针孔样通道。缩窄近端可有主动脉及其分支变粗，远端也可见狭窄后扩张。升主动脉一般正常，主动脉弓常有发育不全（主动脉弓近端或远端直径分别小于升主动脉 60% 和 50%）。若左锁骨下动脉由狭窄段后发出，引起左、右上肢血压差异，右上肢血压升高。

（三）侧支循环形成

主动脉缩窄在发展的过程中，可形成广泛的侧支循环，以增加狭窄段远端的血液供应。侧支循环数量与程度，一般与主动脉缩窄的程度以及患者生存的时间成正比。扩张的肋间动脉长期搏动造成肋骨下局限性侵蚀，在 X 线片中表现为肋骨切迹征象。

（四）Abbort 动脉

Abbort 首先报道在先天性主动脉缩窄患者中其左锁骨下动脉根部的主动脉后壁常伴有异常走行的畸形血管。有人认为 Abbort 动脉可能是第 5 主动脉分支，有时起始于主动脉峡部。该血管多向头部方向走行，粗细不等，为 2 ～ 10mm，或呈瘤样扩大，手术中可能误伤出血。

（五）合并畸形

几乎所有患导管前型主动脉缩窄的新生儿，均合并有动脉导管未闭，因此此处所指合并畸形不包括动脉导管未闭（仅合并 PDA 者仍归为单纯缩窄）。合并畸形中室间隔缺损最为多见，还可合并房间隔缺损、大动脉转位、右室双出口及功能单心室等心内畸形。Shinebourne 报道患有主动脉缩窄的新生儿合并心内畸形的发生率高达 85%。

（六）病理生理

在主动脉缩窄患者中，缩窄段以下血压较上肢血压低，即使有丰富的侧支循环的病例，其下肢血压仍较低，但脉压多正常。

高血压的发病机制是多方面的因素引起的，最明显的原因似乎是机械性和肾性的，但有研究表明，异常的内皮细胞功能也是重要因素。

主动脉缩窄时，左心室排血阻抗异常增加，继而发生左心室肥大、心肌劳损，甚或心力衰竭。长时间高血压使年轻患者发生冠状动脉粥样硬化性病变。

主动脉缩窄患者，主动脉壁囊性中层坏死的发生率明显增加。动脉壁的脆性增加可导致动脉瘤样扩张、主动脉夹层和主动脉破裂。

脑部由于长期承受高血压而有动脉硬化形成，甚至形成动脉瘤，易于诱发脑血管意外。

三、诊断要点

（一）症状

出现症状的年龄取决于缩窄的位置、严重的程度和合并畸形。

导管前缩窄的重症患者，婴儿时可出现充血性心力衰竭，表现为易烦躁，呼吸急促和厌食。大龄儿童和成人常出现难以解释的高血压或高血压的并发症，其发育多正常，主要症状就是头痛、头晕、耳鸣、鼻出血、心悸、面部潮红等，下肢则有乏力、易疲劳、活动后麻木感或有间歇性跛行等缺血症状。

有很多患者可无任何临床症状，往往于体格检查时方发现本病的存在。有些因脑血管意外、主动脉破裂、夹层动脉瘤、细菌性心内膜炎为首发病。

（二）体征

脉搏和血压异常，下肢脉搏减弱，上肢收缩压较下肢收缩压高为本病的重要特征之一。下肢脉搏出现的时相较上肢延迟，脉搏减弱可表现在股动脉、足背动脉，有时完全不能扪及。若缩窄位于左锁骨下动脉的近心端或缩窄范围累及左锁骨下动脉，则出现两上肢脉搏与血压的差异。

导管前缩窄合并动脉导管未闭时，右心静脉血经肺动脉、动脉导管流入降主动脉，上下肢之间出现差异性发绀。

在大龄儿童及成年患者中，由于广泛的侧支循环的存在，扩张的侧支循环有时可见，偶尔在两肩胛间可扪及震颤，并可听到收缩期或者连续性杂音。

心脏可有不同程度扩大，以左心室扩大、左心室肥厚为主。若合并有其他心脏畸形，则可听到相应病变的杂音。

（三）辅助检查

1. 心电图检查　在婴儿，心电图可示左室、右室或双室肥大。在大龄儿童和成人，心电图可显示正常或左心室肥大伴心肌劳损。

2. X线检查　X线胸片可发现心脏增大，左心室肥大。心衰的婴儿可示心影显著增大和肺充血。继发于增粗、迂曲的肋间血管的肋骨切迹是特殊的病征。Rosler十分重视发生在肋骨下缘的肋骨切迹侵蚀的X线征象，故称为Rosler征。年龄大的患者若没有肋骨切迹征，表明侧支循环差。肋骨切迹多见于第4到第9肋骨后弓。有时，可见由主动脉近端、左锁骨下动脉扩大，主动脉缩窄段凹陷，缩窄后的主动脉扩张，在左上纵隔外缘形成所谓"3"字征。

3. 超声心动图检查　超声心动图和彩色多普勒超声心动图有助于显示主动脉缩窄的位置，明确或排除心内畸形，并可测定缩窄段两侧动脉压压力差。怀疑有主动脉缩窄的危重新生儿超声心动图是可选择的诊断方法。超声心动图也可用于术后患者手术效果评估。但特别值得提醒的是，超声心动图对术前和术后压力差的测定不很精确。

4. 心导管检查及主动脉造影　心导管自股动脉插入，如可通过狭窄部位，可测定狭窄段上游与下游的压力差，并可作连续测压明确诊断。主动脉造影可明确缩窄的部位、范围、主动脉与分支情况以及侧支循环的范围，是显示缩窄的最客观的方法。自股动脉逆行造影时，有可能因缩窄严重或完全闭锁，心导管不能通过狭窄处，达不到造影的目的。此时经肱动脉注入造影剂，可以显示主动脉缩窄的部位和程度。

5. CT、MRI　电子计算机断层摄影、磁共振扫描有助于疑难病例的诊断与鉴别诊断，并可用于术后效果的评估。由于CT和MRI属无创检查，心导管检查和心血管造影已逐步为CT和MRI所取代。

四、手术适应证

一般认为缩窄处的压差超过30mmHg构成手术的指征，选择性矫治的手术时机是影响长期疗效的最主要因素。

对大龄儿童和成年患者，手术矫治虽可改善某些症状，但持久的高血压及其并发症发生率增多。现在倾向于手术应予提早，幼龄时即应行选择性手术。有些学者认为，对有或无症状的婴儿，一旦诊断确定即予手术治疗，以防各种并发症的发生。

有症状的婴儿特别是合并心内畸形者，更需要及时手术治疗，对危重婴儿应用前列腺素，可使很多新生儿的动脉导管重新开放，使下半身获得血流灌注。这些危重婴儿的病情改善可使手术能在更佳条件下施行，并可降低死亡率。

经皮穿刺主动脉内球囊血管扩张术和支架植入也是主动脉缩窄可选择的一种治疗方法，目前多用于缩窄术后再狭窄的治疗。

五、手术技术

根据患者的年龄、缩窄的程度、缩窄的范围、侧支循环的形成等不同，结合外科医师的经验与习惯，主动脉缩窄的手术方法有多种，分述如下。

（一）单纯性主动脉缩窄

多经非体外循环下手术。

1. 缩窄段切除、主动脉端端吻合术　手术自左侧第 4 肋间后外侧切口进胸，沿降主动脉纵行切开纵隔胸膜，向上延伸至左锁骨下动脉，向下延至缩窄段平面下 3cm，游离缩窄段上、下游降主动脉（图 2-21-1）。在降主动脉的上游靠近主动脉弓部套带，同时进行锁骨下动脉套带，显露迷走神经（图 2-21-2）。结扎并切断动脉导管和靠近缩窄段的肋间动脉（图 2-21-3）。在缩窄段的两端安放阻断钳，切除缩窄段（图 2-21-4），应用 5-0 或 4-0 聚丙烯线将降主动脉的近端和远端采用连续缝合法进行吻合（图 2-21-5 ~ 图 2-21-7）。

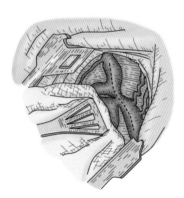

图 2-21-1　切开纵隔胸膜，显露缩窄段主动脉

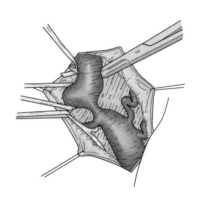

图 2-21-2　迷走神经被显露，游离降主动脉，降主动脉的上游在靠近主动脉弓部套带，同时进行锁骨下动脉套带

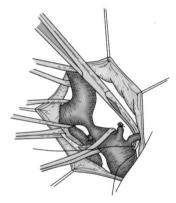

图 2-21-3　切断结扎动脉导管，切断结扎靠近缩窄段的肋间动脉

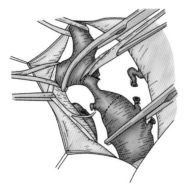

图 2-21-4　在缩窄段的两端安放阻断钳，开始切断缩窄段

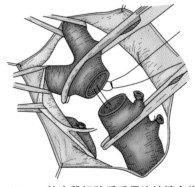

图 2-21-5　缩窄段切除后采用连续缝合将降主动脉的近端和远端进行吻合

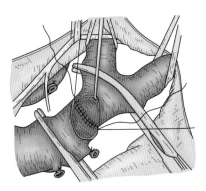

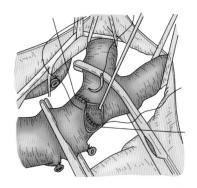

图 2-21-6 吻合口的后壁已吻合完毕 　　图 2-21-7 吻合口的前壁已吻合近半

2. 缩窄段切开补片成形术 对于缩窄段比较短、缩窄程度比较轻的病例可采用补片成形术。纵行切开缩窄段的降主动脉,切口上、下端延伸到正常的血管壁(图 2-21-8)。剪除狭窄段内的隔膜(图 2-21-9)。采用 Core-Tex 补片或 Dacron 补片加宽缩窄段(图 2-21-10)。

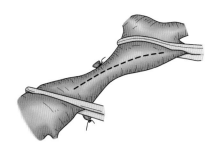

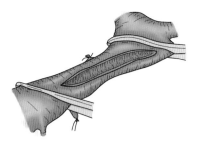

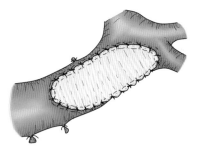

图 2-21-8 行缩窄区主动 　　图 2-21-9 适量剪除狭窄段管 　　图 2-21-10 采用人工血管
脉前壁纵切口 　　　　　　腔内的隔膜 　　　　　　片加宽缩窄段

3. 锁骨下动脉带蒂片主动脉成形术 左侧第 4 肋间进胸,纵行切开纵隔胸膜,显露缩窄段,结扎动脉导管和缩窄段附近的肋间动脉,在左颈总动脉和左锁骨下动脉之间横向阻断主动脉弓,阻断缩窄段远端的降主动脉,在切断左锁骨下动脉后,切开主动脉缩窄段向上延伸至左锁骨下动脉根部,向下延伸经主动脉峡部至缩窄后扩张的降主动脉(图 2-21-11)。切除血管腔内的缩窄膜后,将锁骨下动脉垂片向下翻转与降主动脉切口采用 6-0 的聚丙烯缝线进行连续缝合将缩窄段予以扩大(图 2-21-12、图 2-21-13),其带蒂血管片必须有足够长度,以超越梗阻区。

对于左锁骨下动脉近端狭窄、造成主动脉弓缩窄者,可采用将左锁骨下血管片朝向近侧端,进行逆行反转的锁骨下动脉带蒂片与切开的主动脉弓成形术,以扩大主动脉弓(图 2-21-14 ~ 图 2-21-16)。

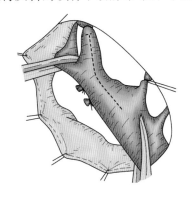

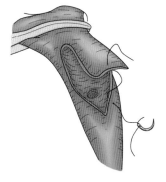

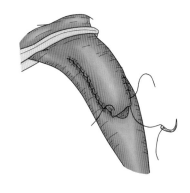

图 2-21-11 在左颈总动脉和左锁骨下 　　图 2-21-12 锁骨下动脉 　　图 2-21-13 翻转的锁骨下动
动脉之间阻断主动脉弓,阻断缩窄远端 　　　　蒂片 　　　　　　脉蒂片将缩窄段予以扩大
的降主动脉

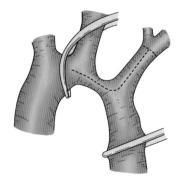

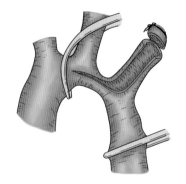

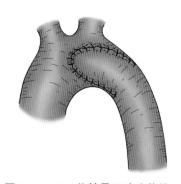

图 2-21-14　颈总动脉起始部的近端横行阻断主动脉弓和左颈总动脉，同时阻断降主动脉远端

图 2-21-15　切断左锁骨下动脉，向下向主动脉方向切开左锁骨下动脉，连同切开主动脉弓直到左颈总动脉根部，形成锁骨下动脉蒂片

图 2-21-16　将锁骨下动脉蒂片逆行反转与切开的主动脉缩窄段对位缝合

4. 人造血管连接术　在狭窄段较长，主动脉缺乏弹性，特别是年龄较大的患者，切除缩窄后常不能采用直接吻合术来修复降主动脉，缩窄段切除后，选择口径、长度与两断端降主动脉相适宜的人造血管，先吻合近心端，待近心端吻合完成后，用无损伤钳钳夹住人造血管的远心端，开放近心端主动脉阻断钳，使人造血管充盈，检查吻合口有无漏血，然后再吻合远心端（图 2-21-17）。

5. 人造血管旁路移植术　根据狭窄的部位、范围、可利用人造血管在不同位置作旁路移植术，以绕过狭窄段，恢复降主动脉血流。人造血管移植的径路，有升主动脉 - 胸段降主动脉，锁骨下动脉 - 胸段降主动脉（图 2-21-18），升主动脉 - 腹主动脉，主动脉弓 - 胸段降主动脉，等等。

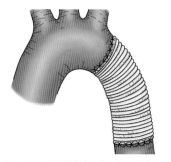

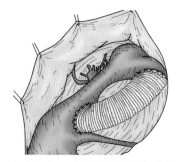

图 2-21-17　缩窄段切除，降主动脉近端与远端进行人造血管搭桥吻合

图 2-21-18　左锁骨下动脉与降主动脉远端进行搭桥

（二）合并室间隔缺损的主动脉缩窄

对主动脉缩窄合并室间隔缺损的最佳处理尚有争议。早期曾采用在主动脉缩窄矫治后，通过环缩肺动脉主干或采用药物控制肺动脉高压和心力衰竭，再择期第二期室缺修补术，但手术并发症和死亡率均较高。目前，对主动脉缩窄合并室缺的病例，多在矫治主动脉缩窄同期在体外循环下行室缺修补术。婴幼儿多采用正中切口，大龄儿童或成人也可采用正中和左侧胸部双切口。

目前最常采用胸骨正中切口，I 期矫治主动脉缩窄和心内畸形。主动脉缩窄可在非体外循环、深低温停循环、下半身停循环 + 选择性脑灌注等方式下进行矫治。如合并主动脉弓发育不良时，笔者建议体外循环支持下，尽可能切除缩窄段和导管组织，将缩窄段远端的降主动脉和主动脉弓以下的切口进行扩大吻合（图 2-21-19 ～ 图 2-21-21），为减少张力，强调要充分游离主动脉、头臂分支和降主动脉。如吻合口张力过大，也可采取后壁直接吻合，自体肺动脉片加宽重建主动脉弓的前壁。

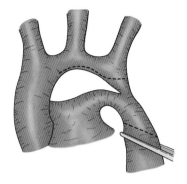

图 2-21-19　切除缩窄段和导管组织

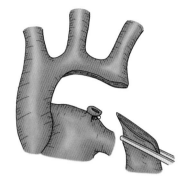

图 2-21-20　缩窄段切除

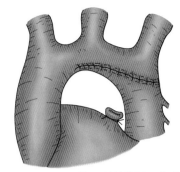

图 2-21-21　将两断端靠近，先吻合后壁，再吻合前壁

六、术后并发症

主动脉缩窄矫治术后可并发出血、乳糜胸、喉返神经损伤、感染、吻合口处血栓形成等。术后还可能发生如下几个独特的问题。

（一）反常高血压及上下肢压差

主动脉缩窄矫治术后，缩窄已完全松解，主动脉血流在完全无梗阻情况下发生血压异常升高。一般是术后 24 ~ 36h 收缩压升高，然后舒张压升高，原因不明。有学者认为收缩压升高是由于交感神经活化和血清儿茶酚胺升高引起，舒张压升高与肾素和血管紧张素升高有关。

（二）腹痛、腹胀

主动脉缩窄矫治术后患者感觉术后腹痛、腹胀，并且反常性高血压可与腹痛、腹胀并存。肠动脉造影可显示肠系膜动脉炎，剖腹探查有发现肠系膜缺血表现，有些患者需做肠切除术。其原因可能和肾素值升高及术后肠系膜血管急性充血有关。

（三）截瘫

主动脉缩窄术后的严重并发症为截瘫，发生率约为 0.41%。截瘫的发生不但与肋间血管的损失和主动脉阻断的时间有关，而且与脊髓血供的明显变异有关。非体外循环手术中在主动脉阻断后应测定远端的压力以评估侧支循环是否完善，远端灌注压力应维持在 50mmHg 以上，对手术时间较长者，需要应用旁路或转流术进行辅助。

（四）主动脉瘤样扩张或假性动脉瘤

为吻合口处严重的并发症，早期发生者与感染有关，晚期发生则可能为人工补片材料与主动脉壁的伸展性不同有关。多发生于人工材料加宽成形术后患者。

（五）再缩窄

发生原因：①血管整周连续缝合，血管不能随生长而发育。②缩窄段未彻底切除。③残留异常导管组织。④吻合口栓塞。⑤吻合口张力过大。

七、特殊情况处理与讨论

（一）术中特殊情况的处理

主动脉缩窄矫治术中注意不要随意伤及任何一支扩大的肋间动脉，在有肋间动脉瘤样扩大存在必须切除时，一定要尽量保存所有侧支。

对侧支循环发育不良患者，阻断主动脉后远端动脉压低于 50mmHg 时，为防止截瘫及脏器损害，应维持近端主动脉较高血压，或采用在缩窄的上下端架临时血管桥，或行体外循环转流措施后再行缩窄矫治术。

转流可经左心耳插管引流，分流部分氧合血后经人工泵泵入股动脉或降主动脉。或者经肺动脉插管引流，分流部分静脉血经人工心肺机氧合后泵入股动脉或降主动脉。该方法可经侧位开胸切口一并完成，简单方便，既能保护脊髓和腹腔脏器，又可缓解因主动脉阻断后上半身血压过高而发生脑血管意外。

（二）主动脉缩窄的各种矫治方法的比较

以往有很多报道，婴儿行缩窄段切除后端端吻合的再缩窄发生率高达 60%。随着缝合材料及缝合方法的改进，已使得再缩窄发生率大大降低。

锁骨下动脉带蒂血管片成形术可有良好的结果已有很多报道。其优点是避免了人工材料，减少降主动脉游离，缩短主动脉阻断时间，有可能促进术后吻合口生长。该法最大的缺点是左上肢动脉压的消失，少数患者左上肢出现低灌注综合征，表现为肢体营养不良。对很小的婴儿行锁骨下动脉带蒂片成形术不是最好的手术方法。1985 年 Cobanoglu 报告未满 3 个月婴儿选用锁骨下动脉带蒂片主动脉成形术和一期吻合相比，早期再缩窄的发生率高。他仍然强调，再缩窄的原因是主动脉壁的导管组织切除的不完全和持续的收缩及纤维化。

（三）人工材料补片在主动脉缩窄中的应用

1984 年 Yee 报告选用 Gore-Tex 补片，有手术时间短、减少游离、减少侧支循环损伤、充分扩大狭窄口、不损伤左锁骨下动脉等优点。补片成形术对消除主动脉血流受阻非常有效，再狭窄和持续高血压的发生率低。但人工材料补片是易感染的基础，术后瘤样扩张和假性动脉瘤的报告逐渐增多。动脉瘤样扩张主要发生在人工材料补片的对侧后壁，真正的发生原因尚不清楚，人工材料补片与自身主动脉壁之间张力强度的差别是形成动脉瘤的一种原因。实验表明动脉瘤形成的患者其动脉壁的中层发生退行性病变。在处理缩窄时切除缩窄处的主动脉内膜突起对后壁损伤也是形成动脉瘤的原因之一，有学者认为采用人工材料补片成形术时，尽量避免剪除主动脉内膜突起，缩窄处主要靠加宽解决狭窄。

（四）再缩窄的治疗策略

再缩窄如主动脉内径减少超过 50%，需要再次手术或介入处理。常用处理策略为：①再次解剖矫治。②行降主动脉、升主动脉人工血管旁路手术。③介入球囊扩张治疗和支架植入。这是目前主要治疗方式，有效率达 90%，远期动脉瘤发生率较低。

八、手术效果与预后

近年来单纯主动脉缩窄手术死亡率在新生儿期为 0 ~ 2%，在婴幼儿、儿童、青年患者约为 1%。CHSS 报道新生儿 12 ~ 24 个月生存率均为 95%。死亡原因主要为持续心衰、手术及围术期处理不当及术前状态太差。死亡是否与主动脉重建方式有关目前仍存在争议。合并心内畸形的主动脉缩窄患者死亡率增加。值得注意的是，主动脉缩窄术后活动耐量约为正常 80%，50% 患者术后晚期出现上半身血压高于正常人群，而且活动时也伴有上半身血压显著增高，可能与内分泌、上半身小血管顺应性及反应性异常、内皮功能异常、缩窄复发等因素相关，故有学者认为不能把主动脉缩窄视为一良性病变。

（杜心灵　王宏飞）

参考文献

［1］ Backer CL，Mavroudis C.Congenital Heart Surgery Nomenclature and Database Project：patent ductus arteriosus，coarctation of the aorta，interrupted aortic arch ［J］. Ann Thorac Surg，2000，69（4）：298– 307.

［2］ Jonas RA.Reverse Subclavian Flap Repair for Coarctation with Hypoplastic Arch ［J］. Operative Techniques in Thoracic and Cardiovascular Surgery，2005，10（3）：209-219.

［3］ Henry LW III ，Constantine EI，Ronald LT.Single-stage versus 2-stage repair of coarctation of the aorta with ventricular septal defect ［J］. J Thorac Cardiovasc Surg，2008，135（4）：754-761.

［4］ Kanter KR，Mahle WT，Kogon BE. What is the optimal management of infants with coarctation and ventricular septal defect ？ ［J］. Ann Thorac Surg，2007. 84（2）：612-618. discussion 618.

［5］ Ozkara A. Çetin G，Tireli E. Off pump repair of aortic arch anomalies with concomitant intracardiac defects via anterior approach ［J］. J Card Surg，2006，21（6）：550-552.

［6］ Hong-Gook L，Woong-Han K ，Woo-Sung J. One-stage total repair of aortic arch anomaly using regional perfusion ［J］. Eur J Cardiothorac Surg，2007，31（2）：242-248.

［7］ Fraser CD Jr，Andropoulos DB.Principles of antegrade cerebral perfusion during arch reconstruction in newborns/infants ［J］. Semin Thorac Cardiovasc Surg Pediatr Card Surg Annu，2008：1（11）：61-68.

［8］ Con M，Jim I，Richard B C. Reoperation and coarctation of the aorta：the need for lifelong surveillance ［J］. Ann Thorac Surg，2001，72（4）：1222-1224.

［9］ Carro C，Chabrot P，Camilleri L.Ascending-to-descending aortic extra-anatomic graft ［J］. Eur J Cardiothorac Surg，2007，32（4）：663.

［10］ Melissa GYL，Yves d'Udekem. Coarctation of the aorta can no longer be considered a benign condition ［J］. Heart Lung Circ，2014，23（4）：297-298.

［11］ Kouchoukos NT，Blackstone EH，Hanley FL. Kirklin/Barratt-Boyes Cardiac surgery ［M］. 4th ed. New York：John Wiley & Sons，2013.

［12］ 杨辰垣，胡盛寿，孙宗全.今日心脏血管外科学 ［M］.武汉：湖北科学技术出版社，2004.

第二十二章
主动脉弓离断

一、概述

主动脉弓离断（interrupted aortic arch，IAA）是指主动脉弓与降主动脉之间解剖学上的完全中断，当两断端之间距离较远，但有少许纤维条带相连时，也往往被归为主动脉弓离断的范畴。IAA 是一种少见的复杂先天性心脏病，其发病率占先天性心脏病 1.5%，患儿常于出生数日后出现心力衰竭，反复的肺部感染等并发症，若不及时治疗，75% 患儿出生后 1 周内死亡，平均生存期仅 4 ~ 10d。

1778 年 Steidele 首次对此病变进行了描述。1955 年 Samson 首次成功地为 1 例 A 型 IAA 患者实施了主动脉弓 - 降主动脉吻合手术。1970 年 Barratt-Boyes 应用人工管道成功矫治 1 例 A 型 IAA，并同期修复心内合并畸形。1975 年 Trusler 和 Izukawa 报道了采用单一正中切口，并应用深低温停循环技术，完成了 1 例 B 型 IAA 升主动脉 - 降主动脉直接吻合，并对合并心内病变实施 I 期矫治。

二、解剖要点与病理生理

IAA 主动脉弓部有一段缺如，或仅有纤维束带与降主动脉相连，降主动脉通过未闭的动脉导管与肺动脉主干连接，肺动脉主干通常粗大，而升主动脉只有正常直径一半左右。IAA 与染色体重组和单基因异常有关，一般认为系弓动脉的发育异常所致，有超过 25% 的患者合并 DiGeorge 综合征。

1959 年 Celoria 和 Patton 首先提出 IAA 分型，根据主动脉弓中断的位置将其分为 3 种类型：A 型，离断位置发生在左锁骨下动脉远端；B 型，离断位置发生在左颈总动脉和左锁骨下动脉之间；C 型，离断位置位于无名动脉与左颈总动脉之间。国外报道以 B 型（70%）最为常见，并往往合并有头臂血管异常，如从降主动脉发出绕食道后走行的异常右锁骨下动脉等，其次为 A 型（28%），C 型（2%）少见，国内统计则以 A 型（77%）居多，B 型 23% 次之。

离断的主动脉弓两端之间可通过乳内动脉、肋间动脉等形成丰富的侧支循环，对于出生后动脉导管收缩并逐渐关闭的患者，可维持下肢的动脉血供。IAA 如果合并较大的室间隔缺损和较粗的 PDA，并建立了以乳内动脉、肋间动脉及肩胛下血管为解剖基础的广泛侧支循环，从而保证了降主动脉的血供，则可以维持到儿童期，但这类患儿通常合并重度肺动脉高压。未合并其他畸形的单纯主动脉弓离断十分罕见，此类患儿大多出生后随着动脉导管的闭合而夭折，平均存活期 4 ~ 8d。

主动脉弓离断多合并其他畸形，除最常见的动脉导管未闭和室间隔缺损以外，还有主动脉瓣二瓣化、房间隔缺损、主肺动脉间隔缺损、永存动脉干、大动脉转位、右心室双出口和单心室等，仅约有 1% 的患者室间隔完整。当无室间隔缺损时，患者往往合并有主肺动脉窗。IAA 患者左室流出道梗阻发生率较高，可表现为不同程度左室流出道弥漫性梗阻，主动脉瓣或瓣下狭窄，小主动脉瓣环及升主动脉发育不良等，漏斗间隔向后异常移位是主动脉瓣下狭窄的重要原因。绝大多数 IAA 病例伴有中到重度肺动脉高压，合并复杂的心内畸形将显著增加术后死亡率。

IAA 由于主动脉和降主动脉之间的血流中断，且绝大多数病例合并有心内畸形，其血流动力学改变较为复杂。如无心内外分流及升－降主动脉间侧支循环建立，患儿一般不能生存。出生后动脉导管维持开放，才能保证下半身血液灌注，如同时合并有左向右分流的心内畸形，还可保证经 PDA 灌注下半身的血有一定的氧含量。一般来说，左向右分流量越大，PDA 越粗，降主动脉的血氧浓度越高，而心内分流量小或严重肺动脉高压，出现双向分流者，临床上易出现差异性发绀。如出生后动脉导管收缩并逐渐闭合，且升主动脉与降主动脉之间无侧支循环建立，将导致下半身甚至左锁骨下动脉供血区（B型离断）严重缺血，出现明显的差异性发绀，股动脉及足背动脉搏动减弱甚至消失，腹腔脏器灌注不良，无尿，严重酸中毒，最终导致多脏器功能衰竭。

三、诊断要点

临床表现：大多数患儿出生后 1 周内出现心力衰竭和重度肺动脉高压表现，呼吸急促，喂养困难，可伴有青紫，易并发肺部感染。心前区扪及收缩期震颤，闻及收缩期杂音，可伴有不同程度的肢体差异性发绀，杵状指（趾）。动脉导管细者，易出现下肢动脉搏动弱，如动脉导管关闭，将出现下半身严重缺血，腹腔脏器灌注不良、严重酸中毒及循环衰竭。

心电图检查：左、右心室肥大、劳损，电轴右倾等。

X 线检查：两肺充血，心影扩大，肺动脉段突出，右下肺动脉增粗等。

超声心动图检查有重要的诊断价值，既可显示主动脉弓解剖的异常，主动脉弓与降主动脉连续性中断，降主动脉通过未闭动脉导管与高度扩张主肺动脉相连，还能确定其他合并心脏畸形。

CTA 和 MRI 能准确诊断 IAA 并确定分型，并能够多方位、任意角度清楚地显示心脏大血管的解剖结构和毗邻关系，测量主动脉弓离断的距离，离断近、远端血管直径，对临床手术方案的制定具有重要的意义。CTA 突出的优点是检查时间短，其缺点是有一定的辐射。MRI 无辐射，可不需对比剂，但成像时间较长。

心导管和造影可显示心血管的解剖结构，明确 IAA 的诊断和分型，还可显示升主动脉发出扩张迂曲的侧支血管。该项检查需要全身麻醉，风险性较大，接受的辐射剂量大。

四、手术指征

IAA 患儿早期易出现反复的肺部感染、心力衰竭和重度肺动脉高压，一般主张诊断明确并尽可能改善术前状态后尽早手术。术前应控制感染，采用洋地黄强心、利尿等治疗。IAA 婴儿存活依赖于 PDA 维持下半身灌注，手术前静脉输入 PGE1 以维持其开放，有助于代谢性酸中毒的纠正和肾功能的恢复。严重心衰患儿给予血管活性药物，有代谢性酸中毒者静脉注射碳酸氢钠纠正，甚至采取气管插管和机械通气。

五、手术技术

历史上有学者对 IAA 合并室间隔缺损采用分期手术方式，先侧切口处理主动脉弓离断，并同时行肺动脉环缩，之后Ⅱ期处理合并畸形。CHSS 多中心研究表明，Ⅰ期修复主动脉弓离断合并心脏畸形疗效优于分期手术，这也是目前婴幼儿患者最常用的手术策略。随着体外循环技术的进展，体外循环的方式也由原来的深低温停循环逐渐转为中低温和选择性脑灌技术。尽管深低温停循环可提供无血手术野，方便手术操作，但低流量持续无名动脉单侧脑灌注可能提供更好的脑保护效果。

（一）胸骨正中切口Ⅰ期手术修复主动脉弓离断合并心内畸形

Ⅰ期手术是目前治疗主动脉弓离断合并心内畸形最常用的手术方式。胸骨正中切口，一般需完整切除胸腺，充分游离升主动脉、主动脉弓、头臂血管，肺动脉主干、左右肺动脉、动脉导管及降主动脉及其部分肋间动脉，解剖过程中应注意保护膈神经和喉返神经。以粗丝线套住无名动脉、颈总动脉和左锁骨下动脉，以便在随后的弓部重建中套扎。体外循环采取"Y"形接头单泵主动脉和肺动脉双插管灌注，主动脉供血管荷包缝线置于升主动脉靠近无名动脉处，以便局部脑灌注时顺利进入无名动脉。体外循环转流时阻断左、右肺动脉，避免灌注肺，也有学者提倡将主肺动脉插管经动脉导管送入降主动脉。当直肠温度降至25℃时，分别阻断左锁骨下动脉和左颈总动脉，拔出肺动脉插管，将主动脉插管送入无名动脉，收紧无名动脉套线，选择性低流量脑灌注，流量在婴幼儿为 40 ~ 60mL/（kg·min），平均灌注压维持 40 ~ 50 mmHg，同时灌注心脏停搏液，下半身停循环，或者可以采用斜行钳夹方式钳夹主动脉弓及锁骨下动脉，即可保持头部血管灌注。切断动脉导管，闭合肺动脉端，钳夹降主动脉断端，进一步向下游离降主动脉，并切除所有降主动脉上的导管组织，主动脉弓部下缘做切口，将降主动脉上提，7-0 Prolene 吻合于主动脉弓部。主动脉弓部切口尽可能延伸到左颈总动脉近端以保证吻合口足够宽大，一般后壁采用连续缝合，前壁连续加间断缝合以保证吻合口处主动脉能够生长，亦有学者推荐可吸引缝线，认为可以减少再狭窄发生概率。A 型 IAA 可能合并横弓的发育不良，应采用扩大吻合技术，利用远端的主动脉扩大横弓。手术中应强调充分游离，减少吻合口张力，避免压迫左支气管及日后吻合口狭窄，必要时可后壁直接吻合，前壁应用人工材料、同种血管片或于自体肺动脉前壁切取相应大小的肺动脉组织扩大吻合口。也可采取人工血管重建主动脉弓，由于新生儿和婴儿期能使用的人工血管直径普遍较小，术后远期再狭窄发生率高。主动脉弓部重建完成后将主动脉插管退回升主动脉，恢复全流量体外循环并复温，并于复温过程中完成心内畸形矫治。除最常见的合并畸形 PDA 和室间隔缺损以外，IAA 还可合并多种复杂心内畸形，从主肺动脉间隔缺损、LVOTO 到 TGA、右室双出口、永存动脉干、单心室等，原则上合并畸形应一期矫治。IAA 合并 LVOTO 可供选择的手术方式包括：①直接对左室流出道肌性或纤维性组织切除疏通；② DKS 或 Norwood 手术方式，外加体－肺分流术或 Rastelli 手术；③ Ross-Konno 手术。永存动脉干采用 Rastelli 手术，极少数合并功能性单心室的病例，需采取 Norwood 手术。

（二）双切口Ⅰ期手术修复主动脉弓离断合并心内畸形

对于一些大龄儿童或成人 A 型 IAA 患者，可选用双切口Ⅰ期手术方式，但 B 型或 C 型 IAA 更适宜胸骨正中切口Ⅰ期手术矫治。双切口Ⅰ期手术首先于左侧第 4 肋间后外侧切口进胸，切开纵隔胸膜，游离、显露主动脉离断远端的降主动脉，以侧壁钳钳夹部分降主动脉侧壁并切开，将直径 18mm 以上人工血管与降主动脉作端侧吻合，人工血管另一端排气后暂时结扎，经左肺门送到胸骨左缘下方，PDA 游离套线，暂不结扎。侧切口填压纱布，改行正中切口，将人工血管另一端与升主动脉壁吻合，结扎 PDA，完成主动脉弓部重建。重建主动脉弓和 PDA 处理完毕后，建立 CPB，进行相关合并畸形的手术处理，最后依次关闭正中切口及胸壁侧切口。

（三）分期手术修复主动脉弓离断合并心内畸形

分期手术目前已较少采用，对于低体重新生儿、合并严重的感染、颅内出血、多器官功能不全，尤其是合并有复杂心内畸形者，也有学者建议采取分期手术的方式。首先采用左侧胸部第 4 肋间后外侧切口，游离主动脉弓，左锁骨下动脉，未闭动脉导管和胸降主动脉，主动脉弓离断近心端做一宽大切口，与降主动脉行端侧吻合，或采用人工血管连接主动脉弓与降主动脉。B 型 IAA，也可离断左颈总动脉，远端缝闭，近端与降主动脉吻合重建主动脉弓。肺血过多的患儿如合并有大的 VSD、TGA、右室双出口等可施行肺动脉环缩以控制血流，合并永存动脉干者，采取左右肺动脉环缩方式。间隔一段时间后，再根据情况经胸部正中切口，体外循环下矫治合并的心内畸形并拆除肺动脉环缩，自体心包片或人工材料重建肺动脉。

体外循环期间监测右侧桡动脉血压，对于右锁骨下动脉异常起源于降主动脉者，可采取右侧颞浅动脉测压。术中常规应用经食道超声，可了解心内畸形的矫治状况，评估左室流出道和吻合口有无狭窄。

六、术后并发症及术后监护

主动脉弓离断手术矫治术后早期并发症是出血，左主支气管受压，膈神经和喉返神经损伤等，远期并发症是重建主动脉弓再狭窄，左心室流出道狭窄。对于出血，在术后给予血小板、凝血因子输注，必要时延迟关胸。术中充分游离主动脉弓、头臂干血管和降主动脉等，可降低吻合口张力，减少出血。IAA 患儿常常合并有复杂心内畸形和重度肺动脉高压，术后低心排综合征发生率较高，首先应确认心内畸形矫治满意，常规应用正性肌力药物和降肺动脉压药物，维持血流动力学稳定。主动脉弓离断合并 DiGeorge 综合征（胸腺缺乏、低钙及免疫缺陷），需要注意维持钙离子平衡，避免低血钙的发生。

当出现进行性加重的左肺不张时，要警惕左支气管压迫可能，主要是弓部重建时张力过高，主动脉弓缩短并下移，压迫左主支气管，造成通气功能障碍。如果 CT 或纤支镜检查确诊支气管严重受压，则必须再次手术，行主动脉弓部悬吊甚至主动脉弓部再次重建，必要时采用人工血管以最大限度减少吻合张力。对于 IAA 合并 LVOTO 者，术后易发生 LVOTO 残留和复发，最好术毕立刻经食道超声检查，如果压差超过 30mmHg，特别是合并血流动力学不稳定时，需考虑再手术解除梗阻。

术后常规进行上、下肢测压，通常手术后上、下肢平均压接近，但也有患儿 24～48h 后上、下肢压差才逐渐消失。如果压差持续存在，要警惕吻合口狭窄可能性。IAA 术后吻合口狭窄需再手术发生率为 36%，主动脉弓下扩大吻合或后壁连续缝合，前壁同种或自体肺动脉组织扩大吻合口，可降低吻合口狭窄发生率低。在新生儿或婴儿期采用左颈总动脉和人工血管重建主动脉弓，再狭窄发生率高，大多数患者需再次手术。

七、手术效果及预后

随着新生儿心外科技术不断取得进展，体外循环技术和心肌保护策略的改进，肝素涂层管道和改良超滤技术的应用等，极大地减少了并发症，提高了手术效果，主动脉弓离断手术早期死亡率也由最初的 20%～80% 降低到 10% 以下，但 IAA 合并有复杂心内畸形者死亡率仍然较高。CHSS 多中心研究表明，A 型主动脉弓离断合并室缺术后 30d 内死亡率为 4%，B 型死亡率为 11%，而合并有永存动脉干等复杂畸形术后早期死亡率高达 21%。Schreiber 等报道单中心结果，分期手术和 I 期手术术后早期死亡率分别为 36% 和 12%，分期手术早期死亡率高多与早年手术有关。McCrindle 的一组多中心大宗病例报道 6 个月、5 年和 15 年生存率分别为 83%、70% 和 62%。1 年、5 年和 10～15 年免于再手术率分别为 86%、69% 和 60%，15 年免于再手术率 I 期手术高于分期手术。

CHSS 多中心前瞻性研究将低体重、低龄、小室间隔缺损、合并共同动脉干等复杂畸形视为死亡的危险因素，C 型离断死亡率最高，患儿进入手术室时低血压、严重左室流出道狭窄显著增加死亡率，而重建主动脉弓所采用的手术方式对死亡率影响不大。

再次手术的原因包括重建主动脉弓再狭窄、左室流出道梗阻、室缺残余分流、支气管受压等。在一项单中心 94 例患者的长期随访中，15 年再次手术率为 40%。主动脉弓再狭窄最常用的干预手段是球囊血管成形术，球囊血管成形术效果不佳者，需再次手术干预。

（杜心灵　周诚）

参考文献

［1］ Brown JW，Ruzmetov M，Okada Y，et al. Outcomes in patients with interrupted aortic arch and associated anomalies：a 20-year experience［J］. European Journal of Cardio-thoracic Surgery，2006，29：666-674.

［2］ Hussein A，Iyengar AJ，Jones B，et al. Twenty three years of Single-stage end-to-side anastomosis repair of interrupted aortic arches［J］. J Thorac Cardiovasc Surg，2010，139：942-949.

［3］ Konstantinov IE，Karamlou T，Williams WG，et al. Surgical management of aortopulmonary window associated with interrupted aortic arch：a Congenital Heart Surgeons Society study［J］. J Thorac Cardiovasc Surg，2006，131：1136-1141.

［4］ Konstantinov IE，Karamlou T，Blackstone EH，et al. Truncus arteriosus associated with interrupted aortic arch in 50 neonates：a Congenital Heart Surgeons Society study［J］. Ann Thorac Surg，2006，81：214-222.

［5］ McCrindle BW，Tchervenkov CI，Konstantinov IE，et al. Risk factors associated with mortality and reinterventions in 472 neonates with interruption of the aortic arch：A Congenital Heart Surgeons Society study［J］. J Thorac Cardiovasc Surg，2005，129：343-350.

［6］ Kouchoukos NT，Blackstone EH，Hanley FL. Kirklin/Barratt-Boyes Cardiac surgery［M］. 4th ed. New York：John Wiley & Sons，2013.

［7］ Roussin R，Belli E，Lacour-Gayet F. Aortic arch reconstruction with pulmonary autograft patch aortoplasty［J］. J Thorac Cardiovasc Surg，2002，123：443-450.

［8］ Sandhu SK，Pettitt TW. Interrupted aortic arch［J］. Cur Treat Options Cardiovasc Med，2002，4：337-340.

［9］ Schreiber C，Eicken A，Vogt M，et al.Repair of interrupted aortic arch：Results after more than 20 years［J］. Ann Thorac Surg，2000，70：1896-1900.

［10］ Sonja RJ，Rasmussen HA，Botto LD，et al. The Contribution of Chromosomal Abnormalities to Congenital Heart Defects：A Population-Based Study［J］. Pediatr Cardiol，2011，32：1147-1157.

［11］ Sugimoto A，Ota N，Miyakoshi C，et al. Mid- to long-term aortic valve-related outcomes after conventional repair for patients with interrupted aortic arch or coarctation of the aorta，combined with ventricular septal defect：the impact of bicuspid aortic valve［J］. European Journal of Cardio-Thoracic Surgery，2014，46：952-960.

［12］ Takabayashi S，Kado H，Shiokawa Y，et al. Long-term outcome of left ventricular outflow tract after biventricular repair using Damus-Kaye-Stansel anastomosis for interrupted aortic arch and severe aortic stenosis［J］. J Thorac Cardiovasc Surg，2005，130：942-944.

［13］ Tlaskal T，Vojtovic P，Reich O，et al. Improved results after the primary repair of interrupted aortic arch：impact of a new management protocol with isolated cerebral perfusion［J］. European Journal of Cardio-thoracic Surgery，2010，38：52-58.

第二十三章
主动脉 – 肺动脉间隔缺损

一、概述

主动脉 – 肺动脉间隔缺损（aortopulmonary septal defect，APSD）是一种极为少见的心血管畸形，占先天性心脏病的 0.03% ~ 1%，是由于胚胎期动脉干分隔为主动脉和肺动脉的过程不完全，在升主动脉和肺动脉之间留下缺陷而形成间隔缺损。此种畸形主动脉和肺动脉存在两组独立的半月瓣，常常并发其他心脏畸形。主动脉 – 肺动脉间隔缺损也称主动脉 – 肺动脉瘘、主动脉 – 肺动脉窗。

1830 年 Flliotson 首先描述了主 – 肺动脉间隔缺损这一疾病，Abbott 在他尸检的 1 000 例先心病中仅发现 10 例。1948 年 Gross 首先应用单纯结扎法治疗主 – 肺动脉间隔缺损获得成功，但因组织过于脆弱易引起致命性大出血。1951 年 Scott 改用切断缝合法治疗主 – 肺动脉间隔缺损，但这类患者往往伴有明显的肺动脉高压，肺动脉呈动脉瘤样改变，也易导致破裂和大出血，现均已弃用。1957 年 Cooley 报告在体外循环下切断缝合主 – 肺动脉间隔缺损成功，随后 Morrow 等也报告在体外循环下行主 – 肺动脉间隔缺损切断缝合术收到较好效果。1966 年和 1968 年 Putnam 和 Wright 分别报告在体外循环下经肺动脉切口和主动脉切口直接缝合主 – 肺动脉间隔缺损，1969 年 Deverall 等建议在体外循环下经主动脉切口用涤纶补片修补缺损，1974 年刘维永等在我国首例经主动脉切口行主 – 肺动脉间隔缺损修补术获得满意效果。

主 – 肺动脉间隔缺损是很少见的心血管畸形，症状多严重，在婴儿期多因心力衰竭或严重肺动脉高压而夭折，存活的患儿在出生后第一年内可迅速发生肺血管梗阻性病变。患儿很少存活到儿童或成年。若合并主动脉弓中断，出生后短时间内将出现循环衰竭，需要应用前列腺素 E1、升压药甚至机械呼吸支持直到进行手术治疗。

二、病理解剖

在胚胎第 4 周，总动脉干开始自上方分隔，逐步将主干完全分割成升主动脉和肺动脉两部分。胚胎期动脉干位于右上和左下壁的一对相对应动脉干垫融合形成主、肺动脉管道隔的近侧部分，远侧由第 4 对动脉弓与主动脉管道（aortic channel）及第 6 对动脉弓与肺动脉管道（pulmonary channel）融合而成，与近侧动脉干垫融合的远侧主、肺动脉隔是由第 4 和第 6 对动脉弓之间的壁所构成。如果动脉干垫融合异常导致主、肺动脉隔近侧缺损，第 6 对动脉弓异常迁移导致远侧动脉窗。

1978 年 Mori 提出了主 – 肺动脉间隔缺损分型法：Ⅰ型指的是紧邻瓦佛窦上端的升主动脉和主肺动脉间的缺损；Ⅱ型缺损位置较靠上，指的是升主动脉和右肺动脉根部间的缺损；Ⅲ型为混合型，包括Ⅰ型和Ⅱ型，缺损自半月瓣以上，直到左右肺动脉分叉处，右肺动脉起自缺损处。1979 年 Richardson 等人提出了 APSD 新的分型：Ⅰ型为升主动脉和主动脉干之间的缺损；Ⅱ型：缺损位于升主动脉远端，通常累及升主动脉后侧壁和右肺动脉开口处；Ⅲ型：右肺动脉异位起源于升主动脉，而升主动脉和主肺动脉干之间没有缺损。Richardson 分型法的 I 型相当于 Mori 分型法的 I 型，II 型包括 Mori 分型法的 II 型和 III 型。

主 – 肺动脉间隔缺损可孤立存在，也可合并其他异常畸形（约占 50%），其中最为常见的是头臂血管畸形，尤其是主动脉弓离断（约占 12%），其中 A 型主动脉弓离断最常见，约占 90%，其余为 B 型主动脉弓离断。其他合并心血管畸形包括降主动脉缩窄、房间隔缺损、法洛四联症、室间隔缺损、主动脉闭锁、肺动脉闭锁、三尖瓣闭锁及动脉转位等。Agius PV 等报道有 5% ~ 10% 合并冠脉异常。还有一种更为罕见的组合畸形，于 1982 年由 Berry 首先报道并详细描述，其主要病变包括远端主 – 肺动脉间隔缺损、主动脉弓发育不良或离断、右肺动脉起源于升主动脉且室间隔完整，是一种致命的心脏畸形，通常出生后很快就死亡，其发病率占先天性心脏病患者的 0.046%。

三、病理生理

主 – 肺动脉间隔缺损的病理生理和动脉导管未闭相似，但是症状出现较早，而且较重，病情发展也较快。血液经过缺损形成左向右分流，其分流量的大小主要与缺损大小和肺血管阻力有关，因缺损口径往往比动脉导管未闭大，所以分流量较大，血液自高压的主动脉经缺损流入低压的肺动脉，使肺动脉血流明显增加，主动脉结小，肺动脉扩大，压力升高，较早出现严重充血性心力衰竭，并可产生肺小动脉痉挛，内膜增厚，中层肌肉纤维增生，管腔变小，阻力增加，形成肺动脉高压。肺动脉压力升高后可引起右心负荷增加，可致右心肥大和衰竭，肺动脉压超过主动脉压，可引起右向左分流，晚期患者可出现发绀，直至艾森门格综合征。主动脉的血液分流到肺循环内再回到左心系统，增加了左心负担，容易引起左心室肥大和衰竭。右肺动脉起源于主动脉的病例，可出现左侧肺高压，这种引起对侧肺高压的原因尚不清，有推测和反射机制相关。

四、临床表现

对于单纯主 – 肺动脉间隔缺损的患者，由于多数患儿缺损较大，在早期即可出现气促、发育迟缓、喂养困难，反复呼吸道感染及心力衰竭等症状，类似于大室间隔缺损或大 PDA。大部分患者体检时发现心脏扩大，胸骨左侧第 3 ~ 4 肋间可闻及收缩期吹风样杂音，向左侧传导，或杂音不明显，P2 亢进，可触及震颤，水冲脉（+），脉压增大。仅有 15% 的患者由于主 – 肺动脉间隔缺损较小，肺动脉高压不重，胸骨左缘第 3 ~ 4 肋间可闻及连续性杂音。

五、辅助检查

1. **心电图**　可能正常或左右心室肥大或双心室肥大，有时也可能观察到左房肥大。

2. **胸片**　胸片的表现类似于 VSD 或者是 PDA，心脏扩大，肺动脉增宽，肺动脉段突出，甚至呈瘤样扩张，主动脉结大多不大，左房显著扩大（由于肺血回流增加）。合并严重肺动脉高压和肺血管梗阻性病变时，可出现肺野周边肺血减少，并有肺门截断征。

3. **超声心动图**　心脏彩超是主 – 肺动脉间隔缺损的首选辅助检查，目前认为最理想的切面是高位肋间胸骨旁大动脉短轴切面，但在此切面上，主 – 肺动脉与声束平行，易产生回声失落，部分健康人可能出现假阳性，因此要进行多切面扫描。对较小的主 – 肺动脉间隔缺损，二维超声不易显示缺损，主要依靠彩色多普勒超声诊断，探及缺损部位的红色或蓝色血流可诊断为主 – 肺动脉间隔缺损。对于肺动脉高压或肺血管阻力较高的患者，多普勒超声可能会存在一定的困难，有学者报道，通过吸入氧气来降低肺动脉高压将有助于多普勒超声的诊断，据文献报道，面罩吸入纯氧，可降低肺血管阻力，多普勒信号更容易获得。

4. 心导管检查及选择性心血管造影　目前观点认为，年龄大于 6 个月的患者，属于非限制性缺损的或对冠脉起源不清的患者应该常规进行心导管检查，评估肺血管阻力，评估手术方式及手术适应证。心导管检查可进一步明确心内解剖结构及血流动力学情况，同时可行肺血管扩张实验，必要时，可直接行介入封堵治疗。国内报道心血管造影确诊率为 85.7%，其中以将Ⅱ型主 – 肺动脉间隔缺损误诊为 PDA 多见。因其有创，而且受投照体位的限制、解剖结构重叠，近几年作为主 – 肺动脉间隔缺损的应用有所减少。但在评估肺血管阻力方面，心导管检查还是必要的。心血管造影对主 – 肺动脉间隔缺损的缺损部位、范围及并存畸形基本均能做出明确判断。升主动脉右前斜位造影观察主、肺动脉同时显影是确诊的直接征象。

5. MRI　随着 MRI 设备不断更新，心脏 MRI 临床应用得到了快速发展，其能够对心血管实行任意方位、多层面成像，利用 MRI 的"黑血"和"白血"技术无需造影剂即可显示心脏及大血管的形态学和血流动力学情况。MRI 也有不足之处，其检查时间长、费用高，而且不能实际测量各心腔、血管的压力、阻力及血氧情况，对怀疑合并 PAH 的主 – 肺动脉间隔缺损仍需结合心导管及造影检查。

6. 64 排螺旋 CT　既往研究表明 64 排 CT 对复杂 CHD 心脏畸形的诊断敏感性、特异性、准确性均高。

六、手术指征、策略

适应证：主 – 肺动脉间隔缺损往往症状较重，病情发展快，早期多因并发充血性心力衰竭或肺部感染而夭折，手术矫治是唯一的有效治疗途径，一旦明确诊断，应及早进行手术治疗。

禁忌证：肺血管阻力明显增高，伴不可逆性肺血管梗阻病变，临床上出现发绀，以右向左分流为主者为矫治手术的禁忌证。

七、手术技术

1. 单纯主 – 肺动脉间隔缺损　Ⅰ型主 – 肺动脉间隔缺损：常规正中切口，其次全切除胸腺。新生儿或小婴儿使用自体心包片，经 6% 戊二醛处理 20 ～ 30min。首先进行心外探查以证实诊断，此外还要注意两组半月瓣和冠状动脉开口的大概位置。不要在外部过分游离主动脉根部，这样可能增加出血或冠状动脉损伤的危险。游离左右肺动脉并套带，肝素化后建立体外循环，主动脉插管尽量在远端，新生儿和小婴儿使用单房管。转机后立刻阻断左右肺动脉套带防止肺内过度灌注、其他脏器因肺内窃血而灌注不良，以及心室负荷过重和冠状动脉灌注不良导致心脏停搏和左心膨胀。手术通常在中度低温下进行，新生儿和小体重患儿可采用深低温停循环以便移开主动脉阻断钳，减少大动脉的扭曲而获得良好的手术野显露。阻断升主动脉并从根部灌注心肌停跳液，也可经主动脉切口直视灌注两冠状动脉开口。切开右房和房间隔进行左心引流，也可经右上肺静脉左心引流。灌注完毕后松开右肺动脉的套带。

手术可采用"三明治"技术。在间隔缺损的前缘做切口，注意冠状动脉开口位置和肺动脉分支，防止分离时损伤。小婴儿用 6-0 滑线将裁剪好的相应大小卵圆形自体心包片或涤纶补片连续缝合在未经分离的间隔缺损的后缘，当缝合到切口两端边缘时，将主动脉壁、补片和肺动脉壁三者连续缝合在一起，形成"三明治"结构。

也可在间隔缺损附近的主动脉壁做一横切口，显露缺损、冠状动脉开口以及主动脉根部的全部结构，注意检查是否合并冠状动脉开口异常或室间隔缺损，以及是否合并主动脉瓣下隔膜。用 5-0 滑线将自体心包片或涤纶补片连续缝合修补缺损，在接近左冠开口时小心缝合避免损伤冠状动脉，缝合完毕后用滑线常规褥式加连续缝合关闭主动脉切口。

Ⅱ型和Ⅲ型主-肺动脉间隔缺损：Ⅱ型和Ⅲ型主-肺动脉间隔缺损位置高，手术显露比较困难，可采用深低温停循环技术。循环停止后可不阻断升主动脉或仅阻断主动脉弓的分支血管。

Ⅱ型手术采用主动脉横切口，充分显露间隔缺损和右肺动脉开口。取自体心包片或 Gor-tex 血管剪成相应血管片，用 5-0 滑线连续将补片与主动脉后壁缝合，使右肺动脉交通和主-肺动脉间隔缺损与主动脉分隔，缝合过程中注意不要使右肺动脉开口扭曲变形和梗阻。主动脉切口采用常规方法缝合。

Ⅲ型在建立体外循环前要充分游离右肺动脉以便有足够长度与主肺动脉吻合。建立体外循环后立即阻断右肺动脉防止右肺过度灌注和窃血，阻断升主动脉，灌注心肌停跳液，移去右肺动脉套带。在右肺动脉与主动脉连接处离断右肺动脉，主动脉侧可用涤纶片或血管片连续缝合修补。为更好显露升主动脉，多采用深低温停循环移去主动脉插管。将升主动脉牵向左侧，在主肺动脉做切口，将右肺动脉与主肺动脉做端侧吻合。在吻合口的前壁可间断数针以使吻合口生长，避免远期狭窄。

2. 主-肺动脉间隔缺损合并主动脉弓中断　合并主动脉弓中断的手术方式类似共同动脉干合并主动脉弓中断。主动脉插管尽量在升主动脉远端、静脉引流采用一根单房管。体外循环开始后立刻阻断左右肺动脉，内脏器官灌注和降温通过主-肺动脉间隔缺损至动脉导管的血流实现。A 型弓中断主动脉吻合可在并行循环下进行，阻断动脉导管的肺动脉端和降主动脉，将动脉导管与主肺动脉分离，剪除明显的导管组织，肺动脉近端切口用滑线连续缝合。此时用侧壁钳阻断主动脉弓无名动脉远端，在弓的左锁骨下动脉下方纵向切口，将该切口与降主动脉吻合。在吻合期间血流可通过无名动脉灌注脑部避免脑缺血损伤，建议在阻断弓之前将中心体温降至深低温，降主动脉与弓吻合时流量可减至 20mL/（kg·min），吻合完成后移除降主动脉和弓的阻断钳。紧邻主动脉插管阻断升主动脉，主动脉根部灌注心肌停跳液，然后移除左右肺动脉的套带。在右肺动脉水平的主动脉前壁做一横切口，在主动脉内连续缝合自体心包片使其和主动脉相应的后壁形成一管道，将右肺动脉和主动脉连接。主动脉切口最好用片加宽防止狭窄。

新生儿或小体重婴儿尽量避免采用上述方法，以防止远期发生与生长相关的主动脉瓣上狭窄或主动脉腔内管道的狭窄。手术中充分游离松解右肺动脉，此点与动脉调转手术左右肺动脉游离类似。在右肺动脉水平的上、下缘横断升主动脉，连续缝合上下断端，创建一个新的延长的右肺动脉管道，将其与主肺动脉间隔缺损水平的肺动脉右侧吻合，主肺动脉间隔缺损的剩余缺损部分可用自体心包片修补，升主动脉和弓的各分支也要充分游离松解，然后与主动脉近端直接端端吻合。

八、术后并发症及术后监护

肺动脉高压：术后留置肺动脉测压管，以监测肺动脉压及指导治疗。通常应用硝普钠 1～5mg/（kg·min）、前列腺素等多能得到改善。为避免发生肺动脉高压危象，术后早期应充分镇静，持续肌松，机械通气保持过度通气使 CO_2 小于 30mmHg，避免不必要的刺激如例行吸痰等。

肺部感染：术后注意保持呼吸道通畅，拔除气管插管后积极协助患者咳嗽、咳痰，并短期预防性使用抗生素。

九、手术效果及预后

主 – 肺动脉间隔缺损症状较重，较早出现充血性心力衰竭和严重肺动脉高压，大多在 1 岁以内夭折，因此一经诊断应尽早施行矫治手术。早期采用结扎法和切断缝合法死亡率较高（约 21.1%），主要是由于大血管破裂出血和心室颤动。现多主张在体外循环下手术。

2001 年 Hew 报告了波士顿儿童医院 1973—1999 年主 – 肺动脉间隔缺损的手术疗效。38 例患儿平均年龄 5 周，平均体重 3.9kg，平均随访时间 6.6 年。65% 的患儿合并其他畸形包括主动脉弓中断、法洛四联症和室间隔缺损。45% 的患儿主 – 肺动脉间隔缺损经主动脉切口、31% 经间隔缺损切口、24% 经肺动脉切口修补。79% 的患儿采用单片法修补缺损。3 例住院死亡，10 年实际患者生存率 88%。3 例患儿大动脉狭窄需要再次干预治疗。多因素分析显示经肺动脉切口是再次手术的最大危险因素。

2002 年 Backer 和 Mavroudis 报告了芝加哥儿童纪念医院 40 年的治疗经验。22 例患者中 4 例合并主动脉弓中断，3 例右肺动脉起自主动脉，3 例合并 VSD。平均随访时间 8 年。5 例早期死亡，1 例晚期死亡。研究显示经主动脉切口补片对肺动脉和主动脉的正常生长无影响。

（夏家红　吴杰）

参考文献

［1］ Sarkar AK，Sanjeeva NG，Waghmare NS.Association of congenital descending aorto–left atrial fistula with the aortopulmonary window and atrial septal defect［J］.Cardiol Young，2014，24（1）：143–144.

［2］ Asano M，Ukai T，Nomura N，et al.Anatomical repair of aortopulmonary window with anomalous origin of the right coronary artery from the pulmonary artery［J］.J Card Surg，2013，28（6）：767–769.

［3］ Mainwaring RD，Reddy VM，Perry SB，et al.Late outcomes in patients undergoing aortopulmonary window for pulmonary atresia/stenosis and major aortopulmonary collaterals［J］.Ann Thorac Surg，2012，94（3）：842–848.

［4］ Koch AM，Hammersen G，R ü ffer A.Aortopulmonary window［J］.Eur Heart J，2012，33（10）：1200.

［5］ Vukomanovic V，Stajevic M，Prijic S，et al.Interrupted aortic arch and aortopulmonary window associated with complete atrioventricular septal defect［J］.Indian Pediatr，2012，49（2）：147–149.

［6］ Mahle WT，Kreeger J，Silverman NH.Echocardiography of the aortopulmonary window，aorto–ventricular tunnels，and aneurysm of the sinuses of Valsalva［J］.Cardiol Young，2010，20（3）：100–106.

［7］ Melby SJ，Gandhi SK.Current treatment of aortopulmonary window［J］.Curr Treat Options Cardiovasc Med，2009，11（5）：392–395.

［8］ Trehan V，Nigam A，Tyagi S.Percutaneous closure of nonrestrictive aortopulmonary window in three infants［J］.Catheter Cardiovasc Interv，2008，71（3）：405–411.

［9］ Zhang X，Wu ZK，Yao JP，et al.Aortopulmonary window：a case diagnosed and surgery confirmed by ultra– fast computed tomography［J］.Chin Med J（Engl），2004，117（11）：1750–1752.

［10］ Erez E，Dagan O，Georghiou GP，et al.Surgical management of aortopulmonary window and associated lesions［J］.Ann Thorac Surg，2004，77（2）：484–487.

共同动脉干（truncus arteriosus commonis）又称为永存动脉干（truncus arteriosus persistens）、动脉干（truncus arteriosus；TA），是指仅有单一动脉干从心脏起源，骑跨在室间隔上，供应体动脉、肺动脉和冠状动脉循环。TA 没有单独的肺动脉瓣或心室 - 肺动脉连接，是一种少见的先天性心血管畸形，发病率占先天性心脏病的 0.21% ~ 0.34%。

TA 的形成主要是在胚胎期第三周末至第四周时，由于某种原因导致的圆锥动脉干分隔的完全停滞，以至于原始动脉干未能分隔成升主动脉和肺动脉。其他影响胚胎发育因素有总螺旋形分割缺如，分割的总干因心室环转而扭曲，漏斗部闭锁，半月瓣始基异位等，鸡胚实验显示 TA 是由于神经嵴分离的结果。神经嵴也发育成咽囊，进而形成胸腺和甲状旁腺。因此 TA 常伴发 DiGeorge 综合征，表现为胸腺和甲状旁腺发育不良甚至完全萎缩，从而导致 T 细胞免疫缺陷和低钙血症等。由于原始动脉干间隔与心室圆锥间隔相连并参与室间隔的形成，多数 TA 均伴有大型的室间隔缺损。此外，在 TA 中若同时合并第 4 ~ 6 原始主动脉弓发育变异可能会导致主动脉弓发育不良或离断。

一、病理解剖和分型

TA 的解剖特点是唯一的动脉干同时接纳两个心室的排血，并发出冠状动脉、升主动脉和肺动脉。共干瓣可能有 2 个、3 个、4 个或更多的瓣叶，偶尔也可有发育不良。心室圆锥隔事实上完全缺失，多数病例中动脉干瓣跨越在两个心室之上。室间隔缺损常位于前上位，隔缘束上下肢之间，远离传导束。室间隔缺损偶尔向膜部延伸，修补时应小心防止传导阻滞的发生。

冠状血管起源和分布异常较常见，影响手术结果。有报道左、右冠状动脉起源于一处，开口高于瓣窦，或在瓣窦之间。在切下肺动脉干后，重建主动脉时应识别和保护异常的冠状动脉。

TA 的解剖分型目前较为常用的有两种分型方法：Collett-Edwards 分型和 Van Praagh 分型。Collett-Edwards 将 TA 分为 4 型。Ⅰ 型：有一肺动脉干起源于动脉干左侧；Ⅱ 型：左右肺动脉分别起自动脉干后方，但相距较近；Ⅲ 型：左右肺动脉分别起自动脉干两侧，相距较远；Ⅳ 型：左右肺动脉起自降主动脉。

Van Praagh 根据主动脉 - 肺动脉间隔形成的程度和肺动脉及主动脉弓的解剖形态将共同动脉干分为 4 类：A1 型类似 Ⅰ 型，约占 50%，动脉干间隔部分形成，肺动脉主干起自动脉干的左背侧，约 7% 病例在肺动脉主干的起点有狭窄。A2 型是 Ⅱ 型和 Ⅲ 型的组合，约占 21%，主动脉 - 肺动脉间隔和肺总动脉干缺如，两支肺动脉直接起自动脉干背侧或侧面。A3 型约占 8%，仅有单一肺动脉起自动脉干，通常是右肺动脉，而另一侧肺叶由主肺侧支或起自主动脉弓或降主动脉的肺动脉供应，通常缺如的肺动脉与主动脉弓同侧，较少在对侧。A4 型约 12%，动脉干合并主动脉弓发育不良或离断，大的动脉导管连接肺动脉分支和降主动脉。Van Praagh 分型还详述了存在室间隔缺损（A 型）和不存在 VSD（B

型），因此，每例 TA 患者的诊断命名都包括一个字母和一个数字，例如，合并主动脉弓离断的 TA 如果合并 VSD，则 Van Praagh 分型是 A4 型。对于 Collett–Edwards Ⅳ型或假性动脉干（pseudo–truncus），由于其预后与 TA 显著不同，应将其归类于室间隔缺损合并肺动脉闭锁、大的主肺侧支动脉。而基于外科矫治技术和预后的异同，Van Praagh 进一步引入了"大主动脉型"和"大肺动脉型"的概念，即"改良 Van Praagh 分型"。

二、病理生理和临床表现

TA 的患儿在出生后数天或数周内，随着肺循环阻力的下降，大量左向右分流增加，肺循环血量迅速增加，患儿将很快出现严重的肺动脉高压和充血性心力衰竭的临床表现和体征。包括呼吸急促、肝脏增大、喂养时出汗、生长迟缓、水冲脉、左胸骨旁全收缩期杂音，如果有共干瓣反流，可以听到舒张期杂音。多数患儿在出生后 1～2 个月症状明显加重，在 6 个月内即有可能迅速进展至不可逆的肺血管阻塞性病变。由于左右心室射出的血液同时进入动脉干，因此患儿出生后即表现出不同程度的发绀（即肺血增多型发绀）。部分共干瓣出现逐渐加重的关闭不全，将进一步加重左右心室负担。

三、诊断和鉴别诊断

心电图常显示为左、右心室肥大，多以左心室肥大为主。电轴正常或轻度右偏。X 线胸片示婴幼儿期即有明显心脏增大及肺充血，主肺动脉段缺如，肺血不对称预示一侧肺动脉闭锁。双侧肺血减少说明已存在长期肺血管阻塞性病变。超声心动图检查可明确诊断，并可区分永存动脉干的类型，确定室间隔缺损的大小、位置，冠状动脉的起源及其与肺动脉近端的关系，共干瓣的特征及有无反流和程度，骑跨室间隔上的程度等。心导管检查及心血管造影可提供肺动脉、主动脉及血流动力学状态等方面的资料。心血管造影检查可显示肺动脉起源、大小及分支情况，了解冠状动脉的起源及分布情况。右心导管检查可评价肺血管阻力情况。

四、病程与预后

TA 患儿未经治疗在 6 个月内死亡率高达 65%，1 年内死亡率近 75%。一些患者会因肺血管阻力增加而左向右分流减少，可以活到 10 岁左右或更大，但同时发绀会进一步加重。

五、手术适应证

明确的共同动脉干诊断即为外科手术的适应证。此种心脏畸形患儿出生后大部分早期发生充血性心力衰竭，如果不治疗，约 60% 活不到 6 个月，75% 死于婴儿期。另外，本症特点之一是肺血管梗阻性病变发生早，容易早期失去手术治疗的机会。因此，一旦诊断明确，应早期手术。最佳的手术年龄是在新生儿期。

早年对本症的治疗是早期采用肺动脉环缩的方法，但此种治疗效果不佳，且死亡率很高，现在已被摒弃。自 1967 年 McGoon 等成功地完成了第一例共同动脉干矫治术以来，目前，不管年龄大小，采用根治手术是公认的治疗手段。如患者就诊时年龄偏大，术前应行心导管检查，如果肺血管阻力大于 8 Wood·U 者，行根治术时应谨慎。

六、手术技术

手术采用常规静脉复合全麻法，但针对本症的特点要有特殊考虑。舒张期血液从主动脉大量分流到肺动脉，可导致主动脉舒张压和冠状动脉灌注压降低，如果合并共同动脉瓣反流，会加重此种情况。

另外，左心室容量超负荷可导致心室舒张末期和心内膜下压力升高。这些情况都会造成心内膜下血液灌注不足，容易导致心肌缺血和室颤。因此，在手术中体外循环前，维持一个稳定和平衡的血流动力学相对比较困难，但是非常重要的。

手术采用常规胸骨正中切开开胸，要注意胸腺情况，如果发育不良，要考虑合并 Digeorge 综合征的可能性。彻底切除胸腺，以使主动脉灌注插管位置尽量在升主动脉远端，以便于升主动脉的手术操作。切开心包后，首先游离左右肺动脉并套上阻断带。体外循环可以采用常规方法或深低温停循环技术，体外循环开始后，立即将左、右肺动脉阻断，以防止动脉血液大量分流而引起的心肌和全身脏器的灌注不足及灌注肺。在合并有严重共同动脉瓣反流时，可采用冠状动脉直接或冠状静脉逆行灌注。

七、手术步骤

1. 离断主、肺动脉 可以采用在共同动脉干左后方直接切下肺动脉的方法，但操作起来相对较困难。目前多采用在肺动脉水平横断共同动脉干的方法，这样做的优点是局部显露清晰，降低误伤主动脉瓣的概率；另外，可减少由于从左侧切取肺动脉后直接修补动脉缺损而造成左冠状动脉开口牵拉扭曲，导致冠脉缺血的可能性。切断后的主动脉多可直接缝合连接，如果血管张力过大，可补片修复。

2. 室间隔缺损修补 经右心室纵切口用 Dacron 片修补，显露和操作都很方便，注意勿损伤共同动脉瓣。

3. 右室 - 肺动脉流出道重建

（1）外管道连接：带瓣外管道有多种材料，同种异体肺动脉或主动脉、牛颈静脉和带猪动脉瓣的 Dacron 管道等，其中以同种异体肺动脉瓣效果最好，钙化晚，寿命时间最长。其他存在钙化早、新生内膜过度增生和管道僵硬等不同的缺点。大多数新生儿或小婴儿可以应用直径 9 ~ 11mm 的管道。首先缝合远端（肺动脉端），近端与右心室切口的连接注意切勿造成吻合口狭窄，管道的前缘要另用一补片与右室切口的下缘修补连接。

（2）肺动脉 - 右心室直接连接（REV 术）：这种术式可以避免因使用外管道而引起的管道受压和反复更换管道的问题。将肺动脉向下牵拉，其开口后缘与右心室切口上缘直接缝合连接，前方用一带单瓣补片修补。此种手术要注意充分游离左右肺动脉，以减小张力。

4. 并存畸形的矫治 主动脉弓中断，需要下半身深低温停循环下进行。开始体外循环后分别阻断左右肺动脉，降温到 18 ~ 25℃，选择性脑灌注，阻断左颈总动脉、左锁骨下动脉及降主动脉，注意保护喉返神经。切除动脉导管组织，切下肺动脉开口，主动脉中断的近远端直接端侧吻合，如果两端距离较远可应用同种异体血管或人工血管连接。

共干瓣严重反流者需同期行共干瓣成形，包括瓣叶交界部分再造、悬吊瓣叶、切除瓣叶多余部分、瓣叶交界处瓣环整形和切除瓣叶表面的赘生物,但若脱垂严重或瓣膜严重发育不良则需行人工瓣膜置换。

八、预后

近 10 年 TA 手术死亡率明显下降，不同心脏中心所报告的 TA 手术死亡率差异很大，平均 10.9%（0 ~ 100%）。术后肺动脉高压危象、动脉干瓣膜反流以及合并主动脉弓中断仍是术后早期死亡的主要高危因素。

再手术主要包括更换管道和瓣膜置换，随访时间延长，换管道率在 40% ~ 70%，瓣膜置换 10 年随访发生率是 5% ~ 18%，30 年随访发生率是 18%。管道的再次置换率取决于初次手术管道的直径和材质以及患儿的生长发育。同种带瓣管道再次实施管道置换的时间中位数是 3.1 年，牛心包管道植入4 年后免于再次手术的比例是 54%，自体心包带瓣管道 10 年免于再次手术的比例是 76%。牛颈静脉管道和同种带瓣管道的 3 年免于管腔严重狭窄率分别为 96% 和 69%。有 56% 人需要介入或手术干预，主要发生在术后 1 年内，1 年以后发生概率降低。介入的应用大大推迟了管道置换的时间。

九、手术技术

共同动脉干根据 Colle 和 Edwards 分类分成 4 种基本解剖类型（图 2-24-1 至图 2-24-4）。以下主要介绍第 I、II 类型共同动脉干矫正手术步骤。

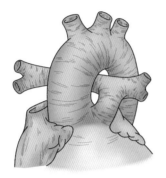

图 2-24-1 第 I 型

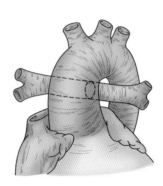

图 2-24-2 第 II 型

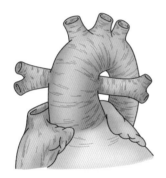

图 2-24-3 第 III 型

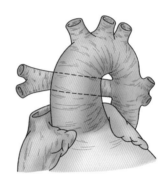

图 2-24-4 第 IV 型

（一）第 I 类型共同动脉干矫正手术步骤

胸骨正中切口，切开心包，探查心脏和大血管外观（图 2-24-5），自共干将肺动脉游离并予切断，缝合共干切口（图 2-24-6），切开右室采用补片修补室缺（图 2-24-7）；采用带瓣管道进行右室切口与肺动脉总干搭桥吻合（图 2-24-8、图 2-24-9）。

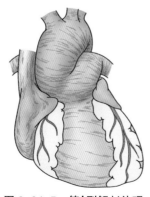

图 2-24-5 第 I 型解剖外观

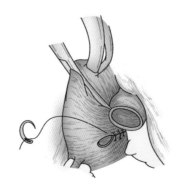

图 2-24-6 自共干将肺动脉游离并予切断，缝合共干切口

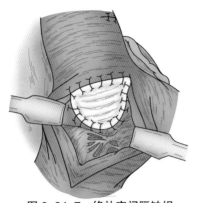

图 2-24-7　修补室间隔缺损

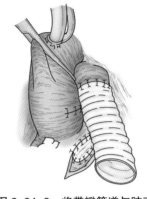

图 2-24-8　将带瓣管道与肺动脉
总干进行吻合

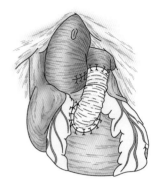

图 2-24-9　带瓣管道架桥于心室切口
与肺动脉总干之间

（二）第Ⅱ型共同动脉干的矫正手术步骤

胸骨正中切口，切开心包后，探查共同动脉干的解剖类型（图 2-24-10、图 2-24-11），进行肺动脉左、右支套带和环缩控制（图 2-24-12、图 2-24-13、图 2-24-14），在主动脉后壁将左、右肺动脉的开口自共干壁游离剪下（图 2-24-15），缝闭主动脉后壁缺损（图 2-24-16），切开右心室采用补片修补室间隔缺损（图 2-24-17、图 2-24-18），采用带瓣管道分别与左、右肺动脉开口和右室切口进行搭桥吻合（图 2-24-19、图 2-24-20），将右心室的血流引向左、右肺动脉（图 2-24-21）。

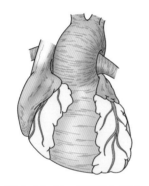

图 2-24-10　第Ⅱ型永存动
脉干解剖外观

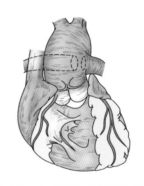

图 2-24-11　第Ⅱ型永存动脉干两支
肺动脉与室缺的解剖形象

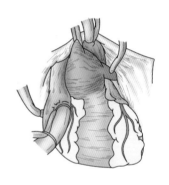

图 2-24-12　进行肺动脉左支套带

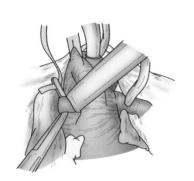

图 2-24-13　进行肺动脉
右支套带

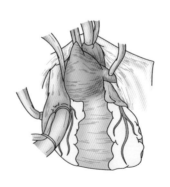

图 2-24-14　环缩肺动脉左支和
右支

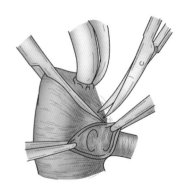

图 2-24-15　在主动脉后壁将左、右肺
动脉的开口自共干壁游离剪下

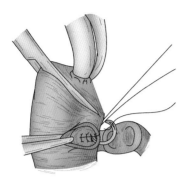

图 2-24-16 缝闭共干壁上肺动脉左、
右支切下后造成的缺损

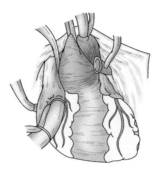

图 2-24-17 心室斜形切口

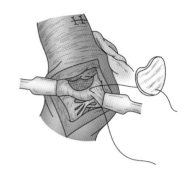

图 2-24-18 修补室间隔缺损

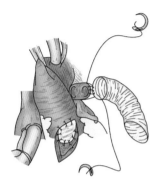

图 2-24-19 带瓣管道与左、右肺
动脉开口进行吻合

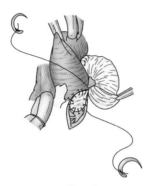

图 2-24-20 带瓣管道与心室切
口进行吻合

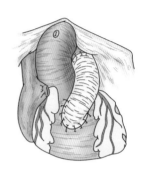

图 2-24-21 带瓣管道搭桥于左、右肺
动脉开口与心室切口之间

（程沛）

参考文献

［1］ Mavroudis C，Backer C L. Pediatric Cardiac Surger［M］. 3rd ed. New York：John Wiley & Sons，2003.

［2］ Amalia ML，Melanie V，Audrey CM，et al. Early Reintervention on the Pulmonary Arteries and Right Ventricular Outflow Tract After Neonatal or Early Infant Repair of Truncus Arteriosus Using Homograft Conduits［J］. The American Journal of Cardiology，2011，108（1）：106–113.

［3］ Michael LO，Laura MR，Huaqing Z，et al. Morbidity in children and adolescents after surgical correction of truncus arteriosus communis［J］. American Heart Journal，2013，166（3）：512–518.

［4］ Georgios K，Manoj P，Giovanna C，et al. Truncus Arteriosus Communis：Early and Midterm Results of Early Primary Repair［J］. The Annals of Thoracic Surgery，2006，82（6）：2200–2206.

［5］ Jeffrey PJ，Sean MO，Sara KP. Variation in Outcomes for Benchmark Operations：An Analysis of The Society of Thoracic Surgeons Congenital Heart Surgery Database［J］. The Annals of Thoracic Surgery，2011，92（6）：2184–2192.

［6］ 沈佳，徐志伟. 永存动脉干纠治术中右心室流出道重建方式的选择［J］. 中国胸心血管外科临床杂志，2008，15（2）：81–86.

［7］ 张岩，李守军，闫军. Ⅰ型和Ⅱ型永存动脉干的外科治疗结果及随访分析［J］. 中国胸心血管外科临床杂志，2012，19（1）：19–21.

第二十五章

房间隔缺损及部分型肺静脉异位连接

房间隔缺损是指房间隔有通道，出现心房水平血液分流，是最常见的先天性心脏病之一。其原因绝大多数为胚胎期发育不良而出现的先天性畸形；少数系后天性，如外伤、介入治疗遗留、手术（球囊房间隔造口术即 Raskind 手术）等。房间隔缺损的发病率据文献 Mitchell 报告，新生儿期为 1/14 280，占先天性心脏病的 6% ~ 10%。部分型肺静脉异位连接（PAPVC）是指一支或几支肺静脉（但不是全部）回流至右心房或其附属结构。之所以将这种病变称为"异位连接"而不是"畸形引流"，是因为"连接"是解剖关系，而"引流"是血流动力学名词，"异位连接"更准确地反映了病理机制。肺静脉异位连接可以是一种独立疾病，也可合并房间隔缺损。将这两种疾病在同一章节阐述，是因为二者的病理生理改变和临床表现相同。

一、病理解剖

由于在胚胎发育过程中，受到内外因素如遗传、药物、环境等因素的影响，导致房间隔的发生、吸收、融合出现异常，形成房间隔缺损。房间隔缺损的主要类型有三种：继发孔型（80%）、原发孔型（10%）和静脉窦型（10%）。因为原发孔型房缺是房室间隔缺损的一种表型变异，可能应该用部分型房室间隔缺损来取代原发孔型房间隔缺损，因此原发孔型房间隔缺损归到房室间隔缺损一章。在先天性心脏病外科命名和数据库工程中，还包括 3 种房间隔缺损的其他类型，即共同心房（单心房）、冠状窦型（无顶冠状窦）和卵圆孔未闭。

临床上所见的缺损大小、部位、数目差异较大，绝大多数为单个缺损，少数情况下为多个或筛孔状缺损。为理解上的方便和手术的指导意义，通常以缺损的解剖位置将继发孔型房缺分为四型。

1. 高位缺损　（即上腔型或静脉窦型缺损）此型缺损较少见，约占 5%。常合并右上肺静脉异位连接，这根肺静脉趋于在上腔静脉和右心房的连接处，沿着房缺的右侧缘汇入心房，有时候直接引流入上腔静脉，紧邻奇静脉入口。

2. 中央型缺损　（即卵圆窝型）临床上较常见，约占 75%，多呈椭圆形，周缘较完整。

3. 低位缺损　（即下腔型缺损）约占 12%，其下缘无房间隔组织，直接与下腔静脉口相连。

4. 混合型缺损　一般缺损巨大，可兼有高位或低位缺损的特征，临床上属少见。

继发孔型房间隔缺损，常可合并多种先天性畸形。当合并肺动脉狭窄者称为法洛三联症，临床上合并二尖瓣脱垂而出现二尖瓣关闭不全也非少见，有报道其发生率为 8% ~ 37%。伴有右肺静脉异位连接更是多见，因此，在临床工作中应加以重视，给予纠治。

根据异位连接的肺静脉及其连接位置，可将部分型肺静脉异位连接分为静脉窦畸形综合征、右上肺静脉连接至上腔静脉、右肺静脉连接至右房、右肺静脉连接至下腔静脉（也叫弯刀综合征）、左肺静脉异位连接和双侧部分肺静脉异位连接。其中以静脉窦畸形综合征最为常见，解剖特征为右上肺静脉连接于上腔静脉下端或上腔静脉 – 右房接合处，该病变往往合并有上腔静脉型房缺。

二、病理生理

继发孔型房间隔缺损最基本的血流动力学改变是心房水平的左向右分流。分流量视其缺损的大小和两心房间压力阶差而不同。正常左心房压力为 4 ~ 8mmHg，右心房压力为 0 ~ 5mmHg，因此血液势必通过缺损的房间隔由压力较高的左心房流向压力较低的右心房。也有报道一种极其罕见的解剖变异，即一个持续存在的大型下腔静脉瓣（欧氏瓣），将下腔静脉血流经房缺导入左心房，从而出现发绀症状；此外无顶冠状窦合并左上腔静脉的患者、共同心房的患者，也可出现轻度发绀症状。

肺循环能容纳大量血液，即使肺循环的血容量已为体循环量的 2 ~ 3 倍，仍能维持正常的肺动脉压。由于长时间的大量左向右分流，右心容量增多、压力增加，导致右心舒张期负荷加重，伴随出现右房、右室扩大，肺动脉扩张，肺血量增多等病理改变，并出现肺动脉高压。房缺引起的肺高压性肺血管病变多发生于 30 ~ 40 岁，这与室间隔缺损、完全性房室间隔缺损及动脉导管未闭明显不同，后几种疾病引起的肺动脉高压发生早。此外房缺引起的肺高压主要由肺动脉扩张、血栓形成有关，动脉内膜和中层增生性病变在肺高压形成机制中居次要地位。

随着肺动脉压继续升高，肺小动脉病变持续发展而成为阻塞性肺血管病变，此时的右心负荷进一步加重而导致右心衰竭，右心室顺应性降低，左向右分流量减少，甚至出现右向左分流的晚期阶段，即艾森门格综合征（Eisenmenger 综合征）。

三、临床表现

继发孔型房间隔缺损，由于缺损的大小各异、两心房之间压力阶差不等，心内分流量差异较大，因此其临床表现有显著差异。

1. 症状　肺循环能容纳大量血液，即使其血容量已为体循环量的 2 ~ 3 倍，仍能维持正常的肺动脉压，所以绝大多数患儿不出现症状，仅表现生长较慢。少数患儿由于肺充血明显而反复上呼吸道感染、咳嗽、发热等。

由于右心室以一个高容量低阻力的泵而有效地工作，患者常可较长时间耐受一般活动量而没有症状。一般来说，进入青壮年期，由于较长时间的大量分流，导致肺小动脉壁增厚、肺动脉压逐步增高。常会出现程度不等的症状，如活动后易疲乏、心悸、气促，甚至反复咳嗽合并支气管感染。临床上也见个别病例 60 岁以后才出现症状，经超声检查发现为继发孔型房缺而手术治疗。

若病变未得到及时纠正，伴随着肺动脉压力和阻力的越来越高、右心负荷逐渐加重，右室顺应性降低，心房水平出现双向分流，甚至右向左分流而出现发绀、右心功能衰竭的系列症状。

2. 体征　由于右心室扩大，心前区呈抬举性搏动。绝大多数病例在胸骨左缘第 2 ~ 3 肋间可听到收缩期吹风性杂音，音调较柔和，肺动脉瓣区第二音亢进，常伴固定性分裂。一般无震颤可及，但当心内分流量大，引起肺动脉明显扩张和三尖瓣反流时，少数病例可呈现粗糙的吹风样杂音和震颤。当肺动脉的扩张导致功能性肺动脉瓣关闭不全时，可在肺动脉瓣区听到舒张期杂音。晚期患者可出现发绀、杵状指（趾），颈静脉怒张，以及肝大、下肢水肿等右心衰体征。

四、特殊体检

典型的继发孔型房间隔缺损诊断并不困难，但个别病例杂音不明显，经体检中 B 超才发现。通常运用的检查方法有心电图、心脏超声、X 线，心导管及造影等。

1. 心电图　典型的心电图改变为电轴右偏，P 波增宽、变高。PR 间期往往延长，原因在于心房内传导延缓。QRS 间期常延长达正常上限，并随着年龄增长日益明显。大部分患者常伴有不完全性或完全性右束支传导阻滞、右室肥大，并发肺动脉高压者，可出现心肌劳损的心电图改变。可有多种房性心律失常发生，如频发房性期间收缩、阵发性房性心动过速、心房扑动以及心房纤维颤动，这类心律失常多见于 40 岁以后的年长者。

2. 二维超声心动图和彩色多普勒超声检查 是目前最常用的技术，为疾病的诊断提供了较为准确、快速无创的方法。

超声所见：右房右室扩大、右室流出道增宽、室间隔与左室后壁呈同向运动。三尖瓣活动幅度增大、启闭加速房间隔连续中断。

声学造影：从外周静脉注入声震生理盐水，同时令患者强力咳嗽，当右房出现造影剂时，左房若可见造影剂，提示通过缺损由右房向左房分流。

彩色多普勒的应用，更可从不同颜色的光束信号判定血流通过异常通道或反流量，二维超声心动图结合彩色多普勒显像检查，可为诊断提供充分的依据。

3. X 线胸片 显示主动脉结偏小、肺动脉段突出、肺血增多，分流量大者透视下可见肺门舞蹈、右房右室扩大。有学者简称"房缺"的特征性 X 线表现为："头小、颈粗、肺血多"，确是恰如其分。

4. 心导管和造影 典型的继发孔型"房缺"只需依据听诊、X 线片、心电图和超声等无创检查即可明确诊断，但是对少数并发肺动脉高压或伴有复合畸形者，为测定肺动脉压力、肺血管阻力或明确诊断，评估手术的危险性和预后，谨慎选择导管或造影检查有其必要。

右心导管可从右心房经房间隔缺损进入左心房；右房水平血氧含量增高，其平均血氧含量较上、下腔静脉平均血氧含量高 2% 容积以上；右房、右室及肺动脉压力正常或增高。

对于右肺静脉异位连接于下腔静脉，需要同时行主动脉造影检查以排除畸形肺动脉起源于胸 / 腹主动脉；若右下肺发育不良或患者既往有咯血或反复肺部感染病史，则需要行支气管镜或支气管造影。

对于孤立性部分肺静脉异位连接，有必要计算肺 / 体流量比（Qp/Qs），如果 Qp/Qs 值小于 1.8，则没有矫治手术指征。特别是对于孤立性部分肺静脉异位连接于高位上腔静脉者，矫治手术难度很大，而且没有必要。

五、病程与预后

房间隔缺损的自然病史表现为缓慢发展的症状及肺动脉压的增高。绝大多数房间隔缺损患者病程进展缓慢、延续时间较长。个别左向右分流量小的"房缺"在出生后 1 年内可能自行闭合，1 岁以后自行闭合可能性极小。文献指出，40 岁后房间隔缺损患者，多数有症状，部分患者可死于心力衰竭、肺部感染、心内感染（SBE）、肺动脉栓塞等。文献有极少数的婴幼儿继发孔型房间隔缺损出现严重心力衰竭的报道，需引起重视。

六、治疗

外科手术修补是治疗本病最有效的方法，目前死亡率已趋于零。目前对房缺治疗方案趋于微创化，介入房缺封堵手术已是成熟的治疗手段，但并非所有类型的房缺都适合封堵手术。此外体外循环下的小切口（胸骨下端切口、腋下小切口、右胸外侧切口）房缺修补技术适应时代发展要求，蓬勃发展起来。因此，除缺损很小者外都应争取早期手术，及时中止左向右分流，避免病程的延续导致顽固性心力衰竭和严重的肺动脉高压，进而失去手术的机会。

1. 手术适应证　房缺或部分型肺静脉异位连接引起右室容量超负荷即为手术指征；或者表述为肺/体流量比≥2.0；对于弯刀综合征合并右下肺严重发育不良者，即使肺/体流量比<2.0，也具有手术指征。此时手术方式包括肺叶切除或全肺切除+异位肺动脉结扎。孤立性单侧肺部分肺叶肺静脉异位连接且 Qp/Qs<1.8，无手术指征，尤其是在分流量未随年龄增加的情况下；而单侧肺全部肺静脉异位连接时，则有明确手术指征。

一般认为，无明显症状者，在学龄前（3~4岁）施行手术为宜。但缺损较大的患儿，出现有反复肺炎、心脏扩大、充血性心力衰竭等症状者应及早手术。由于外科技术的发展、经验不断积累，体外循环灌注技能的提高，术后监护设备和处理能力的加强，这就为婴幼儿心脏直视手术提供了良好的安全条件，年龄已不构成手术禁忌。在临床工作中，通常有下列征象者，应考虑尽早手术。

（1）婴幼儿出现反复肺炎、发育迟缓，大龄儿童或成人有心悸、气促、乏力和头晕等症状。

（2）虽无症状，但X线显示心影扩大、肺野充血、肺动脉干突出，透视肺门有舞蹈者。

（3）心电图提示电轴右偏或右室肥大、有右束支传导阻滞者。

（4）心导管检查，左向右分流量占肺循环量20%以上，或右心房血氧含量较腔静脉平均血氧含量高1.9%容积以上者。

2. 手术禁忌证　病情进入晚期，肺动脉压力和阻力皆重度增高，血流动力学呈右向左分流，血气分析（动脉血）示血氧饱和度及氧分压都显著低于正常值，即出现艾森门格综合征，应视为手术禁忌证。右心导管结果显示肺循环阻力指数在静息状态下为8~12 U/m²，且肺血管扩张药物不能将肺阻力降至7 Wood·U 者，不宜手术。

当出现心力衰竭者应先内科治疗，待病情稳定后再行手术。合并感染性心内膜炎（SBE）患者，必须先行控制炎症，待炎症完全控制后3~4周再考虑手术，当内科治疗难见疗效时，在炎症初步得到控制后，需要进行较早的抢救性手术。对于合并三尖瓣和/或二尖瓣反流者，如果反流程度严重，应在房缺修补时一并作修复手术。超声或心导管检查评估二尖瓣反流时，可能因为房缺的存在而低估反流程度，所以术前超声提示有中度二尖瓣反流时，就需考虑二尖瓣修复手术。

3. 手术并发症　随着休外循环设备的更新、操作技术的改进和提高，监测条件的改善，术后并发症已大大降低。

常见的并发症如下。

（1）空气栓塞：较为严重的是冠状动脉和脑动脉气栓。术中应高度重视头低脚高体位、保持左房内充满血液，术末心内排气应彻底。

（2）低心排综合征：多见于术前心功能差、年龄大或伴有肺动脉高压者，但也与术中心肌保护密切相关。为此，术前应积极改善心肌功能、控制心衰，术中应尽量缩短心肌缺血时间，术后应控制入水量，采用强心利尿药。

（3）心律失常：术后常见的心律失常有房颤、房性或室性早搏、结性心律、心动过缓、房室传导阻滞。为预防心律失常，心内操作应轻巧、冠装静脉窦周围的 Koch 三角区应特别注意保护。一般心律失常无须特别处理，随着内环境的恢复，可望自行复律。对Ⅲ度房室传导阻滞者，需要安装心脏起搏器。

（4）残余分流：残余缺损可由外科技术失误引起，多见于合并充血性心力衰竭的大龄患者。较小的分流无血流动力学意义，术后临床症状仍可获得改善。仅有极少数大的残余分流需再次手术。因误将下腔静脉瓣当作缺损下缘修补房缺而导致下腔静脉引流入左房者，应再次手术纠正。

（5）介入封堵相关并发症：包括穿刺相关并发症如出血及血肿，静脉内膜撕裂；封堵器相关并发症如残余分流、封堵器移位脱落、血栓、溶血、二尖瓣关闭不全、房室传导阻滞、室上性心律失常等。

七、手术结果与预后

继发孔型 ASD 施行修复术后疗效满意，当今采用体外循环下直视修补术手术死亡率趋近零。

ASD 修补的生存率受年龄、病变程度等因素的影响，年龄大以及存在进行性充血性心力衰竭、并发肺动脉高压者死亡率偏高。肺动脉阻力增高是死亡的重要危险因素。

年龄大者尽管手术死亡率及并发症发生率偏高，但存活者的心功能都有明显改善，肺淤血减少，心影明显缩小。Coles 等指出，伴有心衰、肺动脉高压的重症 ASD 患者，术后随访 5 年以上，大部分患者心功能得到改善。

八、讨论与经验总结

继发孔型 ASD 在先天性心脏病中较多见，体外循环心内直视修补术和并发畸形的纠正术已成为心外科常规开展手术项目，手术方式趋于微创化。

1. 切口问题　通常都采用仰卧位，胸骨正中切口，其优点是能充分显露心脏各房、室腔，有利于 ASD 的修补和合并畸形的矫正。近年来有微创和小切口手术的临床应用，如采用右前外侧第 4 肋间切口，此进路优点除美容外，对右心也有良好的显露，但主动脉插供血管较为困难，甚至需改为股动脉插管，还有术末心内空气较难排尽，有导致术后空气栓塞的危险。

2. 心表探查　心包切开后，首先探查是否合并左上腔或肺静脉异位连接。在体外循环下阻断上下腔静脉回心血流，切开右房后观察冠状静脉窦口位置，通过缺损检查二尖瓣是否要处理，确定 4 个肺静脉开口是否在左房，进一步排除原发孔型"房缺"、三房心和肺静脉异位连接等合并症。

3. 技术操作　中央型小的缺损可直接缝合；对于缺损大、合并心内型右肺静脉异位连接者，应采用补片修补。筛孔状缺损则将其筛孔剪除使之成为单个缺损。对上腔型 ASD 合并有右上肺静脉引流入上腔静脉根部或右房上部者应采用补片将肺静脉口隔至左房，将肺静脉口的血液经缺损引入左房。必要时用自体心包加宽上腔静脉。冠状静脉窦至三尖瓣环之间的 Koch 三角区应留意保护，以免发生传导阻滞。

4. 严防空气栓塞　ASD 术后严重的并发症多见于空气栓塞引起的脑损害。因此，心内操作时，左房内血液不宜过分吸引，应保持左房内血平面，尤其是采用"不停跳法"，更要注意防止空气进入左房，术末膨胀肺，左房彻底排气。

九、房间隔缺损外科治疗的基本手术方式与手术步骤图解

房间隔缺损有中央型、下腔型、上腔型与混合型四型，因解剖类型的不同而手术步骤略有差异。

（一）中央型房缺修补术

胸骨正中切口常规建立体外循环，切开右心房显露中央型房缺（图 2-25-1），根据缺损的大小分别采用补片修补（图 2-25-2），或采用连续缝合修补或"8"字形间断缝合修补（图 2-25-3、图 2-25-4）。

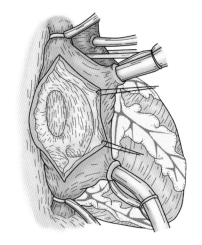

图 2-25-1　中央型房缺

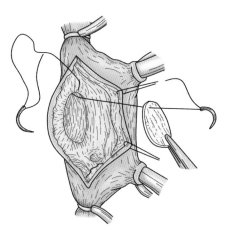

图 2-25-2　采用补片修补中央型房缺

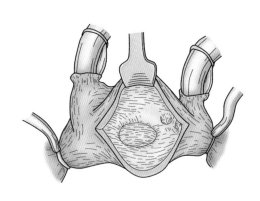

图 2-25-3　中央型小型房缺

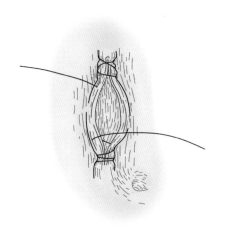

图 2-25-4　中央型小型房缺采用直接缝合修补

（二）下腔型房缺修补术

切开右房显露下腔型缺损，采用双头针将靠近下腔静脉处的房缺边缘与左房后壁都予缝合，以防残余缺损，其后采用涤纶补片通过连续缝合修补缺损，最后连续缝合右心房切口（图 2-25-5、图 2-25-6）。

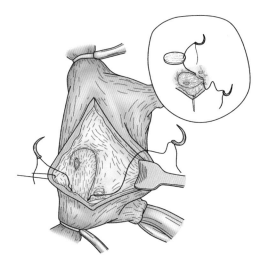

图 2-25-5　下腔型缺损

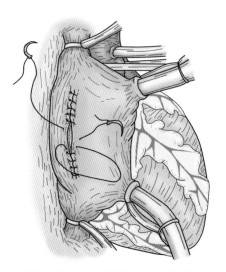

图 2-25-6　连续缝合右心房缺口

（三）上腔型房缺修补术

右房切口显露上腔型缺损（图 2-25-7），采用补片修补缺损（图 2-25-8）。房缺修补完毕采用心包补片将右房切口予以加宽，以防止上腔静脉入口发生狭窄（图 2-25-9）。

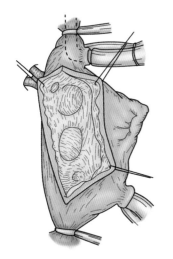 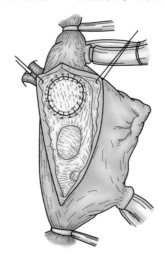 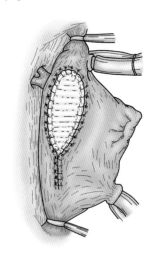

图 2-25-7　切开右心房，显露上腔型缺损　　　图 2-25-8　采用补片修补上腔型房缺　　　图 2-25-9　右心房切口采用补片扩大，防止上腔静脉入口狭窄

（王国华）

第二十六章
室间隔缺损

室间隔缺损（ventricular septal defect，VSD）简称室缺，是由于胚胎发育障碍造成心室间隔部位的异常交通，并在心室水平出现左向右血液分流的一种先天性心血管畸形。室缺通常单独存在，也可以是某种复杂心脏畸形的组成部分。其中，孤立性室缺约占先天性心脏病的 20%。

一、病理解剖

根据室缺的部位，可将室缺分为膜周部室缺、肌部室缺、流出道室缺和流入道室缺，它们在室缺中的构成比分别为 80%、5%、5% ~ 10% 及 < 5%。其中，膜周部室缺位于室间隔膜部或超越膜部界限而向前、向下或向上延伸。此类缺损多位于室上嵴下方，邻近三尖瓣前、隔瓣，左室面观紧靠无冠瓣基部，圆锥隔可向前或向后移位。房室传导束由缺损的后下缘通过；流入道室缺又称房室管型室缺，位于三尖瓣隔瓣下方，造成流入道间隔部分或完全缺损，其上缘常延伸至室间隔膜部，后缘是三尖瓣瓣环，前缘是肌肉，左室面观位于左室流出道间隔上；肌部室缺的边缘完全为肌肉组织，可发生于小梁间隔的任何部位，常见于中部、前部和心尖部，右室面观此类缺损因有粗大肌小梁横过而似多发性，而左室面观若缺损位于无肌小梁或光滑的室间隔部位则为一个大缺损；流出道室缺又称圆锥间隔缺损或漏斗部室缺，位于圆锥或漏斗隔内，可分为干下型室缺或嵴内型室缺；干下型室缺位于肺动脉瓣下，从左室面观缺损位于左室流出道，并邻近主动脉瓣右冠瓣下方，或左右冠瓣交界下方，其上缘仅是一纤维组织将主动脉瓣和肺动脉瓣隔开，常合并主动脉瓣右冠瓣脱垂；嵴内型缺损的边缘均为肌肉，其上方有一漏斗隔的肌肉桥将肺动脉瓣环隔开；流出道型室缺的后下缘常有一肌束将三尖瓣环隔开而远离希氏束，因而手术一般不会误伤传导组织。

根据室缺的大小可以将室缺分为大室缺、中等大小室缺和小室缺。大室缺是指缺损大于或等于主动脉口直径，此时分流血液流经室缺阻力小或无阻力，阻力指数 < 20U/m^2，又称非限制性室缺，右室收缩压接近或等于左室收缩压，肺 – 体血流比率取决于肺血管阻力情况；若室缺大小约为主动脉口的 2/3，血流经室缺阻力较大，右室收缩压升高但不超过左室收缩压的 1/2，肺 – 体循环血流比率在 2.5 ~ 3.0；小室缺是指室缺小于主动脉口 1/3，右室收缩压一般无明显变化或轻度升高，肺 – 体循环血流比率增高较少，可超过 1.5，经室缺阻力指数 > 20U/m^2，又称限制性室缺。

二、病理生理

正常人右心室的收缩压仅为左心室的 1/4 ~ 1/6，室间隔缺损患者的左心房血液进入左心室后，一部分血液从正常途径即左心室到主动脉至体循环，为有效循环；另一部分则自左心室经缺损的室间隔流入右心室至肺动脉（小循环），为无效循环。此时两个循环量不再相等，肺循环血流量超过体循环血流量。由于两心室之间收缩期存在较高的压力阶差，室缺患者的病程早期一般在收缩期存在中 – 大量左向右分流，舒张期则基本无分流，这些跨隔血流由于主要在收缩期出现，此时肺动脉瓣开放，血流可直接随右心室收缩而进入肺动脉，引起肺循环血量明显增加，肺循环高排低阻的特点继而引起左心的前负荷明显增加、左心代偿性肥大，室缺的分流机制决定了右心室收缩的前负荷，即舒张末压基本不增加，故早期主要表现为左心扩大、充血性心力衰竭，右室扩张不明显。因肺循环血管床容量储备大，早期可无肺动脉扩张及肺动脉高压，虽分流量大，肺动脉尚可以代偿性扩张以维持肺动脉压在正常水平。随着长期大量的肺循环充血，肺血管床承受高流量、高压力冲击，肺小动脉开始出现反射性血管收缩痉挛（代偿保护机制）、内膜受损增生、中膜平滑肌层肥厚，管壁增厚、管腔变小，且病变逐渐加重，肺血管阻力逐渐升高，进一步使肺动脉压力及右室压升高，右心逐渐代偿性肥厚、离心性扩张。较高的压力和阻力可以减少左向右分流、减轻肺循环充血，此时一般尚为早期的动力性肺高压阶段；随着年龄继续增长、原发病持续未治疗，肺小血管病变进展为不可逆性梗阻性病变，有效肺血量进行性减少，左心大小开始回缩，且持续的高压力及高阻力使得右心室压力逐渐接近左心室，出现双向分流，或者无明显分流，此后肺血管阻力不可逆性进一步增大，出现肺小动脉纤维化、闭塞、坏死，以及血栓形成，肺动脉压和右室压进行性增加，使得分流转变为右向左分流，并出现临床发绀，称为艾森门格综合征（Eisenmenger Syndrome），为阻力性肺动脉高压；晚期肺循环为低排高阻，右心功能逐渐失代偿衰竭，出现右心扩大、进行性右心衰继而左心衰竭、心律失常、栓塞，乃至猝死。

室间隔缺损的病理生理主要取决于年龄、缺损大小、两心室间的压力阶差以及肺循环阻力。

1. 小型缺损　又称为 Roger 病，分流量少，右室压及肺动脉压正常，心脏扩大不明显，多无临床症状及血流动力学障碍，一般仅在体检时发现有心脏杂音、震颤及心脏扩大。

2. 中型缺损　一般有大量的左向右分流，右室压及肺动脉压、肺血管阻力正常或有所升高，引起肺血明显增多、左室前负荷增大，并出现左心扩大，大多在婴幼儿期有一定程度的相关症状。较少引起严重肺动脉高压。

3. 大型缺损　又称非限制性室缺，症状出现早且程度重，引起双心室扩大，右室压接近左室压，分流量可大可不大，取决于肺血管阻力高低，肺动脉高压进展快，肺动脉压力及阻力均快速升高，肺小动脉病变持续加重，甚至可在数年内进展为艾森门格综合征。

三、临床表现

症状：一般缺损越大，症状越重，但与个体体质差异也直接相关。

1. 反复呼吸道感染、肺炎　大量分流造成的肺循环充血、压力升高，且充血性心力衰竭进一步造成肺组织渗出增加、肺淤血，轻微的上呼吸道感染就可以引起严重的肺炎，往往肺炎与心力衰竭同时存在。

2. 充血性心力衰竭　因大量左向右分流导致左心容量负荷明显加重，大室缺尤其在婴儿期常可出现充血性心衰的临床症状，最常发生于 1～6 月龄的患儿，1 岁以后心衰发生率明显减少，或症状减轻，一般情况改善，即使有大量左向右分流及肺动脉高压出现，心衰发病率亦无明显增加。充血性心衰代偿期常表现为出汗多、呼吸快、心率偏快，严重者体力较差，喂养困难，吃奶、哭闹及活动后喘息明显。部分年长患儿及成人可主诉胸闷、心悸、乏力、发绀等心功能不全及肺动脉高压表现。

3. 体格生长发育迟缓　瘦弱，营养不良。

4. 主动脉瓣脱垂、关闭不全及窦瘤破裂　流出道高位室缺较膜周部室缺更易发生，发生率在 5%～10%，男性多于女性，一般随着年龄增长发生率逐渐增加，漏斗部缺损一般为右冠瓣脱垂，膜周部缺损可为右冠瓣或无冠瓣脱垂或二者均脱垂，左冠瓣脱垂罕见。膨大的窦瘤及主动脉瓣脱垂可使缺损口被部分遮盖而变小，但闭合者并不多。

5. 继发漏斗部狭窄　主要是在婴幼儿时期由于室上嵴、右室隔束、壁束发生肥厚，使漏斗部出现肌性狭窄梗阻而形成，其发生率在 5% ~ 10%，通常见于漏斗部间隔移位或合并右室异常肌束者，随着右心室肥厚而逐渐出现右室流出道梗阻。漏斗部狭窄程度较轻的能减少较大量的左向右分流从而保护肺血管床，可能是一种自然的保护机制，狭窄程度较重的可能进展为室水平右向左分流。但也有人认为这一类型只是先天性右室异常肌束或右室双腔心的自然进展，与室缺并无关系。

6. 感染性心内膜炎　更多见于中小型室缺，缺损边缘和缺损右室面心内膜可因长期血流冲击而受损、增厚，使血小板及纤维素聚集，菌血症时细菌易在此处停留、繁殖，引起细菌性心内膜炎及赘生物形成，发生率在 0.15% ~ 1%，年龄越大发生可能性越高，未手术者发病率较手术患者高 1 倍以上。

7. 肺动脉高压　一般缺损越大，左向右分流越多，肺动脉高压进展越快。当体 – 肺分流比达到 3.0 以上时，肺动脉压力开始升高，晚期称为艾森门格综合征，可出现咯血、发绀、红细胞增多症、脑脓肿、右心衰等。一般认为，2 岁以内是室间隔缺损的安全手术年龄，一般不会出现不可逆性肺血管病变。即使缺损大小相同，不同患者的肺动脉高压进展速度亦相差较大，与性别、妊娠、生存环境、肺血管床的反应性等诸多因素均有一定关系，无法预测个体化的易感性。

四、体征

心尖搏动增强，呈抬举样，部分患者有心前区隆起，叩诊心界扩大。典型心脏杂音特点为胸骨左缘第 3 ~ 4 肋间的全收缩期响亮粗糙的喷射样杂音，常可触及收缩期震颤，并在心前区广泛传导，漏斗部缺损杂音位置偏高一肋间，缺损小者杂音常为收缩中早期的柔和杂音，甚至无杂音，一般无震颤，肌部室缺的杂音常在心尖区最响，巨大缺损、功能性单心室者可无杂音。有经验的医生可根据杂音的强度、音色直接判断出缺损大小及病情轻重。分流量大者有时可在心尖区闻及较短的舒张期杂音或收缩期吹风样杂音，前者为明显增加的肺血流量导致左心回心血量增加、二尖瓣相对狭窄所致，后者为左室明显扩大、二尖瓣相对关闭不全所致。当进展到明显肺动脉高压时，室缺的分流性杂音可明显减弱变短乃至消失，可闻及肺动脉瓣区第二心音明显亢进并分裂，呈金属音，出现肺动脉瓣反流性杂音或三尖瓣反流性杂音，发绀、杵状指、肝大、颈静脉充盈等表现。

五、辅助检查

（一）胸片

胸片可显示心影增大，以左心增大为主，主动脉结正常或缩小，肺纹理增多增粗、肺充血，肺动脉段突出，肺动脉及其分支增宽，透视下可见肺门阴影增多、肺门搏动明显，称为"肺门舞蹈征"。合并明显肺动脉高压的患者表现为肺动脉段球形凸出，肺动脉主干及肺门处主要分支呈瘤样扩张，肺野外带肺血管纹理细小、稀疏、扭曲，称为"残根征"。心影有缩小趋势，以左心缩小、右心扩大为主。正常婴幼儿的心胸比例较大龄儿童及成人明显偏高，心影更圆隆，婴幼儿室缺患者的胸片改变明显者一般为大型缺损。

（二）心电图

心电图改变主要包括左心室肥大或双心室肥大，以左心室肥大更显著，可伴有 V5 导联 Q 波深窄、较高尖的 T 波或劳损性 ST-T 改变、电轴明显左偏等左心负荷过重的表现。当出现明显右心室高电压、右胸导联 ST-T 改变、电轴右偏、肺性 P 波、不完全性右束支传导阻滞等时，表明存在严重肺动脉高压或艾森门格综合征。双心室肥厚均较明显时，一般合并有较高程度的肺动脉高压或者缺损较大、右心室压力高，此时评估病情轻重尚需结合其他临床资料。电轴偏转及其程度亦对病情判断有一定帮助。由于生理性婴幼儿期心电图即呈右优势型，故此时期心电图改变仅供参考。

（三）心脏超声影像

超声心动图可显示缺损大小、位置、与主动脉瓣及三尖瓣的局部解剖学关系、缺损边缘与瓣根处的距离、心脏大小及功能、是否合并其他心脏大血管畸形，以及估计分流量大小、肺动脉高压，通过近端等速面积法（PISA）可以评估分流情况。结合二维超声和多普勒血流表现以及临床症状，即可确诊室缺；多普勒彩超可增加二维超声诊断小室缺和多发室缺的敏感性，然而，与一个大室缺并发的多发肌部小室缺容易被漏诊。

（四）心导管和心血管造影

通常情况下室间隔缺损通过患者的临床表现及心脏超声即可确诊，超声对微量分流的小型缺损、缺损位置及形态判断，以及是否合并其他心脏大血管畸形均十分敏感，一般无需行心导管及造影检查。但对于合并严重肺动脉高压患者，心导管可评估肺动脉压力、肺血管阻力、体 – 肺动脉间的分流量及分流比，在判断这类患者的手术指征及预后方面仍有其不可取代的地位。

六、病程演变和预后

室间隔缺损的病程演变和自然预后，对选择手术治疗时机有重要意义。影响病程演变的主要因素是缺损的大小和出生后肺血管阻力的变化。胎儿期由于肺未膨胀，肺血管阻力很高，出生后随着肺膨胀，肺小血管开通，氧分压升高，肺血管扩张，肺阻力下降，室缺引起的分流会随之增加，而分流增加会导致肺动脉结构性异常，肺阻力进行性升高。患儿的预后与肺血管阻力变化的快慢与幅度大小相关，一般会出现以下几种结局。

（一）早期死亡

大型室缺病例随着出生后 2 ~ 3 周肺血管阻力逐渐下降到正常，左右心室内压力阶差加大，自左向右分流量增加，肺循环血流量增加，左心容量负荷加重，此类婴儿于 2 ~ 3 个月可因肺静脉高压肺水肿，急性左心衰竭而死亡。幸存者，因肺淤血、反复上呼吸道感染和心衰，生长发育迟缓，也多于 1 岁内死亡。研究表明，婴幼儿如在出生后 6 个月内出现心力衰竭，在 2 岁内死亡率可高达 25%。

（二）晚期发展为艾森门格综合征

大型室缺，肺血管阻力逐渐升高，而且随着年龄增长，肺血管病变逐渐加重，自左向右分流逐渐减少。成年之前，肺血管阻力严重升高，心内出现双向分流，进而以右向左分流为主，口唇明显发绀，表现为艾森门格综合征。此类患者一般多在 40 岁以前死亡，死因包括大咯血、红细胞增多症、脑脓肿、脑梗死或右心衰竭。

（三）缺损自然闭合

小型室缺比较容易自然闭合，大型缺损合并肺动脉高压则鲜见自然闭合，自然闭合者多见于 1 岁以内，4 岁以内闭合率约为 34%，96% 的自然闭合发生在 6 岁以前。室缺自然闭合的机制是：①膜部缺损边缘与三尖瓣隔瓣和部分前瓣叶贴近，进而粘连而逐渐闭合；②肌性缺损随着间隔肌肉发育而逐渐缩小，或边缘因血流的冲击而纤维化或内膜增生；③血栓形成或细菌性心内膜炎治愈，缺损由赘生物闭塞。

（四）主动脉瓣关闭不全

作为室间隔缺损的并发症，少数病例（约 5%）特别是右室流出道型室缺易于发生主动脉瓣关闭不全。这种关闭不全出生时没有，而是在 10 岁以内逐渐出现，到成年进一步恶化。当主动脉瓣关闭不全加重时，由于室间隔缺损被脱垂的主动脉瓣叶部分堵闭，心室水平左向右分流常可减少。

（五）右室漏斗部狭窄

5% ～ 10% 大型室间隔缺损合并大量左向右分流病例，在婴幼儿期可出现右室漏斗部狭窄，主要为漏斗部肌肉肥厚所引起，其程度随年龄增长而加重。约有 1% 的患儿狭窄严重，足以引起自右向左分流，在临床征象上类似法洛四联症。

（六）感染性心内膜炎

单纯室间隔缺损感染性心内膜炎的发生率为 0.15% ～ 0.3%，多见于 15 ～ 20 岁病例，赘生物常位于右心室内，脱落后可造成肺栓塞，一旦确立诊断，及时药物及手术治疗预后较好。

七、治疗

手术修补缺损是有效的治疗措施。近年来，对合适的病例采用介入封堵治疗也取得良好的效果。

1. 适应证

（1）婴儿期手术：大型室缺在新生儿或婴儿期分流量很大，常出现反复肺部感染合并顽固性心力衰竭和肺功能不全而危及生命，经药物积极治疗无效时，婴儿期甚至在新生儿期就应积极进行手术治疗。对 6 个月以内的重症营养不良婴儿，也可考虑分期手术，先做肺动脉带缩术以挽救生命。但这类姑息性手术病死率亦比较高，除多发性室缺外，目前多倾向于一期矫治术。

（2）幼儿期手术：大型室缺反复肺部感染和充血性心力衰竭，虽药物治疗可适当控制，若肺动脉压与体动脉压比值 ≥ 0.75 而无反向分流者，应于 1 岁内及时施行手术，以防止肺血管发生阻塞性病变。

（3）择期手术：2 岁以上幼儿无症状或症状较轻，无肺动脉高压，肺血流和体血流比值 2∶1 左右，可随访观察，于学龄前手术，因为有部分室缺在这期间可望自行闭合或缩小。随访过程中若出现轻至中度肺动脉高压，则应及时手术治疗。

（4）小型室缺，患者无症状，心电图和胸部 X 线检查心肺均无明显变化，可不需手术。如伴发心内膜炎时，应及时手术治疗。

（5）严重肺动脉高压，但以动力性肺动脉高压为主者，平静时无发绀，活动时出现发绀，动脉血氧饱和度＞ 90%，肺 - 体循环血流量比值＞ 1.3，全肺阻力低于周围循环阻力，术前经 1 ～ 2 周扩血管药物治疗后，重复心导管检查，如全肺阻力下降，心室水平左至右分流量增加，可考虑手术治疗。这类患者手术后近期疗效尚佳，远期效果仍有争议。

2. 禁忌证

（1）休息时有发绀，有杵状指（趾），心前区收缩期细震颤消失，收缩期杂音短促或消失，肺动脉第二音明显亢进。

（2）胸部 X 线片示心影不大或较前缩小，心胸比率在正常范围内，肺部不充血，肺动脉段明显突出。右肺动脉中心段明显扩张，而远端细小，呈残根状，二者不成比例。心电图示电轴右偏，心前区导联为典型右心室肥厚图形。

（3）右心导管检查示右向左分流为主，全肺阻力＞ 10U/m^2，肺 - 体循环阻力比值＞ 0.75，肺体循环血流量比值＜ 1.3，特别是运动后，动脉血氧含量明显下降。

（4）肺组织活检，Heath 肺血管病变分级标准Ⅳ级以上的病理改变，肺小动脉内膜增生，广泛纤维化，导致管腔狭窄和闭塞，甚至出现血管丛样病变或发生坏死性动脉炎表现，均为不可逆性变化。

3. 术前准备　室缺患者的术前准备，特别是对伴有严重肺动脉高压者尤为重要。

（1）扩血管药物的应用：对伴有重度肺动脉高压者应常规应用扩血管药物。首选的是硝普钠，儿童 10mg/d，成人 25mg/d，以每分钟 2 ~ 3μg/kg 的速度静脉滴注。根据病情应用 10 ~ 15d 后手术。

（2）改善心功能，对伴有心力衰竭者，可应用强心、利尿等药物治疗。

（3）呼吸道准备：如有咳嗽、咳痰及肺部有干、湿啰音者，应在控制心力衰竭的基础上，选用适当的抗生素治疗，控制潜在的呼吸道感染。

（4）对伴有细菌性心内膜炎的治疗，原则上先选用适当的抗生素，有效者可待病情稳定后进行择期手术。对感染难以控制或心腔有赘生物的病例，可在强有力的抗生素应用过程中或经 1 ~ 2 周治疗后，即使在感染活动期，也应抓住时机，进行手术治疗。

（一）右房径路室缺修补术

右室流入道的室缺，包括膜周型缺损和三尖瓣隔瓣下缺损，由于常位于三尖瓣附近或被三尖瓣隔瓣所掩盖，因此经右房切口进行修补比较方便，且对右室功能影响较小。经右心房修补室缺多采用纵劈胸骨正中切口，该切口手术视野显露充分，易于处理合并症。近年来右侧腋下切口亦广泛开展，右侧切口可选用右前第 4 肋间或右腋前第 3 肋间小切口，与正中切口相比创伤小、出血少、瘢痕隐匿，且不破坏胸廓的骨性连接。但侧切口心脏显露比较差，处理合并症较困难，术前诊断必须十分准确，以免造成术中遇上疑难情况，难以处理。

手术步骤如下。

1. 开胸　开胸显露心脏，按常规建立体外循环，应用冷晶体心脏停搏液或氧合血停搏液做冠状动脉灌注，以保护心肌。

2. 右房切口　上起右心耳，下至下腔静脉上方，平行并距离房室沟 1 ~ 2cm 做房壁斜切口，于切口前后缘各缝两牵引缝线，注意避免损伤位于上腔静脉与右房交界处，即界沟上方心外膜下的窦房结。将心房壁切口前缘向前牵拉即可显露三尖瓣环，房室结位于冠状静脉窦口内上方即 Koch 三角区内。

3. 显露缺损　大缺损寻找比较容易，小缺损有时显露比较困难，需细心寻找。一般可在三尖瓣隔瓣与前瓣交界附近寻找，将前瓣与隔瓣牵开，膜部缺损四周往往为增厚的白色纤维环。膜周型缺损位于室上嵴下方，并邻近主动脉瓣，其前下方为肌肉缘，缺损常较大，也较多见。

4. 注意传导束行径　希氏束在室间隔缺损后下缘处穿过，此处是手术中最容易损伤的部位。

5. 修补缺损　室缺修补方法甚多，应根据缺损的大小与部位，采用不同的修补方法。

（1）膜部小型缺损修补方法：膜部小的缺损四周均为纤维缘，多可采用直接缝合法，即间断带垫片褥式缝合。如缺损邻近三尖瓣隔瓣，一侧垫片可缝于距三尖瓣环 2mm 的隔瓣根部，另一侧缝于缺损的对侧缘上。缝线一定要缝合于室间隔的右侧，切勿单纯缝合在缺损边缘的白色纤维环上，以避免缝线撕脱和（或）损伤后下缘的心脏传导组织。

（2）膜周型缺损修补方法。

1）应用补片间断褥式缝合法：于三尖瓣环后下缘和隔瓣根部，应用间断带垫片褥式缝线缝合 3 ~ 5针，分别穿过补片，再顺时针向到后上方缝于心室漏斗褶与三尖瓣环接合处。若心室漏斗褶发育不全，在此处有时要用带小垫褥式缝线 1 ~ 2 针直接缝于主动脉瓣环上，然后转至室上嵴，下方转移至窦部室间隔之右心室面，每针缝线均穿过补片相应部位，推下补片结扎缝线，完全闭合室缺。

2）连续缝合补片修复：由右房经三尖瓣口先于缺损12点部位，用4-0聚丙烯缝线做一单纯缝合，补片修剪成略大于室缺，缝数针后拉紧缝线，将补片下送到位，继续向头端肌肉缘缝合，牵拉缝线显示下一步缝合区，抵达上方心室漏斗褶肌缘和三尖瓣环接合部后，缝线穿过三尖瓣前瓣基底部，自心室至心房侧，随后从心房回至心室侧，穿过补片缘，收紧缝线，到后下缘时缝线应离开缺损边缘以防损伤希氏束。两针于相遇处结扎，闭合缺损。

（3）隔瓣下缺损修补方法：隔瓣下缺损又称房室管型室缺，该部位缺损常被三尖瓣隔瓣掩盖，牵开三尖瓣隔瓣多可显露其下方缺损。假如掩盖室缺的瓣叶或腱索无法牵开，可于三尖瓣隔瓣根部距瓣环2~3mm处切开三尖瓣，并将切开瓣叶牵往前方，隔瓣下方缺损即得到良好显露。三尖瓣隔瓣直接与缺损相邻，头、尾侧分别为漏斗隔和小梁隔，以及右室流入道间隔。头侧三尖瓣隔瓣裂常指向中央纤维体，三尖瓣下方室缺后下缘有传导束经过，穿越中央纤维体后分为左右束支，左束支在室间隔左室面内膜下行走，右束支在室间隔膜部下方分出后，于右室面心内膜下向前进入调节束抵达前乳头肌基部。应用带垫片缝线于缺损后下缘做5~6针间断褥式缝合，邻近三尖瓣环处的缝线缝于三尖瓣隔瓣根部，其他部位缝线缝于室间隔的右室侧，以免损伤传导束。上述缝线分别穿过补片相应边缘并结扎。然后以6-0无创缝线缝合切开的三尖瓣。大多数情况下闭合此类缺损可不需切开三尖瓣叶，仅需牵开三尖瓣隔瓣，显露和修补隔瓣下缺损。

部分病例膜周型室缺可合并流入道肌性室缺，并且在两缺损之间留有一完整的肌肉条，在这类缺损中传导组织是从两个缺损间的肌条通过，故应采用单一补片修补两个缺损。牵开三尖瓣隔瓣显露和修补这类缺损，补片应略大一些。一般应用4-0双头针带小垫片进行褥式缝合，为防止损伤肌条中的传导组织，第一针置于头侧肌小梁间隔缘上，牵引第一根缝线，有助于显露缺损头侧缘，直达中央纤维体前，对这段缺损缘的缝合是安全的。随后3~4个褥式缝线逐渐转移到距三尖瓣环1~2mm的隔瓣根上。隔瓣下方两个缺损间的肌肉束附近，缝线应注意跨越，以免损伤传导束。离开三尖瓣根部后，褥式缝线置于右室流入道缺损的肌缘上。全部褥式缝线均置好并分别穿过补片后，将补片送下结扎，闭合缺损。另外也可以切开隔瓣根部显露室缺，仅对缺损后缘和三尖瓣隔瓣根部进行间断褥式缝合，其他肌肉缘可采用单纯连续缝合。

一般应用单纯连续或5~6个间断褥式缝合闭合右房壁切口，排除心腔内积气，开放升主动脉阻闭钳，诱导心脏复苏。

（二）肺动脉径路室缺修复术

漏斗部和干下型室缺适合选用肺动脉切口修补。

1. 肺动脉切口 于肺动脉干的下方做2~3cm纵切口，直达肺动脉瓣环。

2. 显露缺损 切口两侧各缝牵引线1根，切口下端应用一眼睑拉钩将肺动脉前瓣向前和向右室流出道方向牵引，即可显露室缺，缺损直接位于肺动脉左右瓣下方。

3. 修补缺损 这类缺损一般都比较大，且紧靠肺动脉瓣下方，缺损上缘即肺动脉瓣环，均应采用补片修补。剪裁与缺损形状和大小相适应的补片，上缘应用带垫片褥式缝合，分别缝于肺动脉瓣兜内的肺动脉瓣环上，于心室侧出针，缝线分别穿过补片缘，将补片推下并结扎固定，其下方的肌肉缘与补片可用单纯连续缝合，完全闭合室缺。

4. 闭合肺动脉切口 一般应用5-0无创缝线做连续缝合。

（三）右室径路室缺修复术

室缺早年几乎均由右室切口修补，当前认为右室径路仅适合于膜周 – 漏斗部室缺，漏斗部和某些肌部室缺。

1. 切口选择　当不需要加宽右室流出道时一般可以选用右室横切口或斜切口，否则应选纵切口。在右心室漏斗部少血管区拟做切口部位的两侧，各做一个穿透右室壁全层的牵引缝线，切口应距左前降支 8 ～ 10mm，经两牵引线间切开右心室，用两个小拉钩将切口向两侧牵开，即可寻找缺损。

2. 显露缺损　应用一小拉钩放进缺损口向漏斗隔方向牵拉，对膜周型缺损和低位漏斗部缺损的下缘显露较方便。中央纤维体、三尖瓣前瓣和隔瓣环，以及主动脉瓣环都可能成为缺损的部分纤维缘。膜周部缺损传导束紧靠缺损后下缘，位于左室面心内膜下。

3. 修补缺损

（1）膜周型缺损修补法：将深拉钩经右室切口伸入三尖瓣隔瓣下方将隔瓣及圆锥乳头肌向上牵拉，先于缺损后下缘应用 5-0 带小垫片双头无创缝线做间断褥式缝合，从圆锥乳头肌止点后方开始距肌肉缘 5mm 的间隔右室面出针，顺时针方向缝合，做 3 ～ 4 个褥式缝合后，缝线即可由肌肉缘转移到三尖瓣隔瓣根部，此处所有缝线均需置于腱索下方。缝到三尖瓣隔瓣与前瓣交界部位后，褥式缝线再转移到三尖瓣前叶根部和心室漏斗褶或主动脉瓣环上，然后继续沿心室漏斗褶缝合，在邻近冠状动脉无冠瓣时必须看清主动脉瓣再下针，而且缝线穿过肌肉应有足够深度，缝线分别穿过补片，将补片送下后结扎，剩下的室缺上缘和前缘均为漏斗隔及隔束形成的肌肉缘，可进行连续缝合，缝线必须穿过肌肉缘的全层，直到与圆锥乳头肌止点后方的缝线汇合再结扎，缺损全部闭合。

（2）肌小梁前部缺损修补法：Breckbridge 等对靠近右心室前壁室间隔多发性缺损提出了特殊的修复办法。

先经右房通过三尖瓣口初步探查和确定这类缺损部位和数目，于缺损相应部位做右室纵切口，切口距离冠状动脉左前降支至少应在 8mm 以上，牵开右室切口，观察缺损数目和大小。缺损较大，一般呈长条形，可应用长圆形补片修补，先绕肌缘预置一圈间断褥式缝线，分别穿过补片缘，并一一结扎。若缺损窄长形，则可采用两排聚四氟乙烯或涤纶垫片缝合，一排放在心内，另一排放在右心室前壁近室间隔部位，应用多个褥式缝合从心内穿过缺损后方肌肉缘，贯穿右心室前壁和心外的长条垫片，一般缝上 3 或 4 个褥式缝合，收紧缝线，结扎后即可将缺损牢固闭合。

（3）漏斗部或嵴内缺损修补法：这类缺损全部为肌肉缘，一般都需应用补片进行修补。缺损缘距传导组织和肺动脉瓣口均有一定距离，可以应用单纯连续缝合法进行缝合，或加用数个带小垫片的间断褥式缝线加强缝合。

缝合心室切口：缺损缝合完毕，请麻醉师挤压呼吸囊，检查缺损修补处无漏血，也无残留缺损，可应用 5-0 缝线连续或间断缝合右心室切口，缝线必须贯穿右室壁全层，并可应用 2 或 3 个带小垫片褥式缝线加固缝合。

（四）左室径路室缺修复术

肌肉部室缺，特别是肌小梁部或室间隔下部的缺损常为多发性，甚至形成筛状。若经右心室切口分别修复，常常遗漏小缺损，造成修补不完善。然而从左心室切口观察，此类肌部缺损常呈现为单一的大缺损，应用一块补片修复，即能完全闭合缺损。

1. 手术步骤

（1）左室切口：首先通过右房切口经三尖瓣口探查缺损部位和复杂程度，决定是否需要切开左室修补。然后将纱布垫置入心包腔内将心尖垫高，于左室心尖部少血管区，距左前降支 8 ~ 10mm 处，做一短的鱼嘴状切口，长约 20mm。向上延长切口时要防止损伤二尖瓣前乳头肌。

（2）显露缺损：于切口两侧各置牵引线 1 根，并应用拉钩牵开室壁切口，显露室缺。缺损缘在光滑的左室面很容易显示，从左室面观多为单一缺损，也须注意是否有多个或高位缺损存在，以防遗漏。

（3）修补缺损：此类缺损均需应用补片修补，假如为多个缺损，而且彼此都很邻近，亦可应用一块大补片覆盖于全部缺损上，应用带小垫片 4-0 无创缝线做间断褥式缝合。

（4）闭合室壁切口：由于左室腔内压力高，可应用带小垫片无创缝线做间断褥式缝合或应用聚丙烯无创缝线进行双层连续缝合，缝线必须穿过室壁全层。

2. 术中注意要点

（1）防治心律失常：特别是室缺伴肺动脉高压的患者，由于左、右心室肥厚，甚至劳损，对缺氧耐受性差，麻醉诱导，气管内插管，心外探查及心脏插管均易诱发心律失常，常见的是室性早搏、房性早搏，甚至心室颤动，可用利多卡因 1 ~ 2mg/kg 体重静脉滴注。要防止缺氧，手术操作应轻柔，如发生心室颤动，可电击除颤。

（2）防止传导阻滞：必须深入了解室缺与心脏传导系统的关系，方能降低房室传导阻滞的发生率。膜周部缺损，缝线应缝在距三尖瓣环 0.2cm 的三尖瓣隔瓣根部，窦部室间隔之右心室面，其深度以不穿越室间隔厚度的 1/2 ~ 2/3 为度。在危险区应防止过度牵拉和钳夹缺损边缘。

复苏后，如出现完全性房室传导阻滞，怀疑因缝合损伤所致，应再次转流，拆除部分缝线。如考虑与牵拉损伤有关，可应用异丙肾上腺素和氟美松等药物，安放临时心肌起搏导线，行临时起搏。因组织水肿引起者，经短时间后可以自行恢复窦性心律。

（3）防止主动脉瓣关闭不全：高位室缺，其上缘是由主动脉瓣环构成，尤其是干下型缺损多伴有不同程度的主动脉瓣脱垂，并可掩盖部分缺损的边缘。手术修补干下型缺损时，缝线应缝在肺动脉瓣环上，其间距不宜过大，切勿损伤主动脉瓣。术中一旦发现主动脉瓣关闭不全，必须及时拆除缝线，重新缝合。

（4）缺损修补不完善：心脏复跳后，应认真行心外探查，心脏表面是否有收缩期震颤，必要时，可行心脏超声检查。如有残余缺损，应立即再次转流修复。

应该指出，室缺合并右心室漏斗部肌肉肥厚，复搏后右心室表面常可扪及轻度收缩期震颤，故术中应常规探查右心室流出道，若有流出道狭窄，应切除肥厚肌肉。

（5）防止三尖瓣关闭不全或狭窄：修补膜周部及三尖瓣隔瓣后缺损时，应防止损伤三尖瓣及其腱索。三尖瓣隔瓣根部缝线，距瓣环不要过远，间距勿过大。以补片修复时，应将补片推放到确切的位置，防止将三尖瓣压在补片下方。如需行三尖瓣切开，应妥善缝合和修复。

（6）左心减压，保护心肺功能，特别是合并主动脉瓣关闭不全时，易发生心脏过度膨胀、肺水肿和灌注肺，故术中应经右上肺静脉根部插入左心房引流管，并保持引流通畅。

3. 术后处理和并发症的防治　室缺伴肺动脉高压及有严重肺血管病变者，缺损修复术后容易发生心肺功能不全，必须妥善做好术后处理。

（1）扩血管药物的应用：对大型室缺合并严重肺动脉高压患者尤为重要，通常应用硝普钠，按 1 ~ 4μg/（kg·min）静脉滴注 2 ~ 3d 后改用酚妥拉明，以降低肺动脉压力和阻力，减轻右心室后负荷，同时使周围阻力降低，也减轻左心室后负荷，提高左、右心室排出量，改善心、肺功能及全身灌注。

（2）维持正常呼吸功能，肺动脉高压患者肺阻力高，顺应性差，可导致广泛性肺泡性肺不张，使通气功能降低，引起呼吸功能不全或衰竭，再加上刀口疼痛，痰液黏稠，可使病情加剧。应注意以下几点。

1）常规拍胸片，以查明有无肺不张、气胸和胸腔积液，并注意气管插管的位置是否适当。

2）延长呼吸机应用时间，必要时应用呼吸终末加压，并行血气分析，防止缺氧、代谢性酸中毒、过度通气及呼吸性碱中毒，待病情稳定后再脱离呼吸机。

3）应用扩张支气管药物，如氨茶碱，翻身、叩背以协助排痰。

4）选用适当的抗生素预防感染。

5）对重症婴幼儿，术后应用镇静药，一方面防止头颈部活动引起喉头水肿，另一方面保持安静，可减轻心脏负荷。

（3）术后心脏传导阻滞的处理：若术后发生完全性房室传导阻滞，应静脉滴注异丙肾上腺素，必要时可应用起搏器起搏，以及加用激素类药物治疗。若1个月后仍不见好转，且发生阿斯综合征者，应安放永久性起搏器。

（4）低心排血量综合征：室缺患者，术后一般不会发生低心排血量综合征，一旦出现，多由于心肌收缩力严重受抑制，应给予正性肌力药物，常用的是多巴胺、多巴酚丁胺及肾上腺素。心率慢时可应用异丙肾上腺素，循环稳定后可改用洋地黄类药物，如毛花苷C，以增强心肌收缩力。

监测混合静脉血氧分压、心脏指数、肺楔压或左房压决定治疗方案。如混合静脉血氧张力低于35mmHg，心脏指数低于$2.4L/m^2$，肺楔压或左房压低于14mmHg，应补充血容量，增加左心室前负荷，提高心排血量。若血红蛋白低于80g/L，应输血，如高于150g/L可给予血浆或白蛋白。

（5）室缺修复后再通：缝线撕脱多发生于术后1～3d，主要原因是手术修复时缝合过浅，三尖瓣隔瓣基底部瓣膜组织薄，结扎缝线时未扎紧，结扎线撕脱等。临床检查可发现心前区收缩期杂音再度出现，甚至有收缩期震颤血红蛋白尿等，患者常有呼吸困难，严重者可出现心力衰竭。超声心动图检查可确定诊断。

撕裂口较小，患者无症状，可暂不手术，密切观察，有时可自行闭合。否则应再次手术修复。

对晚期残余缺损患者，术前应调整患者全身状态，应用强心、利尿药物治疗，必要时加用扩血管药物，改善患者心脏功能。晚期残余缺损由于心包粘连和心脏与胸骨后粘连，手术时应特别小心分离胸骨后粘连，应用摇摆锯劈开胸骨或分段锯开胸骨。如心包与心脏粘连分离困难时，尽早建立体外循环，在转流及心脏低负荷情况下分离粘连。残余缺损多位于三尖瓣隔瓣基底部及缺损后上缘，原补片若已为心内膜纤维组织覆盖，无须拆除，根据残余缺损大小，另外剪裁补片修复。残余缺损修补均用间断带垫片褥式缝合，危险区仍缝于三尖瓣隔瓣根部及窦部室间隔之右心室面。

4. *疗效评价*　影响疗效的因素如下。

（1）年龄：手术患者年龄越小，病情越重，特别是新生儿，手术病死率仍较高。

（2）室缺类型：单纯室缺手术病死率很低，有的医疗中心手术病死率已下降到零。多发型室缺是增加手术死亡的一个重要因素，因为可能遗留残余缺损，值得注意。

（3）肺动脉压力和阻力：肺动脉压力轻度及中度增高者手术病死率低，伴有严重肺动脉高压者手术病死率明显增高。Lam和Kirklin等报道，病死率分别为29%和20%。汪曾炜等对182例严重肺动脉高压者行手术治疗，全组肺动脉压力为80～150mmHg，全肺动脉阻力190～178dyn/（s·cm^5）。

其中伴双向分流者25例，手术病死率为4.9%，指出手术中必须认真探查，对合并畸形必须妥善修复。

（4）术中、术后发生完全性房室传导阻滞者病死率高。Kirklin报道早期46例发生Ⅲ度房室阻滞中，22例手术早期和晚期死亡。

室缺修复是心血管外科一种常见的基本手术方式，疗效好，安全性高。新生儿和婴幼儿反复出现肺炎和心衰者应尽早手术，对伴肺动脉高压，特别伴严重肺动脉高压者，术前应适当准备，进行扩血管药物治疗。难以确定手术指征者，可考虑肺活检，参考Heath病理分级综合判断和掌握好手术指征，并注意改进手术技术，加强术后管理，方能提高严重病例手术治疗效果。

（五）室缺的介入封堵治疗

1. 明确适应证

（1）年龄通常≥3岁，体重通常≥10kg。

（2）对于单纯性膜周部室缺，有血流动力学异常，直径>3mm、<14mm，室缺上缘距主动脉右冠瓣≥2mm，无主动脉右冠瓣脱入VSD及主动脉瓣反流。

（3）肌部室缺>3mm。

（4）外科手术后残余分流，其条件同单纯性膜周部室缺。

（5）心肌梗死或外伤后室间隔穿孔，破口伸展径<24mm，手术时机通常选择在急性心肌梗死3~6周后，血流动力学相对稳定时。

2. 相对适应证

（1）直径<3mm，无明显血流动力学异常的小VSD，治疗目的是避免或减少并发感染性心内膜炎。

（2）嵴内型VSD，缺损靠近主动脉瓣，如缺损距肺动脉瓣2mm以上，直径<5mm，大多数患者可成功封堵，但长期疗效需随访观察。

（3）感染性心内膜炎治愈后3个月，心腔内无赘生物。

（4）室缺上缘距主动脉右冠瓣≤2mm，无主动脉右冠窦脱垂，不合并主动脉瓣反流，或合并轻度主动脉瓣反流。

（5）室缺合并一度或二度Ⅰ型房室传导阻滞。

（6）伴有膜部瘤的多孔型室缺，缺损上缘距离主动脉瓣2mm以上，出口相对集中，封堵器的左心室面可完全覆盖全部入口。

3. 禁忌证

（1）感染性心内膜炎，心内有赘生物，或存在其他感染性疾病。

（2）封堵器安置处有血栓存在，导管插入径路中有静脉血栓形成。

（3）巨大VSD、缺损解剖位置不良，封堵器放置后影响主动脉瓣或房室瓣功能。

（4）重度肺动脉高压伴双向分流。

（5）合并出血性疾病和血小板减少。

（6）合并明显的肝肾功能异常。

（7）心功能不全，不能耐受操作。

4. 操作步骤

（1）病例选择。经胸或经食道超声明确室间隔缺损的具体位置，仔细关注三个切面，判断是否适合封堵手术。①左心室长轴切面。此切面是将探头置于胸骨左缘，方向指向右肩，显示出左心室长轴方向图像，图像特点是不显示左心室心尖部和左心室后壁，但可清楚观察到室间隔缺损的上缘与主动脉右冠瓣的距离。②大动脉短轴切面。此切面是在左心室长轴切面的基础上，将探头顺时针旋转90°显示出主动脉根部短轴。此切面是室间隔缺损分型的常见切面。③胸骨旁五腔切面。是在胸骨旁四腔切面的基础上将探头略指向前方，显示主动脉长轴。在此切面上应注意区别主动脉的右冠瓣和无冠瓣，当能清楚显示两个瓣窦和瓣膜时为右冠脉和左冠瓣，只显示一个瓣膜时则为无冠瓣。室间隔缺损孔边缘和主动脉间有2mm以上的距离，是行室间隔缺封堵的先决条件，然而，测量这一距离受人为因素影响较大。大动脉短轴切面显示位于7—9点的缺损为膜周部缺损，9—12点为膜部缺损，12—1点是室上嵴上缺损或肺动脉瓣下缺损，仅有膜周部和膜部缺损适合于封堵治疗。

（2）术前准备。触摸双侧股动脉搏动是否良好，对于肥胖患者或者婴幼儿需要仔细判断穿刺部位，争取术中一次穿刺成功。8岁以下需全麻者术前严格禁食6h，禁饮4h，儿童术前积极补液使血管扩张对穿刺成功有一定帮助。

（3）手术操作。VSD封堵治疗需要穿刺股动、静脉。通常双侧腹股沟区同时消毒铺巾，穿刺完毕后，常规行右心导管检查，端孔导管在心脏各部取血，查血气分析，测量肺动脉压力并计算Qp/Qs、肺血管阻力，之后行左心导管检查、左心室及主动脉根部造影。左心室造影对介入封堵手术的评估有至关重要的作用，除了显示VSD的大小、形态和距离主动脉瓣的距离外，更重要的是选择合适封堵器的依据。主动脉根部造影可以判断封堵前有无主动脉瓣反流、有无主动脉瓣脱垂、预计封堵器植入后对主动脉瓣的影响。根据造影显示VSD的形态、大小、距主动脉瓣的距离，并结合辅助检查综合判断选择何种类型的封堵器。根据左心室造影VSD的形态切割出适合的直猪尾巴导管头端并建立动静脉轨道，将负载器与长鞘相连接，在X线下推送输送钢缆，当封堵器进入输送鞘前段时回撤钢缆一次，防止封堵器与输送钢缆连接不牢固。继续推送输送钢缆，先在左心室打开左盘面，轻轻回拉至室间隔，通过手感、封堵器的形状、造影对比图确定位置是否合适。输送鞘在左心室内不易进入过深，一方面进入过深会引起室性心律失常，另外在释放左盘面后回拉输送鞘及钢缆时可能会挂住左心室内腱索。对比造影图像确定左盘面有没有贴至VSD，如果位置不相符合时切勿强行拉扯，暴力牵拉可能引起二尖瓣腱索断裂和二尖瓣关闭不全，可收回封堵器后将输送鞘管退一小段距离再次尝试打开。确定在VSD左室面固定封堵器左盘面后固定钢缆，继续回撤输送鞘，打开封堵器右盘面推送钢缆做推拉试验验证封堵器固定是否牢靠，回撤输送鞘管至右心房，重复左心室造影，检查有无残余分流、封堵器与主动脉瓣和三尖瓣以及右室流出道的关系，超声检测证实封堵器位置良好，不影响瓣膜功能，确定封堵器使用准确后术者左手固定输送鞘管，右手逆时针旋转推送杆，释放封堵器，撤出所有鞘管和导管，伤口压迫止血。

八、室间隔缺损修补手术方式与步骤图解

（一）室间隔缺损的解剖类型和室缺修补手术的心脏径路

室间隔缺损的解剖类型较多（图2-26-1），因而修补室缺采取的心脏路径因缺损的类型不同而有所不同（图2-26-2）。

（二）经肺动脉切口修补干下型室间隔缺损

纵行切开肺动脉主干3~4cm，牵开肺动脉瓣孔，暴露室缺（图2-26-3），采用间断褥式带垫片缝合3~4针，缝针自肺动脉瓣兜内经从肺动脉瓣环穿出，待缝于补片（图2-26-4）。

其余室缺边缘同样采用间断褥式缝合吊线逐一缝于补片上（图2-26-5），将吊线逐一打结使补片均匀覆盖室缺（图2-26-6）。室缺也可采用不带垫片间断褥式缝合或间断褥式加连续缝合法修补（图

2-26-7，图 2-26-8，图 2-26-9），其后缝合肺动脉主干的纵切口（图 2-26-10）。

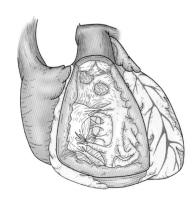

图 2-26-1　室间隔缺损各种类型
心内观

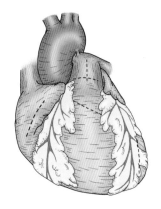

图 2-26-2　室间隔缺损修补手术
常用心脏路径示意图

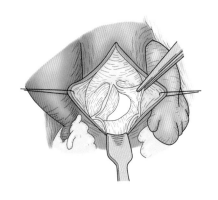

图 2-26-3　经肺动脉纵向切口显
露干下型室缺

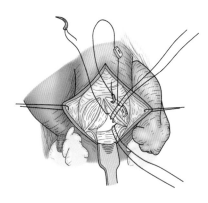

图 2-26-4　采用褥式带垫片缝合，
经肺动脉瓣兜内进针缝于肺动脉瓣
环后穿出

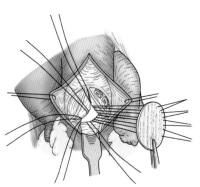

图 2-26-5　室缺周边采用间断褥
式缝合吊线逐一缝于补片

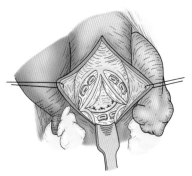

图 2-26-6　室缺修补完毕

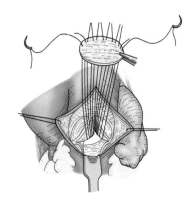

图 2-26-7　缺损上缘采用不带垫片间
断褥式缝合

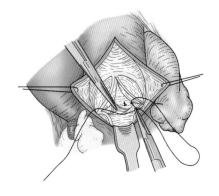

图 2-26-8　缺损下缘采用连续缝
合修补

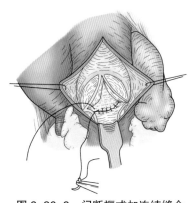

图 2-26-9　间断褥式加连续缝合
修补干下型室缺完毕

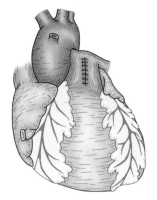

图 2-26-10　缝合肺动脉主干的
纵切口

（三）经右室流出道切口修补室缺

纵行切开或斜形切开右室流出道（图 2-26-11），显露嵴内室缺（图 2-26-12）或干下型室缺（图 2-26-13），采用间断褥式缝合或连续缝合法修补室缺（图 2-26-14，图 2-26-15，图 2-26-16）。

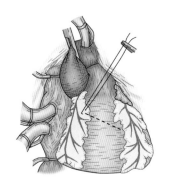

图 2-26-11　采用右室流出道斜切口修
补漏斗部室缺

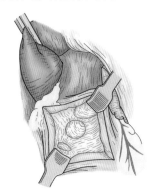

图 2-26-12　显露嵴内室缺，室缺
位于嵴间中央

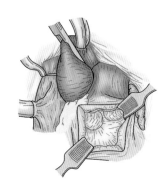

图 2-26-13　显露干下型室缺

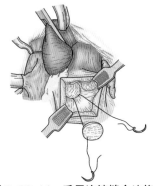

图 2-26-14　采用连续缝合法修补
干下型室缺

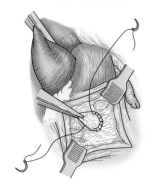

图 2-26-15　采用连续缝合修补嵴内
室缺

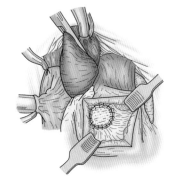

图 2-26-16　嵴内室缺修补完毕

（四）采用右房切口修补膜周部室缺

切开右房通过三尖瓣孔显露室缺（图 2-26-17），采用带垫片间断褥式缝合行室缺周边吊线（图 2-26-18）缝针，出针点距室缺边缘 5mm，防止损伤传导束（图 2-26-19、图 2-26-20），也可采用连续缝合法进行室缺修补（图 2-26-21 ~ 图 2-26-24）。

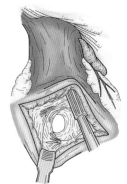

图 2-26-17　膜周部室缺

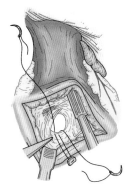

图 2-26-18　采用带垫片间断褥式缝
合法于室缺周边吊线

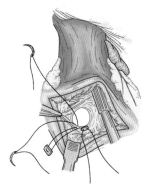

图 2-26-19　缝线出针点距室缺边
缘 5mm 防止损伤传导束

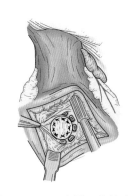

图 2-26-20　室缺已修补完毕

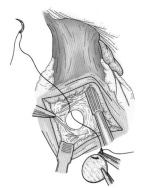

图 2-26-21　采用连续缝合带垫片修
补膜周部室缺

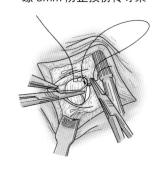

图 2-26-22　靠近室上嵴区连续缝
合可紧靠缺损边缘

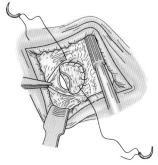

图 2-26-23　缝合缺损后下缘时，
出针点离缺损边缘 5mm 远，以避免
损伤传导束

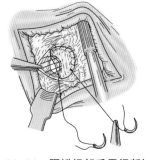

图 2-26-24　隔瓣根部采用间断褥式
缝合以免损伤传导束和瓣叶撕裂，缝
合线可暂不拉紧，待缝合完毕再拉紧
打结，以利良好地显露隔瓣根部和准
确定位缝合

（五）采用右房切口修补隔瓣后室缺

行右房切口（图 2-26-25），查见隔瓣后室缺（图 2-26-26），沿平行隔瓣环方向切开隔瓣（图 2-26-27），将切开的隔瓣牵开可清楚地显露隔瓣后室缺的所有周边（图 2-26-28）。采用间断褥式或连续缝合法修补室缺，注意避开传导系统（图 2-26-29）。采用 5-0 聚丙烯缝线连续缝合修复切开的隔瓣（图 2-26-30）。如遇膜周部瘤样室缺，室缺只留一小孔时（图 2-26-31），则用神经钩显露室缺（图 2-26-32），垂直于隔瓣环切开显露隔瓣下室缺（图 2-26-33），其后采用带垫片间断褥式缝合修补室缺（图 2-26-34），采用 5-0 聚丙烯缝线间断缝合修补切开的隔瓣（图 2-26-35、图 2-26-36）。

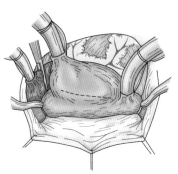

图 2-26-25　经右房切口修补隔瓣
后室缺

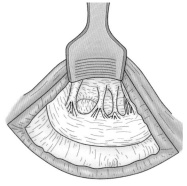

图 2-26-26　隔瓣后室缺

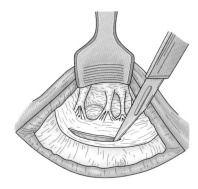

图 2-26-27　平行隔瓣环切开隔瓣

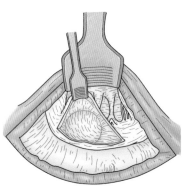

图 2-26-28　将切开的隔瓣牵开，
显露隔瓣后室缺

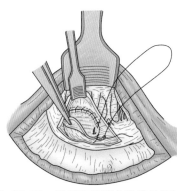

图 2-26-29　采用连续缝合法修补室缺，
连续缝合在靠近隔瓣区域需要缝在隔瓣根
部，避免损伤传导系统

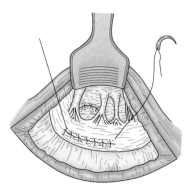

图 2-26-30　修复切开的隔瓣

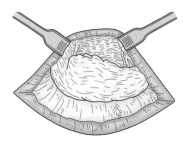

图 2-26-31　膜周部瘤样室
间隔缺损

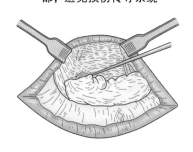

图 2-26-32　用神经钩显露室缺

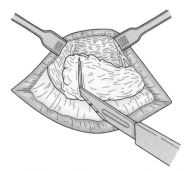

图 2-26-33　垂直于隔瓣环切开隔
瓣显露隔瓣下室缺

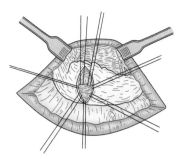

图 2-26-34　采用带垫片间断褥
式缝合法补片修补室缺

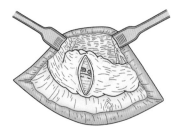

图 2-26-35　室缺修补完毕

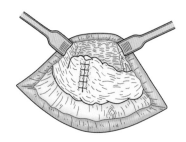

图 2-26-36　间断缝合修补切开
的隔瓣

（六）采用右房切口修补肌部室缺

经右房切口，拉开三尖瓣孔，显露肌部室缺（图 2-26-37），采用间断褥式法修补肌部小室缺，或采用补片间断褥式缝合修补肌部室缺（图 2-26-38、图 2-26-39）。

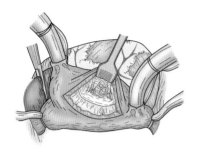

图 2-26-37　经右房切口跨越三尖瓣孔显露肌部室缺

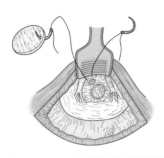

图 2-26-38　采用补片修补肌部室缺

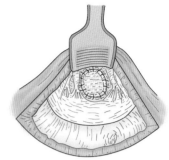

图 2-26-39　肌部室缺修补完毕

（七）经左室切口修补肌部室缺

当肌部室缺通过右房切口不易显露，或室缺为多发性，且被肌小梁遮盖难于修补时，则可在左室心尖部少血管区进行切口（图 2-26-40），因为左室面光滑，容易显露室缺（图 2-26-41），采用补片或间断褥式或连续缝合修补室缺（图 2-26-42）。其后采用长条 Teflon 垫片间断褥式缝合加连续缝合共两层加固，缝合左室切口（图 2-26-43）。

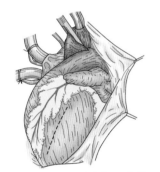

图 2-26-40　经左室切口修补肌部室缺

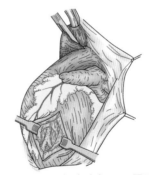

图 2-26-41　经左室切口显露肌部室缺

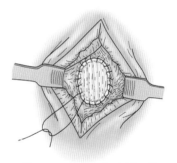

图 2-26-42　肌部室缺已修补完毕

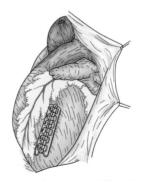

图 2-26-43　左室切口采用长条 Teflon 垫片间断褥式缝合加连续缝合

（苏伟）

参考文献

［1］ 易定华，徐志云，王辉山．心脏外科学［M］．北京：人民军医出版社，2016.

［2］ 刘玉华，吴永涛，李刚，等．3 个月以下婴儿经右外侧小切口手术入路室间隔缺损修补［J］．心肺血管病杂志，2019，38（2）：176-178.

［3］ 季巍，莫莹，朱耀斌，等．应用三尖瓣切开技术治疗室间隔缺损的 Meta 分析［J］．中国医药，2019，14（9）：1317-1321.

［4］ 秦永文．常见先天性心脏病介入治疗中国专家共识（二）室间隔缺损介入治疗［J］．介入放射学杂志，2011，20（2）：87-92.

［5］ 赵文婷，李奋．室间隔缺损经导管介入封堵术并发症及相关研究进展［J］．介入放射学杂志，2019，28（12）：1206-1210.

［6］ 尚小珂，张刚成，沈群山，等．距离主动脉瓣右冠状动脉瓣不足 2mm 的膜周型室间隔缺损介入封堵效果分析［J］．中国介入心脏病学杂志，2014，22（2）：92-97.

［7］ 李梦思，李东旭，殷小容，等．先天性膜周型室间隔缺损经胸封堵有效性及安全性的系统评价与 Meta 分析［J］．中国胸心血管外科临床志，2019，26（3）：251-259.

第二十七章
室间隔缺损合并主动脉窦瘤破裂

主动脉窦局部窦壁向外凸出的薄壁囊袋扩大进展，破入邻近心腔，称为主动脉窦瘤破裂，又称瓦氏窦瘤破裂或瓦氏窦瘘。该疾病发生率占先心病的 0.3% ~ 3.5%，男性居多，占 2/3 ~ 4/5，发病年龄覆盖各个年龄阶段，但以 20 ~ 40 岁最为多见。由于主动脉窦位置较低，除了左冠窦的少部分外，其余主动脉窦均埋藏于心脏内，毗邻各心内结构和心腔。在有室间隔缺损存在的情况下，某个主动脉窦的局部窦壁向外膨出，逐渐扩大，最终破入邻近的腔室。由于室缺合并的主动脉窦瘤破裂绝大多数起源于右冠窦，且破入右室的窦瘤与室缺的关系较密切，本章节仅讨论室缺合并右冠窦瘤破入右室的情况。

一、解剖病变

胚胎时期主动脉窦部组织发育不全，窦壁缺乏正常的弹力纤维和中层，局部窦壁中层与邻近主动脉瓣环处的中层相分离，只有血管内膜和与之邻近心腔之间的疏松结缔组织，形成先天性的薄弱区，在主动脉内压力作用下逐渐突出，形成主动脉窦瘤。主动脉窦瘤瘤囊一般在室间隔上方穿过室间隔薄弱区突入右室，其与室间隔之间仅为主动脉瓣环所分隔。起源于右冠窦破入右室的主动脉窦瘤多合并有室间隔缺损（75%）。窦瘤的发生部位与室缺的类型有关，窦瘤源于右冠窦左侧 1/3 时，室缺为干下型，其上缘是主-肺动脉瓣环；当窦瘤源于右冠窦的中 1/3 时，室缺位于流出道肌部间隔；而当窦瘤源于右冠窦右侧 1/3 时，室缺则为膜周型；偶尔可见起源于右冠窦左侧 1/3 或中部者，合并膜周型室缺。除第一种情况外，室缺与窦瘤之间常有窄条的漏斗部肌肉相隔。窦瘤在主动脉内的开口（内口）一般为 0.6 ~ 1.2cm。瘤囊长径 0.4 ~ 4.0cm，壁薄，内膜光滑，少数可较厚；尖端呈圆锥形隆起，破口常在窦瘤的尖端，多为一个破口，偶有一个以上破口。

除了先天性病因以外，极少数主动脉窦瘤可由于某种后天性病因所致，多为感染性，如梅毒、细菌性或霉菌性心内膜炎，亦可由于动脉粥样硬化、主动脉中层囊性坏死等所引起，偶有为创伤所致。有的先天性主动脉窦瘤可同时合并马方综合征和主动脉中层囊性坏死。

主动脉窦瘤破裂合并室缺者，几乎均有不同程度的主动脉瓣异常和关闭不全。若脱垂瓣叶的瓣环仍完好，则窦瘤从瓣环的上方突向心室，瓣叶从瓣环下方突入室缺；若瓣环已经不完整，则两种结构可构成一个囊袋。长期的主动脉瓣关闭不全可引起脱垂瓣叶发生纤维化和变形。此外，主动脉窦瘤还可合并其他心内畸形，如肺动脉瓣狭窄、主动脉缩窄、PDA、房缺、法洛四联症等。

二、病理生理

在室间隔缺损病理改变基础上，主动脉窦瘤扩大延伸至邻近右室腔，紧接着发生窦瘤破裂，血流从主动脉向右室分流，体循环血流量减少，肺循环血流量增加，从而导致右心肥大及肺动脉高压，甚至右心衰竭。主动脉瓣环扩大、瓣叶脱垂至关闭不全，左室舒张期容量负荷过重，收缩期需排除超过正常搏出量的血液，引起左室腔扩大和左室壁肥厚。主动脉舒张压降低、脉压增宽、冠状动脉供血不足。

若窦瘤囊袋突入右室流出道，则会出现右室流出道排血受阻。

三、症状与体征

1. 症状　主动脉窦瘤未破裂时主要表现为室间隔缺损的症状，劳累后心悸、气急等。当窦瘤破裂后，多数患者出现急性症状，乏力、心悸、气急症状进行性加重，可有心前区或上腹部剧烈疼痛，类似急性心绞痛，但无放射痛，短期内可出现右心衰竭症状。个别症状不明显，可能是由于破口较小，或原有室间隔缺损，心脏得以代偿。

2. 体征　胸骨左缘第3、4肋间有明显连续性或双期杂音，性质粗糙，传导广泛，伴有震颤，极少数患者由于窦瘤破口小而只有收缩期杂音。此外还表现有脉压增宽，出现水冲脉和毛细血管搏动等周围血管征。当发生右心衰竭时，可出现颈静脉怒张、肝大、腹水、下肢浮肿等。

四、特殊检查

1. 心电图　表现为左室肥厚或伴劳损，若有肺动脉高压，则表现左、右心室肥厚。个别可有右束支传导阻滞或完全性房室传导阻滞。

2. 心脏B超　彩色多普勒超声心动图可明确窦瘤的起源、瘤囊及其穿破方向、破口大小、分流量、肺动脉压力，室缺的类型、大小及其与窦瘤的关系，有无合并主动脉瓣叶脱垂、主动脉瓣关闭不全，测试主动脉瓣的反流程度。同时可诊断其他合并的心内畸形。

3. 放射线检查　胸片提示心影增大，左右室均可扩大，肺野呈充血状态，升主动脉增宽。

4. 心导管　可根据右心室压力和血氧含量增高的程度来判断心内分流的部位、分流量大小，还可测量肺动脉压，计算肺血管阻力。

5. 心血管造影　逆行性升主动脉造影有助于了解窦瘤和主动脉瓣的情况。造影可显示受累的主动脉窦异常扩大，呈畸形改变，并可见造影剂流入右心室或其他心腔。

五、病程与预后

室缺合并主动脉窦瘤患者一旦窦瘤破裂，常发生严重的病理生理变化。约1/3的患者由于迅速大量的左向右分流，产生急性呼吸困难、胸骨后疼痛，且常伴有上腹疼痛。1/2的患者主动脉窦瘤破裂后可历经数个月甚至数年，逐渐出现呼吸困难、疲劳、胸痛和周围性水肿，随着时间的延续，若未及时手术矫治，可能会因心功能代偿不全而发生心力衰竭，最终死亡。此外还可并发细菌性心内膜炎或因瓣环松弛变弱和瓣叶脱垂导致主动脉瓣关闭不全。

六、手术适应证

（1）室缺合并主动脉窦瘤破裂一经确诊应尽早手术。

（2）合并右心衰竭者，应积极治疗，待症状改善后及时手术。

（3）心衰症状难以控制者，应施行抢救性手术。

（4）合并重度主动脉瓣关闭不全者，同时行主动脉瓣成形或瓣膜置换手术。

（5）未破裂的主动脉窦瘤引起明显右室流出道梗阻、三尖瓣狭窄或关闭不全、房室传导阻滞等。

（6）未破裂又无症状的小主动脉窦瘤可暂不手术，但应定期随访。

七、手术治疗

1. 术前准备　由于主动脉窦瘤破裂引起的心内分流及合并室间隔缺损的左向右分流、主动脉瓣关闭不全的反流等因素，导致心脏前、后负荷增加，心肌肥厚和重构、心腔扩大、冠状动脉供血不足，致使大多数患者术前心功能差、病情重，均需要进行充分术前准备，包括卧床休息、间断吸氧、服用强心利尿药和转换酶抑制剂，有的尚需小剂量硝普钠或联合应用多巴胺，以改善心功能和全身状况，提高手术耐受性。

2. 基本方法　手术应在低温体外循环阻断主动脉情况下进行，同时建立左心引流，防止复跳时心脏膨胀。当无明显主动脉瓣关闭不全时，可经主动脉根部插针灌注停搏液，阻断主动脉，切开心脏，用心耳钳夹闭窦瘤破口或以手指压堵破口，以保证有良好的冠脉灌注。若有明显主动脉瓣关闭不全，则考虑行主动脉切开灌注或经冠状静脉窦逆行灌注心脏停搏液。

3. 切口选择　根据窦瘤穿破的不同部位选择相应的切口。穿破至肺动脉瓣下或右室流出道者应选择肺动脉切口或右室漏斗部切口，而穿破至右室嵴下则应选择右房切口。此外切口的选择还应顾及便于室缺的修补。

4. 修补方法　一般采用一块补片将窦瘤和室缺一并修补，补片大小及形状应与两个缺口大小及共同长轴相适应。多采用双头针带垫片间断褥式缝合修补窦瘤、室缺，结扎缝线后补片形似"日"字形。手术中切除过长的窦瘤囊袋，但至少保留 5mm 宽的囊袋边缘，以利于褥式垫片缝合。

八、合并畸形的处理

当合并主动脉瓣关闭不全时，应经主动脉根部切口探查，行瓣膜整形术或瓣膜置换术。若合并冠状动脉狭窄，则需同时行冠状动脉旁路移植术。

九、手术并发症

1. 低心排血量综合征　主要与术前心功能差及合并畸形矫治、阻断循环时间延长有关。

2. 残余漏　窦瘤破裂采取单纯缝合者约有 20% 术后复发主动脉－心腔漏；间断缝合时进针位于窦瘤瘤袋的薄弱处，也容易造成术后复发。

3. 心律失常　主要见于并发冠状动脉、心肌的病理改变，此外与术中操作对传导系统的影响也有一定关系。

4. 主动脉瓣关闭不全　由术前遗留下来和术中窦瘤修补时牵拉瓣环变形或损伤主动脉瓣叶引起，关闭不全可逐渐加重，需再次手术置换主动脉瓣。

十、手术结果与预后

通常对室缺合并窦瘤破裂及时行手术修补后效果良好，脉压恢复正常，杂音及震颤消失，心脏缩小。室缺、窦口修补是否满意，有无合并主动脉瓣关闭不全是影响手术效果和预后的主要因素。术后晚期死亡率与术前合并严重主动脉瓣关闭不全所致左室明显扩大和主动脉瓣置换术后的并发症有关。

十一、讨论与经验总结

（1）此类患者术前心功能多较差且动脉舒张压较低，从麻醉诱导至建立体外循环，随时可能出现心搏骤停，应积极加以预防。尽量做到快速诱导、快速麻醉，维持较高的血压，必要时应用适量的多巴胺及多巴酚丁胺。

（2）术中安置左房引流管并经二尖瓣孔插入左室引流，以防止灌注停搏液和心脏复跳后因主动脉瓣关闭不全而引起左室膨胀。

（3）灌注停搏液过程中一定要剪开右房，注意冠状静脉窦口停搏液流出情况，以判断灌注的效果。有时用心耳钳夹闭窦瘤破口，反而会牵拉主动脉瓣叶或瓣环造成主动脉瓣关闭不全，此时可仅用手指压堵窦瘤破口，达到良好的灌注效果。

（4）手术通常先修补窦瘤口，后修补室间隔缺损。当窦瘤破口、室缺较大，褥式缝线较多时，考虑术中需要再次灌注停搏液。应争取在第二次灌注停搏液前先完成窦瘤的修补，以保证停搏液灌注效果，然后再修补室缺。

（5）手术尽量采用补片修补，窦瘤破口处缝线一定要缝在瓣环及健康主动脉壁上，避免牵拉瓣环或瓣叶引起主动脉瓣关闭不全，防止术后残余漏或窦瘤破裂复发。

（6）术后若左室引流量较大则应考虑再次阻断循环，切开主动脉根部探查主动脉瓣关闭情况，做出相应的处理。

十二、手术方式与步骤图解

在常规体外循环浅低温下进行手术。对无明显主动脉瓣关闭不全的患者可在切开心腔后采用手指堵闭破裂口的同时自升主动脉根部灌注心脏停搏液（图 2-27-1）。对伴有明显主动脉瓣关闭不全的病例则切开升主动脉自左、右冠状动脉开口灌注心脏停搏液（图 2-27-2）。切开右室流出道显露窦瘤破口（图 2-27-3），对于瘤袋较长、破口较小的病例可先将窦瘤剪开（图 2-27-4、图 2-27-5），采用间断褥式缝合窦瘤破裂口颈部（图 2-27-6），加用连续缝合两层加固（图 2-27-7）或采用长条 Teflon 垫片间断褥式缝合加连续缝合加固修补（图 2-27-8、图 2-27-9、图 2-27-10）。对于破裂口较大、邻壁较薄的病例，则需要采用涤纶补片进行修补（图 2-27-11）。对于同时合并有室间隔缺损的病例则采用一块补片如同"日"字形状同时修补室缺和窦瘤破裂口，在破裂口下缘与室缺紧邻处缝上一排吊线穿过补片的中段，使补片的一半紧贴于室缺，另一半紧贴破裂口将室缺与窦瘤口一并修补（图 2-27-12、图 2-27-13）。

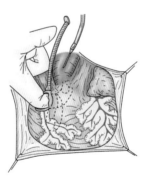

图 2-27-1　自升主动脉根部插针灌注心脏停搏液，示指从右房切口经三尖瓣口进入右心室，将窦瘤破口堵住，使心脏
停搏液能很好地自冠状动脉开口注入，而不经窦瘤破口反流入右心室

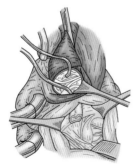

图 2-27-2　切开主动脉，自左、右冠
状动脉开口灌注心脏停搏液

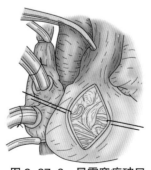

图 2-27-3　显露窦瘤破口

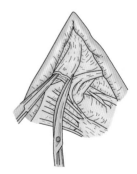

图 2-27-4　将袋形的窦瘤剪开

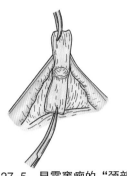

图 2-27-5　显露窦瘤的"颈部"

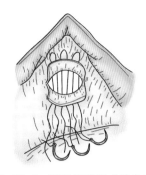

图 2-27-6　采用间断褥式缝合窦
瘤破裂口颈部

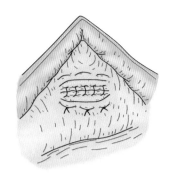

图 2-27-7　两层加固窦瘤破裂口
的修补

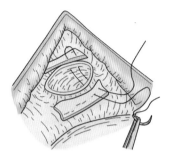

图 2-27-8　两层缝合加固修补窦
瘤破裂口

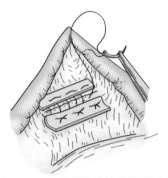

图 2-27-9　采用补片修补窦瘤破
裂口

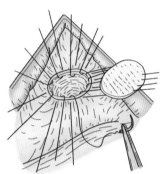

图 2-27-10　采用长条 Teflon
垫片间断褥式缝合修补窦瘤破
裂口的颈部

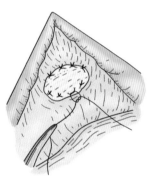

图 2-27-11　补片缝合已完成

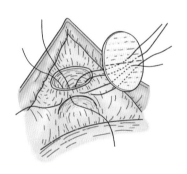

图 2-27-12　采用一块补片修补窦
瘤破裂口和合并存在的室间隔缺损

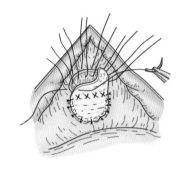

图 2-27-13　采用补片先行修补室
缺，其后再覆盖修补窦瘤破裂口

（张凯伦　张巧）

参考文献

［1］董然，陈宝田，孟旭，等.主动脉窦瘤破裂的外科治疗及远期疗效［J］.中华外科杂志，2008，46（24）：
1913-1915.

［2］Jin YL，Han XM，Wang HS，et al.Coexisting ventricular septal defect affects the features of ruptured sinus of
Valsalva aneurysms［J］.Saudi Med J，2017，38（3）：257-261.

［3］Ozkara A，Cetin G，Mert M，et al.Sinus of Valsalva aneurysm：surgical approaches to complicated cases［J］.ANZ
J Surg，2005，75（1-2）：51-54.

［4］ Wang ZJ，Zou CW，Li DC，et al.Surgical repair of sinus of Valsalva aneurysm in Asian patients ［J］.Ann Thorac Surg，2007，84（1）：156-160.

［5］ Liu YL，Liu AJ，Ling F，et al.Risk factors for preoperative and postoperative progression of aortic regurgitation in congenital ruptured sinus of Valsalva aneurysm ［J］.Ann Thorac Surg，2011，91（2）：542-548.

［6］ Diwakar A，Patnaik SS，Hiremath CS，et al.Rupture of sinus of valsalva－A 15 years single institutional retrospective review：Preoperative heart failure has an impact on post operative out come？ ［J］.Ann Card Anaesth，2019，22（1）：24-29.

［7］ Naka Y，Kadoba K，Ohtake S .The long-term outcome of a surgical repair of valsalva aneurysm ［J］.Ann thorac Surg，2000，70（3）：727-729.

第二十八章 右室双腔心

一、概述

右室双腔心（double-chambered right ventricle，DCRV）是一种少见的先天性心脏畸形，早在 1867 年 Peacock 就有描述。它是由一条或数条异常肌束跨过右室腔，将右室分隔为流入部分的高压腔和流出部分的低压腔，并引起血流梗阻的一种先天性心脏病，也有人称之为右室异常肌束或右室异常肌束性狭窄，但右室异常肌束并不一定形成典型的右室双腔心。一般认为是由于胚胎发育时期原始心球并入右室的过程中发生缺陷，或由于某些隔–壁小梁特别突出、肥厚和从间隔上隆起所造成。右室双腔心多伴有其他先天性心脏畸形，单纯型右室双腔心发病率较低，占先天性心脏病的 1%～1.5%，男女比例为 1.4∶1。

二、病理解剖

右心室内有 1 条或多条异常肥厚的肌束，起自三尖瓣环附近的室上嵴，斜行向下，跨越体部心室腔，分别止于右室前壁、前乳头肌根部和邻近心尖的室间隔上，将右室腔分隔为近侧的高压腔和远侧的低压腔。阻塞部位在右室腔内的小梁部，而不在流入部或流出部，无右室漏斗部发育不良，即远侧低压腔较大，肺动脉瓣至调节束之间的距离与至心尖部之间的距离之比，较正常的心脏为小（0.35 对 0.48）。由于异常肌束的大小、多少和排列的差异，右室心双腔从病理解剖学上大致可分为两种类型。①肌隔型：在漏斗下方，异常肌束与右室壁之间形成肌性隔，中间有圆形狭窄孔为血液通道，大小不等，可小至直径为 0.5cm，边缘常为增厚的纤维组织。在狭窄口下方与肌性隔相延续的，右侧是肥厚的心室漏斗皱襞，左侧是异常肥厚的调节束或是 2 或 3 条肥厚肌束斜向前乳头肌根部和心尖方向走行。②肌束型：异常肌束从室上嵴发出后，呈 1 条、多条或交错呈网状，向右室前壁和心尖方向走行，与右侧的心室漏斗皱襞之间及肌束之间形成裂隙，血流经这些裂隙通过，周围的心内膜表面常为白色的纤维化组织，有的病例心室漏斗皱亦肥厚，其肥厚程度在极少数病例中甚至超过隔侧的异常肌束。

三、临床表现与诊断

单纯右室心双腔仅占少数，80%～95% 病例合并室间隔缺损，且多为膜周型，仅少数为嵴上型或多发型缺损。10%～33% 合并肺动脉瓣狭窄，5% 合并主动脉瓣下狭窄。其他合并心脏畸形包括主动脉瓣脱垂、动脉导管未闭、右室双出口、Ebstein 畸形、三房心、完全性肺静脉异位连接及冠状动脉畸形等。右室双腔心的病理生理学改变和临床表现取决于心内阻塞程度，并受合并心脏畸形的影响。轻者除了胸骨左缘第 2～4 肋间有粗糙的全收缩期喷射性杂音伴有细震颤之外，胸部 X 线和心电图均可正常。重者有发绀，胸部 X 线上右室增大和肺血减少，心电图多表现为：aVR 导联 R 波不突出，表示右室远心端心肌不肥厚；V3R 和 V4R 导联 R 波高，表示右室近心端心肌肥厚。二维超声心动图检查对术前诊断较为可靠，是诊断该病的主要手段，其主要特征是收缩期右室腔内显示通过异常肌束的高速血流束，射向肺动脉。右心导管检查可在肺动脉、漏斗腔和右室部三处测出不同的压力曲线，右室腔内压力阶差超过 10mmHg 以上即可诊断，严重者右室近侧腔内的压力可超过左室压。右室内阻塞程度可随年龄的增长而加重。

外科手术是治疗右心室双腔心的唯一有效方法。1962 年 Lucas 首先报道了外科治疗经验和教训，一般经右室切口，也有主张经右房和肺动脉切口进行右室异常肌束切除者。

四、手术适应证、策略

1. 适应证

（1）单纯性右心室双腔心，右室内压力阶差超过 40mmHg 者。右心室内压差低于 40mmHg 者可暂不手术，但需要定期随访。

（2）合并其他需要手术治疗的心脏畸形。

2. 禁忌证

（1）由于合并心脏畸形而成为手术禁忌证者，例如，由于合并大型动脉导管未闭或干下型室间隔缺损而引起艾森门格综合征。

（2）有严重心衰伴肝肾功能障碍等。

3. 术前准备

（1）按一般体外循环心脏直视手术准备。

（2）准备术中测压装置。

4. 麻醉与体位　仰卧位，全身麻醉，气管内插管。

5. 手术步骤

（1）常规胸部正中切口，锯开胸骨，纵行剪开心包并悬吊于两侧皮下。

（2）心外探查：右室明显增大，漏斗部较大且室壁较薄。右室体部肥厚，前壁常有变异增粗的右冠状动脉分支。漏斗部和肺动脉干处可触及收缩期震颤。

（3）测压：用连接于动脉测压装置的 12 号针头直接穿刺测压，可在肺动脉、漏斗部和右室窦部三处发现有不同的压力曲线，可进一步证实诊断和确定狭窄的严重程度。

（4）按常规建立体外循环。血流降温，全身中度低温，依次阻断下腔和上腔静脉，并钳闭升主动脉，经主动脉根部插针头灌注冷心脏停搏液和心脏周围放置冰屑保护心肌。

（5）纵行或横行切开右室流出道，避免切断右室体部前面的粗大冠状动脉分支。

（6）牵开切口后即可见到漏斗腔较大，其下方有肌隔型的圆形狭窄口或肌束型裂隙形状狭窄口，看不到三尖瓣的结构。

（7）在狭窄口的左上角缝 1 针牵引线，从此线的头侧方向开始剪切异常肌束，边剪切边扩大显露，看清下方组织结构，再向下方剪切，逐步切除隔侧的异常肌束。

（8）以同样的方法，部分切除肥厚的室上嵴和心室漏斗皱襞。

（9）检查右室腔并探查三尖瓣口和肺动脉瓣口。合并室间隔缺损或肺动脉瓣狭窄等心脏畸形给予相应的处理，然后连续缝合右室切口，一般不需用补片加宽右室流出道。

（10）排除右心和左心内的气体，开放升主动脉阻闭钳，心脏复搏。

（11）按常规辅助循环和逐渐停止体外循环灌注，分别测量右室漏斗部和窦部的腔内压力。常规关胸，结束手术。

6. 技术要点

（1）右室流出道切开后，切勿将右室双腔心的狭窄口误当作室间隔缺损加以修补。

（2）注意心外和心内探查，避免遗漏合并心脏畸形。在经右房或肺动脉切口修补嵴下型或干下型室间隔缺损时，亦应常规探查右室流入道和流出道，以免遗漏合并存在的异常肌束性狭窄。

（3）正常右室内有很多肌束，切除异常肌束的目的是疏通右室窦腔至流出腔的通道，不要将所有肌束一一切除，但亦有因右室异常肌束切除不够，而引起双腔右心室复发的报道。

（4）切除异常肌束时注意避免损伤圆锥乳头肌、前乳头肌、三尖瓣腱索和主动脉瓣，应边剪边看清解剖结构，逐步切除。切除程度以疏通阻塞为宜，切勿将异常肌束提得过高、切除过深，以免剪穿室间隔和右室前壁。

五、术后并发症及术后监护

（1）低心排血量综合征，发生率为 20% ～ 30%，主要由于手术处理不当、异常肌束切除不够而使阻塞解除不满意，或漏诊了合并畸形等所致。

（2）心律失常的发生率为 20% ～ 30%，包括室上性心动过速、室性早搏和高度房室传导阻滞等，75% ～ 80% 的病例术后出现完全性右束支传导阻滞。

六、手术效果及预后

早年报道右室双腔心的手术死亡原因主要由于术前未明确诊断，术中又未能辨认，以至于对异常肥厚肌束切除不够，或者发生严重手术失误。随着对右室双腔心病理解剖特征的充分认识及手术技术的改进，手术病死率逐渐下降，晚期疗效良好。

（刘成珪）

参考文献

［1］ Darwazah AK，Eida M，Bader V，et al. Surgical management of double-chambered right ventricle in adults［J］. Tex Heart Inst J，2011，38（3）：301-304.

［2］ Loukas M，Housman B，Blaak C，et al. Double-chambered right ventricle：a review［J］. Cardiovasc Pathol，2013，22（6）：417-423.

［3］ Kahr PC，Alonso-Gonzalez R，Kempny A，et al. Long-term natural history and postoperative outcome of double-chambered right ventricle——experience from two tertiary adult congenital heart centres and review of the literature［J］. Int J Cardiol，2014，174（3）：662-668.

［4］ Said SM，Burkhart HM，Dearani JA，et al. Outcomes of surgical repair of double-chambered right ventricle［J］. Ann Thorac Surg，2012，93（1）：197-200.

［5］ Bilici M，Demir F，Akin A，et al. Echocardiographic diagnosis of double-chambered left ventricle［J］. J Echocardiogr，2016，14（4）：176-178.

［6］ Amano M，Izumi C，Hayama Y，et al. Surgical Outcomes and Postoperative Prognosis Beyond 10 Years for Double-Chambered Right Ventricle［J］. Am J Cardiol，2015，116（9）：1431-1435.

［7］ Sato Y，Matsumoto N，Matsuo S，et al. Double chambered right ventricle：depiction at three-dimensional whole heart magnetic resonance imaging［J］. Int J Cardiol，2007，119（1）：e14-16.

［8］ Xue C，Zhao Y，Zhang Y，et al. Double-chambered left ventricle diagnosis by 2D and 3D echocardiography：From fetus to birth［J］. Echocardiography，2019，36（1）：196-198.

第二十九章
右室流出道狭窄

右室流出道狭窄是指右心室向肺循环泵血的出路发生的狭窄，占所有先心病的 25% ~ 30%。狭窄引起的梗阻可发生于右室漏斗部、肺动脉瓣、肺动脉主干及其分支。

第一节　肺动脉瓣狭窄

肺动脉瓣狭窄是指在室间隔完整情况下，肺动脉瓣口狭窄的一种先天性心脏畸形。据各家统计，本病占先天性心脏病的 8% ~ 10%。

一、病理解剖

肺动脉瓣 3 个瓣叶交界相互融合，形成隔膜，瓣叶增厚、僵硬，瓣口狭窄呈鱼嘴状，向肺动脉内突出，交界处常可见有缝嵴。有些病例肺动脉瓣呈二瓣化，在年龄较大的患者中瓣口边缘肺动脉侧可见疣状增殖体或钙化结节。少数肺动脉瓣发育不全者，并无交界粘连，仅瓣叶明显增厚，瓣叶结构含黏液瘤样组织，影响瓣叶启闭。肺动脉瓣环可有不同程度的狭窄，此外漏斗部发育不良，肌肉肥厚可形成漏斗部狭窄，右心室肥大，肺动脉狭窄后扩张，且内壁常有"喷射损伤"病变。扩张自肺动脉瓣环以上开始，可延伸至左肺动脉。肺动脉直径超过主动脉直径，但肺动脉扩张程度不一定与狭窄程度呈正相关。

二、病理生理

因为肺动脉瓣狭窄，右心室血液流向肺动脉受阻，右心室必须提高收缩压才能克服这一阻力，右心室压力增高，右心房压力也随之增高，长时间高压负荷将促使右心室肥厚。肺动脉瓣轻、中度狭窄者心脏代偿尚能维持有效的排血量；重度狭窄时，心脏负担持续加重，心排血量逐渐降低，右心室明显肥大，心肌供血不足、劳损，最终导致右心衰竭。当右室肥厚时，其顺应性降低，此时右室舒张压可增高，相应的右房压也增高，过高的右房压阻碍婴儿卵圆孔闭合，或使已闭合的卵圆孔重新开放，出现右向左的分流，出现临床发绀。

三、症状与体征

1. 症状　中度以上狭窄随年龄增长可出现耐力差、易疲乏、活动后心悸、气促、胸闷、轻度发绀等，甚至可发生胸痛、晕厥。狭窄程度严重者，症状出现较早，且很快发展至右心衰竭。

2. 体征　患儿通常发育尚好，但狭窄严重者发育较差。可表现有心前区饱满，胸骨左缘可触及震颤，心界扩大，胸骨左缘第 2、3 肋间可听到响亮的吹风样收缩期杂音，且传导广泛，肺动脉瓣区第二音多减轻或消失。重度狭窄者还可出现周围型发绀，以及静脉充盈、肝大、腹水、下肢浮肿等右心衰竭征象。

四、特殊检查

1. 心电图　中度以上狭窄方可有心电图改变，表现为右心室肥大，电轴右偏（+90°～+120°），V1导联呈rsR'或RS型，RV1振幅为5～10mm。重度狭窄时电轴右偏（+120°～+150°），V1导联呈R或qR型，RV1振幅为10～15mm。极重度狭窄时电轴右偏（+150°～+180°），V1导联呈R或qR型，RV1振幅为20mm左右。胸前导联T波倒置，Ⅱ导联P波高尖提示右房肥大。

2. 心脏B超　示右房内径增大，右室壁增厚可伴内径增大，肺动脉瓣反射增强，开放受限，A波凹加深为其特征性表现。多普勒显示狭窄远端有收缩期湍流频谱，彩色超声可见五色相间的散射血流束。超声心动图能较准确地了解瓣膜发育情况、瓣环大小、狭窄部位及程度、跨瓣压差、是否合并其他畸形等。

3. 放射线检查　胸部X线片提示心影增大，主要是右室及右房增大。肺动脉主干可扩大（狭窄后扩张引起），肺血管纹理减少，肺野清晰，尤以外侧1/3肺野更明显。

4. 心导管　右心导管检查对本病的诊断具有重要意义，不仅能判断狭窄的存在及程度，而且还有助于狭窄部位的鉴别。右心室压力或右心室-肺动脉压差直接反映了肺动脉瓣狭窄的程度。当右室-肺动脉压差超过20mmHg时，即可诊断为肺动脉瓣狭窄。

（1）轻度狭窄：右室收缩压<60mmHg，压差<40mmHg，狭窄口径>1.5cm。

（2）中度狭窄：右室收缩压61～120mmHg，压差40～100mmHg，狭窄口径1.1～1.5cm。

（3）重度狭窄：右室收缩压121～180mmHg，压差>100mmHg，狭窄口径0.5～1.0cm。

（4）极重度狭窄：右室收缩压>180mmHg，压差>100mmHg，狭窄口径<0.5cm。

5. 心血管造影　选择性右室造影能够显示狭窄的部位及程度，狭窄的瓣膜呈圆顶状，瓣膜增厚，血流通过狭窄孔形成"喷射征"。于收缩期和舒张期可测量狭窄口径及其范围。右室壁增厚，肌小梁增粗，室上嵴肥大等，造影还有助于继发性漏斗部狭窄的诊断。

6. 磁共振　取正侧位摄像可显示狭窄的部位、狭窄程度、右心室肥厚等。

五、病程与预后

一般病情自然进展缓慢。中度以上狭窄，病情可能会逐渐加重；狭窄严重者，病情发展迅速，婴幼儿期即可导致死亡。继发性右心室肥厚、心肌缺血纤维化、心肌坏死等均可加重病情变化。

六、手术适应证

瓣膜轻度狭窄，临床无明显症状者，不需手术。中度以上狭窄，症状明显，心电图检查提示右室肥大或伴有劳损，胸片显示心影增大，右心导管测量右室收缩压70mmHg以上，右室-肺动脉压力阶差超过50mmHg应考虑手术。当心电图显示右室肥大伴劳损，即使临床症状不明显也应积极手术。对于极重度狭窄者，由于其病理进展迅速，应该在右室功能尚未发生不可逆损害之前争取尽早手术。

七、手术步骤

狭窄的瓣膜切开术多采用体外循环下交界切开，可分别在心脏不停搏和停搏下进行。

1. 体外循环心脏不停搏瓣膜切开术　多用于单纯肺动脉瓣狭窄者，术中建立体外循环，仅束紧上下腔束带，而不阻断主动脉，在心脏搏动下于主肺动脉近端纵行或横行切口，用牵引钩显露肺动脉瓣，以尖刀切开融合交界。术后探查右室流出道，肺动脉切口连续缝合。

2. 体外循环心脏停搏瓣膜切开术　若瓣膜狭窄严重或合并有其他心内畸形者，需在体外循环下阻断主动脉，以利手术暴露及操作，达到彻底解决病变的目的。术中一般低温控制在 28 ~ 30℃，阻断主动脉后，即刻灌注冷停搏液，同时行心表冰浴，保护心肌。主肺动脉切开后处理同上，合并畸形的处理见相关章节。

因为体外循环技术已经较成熟，手术安全性较高，所以目前肺动脉瓣狭窄切开术多在体外循环下进行。对于单纯肺动脉瓣狭窄而瓣环又够大者也可考虑行导管球囊扩张术。

八、手术并发症

（1）肺动脉壁损伤：由于过度牵拉撕裂或肺动脉瓣交界切开时伤及肺动脉壁。

（2）残余右心室高压：狭窄解除不彻底引起。

（3）肺动脉瓣关闭不全：手术损伤肺动脉瓣叶引起；肺动脉瓣发育不良行切开术或应用跨瓣补片加宽术均可造成不同程度的肺动脉瓣关闭不全。

九、手术结果与预后

术前右心功能正常，单纯肺动脉瓣狭窄者手术效果良好，若伴有瓣环狭窄、漏斗部狭窄则效果较差。对于狭窄程度严重、右室明显肥厚伴劳损、右心功能衰竭者手术有一定风险，术后容易出现低心排综合征、右心衰竭而危及生命。术后随访资料显示，凡存活者其症状均有不同程度的改善，绝大部分生活良好，少数患者症状未完全消失，主要与心肌纤维化等继发性改变有关。

十、讨论与经验总结

（1）术前明确诊断，术中进一步探查肺动脉瓣狭窄情况、是否合并其他畸形等，以利选择相应的手术方式。

（2）若无特殊情况，一般采用体外循环心脏停搏瓣膜交界切开术。这样有利于手术的暴露及操作，尽可能保留瓣膜完整，避免交界切开不彻底或过度引起肺动脉壁损伤，同时防止遗漏其他问题。

（3）合并肺动脉瓣环狭窄，需做瓣环切开时，选择肺动脉切口较右室流出道切口更能较好地避免损伤瓣膜。因为经肺动脉侧，可以更好地显露瓣膜交界，切口由肺动脉跨越瓣环向右室延伸，取自体心包片做跨瓣补片连续缝合。

十一、肺动脉瓣切开术的手术步骤图解

纵行切开肺动脉主干近心端（图 2-29-1），牵开切口显露肺动脉瓣的狭窄开口（图 2-29-2），切开肺动脉瓣融合的 3 个联合（图 2-29-3），直至融合的 3 个瓣膜交界被完全切开（图 2-29-4），其后连续或间断缝合肺动脉主干切口（图 2-29-5）。

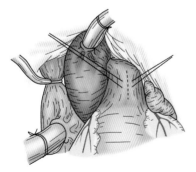 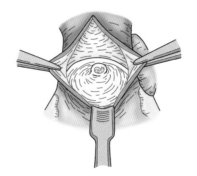 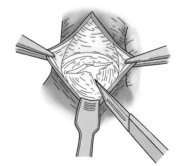

图 2-29-1　纵行切开肺动脉　　　　图 2-29-2　切开肺动脉，见肺动脉瓣　　　图 2-29-3　用手术刀沿瓣膜
　　　　　　　　　　　　　　　　　　　　　　狭窄形如喷嘴状　　　　　　　　　　融合切开

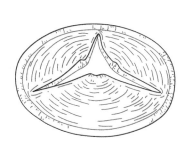

图 2-29-4　3 个融合的瓣膜交界被完全切开

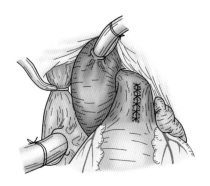

图 2-29-5　间断缝合肺动脉切口

第二节　漏斗部狭窄

漏斗部狭窄是指右心室漏斗部由于先天发育不良或后天继发性肌肉肥厚和纤维增生引起血流梗阻的病理改变。单纯漏斗部狭窄在右室流出道梗阻病例中占 1.3% ～ 2.7%。

一、病理解剖

通常分为两种类型，一类为隔膜样狭窄：狭窄较局限，存在于漏斗部的纤维性或纤维肌性环状狭窄。狭窄环将右心室分隔成两个大小不等的心腔，位于狭窄环和肺动脉瓣之间的心腔称为第三心室。另一类为管状狭窄：此类狭窄范围较广泛，漏斗部有异常肥厚的肌束或肌肉呈弥漫性增厚。肺动脉主干无狭窄后扩张。病理生理与肺动脉瓣狭窄相同。

1. 症状　与肺动脉瓣狭窄相同。若狭窄严重时，会出现心慌、气促、胸痛、晕厥等。

2. 体征　胸骨左缘第 3 ～ 4 肋间可闻及粗糙响亮的收缩期杂音，伴有收缩期震颤，肺动脉瓣第二音减弱。狭窄严重时，可出现周围型发绀。

二、特殊检查

1. 心电图　中度以上狭窄者表现为电轴右偏，V1 导联 R 波高耸，Ⅱ导联 P 波高尖。

2. 心脏 B 超　超声显示右室壁增厚、右室肥大，漏斗部狭窄。彩色多普勒在狭窄远端可有收缩期湍流频谱。

3. 放射线检查　胸部 X 片提示右心室肥大，心尖上翘；肺动脉段平直或凹陷，肺动脉主干不见搏动；肺门血管影减少，肺野清晰。

4. 心导管　右心导管由肺动脉退回右心室时，压力曲线先为肺动脉压力，导管通过瓣膜后出现右心室舒张压力波形，而此时收缩压与肺动脉压相同，导管自漏斗部退回右心室时，收缩压显著增高，而舒张压则不变。若同时伴有肺动脉瓣狭窄者，则分别在瓣膜处及漏斗部均存在有压力阶差梯度。

5. 心血管造影　选择性右心室造影，于右室流入道注入造影剂，可了解狭窄的部位及程度。

三、手术适应证

（1）中度以上狭窄，临床上有症状。

（2）心脏扩大，心电图表现右心室肥厚。

（3）右心室 - 肺动脉收缩期压力阶差超过 50mmHg。

四、手术步骤

为了手术野的充分暴露，彻底解除狭窄，多在体外循环、阻断主动脉、心脏停搏下进行操作。手术多采用右心室流出道纵向切口，避免损伤粗大的冠状动脉，这样既便于在必要时加宽右室流出道，又利于在合并有肺动脉瓣环狭窄时切口向上延伸。术中剪除肥厚的肌束，切除肥厚的壁束、隔束、室上嵴和部分漏斗部前壁，避免室间隔穿孔、乳头肌损伤。根据狭窄的情况，选择适当大小的心包或人工血管片，用 Prolene 线连续缝合加宽右室流出道。术后测量右心室 – 肺动脉收缩期压力阶差应该低于30mmHg，否则应进一步解除狭窄或加宽右室流出道。

五、合并畸形的处理

合并有肺动脉瓣狭窄时，需同时选择肺动脉切口，切开瓣联合。若合并瓣环狭窄者，则需切开肺动脉瓣环，做跨瓣补片同时加宽右室流出道及肺动脉瓣环。

六、手术并发症

（1）室间隔穿孔：隔束肥厚肌束剪除过多。

（2）三尖瓣关闭不全：手术损伤乳头肌。

（3）低心排综合征：狭窄解除不彻底或补片加宽不够。

七、讨论与经验总结

（1）由于体外循环、心肌保护技术成熟，除个别情况外，手术均采用体外循环阻断主动脉，有利于彻底解除狭窄。

（2）探查狭窄解除的效果首先是在心脏处于舒张期停搏状态下进行的，而当心脏复跳后收缩期仍可能残存不同程度的狭窄，因此在剪除或切除异常肥厚的肌束、室上嵴、部分漏斗部前壁肌肉，疏通流出道时，应做到尽可能彻底。

（3）术中辨清肥厚肌肉束界限，以及与乳头肌的关系，避免剪穿室间隔、损伤乳头肌。合并有肺动脉瓣环狭窄时，切口由肺动脉向右室流出道延伸，于瓣联合处切开瓣环，尽量保存每个瓣叶的完整性，减轻术后瓣膜关闭不全的程度。

（4）对于混合型狭窄，周围肺血管发育差或肺动脉瓣本身发育极差者，做跨瓣环补片加宽时可采用带单瓣补片，以减少瓣口处血液反流的程度。

八、右心室漏斗部狭窄外科治疗的基本手术方式与手术步骤图解

（一）瓣环和漏斗部狭窄的外科治疗

纵行切开瓣环和右室漏斗部（图 2-29-6，图 2-29-7），剪除肥厚的隔束和壁束，疏通右室流出道（图 2-29-8），采用自体心包补片或人造血管补片加宽右室流出道和肺动脉瓣环（图 2-29-9，图 2-29-10）。

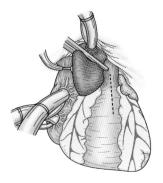

图 2-29-6　纵行切开瓣环和右
室漏斗部

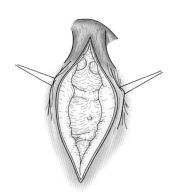

图 2-29-7　瓣环和漏斗部已切开

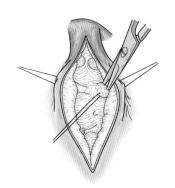

图 2-29-8　剪除肥厚的隔束和
壁束，疏通右室流出道

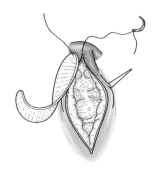

图 2-27-9　采用心包补片或人造血管补片加
宽右室流出道和肺动脉瓣环

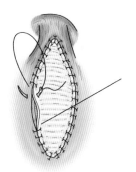

图 2-29-10　加宽的补片已接近
缝合完毕

（二）带瓣管道右心室与肺动脉主干远心端搭桥术

　　肺动脉主干一段极度发育不良，在肺动脉主干远心端和右心室漏斗部各做一切口（图 2-29-11），在疏通右室漏斗部后采用带瓣管道将右心室切口与肺动脉主干远心端进行架桥连接（图 2-29-12 ~ 图 2-29-14）。

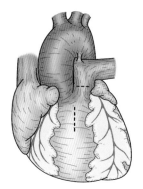

图 2-29-11　在肺动脉主干远心端和漏斗部各做一切口

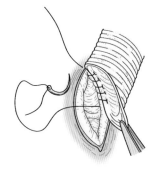

图 2-29-12　带瓣管道与右心室切口吻合

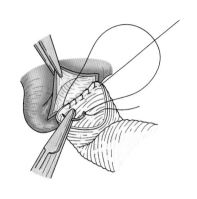

图 2-29-13　带瓣管道与肺动脉主干远
心端进行连接

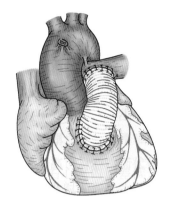

图 2-29-14　带瓣管道连接于右心室和肺动脉主干远心
端（左、右肺动脉分叉处）

第三节　室间隔完整的肺动脉闭锁

室间隔完整的肺动脉闭锁是指室间隔完整无缺，房室和心室大血管关系正常，而三尖瓣结构和功能异常，右心室有不同程度的发育不良且肺动脉瓣完全闭锁的先天性心脏畸形，其发生率占先天性心脏病的 1%～3%，在新生儿发绀型先天性心脏病中约占 30%。

一、病理解剖

肺动脉闭锁有两种类型：一种为 3 个增厚的瓣叶融合，其联合嵴线在中央，多伴有右室漏斗部闭锁或严重狭窄，或伴有三尖瓣反流和三尖瓣下移；另一种为增厚的瓣膜虽完全闭锁，但联合的嵴线仅在周围，其中央为 1 个平滑的纤维膜，向肺动脉干内凸出，这种类型右室漏斗部无明显狭窄，右心室发育不良较轻。肺动脉瓣环常发育不全，肺动脉通畅或略小于正常，越靠近肺动脉瓣，肺动脉越细，大部分病例主肺动脉发育良好且分支正常，完全缺如约占 4%。

室间隔完整的肺动脉闭锁常合并三尖瓣病变，包括腱索融合（30%）、瓣叶组织机化、三尖瓣下移畸形（25%），偶见三尖瓣缺如，这些病变引起三尖瓣反流或狭窄。三尖瓣环的直径可间接反映右室腔的大小，三尖瓣畸形越重，右室腔越小，右室腔内压力越高。右房扩大与三尖瓣反流程度密切相关。一般均存在不同程度经房间隔右向左分流病变，包括卵圆孔未闭、房间隔缺损等。

Bull 和 de Leval 根据右室腔的流入部、小梁部和漏斗部发育情况，将本病分为 3 型：Ⅰ型为右室腔 3 部均存在，右室腔存在不同程度发育不良；Ⅱ型为右室的小梁部缺如，右室腔小；Ⅲ型为右室的小梁部和漏斗部均缺如。此分类法对外科手术处理有一定的临床指导意义。

室间隔完整的肺动脉闭锁多合并有冠状动脉供血异常，由于右室盲腔产生高压，使胚胎期心肌供血的窦状隙维持开放，右室和冠状动脉保持直接通道，多见于部分心肌供血或与左前降支相连，也有全部冠状动脉供血由窦状隙而来。由于血氧饱和度低的右室血供应心肌，可造成心肌缺血、缺氧，甚至梗死。

二、病理生理

室间隔完整的肺动脉闭锁患儿肺循环主要依赖动脉导管，而体循环静脉回流可通过心房水平非限制性交通进入左心系统，因而，患儿均有不同程度发绀。动脉导管闭合将导致严重缺氧、代谢性酸中毒和循环障碍。由于左心系统除了维持体循环还需提供大部分肺循环血流，心排血量可显著增加，引起左心容量超负荷，左心肥厚和扩大，主动脉扩张；而肺循环主要依赖于未闭的动脉导管和支气管循环，因此体循环和冠脉循环的血氧饱和度低,通常为70%～90%,高于90%提示肺循环充血。随着婴儿生长,体循环压力增加,左房压力也逐步升高,可致卵圆孔部分关闭,右心房至左心房的分流受到限制,右心房压力进一步增高,体循环静脉淤血。动脉导管的开放程度对婴儿的存活起着关键的作用。在右心室-冠状动脉瘘的患儿,特别是合并冠状动脉闭塞或狭窄,无前向的主动脉冠状动脉血流的情况下,心肌主要靠右心室供血,如解除右室流出道梗阻而未矫正冠脉畸形,右心室收缩压下降,可出现不可逆性心肌缺血。

三、临床表现

新生儿出生时一般发育营养正常,出生24～48h后出现青紫和气促,短时间可迅速恶化。吃奶差,呼吸困难,缺氧明显,吸氧后症状可改善。全身发绀程度取决于通过未闭的动脉导管和支气管侧支循环到肺的血流量多少,当动脉导管闭合,会出现极度发绀且对吸氧无反应。严重三尖瓣关闭不全患儿在胸骨左下缘可触及收缩期细震颤,在胸骨左下缘或剑突下闻及2/6～3/6级收缩期杂音,少数患儿在胸骨左缘第2肋间可闻及连续性或收缩期杂音。当出现心力衰竭时可出现肺部湿啰音、肝脾大、肢体浮肿,心脏听诊可出现奔马律等体征。

四、辅助检查

1. 胸部X线检查　两肺野呈现肺血不同程度的减少,心影在出生时不大或轻度增大,此后Ⅰ型心影普大,尤其心脏右缘明显凸出。合并严重三尖瓣关闭不全的Ⅱ型及Ⅲ型患儿心影也呈进行性增大。肺动脉段凹陷或平直,主动脉结增宽。

2. 心电图　P波高尖,提示右房大,部分病例显示左房大。右心室明显发育不良者电轴左偏,一般QRS额面电轴不偏或右偏。随着病情发展,多数患者出现电轴右偏。可出现不完全性右束支或完全性右束支传导阻滞,少数患儿可出现左心劳损改变。

3. 超声心动图　超声心动图检查可显示肺动脉瓣闭锁及其类型,同时测量右室腔大小、右室漏斗部直径、室壁厚度、三尖瓣环直径肺动脉主干及分支发育情况,还可检查其余合并心内畸形,如动脉导管未闭、房间隔缺损等。

4. 心导管和造影　右心导管测压见右房压增高,右室压超过体循环压力,导管不能进入肺动脉。导管通过房间隔缺损或卵圆孔进入左心房、左心室,测血氧饱和度明显下降。右室造影可证实肺动脉瓣完全闭锁,还可测量右室腔大小及三尖瓣反流程度和三尖瓣口直径。通过左右心造影可测得从漏斗部到肺动脉盲端间的分隔距离,结合主动脉根部造影剂可证实窦状隙与冠状动脉存在交通情况,需注意冠状动脉解剖,是否存在主要冠状动脉的梗阻或狭窄。

五、自然历史

本病预后差,早期即处于危重状态,不经治疗,50%死于生后2周以内,85%在6个月以内死亡。死亡原因为严重的低氧血症和代谢性酸中毒,多与动脉导管闭合有关。有少数患儿存在异常肺血流来源或有大的动脉导管存在,则可略延长存活时间。

六、治疗

1. 手术适应证　室间隔完整的肺动脉闭锁一经确诊,除周围肺血管严重发育不良外,均应进行手术治疗。

（1）在新生儿期可行肺动脉瓣切开和（或）体 – 肺分流术，以促进右心室和三尖瓣的发育，再进行二期矫正手术。

（2）对右心室漏斗部梗阻，瓣环及肺动脉发育不良者，适用跨瓣环补片扩大成形手术和（或）体 – 肺分流术。

（3）目前随着技术水平的提高，对右心室和三尖瓣发育尚好的患儿，多主张在新生儿期就进行根治手术。

（4）对右心室严重发育不良和存在心肌窦状隙大分流交通的患者仅适于行体 – 肺分流术，二期施行 Fontan 类手术。

（5）存在右心室依赖性冠状动脉血流时，二期行全腔肺动脉连接手术或心脏移植手术。

右心室腔大小直接影响手术效果。许多研究证实三尖瓣发育大小与右心室腔大小相关，所以三尖瓣环直径的测量是间接估计右室腔大小的较好方法，也是判定手术适应证的较好指标。1992 年 Hanley 等建议应用三尖瓣直径的校正值（标准差单位）来评价手术适应证，其计算方法如下：

$$Z\text{值} = \frac{\text{测得的三尖瓣口直径} - \text{正常直径平均值}}{\text{同体重正常平均直径的标准差值}}$$

在右心室三部分发育尚好，三尖瓣口直径＞正常值的 70% 或在 99% 可信区间下限以上或 Z 值 ＞ –1.5 时能很好耐受和维持肺循环，无论是出生后或经过缓解手术后，达到此标准的患儿均可施行矫正手术，包括解除右心室流出道梗阻、闭合房间隔缺损和心外分流。当漏斗部缺如、三尖瓣口直径在正常的 55% ~ 70% 或低于正常 99% 可信区间下限时或 Z 值在 –1.5 ~ –3，采用跨瓣补片加宽右心室流出道，不闭合卵圆孔，但应同时施行体 – 肺动脉分流。当患儿右心室严重发育不全，漏斗部缺如，三尖瓣直径小于正常的 55% 或 Z 值 ＜ –3，合并有严重冠状动脉连接异常时，单纯施行体 – 肺分流术。行姑息术后右心室仍不发育者行 Fontan 类手术。

2. 术前准备　新生儿应输入前列腺素 E1 维持动脉导管持续开放，为实施手术争取时间。在右心室压明显高于体循环压的婴儿，体循环静脉淤血严重者，可在术前行球囊房间隔造口。

3. 手术方式

（1）肺动脉瓣直视切开术。胸部左前外侧切口或正中切口，若准备同时行锁骨下动脉 – 肺动脉（blalock-taussing）分流术，则行左前外侧切口。切开心包，钳夹主肺动脉远端，以防止导管血流入手术野，影响操作。纵行切开主肺动脉，用 Prolene 缝线连续缝合切口但不收紧缝线以备止血。在肺动脉瓣中心处切开一小口，用止血钳扩大或切开瓣口。

（2）体 – 肺动脉分流术。由于单纯肺动脉切开术仍存在着容易出现右室残余梗阻、再狭窄、闭合等并发症，对此类患儿可采用肺动脉瓣切开加体 – 肺动脉分流术。对严重右室发育不良和右室依赖型冠脉循环患儿则单纯施行体 – 肺动脉分流术，待以后施行 Fontan 类手术。改良左锁骨下动脉 – 肺动脉分流手术于左侧开胸，分离出左锁骨下动脉和肺动脉，用直径为 3.5 ~ 5mm（根据婴幼儿体重决定）的 Gore-Tex 人工血管分别与左锁骨下动脉和主肺动脉端侧吻合。主动脉 – 肺动脉分流术经正中切口或右前外侧切口，行主动脉和右肺动脉吻合或主肺动脉吻合，可用直径为 3.5 ~ 5mm（根据婴幼儿体重决定）的 Gore-Tex 人工血管吻合。若存在粗大的动脉导管未闭则不必行体 – 肺动脉分流术。

（3）右心室流出道梗阻解除术。这是一种矫治手术，手术在体外循环下进行。对于肺动脉及其瓣环、右心室腔均发育尚好，仅肺动脉闭锁、右心室流出道狭窄者，可采用右室流出道横切口。切开肺动脉瓣交界或切除肺动脉瓣以后，切除右心室流出道肥厚肌束。切除隔束时避免过多切除引起室间隔缺损，切除壁束时避免损伤主动脉瓣或剪穿室壁损伤冠脉，同时要防止损伤乳头肌。对右心室中部或流入道梗阻的肥厚肌肉切除应先从梗阻的肌肉前方向左开始，逐渐看清右心室腔、三尖瓣结构，然后再逐渐剪除肥厚的肌肉束，以避免损伤乳头肌及三尖瓣。对右室流出道或肺动脉瓣环狭窄严重，须采用右室纵切口，切除肥厚的肌束后用人工补片或自体心包片加宽右心室流出道，肺动脉或瓣环狭窄则切断肺动脉瓣环用补片加宽。肺动脉主干及分支血管发育不良或右心室流出道梗阻合并右心室功能低下或三尖瓣严重关闭不全、右心室腔内径小时，解除右心室流出道梗阻须使用带瓣管道移植。

（4）改良 Fontan 手术和全腔肺动脉连接术。对右心室、三尖瓣严重发育不良患者或经姑息手术后右室、三尖瓣仍发育差，三尖瓣面积小于正常的 55% 或三尖瓣舒张期跨瓣压差 > 3mmHg，同时肺血管发育正常，肺血管阻力低，左心血流动力学正常者可施行改良 Fontan 手术。有学者认为在出生后 3 ~ 12 个月以施行双向 Glenn 手术为宜，1 ~ 4 岁施行改良 Fontan 手术。若存在右室依赖性冠状动脉血流，则应行全腔 - 肺动脉连接手术，切除三尖瓣，扩大房间隔通道，使氧合的左房血流入右心室，从而供应冠状动脉循环，或行心脏移植。

4. 术后处理和主要并发症

（1）术后要严密监护尤其是动脉压、右房压及血液 pH 值、血氧饱和度等，加强支持治疗。

（2）低心排血量综合征，发生原因：①体 - 肺分流口过大；②右室流出道梗阻解除后仍存在三尖瓣大量反流；③右心室腔过小；④右心室依赖性冠状动脉血流，手术后冠状动脉缺血。若是体 - 肺分流口过大可应用介入性导管封阻分流口，若为后三种原因应予以结扎肺动脉，再造肺动脉闭锁以争取存活机会。

（胡志伟）

参考文献

［1］ 王一山. 肺动脉口狭窄［M］// 兰锡纯，冯卓荣. 心脏血管外科学.2 版. 北京：人民卫生出版社，2002.

［2］ Iemura J，Oku H，Otaki M，et al.Expanded polytetrafluoroethylene monocuspid valve for right ventricular outflow tract reconstruction［J］. Ann Thorac Surg，2000，70（5）：1511-1514.

［3］ Bielefeld MR，Bishop DA，Campbell DN，et al：Reoperative homograft right ventricular outflow tract reconstruction［J］. Ann Thorac Surg，2001，71（2）：427-428.

［4］ Turrentine MW，McCarthy RP，Vijay P，et al.Polytetrafluoroethylene monocusp valve technique for right ventricular outflow tract reconstruction［J］. Ann Thorac Surg，2002，74（6），2202-2205.

［5］ Turrentine MW，McCarthy RP，Vijay P，et al.PTFE monocusp valve .reconstruction of the right ventricular outflow［J］. Ann Thorac Surg，2002，73（3）：871-879.

［6］ Allen BS，El-Zein C，Cuneo B，et al，Pericardial tissue valves and Gore-tex conduits as an alternative for right ventricular outflow tract replacement in children［J］. Ann Thorac Surg，2002，74（3）：771 -777.

［7］ Tweddell JS，Pelech AN，Frommelt PC，et al.Factors affecting longevity of homograft valves used in right ventricular outflow tract reconstruction for congenital disease. Circulation［J］. 2000，102（19 Suppl3）：130-135.

第三十章
法洛四联症

一、概述

法洛四联症(tetralogy of fallot,TOF)是最常见发绀型先天性心脏病,占先天性心脏病的7%~10%。在 Blalock 和 Taussig 完成第一例 TOF 姑息分流手术 9 年后,1954 年 Lilehei 等成功完成第一例 TOF 的双心室矫治手术,至今已有半个多世纪的历史。尽管近几十年来该项手术取得满意的近期、中期效果,但长期随访发现,越来越多的 TOF 术后患者进入成年期后,临床出现较多远期并发症,包括肺动脉瓣反流导致的右心功能不全、心律失常引起的猝死等,严重影响生活质量和预期寿命。这些促使外科医生反思,如何进一步改进 TOF 外科治疗方法,以提高远期生存率和生活质量。

二、解剖要点

1888 年 Etienen-Louis Fallot 系统描述了 TOF 的四种病理形态学特征,包括:紧邻三尖瓣的大型室间隔缺损;主动脉骑跨;不同程度的右室流出道狭窄(该狭窄既可以是肺动脉瓣发育不良,也可以是肺动脉水平及肺动脉瓣下的狭窄);右心室增生肥厚。当时他把这种心脏畸形称为"心脏发绀"。20世纪 70 年代 Van Praagh 通过大量解剖研究发现,这四种心脏畸形均是基于室间隔的漏斗间隔向前、向左移位,导致右室流出道狭窄,而漏斗间隔无法与隔缘肉柱(隔缘小梁)的上、下缘支融合而形成了非限制性室间隔缺损,继发主动脉骑跨和右心室肥厚,故称之为法洛一联症(monology of fallot)。Van Praagh 及其同事主张肺动脉瓣下漏斗部发育不良是其首要特征,称心脏的这个部分"太窄、太浅且太短"。

但是 20 世纪 90 年代以来 Anderson 及其同事观察到漏斗间隔确实存在狭窄和发育不良,但其长度存在变化,且在许多 TOF 的心脏中,漏斗间隔部要比正常情况下更长。他们指出,漏斗间隔的连接位置相对于隔缘肉柱向前且向头端移位是关键特征。进一步的研究发现,漏斗间隔可以在向前、向头端移位的同时,而不造成肺动脉瓣下梗阻,例如在 Eisenmenger 型 VSD 中。其次,在有些 TOF 的心脏中存在肺动脉瓣下狭窄,而漏斗间隔是纤维性质的,而不是肌性的。一个关于如何形成肺动脉瓣下梗阻的更令人满意的解释,是认为漏斗间隔向前、头侧移位,隔缘肉柱(隔缘小梁)异常排列,这两个构成 TOF 基础病变的共同作用导致肺动脉瓣下漏斗部"挤压(squeeze)"效应,导致右室流出道狭窄、心室间交通、主动脉骑跨、血流动力学后遗症的心室肥厚四种心脏畸形,从而构成 TOF 特有的解剖形态。

室间隔缺损(VSD)是由于漏斗间隔的连接部位相对于隔缘肉柱肢向前、向头端对位不良并移位所造成的。所造成的心室之间的开孔直接位于骑跨的主动脉瓣口的下方。因此,Anderson 认为其是一种流出道缺损。TOF 的 VSD 为大型缺损,在生理学上都是非限制性的。在大多数病例中,心室漏斗褶终止于隔缘肉柱后下肢的不远处,造成主动脉瓣和三尖瓣之间存在纤维连续。准确地说,这种缺损是膜周型 VSD。其次较少情况是心室漏斗褶与隔缘肉柱的后下肢连接,缺损的后下角边缘存在完整的肌性连续,称为肌性对位不良型 VSD。在这种情况下,肌性边缘对心室传导束具有保护作用。还有第三种缺损，其特征为存在纤维性的流出道间隔，而不是肌性的流出道间隔，这是一种双动脉相关的双动脉下 VSD。

　　TOF 合并肺动脉狭窄的病变特征还包括一些其他的重大解剖变异和（或）伴发畸形。漏斗间隔向前、头端的移位，造成了不同程度的右心室流出道（RVOT）狭窄，这和右心室漏斗部发育不良及存在明显增多的隔缘肉柱有关，后者会在出生后发生渐进性肥厚。漏斗部的局部性狭窄通常发生在右室漏斗部的下缘。在大多数病例中，肺动脉瓣的形态学有异常，瓣叶通常增厚且固定不动，常合并交界融合和（或）瓣叶被固定在肺动脉壁上。和正常心脏相比，肺动脉瓣环发育不良，且半数病例的肺动脉瓣为双叶瓣。更远端水平的梗阻包括肺动脉主干和（或）肺动脉分支的发育不良或弥漫性狭窄。其他 TOF 合并的先天性心脏缺陷包括完全性房室间隔缺损、卵圆孔未闭（PFO）或继发孔型 ASD、动脉导管未闭（PDA）、永存左上腔静脉、一侧肺动脉分支起源于动脉导管（最常见为左肺动脉）和右位主动脉弓。

　　2008 年儿科和先天性心脏病命名学计划和编码国际工作组对统一 TOF 定义的问题提出了讨论，采取了下列达成共识的定义：法洛四联症的定义为一组双心室房室排列或连接的畸形，特征为圆锥隔或流出道隔或其纤维残迹向前上方移位，肺动脉流出道狭窄或闭锁，一个对位不良型的室间隔缺损，以及主动脉为双心室起源。法洛四联症的心脏总是有一个室间隔缺损，肺动脉流出道的狭窄或闭锁和主动脉骑跨，由此导致右心室肥厚。

三、临床表现和诊断要点

　　临床表现取决于右心室流出道梗阻的程度。通常出生时仅轻度发绀，随年龄增长，由于右心室漏斗部肥厚的进展性加重，常在出生后 6 ~ 12 个月，发绀渐渐明显。有些病例可发生体循环极度低氧血症引起的缺氧发作。

　　小部分病例在出生后不久即出现严重发绀。这组病例主要是由于肺动脉瓣环发育不良引起。伴肺动脉瓣或肺动脉闭锁病例，肺动脉的血流主要依赖于未闭动脉导管和广泛侧支循环形成（MAPCAs）。较年长的 TOF 病例，因长期发绀，可有杵状指（趾）、气促、运动耐力差、脑脓肿和脑栓塞。肺动脉瓣缺如病例常伴呼吸窘迫症状。

　　心电图表现为右心室肥厚。左心室肥厚仅见于由分流或侧支血管引起的肺部血流过多病例。X 线胸片显示肺动脉段相对偏小，"靴形心"为本症特征。当肺部血流主要由 MAPCAs 供应时，其外周肺纹理常表现为紊乱，不对称肺血流见于肺动脉分支狭窄的病例。

　　超声心动图能很好地显示典型的对位不良室间隔缺损伴主动脉骑跨和右心室流出道梗阻、肺动脉发育情况及合并的其他心脏畸形。心脏导管可显示右心室流出道狭窄的范围，左、右肺动脉和肺动脉分支有无狭窄。主动脉造影可精确显示主肺动脉侧支血管。多数病例不需要心脏导管检查，目前主要通过 CTA 或 MRI 来了解心脏内和心脏外的解剖情况，给手术计划提供了详细的心内畸形和肺动脉发育状况。

四、手术指征、策略

　　严格意义上来说 TOF 外科治疗并不是"根治性"手术，如同大多数复杂先心病手术一样，也应该属于"姑息性"手术，这就促使外科医生反思，如何进一步改进婴儿 TOF 外科治疗方法来提高远期生存率和生活质量，这也已成为近年来 TOF 外科治疗的焦点。理想的 TOF 外科治疗应该适宜婴儿和所有年龄的儿童，能够很好缓解右室流出道梗阻，完全分隔心房和心室，同时避免大的心室切口和深低温停循环。保护肺动脉瓣和三尖瓣功能，同时保证最低死亡率和并发症发生率。

1. **外科治疗的时机**　目前对于 TOF 手术时机的把握，争论很大，但总的趋势是倾向于早期行根治手术。随着对 TOF 婴幼儿的病理、生理较深的了解，婴幼儿术前诊断、麻醉、体外循环、术后监护都有长足的进步，加之手术技巧的熟练，以及各种性能优良的小儿专用的医疗器械的出现，都给婴幼儿期 TOF 的根治创造了良好的条件。更为重要的是，随着年龄的增长，TOF 的各种病理变化进一步加重，如心肌肥厚，侧支循环增多，肺发育障碍，长期缺氧所导致的体格及智力发育迟缓，血红蛋白增多引起的脑水肿，肾脏受损，都提示应早期手术纠治。所以，目前外科医师主张在婴儿期内即在 6 个月左右完成根治手术，甚至有人主张在新生儿期进行手术。但同时也应考虑到，太早行 TOF 根治手术，比如在新生儿期手术，会面临许多困难与风险，患儿耐受力差，手术操作困难，术后监护复杂。因此，对于轻症的 TOF 患儿，6 个月手术治疗较为合适。当然如果患儿的病情重，缺氧发作频繁，内科难以控制，可早期手术，以挽救患儿的生命。

对于 TOF 矫治术的最佳年龄存在争议，其所掌握的手术技术影响手术时机的选择。对于具备在婴儿期能够正确处理复杂先天性心脏病的手术单位，在任何年龄矫治 TOF 都具有很低的死亡率。经过肺动脉瓣和心房途径方法比较容易，在 3 ~ 6 个月比在新生儿期是更加可行的。新生儿如果出现无法接受的血氧饱和度和（或）缺氧发作时可以考虑行改良的正中经胸的 BT 分流姑息性手术，推迟到婴儿体重到达 5 ~ 7.5kg，行 TOF 根治手术，可以通过新生儿期导管支架植入来达到保证肺动脉血流的目的。

主张新生儿期根治术的依据是，阻止长期缺氧对重要脏器的损伤，消除对右心室增生和纤维化因素，改善肺的发育（血管和肺泡），避免姑息性分流的危害效应，减少心理社会 – 经济压力。在新生儿期手术时许多外科医师仍然采用经心室切口径路，跨瓣环补片重建右室流出道。尽管在生存率上有较好结果，但是现在证明对右心室有损伤作用，且大多数报告并没有足够长时间的随访来详细分析严重肺动脉瓣关闭不全的不良影响。

即使目前强烈支持新生儿根治术，但仍认为对有些患儿行姑息性改良 BT 分流术是有意义的，如冠脉畸形患儿、危重患儿、肺动脉发育严重不良患儿、早产儿和低体重儿。大多数 TOF 患儿在新生儿期并不需外科治疗，争论的焦点并不是"根治术与姑息性手术"，而是"新生儿期与非新生儿期根治性手术"。有先天性心脏病的患儿容易患有脑发育不良和中枢神经系统障碍，这些都会在新生儿期体外循环应用后加重，特别是深低温停循环。对于有综合征的 TOF 患者需要更加注意。Agergaad 等报告在丹麦 2 478 例先天性心脏病患儿中有 46 例伴有 22q11.2 染色体缺失，发生率 1.9%，其中 15 例为 TOF。其他综合征也见于 TOF（Downs 综合征），会增加根治术风险，特别对于新生儿。

目前许多新生儿 TOF 根治术使用的体外循环策略包括深低温停循环或者低流量体外循环。非常明确的是，对于新生儿期心脏手术时脑损伤（手术前和手术后）发生概率和严重程度取决于分析脑损伤工具的灵敏度。已经有证据表明，新生儿期缺氧损伤及实际上脑氧供给在根治术后比术前更加糟糕。因此，如果新生儿 TOF 能够安全地推迟，或者预后效果与在 3 ~ 6 个月婴儿时相似时，我们遵循选择性非新生儿根治手术。非新生儿根治术（3 ~ 6 个月）在大多数婴儿进行，其他可以考虑姑息性分流术。如果缺氧明显的新生儿具有合适的解剖和生理调节也可考虑行根治术。

2. **外科治疗的技术**

（1）姑息手术。姑息手术的目的是使肺血流增加，扩大肺血管床，促使肺动脉发育，改善发绀和缺氧，为矫治手术创造良好的条件。具体手术方式如下。

1）锁骨下动脉 – 肺动脉吻合术（Blalock-Taussing 手术，BT 分流手术）。手术通常是在锁骨下动脉起源于头臂干的那侧进行，也就是说取与主动脉弓相反方向的那一侧，以减少血管牵拉和扭曲。然而一些特殊的解剖，如欲手术侧的肺动脉支狭窄或者手术紧急，可能改变这个常规。这种分流手术一般是在 6 个月以后的选择。对于年龄很小的儿童，锁骨下动脉未发育，给手术带来一些缺点或不足。即：①锁骨下动脉过短，往往引起肺动脉分支的上升或者成角畸形，形成术后狭窄，造成以后矫治手术的困难。②动脉直径和吻合口的不足，往往引起术后血栓形成或者功能不足而需要进行再次手术。这种医源性并发症，儿童年龄越小就越常见。

2）改良的 Blalock-Taussing 手术。这种手术方法在于借助一根人造血管（Gore-Tex）将锁骨下动脉连接到同侧的肺动脉。选用人造血管的直径根据体重不同选用 3.5 ~ 6mm，若人造血管直径太小，容易形成血栓。这种手术的优点在于分流量受锁骨下动脉的直径所控制，其流量会随着儿童生长过程中这些血管直径的改变而增加，早期血栓很少见，在大多数患者保持长期通畅，锁骨下动脉的功能也得以保存，肺动脉很少出现狭窄和变形。

（2）根治性手术。右心室从压力负荷突然转向容量负荷，另外右心室切口会导致手术后早期对右心室功能的不利影响。最近几年肺动脉瓣保护策略备受推崇，肺动脉瓣膜交界切开，术中硬质和球囊瓣环扩张，接受较高右室压以保留轻度狭窄来保证肺动脉瓣膜的完整性。通过对 TOF 根治术后病理、生理功能的理解，其手术策略采用经右房和肺动脉途径根治 TOF。该方法通过肺动脉瓣和三尖瓣消除右室流出道狭窄，通过三尖瓣修补室间隔缺损。尽量不切开肺动脉瓣环，但有时是不可能的。一个替代办法是右室流出道切口尽量短，采用跨瓣环补片，重建肺动脉瓣，避免右心室体部切口，切口局限在右室流出道或漏斗部，这样相对较少影响右心室功能。随访 10 年发现采取肺动脉 – 右心房路径可以明显减少右心室扩张，更好保护收缩功能。对于需要跨肺动脉瓣环的补片时，采用 Sung 发明的保存肺动脉瓣膜的扩大瓣环技术。如果肺动脉瓣不能保留，需要跨瓣环补片重构右室流出道，用一个三角形自体心包补片从右心室切口最下处向上延伸到前瓣叶的根部，缝线缝合在心内膜上，然后沿切缘缝合到另一边。补片大小由肺动脉直径的指数决定，超过 2 ~ 3mm。如果前瓣叶较小或前融合在 180° 处，补片上缘缝合在主肺动脉。如果融合部位是偏心，补片一边缝合在肺动脉壁上，另一边缝合在瓣叶的游离缘上。第二个补片修补右室流出道和肺动脉切口，重建佛氏窦部扩大瓣叶。

3. 外科治疗的理念　有关 TOF 根治术后心脏血流动力学的两个传统观点：第一，手术后右室流出道残留梗阻是不能接受的，当右心室 / 左心室收缩压比值大于 0.75 时需要考虑进一步疏通；第二，传统观点认为机体对根治术后长期肺动脉瓣反流具有较好耐受性，只有当明显右心室扩大时才是问题。最近这两个观点均受到挑战。

当下游顺应性降低时肺动脉瓣关闭不全会加重，但当近端阻力增加时反流会减少和维持。因此肺动脉关闭不全部分取决于肺动脉顺应性，以及右心室肺动脉连接部位的压力。严重的肺动脉瓣关闭不全会导致右心室扩张，进而影响左心室功能。在慢性肺动脉瓣关闭不全时右心室、左心室的功能储备和收缩能力均会下降。这个现象已经在肺动脉瓣关闭不全的动物模型中早期 3 个月就出现了。Geva 等提出左心室功能不全常因肺动脉瓣关闭不全引起的右心室功能障碍引起。右心室容量负荷对左心室的影响原因包括体液因素、几何形态变化、心肌纤维化和电机械协同失调等，通过这些生理调节机体可以耐受较长时间。但是有些患者最后运动耐量减弱，进行性右心室扩大和衰竭，进一步发展会出现致死性室性心律失常。严重右心室扩大，心功能不全，QRS 间期大于 180ms 和室性心动过速预示着后期心力衰竭和猝死。Schwartz 等在 TOF 矫治术后患者导管检查中发现，右心室舒张末期容积指数与左心室舒张末期压力呈线性关系。肺动脉瓣置换的指征就是要避免上述情况的发生。并非所有的患者能够从肺动脉瓣膜置换中得到益处，其手术时机和指征还存在争议。有关肺动脉瓣关闭不全检测的最好手段还在探索中，在多巴酚丁胺负荷试验中组织多普勒扫描三尖瓣环运动，可以评价收缩储备功能，可以确定肺动脉瓣置换时机。在心脏功能判断中舒张功能与收缩功能一样重要。MRI、BNP 水平、QRS 间期、心律失常、右心室解剖结构等是有价值的。

TOF 根治术后随访，残留或再发 ROVOT 是常见的。ROVOT 程度与肺动脉瓣关闭不全相反。在单纯右室压力负荷下，长期细胞增殖，微管密度增加和细胞间质增多等会导致收缩力下降。在最近韩国研究者公布的实验结果中，TOF 根治术后压力负荷在一定程度上有保护作用，可以对抗因慢性肺动脉瓣关闭不全而出现的右心室扩大，但其机制尚不清楚。研究发现 TOF 根治术后右心室重量和重量 / 容积比值这两项指标是室性心动过速和猝死的独立预测因素。

California 大学的研究者建立了一个非外科方法的猪肺动脉瓣狭窄或关闭不全的模型，来研究肺动脉瓣狭窄和关闭不全对右心室、左心室的影响，考察解剖和功能的变化。生长的猪通过导管技术在右室流出道与肺动脉瓣之间放入支架，诱导形成肺动脉瓣狭窄和关闭不全。分析发现在 2d 和 3 个月后观察收缩指数（每搏量、射血分数、心功能储备）、心肌收缩性（收缩末压力 – 容积曲线）、压力舒张末容积相互关系及舒张顺应性能的变化，MRI 用来评价肺动脉瓣关闭不全和心室容积。心导管获取在安静和多巴酚丁胺运动试验下心脏功能储备指数、舒张顺应性、压力 – 容量下心肌收缩性能等指标。分为对照组、单纯肺动脉瓣关闭不全组和狭窄合并关闭不全组。3 个月后在安静状态下，肺动脉狭窄合并关闭不全组右心室收缩功能降低，并不能随多巴酚丁胺作用而增加，收缩功能受损常伴随右心室舒张顺应性下降，但心肌的收缩性是增加的。这些发现与单纯肺动脉瓣关闭不全是明显不同的。另外，相比于单纯肺动脉瓣关闭不全，肺动脉瓣狭窄合并关闭不全可以引起相似的反流程度，更多右心室增生，更少的右室容量负荷。肺动脉瓣关闭不全合并狭窄是有益处的，引起增生，限制右心室扩张，增加心肌收缩性。这样短期、中期肺动脉狭窄对右心室收缩功能的益处给我们提出很多问题，对于长期狭窄导致的右心室不利作用是如何需要进一步研究。Yoo 等研究 TOF 矫治术患者残存的右室流出道压差对右心室容量负荷的影响，发现右心室残存压差可以阻止长期肺动脉瓣反流而导致的右室扩大，而不会出现收缩功能障碍，支持适当右室流出道狭窄比慢性右室流出道扩张对长期预后具有积极意义。

4. 外科保护方向的转移　　现在大多数外科医师认同两种学派，一种是以年龄为基础考虑手术策略，另一种是以解剖或生理学为基础来考虑手术策略。虽然大家都认可 TOF 根治术早期死亡率是很低的，但是由于没有单一的外科策略能够证明在减轻长期再干预率上更有优势，所以赞成或反对的争论一直存在，实际上没有一种外科策略是适用所有的病例的。

以解剖为基础的方法：保护肺动脉瓣。这一学派主张保护肺动脉瓣的完整性非常重要。Backer 等医师努力不打断肺动脉瓣环而保护肺动脉瓣完整性。采用一个右心室漏斗部小切口或者右心室流出道切口来疏通瓣环下流出道漏斗部狭窄，保护肺动脉瓣环，这样的方法可以在 80% 患者中实现。较大的婴儿优选这个方法，平均年龄是 6 个月。同样的，25% 患儿先采用姑息性分流手术。这样会有较多患儿遗留明显右心室增生，认为右心室收缩压小于体循环压力 80% 是可以接受的水平。尽管有证据表明残留右室流出道狭窄可以减轻肺动脉瓣反流的危害，但是仍然不清楚为何长期右心室高压以及由此产生的增生或者纤维化会更容易导致肺动脉瓣关闭不全的右心室扩大。早期再手术率大约为 10%，没有外科死亡率。肺动脉瓣保护策略的预测因素是肺动脉瓣是三瓣化，瓣环直径大于 -4Z 值。全程漏斗部心室切口大约占 27%。这个策略是不同于后面要说的漏斗部保护策略，后者避免全程漏斗部切口，肺动脉瓣环 25% 得到保护。另一种是保护漏斗部，在 TOF 根治术后长期随访发现右心室功能障碍会影响术后并发症发生和死亡率。作者认为在 TOF 中经心室修补室间隔缺损需要相对较大的心室切口会导致远期心室功能障碍。这种漏斗部保护方法即是经肺动脉或者心房修补是优先考虑的方法。最早是由 Kawashima 提出，主要特征是避免在右室流出道上透壁切口，保护漏斗部收缩功能和肺动脉瓣功能和最短 ICU 治疗时间是其主要目标。由于漏斗部肥厚肌肉切除和 VSD 修补是通过右心房完成的，新生儿和体重小于 4 kg 的小婴儿无法暴露，因此右心室漏斗部保护方法推迟在 6 ~ 8 个月婴儿中使用。作者认为围术期管理更加复杂，常常需要口服 β - 受体阻滞剂，以及心脏科医师与外科医师之间需要保持良好的沟通。1995—2008 年的手术患儿，有 17% 进行了分期手术，行右侧开胸的改良 BT 分流术，仅 1 例在 BT 分流术后死亡，是新生儿出现持续性缺氧性发绀发作进行急诊分流术并发现有严重肺动脉发育不良。在作者单位进行分流术患儿没有一例出现肺动脉狭窄需要再次干预的。

漏斗部保护方法在技术上比经过心室修补具有更大的挑战，手术时间和心肌缺血时间更长。Texas 儿童医院平均 ICU 时间和住院时间分别是 3d 和 7d。手术存活率是 100%。这种手术方式很难教授，因此具有陡峭的学习曲线。尽管如此，即使考虑到姑息性手术的影响，中期再手术的发生率低于在新生儿期"精致"根治术患儿。残存或者再发右室流出道狭窄免于再手术率在术后 7 年是 96%。当肺动脉瓣中度或重度狭窄时右室漏斗部保护方法需要跨瓣环补片加宽肺动脉瓣环。在本组有 75% 需要采取最小的跨瓣环补片，在肺动脉瓣环下 2 ~ 5mm。继发于漏斗间隔向前移位导致的漏斗部狭窄和隔缘小梁增生导致的狭窄需要联合肺动脉和心房切口完成疏通，并不需要漏斗部肌肉的全层损伤。收缩性能的保持可以在手术时直观观察到也可以在磁共振功能扫描时观察到。最好的效果是最少切除漏斗部肌肉。大多数肌肉切除可以通过心房切口来完成。患者的大小是该技术实施的关键。我们容许轻到中度的漏斗部狭窄，该狭窄是动态变化的。固定狭窄是需要疏通的，但是动态狭窄是由于右心室增生引起的。

在手术中和手术后管理会影响这个策略，这个策略是设计最小的漏斗部损伤。由于存在动态右室流出道狭窄、右室舒张功能障碍，以及不同程度肺动脉瓣反流，患儿更容易受到心动过速以及正性肌力药物对血流动力学的影响而导致动态性梗阻。因此，最近几年在手术中和手术后避免正性肌力药物使用，而是使用 β - 受体阻滞剂，例如艾司洛尔。在 2011 年 80% 患儿采用该方法，在停止体外循环前注射艾司洛尔，在手术室和 ICU 来控制心室率和心排血量。在手术后 48h 停用。β - 受体阻滞剂的作用在于改善快速心律失常的发生率。在最近一项研究中，98 例进行心房或肺动脉矫治术后使用 β - 受体阻滞剂超过 7 年，1 例死亡为 CHARGE 综合征患儿，1 例心动过缓需要临时起搏，4% 出现交界性心动过速。TOF 根治术后晚期心律失常的原因是多因素的，不仅是心室切口，还有右心室扩大和增生。最小心室切口和心肌缺血，以及避免冠脉损伤导致的纤维化等可能会降低心律失常的发生率。

5. 外科手术技巧

（1）经心室途径根治 TOF 的方法：与经肺动脉和心房途径相比，大多数病例采用经心室途径。它在不过多地切除肌肉的情况下扩大漏斗部，过多切除肌肉会导致广泛的心内膜瘢痕形成，影响心脏功能。在不需要过分牵拉三尖瓣环的情况下良好暴露 VSD，避免了三尖瓣的牵拉损伤，以及传导束损伤。

测量主肺动脉和肺动脉瓣环的直径，肺动脉瓣环和主肺动脉小于 -2 ~ 3 Z 值是跨肺动脉瓣环补片的适应证。阻断升主动脉，根部灌注心脏停搏液，切开右心房，经房间隔置入左心房引流管。在降温期间确定右心室流出道切口位置，切口应尽量远离大的冠状动脉分支，保留向心尖部延伸的右冠状动脉的主要分支是极其重要的。如果切口要跨过瓣环，切口应当沿着主肺动脉向上弯曲，要远离右肺动脉起始部。如果左肺动脉起始部有狭窄，切口应当向这一狭窄区域延伸至少 3mm 或 4mm。限制漏斗部心室切口的长度很重要，切口的长度由漏斗间隔的长度决定，TOF 患儿的漏斗间隔长度变化相当大。切口不该超过调节束和右心室游离壁连接处，即三尖瓣前乳头肌起源处。离断漏斗间隔的壁延续和隔延续与漏斗间隔的融合处，一般只需要切断漏斗间隔的壁延续。保留 VSD 的心内膜缝合面，因为缝线缝在切断的肌肉上时很容易撕脱。心内膜为 VSD 的缝线提供支持，关闭 VSD 时缝线缝合部位的心内膜都不能破坏，否则易产生术后残余分流。保留调节束尤其重要。它连接前游离壁到后室间隔，在右心室内起到中流砥柱的作用。年长患儿的调节束或许十分肥大，能造成右心室流出道阻塞，这种情况下调节束可部分离断。自漏斗间隔的壁延续连接右心室流出道的异常肌束必须离断切除。新生儿和小婴儿很少需要进行肌束切除，单纯的肌束离断就可以达到很好的效果。

处理室间隔缺损可以选择间断缝合或连续缝合技术。间断缝合应用 5-0 双头针带垫片缝线，每一针间断缝合后进行牵拉可以暴露下一针缝合的位置。第一针缝合的位置一般在三尖瓣的隔瓣和前瓣的交界处，将垫片置在右心房侧，这样比较牢固，便于牵拉暴露下一针的缝合。因传导束位置靠近 VSD 的后下缘，缝合 VSD 后下角时应当小心。要利用三尖瓣和主动脉瓣之间存在的纤维连接，可以缝于此纤维上。三尖瓣腱索相当纤细，尽量避免挂住腱索影响术后三尖瓣功能。缝过三尖瓣后，通常有小的肌束延伸到主动脉瓣环水平。缝合时尽量靠近主动脉瓣环处，避免补片缝合在这些肌束上形成残余漏。

连续缝合采用 6-0 双头针带垫片缝线，第一针缝合的位置大约在 3 点处，穿过室缺补片后，将补片推入室缺位置后打结，然后先顺时针方向缝合，在室缺后下缘传导束部位，沿室缺边缘右心室面进针，进针较浅，避免穿到左心室面，因为传导束走行在室间隔的左心室面。到三尖瓣隔瓣时穿至右心房侧，然后缝合另一头，向上沿室缺上缘缝合至主动脉瓣环，然后到三尖瓣隔瓣后穿出打结。

肺动脉瓣环发育不良，肺动脉干较细，需要扩大时，一般主张剪开肺动脉干至左肺动脉开口的远端。离断或切除流出道的肥厚异常肌束。将 0.6% 戊二醛浸泡 20min 的自体心包补片剪成一定的形状。补片的前端要剪成椭圆形，防止补片远端狭窄。用补片的远端扩大左肺动脉，用补片的末端扩大心室切开后下端。相对于肺动脉而言，缝线应该更多地缝合在补片上，这样肺动脉直径就得到了扩大。为了检查补片是否有足够的宽度，放置一个有相同于扩大直径的 Hegar 扩张器以防止缝合缩小，在瓣环水平尤其重要。在心室切开的顶端，缝线应在补片上有足够的宽度，这样补片与心室的缝合处鼓起防止心室切口处残余梗阻。一般从肺动脉远端开始缝合，缝至肺动脉瓣环处时，可以先去缝合卵圆孔，排气开放主动脉阻断钳，然后继续缝合扩大流出道的心包补片，这样可以缩短主动脉阻断时间。

在撤离体外循环前，给予多巴胺通常是有益的。如果患儿不能撤离体外循环，几乎总是有一定程度的残余解剖问题。复温结束后按常规脱离体外循环并评估血流动力学，测定右心室 / 左心室（RV/LV）收缩压比值，判断是否存在严重流出道梗阻。如 RV/LV 收缩压比值 > 0.75 而未置跨瓣补片，则重新开始体外循环置入跨瓣补片；如已置跨瓣补片，须排除肺动脉分支狭窄、外周肺动脉发育不良、残余室缺或残留漏斗部梗阻等原因。排除这些情况后，一般右心室高压耐受性较好，可预计 24 ～ 48h 后压力会渐渐消退。右心室压力的上升常因动力性右心室流出道梗阻，特别是在三尖瓣径路未行流出道补片病例。目前术毕常规经食管超声检查，排除手术的残余梗阻和残余分流。

（2）经肺动脉和右心房途径根治 TOF 的方法：经右心房切口，通过三尖瓣探查室间隔缺损。完全通过右心房径路时，可联合肺动脉切口来先处理流出道梗阻，注意室缺前缘和主动脉瓣位置并仔细辨认漏斗间隔的壁延续的范围，示指抵于心外右心室游离壁处有助显露。一般只要离断壁延续，不需要处理隔延续部位；仅切开肥厚梗阻的异常肌束即可。有时也可通过肺动脉瓣解除右心室流出道的梗阻。流出道通畅后经肺动脉干上的直切口完成肺动脉瓣膜交界处切开。

室间隔缺损用连续缝合，采用带垫片的双头针从室间隔缺损的最远端开始缝合，第一针穿过补片后将补片推入室间隔缺损后打结，然后分别向两边沿室缺边缘连续缝合，向上缝在主动脉瓣环侧，至三尖瓣根部时穿出瓣叶；向下缝至圆锥乳头肌后要尽量浅缝，防止损伤传导束，至三尖瓣隔瓣根部与上缘缝线回合处穿出隔瓣，线的两端在右心房面打结。

卵圆孔的处理：保留卵圆孔开放很重要。术后早期阶段，右心室是整个心排血量的限制性因素。由于跨环补片造成的肺动脉反流而导致的急性容量负荷增加，也有心肌缺血影响右心室收缩的原因。过度肥大的右心室已适应了肺动脉狭窄和非限制性 VSD 的压力负荷，但不能适应容量负荷的突然增加，右心房压力增高。婴幼儿和小婴儿很难耐受右心房压大于 10 ~ 12mmHg，这将导致毛细血管渗出增加。另一方面，新生儿已适应了出生前低氧血液循环，较能耐受心房水平右向左分流轻微发绀。这样不但能维持足够的心排血量和尿量，还能减少和避免组织水肿、胸膜腔渗出和腹水。

右心室流出道残余梗阻：右心室流出道严重梗阻足以产生右心室压力增高，最可能出现的结果是不能撤离体外循环。右心室压力小于体循环压力的 80% ~ 90% 时很少能造成无法撤离体外循环。动力性右心室流出道梗阻在术后早期阶段出现，尤其在血容量不足和应用正性肌力药物导致的过度收缩的情况下易发生。尽管即时测量压力，在有些情况下当梗阻水平不确定时，还可行术中经食管超声心动图检查（TEE）。超声心动图检查能够提供梗阻的范围和严重程度，频谱多普勒能够测量压力阶差。通过直接测量或经食管超声心动图检测出的持续高的跨瓣压力阶差是再次体外循环、流出道跨瓣环补片扩大的适应证。

残余室间隔缺损：残余 VSD 以左心房压升高和体循环压降低为特征。正常情况下，在 TOF 根治术后早期阶段，右心房压高于左心房压。当有残余 VSD 存在时，左心房压将不成比例地增高。肺动脉血氧饱和度较右心房血氧饱和度明显地增高可以明确诊断。经食管超声心动图检查可明确 VSD 的位置和大小。必须进行经食管超声心动图检查以鉴别补片周围漏和肌部室间隔缺损。不能探查到的肌部室间隔缺损在修补完成后可以变得能够探查到，小的肌部室间隔缺损在修复完成后可以变得更为明显。

TOF 患儿很难承受残余室间隔缺损。由于周围肺动脉壁薄、扩张，肺血管阻力低，术后造成心内大量的左向右分流，伴随左、右心室容量负荷增加和心室扩张。流出道跨环补片所致的肺动脉反流和右心室扩张引起的三尖瓣反流，将进一步增加右心室容量负荷。术前处在体循环压力之下的右心室心肌向心性肥厚，术中长期体外循环和右心室切开使心肌水肿。由于右心室已经适应了术前压力负荷而非容量负荷的状态，因此术后发生残余室间隔缺损时，在右心室流出道梗阻有效解除后能很快发展为明显的低心排血量综合征。

术中切断冠状动脉血管，将影响心肌收缩功能。如果流出道补片缝线距离冠状动脉很近，尤其左前降支心外膜的张力能导致冠状动脉部分狭窄。冠状动脉供血不足表现为心电图 ST 段的变化和所受影响区域的心肌变色。发现这种情况，必须重建体外循环，拆除距离冠状动脉最近的缝合线，将缝线经心室壁内穿过。为了减少冠状动脉的张力，可采用带垫片缝线间断缝合方法将补片缝合在游离壁的心内膜面。

五、手术后并发症及预后

TOF 的外科处理策略形式多样性。对于肺动脉瓣明显发育不良的患者，目前重建右室流出道的方法包括：跨瓣补片、肺动脉瓣交界切开、探条扩撑、肺动脉瓣重建或扩大及肺动脉瓣球囊扩张术等。对于跨瓣补片修补，虽然可以有效解除梗阻，但是由于肺动脉瓣环遭到破坏并进行了扩大，术后肺动脉瓣反流无法避免。随着时间推移，人们越来越关注肺动脉瓣原位保留根治术后随访过程中肺动脉瓣反流并发症发生率，但热情之余，我们还需要留意在保留肺动脉瓣结构功能的同时，与其可能引起残余或者复发的右室流出道梗阻之间进行平衡。残余或复发的右心室流出道梗阻是一个十分严重的术后远期问题。肺动脉瓣反流也是需要再次手术的原因之一。Chen 和 Moller 对 144 例患者进行了 10 年的随访发现，伴有右心室流出道梗阻的患者术后远期效果最差。4 个术后远期突然死亡的患者中，3 例存在右心室到肺动脉较大的压力阶差。Kirklin 等报道了 24 个中心的研究结果，认为跨瓣环补片不再是危险因素，而术后残余梗阻是远期死亡的危险因素。

临床研究证实 TOF 患者手术年代和手术时年龄是决定远期结果的重要因素。Kirklin 等报告 1955 年 TOF 根治术后早期的院内死亡率是 50%，20 世纪 60 年代为 15%，然而很多医疗中心的院内死亡率现在已经低于 5%，且许多文献报告 TOF 根治术后 30 年仍然具有较好的存活率。Murphy 等综合分析了 1955—1960 年在美国梅奥医疗中心实施 TOF 根治术 163 例患者的预后，32 年累计生存率为 86%，达到与其相匹配年龄和性别对照人群预期值的 96%；手术时年龄小于 12 岁患者生存率为 90% ~ 93%，稍微低于预期值；年龄大于 12 岁与预期值 93% 相比较，明显降低仅为 76%；患者远期的心功能状态良好，心源性猝死占到晚期死亡数量的一半。

Nollert 等报告了较好的远期结果，1958—1977 年 490 例 TOF 根治术患者累计生存率在 10 年、20 年、30 年和 36 年分别为 97%、94%、89% 和 85%。引起死亡的主要原因是心源性猝死（13 例）和心力衰竭（6 例）。值得我们关注的是 25 年间死亡率由每年 0.24% 上升到每年 0.94%，说明对术后患者终身随访是很有必要的。Lindberg 等报告单中心 50 年外科治疗 570 例 TOF 的经验，在免于死亡率和免于再手术率方面，早期根治术与分期手术没有明显差异，在远期存活率上肺动脉跨瓣膜补片与非跨瓣膜补片间没有明显差异。

尽管 TOF 根治术后中长期结果基本满意，可是随着随访时间的延长，仍然会有远期病死率增加的危险，例如右心室流出道狭窄、肺动脉瓣关闭不全、分支肺动脉狭窄、三尖瓣关闭不全等。上述问题在手术后早期尚能够较好耐受，但是中期可能出现室性和室上性心律失常、心力衰竭和猝死，长期随访中可能 10% ~ 30% 的患者需要再手术和干预。由加拿大多伦多成人先天性心脏病中心报告的 330 例平均年龄 13 岁时行 TOF 根治术患者的远期随访结果，发现在 1975—1997 年有 60 例患者在平均年龄 33 岁时行再手术。再手术主要问题来自右心室流出道，后者包括严重肺动脉瓣关闭不全（38%）和右心到肺动脉人工管道衰败（22%），较少见原因包括室间隔缺损修补后残余分流和严重三尖瓣关闭不全。在治疗右心室流出道障碍时，42 例采用生物瓣膜。在 1990—1996 年完成再手术的 72%，没有围手术期死亡。之后随访 5 年，93% 患者心脏功能分级（NYHA）Ⅰ ~ Ⅱ级，10 年累计生存率为 92%。

Lindberg 等发现跨肺动脉瓣膜补片的患者比非跨瓣膜者具有明显较低的免于再手术率。Park 等也报道相似的结果，他们发现在 734 例患者中有 31%（224 例）需要再手术和再干预，其主要原因是肺动脉瓣关闭不全（109 例）和分支肺动脉狭窄（127 例）。上述资料表明，肺动脉瓣环的保护策略能够降低再手术率。

心律失常是很常见的远期并发症，严重影响生活质量。在一个多中心 793 例根治术后第一个 5 ～ 10 年的长期随访中，证实室性或房性心动过速、心源性猝死的发生率呈稳步增加趋势，在 35 年随访过程中有 12% 患者出现心律失常事件。分析心律失常的原因是多方面的，年龄较大时手术常导致房性和室性心律失常概率增加。根治术前拖延时的发绀可导致心脏功能受损，也能引起心律失常。

临床上重度三尖瓣反流也是常见的远期并发症。Mahle 等报告 56 例 5 岁时行 TOF 根治术，在 10 年随访中发现 32% 出现中度以上三尖瓣反流，且三尖瓣反流程度与右心室大小呈正相关，还与术中三尖瓣腱索损伤、肺动脉瓣关闭不全和右心室重构继发的瓣环扩张等因素有关。三尖瓣反流常并发肺动脉瓣关闭不全、长 QRS 间期、心律失常易感性增加等，可能因与右心室扩大具有相似的病理生理基础。

由于近来对于肺动脉瓣关闭不全不良后果的重视，使得人们对于右心室流出道残余狭窄或再狭窄的关注下降。相对较大儿童而言，婴儿对残余右心室流出道压差具有较好耐受性。现在已经认识到跨肺动脉瓣环补片可导致较高的晚期病死率和由于肺动脉瓣严重反流的再手术率。为了避免严重的肺动脉瓣关闭不全，在加宽右心室流出道时保持其直径 Z 值为 –2，且右心室 / 左心室压力比值 0.5 的情况下，可以接受右心室流出道一定程度的压力差。Kaushal 等报告平均年龄 6 岁 166 例行经心房 TOF 根治术，其中 21% 年龄小于 2 岁。大多数手术后右心室流出道压差呈动态变化，且压差逐步降低。Alexiou 等报道经心房根治术比经心室根治术的 10 年右心室流出道再次干预率更高。长期随访来看，最常见的病死率主要来自肺动脉和右心室流出道问题。现在再次手术方式多样，分支肺动脉狭窄可以通过球囊扩张或者支架植入，右心室到肺动脉管道的再狭窄或关闭不全可以借助经皮肺动脉瓣置换来治疗。

最近几年发现，TOF 根治术后右心功能的改变会影响左心室形态和性能的改变。在 TOF 患者的长期随访中有很重要一部分病死率是由左心功能障碍引起的。Broberg 等采用超声心动图研究 511 例平均年龄 37 岁的患者，该组患者是在中位数年龄 6 岁时行 TOF 根治术。结果为 20.9% 患者存在左心室收缩功能不全，将左心室射血分数小于 55% 定义为左心室收缩功能不全。表现为左心室直径增加，左心室缩短率下降，以及心指数减少。中度（射血分数 35% ～ 44%）和重度（射血分数小于 35%）左心室功能分别为 5.2%、1.1%。发现右心室功能降低与左心室功能障碍明显相关，在中到重度左室功能不全的患者中仅有 28% 具有正常右心室功能，44% 是中到重度右室功能不全。

Geva 等采用心脏磁共振成像（MRI）检查研究 100 例中位数年龄 21 岁的 TOF 术后患者射血分数。他们发现低的左心室射血分数，而非右室功能不全，是临床症状最强烈的独立预测因素。低左心室射血分数（小于 40%）和根治术时较大年龄对于术后心功能大于Ⅲ级状态具有高度的敏感和特异性，且右心功能降低与左心功能不全密切相关。

在 TOF 残留有心脏血流动力学障碍的患者如果出现新的或者恶性心律失常，则需要对血流动力学障碍进行处理。然而，外科治疗对改变心脏性猝死的作用目前存在争议。一般来说，在严重肺动脉瓣反流合并中到重度右心室功能不全（右心室舒张末期容积指数大于 150 ～ 160mL/m²），中到重度三尖瓣反流，有症状或持续性心房心室性心律失常时肺动脉瓣置换是合理的。有利在于减少右心室容积，短暂减少 QRS 间期。可是最近研究证实单独的肺动脉瓣换并不能对抗心脏性猝死。虽然手术中消融术可以减少心律失常的发生率，最佳的方法和它对心脏性猝死的作用需要探索。

尽管 TOF 患者手术后的长期预后是良好的，但由于血流动力学和心律失常等会导致结果不好，强调需要终身随访。新出现或恶性心律失常提示需要详细血流动力学分析去确定可能的原因。室上性心动过速超过室性心动过速，房颤随着年龄增加而增多，室性心律失常导致晚期死亡。尽管这样的特征会随着外科手术技巧的进步和预防心脏性猝死方法的改进得到转变。当前，结合临床、外科方法、血流动力学和电生理学研究方法等措施得到更加敏感的指标对风险分层管理。选择合适的 ICDs 适应证需要在循证医学中得到证实。

（胡志伟）

参考文献

［1］ Opotowsky AR, Siddiqi OK, Webb GD. Trends in hospitalizations for adults with congenital heart disease in the U.S ［J］. J Am Coll Cardiol, 2009, 54：460-467.

［2］ Therrien J, Marx GR, Gatzoulis MA. Late problems in tetralogy of Fallot-recognition, management, and prevention ［J］. Cardiol Clin, 2002, 20：395-404.

［3］ Hickey EJ, Veidtman G, Bradley TJ, et al. Functional health status in adult survivors of operative repair of tetralogy of Fallot ［J］. Am J Cardiol, 2012, 109：873-880.

［4］ Lindberg HL, Saatvedt K, Seem E, et al. Single-center 50 years` experience with surgical management of tetralogy of Fallot ［J］. Eur J Cardiothorac Surg, 2011, 40：538-542.

［5］ Park CS, Lee JR, Lim HG, et al. The long-term result of total repair for tetralogy of Fallot ［J］. Eur J Cardiothorac Surg, 2010, 38：311-317.

［6］ Gatzoulis MA, Balaji S, Webber SA, et al. Risk factor for arrhythmia and sudden cardiac death late after repair of tetralogy of Fallot：a multicenter study ［J］. Lancet, 2000, 356：975-981.

［7］ Mahle WT, Parks WJ, Fyfe DA, et al. Tricuspid regurgitation in patients with repaired tetralogy of Fallot and its relation to right ventricular dilatation ［J］. Am J Cardiol, 2003, 92：643-645.

［8］ Yoo BW, Kim JO, Kim YJ, et al. Impact of pressure load caused by right ventricular outflow tract obstruction on right ventricular volume overload in patients with repaired tetralogy of Fallot ［J］. J Thorac Cardiovasc Surg, 2012, 143：1299-1304.

［9］ Alexiou C, Chen Q, Galogavrou M, et al. Repair of tetralogy of Fallot in infancy with a transventricular or a transatrial approach ［J］. Eur J Cardiothorac Surg, 2002, 22：174-183.

［10］ Broberg CS, Aboulhosn J, Mongeon FP, et al. Alliance for adult research in congenital cardiology. Prevalence of left ventricular systolic dysfunction in adults with repaired tetralogy of Fallot ［J］. Am J Cardiol, 2011, 107：1215-1220.

［11］ Geva T, Sandweisss BM, Gauvreau K, et al. Factor associated with impaired clinical status in long-term survivors of tetralogy of Fallot repair evaluated by magnetic resonance imaging ［J］. J Am Coll Cardiol, 2004, 43：1068-1074.

［12］ Lu JC, Cotts TB, Agarwal PP, et al. Relation of right ventricular dilation, age repair, and restrictive right ventricular physiology with patient-reported quality of life in adolescents and adults with repaired tetralogy of Fallot ［J］. Am J Cardiol, 2010, 106：1798-1802.

［13］ Sammen A, Schwerzmann M, Balint OH, et al. Exercise capacity and biventricular function in adult patients with repaired tetralogy of Fallot ［J］. Am Heart J, 2008, 156：100-105.

［14］ Karamlou T, McCrindle BW, Williams WG. Surgery insight：late complications following repair of tetralogy of Fallot and related surgical strategies for management ［J］. Nat Clin Pract Cardiovasc Med, 2006, 3：611-622.

［15］ Geva T. Tetralogy of Fallot repair：Ready for a new paradigm ［J］. J Thorac Cardiovasc Surg, 2012, 143：1305-1306.

第三十一章
三房心

一、概述

三房心（cor triatriatum）通常是指左心房三房心（cor triatriatum sinister），在解剖上左心房被异常的纤维肌性隔膜所分隔，形成上部的副房和下部的真房。通常肺静脉回流入副房，经由隔膜开口进入真房，在真房内可见左心耳基底部及二尖瓣结构。右心房三房心极其罕见，仅见个案报道。三房心是一种较少见的心脏畸形，占先天性心脏病的 0.1% ~ 0.4%，男女之比约为 1.5 : 1。

二、解剖要点

经典理论认为三房心是由于胚胎期肺总静脉与左心房融合过程异常所致，因此常可伴有完全性或部分性肺静脉异位回流。也有人认为永存左上腔静脉可在左房壁上产生压力，引起局部组织过度增生以致促进隔膜形成。近来也有人认为 11p15 低甲基化也可能与肺静脉及左房的发育异常相关。房间隔缺损常位于副房与右心房之间，造成副房至右心房的左向右分流。因此在血流动力学上，副房接受肺静脉回流后既可通过房间隔缺损进入右房，也可通过隔膜开口经由真房进入左心室。向两个方向血流量分配取决于房间隔缺损和隔膜开口的大小，当隔膜开口较大时，肺静脉血回流入左室通畅，则无肺静脉梗阻，此时如有房间隔缺损存在，其血流动力学特点类似于单纯房间隔缺损，因此常出现右心房和右心室扩大，而左心室较正常为小。当隔膜开口较小时，肺静脉回流入左室受阻，副房压力增高，如房间隔缺损较大则可产生大量左向右分流，临床可产生严重充血性心力衰竭和并发肺动脉高压。如房间隔缺损也较小时则可出现肺静脉高压、肺淤血及肺动脉高压，并造成严重低心排，可使患儿早期死亡。

三房心因隔膜形态及房间隔缺损不同，存在较多变异，有不同的分类方法，尚未得到统一。但无论属于哪一类型，决定其血流动力学特征的基本解剖因素主要是：左心房纤维肌性隔膜是否完整，即副房与真房之间是否交通；房间隔是否完整，即是否合并房间隔缺损及房间隔缺损的位置和大小；副房是否接受全部肺静脉回流，即是否存在肺静脉异位引流。三房心常合并有室间隔缺损和肺静脉异位引流，偶可合并存在完全性大动脉转位或法洛四联症、主动脉瓣或瓣下狭窄。

三、诊断要点

三房心症状出现的时间及严重程度取决于肺静脉回流受阻程度及心房水平分流量的大小，而前者更为主要。如肺静脉回流严重受阻则新生儿或婴儿期即可出现严重心衰及低心排症状，甚至早期死亡。相反则早期甚至终身无症状。大多数病例常在出生后数年内出现症状，极少病例可终身无症状。主要临床表现包括苍白、活动后气促、生长发育落后以及反复呼吸道感染，部分病例可出现发绀。症状明显的病例通常营养不良、生长发育滞后，可伴有呼吸急促。体检可在二尖瓣区闻及舒张期或连续性心脏杂音，肺动脉瓣区第二音增强，类似二尖瓣狭窄。常出现心率加快、脉细弱等。有时可闻及肺底细湿啰音。当发生右心功能衰竭时可出现肝大、外周水肿，偶可出现腹水等。

辅助检查如下。

（1）心电图。典型的心电图表现为电轴右偏 120° ~ 160°，右房右室肥大。有病例可出现房性心律失常。

（2）X 线胸片。常提示肺静脉回流受阻即表现为肺静脉淤血、肺动脉扩张。心脏外形主要以右心房右心室扩大为主。

（3）超声心动图。可明确显示左房内异常隔膜组织，于左心室长轴和四腔心切面可探及与左心房前壁平行的纤维带状回声，将左心房分隔为右上和左下两部分。

（4）MRA 和 CTA 检查。近年 MRA 和 CTA 作为无创性检查已被用于三房心的诊断，MRA 检查在明确诊断的基础上，可以同时完成手术所需各项解剖参数的测量，以及肺静脉回流梗阻程度和心功能的评估。

（5）心导管检查。心导管检查可发现肺动脉压力及肺毛细血管楔压增高。如导管经房间隔缺损进入副房再由隔膜开口进入真房则可测得左房内压力阶差，如压差大于 2.67kPa（20mmHg）则具有诊断意义。选择性左房或肺动脉造影可显示左房内的结构及形态。

三房心需要鉴别的诊断主要包括先天性二尖瓣狭窄、二尖瓣瓣上环样狭窄、左心房黏液瘤、房间隔缺损及肺静脉异位引流等。先天性二尖瓣狭窄与本病临床表现相似，但是听诊可闻及二尖瓣舒张期杂音及二尖瓣开瓣音，并且心电图和 X 线均提示左心房扩大。超声心动图更可明确显示瓣膜情况而明确诊断。二尖瓣瓣上环的病例在超声心动图中可显示瓣上的环样狭窄，通常离二尖瓣环很近。部分病例因为纤维环影响瓣叶的启闭活动而伴有不同程度的二尖瓣反流。

四、手术指征和策略

诊断明确均应手术治疗。只有极少数隔膜开口较大，无肺静脉回流受阻且不伴有其他心内畸形终身无症状者不必手术。对肺静脉回流严重受阻的病例应在新生儿或婴儿期即施行手术。合并充血性心力衰竭者应给予强心、利尿治疗并同时注意全身营养状况，必要时需急诊手术。由于本病易并发肺动脉高压故也宜尽早手术。对合并肺部感染者宜积极抗感染治疗。

完善筛查和诊断机制，减少漏诊和误诊，早发现、早处理，探讨胎儿手术和杂交手术技术，避免左侧心房、心室发育不良，减少肺血管病变和心律失常等并发症，保护心功能，争取良好的生活质量。

五、手术技术

治疗原则是解除左房内纤维肌性隔膜，同时纠正合并畸形。常规麻醉建立体外循环，对新生儿或小婴儿可采用深低温停循环或深低温低流量灌注技术。采用经上腔静脉插入直角静脉插管有利于心内结构的显露。手术可经右房切开房间隔进入左房或切开房间沟进入左房两种途径，常采用前者。打开右房经房间隔缺损必要时扩大缺损进入副房。在副房内仅可见肺静脉开口而看不到左心耳及二尖瓣结构。用手指或探条经隔膜开口可进入真房。切除隔膜时可采用缝线牵引或镊子提拉隔膜中点，自开口剪开至房隔附着处，然后沿着边缘完整切除。如隔膜上无开口则可经扩大的房间隔缺损辨明真房内结构后切除隔膜。操作时须注意避免损伤左房壁、二尖瓣环及瓣叶组织。采用这一手术径路一方面可清晰而全面地显示左房和右房解剖结构，避免房间沟进路可能造成的遗漏右心房内异常结构，同时可以修补合并存在的房间隔缺损。

六、术后并发症及监护

在肺静脉回流途径及左右心房之间没有明显梗阻的病例术后过程通常较为平稳。但在重症病例由于左心室发育通常小于正常，故术后易发生低心排综合征，因此密切监护血流动力学指标十分重要。除常见的心内直视术后监护要点外，特别强调左心房压力监测的重要性。可适当应用小剂量血管活性药物如多巴胺、米力农甚至小剂量肾上腺素等。左心发育小可使每搏输出量下降，因此必要时可适当应用异丙肾上腺素提高心率，由此增加每分心排血量。由于大量的左心房内操作，术后并发房性和交接性心律失常的可能性较大，必要时需应用抗心律失常药物。

七、手术效果和预后

单纯三房心手术效果良好，死亡率极低。手术死亡通常由于合并其他严重畸形所致。术后心功能恢复正常，极少数病例可能因切除不彻底而复发。治疗成功的关键在于术前对此病及其伴发畸形的准确诊断及在肺血管发生器质性病变以前早期彻底的外科治疗。加拿大多伦多儿童医院 1954—2005 年，共诊断左心房三房心（cor triatriatum sinister，CTS）82 例，诊断时中位年龄为 8 月龄（1d 至 16 岁），77% 合并畸形。57 例（70%）行隔膜切除术，14 例（17%）无须手术，11 例（13%）在干预前死亡。全组手术死亡率为 9%，1982 年之前为 36%，其后为 2%，死亡的主要原因为合并畸形。美国 Boston 儿童医院 1963—2010 年共 65 例 CTS 接受手术，中位年龄为 7.2 月龄，49 例（75%）有房间隔缺损、室间隔缺损、肺静脉异位引流或二尖瓣瓣膜、瓣上等合并畸形。1970 年之前有 2 例手术死亡，之后无手术死亡。随访中有部分病例有左房内残余隔膜组织但无血流动力学意义，无须再干预。

八、三房心的解剖病变与手术方式图解

三房心系左心房被一异常隔膜分为上、下两个腔，加上右心房共分为三个心房腔，三房心有多种解剖类型（图 2-31-1 ~ 图 2-31-7）。手术剪除左房内隔膜（图 2-31-8）使左房成为一个完整的腔，肺静脉血流通过宽敞的左心房通畅地经过二尖瓣孔，流入左心室（图 2-31-9），待三房心的隔膜剪除后再修补合并存在的房间隔缺损。

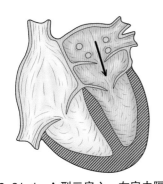 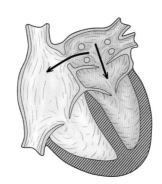 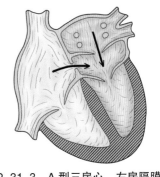

图 2-31-1　A 型三房心，左房内隔膜有一开孔，无房间隔缺损　　图 2-31-2　A 型三房心，副房腔与右心房相通，左房内隔膜有一开孔　　图 2-31-3　A 型三房心，左房隔膜有一开孔，真左房腔与右心房相沟通

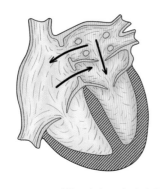

图 2-31-4 A 型三房心，左房内隔膜有一开孔，副房腔与真左房腔均与右心房相通

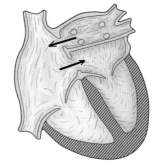

图 2-31-5 A 型三房心，左房内隔膜无开孔，副房腔、真左房腔均与右心房相通

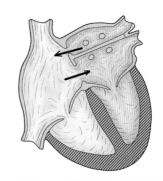

图 2-31-6 A 型三房心，左房内隔膜无开孔，副房腔和真左房腔内各 2 支肺静脉开口，真左房腔副房腔均与右心房相通

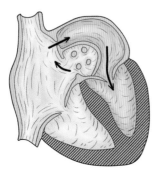

图 2-31-7 B 型三房心，副房腔位于下方，真左房腔位于上方，两房腔均有房缺与右心房相通

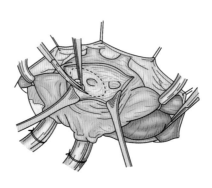

图 2-31-8 左房内隔膜有一小孔，手术剪除左房内隔膜

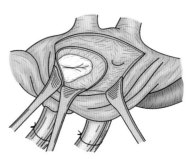

图 2-31-9 左房内隔膜已被剪除，左房成为一个完整的腔

（贾兵）

第三十二章
完全性肺静脉异位引流

一、概述

完全性肺静脉异位引流（total anomalous pulmonary venous drainage，TAPVD），是指左、右肺静脉经由不同途径直接或间接与右心房相连接，使腔静脉血和肺静脉氧合血全部回流至右心房，左心房只是接受右心房来的混合血，发病率为（5～7）/100 000 活产婴儿，占先天性心脏病（CHD）1%～5%，多可单独存在，少数合并复杂畸形。TAPVD 的自然生存率，同有无肺静脉回流梗阻和肺动脉高压程度有关。伴有肺静脉回流梗阻者在出生后就出现严重青紫和右心衰竭，是少数需行急诊手术的儿科心脏血管疾病之一。房间隔缺损或者未闭的卵圆孔是 TAPVD 患者生存的必要条件。

二、解剖要点

肺静脉系统发育过程中任何一个环节中断，均会引起肺静脉解剖异常。TAPVD 有很多分类系统，目前较多采用的是 1957 年 Darling 等提出的分型方法。根据肺静脉引流位置分为 4 个类型，Ⅰ型：心上型占 40%～50%，为最常见的类型。左右肺静脉在左心房后面汇合成共同静脉经垂直静脉连接到无名静脉，然后回流到上腔静脉进入右心房。垂直静脉在行径上有一定的变异，通常位于左侧，也有少数病例垂直静脉位于右侧或者中间。少数患者的肺静脉总干直接同右上腔静脉连接。Ⅱ型：心内型占 20%～30%，大多数患者肺静脉汇合后经由一短管与冠状静脉窦相连而进入右心房，少数患者则是肺静脉直接分别开口于右心房内。Ⅲ型：心下型占 10%～30%，肺静脉汇合后形成下行的静脉干在食管前方穿过膈肌进入腹腔，与门静脉或静脉导管相连，经由下腔静脉回流至右心房。Ⅳ型：混合型最少见，占 5%～10%，同时具有上述三型中两种或以上回流方式的病例。临床较多见的是左上肺静脉经垂直静脉回流至上腔静脉，而其他肺静脉经冠状静脉窦回流至右心房。

在 TAPVD 患者中，肺静脉回流的氧合血和腔静脉回流的非氧合血在右心房内混合后，经房间隔缺损或卵圆孔分流一部分进入左心房、左心室，这是体循环唯一的血液循环来源。如果房间交通太小，混合血分流到左心房血减少，则到体循环也少，虽然发绀程度较轻，但进入右心房、右心室容量相对增多，肺循环流量可数倍于体循环量，可以早期出现肺动脉高压和体循环衰竭。若有较大房间交通存在，混合血分流到左心房血较多，虽然发绀较重，但到右心室血液相对减少，肺动脉高压和右心衰竭症状出现晚，另外体循环也有足够的循环流量，病理生理改变与继发孔 ASD 相仿，患者可活至成年。

TAPVD 病例在肺静脉回流的途径中在不同部位可产生不同程度的狭窄。心下型患者除回流途径漫长外，肺静脉回右心房还需通过肝静脉窦方可出肝静脉进入下腔至右心房，梗阻不可避免。在心上型病例垂直静脉行走于左肺动脉和左支气管之间，当肺血流过多肺动脉扩张时，垂直静脉受压成为所有肺静脉血回流至右心房的关卡。

三、诊断要点

TAPVD 病例临床症状的严重程度与是否合并其他畸形、肺静脉回流的梗阻及房间隔水平的梗阻程度有关。

肺静脉回流梗阻的患者，在出生后肺动脉压力就增高，表现为呼吸急促。如果心房水平交通不够还可导致体循环灌注不足，可迅速导致进行性低氧血症、肺水肿和酸中毒等。该症状多见于心下型和少数心上型的患者。这类患者如不及时治疗会在新生儿期或者在婴儿期早期死亡。

无肺静脉梗阻的患者，症状和体征取决于房间隔缺损的大小和右向左分流量。如房间交通足够大，患者的主要表现和大分流的房间隔缺损基本相似，但体动脉血氧饱和度有不同程度的下降。但由于通常肺循环血流量增加明显，所以症状比单纯房间隔缺损更为严重，较早出现右心衰竭和肺动脉高压。

在相对轻症病例，患者主要体征常表现左胸骨旁心前区抬高，第二心音明显分裂，肺动脉瓣区可有Ⅱ级收缩期杂音；在胸骨左缘下部及剑突附近，可有三尖瓣反流的杂音；轻度呼吸急促，并且至少有不同程度的发绀。在伴肺静脉回流梗阻的患者，有肺水肿体征，且四肢冷、心率快、血压低。临床上患儿的症状虽很重，但心脏的体征却很少。通常心脏边界不大，肺动脉瓣关闭音很响，可全无杂音，肺底部可有啰音，肝脏增大。

辅助检查如下。

（1）心电图：通常右房增大，伴电轴右偏和右室肥厚。而少数病情较轻者心电图改变与继发孔房间隔缺损相仿。

（2）胸部 X 线：肺野血流增多，右房右室增大，肺动脉干凸出，而左房左室有些异位连接部位在 X 线平片上亦可有特征性影像：如连于左无名静脉，则在左上心缘可见扩张的垂直静脉及左无名静脉，在右侧可见扩张的上腔静脉，使心影呈"8"字形或"雪人"样，但在出生数日内此种典型影像可尚未形成。如异位引入上腔静脉，则可见右上缘鼓出，心脏多不大，少数肺静脉回流通畅但房间交通较小者可出现明显的右心房影增大。

（3）超声心动图：心尖及剑突下切面中可见右房及右室明显扩大，左房及左室较小，并且二维结合多普勒彩色血流显像不能见到肺静脉直接与左房连接征象，而在左房后方可见共同肺静脉。房间隔部位可见缺损或卵圆孔未闭，呈右向左分流。如为心内型，可见到共同肺静脉与冠状静脉窦连接，冠状静脉窦明显扩张。胸骨上切面对诊断心上型有重要价值，可显示共同肺静脉血流经垂直静脉、左无名静脉、上腔静脉回流至右房的径路。剑突下切面可较好显示心下型肺静脉异位引流的途径。彩色多普勒血流显像有助于了解肺静脉血回流有无梗阻及其部位。

（4）CTA 和 MRA：作为无创性的影像学检查，CT 和 MRI 能很好地显示和诊断肺静脉异位引流，以及应用于术后随访评估，尤其对于术后肺静脉梗阻具有重要意义。造影增强磁共振血管成像序列（CE-MRA）对肺静脉异常连接诊断效果最好，可多角度的最大密度投影重建，从矢状位、冠状位和横断位等多个角度显示肺静脉异常连接的直接征象，对判断肺静脉异常连接的类型和有无梗阻都很有帮助。由于不使用含碘造影剂，没有诱发或加重肺水肿的危险性，对肺静脉异常连接的诊断更准确、更安全。但是由于 MRA 扫描时间较长而且噪音较强，因此在新生儿和小婴儿 CT 心脏大血管造影仍具有重要的诊断价值。

（5）心导管和造影：早年应用较多，近年来由于超声心动图检查技术的提高，以及无创性 CTA 和 CE-MRA 的应用，现在已经极少应用。

四、手术指征和策略

本疾病原则上一经诊断就应早期手术，即使患者循环稳定无明显临床症状也应该尽早手术，以免因为心肺容量负荷过大及发绀造成心肺出现病理学改变。在伴有肺静脉梗阻的患者如出现严重低氧和酸中毒等应急症或亚急症手术。目前认为术前施行体外膜式氧合对稳定病情价值有限，而术后体外膜式氧合对肺动脉高压和低心排有一定的治疗价值。过去，几乎所有 TAPVD 手术都采用深低温停循环技术以保证良好的手术视野，目前则有越来越多技术熟练的外科医生选择深低温低流量技术和选择性脑灌，以期减少体外循环对小婴儿未成熟器官功能的影响。提倡针对每个 TAPVD 患儿设计个体化治疗方案，不应被分型局限思维。如何提高手术技术，预防中远期并发症，避免再次干预仍值得研究。

五、手术技术

1. 术前准备　无肺静脉回流梗阻且非限制型房间隔缺损的患者，因术前状况稳定，通常只需一般术前准备。肺静脉梗阻患者若伴有低氧血症、酸中毒和心力衰竭，需要进行对症治疗尽可能改善一般情况。前列腺素 E 可以保持动脉导管的开放，动脉导管可以作为右向左分流的保护性通道。对肺高压和充血性心衰患者，正性肌力药物、轻度利尿和提高吸入氧浓度有助于改善病情，必要时需气管插管正压机械通气。正性肌力药物支持可改善右心室的扩张和功能障碍，应纠正代谢性酸中毒，以提高对儿茶酚胺药物的敏感性。有个别中心报道应用球囊房间隔撕裂术以改善术前状况。

2. 手术技术　对伴有肺静脉梗阻的患者麻醉处理极其重要，通常需纯氧和过度通气来降低肺血管阻力。由于本病的病理特点是左心通常较小，因此相对较快的心率是有益的，这样可有效增加心排血量，同时积极纠正酸中毒，补钙和维持血糖也非常重要。

手术目的是将肺静脉连接到左心房，消除所有异常连接，纠正合并畸形。由于危重患者常在新生儿期手术，因此手术操作要求较高，尤其在开胸后建立体外循环之前应操作轻柔以免刺激心脏引起室颤。在平行循环期间结扎动脉导管。作肺静脉和左心房吻合时应特别仔细，以免吻合口出血，而一旦出血因位于心脏后方，术后止血极其困难，建议使用 7-0 缝线。对于大部分不伴肺静脉梗阻的患者撤离体外循环并不困难，而对于伴有肺静脉梗阻的新生儿病例则过程困难，主要是明显的肺动脉高压。在撤离体外循环早期肺动脉压力可高达体循环压力水平，因此需常规放置肺动脉测压管。一氧化氮吸入、纯氧和过度通气等处理通常在 15 ～ 30min 可使肺动脉压力降至体循环的一半以下，如无效则需考虑是否存在吻合口狭窄。如果排除吻合口梗阻，由于肺动脉高压或早期左心心排不够而不能撤离体外循环则可考虑应用体外膜肺氧合支持，直到肺动脉压力逐渐下降或左心心排血量逐渐提高。体外膜肺氧合支持通常可利用手术时的主动脉和右心房插管。

（1）心上型。四根肺静脉汇入静脉共汇或肺总静脉。肺静脉共汇通常通过垂直静脉回流到无名静脉。任何手术方法必须能够暴露左心房和肺静脉共汇。

1）心尖上翻法。将心尖上翻暴露出左心房和肺静脉共汇，作侧侧吻合。

2）改良方法。从前面横行向左后切开右心房，通过房间沟卵圆窝水平至左心耳根部，同时充分显露肺静脉总干并在其正中作长轴切口，与左心房后壁切口吻合。

3）心上径路。分别将升主动脉和上腔静脉向左右方向牵引，在其间隙内位于右侧肺动脉下方就是共同肺静脉。在共同肺静脉和左心房各作一横行切口完成一个宽大的吻合口，可通过右心房切口关闭房间隔缺损或者卵圆孔。

对肺静脉共汇直接引流到上腔静脉的患者，经右心房切口，使用板障将肺静脉回流血液通过房间隔缺损进入左心房。必须注意防止肺静脉回流或上腔静脉因板障引起的梗阻。如果肺静脉引流的位置很高，必须切断上腔静脉，将远心端吻合到右心耳上，达到上腔静脉血回流入右心房，上腔静脉近心端关闭，肺静脉血回流入右心房的板障，将肺静脉血隔入左心房。

（2）心内型。心内型肺静脉异位引流，可进入冠状静脉窦或直接至右心房。对回流入冠状窦者，切除冠状窦顶形成大房缺，将冠状窦口与房间隔缺损相连。以自体心包片关闭房间隔缺损时，将冠状窦口及开口其内的肺静脉隔向左房，避免损伤房室结和传导束。

对肺静脉直接回流到右心房者，通过板障将血流经过扩大后的房间隔缺损引入左心房，右心房不够大，可使用心包补片扩大右心房壁。也可采用 Hiramatsu 移动房间隔位置的方法，包括切下后侧房间隔，再将其缝合于肺静脉开口和腔静脉之间的右心房后壁，形成正常的解剖结构。

（3）心下型。肺静脉常在左心房后进入肺静脉共汇，垂直静脉向下经纵隔穿过横膈裂口。应在横膈水平结扎垂直静脉。可通过右心房横切口路径，将肺静脉共汇长轴切口吻合到左心房，再经右心房关闭房间隔缺损。另一种方法是采用心尖上翻的方法，可以在松解肺静脉后，做一个宽畅的吻合口，避免肺静脉回流梗阻。目前多主张切断垂直静脉并缝扎远心端，从近心端开口处起切开共同肺静脉，切口尽量远离分支肺静脉开口。

（4）混合型。最常见的混合型为三根肺静脉形成共汇，第四根肺静脉独立回流到体静脉系统，手术取决于异位回流的部位。三根肺静脉共汇处理方法是将其重新引导到合适的连接水平，如果可能的话，单独引流的肺静脉也应该重新改向或者重新吻合到正确位置，但是，这种独立的小静脉再吻合后，远期狭窄的发生率很高，所以决定是否修正单独引流的肺静脉是比较困难的。如果单独引流的单根肺静脉并无梗阻的话，不予处理，待其日后发生梗阻再重新移到正确位置。

六、术后并发症及监护

完全性肺静脉异位引流患儿术后仍存在肺静脉梗阻的可能，与解剖条件、手术技术及内膜增生等因素相关，术后早期到中远期随访过程中都有可能发现，可造成术后低氧血症、肺水肿，虽然目前没有统一的再次手术标准，对于梗阻严重的患儿考虑再次手术解除梗阻是必要的。

心功能不全在所有复杂先天性心脏病纠治术后都可能发生，完全性肺静脉异位引流患儿由于左心前负荷增加或者垂直静脉开放导致术后早期循环不稳定的情况，加强利尿及强心支持，严格控制液体总量及补液速度，通常能够度过。

肺动脉高压及肺高压危象随着围术期处理水平整体提升其发生率有所下降，可依照儿科先天性心脏病肺高压靶向治疗共识处理，通过吸入、静脉、口服多途径序贯治疗成功控制病情，目前已鲜有术后肺动脉高压导致死亡的病例报道。

心律失常可能继发于窦房结滋养动脉损伤、心房内操作、内环境电解质紊乱。

七、手术效果及预后

美国 Boston 儿童医院总结 1980—2000 年 20 年间 127 例完全性肺静脉异位引流的外科手术，其中单心室 41 例，手术死亡率为 34%。双心室 86 例，心上型占 55%，全组死亡率为 9%，心下型死亡率为 2/26（7.7%）。手术死亡的危险因素为单心室和术前肺静脉梗阻。术后肺静脉梗阻的发生率为 8.7%。美国费城儿童医院回顾 1983—2001 年 100 例 TAPVD 的外科治疗，全组死亡率为 14%，从 1995 年之前的 19% 降至其后的 5%。

目前 TAPVD 手术的死亡率已大幅降低，术后肺静脉梗阻成为影响预后的主要因素，报道发生率为 6% ~ 11%。Lacour-Gayet 报道 178 例 TAPVD 术后平均 4 个月 16 例（9%）发生肺静脉梗阻，采用原位心包缝合技术（sutureless 技术）再干预。Steven A. Webber 等报道因术后 PVO 再手术为 60/406 例（14.8%），再手术后的 3 年生存率为 58.7%。球囊血管成形术和放置血管内支架也为解除术后梗阻的方法。

八、完全性肺静脉异位连接的基本手术方式与手术步骤图解

（一）心上型完全性肺静脉异位连接的修复

心上型病例，左、右两侧四支肺静脉汇合成肺静脉共同干，其血流经垂直静脉、左无名静脉到达上腔静脉，汇入右心房（图 2-32-1）。

1. 经右心房横切口修复心上型完全性肺静脉异位连接 胸骨正中切口、剪开心包，建立体外循环，在右心房后左心房右缘显露肺静脉共同干（图 2-32-2），决定切口部位（图 2-32-3），切开左房侧壁（图 2-32-4），切开肺静脉共同干（图 2-32-5），剪开左房壁与肺静脉共干之间的连接部分，使左房与共同干沟通（图 2-32-6）。将左房后壁切口边沿与共同干的切口边沿进行连续缝合予以吻合（图 2-32-7 ~ 图 2-32-9），完成共同干与左心房间的沟通。

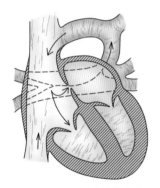

图 2-32-1 心上型肺静脉血回流路径

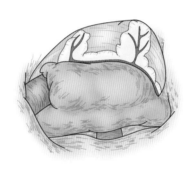

图 2-32-2 心上型手术矫正，显露异位肺静脉的共同干

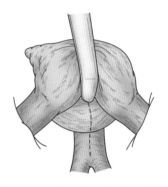

图 2-32-3 显示共同干和左房侧壁切口

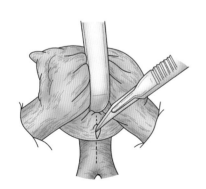

图 2-32-4 切开左房侧壁

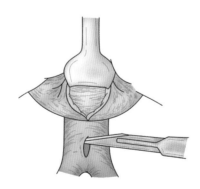

图 2-32-5 左房侧壁已切开，共同干正在切开

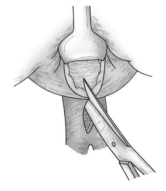

图 2-32-6 剪开左房后壁与共同干之间的连接部分，使左房与共同干沟通

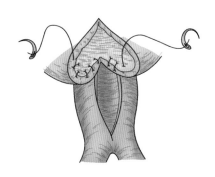
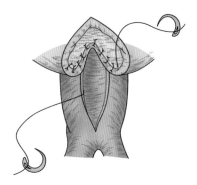
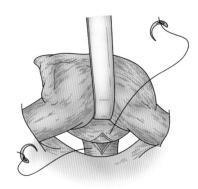

图 2-32-7　将左房后壁切口边沿与共同干的切口边沿进行连续缝合予以吻合

图 2-32-8　左房后壁切口与共同干的切口边沿吻合已完成

图 2-32-9　将左房前壁切口边沿与共同干切口的前沿进行吻合，完成共同干与左房间的沟通

2. 左房侧壁与共同干前壁侧侧吻合术　向右侧翻起左心房，显露左房和共同干，在左房侧壁和共同干前壁切两个平行切口（图 2-32-10）。先吻合两个切口的后壁（图 2-32-11），其后吻合切口的前壁（图 2-32-12）。

3. 心房后左房后壁与共同干侧壁吻合术　将心脏翻向上方，显露肺静脉共同干（图 2-32-13），进行垂直静脉套线（图 2-32-14），平行切开左房后壁和肺静脉共同干（图 2-32-15），先行缝合两个切口的后壁（图 2-32-16），其后缝合两个切口的前壁（图 2-32-17），结扎垂直静脉（图 2-32-18），心上型完全性肺静脉异位连接矫正手术后，肺静脉共同干的血经吻合口进入左心房，其后流入左心室，其合并的房间隔缺损用补片予以修补（图 2-32-19）。

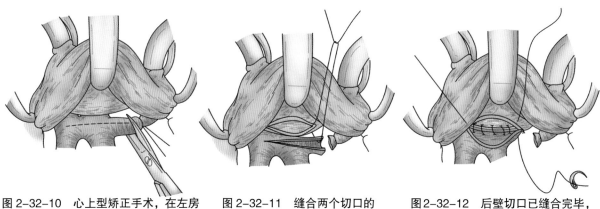

图 2-32-10　心上型矫正手术，在左房侧壁与共同干前壁切开两个平行切口

图 2-32-11　缝合两个切口的后壁

图 2-32-12　后壁切口已缝合完毕，连续缝合吻合两个切口的前壁

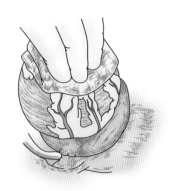
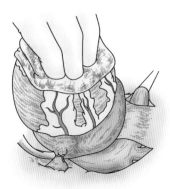
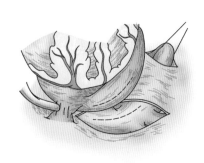

图 2-32-13　心上型矫正；将心脏翻向上方，显露肺静脉共同干

图 2-32-14　进行垂直静脉套线

图 2-32-15　平行切开左房后壁和肺静脉共同干

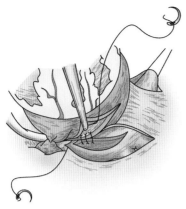

图 2-32-16　缝合两切口的后壁

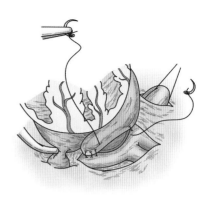

图 2-32-17　缝合两切口的前壁

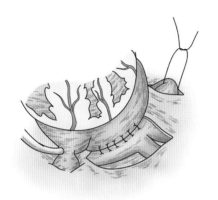

图 2-32-18　两切口前壁已吻合完
毕，结扎垂直静脉

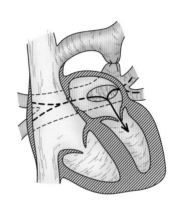

图 2-32-19　心上型矫正手术完成后，
肺静脉血流径路（关闭房间隔缺损后）

（二）心内型完全性肺静脉异连接修复手术

心内型的肺静脉开口有两种类型，其一为肺静脉共干血流经冠状静脉窦流入右心房（图 2-32-20）。另一为左、右两侧肺静脉分别直接开口于右心房（图 2-32-21）。对肺静脉共干汇入冠状静脉窦者，先行切开冠状静脉窦与左心房后壁的间隔，并采用 V 字形切除部分房间隔组织，使剪开的冠状静脉窦与房间隔缺损相通（图 2-32-22、图 2-32-23），应用 5-0 聚丙烯线缝合切除的房间隔组织的粗糙面后，采用如同修补原发孔房缺的方式修补房间隔缺损。对于左、右两侧肺静脉直接开口于右心房内者，剪除部分房间隔，扩大房间隔缺损（图 2-32-24）。剪除部分房间隔后，房间隔缺损得以扩大，其肺静脉异位开口与房缺毗邻靠近（图 2-32-25），采用补片修补房缺，并将肺静脉开口覆盖，将肺静脉血引向左心房（图 2-32-26、图 2-32-27）。心内矫正手术完成后肺静脉血直接流入左心房（图 2-32-28）。

（三）心下型完全性肺静脉异位连接矫正手术

心下型完全性肺静脉异位连接为左、右两侧肺静脉汇合成降静脉经膈肌和食管裂孔进入腹腔，连接于门静脉，经肝静脉或静脉导管与下腔静脉相连接（图 2-32-29）。手术将心脏向左上方抬起，显露其后方的肺静脉共同干（图 2-32-30），在左心房后壁与共同干上各做一切口（图 2-32-31），先连续缝合两切口的后沿（图 2-32-32），再缝合两切口的前沿（图 2-32-33），最后结扎降静脉完成心下型矫正手术（图 2-32-34）。

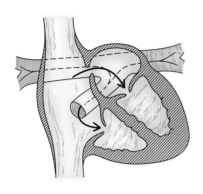

图 2-32-20　心内型，肺静脉共同干血流经冠状静脉窦流入右心房

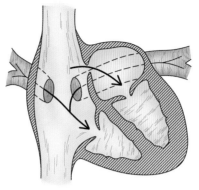

图 2-32-21　心内型，左、右两侧肺静脉分别开口于右心房

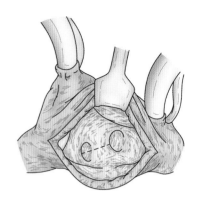

图 2-32-22　切开冠状静脉窦与左心房后壁的间隔，使冠状静脉窦与房间隔缺损相通

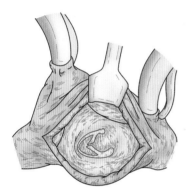

图 2-32-23　将冠状静脉窦开口与房缺汇合成一个共同开口

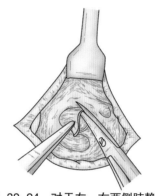

图 2-32-24　对于左、右两侧肺静脉直接开口于右心房内者剪除部分房间隔、扩大房间隔缺损

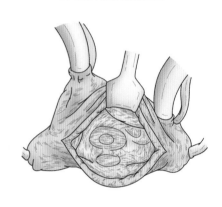

图 2-32-25　房间隔缺损得以扩大，其肺静脉异位开口与房缺毗邻靠近

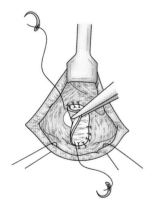

图 2-32-26　通过补片修补房间隔，并将肺静脉开口盖至左心房将肺静脉血引向左心房

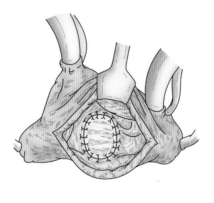

图 2-32-27　补片已缝合完毕，完成心内型肺静脉完全性异位连接矫正手术

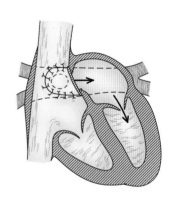

图 2-32-28　心内型矫正手术完成后肺静脉血流入左心房

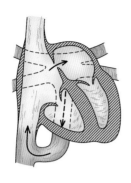

图 2-32-29　心下型完全性肺静脉
　　　　　异位连接血流径路

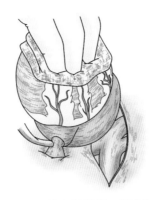

图 2-32-30　将心脏翻起，显露肺静
　　　　　脉共同干

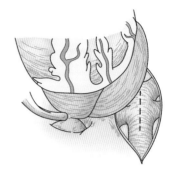

图 2-32-31　在左心房后壁和共
　　　　　同干各做一切口

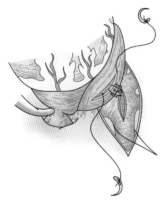

图 2-32-32　连续缝合两切口的后沿

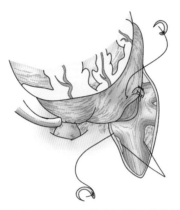

图 2-32-33　缝合两切口的前沿

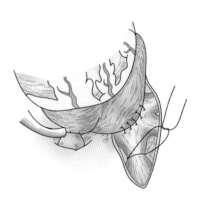

图 2-32-34　结扎垂直静脉完成心下
　　　　　型矫正手术

（贾兵）

参考文献

［1］ Buitrago E，Panos AL，Ricci M. Primary repair of infracardiac total anomalous pulmonary venous connection using a modified sutureless technique ［J］. Ann Thorac Surg，2008，86：320 –322.

［2］ Balakrishnan KR，Parvathy U. Modified septosuperior approach for the repair of supracardiac total anomalous pulmonary venous return in infants ［J］. Ann Thorac Surg，2005，80：1140–1142.

［3］ Anna NS，Hideki U，Steven AW，et al. Total Anomalous Pulmonary Venous Connection Morphology and Outcome From an International Population–Based Study ［J］. Circulation，2010，122：2718–2726.

一、概述

完全性房室间隔缺损（complete atrioventricular septal defect，CAVSD）又名完全性心内膜垫缺损（complete endocardial cushion defect）或完全性房室管道（complete atrioventricular canal，CAVC），是一类以心脏房室区域（心内十字交叉）不同程度缺损为主要特点的复杂先天性心脏畸形，病变累及部位包括房间隔、室间隔、房室间隔及两组房室瓣。由于 CAVSD 更能阐明该病的解剖形态特点，因此该命名更为准确且常用。

CAVSD 占整个先天性心脏病的 3% ~ 9%，男女患儿发病率几乎相同。流行病学调查显示，CAVSD 患儿易伴有染色体异常，常见的包括唐氏综合征、Del（8p）综合征、9- 三体综合征及 18- 三体综合征等。鉴于染色体异常与 CAVSD 发病的密切关系，一旦胎儿心脏彩超发现本病，应进行染色体异常的筛查。CAVSD 发病有家族聚集倾向，遗传学研究发现，约 14% 的 CAVSD 妇女可将其遗传给子女，而 11.7% 的 CAVSD 患者有先天性心脏病家族史。

如不手术干预，约半数的 CAVSD 患儿在 1 岁以内因心力衰竭和肺炎死亡，而 2 岁以上的患儿几乎均合并不可逆的肺血管改变，合并唐氏综合征者可能更早，远期预后不佳。

1955 年 C. Walton Lillehei 将房缺与室缺边缘直接缝合，成功完成首例 AVSD 矫治术。1960 年初，Lillehei、Kirklin、McGoon 及 Cooley 等人开始采用两张特氟龙（teflon）补片分别修补房室缺的方式矫治 CAVSD，而"二尖瓣裂缺"缝合成为常规。1962 年 Maloney 报道单张涤纶布片修补 CAVSD 的技术；而 George Trusler 于 1976 年首次报道采用不同材质的两张补片分别修补房室缺的方法（人工材料修补室缺，自体心包补片修补房缺）。Ben Wilcox 和 Graham Nunn 则分别于 1997 年、1999 年报道"简化单片法"和"改良单片法"。1977 年，Dwight McGoon 报道 1 岁以内的 CAVSD 矫治术获得成功，并认为术中应尽量给左侧房室瓣预留较多瓣膜组织，以保证术后最佳的瓣膜功能。之后，人们逐渐认识到左侧房室瓣功能对患者预后的重要影响，因此，左侧房室瓣即所谓"对合区"（zone of apposition）的最佳成形方式成为争论的热点。

二、解剖特点

CAVSD 包括原发孔房缺、共同房室瓣及流入部室间隔不同程度缺损。

房室瓣的形态是最为重要的解剖特征，正如 Becker 和 Anderson 所言，"如果完全去掉房室瓣，将无法辨认房室间隔缺损的分型"。房室瓣由 5 组瓣叶共同构成，包括骑跨于室隔的上（或前）桥瓣和下（或后）桥瓣、左壁瓣（left mural leaflet）、右壁瓣（right mural leaflet）以及右前上瓣（right anterosuperior leaflet）。上、下桥瓣之间无连接，与其余 3 组瓣膜围成共同的瓣膜开口（common valvular orifice）。根据共同房室瓣形态学的不同，可将 CAVSD 进一步分为 Rastelli A、B 及 C 三个亚型（图 2-33-1）。A 型 CAVSD 中，上桥瓣借瓣下众多的腱索组织连于室隔，几乎完全属于左室；B 型 CAVSD 的上桥瓣更大且附着于异位的右室乳头肌，向右室延伸的程度较 A 型为多；而 C 型上桥瓣最大且不与室隔相连（瓣叶完全浮动），向右室延伸的程度最多。

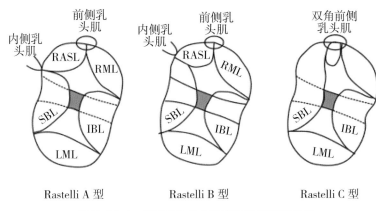

图 2-33-1　CAVSD 的共同房室瓣结构及分型

图中，RASL 即 right anterosuperior leaflet，右前上瓣；RML 即 right mural leaflet，右壁瓣；SBL 即 superior bridging leaflet，上桥瓣；IBL 即 inferior bridging leaflet，下桥瓣；LML 即 left mural leaflet，左壁瓣。

CAVSD 的左侧房室瓣与正常的二尖瓣结构截然不同。首先，CAVSD 的左壁瓣附着范围仅为左侧房室孔周长的 20%，而正常二尖瓣后瓣覆盖支撑约 67% 的瓣环周长；其次，两组乳头肌的位置也有明显不同：正常二尖瓣乳头肌呈前外 - 后内的对角斜行关系，而 CAVSD 的左侧房室瓣乳头肌则呈上下关系（图 2-33-2）。最后，两组桥瓣间的"间隙"（gap）与传统意义的"裂缺"（cleft）有所不同。"裂缺"是指单个瓣膜上存在裂缝，而关闭这一裂缺并不会造成瓣膜有效面积的损失；而 CAVSD 左侧房室瓣的间隙是由两组不同的桥瓣形成的，直接缝合这一间隙将不可避免地造成瓣膜有效面积的损失。与左侧房室瓣不同，右侧房室瓣虽然由 4 组瓣膜构成，但其与正常三尖瓣的结构却有相似之处。值得一提的是，随着上桥瓣向右室延伸的程度增加（rastelli A 型到 C 型），前外侧瓣的瓣环附着周长逐渐减小，而右壁瓣附着周长则始终保持不变。

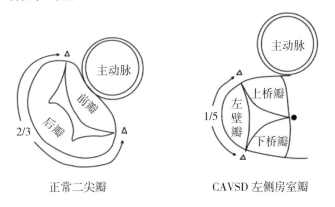

图 2-33-2　左侧房室瓣与正常二尖瓣结构的区别

CAVSD 的左室流出道狭长，这与房室连接形态异常有关。正常心脏的房室连接部形态为"8"字形，这为左室流出道提供了一个向后延伸的潜在隐窝，而主动脉瓣的位置也相对靠后，正常左室流出道的长度与流入道几乎相同（图 2-33-3）。

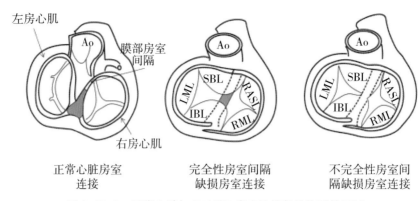

图 2-33-3 正常心脏与 CAVSD 房室连接部位构型的不同

图中，RASL 即 right anterosuperior leaflet，右前上瓣；RML 即 right mural leaflet，右壁瓣；SBL 即 superior bridging leaflet，上桥瓣；IBL 即 inferior bridging leaflet，下桥瓣；LML 即 left mural leaflet，左壁瓣；Ao 即 aorta，主动脉。

而 CAVSD 的房室连接部呈椭圆形，这不仅使潜在隐窝消失并且主动脉瓣被推挤向前，从而导致左室流出道狭长。解剖研究发现，CAVSD 的左室流入道长度仅为流出道的 70%（图 2-33-4）。房室瓣也是导致左室流出道狭窄的重要因素，当众多腱索组织将上桥瓣下拉附着于室隔时（如 Rastelli A 型），左室流出道将变窄呈漏斗型，相反完全浮动的上桥瓣（如 Rastelli C 型）则不容易导致左室流出道发生类似改变。此外，主动脉瓣下任何肌束和纤维条索组织都会加重流出道梗阻，且常合并主动脉缩窄的发生。

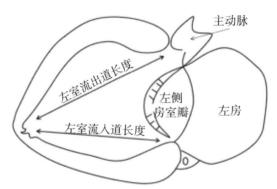

图 2-33-4 CAVSD 左室流出道延长

CAVSD 患者房室结位置与房间隔和室间隔缺损的大小密切相关。当仅有房缺（部分型房室间隔缺损）和房室缺均存在时，房室结的位置相比正常（Koch 三角尖端）更靠后下方，而当缺损主要位于室水平时，由于缺损前后缘距离较短，房室结的位置则相对更靠近 Koch 三角的尖端（图 2-33-5）。

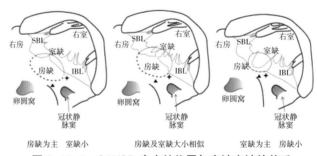

图 2-33-5 CAVSD 房室结位置与房缺室缺的关系

SBL 即 superior bridging leaflet，上桥瓣；IBL 即 inferior bridging leaflet，下桥瓣。
▲ Koch 三角尖端，代表房室结正常位置；✚ 不同类型 CAVSD 房室结位置。

当行补片修补房缺时，冠状静脉窦与房/室隔的距离决定是否需要将冠状静脉窦隔于左房。异位的房室结发出传导束，走行于室缺边缘稍靠左侧，经相对较长的一段距离后，再发出左右束支（图2-33-6）。因此，当修补室缺时，缝针应在室隔右侧面以避免传导阻滞的发生。

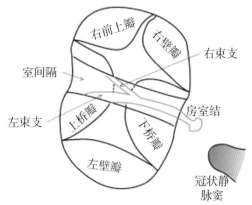

图 2-33-6　CAVSD 传导束及分支的走行

大多数情况下，共同房室瓣均匀分配于两个大小匹配的心室，即所谓平衡型 CAVSD（balanced CAVSD）。而当共同房室瓣偏向某一侧心室时，将导致两个心室大小不匹配，这种情况被称之为不平衡型 CAVSD（unbalanced CAVSD）。并非所有不平衡型 CAVSD 都无法行双心室修复，一般来说如果共同房室瓣对某一心室分布在 75% 以内，患儿仍有机会接受双心室修复。一旦超过这一比例，较小心室将无法承担相应循环负担，而只能行单心室修复。当房室瓣主要位于右室（即以右室为主的不平衡 CAVSD）时，左室及左侧房室瓣发育不良，常伴有左室流出道狭窄及主动脉缩窄；而当房室瓣主要位于左室（即以左室为主的不平衡 CAVSD）时，则右室发育不良，常合并肺动脉发育不良或闭锁。但不管偏向哪一侧，室隔总是向心内十字交叉延伸且房室传导系统与平衡型 CAVSD 相同。

三、诊断要点

1. 临床表现　1 岁以内患儿的临床症状主要与肺动脉高压和房室瓣反流相关。患儿可表现为反复肺部感染、喂养困难、多汗、心率增快、呼吸增快、呼吸困难、喘息和肝脏增大等一系列充血性心力衰竭的表现。如果房室瓣出现明显关闭不全，患儿还可出现收缩期杂音和奔马律的体征。如不及时手术干预，肺动脉循环阻力逐渐升高，患儿的心衰症状虽随之而好转但活动耐量逐步下降。当肺循环阻力高于体循环阻力时，心内出现右向左分流，患者表现为发绀和活动耐量的进一步下降（艾森门格综合征）。

2. 诊断与鉴别诊断　任何出生后数月内的患儿如出现充血性心力衰竭、心脏增大等表现即应怀疑 CAVSD。心脏彩超是诊断及解剖分型的关键手段。CAVSD 在心脏彩超表现为原发孔房缺、共同房室瓣及室间隔流入道缺损。解剖分型（Rastelli A 型、B 型及 C 型）可根据瓣下腱索的多少以及上桥瓣向右室延伸的程度确定。另外，全面的心脏超声检查还应提供房室瓣关闭情况、双室匹配程度及其他合并心脏畸形等信息。对于年龄超过 6 个月特别是合并有唐氏综合征的患儿，为排除不可逆肺血管病变的发生应行心导管检查，以明确肺动脉压力以及肺动脉阻力对高氧 / 肺血管舒张药物的反应性。狭长的左室流出道可在左室造影时显示出"鹅颈征"这一 CAVSD 的特征性改变。

CAVSD 的诊断需要与非限制性室缺合并二尖瓣关闭不全进行鉴别。虽然后者在充血性心力衰竭、反复肺部感染及心脏增大等临床表现类似，但心电图电轴左偏 30°，合并不同程度的右束支传导阻滞高度提示 CAVSD 的可能。最终诊断需要心脏彩超。

四、手术指征及策略

随着对 CAVSD 病理生理的深入认识和外科手术进步，CAVSD 矫治术的死亡率明显降低。但是，CAVSD 的复杂性决定其外科治疗策略仍面临着手术时机、修补方式、左侧房室瓣再手术以及不平衡型 CAVSD 的处理等诸多问题。恰当选择适合的外科策略往往对患儿预后具有重要影响。

目前大多数先心病中心倾向于一期矫治。新生儿或小婴儿（< 2 个月）的瓣膜发育不成熟，房室瓣成形较为困难，而较大的患儿（6 个月以上）虽然瓣膜条件较好，但不可逆转肺动脉高压及长期房室瓣反流导致心室扩张的发生率相应增加，这无疑会增加手术死亡率和术后瓣膜反流的发生率。因此目前认为，CAVSD 矫治术的最佳时机在 2 ~ 6 个月。

五、房室共同通道的基本手术方式和手术步骤图解

（一）部分性房室共同通道修复术

胸骨正中切口，切开心包，按常规建立体外循环，平行房室间沟切开右心房，进行心内探查，显示原发孔房间隔缺损和二尖瓣大瓣裂（图 2-33-7）。用注射器向二尖瓣孔冲水测试二尖瓣大瓣裂和二尖瓣反流（图 2-33-8）。采用细线间断缝合修补二尖瓣裂（图 2-33-9、图 2-33-10）。采用 4-0涤纶线进行连续缝合将一大块涤纶补片修补原发孔房间隔缺损。补片的缝合在隔瓣环的下 1/2 区，缝针应缝在隔瓣的根部且略偏向于右室面，而在前方则缝在二尖瓣大瓣和三尖瓣隔瓣的嵴上，且略偏左室面，补片绕过冠状静脉窦，将冠状静脉窦抛向左房侧，以避免损伤传导系统（图 2-33-11）。

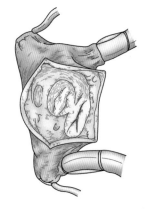
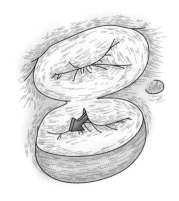
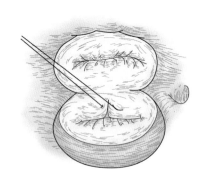

图 2-33-7　切开右心房，显示原发孔房间隔和二尖瓣大瓣裂　　图 2-33-8　显示二尖瓣大瓣裂和左心室血液反流径路　　图 2-33-9　间断缝合修补二尖瓣裂

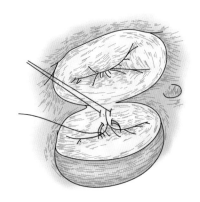
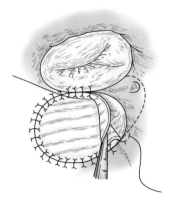

图 2-33-10　修补二尖瓣大瓣裂　　图 2-33-11　采用涤纶补片修补原发孔房间隔缺损，并通过补片包绕将冠状静脉窦开口引入左心房，以利于补片修补原发孔房缺时，避免损伤传导系统

（二）完全性房室共同通道修复术

完全性房室共同通道形成很复杂的畸形，切开右心房后，仔细探查房室共同通道，明确其所属类型（图 2-33-12 ～图 2-33-14）后再决定手术方式。

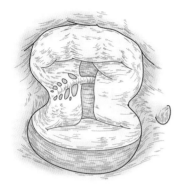
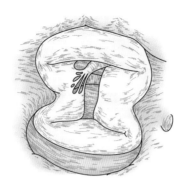
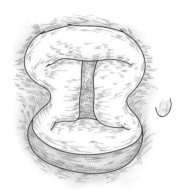

图 2-33-12　房室共同通道 A
型心内观

图 2-33-13　房室共同通道 B 型
心内观

图 2-33-14　房室共同通道 C
型内心观

1. 采用两块补片法修补室间隔缺损和原发孔房间隔缺损　首先显露房室共同通道病变（图 2-33-15）。显露室间隔缺损（图 2-33-16），先采用半环形补片一块，采用间断褥式缝合修补室间隔缺损（图 2-33-17）。修补二尖瓣大瓣裂（图 2-33-18）。采用褥式缝合将修补房缺的补片、二尖瓣大瓣、室间隔补片、三尖瓣隔瓣四者缝合在一起（图 2-33-19）。原发孔房缺和室缺修补完毕后，对于存在的三尖瓣裂采用间断缝合修补（图 2-33-20）。

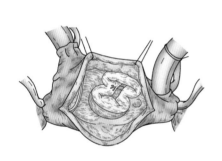
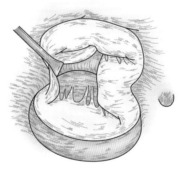
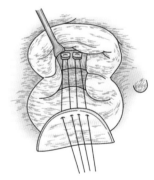

图 2-33-15　切开右心房，显露房室
通道病变

图 2-33-16　显露室间隔缺损

图 2-33-17　采用补片修补室间隔缺损

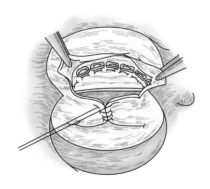
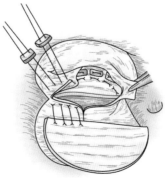
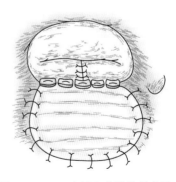

图 2-33-18　修补二尖瓣
大瓣裂

图 2-33-19　采用褥式缝合将修补房
缺的补片、二尖瓣大瓣、室间隔补片、
三尖瓣隔瓣四者缝合在一起

图 2-33-20　房缺和室缺修补完毕
后，三尖瓣裂采用间断缝合修补

2. 采用单一的大补片修复房、室间隔缺损　首先将前半瓣和后半瓣分开（图 2-33-21）。采用一大块补片，先行采用褥式垫片间断缝合吊线修补室缺（图 2-33-22）。修补二尖瓣裂（图 2-33-23）。将二尖瓣大瓣靠瓣环侧的边缘缝合于补片上（图 2-33-24）。测试二尖瓣无反流修补满意后（图 2-33-25），将大补片的另一半修补原发孔房缺（图 2-33-26）。修补三尖瓣隔瓣裂（图 2-33-27）。为了避免损伤传导系统，补片绕过冠状静脉窦开口，将冠状静脉窦抛向左房侧（图 2-33-28，图 2-33-29）。

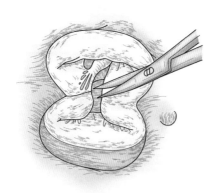

图 2-33-21　采用单一的大补片同时闭合房室间隔缺损，图示将前半瓣与后半瓣分开

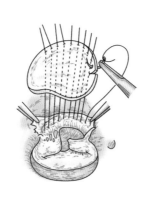

图 2-33-22　采用一块补片修补室缺和房缺，先行采用褥式小垫片间断缝合修补室缺将吊线缝合于补片上

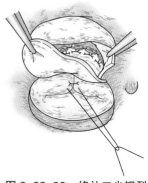

图 2-33-23　修补二尖瓣裂

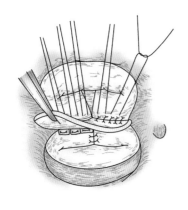

图 2-33-24　将二尖瓣大瓣靠瓣环侧的边缘缝合于补片上

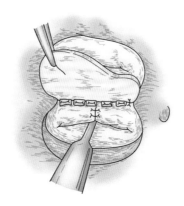

图 2-33-25　测试二尖瓣关闭满意

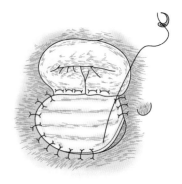

图 2-33-26　修补房间隔缺损

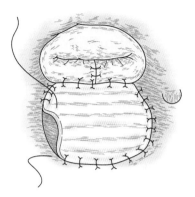

图 2-33-27　修补三尖瓣隔
瓣裂

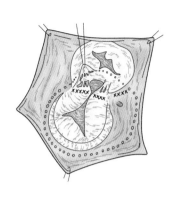

图 2-33-28　为了避免损伤传导系统采用
涤纶补片绕过冠状静脉窦开口，将冠状静
脉窦留在左心房侧，图示补片覆盖范围

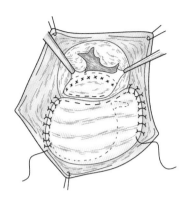

图 2-33-29　补片缝合已绕
过冠状静脉窦

（安琪　罗书画）

第三十四章

右室双出口

一、概述

右室双出口是一种两个大动脉完全或大部分起始于右室的先天性心脏畸形，属于"圆锥动脉干"发育异常的畸形之一。经典右室双出口的定义是：主动脉、肺动脉均起始于形态右心室；两个大动脉瓣之间有程度不等的圆锥结构，半月瓣与房室瓣之间纤维连接中断，被肌性圆锥结构分隔开来；室间隔缺损是左心室唯一出口。但是也可能一个或两个大动脉直接骑跨于室间隔上，而起源于双心室。为了便于分类，依据大动脉起始的形态学检查，两个大动脉骑跨右心室均大于50%，也将其归入右室双出口。少数情况下，两个大动脉均起源于双心室伴双动脉下室间隔缺损，称为双心室双出口。此外，文献报道有室间隔完整的右室双出口。

法洛四联症是存在主动脉不同程度的右移，当主动脉骑跨大于50%时，将其划归为伴肺动脉狭窄的右室双出口或伴右室双出口的法洛四联症。而Taussig-Bing畸形是以肺动脉瓣下室间隔缺损伴不同程度的肺动脉骑跨。如果肺动脉完全或近乎完全起源于左室，则为伴室间隔缺损的完全性大动脉转位。

右室双出口是一种少见先天性心脏畸形，发病率0.9‰，右心双出口占先天性心脏病的1%～2%。东方国家的发病率远高于欧美等西方国家，我国几家大型心脏中心临床资料报道，占先天性心脏病的1.7%～2.5%。

右室双出口自然病史差异较大，总体上分为三种：经典的右室双出口自然病史与单纯的大室间隔缺损相似，双动脉下室间隔缺损或远离大动脉室间隔缺损的右室双出口不合并肺动脉狭窄也与单纯大室间隔缺损相似，而自发闭合型室间隔缺损的右室双出口非常少见，多在胎儿或出生后不久夭折，没有手术时机。合并肺动脉狭窄的右室双出口自然病史与法洛四联症相似。肺动脉瓣下室间隔缺损的右室双出口，与伴室间隔缺损的完全性大动脉转位相似，早期易进展为严重的肺血管梗阻性疾病。

1793年和1898年，Abenethy和Vierordt分别发现此畸形并阐述病理解剖，1957年Witham将此畸形正式命名为右室双出口。1949年Helen B. Taussig和Richard J. Bing发现肺动脉横跨室间隔之上的一种右室双出口，后人称为Taussig-Bing心脏畸形。1957年Kirklin成功实施第一例心内隧道的右室双出口矫治。1965年Pacifico等为房室连接不一致伴肺动脉狭窄的患者成功实施了心外带瓣管道矫治手术。1968年Patrick和McGoon报道了Taussig-Bing心脏畸形心室内隧道修补手术获得成功。国内1977年方大维在全国心血管会议上报告3例右室双出口，其中1例死亡，1986年汪曾炜报道多种类型右室双出口33例，并开展心内心外管道治疗远离大动脉VSD型右室双出口和Taussig-Bing畸形，手术死亡率12.5%。

二、解剖要点

（一）病理解剖

1. 室间隔缺损与大动脉的位置关系　室间隔缺损大小变异较多，绝大多数室间隔缺损较大，但 10% 病例室间隔缺损比主动脉瓣口小，为限制性室间隔缺损，也存在多发性室间隔缺损，甚至极少数情况下室间隔是完整的。右室双出口的室间隔缺损多位于隔缘束的上肢和下肢之间，属于对位异常的室间隔缺损。

根据室间隔缺损与大动脉开口的位置关系，Lev 及同事将右室双出口的室间隔缺损分为四类：主动脉下室间隔缺损；肺动脉下室间隔缺损；双动脉下室间隔缺损；远离大动脉室间隔缺损。

（1）主动脉下室间隔缺损，伴或不伴漏斗部和肺动脉狭窄最常见，占 50% ~ 60%。室间隔缺损位置比肺动脉瓣下和双动脉瓣下的室间隔缺损更靠后，位于漏斗隔的下方。室间隔缺损与主动脉瓣之间距离取决于主动脉下圆锥是否存在及圆锥的长度，这决定主动脉是否骑跨于室间隔缺损之上，以及室间隔缺损是否邻近主动脉。当主动脉瓣 – 二尖瓣纤维连接存在时，无主动脉瓣下圆锥，为典型邻近主动脉的室间隔缺损，由于骑跨程度不同，左冠窦或二尖瓣前叶的根部构成室间隔缺损的后上缘，心室漏斗褶和隔缘束的右后肢构成室间隔缺损的下缘，室间隔缺损也可能延伸三尖瓣瓣环（前隔瓣叶联合对面），形成二尖瓣 – 三尖瓣连接，为膜周部室间隔缺损。主动脉瓣和肺动脉瓣通畅且可在同一水平，如果存在双圆锥结构，圆锥结构可将两个半月瓣和两个房室瓣分别隔开，有接近 50% 病例两个大动脉的位置关系是侧侧位。以上情况下，隔缘束右后肢缺如，His 束沿室间隔后下缘行走，是外科修补的危险区域。

三尖瓣前瓣和隔瓣腱索附着位置存在变异，可能异常附着在室间隔缺损边缘，严重者影响室缺补片的位置。

（2）肺动脉下室间隔缺损，伴或不伴漏斗部和肺动脉狭窄。右室双出口伴肺动脉下室间隔缺损又称为 Taussig-Bing 畸形，占 20% ~ 30%，均伴有漏斗隔对位异常，多为大动脉并列关系。室间隔缺损位于室间隔的前上方、肺动脉圆锥或肺动脉瓣正下方。如果有肺动脉瓣下圆锥，圆锥肌肉形成室间隔缺损上缘，如果没有肺动脉瓣下圆锥，存在肺动脉 – 二尖瓣连接和偶尔肺动脉 – 三尖瓣连接，室间隔缺损紧邻肺动脉瓣，伴肺动脉骑跨；纤维连接区或肺动脉窦形成室间隔缺损的后上缘，后下缘为肌肉室间隔。同主动脉瓣下室间隔缺损一样，缺损可能向右下延伸至三尖瓣瓣环甚至膜周部，但极其少见。

（3）双动脉下室间隔缺损。此型罕见，占 3% ~ 10%。室间隔缺损位于室间隔上方，漏斗隔缺如或严重发育不良，室间隔缺损位于两个大动脉瓣下。半月瓣为室间隔缺损上缘，隔缘束的前后肢为室间隔缺损的前、下和后缘，隔缘肉柱将室间隔缺损与三尖瓣瓣环分隔开，可伴有主动脉瓣 – 三尖瓣纤维连接和肺动脉瓣 – 二尖瓣纤维连接。

（4）远离大动脉室间隔缺损。此型少见，占 5% ~ 10%。室间隔缺损位于动脉圆锥下方，与两大动脉开口无关。室间隔缺损解剖位置主要在膜周部向流入道延伸、小梁部向流入道延伸，以及房室通道型室缺。室间隔缺损与大动脉开口之间大于主动脉口直径，两者之间有 3 ~ 5 个乳头肌和腱索与三尖瓣连接，缺损位于隔瓣后，属于流入部室间隔缺损；室间隔缺损位于三尖瓣前瓣和隔瓣之间，属于膜周部室间隔缺损。合并完全性房室通道，室间隔缺损属于房室通道型。

2. 两大动脉的解剖关系　右室双出口主要包括四种主动脉与肺动脉的解剖位置关系。

（1）两大动脉侧侧位（side-by-side）：主要指主动脉位于右侧，主动脉瓣和肺动脉瓣在同一水平，存在主动脉下和肺动脉下双圆锥，无主动脉瓣 - 二尖瓣纤维连接，形成侧侧位置关系，是右室双出口典型的大动脉位置关系。在右室双出口占 64% ~ 69%，其中主动脉下室缺占 40% ~ 46%，肺动脉下室缺占 8% ~ 19%，双动脉下室缺占 3% ~ 5%，远离大动脉室缺占 5% ~ 8%。

（2）右侧大动脉异位（D-malposition）：主动脉位于肺动脉的右前方，包括主动脉与肺动脉呈前后位关系，大动脉前后位关系常见于肺动脉下室缺的右室双出口，即 Taussig-Bing 畸形。占右室双出口的 26% ~ 31%。

（3）左侧大动脉异位（L-malposition）：主动脉位于肺动脉左前方，少见，约占右室双出口 7%。

（4）大动脉关系正常：具有正常大动脉关系及主动脉下和肺动脉下双圆锥，该类型特别少见，主要见于右室双出口的法洛四联症。

3. 动脉圆锥　右室双出口可能有肺动脉下和主动脉下双圆锥、单纯主动脉下圆锥、单纯肺动脉下圆锥、双动脉下单圆锥和无动脉圆锥。在主动脉下室缺中，约 3/4 为双动脉下双圆锥，约 1/4 为肺动脉下圆锥。在肺动脉下室缺中，双圆锥和主动脉瓣下圆锥各占一半。双动脉下室缺中，部分为双动脉下一共同圆锥或无圆锥，后者常常半月瓣与房室瓣之间存在纤维连接。

动脉圆锥与大动脉位置存在一定关系。总体来讲，存在一个半月瓣下圆锥倾向于前位的瓣膜和大动脉（主动脉前位）。无半月瓣下圆锥而与二尖瓣存在纤维连接，倾向于后位的瓣膜和大动脉（主动脉后位）。大动脉侧侧位或右侧大动脉异位（前后位），均有双圆锥或主动脉下 / 肺动脉下单圆锥。

4. 肺动脉狭窄　肺动脉狭窄常见于主动脉下室缺的右室双出口。常见于动脉圆锥的狭窄，也可见于肺动脉瓣狭窄伴或不伴瓣环狭窄。因此，法洛四联症中所有类型的肺动脉狭窄均可见于右室双出口。少数情况下，可能为单纯动脉圆锥狭窄，甚至低位狭窄而形成右室双腔心。肺动脉狭窄也常见于双动脉下室缺的右室双出口，但在 Taussig-Bing 畸形和远离大动脉室缺的右室双出口中不常见。

5. 传导系统　房室结位于房室间隔的正常位置——Kock 三角的顶部，His 束穿过右纤维三角的中心纤维体沿膜周部室间隔缺损下缘室间隔左室面分为左前支和右后支。His 束走行与法洛四联症和单纯室间隔缺损相同。无论主动脉下或肺动脉下室间隔缺损和升主动脉左侧或右侧，只要室间隔缺损边缘达三尖瓣瓣环，修补室缺时均存在损伤传导束的风险。当室间隔缺损与三尖瓣之间有肌束，传导束不再沿室间隔缺损后下缘行走，肌束可以保护传导束。而当主动脉顺时针旋转和右移位时，传导束比正常更贴近左室面。当合并完全性房室间隔缺损时，房室结和传导束会发生相应改变（详见房室间隔缺损）。

6. 合并畸形　常见的合并畸形有房间隔缺损、动脉导管未闭、二尖瓣畸形、完全性房室间隔缺损、肺静脉异位引流、左心发育不良、主动脉缩窄或中断、左室流出道狭窄等。

（二）病理生理

右室双出口的室间隔缺损是左心室唯一出口，心室水平存在左向右的分流。右室双出口血流动力学主要取决于室间隔缺损的位置、大小，与大血管相互关系，以及是否合并肺动脉狭窄。如果限制性室间隔缺损，使左心室射血受限，引起左心室、左心房不能有效排血，造成肺静脉、左心房压力升高，肺淤血。室间隔缺损的位置影响氧合血液经室间隔缺损流入主动脉和肺动脉的量，很大程度上决定动脉血的氧饱和度，即发绀的程度和肺动脉压力，而肺动脉狭窄，决定肺血多少，即发绀的程度。因此，根据室间隔缺损位置、肺动脉狭窄有无，有以下三种血流动力学改变。

1. 主动脉瓣下或双动脉瓣下室间隔缺损不伴肺动脉狭窄　与单纯大室间隔缺损的血流动力学相似。左心室血液大部分经室间隔缺损进入主动脉，仅少量血液进入肺动脉，右心室静脉血主要进入肺动脉，仅少量动静脉血混合进入主动脉，室间隔缺损为非限制性，左右室压力基本相等，早期形成肺动脉高压，易造成不可逆肺血管病变。

2. 主动脉瓣下或双动脉瓣下室间隔缺损伴肺动脉狭窄　与法洛四联症的血流动力学相似。右心室血由于肺动脉狭窄，仅部分进入肺动脉，另一部分与左心室血液共同注入主动脉，从而引起体循环血氧饱和度降低，即呈现不同程度发绀。

3. 肺动脉瓣下室间隔缺损　与完全性大动脉转位的血流动力学相似。左心室的动脉血大部分经室间隔缺损进入肺动脉，右心室的静脉血主要排入主动脉，因此导致显著低氧血症和肺动脉高压，易造成不可逆肺血管病变。

（三）分型

（1）根据右室双出口解剖特点，即室间隔缺损和半月瓣相对解剖位置关系分四型：主动脉下型；肺动脉下型，即 Taussig-Bing 畸形；双动脉下型；远离大动脉型。

（2）先心病外科命名和数据库计划委员会（congenital heart surgery nomenclature and database project，CHSNDP）为了简化数据库，将右室双出口分为四型：VSD 型（主动脉下和双动脉下，无右室流出道狭窄）；TOF 型（主动脉下和双动脉下，伴右室流出道狭窄）；TGA 型（肺动脉下，Taussig-Bing 畸形）；远离大动脉 VSD 型（与大动脉无关联 VSD，伴或不伴右室流出道狭窄）。此种简化分类不仅体现右室双出口广泛位置关系，而且根据常规手术路径进行分型，利于数据库统计与分析。

三、诊断要点

（一）临床表现

1. 症状

（1）充血性心衰：VSD 型右室双出口不合并肺动脉狭窄，肺循环血明显增多，产生肺充血和充血性心力衰竭，临床症状表现为心悸、气短和反复呼吸道感染，无明显发绀，与单纯大室间隔缺损症状类似。TGA 型右室双出口（Taussig-Bing 畸形），肺循环血明显增加，且氧合血大部分经室间隔缺损到肺动脉，与完全性大动脉转位临床表现类似，心悸、气短和反复呼吸道感染，有发绀。若右室双出口合并左心系统畸形（二尖瓣畸形，主动脉狭或离断），更易、更早出现充血性心力衰竭。

（2）发绀：TOF 型右室双出口，根据狭窄程度而表现不同程度的发绀，大量患儿可有喜蹲踞和活动性呼吸困难，与法洛四联症类似；Taussig-Bing 畸形也表现明显发绀症状。右室双出口不伴肺动脉狭窄患者，较早、较快地发展肺血管病变，出现明显发绀，最终形成艾森门格综合征。

2. 体征　VSD 型右室双出口的患者，胸骨左缘第 2～4 肋间听诊闻及Ⅲ～Ⅳ级全长收缩期杂音，肺动脉瓣区 P2 亢进，部分患者胸骨左缘第 2～4 肋间扪及收缩期震颤。TOF 型右室双出口的患者，有发绀和杵状指（趾），胸骨左缘第 2～3 肋间闻及Ⅲ～Ⅴ级收缩期喷射性杂音，肺动脉瓣区 P2 减弱，心尖区有时可闻及第三心音。TGA 型右室双出口的患者，明显或严重发绀和杵状指（趾），胸骨左缘第 3 肋间听诊闻及Ⅲ～Ⅳ级全长收缩期杂音，肺动脉瓣区 P2 亢进。如果右室双出口合并主动脉缩窄或离断（Taussig-Bing 畸形常见），足背动脉或股动脉搏动弱或触及不明显，上肢血压明显高于下肢。

（二）诊断方法

1. 心电图、胸部 X 线片　心电图无临床特异性，主要为右室肥厚表现，如电轴右偏和右室或双心室肥大。胸部 X 线片表现因右室双出口类型而表现各不相同，主要取决于肺血流量和合并畸形，如右室双出口合并肺动脉狭窄胸片表现靴型心，肺野相对清晰；主动脉下或双动脉下的右室双出口胸片表现与大室缺相似，肺充血和右心室或双心室增大，肺动脉段膨突；Taussig-Bing 畸形胸片表现与完全性大动脉转位合并室间隔缺损类似，肺充血和右心增大。

2. 超声心动图 二维超声心动图是右室双出口最主要的诊断技术，临床常用。超声可以明确室间隔缺损位置与大小、大动脉起源和位置关系、右室流出道及肺动脉是否狭窄、半月瓣－房室瓣是否连续以及合并畸形（如房室瓣畸形、完全性房室通道等），从而明确右室双出口诊断及类型，指导进一步手术时机及方式。

3. 心导管和心血管造影 心血管造影是诊断右室双出口的金标准，但因其为有创性操作，且对技术要求高，无法像二维超声心动图广泛开展。心血管造影除可明确超声诊断外，还可了解心脏畸形（冠脉畸形、侧支血管形成、肺血管远端狭窄等），左、右心室发育，并提供完整肺血管床影像。心导管术可行右心测压、肺血管阻力检测，明确肺血管病变及其程度。

（三）鉴别诊断

1. 完全性大动脉转位 Taussig-Bing 畸形与完全性大动脉转位的主要区别是肺动脉骑跨程度，如果肺动脉瓣完全或大于 50% 起源于左心室，应该诊断为完全性大动脉转位，二维超声心动图可明确诊断。

2. 室间隔缺损 大室间隔缺损临床表现与 VSD 型右室双出口类似。但室间隔缺损临床无发绀，心电图常为左心室增大或双心室增大，而右室双出口临床可表现轻度发绀，心电图多为右心室增大。通过二维超声心动图或造影检查可明确两个大动脉是否均开口于右心室，以及主动脉骑跨程度。

3. 法洛四联症 TOF 型右室双出口与 TOF 临床表现相似，难以鉴别。主要通过二维超声心动图及心血管造影鉴别。

四、手术指征、策略

右室双出口外科治疗目的是进行完全解剖矫治，即将左心室与主动脉连接，右心室与肺动脉连接，关闭室间隔缺损。手术时机取决于右室双出口类型，不同类型的右室双出口手术时机及手术方式不同，而合并畸形也影响手术方式选择。

（一）VSD 型右室双出口

患儿易发生充血性心力衰竭和肺动脉高压，多在 2 岁内发生严重肺血管病变，因此主张在出生后 6 个月内手术根治。心室内隧道修补术是治疗 VSD 型右室双出口的主要方法。心内隧道修补术需要在右室腔内建立一个内隧道，连接左心室与主动脉，它必须经过三尖瓣环和肺动脉瓣环之间的空间，因此三尖瓣与肺动脉瓣之间距离（tricuspid pulmonary distance，TPD）对手术方式选择有重要意义。TPD 大于主动脉瓣口的直径，心内隧道不会发生梗阻；如果 TPD 小于主动脉瓣口直径，心内隧道存在梗阻可能，需行 Rastelli 手术；如果患儿年龄小，且 TPD 小于主动脉瓣口直径，因为胸腔太小无法建立心外管道，可先行肺动脉环缩术，保护肺血管，II 期行 Rastelli 手术。

（二）TOF 型右室双出口

手术适应证与法洛四联症相同。如果无症状或症状轻的患儿，肺动脉发育可，主张 6 个月至 1 岁者行根治手术治疗，外科修补方式与法洛四联症相似；如果患儿缺氧严重，肺动脉发育尚可，冠状动脉解剖正常，也可在 6 个月内实施心内修补手术；如果患儿临床症状严重，肺动脉分支严重发育不良，或根治手术中需要使用心外管道，宜先行体－肺分流术手术，以后再实施根治手术。

（三）TGA 型右室双出口（Taussig-Bing 畸形）

TGA 型大都不合并肺动脉狭窄，在早年易发生充血性心衰和严重肺血管病变，多数患儿 1 岁内死亡。一旦确诊，新生儿期需行手术治疗，手术年龄不应超过 6 个月。如果合并肺动脉狭窄，应在新生儿期建立体 – 肺分流，1 岁内进行矫治手术。手术方式包括大动脉调转术、心房调转术（Mustard 或 Senning 术）、Damus-Kaye-Stansel 术、Kawashima 术、Rastelli 术、Lecompte（REV）术、Nikaidoh 术和 Patrick-McGoon 术，目前大动脉调转和内隧道关闭 VSD 是治疗 Taussig-Bing 畸形的主要手术方法。

（四）远离大动脉 VSD 型右室双出口

不合并肺动脉狭窄，同样易发生充血性心衰和严重肺血管病变，手术年龄不宜超过 6 个月，如果 TPD 大于主动脉瓣口，可选择心室内隧道修补术，TPD 小于主动脉瓣口，则选择 Rastelli 手术或 Damus-kaye-Stansel 手术；合并肺动脉狭窄，并出现严重缺氧，新生儿行体 – 肺分流术，1 岁后待肺动脉发育良好进行矫治术；合并三尖瓣跨立、一侧心室发育不良、多发性室间隔缺损或缺损位于室间隔小梁部时，无法行心室内隧道修补的双心室矫治时，若合并肺动脉狭窄，先行体 – 肺分流术，若不合并肺动脉狭窄，先行肺动脉环缩术，6 个月左右行双向 Glenn 手术，2 岁后行全腔 – 肺动脉连接术。

五、手术技术

（一）心室内隧道修补手术

主要适应于 VSD 型右室双出口。操作步骤及相关技术要点如下。

1. 经右房切口或右室 – 右房联合切口显露解剖畸形　部分右室双出口经右房切口可完全显露室间隔缺损与半月瓣之间关系，而联合切口的优点在于能准确评估解剖畸形，有利于内隧道补片的设计与成形，同时便于同期实施右室流出道补片加宽。右室切口时，注意避免损伤冠状动脉右室圆锥支和左前降支。

2. 扩大室间隔缺损，建立左心室 – 室间隔缺损 – 主动脉瓣口的心内隧道　对于限制性室间隔缺损（VSD 小于主动脉瓣口直径），需行缺损前上缘切开扩大 VSD，注意不要损伤左室面二尖瓣及其腱索，或冠状动脉前降支的粗大室间隔支，通常需切除部分圆锥隔，以便重建后的左室流出道通畅。注意评估 TPD 是否大于主动脉瓣口直径。

补片选择，包括 Dacron 补片、Gore-tex 补片、人工血管移植物补片、戊二醛固定自体心包片和人工牛心包片。主动脉完全起源于右室，补片横径应为主动脉周长的 2/3，另外 1/3 由自体心肌组织组成，以保持生长能力，补片长度为室缺下缘至主动脉瓣口上缘间距离。

从缺损的前下缘开始顺时针连续缝合，至后下缘时，缝线与 VSD 边缘保持一定距离，避免损伤传导束，补片向后方缝合至三尖瓣隔瓣根部，沿三尖瓣隔瓣根部缝合至 VSD 后上缘；缝线另一端逆时针缝合至缺损后上缘，与另一端汇合，通过间断带垫片缝线加固任何连续缝线上的薄弱区（常见缝合后下角至三尖瓣瓣环处）。若右室、右房联合切口，顺时针缝合至缺损后上缘时，通过右室切口缝合剩余缺损。

3. 右室流出道补片扩大　如果心内隧道造成右室流出道梗阻，需自体心包片加宽右室流出道。

（二）心室内隧道修补和右室流出道重建术

主要适用于 TOF 型右室双出口，操作步骤及相关技术要点如下。

1. 经右房和右室/肺动脉切口显露解剖畸形　右室切口时，注意避免损伤冠状动脉右室圆锥支和左冠状动脉前降支。如果存在粗大右室圆锥支横跨右室流出道，右室切口应保护此冠脉，使用心外带瓣管道重建右室肺动脉连接。TOF 型右室双出口，常伴右室流出道肌性肥厚狭窄或右室流出道管状发育不良，同时肺动脉瓣及主肺动脉狭窄，切口可从右室流出道延伸至主肺动脉。如果肺动脉瓣环发育可以，分别行右室流出道切口和肺动脉切口，保留肺动脉瓣环。

2. 疏通右室流出道　TOF 型右室双出口，手术中需切除肥厚隔束和壁束，疏通右室流出道，疏通后有利于显露室间隔缺损。注意切除壁束时勿损伤主动脉窦壁和主动脉瓣及瓣环，切除隔束时勿损伤圆锥乳头肌和前乳头肌，右心室体部常有异常肉柱，影响右心室舒张，需一并切断或切除。

3. 建立左心室 - 室间隔缺损 - 主动脉瓣口的心内隧道　同心室内隧道修补手术步骤 2。

4. 重建右室流出道　TOF 型右室双出口，由于右室肥厚，右室腔偏小以及心内管道占据右室一定空间，需重建右室流出道。如果肺动脉瓣环发育可以，保留瓣环，分别加宽右室流出道和肺动脉；如果肺动脉瓣环小，需跨瓣加宽右室流出道至主肺动脉，但易造成肺动脉瓣反流。使用自制带单瓣补片加宽右室流出道，或用 Gore-tex 补片重建单肺动脉瓣，近期获得一定的治疗效果。

（三）Rastelli 手术

适用于各种类型右室双出口，如 TPD 小于主动脉瓣口直径的右室双出口；右室流出道异常冠状动脉走行的右室双出口；心内隧道修补术后右室流出道存在梗阻者等。Rastelli 手术患者年龄需在 1 岁以上，最适宜 5 岁以上。操作步骤基本同心室内隧道修补手术步骤 1、2 或心室内隧道修补和右室流出道重建术步骤 1、2、3，建立右心室至肺动脉的心外管道，一般采用同种带瓣主动脉，其长期效果优于人工血管内自制的戊二醛处理的各类心包瓣。剪断肺动脉干，缝闭其近心端，应用适当长度的同种带瓣管道，将其远端与肺动脉主干端端吻合，近心端加自身心包或人工血管与右心室切口吻合。

（四）大动脉调转手术

适用于 TGA 型右室双出口（Taussig-Bing 畸形）不合并肺动脉狭窄。

1. 经右房切口或右房 / 肺动脉瓣口显露 VSD　部分病例通过右房切口可完全暴露修补 VSD；部分病例由于肺动脉高压，肺动脉明显增粗，可通过肺动脉瓣暴露并修补 VSD，切勿损伤肺动脉瓣，肺动脉瓣将成为新的主动脉瓣；多数病例右房切口和肺动脉瓣口可较好显露并修补 VSD。

充分游离升主动脉及其弓部、左右肺动脉、未闭动脉导管或动脉韧带。合并动脉导管未闭者，体外循环后需结扎并切断，6-0 或 7-0 聚丙烯线缝闭断端，仅存动脉韧带也需切断和缝闭。

2. 封闭室间隔缺损　对于限制性室间隔缺损，需向缺损前上方切开扩大 VSD，注意不要损伤主动脉瓣及瓣环和三尖瓣腱索。用补片（dacron 补片、戊二醛固定自体心包片或人工牛心包片）沿室间隔缺损边缘连续缝合至肺动脉瓣左前瓣，勿损伤肺动脉瓣，同时注意左、右流出道通畅。

3. 横断大动脉　冠脉开口的切取与移栽；重建主动脉和肺动脉（见完全性大动脉转位章节）。

六、术后并发症及术后监护

（一）术后监护

右室双出口心脏畸形复杂，心内修补时间长，术后常规持续泵入小剂量多巴胺和 / 或肾上腺素，必要时加用多巴酚丁胺，维持心排血量。婴幼儿合并肺动脉高压者，术后早期应镇静和持续静脉泵入前列腺素 E1 减少肺血管阻力，必要时雾化吸入前列腺素 I2，近年来临床应用内皮素受体阻断剂波生坦效果明显。心外管道和心内隧道者，术后需常规抗凝 3 个月，且终身服用阿司匹林。

（二）术后并发症及处理

1. 左心室流出道梗阻　右室双出口心室内修补手术成功关键是保证左室流出道的通畅。手术后左室流出道梗阻可发生在不同平面。①主动脉瓣下圆锥肌肉肥厚；②限制性室间隔缺损，未予扩大或扩大不够；③远离两大动脉室间隔缺损，剪裁的内隧道补片太小或心内隧道扭曲。如果术后超声检查提示左室 - 主动脉压力阶差＞50mmHg，必须重新手术解除梗阻。

2. 右心室流出道梗阻　由于漏斗部肌肉肥厚或心室内隧道占用右心室腔内空间，引起右心室流出道变窄。手术中需通过补片加宽右室流出道解除梗阻，如果合并肺动脉瓣、瓣环狭窄，需做右室流出道肺动脉的跨瓣环加宽；如果右室流出道有粗大冠脉，需行心外管道。如果术后超声检查提示右室 - 肺动脉压力阶差＞50mmHg，提示存在右室流出道较重梗阻，需手术矫正。

3. Ⅲ度房室传导阻滞　主动脉下室间隔缺损、远离大动脉室间隔缺损以及延伸三尖瓣瓣环的室间隔缺损，修补室间隔缺损后下缘时可能损伤传导束，导致Ⅲ度房室传导阻滞；而房室连接不一致的右室双出口，传导束走行异常，易发生Ⅲ度房室传导阻滞，需要安装起搏器，围手术期可放置心表临时起搏导线，连接临时起搏器，作为安装永久起搏器过渡。

4. 室间隔缺损残余分流　由于补片偏小、心肌稚嫩造成缝合后张力过大，缝线撕裂心肌，造成明显心内残余分流，如果肺循环 / 体循环＞1.5，或合并明显血红蛋白尿，均需再次手术修补。

5. 低心排综合征　以上原因均可导致术后低心排综合征。多数需要多巴胺等血管活性药物治疗和延长呼吸机辅助时间，必要时需主动脉内球囊反搏和左心室辅助循环。

七、手术效果及预期

VSD 型右室双出口，心内隧道修补术后早期死亡率低，并发症少见，15 年存活率为 96%，87% 存活患者的心功能状态为 NYHA Ⅰ 级，Kirklin 研究中，超过 90% 患者经随访无需二次手术。以往，低龄是手术死亡的重要因素，目前，低龄因素已消除，大年龄仍是一个显著危险因素，可能与年龄增加会加重肺血管改变有关。

TOF 型右室双出口，存活患者的功能状态良好。如果没有使用心外管道或跨瓣补片处理肺动脉狭窄，其早期和远期生存率与 VSD 型右室双出口相似；但使用心外管道或跨瓣补片处理肺动脉狭窄患者，其早期和晚期猝死风险要比未使用的高。如果使用异种或同种异体带瓣管道，10 年后 50% 的患者需要再次手术。

TGA 型右室双出口，大动脉调转和心内隧道是其主要手术方式，可获得良好生存状态，院内死亡率 3% ~ 15%，合并主动脉弓病变的死亡率接近上述范围的高限。Planche 及其同事研究了 1 200 例中 79 例 Taussig-Bing 畸形手术患者，10 年存活率 85%，且 5 年后没有晚期死亡，再手术率为 10%，主要是因为右室流出道狭窄。

远离大动脉 VSD 型右室双出口的手术效果近年不断改善，在相关的报道中，院内死亡率降低至 6.6%。

八、右室双出口矫正手术方式与手术步骤图解

右室双出口合并的室间隔缺损或位于主动脉瓣下或位于肺动脉瓣下或室缺离主动脉瓣和肺动脉瓣均较远（图 2-34-1 ~ 图 2-34-3）。根据室缺的位置，右室双出口矫正手术而有不同术式。

室缺位于主动脉瓣下的矫正手术，采用人造血管半周径或 1/3 周径补片将左心室的血液直接引入主动脉（图 2-34-4），其后采用半周径或 1/3 周径人造血管补处加宽右室流出道。室缺位于肺动脉瓣下的矫正手术，心内采用人造血管管道补片将左室血液引入主动脉（图 2-34-5），切断肺动脉主干，

其近心端予以缝闭（图 2-34-6），将带瓣管道与肺动脉主干远心端进行吻合（图 2-34-7），其后带瓣管道与右心室切口进行吻合，将右心室的血液引向肺动脉（图 2-34-8，图 2-34-9）。

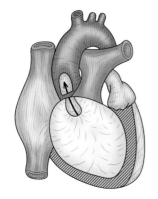

图 2-34-1　右室双出口，室缺位于主动脉瓣下

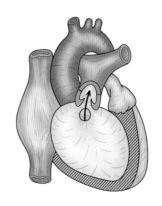

图 2-34-2　右室双出口，室缺位于肺动脉瓣下

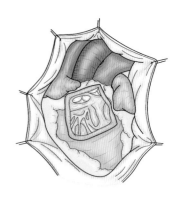

图 2-34-3　右室双出口，室缺离主动脉和肺动脉均较远

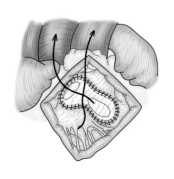

图 2-34-4　室缺位于主动脉瓣下的矫正手术，采用人造血管补片将左心室的血液直接引入主动脉

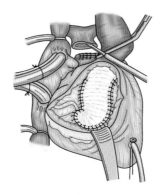

图 2-34-5　室缺位于肺动脉瓣下的矫正手术，心内管道补片将左室血流引入主动脉

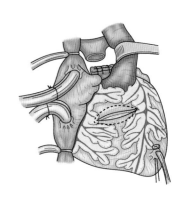

图 2-34-6　室缺位于肺动脉瓣下的矫正手术，右室切开，切断肺动脉主干，其近心端予以缝闭

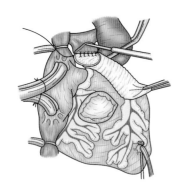

图 2-34-7　带瓣管道与肺动脉主干远心端进行吻合

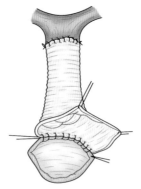

图 2-34-8　带瓣管道与右心室切口进行吻合

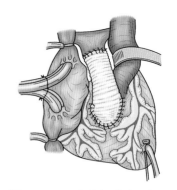

图 2-34-9　右室与肺动脉主干间架设心外带瓣管道，两端吻合口吻合完毕

（董念国　苏伟）

参考文献

［1］ 汪曾炜，刘维永，张宝仁.心脏外科学［M］.2版.北京：人民军医出版社，2016.

［2］ Walters HL III, Pacifico AD. Double outlet ventricles［M］//Mavroudis C, Backer CL, Richid FI. Pediatric Cardiac Surgery. 3rd ed. Philadelphia, PA: Mosby Inc, 2003.

［3］ Walters HL III, Mavroudis C, Tchervenkov CI, et al.Congenital Heart Surgery Nomenclature and database Project: double outlet right ventricle［J］. Ann Thorac Surg, 2000, 69（4）, 249-263.

［4］ Franklin RC, Anderson RH, Daniels O, et al. Report of the Coding Committee of the Association for European Paediatric Cardiology［J］. Cardiol Young, 2000, 12, 611-618.

［5］ Soszyn N, Fricke TA, Wheaton GR, et al. Outcomes of the arterial switch operation in patients with Taussig-Bing anomaly［J］. Ann Thorac Surg, 2011, 92, 673-679.

［6］ Losay J, Touchot A, Serraf A, et al. Late outcome after arterial switch operation for transposition of the great arteries ［J］. Circulation, 2001, 104（12 suppl 1）, 121-126.

［7］ Huber C, Mimic B, Oswal N, et al. Outcomes and re-interventions after one-stage repair of transposition of the great arteries and aortic arch obstruction［J］. Eur J Cardiothorac Surg, 2011, 39, 213-220.

［8］ Lacour-Gayel F, Haun C, Ntalakoura K, et al.Biventricular repair of double outlet right ventricle with non-committed ventricular septal defect（VSD）by VSD rerouting to the pulmonary artery and arterial switch［J］. Eur J Cardiothorac Surg, 2002, 21, 1042-1048.

第三十五章
完全性大动脉转位

完全性大动脉转位（transposition of the great arteries，TGA）是一种心室和大动脉连接不一致，而心房与心室连接一致的圆锥动脉干畸形，主动脉完全或大部分起源于右室，肺动脉大部分或完全起源于左室，是复杂先天性心脏病中比较常见的一种，在先天性心脏病中占 5% ~ 7%，在发绀型先心病中居第二位，仅次于法洛四联症。

一、自然病史

完全性大动脉转位预后极差。出生后 1 个月生存率 55%，6 个月生存率 15%，1 年生存率仅 10%。预期生存寿命仅 0.65 年。未经手术治疗的完全性大动脉转位预后与其亚型密切相关，室间隔完整完全性大动脉转位预后最差，1 周生存率 80%，2 个月生存率 17%，1 年生存率仅 4%，若合并房间隔缺损，则生存率提高。

合并室间隔缺损的完全性大动脉转位早期生存率较高，1 个月生存率 91%，5 个月生存率 43%，1 年生存率 32%。合并大室间隔缺损与主动脉缩窄或主动脉离断出生后死亡率极高，几乎所有患儿出生数个月后死于心衰。

完全性大动脉转位合并室间隔缺损和左室流出道狭窄早期生存率较高，1 年生存率可达 70%，5 年生存率 29%。

二、病理解剖

完全性大动脉转位分为单纯型（isolated TGA）与复杂型（complex TGA）两种，单纯型完全性大动脉转位不合并室间隔缺损，往往合并小动脉导管未闭和卵圆孔未闭，约占半数以上；复杂型合并室间隔缺损、左室流出道狭窄、主动脉弓缩窄或离断等心脏畸形。

三、大动脉位置

主动脉通常位于肺动脉的正前方或偏右前方的位置，这是最常见的大血管位置关系，在 Taussig-Bing 心脏畸形中，主动脉与肺动脉呈并列位，位于右侧。主动脉窦命名方法众多，其中 Leiden 法则是一种比较常用的简易的主动脉窦命名方法，不论两大动脉的位置关系，观者位于主动脉侧面向肺动脉，右手侧为窦 1，左手侧为窦 2，这样命名有利于冠状动脉移栽和大动脉调转。

四、冠状动脉位置

冠脉移栽是大动脉调转术成功的关键，如何保证冠脉移栽后不产生扭曲和狭窄是术者关注的重点。三根主要的冠状动脉分别标记为：右冠状动脉 R，左冠状动脉前降支 L，左冠状动脉回旋支 Cx。最常见的冠状动脉分布为左前降支及回旋支起源于窦 1，右冠状动脉起源窦 2，标记为 1LCx，2R，约占 72%，走行均与正常心脏冠脉一致。三根冠状动脉分别起源于窦 1 和窦 2 者还包括（1L，2RCx）、

（1R，2LCx）、（1LR，2Cx）、（1Cx，2LR）等解剖类型。三根冠状动脉分支也可起源于同一个窦，主要是窦 2，通常由单支冠状动脉发出后分为 3 支，有时合并细小冠状动脉分支直接开口于窦 2，术中可直接缝闭。左右冠状动脉也可起源于窦 2 中的不同开口，此种情况下左冠状动脉主干或前降支开口通常接近或位于窦 1 和窦 2 交界处，从冠状动脉窦发出后，有一段潜行于主动脉壁内，并向前走行于主动脉与肺动脉之间，称为壁内走行左冠状动脉，从外观上难以辨识，占 TGA 的 3% ~ 7%，右冠状动脉壁内走行较少见。单支冠状动脉或壁内冠状动脉手术死亡率均较高。

窦房结动脉往往起源于右冠状动脉起始段，部分埋在房间隔上缘，行房调转手术时注意不要损伤。

双源 CT 对于冠脉解剖类型的显示具有较高的准确率，且相比于传统的冠脉造影具有创伤小、检查方便等优点，有助于手术策略的制定。

五、合并心脏畸形

约 75% 的 TGA 除合并卵圆孔未闭或小房间隔缺损外，不合并有其他的心脏畸形；约 20% 合并室间隔缺损，5% 合并左室流出道狭窄。

六、室间隔缺损

TGA 的室间隔缺损可位于室间隔的任何位置，分为漏斗部、膜周部、流入部与肌肉部，各种类型所占比例与单纯室间隔缺损一致。其中漏斗部对位异常的室间隔缺损具有重要外科意义，当漏斗隔向前移位可以有不同程度的肺动脉骑跨，若骑跨率高，则类似右室双出口合并肺动脉瓣下室缺（见 Taussig-Bing 畸形）。漏斗隔向前移位可引起不同程度的右室流出道狭窄，此种畸形往往合并主动脉弓发育不良、主动脉弓缩窄或者主动脉弓离断。漏斗隔向后移位则产生不同程度的左室流出道狭窄，合并肺动脉瓣发育不良。室间隔缺损有时位于主动脉瓣下，合并肌性漏斗隔缺如，则室缺为靠近两大动脉型。膜周部缺损位于三尖瓣前瓣和隔瓣交界附近，传导束位于缺损后下缘。大部分肌部缺损位于室间隔中部，也可位于其他区域。

七、心室厚度

TGA 患儿右心室较正常小孩厚，并随着年龄增长越来越厚。如果 TGA 不合并室间隔缺损与左室流出道狭窄，左室厚度出生后正常，出生后 2 ~ 4 个月成为薄壁左心室。所以大动脉调转术应在出生后半个月内手术，效果满意。TGA 合并室缺，左室厚度随年龄增长幅度虽不如正常小孩，但出生 1 年内基本在正常范围内。左室厚度一定程度反映左心功能。TGA 患儿右心功能在新生儿期通常正常，如果不合并室间隔缺损，右室舒张末期容积增加，EF 降低，这可能与心肌缺氧或心室腔几何结构改变有关。

八、左心室流出道梗阻

左心室流出道梗阻可以是动力性或解剖性的。室间隔完整的 TGA 发生左室流出道梗阻概率较低，多为动力性梗阻；肌部室间隔向左膨胀压迫低压右心室所致，有时可产生类似于肥厚性梗阻性心肌病的 SAM 征，严重的动力性梗阻会导致心内膜增厚，甚至发展成纤维嵴，形成肺动脉瓣下狭窄。

合并室间隔缺损的 TGA，左室流出道梗阻的发生率较室间隔完整的 TGA 更高，是由肺动脉瓣下狭窄或肺动脉瓣狭窄导致。瓣下狭窄较多见，有多种发生机制，最常见的原因为对位异常的漏斗隔向后侧左室流出道偏移，其他原因包括纤维环、纤维肌肉隧道狭窄、异常腱索附着等。肺动脉瓣狭窄多为瓣环发育不良，通常合并二瓣化畸形。

九、肺血管病变

单纯 TGA 出生后 1～2 周行手术，合并室间隔缺损 TGA 出生后 1～2 个月行手术治疗均可避免肺血管病变。完全性大动脉转位合并室间隔缺损的患者，相比其他肺血流增多的先天性心脏病，肺血管病变发展明显加快且严重。

十、病理生理

完全性大动脉转位的病理生理为体肺循环由串联循环变为并联循环导致的组织缺氧和左、右心室超负荷。完全性大动脉转位的血流动力学主要取决于体肺血流在心房经房间隔缺损或卵圆孔未闭，在心室经室间隔缺损，在两大动脉经动脉导管未闭的混血及有无左室流出道的阻塞。

完全性大动脉转位室间隔完整的患儿出生后，体肺循环仅通过动脉导管未闭及卵圆孔未闭或小房间隔缺损混合血液，组织缺氧与酸中毒严重，吸氧也难以改善，需积极外科手术或介入干预。

完全性大动脉转位合并室间隔缺损患儿，肺循环血流量增多，动脉血氧饱和度得以维持，但易产生充血性心力衰竭及严重肺血管病变。

完全性大动脉转位合并室间隔缺损与左室流出道梗阻的血流动力学依赖于室缺的大小和左室流出道梗阻的严重程度，若左室流出道狭窄严重，又无动脉导管未闭存在，此种病理生理类似于法洛四联症。

十一、诊断检查

1. **症状体征**　完全性大动脉转位的临床表现和自然经过主要取决于体、肺循环血流混合量的多少。当体、肺循环在心房、心室、大血管水平有足够的交通时，患儿缺氧不重，仅在哭闹后有轻微发绀，出生后 2～6 周肺血管阻力下降时出现充血性心衰；当体、肺循环交通较少时，突出临床表现为发绀。体、肺循环有足够的交通时，临床表现取决于肺血流量，若合并左室流出道梗阻或肺血管阻力上升，临床表现犹如法洛四联症。心界大小及杂音依合并畸形种类及分流情况决定。

2. **X 线检查**　对婴儿期患者进行 X 线检查，可见心影进行性扩大，以右心大明显；肺血增多者，肺门血管影扩大、增粗，有的呈现肺动脉高压征象；肺血少者，肺动脉段小甚至消失，肺野透亮度增加。

3. **心电图检查**　大多数完全性大动脉转位患者的心电图表现为右室肥厚和电轴右偏，合并大室间隔缺损时可出现双心室肥厚，单纯左心室肥厚较少见。

4. **超声心动图**　超声心动图是明确诊断很有价值的一种无创性检查，目前已成为完全性大动脉转位的主要诊断方法及决定手术策略的主要依据。超声心动图可以明确两大动脉位置关系、冠脉起源及分布、室间隔缺损的位置和大小、其他合并畸形及左右心室发育等，以供临床决定治疗方案。

5. **心导管检查和心血管造影**　心导管检查可提供较为完整的血流动力学资料，可测定各心室腔的压力，左心室流出道压力阶差，测定腔静脉、心室腔及大动脉血氧含量及血氧饱和度，计算体肺血流量及肺血管阻力；选择性心室造影可以明确两大动脉位置关系，室间隔缺损大小和位置、房室瓣功能、冠脉解剖和合并畸形等。

十二、手术适应证

完全性大动脉转位的诊断本身就是手术适应证。完全性大动脉转位手术分为姑息手术与矫正手术两大类，包括以下几种手术：①球囊房间隔撑开术，1966 年 Rashkind 通过球囊扩开卵圆孔，增加左右心房内血液混合，获得成功。②房间隔切除术，经右胸第 5 肋间前外侧口进胸，切开心包，暂时阻断右肺静脉，血管钳夹住左右心房壁，包括部分房间隔在内，切开右房壁和左房肺静脉开口处，切除部分房间隔后缝合左右心房。目前该方法临床极少应用。③改良体肺动脉分流术，适用于严重肺动脉狭窄、血氧饱和度很低患儿。④肺动脉环缩术，适用于室间隔完整 TGA 患者因左心功能减退无法实行大动脉调转术和需要左心室锻炼者。

矫正手术分为解剖矫正与生理矫正两大类。解剖矫正手术包括：①大动脉调转术，目前已成为完全性大动脉转位首选手术，是将主、肺动脉互调位置和冠脉移栽，重建心室与大血管的正常连接，近期和远期效果良好。②心室内血流改道术，包括 Rastelli 和 Lecompte（REV 术），适用于完全性大动脉转位合并大室间隔缺损和左心室流出道梗阻，运用心内隧道将室间隔缺损连接至主动脉，通过外通道使右心室与肺动脉连接，多用于年龄较大患儿。③ Nikaidoh 术或主动脉移置术，是将主动脉连同冠状动脉一起移置左心室，用带瓣管道连接右心室与肺动脉，多用于 1 岁以上 TGA 合并 VSD、左室流出道狭窄患儿。

生理矫正手术：心房内调转术即 Senning 和 Mustard 术，在心房水平将腔静脉与肺静脉对调，致使肺静脉氧合血经三尖瓣到右心室到主动脉，使腔静脉还原血经二尖瓣到左心室到肺动脉，恢复正常的血流动力学。多用于年龄较大 TGA/IVS 伴左室功能退化患儿。

完全性大动脉转位一经诊断，均应手术治疗，但手术方式及手术时间应根据不同类型而定。完全性大动脉转位室间隔完整的病例，出生后缺氧较重，且随着肺血管阻力的下降，左心室后负荷越来越低，缺乏锻炼，心肌越来越薄，一般于出生后 1 个月时，左室/右室收缩压>0.6，达到左室收缩压力最底限，因此完全性大动脉转位室间隔完整病例，手术时间不能超过 1 个月，最好在生后 15d 内行大动脉调转术。如果动脉导管细小，随时可能闭合，应在前列腺素 E 作用下增加肺血流，急诊手术。Emile A. Bacha 报道 128 例完全性大动脉转位行大动脉调转术经验，出生 3d 后手术者，死亡率、术后并发症、住院费用都随着手术时间推迟而增加。Yacoub 在 1977 年提出了二期大动脉调转术的概念，即对于左心室退化的完全性大动脉转位室间隔完整病例，先行肺动脉环缩术锻炼左心室，1 年或更久以后再行大动脉调转术，这一概念在 1989 年被 Jonas 进一步革新，即快速二期大动脉调转术，在肺动脉环缩时加体肺分流术，并在 1 周后立即行大动脉调转术。快速二期大动脉调转术的手术指征仍有争议，当今指南建议左室训练后左室重量超过 $35g/m^2$，左室/右室收缩压>0.85，左室舒张末期容积超过正常值的 90%，左室后壁厚度>4mm。北京阜外医院报道 109 例大于 1 个月的室间隔完整的大动脉转位行大动脉调转术，78 例行一期调转，31 例行二期调转，两组手术死亡率分别为 2.6% 与 9.7%，二期大动脉调转术在远期死亡率及主动脉瓣反流发生率均明显升高。

完全性大动脉转位合并大室间隔缺损的病例，左心室承受足够的体循环压力负荷，左心室功能得以保留。但严重肺血管病的发生率远远高于室间隔缺损，死亡病例尸检中发现，6 个月左右者发生率约 25%（Health-Edward 3 级以上），12 个月则为 50%，而在所有病例中，1 岁以上者几乎全部产生 Heath-Edward 3 级以上病变。完全性大动脉转位合并大室间隔缺损的病例最好在出生后 3 个月内进行手术，避免阻塞性肺血管病；反复肺部感染、充血性心衰及生长发育迟缓者，手术时间越早，死亡率及并发症发生率越低。

在合并室间隔缺损和左室流出道梗阻的病例，若出生后发绀明显，可先做改良体肺分流术，改善缺氧，术后 6~18 个月再行 REV 手术；出生后无明显发绀，不需要早期手术，6 个月以后可行 REV 手术。超过 5 岁的青年和儿童，可行 Rastelli 手术。

十三、手术禁忌证

（1）完全性大动脉转位合并室间隔缺损，肺血管阻力＞ 10Wood·U，不能做大动脉调转术。

（2）左右肺动脉发育较差，不能做解剖矫正手术。

（3）严重充血性心力衰竭。

（4）严重肝肾功能不全。

十四、手术技术

（一）大动脉调转术

大动脉调转术治疗室间隔完整大动脉错位，大致可分为六步，包括：①心包采集和分离；②插管建立体外循环；③心肌保护；④重建主动脉及冠脉移栽；⑤重建肺动脉；⑥撤离体外循环，术后支持。

1. 心包采集和分离　常规消毒，铺巾，正中锯胸骨，游离心包用于新肺动脉重建，注意避免膈神经损伤，如果合并室间隔缺损，取一块心包经 0.2% 戊二醛固定后备用。充分解剖游离主动脉、主动脉弓三大分支及左右肺动脉直至肺门，这一分离过程如果不彻底，手术操作后张力过高会导致吻合口出血和新肺动脉瓣上狭窄，解剖动脉导管。

2. 插管建立体外循环与心肌保护　主动脉插管应尽量远离主动脉根部，以方便大动脉调转，经上下腔静脉直接插入腔静脉引流管。体外循环开始后，双重结扎动脉导管，切断，缝合断端。鼻咽温度降至 32℃时，阻断主动脉，灌注 4∶1 含钾冷血心脏停搏液，并在心包腔放置冰水。一般不置冰泥，以防膈神经损伤。

3. 重建新主动脉及冠脉移栽　识别冠状动脉解剖类型和心室血流分布，有助于外科医师将冠状动脉移植到肺动脉的窦口以重建新主动脉。如何避免移栽后冠状动脉扭曲或狭窄是手术成功的关键。如最常见的冠脉解剖类型为（1LCx，2R），在主动脉窦嵴上 0.5cm 处切断升主动脉，将每一侧冠脉开口连同其周围 2 ～ 3mm 主动脉壁呈纽扣状切下。电刀充分游离两侧冠状动脉近端使其获得足够的长度可移植至相邻的肺动脉根部，防止吻合后张力高和狭窄，极小冠脉分支可以剪断。在肺动脉瓣交界联合上 0.5cm 处作切口切断肺动脉，为了确保冠状动脉移至肺动脉的确切位置，我们倾向在体外循环转流前用缝线标记准备移入的冠状动脉的位置。于该位置切开肺动脉壁，避免损伤肺动脉瓣，采用 7-0 Prolene 线吻合内含冠状动脉开口的纽扣状主动脉壁与肺动脉近端，一般先吻合左冠状动脉，再吻合右冠状动脉，吻合完毕后在吻合口喷洒薄层 Corseal 生物胶止血。

当回旋动脉起源于右冠状动脉（1L，2RCx）时，要适当游离右冠状动脉，极小分支可以离断，将右冠状动脉移栽至肺动脉近端稍高位置，防止回旋动脉扭曲。

当左右冠状动脉均起源于窦 2 时，若左右冠状动脉共用一个开口而无壁内冠状动脉段时或者左右冠状动脉开口较近无法分隔，可整体切下左右冠脉开口，充分游离冠脉，于肺动脉适当位置移栽至肺动脉窦；若左右冠状动脉开口间隔较远，可分别切下冠脉开口移栽至肺动脉窦合适位置。

壁内冠状动脉应引起重视，死亡率较高，冠脉移植难度大。切下冠脉开口前应仔细识别解剖，辨别冠状动脉进入和穿出主动脉壁位置，吻合冠脉时应慎重选择肺动脉近端吻合口位置，避免成角，有时需切开并扩大冠状动脉主动脉壁内口。

按 Lecompte 操作将肺动脉远端和左右肺动脉放置在主动脉前面，将远端主动脉与近端肺动脉行端端吻合，为避免新主动脉狭窄，有时需扩大吻合口前壁，可用自体肺动脉壁加宽。经右房切口修复房间隔缺损或卵圆孔未闭后，开放主动脉和复温。

4. **重建新肺动脉** 重建新肺动脉的目的是连接右心室至肺动脉，避免瓣上狭窄的发生。可采用大块"裤装"心包片填补原主动脉近端缺口，并与肺动脉远端吻合。另一种方法是分别采用2块心包补片填补主动脉窦的两个缺口，我们一般采用此方法。若两大动脉呈并列关系无需行 Lecompte 操作，也无需将近端主动脉与远端肺动脉主干行端端吻合，可将肺动脉主干切口向右肺动脉延长，缝合此切口左侧部位，然后将近端主动脉与偏向右肺动脉的开口吻合，此操作可避免新肺动脉对右冠状动脉的压迫，武汉协和医院心外科用该方法取得良好临床效果。一般重建肺动脉需适当增加其长度，有利于停机后牵拉止血，但对于肺动脉高压患儿，增加长度不宜太长，直径不宜太宽，以防术后扩张压迫周围组织。

5. **撤离体外循环与术后支持** 撤离体外循环前应仔细检查吻合口出血和冠状动脉灌注情况。复温至肛温37℃左右，恢复机械通气，在静脉推注钙剂和多巴胺、肾上腺素等正性肌力药物辅助下，逐渐停止体外循环转流。若出现心律失常和心肌缺血表现，很可能是冠脉灌注不足，应寻找原因，及时纠正，必要时再次转流。术后若心肌水肿严重，循环不稳定可延迟关胸。术后主动脉压不宜太高，组织灌注良好为宜。主动脉压过高可增加左心室后负荷，增加心肌耗氧量，导致低心排，且高压易导致吻合口出血。术后应密切观察前囟饱满、肝脏大小、尿量、中心静脉压以指导术后监护。

TGA 伴室间隔缺损患者的手术操作过程与前述动脉调转术基本相同，只需加做室间隔缺损修补。一般在动脉调转术前修补室间隔缺损。通常经右心房入路修补室缺，特殊情况下也可联合肺动脉瓣口修补室缺。

（二）Nikaidoh 手术

Nikaidoh 手术或主动脉移置手术，是将主动脉根部连同自体冠状动脉一起后移动，并做双心室流出道重建，1984年 Nikaidoh 首次成功实施此种手术。经典 Nikaidoh 术将冠状动脉连同主动脉根部一起转移，改良 Nikaidoh 术是将主动脉根部移置后，再分别将左冠状动脉或右冠状动脉移栽至主动脉（见相关章节）。

（三）Lecompte 手术

Lecompte 手术或 REV 手术适用于完全性大动脉转位合并室间隔缺损和左心室流出道梗阻的婴幼儿，此种手术无需使用人工血管连接右心室和肺动脉，避免再次手术（见相关章节）。

（四）Rastelli 手术

Rastelli 手术适用于完全性大动脉转位合并室间隔缺损和左心室流出道梗阻的大龄儿童和成人。

在右心室腔内做心内隧道或管道将左心室通过室间隔缺损连接至主动脉的操作与 Lecompte 手术相同。不同的是 Rastelli 手术采用同种带瓣主动脉或者肺动脉和带瓣人工血管重建右心室至肺动脉连接。为了避免长大后再次手术更换新外管道，建议5岁以上儿童选择 Rastelli 手术。

（五）Senning-Mustard 术

Senning-Mustard 手术是将腔静脉、肺静脉回流入心房的位置重新连接以适应正常的大动脉生理功能，恢复正常的血流动力学。Mustard 术中的心包板障以及 Senning 术中右心房翻转结果使体静脉血回流入左心室至肺动脉，在肺部氧合。氧合血回流入右心房、右心室至主动脉，并供应全身循环。远期并发症主要包括腔静脉梗阻、心律失常、三尖瓣关闭不全、右心功能衰竭。现已基本被大动脉调转术取代，但心房内调转术的指征主要是 TGA/IVS 伴左心功能退化的大龄儿童。

十五、手术效果及预后

（一）大动脉调转术

一期大动脉调转术。自从大动脉调转术应用于新生儿，完全性大动脉转位包括室间隔完整和合并室间隔缺损的病例手术治疗效果明显提高。大动脉调转术的近远期效果与各医疗中心的经验密切相关。Lalezari S 等报道 332 例大动脉调转术患儿近远期效果，住院死亡率为 11.4%，15 年总体生存率为 85.4%。Fricke TA 等报道 25 年 618 例行大动脉调转术经验，术后早期死亡率为 2.8%，术后早期死亡原因多为低心排、吻合口出血、冠脉移栽后扭曲或狭窄等。异常冠脉解剖类型、多发室间隔缺损、低体重、手术年龄偏大、合并其他心脏畸形均是增加手术死亡率的危险因素。平均随访 10.6 年，远期死亡率为 0.9%，合并室间隔缺损或主动脉弓离断的大动脉调转术后 15 年再次手术率约为 25%。Emile A. Bacha 报道 128 例大动脉调转术经验，出生超过 3d 后行大动脉调转，死亡率及术后并发症发生率均逐渐增加。

大动脉调转术近期和远期效果均满意，术后远期并发症主要包括肺动脉瓣上狭窄、主动脉瓣关闭不全、冠脉开口狭窄。

（二）肺动脉瓣上狭窄

肺动脉瓣上狭窄是大动脉调转术后中后期最常见的并发症，也是再手术最常见的原因，发生率为 2% ~ 17%。Yacoub 等最先认识到这个问题，多数为心包补片收缩，吻合口张力或荷包线缝合引起的瓣上吻合口收缩所导致。随着经验的累积，获得性肺动脉狭窄发生率已很低，且不随时间有明显变化。

（三）主动脉瓣关闭不全

中期随访发现，新主动脉瓣轻度关闭不全的发生率为 13% ~ 38%，中度关闭不全的发生率为 0.7% ~ 15%，重度关闭不全的发生率仅为 0.4% ~ 1.5%，再次手术行主动脉瓣整形或置换的发生率仅为 1.4% ~ 2.3%。Michael G. Earing 报道 124 例大动脉调转术，新主动脉瓣中度以上关闭不全的远期发生率为 14%，无一例需要再次手术干预。增加新主动脉瓣关闭不全的危险因素包括前期行肺动脉环缩、冠脉解剖类型复杂、新主动脉窦部扩张、主动脉与肺动脉尺寸不匹配、年龄大于 6 个月、合并左室流出道梗阻等。

（四）冠脉开口狭窄

大动脉调转术后远期冠脉狭窄或阻塞的发生率为 2% ~ 9%，狭窄原因为冠脉开口吻合处纤维化，冠脉扭曲或牵拉；单只冠状动脉和复杂冠脉解剖类型增加远期冠脉狭窄风险。严重的冠脉狭窄需手术干预，包括冠脉开口补片成形和冠状动脉旁路移植术，但这种类型的患者多无自觉症状，给早期干预带来困难。

（五）Nikaidoh 术

文献报道较少。Stanislav Ovroutskia，报道 21 例大动脉转位合并室间隔缺损和左室流出道梗阻行改良 Nikaidoh 术，术后早期 2 例死亡，中期 1 例死亡，效果满意。随访未发现新左室流出道梗阻和主动脉瓣反流，4 例因带瓣管道衰败导致右室流出道梗阻需再次手术干预。

（六）Lecompte 和 Rastelli 手术

此两种手术的死亡率从早年的 20% ~ 30% 逐渐降至 5%。手术后心功能良好，心功能为 I 和 II 级者占 98%，10 年生存率为 80% ~ 85%。此两种手术早期和晚期效果满意，但 Rastelli 手术心外管道阻塞和左心室流出道阻塞发生率均高于 Lecompte 手术，再手术率高。Brown J W 报道 40 例 Rastelli 手术，随访 4 ～ 12 年 16 例因右室流出道狭窄再次手术，Lecompte Y. 报道 205 例 REV 手术，随访 25 年因流出道狭窄再手术率为 38%。因此 5 岁以下患儿适合采用 lecompte 手术。

（七）Senning-Mustard 术

心房板障术 10 年和 30 年的生存率分别为 77.7% 和 67.2%，术后主要并发症包括上下腔静脉回流梗阻、心律失常、三尖瓣关闭不全和右心功能不全等，其中右心室衰竭的远期发生率约为 10%，这些患者的处理包括三尖瓣置换、行二期动脉调转术和心脏移植术。Senning 手术的远期效果比 Mustard 手术好。

十六、完全性大动脉转位的基本手术方式与手术步骤图解

完全性大动脉转位是指主动脉起源于解剖右心室，肺动脉起源于解剖左心室。其心房和心室连接一致，即解剖右心房连接至解剖右心室，解剖左心房连接至解剖左心室。其心脏外观、心脏内面观、心脏内血流图见图 2-35-1 至图 2-35-3。

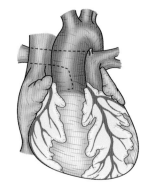 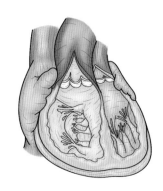 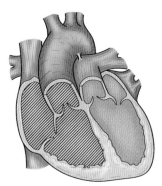

图 2-35-1　大动脉错位心脏外观　　图 2-35-2　大动脉错位心脏内面观　　图 2-35-3　大动脉错位心脏内血流图

其基本手术方式和手术步骤如下。

（一）Blalock-Hanlon 手术

自右侧第 5 肋间开胸，在右侧膈神经后方切开心包，解剖游离右肺动脉和右肺静脉，用粗丝线环绕，以备暂时阻断血流，用无损伤弯血管钳跨左、右两个心房上，同时钳夹住房间隔（图 2-35-4）。切开右房后壁和肺静脉的前壁（图 2-35-5），用镊子夹住房间隔，用剪刀剪除钳夹的该部分的房间隔（图 2-35-6），将房间隔部分切除后将右房壁与左房壁（肺静脉前壁）缝合（图 2-35-7），形成房间隔缺损，血流自右房流入左房（图 2-35-8）。

（二）Mustard 手术

开胸后首先准备好心包片（图 2-35-9），建立体外循环后切开右心房（图 2-35-10），剪除一部分房间隔，扩大房间隔缺损（图 2-35-11），同时扩大冠状静脉窦（图 2-35-12），将设计好的心包补片缝于左肺静脉的左缘（图 2-35-13）。其后将补片缝合至上、下腔静脉开口的右缘（图 2-35-14），再后将补片的另一缘缝合于房间隔缺损的左缘及上、下腔静脉开口的左缘（图 2-35-15）。将上、下腔静脉血引入二尖瓣孔进入左心室（图 2-35-16），另取一块心包补片扩大右心房，借以扩大肺静脉血流流向三尖瓣孔的通道（图 2-35-17）。

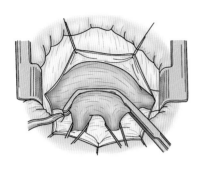

图 2-35-4 Blalock-Hanlon 手术，采用无损伤的血管钳骑跨置于左、右两个心房上，钳夹住房间隔

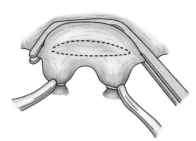

图 2-35-5 两支右肺静脉均被套带控制，钳夹部分房间隔和两个心房的部分侧壁，点线示即将被切开的切口

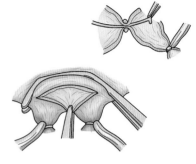

图 2-35-6 两个心房均被切开，用镊子夹住房间隔，用剪刀剪除钳夹的该部分的房间隔

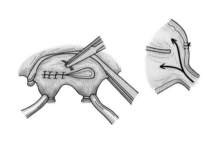

图 2-35-7 房间隔部分切除已完成，将右房壁缝至左房壁

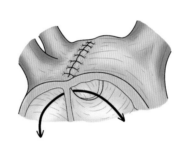

图 2-35-8 人造房间隔缺损已形成

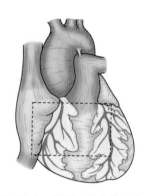

图 2-35-9 剪下一块自体心包，5cm×8cm ～ 5cm×10cm 大小

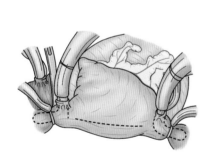

图 2-35-10 切开右心房

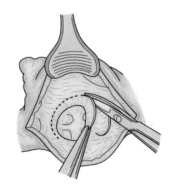

图 2-35-11 剪除一部分房间隔，扩大房间隔缺损

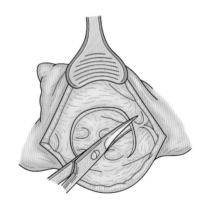

图 2-35-12 扩大冠状静脉窦

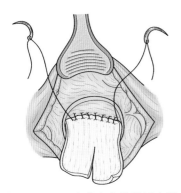

图 2-35-13　自体心包片缝于左肺静脉的左缘

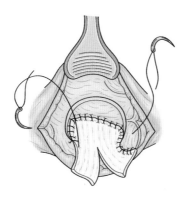

图 2-35-14　自体心包片已缝合于左肺静脉的左缘和下腔静脉开口的右缘，以及上腔静脉开口的右缘

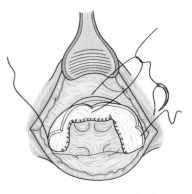

图 2-35-15　将自体心包缝于房间隔缺损的左缘和上、下腔静脉开口的左缘

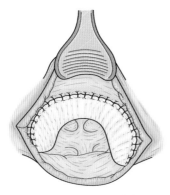

图 2-35-16　自体心包已缝合固定完毕，上、下腔静脉血流入二尖瓣孔，进入左心室

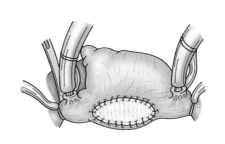

图 2-35-17　另取一块心包补片扩大右心房壁，补片缝合于右心房切口前缘与后缘之间，以扩大肺静脉血流向三尖瓣孔的通道

（三）Senning 手术

沿界嵴前约 10mm 处纵向切开右心房（图 2-34-18），扩大房间隔缺损（图 2-35-19），剪除一块房间隔组织（图 2-35-20），纵向切开房间隔缺损前缘，再将切口上、下两端分别向右肺静脉开口上、下方横向延伸到达房间沟（图 2-35-21），在新形成的房间隔瓣片上添加一块心包补片或涤纶补片（图 2-35-22），形成一块足够宽大的完整的新造的房间隔片（图 2-35-23）。将房间隔补片缝合至左肺静脉开口的左缘（图 2-35-24）。将肺静脉开口与二尖瓣孔分隔开（图 2-35-25、图 2-35-26），将右房切口后缘与房间隔切口左缘进行连续缝合，使上、下腔静脉血液经房间隔缺损进入二尖瓣孔注入左心室进入肺动脉（图 2-35-27、图 2-35-28）。将右心房切口左缘与房间沟处左心房切口右缘连续缝合，使左、右肺静脉回流的血经房间沟处切开的孔道流经三尖瓣孔，进入右心室到达主动脉（图 2-35-29 ～图 2-35-32）。

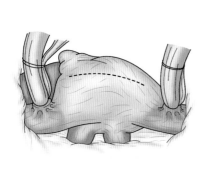

图 2-35-18 沿界嵴前约 10mm 处纵向切开右心房

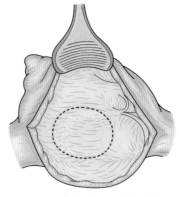

图 2-35-19 扩大房间隔缺损（虚线示意图）

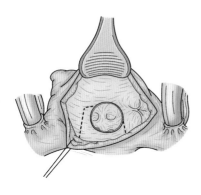

图 2-35-20 扩大房间隔缺损，剪除一块房间隔组织

图 2-35-21 纵向切开房间隔缺损前缘，再将切口上、下两端分别向右肺静脉开口上、下方横向延伸到达房间沟

图 2-35-22 房间隔切开后形成的斜方形房间隔瓣片仅基部附着于房间沟，为了弥补房间隔瓣片的不足，可在房间隔瓣片上缝补小块心包膜补片或涤纶补片

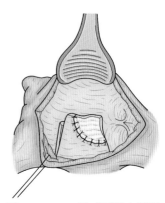

图 2-35-23 已成形的房间隔补片

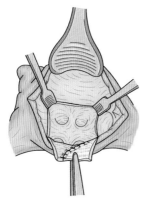

图 2-35-24 将房间隔补片缝合至左肺静脉开口的左缘，虚线示房间隔补片即将缝合的位置

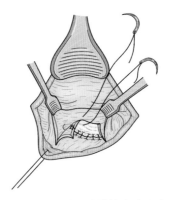

图 2-35-25 采用连续缝合法将房间隔补片缝合至左肺静脉的左缘

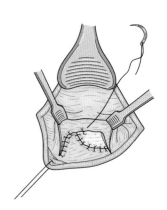

图 2-35-26 房间隔补片开始已大部分缝合固定于左静脉左缘，将肺静脉开口与二尖瓣孔分隔开

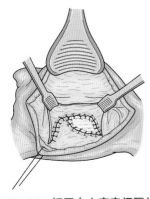

图 2-35-27　切开右心房房间隔补片已全部固定于左肺静脉左缘，肺静脉开口与二尖瓣孔已被完全分隔开

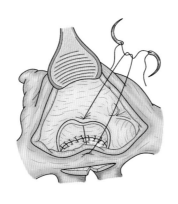

图 2-35-28　将右房切口后缘与房间隔切口左缘连续缝合，使上、下腔静脉回流血液经房间隔缺损进入二尖瓣孔，流入左心室进入肺动脉

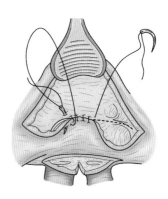

图 2-35-29　右房切口后缘与房间隔切口左缘连续缝合已完毕

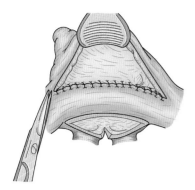

图 2-35-30　右房切口后缘与房间隔切口缝合完毕

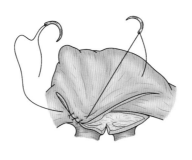

图 2-35-31　将右心房切口左缘与房间沟处左心房切口右缘连续缝合

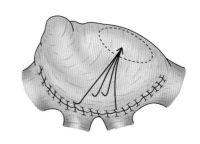

图 2-35-32　左、右肺静脉回流的血液经房间沟处切开的孔道，流经三尖瓣孔，进入右心室到达主动脉

（四）Rastelli 手术

Rastelli 手术适应于肺动脉干细小的病例（图 2-35-33），经右室流出道切口显露室缺（图 2-35-34）。采用半圆形的人造血管补片构成内隧道，将左心室血液经过室缺开口引入升主动脉（图 2-35-35 至图 2-35-37）切断肺动脉主干，缝闭其近心端（图 2-35-38），采用带瓣外管道连接肺动脉主干的远端和右心室切口，将右心室的血液引向左、右肺动脉（图 2-35-39、图 2-35-40）。

（五）大动脉调转手术

在中低温体外循环下，将升主动脉与肺动脉在同一水平切断，将左、右冠状动脉开口带少许主动脉壁组织呈纽扣状从主动脉根部切下（图 2-35-41）。将冠状动脉移栽于肺动脉主干的近心端（图 2-35-42），将升主动脉远心端与肺动脉近心端吻合（图 2-35-43），采用心包补片修补升主动脉近心端原摘除冠状动脉开口而遗留下的空缺（图 2-35-44），将肺动脉主干远心端与升主动脉近心端吻合完成大动脉调整手术（图 2-35-45）。Jetene 和 Planche 等采用成倒"凹"形的大块心包补片填补摘除冠状动脉开口遗留下来升主动脉近心端的缺损，并将冠状动脉移栽法改为采用"V"字形舌嵌入的吻合法，从而改进了手术方法，防止了术后肺动脉吻合口的狭窄和冠脉开口的狭窄，使冠脉移栽变得更为合理（图 2-35-46、图 2-35-47）。

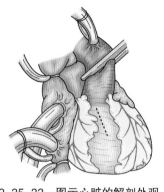

图 2-35-33　图示心脏的解剖外观，肺动脉干细小，位于主动脉的右侧。图示建立体外循环的主动脉与上、下腔静脉的插管

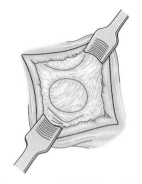

图 2-35-34　显露室间隔缺损

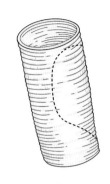

图 2-35-35　准备人造血管片用于修补室缺

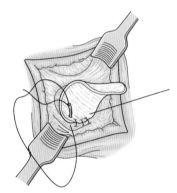

图 2-35-36　采用连接缝合法将人造血管缝于室缺的下缘

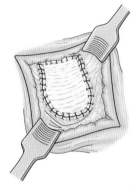

图 2-35-37　补片在心腔内修补室缺完毕，在心腔内形成一个内通道，将左室血经过室缺引入升主动脉

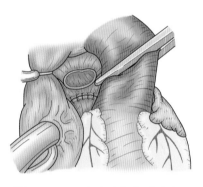

图 2-35-38　解剖和切断肺动脉主干，其主干的近心端采用连续缝合或加间断缝合两层予以缝闭

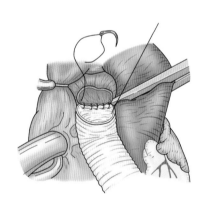

图 2-35-39　带瓣外管道与肺动脉主干的远心端采用连续缝合进行连接

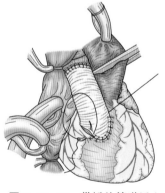

图 2-35-40　带瓣外管道近心端与右心室相连接，完成整个 Rastelli 手术

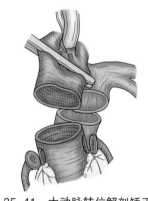

图 2-35-41　大动脉转位解剖矫正手术（Lecomple 手术）从解剖上矫正转位的大动脉。解剖升主动脉与肺动脉，将升主动脉与肺动脉在同一水平截断。将左、右冠状动脉开口连同少许主动脉壁切下

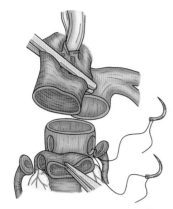

图 2-35-42　将冠状动脉移栽于肺动脉主干的近心端

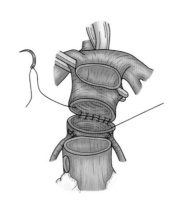

图 2-35-43　将升主动脉远心端移至肺动脉远心端的后方，将升主动脉远心端与肺动脉的近心端采用 5-0 或 6-0 Prolene 线进行连续缝合吻合

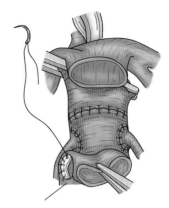

图 2-35-44　升主动脉远心端与肺动脉近心端吻合完毕。采用心包补片或 Gore-Tex 补片修补升主动脉近心端原摘除冠脉位的缺损

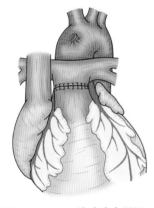

图 2-35-45　肺动脉主干远心端与升动脉近心端吻合完成整个 Lecompte 手术

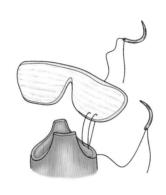

图 2-35-46　Jetene 手术方式基本与 Lecompe 手术相同，其不同之处在于将左、右冠状动脉开口连同其附近的升主动脉壁呈楔形切下，其升主动脉壁近心端的两个冠脉开口摘除后遗留的缺损采用自体心包补片修补升主动脉近心端原冠状动脉开口楔形切除后遗留的缺损

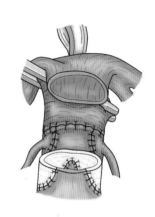

图 2-35-47　连接左、右冠状动脉的楔形片缝合吻合于肺动脉主干的近心端，升主动脉近心端遗留下来的冠脉开口楔形摘除术遗留的缺损已用心包补片修复完毕

（董念国　李飞）

参考文献

［1］　Martins P，Castela E. Transposition of the great arteries［J］. Orphanet J Rare Dis，2008，3：27.

［2］　Zwadlo C，Meyer GP，Schieffer B，et al. Anomalous intramural course of coronary arteries in congenital heart disease——three case reports and review of the literature［J］. Congenit Heart Dis，2012，7（2）：139-144.

［3］　Wong SH，Finucane K，Kerr AR，et al. Cardiac outcome up to 15 years after the arterial switch operation［J］.

Heart Lung Circ，2008，17（1）：48-53.

[4] Metton O，Calvaruso D，Gaudin R，et al. Intramural coronary arteries and outcome of neonatal arterial switch operation [J]. Eur J Cardiothorac Surg，2010，37（6）：1246-1253.

[5] Pasquali SK，Hasselblad V，Li JS，et al. Coronary artery pattern and outcome of arterial switch operation for transposition of the great arteries：a meta-analysis [J].Circulation，2002，12，106（20）：2575-2580.

[6] Yu FF，Lu B，Gao Y，et al. Congenital anomalies of coronary arteries in complex congenital heart disease：Diagnosis and analysis with dual-source CT [J] . J Cardiovasc Comput Tomogr，2013，7（6）：383-390.

[7] Hazekamp M，Portela F，Bartelings M. The optimal procedure for the great arteries and left ventricular outflow tract obstruction. An anatomical study [J]. Eur J Cardiothorac Surg，2007 May，31（5）：879-87.

[8] Honjo O，Kotani Y，Bharucha T，et al. Anatomical factors determining surgical decision-making in patients with transposition of the great arteries with left ventricular outflow tract obstruction [J]. Eur J Cardiothorac Surg，2013，44（6）：1085-94，discussion 94.

[9] Emani SM，Beroukhim R，Zurakowski D，et al. Outcomes after anatomic repair for d-transposition of the great arteries with left ventricular outflow tract obstruction [J]. Circulation，2009，120（11 Suppl）：53-58.

[10] Martins P，Tran V，Price G，et al. Extending the surgical boundaries in the management of the left ventricular outflow tract obstruction in discordant ventriculo-arterial connections--a surgical and morphological study [J]. Cardiol Young，2008，18（2）：124-134.

[11] Ashworth M，Al Adnani M，Sebire NJ. Neonatal death due to transposition in association with premature closure of the oval foramen [J]. Cardiol Young，2006，16（6）：586-589.

[12] Li Y，Hua Y，Fang J，et al. Performance of different scan protocols of fetal echocardiography in the diagnosis of fetal congenital heart disease：a systematic review and meta-analysis [J]. PLoS One，2013，8（6）：e65484.

[13] Brett RA，Adam C，Denise H，et al. Earlier Arterial Switch Operation Improves Outcome and Reduces Costs for Neonates with Transposition of the Great Arteries [J]. J Am Coll Cardiol，2013，63（5）：481-487.

[14] Lacour-Gayet F，Piot D，Zoghbi J，et al. Surgical management and indication of left ventricular retraining in arterial switch for transposition of the great arteries with intact ventricular septum [J]. Eur J Cardiothorac Surg，2001，20（4）：824-829.

[15] Ma K，Hua Z，Yang K，et al. Arterial switch for transposed great vessels with intact ventricular septum beyond one month of age [J]. Ann Thorac Surg，2014，97（1）：189-195.

[16] Lalezari S，Bruggemans EF，Blom NA，et al. Thirty-year experience with the arterial switch operation [J]. Ann Thorac Surg，2011，92（3）：973-979.

[17] Fricke TA，d'Udekem Y，Richardson M，et al. Outcomes of the arterial switch operation for transposition of the great arteries：25 years of experience [J]. Ann Thorac Surg，2012，94（1）：139-145.

[18] Sarris GE，Chatzis AC，Giannopoulos NM，et al. The arterial switch operation in Europe for transposition of the great arteries：a multi-institutional study from the European Congenital Heart Surgeons Association [J]. J Thorac Cardiovasc Surg，2006，132（3）：633-639.

[19] Prandstetter C，Hofer A，Lechner E，et al. Early and mid-term outcome of the arterial switch operation in 114 consecutive patients：A single centre experience [J]. Clin Res Cardiol，2007，96（10）：723-729.

[20] Dodge-Khatami A，Mavroudis C，Mavroudis CD，et al. Past，present，and future of the arterial switch operation：historical review [J]. Cardiol Young，2012，22（6）：724-731.

[21] Losay J，Touchot A，Serraf A，et al. Late outcome after arterial switch operation for transposition of the great arteries [J]. Circulation，2001，104（12 Suppl 1）：121-126.

[22] Rudra HS，Mavroudis C，Backer CL，et al. The arterial switch operation：25-year experience with 258 patients [J]. Ann Thorac Surg，2011，92（5）：1742-1746.

[23] Oda S，Nakano T，Sugiura J，et al. Twenty-eight years' experience of arterial switch operation fo rtransposition of the great arteries in a single institution [J].Eur J Cardiothorac Surg，2012，4（24）：674-679.

[24] Schwartz ML，Gauvreau K，del Nido P，et al. Long-term predictors of aortic root dilation and aortic regurgitation after arterial switch operation [J]. Circulation，2004，110（11 Suppl 1）：128-132.

[25] Losay J，Touchot A，Capderou A，et al. Aortic valve regurgitation after arterial switch operation for transposition of the great arteries：incidence，risk factors，and outcome [J]. J Am Coll Cardiol，2006，47（10）：2057-

2062.

［26］ Co-Vu JG，Ginde S，Bartz PJ，et al. Long-term outcomes of the neoaorta after arterial switch operation for transposition of the great arteries［J］. Ann Thorac Surg，2013，95（5）：1654-1659.

［27］ Jhang WK，Shin HJ，Park JJ，et al. The importance of neo-aortic root geometry in the arterial switch operation with the trap-door technique in the subsequent development of aortic valve regurgitation［J］. Eur J Cardiothorac Surg，2012，42（5）：794-799，discussion 9.

［28］ Lim HG，Kim WH，Lee JR，et al. Long-term results of the arterial switch operation for ventriculo-arterial discordance［J］. Eur J Cardiothorac Surg，2013，43（2）：325-334.

［29］ Pan X，Hu S，Li S，et al. Predictors for late insufficiency of the neo-aortic valve after the switch procedure［J］. J Heart Valve Dis，2010，19（6）：731-735.

［30］ Lange R，Cleuziou J，Horer J，et al. Risk factors for aortic insufficiency and aortic valve replacement after the arterial switch operation［J］. Eur J Cardiothorac Surg，2008，34（4）：711-717.

［31］ Angeli E，Raisky O，Bonnet D，et al. Late reoperations after neonatal arterial switch operation for transposition of the great arteries［J］. Eur J Cardiothorac Surg，2008，34（1）：32-36.

［32］ Lee JR，Lim HG，Kim YJ，et al. Repair of transposition of the great arteries，ventricular septal defect and left ventricular outflow tract obstruction［J］. Eur J Cardiothorac Surg，2004，25（5）：735-741.

［33］ Brown JW，Ruzmetov M，Huynh D，et al. Rastelli operation for transposition of the great arteries with ventricular septal defect and pulmonary stenosis［J］. Ann Thorac Surg，2011，91（1）：188-93，discussion 93-94.

［34］ Di Carlo D，Tomasco B，Cohen L，et al. Long-term results of the REV（reparation a l'etage ventriculaire）operation［J］. J Thorac Cardiovasc Surg，2011，142（2）：336-343.

［35］ Moons P，Gewillig M，Sluysmans T，et al. Long term outcome up to 30 years after the Mustard or Senning operation：a nationwide multicentre study in Belgium［J］. Heart，2004，90（3）：307-313.

第三十六章
先天性矫正型大动脉转位

一、定义

先天性矫正型大动脉转位（congenitally corrected transposition of the great arteries，ccTGA）是指一类心室－大动脉连接不一致合并心房－心室连接不一致的复杂先天性心脏畸形。右心房－左心室－肺动脉连接，左心房－右心室－主动脉连接，因此循环生理上处于正常状态。可合并心房正位或心房反位，心室位置存在诸多变异。

二、历史发展

1875 年，Rokitansky 报道了第一例矫正型大动脉转位患儿病理解剖形态，使病理学家们充分认识到了该疾病，但认为十分罕见。随着心脏外科的发展，对于该疾病的兴趣和认识迅速增加，明尼苏达大学的 Anderson 和梅奥医学中心的 Schiebler 分别在 1957 和 1961 年提出了与其相关的临床综合征。

1931 年，Walmsley 描述了此类畸形与正常心脏基本的结构差异，包括冠状动脉起源和走行、中央纤维体和传导系统；1963 年，Lev 及其同事描述了房室结和希氏束的异常位置；然而，直到后来 Anderson 和同事再次确认该位置异常后，临床医生才逐步接受和理解矫正型大动脉转位房室结的位置和希氏束的走行。

1957 年，明尼苏达大学的 Anderson、Lillehei 和 Lester 第一次报道了外科手术修复矫正型大动脉转位相关畸形，但该修复方式仍然保留解剖右心室承担体循环负荷，远期结果不满意。直到 1990 年，Ilbawi 才提出了双调转的理念，使解剖左室承担体循环负荷，真正实现了解剖学根治，翻开了矫正型大动脉转位外科治疗的新篇章。

三、形态学

当心房正位时，矫正型大动脉转位常为心室左袢、主动脉左侧异位（S，L，L）：解剖左心室位于右侧，解剖右心室位于左侧；二尖瓣位于右侧，三尖瓣位于左侧；解剖左室常位于解剖右室偏后下位置。当心房反位时，心室和大动脉与心房正位时呈镜面关系。在少数情况下，心脏沿其纵轴旋转，改变拓扑结构，即十字交叉心。简而言之，当心房正位时，会出现心室右袢；当心房反位时，则会出现心室左袢。

1. 心室解剖　通常在右侧的解剖左室，二尖瓣与肺动脉瓣之间存在纤维连续，而左侧解剖右室中，三尖瓣与主动脉间有漏斗部圆锥分隔，但在少数病例也会在两侧同时存在圆锥或者同时缺少圆锥。肺动脉瓣下的左心室流出道，位于靠右的二尖瓣隔瓣和靠左的肌性室间隔之间；两侧心室流出道不交叉，主动脉与肺动脉处于平行关系。心房正位时，心尖通常位于左侧，由解剖右心室构成。约 25% 的病例为右位心，少数为中位心；而当心房反位时，基本为右位心。其他旋转异常也偶尔出现。

2. **左室（肺动脉）流出道**　肺动脉瓣处于横向水平，在主动脉瓣右后方。肺动脉瓣及其流出道嵌在二尖瓣和三尖瓣之间，一般认为在矫正型大动脉转位嵌入程度要比完全性大动脉转位更加严重，也比在正常心脏中主动脉嵌入的程度重。右侧的左心室流出道长轴处于倾斜的方向，并且有潜在梗阻可能，尤其是在合并解剖左心室肥厚时更易出现。约50%的患儿存在左室流出道梗阻，至少一半的梗阻有重要的血流动力学意义。

肺动脉瓣叶可增厚、融合，偶尔为二叶或者四叶。类似于法洛四联症的病理解剖，当存在瓣水平的狭窄时，肺动脉主干也可能存在狭窄。瓣下狭窄既可能由于膜性组织黏附在二尖瓣前瓣造成，也可能由于膜部室间隔向左室流出道后方膨出造成。不仅如此，在矫正型大动脉转位中也可能出现肺动脉瓣闭锁（有或无左右肺动脉融合），在大概1%的患儿会表现为分支肺动脉缺如，依靠粗大体肺侧支供应肺血。

3. **二尖瓣**　右侧的二尖瓣为解剖左室入口，向前延伸至肺动脉瓣环。二尖瓣的旋转导致了其与肺动脉瓣有纤维连续的隔瓣位于后方，而其壁瓣则位于前方。小的乳头肌起自解剖左室游离壁的前侧部分，恰恰是行左室切口可能伤及的位置，该位置通常可以通过冠状动脉前降支分支跨过左心室表面的位置识别；大的乳头肌则起自解剖左室游离壁的后侧部分。尸检数据提示大约55%的矫正型大动脉转位患者合并二尖瓣畸形，较为常见。

4. **主动脉瓣**　矫正型大动脉转位的主动脉瓣一般正常，发自解剖学右心室，和主动脉一并位于左前方（S，L，L），偶尔由于漏斗部的旋转而位于肺动脉右前方（S，L，D）。当心房反位时，主动脉基本位于右侧（I，D，D）。

5. **三尖瓣**　三尖瓣为左侧解剖右心室入口，基本处于矢状平面，有三个瓣叶，但隔瓣较正常情况偏中前。常合并瓣膜的器质性畸形，有尸检结果报道其发生率有90%，但由于研究对象均是死亡的患儿，因此可能存在选择偏倚，高估了其发生率，其他的一些报告显示三尖瓣器质性畸形的概率为23%～43%，这与我们临床手术中所见比较吻合。大多数情况下三尖瓣畸形为隔瓣和后瓣瓣叶发育不良，腱索异常增厚，只在少数情况下为典型的Ebstein畸形样病变，而且不同于房室连接一致时的Ebstein畸形，其前瓣不增大，瓣环和右心室窦部正常。左侧三尖瓣器质性病变在大约30%的病例中会导致瓣膜反流，偶尔也会表现为瓣膜狭窄。

6. **房室结和希氏束**　矫正型大动脉转位，存在前、后两个房室结，希氏束走行也与正常心脏不同。

在心房反位时，此时虽然也同时存在前房室结，但大多数情况下希氏束的穿透支并没有从其发出，而是由后房室结发出，其走行与房室连接时基本一致。但值得注意的是，简单地认为在心房正位的矫正型大动脉转位中房室结和希氏束的穿透支是正常的，在心房反位时房室结和希氏束的穿透支异常是有失偏颇的。

心房正位时，尽管后房室结位于冠状静脉窦开口前方的Koch三角区，希氏束却通常由于间隔对位不良而不由其发出。前房室结位于房间隔内并与右侧房室瓣入口相邻，在该处房间隔前缘与房室瓣环会合。希氏束的穿透支一般自前房室结发出，通过右纤维三角，沿肺动脉瓣环前缘绕行，然后在漏斗隔前部下行，在膜部和肌部室间隔走行一段后分为左、右两束支。传导组织走行于室间隔右侧（解剖左室面）的心内膜下，肉眼可见其类似于一灰白条束。右束支然后穿过室间隔嵴到达右心室，左束支在左室面继续行走。在少数病例，希氏束穿透支同时起源于前、后房室结，环绕肺动脉瓣形成环样结构。需要指出，肺动脉干的大小会影响间隔对位不良的程度，因此如果合并肺动脉狭窄或闭锁，往往对位不良程度较轻，希氏束有可能自后房室结发出。

矫正型大动脉转位合并室间隔缺损时，心房正位时希氏束走行于室间隔缺损前上缘；而心房反位时希氏束走行于室间隔缺损的后下缘。

研究已经证实，房室束的"环绕"部分随着年龄增加可能发生纤维化，病理层面解释了自发完全性房室传导阻滞发生的原因。另外有研究也已经证明先天性完全房室传导阻滞的发生与先天性房室结-希氏束连接中断有重要关系。同时，少数患者可由于旁路传导而伴发预激综合征。

7. 室间隔缺损　当心脏位置正常时，肌部室间隔一般位于矢状面，因此心血管造影时前后位显示更佳（房室连接一致时一般为左前斜位）。造影时解剖右室横截面为圆形，低压的解剖左室环绕其周围。

在矫正型大动脉转位中，约80%的患儿合并室间隔缺损。缺损通常较大，位于肺动脉下。肺动脉骑跨在室间隔上，导致其部分起自左侧的解剖右室。从解剖左室看，室间隔缺损上缘为肺动脉瓣环，前缘和下缘分别为漏斗部和肌部室间隔，后缘为右侧二尖瓣隔瓣处瓣环。总体来说，室间隔缺损为漏斗部缺损，通常伴随部分漏斗隔对位不良而导致肺动脉瓣下狭窄。希氏束在解剖左室面心内膜下沿室间隔缺损前缘走行，在缺损前下角分支，右束支穿过缺损的前下角后到达解剖右室。在西方国家，约10%的病例室间隔缺损位于双动脉下，而在亚洲国家该比例可能更高。缺损一定程度上向隔瓣下延伸至流入道室间隔并不罕见，也可能为多发肌部室间隔缺损。

8. 冠状动脉　冠状动脉的解剖与心室相适应。因此，右侧的左冠状动脉，包括前降支和回旋支，灌注解剖左心室；左侧的右冠状动脉，包括其圆锥支和后降支灌注解剖右心室。冠状动脉起源变异较多。主动脉瓣前方的瓣窦为无冠瓣，右侧的左冠状动脉起自右后窦，之后直接行走至肺动脉前方，分为前降支和回旋支，后者走行于右心耳前方的房室沟内；左侧的右冠状动脉起自左后窦，走行于左心耳前方的房室沟内，向后方移行为后降支。Lev 和 Rowlatt 使用"右侧"和"左侧"的方式来描述冠状动脉。最主要的解剖变异为单支冠状动脉起自右窦，发生率小于10%。

9. 其他相关畸形　仅1%～2%的矫正型大动脉转位患儿不合并其他畸形。除上文介绍过的畸形外，主要包括左心房三尖瓣瓣上环，可能导致三尖瓣狭窄；主动脉缩窄，尤其是当合并 Ebstein 畸形时更易出现；动脉导管未闭及房间隔缺损。

四、临床特点和诊断

矫正型大动脉转位的临床特点与合并心脏畸形相关。无合并畸形的患儿可以数年内或数十年内无症状，之后由于无法承受体循环负荷，解剖右室逐渐出现衰竭。同时由于不合并室间隔缺损或小的室间隔缺损，解剖左心室承担较低的肺循环负荷，会出现解剖左心室退化。当合并大的室间隔缺损时，类似于单纯室间隔缺损，肺血增多，患儿如不及时接受矫治，往往会出现肺血管阻力性改变。但不同于单纯的孤立性室间隔缺损，矫正型大动脉转位肺血增多的表现仅出现于约30%的病例。合并严重肺动脉狭窄的情况不是很常见，因此很少有患者需要在出生后1年内施行姑息性分流手术。Friedberg 和 Nadas 发现尽管有将近2/3的患者在病程中会出现发绀，但仅有30%左右在1岁内出现。目前国际上一般认为，当患儿同时合并室间隔缺损和肺动脉狭窄时，如果血流动力学平衡较好，患儿往往无明显临床表现，既不因肺血多出现肺血管阻力性改变也不因肺血少出现发绀，同时解剖右室衰竭很晚才出现。

矫正型大动脉转位最常见的临床表现：①由于左向右分流而导致儿童期或青春期出现生长迟滞及活动耐量下降；②肺动脉狭窄导致轻中度发绀及体力降低。左侧三尖瓣反流可能为单一的临床表现，往往随时间加重，既可在新生儿或小婴儿期出现，也可在中年甚至老年才出现。

10% ～ 30% 的患儿因为先天性完全房室传导阻滞（出生时或出生后不久出现）就诊。一过性完全房室传导阻滞可能由导管检查、麻醉、活动或者开胸手术诱发。另外 20% ～ 30% 的患儿会出现一、二度房室传导阻滞，往往提示将来可能发生三度房室传导阻滞。另一部分患儿可合并 A 型或 B 型预激综合征，有时两者同时出现。

体格检查一般诊断意义有限，但由于主动脉瓣位置位于左前，可以在左侧第 2 肋间闻及其关闭时发出的响亮第二心音。

胸部 X 线表现主要为上纵隔增宽，左上方存在升主动脉轮廓；心电图上右侧胸前导联的 Q 波翻转，即 V2，aVR 深 Q 波，V3，aVF QS 波可能对正确诊断有提示，同时还可以通过心电图明确房室传导阻滞是否存在。

超声心动图可以提供准确诊断。超声表现包括室间隔的空间方向异常；左侧房室瓣较右侧房室瓣嵌入心尖更多；腱索直接连接于流入道室间隔；同时二尖瓣和肺动脉瓣之间存在纤维连续；主动脉位置异常；左侧心室心内膜面肌小梁增多等。同时，超声心动图可以较好地评价合并室间隔缺损的情况，其与大动脉的关系、瓣膜功能、静脉回流情况等。

CT 和 MRI 可以准确描绘具体解剖结构，但在新生儿、小婴儿或较单纯的病例，这些检查相对于超声心动图来说可提供的额外信息很少，相反在复杂的病例，这些检查可以为治疗方案的确定提供较多的依据。MRI 在定量测量心室容积和房室瓣反流方面有独到的优势，同时可以定量计算左心室质量指数和评估室间隔缺损与大动脉位置关系；CT 可以清晰地显示冠状动脉走行及其与周围结构的位置关系。

心血管造影和心导管检查对于确定诊断，制定手术方案有重要意义。可以判断肺动脉瓣狭窄的程度和部位，心内分流的方向和压差等；同时可以显示室间隔缺损位置、数量、心室形态和其他合并畸形。目前超声心动图、CT、MRI 等描述解剖结构效果满意，因此行心血管造影或心导管检查的适应证已经减少，但当合并肺血管阻力升高时，心导管检查不可或缺。

五、自然病史

1. 传导阻滞　矫正型大动脉转位患儿中有 5% ～ 10% 在出生时即存在完全房室传导阻滞，之后每年增加 2%，青春期达到 10% ～ 15%，成年后达到 30%。阻滞可能发生在房室结水平，也可能在其远端的单个或多个病灶。在一些出生即有完全房室传导阻滞的小婴儿，电生理仪无法描绘出希氏束电位，也无法找到房室结和远端希氏束连接的形态学证据。

至少 40% ～ 50% 的矫正型大动脉转位患者中出生时存在一度或二度房室传导阻滞。随着年龄增长，很多患儿，包括出生时 PR 间期正常的患者，会出现 PR 间期延长。Gillette 报道了一组 40 例的患者，在 6 ～ 7 岁年龄段只有 38% 的患儿房室传导功能正常。进行性的 PR 间期延长可能会最终导致间断或者永久的完全性房室传导阻滞。另一方面，约 40% 的矫正型大动脉转位患儿，终身 QRS 时间和 PR 间期都正常。

2. 心室功能　很大一部分患者的心室功能即使不正常，但直到成年都可以勉强维持主要功能。在一项对 12 例成年的矫正型大动脉转位患者随访 10 年的研究中，他们的心室收缩功能没有发生明显的降低。但是另一项研究证明在 20 岁之后，承担体循环的解剖右心室将逐渐出现衰竭。

有研究指出，当解剖改变仅为单纯的矫正型大动脉转位不合并其他心脏畸形时，即使在运动时，患者的心指数仍维持在正常水平，但主要是心率增加，每搏输出量并没有相应增加。解剖右室作为体循环心室，在运动或其他需要增加心室做功时，并没有表现出 EF 值的增加，其收缩末径和舒张末径也没有像正常心脏的左心室一样，出现明显的下降。相反的，在运动或其他需要增加心室做功时，承担肺循环的解剖左心室 EF 值明显增高。

目前，对于矫正型大动脉转位心室功能衰竭的病因学研究尚不完全清楚。静息时对解剖右室的心肌灌注不足在矫正型大动脉转位中很常见，可能导致 EF 值的下降，这也可能是心室功能衰竭的一个潜在因素。育龄期女性一般可以耐受怀孕和分娩，但出现孕期并发症和流产的概率相对较高。

3. 其他心脏畸形的影响　合并心脏畸形发生概率较高，3 岁内豁免心脏手术干预的概率低于 30%。特别是，合并的心脏畸形会在可能发生的房室传导阻滞和解剖右室功能下降的基础上，进一步对患儿造成影响。一项多中心、182 例患儿参与的研究证实，在 45 岁时，没有合并其他心脏畸形患者中 25% 发生了心脏衰竭，而合并其他心脏畸形的患者中发生心脏衰竭的概率达到了 67%。

当矫正型大动脉转位合并大的室间隔缺损时，在 20 岁之前一般表现为慢性的活动耐量下降、生长受限等症状，很少出现死亡。而在 30 ~ 50 岁，由于慢性充血性心衰引起的死亡概率逐步增加。合并肺动脉狭窄、室间隔缺损时，发绀出现较早，患者的自然史类似法洛四联症。左侧房室瓣（解剖三尖瓣）反流一般会在成人后逐渐出现，但也有一部分患儿在新生儿或小婴儿期就出现。在合并 Ebstein 畸形时，三尖瓣反流一般出生后就会出现。在心房反位时，合并室间隔缺损和肺动脉狭窄的概率较心房正位时高，但是由于希氏束发自位置正常的窦房结，发生自房室传导阻滞的概率较心房正位时低。

六、外科治疗

1. 手术适应证

（1）无明显症状的患儿可进行随诊观察。

（2）不合并心内畸形，出现解剖三尖瓣反流或者心衰表现的患儿需要考虑手术治疗。

（3）不合并心内畸形，无明显症状，出现解剖左心室退化的患儿需要详细评估以判断左心室锻炼的必要性和具体时机。

（4）如合并解剖左室流出道狭窄，发绀严重需要进行手术治疗。

（5）如果合并非限制性室间隔缺损，肺血过多，即使无明显症状，也应考虑在发生阻力性肺血管变化之前手术治疗。

2. 术式选择　目前矫正型大动脉转位主要外科手术方法包括传统矫治、解剖矫治、一个半心室矫治、单心室矫治及心脏移植。如果出现解剖左心室退化，可能还需进行先期的肺动脉环缩术锻炼左心室。影响手术选择的因素很多，目前还存在诸多争议。

传统矫治主要包括修补室间隔缺损和解除解剖左室流出道狭窄。由于是将解剖右室置于体循环，远期解剖右室衰竭不可避免，解剖三尖瓣会进行性出现反流，目前在西方发达国家已较少应用。

解剖矫治即双调转手术可以使解剖左室和二尖瓣承担体循环负荷，改善远期预后。主要包括心房 - 动脉水平调转（心房调转 + 动脉调转）及心房 - 心室水平调转（心房调转 +Rastelli/Rev）两类，前者主要适用于没有肺动脉瓣病变的患者，后者主要适用于肺动脉瓣狭窄而无法承担新主动脉瓣工作的患儿。

当存在心脏位置异常，心房调转手术操作困难，但病理解剖和病理生理适合双心室矫治时，行一个半心室矫治可能会使患儿避免单心室姑息治疗。特别是在合并肺动脉瓣本身病变的患儿，一个半心室矫治可使患儿额外受益。

如果无法进行双心室矫治，可选择单心室手术策略进行姑息治疗。但肺动脉发育情况、肺动脉压力、心功能、腔静脉引流及瓣膜反流情况等需要符合 Fontan 类手术条件。

一般认为心脏移植是各种手术方式无法得到满意效果时的终末治疗方式，当合并肺血管病变时可能还需心肺联合移植。由于病理解剖和病理生理改变复杂，各种外科治疗方式效果还不完全满意，也有国外专家学者建议心脏移植作为矫正型大动脉转位的首选外科治疗方案。心室辅助在矫正型大动脉转位患儿中的应用经验很少。

3. 手术技术

（1）传统矫治。

1）室间隔缺损修补：常规术前准备，胸骨正中开胸，插管建立体外循环，需注意主动脉插管时由于其位置异常可能带来困难，可以用止血钳夹住其外膜拉向右下方便操作。当心房正位及右位心时，右房和腔静脉位于心室后方，会增加静脉插管的难度。

经右侧二尖瓣途径修补室间隔缺损：常规建立体外循环，主动脉阻断心脏停搏，右上肺静脉途径置入左心引流。仔细通过二尖瓣检查室间隔缺损，尽管视野不如心室连接一致的室间隔缺损清晰，但一般情况下可以通过二尖瓣顺利完成修补。当暴露实在困难时可以在二尖瓣隔瓣基底部做弧形切口，必要时可以超越前交界（图 2-36-1，图 2-36-2）。如果暴露还不充分，需要考虑其他途径修复室间隔缺损。

仔细检查缺损边缘，要非常熟悉前房室结和希氏束的位置，心电生理标测必要性不大，一般通过室间隔缺损可以看到左侧三尖瓣，其腱索会附着于缺损的前缘。

取相应大小戊二醛处理过的自体心包或聚四氟乙烯片，双头缝针带垫片缝合于左室面（右侧）。缺损前上缘、前缘和下缘尽量连续缝合。如果左侧三尖瓣腱索附着于缺损下缘，往往在该处无法连续缝合，可以选择间断褥式缝合修补缺损。缺损修补完毕后，连续缝合之前二尖瓣切口，注意避免瓣叶的扭曲（图 2-36-3 ~ 图 2-36-5）。

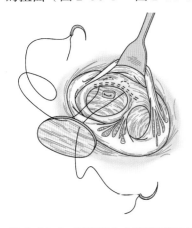

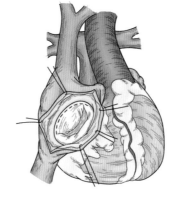

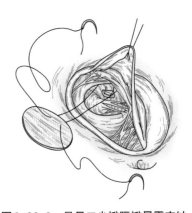

图 2-36-1　取相应大小的聚四氟乙烯补片，双头缝针带垫片缝合于右侧左室面，注意勿损伤传导束（双平行虚线为传导束走行位置）

图 2-36-2　室缺暴露困难者，沿二尖瓣隔瓣基底部做弧形切口

图 2-36-3　悬吊二尖瓣隔瓣暴露室缺，缺损上缘（二尖瓣隔瓣下缺损边缘）采用双头缝针带垫片间断褥式缝合，垫片置于左侧右室面

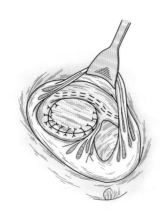

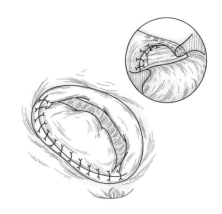

图 2-36-4 缺损前下缘、前缘和下缘可连续缝合　　　图 2-36-5 缺损修补完毕后，连续缝合之前二尖瓣切口

当缺损修补完成，左向右分流消失，右侧解剖左心室内压力会明显下降。应常规检查解剖左室流出道（肺动脉瓣和瓣下），除瓣膜本身狭窄或赘生物堵塞瓣口外，其余狭窄很难有效解除。置入左心室－肺动脉外管道可能是明智的选择，不过需要明确一点，如果肺血较多，即使左室流出道狭窄压差50mmHg也是不需处理的。之后常规心脏排气，开放主动脉，连续缝合关闭右房切口，必要时置入临时起搏导线，仔细止血，脱离体外循环，常规关胸。

经主动脉途径修补室间隔缺损：双腔插管持续心肺转流，主动脉阻断心脏停搏，在升主动脉上主动脉远端数毫米做横切口修补缺损，经此路径可将缝线置于室间隔右室面，Russo指出这种方式可能会有效降低术后完全性房室传导阻滞发生风险。

经左侧房室瓣修补室间隔缺损：当矫正型大动脉转位合并单发右位心时，应左心房切口，经左侧房室瓣途径修补室间隔缺损，此径路通常暴露缺损满意，且缝线位于解剖右室面，术后发生传导阻滞的风险较低。

2）合并室间隔缺损和左室流出道狭窄的传统矫治。对于合并左室流出道狭窄的患儿，最重要的是决定是否需要置入外管道疏通左室流出道。当狭窄以瓣水平为主，一般建议通过体外循环下肺动脉切口，直视下进行肺动脉瓣成形，缓解狭窄。关闭肺动脉切口时，采用补片加宽可能会对避免远期吻合口位置狭窄有利。

由于肺动脉瓣可能为二叶，常常合并瓣下狭窄，单纯的瓣膜成形可能无法满意地疏通左室流出道。切除存在的肺动脉瓣下纤维狭窄环和纤维膜，但需要密切关注希氏束的可能走行。尽量不要切除左室流出道右侧面（靠近中间）以及靠近肺动脉瓣环的肌肉，以免损伤希氏束。如果室间隔膜部瘤造成流出道狭窄，也应该予以切除，之后和室间隔缺损一起修补。对于赘生物来说，应在仔细评估后切除，以免影响房室瓣瓣器的功能。

在脱离体外循环后应常规测左、右室压力比值（PLV/RV）。考虑到是解剖左心室承受肺循环压力和狭窄的压差，其对于压力负荷的承受能力较房室连接一致时的右心室强，因此如果PLV/RV小于0.85，认为左室流出道疏通尚满意，不需重新转体外循环置入解剖左室－肺动脉外管道。如果可能的话，尽量在术后第2天监测解剖左室压力，如果PLV/RV小于0.7，证明疏通效果确实满意。

3）置入解剖左心室－肺动脉外管道。当肺动脉狭窄严重、以发绀为主要临床表现、手术解除狭窄不满意或术后PLV/RV过高时，往往需要植入带瓣心外管道连接解剖左室和肺动脉。经右心房途径完成室间隔缺损修补后，通过二尖瓣探查左室内壁，选择外管道吻合部位。一般选择在左心室前壁靠下位置，尽量远离乳头肌和冠状动脉主要分支。在相应位置做左心室切口后，先端侧吻合管道与主肺动脉主干，保留固有左心室和肺动脉的连续性，使得血液既可通过固有左室流出道、也可以通过外管道到达肺血管；另外由于固有左室流出道狭窄严重，也可以横断主肺动脉，近端缝扎，远端与外管道做端端吻合，仅保留一条血流通路。做完远端吻合口后，吻合外管道与解剖左室。

管道材料一般选用同种或异种生物带瓣管道。无论是哪种，近端均需要使用涤纶片或者自体心包片加宽，形似"帽兜"状。在矫正型大动脉转位患儿置入左室—肺动脉管道时，管道近端加宽非常必要，可以有效避免管道和瓣叶的扭曲。估测管道的长度和吻合位置非常重要，要注意避免胸骨的压迫，一般将管道置于右侧环绕右房和右心耳，在心脏位置变异时，可能放在左侧更加合适。

4）左侧三尖瓣成形。对于严重的左侧三尖瓣反流，瓣膜成形效果有限，但可以进行尝试。如果需要瓣膜置换，手术技术和置换装置类似于传统的二尖瓣置换。缝合技术可以选择褥式缝合或者间断缝合，如果是 Ebstein 样瓣膜改变，一般不用连续缝合，以免在没有瓣环组织处缝合不确切。

（2）解剖矫治。考虑到解剖右室长期承担体循环，远期不可避免将出现三尖瓣反流和右心室衰竭，目前大多数人提倡行双调转手术进行解剖矫治，使解剖左室和二尖瓣承担体循环负荷，改善远期预后。双调转手术指在静脉回流水平和心室 / 大动脉水平都进行调转，该理念由 Ilbawi 在治疗矫正型大动脉转位合并室间隔缺损和肺动脉狭窄的患者时提出，手术技术较传统矫治复杂得多，通过心室内隧道将解剖左室连接于主动脉，同时关闭室间隔缺损，外管道连接解剖右室和主肺动脉，同时还要行 Mustard 或者 Senning 手术来进行心房内调转，使左心房血液引流到右侧的解剖左室，右心房血液引流到左侧的解剖右室。在取得成功后，该技术迅速被应用在矫正型大动脉转位不合并肺动脉狭窄的患者，应用动脉调转手术进行动脉水平的调转。近年来，包括"心房调转 +Rev""心房调转 + 双根部调转"等都已经开始应用于矫正型大动脉转位的解剖矫治。

主要技术：正中开胸，常规动静脉插管，低温体外循环，通过右上肺静脉置入左心引流。由于阻断时间较长，往往需要准备更多的停跳液进行心肌保护。

心房调转术：心房调转术式选择，一般考虑 Senning 手术，因为 Senning 技术较为简单，远期效果可能比 Mustard 手术更好。具体技术与在完全性大动脉转位行心房调转时基本一致，心脏停搏后，沿上、下腔静脉连线切开右心房，于房间沟处切开左心房。切开房间隔，缝合房间隔组织至左肺静脉开口前缘，分隔体静脉与肺静脉。将右心房切口后缘缝合至房间隔组织，引流体静脉血入解剖二尖瓣。右心房切口前缘角处扩大后沿着腔静脉上下端缝合至左心房切口侧面，形成肺静脉管道，使肺静脉血流入解剖三尖瓣。由于矫正型大动脉转位常常合并内脏异位或心脏位置异常，行 Senning 手术可能存在技术困难，可以考虑选择 Mustard 手术。同时，由于左侧三尖瓣位置往往比较靠后，在矫正型大动脉转位心房内板障的缝合往往比完全性大动脉转位困难。

心室水平调转（Rastelli 手术）：如果患者合并室间隔缺损和肺动脉狭窄，解剖左心室到主动脉的心房内隧道建立、解剖右心室到肺动脉管道连接方法与完全性大动脉转位行 Rastelli 手术时内隧道建立方法相似。在解剖右心室漏斗部做一纵切口，切口大小应慎重选择，做到最低程度损伤冠状动脉，并注意不要损伤三尖瓣和前乳头肌。经右室切口放置板障将左心室和主动脉连接。主肺动脉离断，近端缝扎，用外管道连接右心室切口和主肺动脉远端。尽量将管道置于作为升主动脉的左侧，以避免可能发生的胸骨压迫管道（图 2-36-6 ~ 图 2-36-10）。

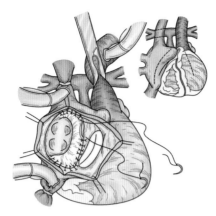

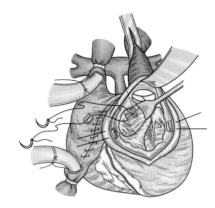

图 2-36-6　经房间沟切口，剪除房间隔，自体心包做板障围绕肺静脉开口缝合，使上下腔静脉血流流入左侧三尖瓣孔，进入左侧解剖右心室（Senning 术）

图 2-36-7　经解剖右心室切口双针带垫片间断缝闭解剖右心室出口 – 肺动脉瓣

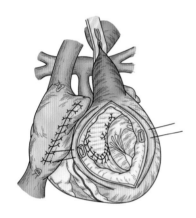

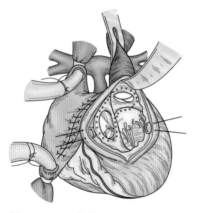

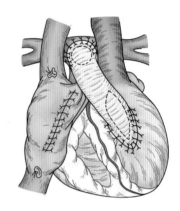

图 2-36-8　剪取合适的补片建立左心室 – 室缺 – 主动脉的心内隧道

图 2-36-9　虚线显示心内隧道走行

图 2-36-10　使用外管道连接解剖右心室和肺动脉

　　动脉水平调转（动脉调转手术）：如果患者不合并肺动脉狭窄，动脉调转手术将作为动脉水平调转术式，技术与完全性大动脉转位时的技术基本相似。将升主动脉中部和肺动脉分叉部离断，游离切下冠状动脉纽扣，经主动脉近端缝补室间隔缺损，缝线应置于解剖右心室面。修补缺损后，根据两大动脉位置决定是否进行 Lecompte 操作，根据冠状动脉解剖（在矫正型大动脉转位中，冠状动脉起源和走形一般为正常）采用恰当方法吻合冠状动脉，确保吻合无张力，继续缝合主动脉、肺动脉，常规止血关胸（图 2-36-11 ～图 2-36-14）。

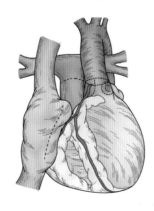

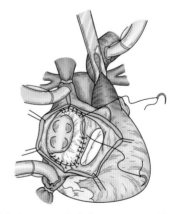

图 2-36-11　设计右方切口、肺动脉和主动脉横断位置（虚线表示）

图 2-36-12　心房内 Senning 调转术

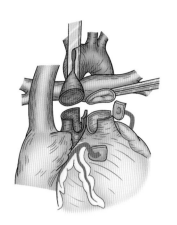

图 2-36-13　横断主动脉、肺动脉，从主动脉近心端将左、右冠状动脉开口连同少许主动脉壁切下，移栽肺动脉近心端

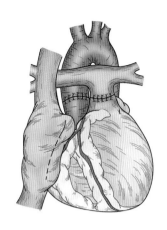

图 2-36-14　Lecompte 操作后，主动脉远心端于肺动脉近心端吻合，肺动脉远心端与主动脉近心端吻合

（3）肺动脉环缩术进行解剖左室训练。如果对矫正型大动脉转位不合并室间隔缺损和肺动脉瓣狭窄患儿进行解剖矫治，必须要考虑解剖左心室由于长期承受低压的肺循环而出现的退化问题，必要时采用一期肺动脉环缩训练解剖左心室、二期双调转根治的治疗策略。肺动脉环缩手术技术：在全身麻醉常温非体外循环下完成手术，采用胸骨上端小切口。术中经主肺动脉近段直接测定 mLV 压力，计算 mLV 压力和体循环压力比值（PmLV/mRV）；术中经食管超声心动图检查评价左心室、右心室和房室瓣的结构、功能，室间隔运动方向。充分游离主肺间隔，用宽约 3～4 mm Gore-Tex 人工血管条，环缩主肺动脉中段，5-0 Prolene 线固定，观察循环状态及 PmLV/mRV，渐渐缩紧环缩带，环缩目标为 PmLV/mRV 达到 0.5～0.75。如出现 mLV 饱满，体循环压力及经皮血氧饱和度下降，可适度将环缩带放松 1～2mm，如循环及血氧饱和度稳定，5-0 Prolene 线牢固固定环缩带，完成手术。术后给予多巴胺、多巴酚丁胺或小剂量肾上腺素支持治疗。术后早期严密监测血流动力学变化、动脉血气分析及经皮血氧饱和度监测血氧变化。

（4）一个半心室矫治。一个半心室矫治术治疗矫正型大动脉转位包括双向 Glenn 术、半 Mustard 术及动脉水平的调转手术，能够有效减少心房内操作的复杂程度。一方面，腔肺吻合可以在开放主动脉复温时再进行；另一方面，半 Mustard 手术心房内只需将下腔静脉与三尖瓣建立板障连接，操作较 Mustard 或 Senning 手术简单快速，可以减少心肌缺血时间。同时，半 Mustard 术后发生上腔静脉回流梗阻、肺静脉回流梗阻和窦房结功能障碍的可能性也大大降低。

对于矫正型人动脉转位合并室间隔缺损和肺动脉狭窄的患儿，一个半心室矫治还存在更多优势。如果肺动脉狭窄严重，需要外管道连接解剖右心室和肺动脉，采用一个半心室矫治时由于通过外管道的血液减少（上腔静脉血液通过 Glenn 吻合直接回流），其使用寿命往往可以延长，年龄小处在生长阶段的患儿将格外受益；如果因为心室内隧道占据了解剖右室大量空间，导致其内径过小，双向 Glenn 手术同样可以使流经右心室的血液减少，有助于血流动力学的平稳维持；不仅如此，对于心脏位置异常的患儿，心房位置异常导致传统心房调转手术难以进行，而半 Mustard 手术相对简单，可以顺利在位置异常的心房中建立板障。因此，双向 Glenn 手术加半 Mustard 手术应用于一个半心室矫治，不论是同时做动脉调转或同时做 Rastelli 手术，均越来越被更多的外科医生所接受。

胸骨正中开胸，注意测肺动脉压力，常规插管建立体外循环，心脏停搏下切口右房，切除房间隔组织，取牛心包片建立房内隧道，将下腔静脉血引入三尖瓣口（半 Mustard 手术）。如果合并肺动脉狭窄，切开右心室流出道，涤纶片连续缝合修补室间隔缺损，建立左心室至主动脉连接，取戊二醛处理的自体心包片，缝合加宽分支肺动脉，同种或异种生物带瓣管道，分别与左右肺动脉融合处及右心室切口吻合，建立右心室—肺动脉连接（Rastelli）；如果不合并肺动脉狭窄，采用常规技术完成动脉水平调转（动脉调转手术）。随后开放循环，复温同期根据上腔静脉情况，行双向 Glenn 手术或双侧双向 Glenn 手术，完成一个半心室矫治。

七、治疗效果

1. 生存率

（1）解剖右室承担体循环。对于矫正型大动脉转位合并室间隔缺损的患者进行传统矫治术后早期死亡率为 5%～10%；对于还合并有严重肺动脉狭窄的患儿，传统矫治术后早期死亡率增加至 10%～20%；当需要进行左侧体循环三尖瓣置换时，术后早期死亡率为 15%～25%。对过去 35 年进行矫正型大动脉转位传统矫治的患儿随访分析，术后 1 年、5 年、10 年和 20 年的累积生存率分别为 88%、80%、76% 和 46%。随着外科技术的进步，总体来看术后早期死亡率已经由 1987 年的 21% 下降至了 1996 年的 3.4%，而术后 10 年累积生存率也接近 90%。

2005 年 Hrasksa 的报道了波士顿儿童医院的经验，共 123 例矫正型大动脉转位患者接受了传统矫治或单心室类手术，接受 Fontan 类手术的患者结果最好，5 年生存率达到了 100%；而进行室间隔缺损修补的患者 5 年生存率约为 75%；接受三尖瓣置换的患者 5 年生存率更低，只有 55%。值得注意的是，该病例系列中患者均为 1963—1996 年之间进行手术治疗。在 2008 年，Hörer 的报道指出矫正型大动脉转位患儿进行传统矫治和单心室类姑息治疗远期生存率并无明显差别。

（2）解剖左室承担体循环。解剖根治术后早期死亡率并没有因为手术复杂而较传统矫治高，相反与传统矫治相似甚至更低，可能与更符合循环生理相关。Jahangiri 报道他们进行解剖矫治的 19 例患者早期死亡率为 0，而他们进行传统矫治的 70 例传统矫治患者中有 5 例早期死亡。对于 10 个中心报道的所有 1993—2002 年经受手术的患儿进行分析，没有发现解剖矫治和传统矫治的早期死亡率存在区别。在合并结构性三尖瓣畸形的患儿中，解剖矫治早期术后死亡率为 11% 而传统矫治术后早期死亡率为 33%。近年来（2002—2010 年）的报道中往往患者例数较多，也更加证实了解剖矫治术后早期死亡率较低。在三个近期的大型单中心研究中，解剖矫治术后（既包括心房调转 - 动脉调转手术也包括心房调转 -Rastelli 手术）早期死亡率分别为 0%（46 例）、2.1%（48 例）及 6.8%（44 例）。

解剖矫治的中期生存率满意。两项回顾性研究平均随访时间 5 年，最长随访时间达到 15 年，并没有发现中期死亡出现。另一项研究随访 5 年生存率为 84%，10 年生存率为 78%。

绝大多数研究没有发现两种解剖根治之间早期和中期死亡率存在区别，但是 Gaies 报道的一组病例中动脉调转类手术早期死亡率为 6%，而 Rastelli 类手术早期死亡率明显增高，为 23%；动脉调转类手术 10 年生存率为 91%，而 Rastelli 类手术 10 年生存率只有 55%。

（3）主要死亡原因。矫正型大动脉转位外科治疗死亡原因主要包括传导阻滞导致的猝死和解剖右室承担体循环负荷导致的心衰及低心排综合征。

（4）死亡危险因素分析。矫正型大动脉转位患者传统矫治远期死亡率低于其他复杂畸形（例如法洛四联症、完全性心内膜垫缺损、完全性大动脉转位等）的具体原因还不明确。理论上，主要原因可能包括心脏传导阻滞和体循环心室的功能异常。在对 40 例患者进行 20 年的随访分析中，发现最重要的危险因素是体循环三尖瓣反流；但是另外一项研究证实三尖瓣结构性畸形或三尖瓣反流只在进行传统矫治时才是死亡的危险因素，而并不会影响解剖矫治术后的生存率。

解剖矫治术后生存率满意，一般认为与解剖左心室承担体循环、对复杂操作的经验增长等有关。Alghamdi 进行的荟萃分析提示解剖矫治，尤其是心房调转–Rastelli 手术可以使患儿较传统矫治受益更多。解剖矫治术后死亡危险因素主要包括前期解剖左心室锻炼和术前解剖右心室严重衰竭。

采用一个半心室矫治矫正型大动脉转位患儿是远期生存的独立有益因素。在国内阜外医院也初步应用一个半心室策略治疗矫正型大动脉转位，随着经验增长，近、中期生存率满意，尤其是合并心脏位置异常的患儿受益更多。

2. 再手术　由于解剖变异较大，矫正型大动脉转位传统矫治及解剖矫治术后再手术较为常见。主要再手术原因包括传导阻滞植入起搏器、心室–肺动脉外管道狭窄或反流及解剖三尖瓣反流。

3. 术后房室传导阻滞　熟悉传导束异常解剖位置对外科手术非常重要，可以有效减少术后传导阻滞的发生。在所有报道的病例系列中，房室传导阻滞的发生率在 15% ~ 30%。在心房反位的患者中，术后房室传导阻滞的发生率明显较心房正位患者低，与其相对正常的传导束走行有关，但发生率仍旧较房室连接一致的单纯室间隔缺损高。

如果患者术前没有发生房室传导阻滞，术后其 PR 间期一般不会延长，但是有半数的患者术后会表现出左侧解剖右心室为主的心室内传导延迟。

多因素分析提示房室瓣腱索跨越和连接于室间隔缺损边缘是术后房室传导阻滞的危险因素，可能与其限制外科医生缝针位置有关。如果进行解剖矫治使解剖左室承担体循环，术后发生房室传导阻滞的危险性较传统矫治低。Malhotra 报道了 48 例双调转手术的近期结果，其中 21% 的患者出现了完全房室传导阻滞。当完全房室传导阻滞发生时，双心室起搏可以保护心室功能，进行心脏再同步化治疗可能会为患者提供额外的好处。

4. 术后解剖三尖瓣反流　某些矫正型大动脉转位患者经受传统矫治室间隔缺损修补术后早期即开始出现左侧解剖三尖瓣反流。Fox 报道一组 14 例术前没有表现为三尖瓣反流的矫正型大动脉转位患者，在经历了室间隔缺损修补传统矫治后其中 6 例均术后早期出现解剖三尖瓣反流。这种情况出现的具体机制还不清楚，但考虑可能由于室间隔缺损关闭后，解剖左室压力降低，室间隔向解剖左心室侧移位导致三尖瓣对合不良出现反流，而不是手术损伤三尖瓣本身的结构。

当进行双调转手术使左室处于体循环负荷下，可以改善解剖三尖瓣功能，考虑与以下两个原因有关：一是解剖右心室压力显著下降，室间隔向解剖右心室侧移位。Kollars 之后证实了这种假说，他们发现在行肺动脉环缩时，左室压力升高，三尖瓣反流情况明显改善；在建立解剖左心室–肺动脉管道连接后，左室压力下降至右室压一半以下时，三尖瓣反流情况明显恶化。另外一个可能因素为术后出现房室传导阻滞。

解剖三尖瓣反流严重时可能需要再次手术进行瓣膜置换。在传统矫治术后，三尖瓣仍承受体循环压力时，一般进行瓣膜成形效果很差。在一组包括 52 例患者的病例系列中，随访 10 年发现 12 例患者三尖瓣反流严重，需要瓣膜置换。在解剖矫治或一个半心室矫治术后，三尖瓣承受低压的肺循环，往往反流情况改善，即使术后存在反流也一般无需特别处理。

5. 一般状态　在 Malhotra 报道的一组解剖根治病例系列中，91% 的患者术后处于 NYHA I 级。在 Graham 报道的多中心研究中，患者均经历传统矫治或未进行治疗，随访时发现 60% ~ 70% 患者处于 NYHA I 级，但是值得注意的是，虽然 NYHA 分级结果较为满意，该研究也指出当患者年龄达到 45 岁时，67% 的患者有心衰的临床表现。Hraska 报道只有 40% 的传统矫治患者术后 15 年可以免除解剖右心室衰竭。

6. 心室功能　充足的证据证明未进行外科治疗的矫正型大动脉转位患者，即使没有症状，其解剖右室功能即使在休息状态下也处于衰竭状态。如果进行了传统矫治，右心功能可能反而恶化。现在认为除三尖瓣反流导致的右室容量负荷加重外，心肌缺血可能是影响心功能的潜在原因之一。Giardini 研究了平均年龄 25 岁时 34 例矫正型大动脉转位未经外科治疗和完全性大动脉转位接受心房调转的患者，发现二者远期右心功能没有区别，他们通过 MRI 检查发现了异常心肌纤维化，且与解剖右室功能、活动耐量、心律失常等密切相关。有报道在接受传统矫治后，即使没有症状的成年患者也被证实存在解剖右室的收缩功能异常，静息和应激状态下 EF 值均下降、右室容量增多、室壁运动局部异常，进一步研究发现即使无症状的患者也存在心衰时的神经激素调节异常，而且核医学检查可以证实心肌灌注的下降。

当解剖根治后解剖左室承担体循环负荷，早期和中期随访结果提示解剖左室、右室功能良好。当然，也有少数报道提到了远期解剖左室功能下降，可能与之前的左室锻炼和完全房室传导阻滞关系较大。

八、争议和新观点

1. 传统矫治还是解剖根治　目前还没有充足的数据证实两种外科治疗方式孰优孰劣。一项包含了 167 例患者的多中心研究报道，解剖矫治远期体循环侧房室瓣功能和体循环心室功能较传统矫治好。理论上传统矫治操作简单，可以避免复杂操作和长时间心脏停搏导致的并发症，但同样是该研究的数据并没有提示解剖矫治术后心律失常和再手术发生率升高。解剖矫治术后中远期死亡率比较满意。一项包括 11 个研究的荟萃分析发现，Rastelli 类的解剖根治术后效果也较传统矫治为好。在一项包含了 9 例接受解剖根治和 6 例接受传统矫治患者的分析研究中，远期活动耐量相似，但两组患儿的活动耐量均未达到正常标准。另一项类似的研究证实无论经受何种手术治疗，远期氧摄取、运动能力、心率反应等均为亚正常状态。

2. 解剖左室锻炼　在矫正型大动脉转位不合并大的室间隔缺损和肺动脉狭窄时，由于解剖左室承担低压力的肺循环，它会发生退化，左心室质量指数降低。故在评估双调转手术术后结果时必须要仔细考虑需要进行一期肺动脉环缩锻炼解剖左心室。

尽管没有充足的证据说明经过锻炼的左心室远期承担体循环负荷时会出现问题，但临床工作中遇到的问题已经引起了外科医生的广泛关注，解剖左室锻炼后行双调转手术远期心功能往往不如没有锻炼的左心室。Quinn 比较了经过锻炼再行双调转患者和未行锻炼的双调转患者术后结果，早期死亡率和左室功能两组间无明显差异，但远期左室功能衰竭、远期死亡和心脏移植等在锻炼的患者中发生率较高。Lim 也认为前期左心室锻炼为解剖根治术后死亡的危险因素。但是，Bautista-Hernandez 指出在他们的病例中，经过左心室锻炼再行双调转手术的患者无中期死亡和左心衰竭出现。

之所以对于左心室锻炼后行双调转手术效果没有定论，一个主要的原因就是没有明确的标准定义何时左室锻炼结果满意。因此，有些人认为是锻炼不够，左室准备不满意而导致的远期结果不好，而不是左室锻炼本身导致的远期结果不满意。在很多情况下，解剖左心室对于肺动脉环缩的反应不明显，这些患者也就不适合做后期的双调转手术。

阜外医院李守军教授首先提出延长肺动脉环缩时间，缓解解剖右心室衰竭和三尖瓣反流情况，可能不需进行解剖根治，患者也可获得满意结果，随访患者一般功能状态好，未发现与环缩有关的饱和度下降，环缩压差也没有随年龄增大明显增加。

3. 一个半心室矫治的适应人群　应用双向 Glenn 术、半 Mustard 术和 Rastelli/ASO 治疗矫正型大动脉转位有以下优点。

（1）Mustard 和 Senning 术后远期可能发生腔静脉梗阻、肺静脉梗阻，远期窦房结功能障碍发生率也高达 40%，是猝死发生的危险因素，而半 Mustard 手术能够减少心房内缝合，有助于降低 Mustard 手术心房内板障晚期并发症，如窦房结功能障碍、肺静脉梗阻等。

（2）手术能够减轻解剖右心室的容量负荷，减少三尖瓣反流，降低右室功能不全的发生率。

（3）对于行肺动脉 - 右心室外管道连接的患者，半 Mustard/ 双向 Glenn 手术，减少了经过右心室 - 肺动脉外管道的血流量，能够延长外管道的使用寿命。

（4）半 Mustard 手术操作较传统 Mustard 简单，尤其是对心脏解剖复杂如右位心或心房反位患者。

（5）在一些合并室间隔缺损和轻度肺动脉狭窄的患者，一个半心室矫治可以允许继续使用自体肺动脉瓣，避免了人工管道的植入，减少了右室流出道远期问题。

目前一些国外中心观点是，无论病理解剖结构如何，一个半心室矫治较双心室矫治更有优势，提倡在可以进行双心室矫治的患儿中常规使用一个半心室矫治。2010 年阜外医院率先在国内开展了一个半心室治疗合并心脏位置异常的矫正型大动脉转位患儿，至今已完成超过 20 例手术，根据我们的临床经验，我们提倡在合并心脏位置异常，心房调转操作困难，特别是合并肺动脉瓣狭窄的患儿行一个半心室矫治术，在心脏位置正常的患儿行双调转手术可能可以避免双向 Glenn 手术的并发症，同时可使患儿获得理论上的根治。

4. Fontan 类手术和心内修补　在仔细评估了双心室矫治复杂操作所带来的并发症和患者远期效果后，一项研究提出单心室类手术可能更加明智。很多外科医生不同意该观点，认为解剖或传统矫治的效果更佳，得到了近期很多研究的证实。但有一点需要注意的是，进行双心室矫治的再手术率往往较 Fontan 类手术高。

5. 新生儿不合并其他畸形的矫正型大动脉转位　解剖根治技术的发展和手术结果的改善使得外科医生再度关注不合并其他畸形的矫正型大动脉转位是否可以从解剖根治获益。与正常人群对比，不合并其他畸形的矫正型大动脉转位患儿不经受外科治疗可以获得比较满意的自然预后，但近期一系列研究还是证实了其解剖右室衰竭和三尖瓣反流的问题，并且如果不外科干预，其发生是进行性的。

假设解剖根治可以使这部分患儿获益，另一个重要的问题也仍然充满争议，即这些患儿最好的解剖矫治时机是什么时间。等到解剖左心室退化后，再一期左室锻炼、二期双调转手术的外科策略目前由于远期左室功能衰竭问题而对外科医生欠缺吸引力。但是至今，仍然没有文献报道无症状的新生儿进行解剖根治的手术结果。仅仅 Bautista-Hernandez 报道了 2 例合并 Ebstein 样三尖瓣、严重三尖瓣反流的矫正型大动脉转位患儿在新生儿期进行双调转手术。可以想象，复杂的操作和过长的停跳时间会对新生儿未成熟的全身器官造成严重打击。

另一种外科策略是对于没有症状的矫正型大动脉患儿在新生儿期进行预防性的肺动脉环缩，预防左心室退化和解剖右心室衰竭。Metton 在 11 个没有症状的患儿进行了新生儿期的肺动脉环缩，环缩术前 8 例患儿不同程度的房室瓣反流、2 例患儿表现为解剖右室衰竭。整组患儿中在环缩术后无早期死亡，1 例患儿远期死亡。在存活患儿中，没有解剖三尖瓣反流新发或加重，3 例患儿三尖瓣反流程度有所改善。这组患者中只有 1 例患儿接受了解剖根治术，术后效果满意，其他 10 例患儿左心室情况满意，正在等待或准备接受双调转手术解剖根治。

九、结论

矫正型大动脉转位解剖变异较多，外科治疗效果不确定，解剖根治可能带来好的远期结果。对于不同患者，需要仔细评估解剖、病理生理情况，选择合适的治疗方案，优化治疗结果。

（李守军）

参考文献

［1］ Duncan WJ，Wong KK，Freedom RM. A criss-cross heart with twisted atrioventricular connections，perfect streaming and double discordance［J］. Pediatric cardiology，2006，27（5）：604-607.

［2］ Anderson RH. The conduction tissues in congenitally corrected transposition［J］. The Annals of thoracic surgery，2004，77（6）：1881-1882.

［3］ Hosseinpour AR，McCarthy KP，Griselli M，et al. Congenitally corrected transposition：size of the pulmonary trunk and septal malalignment［J］. The Annals of thoracic surgery，2004，77（6）：2163-2166.［4］Espinola-Zavaleta N，Alexanderson E，Attie F，et al. Right ventricular function and ventricular perfusion defects in adults with congenitally corrected transposition：correlation of echocardiography and nuclear medicine［J］. Cardiology in the young，2004，14（2）：174-181.

［4］ Wan AW，Jevremovic A，Selamet Tierney ES，et al. Comparison of impact of prenatal versus postnatal diagnosis of congenitally corrected transposition of the great arteries［J］. The American journal of cardiology，2009，104（9）：1276-1279.

［5］ Graham TP，Bernard YD，Mellen BG，et al. Long-term outcome in congenitally corrected transposition of the great arteries：a multi-institutional study［J］. Journal of the American College of Cardiology，2000，36（1）：255-261.

［6］ Davies B，Oppido G，Wilkinson JL，et al. Aortic translocation，Senning procedure and right ventricular outflow tract augmentation for congenitally corrected transposition，ventricular septal defect and pulmonary stenosis［J］. European journal of cardio-thoracic surgery：official journal of the European Association for Cardio-thoracic Surgery，2008，33（5）：934-936.

［7］ Hraska V. Anatomic correction of corrected transposition ｛I，D，D｝ using an atrial switch and aortic translocation［J］. The Annals of thoracic surgery，2008，85（1）：352-353.

［8］ Kwak JG，Lee CH，Lee C，et al. Aortic root translocation with atrial switch：another surgical option for congenitally corrected transposition of the great arteries with isolated pulmonary stenosis［J］. The Journal of thoracic and cardiovascular surgery，2010 Jun，139（6）：1652-1653.

［9］ Malhotra SP，Reddy VM，Qiu M，et al. The hemi-Mustard/bidirectional Glenn atrial switch procedure in the double-switch operation for congenitally corrected transposition of the great arteries：rationale and midterm results［J］. The Journal of thoracic and cardiovascular surgery，2011，141（1）：162-170.

［10］ Biliciler-Denktas G，Feldt RH，Connolly HM，et al. Early and late results of operations for defects associated with corrected transposition and other anomalies with atrioventricular discordance in a pediatric population［J］. The Journal of thoracic and cardiovascular surgery，2001，122（2）：234-241.

［11］ Shin'oka T，Kurosawa H，Imai Y，et al. Outcomes of definitive surgical repair for congenitally corrected transposition of the great arteries or double outlet right ventricle with discordant atrioventricular connections：risk analyses in 189 patients［J］. The Journal of thoracic and cardiovascular surgery，2007，133（5）：1318-

1328, 28 e1-4.

[12] Hraska V, Duncan BW, Mayer JE, et al. Long-term outcome of surgically treated patients with corrected transposition of the great arteries [J] . The Journal of thoracic and cardiovascular surgery, 2005, 129 (1) : 182-191.

[13] Horer J, Schreiber C, Krane S, et al.Outcome after surgical repair/palliation of congenitally corrected transposition of the great arteries [J] .The Thoracic and cardiovascular surgeon, 2008, 5 (67) : 391-397.

[14] Jahangiri M, Redington AN, Elliott MJ, et al. A case for anatomic correction in atrioventricular discordance ? Effects of surgery on tricuspid valve function[J] . The Journal of thoracic and cardiovascular surgery, 2001, 121(6): 1040-1045.

[15] Ilbawi MN, Ocampo CB, Allen BS, et al. Intermediate results of the anatomic repair for congenitally corrected transposition [J] . The Annals of thoracic surgery, 2002, 73 (2) : 594-599.

[16] Imamura M, Drummond-Webb JJ, Murphy DJ, et al. Results of the double switch operation in the current era [J] . The Annals of thoracic surgery, 2000, 70 (1) : 100-105.

[17] Duncan BW, Mee RB, Mesia CI, et al. Results of the double switch operation for congenitally corrected transposition of the great arteries [J] . European journal of cardio-thoracic surgery : official journal of the European Association for Cardio-thoracic Surgery, 2003, 24 (1) : 11-9, discussion 9-20.

[18] Bove EL, Ohye RG, Devaney EJ, et al. Anatomic correction of congenitally corrected transposition and its close cousins [J] . Cardiology in the young, 2006, 16 (3) : 85-90.

[19] Ly M, Belli E, Leobon B, et al. Results of the double switch operation for congenitally corrected transposition of the great arteries [J] . European journal of cardio-thoracic surgery : official journal of the European Association for Cardio-thoracic Surgery, 2009, 35 (5) : 879-883, discussion 83-84.

[20] Koh M, Yagihara T, Uemura H, et al. Intermediate results of the double- switch operations for atrioventricular discordance [J] . The Annals of thoracic surgery, 2006, 81 (2) : 671-677.

[21] Gaies MG, Goldberg CS, Ohye RG, et al. Early and intermediate outcome after anatomic repair of congenitally corrected transposition of the great arterie [J] . The Annals of thoracic surgery, 2009, 88 (6) : 1952-1960.

[22] Alghamdi AA, McCrindle BW, Van Arsdell GS. Physiologic versus anatomic repair of congenitally corrected transposition of the great arteries: meta-analysis of individual patient data [J] . The Annals of thoracic surgery, 2006, 81 (4) : 1529-1535.

[23] Quinn DW, McGuirk SP, Metha C, et al. The morphologic left ventricle that requires training by means of pulmonary artery banding before the double-switch procedure for congenitally corrected transposition of the great arteries is at risk of late dysfunction [J] . The Journal of thoracic and cardiovascular surgery, 2008, 135 (5) : 1137-1144.

[24] Kordybach M, Kowalski M, Hoffman P. Heart failure in a patient with corrected transposition of the great arteries. When is biventricular pacing indicated ? [J] . Acta cardiologica, 2009, 64 (5) : 673-676.

[25] Krishnan K, Avramovitch NA, Kim MH, et al. Cardiac resynchronization therapy: a potential option for congenitally corrected transposition of the great vessels [J] . The Journal of heart and lung transplantation: the official publication of the International Society for Heart Transplantation, 2005, 24 (12) : 2293-2296.

[26] Kral Kollars CA, Gelehrter S, Bove EL, et al. Effects of morphologic left ventricular pressure on right ventricular geometry and tricuspid valve regurgitation in patients with congenitally corrected transposition of the great arteries[J]. The American journal of cardiology, 2010, 105 (5) : 735-739.

[27] Giardini A, Lovato L, Donti A, et al. Relation between right ventricular structural alterations and markers of adverse clinical outcome in adults with systemic right ventricle and either congenital complete (after Senning operation) or congenitally corrected transposition of the great arteries [J] . The American journal of cardiology, 2006, 98 (9) : 1277-1282.

[28] Hauser M, Bengel FM, Hager A, et al. Impaired myocardial blood flow and coronary flow reserve of the anatomical right systemic ventricle in patients with congenitally corrected transposition of the great arteries [J] . Heart, 2003, 89 (10) : 1231-1235.

[29] Kozelj M, Prokselj K, Berden P, et al. The syndrome of cardiac failure in adults with congenitally corrected transposition [J] . Cardiology in the young, 2008, 18 (6) : 599-607.

［30］ Bautista-Hernandez V，Marx GR，Gauvreau K，et al. Determinants of left ventricular dysfunction after anatomic repair of congenitally corrected transposition of the great arteries［J］. The Annals of thoracic surgery，2006，82（6）：2059-2065，discussion 65-66.

［31］ Lim HG，Lee JR，Kim YJ，et al. Outcomes of biventricular repair for congenitally corrected transposition of the great arteries［J］. The Annals of thoracic surgery，2010，89（1）：159-167.

［32］ Tay EL，Frogoudaki A，Inuzuka R，et al. Exercise intolerance in patients with congenitally corrected transposition of the great arteries relates to right ventricular filling pressures［J］. International journal of cardiology，2011，147（2）：219-223.

［33］ Bautista-Hernandez V，Serrano F，Palacios JM，et al. Successful neonatal double switch in symptomatic patients with congenitally corrected transposition of the great arteries［J］. The Annals of thoracic surgery，2008，85（2）：e1-2.

［34］ Metton O，Gaudin R，Ou P，et al. Early prophylactic pulmonary artery banding in isolated congenitally corrected transposition of the great arteries. European journal of cardio-thoracic surgery：official journal of the European Association for Cardio-thoracic Surgery［J］，2010，38（6）：728-734.

第三十七章
先天性二尖瓣病变

一、概述

先天性二尖瓣病变主要是指二尖瓣装置中一个或多个部分的发育异常。二尖瓣由瓣环、瓣叶、腱索、乳头肌等结构组成，任何一个或数个组成结构发育异常均可产生其先天性的畸形，并可引致二尖瓣狭窄及/或二尖瓣关闭不全。先天性二尖瓣疾病于1846年由Smith首先描述，单独先天性二尖瓣病变较少见，在先天性心脏血管疾病的尸检材料中仅占0.6%，在临床病例中占0.21% ~ 0.42%，该病变常与多种先天性心脏血管疾病合并存在。

二、解剖要点

（一）解剖特点

二尖瓣由二尖瓣叶、瓣环、瓣下腱索和乳头肌等组成（图2-37-1、图2-37-2）。

1. **二尖瓣瓣叶**　由前瓣叶和后瓣叶组成，二尖瓣前、后瓣叶完全开放时的瓣口面积较二尖瓣环面积小，二者比例为1:（1.5 ~ 2.2），前者称有效瓣口面积，后者称潜在瓣口面积。二尖瓣狭窄时，有效瓣口面积明显缩小。

2. **二尖瓣环**　前外侧交界和后内侧交界将二尖瓣环分为前瓣环和后瓣环。前瓣环和后瓣环的长度比例关系约为1:2，在瓣膜修复外科中，该比例关系具有重要意义。

3. **腱索**　腱索是连接于瓣叶粗糙部和乳头肌之间的条索状胶原纤维组织，表面有完整的心内膜覆盖。腱索按起源部位的不同一般分为三级：一级腱索、二级腱索、三级腱索。一级腱索断裂或延长会造成二尖瓣明显脱垂、瓣膜重度关闭不全；二级腱索断裂可致瓣膜轻度脱垂、轻度关闭不全；三级腱索断裂一般不造成明显影响。

4. **乳头肌**　可分为两组：前、后乳头肌。前、后乳头肌的腱索分布于前、后瓣叶的各一半。前乳头肌接受左冠状动脉对角支、钝缘支的血液供应；后乳头肌接受左冠状动脉钝缘支和右冠状动脉后降支、左室后支的血液供应。

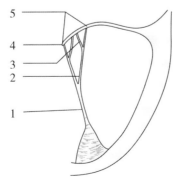

图2-37-1　二尖瓣腱索分支示意图

1.主腱索或一级腱索；2.二级腱索；3.三级腱索；4.瓣叶游离缘；5.瓣叶粗糙部。

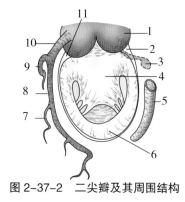

图 2-37-2　二尖瓣及其周围结构

1. 主动脉无冠状窦；2. 中心纤维体；3. 房室结；4. 二尖瓣前瓣；5. 冠状静脉窦；6. 二尖瓣后瓣；7. 左钝缘支；8. 回旋支；
9. 前降支；10. 左冠状动脉；11. 右纤维三角。

（二）解剖分型

1. 先天性二尖瓣关闭不全　主要分为三种类型。

（1）瓣环扩大，瓣膜组织正常：主要原因是二尖瓣环扩大或交界增宽（图 2-37-3）。

（2）瓣膜本身的病变：主要包括大瓣或小瓣裂隙、瓣叶缺如、交界处瓣膜发育不良或缺如、瓣膜孔洞等（图 2-37-4）。

（3）瓣下病变：腱索或乳头肌发育异常，发育过长或过细，腱索断裂，乳头肌上发育过短的腱索或瓣叶直接与心室壁相连，造成二尖瓣脱垂（图 2-37-5）。

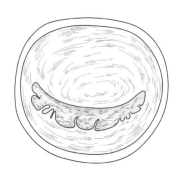

图 2-37-3　瓣环扩大

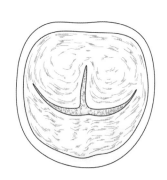

图 2-37-4　瓣叶裂

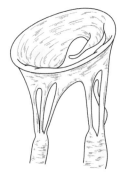

图 2-37-5　腱索断裂

2. 先天性二尖瓣狭窄分类　一般按其病变部位即瓣膜、瓣环、腱索和乳头肌的四种组织来分型，但绝大多数的病变并非单一，而是两种以上组织病变同时存在。主要有以下四种类型。

（1）交界融合型：瓣膜交界处先天性融合，导致瓣口狭窄，瓣叶本身基本正常，瓣下可有一个乳头肌肥厚或腱索缩短，此型最少见（图 2-37-6）。

（2）吊床型：瓣膜大小瓣融合，遗留一个小孔，瓣下腱索和乳头肌融成一片，腱索缩短，乳头肌肥厚，前后乳头肌融合形成拱桥形状，又形成一个狭窄，造成瓣下也有阻塞（图 2-37-7）。

（3）降落伞型：瓣膜本身病变不重，主要病变在腱索和乳头肌部分，腱索相互融合，附着在单一乳头肌上，融合的腱索形成筛孔状膜片，从而形成狭窄（图 2-37-8）。

（4）漏斗型：交界相互融合形成一小孔，腱索再融合成膜片状，分别附着在前后乳头肌上，形成漏斗状狭窄（图 2-37-9）。

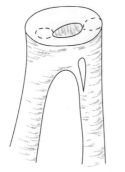

图 2-37-6　交界融合型

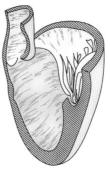

图 2-37-7　吊床型

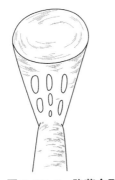

图 2-37-8　降落伞型

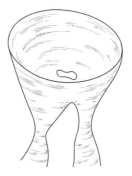

图 2-37-9　漏斗型

三、诊断要点

1. 临床表现　先天性二尖瓣关闭不全或狭窄的表现取决于年龄、病理改变的严重程度、二尖瓣病变类型和并存的先天性心脏病类型。单纯二尖瓣狭窄的患儿发育较差,临床表现出现症状较早,主要是由于肺淤血、肺静脉高压所引起如心动过速、呼吸困难、咳嗽、气促、反复肺部感染和心力衰竭等症状。大部分患儿在婴幼儿期出现症状,小部分患儿在出生后 6 个月内就出现症状,伴有其他心脏畸形者症状出现更早。二尖瓣关闭不全患儿耐受性较二尖瓣狭窄好,临床症状出现较晚,病变较轻者可无症状,中至重度关闭不全者,婴儿期患儿常常生长缓慢,严重者可反复发作肺部感染和心力衰竭。二者均可引起肺动脉高压,若不进行适当外科手术,肺动脉高压常会进行性加重而导致左右心室功能衰竭而死亡。

2. 体格检查　二尖瓣狭窄患儿心脏听诊可在心尖部听到舒张期隆隆样杂音,肺动脉瓣区第二心音亢进。二尖瓣关闭不全者心尖部可闻及全收缩期吹风样杂音,合并肺动脉高压时,肺动脉瓣区第二心音亢进。

3. 诊断方法　除根据病史、临床表现、体检结果外,通常采取以下辅助检查进行诊断。

（1）心电图:二尖瓣狭窄者示左心房增大和右心室肥厚。二尖瓣关闭不全者示左心室肥大。在二尖瓣反流或并发左心室流出道梗阻的病例,可能出现左心室肥厚和扩张。

（2）胸部 X 线片:常见肺充血,心影增大征象,尤以合并二尖瓣关闭不全者更为明显。常可见左心房扩大和肺静脉淤血的征象。由于左心房过度扩张,食管造影时可见压迹。若合并有其他心脏畸形可使影像学表现更为严重。

（3）超声心动图:是目前的主要诊断方法（图 2-37-10）。能准确显示瓣环和瓣叶的大小,瓣叶的运动,瓣下装置和乳头肌的形态,并能测定心室功能。能测定反流量的多少、瓣膜面积和跨瓣压差。超声心动图对判断二尖瓣病变是否需手术治疗具有极为重要的作用,还可用于决定外科手术的时机。

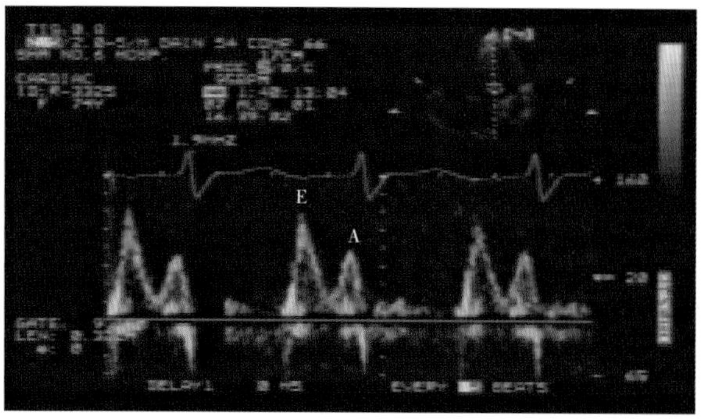

图 2-37-10 超声心动图诊断法

E：舒张早期快速充盈形成 E 峰；A：舒张晚期左房收缩形成 A 峰；E、A 峰形成原理同二尖瓣。

（4）心导管术：目前在单纯二尖瓣畸形诊断中较少应用。心导管检查能提供有关肺血管病变严重程度的资料，测量心内各部压力，并可显示其他并存的先天性心脏畸形。

4. 鉴别诊断　本病年龄稍大者需与其他儿童二尖瓣病变进行鉴别，如小儿风湿性二尖瓣狭窄。

小儿风湿性二尖瓣狭窄，轻度可不出现症状，中度以上狭窄患儿可出现疲乏、心悸、气短、活动后呼吸困难，并伴有口周轻度青紫，面颊潮红，所谓"二尖瓣面容"，严重者可出现咯血或血性泡沫痰，端坐呼吸及阵发性夜间呼吸困难。患儿体征表现为心前区饱满，心尖部可闻低调隆隆样舒张期杂音，杂音范围较局限，常伴有舒张期震颤。心尖部第一心音亢进，肺动脉区第二心音亢进且分裂。胸骨左缘第 3 ~ 4 肋间或心尖部内上方可闻及响亮的二尖瓣开放拍击音（二尖瓣开瓣音）。本病鉴别的最主要的特点是先天性二尖瓣狭窄出现症状早，且无风湿热病史，约 3% 的患者在出生后 1 个月内，75% 在出生后 1 年内出现症状。

四、手术指征

施行择期二尖瓣修复术必须考虑该疾病的自然病程。手术目的是保护心室功能，防止肺血管病变进行性发展。手术修复的时机和方法取决于患者的年龄、临床状况、二尖瓣病变程度和并有的先天性心内畸形的严重程度。考虑到患儿瓣膜的发育状况，尤其是 3 个月内瓣膜胶原组织发育不成熟，出生后 6 个月内尽可能不做手术，但如果患儿出现心功能不全症状，需考虑尽早手术。

先天性二尖瓣狭窄手术适应证如下。

（1）出现心力衰竭或反复发生肺部感染者，应尽早手术治疗。

（2）轻度病理改变，无明显临床症状者可暂予观察。

（3）症状较轻，无发育迟缓者可在出生 6 个月后手术。

（4）合并肺动脉高压者应尽量于 18 个月之前手术。

先天性二尖瓣关闭不全手术适应证如下。

（1）症状不明显，无生长发育迟缓者可在 2 ~ 4 岁后手术。

（2）出现活动后心悸、气促，运动耐量下降，生长发育迟缓等症状者手术年龄不受限制。

（3）反复发生肺部感染、心力衰竭，心脏进行性扩大，出现肺动脉高压者尽早手术。

（4）儿童期后检查发现左心室扩大并逐渐加重者，即使无症状也应手术治疗。

二尖瓣修复的目标是恢复一个有功能的二尖瓣，而不仅是恢复二尖瓣的正常解剖结构。由于瓣膜置换需终身服用抗凝药，抗凝药的使用不当可能会引起极为严重的并发症，因此在儿童期应尽可能行二尖瓣修复术而避免瓣膜置换。

五、手术方法

二尖瓣修复手术的方法较多，各有利弊，但所有手术都必须精心设计、细致操作。充分显露二尖瓣后，仔细观察瓣膜及瓣下结构，修复后要反复注水测试瓣膜活动及对合情况，不满意时要重新修复。小儿患儿不宜轻易决定实施瓣膜置换。有合并畸形时，术中先修复二尖瓣，后矫正合并畸形。

1. 先天性二尖瓣狭窄成形术　根据二尖瓣狭窄的不同类型，需采用相应的手术方法。

（1）交界融合型：充分切开融合的交界，拉钩牵开瓣口，沿交界切开。瓣下融合的腱索按附着瓣膜边缘分界向下劈开，并劈开乳头肌使其充分舒展（图2-37-11）。

（2）吊床型：将融合的大小瓣分开，经瓣口显露左心室腔。如显露困难，于小瓣中部垂直瓣环切开瓣叶，充分显露瓣下结构。先切断前后乳头肌形成的"拱桥"，再沿腱索方向劈开乳头肌，并将多余部分切除，以扩大左心室腔。影响瓣膜活动的异常腱索应予切除（图2-37-12）。

（3）降落伞型：先切开二尖瓣融合交界，劈开融合腱索，切除多余部分，包括影响活动的二级腱索，劈开单个乳头肌，使腱索和乳头肌成为前后两部分（2-35-13）。

（4）漏斗型：手术方法与"降落伞"型相似（图2-37-14）。

对于乳头肌异常的二尖瓣狭窄，手术难度往往较大，常需要选择瓣膜置换。成形结束后常规行经食管超声心动图检查，如有重度关闭不全或狭窄压差在15～20mmHg以上，需要重新成形或进行二尖瓣置换。

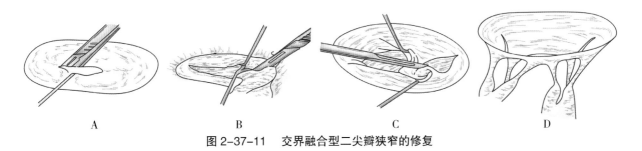

图2-37-11　交界融合型二尖瓣狭窄的修复

A.切开前交界；B.切开后交界；C.劈开乳头肌；D.修复完成。

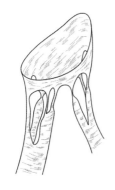

图2-37-12　吊床型二尖瓣狭窄的修复

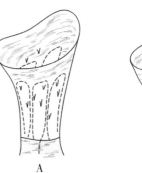
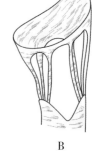

图2-37-13　降落伞型二尖瓣狭窄的修复

A.降落伞型修复前；B.修复后。

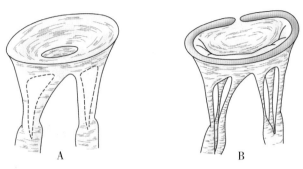

图 2-37-14　漏斗型二尖瓣狭窄的修复

A. 腱索开窗；B. 加用人工瓣环。

2. 先天性二尖瓣关闭不全成形术

（1）瓣环畸形成形术：二尖瓣环缩是小儿二尖瓣成形的常用方法。大部分二尖瓣反流患儿合并瓣环扩大，单纯瓣叶切除可导致闭合不良，同时做瓣环成形术纠正瓣环扩大，瓣环扩大所致交界增宽适合做交界折叠术，而对于瓣环中度扩大、瓣叶功能尚好的患儿，少部分可行瓣叶部分切除后缝合加瓣环折叠，小儿瓣膜成形的基本原则是尽量不切除现有组织。小儿瓣环成形术包括 DeVega 或 Reed 瓣环成形术和人工瓣环加固环缩术（图 2-37-15、图 2-35-16）。大龄儿童瓣环成形可选用人工闭环植入，但在婴幼儿及学龄儿童，二尖瓣环成形只能用开环，因为二尖瓣闭环不能随年龄的增长而最终可能形成二尖瓣狭窄。

（2）瓣膜畸形修复术：瓣膜裂隙者可间断缝合（图 2-37-17），小瓣缺如者直接缝合，瓣环做折叠；瓣膜孔洞可用自体心包补片修补（图 2-37-18）。瓣膜裂隙缝合一定要遵循维持自然闭合状态，不要过多将卷曲的部分翻出缝合，否则有时反而加重反流。

（3）腱索断裂修复术：小瓣腱索断裂（受累瓣叶小于小瓣 1/3）可先行瓣膜切除，缝合瓣膜边缘，瓣环做折叠（图 2-37-19）。大瓣腱索断裂，如一级腱索断裂，可将瓣叶边缘固定在相对应的较厚的二级腱索上，先在腱索上缝 2～3 针，然后缝在瓣叶上；或做人工腱索移植（图 2-37-20）；腱索过长者，如小瓣腱索延长可做部分切除，大瓣腱索延长可做腱索缩短术，对于乳头肌粗大者可将过长的腱索部分折叠后埋入乳头肌内，然后行乳头肌缝合（图 2-37-21）。对于乳头肌细小的病例，可直接行乳头肌成形。目前对腱索断裂患儿，除上述成形预计结果较为理想之外，大多数患儿均建议采用二尖瓣双孔成形术。

上述各种方法修复瓣膜后均建议做交界折叠或植入人工环。

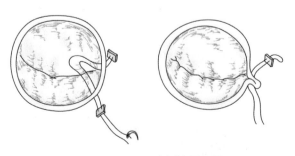

图 2-37-15　二尖瓣交界折叠

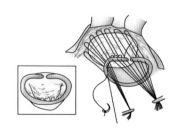

图 2-37-16　加用人工环

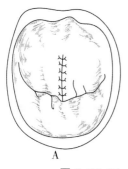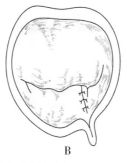

图 2-37-17　瓣膜裂隙的缝合

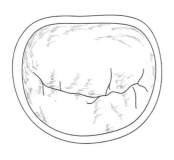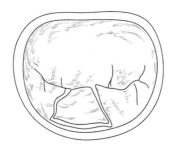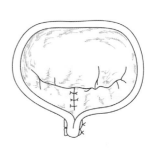

图 2-37-18　瓣膜孔洞的心包片修复

A.前瓣裂隙缝合；B.后瓣裂隙缝合和后瓣环折叠。

图 2-37-19　小瓣腱索断裂修复

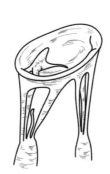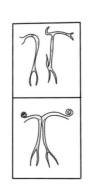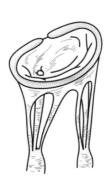

图 2-37-20　大瓣一级腱索断裂、固定在二级腱索上并加用人工环

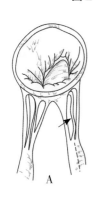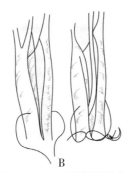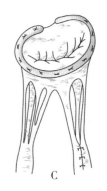

图 2-37-21　腱索缩短术

A.箭头处为延长的腱索，乳头肌沿虚线剪开；B.将延长的腱索固定于切开的乳头肌上；C.缝合乳头肌。

（4）二尖瓣双孔成形术：二尖瓣双孔成形术是将脱垂明显的二尖瓣前瓣瓣叶与对侧瓣叶相对应边缘进行吻合，形成人工双孔二尖瓣。该手术的关键点之一是寻找二尖瓣反流点，该位置是解剖意义上的瓣叶游离缘中点。取带心包垫片的 6-0 Gortex 缝线在前后瓣叶瓣膜游离缘中点增厚处心室面进针，与对应后叶瓣游离缘稍增厚部位褥式缝合，同样于后叶心室面用心包垫片加固，缩紧缝线后，注冰盐水充盈心室，观察瓣膜关闭状态，如关闭不满意，调整缝线进入后叶位置，直至瓣膜关闭良好、不扭曲、无反流为止。结扎缝线后，再次进行心室充盈试验观察瓣膜对合满意（瓣叶对合膨隆满意，基本无瓣叶反流）后，放空心室，用探条测定瓣膜双孔成形的开口直径。两孔直径通常不等大，成形大小对大于 6 个月患儿大孔直径要求大于 1.0cm，小于 6 个月患儿大孔直径要求大于 0.8cm。缝线的宽度一般要根据瓣叶组织脱垂增厚增宽的程度来确定。原则上尽可能减少缝合的瓣叶部分，术中必须在缝合瓣叶后是否会增加术后瓣膜狭窄的风险性和瓣叶缝合的宽度是否合适间进行权衡。缝合瓣叶的宽度是由瓣膜脱垂程度和瓣口面积两方面因素决定。成形术后，如有瓣膜裂隙仍导致反流，需要再行缝合，消除分流。瓣环较大者，建议加植入人工瓣环（开环）。在开放主动脉心脏复跳后，均经食道超声心动图研究二尖瓣反流情况，如仍有脱垂及大量反流，需立即再次手术。术后 48h 胸腔引流拔除后即开始使用阿司匹林抗凝治疗，5mg/（kg·d），分 2 次服用，共 3 ~ 6 个月。术后常规利用超声心动图对患者定期随访。术中及术后进行超声心动图随访评价具有较高的临床价值，主要监测二尖瓣成形术后是否会形成跨瓣压差，成形术后是否存在中到大量反流，二尖瓣的活动度等，压差≥ 8 ~ 10mmHg 要求重新修复，术后如果发生缝合脱落需要再次手术（图 2-37-22）。

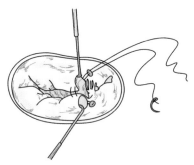

图 2-37-22　二尖瓣双孔成形术

3. 二尖瓣替换术　对严重的二尖瓣发育不良、大瓣钙化或瓣叶缺如或大瓣活动受限的患儿，确定不能做瓣膜修复或修复后仍有严重关闭不全者应施行二尖瓣置换术。

六、术后并发症及术后监护

先天性二尖瓣畸形的患儿应加强术后血流动力学监测、早期正性肌力药物支持，以及改善心脏的前后负荷，术后行常规床边超声心动图检查，及时评价二尖瓣和左心室功能。

术后早期并发症主要有如下几种。

（1）低心排血量综合征。术后早期应用多巴胺或多巴酚丁胺，后加用毛花苷 C，慢性心功能不全者需给予较长时间口服地高辛和利尿药。

（2）肺动脉高压危象或术后左心房压增高，应积极改善心功能，适当镇痛、镇静，减少刺激，吸入 NO，适当延长呼吸机辅助时间，视病情和血氧分析结果脱离呼吸机，必要时改换经鼻插管或气管切开，同时积极应用降低肺动脉高压药物如西地那非、波生坦等。

（3）血红蛋白尿。主要由于残留的二尖瓣关闭不全或双孔二尖瓣成形术所致，可予以对症治疗，如加强利尿，碱化尿液，间断静脉给 5% 碳酸氢钠溶液 2 ~ 5mL/（kg·次），直至尿液颜色正常。严重者需再手术治疗。

（4）心律失常。为二尖瓣修复术后严重的并发症，易发生在心脏较大的儿童及成人，对心胸比值＞0.7者，术后常规静脉注射利多卡因，及时补充氯化钾，心脏大者手术中应常规安置临时心脏起搏导线。所有患儿术后应常规应用扩血管药物，以减少左心排血阻力。植入人工环的患儿，术后需抗凝治疗3～6个月。

（5）肺功能不全和感染。适当延长呼吸机辅助时间，加强抗感染及应用化痰止咳等药物，并加强呼吸道护理。

（6）贫血。根据血气分析及血常规情况，可间断输红细胞悬液。

（7）二尖瓣狭窄或（和）关闭不全。多为瓣膜修复手术效果不佳或术后局部缝针撕脱所致。适当镇痛、镇静，降低循环后负荷，维持适宜的动脉血压，术后常规行经食管超声心动图检查及床边心脏彩超检查，及时了解瓣膜情况，指导临床治疗策略。病情较重者，需要及时手术。

术后远期并发症包括左室流出道梗阻，主要原因是收缩期二尖瓣前移，可通过增加左室前负荷、停用正性肌力药物、使用 α-受体阻断剂等来处理，多能获得良好效果。

七、手术效果及预后

先天性二尖瓣畸形的手术效果不如后天性心脏瓣膜病满意，但目前手术疗效已逐步提高。Kirklin和Barrtt-Boyes报告的早期死亡率为21％，狭窄和关闭不全分别为23％和18％。Carpentier报告为13％。早期死亡的主要原因是合并心脏畸形和心功能差。此外，年龄小和瓣膜畸形重的患者早期死亡率也增高。Kirklin早年报告二尖瓣修复10年生存率为63％，置换手术为30％（包括早期死亡）。Carpentier报告47例晚期患儿死亡2例，均为瓣膜置换患者。瓣膜修复有79％不需再次手术，尽管这些患者中有的仍有不同程度残余狭窄和关闭不全，大多数患者状况良好。2003年，董念国等报告40例小儿二尖瓣成形术，术后早期死亡率2.5％，37例患者出院后随访1个月至3年，心功能明显改善，生长发育良好。南京儿童医院自2003—2013年共施行先天性二尖瓣病变433例，术后早期住院死亡率1.16％，虽半数以上病例仍有舒张压差或瓣膜反流，但近90％的病例心功能恢复到Ⅰ级。

（莫绪明）

参考文献

［1］ 朱晓东.心脏外科基础图解［M］.2版.北京：中国协和医科大学出版社，2002.
［2］ 杨辰垣.心血管外科手术图谱［M］.武汉：湖北科学技术出版社，2004.
［3］ 潘恩木，孙金辉.先天性心脏病外科治疗学［M］.济南：山东科学技术出版社，2005.
［4］ 杨思源.小儿心脏病学［M］.3版.北京：人民卫生出版社，2006.
［5］ 许建屏.小儿心脏手术学［M］.北京：人民军医出版社，2005.
［6］ 刘应龙，莫绪明.小儿心脏外科监护学［M］.北京：科学出版社，2009.
［7］ 潘铁成.胸心外科疾病诊疗指南［M］.2版.北京：科学出版社，2004.
［8］ 丁文祥，苏肇伉.小儿心脏外科学［M］.济南：山东科学技术出版社，2000.
［9］ 陆坤.临床小儿心脏超声诊断学［M］.广州：广东科技出版社，2002.
［10］ Chauvaud S. Congenital mitral valve surgery：techniques and results［J］. Curr Opin Cardiol，2006，21（2）：95-99.
［11］ Collion SP，Kaushal，Dagar KS，et al.Supramitral ring：good prognosis in a subset of patients with congenital

mitral stenosis ［J］.Ann Thorac Surg, 2006, 81（3）: 997–1001.

［12］ Daou L, Sidi D, Mauriat P, et al.Mitral valve replacement with mechanical valve in children under two years of age ［J］. J Thorac Cardiovasc Surg, 2001, 121（5）: 944–996.

［13］ Johnson TR, Schamberger MS, Hart JC, et al. After repair, atrioventricular valve regurgitation during cardiac extracorporeal membrane oxygenation predicts survival ［J］. Ann Thorac Surg, 2003, 76（3）: 848–852.

［14］ Kuwaki K, Kiyofumi M, Tsukamoto M, et al. Early and late results of mitral valve repair for mitral valve regurgitation.Significant risk factors of reoperation ［J］. J Cardiovasc Surg（Torino）, 2000, 41（2）: 187–192.

［15］ McElhinney DB, Sherwood MC, Keane JF, et al. Current management of severe congenital mitral stenosis: outcomes of transcatheter and surgical therapy in 108 infants and children ［J］. Circulation, 2005, 112（5）: 707–714.

［16］ 莫绪明, 左维嵩, 张儒舫, 等.小儿二尖瓣双孔成形术 ［J］.中华小儿外科杂志, 2007, 28（12）: 624–627.

［17］ 周昕, 陈俊, 莫绪明, 等.经食管超声心动图在小儿二尖瓣双孔成形术中的应用 ［J］.南京医科大学学报, 2012, 32（8）: 1127–1130.

［18］ 董念国, 孙宗全, 张凯伦, 等.小儿二尖瓣成形术 ［J］.中国胸心血管外科临床杂志, 2003, 1（10）: 26–28.

［19］ 丁文祥, 苏肇杭.小儿心脏外科重症监护手册 ［M］.上海: 上海世界图书出版公司, 2009.

第三十八章
左心发育不良综合征

一、概述

左心发育不良综合征（hypoplastic left heart syndrome，HLHS），是指左心室发育不良或缺如及升主动脉严重发育不良的先天性畸形，可表现为主动脉瓣闭锁或狭窄，二尖瓣严重狭窄或闭锁和发育不全的左心室，以及升主动脉和主动脉弓发育不良的一组复合畸形。其发病率为（1～27）/10万，占先天性心脏病的1.4%～8%，在第一年诊断先天性心脏病的患儿中占7%～9%，该病在西方国家发病率较高，美国出生缺陷预防中心报道HLHS在最常见出生缺陷中排第六位。该畸形首先由Lev发现，1958年Noonan和Nadas首次提出了以主动脉瓣闭锁合并二尖瓣闭锁为形态特征的左心发育不良综合征的概念。1978年开始Bailey等进行婴羊心脏移植的实验研究，在此基础上于1985年首次对HLHS新生儿进行同种心脏移植获得成功，但由于供体问题没有得到广泛应用。1970年Cayler报告1例采用升主动脉与肺动脉分流和双侧肺动脉环缩术，术后生存7个月。1979年和1980年Mohri、Levitsky和Doty分别报道采用房间隔切开、主肺动脉近端与主动脉之间用人造血管连接、主肺动脉环缩术和动脉导管结扎的方法，术后分别生存20d、45d、84d。1983年Norwood提出应用一系列手术来治疗HLHS患儿，并且获得成功，从此开创了HLHS治疗新纪元，逐渐在全世界得到推广。近十年来，虽然对Norwood手术有许多改进，手术技巧也不断提高，但由于Norwood I期手术的难度以及死亡率高，效果仍不十分满意。有医生采用杂交手术来降低此类患儿手术风险，让患儿可以顺利过渡到后期的Norwood系列手术。

HLHS诊断明确后多在出生后即进行手术。手术方法有Norwood手术、心脏移植和心脏内、外科镶嵌治疗的Hybrid新方法，以及产前胎儿心脏干预。如不治疗，95%的患儿在新生儿期内死亡，合并有心外畸形、基因或染色体异常、房间隔完整以及早产的患儿风险更高。左心发育不良综合征是新生儿最常见的心脏病死因之一，也是最常见的单心室病变之一。

二、解剖要点

HLHS患儿右心室肥厚扩张，都存在粗大PDA，主肺动脉干和分支扩张明显，肺动脉粗短，通常在瓣上仅3～4mm就分出右肺动脉。左肺动脉常发育不良，这可能与胎内左肺血流减少有关。HLHS中有10%患儿房间隔完整，22%患儿存在限制性的房间隔缺损，有学者认为HLHS是由于胚胎时房间隔异常形成和向左移位，使左心系统血容量减少所致。二尖瓣：95%的病例闭锁或狭窄。如果二尖瓣尚开放，其所有的组成都异常，包括瓣环发育不良、游离瓣缘增厚、腱索短缩、乳头肌缩短和位置异常。左室：如果二尖瓣和主动脉瓣闭锁，左室通常发育不全、缺如，仅见左室遗迹。如果二尖瓣有孔或有室间隔缺损则可见一个小腔厚壁的左室。冠状动脉：起源正常。主动脉瓣闭锁的病例中，冠状动脉的血供多由动脉导管通过主动脉峡部逆向灌注升主动脉实现。此外也有关于心室冠状动脉瘘和左室–冠状动脉－肺动脉瘘的报道。主动脉根部通常很小，瓣叶增厚、发育不良和梗阻。

分型：根据二尖瓣和主动脉瓣的状况可分为四型，即Ⅰ型：主动脉瓣、二尖瓣狭窄；Ⅱ型：主动脉瓣、二尖瓣闭锁；Ⅲ型：主动脉瓣闭锁、二尖瓣狭窄；Ⅳ型：主动脉瓣狭窄、二尖瓣闭锁。最常见的是Ⅱ型，其次是Ⅰ、Ⅲ型，Ⅳ型较少见。

三、诊断要点

临床表现：患儿出生后即可出现进行性发绀、气促或呼吸困难和右心衰竭的表现。心脏听诊无特异性杂音，肺动脉瓣区第二心音亢进、单一。脉搏细弱，外周脉搏可能正常、减弱或消失，取决于评估时动脉导管的开放程度，伴有酸中毒、低血糖、低氧血症及休克等。若房间隔缺损分流量大，发绀可不明显，低氧血症相对较轻。而合并房间隔完整及卵圆孔分流严重受限的患儿危重程度高，难以存活。

诊断：超声心动图是主要的诊断手段。

左心发育不良综合征最明显的改变为左心室很小，明显小于右心室，且伴有二尖瓣和（或）主动脉闭锁或发育不良。其超声表现特征：①于四腔心切面左右心腔明显不等大，左心明显小于右心，可呈裂隙状，部分病例甚至不能探及明显的左心室腔。②二尖瓣显示为强回声带状结构，其无明显启闭运动，呈二尖瓣闭锁改变，二尖瓣口未见血流信号通过，三尖瓣血流信号增大，动脉导管内血流反流至主动脉弓内；少部分二尖瓣可见启闭受限，回声偏强，呈二尖瓣狭窄改变，于二尖瓣口可探及高速血流。③主动脉内径明显小于正常，主动脉弓多数发育不良，内径偏小，明显小于肺动脉内径，有时肺动脉可表现为轻度扩张；当主动脉瓣闭锁时，升主动脉则难以显示，或呈细条状。④少部分左心发育不良可表现为左心室腔偏大，左心室舒缩明显减弱，心内膜面因心内膜纤维化而表现为回声增强。

胎儿超声心动图的出现使 HLHS 可早到妊娠 16 ～ 20 周时作出精确的诊断。但产前超声检出率高于新生儿检出率，其原因可能是由于部分严重的 HLHS 胎儿因心衰、循环障碍等原因导致宫内死亡或医学干预使得 HLHS 患儿出生率降低。

心电图通常显示右心房肥大和右心室肥厚的表现，电轴左偏。

胸片无特异，心影增大常见，肺血管影明显，偶有严重的限制性 ASD 患者，肺野的网状结构类似有肺静脉梗阻的表现。

心导管目前已不作为常规手段。

鉴别诊断：HLHS 需与其他导致左室缩小的心脏畸形相鉴别，如主动脉缩窄、单心室、右心发育不良、心内膜垫缺损、右心室双出口等一些继发性左心室发育不良的先天性心脏病相鉴别。

四、手术指征、策略

HLHS 诊断明确后应尽早手术，手术时间多在出生后 2 ～ 3d，若有充血性心力衰竭或严重低氧血症需在出生后 24h 内急诊手术。

目前手术方法：① Norwood 系列手术；②心脏移植；③杂交手术；④产前胎儿心脏干预。

Norwood 系列手术：自 1983 年 Norwood 提出用一系列手术治疗 HLHS 患儿以来，Norwood 手术逐渐受到重视。

Norwood 手术分为三期：Ⅰ期为房间隔切开，切断肺总动脉，将其近端与发育不良的升主动脉和主动脉弓形成新的主动脉，体肺循环建立新的分流或右心室肺动脉分流，其目的是建立右心室与主动脉之间通常的通道，调整肺血流满足肺血管床生长发育的需要而又不至于导致肺血管梗阻性病变以及在心房之间建立交汇使肺静脉血液回流入心脏不受阻碍。Ⅱ期为分流管道的拆除和双向上腔静脉肺动脉连接术。Ⅲ期为全腔静脉肺动脉连接术。Ⅱ、Ⅲ期手术的目的是为了减轻右心室的容量负荷以及获得有效的肺血管灌注。

五、手术技术

本章将详细描述 Norwood stage Ⅰ 期手术，Ⅱ、Ⅲ期手术可参考 Fontan 类手术。

（一）Norwood stage Ⅰ

常规胸骨正中切口，切除胸腺以利于细小主动脉弓及其分支的暴露，在右肺动脉起始部游离出细小升主动脉与肺动脉，左右肺动脉也一并游离，将主动脉弓部三支分支以及左右肺动脉套带备用。由于心脏发育不良、负荷过重，心肌激惹性高，在游离组织的时候要特别小心，即使是对心室细微的牵拉都可能导致室颤或血流动力学不稳定。动脉插管选在最方便的位置，即肺动脉分叉下方的主肺动脉近端，静脉插管选在右心耳处。

在体外循环开始的同时，缩紧左右肺动脉套带，保证经动脉导管充分的体循环灌注，并将鼻咽温逐渐降至18℃，监测鼻咽温以及肛温。在降温的过程当中，可选择4mm聚四氟乙烯管道建立改良Blalock-Taussig分流（如果采用SANO分流，及用右心室到肺动脉的分流来代替BT分流管道，则在横断主肺动脉、重建主动脉弓后完成分流管道的建立）。在无名动脉近端上半阻断钳并作一纵向切口，用7-0 Gore-Tex线与管道行端侧吻合，松开半阻断钳并将聚四氟乙烯管道远端用银夹夹闭。

分流管道在手术过程中可一直夹闭或选用合适插管通过无名动脉进行选择性脑灌注。

经过15~20min后，鼻咽温降至18℃，此时可以阻断三支主动脉分支（如通过分流管道选择性脑灌注，则在无名动脉吻合口近端阻断），停循环，血液回流。此时可在动脉导管下方水平阻断降主动脉，自肺动脉插管处灌注心脏停搏液，后拔除动静脉插管。

松开左右肺动脉套带，游离、切断、缝合动脉导管，并通过右心房插管部位，探查后切除房间隔组织。

在主肺动脉上靠近右肺动脉开口处做一稍微倾斜的切口，横断主肺动脉，使得主肺动脉与升主动脉缝合起点偏高，而更远离冠状动脉，从而减少了冠状动脉损伤的可能性。

左右肺动脉分叉处切口以椭圆形同种异体肺动脉补片或自体心包补片修补，如左右肺动脉粗大也可直接缝合。

在重建完整的左右肺动脉后，将分流管道插管撤除，进行分流管道远端与右肺动脉的端侧吻合。在主动脉重建之前完成B-T分流远端吻合口的原因是重建的新主动脉往往粗大，会影响分流管道远端的吻合口视野，让分流管道尽可能居中，使左右肺动脉血流更均衡。

在主动脉内侧缘做纵向切口，从主动脉切口处向降主动脉方向延伸1~2cm，近端则达到横断的主肺动脉水平。

通常还需要在主肺动脉近端靠近肺动脉瓣交界处做一纵行小切口来减小吻合张力防止升主动脉对主肺动脉形成压迫。而主肺动脉与升主动脉吻合部起始处需用7-0 Prolene间断缝合数针，使主肺动脉、升主动脉连接更贴合，防止出血。

再利用同种异体肺动脉补片连接升主动脉与主肺动脉根部并重建升主动脉、主动脉弓及部分降主动脉。补片的形状、大小都需要精心裁制，并考虑到重建新的主动脉通道前壁比后壁长，特别要注意无名动脉开口处主动脉弓血流通畅保证足够的肺动脉血流灌注。在重建缝合过程当中，缝合首先从降主动脉端开始，可以对补片底边裁剪避免补片扭曲。

在充分排气后，重新插入主动脉、静脉插管，逐渐恢复循环并复温至 37℃，此时将头臂血管阻断带松开。在血管活性药物的辅助下撤除体外循环，逐层止血关胸。

其他改良 Norwood 手术：

（1）如果存在大动脉位置转位或主动脉与主肺动脉大小相匹配，可以将升主动脉和主肺动脉根部贴合的部分侧侧吻合，建立主动脉、肺动脉双通道，再用三角形心包补片重建主动脉弓部。

（2）为了避免使用心包补片或人工材料，还可以将主肺动脉近端直接上拉至主动脉弓底部，与弓下缘进行端侧吻合。此方法的优点在于不涉及升主动脉根部的操作，避免了对冠状动脉的损伤。而细小的升主动脉则相当于普通冠状动脉的功能。

（3）如果此时升主动脉细小而长度不够或过长，采用这种方法会导致升主动脉扭曲，影响冠脉血流。这时就可以在无名动脉下方将升主动脉横断，根据升主动脉的长度，在适当位置与主肺动脉侧壁进行端侧吻合。

（二）心脏移植

有多中心研究发现，心脏移植术后 5 年生存率为 72%，其中 76% 的患儿在术后 3 个月内死亡，但新生儿心脏移植也存在明显问题，如供体来源、术后终身应用免疫抑制剂等。另外一项多中心研究也发现经过心脏移植生存 1 年以上的 HLHS 患儿 93% 存在较严重的并发症，心脏移植术后患儿多见高血压、肾功能不全、感染、排异反应等。作为 HLHS 根治性手术，目前相关报道不多。

（三）杂交手术

2003 年，美国先天性心脏病外科协会报告了 710 例新生儿接受传统 Norwood 手术，但只有 28% 的患儿成功完成了 III 期手术。Lioyd 等指出 Norwood 手术效果目前仍不满意，而且有报道指出，合并 HLHS 的新生儿脑部发育尚不完善，在体外循环手术中更容易受到损伤，因此出现了杂交手术，来作为通向最后 Norwood 系列手术桥梁，以减少手术风险，缩短住院时间，节约医疗资源。上海交通大学医学院附属上海儿童医学中心报道了国内首例 HLHS 患儿 I 期杂交手术病例。

该手术分为三个阶段：①环缩左右肺动脉控制肺血流；植入动脉导管支架保持动脉导管的开放。通过球囊扩张建立非限制性心房交通，根据需要可植入支架保持心房交通顺畅。②去除 PDA 支架并结扎 PDA，解除肺动脉环缩带；横断肺动脉，近端肺动脉与升主动脉吻合，主动脉弓补片扩大；取出心房支架，行改良 BT 分流术或 SANO 分流或改良腔肺动脉吻合术（双向 Glenn 术）。③全腔静脉肺动脉连接术或通过颈内静脉途径，建立颈内静脉途径，通过股静脉置入下腔静脉 - 上腔静脉覆膜支架，从而完成经典 Fontan 手术。

（四）产前干预治疗

由于手术后生存的患儿，他们离正常的生活质量仍有很大的差距，患儿可能出现神经认知功能异常的并发症，顽固性蛋白丢失性肠病虽然发生率低，也仍然是威胁生命的潜在因素，另一方面，所有术后患儿无一例外出现肝脏纤维化，Fontan 类手术后出现靶器官并发症很难避免，基于学者们提出胎儿时期左心室发育不良与主动脉瓣狭窄有关的理论，Jack Rychik 提出了产前胎儿时期干预的理念。波士顿儿童医院的 Freud 及其同事首次报道了 100 例胎儿期主动脉瓣球囊扩张手术，其中 88 例出生时存活，38 例具备双心室矫治条件，其中 7 例患儿是接受单心室姑息性手术后具备双心室条件，31 例出生后即具备双心室矫治条件，7 例姑息性分期手术组病例早期死亡率高于 31 例组，而后组病例在儿童时期死亡率则高于前组病例，这使得 HLHS 患儿的危险时期由新生儿期推向了儿童期，为 HLHS 治疗掀开了新的篇章。

六、术后并发症及术后监护

Norwood I 期术后常见并发症包括低氧血症、低血压、分流管道狭窄或过粗、残余主动脉弓梗阻、心律失常等。

Norwood I 期术后患儿的处理非常复杂，其特点是体循环和肺循环以平行方式与一个单心室相连来供应体循环和肺循环的血流。

一般在手术后对患儿维持深度的镇静和麻醉状态，以使应激性降到最低。可以联合应用多巴胺、米力农，以及肾上腺素等血管活性药物增强心肌收缩力、降低心脏做功和改善体循环压力和灌注。监测中心静脉压，维持共同心房压在 10mmHg 左右。

手术后出现任何原因引起的心肌过度肿胀，都应延迟关胸。必要时可以考虑使用 ECMO 支持，包括在手术室和 ICU，使用 ECMO 的指征是：不能顺利撤除体外循环、严重的低氧血症、低心排血量或心脏停搏，而对于循环不稳定的患儿，更需要尽早考虑 ECMO 辅助。Joshua M 及其同事运用多元逻辑回归分析认为出生体重小于 2.5kg 和长时间的体外循环时间是 Norwood 手术后需要 ECMO 辅助的独立风险因素，而主动脉阻断时间和深低温停循环时间在术后 ECMO 组和无 ECMO 组之间则没有明显统计学意义。

手术中分流管道的类型、内径也会影响肺循环和体循环血流的平衡。由于改良 B-T 分流管道肺血流来源于体循环，可以提供充足的肺血流，而不致于引起过度的体循环窃血，但由于分流引起的舒张压下降，将会影响到重要器官的血流灌注，如冠状动脉、脑动脉和肾动脉，所以 Norwood 术后在体循环压和肺血流之间的平衡是术后监护的要点。应用右心室 – 肺动脉分流术（SANO 分流）的患儿血流动力学相对平稳，避免了对灌注压的不良影响。

部分病例可能会出现分流管道过粗或者合并残余主动脉弓狭窄，导致肺循环血流明显增多，出现超循环，血氧饱和度大于 90%，但体循环低灌注，出现代谢性酸中毒、少尿等，这种情况就需要调整呼吸机和氧浓度保持轻度低氧血症状态，限制肺血流，必要时外科修正缩小分流管道直径。

另外手术后肺炎、肺不张、胸腔积液以及气胸均应积极处理，因可致肺循环压力升高，减少肺血流灌注引起低氧血症。

七、手术效果及预后

无论是传统 Norwood 手术还是杂交手术的结果在近年内都有长足改观。

对于接受 Norwood 手术最全面的结果分析是 2003 年由美国先天性心脏病外科协会报道，985 例 HLHS 患儿共有 710 例接受了 Norwood 手术 I 期手术，术后 1 个月、1 年和 5 年生存率分别为 76%、60% 和 54%；2013 年 Fortuna 报道了 Norwood I 期手术与其他单心室矫治一期手术的比较，两组术后生存率分别为 83%、89%，运用 Kaplan-Meier 法估计 10 年生存率在两组间也无明显区别，分别为 67%、73%。

2008 年 Mark Galantowicz 报道了 40 例 HLHS 患儿接受杂交 I 期手术，52% 患儿在手术室拔除气管插管，85% 患儿在 24h 内拔除气管插管，住院存活率高达 97.5%，2 例患儿因感染在等待 II 期手术过程中死亡，15 例患儿接受了完成的 Fontan 手术。有学者认为杂交手术虽然与 Norwood 手术解剖特点不同，但对于肺血管的发育和血流动力学方面几乎无不良影响，但也有学者认为接受 I 期杂交手术的患儿虽然死亡率低，但肺动脉的发育迟缓，约 86% 需要再干预，其优点在于避免了体外循环减少了脑部并发症。

Lloyd 回顾了 2005—2011 年伦敦 Evelina 儿童医院 138 例 HLHS 患儿，其中 111 例接受 Norwood 手术，早期死亡（术后 30d 内）31 例（27.9%），27 例接受杂交手术，早期死亡 9 例（33.3%），而 Norwood 手术和杂交手术 1 年生存率分别为 58.6%、57.9%，两组之间无明显统计学差异。由此可见，早期杂交手术结果似乎优于 Norwood 手术，但并没有统计学意义，大多数学者更倾向认为两种手术方法缺乏长期的数据，远期疗效尚无定论。

2010 年儿童心脏协会回顾性分析比较传统 Norwood 手术 AP 分流和 SANO 分流，共 921 例患儿，555 例 SANO 分流，1 年生存率分别为 64% 和 74%，有学者报道改良 Norwood 手术（SANO 分流）术后可能出现分流管道的狭窄，导致患儿低氧血症，严重的需要再次手术干预。Ohno N 统计 1988—2010 年 87 例行改良 Norwood 手术（SANO 分流）患儿，其中 22 例出现分流管道狭窄，采用球囊扩张的方法，有效地降低了外科干预率。美国密歇根医学院集合了 15 个北美心脏中心的数据报道 275 例患儿接受改良 BT 分流，274 例患儿接受 SANO 分流，术后 1 年生存率分别为 64%、74%，SANO 组数据结果要优于改良 BT 分流组，两组的右心室功能以及并发症没有差异，但 1 年后生存率两组生存率无明显差异。对于手术中分流类型的取舍，取决于手术医生的经验，两者的远期效果没有明显的统计学差异。

（陈寄梅　滕云）

参考文献

［1］ 徐志伟.小儿先天性心脏病手术治疗进展［M］.上海交通大学学报（医学版），2011，（9）：1226–1230.

［2］ Gail EW, Dennis CC, John RC, et al.High systemic vascular resistance and sudden cardiovascular collapse in recovering norwood patients［J］. The Annals of Thoracic Surgery, 2004, 77（1）: 48–52.

［3］ Jack R, Denise D, Meryl C. Current outcomes for the fetus with hypoplastic left heart syndrome（HLHS）［J］. American Journal of Obstetrics and Gynecology, 2006, 195（6）: 179.

［4］ 陈寄梅.新生儿及小婴儿心脏外科进展［J］.岭南心血管病杂志，2009，（3）：167–168，173.

［5］ Yerebakan C, Murray J, Valeske K, et al. Long–term results of biventricular repair after initial Giessen hybrid approach for hypoplastic left heart variants［J］. J Thorac Cardiovasc Surg, 2015, 149（4）: 1112–1120.

［6］ 王鸿，耿丹明，涂学军.胎儿左心发育不良综合征伴房间隔异常超声心动图［J］.福建医科大学学报，2009，（1）：62–64.

［7］ 苏继莲，艾红，范运芝.产前超声诊断左心发育不良综合征 1 例并文献复习［J］.中国医学影像学杂志，2005，（3）：238–239.

［8］ 沈蓉，蔡及明，张玉奇.左心发育不良综合征的多普勒超声心动图评判［J］.医学影像学杂志，2008，（10）：1109–1112.

［9］ 鲁敏，陈建烽，吴松年，等.超声心动图对胎儿左心发育不良综合征的诊断价值［J］.中国优生与遗传杂志，2013，（1）：87–88.

［10］ 刘琳，何怡华，李治，等.胎儿左心系统发育偏小的病因和预后分析［J］.中华超声影像学杂志，2014，23（1）：79–81.

［11］ Jaroslav FS, Marc RDL, Victor TT. 先天性心脏病外科学［M］.朱晓东，马维国，张怀军，译.北京：人民卫生出版社，2009.

［12］ 聂志伟，曹春峰，耿银萍. 产前超声诊断胎儿左心发育不良的应用［J］. 中外医疗，2013，（14）：6-7，9.

［13］ Chrisant MRK，Naftel DC，Drummond-Webb J，et al. Fate of infants with hypoplastic left heart syndrome listed for cardiac transplantation：a multicenter study［J］. J Heart Lung Transplant，2005，24（5）：576-582.

［14］ Jenkins，PC，Flanagan MF，Jenkins KJ，et al. Morbidities in Patients with Hypoplastic Left Heart Syndrome［J］. Pediatric Cardiology，2004，25（1）：3-10.

［15］ David FAL，Lindsay C，Sunitha V，et al. Analysis of preoperative condition and interstage mortality in Norwood and hybrid procedures for hypoplastic left heart syndrome using the Aristotle scoring system［J］. Heart，2014，100（10）：775-780.

［16］ Daniel JL，David MS，Robert RC，et al. Brain maturation is delayed in infants with complex congenital heart defects［J］. J Thorac Cardiovasc Surg，2009，137（3）：529-536，discussion 536-537.

［17］ Mark G，John PC，Alistair P，et al. Hybrid Approach for Hypoplastic Left Heart Syndrome：Intermediate Results After the Learning Curve［J］. The Annals of Thoracic Surgery，2008，85（6）：2063-2071.

［18］ Honjo O，Caldarone CA. Hybrid palliation for neonates with hypoplastic left heart syndrome：current strategies and outcomes［J］. Korean Circ J，2010，40（3）：103-111.

［19］ 刘廷亮，高伟，余志庆，等. 新生儿左心发育不良综合征内外科镶嵌I期治疗：附1例报告［J］. 临床儿科杂志，2014，（4）：346-348.

［20］ Caren SG，Kathleen M，Daniel L，et al. Neurodevelopment and quality of life for children with hypoplastic left heart syndrome：current knowns and unknowns［J］. Cardiology in the Young，2011，21（2）：88-92.

［21］ Rychik J，Goldberg D，Rand E，et al. End-organ consequences of the Fontan operation：liver fibrosis，protein-losing enteropathy and plastic bronchitis［J］. Cardiol Young，2013，23（6）：831-840.

［22］ Rychik J. Hypoplastic Left Heart Syndrome：Can We Change the Rules of the Game ？［J］. Circulation，2014，130（8）：629-631.

［23］ Freud LR，McElhinney DB，Marshall AC，et al. Fetal aortic valvuloplasty for evolving hypoplastic left heart syndrome：postnatal outcomes of the first 100 patients［J］. Circulation，2014，130（8）：638-645.

［24］ Shinya U，Shingo K，Yasuhiro K，et al. Extracorporeal membrane oxygenation following Norwood stage 1 procedures at a single institution［J］. Artif Organs，2010，34（11）：898-903.

［25］ Joshua MFL，Jennifer CHR，Sunkyung Y，et al. Risk factors for requiring extracorporeal membrane oxygenation support after a Norwood operation［J］. The Journal of Thoracic and Cardiovascular Surgery，2014，148（1）：266-272.

［26］ Sano S，Ishino K，Kawada M，et al. Experience over five years using a shunt placed between the right ventricle and the pulmonary arteries during initial reconstruction of hypoplasia of the left heart［J］. Cardiol Young，2004，14（3）：90-95.

［27］ Randall SF，Mark R，Dale MG. Outcomes of the Modified Norwood Procedure：Hypoplastic Left Heart Syndrome Versus Other Single-Ventricle Malformations［J］. Pediatric Cardiology，2014，35（1）：96-102.

［28］ Osami H，Lee NB，Holly EM，et al. Clinical Outcomes，Program Evolution，and Pulmonary Artery Growth in Single Ventricle Palliation Using Hybrid and Norwood Palliative Strategies［J］. The Annals of Thoracic Surgery，2009，87（6）：1885-1893.

［29］ Dave H，Rosser B，Knirsch W，et al. Hybrid approach for hypoplastic left heart syndrome and its variants：the fate of the pulmonary arteries［J］. European Journal of Cardio-Thoracic Surgery，2014，46（1）：14-19.

［30］ Akintuerk，H. Stenting of the Arterial Duct and Banding of the Pulmonary Arteries：Basis for Combined Norwood Stage I and II Repair in Hypoplastic Left Heart［J］. Circulation，2002，105（9）：1099-1103.

［31］ Brescia AA，Jureidini S，Danon S，et al. Hybrid versus Norwood procedure for hypoplastic left heart syndrome：Contemporary series from a single center［J］. The Journal of Thoracic and Cardiovascular Surgery，2014，147（6）：1777-1782.

［32］ Naoki O，Shinichi O，Koichi K，et al. Usefulness of balloon angioplasty for the right ventricle-pulmonary artery shunt with the modified Norwood procedure［J］. Catheter Cardiovasc Interv，2013. 81（5）：837-42.

［33］ Richard GO，Lynn AS，Lynn M，et al. Comparison of shunt types in the Norwood procedure for single-ventricle lesions［J］. N Engl J Med，2010，362（21）：1980-1992.

第三十九章

左室流出道梗阻

左室流出道梗阻是一种左心室射血梗阻性疾病，流出道狭窄可以发生在左心室到升主动脉的不同水平，常见于主动脉瓣、主动脉瓣上和瓣下，在先天性心脏病的发生率占 3% ~ 10%。可单独存在，也可合并存在。

左室流出道梗阻可合并其他心脏畸形，如功能性单心室、主动脉弓离断、完全性房室通道或其他复杂的先天性心脏病；也可以是复杂先天性心脏病畸形中的一部分，如左心发育不良综合征等，本文讨论内容不包括上述。

第一节 主动脉瓣狭窄

一、概述

主动脉瓣狭窄在左室流出道梗阻中最常见，占 60% ~ 75%，其病理解剖和临床表现个体差异很大。大部分患者早期主动脉瓣无梗阻或轻微梗阻，临床症状轻微，儿童期甚至青春期后瓣叶进行性增厚、钙化，出现严重瓣口狭窄，如无干预，40 岁以前死亡率达到 60% 以上，平均死亡年龄为 35 岁，主要因左心室肥厚、严重心功能衰竭而死亡。约 10% 患者在新生儿期或婴幼儿期即表现严重主动脉瓣狭窄的临床症状，该类患者病情危重，常合并左侧心脏结构畸形，如室间隔缺损、主动脉缩窄、动脉导管未闭甚至左心室发育不良，如不及时治疗，1 岁前死亡率高达 23%，主要因心功能不全、肾功能不全和严重代谢性酸中毒导致患者死亡。

二、解剖要点

主要病理解剖改变是半月瓣数量和形态异常，瓣叶游离缘不同程度融合，导致瓣膜开放受限。按瓣叶数量可分为单瓣、二瓣或三瓣畸形。单瓣畸形为增厚隔膜，中心开口或偏向一侧，无瓣叶交界或残留交界痕迹，单瓣畸形狭窄最为严重，常见于新生儿和婴幼儿。二瓣畸形中瓣叶增厚且不对称，交界粘连，裂缝状开口多呈前后位，少数为左右位，大瓣叶常有交界痕迹，双瓣畸形最常见，约占75%。三瓣畸形中各瓣叶增厚，大小不等，右冠瓣发育不全者居多，瓣叶交界融合但可辨，中央开口。二瓣畸形和三瓣畸形的解剖狭窄多呈进行性加重，病变需要一定的时间，常见于青少年和成人患者。目前主动脉瓣狭窄病因学尚不清楚，可能与基因有关。

根据主动脉瓣狭窄的程度可分为轻、中、重三级。按静息状态，跨瓣收缩压差：轻度狭窄 < 49mmHg，中度狭窄 50 ~ 75mmHg，重度狭窄 > 75mmHg。按主动脉瓣口面积指数：轻度狭窄 > 0.8cm²/m²，中度狭窄 0.5 ~ 0.8 cm²/m²，重度狭窄 < 0.5 cm²/m²。

三、诊断要点

主动脉瓣狭窄发生率有性别差异，男女之比为 3∶5。临床表现与梗阻的程度呈正相关。婴幼儿一般症状较轻（特别是主动脉二叶瓣畸形），至青春期后方才出现心悸、头晕、乏力，多在活动后产生，后充血性心力衰竭、晕厥和心绞痛症状逐渐明显，静息时也可出现，每年约 0.3% 患者可出现细菌性心内膜炎，10% ~ 19% 患者可出现严重心律失常导致猝死。严重主动脉瓣狭窄患者可以在出生早期就有明显临床症状，激惹哭闹、喂养困难，甚至出现呼吸急促、心动过速、少尿等严重的心功能衰竭征象，危及生命。

体格检查可仅表现为心前区震颤、左室抬举性心尖搏动以及收缩期杂音，少数可出现主动脉瓣反流的舒张期杂音。在新生儿和婴幼儿发病者，常有周围循环灌注不足表现，包括周围动脉搏动减弱和脉压减小、皮肤苍白、四肢凉等；左心室功能严重受损时，收缩期杂音可能表现不显著，合并其他心脏畸形，可有相应体征出现。

胸部 X 线检查可见心影正常或仅轻度增大，升主动脉结明显突出。而新生儿和婴幼儿出现心功能衰竭时显示心影增大和肺血增多。

典型的心电图表现为左心室肥厚，与跨瓣压差呈正相关。部分婴幼儿发病者和晚期患者可表现双心室肥厚。V6 导联 T 波倒置是左心室流出道梗阻的特征性表现。不典型者可出现正常心电图。

超声心动图检查可以提供解剖诊断，为确定诊断提供最主要的依据。可以显示各瓣叶结构、发育和交界粘连情况；可以判断瓣环大小；可以评价左心室功能；可以鉴别有无其他合并心脏畸形；可以鉴别是否合并心内膜弹性纤维组织增生等。并且还可以通过测定压力阶差，评估主动脉瓣的狭窄程度。

心导管检查可以判断狭窄程度和诊断其他合并畸形，也可以用于介入治疗。直接测量左心室压力和跨瓣压差，用以评估瓣叶形态、瓣环大小、心室功能等，为手术提供最重要的依据。

CT 和磁共振检查可以直接观察主动脉瓣的瓣叶和瓣环情况，并通过主动脉瓣口的峰值流速可以间接计算跨瓣压差。

轻度主动脉瓣狭窄患者，症状可不典型，多数辅助检查如胸部 X 线检查和心电图显示大致正常，通过超声心动图可确定诊断。严重主动脉瓣狭窄的新生儿或婴幼儿，如动脉导管关闭，可立即出现循环衰竭征象，应引起警惕。该病与主动脉瓣上和瓣下狭窄具有相同的病理生理学及血流动力学表现，应注意鉴别。

四、手术指征

主动脉瓣轻度狭窄（跨瓣收缩压 < 50mmHg），患者临床症状不明显，可随诊观察；中度狭窄（跨瓣收缩压 50 ~ 75mmHg），如出现呼吸困难、乏力、晕厥、心绞痛和充血性心力衰竭等临床表现，为手术或介入治疗的适应证，如无明显临床症状，可结合心电图是否出现室性心律失常，以及超声心动图是否显示左心室进行性肥厚等，综合分析个体化选择；重度狭窄（跨瓣收缩压 > 75mmHg），即使没有临床症状也应该手术干预；如果新生儿或婴幼儿动脉导管关闭，可能出现循环衰竭征象，需要紧急手术。

对于成年发病的患者，常常伴有瓣膜纤维化和钙化，首选主动脉瓣置换手术。

对于儿童期发病的患者，应尽可能行瓣膜切开或扩张成形术，虽然最终不可避免需要行瓣膜置换手术，但换瓣年龄推后，可直接置换大号人工瓣膜，也减少了瓣膜置换相关并发症的风险。如瓣膜病变严重，或者存在瓣膜严重反流，或者瓣膜交界切开术后，瓣膜广泛变形，无法维持功能，应考虑进行主动脉瓣置换术。主动脉瓣可选择人工瓣、异体主动脉瓣或自体肺动脉瓣等。

对于新生儿以及婴幼儿期发病的患者，必须结合其临床表现和病理解剖情况，判断左心系统能不能独立担当体循环的功能，考虑能够承担的，可选择瓣膜切开、扩张成形手术，否则只能施行 Norwood 手术和后期的单个心室修复手术。目前主要通过超声心动图检查来评价左心室功能，有报道根据主动脉根部直径与体表面积的比例关系来对左心室功能进行量化评分，有报道通过左心室长轴与心脏长轴的比值来评价左心室发育程度，有报道测定二尖瓣面积指数来评价左心室功能，甚至有报道仅通过升主动脉和动脉导管血流方向来评价左心室功能，但目前确切指标仍有争议。有学者在上述研究的基础上，提出通过四个形态学参数来进行死亡预测，包括：①左心室长轴和心脏长轴的比值 ≤ 0.8；②主动脉根直径指数 ≤ 3.5cm/m^2；③二尖瓣面积指数 ≤ 4.75 cm^2/m^2；④左室质量指数 ≤ 35mg/m^2。进一步的研究发现，在这四个因素中占两个以上者，死亡率为 100%；没有或仅有一个危险因素者，死亡率为 8% 以下。通过上述结论，也许我们可以认为，两个危险因素以上者行 Norwood 手术，可能是一个好的选择。

五、手术技术

目前，主动脉瓣狭窄的手术治疗主要有两类方法：瓣膜成形手术和瓣膜置换手术。具体手术方式的选择必须结合患者年龄、主动脉瓣病理解剖，瓣环与左室大小，是否合并主动脉瓣关闭不全及其程度，以及是否合并主动脉瓣上和瓣下狭窄及其程度综合考虑，确定手术方式。

（一）瓣膜成形手术

1912 年，Tuffer 报道 1 例成人患者经主动脉插入手指完成了闭式扩张术，是目前关于主动脉瓣狭窄手术治疗的最早报道。随后 1955 年 Marquis 和 Logan 报道经左心室尖切口扩张器闭式扩张主动脉瓣口；1956 年 Lewis 报道阻断上下腔静脉血流直视下进行瓣膜切开术；同年 Lillehei 应用体外循环进行瓣膜切开直视手术；1969 年 Coran 和 Bernhard 在波士顿儿童医院开始应用手术解除新生儿和婴幼儿的严重主动脉瓣狭窄。随着对疾病认识的不断深入，随着体外循环技术的不断成熟，曾经出现过的常温阻断回心血流和深低温停循环下主动脉瓣切开手术已经很少应用，目前比较常采用的瓣膜成形手术方法主要有以下三种方法。

1. 经皮球囊扩张瓣膜成形术　经皮球囊瓣膜成形术特别适用于新生儿和婴幼儿严重主动脉瓣狭窄的患者，是国外某些医学中心的首选治疗方法，对儿童期发病患者也是治疗手段之一。部分学者认为球囊扩张能使主动脉瓣叶撕开，但部位和程度决定于瓣膜固有的结构特性，解剖上二瓣畸形扩张效果最好，单瓣畸形扩张效果最差、并发症最重，所以对患者必须认真进行选择。

该操作技术简单，应根据主动脉瓣环的大小和瓣膜狭窄的程度，本着保守的原则，选择合适的球囊导管，防止严重的主动脉瓣关闭不全。注意如果存在瓣膜发育不良、瓣环狭小或者主动脉瓣反流等情况，则禁止选用该项技术。

2. 体外循环下瓣膜切开成形术　体外循环下瓣膜切开是最普遍、效果最为确切的手术方法，适用于各个年龄阶段，包括新生儿、婴幼儿、儿童和成人。

手术在浅低温、体外循环心脏停搏下进行。距瓣环 1.5cm 横行切开主动脉前壁，可略向无冠瓣延伸，探查主动脉瓣。通过对主动脉瓣有无支持作用，来正确判断主动脉瓣叶交界。部分病例在瓣叶上可见不同发育程度的嵴，并不延伸到瓣膜的游离缘，这时不应切开，防止严重的瓣膜关闭不全。切开瓣的交界融合，至少保留距主动脉壁 1 ~ 2mm。由于短的切口可以明显增加瓣口面积，瓣膜切开必须保守，防止严重主动脉瓣关闭不全。术中注意避免损伤传导束和冠状动脉，注意常规探查有无合并主动脉瓣下狭窄。

主动脉瓣交界过度切开或病变不适当切开，可造成严重的主动脉瓣关闭不全，术中可能出现急性左心功能衰竭甚至无法停机。应注意预防上述情况产生，术中发现瓣膜关闭不全，可考虑成形术或瓣膜置换术。

3. 闭式瓣膜成形术　适用于少数重症新生儿和婴幼儿患者。

常规开胸，可以并行体外循环，也可以不应用体外循环，左心室心尖部预置荷包线后切开，选择扩张器、球囊或者合适探条扩张主动脉瓣，然后缝合左心室。注意选择要相对保守，最大的扩张直径也应小于主动脉瓣环 1cm 左右，防止瓣膜关闭不全。

注意通过主动脉瓣时，应防止心脏基底部穿孔，一旦损伤要立即予以修复，手术在并行体外循环的情况下，相对安全。

4. 瓣膜成形术后并发症和术后监护　瓣膜成形术后应根据循环状况调整血管活性药物，辅助心脏功能。主动脉瓣狭窄患者多有不同程度的向心性心肌肥厚，术后易出现高血压、室性心律失常和心功能不全，应注意保持电解质平衡和心功能维护。

常见的术后并发症主要包括：主动脉瓣关闭不全，多数为主动脉瓣扩张或切开过度，选择手术方法与瓣膜病变不适当所造成，注意根据关闭不全的程度来选择修复或置换手术。主动脉瓣成形术后再狭窄，成形手术本身是姑息性手术，随着年龄的增加，约有 35% 患者在术后 10 年内出现再狭窄，需二次手术治疗，大多数长期存活患者需要瓣膜置换手术治疗。

5. 手术效果和预后　主动脉瓣狭窄切开成形术的死亡率在不同年龄组间差别很大，儿童和成人组低于 1%；新生儿组和婴幼儿组有报道可达到 30% ~ 50%；除了年龄因素，术前心脏功能和瓣膜畸形程度也是影响因素之一。从再次手术干预率来看，术后 10 年约 35% 的患者需要再次手术，平均手术期限为 7 年。

为降低新生儿和婴幼儿组死亡率，部分学者对手术方法进行了改进。1983 年 Lababidi 采用经皮球囊扩张瓣膜成形术治疗主动脉瓣狭窄，随后 1985 年 Rupprath 等立即将这一技术应用于新生儿严重主动脉瓣狭窄的患者，与外科瓣膜切开手术比较，两者短期和中期的治疗效果没有显著性差异，加上操作简单，因而在波士顿儿童医院等国外著名的心脏中心，这一技术是新生儿和婴幼儿的首选方法。有学者对危重的新生儿或婴幼儿采用心室径路做闭式主动脉瓣扩张成形术，可是目前仅有少量病例报道，而且主动脉瓣关闭不全及再狭窄发生率高，二次手术率也较高。少数学者主张在阻断回心血流进行直视切开主动脉瓣交界粘连，但由于安全因素，这项技术很少被使用。

最新的研究报告表明，左心室发育程度才是决定手术成败的最关键因素，正确区分左心发育不良综合征和单纯主动脉瓣狭窄，比选择手术方法更加重要。先天性心脏病协会进行了一项多中心的前瞻性研究，对 320 例严重主动脉瓣狭窄的新生儿手术进行详细分析，116 例进行了瓣膜成形的双心室修复术，5 年生存率为 70%；179 例施行了 Norwood 手术，5 年生存率为 60%。通过分析，建立了预测 5 年生存的回归方程，影响因素包括：手术年龄、心内膜弹性纤维增生的程度、瓣窦水平主动脉瓣的大小、降主动脉直径、左心室长度评分和中重度三尖瓣关闭不全的有无等。

（二）瓣膜置换手术

几乎所有主动脉瓣狭窄患者最终都将进行主动脉瓣置换手术。对于年长的儿童，按标准方法进行主动脉瓣置换手术，瓣膜多选用机械瓣膜（具体可参阅相关章节）。对年幼的儿童和婴幼儿，手术方法的选择变得异常重要，因为一方面主动脉瓣环狭小，人工瓣膜无法直接置换；另一方面，又不得不面对儿童继续发育的困扰。一直以来主动脉瓣环扩大基础上人工瓣膜置换是传统的手术方法。1967年Ross首先报道了以自体肺动脉瓣置换主动脉瓣的手术经验，这样自体肺动脉瓣作为主动脉瓣的替代物逐渐受到重视。1972年Ross又利用同种带瓣主动脉置换主动脉瓣获得成功。

1. Konno手术　Konno手术是扩大左心室流出道和主动脉瓣环的一种手术方法，须同时进行主动脉瓣的置换手术。常用于主动脉瓣狭窄或合并弥漫性主动脉瓣下狭窄的治疗。值得一提的是，主动脉–二尖瓣扩大技术，Manouguian手术或Nicks手术，也可用来进行主动脉瓣环的扩大，但应用较少，这里不做介绍。

手术在中度低温、体外循环心脏停搏下进行。在升主动脉下端和右冠状动脉起始部左方约1cm处，做纵切口，在左右冠瓣叶交界处切开主动脉瓣环，切口偏左，于肺动脉瓣下方延伸到右室流出道前壁上。注意保护肺动脉瓣。剪开右冠瓣叶根部偏左侧的室间隔，扩大主动脉瓣环和左心室流出道。注意根据病变情况选择扩大的范围，合并弥漫性瓣下狭窄要跨过狭窄段。梭形补片加宽左心室流出道，超越主动脉瓣环水平。切除主动脉瓣叶，选择合适机械瓣膜。间断褥式缝合，大部分缝在主动脉瓣环上，小部分缝在超越的涤纶补片上，修剪超越涤纶补片，连续缝合加宽主动脉瓣上切口。三角形补片加宽右室流出道。注意补片要足够大，防止左心室流出道补片凸向右心室造成右心室梗阻。

术中要特别注意避免损伤右冠状动脉，一旦损伤出血，很难处理，尽量以预防为主。主动脉切口必须距离右冠状动脉开口1cm以上，避免切开损伤，也避免缝合时造成冠状动脉扭曲、变形甚至缝闭。术中注意保护肺动脉瓣，防止肺动脉瓣关闭不全，一旦损伤，可即行修补。术中注意防止出血，右室流出补片可足够大，将整个左心室流出道补片包绕在右心室内；且在右心室和主动脉连接处用带垫片的聚丙乙烯缝线褥式缝合予以加固。

2. Ross手术和Ross-Konno手术　Ross手术是应用患者自体的肺动脉瓣置换病变的主动脉瓣，而后用同种带瓣管道连接右心室和肺动脉。主要用于治疗包括需要置换主动脉瓣的复杂的左室流出道梗阻，包括合并弥漫性瓣上和瓣下狭窄的患者，特别是儿童和育龄妇女，婴幼儿也有成功报道的先例。Ross-Konno手术是融合了Ross手术和Konno手术的技术，适用于同时解除主动脉瓣和主动脉瓣下两个水平的狭窄。

手术在深低温、体外循环心脏停搏下进行。在主动脉瓣上2～3mm处横行切断升主动脉，切除病变主动脉瓣叶，保留瓣环，利用探条测量主动脉瓣环和左室流出道狭窄程度，决定是否加宽左室流出道。游离冠状动脉开口并保留部分主动脉壁，形成"纽扣状"，并游离冠状动脉开口。彻底游离肺动脉及其分支，近分叉处横断主肺动脉，探查肺动脉瓣，注意除外明显的关闭不全。自主动脉根部锐性分离肺动脉根部，将主–肺动脉后壁与左冠状动脉完全游离，直至能见到右心室肌肉，在肺动脉瓣叶附着处最低点下3～4mm做弧形切口，中间切开右心室前壁，切口延至主动脉，注意前方勿损伤右冠状动脉圆锥支，左后方勿损伤左冠状动脉主干、左前降支和第一间隔支。剪除自体肺动脉多余的肌肉组织，至瓣下2～3mm备用。肺动脉应仔细止血，否则术后很难处理。聚苯乙烯缝线将自体肺动脉瓣近端吻合在主动脉瓣位置上。带蒂的冠状动脉移植至肺动脉壁的相应位置。自体肺动脉壁上端与主动脉远端吻合。切除肺动脉后的右心室流出道，选择合适的同种带瓣管道进行重建，Ross手术即可完成。

如果主动脉瓣下有明确狭窄，可沿左右冠瓣交界切开主动脉，前缘切口斜向右室流出道，后缘切开室间隔，跨过狭窄段，取补片扩大左室流出道，植入较大的自体肺动脉来解除主动脉瓣下狭窄。

术中要特别注意避免损伤冠状动脉，尤其是左冠状动脉主干、左前降支和第一间隔支，一旦损伤出血，将导致手术失败，尽量以预防为主。为避免损伤，右室流出道后壁分离，可先用圆刀在肺动脉瓣环下 7 ~ 8mm 处切开内膜层，然后沿主动脉外膜，平行后壁进行分离，如此后壁肌肉切口内膜低外膜高，略呈斜面状，宽约 1cm 左右。冠脉移植要防止损伤出血，可利用冠状动脉探条引导，先内膜后外膜进行游离，且游离冠状动脉开口至少 0.5 ~ 1.0cm，吻合时，注意方向和角度，这样才能有效防止移植后扭曲变形。如自体肺动脉瓣环大于主动脉瓣瓣环，可于室间隔处切断瓣环，并切开部分室间隔，将自体肺动脉吻合在室间隔上。要防止传导束损伤，切开室间隔要偏向左侧的右心室面，一旦损伤，需要安置起搏器。

3. 同种带瓣主动脉置换主动脉根部手术　由 Ross 最早应用于临床，主要用于治疗包括需要置换主动脉瓣的复杂的左室流出道梗阻，包括合并弥漫性瓣上和瓣下狭窄的患者，但由于材料来源的限制和免疫排异反应的存在，目前较少应用。

手术在中度低温、体外循环心脏停搏下进行。心脏停搏液由冠状静脉窦口逆行灌注。按 Konno 手术的方法，经主动脉根部和右心室前壁纵切口，并切开室间隔，显露主动脉瓣及瓣下结构。将左右冠状动脉开口连同周围部分主动脉壁切下。主动脉在近端心室 - 主动脉连接处横断，切除主动脉瓣叶，远端在升主动脉中段横断。取合适的同种带瓣主动脉管道端端吻合在近端切口上，可利用二尖瓣前叶组织加宽左室流出道。将左、右冠状动脉分别移植到同种主动脉上。三角形涤纶补片加宽右室流出道切口。

术中注意和特殊情况处理可参见 Konno 手术和 Ross 手术。

4. 瓣膜置换术后并发症和术后监护　瓣膜置换术后除一般术后处理外，应注意保护心功能，利用血管活性药物辅助心脏功能，维持血流动力学稳定。应用硝酸甘油类药物来保证冠状动脉血供。维持水电解质平衡，防止心律失常的发生。对于置换机械瓣膜的患者，应注意应用华法林抗凝以防血栓形成。

常见的术后并发症主要有出血、冠状动脉损伤、心律失常等。

5. 手术效果和预后　在瓣膜置换手术中，机械瓣使用最持久，但型号大小不适合于儿童，为了避免或推迟再次换瓣的时间，尽可能应用 17# 以上的瓣膜，但需要加宽主动脉瓣环。Konno 手术是最常见的一种加宽左室流出道和主动脉瓣环的方法，由于面对的是复杂的左室流出道狭窄患者，早期死亡率很高，有报道可达 12% ~ 16%。而且应用机械瓣膜对儿童来说是很不利的，需要长期应用华法林抗凝，儿童个体差异大很难监测，容易造成出血和血栓形成。

应用生物瓣膜和同种主动脉瓣置换主动脉，可以克服主动脉瓣环型号的影响，但瓣膜会出现钙化和退行性变，生物瓣膜出现的概率更大，同种主动脉瓣虽然可以在一定程度上克服瓣叶钙化的问题，但其来源受到极大的限制，制约了该项技术的发展。

Ross 手术应用自体肺动脉瓣置换主动脉瓣，避免了免疫排异反应对瓣膜造成的组织学衰变，持久性更强，而且肺动脉瓣本身具有潜在的细胞修复和生长能力，适应性更好。Ross 对 339 例患者进行了远期疗效分析，20 年的无症状存活率为 80%，再手术率为 9.7%，主要原因是同种肺动脉瓣严重钙化导致右心室流出道重度狭窄而手术。Bando 对 36 例患者进行了移植肺动脉瓣的疗效观察，5 年瓣膜组织学衰变发生率，同种肺动脉组为 6%，而同种主动脉组则为 30%；晚期瓣膜重度钙化发生率，同种主动脉组为 20%，同种肺动脉组为 4%。因此采用同种带瓣肺动脉重建右室流出道明显优于同种带瓣主动脉。对比其他生物瓣 80% 以上、机械瓣 50% 的 20 年再手术率，Ross 手术后患者的生活质量明显提高。有报告对 109 例 Ross 手术患者进行随访，与瓣膜相关并发症的发生概率明显小于生物瓣和机械瓣。另一方面，Ross 手术技术复杂，把一个瓣膜的病变变成两个瓣膜的病变，即新主动脉瓣的耐久性和根部扩张、反流问题和肺动脉瓣替代物的远期问题。由于上述问题，20 世纪 90 年代中期开始，报道的手术例数呈明显下降趋势。但综合分析利弊，还是倾向于把 Ross 手术作为儿童患者的理想选择。Ross-Konno 手术对解除左室流出道梗阻十分有效，但需积累更多的临床经验。

第二节　主动脉瓣上狭窄

一、概述

主动脉瓣上狭窄是包括整个主动脉根部的复杂畸形，但梗阻部位在主动脉瓣平面以上，是三种常见类型中最少见的一种，发病率为 5% ~ 8%。最早 1930 年 Mencarelii 曾描述过主动脉瓣上狭窄，而直到 1961 年 Williams 等描述了主动脉瓣上狭窄伴有少见的"小精灵样"面容，智力发育迟钝、外周肺动脉狭窄等，或称为 Williams 综合征，该病才逐渐被人们所认知。

主动脉瓣上狭窄男女患病率近似，新生儿和婴幼儿较少出现临床梗阻症状，典型主动脉瓣上狭窄于 10 ~ 20 岁之间开始出现梗阻症状，主动脉瓣上狭窄的进展比主动脉瓣狭窄发展更快且更严重，许多未治疗的患者在成年之前就发生猝死，其原因在于严重左室流出道梗阻和冠状动脉病变所引起，而合并 Williams 综合征患者的死亡则往往和婴儿高钙血症有关。

二、解剖要点

主动脉瓣上狭窄可分为局限性和弥漫性。局限性是由于主动脉内壁环状嵴向主动脉腔内突出，阻塞左心室流出道，该段主动脉外径可以正常（隔膜型）或缩窄（壶腹型）；弥漫性是由于血管中层发育不良，内膜和中层肥厚，伴纤维和弹力组织增生，主动脉管腔狭窄和管壁异常增厚，通常累及升主动脉，也可伸展到无名动脉起源处。

有 30% ~ 45% 病例伴有主动脉瓣畸形，多表现为主动脉瓣增厚，另外由于窦管连接处压力偏高，可引起主动脉瓣反流，甚至手术解除瓣上狭窄，其反流仍然可能加重。合并主动脉瓣狭窄者，较为常见，手术时注意探查，防止漏诊，术后出现严重主动脉瓣以及瓣下狭窄。

冠状动脉畸形比较常见，原因很多，如高压血流可引起冠状动脉扩张和扭曲，局限狭窄环和瓣叶粘连可引起冠状动脉开口狭窄，弥漫性狭窄可引起冠状动脉中层增厚发育不良阻塞冠状动脉血流等。

外周肺动脉狭窄是常见合并畸形，可引起右心室高压和肥厚。少见的畸形还可合并左锁骨下动脉和颈动脉开口狭窄，主动脉缩窄和二尖瓣关闭不全等。

三、诊断要点

患者诊断年龄从新生儿到成年人，平均年龄小于 10 岁，婴幼儿期很少出现梗阻症状，如果出现，也是家族性的。通常儿童期发病，也有青春期后始出现症状，临床症状的程度与左心室流出道压力阶差呈正相关。早期即可出现心绞痛症状，常由于冠状动脉硬化的发生率增高有关。该类患者约 50% 可在幼儿期出现特殊面容，如头颅小、鼻梁宽、唇厚、两眼间距大、内眦赘皮，内斜视，虹膜星芒状，而且 Williams 综合征的患者往往智力发育迟钝，声音嘶哑，性格温和。体格检查心脏杂音类似主动脉瓣狭窄，位置略高。心电图可显示左心室肥厚和劳损。胸部 X 线检查心影右上缘凹陷是其特征性表现之一，主要原因是升主动脉窄后扩张不明显所致。

通过询问家族史、体格检查发现 Williams 综合征征象，可提示主动脉瓣上狭窄。二维超声心动图和彩色多普勒检查可明确诊断，一方面能确定左室流出道和主动脉瓣的解剖病变，另一方面并可测量压力阶差。通过心血管造影不仅能显示狭窄部位和形态，也能观察有无心血管合并畸形，尤其是外周肺动脉狭窄程度；通过导管连续测压，可显示从左心室到主动脉压力变化情况，进一步确定狭窄部位和程度，为手术提供指导。

四、手术指征

主动脉瓣上狭窄有临床症状，跨瓣收缩压差值大于 50mmHg；而且伴有冠状动脉梗阻时，无论什么年龄段均应考虑手术治疗。手术的目的应该是尽可能解除解剖梗阻，恢复正常主动脉根部形态，同时注意探查并解决其他合并心脏畸形，提高远期生存率。

五、手术技术

外科手术是治疗主动脉瓣上狭窄的最有效的手段，近年来有报道通过球囊扩张进行治疗，但疗效不确切。

（一）局限性狭窄修复术

主动脉瓣上狭窄患者，主动脉根部往往过度增厚，直接切除狭窄段并端端吻合，可能残留严重狭窄，目前应用较少。现在多采用主动脉瓣窦的加宽手术来解除狭窄，主要方法包括单窦加宽、双窦加宽和三窦加宽。

1. McGoon 手术　1961 年 McGoon 报道的，最早出现的修复方法，利用补片加宽主动脉无冠瓣窦。特点是操作简单，适用于狭窄不严重的患者。

手术在中度低温、体外循环心脏停搏下进行。主动脉做纵向切口，应在升主动脉前壁正中，越过狭窄的血管段，并延向无冠瓣窦，显露狭窄部位。仔细剥离瓣膜与血管壁粘连，沿主动脉壁将增厚的环形纤维嵴切除，注意检查主动脉瓣和瓣下有无狭窄。梗阻解除后，应用椭圆形心包片或涤纶片加宽主动脉，注意补片要包括整个狭窄段，尽量延伸到主动脉弓。

2. Doty 手术　1976 年 Doty 提出利用倒“Y”形补片，分别加宽无冠瓣窦和右冠瓣窦。该手术对主动脉塑形较好，使血流动力学更稳定，是目前采用最多的手术方法。

手术在中度低温、体外循环心脏停搏下进行。在主动脉上做倒“Y”形切口，上端必须超过主动脉狭窄平面，下端分别延向无冠瓣窦和右冠瓣窦。注意右冠瓣窦切口必须位于右冠状动脉开口的左侧，防止损伤冠状动脉。显露狭窄部位，剥离粘连，切除环形纤维嵴，检查主动脉瓣和瓣下有无狭窄。取相应大小的“Y”形补片，修补主动脉。

3. Brom 手术　1988 年由 Brom 提出，特别严重的主动脉瓣上狭窄患者，利用补片加宽主动脉三个瓣窦，理论上恢复了主动脉根部的正常解剖，但手术相对复杂，限制该术式的开展。

手术在中度低温、体外循环心脏停搏下进行。在主动脉窦管连接处横断主动脉，分别切开无冠瓣窦、左冠瓣窦和右冠瓣窦。注意右冠瓣窦切口必须位于右冠状动脉开口的左侧，左冠瓣窦切口必须位于左冠状动脉开口的右侧，防止损伤冠状动脉。显露狭窄部位，剥离粘连，去除环形纤维嵴，检查主动脉瓣和瓣下有无狭窄。三块三角形补片分别加宽和扩大瓣窦。然后将修复好的窦管连接部和主动脉做端端吻合。

4. Myers 手术　1993 年 Myers 对加宽三个瓣窦的技术做了改良，利用自体组织修复，避免了排异反应。

手术在中度低温、体外循环心脏停搏下进行。在主动脉窦管连接处横断主动脉，分别切开无冠瓣窦、左冠瓣窦和右冠瓣窦。显露狭窄部位，剥离粘连，切除环形纤维嵴，检查主动脉瓣和瓣下有无狭窄。升主动脉充分游离，远端对应裁成三个舌状血管片将三个血管片对应插到相应的瓣窦内连续缝合。

（二）弥漫性狭窄修复术

目前的手术方法无法从根本上解决弥漫性瓣上狭窄的病因问题，手术方法的选择主要取决于狭窄的范围以及是否合并主动脉瓣和瓣下狭窄，外科经验较少，有学者曾建议这类患者使用左室 – 主动脉带瓣管道连接手术，但该类手术并发症多且重，包括管道狭窄、瓣膜退化、感染性心内膜炎等，该类手术已很少应用，目前常用的手术方法是扩大的补片加宽手术，即用补片从主动脉瓣窦扩大升主动脉延伸到整个主动脉弓部。

扩大的补片加宽手术在深低温停体外循环或选择性头臂血管低流量灌注，心脏停搏下进行。经股动脉插管，婴幼儿可采用升主动脉插管，升主动脉阻闭部位一般在左锁骨下动脉近端，灌注心脏停搏液，停止体外循环。升主动脉上做纵切口，下缘到无冠瓣窦，上缘左锁骨下动脉近端，切除狭窄部位增厚的纤维内膜组织，然后用大小和形状适当的血管补片，年轻患者可选用同种升主动脉或主动脉弓，修复主动脉切口。

（三）特殊情况处理

术中要特别注意冠状动脉走行和开口位置，避免损伤冠状动脉，如狭窄段累及冠状动脉开口，可考虑冠状静脉窦逆行灌注心脏停搏液保护心肌，术中加宽冠状动脉开口，必要时行冠状动脉旁路移植术，如术中损伤冠状动脉，可造成心肌缺血，无法停机，应该即行修补或行旁路移植手术。

术中注意主动脉瓣上狭窄常合并二瓣畸形，半月瓣发育不全或瓣环细小，甚至半月瓣与主动脉壁粘连遮盖冠状动脉开口，影响冠状动脉血流，应注意分离粘连，做瓣膜成形术，恢复其功能。

术中注意操作轻柔，避免损伤主动脉瓣，切口下缘距离无冠窦底部至少要 0.8 ~ 1.0cm，防止损伤，如损伤到主动脉瓣，应即行修补，但修复概率很低，可考虑瓣膜置换。

六、术后并发症和术后监护

（1）室性心律失常，注意维持水电解质平衡，改善心肌灌注，减少其发生。

（2）主动脉瓣上再狭窄，随着年龄增长，应用补片加宽部位不能扩张生长，且纤维组织不能去除，进行性肥厚，尤其是弥漫性病变，造成了此类并发症的发生。

（3）主动脉瓣关闭不全，目前原因不是很明了，可能与改变整个主动脉瓣环的形态和力学构造相关，采用加宽三个瓣窦，可能减少此类并发症的发生。

七、手术效果及预后

主动脉瓣上狭窄的手术效果与病变的类型、狭窄的程度和是否合并其他心脏畸形关系密切。局限性主动脉瓣上狭窄婴幼期发病者很少，需要手术处理患者更少，多半在儿童期以后手术处理，疗效比较满意，早期死亡率低，远期手术效果满意。阜外医院报道 48 例患者行手术治疗，术后平均压差（21±9）mmHg，早期死亡率为 0，晚期猝死 1 例，再手术 1 例，效果良好。弥漫性病变容易在婴幼期发病，家族性倾向，手术死亡率高，可达 10%，可能与进行性心肌纤维化有关；合并主动脉瓣和瓣下狭窄的严重病例，死亡率可高达 25%；晚期可发生主动脉假性动脉瘤和感染性心内膜炎，影响治疗效果。

第三节　主动脉瓣下狭窄

一、概述

主动脉瓣下狭窄是发生于主动脉瓣下方左室流出道的梗阻，在左室流出道梗阻中占 20% ~ 30%，最早 1842 年由 Chevers 描述了这一畸形，认为它是胚胎期左室流出道发育障碍所形成的一类畸形。主动脉瓣下狭窄可分为局限性和弥漫性两种，肥厚性心肌病是其另一种特殊类型，将在下一节讨论。

典型的主动脉瓣下狭窄在婴幼儿期很少出现症状，多数于儿童期或青少年期发病，一旦发病进展很快，梗阻症状进行性加重，并且由于高速血流冲击主动脉瓣叶，逐渐造成瓣膜关闭不全，30 岁之前未手术患者 60% 以上死亡。死亡原因常见于充血性心功能衰竭、室性心律失常以及细菌性心内膜炎等。

二、解剖要点

主动脉瓣下狭窄可分为局限性和弥漫性。局限性约占 70%，通常在主动脉瓣下和二尖瓣前瓣之间纤维性或纤维肌性隔膜增生，这类隔膜通常 3 ~ 4mm 厚，呈圆环形或新月形向室间隔方向横向延展，牢固地附着于室间隔上，如右冠瓣叶下方的肌性室间隔有不同程度肥厚，可使狭窄加重。弥漫性占 12% ~ 15%，纤维肌性隔膜增生成管型，向左室心尖方向纵行延展，通常是复杂畸形的一部分，且与肥厚性心肌病很难鉴别。另外，除了肥厚性心肌病外，是否还有单纯肌性组织增生导致主动脉瓣下狭窄的病例，尚有争议。

主动脉瓣叶基本正常，三个半月瓣、主动脉瓣环通常偏小，尤其是瓣下狭窄严重的患者。部分可累积主动脉瓣，造成主动脉瓣增厚和关闭不全。

常常合并其他畸形，如右心室流出道梗阻、主动脉缩窄、主动脉弓中断以及室间隔缺损等。

三、诊断要点

局限性狭窄婴幼儿期可无症状出现，通常青少年期发病，早期多有活动后心悸、气短，偶有胸痛，随着年龄增大梗阻加重，常出现主动脉瓣关闭不全，活动耐力明显下降，在心前区收缩期喷射性杂音基础上，少数可伴轻度舒张期杂音。胸部 X 线检查正常，升主动脉不扩张，心电图可显示左心室肥厚或正常心电图。弥漫性狭窄常常是复杂畸形的一部分，临床表现多样。

根据询问病史和体格检查，结合二维超声心动图和彩色多普勒检查可以确定狭窄的解剖部位和程度，可以测量压力阶差，评估左心室功能，确定诊断。必要时心导管检查时可实际测量压力阶差，左室造影还能显示主动脉瓣下的增厚纤维嵴，合并主动脉瓣狭窄和关闭不全亦能清楚显示出来。

四、手术指征

对无症状和不伴有左心室肥大的患者，可随诊观察。局限性主动脉瓣下狭窄有明确临床症状；或跨瓣收缩压差值大于 30mmHg；或出现主动脉瓣反流，应考虑手术治疗。弥漫性主动脉瓣下狭窄跨瓣收缩压差值大 50mmHg，应考虑手术治疗，合并其他畸形需手术矫治时，应同时解决主动脉瓣下狭窄。

五、手术技术

外科手术是治疗主动脉瓣下狭窄唯一有效的手段，需要根据病变选择不同的手术方法。

（一）局限性狭窄修复术

纤维性或纤维肌性隔膜切除术主要针对病变比较局限、狭窄程度较轻且未波及瓣膜的患者。

手术在浅低温、体外循环心脏停搏下进行。通过升主动脉斜切口或横切口，探查瓣下纤维性或纤维肌性隔膜位置，判定异常隔膜与主动脉瓣、二尖瓣前叶和膜部室间隔的比邻关系。注意右冠瓣与无冠瓣交界的下方是膜部室间隔的区域，不能切割肌肉组织，防止损伤传导束；左冠瓣和右冠瓣的下方是二尖瓣前叶的基部，主动脉瓣下的隔膜可能止于主动脉瓣叶，要细心地剥离，防止损伤二尖瓣和主动脉瓣。应将纤维环尽可能从心肌表面、二尖瓣前瓣以及主动脉瓣上剥除。室间隔肥厚或者防止狭窄复发，可做部分心肌切除术，切除肥厚心肌部位从右冠瓣窦下方逆时针到二尖瓣基部的左半侧室间隔部位。

合并大室间隔缺损的患者，可经室间隔缺损探查和切除主动脉瓣下异常隔膜。

（二）弥漫性狭窄修复术

弥漫性主动脉瓣下狭窄的外科手术复杂，具体手术方式的选择主要取决于主动脉瓣环情况和其他心脏畸形情况。

1. 室间隔切开成形术　室间隔切开成形术又称改良 Konno 术式，适用于主动脉瓣环正常的弥漫性主动脉瓣下狭窄，和少数复发的局限性主动脉瓣下狭窄患者。

手术在中度低温、体外循环心脏停搏下进行。主动脉斜切口，探查主动脉瓣下狭窄位置、范围及周围关系，右室漏斗部做斜切口，指向右冠状动脉起点偏左，显露室间隔。应用血管钳于主动脉瓣下 1cm 处顶住室间隔，平行左室流出道纵行切开，跨过梗阻端，尽可能切除主动脉瓣下异常纤维肌性组织。在切开室间隔及其肥厚心肌时注意防止损伤传导束，向上方延伸切口时，应防止损伤主动脉瓣。涤纶补片加宽左室流出道，用连续缝合或补片加宽右心室切口。注意处理其他合并畸形，如室间隔缺损、右室流出道梗阻、房室通道缺损等等。

2. 其他手术　弥漫性主动脉瓣下狭窄合并主动脉瓣环或主动脉瓣狭窄，需要施行经典的 Konno 手术，以解除左心室流出道和主动脉瓣两个水平的梗阻，而主动脉瓣可应用人工瓣膜、异体主动脉瓣或自体肺动脉瓣置换（Ross-Konno 手术）。请参看本章第一节主动脉瓣狭窄。

（三）特殊情况处理

主动脉瓣下狭窄手术要特别注意附近的重要结构，包括二尖瓣、主动脉瓣和传导束，若误伤二尖瓣前瓣，常引起二尖瓣严重关闭不全，即行 6-0 聚丙乙烯缝线修补或行二尖瓣置换术；若损伤主动脉瓣，可行经典的 Konno 手术；若损伤传导束，引起完全性房室传导阻滞，常需安置临时或永久性起搏器以维持心脏功能。

术中还特别注意，切除室间隔应偏向右心室腔，进刀勿深，防止医源性室间隔缺损，若已损伤，应仔细探查，采用带垫片褥式缝合或补片即行修复。

六、术后并发症和术后监护

主动脉瓣下狭窄术后应加强心功能的维护，应用血管活性药物，改善心肌血供，维持水电解质平衡，减少心律失常的产生。常见并发症除了上述的二尖瓣关闭不全、主动脉瓣关闭不全和完全性房室传导阻滞外，还包括远期主动脉瓣下再狭窄等。

七、手术效果及预后

手术效果与狭窄类型、是否合并主动脉瓣以及瓣环狭窄、是否合并其他心脏畸形关系密切。局限性主动脉瓣下狭窄切除异常隔膜手术安全性大，效果好，死亡率低。弥漫性病变常合并其他心脏畸形，则需要更复杂的修复技术，包括 Ross 手术、Konno 手术、同种主动脉根置换术等，这些手术方法都可以较好地解除左室流道梗阻，但手术死亡率高，有报道可达 20%。阜外医院最近报道 555 例主动脉瓣下狭窄患者，局限性 481 例，早期死亡 1 例；弥漫性 75 例，死亡 3 例，效果良好。

第四节　肥厚性心肌病

一、概述

肥厚性心肌病是一种特发性肌源性主动脉瓣下狭窄，以不对称的室间隔肥厚为特征，导致左心室流出道梗阻，在人群中发病率约占 0.2%。该病有家族性发病特点，病因尚不清楚，多考虑与常染色体变异后的显性遗传有关。可分为梗阻型和非梗阻型两种类型。

典型的肥厚性心肌病在儿童期很少出现症状，往往迁延到青壮年期发病，多数患者长期存活，病程任何阶段都可能出现猝死，但更多见的死亡原因是心功能衰竭。

二、解剖要点

可分为梗阻型和非梗阻型两种类型，非梗阻型是否会发展为梗阻型，目前尚不清楚。梗阻型室间隔部位的心室肌增生且心肌排列紊乱，形成非对称性肥厚，向左心室隆起，导致左心室流出道梗阻，还可因为二尖瓣前瓣收缩期的异常运动形成血流动力学梗阻。按部位可分为主动脉瓣下梗阻、左心室腔中部梗阻、心尖局限性肥厚以及室间隔弥漫性肥厚等。

三、诊断要点

患者通常在 20 ~ 30 岁出现左室流出道梗阻症状，胸闷、心悸、可伴有非典型的心绞痛，常于胸骨左缘第 3 ~ 5 肋间可闻及收缩中晚期喷射性杂音，结合心电图出现异常 Q 波，可提示诊断。二维超声心动图显示非对称性室间隔肥厚，左心室腔小，室间隔与左室游离壁厚度之比 > 1.3，二尖瓣前瓣收缩期异常运动可出现左室流出道梗阻，通过上述可确立诊断。

四、手术指征

大部分的患者主要通过药物治疗来改善心脏功能，缓解症状，预防猝死等。对于药物治疗无效的、可能引起猝死的高危患者可采用手术治疗的方法。常用的手术方法主要有介入治疗和外科治疗两类。

对于症状明显、药物治疗无效的老年患者可采用心脏起搏的方式治疗；对于梗阻性症状明显、不适合开胸手术的患者可采用化学消融方法治疗；对于药物治疗无效，静态左室流出道收缩压差值 > 50mmHg，或选择性左室造影显示室间隔明显突出心室腔，可采用外科手术治疗。有猝死可能的高危患者应及早手术，有报道猝死的危险因素包括：①有心脏骤停病史；②有猝死家族史；③有持续性心动过速病史；④有高危的基因突变；⑤发病年龄早，病史长；⑥心肌明显肥厚；⑦运动后低血压等。

五、手术技术

外科手术是治疗肥厚性心肌病的主要手段，介入治疗是近年来新发展起来的，但技术和疗效尚待提高。

（一）永久起搏器植入术

操作较为简单，起搏电极应置于右室心尖部，心脏激动传导后，室间隔预先激动，左心室射血之前已提前收缩，使二尖瓣向前运动减弱，流出道梗阻和二尖瓣反流改善。

（二）化学消融术

经皮穿刺置入导管，经左前降支插入第一间隔支，注入 96% ~ 99% 的乙醇 2 ~ 5mL，造成供血区局限性心肌梗死，随之纤维化而变薄，消除流出道梗阻。

该方法可导致室性颤动、房室传导阻滞、心肌梗死以及室间隔穿孔等并发症，限制了该项技术的开展。

（三）室间隔部分肥厚肌肉切除术

经主动脉切口行肌肉切除术，是最普遍采用的一种手术方法，它简单而确切，效果明显。

手术在中度低温、体外循环心脏停搏下进行。纵行切开升主动脉前壁，下端略偏延伸至无冠瓣窦，探查肥厚的室间隔。左右冠瓣交界下方 2 ~ 3mm 处向心尖方向纵行切开室间隔，深 15 ~ 18mm；平行该切口右方 1cm 做另一切口，方法相同；剪除中间部分肥厚室间隔组织。

如室间隔下部残留梗阻，则加做左心室联合切口。平行冠状动脉前降支、左心室前壁中下 1/3 处纵行切开左心室，切除切口两侧的肥厚心肌暴露室间隔，切除室间隔前方肥厚肌肉，深度为 15 ~ 18mm，与经主动脉做的上方肌槽相连接，缝合左心室切口。

术中要特别注意二尖瓣、主动脉瓣和传导系统的保护，预防为主，一旦发生损伤，后果往往比较严重。注意切除肌肉避免过深导致医源性室间隔缺损，并注意左心室侧壁损伤。

（四）其他手术

改良 Konno 手术，常用于弥漫性梗阻或肌肉切除术后残留梗阻的患者；二尖瓣置换术，日的是消除二尖瓣的前向运动，常用于合并二尖瓣器质性病变的患者。

六、术后并发症和术后监护

（1）完全性房室传导阻滞：发生率 2% ~ 5%，注意预防，一旦发生，及时安置心脏起搏器。

（2）医源性室间隔缺损：发生率 3%，多见于切除过深，一旦出现应及时修补。

（3）主动脉瓣关闭不全：发生率 4%。注意避免过度牵拉，注意锐器损伤，一旦发生，严重者则须进行瓣膜置换术。

七、手术效果及预后

近年来，肥厚肌肉切除术的死亡率在 1% ~ 5%，效果非常可靠。Robbins 报道 158 例，手术死亡率 3.2%，60 岁以下患者无死亡。Schulte 报道 519 例，早期死亡率为 4.4%，近 10 年来下降到 1.9%，术后 10 年生存率 88%，26 年生存率为 72%，患者心脏功能均有改善，运动耐力和生活质量明显提高。早期术后死亡的危险因素包括：高龄、充血性心力衰竭、严重心律失常病史等。充血性心力衰竭、室性心律失常、脑卒中是患者远期死亡的主要原因。

八、左室流出道梗阻的手术方式

（一）自体肺动脉瓣（根部）主动脉瓣（根部）置换术（Ross 手术）

1967 年由 Ross 提出。最初设计是单纯将肺动脉瓣移植至主动脉位置，然后再重建右心室流出道。

后来发现，自体肺动脉根部作为一个功能整体植入，更能保持瓣膜功能；同时，自体肺动脉根部移植的瓣膜直径远大于单纯瓣膜移植。目前人们将自体肺动脉根部主动脉根部置换术也称作 Ross 手术。

胸骨正中切口，插管前将主动脉、肺动脉及分支充分游离松解，在主肺动脉近左右分叉部缝置标记线，上下腔静脉及升主动脉插管，连机体外循环。如果主动脉瓣关闭良好，可在阻断升主动脉前准备好肺动脉瓣，否则要先行升主动脉阻断。在事先放置的标记线一侧横断主肺动脉，确定切口在交界上方，检查肺动脉瓣，自主动脉根部锐性游离出主肺动脉瓣基部，用弯血管钳逆行通过肺动脉瓣作引导，以确定在右心室流出道前壁，肺动脉瓣叶附着最低点下 3 ~ 4mm 处做切口，切开全层右心室前壁，切口要延至主动脉，注意不要损伤右冠状动脉的圆锥支。另外，左后方还要注意不要损伤左冠状动脉主干、左前降和第一间隔支。为避免上述损伤，可做斜行内膜面较深、外膜面浅的切口，内膜侧可先用小刀片自右心室流出道内切开，然后用弯剪刀摘下主肺动脉瓣，保留心外膜完整。阻断升主动脉，术中注意心肌保护，每 20 ~ 30min 灌注冷液。主动脉瓣环上 2 ~ 3mm 处横断升主动脉，切下主动脉瓣。锐性充分游离左右冠状动脉，保留部分冠状动脉开口处的主动脉壁，使开口处呈纽扣状。取自体肺动脉放在主动脉的相应位置上，于主动脉瓣环水平将自体肺动脉瓣与主动脉瓣环吻合。可以有多种方法：间断、连续、带垫片、不带垫片等。注意应使自体肺动脉瓣的窦与冠状动脉相适应。在自体肺动脉相应位置上打孔，聚丙烯线连续缝合将冠状动脉开口吻合于自体肺动脉上，注意防止冠状动脉有张力或扭曲。然后完成远端吻合口。取同种瓣重建右室流出道。其远端吻合口可在主动脉开放后完成。见图 2-39-1。

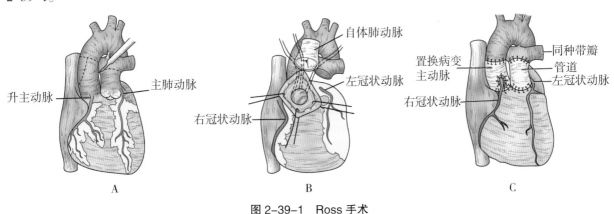

图 2-39-1　Ross 手术

A：横断主动脉、主肺动脉（虚线为横断位置）；B：取自体肺动脉放在主动脉的响应位置，于主动脉瓣环水平将自体肺动脉瓣与主动脉瓣环吻合；C：将纽扣状冠脉动脉开口吻合至自体肺动脉根部，远端与主动脉吻合，取同种带瓣管道重建右室流出道至肺动脉连接。

（二）室间隔成形术（改良 Konno 手术）

常规建立体外循环，阻断升主动脉。在相当于左右瓣交界处上方主动脉做切口，探查主动脉瓣及瓣下。如果无法通过主动脉切除狭窄，可在肺动脉瓣下右室流出道做一短的横切口，用一直角钳通过主动脉瓣达左心室流出道作引导指向室间隔，经右心室切口切开室间隔。该切口应在圆锥乳头肌上方，以避免损伤传导束。切口上方可达主动脉瓣环下 1 ~ 2mm 之内，切除主动脉下狭窄的纤维肌性部分，如果梗阻解除满意则直接缝合室间隔；否则用 Dacron 片或 Gore-Tex 片加宽左心室流出道（图 2-39-2）。

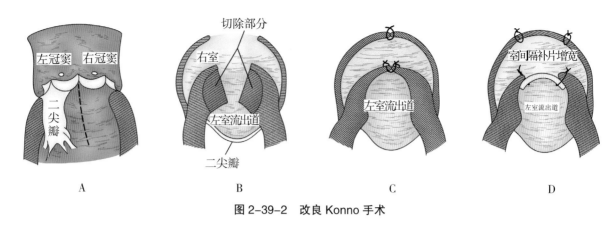

图 2-39-2　改良 Konno 手术

A：在左右冠瓣交界处做切口；B：在肺动脉瓣下右室流出道做一短的横切口，通过主动脉瓣下左室面引导下，经右心室切口切开室间隔，切除左室流出道肥厚或异常的肌束；C：切除肌束完全疏通左室流出道，直接缝合室间隔和右心室切口；D：切除肌束后，需通过室间隔 Dacron 或 Gore-Tex 补片加宽左室流出道。

（三）主动脉下嵴的切除

常规建立体外循环，根据主动脉瓣有无关闭不全决定经主动脉根部灌注冷心停搏液或经冠状动脉口直接灌注，做主动脉斜形切口至无冠窦，探查主动脉瓣，向前方牵开右冠，显露瓣下梗阻。用钳子夹住纤维嵴，用圆刀将其从室间隔和二尖瓣大瓣上切除。在右无冠窦交界下方即膜部间隔区域要注意只切除突出的纤维组织，这对避免损伤传导束非常重要。将梗阻部分纤维切除后，一般要常规切除部分肥厚的心肌，该类患者几乎均伴有明显的室间隔肥厚。首先在室间隔上做两个平行切口，第一个切口在左 – 右瓣交界下方，恰好在二尖瓣装置的右侧，第二个切口在右冠瓣中间的下方，逐渐加深切口并向下延，然后在右冠窦下做一横切口将两切口相连，再用剪刀切掉这块肌肉，同时切除其他纤维组织（图 2-39-3）。

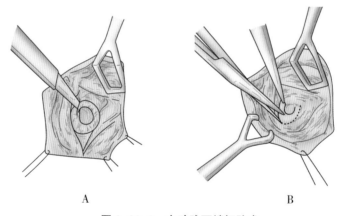

图 2-39-3　主动脉下嵴切除术

A：主动脉斜切口至无冠窦，向前方牵开右冠窦，显露瓣下梗阻；B：用镊子夹住纤维嵴，用圆刀将其从室间隔和二尖瓣大瓣上切除。

（四）升主动脉补片增宽术

对于膜型的主动脉瓣上狭窄仅在体外循环下行隔膜切除即可。而壶腹型瓣上狭窄往往需要补片增宽。常规建立体外循环，切开主动脉根部跨越狭窄环达到无冠窦，部分切除狭窄组织，取一块菱形或椭圆形自体心包片加宽主动脉根部（图 2-39-4）。目前多采取 Doty 等提出的方法。同样切开升主动脉，跨越纤维狭窄环达到无冠窦，然后转向右冠窦，在右冠状动脉开口和左右瓣交界之间做一近倒 "Y" 形切口，取合适大小的 Dacron 血管片或自体心包片，下端修剪去一个楔形以适合带有右冠状动脉的主动脉区域。用补片加宽升主动脉。补片的两尖端置于每个切口顶端近主动脉环处（图 2-39-5）。对于弥漫性的瓣上狭窄往往需要广泛地重建升主动脉。正中切口，常规建立体外循环，降温至深低温，停循环。头低位，纵行切开升主动脉前壁，近端至无冠窦，远端根据狭窄范围可至降主动脉。切除增生的内膜。取 Gore-Tex 片或同种血管片增宽（图 2-39-6）。如术前造影示合并弥漫性肺动脉远端狭窄则为手术禁忌。

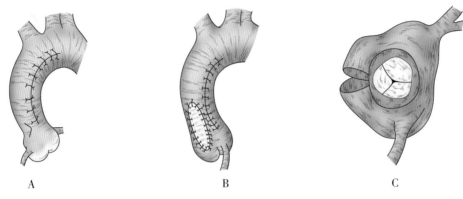

图 2-39-4　升主动脉补片加宽术

A：升主动脉窦管交界处局限性狭窄；B：切开主动脉，切除狭窄组织，自体心包片加宽主动脉根部；C：横断面显示切口位置。

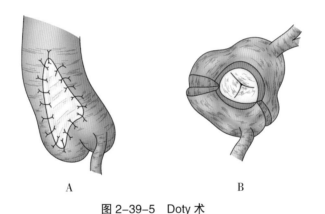

图 2-39-5　Doty 术

A：主动脉切口向近心端跨越狭窄环到达无冠窦，然后转向右冠窦，在右冠开口和左右瓣交界之间，形成到"Y"切口，取合适大小 Dacron 补片或自体心包片，加宽升主动脉；B：横断面显示无冠窦和右冠窦切口位置。

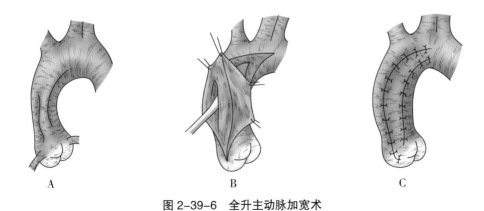

图 2-39-6　全升主动脉加宽术

A：升主动脉全程弥漫性狭窄；B：纵行切开升主动脉前壁至无冠窦，剪除增生的内膜；C：取 Gote-Tex 片或同种血管片加宽升主动脉。

（五）主动脉瓣交界切开术

半环形切开主动脉根部（图 2-39-7），显露瓣膜融合狭窄（图 2-39-8），自左、右冠状动脉开口灌注心脏停搏液（图 2-39-9），切开瓣膜融合交界（图 2-39-10），缝合主动脉切口，术毕测量左心室和主动脉的压力（图 2-39-11）。

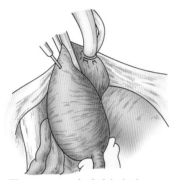
图 2-39-7　主动脉根部半环形切口

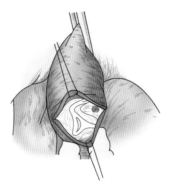
图 2-39-8　切开主动脉，显露瓣膜融合狭窄

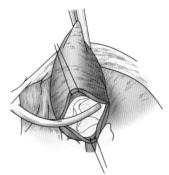
图 2-39-9　自冠状动脉开口灌注停搏液

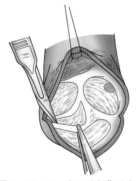
图 2-39-10　切开瓣膜融合交界

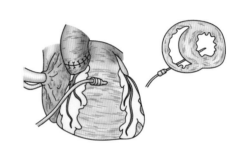
图 2-39-11　手术完毕插针经右室穿过室间隔到左室测量左室压力及左室与主动脉压差

（六）主动脉瓣下纤维隔膜切开与切除术

纵行或环形切开主动脉根部，显露瓣下纤维隔膜，将隔膜切开（图 2-39-12），切除全部纤维隔膜（图 2-39-13），同时切除瓣下肥厚的纤维肌肉组织（图 2-39-14），缝合主动脉切口（图 2-39-15）。

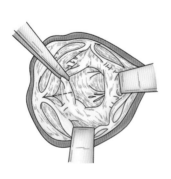
图 2-39-12　主动脉瓣下狭窄显露，瓣下纤维隔膜并予切开

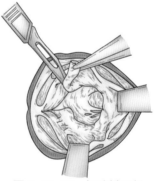
图 2-39-13　切除瓣下纤维隔膜

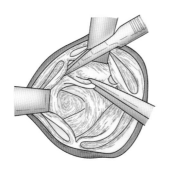

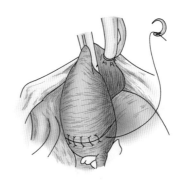

图 2-39-14 切除瓣下肥厚的纤   图 2-39-15 缝合主动脉切口

维肌肉组织

（七）主动脉瓣上环形狭窄切开和纤维隔膜切除术

纵行或斜行切开主动脉，切口跨过主动脉狭窄环（图 2-39-16），显露瓣环上方的隔膜环形狭窄圈（图 2-39-17），剪除纤维隔膜环（图 2-39-18），采用补片扩大升主动脉根部（图 2-39-19）。

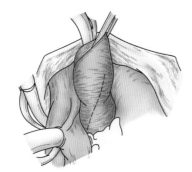

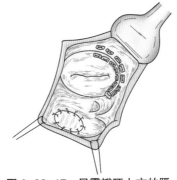

图 2-39-16 主动脉瓣上狭窄，在狭窄   图 2-39-17 显露瓣环上方的隔

区斜行切开升主动脉   膜环行狭窄圈

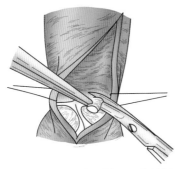

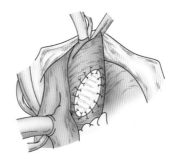

图 2-39-18 剪除瓣环上方的纤   图 2-39-19 采用补片扩大升主

维隔膜环   动脉根部

（王辉山）

参考文献

［1］ 汪曾炜.心脏外科学［M］.北京：人民军医出版社，2002，

［2］ Lofland GK, McCrindle BW, Williams WG, et al. Critical aortic stenosis in the neonate: a multi-institutional study of management, outcomes, and risk factors. Congenital Heart Surgeons Society［J］.J Thorac Cardiovasc Surg, 2001, 121: 10-19.

［3］ 朱晓东.心脏外科学［M］.北京：人民卫生出版社，2007.

［4］ Tveter KJ, Foker JE, Moller JH, et al. Long-term evaluation of aortic valvotomy for congenital aortic stenosis［J］. Ann Surg, 2007, 206: 496-504.

［5］ Chita SK, Sharland GK, Fagg NL, et al. Left ventricular dysfunction in the ferus: relation to aortic valve anomalies and endocardial fibroelastosis［J］. Br Heart J, 2008, 66: 419-425.

［6］ Stevens LS, Brown JW, Holly S, et al. Surgical spectrum of aortic stenosis in children: a thirty-year experience with 257 children［J］. Ann Thorac Surg, 2002, 45: 393-403.

［7］ Menashe VD, Morris CD, 25-year mortality after surgical repair of congenital heart defect in childhood. A population-based cohort study［J］.JAMA, 2001, 266: 3447-3454.

［8］ Rao PS, Galal O, Al-Fadley F, et al. Follow-up results of ballon aortic valvuloplasty in children with special reference to causes of late aortic insufficiency［J］. Am Heart J, 2003, 133: 418-423.

［9］ Egito E, Moore P, Mowrey H, et al. Midterm results of ballon dilation of congenital aortic stenosis: predictors of success［J］.J Am Coll Cardiol, 2002, 27: 1257-1262.

［10］ Kleinert S, Gildein HP, Weintraub RG, et al. Surgical commissurotomy of the aortic valve: outcome of open valvotomy in neonates with critical aortic stenosis［J］. Ann Heart J, 2008 131: 754-759.

［11］ Rigby ML, Gatzoulis MA, Shinebourne EA, et al. Contemporary results of ballon valvuloplasty and surgical valvotomy for congenital aortic stenosis［J］. Arch Dis Child, 2005, 73: 66-72.

［12］ Mart CR, Weber HS, Kupferschmid J, et al. Transcarotid ballon valvuloplasty with continuous transesophageal echocardiographic guidance for neonatal critical aortic valve stenosis: an alternative to surgical palliation［J］. Pediatr Cardiol, 2008, 19: 212-218.

［13］ Solymar L, Sudow G, Berggren H, et al. Aortic valve replacement with a pulmonary autograft in infants with critical aortic stenosis［J］.J Thorac Cardiovasc Surg, 2006, 112: 433-440.

［14］ Moidl R, Simon P, Aschauer C, et al. Does the Ross operation fulfill the objective performance criteria established for new prosthetic heart valves？ ［J］.J Heart Valve Dis, 2000, 9: 190-195.

［15］ Lobdell KW, Walter HL III, Tantengco V, et al. The Ross procedure in children and young adults with congenital aortic valve disease［J］.J Heart Valve Dis, 2005, 6: 335-340.

［16］ Stamm C, Friehs I, Moran AM, et al. Surgery for bilateral outflow tract obstruction in elastin arteriopathy［J］. J Thorac Cardiovasc Surg, 2000, 120: 755-763.

［17］ Ohye RG, Devaney EJ, Bove EL. Resection of discrete subaortic membranes［J］. Op Tech Thorac Cardiovasc Surg, 2002, 7: 172-175.

［18］ Jonas RA. Modified Konno procedure for tunnel subaortic stenosis［J］. Op Tech Thorac Cardiovasc Surg, 2002, 7: 176-180.

第四十章
三尖瓣下移畸形

一、概述

三尖瓣下移畸形是以三尖瓣隔瓣、后瓣附着点下移至右心室内，瓣叶发育畸形为主要特点的先天性心脏病。由于该病不仅涉及三尖瓣瓣叶的下移和畸形，还总是伴随着三尖瓣瓣环的扩张和"房化右心室"（atrialized right ventricle）的形成，因此，文献常将其概括称为 Ebstein 畸形（Ebstein anomaly，或 Ebstein's malformation）。临床上，大多数 Ebstein 畸形患者存在明显的三尖瓣反流和不同程度的右心功能不全，部分病例出现发绀。

（一）流行病学

Ebstein 畸形较为少见，每 10 万个活产婴儿中有 4 ~ 7 例 Ebstein 畸形患儿，占所有先心病的 1% 左右，男女发病率几乎相同。孕期服用锂剂或者苯二氮䓬类药物是胎儿发生 Ebstein 畸形的高危因素。多数 Ebstein 畸形尚未发现共同的遗传基础，目前仅报道 Ebstein 畸形合并左心室心肌致密化不全的病例可能与编码心脏 β 肌球蛋白重链的 MYH7 基因突变有关。

（二）自然病程

根据畸形程度的不同，Ebstein 畸形的自然病程差别很大。新生儿期即出现症状的 Ebstein 畸形患儿病情普遍较重，这部分患儿预后很差，达 20% ~ 40% 的患儿在出生 1 个月内死亡，近半数在 5 岁前死亡，而度过婴儿期的患儿病情多能减轻，活动耐力增强。大部分患儿症状较轻，直到儿童期至成年早期才出现明显症状，死亡的主要原因为心衰，以及心律失常和反常栓塞导致的猝死。目前报道存活最长患者为 85 岁。

（三）历史

Ebstein 畸形最早由德国医生 Wilhelm Ebstein 于 1866 年在对一名 19 岁患者进行尸检时发现并描述，因此得名。但是，由于技术条件的匮乏加上疾病本身的罕见，直到 1951 年，Soloff 等借助心导管检查才第一次在存活病例中确诊 Ebstein 畸形。Ebstein 畸形的外科治疗有几个重要的里程碑。1962 年 Barnard 等成功完成了首例 Ebstein 畸形的三尖瓣人工瓣膜置换术。1964 年 Hardy 等报道的三尖瓣成形术治疗 Ebstein 畸形首次取得成功。此后出现了很多不同的以三尖瓣成形的修复方式，主要包括用前瓣来覆盖三尖瓣口的 Danielson 单瓣成形术（1979 年），游离前瓣和后瓣来重建瓣膜的 Carpentier 成形术（1988 年）等。1991 年，Starnes 率先使用右心室旷置术（Starnes 手术）对重症新生儿 Ebstein 畸形进行单心室姑息治疗。2004 年，巴西医生 da Silva 报道了三尖瓣锥形重建术（cone reconstruction），该手术充分游离三尖瓣所有瓣叶，折叠房化右心室，重建瓣环并将瓣叶组织完全覆盖在解剖瓣环（true tricuspid annulus）水平，被认为是目前最接近于解剖矫治的技术。

二、解剖要点

目前普遍认为 Ebstein 畸形源于胚胎时期的右心室发育异常。正常情况下，三尖瓣的瓣叶和瓣下结构均由右心室流入道的内壁分层形成，而 Ebstein 畸形则是由于发育时不明原因的分层不完全（failure of delamination）所致。其最重要的解剖特征是三尖瓣各瓣叶及瓣下结构不同程度的移位、发育畸形，与心室肌肉异常粘连；下移的瓣叶将右心室分隔为两部分，即与右心房相通的房化右心室，以及实际发挥右心室作用的功能右心室（functional right ventricle）。

（一）三尖瓣

正常心脏的三尖瓣有三个瓣叶——前瓣、后瓣和隔瓣，它们附着于三尖瓣的解剖瓣环（真瓣环）上。Ebstein 畸形中三个瓣叶的受累程度是不同的。通常隔瓣受累最严重，从右心房观察下移程度最大，其发育短小，在少数病例中可缺如。后瓣下移程度通常次于隔瓣，在少数较轻的病例中可以没有明显下移，也可以发生缺如。前瓣在房室连接处较少受影响，多数情况下附着于解剖瓣环，在极少病例中下移，通常冗长呈帆状（sail-like），其在远端附着的情况变异较大，在较重的病例中与心室壁广泛粘连。三尖瓣的瓣下结构也存在发育异常，腱索缩短、融合，甚至有许多小的肉柱直接附着于瓣膜上，使瓣叶紧贴于心室壁。瓣叶的"下移"是从外科手术视角的观察描述。目前认为，Ebstein 畸形的三尖瓣并非单纯下移，而是以较为固定的前瓣位置为基础，实际充当右心室入口的功能三尖瓣瓣口（functional tricuspid orifice）以主动脉根部为中心点向心尖和右心室流出道方向的"旋转移位"（rotational displacement）（图 2-40-1）。Ebstein 畸形的三尖瓣解剖瓣环明显扩张，纤维环不连续，一方面导致三尖瓣对合不佳，造成三尖瓣反流，另一方面导致扩张的三尖瓣瓣环中形成异常的肌性房室旁路，成为房室折返性心动过速和预激综合征的解剖基础。三尖瓣反流可造成右心房明显扩大，也是室上性心动过速的原因之一。

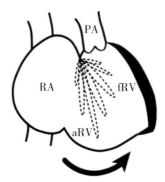

图 2-40-1　Ebstein 畸形的功能三尖瓣瓣口平面（虚线椭圆）向右心室流出道方向旋转移位

RA，right atrium，右心房；aRV，atrialized right ventricle 房化右心室；fRV，functional right ventricle 功能右心室；PA，pulmonary artery 肺动脉。

（二）右心室

Ebstein 畸形的右心室普遍扩大。向心尖方向移位的瓣叶将原本的右心室分隔成了两部分，即近端靠近右心房的房化右心室、远端靠近右心室流出道的功能右心室。房化右心室的范围为下移的三尖瓣瓣叶和解剖瓣环之间的部分，其房化的右心室壁依然具有右心室的心肌细胞结构和电生理特性，但明显扩张变薄，在严重病例中运动减弱甚至出现反常运动。功能右心室包含了右心室漏斗部、心尖部及前瓣与右心室前壁之间的狭小空间。由于房化右心室的存在，功能右心室占据的比例较小，以往的观点认为 Ebstein 畸形患者功能右心室的绝对体积也很小。但近期研究发现，由于三尖瓣大量反流造成的容量负荷，多数 Ebstein 畸形患者功能右心室的实际容量依然比同等年龄、性别、体表面积的健康人的右心室大。此外，Ebstein 的右心室心肌本身也存在病变，组织学研究发现其心肌纤维明显少于正常右心室组织，这种心肌在房化右心室和功能右心室中都能见到，一些病例中的房化右心室还出现了纤维化。所以，Ebstein 畸形中右心室扩张可能不仅是血流动力学作用的结果，还存在原发的心肌发育异常。

（三）合并畸形

80% ~ 94% 的 Ebstein 畸形患者合并卵圆孔未闭或房间隔缺损。少部分为解剖性的右心室流出道梗阻，甚至肺动脉闭锁。其他少见的合并畸形包括动脉导管未闭、室间隔缺损、法洛四联症、大动脉转位、主动脉缩窄等。极少数 Ebstein 畸形合并先天性矫正型大动脉转位（L-TGA），这种也称为左侧 Ebstein 畸形，其瓣叶下移发生于形态学右心室，通常也是 L-TGA 中形态学右心室发生房室瓣关闭不全的主要原因。与一般 Ebstein 畸形不同的是，该类型的前瓣常存在裂隙，房化右心室较小，形态学右心室和其房室瓣瓣环扩大也不明显。

（四）解剖分型

Ebstein 畸形的解剖变异非常大，个体差异明显，没有一种分型方式能准确全面地包括所有患者的特点。但出于实践需要，多数专家采用了 1988 年由 Carpentier 提出的分型方法，将 Ebstein 畸形分为四型（图 2-40-2、表 2-40-1）。

A 型：隔瓣和后瓣下移不多，并具有一定活动性；前瓣活动不受限，腱索发育好；房化右心室小，收缩尚可。

B 型：隔瓣和后瓣下移较多，隔瓣发育不良；前瓣活动尚可，仅部分腱索间隙消失；房化右心室大，壁薄，呈纤维化，存在运动障碍。

C 型：隔瓣和后瓣下移显著，发育不良，与心室壁大面积粘连；前瓣活动明显受限，部分被纤维组织粘连固定在心室壁，腱索缩短、融合，部分乳头肌直接与前瓣相连；房化右心室很大，菲薄，无收缩功能。

D 型：整个二尖瓣形成一个连续的纤维囊袋，与心室肌广泛粘连，仅开口于漏斗部，无法分辨各瓣叶；房化右心室占据了几乎整个右心室，功能右心室仅剩漏斗部。

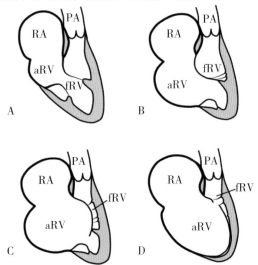

图 2-40-2　Ebstein 畸形的 Carpentier 分型（A，B，C，D）

RA，right atrium，右心房；aRV，atrialized right ventricle 房化右心室；fRV，functional right ventricle 功能右心室；PA，pulmonary artery，肺动脉。

表 2-40-1 Ebstein 畸形的 Carpentier 分型

		A 型	B 型	C 型	D 型
隔瓣、后瓣下移程度		+	++	+++	整个三尖瓣形成囊袋
前瓣	形态	基本正常	异常腱索连接	部分与心室粘连	整个三尖瓣形成囊袋
	活动度	良好	尚可	受限	无法活动
房化右心室	大小	小	大	大	占据整个右心室腔
	收缩性	尚可	减弱	微弱	无
功能右心室	大小*	基本正常	减小	明显减小	局限于漏斗部
	收缩性	尚可	尚可或减弱	减弱	严重受压

①此处功能右心室大小指相对房化右心室而言，与正常人比其容量通常更大。

三、诊断要点

（一）临床表现

Ebstein 畸形的临床表现主要基于四个方面的病理生理特点：①右心室功能不全和流出道梗阻；②三尖瓣反流；③房间隔水平分流；④右心房扩张和异常传导旁路所致心律失常。由于该病的解剖变异多样，不同病例的临床表现差异很大。

Ebstein 畸形在新生儿和儿童及成人中表现是截然不同的，其临床特点可分为新生儿期和儿童 – 成人期两类。

1. 新生儿期 这类患儿在出生时即出现明显的症状。新生儿较高的肺血管阻力进一步加重三尖瓣反流，存在房间隔交通的患儿出现大量的右向左分流，出现明显发绀、氧饱和度低和右心衰症状，如肝大等。而房间隔完整或缺损呈限制性者，则可因巨大的右心挤压左心室导致低心排。严重者为合并解剖性肺动脉闭锁的病例，或因肺血管阻力很大，而右心室功能孱弱，出现功能性肺动脉闭锁（functional pulmonary atresia），肺血完全依赖动脉导管，出生便出现严重的发绀、心衰和呼吸困难，死亡率很高。

Celermajer 提出，对于新生儿期的患儿可使用超声心动图在四腔心平面测定各心腔面积，计算 GOSE 值（great ormond street echo score）来进行预后判断。GOSE 值 =（右心房 + 房化右心室）÷（左心房 + 左心室 + 功能右心室）。GOSE 值具有重要的预测价值，详见表 2-40-2。新生儿期的患儿一旦成功度过这一阶段，其胚胎肺小动脉退化以及肺血管阻力下降症状会明显好转，大多生存至儿童及成人期才出现相应症状。

表 2-40-2 新生儿 Ebstein 畸形的 GOSE 分级

GOSE 分级	GOSE 值	死亡风险（%）
1 级	< 0.5	0
2 级	0.5 ~ 0.99	10
3 级，不合并发绀	1 ~ 1.49	44
3 级，合并发绀	1 ~ 1.49	100
4 级	≥ 1.50	100

2. 儿童 – 成人期　儿童 Ebstein 畸形患者常见症状包括活动后发绀、喂养不佳、生长发育受限、运动耐量下降。青少年和成人患者则以心悸、运动耐量降低、心前区不适等症状较为多见。患者心悸的常见原因是预激综合征（W–P–W 综合征）和室上性心动过速，严重者可进一步导致晕厥甚至猝死。此外，存在房间隔交通者可能出现反常栓塞。病变轻者可以到成年以后乃至中年才首次出现上述症状。

（二）心电图

Ebstein 畸形典型的心电图改变有 P 波增高、增宽，完全或不完全的右束支传导阻滞，右胸导联低电压，$V_1 \sim V_4$ 导联 T 波倒置，I 度房室传导阻滞等。心电图对 Ebstein 畸形的评估非常重要。一方面，研究发现 P 波越高，患者预后越差。另一方面，多达 14% 的 Ebstein 畸形患者合并 B 型预激综合征，需要处理。此外，阵发性室上性心动过速、心房扑动、心房颤动、室性早搏等较为常见。

（三）胸片

Ebstein 畸形的典型胸片表现是右心房扩大导致的心脏明显增大，少数 Carpentier A、B 型患者可表现为正常心影。严重者心影可占据胸腔绝大部分面积，严重挤压肺，一般见于病情严重的新生患儿。肺血一般正常，存在右心室流出道梗阻时减少。心胸比大于 0.65 者提示预后不佳。

（四）超声心动图

二维超声心动图（图 2-40-3）对于 Ebstein 畸形具有诊断意义。四腔心切面三尖瓣隔瓣附着点相对二尖瓣瓣环下移 $\geq 8 \, mm/m^2$（下移距离除以体表面积）可诊断 Ebstein 畸形。此外，还应详细评估如下指标。

（1）三尖瓣各瓣叶的位置、大小、活动度。

（2）三尖瓣反流的速度和量。

（3）房化右心室、功能右心室的大小。

（4）右心室流出道是否存在梗阻，肺动脉瓣的形态功能。

（5）左心室收缩舒张功能，是否合并心肌致密化不全。

（6）是否存在房间隔交通，房水平分流的方向和大小。

（7）有无其他合并畸形，婴幼儿应检查动脉导管。

（8）对于新生儿，测定四腔心平面下的各腔室面积，计算 GOSE 值。

虽然三尖瓣瓣环平面收缩期位移（TAPSE）常用于术前评价各种疾病的右心室收缩功能，但在 Ebstein 畸形中，实际的三尖瓣瓣环平面严重倾斜，右心室各节段收缩幅度差异很大，测出的 TAPSE 与右心室功能缺乏相关性，参考价值有限。

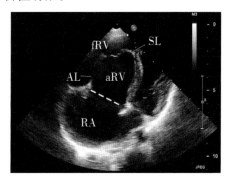

图 2-40-3　超声心动图示下移的隔瓣和冗长的前瓣

白色虚线示三尖瓣解剖瓣环平面。RA，right atrium，右心房；aRV，atrialized right ventricle 房化右心室；fRV，functional right ventricle 功能右心室；LV，left ventricle，左心室；AL，anterior leaflet 前瓣；SL，septal leaflet 隔瓣。

（五）心脏磁共振

心脏磁共振除能对 Ebstein 畸形的解剖形态进行无创评价外，还能准确测量各心腔的容量和功能，尤其是能准确评价功能右心室的大小和射血分数，是无创心功能测定的金标准，近年越发广泛地被用于 Ebstein 畸形的术前功能评估和远期随访（图 2-40-4）。Ebstein 的心功能评价主要使用 SSFP 电影成像序列，选取横断面在舒张末和收缩末沿瓣叶边缘和心内膜勾画功能右心室，来计算容量、射血分数和舒张末容积指数。测量各心腔舒张末容量算出的右心左心容量比（total right/left-volume index）可用于对 Ebstein 畸形严重程度进行量化，其计算方式为：右心 / 左心容量比 =（右心房 + 房化右心室 + 功能右心室）÷（左心房 + 左心室）。右心 / 左心容量比越大，则病情越严重，预后越差。

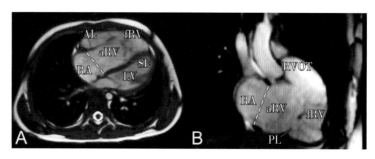

图 2-40-4　A. 横断面磁共振图像，示隔瓣明显下移；B. 磁共振右心室二腔心平面，示后瓣下移

RA，right atrium，右心房；aRV，atrialized right ventricle 房化右心室；fRV，functional right ventricle 功能右心室；LV，left ventricle，左心室；AL，anterior leaflet 前瓣；SL，septal leaflet 隔瓣；PL，posterior leaflet 后瓣；RVOT，right ventricular outflow tract 右心室流出道。

（六）心肺运动试验

心肺运动试验（cardiopulmonary exercise test，CPX）用于对症状较轻的患者以及术后患者进行观察随访。该检查能客观评价患者运动耐量降低的情况，对成人患者决定手术时机有较大的帮助。

四、手术指征及策略

（一）手术策略的选择

1. 新生儿期　由于新生儿期 Ebstein 畸形的手术矫治死亡率很高，应首先考虑积极的内科治疗，包括降低肺阻力、利尿、强心、抗心律失常和对症支持治疗，其手术治疗的指征为：

（1）经过充分内科治疗仍然心衰或明显发绀者。

（2）GOSE 3 ~ 4 级，但症状不明显者。

（3）GOSE 3 ~ 4 级，轻度发绀且心胸比小于 0.8 者。

（4）合并有肺动脉闭锁者。

（5）三尖瓣重度反流者。

手术策略主要根据病情选择行三尖瓣成形的双心室修复，或者行右心室旷置的单心室矫治（改良 Starnes 手术）。对于同时合并左心室发育不良者，则要考虑心脏移植。Brown 和 Dearani 推荐使用一种简易流程来进行手术策略的选择（图 2-40-5）。但是，对于新生儿手术策略的选择，目前尚无统一认识，且新生儿病情随治疗变化较大，应在内科治疗的同时反复评估。

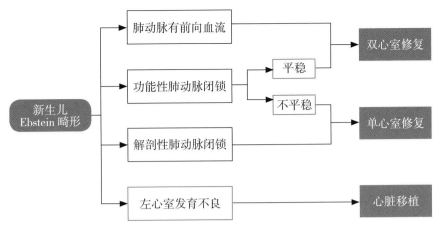

图 2-40-5 新生儿 Ebstein 畸形手术策略选择

2. 儿童-成人期 手术的绝对指征包括生长发育受限、呼吸困难、活动耐量明显降低、发绀（氧饱和度＜90%）、发生反常栓塞、心胸比＞0.6、心脏进行性长大、左心室功能降低、反复发作的心动过速等。对于无明显症状的患者，手术时机存在争议。大部分观点认为，无症状者应密切随访观察，如果出现心脏进行性扩大、心功能恶化、心肺运动试验证实的运动耐量降低，或新出现心律失常等，再考虑手术治疗。也有学者认为，晚期 Ebstein 畸形患者手术死亡率较高，远期生存较差，故主张在其心功能尚可时及早行手术治疗。

手术策略主要包括三尖瓣成形为主的双心室修复，对于右心室功能差者可考虑一个半心室修复，即附加双向 Glenn 手术。对于右心室功能差，已明显影响到左心室功能者，应考虑心脏移植。

（二）手术方式

Ebstein 畸形手术治疗的关键目标是恢复三尖瓣的关闭和右心室的功能。应尽量选择瓣膜成形和双心室矫治，对于心功能较差者可考虑一个半心室矫治，通常仅对重症新生儿实施姑息术式。

1. 单心室姑息手术（Starnes 手术） 新生儿的严重 Ebstein 畸形中，存在解剖性的肺动脉闭锁者，或者因功能右心室发育不良而存在功能性肺动脉闭锁者，如果无法脱离前列腺素 E1 生存，通常提示病情危重，行双心室修复手术死亡率很高，应考虑施行姑息手术。1991 年 Starnes 等首先报道了对功能性肺动脉闭锁的新生儿进行右心室旷置的 Starnes 手术。该手术在三尖瓣解剖瓣环水平使用心包补片闭合三尖瓣，将冠状静脉窦置于右心房侧，在补片上开一个直径 4mm 的窗，切除房间隔，若肺动脉反流则结扎主肺动脉。随后建立 B-T 分流。最终择期（多数 2～3 岁）建立 Fontan 循环，完成单心室矫治。Kawabata 和 Sano 在 Starnes 的方法的基础上进行了改进，主要区别是加入切除部分右心室游离壁，以解除扩大的右心室对左心室的挤压。

2. 三尖瓣成形 大多数 Ebstein 畸形患者都可以进行三尖瓣成形。此类手术方式繁多，目前主流的有 da Silva 的锥形重建术，以及改良的 Danielson 的修复术和 Carpentier 修复术。

Danielson 法是一种横行折叠房化右心室的单瓣修复手术。该手术是将房化右心室的游离壁进行横行折叠，使功能瓣环提升至接近解剖瓣环的水平，并环缩解剖瓣环（De Vega 环缩），最终使前瓣覆盖整个三尖瓣瓣环，形成单瓣式结构。手术操作相对简单，阻断时间短，但是要求患者前瓣发育较好，前端至少 50% 游离，功能右心室足够大。据 Mayo Clinic 报道，该手术早期死亡率 12.6%，远期残余三尖瓣关闭不全发生率达 33%，20 年随访生存率 72%，共 64% 的患者免于再手术并生存。横行折叠房化右心室导致心室结构变形，对左右心室功能都有潜在影响。

Carpentier 法则是将部分前瓣和后瓣暂时游离，将房化右心室、解剖瓣环和邻近的右心房一并纵向折叠，然后将前瓣后瓣缝合到三尖瓣正常的解剖瓣环上，对于 15 岁以上患者则加用成形环加固。该技术的优势是使右心室恢复了比 Danielson 法修复后更为完整的形态，并具备适当的容积。但是，经 Carpentier 法修复的 Ebstein 畸形的仍是一种以前瓣为主的单瓣结构，隔瓣未参与三尖瓣修复，残余反流率在 20% 左右，且围手术期死亡率较高，约 9%。Quaegebeur 采用了类似方式，但不使用三尖瓣成形环，此技术降低了早期死亡率，但术后残余中度以上反流的发生率更高。

2004 年报道的锥形重建术是在 Carpentier 法基础上的大改进，被认为是目前治疗 Ebstein 畸形最接近解剖矫治的手术。该手术将三尖瓣所有瓣叶尽可能游离，顺时针旋转前瓣及隔瓣瓣叶使之靠拢，纵向对合缝合形成一个锥形的新瓣膜，并纵向折叠房化右心室和缩小解剖瓣环，将新的锥形瓣膜缝合于缩小后的解剖瓣环上。该手术使三尖瓣恢复到了正常解剖水平，瓣口达到 360° 的全覆盖，并消除了房化右心室，使右心室解剖形态接近正常。目前报道锥形重建术围术期死亡率 0 ~ 3.0%，随访 5 年生存率 96.0%，再手术率 3.6% ~ 4.0%。结合我中心经验，我们目前认为该手术具有如下优势：①最大化地利用了自体三尖瓣组织进行重建，适合绝大多数解剖类型的 Ebstein 畸形；②消除房化右心室，减小三尖瓣瓣环直径，重建瓣膜在生理水平 360° 覆盖三尖瓣瓣环，实现解剖矫治；③三尖瓣残余反流率低，中期随访 90% 以上患者三尖瓣反流在轻度以下；④据术后心脏磁共振研究，锥形重建后 Ebstein 畸形患者右心室显著减小，右心室前向净搏出量显著增加；⑤此前已行其他方式的三尖瓣成形的病例的再次手术时，仍有机会采用锥形重建术，但风险概率较大，转机时间较长，需充分术前准备，注意心肌保护，必要时使用补片加大瓣膜面积以便成形。

锥形重建术因为其解剖矫治的优点，近几年被大多数学者推崇为矫治 Ebstein 畸形的首选术式。三种术式的对比见表 2-40-3。

表 2-40-3　三种主要的三尖瓣成形技术的比较

技术	折叠房化右心室	使用瓣叶	瓣环	条件	缺点
Danielson 法	横行	前瓣	De Vega 环缩	前瓣前端至少 50% 游离	心室结构变形，影响心功能
Carpentier 法	纵向	前瓣和后瓣	纵向折叠，人工瓣环加固	前瓣后瓣发育较好	未完全覆盖瓣环，需使用人工瓣环
锥形重建	纵向	游离所有瓣叶并重建	纵向折叠	适用于 D 型在内的绝大多数患者	阻断时间较长

3. 三尖瓣置换术　三尖瓣置换术因远期人工瓣膜相关并发症，如早期出现人工瓣膜衰败、血栓形成等，以及再手术率高，不应作为首选治疗。但是，对三尖瓣严重发育不良、右心功能极差者，三尖瓣置换术简单快速、效果确切，是具备一定价值的备选方案。目前在常规应用锥形重建术的中心，需要行三尖瓣置换术的病例已经很少，据 Mayo Clinic 的报道，其近 5 年仅有约 2% 的患者行三尖瓣置换术，其余均已成功实施锥形重建。在人工瓣膜的选择上，生物瓣的并发症发生率显著少于机械瓣，相对更为适合。

4. 附加手术

（1）同期双向 Glenn 分流术。

部分患者行三尖瓣成形后,由于右心室大、右心功能差,需行双向Glenn分流术,以减轻右心室负荷,减少膨大的右心对左心室功能的影响。另外,如需缩小瓣环径至z值 < -2(成人为2.5cm以下),行双向Glenn术可以显著减少术后三尖瓣反流。术中复跳后行经食道超声评估可决定是否需行双向Glenn分流。Clauvaud等报道32%的1岁以上患者、刘锦纷报道66%的婴儿和低龄儿童需同期行双向Glenn分流术。SickKids医院报道一组附加双向Glenn分流术后的患者10年生存率达90%。附加双向Glenn分流的主要缺点是术后头颈部静脉搏动、侧支静脉和肺动静脉瘘形成等。

（2）合并心律失常的手术治疗。

Mayo Clinic推荐对儿童及成人Ebstein畸形患者常规行电生理检查,一旦发现心律失常基质(如预激旁路),应同期行手术切断。据Misaki报道,Ebstein畸形的异常方式传导束多数位于右心室游离壁,少数位于后间隔区,仅极少数位于左心室游离壁。异常传导束切断术应在行三尖瓣成形或置换前完成,具备经验的情况下可考虑行导管射频消融治疗。术前合并心房扑动、心房颤动者,应在行Ebstein畸形矫治同期行右侧迷宫术,术后远期复发率低。

五、手术技术

本章着重以三尖瓣锥形重建术和Starnes手术为主介绍Ebstein畸形的手术技术。

1. 锥形重建术　采用仰卧位、胸骨正中切口,在全身体外循环、中度低温(32 ~ 34℃)下进行,经升主动脉和上下腔静脉插管。阻断主动脉,主动脉根部灌注冷血停跳液30 mL/kg,此后每20min灌注一次(10 ~ 15 mL/kg),同时在心脏周围放置冰屑。术前存在明显心律失常的患者应考虑在转机前行心外膜标测。自右心耳起,平行于房室沟做右心房斜切口,延伸至右冠状动脉和下腔静脉之间。经卵圆窝或房缺安置左心引流。在10点和2点位置悬吊三尖瓣解剖瓣环以便显露。

（1）探查右心房、右心室结构,查看流出道、肺动脉及左右分支情况。使用神经钩探查三尖瓣各瓣叶附着情况,注意观察前瓣及其瓣下结构,估计可用面积,因为无论选择何种方式成形,前瓣都是最重要的材料。探查合并畸形(图2-40-6A)。

（2）游离三尖瓣:从前瓣与解剖瓣环连接处中间靠近隔侧缘1 ~ 2cm位置开始,在解剖瓣环下数毫米处做一横行切口,平行于解剖瓣环顺时针剪开,持续剪到后瓣,直到将3/4的前瓣和整个后瓣从附着位置剪下,将前瓣和后瓣作为一整片瓣叶进行游离,仔细将瓣叶与右心室内壁之间的异常附着全部离断,仅保留与瓣叶前缘与右心室的连接(图2-40-6B)。使用5-0丝线悬吊游离瓣叶,探查瓣叶两面,仔细观察瓣叶游离缘与心肌的附着关系,是具备独立的腱索连接,还是瓣叶游离缘直接附着于心肌。后者称为线性附着(linear attachment),为避免修复后的狭窄,需在游离缘行纵向开窗,长度占瓣叶总长度的1/3 ~ 1/4(图2-40-6C)。若原本腱索结构较完整,则无需开窗。若隔瓣尚有一定可用瓣叶,则以同样方式将隔瓣从其附着位置剪下,并松解其与心室壁的粘连,保留前缘与心肌的连接,为瓣膜重建做准备。

（3）重建锥形瓣膜:充分游离所有瓣叶后,将后瓣顺时针旋转,与前瓣的隔侧缘对合,使用6-0 Polypropylene线间断缝合,重建为一个锥形的新瓣膜。若此前已游离的隔瓣长度足够提升至解剖瓣环水平,则在旋转后瓣后将隔瓣缝合在前瓣隔侧缘与后瓣之间。若隔瓣长度不够,则可在旋转后瓣后使用部分后瓣与隔瓣上缘吻合,增加其高度。总之,尽量使隔瓣游离并参与锥形瓣膜的重建。进行瓣对瓣缝合时应小心避免缝线撕脱(图2-40-6D,E)。

（4）折叠房化右心室及瓣环：完成锥形瓣膜的缝合后，探查房化右心室，从房化右心室靠心尖侧开始，采用 5-0 Polypropylene 线间断或连续缝合使房化右心室向内对拢和纵向折叠（图 2-40-6F）。折叠过程中应随时留意冠状动脉分支，避免将其损伤或扭曲。最后一针应止于距房室沟 1 cm 左右位置，以免伤及或扭曲心脏表面的右冠状动脉，然后缝闭对合口，完成房化右心室的折叠（图 2-40-6G）。使用 5-0 Polypropylene 线行 2 ~ 4 针间断缝合，根据锥形瓣膜的大小，在生理后瓣环的位置将瓣环折叠。此处进针应足够深以免瓣环撕脱，但也需要十分小心避免伤及右冠状动脉或将其打折（图 2-40-6H）。如果新瓣膜相对瓣环较小，需要折叠更多瓣环的，不应继续折叠该处，否则易伤及右冠状动脉，应选择瓣环其他位置进行多处小幅折叠。

（5）完成瓣膜覆盖：使用 5-0 或 6-0 Polypropylene 线间断缝合，将锥形瓣膜缝合在缩小后的解剖瓣环上，达到对解剖瓣环的 360° 全覆盖（图 2-40-6I）。行右心室注水试验，观察锥形瓣膜的闭合完整性，若仍有反流需进一步缝合瓣叶。

（6）卵圆孔未闭/房间隔缺损的修补：直接缝合修补卵圆孔或补片修补房间隔缺损。术前右心功能较差或手术时间较长者应考虑保留房间隔缺损，房间隔完整者行开窗。

（7）体外循环撤离及评估：复温、排气，开放主动脉，关闭右心房切口，小剂量血管活性药物辅助心功能，逐渐脱离体外循环。常规进行改良超滤。使用经食道超声评估三尖瓣反流及左右心室收缩，轻度及以下程度的反流可以接受。右心功能不全、右心房或左心房压力高、混合静脉氧饱和度低时，需行双向 Glenn 分流术。所有患者均应常规放置房/室双极起搏导线。

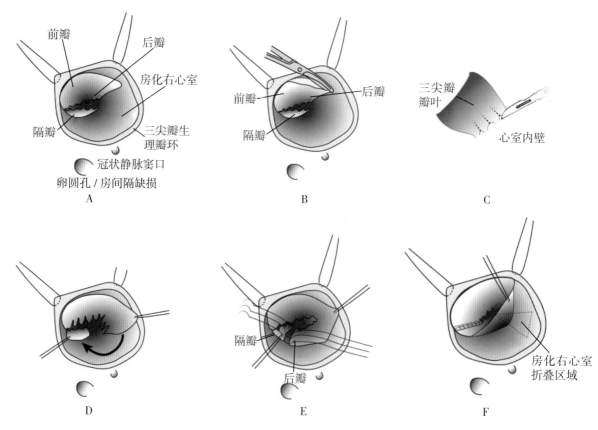

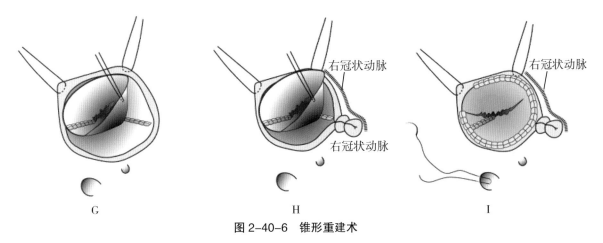

图 2-40-6 锥形重建术

A. 探查三尖瓣和房化右心室；B. 游离前瓣和后瓣；C. 若瓣叶前缘与心室内壁呈线性附着，则需在瓣叶游离缘做纵向切口开窗（虚线）；D. 顺时针旋转后瓣，与隔瓣或者前瓣的隔侧缘对合；E. 将前瓣、隔瓣、后瓣纵向行瓣对瓣吻合；F. 完成锥形的新瓣叶，对虚线三角区域内的房化右心室进行纵向折叠；G. 自心尖端向房室沟方向间断缝合内壁，完成房化右心室的折叠；H. 折叠三尖瓣解剖瓣环，注意保护右冠状动脉；I. 将锥形瓣膜缝合于解剖瓣环上，完成锥形重建术，以单向活瓣方式修补卵圆孔或房间隔缺损。

2. 右心室旷置术（Starnes 手术） 采用仰卧位、胸骨正中切口，在全身体外循环、深低温（20℃）下进行，经升主动脉和上下腔静脉插管。阻断主动脉，主动脉根部灌注冷血停跳液 15 mL/kg，同时在心脏周围放置冰屑。自右心耳起，平行于房室沟做右心房斜切口，延伸至右冠状动脉和下腔静脉间。

（1）探查右心房、右心室结构，查看流出道、肺动脉瓣、肺动脉发育（图 2-40-7A）。

（2）切除整个卵圆窝，房间隔开窗直径 1.5 ～ 2cm。

（3）按照三尖瓣解剖瓣环大小裁剪心包补片，补片中央做 4mm 左右圆形开窗。

（4）使用 6-0 Polypropylene 线沿三尖瓣解剖瓣环将补片与之连续缝合，注意将冠状静脉窦口置于右心房侧（图 2-40-7B）。

（5）视右心房大小，切除部分右心房游离壁，并缝合右心房切口。

（6）复温复跳，进行经食道超声检查，若存在肺动脉反流则近端结扎主肺动脉。

（7）使用 3.5 ～ 4mm 的聚四氟乙烯管道连接升主动脉和肺动脉干，或连接无名动脉与右肺动脉。

（8）应用血管活性药物支持心功能，常规延迟关胸 24 ～ 72h。

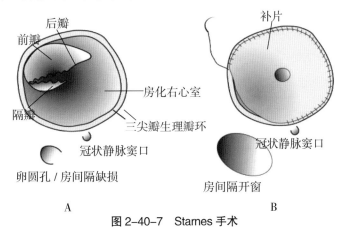

图 2-40-7 Starnes 手术

A. 打开右心房后探查；B. 切除卵圆孔使房间隔开窗，使用带孔补片封闭三尖瓣。

六、手术并发症及术后监护

大部分 Ebstein 畸形患者术后的恢复较快。常见的术后并发症包括三尖瓣反流、低心排和心律失常，应重点关注。

1. 三尖瓣反流　三尖瓣成形术后早期的三尖瓣轻、中度反流较为常见。应用正性肌力药物、限制入量、低 PEEP 通气等能减少反流量。出现重度反流应考虑手术因素，例如重建后的瓣膜、折叠的瓣环发生撕脱等，及早再手术。

2. 低心排　低心排是造成 Ebstein 畸形术后早期死亡的最主要并发症，其原因主要是术后右心功能不全，以及右心过度充盈造成的左心变形和功能受限。术前心胸比＞0.65 者易出现低心排。处理要点：①合理限制入量，利尿，但应维持中心静脉压在 15 mmHg 左右；②及时判断和纠正心律失常，必要时临时起搏，维持房室顺序；③积极应用正性肌力药物，保持一定灌注压力；④尽可能降低肺阻力，低 PEEP 通气，可应用一氧化氮等；⑤必要时 ECMO 右心辅助；⑥若附加 Glenn 手术，应从心房测压了解右心容量负荷；⑦监测静脉血氧饱和度和乳酸，关注氧供需平衡，纠正贫血，血红蛋白保持 10 ～ 12g/L。

3. 心律失常　Ebstein 畸形本身常合并阵发性室上性心动过速、心房扑动、心房颤动、室性早搏等，在术后亦常出现，术中损伤也可导致房室传导阻滞和交界性异位性心动过速。在维持电解质平衡、减轻前后负荷、慎用洋地黄类药物等基础上，根据情况使用胺碘酮、艾司洛尔控制过快心率，必要时应用临时起搏。考虑残存预激旁路或异常折返通路者可行导管射频消融术治疗。

七、手术效果及预后

经三尖瓣成形或置换治疗的 Ebstein 畸形患者远期生存率在 80% 左右。据 Mayo Clinic 报道的 539 例患者中（绝大多数为改良 Danielson 法和 Carpentier 法，以及三尖瓣置换），10 年和 20 年生存率分别为 85% 和 71%，远期再手术率 20%。采用锥形重建术的大儿童及成人的 Ebstein 畸形的治疗效果明显改善。目前报道围术期死亡率 ＜ 3%，5 年生存率 96%，再手术率 4% 左右。当前尚无针对新生儿行锥形重建术的大宗研究报道。从现有证据看，新生儿术后早期死亡率高，行三尖瓣成形者死亡率在 28% 左右，姑息手术者死亡率 20% 左右，而度过此阶段后的新生儿生存率与大龄儿童无明显差异。心律失常所致的猝死是最常见的远期死亡原因，三尖瓣残余反流是远期再手术的主要原因。患者术后应终身随访，重点关注心律失常、三尖瓣功能及右心功能。

（安琪）

参考文献

［1］ Lupo PJ, Langlois PH, Mitchell LE. Epidemiology of Ebstein anomaly: prevalence and patterns in Texas, 1999-2005［J］. Am J Med Genet A, 2011, 155A: 1007-1014.

［2］ Pradat P, Francannet C, Harris JA, et al. The epidemiology of cardiovascular defects, part I: a study based on data from three large registries of congenital malformations［J］. Pediatr Cardiol, 2003, 24: 195-221.

［3］ Bettinelli AL, Mulder TJ, Funke BH, et al. Familial ebstein anomaly, left ventricular hypertrabeculation, and ventricular septal defect associated with a MYH7 mutation［J］. Am J Med Genet A, 2013, 161A: 3187-3190.

［4］ Vermeer AM, van Engelen K, Postma AV, et al. Ebstein anomaly associated with left ventricular noncompaction:

an autosomal dominant condition that can be caused by mutations in MYH7［J］. Am J Med Genet C Semin Med Genet，2013，163C：178-184.

［5］　Postma AV，van Engelen K，van de Meerakker J，et al. Mutations in the sarcomere gene MYH7 in Ebstein anomaly［J］. Circ Cardiovasc Genet，2011，4：43-50.

［6］　Hirono K，Hata Y，Ibuki K，et al. Familial Ebstein's anomaly，left ventricular noncompaction，and ventricular septal defect associated with an MYH7 mutation［J］. J Thorac Cardiovasc Surg，2014，148：e223-226.

［7］　Knott-Craig CJ，Goldberg SP，Overholt ED，et al. Repair of neonates and young infants with Ebstein's anomaly and related disorders［J］. Ann Thorac Surg，2007，84：587-592，discussion 92-93.

［8］　da Silva JP，Baumgratz JF，Fonseca L，et al. Anomalia de Ebstein：resultados com a reconstrucao conica da valva tricuspide［J］. Arq Bras Cardiol，2004，82：212-216.

［9］　da Silva JP，Baumgratz JF，da Fonseca L，et al. The cone reconstruction of the tricuspid valve in Ebstein's anomaly. The operation：early and midterm results［J］. J Thorac Cardiovasc Surg，2007，133：215-223.

［10］　Dearani JA，Said SM，O'Leary PW，et al. Anatomic repair of Ebstein's malformation：lessons learned with cone reconstruction［J］. Ann Thorac Surg，2013，95：220-226，discussion 6-8.

［11］　Vettukattil JJ，Bharucha T，Anderson RH. Defining Ebstein's malformation using three-dimensional echocardiography［J］. Interact Cardiovasc Thorac Surg，2007，6：685-690.

［12］　Lee CM，Sheehan FH，Bouzas B，et al. The shape and function of the right ventricle in Ebstein's anomaly［J］. Int J Cardiol，2013，167：704-710.

［13］　Nakamura I，Kotooka N，Komori Y，et al. Ebstein anomaly by cardiac magnetic resonance imaging［J］. J Am Coll Cardiol，2009，53：1568.

［14］　Brickner ME，Hillis LD，Lange RA. Congenital heart disease in adults. Second of two parts［J］. N Engl J Med，2000，342：334-342.

［15］　Carpentier A，Adams DH，Filsoufi F. Tricuspid Valve Malformations：Ebstein's Anomaly. Carpentier's Reconstructive Valve Surgery［M］. Maryland Heights：Elsevier Health Sciences，2011，247-57.

［16］　Boston US，Goldberg SP，Ward KE，et al. Complete repair of Ebstein anomaly in neonates and young infants：a 16-year follow-up［J］.J Thorac Cardiovasc Surg，2011，141：1163-1169.

［17］　Attenhofer Jost CH，Connolly HM，Scott CG，et al. Increased risk of possible paradoxical embolic events in adults with ebstein anomaly and severe tricuspid regurgitation［J］. Congenit Heart Dis，2014，9：30-37.

［18］　Attenhofer Jost CH，Connolly HM，Dearani JA，et al. Ebstein's anomaly［J］. Circulation，2007，115：277-285.

［19］　Hösch O，Alt S-C，Paul T，et al. Managing Ebstein's Anomaly of the Tricuspid Valve：Impact of Cardiovascular Magnetic Resonance［J］. J Cardiol Ther，2014，7：154-159.

［20］　Yalonetsky S，Tobler D，Greutmann M，et al. Cardiac magnetic resonance imaging and the assessment of ebstein anomaly in adults［J］. Am J Cardiol，2011，107：767-773.

［21］　Hösch O，Sohns JM，Nguyen TT，et al. The total right/left-volume index：a new and simplified cardiac magnetic resonance measure to evaluate the severity of ebstein anomaly of the tricuspid valve：a comparison with heart failure markers from various modalities［J］. Circ Cardiovasc Imaging，2014，7：601-609.

［22］　Kipps AK，Graham DA，Lewis E，et al. Natural history of exercise function in patients with Ebstein anomaly：A serial study［J］. Am Heart J，2012，163：486-491.

［23］　Brown ML，Dearani JA. Ebstein malformation of the tricuspid valve：current concepts in management and outcomes ［J］. Curr Treat Options Cardiovasc Med，2009，11：396-402.

［24］　Knott-Craig CJ，Goldberg SP，Ballweg JA，et al. Surgical Decision Making in Neonatal Ebstein's Anomaly：An Algorithmic Approach Based on 48 Consecutive Neonates［J］. World J Pediatr Congenit Heart Surg，2012，3：16-20.

［25］　Hraska V，Asfour B，Photiadis J. Ebstein's Anomaly. Johns Hopkins Textbook of Cardiothoracic Surgery［M］，2nd ed. New York：McGraw-Hill Education，2014，1311-1323.

［26］　Brown ML，A.Dearani J. Ebstein's Anomaly. Sabiston and Spencer Surgery of the Chest［M］. Phliadelphia：Saunders/ Elsevier，2010，2055-2067.

［27］　Shinkawa T，Polimenakos AC，Gomez-Fifer CA，et al. Management and long-term outcome of neonatal Ebstein anomaly [J] . J Thorac Cardiovasc Surg, 2010, 139: 354-358.

[28] Kawabata T, Kasahara S, Arai S, et al. Right ventricular exclusion for a neonatal patient with Ebstein anomaly: a free wall resection of the right ventricle [J] . J Thorac Cardiovasc Surg, 2011, 142: 1582-1524.

[29] Sano S, Fujii Y, Kasahara S, et al. Repair of Ebstein's anomaly in neonates and small infants: impact of right ventricular exclusion and its indications [J] . Eur J Cardiothorac Surg, 2014, 45: 549-555.

[30] Brown ML, Dearani JA, Danielson GK, et al. The outcomes of operations for 539 patients with Ebstein anomaly [J] . J Thorac Cardiovasc Surg, 2008, 135: 1120-1136.

[31] Dearani JA, Bacha E, da Silva JP. Cone Reconstruction of the Tricuspid Valve for Ebstein's Anomaly: Anatomic Repair [J] . Operative Techniques in Thoracic and Cardiovascular Surgery, 2008, 13: 109-125.

[32] Anderson HN, Dearani JA, Said SM, et al. Cone reconstruction in children with ebstein anomaly: the Mayo Clinic experience [J] . Congenit Heart Dis, 2014, 9: 266-271.

[33] da Silva JP, da Silva Lda F. Ebstein's anomaly of the tricuspid valve: the cone repair [J] . Semin Thorac Cardiovasc Surg Pediatr Card Surg Annu, 2012, 15: 38-45.

[34] da Silva JP, Silva Lda F, Moreira LF, et al. Cone reconstruction in Ebstein's anomaly repair: early and long-term results [J] . Arq Bras Cardiol, 2011, 97: 199-208.

[35] Ibrahim M, Tsang VT, Caruana M, et al. Cone reconstruction for Ebstein's anomaly: Patient outcomes, biventricular function, and cardiopulmonary exercise capacity [J] . J Thorac Cardiovasc Surg, 2015.

[36] Vogel M, Marx GR, Tworetzky W, et al. Ebstein's malformation of the tricuspid valve: short-term outcomes of the "cone procedure" versus conventional surgery [J] . Congenit Heart Dis, 2012, 7: 50-58.

[37] Lange R, Burri M, Eschenbach LK, et al. Da Silva's cone repair for Ebstein's anomaly: effect on right ventricular size and function [J] . Eur J Cardiothorac Surg, 2015, 48 (2): 316-320.

[38] Dearani JA, Said SM, Burkhart HM, et al. Strategies for tricuspid re-repair in Ebstein malformation using the cone technique [J] . Ann Thorac Surg, 2013, 96: 202-208: discussion 8-10.

[39] Dearani JA. Cone the valve be repaired ?　[J] . J Thorac Cardiovasc Surg, 2015, 149 (4): 1150-1151.

[40] Prifti E, Baboci A, Kajo E, et al. The peacock tail technique: a modified reconstruction technique for tricuspid valve repair in Ebstein's malformation [J] . Ann Thorac Surg, 2014, 97: e183-185.

[40] Brown ML, Dearani JA, Danielson GK, et al. Comparison of the outcome of porcine bioprosthetic versus mechanical prosthetic replacement of the tricuspid valve in the Ebstein anomaly [J] . Am J Cardiol, 2009, 103: 555-61.

[41] Malhotra SP, Petrossian E, Reddy VM, et al. Selective right ventricular unloading and novel technical concepts in Ebstein's anomaly [J] . Ann Thorac Surg, 2009, 88: 1975-81, discussion 81.

[42] Chauvaud S, Berrebi A, d'Attellis N, et al. Ebstein's anomaly: repair based on functional analysis [J] . Eur J Cardiothorac Surg, 2003, 23: 525-531.

[43] Liu J, Qiu L, Zhu Z, et al. Cone reconstruction of the tricuspid valve in Ebstein anomaly with or without one and a half ventricle repair [J] . J Thorac Cardiovasc Surg, 2011, 141: 1178-1183.

[44] Kim S, Al-Radi O, Friedberg MK, et al. Superior vena cava to pulmonary artery anastomosis as an adjunct to biventricular repair: 38-year follow-up [J] .Ann Thorac Surg, 2009, 87: 1475-1482, discussion 82-83.

[45] Stulak JM, Dearani JA, Puga FJ, et al. Right-sided Maze procedure for atrial tachyarrhythmias in congenital heart disease [J] . Ann Thorac Surg, 2006, 81: 1780-1784, discussion 4-5.

[46] Delhaas T, Sarvaas GJ, Rijlaarsdam ME, et al. A multicenter, long-term study on arrhythmias in children with Ebstein anomaly [J] . Pediatr Cardiol, 2010, 31: 229-233.

第四十一章
冠状动脉畸形

第一节 冠状动脉异常起源于肺动脉

一、概述

冠状动脉异常起源于肺动脉（anomalous origin of coronary artery from the pulmonary arter，ACAPA）是指冠状动脉或其分支起源于肺动脉的一种先天性畸形。其中尤以左冠状动脉异常起源于肺动脉（ALCAPA）为主，占ACAPA的90%以上，为先天性心脏病的0.25%～0.50%，由Brooks在1885年首次提出，每300 000活产儿中就有1个。右冠状动脉异常起源于肺动脉少见。若冠状动脉全部起源于肺动脉，则患儿因心肌缺血、缺氧，往往出生后即死亡。本节主要介绍左冠状动脉异常起源于肺动脉。

二、病理解剖及病理生理

ALCAPA在临床上并不多见，左冠状动脉在肺动脉上的开口位置可有不同，最常见开口位置为主肺动脉后窦，也可以在肺动脉后窦上方，起源于右肺动脉后壁及主肺动脉前壁的少见。左冠状动脉主干起源于肺动脉最多见，左前降支或回旋支也可单独起源于肺动脉。右冠状动脉及其分支走行均正常，可代偿性增粗、迂曲，可形成侧支血管以使右冠提供的血液逆行灌注到起源异常的左冠状动脉。在过去，根据冠状动脉侧支血管的形成，将ALCAPA分为婴儿型和成人型两类。婴儿型是指冠状动脉间极少有或者没有侧支血管建立，症状出现较早。成人型由于有冠状动脉间侧支血管的建立，从右冠供应一定量的血液逆流灌注到异常起源的左冠状动脉，患者可以十几年不出现症状或只伴有轻到中度的心肌损伤，但这类患者在平均年龄35岁时发生猝死的概率颇高，可达到80%～90%。患者能否长期存活主要取决于侧支循环建立的程度，但即使在侧支循环很好的情况下仍可能发生心肌缺血。由于正常情况下肺动脉阻力低于冠状动脉阻力，冠状动脉内血液大部分流入肺动脉，可引起"冠状动脉窃血"现象：侧支循环广泛形成，左、右冠状动脉明显扩张，导致冠状动脉灌注压的降低，也使心肌有不同程度的缺血，使左心室心肌进一步损害。

三、临床表现、诊断与鉴别诊断

（一）临床表现

左冠状动脉异常起源于肺动脉的初始症状和心肌缺血程度依赖于动脉导管关闭的早晚、肺动脉高压的维持及是否及时建立冠脉侧支血管有关。出生后由于动脉导管尚未闭合、肺动脉压力高，阻止到肺动脉的分流和"冠状动脉窃血"，婴儿在出生后2个月内很少出现症状，多在哺乳和活动时发生心肌缺血，有呼吸短促，继而面色和四肢末梢苍白、冷汗呈现休克状态等症状，即所谓"婴儿心绞痛综合征"。儿童和成人患者可表现为出汗多、呼吸困难、生长困难、晕厥和劳力性心绞痛或非典型性心绞痛等症状。多数患者由于左心室扩大、二尖瓣脱垂、二尖瓣反流，可发生中度至严重的充血性心力衰竭。少数患者由于有丰富侧支循环供血，可长期无症状，但这些患者仍处于猝死高风险中。当运动增加时，侧支血流相对不足，而冠脉内逆行流向肺动脉血流持续，此时心肌缺血明显，可能发生恶性心律失常以致猝死。体查可发现心脏扩大，以左心室扩大为主，可见心前区抬举性搏动，听诊可闻及二尖瓣关闭不全的杂音，如有左心衰竭和明显肺动脉高压，可产生右心室增大和肺动脉瓣区第二心音亢进，也可有肝大及两肺啰音。胸片显示心脏扩大（图 2-41-1），心电图显示心肌缺血，电轴左偏，可表现左心室前壁心肌缺血、梗死的心电图，胸前导联显示 Q 波和 S-T 段上升，以及电轴右偏、左心室肥厚（图 2-41-2），也可见有陈旧性左心室心肌梗死，心电图正常不能排除此症。二维多普勒超声显示左心室扩大、右冠状动脉明显扩张、走行迂曲，但有时并未扩大到引起重视程度，可出现误诊，有时可探及从异常左冠状动脉到肺动脉的血流，构成左向右分流，二尖瓣脱垂、反流，多可作出明确诊断。心导管检查及冠脉造影是诊断本病最可靠的检查，可显示详细的冠状动脉解剖特点（图 2-41-3、图 2-41-4）。CT、3D-CMRA（三维磁共振冠脉血管成像）可清楚显示异常起源冠状动脉开口与肺动脉的关系、冠状动脉解剖，并可进行三维重建，辅助诊断及治疗（图 2-41-5）。

1968 年，Wesselheoft et. Al 将此症分为四型：①婴儿综合征：急性呼吸功能不全，多汗（profuse sweating）。②二尖瓣关闭不全型：二尖瓣收缩期杂音，充血性心衰，心脏扩大，可以是儿童或成人。③连续性杂音综合征：无症状成人或有心绞痛。④猝死型：青少年或成人。该分类方法侧重于症状的轻重，根据异常起源冠状动脉开口位置的分类方法则更有利于手术方式的选择：①内侧型：左冠状动脉开口位于肺动脉内侧壁，邻近主动脉。②后侧型：左冠状动脉开口位于肺动脉后窦及上方。③外侧型：左冠状动脉开口位于肺动脉外侧壁，远离主动脉。

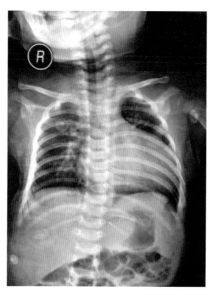

图 2-41-1　左冠状动脉异常起源于肺动脉患儿 X 线

正位胸片显示左室增大。

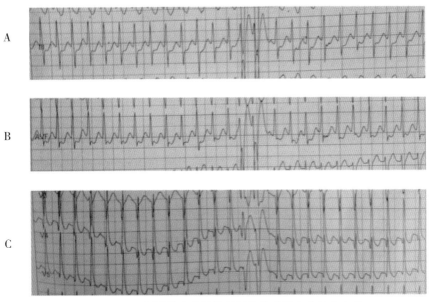

图 2-41-2　左冠状动脉异常起源于肺动脉患儿的心电图

A、B：Ⅲ导联、aVF 导联可见 S-T 段压低，显示心肌缺血；C：胸 4、5 导联显示 R 波高尖，提示左室肥厚；所有导联
显示室早二连率。

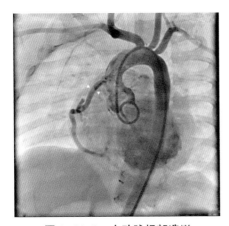

图 2-41-3　主动脉根部造影

仅右冠状动脉（白色箭头所指）显影，
未见左冠状动脉显影。

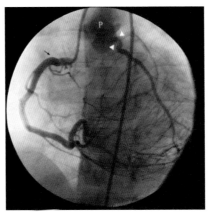

图 2-41-4　选择性右冠状动脉造影

造影剂随血流经侧支循环逆向灌注左冠状动脉，形成左
向右分流，肺动脉显影。黑色箭头所指为右冠状动脉，
白色箭头所指为显示左冠状动脉开口位置，P 为主肺动脉。

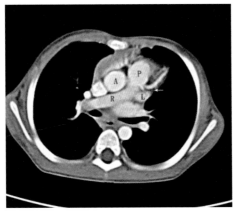

图 2-41-5　左冠状动脉异常起源于肺动脉患者 CT

A. 为升主动脉；P. 为主肺动脉；R. 为右肺动脉；L. 为左肺动脉，白色箭头所指为左冠状动脉开口位于主肺动脉后窦。

（二）诊断及鉴别诊断

根据临床特点及二维超声心动图、CT、心导管检查及心血管造影检查等辅助检查结果，可作出明确诊断。同时应用下列疾病鉴别。

1. **冠状动静脉瘘** 两者都有冠状动脉的左向右分流，但冠状动脉瘘临床表现较轻，患者多是大龄儿童、青少年和成人，属冠状动脉"终止"异常，瘘口多位于右冠状动脉，瘘入右房及右室者多见，少数可瘘入肺动脉、左心室或腔静脉。瘘口近端的冠状动脉显著增粗，远端血管正常，两支冠状动脉均发自升主动脉；应注意与副冠状动脉（尤其是圆锥支）或冠状动脉分支起自肺动脉鉴别，后者属于冠状动脉"起源"异常。根据二维超声心动图及心血管造影检查可予鉴别。

2. **主动脉起源的冠状动脉异常** 包括左冠状动脉主干起自主动脉右窦、右冠状动脉起自主动脉左窦、回旋支异常起自主动脉右窦或右冠等。这类畸形属于冠状动脉在主动脉起源位置异常，部分患者可无症状，多数左冠状动脉主干异常起源于主动脉右窦的患者可有痉挛、晕厥、心肌梗死、充血性心力衰竭等症状。罹患此病的患者同样有较高的猝死率。根据二维多普勒超声及心血管造影可予鉴别。

3. **二尖瓣脱垂** 很多左冠状动脉异常起源于肺动脉的患者，二维多普勒超声显示二尖瓣脱垂、反流，而看不到右冠明显增粗和异常的左冠开口，容易误诊，需仔细鉴别。

四、手术治疗

（一）手术指征

由于本病自然转归极差，内科治疗效果差，多数患者在 1 岁以内即死亡，即便有丰富侧支血管建立的患者，仍有 80% ～ 90% 在平均年龄 35 岁时发生猝死，因此即便没有症状出现，也足以表明该病病程的危重性，因此一旦确立诊断，即应手术治疗，进行外科血管重建实现双冠脉供血。

（二）手术方法

冠状动脉异常起源于肺动脉的手术治疗方法有很多种，其目的是为了消除左向右分流、建立双冠状动脉系统，消除冠状动脉窃血现象，保证正常心肌灌注。早期曾有医生将主、肺动脉吻合，以增加肺动脉血流及左冠状动脉血氧饱和度；心包腔内撒粉并去除心外膜以促进侧支血管建立，缓解顽固性心绞痛；直接结扎异常起源的冠状动脉消除左向右分流；采用大隐静脉、左胸壁内动脉建立异常冠状动脉的旁路；将异常起源的冠状动脉连同肺动脉壁移植到主动脉；用肺动脉壁组织做板障构建异常起源冠状动脉到主动脉的路径等。需要注意的是，外科治疗不仅要纠正冠状动脉的起源点，而且要矫治由于心肌缺血早成的左心结构异常，主要是针对左心室游离的室壁瘤和二尖瓣反流的处理。现将目前应用较多的术式介绍如下。

1. **左冠状动脉移植术** 适用于冠状动脉开口离主动脉壁较近者。手术在全麻体外循环下进行，需阻断升主动脉，压迫异常起源冠状动脉开口或直接于冠状动脉开口灌注停跳液，以避免灌注肺，于冠脉开口上方切开主肺动脉，探查异常起源的冠状动脉，切下冠状动脉开口，保留 1 ～ 2mm 肺动脉壁组织，以利吻合。为避免冠状动脉开口狭窄及扭曲，可适当游离冠脉，减小张力。在升主动脉左侧选择吻合的最佳位置，用打孔器在选定部位打孔，直径 4 ～ 5mm，应注意避免损伤主动脉瓣，以 5-0 或 6-0 Prolene 线连续缝合，将切下的冠脉开口吻合于主动脉上，注意勿使冠状动脉张力过大和扭曲，避免出血（图 2-41-6 ～ 图 2-41-9）。对于开口与肺动脉后壁、离主动脉较远的病例，可切取部分肺动脉壁组织，袖口套样缝合，形成一管道连接冠脉开口，以延长冠状动脉，再与主动脉进行吻合，直接缝合或采用自体心包片修补肺动脉（图 2-41-10 ～ 图 2-41-13）。另有医生采用其他改良方式以延长冠状动脉，即同时裁取部分升主动脉和肺动脉壁，将两者缝合成一复合管道，主动脉、肺动脉缺损由自体心包片等材料修补，或将左右肺动脉充分游离，将其下拉直接吻合于肺动脉根部。

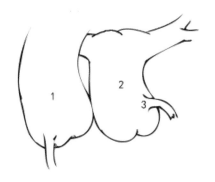

图 2-41-6

1 为主动脉；2 为主肺动脉；3 为左冠状动脉开口，显示左冠状动脉异常起源与肺动脉。

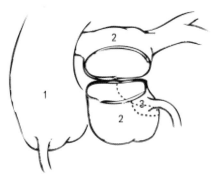

图 2-41-7　沿左冠状动脉开口上方横断肺动脉，虚线显示切口位置，由于开口位于肺动脉外侧壁，故切下部分肺动脉壁组织，用以延长冠状动脉开口

1 为主动脉；2 为肺动脉；3 为左冠状动脉开口。

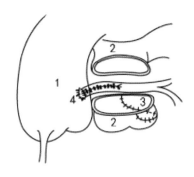

图 2-41-8　将切下的肺动脉壁组织袖套样缝合以延长冠脉开口，然后吻合与相应主动脉壁切口，完成冠脉移植，自体心包片修补肺动脉

1 为主动脉；2 为肺动脉；3 为心包补片；4 为移植后的左冠状动脉开口。

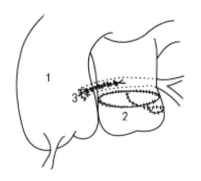

图 2-41-9　缝合主肺动脉两断端，修复主动脉，手术完成

1 为主动脉；2 为肺动脉；3 为移植后的左冠状动脉开口。

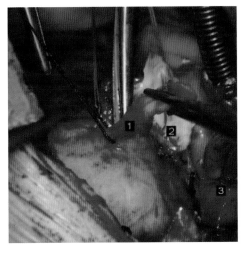

图 2-41-10　横断主肺动脉，将左冠状动脉充分游离，连带部分肺动脉后壁，将左冠状动脉开口切下

1 为左冠状动脉；2 为肺动脉近心端残端；3 为主动脉。

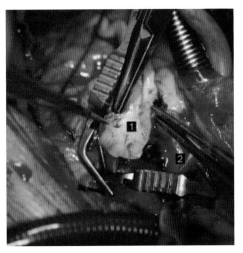

图 2-41-11　将左冠状动脉开口及剪下的肺动脉壁组织进行袖套样缝合，以延长左冠状动脉，利于移植吻合

1 为左冠状动脉开口；2 为主动脉切口。

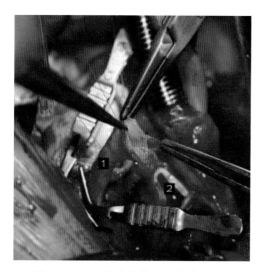

图 2-41-12 缝合好的左冠状动脉开口

1 为左冠状动脉开口；2 为主动脉切口。

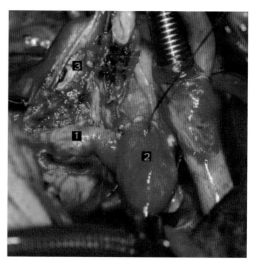

图 2-41-13 将延长的冠状动脉开口吻合与主动脉侧壁 "U" 形切口，仔细缝合主动脉切口，避免出血

1 为左冠状动脉；2 为主动脉；3 为肺动脉残端。

2. 肺动脉内隧道成形术（Takeuchi 手术） 该手术由 Takeuchi 等于 1979 年设计应用，阻断循环后，行肺动脉前壁切开，在相邻主、肺动脉间打一直径约 5mm 圆孔，将两圆孔边缘连续缝合，形成一主 - 肺动脉窗，在邻近窗口处切取矩形肺动脉前壁，利用肺动脉组织做成板障，吻合于肺动脉后壁及冠状动脉开口外侧，建立主动脉 - 冠状动脉隧道。起初由于不利于冠状动脉的解剖或缺乏长度，该手术未获成功。后来 Arciniegas 等利用游离的锁骨下动脉片去补偿左冠状动脉长度的不足，并报道随访时间最长达 11 个月，并有 80% 的开放率。由于肺动脉解剖形态的原因，肺动脉内隧道不符合生理，不同部位张力不同，易致并发症。

3. 冠状动脉旁路移植术 可采用大隐静脉或胸廓内动脉作为桥血管。结扎左冠状动脉近端，行端侧吻合，或切断左冠状动脉行端端吻合均可运用。由于该术式面临远期桥血管狭窄的问题，特别是大隐静脉发生狭窄率较高，故应尽量选用胸廓内动脉作为桥血管。远期可能发生再狭窄或冠心病，常需行二次手术。由于手术技术要求较高，对于婴幼儿或儿童不宜选择该手术。

4. 左锁骨下动脉吻合术 该手术可以在非体外循环下完成，可选择胸骨正中切口或左后外侧第 4 肋间切口。手术方法为游离左锁骨下动脉，并于分支前离断，远端缝闭，结扎异常起源冠状动脉起始端，将左锁骨下动脉断端与之行端侧吻合。也可切下冠状动脉开口，与左锁骨下动脉端端吻合，直接缝合或心包片修补肺动脉。

5. 左冠状动脉结扎术 该方法仅适用于有明显左向右分流患者，以消除冠状动脉窃血，并改善心肌供血。手术方法简单，不需体外循环。经前正中或前外侧切口，在肺动脉起始部游离出左冠状动脉，暂时阻断左冠状动脉血流，观察 5 ~ 10min，如无心电图改变，则双重结扎左冠状动脉。该方法因死亡率高达 50% 以上，且远期疗效差、猝死率高、并发症多等原因，已很少单独应用，应与冠状动脉旁路移植术一起应用。

对于心肌梗死造成左心衰竭失代偿的患者，可考虑心脏移植作为最后的挽救手段。

目前认为，手术重建双冠状动脉系统后，缺血心肌仍可恢复活力，但心肌瘢痕和末端动脉瘤不会恢复，多数外科医生同意不在最初的手术中处理左心室室壁瘤。二尖瓣反流与心脏扩大、乳头肌缺血有关，当冠状动脉重建，灌注恢复后，有 60% 以上严重二尖瓣反流好转，术后即刻转为轻 - 中度反流。

部分医生主张早期行二尖瓣成形或二尖瓣置换术以避免严重的二尖瓣反流，但多数外科医生认为轻－中度的二尖瓣反流不需要立刻处理，可以放在以后手术治疗。

五、术后并发症及处理

1. 低心排综合征　由于术前持续心肌缺血、心脏扩大、术中心肌保护不足、术后冠脉血流不畅等原因，可引起术后低心排。可使用多巴胺、肾上腺素等正性肌力药物，强心利尿治疗，维持水电解质平衡，必要时可使用 ECMO 辅助循环，为心功能恢复争取时间，帮助患者度过危险期。

2. 二尖瓣关闭不全　部分患儿术后可存在一定程度的二尖瓣关闭不全。术前有二尖瓣关闭不全的患者，虽经手术修复，术后仍可能有一定程度关闭不全。术后应尽量维持循环稳定，避免血压过高，维护好心功能，减轻心脏负荷，促进心功能改善和恢复。晚期二尖瓣反流加重的患者，可考虑手术成形或置换二尖瓣。

3. 心律失常和猝死　主要见于早年单纯做左冠状动脉结扎术的患者，近远期均可发生，近年来该术式已基本弃用，能在一定程度上避免该并发症。任何手术方式引起心肌严重缺血，心律失常、心肌梗死均可发生。

4. 肺动脉狭窄　术后近远期均有发生，见于接受肺动脉内隧道术的患者，主要是板障造成肺动脉瓣上狭窄。

5. 内隧道梗阻　常于术后远期发生，为肺动脉内隧道术的少见并发症。

6. 冠状动脉肺动脉残余瘘　少数接受肺动脉内隧道术的患者术后近远期可发生这一并发症。可能需再次手术治疗。

六、手术效果及预后

该病早年手术死亡率较高，随着手术方式的不断改进，医疗技术的不断革新，手术死亡率大为降低，除单纯结扎左冠状动脉以外，其他重建冠脉血运的手术方式对左心功能的影响无明显区别。因此虽然各种手术方式各有优劣，但术式的选择上并没有明确的限制，需因人而异。术后远期死亡不常见，双冠脉长期保持通畅可预防猝死。

第二节　主动脉起源的冠状动脉异常

一、概述

正常冠状动脉在主动脉窦的起始位置是特定的，即左冠状动脉发自主动脉左窦，右冠状动脉发自主动脉右窦。主动脉起源位置异常的冠状动脉（anomalous aortic origin of a coronary artery，AAOCA）是一种比较少见的先天性心脏畸形，目前根据病变血管及其起源位置，将该病分为三个主要的类型：左冠状动脉主干异常起源于主动脉右窦（ALCA）；右冠状动脉异常起源于主动脉左窦（ARCA）；回旋支异常起源于主动脉右窦或右冠状动脉（ACCA）。左冠状动脉主干异常起源与主动脉右窦是冠状动脉起源异常中最严重的，其症状发生率最高，甚至引起猝死。在未治疗患者中的猝死率可高达 57%，与运动有关的猝死率高达 27.3% ~ 64%。除了冠脉起源位置以外，冠脉血管与大动脉之间的位置关系同样影响疾病的自然病程，这些将在下文详细阐述。

二、病理解剖及病理生理

（一）左冠状动脉主干起源于主动脉右窦

约占所有 AAOCA 的 20%，是冠状动脉起源异常中最严重的。该型根据左冠状动脉与大血管间的关系可分为四个亚型：①冠脉走行于主动脉后方；②冠脉走行于肺动脉前方；③冠脉走行于两大动脉之间；④冠脉穿过圆锥隔（在右室漏斗部下方）。

由于冠脉开口位置的异常，导致冠脉开口形成裂口样，主动脉根部在舒张期开始膨胀，引起冠状动脉受压，导致心肌缺血。运动会诱发主动脉根部及肺动脉干的扩张，导致左冠状动脉主干受压，引起相应症状，甚至导致猝死。冠状动脉走行于两大动脉之间的通常会出现心肌缺血表现，可能是由于舒张期大动脉根部扩张压迫所致。有报道表明，在左冠状动脉主干异常起源的大龄患者中，冠状动脉粥样硬化的发生率明显高于同龄对照组。

（二）右冠状动脉异常起源于主动脉左窦

在所有冠脉造影检查中，ARCA 的发生率约为 0.2%，占所有冠状动脉异常的 6% ~ 27%。右冠状动脉由主动脉左窦发出后可在主动脉根部前方或主动脉与肺动脉之间跨过。症状的产生被认为与运动时和高压状态下主动脉壁异常开口关闭有关。过去认为右冠状动脉发自主动脉左窦是无危险性的，但现在认为该病可伴有相当多潜在发病率，如痉挛、心肌梗死、晕厥、高度房室传导阻滞等。此类型往往与动脉粥样硬化无关。有报道显示其猝死发生率颇高，Taylor 等报道冠状动脉异常患者中，有 25% 会发生猝死，与运动相关的猝死占 46%。

（三）回旋支异常起源于主动脉右窦或右冠状动脉

该类型是最常见的冠脉畸形，有报道这种畸形的发生率在 0.2% ~ 0.71%。回旋支最常起源于主动脉右窦，常成为右冠状动脉的直接分支。该型很少有临床症状，发生猝死率也不高，其诊断多是在行心血管造影时偶然发现的。

三、临床表现、诊断与鉴别诊断

（一）临床表现

左冠状动脉主干起自主动脉右窦者，常有临床症状，如痉挛、晕厥、充血性心力衰竭、心肌梗死等症状。猝死发生率颇高，尤其高发于运动中。右冠状动脉起自主动脉左窦者一般对生命无影响，由于运动时动脉壁异常开口关闭，可出现上述症状。回旋支异常起源于主动脉右窦或右冠状动脉者很少有临床症状和猝死的发生。

大多数患者安静时心电图是正常的，运动后心电图可显示心肌缺血表现。超声心动图对冠脉开口的显示不占优势。冠状动脉造影对诊断该病是必备的手段。

（二）诊断

根据临床症状、运动后心电图改变及冠状动脉造影结果可作出明确诊断。冠脉造影可显示开口位置，对诊断该病是必备的检查。

（三）鉴别诊断

本病主要需与冠状动脉异常起源于肺动脉相鉴别，根据心脏彩超及冠脉造影结果，不难鉴别。

四、手术治疗

（一）手术指征

对于小于 30 岁的患者，即使无症状，考虑其高猝死率，建议进行预防性的旁路手术或矫治手术以避免发生猝死；有临床症状则具有亚急性手术指征。

对于大于 30 岁的患者，手术指征尚有争议。患者有晕厥等表现，可考虑旁路手术；对于无临床症状、未伴发冠状动脉粥样硬化的老年患者，其猝死率低，药物保守治疗效果较好，可随访观察。

（二）手术方法

1. 旁路手术　采用大隐静脉或乳内动脉作为桥血管，其目的是改善心肌缺血，避免猝死的发生。旁路血管对无病变血管的长期作用尚不清楚，可能会出现血流竞争问题。

2. 解剖矫治手术　更符合解剖特点，将冠状动脉开口移至正常的主动脉窦，有两种方法。第一种是切下冠状动脉开口，保留部分主动脉壁组织，移植入主动脉右窦，与完全性大动脉转位对冠状动脉的处理相似。这种方法已获得成功，但需要冠脉的长度、大小适合直接移植。另外，Mustafa 等首次报道了另外一种方法：体外循环下切开主动脉根部，切开左冠状动脉开口，沿其壁内部分去顶至左冠状动脉主干中点，联合处再附着到主动脉壁，这样就将左冠状动脉主干开口移至其正常的主动脉窦了。

第三节　冠状动静脉瘘

一、概述

冠状动静脉瘘（coronary artery fistulas，CAFs）是指一支或多支冠状动脉与心腔或大血管间的异常交通，由 Kruse 于 1865 年首次描述，是最常见的冠脉畸形，占所有先天性心脏病的 0.08% ~ 0.4%，几乎占所有先天性冠状动脉畸形的一半。在成人中 CAFs 的发病率尚不清楚，但心血管造影检出率约为 0.2%。对于儿童，其发病率可能更高。超声心动图检出率约 0.06% ~ 0.2%。CAFs 是一种冠状动脉末端畸形，可引起血流动力学改变。CAFs 可以是先天性的，也可以是获得性的（如创伤、血管成形术后、移植受体心肌活检等），可单独存在，亦可合并其他心脏畸形，包括房间隔缺损、室间隔缺损、法洛四联症、动脉导管未闭、其他冠脉畸形等。室间隔完整的肺动脉闭锁常合并冠状动静脉瘘。

二、病理解剖及病理生理

冠状动静脉瘘可单发，也可多发，单个瘘是最常见的，发生率在 74% ~ 90%，多发瘘占 10.7% ~ 16%。瘘最好发于右冠状动脉（50% ~ 60%），其次为左前降支（25% ~ 42%）、回旋支（18.3%）、对角支（1.9%），多发瘘里同时累及左右冠状动脉的占 5%。

描述冠状动静脉瘘还应注意其终止位置，以及相关血管形态学特征。从终止位置来说，90% 以上的瘘终止于静脉系统，包括右心腔、肺动脉、上腔静脉和冠状静脉窦。其中，终止于右心室的占 14% ~ 40%，终止于右心房的占 19% ~ 26%，终止于肺动脉的占 15% ~ 43%，左心室的瘘仅占 2% ~ 19%，终止于左心房的占 5% ~ 6%。另外，有报道瘘入心包形成血肿的病例，瘘入降主动脉的病例，属罕见情况。相关冠状动脉的扩张、扭曲很常见，扩张的程度并非总是与分流量大小相关，有些瘘口交通位置在冠状动脉末梢，相关血管内径可保持正常或稍有扩张。

CAFs 对血流动力学的影响取决于瘘的口径、位置、异常冠状血管的阻力及其与心腔、血管之间的压力阶差等因素。瘘入压力低的右心系统可形成左向右分流,瘘口的大小在心动周期中无变化,从而引起右心房、右心室负荷过重。由于右心房壁较薄,故易致右心房扩张,右心室、肺动脉则很少扩张。漏入心室者在收缩期瘘口缩小,分流量随之减少,舒张期瘘口扩大,分流量增加。漏入冠状静脉窦可引起瘤样扩张,甚至破裂,且极易引起充血性心衰。漏入左心室仅在舒张期有血液经瘘口流入左心室,左心室大小可正常,但可致左心室肥厚。

CAFs 可引起心肌供血不足,由于心肌血管床的阻力相对较高,冠状动脉血流大部分转而流向低阻力的瘘口,进入心腔、肺动脉、冠状静脉窦等处,造成瘘口远端的冠状动脉血流明显减少,即所谓冠脉窃血现象;另外,瘘远端血管发育不足或硬化、瘘近端血管由于血流量增加,易出现血管内膜损伤,发生动脉粥样硬化,血管迂曲扩张易形成血栓等因素,均可导致心肌缺血。正常状态下,在运动时冠脉血流量可增加到基础冠脉血流量的 4 ~ 5 倍,称为冠脉血流储备。对于 CAFs 患者,基础冠脉血流量增加,因此冠脉血流储备降低,平静状态下,冠脉灌注充足,但运动时,由于冠脉血流储备下降,冠状动脉灌注不足,从而引起心肌缺血症状。

三、临床表现、诊断与鉴别诊断

(一)临床表现

大部分婴儿或儿童 CAFs 患者可不出现临床症状,年龄大于 20 岁的患者则多表现出临床症状,包括心绞痛、呼吸困难、乏力、心悸、充血性心力衰竭、心律失常等。临床表现与左向右分流量的大小相关。分流量大的患者可在儿童时期就出现症状,大部分患者症状和并发症在 20 ~ 30 岁开始出现,包括心肌梗死、细菌性心内膜炎、肺动脉高压、动脉瘤形成、死亡。冠状动脉窃血、冠状动脉粥样硬化、血栓形成可造成心肌缺血。亚急性细菌性心内膜炎和肺动脉高压是长期左向右分流的最终结果。充血性心力衰竭与长期容量负荷过重有关。冠状动脉瘤样扩张易出现破裂和心包压塞。以猝死作为第一表现的在极少数情况下出现。在大于 30 岁的患者中,常见肺动脉高压和冠状血栓形成所致的冠状动脉栓塞。

体格检查常闻及连续性机械样杂音,CAFs 的杂音为持续增强的杂音,舒张期更响,此点有别于其他心脏畸形的连续性杂音(杂音于第二心音时最响)。杂音最响的位置取决于瘘口终止的位置:瘘入右心房的杂音于胸骨边缘较低位置最响;瘘入肺动脉的杂音在胸骨左缘第 2 肋间最响亮;瘘入左心室的可无收缩期杂音,或出现以收缩期为主的双期杂音,于心尖部最响。分流量大的患者可以有脉压差增大、水冲脉、股动脉枪击音的征象。分流量小的患者可以没有心脏杂音,或有轻的收缩期杂音。

2/3 的患者可有心电图改变,表现为心肌缺血、心脏超负荷、心肌梗死和心律失常。2/3 的患者胸片可见心脏肥大、肺血增多。儿童无症状患者仍可有心电图、胸片改变。二维多普勒超声可显示准确的冠状动静脉瘘解剖位置,评价分流量大小(Qp/Qs > 1.5)。心导管检查对多发瘘意义重大,可了解血流动力学及左向右分流程度。

(二)诊断

根据临床症状、体征、二维多普勒超声、选择性冠状动脉造影多可作出明确诊断,明确瘘口的位置及大小。CT 和 MRI 能够发现增粗和瘤样扩张的冠状动脉。

(三)鉴别诊断

本病需与动脉导管未闭、室间隔缺损、主动脉瓣脱垂、肺动静脉瘘、主肺动脉窗、主动脉窦瘤破裂等相鉴别。根据临床症状、心电图、心脏彩超结果一般不难鉴别。若需要了解详细的冠脉解剖,可考虑行选择性冠脉造影,进一步明确瘘口位置、大小等情况。

四、手术治疗

（一）手术指征

CAFs 患者不经手术治疗几乎不可能有正常的生存期，因此本病一经确诊，即应考虑手术治疗。即使年龄小、瘘口小、分流量不大，也应尽早手术治疗。因为随着年龄增长，瘘口可能变大，分流量增加，可出现症状，甚至造成严重并发症，所以应在症状出现前及心脏、冠状动脉、肺循环尚未发生严重病理改变时治疗。仅极少数较小瘘口可基于冠脉血栓形成而自行闭合。

（二）治疗

本病的治疗方法存在争议，目前推荐的治疗方法都是基于过去小样本回顾性研究。

目前而言，本病主要有两种可选择的治疗方式，即经皮介入封堵和外科手术治疗。封堵和手术治疗前的阶段，推荐进行抗血小板治疗，以避免冠脉血栓形成。有学者推荐预防性使用抗生素，以避免亚急性细菌性心内膜炎的出现。

经皮介入封堵近年来发展较快，效果显著，已逐渐成为未伴发其他心脏畸形的 CAFs 患者的首选治疗措施。

若考虑手术治疗，需要弄清瘘口解剖、瘘口近端及远端冠状动脉及其分支的情况，为手术方式的选择提供详细资料。Sakakibara 等在 1966 年提出的造影分类可供参考。他们根据瘘口近端及远端冠状动脉是否扩张，将其分为两类：A. 冠状动脉自起始至瘘口部分扩张，瘘口至终末端冠脉正常；B. 冠状动脉全程扩张，终末端形成瘘口瘘入心腔。A 类病变瘘口多位于扩张冠脉与未扩张冠脉之间，形成垂直通道通向心腔，多可于心外膜直接结扎，无需体外循环。B 类病变则需要体外循环支持，在心腔内找到瘘口，予以缝合。

术中最好能放置食道超声，除观察室壁运动有无异常外，有助于瘘口的定位，尤其是多发性瘘口，能防止遗漏并在术后检查有无残余分流。手术多采用胸骨正中切口，切开心包后仔细探查病变的冠状动脉有无扭曲、瘤样扩张和粥样硬化以及瘘口的部位。位于心表的瘘口，手指压闭后震颤会消失。术中要有良好的心肌保护，灌注时压迫闭合扩张的冠状动脉瘘口，使心肌得到确切灌注；如扩张的冠状动脉远端为非盲端，则应保证其供血。手术切口视瘘口开口部位及扩张的冠状动脉是否易于显露而定，无论哪种方法，都要严密缝合瘘口以防复发。合并其他心脏畸形应同时矫治。

1. 瘘相关冠状动脉末端结扎术　适用于冠状动脉分支末端瘘或冠状动脉主干终末支的瘘，目前应用较少。充分游离瘘口部位冠状动脉，在紧靠瘘口处套入丝线暂时阻断瘘口，动态观察心电图的变化，确认无心肌缺血后再结扎或缝扎。

2. 正切动脉吻合术　为目前最常用的效果确切的手术方式，尤其适合瘘入左心室、右心室的多发瘘。可在体外循环下亦可在非体外循环下进行。纵行切开冠状动脉前壁，可见前边缘增厚的瘘口，用 5-0 Prolene 线缝闭瘘口，缝线应从外面进针，并在冠状动脉外面打结，切除扩张的部分，以 5-0 Prolene 线连续缝合切口，在关闭切口前应注意排除冠状动脉内的空气。

3. 经心腔直视修补术　适用于瘘入右心房或右心室的瘘口。在体外循环下打开心腔，可不阻断主动脉，在心脏跳动或诱颤的情况下进行，根据瘘口大小选择直接缝合或补片修补。

4. 冠状动脉下切线褥式缝合术　适用于心室前壁瘘及冠状动脉侧面瘘。不需要体外循环，且保证了瘘口远端的血供，从瘘口下面的心肌部用间断带垫片褥式缝闭瘘口。此种术式常使瘘口闭合不严密。

五、术后监护、术后并发症

术后监护与其他心脏手术相同，术后并发症包括心律失常、冠状动脉夹层及穿孔、封堵器脱落及异位栓塞、术后残余分流及溶血、外周血管并发症等。

六、手术效果及预后

CAFs 的外科治疗已经取得了良好的效果，围术期死亡率降至 2% 以下，瘘口的残余分流也极少见。无残余瘘者，晚期死亡罕见。手术对心功能的改善效果明显。

第四节　冠状动脉瘤

一、概述

冠状动脉瘤（coronary artery aneurysm，CAA）是指由于各种原因导致冠状动脉中层结构的病变引起局限性或广泛扩张，瘤样膨胀大于邻近正常冠脉直径的 1.5 倍。形态上有两种表现形式：梭形的和囊状的。梭形瘤较多见，约占所有冠状动脉瘤的 2/3 以上，为典型的狭窄后膨胀，多数起自动脉粥样硬化处。囊状瘤倾向于破裂、栓塞和形成瘘。1761 年，Morgagni 第一次描述了一个伴有冠状动脉瘤的梅毒患者。Munkner 在 1958 年第一个行冠状动脉造影检查。人群发病率为 0.14% ~ 4.9%，男性较多见（88.2%）。CAA 有明显的地域性，在欧洲和北美，CAA 的病因为冠状动脉粥样硬化占 50%，先天性心脏病占 17% 和川崎病占 10%；在亚洲，特别是日本，川崎病是冠状动脉瘤发病的主要原因，占50% ~ 60%。在未治疗的川崎病中冠状动脉瘤的发生率为 12.8% ~ 25%，是儿童中获得性冠状动脉疾病中最常见的原因。

二、病理解剖及病理生理

CAA 的病因较多，血管壁中弹性肌纤维成分的破坏是导致本病的主要原因。病变开始于中间而不是内层，炎症反应、局部钙化、内膜下纤维化、脂质聚集在血管介质中可同时存在。多数冠状动脉瘤继发于其他疾病，如川崎病、创伤、结节性多动脉炎、Takayasu 病、梅毒、动脉粥样硬化、细菌感染、败血症栓子、手术后、硬皮病、系统性红斑狼疮、医源性损害（心导管造影、支架植入）等。最新的研究发现，使用药物涂层支架可能导致冠状动脉的急性扩张，成为 CAA 发病的新的病因。先天性冠状动脉瘤少见，常合并于 Ehlers–Danlos 综合征（先天性结缔组织发育不全综合征）、马方综合征、发绀型先天性心脏病、主动脉瓣上狭窄等。

梭形和囊状瘤均可以单个或多个形式存在，最常累及右冠状动脉近 – 中段（40% ~ 87%），其次为左前降支（25% ~ 50%）、回旋支（24% ~ 50%）和左主干（7%）。

Markis 于 1976 年第一个根据血管造影进行分类：1 型：2 ~ 3 根血管弥漫性扩张；2 型：1 根血管弥漫性扩张和间隔血管的局限性扩张；3 型：仅 1 根血管的弥漫性扩张；4 型：1 根血管的局限性扩张。冠状动脉外科学会提出了另一种分类：A 组：有动脉瘤但没有冠状动脉疾病；B 组：有动脉瘤合并于冠状动脉病变，狭窄程度小于 70%；C 组：存在动脉瘤及冠状动脉病变，狭窄程度大于 70%。

CAA 可能发生血栓、栓塞、瘤体破裂和血管痉挛等并发症，其内膜的病理改变和瘤体内血流速度减慢会导致血栓形成和远端血管栓塞，瘤体破裂可导致猝死。虽然内皮细胞受损，但平滑肌细胞收缩常能发生冠状动脉痉挛，CAA 的易痉挛性有助于解释不伴有冠状动脉狭窄患者发生心绞痛的原因。

先天性 CAA 是由于冠状动脉中层发育不全，病变血管不断扩张、变薄，最后导致破裂，引起心包填塞和死亡。此外，因血管内面不规则导致血栓形成，在川崎病患者更多见。因其血管内皮损伤和血小板计数增加，常可造成心肌梗死。

三、临床表现

由于常合并其他心脏疾病，其他心脏疾病的症状可掩盖冠状动脉瘤的症状。其临床表现与急性冠脉综合征（ACAD）无明显区别，心绞痛、充血性心力衰竭、心肌梗死的危险因素类同于 ACAD。CAA 破裂可致猝死。

CAA 多无阳性体征，心电图多无特征性表现，X 线检查亦无特征性表现，只有在发生巨大 CAA 时胸部正位片可见心脏边缘巨大团块状影。超声心动图可明确 CAA 的位置、大小，对于诊断和随访具有方便、迅速、直观、定位准确的特点。CT、MRI 可以较好地呈现冠状动脉瘤的形状、大小及与周围心房、心室的关系，术后评价手术疗效，是一种较理想的无创检查方法。心导管检查是诊断该病的金标准。

四、诊断及鉴别诊断

依据超声心动图和心血管造影检查，可以明确诊断。需要与假性动脉瘤、心包囊肿、扩张的冠状动脉窦、扩张的冠状动脉瘘相鉴别，当瘤体巨大时易与心脏肿瘤相混淆。

五、外科治疗

药物治疗对冠状动脉瘤患者心功能的提高作用不明显，药物治疗单独冠状动脉瘤或冠状动脉瘤合并动脉粥样硬化患者的 5 年生存期无区别。有症状患者的药物治疗效果更差，若不进行手术，心肌梗死死亡率较高。

（一）手术指征

关于冠状动脉瘤的手术指征目前尚未取得统一。一些学者认为，在单独的动脉瘤疾病中，如果没有发生冠状动脉粥样硬化、瘤栓形成、瘤体破裂等并发症，就没有必要施行预防性的冠脉旁路手术，除非有药物难以控制的心绞痛发作。

目前比较明确的手术指征：①合并严重的冠状动脉狭窄，不能用药物控制的心绞痛、心力衰竭者；②冠状动脉瘤瘤壁极薄，有发生瘤体破裂和血栓形成的可能，或巨大瘤体形成压迫症状者；③川崎病多发性冠状动脉瘤、慢性血栓形成、钙化致心肌缺血、心肌梗死者；④合并其他心脏畸形需同时矫治者。

（二）手术方法

CAA 所致的心肌缺血主要治疗原则是溶栓、抗凝及扩张冠状动脉。对急性心肌梗死者应积极予以溶栓治疗。对有心绞痛症状的患者，应用扩张冠状动脉药物治疗，并应长期抗凝治疗。川崎病如无并发症，自然预后良好，因此早期药物治疗十分重要，发病后开始服阿司匹林，持续 2 个月，加上大剂量静脉给免疫球蛋白，能有效地预防 CAA 的形成，如冠状动脉造影正常后可停药。如治疗不及时，12.8% ~ 25% 的患者可发生 CAA，应密切观察和持续服药。如引起冠状动脉痉挛、血栓形成和狭窄，需要手术治疗。

（1）介入治疗对较大的 CAA 或川崎病合并多发性 CAA，支架植入到 CAA 颈狭窄处，可解决冠状动脉狭窄，提高 CAA 远端血液流速，减少瘤内血流淤滞，但存在较高的再狭窄率。由于川崎病合并冠状动脉瘤常为多发性，很少能适应介入治疗。

（2）外科手术治疗。对于冠状动脉瘤的处理可分为两种方式：①旷置瘤体；②切除瘤体。一般都需要同时行冠脉搭桥手术。无论是旷置还是切除瘤体，如不合并其他心脏畸形，手术方式与常规 CABG 相同。如果冠状动脉瘤巨大并位于心脏右侧，压迫右心房、右心室，无法常规建立体外循环，应通过股动脉、股静脉插管建立体外循环。一般来讲，如果瘤体巨大，冠状动脉远端分支内径 > 1.0 cm，对心脏有明确的压迫，行冠状动脉瘤切除 + 冠状动脉旁路移植术；如果 CAA 局限（直径 < 1.0 cm），但有瘤颈狭窄，行旷置 + 冠状动脉旁路移植术；如果 CAA 合并冠状动脉瘘，往往瘤体巨大，随时有瘤体破裂和栓塞的可能，由于瘤体压迫及大量的血液分流会导致严重的心功能不全，应尽早行外科手术治疗。手术原则是切除 CAA，行冠状动脉旁路移植术并处理好合并病变。

术后监护原则与常规冠脉搭桥手术相同，应特别注意术后出血、心包填塞、围术期心梗、低心排综合征、心律失常等并发症。

六、治疗效果及预后

冠状动脉瘤发生率低，多见于个案报道，由于没有大样本临床资料，手术死亡率、远期生存率等结果不详。但根据有限的资料，CAA 切除 + 冠状动脉旁路移植手术的效果还是比较显著的。早期用大隐静脉移植效果不佳，1 年后的移植血管通畅率仅 67%。胸廓内动脉可有更好的远期效果和生长潜能（1 年通畅率 86% ~ 100%）。Kitamura 等建议用双侧胸廓内动脉移植到左前降支和右冠状动脉，并报道没有胸骨感染和在儿童期不影响胸廓壁发育。用胸廓内动脉移植的生存率较大隐静脉高（7.5 年，生存率 98%）。

第五节　其他罕见先天性冠状动脉畸形

先天性冠状动脉畸形种类很多，发病率较低，部分畸形非常少见，本节集中介绍几种罕见的先天性冠状动脉畸形，包括单支冠状动脉、先天性左主干闭锁、心肌桥。

一、单支冠状动脉

单冠畸形发生非常少，常合并于复杂的先天性心脏病，如完全性大动脉转位、法洛四联症、永存动脉干、冠状动静脉瘘、心内弹力纤维增生症、主动脉瓣二瓣畸形等，据报道其发生率为 0.04%。

Smith 于 1950 年第一个提出了单冠畸形的分类标准如下。1 型：单根冠状动脉供应整个心脏，其余冠状动脉真性缺如，左右平等分布。2 型：单根冠状动脉分成两分支，分布形式与"正常的"左、右冠状动脉分布相一致。3 型：其他。其中，2 型是最多见的形式，2 型的附加分类由 Sharbaugh 和 White 于 1974 年提出。2a 型：迷走血管分支行走于大血管前。2b 型：迷走血管分支行走于大血管间。2c 型：迷走血管分支行走于大血管后。2a 型最易合并完全性大动脉转位和法洛四联症。

单冠畸形若不伴有其他心脏畸形，生活一般不受影响，患者生存率与普通人群对照组相同。2b 型因迷走血管分支行走于大血管间，容易受到压迫导致猝死，尤其在运动时。

二、先天性左主干闭锁

先天性左冠状动脉主干闭锁是非常少见的畸形，20 世纪 70 年代中期以前，此病被认为是单根冠状动脉，直到 Lurie 将其定义为有自身独特血流形式和生理特征的畸形。在单冠畸形中，单根的左或右冠状动脉供应整个心脏，血流以离心顺行的方式从主动脉灌注至毛细血管。在先天性左主干闭锁中，单根右冠状动脉供应整个心脏的血流，但左前降支及回旋支依靠从右冠来的侧支血管逆向供应。此病常伴发于主动脉瓣上狭窄。

临床表现显著地与左冠状动脉异常起源于肺动脉相似，在婴儿期即可出现晕厥、快速性心律失常、呼吸困难、生长缓慢、猝死等，能活到成年的很少，主要依赖于侧支血管的形成。心电图在心尖部导联可见心肌缺血或梗死，胸片显示心脏扩大及肺静脉充血。二维多普勒超声多可作出诊断，若要明确冠脉解剖及准备手术治疗，冠脉造影检查是必备的。有的时候冠脉造影检查尚且难以分辨先天性左主干闭锁和左冠状动脉异常起源于肺动脉。一般来讲，左主干闭锁中左前降支和回旋支的位置是正常的，左主干到肺动脉无鲜红血流。但有些右冠状动脉侧支血管较少的左冠状动脉异常起源于肺动脉中，由于没有足够的压力形成特征性血流到达肺动脉，因此难以鉴别。还有一点区别在于，先天性左主干闭锁的肺动脉中没有左向右分流造成的氧阶差。

外科治疗上，主要是采用大隐静脉或胸廓内动脉进行旁路移植，供应左冠状动脉，也有医生采用升主动脉构成板障重建邻近的闭锁左冠状动脉主干而不用旁路。旁路移植血管的通畅能明显改善心肌缺血，预防猝死，但缺少对于这种少见畸形治疗的长期随访结果。

三、冠状动脉心肌内潜行（肌桥）

正常情况下，冠状动脉走行于心外膜下，若冠状动脉在心肌内潜行，则称心肌桥，此病变由Crainicianu 于 1622 年首次描述，该病变在心导管检查的检出率为 0.5% ~ 16%。有此病变的患者多在 30 ~ 40 岁左右开始出现心肌缺血的症状，常伴发肥厚性心肌病、缺血性心肌病、特发性心肌病、二尖瓣脱垂、主动脉瓣下肌性狭窄等肌性。心血管造影可显示特征性的"挤奶征"，即心脏收缩时心肌桥压迫冠状动脉导致狭窄，心脏舒张使冠状动脉恢复正常。

形成桥的肌肉束出生时就存在，桥的长度随年龄不同而不同（0 ~ 20 岁，1.36cm；21 ~ 50 岁，2.99cm；50 ~ 90 岁，2.07cm）。深的肌肉桥一般有较长的肌肉束，收缩期产生缺血症状，表浅的肌肉桥多不会产生上述症状。

Nobel 等基于心血管造影结果将心肌桥分为三类，以评价冠状动脉收缩期狭窄程度：1. 狭窄程度小于 50%；2. 狭窄程度 50% ~ 75%；3. 狭窄程度大于 75%。

对于心肌桥的治疗是有争议的，β - 受体阻滞剂和钙拮抗剂由于其延长舒张期及其负性肌力作用，可减少外部肌肉压力，部分心肌缺血症状较重者，舌下含服硝酸甘油可缓解，有传导阻滞和晕厥者可安装心脏起搏器，非手术手段是有效的。但多数外科医生认为，心血管造影显示收缩期狭窄，心肌缺血，需要手术解除压力。手术方式有两种：对于表浅的心肌桥可不用体外循环，直接于心外膜松解肌束，单纯心肌桥松解的患者很少，多数与冠脉搭桥手术同时进行；若患者合并需手术治疗的冠心病，或者心肌桥过于纵深，不宜松解，可行冠状动脉旁路移植手术，以缓解缺血症状，预防猝死。

四、冠状动脉漏外科治疗的基本手术方式图解

冠状动脉漏的终止部位多见于右心室、右心房和肺动脉。采用胸骨正中切口进胸，切开心包，查见冠脉漏的心脏外观（图 2-41-14 ~ 图 2-41-20），手术采用在震颤最强烈区安放多根平行的褥式缝线结扎闭合冠状动脉漏（图 2-41-21、图 2-41-22）或切开心腔在心腔内缝闭漏口。

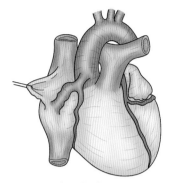

图 2-41-14 右冠状动脉分支漏入右心房

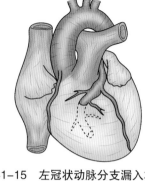

图 2-41-15 左冠状动脉分支漏入右心室

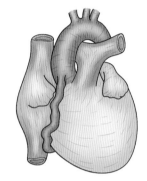

图 2-41-16 右冠状动脉自心脏
后面漏入右心室

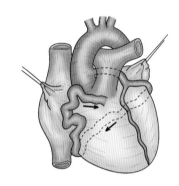

图 2-41-17 单支冠状动脉畸形合并
冠状动脉漏入右心室

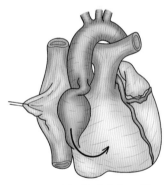

图 2-41-18 右冠状动脉自心前漏入右心室

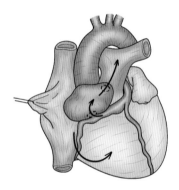

图 2-41-19 单支冠状动脉畸形伴冠状动脉漏入肺动脉

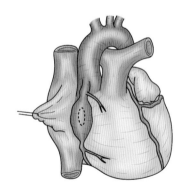

图 2-41-20 右冠状动脉漏入右心室，虚线
区示震颤最强烈区

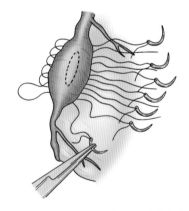

图 2-41-21 在震颤最强烈区安放多根
平行的褥式缝线

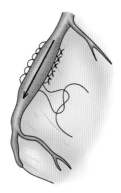

图 2-41-22　缝线结扎会使漏孔闭合而仍保持冠状动脉的通畅

（吴忠仕）

参考文献

［1］ Samuel R，Pedro JC，Juan CC，et al.Outcomes of Coronary Reimplantation for Correction of Anomalous Origin of Left Coronary Artery From Pulmonary Artery［J］. Rev Esp Cardiol，2011，64：681-687.

［2］ Alberto C，Mario DB，Pietro G，et al. Anomalous origin of the coronary arteries in children：diagnostic role of three-dimensional coronary MR angiography［J］. Clin Imag，2010，34：337-343.

［3］ Ignasius AJB，Terrance C，Maung MAH，et al. Diagnosis of anomalous origin and course of coronary arterie using non- contrast CT scan and detection features［J］. Journal of Cardiovascular Computed Tomography，2012，6：335-345.

［4］ Jaggers J，Lodge AJ. Surgical therapy for anomalous aortic origin of the coronary arteries［J］. Semin Thorac Cardiovasc Surg Pediatr Card Surg Annu，2005：122-127.

［5］ ］Rajbanshi BG，Burkhart HM，Schaff HV，et al. Surgical strategies for anomalous origin of coronary artery from pulmonary artery in adults［J］. J Thorac Cardiovasc Surg，2014，148（1）：220-224.

［6］ Brothers JA，McBride MG，Seliem MA，et al. Evaluation of myocardial ischemia after surgical repair of anomalous aortic origin of a coronary artery in a series of pediatric patients［J］. J Am Coll Cardiol，2007，50：2078-2082.

［7］ Jung HS，Lee TK，Bae W，et al. Communicating bilateral coronary artery to pulmonary artery fistula with aneurysms ［J］. Int J Cardiol，2011，149：e75-e77.

［8］ Dodge-Khatami A，Mavroudis C，Backer CL. Congenital Heart Surgery Nomenclature and Database Project：anomalies of the coronary arteries［J］. Ann Thorac Surg，2000，69：270-297.

［9］ Said SAM，van der Werf T. Dutch survey of coronary artery fistulas in adults［J］. Int J Cardiol，2006，106：323-332.

［10］ Hsieh KS，Huang TC，Lee CL. Coronary artery fistulas in neonates，infants，and children：clinical findings and outcome［J］. Pediatr Cardiol，2002，23：415-419.

［11］ Ursula Sauer，Adriana C，Gittenberger-de Groot，et al. Right ventricle to coronary artery connections（fostulae）in pulmonary atresia with intact ventricular septum：Clinical and histopathological correlations［J］. Progress in Pediatric cardiology，2006，22：187-204.

［12］ Chirantan V，Mangukia M. Coronory Artery Fistula［J］. Ann Thorac Surg，2012，93：2084-2092.

［13］ Fujimoto N，Onishi K，Tanabe M，et al. Two cases of giant aneurysm in coronary-pulmonary artery fistula associated with atherosclerotic change［J］. Int J Cardiol，2004，97：577-578.

［14］ Huang YK，Lei MH，Lu MS，et al. Bilateral coronary-to-pulmonary artery fistulas［J］.Ann Thorac Surg，2006，82：1886-1888.

［15］　Mutlu H，Serdar KM，Ozhan H，et al. A case of coronary artery fistula draining into the pericardium causing hematoma［J］. Cardiovasc Surg，2001，9：201-203.

［16］　Ender Emre（MD）TSUC. A rarely seen fistula between coronary artery-descending aorta in a patient with coarctation of aorta and bicuspid aortic valve stenosis［J］. Journal of Cardiology Cases，2012，6：e103-e105.

［17］　Gowda RM，Vasavada BC，Khan IA. Coronary artery fistulas：Clinical and therapeutic considerations［J］. Int J Cardiol，2006，107：7-10.

［18］　Balanescu S，Sangiorgi G，Castelvecchio S，et al. Coronary artery fistulas：clinical consequences and methods of closure. A literature review［J］. Ital Heart J，2001，2：669-676.

［19］　Zhang P，Cai G，Chen J，et al. Echocardiography and 64-Multislice Computed Tomography Angiography in Diagnosing Coronary Artery Fistula［J］. J Formos Med Assoc，2010，109：907-912.

［20］　Guray U，Guray Y，Ozbakir C，et al. Fistulous connection between internal mammary graft and pulmonary vasculature after coronary artery bypass grafting：a rare cause of continuous murmur［J］. Int J Cardiol，2004，96：489-492.

［21］　Alekyan BG，Podzolkov VP，Cardenas CE. Transcatheter coil embolization of coronary artery fistula［J］. Asian Cardiovasc Thorac Ann，2002，10：47-52.

［22］　Armsby LR，Keane JF，Sherwood MC，et al. Management of coronary artery fistulae. Patient selection and results of transcatheter closure［J］. J Am Coll Cardiol，2002，39：1026-1032.

［23］　Jama A，Barsoum M，Bjarnason H，et al. Percutaneous closure of congenital coronary artery fistulae：results and angiographic follow-up［J］. JACC Cardiovasc Interv，2011，4：814-821.

［24］　Dimitrakakis G，von Otto OU. eComment：Surgical treatment of coronary arteriovenous fistulas［J］. Interact Cardiovasc Thorac Surg，2011，13：674-675.

［25］　Singh SK，Goyal T，Sethi R，et al. Surgical treatment for coronary artery aneurysm：a single-centre experience［J］. Interact Cardiovasc Thorac Surg，2013，17：632-636.

［26］　李巅远. 冠状动脉瘤的诊断与治疗［J］. 中国胸心血管外科临床杂志，2002，9：123-125.

［27］　Kuon E，Ropers D. Single coronary artery--a rarity in the catheterization laboratory：case report and current review［J］. Can J Cardiol，2004，20：647-651.

［28］　Bockeria LA，Sukhanov SG，Orekhova EN，et al. Results of coronary artery bypass grafting in myocardial bridging of left anterior descending artery［J］. J Card Surg，2013，28：218-221.

第四十二章
主动脉 - 左室隧道

一、概述

主动脉 - 左室隧道（aorto-left ventricular tunnel，ALVT）为主动脉和左室之间在主动脉瓣环外一个异常的跨瓣隧道，该隧道起自主动脉，紧邻主动脉窦上方，向下进入左心室，在心外表现为主动脉根部膨凸，多系主动脉壁与主动脉的纤维支架分隔异常所致，是一种罕见的先天性心脏畸形，发病率约占先天性心脏病的 0.12%，男女之比约为 2∶1，亚洲人群的发病率为西方的 5 倍，约 10% 的病例合并主动脉瓣二瓣化畸形、动脉导管未闭、肺动脉瓣狭窄、卵圆孔未闭、主动脉窦动脉瘤、室间隔缺损、右冠状动脉缺如、主动脉闭锁等心脏畸形。1961 年 Eward 首先将其描述，而 Levy 于 1963 年首次报道成功手术矫治。

主动脉 - 左室隧道（ALVT）发病原因不明，Mackay 等认为主动脉 - 左室隧道可能是最初形成左心室底部和圆锥动脉干的原始心肌分化和发育异常的结果。目前还有如下假说：①胚胎期心球远端连接缺陷；②主动脉环与心纤维支架分离；③附加或异常的冠状动脉与心肌窦状间隙交通；④类似 Marfan 综合征的退行性变；⑤主动脉窦瘤破入左心室；⑥第 5 对腮弓动脉退化不全等。

二、病理解剖

主动脉 - 左室隧道一端开口于升主动脉，一般位于右冠状动脉开口附近，在心内膜下穿主动脉根部及漏斗部间隔上端至主动脉根部下方，距右冠瓣附着处约 10mm 内的左心室面开口。隧道呈裂隙状或动脉瘤样扩张，隧道两端的壁组织是不同的，主动脉上起源部分含有平滑肌细胞和弹性纤维，而心室开口部分仅有内皮衬里或全由黏液样组织构成。

1988 年，Hovaguimian 等将 ALVT 分为四种解剖类型。

Ⅰ型：单纯隧道，主动脉侧开口为裂隙样，无主动脉瓣环的变形和移位；

Ⅱ型：隧道的主动脉部分向外膨出形成动脉瘤，主动脉侧有卵圆形隧道开口，有或无主动脉瓣环的变形和移位；

Ⅲ型：隧道的室间隔向右膨出形成动脉瘤，有或无右室流出道梗阻；

Ⅳ型：Ⅱ型 + Ⅲ型病变者。

三、病理生理

异常通道的存在，使其血流动力学变化与主动脉瓣关闭不全相似，可致左心室容量负荷增加，引起左心室肥厚扩张，最终导致左心室衰竭。并且扩大的左心室可引起二尖瓣相对关闭不全而致左心房增大。Ⅲ型、Ⅳ型可致右室流出道狭窄，引起继发性右心室肥厚。

绝大多数患者存在主动脉瓣关闭不全，原因是：①隧道的存在使室间隔和主动脉瓣环间的连接先天薄弱，是主动脉瓣关闭不全的最主要的因素。主动脉血流快速流过位于漏斗部间隔远端和主动脉根部的通道，将导致主动脉根部明显扩张和瓣膜脱垂。②升主动脉扩张，特别是右冠窦瘤样扩张，主动脉根部扩张，瓣环扩大，扭曲。③主动脉瓣本身病变。另外主动脉瓣可增厚，交界粘连可致主动脉瓣狭窄。

四、临床表现

1. 症状　60% 的患儿新生儿期发病，仅表现为呼吸困难。儿童或成人可表现为心悸、气促、乏力、胸闷、胸痛等症状，活动后加重；合并其他畸形时可有发绀。部分患者可无症状。症状出现的年龄和严重程度取决于隧道的大小。多数在婴幼儿期出现症状，表明有大的隧道，并出现左室容量超负荷。与主动脉窦瘤破裂相比，ALVT 更具先天性，后者先天薄弱，生后渐进形成瘤而突然破裂。

2. 体征　视诊可见心前区隆起，触诊可及心尖波动增强，心尖可呈抬举性搏动，胸骨左缘可扪及双期震颤，叩诊心界向左下扩大，听诊主动脉瓣第二听诊区可闻及双期杂音伴震颤，或以舒张期杂音为主。脉压增宽可有水冲脉、股动脉枪击音、毛细血管搏动征等周围血管征。

五、辅助检查

1. 心电图　无特异性。表现为电轴左偏，左室高电压或左室肥厚劳损；T 波倒置和异常 QRS 波。部分患者心电图正常。

2. 胸部 X 线平片　提示两肺血大致正常，心影增大，以左室为主，主动脉稍宽（成人升主动脉可明显瘤样扩张），纵隔影增宽，伴特征性食道前移征象，肺动脉段平直。重度Ⅲ型、Ⅳ型者可有肺血减少。部分患者胸片正常。

3. 超声心动图　有效、快捷、无创，是诊断 ALVT 的首选方法。二维超声显示左室舒张末期前后径容量增加，主动脉根部扩张，示左室容量负荷增大。二尖瓣前叶舒张期扑动及提前关闭，提示负荷增大的原因是主动脉瓣关闭不全，二维超声可发现异常隧道。彩色多普勒可见超声心动图能探到收缩期由左室 - 主动脉、舒张期由主动脉 - 左室的血流束。ALVT 血流束位于瓣周而非中央。经食管超声检查能精确地了解局部解剖关系，更能帮助明确诊断。

4. 心导管及造影检查　左心导管可发现主动脉内脉压增大，明确隧道与冠状动脉解剖关系。左心室造影见左室流出道内有两个通道至主动脉，可明确诊断，目前很少进行心血管造影，除非无创检查不能定论，或者病变适宜经导管闭合。

磁共振或多层螺旋 CT 也可辅助诊断。

六、诊断和鉴别诊断

因本病少见，时有误诊。X 线、UCG 食管超声更能帮助明确诊断。

（1）应与能产生往返性心脏杂音的心内畸形如动脉导管未闭（PDA）、室间隔缺损合并主动脉瓣关闭不全、冠状动脉 - 心腔瘘、法洛四联症伴肺动脉瓣缺如、主动脉窦瘤破裂等鉴别。

（2）特别要注意与先天性主动脉瓣关闭不全的鉴别诊断。食管超声更能帮助明确诊断和鉴别诊断。

七、治疗原则

目前还没有单独药物治疗长期存活的报道，多数学者认为，一旦确诊应积极手术治疗。手术治疗的目的是闭合异常通道，减少心室容量负荷，改善心功能，保护冠状动脉、传导束，预防充血性心力衰竭及进行性加重的主动脉瓣变形和关闭不全。对于充血性心力衰竭者应经内科调理后手术；对于慢性充血性心力衰竭伴严重肺功能不全和肝肾功能损害、LEDP ＞ 20mmHg、左室功能低下、EF ＜ 20% 者禁忌手术。

手术方法如下。

患者取仰卧位，背部垫高，采用常规胸骨正中切口，切开心包腔后，可见升主动脉增粗，主动脉根部瘤样扩张，并可在主动脉根部及心脏表面触及震颤。常规肝素化建立体外循环，上下腔静脉插管，经右上肺静脉置入左心引流管，婴幼儿采用深低温停循环或低流量灌注，较大儿童及成人采用低温体外循环。经冠状动脉直接灌注停搏液，停跳心脏，心脏表面覆冰屑。主动脉斜切口，观察主动脉左室隧道的主动脉端和心室端开口位置及左右冠状动脉开口（图 2-42-1、图 2-42-2）。

（1）Ⅰ型隧道，裂隙状开口，单纯缝合关闭或带垫片缝闭瘘口即可；瘘口比较宽大时，用 Dacron 补片、心包片、Gore-tex 片或聚四氟乙烯片缝闭瘘口。

（2）Ⅱ型隧道，可经心外瘤样膨出壁上切口行补片法修补或采用双切口双补片法修补，暴露周边解剖，避免损伤主动脉瓣（右瓣）、传导束及冠状动脉等。

（3）Ⅲ型、Ⅳ型隧道均有室间隔部分瘤样扩张，在采用补片闭合左室内隧道口的同时重建室间隔与主动脉连接，补片缝合在肌肉室间隔与主动脉环上，加强主动脉瓣环支撑，防止术后隧道再通及主动脉瓣反流的发生。

（4）对于冠状动脉源于隧道者，闭合两侧开口同时行冠状动脉再植术。

（5）对伴有主动脉瓣关闭不全者应行主动脉瓣成形或置换术。

（6）术中注意探查和矫治其他畸形。

近年来，介入治疗开始应用于小的心内隧道，取得较好效果，但远期疗效有待观察。

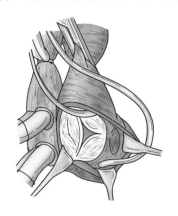 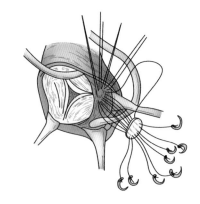

图 2-42-1　主动脉左室漏道　　　　图 2-42-2　主动脉左室漏道采用补片修补

八、主要并发症

（1）主动脉－左室隧道再通：术后应维持循环稳定，积极控制血压，术后高血压可致隧道再通，如隧道再通且分流量大，可引起急性左心衰竭，需再次行手术治疗。

（2）主动脉瓣反流：早期手术，主动脉瓣远期反流率高达 67%，再手术率高。目前减少主动脉瓣反流的方法：①早期诊断，早期治疗，避免病情迁延加重主动脉瓣损伤；②同时修补两端开口，加强主动脉根部支撑；③修补时，避免瓣膜的扭曲、变形，必要时，同期行瓣膜成形或瓣膜置换术。

（3）右室流出道梗阻、感染性心内膜炎等。

九、预后

1. 生存率 本病的自然预后不佳，单纯接受内科治疗者很难长期存活，死亡率可达100%，积极早期的ALVT修补术效果良好，20世纪80年代以前手术死亡率接近20%或更高，现死亡率已降至10%以下。

2. 死亡原因 心力衰竭；合并其他畸形；术后主动脉瓣反流等。

（董念国 邓诚）

参考文献

［1］汪曾炜，刘维永，张宝仁.心血管外科学［M］.北京：人民军医出版社，2003.
［2］张海波，徐志伟，苏肇伉，等.主动脉–左室通道的诊断和外科治疗［J］.中华心血管外科杂志，2004，20（5）：268–270.

第四十三章
复杂先天性心脏病姑息性手术

姑息性手术也称减状手术，是复杂先天性心脏病手术矫治中重要的组成部分，是指通过改变某些血流动力学和病理生理，使患儿低氧血症或肺充血得到改善，给予那些病情危重而解剖条件却达不到根治条件的患儿一个存活的机会，从而有利于患儿继续生长发育甚至最终完成根治手术。在先天性心脏病姑息性手术中，根据不同的血流动力学原理和手术目的，主要可以分为减少肺血流量、增加肺血流量、增加体肺循环血流混合的手术和复合姑息手术等。其中肺动脉环缩术和体 – 肺动脉分流术是最经典的两种姑息性手术，它们曾是许多复杂先天性心脏病患儿唯一的手术方法，但随着体外循环技术、手术技巧的进步，以及术前诊断和术后监护水平的提高，许多先天性心脏畸形已经能在新生儿期和婴幼儿期得到一期纠治，姑息手术的适应证及手术方式发生了一定的改变，尽管这样，仍有不少病例需要进行姑息性手术。与根治手术相比，姑息手术有着自身的优势与特点：它损伤较小，操作相对简单易行。本章将着重介绍几种目前临床上常用而且经过实践考验的姑息性手术，对有些已不再应用的手术不再叙述。

第一节 减少肺血流量的手术

减少肺血流量的姑息手术主要指肺动脉环缩术，此手术首先由 Muller 及 Damrnann 于 1952 年报道，当时作为大型室间隔缺损及单心室肺充血患者的姑息手术。多年来，肺动脉环缩术被认为是大量左向右分流或者肺血流增多患儿适宜的初期姑息手术，如多发室间隔缺损、单心室、右心室双出口和大血管错位等。

（一）手术适应证

1. 多发室间隔缺损 在新生儿及婴儿早期行肌部室间隔缺损修补的手术风险是相当大的，而且不一定能将缺损完全修复，尤其是"瑞士 – 奶酪"样肌部室间隔缺损。这类患儿如果症状严重，出现无法用药物控制的心力衰竭时，可以选择行肺动脉环缩术减少肺血流量，控制症状，待患儿稍年长时再选择时机行心内修复。

2. 主动脉缩窄合并室间隔缺损 目前大多数外科医生会选择在体外循环下一期同时修补室间隔缺损及处理主动脉缩窄。但仍有部分外科医生选择分期手术，先在左胸切口下行主动脉缩窄的处理，并做肺动脉环缩，这样就避免了体外循环的不利影响，然后再在 3 ~ 6 个月后在体外循环下行室间隔缺损的修补手术。

3. 大血管转位 部分室间隔完全性大血管转位的患儿就诊时已超过 1 个月，左心室功能已退化，错过了行大动脉调转手术（switch）的时机。对于此类患儿，现在有一种新的手术方法可以选择，即二期 switch 手术。可先行肺动脉环缩和体肺分流术，肺动脉环缩可以增加左心后负荷，起到了锻炼左心室功能的作用，为二期 switch 手术后左心室承担体循环负荷做准备，而体肺分流术也巧妙地解决了患儿缺氧的状态，一般左心室锻炼的时间为 7 ~ 10d。

4. 功能性单心室　功能性单心室的患儿，如心室双入口、三尖瓣闭锁、右心室双出口等，Fontan 手术或全腔肺动脉连接术将是患儿最终的手术方案。但如果不伴有肺动脉狭窄，肺动脉压力和肺阻力势必较高，而 Glenn 手术一般要在 6 个月才可以做，如果不对肺血流量进行控制，肺动脉压力和肺阻力将持续增高，患儿最终可能失去手术机会，所以此类患儿应在出生后早期进行肺动脉环缩手术。

（二）手术方法

对于大动脉关系正常的患儿，肺动脉环缩术可以通过左胸切口或者正中胸骨切口进行。左胸切口优点是防止前纵隔再手术时的粘连，但环缩带不易两点固定，右侧易压迫右肺动脉开口造成狭窄。胸骨正中切口的优点是安全而且在复杂疾病（如内脏异位、心房反位）肺动脉变异很大时很容易找到肺动脉，当环缩带收紧时，饱和度准确反映环束程度，不存在侧胸切口对肺组织压迫的影响。伴有动脉导管未闭及主动脉缩窄时一般取左后外侧第 3 ~ 4 肋间进胸，便于处理动脉导管及矫治主动脉缩窄。复杂疾病一般选择胸骨正中径路，切开心包暴露升主动脉及肺动脉总干，游离出肺动脉总干以 0.5cm 宽无弹性涤纶编织带或者 10 号丝线缩小肺动脉至合适口径，并用缝线固定（图 2-43-1）。

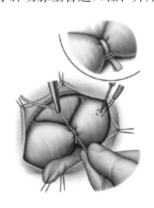

图 2-43-1　肺动脉环缩术

（三）肺动脉环缩的程度

肺动脉环缩的程度需根据患儿疾病种类而定，但最基本的原则还是保持体循环和肺循环血流量的平衡。肺动脉总干直径与升主动脉相仿；主动脉压力上升 10 ~ 20mmHg。若患儿最终进行双心室修补，远端肺动脉压力应当降低到所测主动脉压力的 50% 以下，单心室修补者，远端肺动脉压力 ≤ 20 ~ 25mmHg 或为体动脉压力的 30%，或在可接受的氧饱和度水平内，尽可能地达到远端肺动脉压力最低；行双心室修补者氧饱和度维持在 90% 或下降 10% 左右，进行单心室修补者，氧饱和度最好维持在 80% ~ 85%。

另外，在新生儿和小婴儿行肺动脉环缩术后，患儿心功能改善，伴随着患儿快速生长发育，环缩程度会变得更紧，远端肺动脉压力和氧饱和度会进一步下降，甚至造成心衰，应尽早行二期手术。

（四）手术效果

肺动脉环缩术后，肺循环心室后负荷明显增加，可导致心律失常、低氧血症、低血压及心脏骤停等危急情况的发生。Takayama 分析了 1966—2001 年间的 365 例肺动脉环缩术病例，1966—1979 年间，死亡率高达 38.3%；1980—1989 年和 1990—2001 年两个 10 年间的死亡率仍达 13.8%。由此可见此手术虽然操作简单，但风险相当大，死亡率较高。虽然肺动脉环缩术存在比较高的风险，但它确实扩大了手术适应证范围。肺动脉环缩手术可以适当推迟高危新生儿、低体重儿手术年龄，减少这类患儿术后并发症发生率，使某些心内复杂畸形手术时机相对更合理，手术成功率更高。

（五）环缩术新方法

为了减少肺动脉环缩后低氧、高心室后负荷等引起死亡，增加手术成功率，许多学者提出了可调控环缩法和可控性肺动脉环缩装置。对于复杂发绀型先天性心脏病肺充血，单心室生理患者逐步降低肺动脉压，减轻肺血管阻力及大血管错位在行根治手术前逐步锻炼左心室功能等，手术比较安全、方便，能有效地调节肺血管阻力和肺血流量之间的平衡，避免反复多次手术风险，但在材料及技术应用上尚未成熟，患儿应用年龄和体重局限性较大。对于有自愈可能的多发室间隔缺损，不能耐受体外循环的早产新生儿及低体重儿，有学者提出了可吸收肺动脉环缩（PDS线环缩，5个月后完全吸收，不残留肺动脉狭窄）的方法，取得良好效果。

另外，对于伴有需在体外循环下同时纠治的畸形，亦有学者提出了对肺动脉总干、肺动脉分支及冠状动脉等影响相对较小的肺动脉内环缩法。

（六）肺动脉环缩的拆除和肺动脉成形

一般认为，肺动脉环缩手术2～3个月之内行二期手术时可以直接将环束带拆除。而对于间隔期较长的患者，在拆除环束带同时需要对肺动脉进行成形处理，以免残留压力阶差，主要有纵切横缝、补片扩大和切除环缩处肺动脉后端端吻合三种方法。

第二节　增加肺血流量的手术

一、体－肺分流手术

体－肺分流术的目的是使肺部血流增加，改善发绀等症状；扩大肺血管床，促使肺血管发育，以利于二期根治手术。因此体－肺分流术主要应用于严重肺动脉发育不良，无法行一期根治手术或腔静脉－肺动脉分流术的复杂发绀型先天性心脏病。体－肺分流手术有许多不同的手术方式，包括Blalock-Taussig手术、Potts分流术、Waterson分流术、改良Blalock-Taussig手术、中央分流术、Melbourne分流术等。随着复杂先天性心脏病一期根治术疗效的改善，体－肺分流术的应用在下降，甚至有些手术方式临床上已经不再运用，如Potts分流术和Waterson分流术。然而体－肺分流手术仍适用于一些不能根治或在婴幼儿期一期根治术死亡率很高的复杂发绀型先天性心脏病，包括法洛四联症、肺动脉闭锁、单心室伴有肺动脉分支发育不良等。

（一）经典锁骨下动脉－肺动脉分流术（Blalock-Taussig，B-T）

B-T分流术是1944年由约翰·霍普金斯（Johns Hopkins）大学医学院Alfred Blalock医师首次施行的体肺分流术。经典的B-T分流术是将横断的锁骨下动脉和肺动脉进行端侧吻合。Blalock医师在范德比尔特（Vanderbilt）大学成功建立了左锁骨下动脉和肺动脉吻合的肺高压试验模型，Henlen Taussig医生建议他将这一手术用于肺血流量不足的发绀患者来提高患者动脉血氧饱和度。他们在1944年至1946年共实施了144例B-T分流术，取得良好效果。

对多数患者而言，锁骨下动脉与同侧肺动脉吻合后，连接曲线较小，不易发生扭曲，因此手术径路一般取主动脉弓对侧方向的后外侧第4肋间进胸切口，即左位主动脉弓取右后外侧径路，右位主动脉弓取左后外侧径路。进胸后向后牵开肺，肺门处奇静脉或其他静脉分支分别结扎离断。近肺门处仔细分离出肺动脉及其分支，分支远端分别置临时阻断带，分离肺动脉时切勿损伤膈神经及喉返神经。

游离锁骨下动脉，在锁骨下动脉中部置阻断钳，远端结扎或缝扎后切断。静脉注射肝素（1mg/kg），钳夹肺动脉分支主干，避免吻合口建立在右上叶分支上，锁骨下动脉下翻的吻合口应当位于上腔静脉和膈神经后方的间隙。拖下锁骨下动脉与肺动脉行端侧吻合时缝线采用 6-0 聚丙烯单丝缝线，后壁连续缝合，前壁可间断缝合。吻合口完成后先开放肺动脉分支远端，再开放近端，最后开放锁骨下动脉阻断钳。

经典 B-T 分流术无人工材料，术后一般无需肝素抗凝，且锁骨下动脉口的大小准确限制体 - 肺分流血流量，无肺充血的危险，而且分流能随患儿生长而增加。但是经典 B-T 分流术牺牲了一侧锁骨下动脉，在少部分患者中出现手或臂的缺血，手臂较对侧稍短，握力下降，而且体温较对侧凉而无脉搏。另外，尽管充分游离颈动脉和离断下肺韧带，锁骨下动脉有时候还是太短而导致肺动脉被向上牵拉和扭曲。在通过正中切口拆除 B-T 分流时，需要在上腔静脉后方解剖，暴露后锁骨下动脉才能被圈套和双重结扎。由于经典 B-T 分流术存在诸多不利因素，目前多数学者推荐应用改良 B-T 分流术。

（二）改良 B-T 手术

1976 年 Gazzaniga 首次报道使用 4mm 直径的 PTFE（膨体聚四氟乙烯）管道为 3 例肺动脉闭锁的婴儿做主 - 肺动脉分流术。不久 Deleval 报道了 1975—1979 年期间 99 例采用涤纶（13 例）或 PTFE（86 例）管道连接锁骨下动脉和肺动脉分流术，他将这一手术方式称为 modified Blalock-Taussig shunt（改良 B-T 分流术）。20 世纪 80 年代后期，特别是 90 年代以来一些心血管中心应用脐静脉、同种异体颈动脉或头臂干动脉、自身大隐静脉等作为植入物管道均取得良好效果。改良 B-T 分流术目前已成为多数先天性心脏病中心体 - 肺分流术的主要选择，其优点：①保存手的循环；②通过锁骨下动脉或无名动脉和分流管道调节分流量，不易发生肺充血、肺动脉高压；③ PTFE 管道通畅率高；④能保证足够管道长度；⑤易拆除。但缺点是血清从管道中缝隙中渗出，胸引多，引流时间偏长。

PTFE 管道大小选择基于患儿体重大小和手术径路，管道太小起不到足够的分流作用，更会影响远期肺动脉的发育，管道过大会导致分流过人，进一步会引起肺充血和肺高压。有研究表明，改良的 B-T 分流手术生存率关键在于体循环和肺循环之间的血流分布。根据肺血管的发育情况选择合适的人工血管和结扎动脉导管是影响术后疗效的关键。如果分流起源于锁骨下动脉，那么它会调节血流，若起源于无名动脉（正中胸骨切口常是这种情况），应采用更小些的管道，用管道大小来调节分流量。通常在小于 3kg 新生儿或未成熟儿选 3.5mm，3 ~ 4kg 婴儿选 4mm，大于 4kg 婴幼儿选 4 ~ 5mm，儿童选用 6mm 直径的人造血管。

1. 后外侧经胸经典改良 B-T 分流术 后外侧第 4 肋间进胸。牵开肺，打开肺门处纵隔胸膜，仔细游离肺动脉及其分支，分别置圈套线，然后分离出锁骨下动脉。分流管道预先以含肝素生理盐水冲洗。静脉注射肝素（1 ~ 2mg/kg）后钳夹锁骨下动脉，行锁骨下动脉纵形切口，用 6-0 Gore-Tex 缝线与 PTFE 管道连续缝合行端侧吻合。右肺动脉纵轴切口，同样以 6-0 Gore-Tex 缝线连续缝合，完成肺动脉侧吻合口。术中适当放血和扩容将血液稀释至红细胞比容 45% 左右，对血液浓缩患儿术后保持分流通常有积极意义。

2. 胸骨正中切口改良 B-T 分流术 近年来，随着手术年龄的日趋下降及手术安全性和管道良好通畅率的考虑，趋向于正中胸骨切口进行手术，必要时也可以在体外循环下手术。正中胸骨切口可不考虑主动脉弓位置，对肺动脉分支极度发育不良的患儿，分流可以放在主肺动脉上，理论上存在再次进胸手术粘连增加的缺点，但实际上随着手术技术的成熟，目前并没有成为问题。胸骨正中切口，切除双侧胸腺，打开心包上 1/3 ～ 2/3，至能显露右心耳即可。游离出无名动脉和右肺动脉，侧壁钳钳夹无名动脉，行纵轴切口，用 6-0 Gore-Tex 缝线连续缝合，右肺动脉亦纵轴切口，同样以 6-0 Gore-Tex 缝线连续缝合，完成肺动脉侧吻合口。见图 2-43-2。

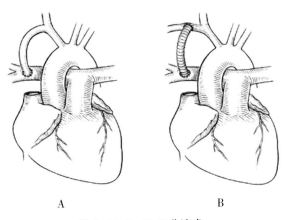

图 2-43-2 B-T 分流术

A. 经典 B-T 分流术；B. 改良 B-T 分流术

手术及监护要点：①准确估计管道长度，避免肺动脉扭曲、成角。在上动脉阻断钳前应先考虑好管道尺寸和长度，因为阻断后影响锁骨下动脉和肺动脉真正的距离估计。管道通常剪成一定的弧线（主动脉端斜口，肺动脉端平口），以抵消患儿生长需求。②术中完成吻合口后锁骨下动脉阻断钳一直要到肺动脉吻合口完成后再开放。若将阻断钳夹到 PTFE 管道上容易导致血液淤滞和血栓形成。③在术中、术后必须保持充分的灌注压防止早期分流管道栓塞。可使用正性肌力药物如多巴胺、多巴酚丁胺支持使动脉收缩压维持在 75 ～ 90mmHg，以保证有足够的血液流经人工管道，如动脉舒张压低于 25 ～ 30mmHg，可适当应用肾上腺素以增加外周血管阻力，提升动脉舒张压，防止心肌灌注不足。④术毕可采用浸过凝血酶的明胶海绵止血，除非渗血多，一般不常规使用鱼精蛋白中和肝素。术后 4 ～ 6h，静脉输注肝素 10 μg/（kg·h），术后 2d 起改用阿司匹林片 5 ～ 10mg/（kg·d）口服，以减轻管道内假膜形成，对预防管道血栓栓塞有益。⑤为防止肺充血，术后患儿机械通气。应使动脉血 PCO_2 维持在 40 ～ 50mmHg，PO_2 维持在 50 ～ 60mmHg 为宜。

目前临床上改良 B-T 分流术应用最广，效果也最理想，早期死亡率 2% ～ 10%，两年通畅率为 90% 左右。手术后早期效果明显，动脉血氧饱和度上升至 75% ～ 85%，发绀和红细胞增多症减轻，患者自主症状改善，活动耐力增加，心功能改善。有研究表明，有效的分流术后会使患儿动脉血氧饱和度上升明显，肺血管生长，肺动脉指数显著增加。

通过正中胸骨切口进行二期心内手术时，拆除改良 B-T 分流管道非常方便，特别是分流位于右侧者，通过游离上腔静脉后壁容易找到分流管道，而左侧定位相对困难，且分流常常非常接近左膈神经。游离时可以沿着左肺动脉和主动脉找到分流管道，注意勿损伤左侧膈神经。另外，随着患儿生长发育，锁骨下动脉和肺动脉二者距离自然增加而不可避免地造成两动脉的扭曲。拆除时近端管道不必去除，只在中间切断管道即可，而为了有利于二期手术效果，远端管道需切除，且肺动脉往往需要修补整形以避免外周肺动脉狭窄。

（三）中央分流术

1963 年 Redo 和 Ecker 提出以人造材料（膨体聚四氟乙烯或编织涤纶管道）连接升主动脉与肺动

脉干以达到增加肺血流、改善发绀的目的。1976 年后 Gazzaniga 和 De Level 等以 PTFE 管道连接升主动脉与肺动脉干，术后管腔血栓栓塞发生率较以前明显下降。

1. 适应证　由于手术简单易行，所需时间短，术中对心、肺，特别是对呼吸影响小，适用于全身情况差、缺氧严重、双侧肺动脉分支细小、不能耐受体外循环手术或不适合 B-T 分流术的患儿。

2. 分流管道选择　同改良 B-T 分流术，同时参考肺动脉干及分支直径。

3. 手术方法　胸骨正中剪开进入心包腔，分别取侧壁钳钳夹部分升主动脉及肺动脉干，作一比分流管道内径略大 1 ~ 2mm 纵向切口，取 PTFE 管道以 6-0 Gore-Tex 缝线作连续缝合。根据主动脉、肺动脉干位置，PTFE 管道可稍长并略带向下弧形，达到吻合方便，使升主动脉血流到肺动脉干向前血流，而且吻合后管道不易扭曲，关胸后不受影响。主动脉端的吻合方法有多种方法，可以端侧吻合，也可侧侧吻合。见图 2-43-3。

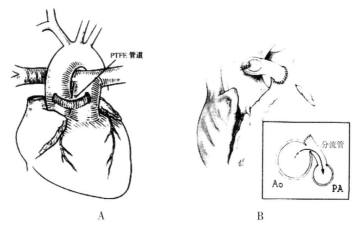

图 2-43-3　中央分流术

A. 端侧吻合；B. 侧侧吻合。

4. 手术评价　中央分流术手术暴露清楚，操作简便，术后血流均匀分布于两侧肺动脉，使左右肺动脉发育均衡，更接近自然生理。二期手术时拆除亦较 B-T 分流术容易。

缺点是分流量难以控制，可造成：①管道或吻合口大，肺血流量增加过多，加重心室容量负荷，易致充血性心力衰竭及肺动脉高压；②吻合口太小，患者随着生长发育分流量渐显不足；③心包粘连，增加二期根治的难度。

二、右心室流出道疏通术

为避免体 - 肺分流术后主动脉舒张压降低过多，脉压差加大，减少冠状血管灌注，影响心功能，Kirklin 等在 1973 年提出利用体外循环技术，在直视下用补片扩大右心室流出道及肺动脉，增加波动性前向血流，以促进肺血管发育及增加血氧饱和度。手术方式分右心室流出道补片扩大术和右心室流出道肺动脉管道连接术。

（一）右心室流出道补片扩大术

此手术实际上是体外循环下的改良 Brock（闭式流出道疏通）手术。

1. 手术方法　常规体外循环常温或浅低温下阻断主动脉，在心脏停搏下切开右心室流出道和肺动脉干及肺动脉瓣环，切除部分异常肌束，取自身心包补片作右心室流出道，肺动脉补片扩大。见图 2-43-4。

2. 手术要点　①右心室流出道切口小于根治长度，补片为根治术时宽度的 1/2 ～ 2/3，遗留轻度至中度右心室流出道残余梗阻，以防止术后肺血过多，肺动脉高压；②术后动脉血氧饱和度吸纯氧时达到 90% 以上，吸空气时保持在 85% ～ 90%。

3. 手术结果　右室流出道补片扩大术的手术死亡率约为 10%，存活患者症状有所减轻，术后 6 个月至 1 年复查心脏 MRI、心脏 CT 或心导管，如肺动脉发育良好，可行二期根治。

（二）右心室流出道肺动脉管道连接术

1. 适应证　主要为肺动脉闭锁伴室间隔缺损，异常冠状血管跨过右心室流出道，肺动脉分支发育欠佳不能行一期解剖纠治的患儿。

2. 手术方法　常温或浅低温体外平行循环，缝扎切断动脉导管，游离肺动脉干（如存在）及其分支，根据肺动脉分支发育情况以自身心包补片扩大一侧或双侧分支，再以 Gore-Tex 管道连接扩大的肺动脉至右心室流出道。见图 2-43-5。

3. 手术要点　①手术一般在新生儿或婴幼儿期进行，管道直径一般 8 ～ 10mm；②管道类型以带瓣的 homograft 及 Contegra 为首选，国内由于来源限制通常可用 Gore-Tex 管道替代；③管道修剪宁短勿长，以防止成角梗阻；④右心室流出道切口勿长于管道内径；⑤切口需位于右冠状动脉圆锥支右侧且与冠状动脉左前降支保持足够距离；防止冠脉损伤；⑥根据个人的熟练程度可阻断主动脉或在平行循环下进行；⑦管道与肺动脉以 6-0 Prolene 缝线连续缝合，近心端管道修剪成斜口与右心室流出道直接吻合。

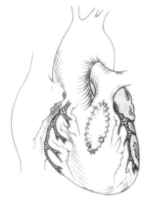 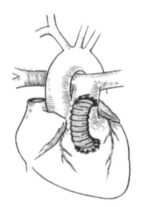

图 2-43-4　右室流出道补片扩大术　　　　图 2-43-5　右心室流出道肺动脉管道连接术

三、双向腔静脉 – 肺动脉吻合术（双向 Glenn 手术）

体 – 肺动脉分流术在增加肺血流的同时亦增加左心室前负荷和右心室后负荷，手术后最大的缺点是易并发充血性心力衰竭及右心室肥厚纤维化导致心律失常。为克服这些缺点，Glenn 于 1958 年实施了上腔静脉 – 右肺动脉侧端吻合术（单向 Glenn 手术），以达到增加肺血流而不增加心泵负荷的目的。本手术适用于早期三尖瓣闭锁、单心室伴肺动脉狭窄及当时未能早期根治的法洛四联症、大动脉错位伴室间隔缺损和肺动脉狭窄的患儿。手术对上述发绀患儿特别是三尖瓣闭锁的患儿缓解发绀较为理想，但术后随着肺动脉阻力增加及上半身血流量减少和回流静脉到下腔静脉侧支血管的增加，其姑息作用下降，且作为二期 Fontan 手术的前期手术，拆除和重建较为困难，渐为双向腔静脉 – 肺动脉分流术（bidirectional cavo-pulmonary shunt，双向 Glenn 手术）所取代。双向 Glenn 手术最早是在 1961 年由一位意大利医生 Achille Mario Dogliotti 施行的，其适应证为所有不能解剖纠治但肺动脉分支发育尚可，无肺血管梗阻性病变的复杂先天性心脏病患儿。与传统的 Glenn 手术相比，双向 Glenn 术时由于是将上腔静脉和右肺动脉行端侧吻合,可以根据上腔静脉的直径而不是右肺动脉的直径来决定吻合口的大小,因此可以将吻合口做的足够大保证血流的通畅,另外手术时也无须将右肺动脉离断而增加二期手术时的难度。

1. 手术方法　手术可在常温体外循环和心脏不停跳下进行,也可在非体外循环下上腔静脉 - 右心房旁路的情况下进行。胸部正中切口,切开心包,如术前未做心导管检查者,术中需测定肺动脉平均压及左心室舒张末期压力。分离上腔静脉并结扎切断奇静脉,充分分离肺动脉干和右肺动脉至心包出口处。在右心房上方1cm处切断上腔静脉,近端缝闭,在右肺动脉上缘偏左作一纵切口,应用6-0 Prolene缝线将上腔静脉远端切口与右肺动脉上缘切口端侧吻合。结扎或切断肺动脉干,缝合其近远端。术中应注意充分游离上腔静脉和无名静脉以及右肺动脉,防止吻合后右肺动脉悬吊。见图2-43-6。

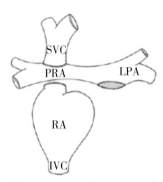

图2-43-6　双向 Glenn 手术

横断上腔静脉,近心端缝闭,远心端与右肺动脉行端侧吻合。
SVC:上腔静脉;IVC:下腔静脉;PRA:右肺动脉;LPA:左肺动脉;RA:右心房。

2. 手术要点

(1)手术最佳年龄为出生后4～6个月。

(2)不适用于肺动脉高压,肺血管阻力＞4Wood·U,以及肺动脉和左心室发育不全者。上腔静脉血流量与心排血量的比值在婴儿为49%,至2.5岁上升到55%,到6.6岁则下降至35%。所以在大的儿童应用双向腔肺分流术测得动脉血氧饱和度低于80%时,应部分松开肺动脉结扎线,使肺部血流增加,动脉血氧饱和度会提高至85%～90%。

第三节　增加体肺循环血流混合的手术

未经治疗可以生存的完全性大动脉错位的新生儿必定有体、肺循环间的血液混合。血液在心内混合的部位可以在心房水平也可以在心室水平,即患儿在出生后存在未闭的卵圆孔或房间隔缺损或室间隔缺损。如果有室间隔缺损,无须行体、肺血液混合的姑息手术。如果左右心房室间无足够有效的交通需要行房间隔切开术。

1948年Blalock和Hanlon首先提出闭式房间隔切开以达到体肺血液混合,提高血氧饱和度。由于闭式房间隔切开术在手术时右肺动脉和右肺静脉以及部分左右心房壁需短时钳闭,手术操作需十分熟练,且手术时易加重缺氧和酸中毒,手术危险性大,该手术目前已基本弃用。

1971年Rashkind和Miller报道用带球囊导管作房间隔扩大,达到足够有效的心房内交通以提高血氧饱和度,至今已替代外科的房间隔切开术。球囊房间隔切开术,作为室间隔完整型大动脉错位根治术的术前准备起到了重要作用。对房间隔较厚的患者,Rashkind球囊房间隔切开术不适用,体外循环下房间隔切开术是最安全的。房间隔切开可在短暂主动脉阻断或纤颤下进行，卵圆窝处的整个房间隔全部切除，手术时外科医师应注意避免损伤房室结和切到心脏外面。

现在对多数病例而言，Rashkind 球囊房间隔切开术仍是首选方法，对于已有肺动脉梗阻性疾病失去根治机会的室间隔完整型大动脉错位患儿，为提高血氧饱和度，延长生命，可采取姑息性心房内转位术，有良好效果。手术方法是行心房内转位的同时人为造成室间隔缺损。

第四节　复合姑息手术

对于某些复杂的先天性心脏病单靠一种姑息手术往往不能缓解患儿危状，常需要一种以上姑息手术加以调整，以延长生命等待时机行二期根治手术。

对于室间隔完整型大动脉错位患儿既有发绀和低氧血症，同时有肺充血和肺动脉高压。因此，采用体肺分流术可改善缺氧但造成肺血流更多，最后导致充血性心力衰竭和加重低氧血症。对这类患者应该同时行肺动脉环缩术调整肺血流量。必要时还需行房间隔切开术增加体肺循环血液混合。

对于室间隔完整型肺动脉闭锁的患儿，采用右心室流出道 – 肺动脉补片扩大达到右心室减压的目的，但右心室腔小，顺应性差，不能将足够的血泵入肺动脉，因此术后往往肺血流量不足，需要同时行B-T分流术改善低氧血症，维持生命，待右心室功能改善后再拆除 B-T 分流术。

（郑景浩）

参考文献

［1］徐志伟．小儿心脏手术学［M］．北京：人民军医出版社，2006.

［2］刘锦纷，陈会文，苏肇伉，等.Gore-Tex 管道重建前向肺循环姑息性治疗法洛四联症合并肺动脉闭锁［J］．中华胸心血管外科杂志，2006，22：73-75.

［3］陈会文，苏肇伉．双向上腔静脉肺动脉吻合术［J］．中国胸心血管外科临床杂志，2004，11：215-218.

［4］Kanter KR，Mahle WT，Kogon BE，et al. What is the Optimal Management of Infants With Coarctation and Ventricular Septal Defect？［J］．Ann Thorac Surg，2007，84：612-618.

［5］Takayama H，Sekiguchi A，Chikada M，et al. Mortality of pulmonary artery banding in the current era：recent mortality of PA banding［J］．Ann Thorac Surg，2002，74：1219-1223.

［6］Choudhary SK，Talwar S，Airan B，et al. A new technique of percutaneously adjustable pulmonary artery banding［J］．J Thorac Cardiovasc Surg，2006，131：621-624.

［7］Bonnet D，Corno AF，Sidi D，et al. Early clinical results of the telemetric adjustable pulmonary artery banding FloWatch-PAB［J］．Circulation，2004，110（11 Suppl 1）：158-163.

［8］Piluiko VV，Poynter JA，Nemeh H，et al. Efficacy of intraluminal pulmonary artery banding［J］．J Thorac Cardiovasc Surg，2005，129：544-550.

［9］Mumtaz MA，Rosenthal G，Qureshi A，et al. Melbourne shunt promotes growth of diminutive central pulmonary arteries in patients with pulmonary atresia，ventricular septal defect，and systemic-to-pulmonary collateral arteries［J］．Ann Thorac Surg，2008，85：2079-2083.

第四十四章

心内畸形合并肺动脉高压的外科治疗

肺动脉高压是疾病的一种病理生理状态，它是许多心肺疾病发展到一定阶段时的病理生理表现。常见的病因包括慢性阻塞性支气管疾病、先天性和后天性肺纤维化，以及本章将要讨论的多种涉及外科治疗的心血管疾病。肺动脉高压的定义按照世界卫生组织的标准是指肺动脉静息状态下肺动脉平均压> 25mmHg，运动时> 30mmHg。

一、分类

心血管疾病合并肺动脉高压按照发病原因据此可分类如下。

（一）肺循环血流量增加导致的肺动脉高压

先天性心脏病存在有体循环和肺循环之间的分流为造成肺循环血流增加的最常见原因。细分还可分成：①腔静脉水平分流造成肺循环血流增加；完全性肺静脉畸形引流心上和心下型。②心房水平的分流造成肺循环血流增加；如房间隔缺损，单心房，完全性肺静脉畸形引流心内型，左室右房通道。③心室水平的分流造成肺循环血流增加；室间隔缺损，单心室，心室双出口。④肺动脉水平的分流造成肺循环血流增加；主动脉肺动脉间隔缺损，动脉导管未闭，肺动脉起源异常，共同动脉干等。

（二）肺静脉系统高压继发肺动脉高压

如三房心，完全性肺静脉畸形引流合并肺静脉远端狭窄，风湿性瓣膜疾病合并左房压升高均可导致肺静脉系统的压力增高，继而导致肺动脉高压的产生。

（三）肺脏可过血流的血管截面积减少

（1）肺动脉血管的狭窄和栓塞有一部分患者肺动脉高压原因未被明确，之前被认为是原发性肺动脉高压，但临床病理常见疾病是肺动脉的栓塞，尤其是慢性肺动脉栓塞。

（2）肺小血管的丧失如全肺切除术后，先天性肺纤维化和硅肺病等。

需要说明的是，有的心血管疾病形成肺动脉高压过程可能涉及的不仅仅是一个方面的原因，如先天性心脏病的体肺分流对患儿出生后的肺血管发育有影响，造成肺小血管数量的减少，而且肺血流量的增加最终导致的还是肺小血管的管腔狭窄，肺动脉阻力的增加。同样，对完全性房室通道缺损的患者来说分流就发生在房和室两个水平，而主动脉窦瘤破裂分流发生的水平则取决于瘘的位置。

二、体肺分流性心脏病产生肺动脉高压的过程

先天性心脏病体肺分流患儿出生早期因肺循环血管阻力未下降，肺循环的血流量增加不多，随着胎儿循环向儿童循环的过渡，肺循环阻力逐步下降，由此体循环向肺循环的分流量增加，肺血流的大量增加会造成肺小血管的损害，目前其确切的机制尚不十分清楚，有人认为由肺血流对内皮细胞的损伤而始发。动力性肺动脉高压，在肺血流增加的早期，肺小血管收缩使肺循环阻力增加而限制部分肺血流，这部分病例在心内畸形矫治，过多的肺血流去除后肺循环阻力会下降到正常水平，此时的肺动

脉高压称为动力性肺动脉高压。而持续的肺血流增加会导致肺小血管增生性改变，即使肺血流纠正后肺循环阻力也不会下降到正常水平，这时称为阻力性肺动脉高压。介于二者之间的肺血管病变阶段称为动力阻力混合性肺动脉高压。肺小血管的增生和坏死性改变是一个渐进过程，早期表现为肌性肺小动脉的中层肥厚，细小动脉的肌性化形成肌性肺小动脉的相对增多，内膜增生，血管腔变狭窄。随着病情的发展，细小血管的胶原弹力层增厚，内膜纤维化形成板层样结构，血管腔进一步狭窄甚至造成管腔闭塞。病变后期出现类纤维素样坏死和特征性的丛样病变。Heath-Edwards 分级是目前常用的肺动脉高压肺小血管病变的病理分级，它能为临床外科手术的选择提供参考。依据镜下肺小血管病变的情况分六级：Ⅰ级仅表现有肺小动脉肌层的增厚；Ⅱ级除肌层肥厚外还合并有细胞性内膜增生；Ⅲ级表现有内膜纤维增生的板层样改变；Ⅳ级发展到了小血管的丛样增生；Ⅴ级内膜增生和中层纤维化，管腔闭塞和含铁血黄素沉积；Ⅵ级为类纤维素样坏死改变。结合临床外科手术，一般认为Ⅰ~Ⅲ级肺血管病变是可复性改变，但是，由于肺动脉高压时的肺小血管病变在肺组织各部位是不均一的，因取材的局限性，临床肺组织活检不一定能准确反映整个肺的小血管改变情况，对此，提出肺活检的大小应大于 $3cm \times 3cm \times 3cm$，同时，对受累血管的数量进行统计分析有助于肺血管病变分级的判断。

三、分流性肺动脉高压的病理生理

长期的先天性体循环至肺循环分流引起血管内皮功能失调，扩张肺血管的物质如一氧化氮和前列环素减少，而缩血管物质内皮素 1（ET-1）及血栓素 A2 增多，肺血管平滑肌细胞肥厚，肺血管丛状改变以及内膜纤维化、血管闭塞，从而发生器质性肺血管病变，PVR 增高。其病理变化可分为三个阶段。最初为肺血流增多、正常阻力、高压力状态，即高动力性 PH（hyperkinetic pulmonary hypertension，HPH），严格来说，此阶段患儿并不应该诊断为 PAH，因为 PAH 的诊断必须包括 PCWP < 15 mmHg。而大缺损引起分流的患儿 PCWP 一般都大于 15 mmHg；第二阶段为肺血流增多、高阻力、高压力状态，即达到先天性体循环至肺循环分流相关性 PAH 诊断；第三阶段则为不可逆的肺血流减少、高阻力、高压力状态，即 Eisenmenger 综合征（图 2-44-1）。随着外科技术的发展，患儿的手术年龄越来越小，婴儿期即行根治术也成为现实，从而防止了此类患儿肺血管病变的进展。

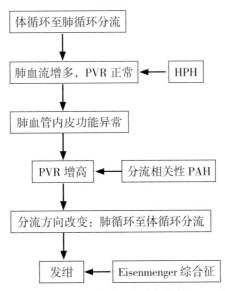

图 2-44-1　先天性体循环至肺循环分流相关性 PAH 病理生理演变

随着肺循环阻力的增加，肺动脉压力亦逐步增高，右室后负荷增加，右心室壁增厚，但作为一个以容量负荷表现为主的心室，右室肥厚能力有限，而伴随右心室的增大，增大的右室和增高的右室压可导致三尖瓣关闭不全，超声可以通过检测三尖瓣的反流频谱来估算肺动脉压力。当肺动脉压力接近或等于主动脉压力时可出现缺损部位的双向分流，患者出现发绀等改变，在动脉导管未闭患者还可表现为差异性发绀。部分患者还可以表现有肺动脉高压危象（pulmonary hypertensive crisis，PHC）。肺动脉高压危象是指肺动脉压力接近或大于体循环压力，肺循环阻力增加到右心室无法泵出足够的血液通过肺循环进入左心房，出现右心功能衰竭，体循环压力骤降，中心静脉压及肺动脉压增高，如不及时处理很快循环衰竭而死亡。肺动脉高压危象尤其容易出现在围术期，死亡率很高。肺动脉高压晚期，随着左向右分流的减少，左室的容量负荷随之降低，左室不再增大，而右室还可以随着右向左分流、压力、容量负荷均增加，导致心电图和胸片的右室肥厚表现。

四、合并肺动脉高压的诊断和评估

1. 临床症状　对于大量左向右分流的先天性心脏病来说，体循环有效循环量的降低导致患者发育迟缓，体格瘦小，在小儿表现更加明显。肺循环血流量的增加还导致儿童患者容易反复呼吸道感染。随着肺动脉小血管阻力的增加、肺动脉高压的形成，肺血流下降，呼吸道感染的发生有所减少。

2. 体征　心脏分流性杂音减弱甚至消失，肺动脉瓣第二音亢进，心前区胸廓隆起，右心肥厚的抬举样搏动。当形成重度肺动脉高压，肺动脉压接近甚至大于主动脉压时会出现右向左分流，临床上表现有外周血氧饱和度降低，口唇发绀，晚期还可表现有杵状指趾，由于肺动脉高压发展到右向左分流出现发绀表现，临床称为 Eisenmenger 综合征。这部分患者早期往往在运动时表现有口唇发绀，静息下无发绀。对于动脉导管未闭肺动脉高压而导致的 Eisenmenger 综合征，表现有差异性发绀，即发绀在导管以下部位出现，而头颈上肢无发绀。肺动脉高压晚期的还表现有活动后的气短，咯血。重度肺动脉高压时心脏分流性杂音减弱或消失，肺动脉第二音更加亢进，这类患者在经一段时间休息，吸氧和强心治疗后有可能杂音增强，或者收缩性杂音时间延长，提示肺血管阻力仍有可复性。

需要注意的是，心内分流合并肺动脉高压诊断中合并畸形对肺动脉高压判断的影响，如右室流出道的狭窄或左室流出道的狭窄，或主动脉弓缩窄等。合并右室流出道狭窄患者的肺动脉压力无须增高到主动脉压力水平，就可以出现发绀，而临床上部分室间隔缺损患儿会表现有继发的右室流出道狭窄。合并左室流出道的狭窄和弓缩窄者，肺动脉压力已很高却不易出现右向左分流。

3. 辅助检查

（1）心电图。除可表现有各种先天性心脏病的一些心电图特征外，肺动脉高压时有右室肥厚，电轴右偏和束支完全性或不完全性传导阻滞等表现。

（2）胸部 X 光平片。心影早期增大，肺血增多，肺动脉段凸出。重度肺高压，尤其是发展到 Eisenmenger 综合征时肺血减少，肺动脉段更加凸出，右房右室增大，远端肺纹理出现残根样改变，外带血管纹理稀少。

（3）超声心动图。除了可以明确造成肺动脉高压的原发病因外，还可以测量心脏各腔室和大动脉直径，判断 PAH 严重程度；通过多普勒观察三尖瓣和肺动脉瓣反流速度估测肺动脉压力水平；同时，可以测量缺损分流大小和方向，评估 PAH 严重程度；M 超和多普勒超声尚可测量三尖瓣环收缩期位移和右心室心肌运动指数（Tei 指数），评估患者预后；三维超声可测量右心室射血分数，评估右心室功能 B 超声心动图的局限性：①无法准确测量肺血管压力和阻力；②可由于分流消失而漏诊，尤其是动脉导管未闭。

（4）心导管检查。对诊断不明确的先天性心脏病患者和对重度肺动脉高压为明确手术指征时采用。它能对肺动脉直接测压和计算出肺循环阻力，并且能明确左、右分流的量，同时通过吸氧或药物试验评估肺小动脉血管病变的可复性，这均为手术的选择提供依据。术前心导管检查对肺循环阻力的判断尤其重要，由此在进行导管检查时应选择患者镇静下，肺部无感染性炎症的情况下进行，而对于大的动脉导管未闭患者，肺动脉压的测量部位也应避开导管的肺动脉端。通过吸入选择性肺血管扩张剂，评价肺血管反应性和病变严重程度，对判断患者预后具有重要作用。建议对重度 PAH，同时 Qp/Qs ≤ 1.5 的患者实施急性肺血管扩张试验（acute vasoreactivity testing, AVT）。若 PVR 显著升高，即使 Qp/Qs > 1.5，也可考虑行 AVT，以判断患者预后。目前国际上公认可用于急性肺血管扩张试验的药物有 4 种：吸入一氧化氮（NO）或伊洛前列素、静脉泵入依前列醇或腺苷。国外常选择 NO 或依前列醇进行 AVT，而我国由于缺乏上述药物，常采用吸入伊洛前列素和静脉泵入腺苷。由于操作方便、不良反应小，临床更多采用吸入伊洛前列素行 AVT，对于无法吸入或不具备相应吸入装置的情况可选用静脉泵入腺苷。也有一些单位仍然采用吸氧的方法。

（5）外周动脉血气检查。出现右向左分流时除动脉血氧饱和度下降外，还可出现血色素增高，通过吸氧试验观察外周血氧饱和度，也可初步了解肺循环阻力是否已经固定。如果动脉血气氧饱和度小于 92%，认为有右向左分流可能。对于肺小血管阻力是否已经固定，运动状态下的外周血氧饱和度监测有参考价值，当患者中度量运动时（可以是平板台或简单的连续下蹲），如果外周血氧饱和度下降，提示肺循环阻力固定，这是因为，活动后体循环外周血管扩张，血流增加，而固定的肺循环阻力阻止了肺血流量的增加，导致氧饱和度降低。

（6）肺通气灌注扫描。肺通气灌注（V/Q）扫描是 PH 诊断流程中的重要检查项目之一，当因各种疾病导致肺动脉分支狭窄或闭塞从而造成远端灌注节段性减少或缺失时，V/Q 显像是现有影像学技术中敏感性最高的诊断方法。PAH 时肺灌注可完全正常，或表现为外周非节段分布的灌注缺损。

五、心内畸形合并肺动脉高压的手术指征

先天性心脏病相关 PAH 的治疗应根据缺损性质、大小和血流动力学特点判断。对有矫治适应证的患者应及早进行缺损的修补或介入封堵治疗，避免长期大量分流导致不可逆的肺血管重构。

手术可行性判断：左向右分流型先天性心脏病相关 PAH 手术时间窗相对较宽，需根据缺损的大小和性质综合判断。决定患者术后结局的两个关键因素为手术年龄和术前肺血管阻力。肺血管阻力和肺血管阻力/体循环阻力比值是临床常用的判断可行性指标，这两个指标越高，术后残余 PAH 的风险越高。但目前尚缺乏国际统一判断标准。表 2-44-1 是我国小儿先天性心脏病相关性肺高压诊断和治疗（专家共识）总结的各类体循环至肺循环分流型先心病患儿的推荐手术年龄。在此范围内，患儿处于高动力性肺高压状态。对于此类患儿，若诊断明确，Qp/Qs > 2，PCWP > 15 mmHg，PVRI < 4 WU·m^2，有左室容量超负荷的临床依据，则手术关闭缺损，阻止左向右分流即达到治疗目的（推荐类别 I；证据水平 B）。一般来说，室缺或动脉导管未闭患儿在 9 个月至 2 岁之前不会形成不可逆的肺血管病变，但还是建议尽早手术。如果不手术，大约 50% 的非限制性大室缺患者会发展成 Eisenmenger 综合征。

表 2-44-1　各类体循环至肺循环分流型先心病推荐手术年龄

病种	年龄
ASD，无梗阻的 PAPVC	＜4 岁
无梗阻的 TAPVC	＜2 岁
VSD／PDA	＜2 岁
TOF／MAPCAs，PA／VSD／MAPCAs	＜2 岁
CAVSD、无肺血流梗阻的单心室	＜6 个月
APW，PTA，单侧肺动脉起源于升主动脉	＜6 个月
Taussig-Bing 畸形，d-TGA／VSD	＜3 个月

注：ASD 房间隔缺损；PAPVC 部分型肺静脉畸形引流；TAPVC 完全性肺静脉畸形引流；VSD 室间隔缺损；PDA 动脉导管未闭；TOF 法洛四联症；MAPCAs 主要主动脉侧支；PA 肺动脉闭锁；CAVSD 完全性房间隔缺损；APW 主肺动脉窗；PTA 永存动脉干；d-TGA 大动脉转位。

大部分的文献有关心内畸形合并肺动脉高压的手术指征的研究，多是建立在室间隔缺损合并肺动脉高压的基础上的，对于诸如室间隔缺损、动脉导管未闭、房间隔缺损患者来说，手术的禁忌证往往是回答有无不可逆性的肺小动脉改变，而不是原发心内畸形可否手术矫治。因为，大组的临床回顾性调查显示，重度肺动脉高压患者术后的症状缓解率和术后长期疗效并不比未手术者好，对于出现 Eisenmenger 综合征患者，一般认为无手术指征，这类患者围手术期危险性很高，而且术后远期肺小血管的增生坏死性改变仍将继续，远期生存率无改善，被认为是手术禁忌。

2015 年 AHA/ATS 小儿肺动脉高压指南对于先心病肺动脉高压的手术指征如下。

（1）对于患有明显结构性心脏病（即 ASD、VSD 和 PDA）但未进行早期修复的儿童（一般定义为 1~2 岁，视病变情况和整体临床状况而定），建议采取以下措施：①进行右心导管检查，测量肺血管阻力指数（PVRI）来决定可否手术（推荐类别 II；证据水平 B）。②如果基础状态下 PVRI < 6WU·m^2 或 PVR/SVR < 0.3 可以考虑行修复手术（推荐类别 I；证据水平 D）。

（2）对于存在右向左分流，心导管检查显示 PVRI ≥ 6 WU·m^2 或 PVR/SVR ≥ 0.3 的儿童，如果 AVT 显示 PAH 具有可逆性（PVRI < 6 WU·m^2 并且 PVR/SVR < 0.3），则修复是有益的。（推荐类别 IIa；证据水平 C）。

（3）如果心导管显示 PVRI ≥ 6 WU·m^2 或 PVR/SVR ≥ 0.3 且对 AVT 几乎没反应，则建议：①不建议行修补术（推荐类别 III；证据水平 A）。②实施 PAH 靶向药物治疗并在 4~6 个月后重复心导管检查，如果 PVRI < 6 WU·m^2 则考虑修复（推荐类别 IIb；证据水平 C）。

迄今为止，对于成人先天性心脏病肺动脉高压的手术指证还没有有效的证据，所以对于年龄大于 17 岁的患者手术指证更加保守，要求 PVRI < 4WU·m^2。对于有肺血管反应性，PVRI 在 4~8WU·m^2，建议给予 PAH 靶向药物治疗，6 个月以后再行评估。在进行 AVT 时，肺动脉舒张压和跨肺压（TPG）也要考虑在内。对于年轻的高危患者，可以考虑"先治疗后关闭"方案和／或在补片上行开窗治疗。

六、合并肺动脉高压患者围术期处理

对于判断为动力阻力混合性肺动脉高压患者，围手术期处理相当重要，只有注意各环节的处理，才能帮助患者度过围手术期，降低死亡率。

（一）术前处理

包括完善各项术前检查，如血气分析、肺功能、6min 步行试验、右心导管等。积极地控制呼吸道感染，强心利尿，给予扩张肺血管药物，吸氧治疗，对可配合的患者指导呼吸锻炼，利于术后排痰。

（二）术中处理

术中留置肺动脉压力监测通路为术中、术后监护作准备，成人可置入 Swan-Ganz 导管，小儿可术中直视下留置肺动脉测压管或经房间隔留置左房测压管。

应注意体外循环下的肺保护，在处理好心内操作的前提下缩短体外循环时间。深低温和肺保护对术后有好处，应选用膜肺，有可能的话加以白细胞滤器。对婴幼儿还注意术后通过超滤或利尿的方法尽快去除体内对水的潴留，恢复肺泡壁的换气功能，保障氧合。

为防止术后肺动脉高压危象发生时右心系统的血无法经肺循环进入左心房，可于术中在心房或心室补片上开一 4 ~ 6mm 直径的小孔，孔的左心面用另一小涤纶片围此小孔缝合半圈，使其成为一个单向阀门，出现危象时，右心系统的血流可经此孔直接分流进左心，以避免体循环压力的骤降。

术中的麻醉处理对减少术中肺动脉高压危象的发生尤为重要，注意保持呼吸道的氧供应，镇静麻醉应该适当加深，使用大剂量的芬太尼有积极作用，尤其要注意气管插管、劈胸骨、复温和给鱼精蛋白中和这几个时间点的加深麻醉。因为一旦出现危象，右心功能将进一步损害，会给停机和术后带来不利影响。

对于停机前后肺动脉压力高可给予扩肺血管的药物，如米力农、前列腺素 E1 等，肺动脉压下降还不满意，可经呼吸通路吸入一氧化氮（NO），浓度 10 ~ 20ppm（1ppm = 1cm³/m³），大于 80ppm 的 NO 会造成呼吸道的细胞损伤。也可以吸入伊洛前列素，推荐吸入伊洛前列素的剂量为：每次 30 ~ 80 ng/（kg·min）注射用水稀释至 2 mL，雾化吸入 10 min，每日 6 ~ 9 次。相比传统的吸入 NO，通过呼吸机雾化吸入伊洛前列素更加方便，易于控制剂量，毒副作用小，不容易出现反跳，改善 CO 的作用更加显著。

对于肺动脉高压的患者，术后早期宜保持心率稍快，因为心率过缓会出现心排血量锐减、心室膨胀而诱发心脏骤停，因此术中要常规安装心脏起搏器，以预防心跳过慢和其他心律失常。

（三）术后处理

（1）术后的常规监测包括外周氧饱和度、中心静脉压、心率、肺动脉压力和体循环压力、动脉及混合静脉血气的监测，及时的分析处理有助于防止肺动脉高压危象的发生。

（2）为避免肺动脉高压危象发生，术后的常规处理策略包括避免患者缺氧、酸中毒和躁动。给予阿片类镇痛药、镇静药使患者充分镇静，必要时静脉给予肌松剂，早期尽量减少刺激，尤其是吸痰、翻身的刺激。保持呼吸道通畅，通过调整呼吸机参数使患者动脉血气 CO_2 分压在 30 ~ 35mmHg，呈轻度呼吸性碱中毒状态。动脉氧分压在 80 ~ 100mmHg，避免使用高的 PEEP。加强利尿和抗炎性反应消除体外循环对肺血管的损伤作用。同时，避免肺部的感染和肺不张、液气胸等。及时纠正代谢性酸中毒。

（3）除了常规的术后治疗，对于高危患者可给予吸入 NO 或伊洛前列素，并且与术前口服的降肺动脉压的药物（安立生坦、他达那非等）衔接好，避免肺动脉压反弹。

（4）伴有肺动脉高压危象的患者需要使用正性肌力药物或缩血管药物维持体循环血压，以避免因体循环下降引起右室心肌缺血。

（5）房间隔造口术（atrial septostomy，AS）：对于经过优化药物治疗后仍伴有右心衰竭，反复晕厥，或肺动脉高压危象的患者，有经验的肺高压中心可以施行房间隔造口术。

（6）肺动脉高压合并重症右心衰竭的治疗原则包括治疗诱发因素（如贫血、心律失常、感染或其他合并症）、优化容量管理（通常应用静脉利尿剂）、降低右心室后负荷（对于PAH患者，首选静脉或皮下或吸入前列环素类似物，可联合其他PAH靶向药物治疗）、应用正性肌力药物（首选多巴酚丁胺，对于心率偏快的患者可选择左西孟旦）改善心排血量及维持体循环血压（首选去甲肾上腺素和多巴胺）等。气管插管可导致血流动力学不稳定，右心衰竭患者应尽量避免。

（7）右心辅助装置。肺高压合并严重右心衰竭且药物治疗效果不佳时可考虑使用体外膜肺氧合（ECMO）进行救治，但需提前明确下一步治疗方向，过渡到恢复，或过渡到肺移植或心肺联合移植。建议ECMO仅用于明确有恢复机会或等待移植的患者。

尽管肺动脉高压的患者随着医疗条件的改善越来越少，但临床工作中还是有部分患者失去了心内畸形矫治的时机，不得不进行移植手术，移植手术为治疗Eisenmenger综合征终极手段，术后免疫排异反应多见，尚无与靶向药物治疗比较资料。移植手术方式的选择有心内畸形矫治+单肺移植；心内畸形矫治+双肺移植；心肺联合移植；单独的肺移植主要是顾及供体的问题，这样可以提高供体的利用率。肺移植的近期手术效果满意，但远期手术效果不佳，5年存活率仅50%，仅推荐终末期Eisenmenger综合征且各种靶向药物治疗无效的患者进行此项治疗。而心肺联合移植早期死亡率远高于肺移植，但长期生存率优于肺移植。

（肖诗亮　史峰）

参考文献

［1］ KLINGER J R, ELLIOTT C G, LEVINE D J, et al. Therapy for Pulmonary Arterial Hypertension in Adults：Update of the CHEST Guideline and Expert Panel Report［J］. Chest, 2019, 155（3）：565-586.

［2］ KOVACS G, DUMITRESCU D, BARNER A, et al. Definition, clinical classification and initial diagnosis of pulmonary hypertension：Updated recommendations from the Cologne Consensus Conference 2018［J］. Int J Cardiol, 2018, 272：11-19.

［3］ 中华医学会心血管病学分会肺血管病学组，中华心血管病杂志编辑委员会. 中国肺高血压诊断和治疗指南2018［J］. 中华心血管病杂志, 2018, 46（12）：933-964.

［4］ 中国医师学会心血管内科医师分会.2015年先天性心脏病相关性肺动脉高压诊治中国专家共识［J］. 中国介入心脏病学杂志, 2015, 23（2）：61-69.

［5］ ABMAN S H, HANSMANN G, ARCHER S L, et al. Pediatric Pulmonary Hypertension：Guidelines From the American Heart Association and American Thoracic Society［J］. Circulation, 2015, 132（21）：2037-2099.

［6］ BAUMGARTNER H, BONHOEFFER P, DE GROOT N M, et al. ESC Guidelines for the management of grown-up congenital heart disease（new version 2010）［J］. Eur Heart J, 2010, 31（23）：2915-2157.

［7］ OLSSON K M, HALANK M, EGENLAUF B, et al. Decompensated right heart failure, intensive care and perioperative management in patients with pulmonary hypertension：Updated recommendations from the Cologne Consensus Conference 2018［J］. Int J Cardiol, 2018, 272：46-52.

［8］ WADDELL T K, BENNETT L, KENNEDY R, et al. Heart-lung or lung transplantation for Eisenmenger syndrome［J］. J Heart Lung Transplant, 2002, 21（7）：731-737.

［9］ WEILL D, BENDEN C, CORRIS P A, et al. A consensus document for the selection of lung transplant candidates：2014--an update from the Pulmonary Transplantation Council of the International Society for Heart and Lung Transplantation［J］. J Heart Lung Transplant, 2015, 34（1）：1-15.

第四十五章
杂交手术在复杂先心病中的应用

所谓杂交手术（hybrid approach）即是在外科手术中或经外科切开途径进行介入治疗的一种新方法，是近 10 年来发展迅速的一门新技术。该方法的特点是开胸后经心脏、大血管及切开外周血管进行介入诊断和治疗，将外科手术与介入技术相结合，取长补短，有效避免了传统内外科治疗手段的缺陷。

自 1938 年 Gross 等首先成功地结扎动脉导管以来，手术一直是先天性心脏病（以下简称"先心病"）的传统治疗方式。1966 年，Rashkind 等首先应用头端带有可扩张球囊的特种导管进行球囊房间隔造口术（balloon atrial septostomy，BAS），自此，介入治疗成为重要的辅助手段。1972 年，Bhati 等在动脉导管未闭缝合手术中利用球囊导管暂时性堵塞动脉导管内血流，是介入和外科技术的首次同时联合应用。2002 年，Hjortdal 等提出了结合影像学技术和常规介入器材联合外科技术治疗复杂性先心病的理念，即杂交手术。杂交手术在实时影像学支持下，可以缩短或避免体外循环时间，具有创伤小、治疗及时、准确度高的特点，尤其适合心导管介入或外科技术单独无法取得满意结果的病种和情况。由于不受外周血管粗细、路径长短的影响，可以有效减少经皮介入治疗引起的重要脏器损伤，大大扩展了介入治疗的适用范围，使一些危重复杂的先心病得以微创干预。

随着杂交手术的迅速发展和介入器材的不断更新，国内越来越多的心脏中心接受并开始开展这种独特的手术方法。目前，杂交手术常运用于室间隔缺损、房间隔缺损、肺动脉狭窄、肺动脉闭锁、左心发育不良等先心病中，尤其在肌部室间隔缺损以及球囊支架等方面具有独特优势。在西方国家，较多的儿科机构运用 I 期杂交技术来治疗新生儿期的左心发育不良综合征，并逐渐替代了传统的 I 期 Norwood 手术；而在国内，通过杂交技术来纠治新生儿期室间隔完整型肺动脉闭锁较为广泛。

一、经心室不停跳封堵肌部室间隔缺损

尽管有关肌部室间隔缺损的外科修补方法和技巧报道众多，但残余分流率仍未降至满意的程度。心室切口，切断肌小梁，长时间体外循环更是术后心功能不全的危险因素。对于特殊类型（如瑞士干酪型）或极低体重、营养不良、心功能差的患者常需要先行肺动脉环缩，手术次数增加。肌部室间隔缺损更是复杂畸形如大血管错位、右室双出口早期死亡的高危因素。

传统心导管介入关闭肌部室间隔缺损成为最近受到重视的主要干预方法，但适应证受限于体重、部位和大小。如果并发其他复杂多发畸形，外科手术仍无法避免。

在实时影像学监测下，手术室经心室修补肌部室间隔缺损可以同时避免上述缺点，几乎没有绝对禁忌证，尤其适用于需要同时纠治其他畸形的病种和情况。

术中操作需在食道超声心动图（TEE）介导下完成。如果没有其他畸形处理，剑突下小切口（或胸骨正中小切口），暴露右室流出道。在右心室近膈面处取冠状血管裸区，带垫 5-0 Prolene 线荷包缝线，18 号或 20 号穿刺针，在 TEE 导引下，导入 0.025 英寸或 0.035 英寸导引钢丝，经 VSD 进入左心室腔，退出穿刺针，沿导丝导入 7F 动脉止血鞘过 VSD 进入左心室腔，TTE 证实后，取 7F 动脉止血鞘

装载 AGA Amplatzer mVSD 封堵器插入 7F 动脉鞘，送出封堵器左盘面，回撤整个鞘管使左盘面紧贴室间隔左心室面，再释放封堵器腰部和右盘面，使右盘面紧贴室间隔右心室面，TEE 证实封堵位置。对于 TEE 无法准确定位的 mVSD，可以在荧光镜（fluoroscope）指引下完成操作。

Baha 等报道一组多中心 12 例患者，其中单纯 mVSD 2 例，合并主动脉缩窄 3 例合并其他复杂畸形 2 例，做过肺动脉环缩 5 例；仅合并畸形需要体外循环，术后随访 12 个月，所有患者都无症状；2 例术后轻微残余分流。Okubo 等报道一组 14 例小婴儿患者（平均年龄 5.5 个月，体重 3 ~ 11kg），其中 9 例合并其他复杂畸形，4 例做过肺动脉环缩，2 例早期死亡，其中 1 例因肺动脉高压和左心衰竭，1 例为左心发育不良综合征；8 例无残余畸形，3 例有残余分流，1 例术后 9 年因进行性心衰需要心脏移植，1 例晚期死亡。

上海儿童医学中心目前开展的肌部室间隔缺损杂交手术包括经心室不停跳封堵及心内直视下封堵。心内直视下封堵由于运用体外循环，适用于复杂、心功能不全的合并畸形患者，可避免经右心室封堵对心功能进一步影响的缺点，同时可纠治其他畸形。而对于单纯的肌部室间隔缺损，首选经心室不停跳封堵，其较心内直视封堵更直接，术后残余分流率更低。大多数肌部室间隔缺损由于术中暴露困难，通过传统手术方法术后残余分流率高，而通过 TEE 介导下的杂交手术能有效弥补传统手术的缺点，术后残余分流率及其他并发症均明显降低，是目前肌部室间隔缺损的首选治疗方法。

二、术中球囊或支架血管成形术

球囊或支架血管成形术主要适用于主动脉狭窄术后再狭窄及局限性未经外科手术治疗的主动脉缩窄，肺动脉分支狭窄，肺静脉狭窄，体肺分流术后吻合口狭窄，完全性大动脉转位进行 Mustard 或 Senning 术后发生静脉板障梗阻及其他周围血管狭窄。

在新生儿或婴儿期有严重症状的肺动脉瓣狭窄或主动脉缩窄，经皮介入因径路和血管大小常有破裂、穿孔、断离和乳头肌或腱索损伤，甚至材料脱落等并发症发生。采用术中经心室流出道球囊扩张或支架成形可避免上述不利因素，同时也避免体外循环的影响。

对于依赖动脉导管的病种如室间隔完整型肺动脉闭锁（PA/IVS），尤其是肺动脉瓣膜为纤维膜性闭锁的病例，应用导引钢丝硬头、射频消融或激光等方法进行瓣膜打孔，重建肺动脉与右心室的连接，进而应用球囊导管扩张肺动脉瓣。根据术中动脉血氧饱和度的高低来决定是否结扎或旷置动脉导管，如果动脉血氧饱和度不满意，可以经肺总动脉放置动脉导管支架或行改良 B-T 分流术，提供额外肺血流。如果合并粗大的动脉导管且术中血氧饱和度高于 90%，可同期环缩动脉导管直径至 4mm。如果血氧饱和度维持在 85% 左右，原则上可不处理动脉导管，术后予以凯时维持动脉导管开放。由于国内导管技术与国外仍有一定差距，且通过右室流出道补片术行新生儿一期 PA/IVS 纠治，术后死亡率较高，所以杂交技术用于治疗新生儿 PA/IVS 患者有较高的可行性及安全性，在国内广泛使用。

肺动脉分支狭窄是术中杂交手术的主要适应证。术中对于成形的血管不要过于分离，以免扩张或置支架时血管壁撕裂。可以在心脏停搏时或非停跳时操作。在荧光镜指引下，经右心室流出道或直接经肺总动脉，将导引线导入目标血管，选用合适的支架，固定位置。冠状动脉支架的进展使得各种直径大小的血管都可以选用。

Bökenkamp 等报道 11 例患者，年龄为 1 ~ 12 岁，体重 2.5 ~ 20kg，均为手术后肺动脉或分支狭窄。术中在荧光镜指引下放置支架或支架重置，共应用 16 个支架，平均直径 5mm（3.5 ~ 8mm）。肺动脉极端发育不良或极为外周的肺血管采用冠状动脉支架，没有与支架放置有关的并发症。1 例患者因出血在术后 3 周死亡，随访 3 周到 7.5 年，6 例支架通畅；4 例需再扩张，其中 1 例再手术须支架取出和重置；1 例在再次右心室肺动脉重建手术后死亡，与放置支架无关。

对于主动脉瓣或肺动脉瓣狭窄及严重反流的患者，可通过植入带瓣支架来减轻瓣膜反流同时解除梗阻。但带瓣支架费用较高，总支出可能超过 50 万 ~ 60 万元，国内难以广泛开展。

对于肺静脉异位引流、完全性大血管错位手术后肺静脉梗阻，由于再狭窄率较高，是否应用支架扩张仍需进一步研究。

三、单心室的杂交手术

国外研究最多的是左心发育不良综合征（hypoplastic left heart syndrome HLHS），最早由 Konertz 和 Hausdorf 提出。经逐步完善，现已形成比较规范的方案。由于国内左心发育不良病例数较少，所以对于此类疾病的杂交手术国内尚无系统报道。上海儿童医学中心近期实施了第一例通过 I 期杂交技术来纠治左心发育不良的患儿，手术疗效值得肯定，但仍需近远期的随访观察。

I 期处理应用在新生儿期，正中胸骨切口，以合适自膨胀性支架（8mm×20mm）经肺总动脉送入保持动脉导管开放，支架远端保证突入降主动脉，近端正对分支开口。然后环缩左、右肺动脉，一般选用 3.5mm 的 Gore-Tex 管道，裁剪成 1.5mm 宽作环缩带，环缩至近端肺动脉的 30% ~ 40%。如果没有或是限制性房间隔缺损，以球囊或支架保持房间隔非限制性开放。

II 期在 6 个月时取出支架，拆除环缩带，完成双向腔肺吻合术和主动脉重建。双向腔肺吻合术采用半 –Fontan 形式，上腔静脉与右心房连接处以心包片封顶，同时作标记以利于 Fontan 手术的操作。

III 期在 2 岁左右完成 Fontan 术（全腔肺动脉吻合术）。完全是通过介入完成。经右颈内静脉、上腔静脉，将心包片球囊造孔并完全扩开。经下腔静脉将可膨胀性的支架（一般选 18 ~ 20mm）送入右心房，连接上、下腔静脉，固定。造影证实 Fontan 连接。对于高位的患者，也可以选择有小窗开口（2mm，2 ~ 3 个）的支架。

目前病例数最多、方案最成熟的是 Columbus 儿童医院，Galatowicz 等报道一组经上述杂交治疗 HLHS 患者，29 例（1.8 ~ 4.2kg）行杂交 I 期，5 例院内死亡，3 例随访期死亡。18 例完成杂交 II 期，4 例死亡。5 例完成杂交 III 期，无死亡，术后 24h 出院。

杂交手术较传统的 Norwood 手术而言，能避免新生儿期体外循环手术，减少神经系统等并发症，并且创伤性更小，能最大程度保护心功能，使患儿能够更安全地度过新生儿期。但并非所有左心发育不良患儿都适合杂交手术，对于升主动脉发育欠佳的患儿，I 期 Norwood 手术疗效更彻底。如果存在导管前主动脉狭窄、闭锁或中断，动脉导管支架的植入会影响脑血流和冠状动脉灌注，是 I 期手术的相对禁忌证。通过动脉导管的逆向血流也将反流入左心室，形成无效循环。另外在 II 期手术时，动脉导管支架的取出以及拆除肺动脉环缩带会增加手术难度和时间。

杂交手术方案也可以应用到其他单心室患者。如三尖瓣闭锁，在新生儿期，无论是肺缺血型或肺充血型，可以植入动脉导管支架，环缩或结扎肺总动脉，房间隔非限制性开放，后期处理同上述。

四、其他先心病的杂交手术

建立或扩大房间隔缺损也可应用于室间隔完整的大血管错位手术前，以增加体肺静脉血混合，改善血流动力学和临床症状。

室间隔缺损型肺动脉闭锁合并粗大侧支血管形成患者，大主肺侧支血管直接起源于体动脉，可以直接单独供应某一肺段，也可以和中央肺动脉一道供应同一肺段。术前通过介入弹簧圈（coil）填塞，有利于手术进行和术后恢复。

Fontan类手术后并发症的处理：外管道Fontan患者，术后如果渗出多，肺血管阻力偏高，可通过杂交方法在板障上开窗，即在右房及管道处开窗并植入4mm支架，通过心房内交通来降低肺循环阻力并增加心排血量。同时，内管道Fontan患者，如果术后肺循环阻力不高，开窗孔以左向右分流为主，可采用Clamshell、CardioSeal、Amplatizer房隔关闭器或动脉导管关闭器或弹簧圈关闭板障开窗孔。并发的侧支血管可以通过封堵器或弹簧圈填塞。

杂交手术的提出和应用改变了先心病外科手术及内科介入的传统纠治模式。在我国，杂交手术目前处于迅速发展阶段，部分中心已拥有独立的杂交手术室及专门的医护人员以保障杂交手术的开展。但在硬件设备完善的同时，软件设备仍处于相对薄弱阶段，尚没有严格意义上的组织和合作，也没有严格遵循的手术适应证及禁忌证，对疾病和患者的选择都没有统一的标准。虽然杂交手术有其特有的优势，能弥补传统内外科技术的不足，但过度依赖杂交手术并不有利于其长期发展，需要一定的准则来规范杂交手术的开展和应用。而这样的准则是需要我们从实践中感知感悟并总结而来。目前，对于膜周部室间隔缺损的杂交手术争议较为广泛，手术时机和手术方法的选择也根据各临床中心的偏好而有所不同，本文中未做明确的阐述。但我们更愿意将杂交手术运用于更危重的、低体重的复杂先心病患儿中，充分发挥其"minimally invasive"的优势，为先心病的外科治疗开辟一条全新的道路。先心外科是高风险、高压力而需要低失误率的学科，提高理论认识，改变思维方式，勇于创新和实践才能更好地有利于学科的发展和服务于患者。

（张海波）

参考文献

［1］ Hjortdal VE, Redington AN, de Leval MR, et al. Hybrid approaches to complex congenital cardiac surgery［J］. Eur J Cardio Thorac Surg, 2002, 22：885-890.

［2］ Myhre U, Duncan BW, Mee RBB. Apical right ventriculotomy for closure of apical ventricular septal defects［J］. Ann Thorac Surg, 2004, 78：204-208.

［3］ Stellin G, Padalino M, Milanesi O. Surgical closure of apical ventricular septal defects through a right ventricular apical infundibulotomy［J］. Ann Thorac Surg, 2000, 69：597-601.

［4］ Holzer R, Balzer D, Cao QL. Device closure of muscular ventricular septal defects using the Amplatzer muscular ventricular septal defect occluder: immediate and mid-term results of a U.S. registry［J］. J Am Coll Cardiol, 2004, 43：1257-1263.

［5］ Hijazi ZM, Hakim F, Al Fadley F. Transcatheter closure of single muscular ventricular septal defects using the Amplatzer muscular VSD occluder: initial results and technical considerations［J］. Cathet Cardiovasc Interv, 2000, 49：167-172.

［6］ Bacha EA, Cao QL, Galantowicz ME, et al. Multicenter experience with perventricular device closure of muscular ventricular septal defects［J］. Pediatr Cardiol, 2005, 26（2）：169-175.

［7］ Okubo M, Benson LN, Nykanen D, et al. Outcomes of intraoperative device closure of muscular ventricular septal defects［J］. Ann Thorac Surg, 2001, 72（2）：416-423.

［8］ Ungerleider RM, Johnston TA, O'Laughlin MP. Intraoperative stents to rehabilitate severely stenotic pulmonary vessels［J］. Ann Thorac Surg, 2001, 71：476-481.

［9］ Pass RH，Hsu DT，Garabedian CP，et al. Endovascular stent implantation in the pulmonary arteries of infants and children without use of a long vascular sheath ［J］.Catheter Cardiovasc Interv，2002，55：505-509.

［10］ Rosales AM，Lock JE，Perry SB，et al.I nterventional catheterization management of perioperative peripheral pulmonary stenosis：baloon angioplasty or endovascular stening ［J］.Cardiovasc Interv，2002，56：272-277.

［11］ Bökenkamp R，Nico A. Blom NA，Daniel De Wolf DD，et al. Intraoperative stenting of pulmonary arteries ［J］. Eur J Cardiothorac Surg，2005，27：544-547.

［12］ Galatowicz M，Cheatham JP. Lessons learned from the development of a new hybrid strategy for the management of hypoplastic left heart syndrome ［J］.Pediatr Cardiol，2005：26（1）：190-199.

［13］ Bacha EA，Daves S，Hardin J，et al. Single-ventricle palliation for high-risk neoeates：The emergency of an alternative hybrid stage I strategy ［J］.J Thorac Cardiovasc Surg，2006，131：163-171.

第三篇
心脏瓣膜病外科

第四十六章
二尖瓣狭窄

一、概述

二尖瓣结构由瓣环、瓣叶、腱索、乳头肌组成。二尖瓣环是一个界定不明显的纤维肌性环，瓣环前部分富含纤维组织，与主动脉瓣环相延续，在心脏收缩时活动度较小，约占瓣环周长的1/3；而瓣环后部分被左室心肌和心房组织包绕，在心动周期中变形性较大。前瓣叶面积较大，活动度也较大，在二尖瓣启闭中起主要作用，前瓣叶和后瓣叶的总面积为二尖瓣口面积的1.5~2倍。二尖瓣有约120根腱索，根据腱索与乳头肌和瓣叶的附着关系，可将腱索分为Ⅰ级、Ⅱ级、Ⅲ级腱索，Ⅰ级腱索附着于瓣叶游离缘，Ⅱ级腱索附着于瓣叶体，Ⅲ级腱索附着于瓣叶根部，腱索是决定二尖瓣开闭程度的重要结构，腱索特别是Ⅰ级腱索断裂或延长可致二尖瓣脱垂。

二尖瓣开口直径2.5~3.5cm，开口面积4~6cm²。二尖瓣狭窄是指其开口变小，血流进入左室受阻，它不同于二尖瓣或左心发育不良。根据2014年美国心脏协会/美国心脏病学会（American Hospital Association/American College of Cardiology，AHA/ACC）指南，重度二尖瓣狭窄的诊断标准：二尖瓣开口面积≤1.5cm²，在心率为正常范围时平均跨瓣压差5~10mmHg。然而，平均跨瓣压差与瓣口血流速度和舒张期充盈时间长短密切相关，它们均受心率影响；而另外一个反映二尖瓣狭窄程度的指标舒张压减半时间，不仅与二尖瓣狭窄程度相关，而且与左房、左室顺应性相关。因此，当这些超声学指标对于二尖瓣狭窄程度判定有出入时，采用近端等速表面积法（proximal isovelocity surface area，PISA）有利于甄别。

二、病因

1. **先天性二尖瓣狭窄** 先天性解剖结构异常，如二尖瓣前后瓣叶融合成隔膜或穹隆状。

2. **风湿性二尖瓣狭窄** 急性风湿热是二尖瓣狭窄最主要的病因，占患者总数80%~90%，在发达国家风湿热导致的二尖瓣狭窄发生率较低，但在发展中国家及欠发达国家，风湿性二尖瓣狭窄依然常见。70%的风湿性心脏病累及二尖瓣，女性发病率高于男性。本章重点阐述。

3. **其他病因** 如退行性钙化，感染性心内膜炎，心内膜弹力纤维增生等。

三、病理解剖

风湿性二尖瓣狭窄的典型病理改变包括：瓣叶纤维化、僵硬、卷曲及钙化，交界处瓣叶融合，腱索融合与缩短。二尖瓣风湿热引起瓣膜炎症反应，瓣叶交界处发生水肿和渗出，随后纤维蛋白沉积，纤维组织形成，使瓣膜边缘纤维化增厚，交界处粘连，二尖瓣口面积减小，后瓣病变往往更明显。纤维性病变还可累及瓣下腱索和乳头肌，使之增厚、缩短、融合，加重瓣狭窄。

四、病理生理

根据二尖瓣狭窄程度和代偿状态，可将二尖瓣狭窄分为三期。

（1）左房代偿期，多为二尖瓣轻度狭窄，左房发生代偿性扩大及肥厚以增强收缩力，使舒张期主动排血量增加，延缓左房平均压升高。

（2）慢性非淤血期：随着病情进展，左房代偿性肥厚与扩大不足以克服二尖瓣口狭窄引起的血流动力学障碍，使左房压逐渐升高，继而影响肺静脉回流，导致肺静脉和肺毛细血管压升高，管径扩大，管腔淤血。一方面引起肺顺应性下降，呼吸功能障碍和低氧血症；另一方面血浆渗出毛细血管外引起急性肺水肿，出现左房衰竭征象。

（3）肺动脉高压期：长期肺淤血后肺顺应性下降，可反射性引起肺小动脉痉挛、收缩，内膜和中层增厚，血管腔狭窄并形成恶性循环。肺动脉高压增加右心负荷，使右室壁增厚，心腔扩大，最终可引起右心衰竭。

五、临床表现

由于不断扩张的、庞大的左房与肺静脉血池，二尖瓣狭窄可有很长的代偿期，风湿活动期多发生在青少年期，但出现症状多在 40 岁以后。但二尖瓣狭窄的程度与代偿期长短相关。

二尖瓣狭窄的症状发生在失代偿期，与左房肺静脉淤血、重构相关，表现为左房衰竭。一方面肺淤血出现胸闷、气短、咳嗽、白痰、铁锈痰，严重者咳血为扩张的支气管黏膜静脉破裂出血。不能平卧，夜间阵发性呼吸困难。急性肺水肿发作时，会出现缺氧发绀、端坐呼吸，咳嗽、白色或粉红色泡沫痰。少数患者因巨大左房压迫会出现吞咽困难、声音嘶哑。一方面左室舒末容积变小、心排血量不足出现心动过速心悸、乏力、活动受限，房颤时更为明显，伴有心律不齐、短脉。左房血栓脱落可发生脑血栓卒中，有时为首发症状。

体征上较特异：二尖瓣面容多出现在慢性重度狭窄的患者，面颊暗红，面部、口唇发绀状。听诊上以心尖部粗糙的舒张期杂音为主，为狭窄的二尖瓣口血流速度变快紊乱所致；但重度狭窄可没有杂音，说明瓣口血流速度慢，为病重的表现。第一心音（S1）亢进和开瓣音：S1 亢进和开瓣音的存在常表明二尖瓣前叶活动能力和弹性较好，有助于隔膜型二尖瓣狭窄的诊断，对选择作经皮球囊二尖瓣扩张术治疗有帮助。并有房颤时则出现心律不齐、心音强弱不等，脉搏短绌。肺水肿时肺部可闻及哮鸣音、肺底部湿啰音。

心电图表现与左房增大、心律不齐有关，P-R 间期延长，房颤时则为细小的房颤波、QRS 波节律不整，心率＞ 100 次 /min 为快速房颤。

X 线胸片可见肺静脉扩张淤血征，肺纹理云雾样增粗。左房增大表现为第三弓、双房影、食道切迹加深。右心受累也会表现右心增大。

超声心动图为主要的诊断方式。M 型 UCG：二尖瓣前叶 EF 斜率明显降低，在窦性心律患者，EA 呈一平段（或平斜型）改变，即城墙样改变。EF 斜率常小于 50min/s，EF 斜率降低是二尖瓣狭窄的敏感指标，但并非特异。二维 UCG：可明确了解心脏及瓣膜形态大小、功能。可见二尖瓣增厚、开口变小、活动受限，血流速度加快。左房增大，左房血流慢云雾状，血栓形成时可见附壁血栓，尤其是左心耳部位。UCG 可测量各心房心室大小、各瓣膜关闭情况、瓣口血流速度和反流。可测定左室 EF、FS、室壁节段性运动状况。

心导管及心血管造影检查：随着超声影像技术的进步，心导管在二尖瓣狭窄诊断及病情评估中已无重要意义。需强调的是针对年龄在 40 岁以上的二尖瓣狭窄患者，在手术前需行冠脉造影以排除冠脉病变。

二尖瓣狭窄的分级分期见表 3-46-1。

表 3-46-1 二尖瓣狭窄（mitral stenosis，MS）的分级分期

分期	定义	瓣膜解剖	瓣膜血流动力学	血流动力学及临床症状
A	有 MS 的危险因素	瓣叶舒张期凸起	正常跨瓣流速	无
B	进展性 MS	风湿性改变，交界融合，瓣叶舒张期凸起	跨瓣流速增加 开口面积 > 1.5cm^2 舒张压减半时间 < 150s	左房轻中度扩大 肺动脉压力不高 无临床症状
C	无症状重度 MS	风湿性改变，交界融合，瓣叶舒张期凸起	重度狭窄： 开口面积 ≤ 1.5cm^2 舒张压减半时间 ≥ 150s 极重度狭窄： 开口面积 ≤ 1.0cm^2 舒张压减半时间 ≥ 220s	重度左房扩大； 肺动脉收缩压 > 30mmHg 无临床症状
D	有症状的重度 MS	风湿性改变，交界融合，瓣叶舒张期凸起	开口面积 ≤ 1.5cm^2 舒张压减半时间 ≥ 150s	重度左房扩大 肺动脉高压 劳力性呼吸困难 运动耐量下降

六、干预适应证及干预方式的选择

2017 年 ESC 瓣膜病管理指南推荐二尖瓣狭窄（瓣口面积 ≤ 1.5 cm^2）行经皮二尖瓣分离术（percutaneous mitral commissurotomy，PMC）或二尖瓣置换术的适应证：

（1）症状性的 MS、患者特点适合 PMC 的患者（Ⅰ B）。

（2）症状性的 MS、外科手术禁忌或高危（Ⅰ C）。

（3）症状性的 MS、解剖特点不适合 PMC 应考虑二尖瓣置换术（Ⅰ C）。

（4）有症状、瓣膜解剖状态不佳、但是无临床不良特征的患者，应当考虑 PMC 作为起始治疗（Ⅱa C）。

（5）无症状且无不良临床特征，如有如下情况的患者，应当考虑行 PMC（Ⅱa C）：①血栓栓塞风险（既往栓塞病史，左房高密度回声，新发的或阵发性房颤）；②血流动力学失代偿高风险（静息状态肺动脉收缩压 > 50 mmHg、需行心脏大外科手术、备孕）。

七、内科治疗

二尖瓣狭窄是结构性心脏病，非手术治疗不能根治。药物治疗只是为降低肺静脉压、缓解呼吸窘迫的症状。利尿减轻前负荷常常为主要手段；扩管治疗可减少肺静脉静水压，尤其是急性肺水肿发作时，吗啡效果明显；减轻透明膜水肿渗出同时，防止小气道痉挛，茶碱类解痉药有帮助；增加心脏排出，缓解左房肺静脉压力，平衡每搏输出量（SV）、心率的变化，左室功能未受损时，SV 取决于左室舒末容积（LVEDV），二尖瓣狭窄时要达到一定的 LVEDV，需要一定的舒张时间，因此心率不能太快，快速房颤时，需应用负性心率作用药物，如 β - 受体阻滞剂、洋地黄。以上抗心衰手段在合并右心衰时同样有效。中重度狭窄、左房较大是可给予抗血小板或抗凝治疗，预防左房血栓形成。

八、外科治疗

2014 ACC/AHA 指南推荐二尖瓣手术指征见表 3-46-2。

表 3-46-2　2014 ACC/AHA 指南推荐二尖瓣手术指征

2014 ACC/AHA 指南推荐二尖瓣手术指征	推荐分级	证据级别
有症状重度 MS（D 期）且瓣膜形态合适无禁忌证者首选经皮球囊扩张	I	A
有症状重度 MS（D 期）、不宜球囊扩张、非高风险者接受二尖瓣手术	I	B
重度 MS（C、D 期）接受其他心脏手术者同期接受二尖瓣手术	I	C
无症状极重度 MS（开口面积＜ 1.0cm²，C 期）无禁忌证，首选球囊扩张	Ⅱa	C
症状严重（NYHA Ⅲ / Ⅳ级）、重度 MS（D 期）如有其他手术指征，可考虑二尖瓣手术	Ⅱa	C
无症状重度 MS（C 期）无禁忌证，合并新发房颤，可考虑球囊扩张	Ⅱb	C
有症状中度 MS（开口面积＞ 1.5cm²）、影响血流动力学可考虑球囊扩张	Ⅱb	C
症状严重（NYHA Ⅲ / Ⅳ级）重度狭窄（D 期），手术风险高，但瓣膜形态不适宜可考虑球囊扩张	Ⅱb	C
中度 MS（开口面积 1.6 ~ 2.0cm²）接受其他心脏手术同期二尖瓣手术	Ⅱb	C
重度 MS（C、D 期）充分抗凝下仍反复栓塞，行二尖瓣手术 + 左心耳切除	Ⅱb	C

目前二尖瓣狭窄的外科治疗在中国以瓣膜成形、瓣膜置换两种方式为主。欧美国家则多是以经皮穿刺二尖瓣球囊扩张术（percutaneous ballon mitral valvuloplasty，PBMV）替代闭式二尖瓣扩张术。

欧美国家推崇的经皮穿刺二尖瓣球囊扩张术，手术适应证窄，无精准控制，盲目撕裂二尖瓣开口，虽可解除狭窄，但多数情况会出现二尖瓣关闭不全，扩张越大、反流越重，往往从一个疾病转为另一个疾病。因欧美国家风湿二尖瓣狭窄病例极少，而我国风湿性二尖瓣狭窄病例目前依然众多且病变分型复杂，不适合照搬欧美指南，故 PBMV 在我国应用较少。

二尖瓣成形术：因三维超声心动图具有对心脏瓣膜等快速移动结构进行成像的优越能力以及低成本和血流方向判断的优势，建议术前应用三维超声心动图采集图像并打印出患者特定的二尖瓣模型：了解前叶是否有足够的面积并能充分膨隆，瓣下是否有严重的钙化。预判成形术的可行性，且对患者瓣膜的瓣叶切缝、人工腱索长短调整及成形环大小的选择等提供个性化方案。

二尖瓣成形术一般适用于二尖瓣瓣叶面积充足、腱索缩短融合不严重的病例。手术操作分五步：①交界纤维斑剔除，恢复交界区瓣体的活动度；②自然交界区的探查评判，剔除后，交界区形成自然塌陷的"凹槽"状态；③交界切开，沿着剔除后形成交界的自然纹路向瓣环方向切开止于纹路的终点，防伤瓣下的腱索；④瓣下粘连结构的松解，乳头肌的切开长度可占乳头肌全长的 1/3 ~ 1/2；⑤用二尖瓣成形环固定环缩瓣环，增加瓣叶对合。瓣叶交界切开后理想的瓣口直径＞ 2.5cm，注水试验或术中三维 TEE 检查可允许少量反流。当然，二尖瓣狭窄成形没有二尖瓣关闭不全成形手段多，效果好。

二尖瓣置换：沿二尖瓣瓣环 3mm 处切下瓣叶及腱索，后瓣叶切除注意保留二级腱索，如果后瓣增厚钙化不显著、瓣环足够大，可保留后瓣，对维护左室功能、防止左室破裂有益。选用与瓣环大小匹配的人工瓣膜，连续或间断缝合植入人工瓣膜。目前临床上应用常见双叶机械瓣、三叶生物瓣。机械瓣耐久、瓣架低，但需终身抗凝治疗；生物瓣理论寿命 15 年左右、瓣架相对较高，但无需终身抗凝，因此免除了抗凝并发症。年轻患者、左室较小者优先考虑机械瓣；老年人、有抗凝禁忌证、自愿要求者选用生物瓣；女性有生育要求者不再作为生物瓣选择的理由。二尖瓣置换同期可进行左房血栓清除、MAZE 术、左房减容术。

九、术后并发症

1. 左室破裂　左室破裂是二尖瓣置换术最严重的并发症，由于破裂出入口不确定、顾忌冠脉血流的损伤，左室破裂修复极其困难，死亡率极高（＞80%）。左室破裂可发生于不同时间，分为早期（术中即出现）、中期（术后几小时 ICU 内发生）、晚期（术后几天至几个月），手术修补成功率晚期＞早期＞中期。破裂多发生在左室后壁，根据其部位和原因左室破裂分为三型。I 型：二尖瓣环处，缝针过深、瓣环钙化剥离过度。II 型：乳头肌残根处，乳头肌牵拉后切除过多。III 型：瓣环及乳头肌之间游离的左室后壁，内膜划伤、左室收缩致薄弱游离壁破裂、排气排血左室挤压后壁用劲过大。左室破裂治疗困难，关键在于预防。瓣膜切除尤其是镶嵌于心肌的纤维斑块或钙化斑块不要损伤心肌，可保留；缝针不越过瓣环至左室心肌。剪除腱索一般保留乳头肌，除非乳头肌太长。后瓣附壁腱索（II级腱索）一定保留，保留后瓣就是为了保留腱索，能保持左室舒张形态及功能，也减轻左室后壁的张力。发生左室破裂，应立即重新 CPB 阻断下拆除植入的人工瓣，找到破口，4-0 Prolene 线带垫片褥式缝合深缝修补破口；再用自体心包片连续缝合覆盖左室破口区域至瓣环；重新植入人工瓣。术后常常会出现低心排，适度强心治疗，防止再破裂。

2. 人工瓣膜机械功能障碍　近期人工瓣膜机械功能障碍主要发生于人工机械瓣，尤其是单叶瓣，主要表现为瓣叶开放关闭障碍。它可能与选择过大的人工瓣膜、乳头肌留置过长、未清除的瓣环钙化斑块或过长的线结等有关。主要表现为术后严重低心排、停机困难、左房压高。此时需重新转流、阻断主动脉，仔细检查和消除以上造成瓣膜功能障碍的原因。远期瓣膜功能障碍的可能原因有生物瓣衰败、血栓形成、血管翳或感染性心内膜炎等，心脏彩超通常能明确诊断，X 线透视或心脏 CT 也具有一定诊断价值。一旦确诊，需要重新手术，清除血栓，必要时重新换瓣。

3. 瓣周漏　术中或术后复查心脏彩超可见瓣周异常血流信号，少数患者出现心尖部杂音和血红蛋白尿。可能原因为：瓣周组织脆弱，如急、慢性感染，或白塞氏病等导致瓣膜松脱；或外科技术问题如进针过浅、针距过大、打结不紧、缝针处撕裂、瓣膜过小等。对于少量瓣周漏无血流动力学异常或引起血红蛋白尿者，可随访观察；如果反流量较大，引起心衰或血红蛋白尿者，需要再次手术干预。处理方法包括介入封堵瓣周漏，或再次换瓣；如果感染性心内膜炎引起瓣周脓肿，再次手术难度大，手术死亡率高，需慎重。

4. 感染性心内膜炎　感染性心内膜炎是瓣膜置换术后任何时候都存在的威胁，但以术后 1 个月发生率最高，术后半年发生率趋于平稳。术后 3 个月内感染称为早期感染，多为围手术期感染引起的菌血症所致。感染多为革兰氏阳性菌，以葡萄球菌、链球菌为主，少数病例为革兰氏阴性菌、霉菌感染。好发部位为缝线处，瓣环因炎症发生缝线撕脱、瓣周脓肿，甚至心肌脓肿，生物瓣还会出现瓣叶破损和穿孔。

临床上以持续中、低热为主要表现，严重病例因瓣周漏、瓣膜赘生物引起瓣膜开闭功能障碍，可在心尖部闻及收缩期杂音。此外还可见一些非特异性感染体征如肝脾肿大、皮肤点状红斑、淤斑。WBC 升高，RBC 下降，血培养阳性率达 50%；部分患者出现脑栓塞。

感染性心内膜炎首先以抗生素治疗为主，根据细菌培养结果选择有效抗生素长期（6 周）、大剂量、多药联用。如果感染不能控制，持续高热、反复栓塞、心衰进展、瓣膜功能障碍、瓣周脓肿、大赘生物（＞1cm），则应考虑急诊手术。手术治疗难度大，由于炎症反应，组织脆弱，给操作带来极大困难。首先清除赘生物及脓肿，抗生素清洗左心及瓣环组织，用心包片修复瓣环后再重新植入人工瓣。

十、手术效果及预后

二尖瓣狭窄的手术治疗包括二尖瓣置换（mitral valve replacement，MVR）、直视下二尖瓣整形、PBMV，在解除二尖瓣狭窄、左房肺静脉高压上都有明确的疗效。手术死亡率 < 1%。区别在于远期疗效、并发症、再手术率。MVR 因替换了病变的瓣膜，恢复了正常的二尖瓣生理，最大的不足就是人工瓣的生物相容性。机械瓣瓣叶及瓣环材料都可激活机体凝血系统，因此需终身抗凝治疗。术后短期内需开始口服华法林，华法林在体内有对抗维生素 K 的作用。可以抑制维生素 K 参与的凝血因子 II、VII、IX、X 在肝脏的合成。维持凝血酶原时间（prothrombin time，PT）、国际标准化比率（international normalized ratio，INR）提高 1 倍。国人 PT 20 ~ 26sec、INR 1.8 ~ 2.5。定期监测 PT、INR 很重要，即使如此，仍有 2% ~ 3% 的患者发生血栓形成栓塞、出血等抗凝并发症，如脑血栓、脑出血、瓣膜血栓形成致人工瓣活动障碍，其致死率高出手术死亡率，成为 MVR 机械瓣长期存活的最大障碍。口服华法林呈现的低凝状态、明显的出血倾向，对患者外伤、手术、出血性疾病等都是一种威胁。停用华法林 2 ~ 3d，抗凝作用会消失，维生素 K 可加速这一作用。肝素体内外强大快速的抗凝血、抗血小板黏附聚集作用可代替华法林，因无肝素口服制剂、且抗凝监测活化部分凝血活酶时间（activated partial thromboplastin time，APTT）没有标准，不能作为长期抗凝的药选。但因其快速发挥效用、作用时间短、易于被鱼精蛋白中和，肝素可作为停用华法林后的短期替代品。肝素抗凝与其分子量大小有关，临床常用低分子肝素钠 4000 ~ 5000U，每天 2 次皮下注射。

生物瓣由于瓣环的编织材料，也需至少 3 ~ 6 个月的抗凝治疗，让自体内皮细胞生长覆盖瓣环。消除了抗凝并发症以及抗凝监测之苦。异种生物材料难以消除的免疫排异反应致组织破损、钙化发生衰败，不可避免地需接受再手术治疗。机械瓣远期存活率主要受抗凝并发症的影响，因此生物瓣即使再手术，其远期存活率仍优于机械瓣。

直视二尖瓣成形如应用人工瓣环也需短期抗凝治疗，但无异种材料无瓣膜衰败问题。如无中度以上的关闭不全，有良好的远期效果。风湿性二尖瓣狭窄成形困难、很难不发生关闭不全，部分患者还会发生再狭窄，限制了其应用。

PBMV 适应证窄、易发生术后关闭不全且易发生再狭窄，使其应用变少。由于其微创优势、较好的近期效果，仍为二尖瓣狭窄可选治疗手段。

（蒋雄刚　王寅）

参考文献

［1］ Grossi EA，Goldberg JD，LaPietra A，et al.Ischemic mitral valve reconstruction and replacement：Comparison of long-term survival and complications［J］.J Thorac Cardiovasc Surg，2001，122：1107-1124.

［2］ Alexiou C，Langley SM，Stafford H，et al.Surgical treatment of infective mitral valve endocarditis：Predictors of early and late outcome［J］.J Heart Valve Dis，2000，9：327-334.

［3］ Bo Y，Christina D，Tessa W，et al.The impact of concomitant pulmonary hypertension on early and late outcomes following surgery for mitral stenosis［J］.The Journal of Thoracic and Cardiovascular Surgery，2016，152：394-400.

［4］ Mihaljevic T，Paul S，Leacche M，et al.Tailored surgical therapy for acute native mitral valve endocarditis［J］.J

Heart Valve Dis，2004，13：210-216.

［5］ Jamieson WR，von Lipinski O，Miyagishima RT，et al. Performance of bioprostheses and mechanical prostheses assessed by composites of valve-related complications to 15 years after mitral valve replacement［J］. J Thorac Cardiovasc Surg，2003，41（6）：516.

［6］ Joonhwa H，Hartzell VS，Steve RO，et al. Mitral stenosis and hypertrophic obstructive cardiomyopathy：An unusual combination［J］. The Journal of Thoracic and Cardiovascular Surgery，2016，151：1044-1048.

［7］ Marko B，Mark D.Degenerative Mitral Stenosis：From Pathophysiology to Challenging Interventional Treatment［J］. Current Problems in Cardiology，2019，44：10-35.

第四十七章
二尖瓣关闭不全

二尖瓣是由瓣环、瓣叶、腱索、乳头肌四部件组成。二尖瓣的关闭有赖于上述组成部分的结构及功能完整，并与左心房、左心室功能协调一致。任何原因引起任何一部件结构及功能障碍，均可引起二尖瓣关闭不全。少数正常人有轻度的二尖瓣关闭不全，UCG 上可见二尖瓣反流信号，有些人还可闻及心尖部 2 级以下柔和的吹风样收缩期杂音，但不引起血流动力学异常，无临床意义。

一、病因及病理改变

引起二尖瓣关闭不全的原因很多，每一病因可引起二尖瓣一部件或多部件的结构或功能异常，各部件结构相连、功能上相互依赖。因此其病因及病理改变较为复杂，并且不同地区、不同人群发病原因亦有不同。

1. 风湿性心脏病　风湿性二尖瓣关闭不全多发生在不发达地区及国家，二尖瓣瓣叶及瓣下结构因风湿热反复侵犯，发生纤维化。瓣叶增厚、纤维结节形成、钙化、前后瓣融合，活动僵硬；腱索粘连融合缩短，瓣叶因此移位、活动受限；乳头肌融合缩短，更加重了瓣叶的活动障碍，心室收缩时瓣叶不能关闭。基于以上病理改变，风湿性二尖瓣关闭不全几乎均合并有不同程度的二尖瓣狭窄。

2. 缺血性心脏病　发达地区及国家，冠心病患者人数众多，因此冠心病引起二尖瓣关闭不全成为这一人群的主要病因。冠心病引起二尖瓣关闭不全主要是左心室结构及功能障碍影响了乳头肌功能。乳头肌张力下降，会使瓣叶发生脱垂；室壁瘤或梗死区心室反常运动可使乳头肌反常运动，收缩时瓣叶被反向牵拉；心肌缺血还可引起腱索断裂；心室顺应性下降，左室及瓣环不断扩大，瓣叶不能完全覆盖瓣口。以上改变均可引起二尖瓣关闭不全。

3. 感染性心内膜炎　也是较常见的二尖瓣关闭不全病因。瓣膜结构因细菌感染炎症而受到破坏，主要有瓣叶穿孔、晚期纤维化、腱索断裂、瓣周脓肿、赘生物形成等，从而发生引起二尖瓣漏血或脱垂。

4. 退行性变　二尖瓣组织黏液样变、瓣环及瓣下结构钙化，使瓣叶及腱索松弛、冗长或活动僵硬，出现二尖瓣关闭不全，多见于老年女性。

5. 先天性二尖瓣关闭不全　主要为二尖瓣发育不全，二尖瓣瓣叶面积不足、后瓣缺如、前瓣裂孔等，为心内膜垫发育障碍所致。

6. 外伤性或医源性二尖瓣关闭不全　心脏受到挤压或暴震可使二尖瓣腱索断裂。PBMV 或二尖瓣闭式分离术可造成瓣膜穿孔、关闭有裂隙，即使直视二尖瓣分离也不能保证二尖瓣关闭完全。

7. 其他病变　影响全身结缔组织病，如心内膜心肌纤维化、心脏肿瘤、Marfan 综合征等均可引起二尖瓣关闭不全。

二、病理生理

由于二尖瓣关闭不全，左心室射血一部分进入主动脉，一部分反流入左房。一方面左室射血阻抗降低，另一方面体循环受血减少。左房也因此容量负荷增加，左房压增高同时并有明显波动，收缩时可高达 30～40mmHg，舒张时则骤降至低水平。不似二尖瓣狭窄左房压持续高水平，因此左房压升高较缓慢。左房同样会发生肥厚扩大。肺循环的变化同二尖瓣狭窄，出现肺静脉压升高、相继出现肺动脉高压、右心室后负荷增加、右心衰，但发展较慢，肺部表现不再是反映左房压的高低，而是与左室功能密切相关。与二尖瓣狭窄不同的是左心室舒张期容量负荷过重，早期通过左室肥大代偿，符合 Starling 定律，射血分数、每搏输出量增加。但长期高负荷，左室收缩功能进行性下降，逐渐出现失代偿，左室舒末容积和压力增大，呈现左心衰表现。左房压因此更进一步增高，肺淤血加重，更多的左房血液等从左室排出，从而进入恶性循环。

三、症状及体征

患者在代偿期可保持无症状数年，只有当左室衰竭发生后出现不适。体循环血流量不足会出现乏力、易疲劳、活动后心悸甚至晕厥。左房压升高，肺淤血也可出现劳力性呼吸困难、夜间阵发性呼吸困难，似较少出现肺水肿、咯血，因为二尖瓣关闭不全左房压不会像二尖瓣狭窄高，除非严重左心衰竭。

体征上心脏表现可为窦性心律或房颤心律。心界向左下扩大，心尖抬举性搏动，搏动点可达腋中线。心尖部可闻及 3 级以上的收缩期杂音，向腋下传导，杂音大小与二尖瓣关闭不全严重程度有一定的关系。二尖瓣脱垂在收缩中晚期伴有喀喇音，腱索断裂可有"海鸥音"。伴有二尖瓣狭窄时可闻及舒张期杂音。肺动脉高压时、P2 增强。右室增大三尖瓣关闭不全可在胸骨旁或剑突下闻及柔和的收缩期杂音。右心衰时颈静脉怒张，肝大，严重者腹水征阳性，下肢浮肿等外周静脉淤血表现。慢性二尖瓣关闭不全（mitral regurgitation，MR）的分级分期见表 3-47-1。

表 3-47-1　慢性二尖瓣关闭不全（MR）的分级分期

分期	定义	瓣膜解剖	瓣膜血流动力学	临床症状
A	有 MR 的危险因素	轻度瓣叶脱垂、对合正常；瓣叶轻度增厚、挛缩	无反流或少量中心性反流，反流束宽度 < 0.3cm	无
B	进展性 MR	瓣叶严重脱垂但对合正常；风湿性瓣膜病变表现；既往 IE；放疗史	中央型 MR 占左房面积 20%～40% 或收缩晚期偏心性反流 反流束宽度 < 7mm 反流量 < 60mL； 反流分数 < 50%； 反流面积 < 0.4cm²	左房轻度扩大； 左室不大； 肺动脉压力不高； 无临床症状
C	无症状重度 MR	瓣叶严重脱垂，对合不良风湿性瓣膜病变表现；既往 IE；放疗史	中央型 MR 占左房面积 > 40% 或全收缩期偏心性反流 反流束宽度 ≥ 7mm 反流量 ≥ 60mL； 反流分数 ≥ 50%； 反流面积 ≥ 0.4cm²	中重度左房扩大； 左室扩大； 静息或运动时肺动脉高压； C1：EF > 60%，LVESD < 40mm C2：EF ≤ 60%， LVESD ≥ 40mm
D	有症状的重度 MR	瓣叶严重脱垂，对合不良风湿性瓣膜病变表现；既往 IE；放疗史	中央型 MR 占左房面积 > 40% 或全收缩期偏心性反流 反流束宽度 ≥ 7mm 反流量 ≥ 60mL； 反流分数 ≥ 50%； 反流面积 ≥ 0.4cm²	中重度左房扩大； 左室扩大； 肺动脉高压； 劳力性呼吸困难； 运动耐量下降

四、辅助检查

（1）胸部 X 片正位片表现肺纹理增粗，肺门增大，肺血管呈絮状改变。心影扩大向左下延伸，是左室扩大表现。左心耳影出现呈现出第三号，有时可见双房影，透视下左房可见扩张性搏动。心包积液时心底部增宽，透视下心脏搏动减弱。侧位片见心前间隙消失，食管吞钡左房压迹加深，心后食管前间隙消失。

（2）心电图窦性心律或房颤心律。P 波增宽增大或有切迹。最突出的表现为左室肥大伴劳损或左室高电压。慢性病例还可见右房、右室肥大的表现。

（3）超声心动图是最具诊断意义的检查方式。二维超声心动图长轴和短轴切面上可见二尖瓣前后叶对合不严或错位。风湿改变时瓣叶及瓣下结构增厚，回声增强。部分病例还可见左房血栓、瓣上赘生物形成。腱索断裂时腱索随二尖瓣活动在房室内上下飘动。彩色 Doppler 可见收缩期左房血液反流信号，根据五彩反流深度可判断二尖瓣关闭不全程度。同时还可测定各心腔的大小和左室射血功能，左室直径 > 6 ~ 7cm，EF < 40% 是心功能不全的指征。

（4）心血管造影，年龄大于 50 岁应常规进行心血管造影检查，并可见二尖瓣口造影剂反流入左房，准确计算出左室功能指标。

五、病程及预后

二尖瓣关闭不全病程及预后取决于病因及反流程度。风湿性二尖瓣关闭不全病程缓慢，代偿期长，即使心功能Ⅱ~Ⅲ级仍可维持较长的时间。但对于手术治疗不应耽误病程。而对于感染性心内膜炎、腱索断裂等急性二尖瓣关闭不全，则病程发展快，心功能急剧下降。有些二尖瓣关闭不全只是某些病变的合并症，如冠心病、心脏肿瘤、心内感染等，其原发病发展快，患者很快因心衰、心律失常、脑栓塞等而死亡。

六、干预适应证及干预方式的选择

根据 2017 年 ESC 瓣膜病管理指南推荐，干预适应证及干预方式的选择如下。

1. 重度原发性二尖瓣反流（MR）的干预建议

（1）预期治疗效果持久时，二尖瓣修复术应是最好的选择（ⅠC）。

（2）LVEF > 30%、LVESD < 55 mm、有症状的患者，是外科手术的适应证（ⅠB）。

（3）左室功能不全的无症状患者（LVESD > 45 mm 和 / 或 LVEF ≤ 60%），是外科手术的适应证（ⅠB）。

（4）无症状伴左室功能大致正常的患者，以及新发生房颤或肺动脉高压（静息肺动脉收缩压 > 50 mmHg），应当考虑外科手术（ⅡaB）。

（5）无症状伴左室功能保留的患者（LVEF > 60% 和 LVESD 40 ~ 44 mm），持久性瓣膜修复的可能性大，手术风险低并伴有以下至少一项者应当考虑在心脏中心行瓣膜修复手术：连枷瓣叶，窦性心律患者伴重度左房扩大（ⅡaC）。

（6）药物疗效差的重度左心功能不全（LVEF < 30% 和 LVESD > 55 mm）的症状，当其瓣膜修复可能性较大且并发症较少时，推荐行瓣膜修复手术（ⅡaC）。

（7）药物疗效差的重度左心功能不全（LVEF < 30% 和 LVESD > 55 mm）的症状，当其瓣膜修复可能性较小且并发症较少时，推荐行瓣膜置换手术（ⅡbC）。

（8）对于满足超声心动图合格标准、经心脏团队判断不能手术或存在手术高风险、预期寿命大于1年的、有症状的重度原发性 MR 患者，可考虑经皮边缘对边缘手术（Ⅱb C）。

2. 重度功能性二尖瓣反流的干预建议

（1）重度 MR、接受 CABG 手术且 LVEF > 30% 的患者，是外科手术的适应证（Ⅰ C）。

（2）重度、有症状的 MR 患者，LVEF < 30%，选择血运重建治疗，有存活心肌证据，应当考虑外科手术（Ⅱa C）。

（3）未行血运重建、LVEF < 30%、虽经最佳的医疗管理［包括三腔起搏器（cardiac resynchronization therapy，CRT）植入］后仍有症状的重度二尖瓣反流的患者且当其手术风险较低时，应考虑行外科手术治疗（Ⅱb C）。

（4）未行血运重建，手术风险较低且超声心动图评估瓣膜形态良好，应考虑行经皮边缘对边缘手术（Ⅱb C）。

无法行血运重建、LVEF < 30%、经过最佳的医疗管理（包括 CRT 植入）后仍有症状的重度二尖瓣反流的患者，心脏团队可以根据患者的病情特点，在对心室辅助装置或心脏移植进行仔细评估后，考虑经皮边缘对边缘手术或瓣膜手术（Ⅱb C）。

七、手术适应证

慢性二尖瓣关闭不全（MR）手术指征见表 3-47-2。

表 3-47-2　慢性二尖瓣关闭不全（MR）手术指征

2014 ACC/AHA 指南推荐二尖瓣手术指征	推荐分级	证据级别
有症状重度 MR（D1 期）且 EF > 30%	Ⅰ	B
无症状重度 MR 左室功能异常（EF 30% ~ 60%，LVESD ≥ 40mm）（C2 期）	Ⅰ	B
如果 MR 局限于后瓣，首选二尖瓣修复而不是二尖瓣置换	Ⅰ	B
如果 MR 累及前瓣或前后瓣但具有可修复性，首选二尖瓣修复	Ⅰ	B
重度 MR 患者接受其他心脏手术时同期接受二尖瓣手术	Ⅰ	B
无症状重度 MR 且左心功能正常（C1 期），如果外科医生熟练掌握二尖瓣修复术，成功率 > 95% 而死亡率 < 1% 可接受二尖瓣修复	Ⅱa	B
无症状重度 MR 且左心功能正常（C1 期），合并新发房颤和静息肺动脉收缩压 > 50mmHg	Ⅱa	B
中度 MR 患者（B 期）接受其他心脏手术同期行二尖瓣手术	Ⅱa	C
有症状重度 MR 且 EF < 30%（D 期）	Ⅱb	C
风湿性 MR 如果二尖瓣整形效果好且有抗凝治疗禁忌证者可考虑二尖瓣整形	Ⅱb	B
症状非常严重、心功能Ⅲ/Ⅳ级有外科禁忌证者（D 期）可考虑经导管二尖瓣成形术	Ⅱb	B
若孤立性 MR 仅累及少于后瓣叶 1/2 应考虑二尖瓣整形而不是置换术，除非二尖瓣整形失败	Ⅲ	B

中度以上的二尖瓣关闭不全，心功能Ⅱ ~ Ⅲ级，均有手术适应证，关键是手术时机的选择。尤其是风湿性二尖瓣关闭不全，因病程长，患者可维持一定心功能很长一段时间，并且手术本身的创伤和并发症，远期存活率无明显优势，因此很大程度上取决于患者和医生的意向。但从手术效果出发，心功能的好坏直接影响患者术后恢复及存活率。下列因素具有强烈手术指征：①症状进行性加重，心功能Ⅲ级以上。②左室舒末容积和压力进行性增大。③二尖瓣关闭不全因冠心病、心脏肿瘤、先天性心脏畸形所致。④伴房颤、左房血栓、心内赘生物等。⑤感染控制 3 ~ 6 个月的心内膜炎。⑥同时合并其他瓣膜病变。对于未控制的心内或其他部位的感染，不明原因的 ESR 过高，恶性肿瘤，水电解质严重失衡，肝肾肺等到重要器官功能严重不良等为手术禁忌证。

八、手术方式

二尖瓣关闭不全手术方式主要有瓣膜成形术和瓣膜置换术。随着术中经食道超声的应用和手术技术的不断提高，瓣膜成形术的手术比例和成功率均有大幅提高。据统计，二尖瓣关闭不全的手术成形率，由 2000 年的 50%，增长至目前超过 70%。瓣膜成形手术保留了自身瓣膜，避免了一系列因机械瓣终身抗凝所带来的并发症。瓣膜成形术临床效果好，部分中心随访发现 10 年免于二次手术率超过 90%。因此瓣膜成形术是治疗二尖瓣关闭不全的最佳选择，对于此类患者，应首先考虑并努力施行二尖瓣成形术，最大程度地使患者获益。如无法施行二尖瓣成形术，或二尖瓣成形效果不好，则考虑行二尖瓣置换手术。

首先应对二尖瓣结构进行探查，明确导致二尖瓣关闭不全的反流程度与主要病理原因，是否存在瓣叶僵硬、质地差、合并钙化斑块及瓣叶发育不良等情况。初步判断其是否适合成形术，如不适合，则考虑瓣膜置换术。目前根据二尖瓣关闭不全的各种类型，有多种手术方式，但瓣膜成形术应遵循以下基本原则：①保留或恢复瓣叶正常启闭功能；②尽可能保证较大的瓣叶对合面积；③瓣环重塑并植入瓣环。实施瓣膜成形术时，应注意以下要点：①瓣膜结构的良好暴露；②病损瓣膜、瓣环、瓣下结构的探查和评估；③根据情况，选择合适的成形技术；④放置与前瓣大小相适应的成形环；⑤术中的注水测试和停机后的经食道超声检查。

1. 二尖瓣成形技术

（1）瓣环成形技术：恢复或固定二尖瓣瓣环结构是二尖瓣成形的基本要素之一。成形环不仅用于瓣环扩大引起的二尖瓣关闭不全，也可用于固定瓣环减小瓣叶活动张力，提高远期疗效。有文献报道，应用成形环的患者其远期瓣膜再反流发生率为未使用成形环患者的 1/5，成形环在瓣膜成形中的重要性已得到普遍认同。

以往对于瓣环扩大引起的关闭不全或继发性二尖瓣关闭不全的修复，采用环缩法居多。如 Reed 法缩环术、交界区折叠缩环术及后叶瓣环半荷包缩环术等。经随访发现，环缩后不仅引起瓣叶活动异常，术后瓣环仍发生扩大。因此现已均被人造成形环所替代，不再行单纯缩环术。

1）人造瓣环的类型和选择：1968 年 Carpentier 博士首次设计二尖瓣人造瓣环并应用于二尖瓣成形术。目前临床上常用的有硬质环（Carpentier 环）和软质环（Duran 环、Cosgrove 环），前者为瓣环内有一带沟状的椭圆形金属环，瓣环镶嵌在金属环沟槽内，在金属及缝环外包裹一层聚四氟乙烯编织布组成人工瓣环，有经典环（the classic ring）、生理环（the physio ring）和缺血环（IMR ring）三种。经典环，又称 C 型环，最早为风湿性瓣膜病变纤维化的瓣环成形而设计，其开放的几何形状与马鞍形环与后瓣大小相符；生理环是专门为退行性二尖瓣关闭不全设计的，呈 O 形，前后径大，为半硬环；缺血环为缺血性心脏病继发二尖瓣关闭不全而设计，为硬质 O 环，前后径小，后瓣 P2P3 区为非均匀结构。

2）成形环大小测量：无论使用何种类型的成形环，其大小均根据前瓣叶面积确定，先在前后交界处的瓣环缝置两针标志线，两线距离为前瓣叶基底宽度。选取凹槽距离与之相匹配的测环器，然后用两把神经拉钩或弯钳向下牵拉前瓣边缘腱索，测环器的表面积和前叶的面积相一致时，测环器的大小即为所要选择的人工瓣环大小。如果瓣叶游离缘超过测环器 2 ~ 3mm，选择大一号成形环。如成形环过小，前瓣叶在左心室收缩时向流出道方向凸起，导致术后 SAM 征。对于 Barlow 病患者，因前瓣叶面积大，应该选择大号的成形环。

3）成形环的缝置：先在两个三角之间的前瓣环间断安置缝线，每针针距约 4mm，缝线上人工瓣环的针距为4mm，这有助于前瓣环正常曲度的维持。然后在交界处和后瓣环安置缝线，针距为约6mm，将这些缝线分别穿过人工瓣环，在人工瓣环上的针距为4mm，这样为扩大的后瓣缩环。通常缝合11～13针，缝针必须缝在二尖瓣瓣环，不能缝于瓣叶组织，进针过深易损伤前瓣环上方仅2～3mm处的主动脉瓣叶及后外侧的左冠脉回旋支。全过程操作应轻柔，打结时注意不要过度提拉，最后去除瓣环支撑架，完成人工瓣环植入。

（2）后瓣成形技术：二尖瓣后瓣腱索延长或断裂导致的二尖瓣脱垂占原发性二尖瓣关闭不全的70%，采用瓣叶矩形切除技术，其修复成功率在95%以上，近远期临床效果良好。二尖瓣后瓣脱垂瓣叶矩形切除是二尖瓣修复术一个关键的技术，上提暴露脱垂瓣叶，确定左右正常腱索附着点，用剪刀向瓣环方向垂直切开，然后沿瓣环切除瓣叶。对于脱垂范围小的后瓣叶也可采用三角形切除法。

（3）前瓣成形技术：前瓣叶在瓣膜关闭中起了主要作用，前瓣脱垂病理损伤较后瓣复杂，修复难度大。简单的瓣叶切除或折叠缝合均不宜用于前瓣修复，其技术要求必须准确，因此其成功率在80%左右，目前用于前瓣修复的技术包括腱索缩短、人工腱索、腱索转移等。

1）腱索缩短：这是Carpentier最早用于矫正前瓣腱索延长的技术，用两把神经拉钩同时提起前叶和后叶边缘，确定瓣叶脱垂和腱索延长的部位，对称地劈开乳头肌，用钳子夹住要缩短的腱索，按准备缩短腱索的长度，将其折叠后嵌入劈开的乳头肌内，以此决定缝线在乳头肌上的进针点与出针点。该技术手术后远期易发生腱索断裂，再次手术率高，此方法现已少使用。

2）腱索转移：腱索转移技术是将正常腱索转移到腱索延长或断裂造成的脱垂段，将前瓣叶脱垂区域对应的后瓣叶区连同其附着腱索游离下来，缝合到脱垂的前叶节段，修复后瓣的步骤同矩形切除法。因该技术使用正常后瓣腱索来支持前瓣叶，无需进行复杂的测量，但该技术需要对两个瓣叶进行操作，术后并发症发生率较高，目前使用较少。

3）人工腱索移植术：Nakano等应用膨体聚四氟乙烯缝线（Gore-Tex）作为人工腱索，修复断裂前叶腱索，是目前修复前叶脱垂最常用的方法。使用4-0号至5-0号Gore-Tex带垫片褥式缝合穿过乳头肌，不进行打结。然后缝线的两端缝合脱垂的瓣叶的边缘，采用腱索长度测定器或以相对应后瓣叶区的腱索长度为参照确定人工腱索的长度。然后用钛夹轻轻固定，左心室注水，观察前瓣叶关闭情况，调节至合适长度后在瓣叶上打结。Loop技术为人工腱索新技术，用2根5-0号的聚丙烯牵引线或小神经拉钩将瓣膜拉入左心房，找到病变腱索，用特制的腱索测量卡尺测定病变腱索邻近相对应的正常腱索的长度，然后固定卡尺的两臂。取5-0号Gore-Tex缝线等长绕过卡尺的两臂，打结3～4个，再将两针穿过垫片，即制成单根腱索环，缝针穿过硬质垫片绕卡尺一圈再穿过垫片，和另一根线打结，做成第二根人工腱索环。以此方法，可以做成多根人工腱索环。应用时，于乳头肌测量点下3～4个线结的位置穿过乳头肌，将预制人工腱索环移植于病变腱索的位置，于对侧再次穿垫片打结，重建二尖瓣瓣环和乳头肌之间的连接。

4）交界区脱垂修复：交界区脱垂可以直接切除后缝合，也可以采用交界成形术，即将病变的瓣叶用聚丙烯线直接褥式缝合于相对应交界区瓣环上。

（4）其他成形技术。

1）双孔技术：也称为缘对缘技术或Alfieri技术，是由意大利Alfieri博士设计并应用于临床，将前瓣叶和后瓣叶瓣缘中点用涤纶线行褥式或"8"字缝合，形成了双孔二尖瓣，缝合后应确定两孔直径在2cm以上，如面积过小则会造成狭窄，不宜采用。该技术简单易行，随访显示临床效果好，可应用于前瓣脱垂、双瓣叶脱垂以及瓣环扩大的缺血性二尖瓣关闭不全，可以用于矫正因成形术后产生的 SAM。目前的主要观点是双孔技术用于轻度的前叶脱垂或成形后测试有轻度反流，作为一种补充性技术，通过介入使用二尖瓣夹合器（mitraclip）行二尖瓣成形技术也是应用了该原理。

2）风湿性瓣膜病变的成形术：风湿性病变的二尖瓣的病理改变通常累及瓣叶，包括瓣叶纤维化、钙化和卷缩，同时伴有腱索增粗、缩短和融合，因此其成形要求技术高，近远期效果比较差。但近年来在风湿性心脏病发病率高的国家，由于年轻患者比例高，成形手术仍较为普遍，20 年再次手术率约 50% ~ 60%，其成形技术根据瓣叶和瓣下结构的具体病变而定，主要包括钙化斑的剔除、瓣叶削薄、瓣叶加宽、交界区切开、融合腱索劈开、人工腱索加长、乳头肌切开等技术。

3）经皮导管二尖瓣成形术：2003 年 Block 首先在动物实验中成功应用经导管二尖瓣缘对缘瓣膜成形术。该方法是使用一个高分子材料包裹的二尖瓣夹合器（mitraclip），经股静脉进入右心房、穿刺房间隔进入左心房，在 X 线、超声引导下，使用夹合器夹住二尖瓣前叶和后叶的中部，夹合后的二尖瓣前、后瓣叶的游离缘形成双孔。目前微创技术蓬勃发展，多中心均已展开相关实验，且临床试验结果良好，正逐步应用于临床。

2. 二尖瓣置换技术　二尖瓣置换术是心外科的基本术式之一，但由于二尖瓣成形术的发展，并不作为二尖瓣关闭不全患者的第一选择，只有无法成形或成形效果不好的患者，方采用二尖瓣置换术。该术式有多种手术切口可供选择。胸部正中切口是最常用的常规切口，部分患者还可选择右胸前外侧切口、胸骨下端小切口和腋下小切口等微创切口，可以减少创伤、减少出血和缩短住院时间，还可以在胸腔镜辅助下，选择右胸前外侧小切口行瓣膜置换术。选择人工机械瓣的患者，需长期服用抗凝药并定期复查。对于老年患者、有生育要求的女性和存在抗凝相对禁忌的患者，可考虑选择生物瓣。生物瓣不需长期抗凝，但会发生远期损毁，将不可避免地迎来二次瓣膜手术。

（1）手术径路。

1）右心房 - 房间隔径路：此法适用最为广泛，适于左心房小、右心房大，须探查三尖瓣，或二次心脏手术的患者。距右心房室环 1.5cm 左右处纵行切开右心房前壁，切口上至右心耳、下到下腔静脉开口的左侧。后沿卵圆窝的右侧切开卵圆窝及其上支，显露二尖瓣，此切口距二尖瓣较近，显露较好。

2）房间沟径路：适用于左心房扩大的患者。解剖房间沟，沿房间沟纵行切开左心房，上下端各向后方延伸，使切口延长至上下腔静脉的左后方以充分显露二尖瓣。

3）右心房 - 房间隔径路：适用于左心房小、右心房大，或须探查三尖瓣，或二次心脏手术的患者。距右心房室环 1.5cm 左右处纵行切开右心房前壁，切口上至右心耳、下到下腔静脉开口的左侧。然后沿卵圆窝的右侧切开卵圆窝及其上支，显露二尖瓣，此切口距二尖瓣较近，显露较好。

4）左心房顶部 - 房间隔联合切口：即从右心耳向左心房顶部向后切开左心房顶部和房间隔，此切口对二尖瓣显露更加清楚，适合于左心房小，同期行三尖瓣手术或房颤射频消融术、二尖瓣成形术，尤其是二尖瓣闭式扩张术后及再次手术患者。

（2）切除瓣膜：切开左心房后应仔细探查左心耳和二尖瓣病变情况，然后牵拉前瓣叶显露结构，辨清瓣叶与瓣环，在二尖瓣前叶基部中点，距瓣环 3mm 处用尖刀平行瓣环切开，再逐步向两侧扩大切口，切除前后瓣叶，然后于乳头肌顶部剪断与之相连的腱索，去除病变的二尖瓣。二尖瓣置换术中，保留全部瓣下结构还是保留后瓣叶之瓣下结构，则视二尖瓣病变的具体情况而定。二尖瓣关闭不全患者大多能保留全部瓣下结构，尤其是二尖瓣关闭不全左心室明显扩大伴左心室收缩功能减退的患者。

二尖瓣合并狭窄、瓣下结构病变严重的病例，不强求保留全部瓣下结构，多主张保留后瓣叶的瓣下结构；左心室小，如是由于瓣膜严重狭窄左心室萎缩患者，保留瓣下结构十分重要，但要尽量去除过多的增粗腱索，如果是由于主动脉瓣狭窄或高血压导致左心肥厚小心室患者，则避免保留瓣下结构，以免导致心室舒张障碍。切除瓣膜时应注意：①仔细探查左心耳部位有无血栓，如果有血栓应取出后，缝闭或切除左心耳，合并有房颤的患者也应同期行左心耳切除。②切除瓣叶时应适当保留瓣缘组织，尤其是前瓣与主动脉瓣连接处，如切除过多，缝合或打结后将影响主动脉瓣关闭。③牵拉显露二尖瓣时切忌用力过猛，尤其是老年女性、左心室小或再次手术患者，易导致乳头肌左心室附着处受损，发生左室破裂。④切除瓣下腱索时，避免伤及乳头肌，一般在乳头肌尖部剪断，剪除后要反复冲水，检查是否有遗留的过长腱索。⑤如遇瓣叶或瓣下心肌和瓣环有钙化斑时，应小心剔除，对于嵌入心肌的钙化斑谨防强行剔除，在瓣环部的钙化斑，如剔除不彻底易发生瓣周漏，因此需要剔除，如有瓣环缺损则采用心包片修复。

（3）缝合瓣膜：切除瓣膜后，用测瓣器测量瓣环大小，根据测量结果和患者的体表面积选择相应型号的人造瓣膜，二尖瓣缝瓣线为双头针带垫片的2-0编织线，采用间断褥式缝合，心房面进针，心室面出针，一般全周缝合12～16针。缝合方法也可采用2-0 Prolene线连续缝合。间断褥式缝合法固定牢靠，连续缝合对瓣环质量有一定要求，可节省缝合打结的时间，术后线结少，应用也较多，但术后瓣周漏发生率稍高。无论选择哪一种缝合方式，都要注意以下要点：①缝置缝线时，应注意避免损伤瓣环周边的重要结构，缝后瓣时应避免进针过深损伤冠状动脉回旋支血管，前瓣叶–主动脉连接部缝针过深可损伤主动脉瓣瓣叶，后交界处缝针过深可伤及房室结和传导束。②选择人工瓣膜型号的大小，不仅需要考虑瓣环测量的结果，而且要考虑患者的体表面积和左心室大小，对于二尖瓣严重狭窄左心室小的患者，应选择偏小号瓣膜。③植入人工瓣后应检查瓣膜阀片活动情况，如与瓣下残留组织接触，应调整瓣膜开口位置，使之开闭顺畅。

九、二尖瓣整形手术图解

二尖瓣成形手术适应于单纯瓣环扩大，瓣叶脱垂，局限性腱索断裂等病变，其成形手术依据二尖瓣病变的不同而采用不同的术式，且成形手术中往往多种术式同时综合使用。

（一）Carpentier人造环瓣环成形术

建立常规体外循环，沿房间沟切口或切开右房经房间隔切口（图3-47-1），显露二尖瓣（图3-47-2、图3-47-3），采用测瓣器测量二尖瓣环的尺寸（图3-47-4），采用Carpentier人造瓣环将二尖瓣环行瓣环环缩术（图3-47-5至图3-47-7），环缩完毕向二尖瓣孔注水，检测二尖瓣孔关闭是否满意（图3-47-8）。

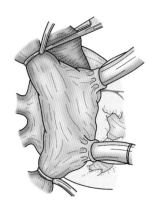

图 3-47-1　沿房间沟纵向切口

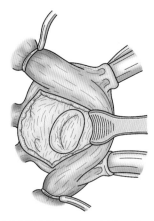

图 3-47-2　显露关闭不全的二尖瓣，见二尖瓣环扩大

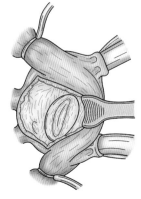

图 3-47-3　二尖瓣膜增厚，二
尖瓣显示关闭不全

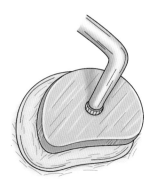

图 3-47-4　采用测瓣器测量二尖瓣
环的尺寸

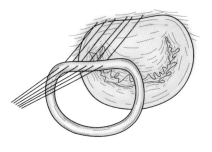

图 3-47-5　采用 Carpentier 环环缩
二尖瓣

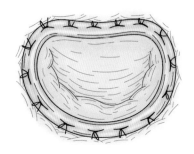

图 3-47-6　Carpentier 瓣环缝上后，缩
环满意，二尖瓣关闭良好

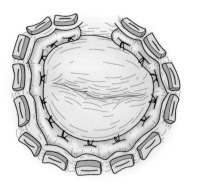

图 3-47-7　Carpentier 缩环留
0.5 ～ 1cm 的缺口

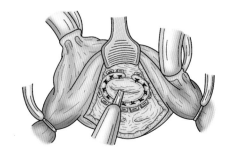

图 3-47-8　向二尖瓣孔注水，检测
二尖瓣孔关闭是否满意

（二）二尖瓣交界环缩术

采用 2-0 带垫片褥式缝线在二尖瓣两个交界处进行交界处瓣环环缩（图 3-47-9、图 3-47-10）。

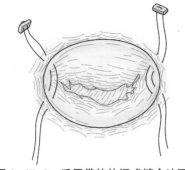

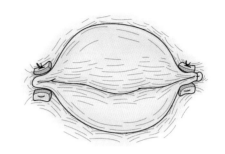

图 3-47-9 采用带垫片褥式缝合法环
缩二尖瓣的两个联合

图 3-47-10 二尖瓣两个联合经过环缩后，
二尖瓣对合良好

（三）二尖瓣大瓣脱垂部分切除矫正术

首先探查大瓣脱垂情况（图 3-47-11），提起小瓣，对大瓣脱垂部进行评估（图 3-47-12），切除大瓣叶脱垂部分（图 3-47-13），其后将大瓣切口采用间断缝予以闭合（图 3-7-14）。

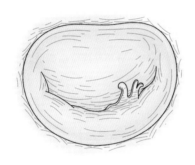

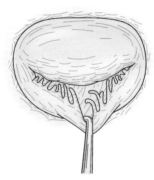

图 3-47-11 二尖瓣大瓣脱垂

图 3-47-12 提起小瓣，观察评估大瓣脱垂的情况

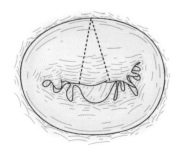

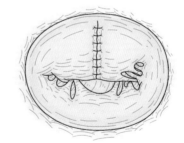

图 3-47-13 切除大瓣叶脱垂的部分

图 3-47-14 将大瓣叶的切口采用间断缝合予以闭合

（四）分离瓣叶粘连分离腱索粘连综合成形术

切开二尖瓣瓣叶粘连和交界粘连（图 3-47-15、图 3-47-16），分离瓣叶下粘连（图 3-47-17、图 3-47-18），修整大瓣叶（图 3-47-19），劈开粘连融合的腱索（图 3-47-20 至图 3-47-22），成形手术完毕，检测二尖瓣开放与关闭的情况（图 3-47-23），缝合房间沟切口（图 3-47-24）。

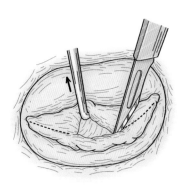

图 3-47-15 将二尖瓣叶的两个粘连予以切开

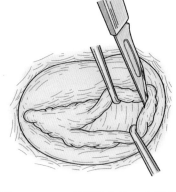

图 3-47-16 切开融合的二尖瓣交界

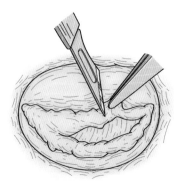

图 3-47-17 分离瓣叶下的粘连

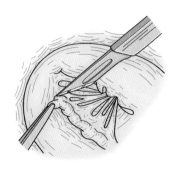

图 3-47-18 分离粘连使小瓣活动度增加

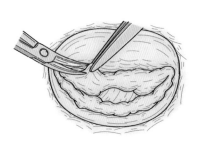

图 3-47-19 修整大瓣叶

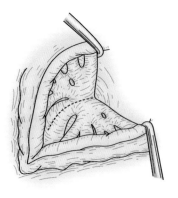

图 3-47-20 劈开粘连融合的腱索

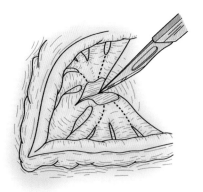

图 3-47-21 劈开融合缩短的腱索

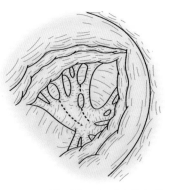

图 3-47-22 劈开另一组融合缩短的腱索

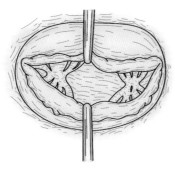

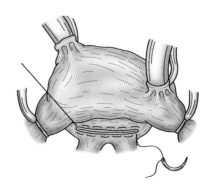

图 3-47-23　二尖瓣大瓣和小瓣经过交界分离和劈开
融合的腱索以后，活动度改善，开放良好，闭合良好

图 3-47-24　缝合左房切口

十、二尖瓣置换手术图解

风湿性心脏病引起的二尖瓣病变，其病理改变往往为"全方位"（瓣环、瓣叶、腱索、乳头肌）的进行性退行性变，不少患者第一次整形手术后不久，病变再度进展，再次出现严重关闭不全而需要进行再次手术，因此对于风湿性心脏病引起的二尖瓣关闭不全的治疗方式，当前公认的观点仍为二尖瓣替换手术。

采用常规体外循环置放左房引流管，根据左心房和右心房的大小，或采用房间沟切口，或采用右房横切门，或右房纵切口进入左、右心房腔（图 3-47-25、图 3-47-26），房间隔切口或采用纵切口，或采用横切口进入左房腔（图 3-47-27、图 3-47-28），显露二尖瓣（图 3-47-29、图 3-47-30），在离开瓣环 4mm 左右处切开瓣叶，在腱索与乳头肌交界处剪断腱索（图 3-47-31），分离瓣下粘连（图 3-47-32），切除二尖瓣病变（图 3-47-33），进行瓣环褥式吊线（图 3-47-34），褥式吊线缝合于人造瓣膜的瓣周上（图 3-47-35），将人造瓣膜固定于二尖瓣瓣环上（图 3-47-36），检查瓣叶的启闭功能（图 3-47-37），必要时采用瓣膜支撑柄移动瓣环使瓣叶处于能自由启闭的最好位置（图 3-47-38）。采用生物瓣膜进行瓣膜替换与采用机械瓣进行替换相同的方法，褥式吊线缝合（图 3-47-39、图 3-47-40）或采用连续缝合法（图 3-47-41 ~ 图 3-47-43）。近年来不少外科医师采用保留后叶腱索和乳头肌，保留小瓣的手术方式，认为此方法有利于保护左心室的功能，可减少左室后壁破裂的并发症，因而对于有条件的病例采取了保留小瓣的二尖瓣替换手术（图 3-47-44 至图 3-47-47）。

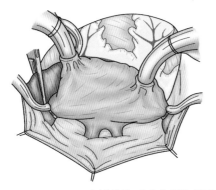

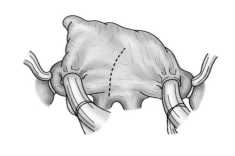

图 3-47-25　二尖瓣替换手术房间沟切口

图 3-47-26　右房横切口

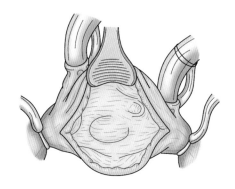

图 3-47-27　切开右心房，卵圆窝纵向切口纵行切开房间隔

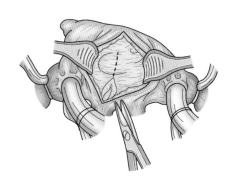

图 3-47-28　房间隔横行切口

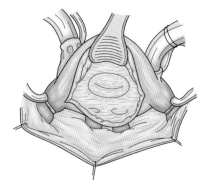

图 3-47-29　房间隔已切开，显露二尖
瓣病变

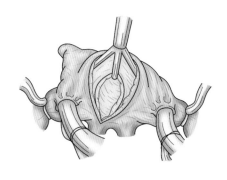

图 3-47-30　用特制的二尖瓣拉钩，将右房切
口和房间隔切口同时撑开，以利显露手术野和
二尖瓣病变

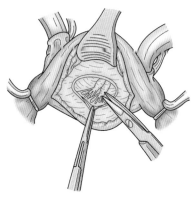

图 3-47-31 剪断二尖瓣的腱索

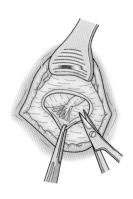

图 3-47-32 分离瓣下粘连剪除部分乳头肌

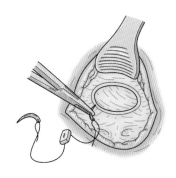

图 3-47-33　二尖瓣病变已剪除，采用带垫片
的瓣膜缝合线开始褥式缝合瓣环

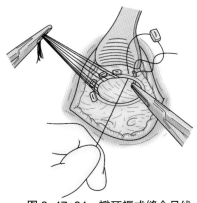

图 3-47-34　瓣环褥式缝合吊线

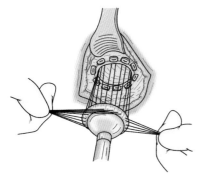

图 3-47-35 褥式缝合吊线缝合于人造
瓣膜瓣周上

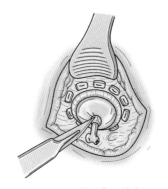

图 3-47-36 人造瓣膜已缝合固定于二
尖瓣瓣环上

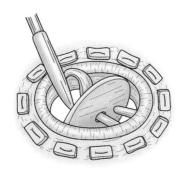

图 3-47-37 检查瓣叶启闭是否正常

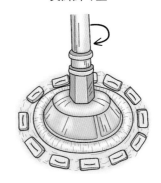

图 3-47-38 采用人造瓣膜的支撑柄将可移动的
瓣环进行移动，使瓣叶位于能自由启闭、瓣膜功
能得到最佳发挥的位置

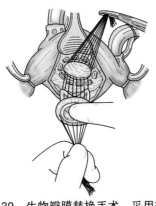

图 3-47-39 生物瓣膜替换手术，采用褥式吊线缝
合法，注意防止生物瓣的瓣架脚卡线

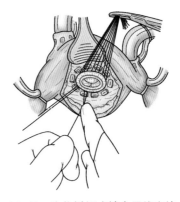

图 3-47-40 生物瓣褥式缝合吊线完毕，
已开始打结固定

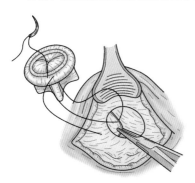

图 3-47-41 生物瓣替换，采用连续
缝合法进行替换手术

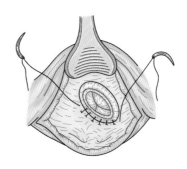

图 3-47-42 连续缝合进行生物瓣替换
手术的进针和出针示意

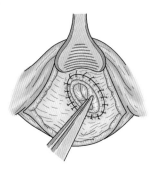

图 3-47-43　生物瓣膜二尖瓣替换手术已完成

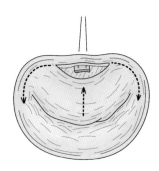

图 3-47-44　保留小瓣的二尖瓣替换手术，先行在大瓣侧距离瓣环 0.5cm 处半环形切开大瓣叶并将大瓣叶平分为两叶

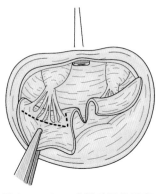

图 3-47-45　大瓣叶已被游离

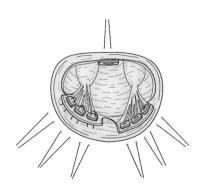

图 3-47-46　将游离的大瓣叶采用垫片褥式缝合固定于小瓣的瓣环上

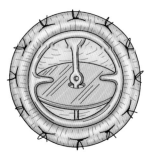

图 3-47-47　保留小瓣后，按褥式缝合吊线将人造瓣膜缝合于二尖瓣瓣环上

（许建屏）

参考文献

[1] Braunwald E. Valvular Heart Diseases [M]. Philadelphia: Saunders, 2001.

[2] Butchart EG, Li HH, Payne N, et al. Twenty years' experience with the Medtronic Hall valve [J]. J Thorac Cardiovasc Surg, 2001, 121: 1090-1100.

[3] Emery RW, Krogh CC, Arom KV, et al. The St Jude Medical cardiac valve prosthesis: A 25-year experience with single valve replacement [J]. Ann Thorac Surg, 2005, 79: 776-782.

［4］ Gao G, Wu Y, Grunkemeier GL, et al. Forty-year survival with the Starr-Edwards heart valve prosthesis［J］. J Heart Valve Dis, 2004, 13: 91-96, discussion 96.

［5］ Ikonomidis JS, Kratz JM, Crumbley AJ 3d, et al. Twenty-year experience with the St Jude Medical mechanical valve prosthesis［J］. J Thorac Cardiovasc Surg, 2003, 126: 2022-2031.

［6］ Kang CH, Ahn H, Kim KH, et al. Long-term result of 1144 CarboMedics mechanical valve implantations［J］. Ann Thorac Surg, 2005, 79: 1939-1944.

［7］ Santini F, Casali G, Viscardi F, et al. The CarboMedics prosthetic heart valve: Experience with 1084 implants［J］. J Heart Valve Dis, 2002, 11: 121-126, discussion 27.

［8］ Wu Y, Gao G, Mody S, et al. Update of the Providence Health System experience with the CarboMedics prosthesis［J］. J Heart Valve Dis, 2006, 15: 414-420.

［9］ Nishimura RA, Blase AC, John PE III, et al.2014 AHA/ACC Guideline for the Management of Patients With Valvular Heart Disease: Executive Summary［J］. J Am Coll Cardiol, 2014, 63: 2438-2488.

［10］ Acker MA, Parides MK, Perrault LP, et al. Mitral valve repair versus replacement for severe ischemic mitral regurgitation［J］. CTSN. N Engl J Med, 2014, 370（1）: 23-32.

［11］ Borer JS. Kupfer K. Mitral Regurgitation: Current Treatment Options and Their Selection［J］. Curr Treat Options Cardiovasc Med, 2004, 6（6）, 504-517.

［12］ Carabello BA. Treatment for mitral regurgitation: which one are we talking about？［J］. J Am Coll Cardiol, 2014, 64（2）: 193-195.

［13］ De Bonis La penna E, Buzzatti N, et al. Can the edge-to-edge technique provide durable results when used to rescue patients with suboptimal conventional mitral repair？［J］. Eur J Cardiothorac Surg, 2013, 43（6）: 173-179.

［14］ Diken AI, Altintas G, Yalcinkaya A, et al. Surgical strategy for moderate ischemic mitral valve regurgitation: repair or ignore？［J］. Heart Surg Forum, 2014, 17: e201-205.

［15］ Duran CM, Pckar F.Techniques for ensuring the correct length of new mitral chords［J］. Heart Valve Dis, 2003, 12（2）: 156-161.

［16］ Iacovoni A, Ferrero P, Senni M, et al.Restrictive mitral valve annuloplasty versus mitral valve replacement for functional ischemic mitral regurgitation: an exercise echocardiographic study［J］. Fino C, Magne J. J Thorac Cardiovasc Surg, 2014, 148（2）: 447-453.

［17］ Ibrahim M, Rao C, Savvopoulou M, et al.Outcomes of mitral valve repair using artificial chordae［J］. Eur J Cardiothorac Surg, 2014, 45（4）: 593-601.

第四十八章 主动脉瓣关闭不全

主动脉瓣关闭不全使主动脉血流在左心室舒张期向左心室反流。其病因有先天性与后天性两种。先天性主动脉瓣关闭不全主要为主动脉瓣二瓣化和主动脉瓣脱垂。后天性主动脉瓣关闭不全大多数由退形性心脏瓣膜病变引起，常合并有主动脉瓣狭窄和其他瓣膜的病变。其他后天性病因有感染性心内膜炎、马方综合征、升主动脉夹层动脉瘤、梅毒和高血压及动脉粥样硬化等。本章重点阐述后天性主动脉瓣关闭不全。

一、病理解剖病变

根据病因不同，主动脉关闭不全的病理改变各异。

1. **风湿性心脏病瓣膜病** 常合并有主动脉瓣狭窄、瓣膜交界融合、粘连、瓣叶变形、增厚、挛缩、钙化、瓣叶活动受限、瓣叶有效面积缩小、瓣游离缘至瓣环距离缩短、三个瓣叶对合不良。感染性心内膜炎表现为瓣交界损害，瓣叶上有赘生物，瓣叶穿孔和毁损。晚期风湿性主动脉瓣病变患者，其瓣叶、交界和瓣环常有不同程度的钙化，但较老年性钙化性主动脉瓣狭窄程度轻。

2. **主动脉瓣环扩张症** 是西方国家主动脉瓣单纯关闭不全最常见的病因。病理解剖特点是主动脉瓣叶基本正常，窦管交界和（或）主动脉瓣环扩大，引起主动脉瓣对合不良而导致关闭不全。常见病因有马方综合征、升主动脉瘤、退行性主动脉扩张等。

3. **创伤性或医源性** 临床上较少见，多见于严重的胸部挤压伤或撞击伤，胸膜腔内压骤然升高，引起瓣叶撕裂而致主动脉瓣关闭不全。医源性主动脉瓣关闭不全较少见，可见于介入操作时硬质导丝损伤瓣叶，如今随着经导管主动脉瓣置换（transcatheter aortic valve implantation，TAVI）手术的开展和推广，TAVI术后瓣周漏是医源性主动脉瓣关闭不全的主要原因。

4. **主动脉瓣心内膜炎** 病理改变特征是瓣叶赘生物形成、瓣叶穿孔或撕裂，严重者可累及瓣环和瓣周组织，出现瓣环脓肿或瓣周脓肿，甚至室间隔穿孔。愈合后的主动脉瓣心内膜炎瓣叶常有纤维化增厚、挛缩和钙化，而受累的瓣环和瓣周组织多以钙化为主。

二、病理生理

慢性主动脉瓣关闭不全使主动脉血流在左心室舒张期向左心室反流，左心室接受左心房血液的同时又额外地接受从主动脉反流的血液，导致左心室舒张末期容量增加。左心室容量负荷增加导致心肌收缩力增加，代偿性发生室壁肥厚和左心室扩张。长期左心室扩张、肥厚最终导致代偿失调，出现左心室功能减退，出现左心室射血分数下降和前向排出量减少，左心室舒张末期压力升高，引起左心房、肺毛细血管压和肺动脉压升高进而出现肺水肿和呼吸困难。主动脉瓣关闭不全病症进入晚期，由于左房高压的逆向传导可引起右心衰竭。主动脉瓣关闭不全由于舒张压低，冠状动脉灌注量减少，加上左心室高度肥厚，氧耗量加大，因而造成心肌供血不足，患者出现心绞痛。

主动脉瓣关闭不全病程的发展与主动脉瓣的反流量密切相关，而反流量的大小与下列因素有关：①瓣口面积，由于主动脉与左心室之间舒张压力阶差较大，瓣口关闭不全的面积即使仅为 $0.5cm^2$，每分钟反流量也可达 2 ～ 5L，关闭不全的面积越大，反流量也就越大，病程进展也就越发迅速和越发严重。②体循环血管阻力，阻力愈大，反流量也就愈大，阻力降低则反流量减少。③心率，适当地加快心率可使反流量相对减少。这是由于心率增加时，舒张期明显缩短，使发生在舒张期的反流量减少。相反，心动过缓，左心室舒张期相对延长，反流血量相对增加。

急性主动脉瓣关闭不全较慢性主动脉瓣关闭不全进展快且严重。如感染性心内膜炎引起主动脉瓣穿孔、瓣叶毁损，主动脉夹层动脉瘤引起的主动脉瓣环扩大，瓣叶联合与主动脉壁分离，由于起病急、病变发展迅速，左心室肥厚和左心室扩张迅速而没有足够时间来充分发挥其代偿机制，在病程的早期就出现肺水肿和左心衰。

慢性主动脉瓣关闭不全的分期见表 3-48-1。

表 3-48-1 慢性主动脉瓣关闭不全的分期

分期	定义	瓣膜解剖	瓣膜血流动力学	血流动力学影响及临床症状
A	有主动脉瓣关闭不全的危险因素	二瓣化畸形 主动脉瓣硬化 瓦氏窦和升主动脉病变 感染性心内膜炎	主动脉瓣反流程度：无或轻度	无
B	进展性主动脉瓣关闭不全	瓣叶轻度钙化 瓦氏窦扩张 瓣膜风湿性改变 既往感染性心内膜炎	轻度： 反流宽度＜ 25%LVOT 或＜ 3mm 反流量＜ 30mL/ 心搏 反流面积＜ $0.1cm^2$ 中度： 反流宽度 25% ～ 64%LVOT 或 3 ～ 6mm 反流量 30 ～ 59mL/ 心搏 反流分数 30% ～ 49% 反流面积 0.1 ～ $0.29cm^2$ 左室造影示反流程度 2+	左室开始扩张，但收缩舒张功能正常，无临床症状
C	无症状重度主动脉瓣关闭不全	瓣叶钙化 二瓣化畸形 瓦氏窦扩张或升主动脉扩张 瓣膜风湿性改变 既往感染性心内膜炎病史	重度： 反流宽度≥ 65%LVOT 或≥ 6mm 反流量≥ 60mL/ 心搏 反流分数≥ 50% 反流面积≥ $0.3cm^2$ 左室造影示反流程度 3+ 或 4+	C1 期：LVEF 正常，轻中度左室扩张（LVESD ≤ 50mm） C2 期：左室收缩功能减退（EF＜ 50%）、明显扩张（LVESD ＞ 50mm）
D	有症状的重度主动脉瓣关闭不全	瓣叶钙化 二瓣化畸形 瓦氏窦扩张或升主动脉扩张 瓣膜风湿性改变 既往感染性心内膜炎病史	重度： 反流宽度≥ 65%LVOT 或≥ 6mm 反流量≥ 60mL/ 心搏 反流分数≥ 50% 反流面积≥ $0.3cm^2$ 左室造影示反流程度 3+ 或 4+	劳力性呼吸困难、心绞痛、心衰 左心收缩功能可能正常或下降，左室中 - 重度扩张

三、临床表现与诊断

1. 症状 慢性主动脉瓣关闭不全在左心室功能代偿期可无任何症状，部分患者诉心悸、胸闷及心脏搏动感，这与左室每搏排出量增加有关。当慢性主动脉瓣关闭不全进入时代偿期后，患者逐渐出现体力活动量下降、劳力性呼吸困难甚至夜间阵发性呼吸困难、端坐呼吸等心功能不全表现，这与左室功能下降，前向心排血量减少，以及左室舒张期压力增加，左房和肺静脉压力增高有关。随着病情进展，患者逐渐出现右心衰竭表现。严重主动脉瓣关闭不全可出现心绞痛症状，这与主动脉舒张压低、冠脉灌注不足以及室壁张力增加和心肌氧耗增加有关。急性主动脉瓣关闭不全的主要症状是急性左心衰和肺水肿，症状的轻重与反流量多少相关。

2. 体征　体检可见颈动脉搏动，股动脉可触及重搏脉，可听到枪击声，周围动脉可触及水冲脉，甲床可观察到毛细血管搏动征。动脉收缩压升高，舒张压很低，脉压增宽。心尖搏动弥散，主动脉瓣区可闻及明显的如同"哈气"或"打击破锣声"的舒张期杂音。严重的主动脉瓣关闭不全，在心尖部还可听到中晚期隆隆样杂音（austin-flim 杂音），这是由于严重的主动脉瓣反流引起左室舒张压迅速升高而造成二尖瓣相对性狭窄所致。在病程晚期可有颈静脉怒张、肝大、双下肢水肿等右心衰竭表现。急性主动脉瓣关闭不全的体征除了舒张期泼水音外，还有第一心音降低，出现第三心音，肺部湿啰音等体征。

3. 辅助检查

（1）心电图。急性主动脉瓣关闭不全时，心电图表现为窦速，S-T 段和 T 波非特异性改变；慢性主动脉瓣关闭不全主要表现为左室肥厚伴劳损，病程后期可有室内传导阻滞或束支阻滞，或室性早搏，提示做心功能损害。

（2）胸部 X 线检。急性主动脉瓣关闭不全心影基本正常或稍扩大，但有肺淤血或肺水肿表现。慢性主动脉瓣关闭不全胸部 X 线表现与病因有关，通常表现为升主动脉扩张，心影向左下扩大呈"靴形"，心胸比例扩大。

（3）超声心动图。可清晰地显示主动脉瓣口的活动情况，瓣口的面积和瓣环的大小，记录反流血流频谱，测定反流量和反流分数，可测量升主动脉和左室的大小，还能发现是否合并其他瓣膜病变。超声心动图对主动脉瓣关闭不全的诊断非常敏感而且准确。

（4）选择性升主动脉造影，可见造影剂反流入左心室，显示左心室和升主动脉扩大，左室壁和乳头肌肥厚。该检查已基本被超声心动图取代。

（5）MRI 检查常用于马方综合征、主动脉夹层动脉瘤引起的主动脉瓣关闭不全，在诊断主动脉瓣关闭不全的同时，还能明确主动脉本身的病变。

四、干预适应证及干预方式的选择

2017 年 ESC 瓣膜病管理指南推荐外科手术适应证：①严重主动脉瓣反流；②主动脉根部疾病（无论主动脉瓣反流的严重程度如何）。

1. 严重主动脉瓣反流

（1）对有症状的患者推荐外科手术治疗（ⅠB）。

（2）对于无症状的患者，若静息 LVEF ≤ 50%，推荐外科手术治疗（ⅠB）。

（3）对于接受 CABG 的患者，或需行升主动脉、其他瓣膜疾病手术的患者，推荐外科手术治疗（ⅠC）。

（4）静息时 EF > 50% 的症状患者合并左室扩张（LVEDD > 70mm，或 LVESD > 50mm 或 LVESD > 25mm/m^2 BSA），应考虑外科手术治疗（ⅡaC）。

2. 主动脉根部疾病

（1）对可行主动脉瓣修复手术的患者，推荐应用瓣环成形术对主动脉根部扩张和三尖瓣畸形的青年患者进行修复（ⅠC）。

（2）对于主动脉根部疾病、升主动脉最大内径 ≥ 50 mm、马方综合征患者，推荐外科手术治疗（ⅠC）。

（3）主动脉根部疾病伴升主动脉内径如下情况的患者，应当考虑外科手术（ⅡaC）：①≥ 45mm，马方综合征和其他危险因素，或 TGFBR1 或 TGFBR2 基因突变的患者；②≥ 50mm，二叶式主动脉瓣合并危险因素的患者；③> 55mm 的其他患者。

（4）当手术主要针对主动脉瓣，特别是患者存在二叶式主动脉瓣，主动脉直径 ≥ 45 mm 时建议行主动脉根部或管状升主动脉修复术（ⅡaC）。

五、手术治疗

急性主动脉瓣关闭不全一旦出现明显的左心衰竭表现时，应在明确诊断后限期或急症手术治疗。急性感染性心内膜炎一旦出现明显的左心衰竭，即使患者仍有高热，也应行急诊或限时手术，否则患者将在短时间内死于心力衰竭，而非感染。由于慢性主动脉瓣关闭不全病程发展缓慢和左心室扩大肥厚的代偿作用，患者可以完全无临床症状，但当出现左心室失代偿时，左心室功能降低，病情进展迅速。有症状且伴有左心室功能严重损害（EF < 25%），手术危险性增加，术后疗效不佳。白塞氏病及大动脉炎所致的主动脉瓣关闭不全，术后易反复发生瓣周漏，预后较差，因而决定手术时要慎重。如患者全身营养状况很差，以心肌病变为主，心功能Ⅳ级，EF < 30%，伴有呼吸及肾功能不全，当视为换瓣手术禁忌。2014 年 AHA/ACC 指南慢性主动脉瓣关闭不全的手术指征见表 3-48-2。

表 3-48-2　慢性主动脉瓣关闭不全（AR）的手术指征

2014 年 ACC/AHA 指南推荐	推荐分级	证据级别
无论 EF 值，有症状重度 AR 患者（D 期）接受主动脉瓣置换术（AVR）	I	B
EF < 50%，无症状重度 AR 患者（C2 期）接受 AVR	I	B
接受其他心脏手术的重度 AR 患者（C 期、D 期）	I	C
EF ≥ 50%，无症状重度 AR 但 LVESD > 50mm（C2 期）接受 AVR	IIa	B
中度 AR 患者（B 期）接受其他心内手术时同时接受 AVR	IIa	C
EF ≥ 50%，无症状 AR 但左室扩张（LVEDD > 65mm）且手术风险低	IIb	C

（一）手术方法

主动脉瓣关闭不全的手术治疗主要有两种方法：主动脉瓣置换术和主动脉瓣成形术。主动脉瓣置换术适用于风湿性主动脉瓣病变、感染性心内膜炎、创伤性主动脉病变、先天性主动脉瓣畸形以及主动脉瓣环扩张等。主动脉瓣成形主要适用于室间隔缺损合并主动脉瓣脱垂所致的关闭不全。对部分主动脉瓣环扩张症、升主动脉病变或夹层动脉瘤等所致的主动脉瓣关闭不全患者，采用置换升主动脉，同时保留主动脉瓣的方法（如 David 手术），近期效果良好，远期疗效有待随访证实。由于主动脉瓣关闭不全成形技术难，术后复发率高，需严格掌握适应证。近年，对于高龄、不能耐受体外循环手术的患者，采用经心尖或经皮介入瓣膜植入逐步应用于临床，但需选择合适病例，疗效有待进一步观察。

1. 主动脉瓣置换术　在主动脉瓣无法修复的情况下，如瓣环明显扩大，瓣叶损害严重，瓣叶变形卷曲，瓣叶撕裂，瓣环过小需要加宽，都应积极考虑主动脉瓣置换术，特别是在病情重、主动脉瓣病变较重的情况下试图成形，可能成形失败而浪费时间，增加手术危险性。

（1）主动脉瓣叶切除。一般多用升主动脉横切口，切除主动脉瓣叶组织，据瓣环可保留 1 ~ 2mm，如有钙化，应用咬骨钳和持针钳，找到合适层次，尽量彻底清除，如钙化延及二尖瓣前叶或室间隔，不需要彻底清除，要注意保护好主动脉瓣环和主动脉壁，不能用暴力牵拉，主动脉瓣叶切除后，冲洗术野，以免遗留小的钙化块及组织碎屑，造成栓塞。

（2）瓣膜选择。常规用测瓣器测量瓣环的大小，根据患者的年龄、体重选择合适的瓣膜。一般年龄在 60 岁以上，多选择生物瓣。年轻人多选择机械瓣。除非年轻女性患者为了生育而选生物瓣，否则对年轻患者生物瓣更易毁损。机械瓣需终身抗凝，对有胃、十二指肠溃疡及出血倾向者或有其他抗凝禁忌证者，应选用生物瓣。大多数成人选用 23 号或 25 号人工瓣均可。瓣环小的可选用环上瓣，必要时行瓣环加宽。

（3）瓣膜植入。缝瓣方法根据术者习惯，多数患者可用双头针带垫片间断褥式缝合 12 ~ 15 针，缝合完毕，将人工瓣推入主动脉瓣环位置，检查无误后分别打结，剪线时勿留过长线头，以免卡瓣。用试瓣器检查瓣叶是否灵活，机械瓣上下是否有残余可能影响瓣叶活动的组织或异物，检查冠脉开口是否受影响，必要时调整瓣叶方向。少数主动脉瓣环较大，组织增厚，瓣环结实，可用 2-0 Prolene 线连续缝合，每隔 1/3 瓣环用一针，注意不要损伤缝线，以免断裂。打结时注意将每一针缝线拉紧，以免发生瓣周漏或卡瓣。生物瓣置换方法同主动脉瓣，主动脉切口略高，多采用间断褥式缝合。注意保护瓣叶组织，反复用生理盐水冲洗，缝合时瓣脚避开冠状动脉开口。

（4）小主动脉瓣环处理。主动脉瓣环小，植入过小人工瓣，可造成患者与瓣膜不匹配，导致术后血流动力学恶化。植入瓣膜的有效开口面积小于正常人，术后仍然存在相对狭窄而造成一系列并发症或存在潜在危险。可选择同型号有效开口面积更大的瓣膜，如 St.Jude Regent 瓣膜，或其他环上瓣（如 ATS AP360，CarboMedics Top Hat 等）加以解决，一般均可避免加宽主动脉瓣环。如必须加宽主动脉瓣环，可采用以下方法：①可将切口沿无冠瓣延长，可加宽瓣环 2 ~ 3mm，用三角形心包片，最好外衬涤纶片，将此补片下缘即三角形底用 4-0 Prolene 线双头针缝在瓣丁方，连续缝合，然后缝向两侧升主动脉壁。在缝合超过主动脉瓣环上方时，将人工瓣推入主动脉瓣环，用双头针由人工瓣环进针，采用间断褥式缝合方法由补片穿出，待人工瓣其他缝线打结后，再拉紧补片上的褥式缝线，打结固定。②沿左无冠瓣交界向下切开二尖瓣叶根部及主动脉瓣环，用自体心包片加宽。此法可加宽 8 ~ 10mm。③ Konno 手术：适用于主动脉瓣环小，同时合并主动脉瓣下弥漫性狭窄的患者。即由右与左冠状动脉瓣交界处切开，向下延长切开室间隔及右室流出道，补片加宽室间隔后再植入人工瓣，修补升主动脉及右室流出道切口。

2. 主动脉瓣成形术　主动脉瓣关闭不全成形术的疗效不如二尖瓣成形术，一般仅在部分合适的患者中应用，通常采用的方法有以下三种。

（1）脱垂瓣叶折叠悬吊术。适用于室间隔缺损合并主动脉右冠瓣中度脱垂引起的关闭不全，采用 5-0 Prolene 线将三个瓣叶的"Arantius 小结"暂时缝合在一起做为标记，将三个瓣叶边沿对齐，以评估脱垂的瓣叶的长度，其后采用折叠缝合法将脱垂瓣叶悬吊固定在相应的瓣膜联合上或相应瓣膜联合处的主动脉壁上，使主动脉瓣的三个瓣叶对合整齐，关闭严密。

（2）脱垂瓣叶部分切除缝合术。此技术适用于主动脉瓣叶脱垂。沿脱垂瓣叶中央部分呈三角形切除，三角形底为游离缘，尖部为瓣兜，切除后用 6-0 Prolene 线将切缘连续缝合。

（3）主动脉瓣叶修补术。适用于手术损伤主动脉瓣叶或感染原因所致的瓣叶穿孔。以病变情况决定自体心包修补或直接缝合。

3. 经导管主动脉瓣置换术（transcatheter aortic valve replacement，TAVR）　经导管主动脉瓣置换术最早适用于高龄高危、不能耐受体外循环手术的主动脉瓣狭窄或伴有主动脉瓣关闭不全的患者，现已在临床广泛应用，取得较好临床效果。随着器械的研发，目前对于单纯主动脉瓣关闭不全的TAVR也越来越多地应用于临床，但需局部解剖合适的患者：三叶瓣，没有严重钙化，瓣环直径小，大于29mm，升主动脉无畸形，没有介入入路禁忌证。TAVR手术具体操作步骤参见主动脉瓣狭窄相关章节。

六、讨论与经验总结

进行主动脉瓣替换手术有关操作技术的注意事项需要予以重视，即：①主动脉的切口以离瓣环2cm左右为宜，切口离瓣环太近，易伤及右冠动脉开口，且在缝合主动脉切口时，容易被右室壁所阻碍，造成切口止血困难。若切口离瓣环太远，则给剪瓣和缝瓣带来显露困难。主动脉切口宜采用斜行切口，切口从右下向左上延长，切口两侧不宜过于靠后，免缝合切口时，切口过于靠近后壁而造成止血困难。②缝合切口以采用4-0 Prolene缝线为优，因为针眼细，不易漏血，切口缝合一般采用双层连续缝合，第一层为全层连续褥式缝合，第二层为主动脉连续缝合。如遇切口针眼漏血难止，可采用4-0 Prolene缝线夹带自体心包补片进行褥式缝合压迫止血。③自左、右冠状动脉开口灌注心肌保护液，冠脉灌注管以恰好能堵住冠脉开口的管径为宜，过粗易损伤冠脉开口，过细易造成冠脉口漏液影响心肌保护液的灌注。冠脉灌注管切忌插入过深和插力过猛，以免损伤冠脉壁和造成冠脉穿破（文献已有冠脉被插破和撕破的报道）。④主动脉瓣环钙化，特别是大块的钙化斑往往给手术带来困难，对于嵌入主动脉壁的钙化斑块不可强行剔除，而宜采用钳夹法将钙化斑块钳碎，取尽碎片，保留瘢痕组织，必要时，自体心包片间断褥式缝合重建或加固主动脉瓣环，有利于人造瓣膜的安放和缝合，防止出血及瓣周漏。⑤对于主动脉瓣环有钙化，有细菌感染，炎症改变明显，瓣环薄弱质脆者需要采用带垫片间断褥式缝合法，对于瓣环周径够大、瓣环组织致密牢固者，可采用3根缝线（2-0 Prolene）连续缝合法。⑥人造瓣膜缝上后，要仔细检查左、右冠脉开口，有时冠脉开口较低，主动脉瓣置换术时，易被人造瓣膜遮盖，影响冠脉灌注，需要特别予以警惕。⑦主动脉瓣膜替换和在松开主动脉阻断钳后，主动脉瓣启闭一时还不十分灵活，容易产生瞬时间的主动脉血流反流入左心室，引起左心室急性膨胀，带来严重后果，因此对于主动脉瓣替换和主动脉瓣整形的患者，除了术中需要进行左房引流以外，而且在主动脉瓣膜替换或主动脉瓣整形完成后，需要切开房间隔将左房引流管经二尖瓣孔放入左心室，保证左室获得充分引流，防止左室膨胀，防止左室心肌受损。作者对于所有主动脉瓣替换和主动脉瓣整形手术的患者，常规将左房引流管经二尖瓣孔放入左心室防止了术后左室急性膨胀，收到了满意的效果。

七、术后并发症及处理

1. 术后出血　是主动脉瓣置换术后常见并发症，表现为引流量增多，颜色鲜红，血凝块较多，甚至出现心包填塞表现。如果术后连续3h引流量＞200mL，或引流量突然明显增加，应快速补充血容量、应用血管活性药物维持收缩压在90mmHg左右，迅速送手术室开胸止血；如果急性心包填塞，应立即在床旁开胸止血，清除血凝块，初步止血后送手术室处理。

2. 室性心律失常　与术前做心功能受损、术中心肌保护不当，术后电解质酸碱平衡紊乱有关，一旦发生，应立即予以利多卡因、胺碘酮等抗心律失常药物，注意纠正钾、镁等电解质紊乱；如果持续顽固性室性心律失常且引流血流动力学不稳，可考虑植入主动脉球囊反搏以改善心肌灌注，纠正心律失常。

3. 瓣周漏　主要原因为外科操作不当，缝针过于稀疏、打结不紧或缝合组织不牢靠；此外，在感染性心内膜炎、Valsalva 窦瘤破裂合并汉族动脉瓣关闭不全患者、主动脉瓣退行性变、马方综合征患者等组织结构性异常，缝线易于撕裂瓣环组织而造成术后瓣周漏。一旦发生，患者会出现左心功能不全、溶血性贫血、主动脉瓣区舒张期杂音等，应尽早再次手术治疗，换瓣或加固缝合。

（张凯伦　史峰）

参考文献

［1］ Nishmura，2014 AHA/ACC valvular heart disease guideline：excutive summary［J］. JACC，2014，63（22）：2438-2488.

［2］ Cheitlin. Surgery for Chronic Aortic Regurgitation：When Should It Be Considered ？［J］.Am Fam Physician，2001，64（10）：1709-1714.

［3］ Di Eusanio M，Berretta P，Rubino AS，et al. Aortic valve repair：state of the art［J］.G Ital Cardiol（Rome），2019，20（9）：481-490.

［4］ Sanaani A，Yandrapalli S，Harburger JM. Antithrombotic Management of Patients With Prosthetic Heart Valves［J］. Cardiol Rev，2018，26（4）：177-186.

［5］ Tarantini G，Fabris T. Pure aortic valve regurgitation：SAVR is the gold standard，but TAVR is another gun［J］. Catheter Cardiovasc Interv，2020，95（4）：817-818.

第四十九章
主动脉瓣狭窄

主动脉瓣狭窄，其病因有先天性和后天性两种，前者最常见病因为先天性主动脉瓣二瓣化畸形，后者常由退行性病变、风湿性病变引起主动脉瓣狭窄，常合并主动脉瓣狭窄及其他瓣膜病变。其他如严重的动脉硬化、类风湿病、骨 Paget 氏病、黄褐病等也是主动脉瓣狭窄的罕见病因。

一、病理解剖病变

先天性主动脉瓣二瓣化畸形，随着年龄的增加，瓣膜逐渐发生钙化，随着钙化的加重，即发生主动脉瓣狭窄。这种病变的特点是钙化可累及瓣叶、瓣环和交界区，往往呈菜花样团块，主动脉瓣常呈裂隙状。

退行性主动脉瓣狭窄多发生于老年人，早期为胶原物质被破坏，无主动脉瓣交界处粘连融合，发生钙化较晚，若钙化较轻，其瓣叶尚柔和，功能尚正常；若钙化严重时，可引起瓣叶活动和交界处粘连，甚至瓣环、主动脉壁、二尖瓣前瓣钙化。

风湿性主动脉瓣狭窄首先表现为瓣叶的炎性水肿、淋巴细胞浸润和新生血管形成，逐渐发生瓣叶的纤维化增厚甚至钙化，伴交界处不同程度的融合及瓣叶游离缘回缩，导致瓣膜开口呈不规则性狭窄。

二、病理生理

正常成人平均主动脉瓣口面积为 $2.0 \sim 4.0 cm^2$，当瓣口面积小于正常的四分之一时，会出现症状，目前常用的主动脉瓣狭窄分级标准如下：①主动脉瓣轻度狭窄：面积大于 $1.5 cm^2$；②主动脉瓣中度狭窄：面积 $1 \sim 1.5 cm^2$；③主动脉瓣重度狭窄：面积小于 $1 cm^2$。瓣膜狭窄的发生及发展均为渐进过程，故左室有足够时间适应，主要表现为左室排血受阻，其压力负荷增加，心肌肥厚性增生导致向心性肥厚，心室壁顺应性降低，心腔变小，心排血量降低。轻度狭窄时，心室通过增强心肌收缩力和改变心脏几何形态以适应后负荷的升高，尚可维持正常的心排血量。重度狭窄时左心功能常进行性下降，左室压力明显增高，左室与主动脉的跨瓣压差增大，常可增大到 50mmHg，甚至达 $100 \sim 150mmHg$。重症病例，常出现心排血量和每搏心排血量下降、平均左心房压和肺动脉楔压升高，最终引起右心室衰竭。心脏肥厚导致心肌需氧增多，出现冠状动脉供血不足，可发生室颤而猝死。2014 AHA/ACC 指南主动脉瓣狭窄的分级分期见表 3-49-1。

表 3-49-1　2014 AHA/ACC 指南主动脉瓣狭窄的分级分期

分期	定义	瓣膜解剖	瓣膜血流动力学	血流动力学影响及临床症状
A	有主动脉瓣狭窄的危险因素	二瓣化畸形 瓣膜先天性畸形 主动脉瓣硬化	跨瓣流速 Vmax < 2m/s	无
B	进展性主动脉瓣狭窄	瓣叶中重度钙化 瓣膜风湿性改变 瓣交界融合	轻度： 跨瓣流速 Vmax 2.0 ~ 2.9m/s 平均跨瓣压差 < 20mmHg 中度： 跨瓣流速 Vmax 3.0 ~ 3.9m/s 平均跨瓣压差 20 ~ 39mmHg	左室舒张功能障碍，但收缩舒张功能正常，无临床症状
C：无症状重度主动脉瓣狭窄				
C1	无症状重度主动脉瓣狭窄	瓣叶严重钙化 开放明显受限	跨瓣流速 Vmax ≥ 4m/s 平均跨瓣压差 ≥ 40mmHg 主动脉瓣开口面积 ≤ 1.0cm² 或 ≤ 有效主动脉瓣口面积指数 0.6cm²/m² 极重度狭窄： 跨瓣流速 Vmax ≥ 5m/s 平均跨瓣压差 ≥ 60mmHg	左室舒张功能障碍，轻度肥厚，EF 正常，无症状
C2	无症状重度主动脉瓣狭窄伴 EF 下降	瓣叶严重钙化 开放明显受限	跨瓣流速 Vmax ≥ 4m/s 平均跨瓣压差 ≥ 40mmHg 主动脉瓣开口面积 ≤ 1.0cm² 或 ≤ 有效主动脉瓣口面积指数 0.6cm²/m²	EF ≤ 50%
D：有症状重度主动脉瓣狭窄				
D1	有症状重度主动脉瓣狭窄	瓣叶严重钙化 开放明显受限	跨瓣流速 Vmax ≥ 4m/s 平均跨瓣压差 ≥ 40mmHg 主动脉瓣开口面积 ≤ 1.0cm² 或 ≤ 有效主动脉瓣口面积指数 0.6cm²/m²	劳力性呼吸困难、心绞痛、心衰，左心肥厚，舒张功能障碍，肺动脉高压
D2	有症状重度主动脉瓣狭窄，低心排，低压差	瓣叶严重钙化 开放明显受限	主动脉瓣开口面积 ≤ 1.0cm² 或 ≤ 有效主动脉瓣口面积指数 0.6cm²/m² 跨瓣流速 Vmax < 4m/s 平均跨瓣压差 < 40mmHg	劳力性呼吸困难、心绞痛、心衰，左心肥厚，舒张功能障碍，肺动脉高压
D3	有症状重度主动脉瓣狭窄，正常心排，低压差	瓣叶严重钙化 开放明显受限	主动脉瓣开口面积 ≤ 1.0cm² 或 ≤ 有效主动脉瓣口面积指数 0.6cm²/m² 跨瓣流速 Vmax < 4m/s 平均跨瓣压差 < 40mmHg 每搏量指数 < 35mL/m²	劳力性呼吸困难、心绞痛、心衰，左心肥厚，左室腔小，每搏量少，EF ≥ 50%

三、临床表现与诊断

临床上由于早期心脏代偿功能尚好，常无明显的自觉症状。随着病情的发展而出现胸闷，运动后呼吸困难，头晕目眩，严重者出现运动后晕厥、心绞痛以及左心衰竭症状。

1. 体检　轻度或中度的主动脉瓣狭窄脉搏无明显改变，若是重度狭窄，脉搏则微弱；心尖搏动有力。心底可扪及收缩期震颤，主动脉瓣区可闻及粗糙、高调的收缩期杂音。当严重主动脉瓣狭窄，瓣口通过的血流减少，杂音可不明显。

2. 心电图　提示电轴左偏及左室肥厚伴 ST 段及 T 波改变，部分有左束支传导阻滞或房颤。

3. X 线检查　多数患者的胸部放射性检查均正常，有一些表现为左心室缘变钝，因长期喷射性血流的冲击可导致升主动脉扩张，甚至有主动脉瓣钙化。

4. 超声心动图　可见瓣膜增厚，开放幅度下降，钙化以及活动受限，可区分二叶瓣还是三叶瓣，是瓣上、瓣膜还是瓣下狭窄。其他如主动脉根部增宽，左心室室壁增厚。多普勒超声可测定跨瓣压差。

5. 心导管检查　通过左心室导管检查可测得左心室和主动脉之间的压差，跨瓣压差（峰值）25mmHg 以下为轻度狭窄；25 ～ 50mmHg 为中度狭窄；大于 50mmHg 为重度狭窄。近年来，超声可替代心导管来测跨瓣压差及瓣口面积。但对 50 岁以上患者，主张无论有无心绞痛，术前均应行选择性冠状动脉造影，以了解冠状动脉有无病变。

四、常规手术治疗

2014 AHA/ACC 指南主动脉瓣狭窄（AS）的手术指征见表 3-49-2。

表 3-49-2　2014AHA/ACC 指南主动脉瓣狭窄（AS）的手术指征

2014 ACC/AHA 指南推荐	推荐分级	证据级别
有症状重度 AS 患者（D1 期）接受主动脉瓣置换术（AVR）	I	B
EF ＜ 50%，无症状重度 AS 患者（C2 期）接受 AVR	I	B
接受其他心脏手术的重度 AS 患者（C 期、D 期）同时 AVR	I	B
EF ≥ 50%，无症状重度 AS 但跨瓣流速＞ 5m/s（C1 期）接受 AVR	Iia	B
EF ≥ 50%，无症状重度 AS 但运动耐量下降（C1 期）接受 AVR	Iia	B
EF ＜ 50%，有症状重度 AS 但合并低心排压差患者多巴酚丁胺试验阳性（D21 期）接受 AVR	Iia	B
EF ≥ 50%，有症状重度 AS 但跨瓣压差 / 跨瓣流速低（D3 期）患者接受 AVR	Iia	C
接受其他心脏手术的中度 AS（B 期）患者同期 AVR	Iia	C
无症状重度 AS（C1 期）、病情快速进展者接受 AVR	Iib	C

手术适应证如下：①重度主动脉瓣狭窄，并有临床症状。②重度主动脉瓣狭窄（无论有无症状），同时需行冠状动脉旁路术、主动脉手术或其他心脏瓣膜手术。③重度主动脉瓣狭窄合并左室收缩功能下降（EF ＜ 50%）。④中度主动脉瓣狭窄，同时需行升主动脉手术，冠状动脉旁路术或其他心脏瓣膜手术。⑤重度主动脉瓣狭窄，虽无临床症状，如有下列表现之一，可考虑手术：运动试验时有异常反应（如症状出现、发生低血压或心电图心肌缺血改变）；迅速进展的可能性较大（年龄因素、瓣膜钙化、合并冠心病）；主动脉瓣瓣口面积＜ 0.6cm²；平均跨瓣压差大于 60mmHg；跨瓣血流速度大于 5.0m/s。

手术禁忌证如下：①晚期病例合并重度左心衰竭，经内科长期治疗无效，心功能Ⅳ级者。② 75 岁以上的高龄患者，有严重的心力衰竭者不宜手术。

（一）体外循环下的主动脉瓣置换术

1. 基本方法　主动脉瓣置换术的常规方法是行胸骨正中切口。升主动脉远心端插入动脉灌注管。经上、下腔静脉分别插管建立体外循环。经右上肺静脉行左心引流。心肌保护的基本方法是经主动脉根部灌注 800 ～ 1200mL 冷晶体停搏液，心脏停搏后改用经冠状静脉窦持续或间歇灌注冷血停搏液，也可采用经左、右冠状动脉开口剪断（20 ～ 30min）灌注冷血停搏液。心脏表面呈冰屑，以使心脏保持持续低温状态。

2. 主动脉切口 一般可分为三种。①横切口：距右冠状动脉开口上方 1.5 ~ 2.0cm 处横行切开升主动脉前壁及侧壁，对于主动脉较粗的病例该切口显露较好；②曲棍形斜切口：从左前侧距主动脉根部约 2cm，向右下至无冠瓣叶中点上方 1.0 ~ 1.2cm；适用于主动脉根部较细的患者；③螺旋形切口：其上端靠近主肺动脉，向右下至无冠瓣上缘。该切口适用于主动脉瓣环过小的患者。

3. 切除病变瓣膜 探查瓣膜病变的情况，若以纤维化、硬化为主，先切除左冠瓣，以中弯钳夹住瓣叶中部牵引，从交界处开始剪至窦底的中部，保留瓣环及瓣叶残边 0.2mm。若钙化扩展到瓣环、心肌或二尖瓣前瓣等，切除病变时，可先从瓣口将纱布条送至左心室堵住流出道，避免钙屑或组织碎片落入左心室内，吸引器在左冠状动脉开口持续吸引，防钙屑落入冠状动脉内。从钙化轻的部位切除瓣膜，把瓣叶剪开至瓣环基部，再沿瓣环基部向两侧延伸，瓣环深部的钙化组织可先部分切除，遗留部分用咬骨钳等逐块取出。原则上仅清除影响缝合瓣环、瓣膜碟片活动，或易脱落的钙化斑块。若清除钙化斑块后瓣环出现明显的缺损，可用自体心包片修复，再行带垫片褥式缝合瓣环。

4. 置换主动脉瓣 有关人工瓣膜的选择及缝合方法，详见主动脉瓣关闭不全章节。

5. 缝合主动脉切口 严重主动脉瓣狭窄患者通常伴有升主动脉扩张，其主动脉壁薄且脆弱，缝合不当易导致切口出血。可采用切口缘两侧用毛毡条或自体心包条加固缝合，可有效防止切口出血。

（二）术后主要并发症

1. 急性心功能不全 是主动脉瓣置换术后的主要并发症。可应用血管活性药物，如多巴胺与多巴酚丁胺，亦可同时给予氨力农或米力农，微量泵输入。若仍不能维持血压可加用肾上腺素 1 ~ 3 μg/min，同时加强利尿，给予硝普钠或硝酸甘油等扩管药，减轻心脏负荷。病情仍无改善时，应及时行主动脉内球囊反搏辅助。

2. 出血 首先是明确出血部位和裂口的大小，用带垫片无创伤缝线做褥式缝合，一般即可达止血的目的；如仍有搏动性出血，或因张力发生撕裂，应重新体外循环转流，在心脏停下修补。

3. 瓣周漏 小的瓣周漏如无溶血，对心功能影响不明显者，可暂不处理。否则应及时手术。由于主动脉部位手术显露困难，如单处小漏口可试行直接缝合修补，但如多处漏或在左、右冠状动脉开口相应处，则应拆除人工瓣膜重缝，采用间断加垫片褥式缝合。

五、经导管主动脉瓣植入术

对于一些高龄、体弱、全身合并多种并发症、或曾有开胸手术史而无法耐受上述常规体外循环手术或手术风险很高的患者，近年来发展起来的经导管主动脉瓣植入术（transcatheter aortic valve implantation，TAVI）是一有效的治疗方法。

TAVI 的适应证：高龄、中重度至重度钙化性三叶主动脉瓣狭窄，全身症状较重，NYHA 心功能分级大于 II 级而不耐受传统开胸手术的患者。

TAVI 的禁忌证：主动脉瓣环 < 18 mm 或 > 25 mm；主动脉瓣二叶畸形；不对称的瓣膜严重钙化；左室心尖部血栓。

（一）手术方法

主要的手术途径有三种：经股静脉顺行途径、经股动脉逆行途径及经心尖途径。经股静脉顺行途径操作复杂，并发症多，目前已基本不用。另还可采取经锁骨下动脉途径。经股动脉逆行途径：股动脉→髂动脉→降主动脉→主动脉弓→升主动脉→主动脉瓣→左心室。主要优点是手术进行速度快，技术容易掌握，避免了损伤二尖瓣。此途径是目前常用的路径。经心尖途径：肋间→左心室顶点→主动脉瓣。主要优点是路径更直接简便。此方法不受外周血管病变的限制，减少了斑块破裂、栓塞、瓣周反流、支架移位等并发症的发生。

目前用于 TAVI 的带瓣膜支架包括球囊扩张式 Edwards SAPIEN（XT）生物瓣（Edwards Lifesciences Inc.）和自膨式 CoreValve（Medtronic Inc.）生物瓣两种。Edwards SAPIEN 瓣膜现有 23mm、26mm、29mm 三种型号可供选择，可经股动脉逆行或经心尖顺行置入。经心尖途径适用于外周血管条件较差（直径过小、扭曲或合并外周血管疾病等）的患者。CoreValve 瓣膜目前共有 23mm、26mm、29mm 和 31mm 四种型号，只能经动脉逆行置入，首选股动脉途径。对于股动脉或髂动脉条件较差、经股动脉 TAVI 不能或难以实施的患者，经锁骨下动脉途径已被证明是安全有效的替代途径。

（二）TAVI 操作流程

完成 TAVI 需要心内、心外、麻醉、超声、放射、护理、手术室等多个团队共同努力合作。操作流程：①建立右股动脉的血管通路；②直头导丝跨主动脉瓣；③右心室起搏达到 150～160 次 /min；④主动脉瓣球囊扩张；⑤瓣膜置入；⑥撤出输送系统后造影。

（三）TAVI 术后主要并发症

1. 房室传导阻滞　是最常见的并发症，主动脉环受到器械压迫，易导致传导系统损伤，可表现为左、右传导束支阻滞和房室传导阻滞。

2. 脑卒中　脑卒中是 TAVI 术后最严重的并发症之一，也是 TAVI 术后并发症研究的最热点。

3. 瓣周漏　多数患者术后会有轻度瓣周漏，不到 5% 的患者会发生重度反流。

4. 动脉损伤　血管穿孔、破裂及动脉夹层等，多由介入操作导致。

5. 新发房颤　TAVI 术后约有 1/3 的患者会出现新发房颤，左心房直径较大及经心尖途径更易导致术后新发房颤。

（陈新忠）

参考文献

［1］Carabello BA. Clinical practice. Aortic stenosis［J］. N Engl J Med，2002，346：677-682.

［2］Tornos P，Sambola A，Permanyer-Miralda G，et al. Long-term outcome of surgically treated aortic regurgitation：Influence of guideline adherence toward early surgery［J］. J Am Coll Cardiol，2006，47：1012-1017.

［3］Gott VL，Alejo DE，Cameron DE.Mechanical heart valves：50 years of evolution［J］. Ann Thorac Surg，2003，76：S2230-2239.

［4］Thomas AT，Rebecca K，Rebecca S，et al.Reverse Myocardial Remodeling Following Valve Replacement in Patients With Aortic Stenosis［J］.Journal of the American College of Cardiology，2018，71：860-871.

［5］Shiono M，Sezai Y，Sezai A，et al. Long-term results of the cloth-covered Starr-Edwards ball valve［J］. Ann Thorac Surg，2005，80：204-209.

［6］Francesco G，Luca B，Guglielmo G，et al.Transcatheter Valve Replacement in Asia Pacific：Current Practice and Perspectives［J］.Journal of the American College of Cardiology，2018，72：3189-3199.

［7］Ana LM，Harriet M，Pankaj K，et al.Outcome of isolated aortic valve replacement in patients with classic and paradoxical low-flow，low-gradient aortic stenosis［J］.The Journal of Thoracic and Cardiovascular Surgery，2017，154：435-442.

［8］Nishimura RA，Blase AC，John PE III，et al.2014 AHA/ACC Guideline for the Management of Patients With Valvular Heart Disease：Executive Summary［J］. J Am Coll Cardiol，2014，63：2438-2488.

第五十章
三尖瓣关闭不全

三尖瓣病变可分为先天性和后天性两大类，前者如 Ebstein 畸形、三尖瓣闭锁等，后者主要由于风湿性、感染、类癌、创伤、缺血等病因导致，本章节主要阐述后天性三尖瓣病变。三尖瓣在 4 个心脏瓣膜中开口面积最大，达 $10cm^2$，呈椭圆形，其短轴直径为（36 ± 4）mm。三尖瓣由瓣叶、瓣环、腱索、乳头肌等结构组成。瓣叶可分为前瓣、后瓣和隔瓣，其中前瓣最大，是影响三尖瓣闭合的主要结构；乳头肌分为前乳头肌、后乳头肌和圆锥乳头肌；三尖瓣腱索平均 25 条，7 条至前瓣叶，6 条至后瓣叶，9 条至隔瓣叶，3 条至瓣联合区。三尖瓣周围的重要解剖结构包括主动脉右冠窦、室间隔膜部、中心纤维体、冠状静脉窦、房室结、希氏束、右冠状动脉等。

三尖瓣关闭不全大多数属于功能性关闭不全，少数属于器质性。功能性关闭不全者瓣膜本身并无病变，而系右心室扩大，右房室纤维环扩大，三尖瓣环扩大，引起三尖瓣对合不严形成关闭不全。故凡有肺动脉高压的心脏病，引起右心室扩大者，皆伴有功能性三尖瓣关闭不全。三尖瓣瓣环扩大在 3 个瓣叶并非均匀性扩张，以后瓣受累最为严重，前瓣次之，隔瓣扩大程度最小。器质性三尖瓣关闭不全则由于瓣叶的增厚、挛缩、瓣叶结构的毁损，腱索的断裂引起三尖瓣对合不能和对合错位所致。

一、病因

（1）各种先天性心脏病和左侧房室瓣病变引起的肺动脉高压，形成右心室扩大和三尖瓣环扩大。

（2）三尖瓣的风湿性病变、瓣叶增厚、挛缩、硬化、腱索融合。

（3）感染性心内膜炎，引起瓣叶穿孔、瓣叶增厚、挛缩、腱索断裂。

（4）三尖瓣损伤，由于介入治疗的心内操作引起的瓣叶撕裂和腱索断裂。

（5）三尖瓣的退行性变、瓣叶薄而软、瓣孔张开、瓣环扩大。

（6）三尖瓣先天性异常，除 Ebstein 畸形外，还有单纯性三尖瓣先天性病变，表现为瓣叶局部或弥漫性增厚，腱索、乳头肌发育不全，局限性瓣叶组织发育不良。

二、病理生理

三尖瓣关闭不全的病理生理改变主要为三尖瓣反流，心脏收缩期，血液从右心室反流入右心房，造成右心房扩大，压力升高，静脉血流回流障碍，同时出现右心室的舒张期充盈压升高，右心室负荷加重，右心室代偿而肥厚，最后导致右心衰竭。然而心脏对三尖瓣关闭不全的代偿功能远胜于二尖瓣关闭不全，这是由于体静脉系统的容量大于肺循环，而能适应较大溢量血流。其次是由于右心室的收缩力较左心室为低，三尖瓣关闭不全时，右心室血的反流量亦较二尖瓣关闭不全时为低。

三、临床表现与诊断

（1）三尖瓣关闭不全的症状和体征与瓣膜关闭不全的程度有关，轻度关闭不全时无明显症状，关闭不全较重者患者出现疲乏、胃纳不佳、肝区胀痛、腹部膨胀。典型的体征是颈静脉怒张伴颈静脉搏动，肝脏淤血、肿大，肝区压痛，下肢水肿，胸骨左沿第 4 肋间可闻及吹风性收缩期杂音，一般在深吸气时加强。

（2）心电图示右心房肥大、右心室肥大，有时伴有右束支传导阻滞，心肌劳损和心房纤颤。

（3）X 线检查：右心房和右心室肥大，心脏右缘突出，同时伴有其他瓣膜病变和先天性心脏病病变引起的心脏形态的改变。

（4）超声心动图检查，可探测瓣环的大小，瓣膜的活动度，瓣叶有无增厚，腱索有无融合和断裂，瓣叶缘有无赘生物，有无三尖瓣狭窄并存，还可探测三尖瓣反流的部位和方向及反流的程度。超声心动图对三尖瓣关闭不全的诊断有着定性和定量的重要作用，能为手术的选择提供重要参考。

（5）右心导管可测知右心房压、右心室压和肺动脉压力。右心室造影可显示反流程度和部位，目前由于超声心动图的无创性和高准确性，对于三尖瓣关闭不全的诊断，右心导管和右心造影检查基本上被超声心动图检查所取代。

四、治疗原则

以前认为：功能性三尖瓣关闭不全，在一般情况下，只要对原发病变进行手术治疗，手术后右心室张力下降以后，右心室缩小，三尖瓣关闭不全的程度大多迅速减轻，甚至消失。功能性三尖瓣关闭不全经过强心利尿，纠正心衰，症状可明显改善。功能性三尖瓣关闭不全只有当存在有重症肺动脉高压和三尖瓣环扩大程度较严重时才在原发病变得到矫正后，同期施行三尖瓣瓣环成形术，以期得到满意的效果。但目前对于大多数学者建议积极处理继发性三尖瓣关闭不全，在处理联合瓣膜病变时，如果左心系统瓣膜病变合并中度及以上三尖瓣反流，特别是三尖瓣瓣环扩大（前后径＞4cm），可考虑行三尖瓣成形。对于器质性三尖瓣关闭不全，一般都需要进行手术治疗。

五、手术适应证

需要进行外科矫正手术的后天性三尖瓣病变主要有五种，每种病变其手术方法都具有其特殊性。

（1）三尖瓣的感染性病变：三尖瓣的感染性病变通常很少需要进行外科手术，因为药物治疗往往能有效控制其发展，药物治疗效果满意。只有当感染持续存在或者反复出现肺部栓塞或当出现肺部栓塞的威胁时，其三尖瓣的病灶需要进行切除，进行瓣膜替换手术。

（2）侵犯三尖瓣的肿瘤：侵犯三尖瓣的肿瘤往往严重影响三尖瓣的功能，需要进行三尖瓣的切除和三尖瓣替换手术。关于人造瓣膜的选择，Cabrol 等主张采用机械瓣 St. Jude 双叶瓣。而当只有下列情况者，Cabrol 才主张采用生物瓣，即：① 70 岁以上的老年人；②具有对抗凝治疗的禁忌证；③希望妊娠的育龄妇女。对于儿童，其人造瓣膜的选择则比较困难，这是因为机械瓣需要进行抗凝治疗，而儿童往往很难执行，而生物瓣虽然对抗凝治疗要求不如机械瓣严格，但生物瓣在儿童中容易发生钙化和早期退行性变。

（3）三尖瓣损伤：三尖瓣损伤常见于外伤引起腱索断裂、瓣叶撕裂，大多首选修补和重建，将断裂的腱索和瓣叶进行重建。只有当修补、重建失败或瓣叶和腱索已严重毁损时才进行瓣膜替换手术。

（4）三尖瓣的风湿性病变：三尖瓣的风湿性病变可引起瓣膜狭窄、关闭不全或狭窄与关闭不全同时合并存在。单纯性的三尖瓣狭窄比较少见，狭窄一般不很严重，通常瓣孔能通过两指，极少数患者狭窄严重，只能通过一指尖，大部分患者可通过瓣膜联合处的切开进行治疗，手术采用切开与隔瓣两端相接的两个瓣膜联合，用剪刀剪开约 1mm，其后用手指沿着联合进行分离，这样瓣孔被扩大到足够的尺寸而瓣膜仍关闭良好。对于前瓣与后瓣的瓣膜联合没有必要进行切开，因为切开此联合获得的瓣孔扩大可能引起难以处理的关闭不全而导致不期愿的瓣膜替换手术。相反，与隔瓣两极相联的两个联合处的切开通常不引起关闭不全，如万一因切开引起关闭不全也容易通过三尖瓣环成形术予以补救。

瓣膜关闭不全可因瓣叶挛缩引起。有些三尖瓣关闭不全，可能是单纯性的，主要表现为瓣环扩大。其瓣环的扩大可能是由于风湿病引起的二尖瓣狭窄引起肺动脉高压、右室扩大造成三尖瓣环功能性扩大。也有学者认为三尖瓣环的扩大是由于风湿病变使瓣环变得脆弱而引起瓣环的原发性扩张。三尖瓣关闭不全大都采用瓣环成形术进行治疗。

（5）三尖瓣的退行性变：三尖瓣的退行性变，使瓣环极度扩大，瓣孔张开，瓣叶薄而软，而腱索正常，瓣膜联合无异常改变，大都采用瓣环成形术进行治疗。

六、手术方法

（一）Kay 瓣环成形术

Kay 瓣环成形术，手术要点在于消除后瓣，使三尖瓣成为二瓣化。采用一排间断缝合将后瓣与前瓣的联合，后瓣与隔瓣的联合两个联合合拢靠近，后瓣被消除，三尖瓣成为二瓣化，瓣孔变为相对性的狭窄，缩环后只能通过两指或两指半。瓣环环缩后向右心室注水，前瓣和隔瓣鼓起，三尖瓣孔的良好关闭得以重建。这个手术有一些理论上的缺陷：其一，只有当大大缩小瓣孔的面积时，关闭不全才能得以矫正；其二，没有矫正与前瓣相对应的扩张了的瓣环，因而往往矫正不满意或矫正后再度出现关闭不全；其三，三尖瓣二瓣化不合乎生理。

（二）De Vega 手术

手术采用一根缝线从隔瓣后瓣联合处进针，缝针沿着前瓣环前进一直缝到隔瓣和前瓣的交界处，其后缝线返回，与原缝合的路径平行，直至在开始进针的地方的后面出针，拉紧两端缝线，采用小垫片加固将两端线打结，使瓣孔保留通过两指尖。这种手术方法旨在缩短瓣孔的后瓣和前瓣部分，因这一部分瓣环总是在功能性三尖瓣关闭不全时扩大明显，而隔瓣部分的瓣环很少扩张，因而无须进行环缩。

（三）cabrol 半环形瓣环成形术

采用双头针进行缝合，第一针在前瓣和隔瓣交界处进针，针穿入房壁离三尖瓣环 3mm，其后在瓣叶附着于瓣环的根部穿出，其后采用同一根线的另一端的针直接穿过前一针的上面，两根线在此打结，形成一个整形的停泊点，第一根线接着规则地采用连续缝合法穿过瓣环进行缝合，每一个缝合点都被拉紧，以期瓣环逐步缩小，其后缝线缝至后瓣区并绕缝至与隔瓣的交界处在远离 Koch（10mm）三角处缝合终止以避免损伤传导束，当人们维持第一根线的拉力时，缝线的另一端的缝针采用与第一根线同样的方法穿过瓣环进行缝合，以进一步缩小瓣环，两根线在靠近后瓣与隔瓣交界处打结，轻轻地将两根线拉紧直至获得满意的缩环结果。术毕，向右心室腔内注入生理盐水检测瓣孔的密封情况，如果出现少许地方关闭不严，则在所期望的瓣环上加缝 1～2 针"X"，直至满意为止。终止体外循环后再通过右房壁用手指触扪三尖瓣孔，检查是否仍遗留有三尖瓣反流。

（四）Dubost 三尖瓣成形术

这种手术方法原由 Belsey 提出，1961 年用于二尖瓣瓣环成形术，其后由 Dubost 改进用于三尖瓣成形术。手术通过一根用 Dacron 制作的 3mm 宽的垫带固定在前瓣和后瓣的瓣环部分，将这个区域缩小约 1/3。首先自后瓣与隔瓣联合处开始，在三尖瓣环上缝上一排"U"字形缝合针，一直缝到隔瓣与前瓣联合处止，其后将"U"字形缝针的缝线穿过根据三尖瓣尺寸制作的 Dacron 垫带，抽紧缝线打结，缩小瓣环的尺寸至瓣孔达两指的孔径。最后向右心室注水，检测三尖瓣的关闭情况。

（五）Carpentier 三尖瓣环缩术

Carpentier 为矫正功能性三尖瓣关闭不全设计了多种瓣环。手术采用在后瓣和前瓣区域进行"U"字形缝合，而在隔瓣区则缝在隔瓣根部，同样采用"U"字形缝合，其后 U 形缝针穿过 Carpentier 瓣环，均匀地拉紧打结以缩小三尖瓣环。Carpentier 环有自 26（3.5cm²）至 36（6.85cm²）等 6 个尺寸，可根据患者的年龄、个体、瓣环的大小进行选择。成年人常用的尺寸，女为 32，男为 34。手术中，通过不同尺寸号码测量隔瓣附着的基底部，这种测量方法可能由前瓣与隔瓣的联合界限不精确而使得测量发生困难，这时人们可以通过测量前瓣的面积来进行估量，测量时将腱索牵起，使前瓣展开。

（六）三尖瓣替换手术

自从采用保存三尖瓣的手术方法获得成功以来，三尖瓣替换手术的适应证逐步缩小。三尖瓣替换手术只是在其他保留瓣膜的手术成为不可能或是在试图进行保存瓣膜的手术遭到失败以后才被迫采用。三尖瓣替换手术只切除前瓣和后瓣，其隔瓣被保留以便在这个水平安装人造瓣膜时利用隔瓣组织而不伤及房室传导束。瓣膜缝合法采用在隔瓣根部和前瓣、后瓣的瓣环上进行"8"字缝合，或采用带垫片"U"字形缝合，其后缝线成"U"字形穿过人造瓣膜的瓣环，将人造瓣膜推至瓣孔后打结。

七、术后主要并发症及处理

1. 房室传导阻滞　由于房室结及希氏束的解剖位置，三尖瓣置换时特别是在隔瓣及前瓣交界部位易伤及传导束，引起Ⅲ度房室传导阻滞（发生率 2% ~ 7%）。因此，在该部位缝针时，进针要浅，主张从心室面进针，心房面出针，也可采用在冠状静脉窦开口上方绕过危险区的间断带垫片的褥式缝合方法，以避免损伤传导束。

2. 血栓栓塞及出血　由于右心系统为低压系统，血流缓慢，容易发生血栓栓塞。因此，如果接受机械瓣患者，其抗凝程度应加强，使 INR 维持在 2.5 ~ 3.5 水平。而大部分慢性三尖瓣病变患者，术前均有不同程度右心功能受损、肝大、腹水、黄疸等，术后早期易发生肝功能损伤，增加出血风险。

3. 感染性心内膜炎　术前吸毒患者如果术后继续静脉吸毒，容易发生人工瓣膜性感染性心内膜炎，因此，一定要告诫静脉吸毒者术后戒毒以避免这一灾难性并发症。

八、基本手术方式

三尖瓣关闭不全，根据病理改变和反流的程度不同选择瓣膜成形术或瓣膜替换手术。其基本手术方式如下。

（一）三尖瓣二瓣化成形术

胸骨正中切口按常规建立体外循环。切开右心房，向三尖瓣孔注水测试三尖瓣反流，采用带垫片褥式缝合分别环缩前瓣后瓣联合和隔瓣后瓣联合，或采用 Kay 瓣环成形术环缩后瓣和其交界的两个联合。

（二）De Vega 瓣环环缩成形术

采用一根缝线从隔瓣与后瓣联合进针，缝针沿着前瓣环前进一直缝到隔瓣和前瓣交界处，其后缝线返回，与原缝合路径平行，拉紧两根平行的缝线进行环缩打结。

（三）Cabrol 半环形瓣环成形术

采用双头针两根缝线连续缝合法穿过瓣环，拉紧每个缝合点，逐步缩小瓣环至三尖瓣孔通过两指为宜。

（四）Dubost 三尖瓣瓣环成形术

前瓣隔瓣交界区至后瓣隔瓣交界区，采用褥式缝合三尖瓣环 6 ~ 8 针，将所有褥式缝线固定在一长条 Teflon 垫片上，环缩瓣环打结。

（五）Carpentier 三尖瓣瓣环成形术

通过多根 "U" 字形缝线吊线，缝在特别的 Carpentier 瓣环上，围绕三尖瓣环约 3/4 的周径进行环缩。保留隔瓣前瓣交界处的 1/4，不予环缩免损伤传导束。

（六）三尖瓣替换手术

剪除后瓣和前瓣，保留隔瓣，采用 "8" 字形缝合法或带垫片褥式缝合法，将人造瓣膜固定在三尖瓣环位置。

（邱雪峰）

参考文献

［1］ 陈宗辉，付亮，倪寅凯，等 . 三尖瓣关闭不全的诊治进展［J］. 国际心血管病杂志，2018，45（1）：20-23.

［2］ 李俊生，马捷，闫子星，等 . 改良锥形重建法矫治三尖瓣下移畸形 18 例［J］. 中国胸心血管外科临床杂志，2017，24（11）：863-866.

［3］ 赵鹏英，祁亮，宋兵 . 人工软环与改良 De Vega 术治疗三尖瓣关闭不全的疗效观察与对比［J］. 心血管外科杂志，2016，5（2）：63-67.

［4］ 潘世伟，胡盛寿，王巍，等 . 改良三尖瓣成形术对继发性三尖瓣关闭不全的疗效评价［J］. 中国循环杂志，2011，26（1）：46-49.

［5］ 凤玮，吕振乾，张瑛，等 .Carpentier 成形环与经典 De Vega 环缩术治疗三尖瓣关闭不全临床疗效分析［J］. 山东医药，2012，52（40）：60-61.

［6］ 乔帆，徐激斌，朱震，等 . 分段改良 De Vega 三尖瓣成形术治疗功能性三尖瓣关闭不全［J］. 中国胸心血管外科临床杂志，2010，17（3）：235-238.

［7］ Lo Rito M，Grandinetti M，Muzio G，et al. Results for tricuspid valve surgery in adults with congenital heart disease other than Ebstein's anomaly［J］.European Journal of Cardio-Thoracic Surgery，2019，56（4）：706-713.

［8］ Ren G，Juan YH，Fei H，et al.Congenital absence of the pericardium and tricuspid regurgitation［J］. QJM：An International Journal of Medicine，2018，111（12）：895-897.

［9］ Komorovsky R，Palamar T，Smiyan S. A rare cause of tricuspid regurgitation［J］. Journal of Echocardiography，2018，16（2）：101-102.

［10］ Fumiaki S，Mitsugi N，Kazuhisa N，et al. Repair of Congenitally Absent Chordae in a Tricuspid Valve Leaflet with Hypoplastic Papillary Muscle Using Artificial Chordae［J］.J CARD SURG，2010，25：737-739.

第五十一章
联合瓣膜疾病

心脏联合瓣膜病是指同时累及两个或两个以上心脏瓣膜的疾病，占心脏瓣膜病变的 27% ~ 41.5%。在联合瓣膜病中，二尖瓣合并主动脉瓣双病变最常见，占 48% ~ 87%；其次是二尖瓣合并主动脉瓣和三尖瓣的三瓣膜病变，占 7% ~ 24.5%。二尖瓣合并三尖瓣病变也较多见，但大多是器质性二尖瓣病变合并功能性三尖瓣病变，器质性二尖瓣和三尖瓣病变仅占 2% ~ 4%。主动脉瓣病变合并三尖瓣病变很少见，占比不到 5%；而三尖瓣与肺动脉瓣双瓣膜病变和二尖瓣、三尖瓣、主动脉瓣与肺动脉瓣四瓣膜病变均非常罕见（占比不到 1%）。

联合瓣膜病的外科治疗始于 20 世纪 50 年代。在 20 世纪 50 年代初，Trace 等和 Brofman 等分别开展了分期或同期闭式二尖瓣和三尖瓣的交界切开术。1958 年，Lillehei 等首次报道了在体外循环下行直视二尖瓣交界切开和主动脉瓣成形术。1963 年 Cartwright 等最早报道了二尖瓣与主动脉瓣双瓣膜置换术。1964 年，Starr 等报道了二尖瓣、主动脉瓣和三尖瓣三瓣膜置换术。1992 年 Knott-Craig 等又报道了二尖瓣、主动脉瓣、三尖瓣和肺动脉瓣同期四瓣膜置换术。国内主要从 20 世纪 70 年代末和 80 年代初逐渐开展联合瓣膜病的外科手术。以往联合瓣膜手术特别是瓣膜置换术的死亡率通常可高达 10% ~ 25%，但近年来随着体外循环、心肌保护技术的进步、手术方法以及围术期处理的改善，其死亡率已显著下降至 5% ~ 8% 以下，甚至在一些技术条件较好的单位已与单瓣膜手术的死亡率相近或无明显差异。本章按二尖瓣和主动脉瓣联合病变以及二尖瓣、主动脉瓣和三尖瓣联合瓣膜病变两大类型分别阐述，重点探讨常见联合瓣膜病的病理组合类型、病理生理和临床表现特点及其外科诊治要点。

一、二尖瓣和主动脉瓣联合病变

（一）病理组合类型及病理生理改变

二尖瓣和主动脉瓣双病变是最常见的联合瓣膜病。国外尸检和大组外科手术报告，这种联合形式占联合瓣膜病变的 48% ~ 87%，国内报道约占 35%。

二尖瓣和主动脉瓣双病变的病因可分风湿性和非风湿性两大类，其中以风湿性病变最常见，尤其是在非洲、印度、南美以及包括我国在内的许多发展中国家。在非风湿性病因中以退行性变和感染性心内膜炎常见。特别是在美国、英国和日本等发达国家，由于社会经济及医疗条件的改善，近一二十年来风湿性心脏病已显著减少，相对而言，退行性变（或黏液样变）引起的联合瓣膜病呈明显上升趋势，成为联合瓣膜病的主要病因之一。原发性感染性心内膜炎近年来也呈上升趋势，以侵及左侧心瓣膜多见，常常先侵及一个瓣膜（以主动脉瓣最常见），若未及时得到诊治，随着病情发展再侵及另一瓣膜（如二尖瓣）。另外，一些主要引起单瓣膜病变的因素也可继发引起联合瓣膜病变。如钙化性主动脉瓣狭窄可引起左心室和二尖瓣环的扩大或钙化，直接侵及二尖瓣环和瓣叶致继发性二尖瓣关闭不全，这在老年人中较常见。其他病因如系统性红斑狼疮、继发性高甲状旁腺素症、放射性损伤、外伤、Werner 综合征以及厌食性减肥药物等也可引起二尖瓣和主动脉瓣双病变，但在临床上非常罕见。

依据二尖瓣和主动脉瓣不同病变类型（即狭窄或关闭不全）的组合形式，可将二尖瓣和主动脉瓣双病变分为以下五种基本病理类型。

1. 二尖瓣狭窄合并主动脉瓣狭窄　这种联合类型较少见（图3-51-1），病因几乎均为风湿性。其病理改变基本与单纯二尖瓣和主动脉瓣狭窄一致。二尖瓣的病理改变主要表现为瓣叶明显纤维化增厚，尤以游离缘和后瓣严重，瓣叶可有钙化、边缘蜷缩、交界融合，瓣口面积明显缩小，通常小于$1.0cm^2$。瓣下腱索有增粗、融合、缩短，乳头肌增粗，严重者可引起瓣下狭窄。主动脉瓣叶亦可明显增厚，交界融合伴有钙化，瓣口面积缩小，跨瓣压差>50mmHg。左心房扩大，有心房纤颤者，可形成左心房血栓。左心室大小及室壁肥厚程度取决于二尖瓣和主动脉瓣狭窄的严重程度。若以二尖瓣狭窄为主，则左心室以心腔小为主，室壁肥厚可不明显；反之，若以主动脉瓣狭窄为主，则左心室以室壁向心性肥厚为主，左心室可轻度扩大，但心腔不大。

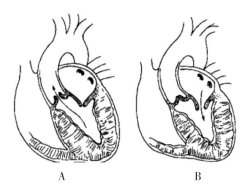

图3-51-1　二尖瓣狭窄合并主动脉瓣狭窄的病理及其病理生理改变

A. 收缩期；B. 舒张期。

2. 二尖瓣狭窄合并主动脉瓣关闭不全　这种联合类型常见（图3-51-2）。其病因也主要为风湿性。而且大多数患者以二尖瓣狭窄的病理改变较重，主动脉瓣关闭不全相对较轻，二尖瓣狭窄和主动脉瓣关闭不全均重者不到10%。因此，通常二尖瓣叶有明显增厚、钙化、交界融合等病理改变，同时瓣下结构亦有明显异常，但主动脉瓣大多以纤维化增厚为主，钙化和交界融合不明显。由于二尖瓣狭窄，左房可有明显扩大，又由于同时存在主动脉瓣关闭不全，左心室的容量负荷增加，左室心腔可有轻到中度扩大，室壁轻度肥厚或不明显。由于二尖瓣狭窄在一定

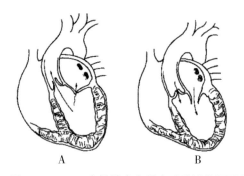

图3-51-2　二尖瓣狭窄合并主动脉瓣关闭不全的病理及其病理生理改变

A. 收缩期；B. 舒张期。

程度上掩盖或减轻了主动脉瓣关闭不全的严重程度，因此，在这种情况下左心室腔及其室壁肥厚的程度与相同严重程度的单纯主动脉瓣关闭不全相比，其程度较轻。

3. 主动脉瓣狭窄合并二尖瓣关闭不全　这种联合类型较少见（图3-51-3）。其病因以风湿性和退行性病变多见。通常以主动脉瓣狭窄为主，二尖瓣关闭不全相对较轻，其病变可为器质性，也可为功能性。在临床上，以在明显主动脉瓣狭窄基础上继发或合并二尖瓣关闭不全最常见。在这种情况下，左心室的容量和压力负荷均增加，因此，左心室扩大和室壁肥厚都较明显，但由于存在二尖瓣关闭不全，左心室肥厚较单纯主动脉瓣狭窄为轻，而左心房可有明显扩大。

4. 主动脉瓣关闭不全合并二尖瓣关闭不全　此种

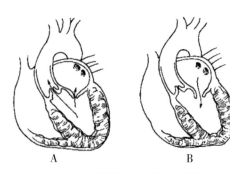

图3-51-3　主动脉瓣狭窄合并二尖瓣关闭不全的病理及其病理生理改变

A. 收缩期；B. 舒张期。

联合类型较常见（图3-51-4），可由风湿性、退行性变、感染性心内膜炎、自身免疫性疾病或结缔组织病（如马方综合征）等引起。在这种类型的联合病变中，通常以主动脉瓣关闭不全为主，二尖瓣关闭不全大多为继发性改变。其病理改变主要与病因有关。若为风湿性病变，主动脉瓣和二尖瓣叶以纤维化增厚为主，可伴有点状钙化，二尖瓣瓣环明显扩大，瓣下结构及腱索和乳头肌也以增粗为主。若为退行性变，则以瓣膜脱垂、瓣环扩大为主，可伴有腱索和乳头肌变细、延长甚至断裂。感染性心内膜炎可发生

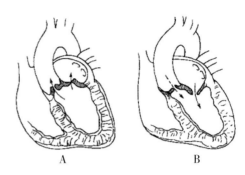

图3-51-4 主动脉瓣关闭不全合并二尖瓣关闭不全的病理及其病理生理改变

A.收缩期；B.舒张期。

在正常或已有病变瓣膜的基础上，最典型的病理改变是在瓣膜上形成赘生物和破坏瓣叶导致瓣叶穿孔。严重者可形成瓣周脓肿，以主动脉根部前壁和纤维三角区多见，可导致主动脉-心房（室）漏和心脏传导阻滞。无论什么原因引起的主动脉瓣和二尖瓣关闭不全，均能导致左心室的容量负荷明显加重，从而引起左室离心性扩大和肥厚，较单纯主动脉瓣或二尖瓣关闭不全引起的明显，是临床上引起巨大左室的最常见原因之一。

5. 二尖瓣和主动脉瓣混合病变　此种联合类型在临床上最常见。其病因几乎均为风湿性，是风湿热反复严重发作的结果。二尖瓣和主动脉瓣均以狭窄和关闭不全混合病变为主，一般情况下，二尖瓣病变较主动脉瓣病变为重。这一类型不仅瓣膜病变较重，心肌病变损害也较重。不但左心房有明显扩大，而且由于左心室的容量和压力负荷均增加，左心室也有明显扩大和/或肥厚（图3-51-5）。

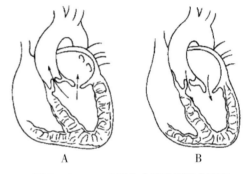

图3-51-5 二尖瓣与主动脉瓣混合病变

A.收缩期；B.舒张期。

（二）诊断

二尖瓣和主动脉瓣联合瓣膜病的诊断，不仅要求定性明确瓣膜病变的性质，而且要求定量明确各个瓣膜病变的严重程度以及心功能的状态，以利于决定手术方式和时机。一般情况下，根据病史、临床表现（重点是杂音性质），结合胸片和心电图等辅助检查，即可初步作出定性诊断。进一步结合心脏彩超检查，多可作出比较肯定的定性（包括病因）和定量诊断。有时定量诊断较困难，需结合心导管或造影资料进行综合分析和判断，有时需术中直视探查后才能得出最后明确的诊断和决定手术方式。

（三）外科治疗

1. 手术指征

（1）二尖瓣和主动脉瓣双瓣置换术指征。

1）风湿性和退行性二尖瓣与主动脉瓣病变。风湿性和退行性变均可同时累及主动脉瓣和二尖瓣，瓣膜关闭不全明显或狭窄与关闭不全共存较常见。对于中重度二尖瓣狭窄合并严重主动脉瓣病变的患者，或对于重度二尖瓣狭窄合并中度主动脉瓣病变的患者，均可考虑行双瓣置换术。

2）感染性心内膜炎。感染性心内膜炎多侵犯主动脉瓣，偶尔二尖瓣也同时受累。局部感染可导致瓣叶破坏穿孔与赘生物形成，严重者可侵犯主动脉窦或室间隔，并扩展至二尖瓣。无论在急性期或感染控制后的稳定期，如其瓣膜的功能障碍为关闭不全，应施行瓣膜置换术。

3）其他病因引起的二尖瓣和主动脉瓣病变。先天性或退行性变引起的重度主动脉瓣病变，若同时合并慢性原发性严重二尖瓣反流患者，病变若同时累及前后瓣叶，且瓣膜修复可能性较低时，也可考虑行双瓣膜置换术。

（2）主动脉瓣置换术和二尖瓣成形术。

1）主动脉瓣病变。无论是风湿性还是其他病因（如老年钙化性）引起的主动脉瓣病变，瓣膜损害均较重，并有钙化形成，往往为狭窄与关闭不全并存。有症状的患者，若合并低心搏量、低跨瓣压差、射血分数下降，尤其是 CT 钙化评分为重度狭窄时应考虑瓣膜置换术。无症状患者血清 BNP 水平明显升高（年龄、性别校正后大于 3 倍正常范围），经复查无误且排除其他病因后，应考虑瓣膜置换术。

2）二尖瓣病变。由于二尖瓣修复术可保持二尖瓣结构的完整性，较二尖瓣置换能更好地保护左心室收缩功能，且可以避免人工瓣膜固有的风险如机械瓣的栓塞或抗凝出血或生物瓣衰败等并发症。因此，对于有手术指征的二尖瓣关闭不全患者，优先推荐二尖瓣修复。

2. 手术时机的选择　对于有两个或多个严重狭窄或反流性病变且有症状的患者，所有病变应在一次手术中进行手术矫正。因此，在合并严重主动脉瓣和二尖瓣病变的患者中，尽管双瓣手术的风险和死亡率均高于单独主动脉瓣手术，但在主动脉瓣置换时应考虑同时进行二尖瓣手术。对于重度主动脉瓣狭窄和中度功能性二尖瓣反流患者的治疗仍存在争议。尽管在大多数严重主动脉狭窄患者中，伴随的二尖瓣反流为轻度至中度，并在单独的主动脉瓣手术后趋于改善，但三分之一的患者二尖瓣反流并未改善甚至加重。因此，在这种情况下目前对于二尖瓣修复的远期效果尚无确切的证据。关于外科手术的选择，一些研究表明，在原发性二尖瓣反流的情况下，对于接受主动脉瓣置换的患者，修复优于置换术。但是，对于继发性二尖瓣反流接受主动脉瓣置换的患者，首选二尖瓣修复还是置换仍存在争议。在一项研究中，二尖瓣修复术院内死亡率较二尖瓣置换降低，但两种手术远期生存率并没有显著差异。相反，二尖瓣修复患者二尖瓣远期病变的发生率增加了。对于多个非严重病变组合的处理是最具挑战性的。中度瓣膜功能障碍伴随的可能是严重的血流动力学病变，可导致心室功能障碍从而出现严重症状，因此，干预的适应证应结合症状和客观血流动力学后果，而非只参考瓣膜狭窄或反流程度等指标。鉴于缺乏对多个非严重病变进行治疗的有力证据，多方面考虑多学科合作变得越来越重要。在出现症状和心室功能异常不可逆之前，对联合瓣膜病进行早期处理可能是改善预后的关键。

影响二尖瓣和主动脉瓣双瓣手术时机选择的因素较多，在此着重强调二尖瓣和主动脉瓣双瓣病变的病理类型对手术时机选择的影响。

（1）二尖瓣和主动脉瓣均为狭窄病变。由于左房及肺循环对压力和容量负荷增加的适应性差，而左心室容量负荷又相对减少，致心排血量相对减少，因此，这类患者的临床症状出现较早和较重。左心室因单纯压力负荷增加而发生心肌向心性肥厚，心肌顺应性和舒张功能逐渐降低，但受二尖瓣狭窄的影响，心肌肥厚的严重程度明显轻于相应的单纯主动脉瓣狭窄，使左室心肌的收缩功能受损相对较慢和较轻。因此，这类患者的左室功能有较长的代偿期，可有相当长的有症状期而左室功能下降不明显，或即使左室泵功能下降较明显，但左室心肌收缩功能下降较轻，因此手术时机的选择余地较大，术后心功能恢复较快，预后也较好。但一旦心肌发生显著的纤维化和萎缩，心肌发生不可逆性病理损害，则心肌功能可显著下降，此时即使施行外科手术，预后也差。对这类患者应在左室明显萎缩和功能下降前手术为宜。

（2）二尖瓣和主动脉瓣均为关闭不全。

　　1）慢性二尖瓣和主动脉瓣关闭不全。由于左房、左室均以容量负荷增加为主，左房压力负荷随心动周期波动，左房和左室均代偿性扩大和肥厚，因此，这类患者心功能可在长时间内保持正常，心功能代偿期可从数年至数十年不等，临床症状也较轻。在这一阶段，手术时机的选择较宽，预后较好，但易被患者因症状轻而忽略，延误治疗。当左室显著扩大和肥厚，甚至出现巨大左室，左心功能进入失代偿期，症状明显加重，心功能迅速恶化，此时应加紧及时手术，否则一旦心肌发生不可逆性损害，预后不良。

　　2）急性二尖瓣和主动脉瓣关闭不全。由于正常的左心房和左心室对急性容量负荷的增加耐受性差，因此，左房和左室易发生急性扩张和左心功能急性衰竭，对这类患者手术时机的选择余地小，应积极准备，尽早或限制手术。如并发急性肺水肿必须行急诊手术。

　　（3）二尖瓣和主动脉瓣混合病变。这种类型患者的临床表现及心功能改变介于上述两种类型之间。同样手术时机的选择余地也较宽。一般来说，心功能已降至 3 ~ 4 级，临床症状明显，即应尽快手术。

　　3. 术前准备　二尖瓣和主动脉瓣双瓣手术的一般常规术前准备基本同单瓣膜手术。但须特别强调，在术前应尽可能明确各瓣膜病变的性质及其严重程度（包括瓣口面积、瓣叶增厚或钙化的范围和程度等）。左室舒张末容积及室壁厚度，以便制定出一个合理的手术方案和对术中可能出现的意外情况的防范或应急措施。另外，由于二尖瓣和主动脉瓣是两个最主要的心瓣膜，其病变不仅会明显损害心功能（尤其是左心功能），而且还会引起以心源性为主的多脏器（如肝、肾、肺等）功能障碍。因此，对于双瓣手术，术前加强改善患者的心功能状态、纠正主要脏器的继发性功能障碍及水与电解质紊乱，提高患者的自身营养状态尤为重要。

　　（1）改善心功能，纠正水钠潴留。

　　1）强心药物的应用。首选洋地黄类药物。对心力衰竭明显者，为避免胃肠道吸收功能不良，改用静脉注射毛花苷 C，而且术前不停用。对于心率较慢、易发生洋地黄中毒者，也可用氨力农或米力农等磷酸二酯酶抑制剂。对于心力衰竭严重者，入院后可在常规强心和利尿的基础上，合并应用小剂量多巴胺或多巴酚丁胺，以利心功能的改善。

　　2）利尿药物的应用。尽量采用保钾利尿药，但由于其利尿作用较弱，因此，常采用与排钾利尿药联合应用的方法。为了纠正明显的体内水钠潴留，入院初 1 周内可加强利尿，同时限制晶体的输入。待心功能改善、体内水钠潴留改善后，维持尿量在 $20mL/(kg \cdot d)$ 左右即可，并定期测定电解质和体重，保持电解质正常（主要是钾、镁）和体重先降后稳。若患者存在低蛋白血症，可间歇输入少量血浆或人体白蛋白，以利提高血浆胶体渗透压，增强利尿效果。

　　3）血管扩张剂的应用。对于以关闭不全为主的双瓣膜病变患者，术前可常规口服少剂量血管扩张药，有利于减轻后负荷，增加心排血量和肾血流量，从而增加排尿量，减轻肺间质与组织水肿。

　　（2）维持水电平衡，防治心律失常。心脏瓣膜病的患者，由于长期服用利尿药，体内总钾特别是细胞内钾浓度容易降低，低钾又易引起心律失常或洋地黄中毒，因此，术前补钾很重要。另外，镁对稳定心肌细胞膜、血钾平衡和抗心律失常，以及维持细胞内许多功能酶的活性等方面都有重要作用。因此，补钾同时应补镁。以促进心肌细胞的营养和细胞内外钾、镁离子的平衡和稳定。

　　对于术前有室性期前收缩等心律失常者，若为偶发、无明显症状或未引起明显血流动力学异常，可不必应用抗心律失常药物。对有频发、成对或连续＞3个出现者，须适量应用抗心律失常药，原则上不用或慎用对心肌功能抑制较明显或维持时间较长的抗心律失常药物如胺碘酮等。若一般处理后仍控制不理想时，可在术前 3～5d 应用利多卡因，得到有效控制后再手术。

（3）改善肺功能，纠正慢性缺氧。二尖瓣和主动脉瓣双瓣病变的患者，术前不少存在一定程度的肺通气或弥散功能异常，但大多是心源性的，程度亦较轻，一般不需特殊处理。但对于病史长、年龄大、存在明显肺循环高压表现（如肺间质水肿、肺动脉高压）或慢性阻塞性病变的患者，则应给予适当氧疗。改善肺泡的弥散功能，纠正机体慢性缺氧。对有肺部感染者，应先控制住感染再行手术。

（4）加强营养，纠正负氮平衡。对于体弱、消瘦患者术前应注意加强营养，首先重点改善心功能，同时给予高糖、高蛋白和富含多种维生素的饮食，必要时给予少量糖皮质激素以促进消化和吸收功能。对于有贫血或低蛋白血症者，可间歇少量输入新鲜血液、血浆或人体白蛋白，使血红蛋白至少提高到 90g/L 和血浆总蛋白 60g/L 以上才宜手术。

4. 手术操作　二尖瓣和主动脉瓣双瓣手术的基本操作和手术程序与相应的单瓣手术相似。但由于双瓣手术时间较长，瓣膜病变类型的不同，采取的手术方式亦不同，因此，二尖瓣和主动脉瓣双瓣手术还有其自身的特点和注意事项。

（1）麻醉和体位。全身静脉复合麻醉，患者仰卧位，背部垫高。一般经口气管插管维持呼吸，对心肺功能较差、预计术后需延长呼吸机支持时间者以经鼻气管插管为宜，以便术后延长呼吸机支持呼吸时易管理，并且麻醉后即置入，用以术中动态监测血流动力学的变化。对于以主动脉瓣重度狭窄（瓣口面积 < 0.5～0.7cm²）或重度关闭不全为主者，麻醉诱导不宜过快过深，降压也不宜太明显和太快，否则极易诱发心搏骤停。

（2）切口和探查。取胸骨正中劈开切口，纵行切开心包，常规观察各心腔与心包内大血管的形态学改变。触诊震颤的部位，必要时测定心腔和肺动脉压。

（3）体外循环和心肌保护。体外循环和心肌保护的方法基本同单纯主动脉瓣手术。对于心肌肥厚扩大明显者，必须加大心肌保护液的灌注流量。双瓣手术体外循环与阻断主动脉时间较长，保持良好的灌注压和充足的尿量，做好心肌保护非常重要。

（4）手术程序。原则上先行二尖瓣手术，再行主动脉瓣手术。通常先切开左房探查二尖瓣，接着切开升主动脉探查主动脉瓣的病变程度和瓣环大小，设计好手术方案和人造瓣膜的匹配，再行二尖瓣手术，以免二尖瓣区人造瓣膜型号选择过大，主动脉瓣区人造瓣膜选择过小或置换困难。但当主动脉瓣环较小时，为避免人造主动脉瓣入座困难，亦可在人造二尖瓣入座打结前先行主动脉瓣置换。

（5）二尖瓣手术。二尖瓣手术包括二尖瓣成形术和置换术，二尖瓣显露可通过右房 – 房间隔切口或房间沟切口，目前常用前者，尤其是合并三尖瓣手术时。二尖瓣手术的具体方法详见有关章节。

（6）主动脉瓣手术。主动脉切口不宜过低，通常在前壁右冠状动脉开口上方 1.5～2.0cm 处作斜切口。在双瓣手术中，主动脉瓣以置换术为主，成形术较少，具体操作详见有关章节。

（四）手术时特殊情况的处理

1. 手术方式的选择　如前所述，二尖瓣和主动脉瓣双病变，由于其中一个瓣膜病变严重可掩盖另一个病变较轻的瓣膜，造成术前估计不足或漏诊。因此在双瓣手术中，必须首先探查和直视观察病变瓣膜的严重程度，以决定手术方式。作者的体会：当一个瓣膜病变较重需换瓣时，对另一个瓣膜是否行成形术需十分慎重。原则上，若为器质性病变（如风湿性），且为狭窄和关闭不全混合病变，即使病变程度较轻（尤其是主动脉瓣病变）也以换瓣为宜；如二尖瓣为功能性关闭不全，仅有瓣环扩大，瓣叶病变不明显者，则首选成形手术。

2. 人造瓣膜的选择及其匹配 二尖瓣和主动脉瓣双病变行双瓣置换术，选择瓣膜的型号及其相互间的匹配，对瓣膜手术后血流动力学和心功能改善起着重要作用。选择人造瓣膜的一般原则是：主动脉瓣争取替换较大型号的瓣膜，而二尖瓣则应根据左室的大小，患者的身高和体重，以及主动脉瓣区置入人造瓣膜的型号综合考虑再定。从血流动力学角度出发，对于成人来说，主动脉瓣区通常至少要置入内径≥16mm（即外径≥21mm）的人造瓣膜，否则易产生类似主动脉瓣狭窄的血流动力学改变，影响心功能的恢复。但置入内径22mm（即外径27mm）以上的人造瓣膜并不会再继续明显改善血流动力学状况，反而会因人造瓣膜的泄漏率增大，增加静息反流量对心动能产生不利影响。因此，在临床上主动脉瓣区最常用的人造瓣膜是内径18~22mm。由于正常二尖瓣较主动脉瓣口大，二尖瓣的型号通常较主动脉瓣大1~2个型号，一般要求内径>20mm，最常用的是内径22mm和24mm。如两个瓣膜均以狭窄为主，左心室小，则二尖瓣区以置入较小型号（但最好内径≥20mm）的人造瓣膜为宜。

另外，在二尖瓣和主动脉瓣双瓣替换时，除应注意人造瓣膜型号的匹配外，还应注意其类型的匹配。原则上，二尖瓣和主动脉瓣均应选择同一类型，而不应一个选用机械瓣另一个选用生物瓣，这样不但不能体现两种人造瓣膜的各自优点，反而突出其各自的缺点。至于选择生物瓣还是机械瓣，一般除老年人（为60岁）或有抗凝禁忌患者外，均以选择机械瓣为好，尤以双叶瓣为宜。

3. 二尖瓣瓣下结构的保留 已有大量的实验和临床研究证实二尖瓣瓣下结构的保留可保持二尖瓣装置的完整性在维持正常左心功能中起着重要作用，因此，在二尖瓣手术中应力求保留二尖瓣的瓣下结构，在二尖瓣和主动脉瓣双瓣手术中也不例外。以往对左心腔不大或偏小者，以及二尖瓣病变较重者，保留二尖瓣瓣下结构顾虑较多，担忧发生卡瓣引起人造瓣膜功能障碍，一般不主张保留。但近年来，随着手术技巧的日趋成熟和经验的不断积累，目前的观点是尽可能保留后瓣瓣下结构。对以瓣膜关闭不全病变为主、左室扩大明显者，则可保留前、后瓣的瓣下结构，对左室不大或偏小的则可保留二尖瓣后瓣及其瓣下结构。对于二尖瓣瓣膜及瓣下结构（主要是腱索）病变严重者，可采用人工腱索移植。这样既有利于改善术后心功能，尤其是有利于重症患者能安全度过围术期，同时又可显著减少或预防发生左室后壁破裂的致命性并发症。

4. 临时性心外膜起搏器的安置 二尖瓣和主动脉瓣双瓣手术因患者自身心肌损害较重，手术时主动脉阻断和体外循环时间较长，术后心律失常的发生率较单瓣手术为高，特别是术前已有室性心律失常或左室肥厚扩大明显者，术后室性心律失常（如室性期前收缩、室速甚至室颤等）的发生率较高，而且是引起早期死亡的重要原因之一。另外，由于手术引起的心肌水肿和再灌注损伤、术中酸碱平衡紊乱等原因，术后早期心率的变化也较大，对心功能亦产生有害的影响。因此，双瓣手术术中宜常规安置心外膜起搏导线。这对改善和稳定术后早期心功能，预防和控制心律失常，以及减少术后抗心律失常药物的应用都有很大的益处。若患者术前无心房纤颤、复跳后亦无房室传导阻滞，则最好在右心房心耳处再安置一根起搏导线。这样，在术后即可根据患者的心率和心律情况，选择心室按需起搏（VVI）或生理性顺序按需起搏（DDD）模式。前者适用性广，但有时会降低心排血量，后者适用于无心房纤颤者，其优点是不会降低心排血量。武汉协和医院自1995年以来，在双瓣术中和大部分单瓣术中常规安置心外膜临时起搏导线，在术后24~72h内预防性应用或与抗心律失常药物合用，有效地预防或减轻了心律失常发生所造成的循环紊乱。

5. 人造机械瓣膜功能障碍的防治 随着心脏瓣膜替换手术技巧的日趋成熟和手术医生临床经验的不断丰富，术中人造机械瓣膜功能障碍的发生已很罕见。瓣膜功能障碍一般易发生在二尖瓣区，多为外源性的。原因可能主要与患者左心腔小、保留二尖瓣瓣下结构或人造机械瓣膜置入方位不当（尤其是单叶瓣时）等因素有关。术中一旦发生急性人造机械瓣膜功能障碍，在体外循环停止后会突发出现心缩无力、心率变慢、心脏膨胀，左房压升高和动脉压下降等一系列急性循环衰竭表现而不能撤离体外循环，此时触诊左室后壁碟片启闭感变弱或消失，经食管超声检查可发现碟片活动异常（关闭或开放不全）。此时，必须立即重新建立体外循环，减压心脏，查明并去除原因，若不能明确是内源性还是外源性原因时，则应重新更换新的人造机械瓣膜或生物瓣。

（五）术后处理和主要并发症

1. 术后处理　二尖瓣和主动脉瓣手术后的一般处理基本与单瓣手术相同，重点应特别注意以下几点。

（1）心功能支持：由于受手术创伤、体外循环、血容量的变化等因素的影响，瓣膜术后早期一段时间内心功能是降低的，因此，术后必须加强心功能的支持。已往大多数学者都十分强调术后洋地黄的应用，一般要求体外循环结束后常规应用毛花苷 C 0.2 ~ 0.4mg 静脉注射，以后视心率情况，每间歇 4 ~ 6h 加用 0.1 ~ 0.2mg，术后 24h 内应用总量可达 0.8 ~ 1.0mg。但近年来则主张采用肾上腺素能刺激剂（如多巴胺和多巴酚丁胺）与血管扩张剂（如硝普钠或酚胺拉明等）联合应用的方法，达到增强心肌收缩力，降低外周阻力，提高心排血量的作用。必要时联合应用肾上腺素，通常用量为多巴胺和多巴酚丁胺 5 ~ 10μg/（kg·min）、肾上腺素 0.05 ~ 0.15μg/（kg·min）、硝普钠 0.5 ~ 5μg/（kg·min）持续静滴，并根据血压、中心静脉压、末梢循环情况进行调节。必要时加用磷酸二酯酶抑制剂氨力农或米力农，这样既可发挥强心，扩血管降低肺动脉压、减轻右心后负荷的作用，又无减慢心率、洋地黄中毒等副作用，因此现对洋地黄的用量已不作特殊要求，一般术后 24h 内用量不超过 0.4mg，以免在术后早期因血钾、血镁偏低或不稳，心肌应激性高的情况下易产生洋地黄中毒和心律失常。

同时，应迅速补足血容量，当血细胞比容 ≤ 0.30 ~ 0.32 时，以补充新鲜全血或浓缩红细胞悬液为主；血细胞比容 > 0.32 时，以补充血浆为主。一般保持左房压在 12 ~ 15mmHg 或中心静脉压在 9.8 ~ 15 mm H_2O 为宜，并严格限制晶体输入量，必要时应用呋塞米。坚持晶体少进多出的原则，要求体外循环结束后第一个 24h 内尿量超出晶体入量至少 1000 ~ 2000mL，此后每日尿量亦多于晶体入量，从而促使组织间质水肿尽快消退和心功能的恢复。

若术后发生明显的低心排或低心排血量综合征，则可加用少至中剂量的肾上腺素，一般用量 0.05 ~ 0.15μg/（kg·min），先从小剂量开始，根据心功能和外周血管阻力的变化逐渐增减，肾上腺素用量较大时须与硝普钠等扩血管药合用，以免诱发或加重肾功能的损害。低心排血量综合征严重者应及时应用主动脉内球囊反搏（IABP）。

（2）呼吸支持：良好的呼吸支持是保证组织充足供氧、促进术后早期心肺肾等重要脏器功能恢复的基本前提。双瓣术后一般要求应用定容型呼吸机辅助呼吸，通常呼吸支持时间为 8 ~ 24h，停机后需观察 1 ~ 2h，必须待心功能良好、呼吸循环稳定、尿量不减少、复查血气正常才可拔除气管插管。拔管后仍要严密监护，一旦出现缺氧表现则须重新插管予以辅助呼吸。对于心肺功能较差（如心功能 Ⅳ 级或伴有肺动脉高压）者可适当延长呼吸机支持时间。在呼吸机支持期间，应定时检查血气或持续无创监测指脉血氧饱和度，根据血气结果调整呼吸机参数，要求吸入氧浓度 ≤ 0.5，血氧分压 / 吸入氧浓度比值 ≥ 250 ~ 300，pH 值在正常范围内。若术后早期血氧分压较低，多为肺间质水肿所致，因此可在加强强心利尿的基础上，应用呼气末正压（PEEP）。常用 PEEP 范围在 2 ~ 5cmH₂O 之间，一般

以 ≤ 8 ~ 10cmH₂O 和以不影响心功能为宜。对有严重肺动脉高压（平均压多 40mmHg）者，可联合应用 NO 间断或持续吸入。

（3）防治心律失常：二尖瓣和主动脉瓣双瓣术后心律失常的发生，主要与患者术前已存在的心肌或传导系统病理损害，体外循环引起的全身炎性反应，心肌缺血再灌注损伤和水电酸碱失衡等因素有关。尤其是术前已有心律失常、心肌明显肥厚和扩大，术中心肌保护欠佳和转流时间较长者术后较易发生。术后早期预防心律失常，特别是严重的急性心律失常的措施主要有以下几条：①术中放置心外膜起搏导线，术后早期心率 ≤ 80 次 /min 或出现偶发室性期前收缩，即予按需起搏，起搏频率一般在 90 ~ 100 次 /min 间，以能控制或明显减少室性期前收缩发作为宜。②纠正水电酸碱失衡，重点加强补钾，要求血钾在 4.0mmol/L 以上，同时注意补镁，维持血镁在正常高限水平。定时复查血气，保持 pH 值在正常范围内。③预防性应用抗心律失常药物，对于上述高危患者术后应常规应用利多卡因 0.5 ~ 1.0mg/min 持续静滴 48 ~ 72h，尤以与心外膜起搏联合应用效果较好，不仅能有效地控制或减少心律失常的发生，而且还可明显减少抗心律失常药物的用量及其产生的副作用。

（4）抗凝治疗：对于换瓣患者，术后均需抗凝治疗。双瓣置换术后患者的抗凝要求与二尖瓣置换者相同。生物瓣置换者一般抗凝 3 ~ 6 个月即可，若伴心房纤颤或既往有左房血栓者，需长期或终身抗凝。

（5）后续治疗：二尖瓣和主动脉瓣手术后的晚期主要并发症和死亡原因仍为心源性或抗凝不当引起的并发症。前者包括充血性心力衰竭、人造瓣膜心内膜炎或突然死亡（多为心律失常）等；后者主要是出血或栓塞，在我国以出血多见。因此，后续治疗的重点是促进心功能的恢复和稳定，加强抗凝检测以及防治心律失常。为了巩固手术疗效，改善心肺功能，一般常规休息 3 ~ 6 个月，主张应用维持量的洋地黄和利尿药 3 ~ 6 个月，对于术前左心室已有明显扩大和肥厚，或术后仍有室性期前收缩等心律失常者，应继续预防性应用少剂量抗心律失常药，并定期监测心电图、电解质和凝血酶原时间，以及复查心脏彩超等，了解心功能和抗凝情况，以利于及时调整药物用量、指导术后保健。

2. 术后并发症 由于二尖瓣和主动脉瓣双瓣手术者术前大多心功能损害较重，术中主动脉阻断时间和总体外循环较长，心肌缺血再灌注损伤也相对较重。因此，术后发生心肺功能不全或衰竭，心律失常以及多脏器功能不全的危险性较大。

（1）低心排血量综合征：是双瓣置换术后早期最常见的并发症和死亡原因。若发生在体外循环期间，心脏复跳后心肌收缩乏力，不能维持有效的血压和脱离体外循环，则要首先考虑与手术有关的因素，如人造瓣膜急性功能障碍，急性冠状动脉阻塞和严重心肌保护不良等，一旦证实为前两种情况，需重新心脏停搏后予手术矫正（如换瓣或冠脉架桥等）；若为后者，可重新阻断主动脉，先予终末温血灌注一个剂量后再重新复跳并延长体外循环辅助时间，如心排指数 < 2.0L/（min·m²），左房压 > 20mmHg 应予左心系统辅助循环或 IABP，同时应用多种血管活性药物（如多巴胺、肾上腺素、硝普钠等）改善和维持心功能。若体外循环后出现心缩无力，血压不稳，则多由于术前已存在明显的心肌功能损害，和 / 或体外循环过长、术中心肌保护不良所致。此时首先加强正性收缩药物的应用，并注意纠正酸中毒，如心排出指数仍低、尿量偏小 < 30mL/h、对利尿剂反应差，则应尽早应用 IABP，最好在手术室就放置好反搏球囊导管，术后持续应用 IABP 数小时至数日，待心功能稳定后停用。

（2）严重室性心律失常：多见于术前已有明显左室肥厚，心腔显著扩大或已有明显心律失常者，以及术中缺血再灌注损害明显者，最常见的有频发室性期前收缩、短阵室速和房室传导阻滞等。如未及时控制或纠正，极易诱发或转为室颤而引起突然死亡。若为顽固性室速或室颤，除注意排除和纠正严重水与电解质紊乱外，应高度警惕有无急性冠状动脉阻塞（如气栓）或人造瓣膜功能急性障碍的可能，并予及时处理。就心律失常本身而言，强调防治并重，主张术中置放右心外膜起搏导线，术后按需起搏，既可预防期前收缩，又可治疗房室传导阻滞。对于频发室性期前收缩或短阵室速者，同时联合应用抗心律失常药物，通常应用利多卡因持续静滴 0.75 ～ 1.5mg/min，控制后减至 0.5 ～ 0.75mg/min 维持至术后 48 ～ 72h。对于尖端扭转型室性心动过速，则应使用异丙肾上腺素。在治疗心律失常过程中，切勿短期内应用多种大量抗心律失常药物，以免明显抑制心肌的收缩功能，诱发或加重心功能不全，产生严重的后果。

（3）呼吸功能衰竭：二尖瓣和主动脉瓣术后呼吸功能不全多见，但多数患者程度较轻，恢复较快，发生呼吸功能衰竭较少，主要继发于严重心功能不全或术前已合并严重肺动脉高压者。其主要治疗措施是应用呼吸机辅助呼吸，必要时加用呼气末正压呼吸（0.5 ～ 1.0kPa），应用硝普钠或一氧化氮等扩张肺动脉，降低肺阻力。此外，加强强心利尿也很重要，有利于改善心功能，消除肺间质水肿和提高肺弥散功能。对于需长时间呼吸机支持呼吸者，应作气管切开以有利于呼吸道管理，并注意吸入氧浓度的控制，一般以控制在 50% ～ 60% 以内，满足血氧分压在 12 ～ 13.3kPa，血氧饱和度在 95% ～ 98% 以上即可。当病情平稳，患者自主呼吸有力，血氧分压 / 吸入氧浓度比值在 250 ～ 300 以上，可考虑逐渐停用呼吸机。

（4）多脏器功能衰竭（MOF）：多脏器功能衰竭是二尖瓣和主动脉瓣术后最严重的并发症之一，主要与术前已存在的心肺肝肾等重要脏器损害，术中或术后早期急性重要器官和组织的缺血、缺氧有关。肝、肾、脑等功能衰竭大多继发于心肺功能衰竭。临床上以心肺肾、心肺肝肾多脏器功能衰竭常见。因此，积极改善心肺功能是救治 MOF 的重点和基础。另外，对于肾功能不全或衰竭者应尽早予以透析治疗，术后早期可行腹膜透析，当出现少尿型肾衰或腹透效果不理想时可改用床旁血液透析；对肝功能不全或衰竭者除应用保肝药物外，还要注意慎用或禁用对肝功能有明显损害的药物；对于脑功能障碍者要重点保证充分供氧和头部局部低温，应用糖皮质激素和脱水剂减轻脑水肿，同时辅以神经营养药，必要时予高压氧治疗，以促进脑功能的恢复。

（六）疗效

在 20 世纪 70 年代以前，二尖瓣与主动脉瓣双瓣膜手术的早期死亡率可高达 20%，明显高于单瓣膜手术。近十几年来，随着瓣膜手术技术、心肌保护和体外循环技术、麻醉及术后重症监护水平的提高，二尖瓣与主动脉瓣双瓣膜手术的早期死亡率已有显著下降，一般为 6% ～ 15% 左右，近年来已降至 5% ～ 8% 以下。上海长海医院自 1985 年至 1999 年，共施行二尖瓣与主动脉瓣双瓣膜置换术 985 例，早期死亡率为 6.9%，其中 1990 年前为 13.02%，1991—1995 年间为 7.25%，1996 年后降至 3.7%。影响二尖瓣与主动脉瓣双瓣膜手术早期疗效的主要因素是术前心功能状态以及合并其他重要脏器的严重疾病（如冠心病、糖尿病等）或功能不全（如慢性肾功能不全、肺动脉高压等）。早期死亡的主要原因为心力衰竭和以心肺肾为主的多脏器功能衰竭。因此，选择合适的手术时机、加强心肌保护和优化围术期处理是提高双瓣膜手术早期疗效的重要措施。

二尖瓣与主动脉瓣双瓣膜置换术的远期疗效较单瓣膜置换稍差。影响远期疗效的主要因素是术前心功能状态、心肌肥厚程度及与抗凝有关的并发症。有文献报道，5 年和 10 年的远期生存率分别为 60% ～ 88% 和 43% ～ 81%，血栓栓塞的发生率为 0.3% ～ 6.6%（患者·a），抗凝出血的发生率为 0.1% ～ 45%（患者·a）。合并巨大左室者双瓣膜置换术后 5 年和 9 年的远期生存率分别为 70% ～

80% 和 35% ~ 75%。上海长海医院报道 703 例风湿性二尖瓣与主动脉瓣双瓣膜置换术后的远期死亡率为 2.1%（患者·a），5 年和 10 年的远期生存率分别为 81.3% 和 73.4%，抗凝出血的发生率为 1.2%（患者·a）。因此，重视术后随访，尤其是加强心功能支持、防治心律失常和抗凝指导有助于提高双瓣膜手术的远期疗效。

二、二尖瓣、主动脉瓣和三尖瓣联合瓣膜病变

二尖瓣、主动脉瓣和三尖瓣联合病变（通常简称三瓣膜病变，triple valve disease）也是一种较为常见的联合瓣膜病变类型，占 7% ~ 24.5%。三尖瓣病变多是在二尖瓣和主动脉瓣双瓣病变基础上，因肺动脉高压、右心室扩大而产生的功能性关闭不全，三瓣膜均为器质性病变者罕见，在外科手术患者中约占 1% ~ 3% 或更低。

（一）病因

三瓣膜病变的病因以风湿性最常见，其次是退行性变和感染性心内膜炎。若三瓣膜均为器质性病变则几乎均为风湿性。

（二）病理分型

对于三瓣膜病变，目前尚无明确的分型方法，通常在二尖瓣和主动脉瓣双瓣病变的基础上，根据三尖瓣病变的性质分为以下两种基本病理类型：

1. **二尖瓣和主动脉瓣双瓣病变**　合并三尖瓣功能性关闭不全此种类型最常见，约占 95% 以上。病因主要为风湿性。三尖瓣病变几乎都是继发于二尖瓣和主动脉瓣病变之后，主要与肺动脉高压和右室扩大所致的三尖瓣环扩大有关。而肺动脉高压和右室扩大又主要继发于左心瓣膜病变，尤其是严重的二尖瓣病变。根据三尖瓣环的解剖特点，隔瓣区的瓣环扩张性很小，因此，右室扩大导致的三尖瓣环扩大主要以前瓣和后瓣区瓣环为主，引起三尖瓣的前、后瓣叶与隔瓣叶对合不良，从而产生功能性关闭不全，三个瓣叶本身的质地和活动均无明显异常。

2. **二尖瓣和主动脉瓣双病变**　合并三尖瓣器质性病变此种类型相当少见，其病因几乎均为风湿性的，偶尔二尖瓣和主动脉瓣病变为风湿性，而三尖瓣病变为感染性心内膜炎。风湿性三瓣膜病变中二尖瓣和主动脉瓣的病理改变类型与特征详见本章第一节。风湿性三尖瓣病变大多为狭窄和关闭不全共存，病变的程度和范围均较二尖瓣病变轻，多表现为瓣叶有纤维化增厚，游离缘卷缩，但鲜见钙化；交界有融合，尤以隔瓣与前瓣交界明显，有时后瓣与前瓣交界也有轻度融合。瓣下腱索少有融合缩短，瓣环均有不同程度的扩大。

（三）病理生理

三瓣膜病变不仅可引起明显的左心系统血流动力学紊乱，而且还可引起右心系统血流动力学改变，因此，对心肺以及肝肾等重要脏器的功能都有明显的影响，较二尖瓣和主动脉瓣双病变更为复杂，其影响程度主要取决于各个瓣膜病变的类型及其严重程度。

三瓣膜病变中二尖瓣和主动脉瓣双病变主要引起左心系统的血流动力学紊乱和左侧心腔的容量和 / 或压力负荷改变，从而进一步影响心肺功能（详见本章第一节）。三尖瓣病变则主要引起右心系统的血流动力学紊乱，主要表现为体循环静脉系统的淤血和肝肾、胃肠道的功能改变。

三尖瓣狭窄时，右房血液在舒张期进入右室受阻，使血液淤积在右房而致右房压力增高和心腔扩大。与左心系统相比，右心属于低压系统。在正常情况下，三尖瓣瓣口面积为 6 ~ 8cm²，舒张期右房与右心室间压差很小，并易受呼吸的影响。当三尖瓣狭窄至瓣口面积在 2cm² 以下，右房与右室间平均舒张

压差＞4～5mmHg时，即可引起体循环静脉淤血。因此，三尖瓣狭窄一方面使右室舒张期充盈量减少，继而引起肺循环血量减少、左心排血量降低；另一方面引起体循环静脉血回流至右房的阻力增加，回心血量减少，体循环发生静脉淤血，导致临床上出现颈静脉怒张，肝大、下肢水肿等右心功能不全或衰竭的征象。但由于三尖瓣狭窄，使右心至肺循环的血量减少，在一定程度上可减轻二尖瓣狭窄对肺循环的影响。

三尖瓣关闭不全，无论是功能性还是器质性病变，由于收缩期部分血液由右室反流入右房，导致右房因容量负荷过重而压力增高和心腔扩大，和三尖瓣狭窄一样可引起体循环静脉系统的血液回流障碍和淤血。由于三尖瓣关闭不全常常伴有肺动脉高压，右室的代偿功能又较差，因此，最终可导致右心衰竭。

由于三尖瓣病变起病常隐匿，又往往继发于左心瓣膜病变，病情进展也较缓慢。因此，在病变早期引起的右心系统病理生理改变较轻，易被忽视或被左心瓣膜病变引起的病理生理改变掩盖。只有当三尖瓣病变明显时，才会产生明显的右心系统血流动力学改变，此时，往往提示病情已进入中、晚期。另外，左侧心瓣膜和左心功能对三尖瓣及右心功能也有明显的影响，当左心功能不全时可加重三尖瓣关闭不全和右心功能不全。

（四）临床表现

三瓣膜病变的临床表现是各个病变瓣膜产生之临床表现的综合。二尖瓣和主动脉瓣病变主要产生以左心功能不全和动脉供血不足为主的症状和体征，而三尖瓣病变主要产生以右心功能不全和体循环静脉系统淤血为主的症状和体征。其程度主要取决于各个病变瓣膜的严重程度及其联合方式。一般来说，二尖瓣和主动脉瓣病变产生的症状和体征出现较早和较明显，而三尖瓣病变的症状和体征出现相对较晚和较轻，早期易被左心瓣膜的症状或体征掩盖。一旦出现明显的右心功能不全的临床表现，往往提示左、右心功能均有明显损害。值得指出的是，当存在明显三尖瓣狭窄或右心功能衰竭时，可减轻二尖瓣狭窄引起的呼吸系统症状和体征。

1. 主要症状

（1）左心功能不全的表现：主要由二尖瓣和主动脉瓣病变所致，主要有心悸、气急、咳嗽、咯血、疲劳、乏力等。

（2）动脉供血不足的表现：如存在明显主动脉瓣狭窄或关闭不全，可致冠状动脉供血不足，产生心绞痛，若致脑动脉供血不足可产生眩晕或昏厥等。

（3）右心功能不全的表现：主要表现为体循环静脉系统淤血症状：当出现肝、胃肠道淤血、体内水钠潴留时，可出现肝区隐痛或腹胀、纳差、恶心嗳气与下肢水肿等；若伴有心源性肝硬化，则可出现黄疸、牙龈出血和鼻出血等。

2. 体征　三瓣膜病变的体征基本是左心瓣膜病变与三尖瓣病变产生的体征的综合表现。主要有血管怒张和搏动，心脏扩大和抬举性搏动，心脏杂音和心音心率改变，以及组织淤血和水肿等表现。

（1）抬举性搏动：主要与左、右心室肥厚、扩大和心搏有力有关。由于这类患者多存在明显的三尖瓣关闭不全，因此心室肥大常为双室性，这与二尖瓣和主动脉瓣双病变以左室肥大为主不同，抬举性搏动以心前区为主，在一些双室肥大显著的青少年患者中可出现左侧胸壁隆起，明显高于右侧胸壁。

（2）心界扩大：三瓣膜病变左、右侧心腔均可有明显扩大，因此，叩诊可发现心浊音界向双侧扩大，其中以三瓣膜病变均以关闭不全为主者心界扩大最明显。

（3）心脏杂音、心音和心律改变：典型的三瓣膜病变可在各瓣膜的听诊区闻及相应的收缩期和舒张期杂音。由于二尖瓣和主动脉瓣病变多为混合性病变，而三瓣病变多为关闭不全，因此，在二尖瓣和主动脉瓣听诊区多为双期杂音，在三尖瓣听诊区（胸骨左缘第4、5肋间或剑突下）主要为收缩期杂音，舒张期杂音少见。由于三尖瓣跨瓣压差小，因此杂音相对较轻，在三尖瓣病变较轻时，杂音易被左心瓣膜病变的杂音掩盖。另外，心音 S1 和 S2 常因瓣膜增厚活动差而减弱或被杂音掩盖。P2 常亢进，主要与合并不同程度的肺动脉高压有关。风湿性三瓣膜病变常伴有心房纤颤，因此，听诊可发现心律绝对不齐，心音强弱不一的现象。

（4）颈静脉怒张、搏动：这是三尖瓣明显关闭不全的特征性体征之一，系心脏收缩期右室血反流至右房，搏动传导至颈静脉之故，典型者随每次心脏收缩可见头部轻度向左侧运动。

（5）肝大、扩张性搏动：系三尖瓣反流引起的肝脏血容量增加、淤血而扩张的结果。主要发生在收缩中晚期，且多呈整个肝脏弥漫性搏动。另外，肝颈静脉反流征阳性，这些也是存在三尖瓣关闭不全的主要体征。

（6）腹水、下肢水肿：这是三尖瓣病变和右心衰竭的表现，主要是体循环静脉系统淤血所致。

（五）辅助检查

三瓣膜病变的辅助检查主要有彩色超声心动图、心电图 X 线检查、心导管和心血管造影等，临床上以前三项常用。

1. 彩色超声心动图　三瓣膜病变的超声心动图特征与相应的单瓣膜病变基本一致（详见有关章节），但须补充说明的是：由于解剖位置的关系，超声测定三尖瓣瓣口面积和瓣环大小常较困难和不够准确。另外，当三尖瓣为明显的器质性病变（如狭窄合并关闭不全）时，通过测定三尖瓣反流特性来估测肺动脉压力也不太可靠，在这种情况下以采用心导管直接测定为宜。

2. 心电图　主要表现为双房、双室肥大的特征。如双房肥大时，P 波高耸或高宽而有切迹，但有心房纤颤时可无上述变化；双室肥大时，V1 导联 S 波宽、V5 导联 R 波高尖。

3. X 线检查　主要表现为心影扩大和肺血管改变。

心影扩大主要为各增大的房、室相应部位的心影膨出。如三尖瓣病变引起的右房增大主要使心影向右侧扩大，二尖瓣病变引起的左房增大可向左后、左上、右侧或双侧扩大。肺动脉高压或三尖瓣病变引起的右室增大主要向左侧扩大，而二尖瓣或主动脉瓣病变引起的左室增大主要向左下扩大。因此，在正位胸片上可出现心影左缘四弓现象、双房影等典型征象。但更多见的是形态各异无定型的心影扩大征象，并常可形成巨大心脏（心胸比＞0.80），这主要与不同的瓣膜病变组成类型引起的各心腔扩大的程度和方位不同有关。

肺血管的改变主要是肺循环高压的表现。常常是肺动脉、肺静脉、肺毛细血管多种高压并存。肺动脉高压的表现主要有肺动脉段突出、肺门扩大、肺野中带肺纹变细、扭曲，外带肺纹稀少、细小。肺静脉高压主要表现为肺门阴影扩大，但边缘较模糊，肺静脉增粗，一般以上叶静脉扩大为主、而下叶静脉变细。肺毛细血管高压则表现为肺的透亮度减少，有网状阴影，出现 Kerley 线等。

4. 心导管和心血管造影　右心导管检查对明确有无三尖瓣狭窄和测定肺动脉压有主要作用。三尖瓣口平均舒张期压力阶差多 2mmHg 即表示有三尖瓣狭窄存在。逆行主动脉造影可明确主动脉瓣病变的类型及其严重程度，选择性冠状动脉造影则可判断有无合并冠心病及其严重程度。

（六）诊断

根据病史、主要症状和体征，结合彩超、心电图和X线等辅助检查，三瓣膜病变的诊断并不困难。值得注意的是，三尖瓣病变有时较轻或临床表现不典型，容易漏诊或对其病变的严重程度估计不足。有时患者出现的静脉淤血症状和体征在临床上很难判断主要是由于三尖瓣病变，还是左心瓣膜病变引起的右心功能不全所致。当明确存在二尖瓣和主动脉瓣双病变时，同时存在下列情况应考虑三尖瓣病变的可能：

（1）胸骨左缘第4、5肋间及剑突下部可闻及收缩期杂音，吸气时增强，并以剑突下最清楚。

（2）二尖瓣狭窄严重，但肺部症状和体征较轻，与二尖瓣狭窄严重程度不相称。

（3）左心功能正常，但右心功能不全的症状和/或体征明显。

超声心动图在诊断三尖瓣病变及其性质方面具有决定性作用。心导管检查在诊断三尖瓣狭窄以及鉴别三尖瓣关闭不全的性质中有重要价值。三尖瓣狭窄时，三尖瓣跨瓣压差三尖瓣关闭不全时，若右室收缩压＞60mmHg，一般表示为功能性的，若右室收缩压＜40mmHg，即提示可能为器质性的。

（七）外科治疗

二尖瓣、主动脉瓣和三尖瓣三瓣膜病变是心脏瓣膜病中最严重的病变组合类型之一。目前外科手术是治疗三瓣膜病变的唯一有效的方法。

1. 手术适应证　三瓣膜手术适应证的选择主要取决于各个瓣膜病变的性质、严重程度及其自然预后的不同，对于二尖瓣和主动脉瓣手术指征的选择详见本章第一节。三尖瓣病变有两种：一是器质性病变；二是功能性关闭不全，但上述两种病变均与左心瓣膜病变同时存在，因此，在施行主动脉瓣与二尖瓣手术时，即使临床上没有三尖瓣病变的表现，也应常规探查三尖瓣。以往认为，对轻度三尖瓣关闭不全者不需处理，待主要病变瓣膜（即二尖瓣和主动脉瓣）处理后，这样轻度的三尖瓣关闭不全会逐渐减轻，甚至消失。但长期的随访发现，不少风湿性三瓣膜病变的患者，在二尖瓣和主动脉瓣手术后，轻度三尖瓣关闭不全在相当长的时间内依然存在，甚至继续发展至中度或重度关闭不全，成为影响患者术后远期心功能和生活质量的主要因素。因此，对于风湿性联合瓣膜病手术中发现的轻度三尖瓣关闭不全也应采取积极态度予以外科治疗。

2. 手术禁忌证　三瓣膜病变，特别是风湿性瓣膜病，往往是风湿热反复发作的结果，而且是病变的晚期表现。这类患者不但引起左、右心肌功能的不全或衰竭，而且还合并主要脏器的功能障碍，如肺、肝、肾功能障碍，甚至发生心源性恶病质与肝硬化。对于这类严重的患者，如经积极的内科加强处理仍不能好转者，应视为手术的禁忌证。

3. 手术方式的选择　三尖瓣病变的外科处理，因其病理改变的性质不同而异。三尖瓣功能性关闭不全，因为仅为瓣环的扩大，而瓣膜本身很少病理改变，因此采用瓣环环缩术即可恢复瓣膜的关闭功能，只有瓣膜伴有继发性改变，应用成形术难以奏效者，才考虑三尖瓣置换术。三尖瓣器质性病变，一般仅表现为交界的融合，瓣叶特别是前瓣叶的病变，往往仅有纤维性增厚，鲜有钙化与卷缩，而且瓣下结构的病变也较轻，因此，施行融合交界或腱索切开，即可恢复瓣膜的关闭功能。但由于三尖瓣瓣环的结构较二尖瓣的薄弱，而且瓣下腱索与乳头肌均不如二尖瓣坚固，因此，三尖瓣狭窄解除后必须加做瓣环成形术，以避免发生关闭不全。只有病变严重，经成形术无效者，才施行三尖瓣置换术。目前，国内外的趋势是三尖瓣置换术的患者日益减少，80%的病例成形术可获成功。

总的来说，三瓣膜病变的手术方式有多种，临床上主要有以下三种：二尖瓣和主动脉瓣置换加三尖瓣成形术，主动脉瓣置换加二尖瓣和三尖瓣成形术，二尖瓣、主动脉瓣和三尖瓣三瓣膜置换术。

另外，值得注意的是：在三瓣膜病变选择手术方式时，二尖瓣和主动脉瓣二个主要病变瓣膜中任一瓣膜需作换瓣，另一个瓣膜的成形指征要从严，而换瓣指征可适当放宽，但三尖瓣仍以成形术为主。

4. 手术基本方法 三瓣膜手术的术前准备、麻醉、体外循环和心肌保护基本与双瓣手术相似。本节着重就三瓣膜手术方法与处理的特点加以叙述。

（1）手术步骤。原则上先行二尖瓣和主动脉瓣手术，再行三尖瓣手术。体外循环开始、心脏停搏后，除常规探查二尖瓣和主动脉瓣病变外，还应探查三尖瓣病变以便设计好手术方案。在二尖瓣和主动脉瓣手术完成后（详见本章第一节有关内容），三尖瓣手术有两种基本方法可供选择：①继续在阻断主动脉、心脏停搏下，完成三尖瓣手术；②开放主动脉并常规复温，待心脏复跳在心脏跳动情况下继续施行三尖瓣手术。这两种方法各有优缺点，前者术野安静清楚，手术操作方便可靠，但主动脉阻断时间相对延长，增加了心肌缺血缺氧性损害；后者则有利于缩短主动脉阻断时间，减轻心肌的缺血缺氧性损害，另外在缝合房室结附近危险区可实时观察有无损害传导束的危险，但其缺点是术野有血，手术操作相对较为困难。因此，应根据手术的复杂程度、患者本身的心肌功能状态，体外循环时间和心肌保护技术而定。由于体外循环装置和心肌保护技术的进展，主动脉阻断 150 ~ 180min，心肌保护是相当安全的。另外瓣膜手术的技术日趋成熟和规范，目前一般二尖瓣和主动脉瓣双瓣置换加三尖瓣成形术均可在 80 ~ 100min 完成，三瓣膜置换亦可在 120min 内完成，因此，目前多主张采用第一种方法，只有在一些特殊手术情况下，为避免主动脉阻断时间过长（> 150 ~ 180min）而考虑采用第二种方法。

（2）三尖瓣手术。三尖瓣病变的手术方式可分瓣环成形术和瓣膜置换术两大类，前者常用的方法又有 DeVega 瓣环成形术、Kay 二瓣化成形术、人工瓣环固定术、三尖瓣狭窄直视切开术和瓣叶加宽成形术等；后者有生物瓣置换或机械瓣置换术。具体术式参考相关章节。

（3）术中注意事项。有关联合瓣膜手术中二尖瓣和主动脉瓣手术的注意事项已如前述，三尖瓣手术的注意事项主要有以下几点：

1）三尖瓣病变的探查。由于三尖瓣病变起病隐匿，虽然体检、心脏彩超等辅助检查有助于术前诊断，但对三尖瓣病变的性质和严重程度也往往难以准确判断，故在联合瓣膜手术中应常规探查三尖瓣，以避免遗漏三尖瓣病变，影响术后早期心功能的恢复和远期手术疗效。

2）三尖瓣手术方式的选择。由于绝大多数三尖瓣关闭不全为功能性的，三尖瓣狭窄虽为器质性，但大多病变比二尖瓣损害为轻，因此，目前一致的观点是联合瓣膜病变合并三尖瓣病变，无论是功能性或器质性病变，均主张做三尖瓣成形术，只有瓣膜严重损害成形难以奏效时才做三尖瓣置换术。至于人造瓣膜的选择，因为机械瓣膜在三尖瓣区血栓形成的发生率都比左心瓣膜区为高，三尖瓣又处于右心低压系统，因此以选用生物瓣膜为宜。但近年来选择优良性能的中心血流型双叶机械瓣膜呈增多趋势，尤其对于青少年等较年轻的患者，以克服生物瓣易老化、耐久时限相对较短的缺点。

3）预防房室结和希氏束损伤。房室结位于冠状静脉窦口与三尖瓣隔瓣之间，希氏束经三尖瓣隔瓣附着的膜部间隔下方移行于室间隔的后下缘。因此，三尖瓣的隔瓣区瓣环及附近心肌组织均为手术危险区，行三尖瓣成形时，缝针不宜超越冠状静脉窦口；应用三尖瓣成形环时，其瓣环缺口应对向此处的危险区；行三尖瓣置换时，缝针应通过隔瓣的根部或只浅缝隔瓣瓣环的心室面，或者缝针超越 Koch 三角区，缝在 Todaro 韧带右侧心房组织上，将冠状静脉窦口隔至右心室侧，从而避免损伤传导束引起完全性传导阻滞。

（八）疗效评价

三瓣膜手术中，二尖瓣与主动脉瓣双瓣置换术加三尖瓣成形术的早期与远期疗效与二尖瓣与主动脉瓣双瓣置换术相似，但三瓣膜置换术的早期与远期疗效较二尖瓣与主动脉瓣双瓣置换术差。有文献报道，三瓣膜置换术的早期死亡率为 5%～25%，术后 5 年、10 年与 15 年的远期生存率分别为 53%～78%、40% 和 25%，血栓栓塞发生率为 4.5%～12%（患者·a）。影响其早期手术疗效的主要因素是高龄和术前心功能状态，影响其远期手术疗效的主要因素是术前心功能状态、三尖瓣病变复发以及与抗凝有关的并发症。上海长海医院报道 1154 例风湿性二尖瓣、主动脉瓣和三尖瓣三瓣膜手术，术后早期死亡率为 10.26%，5 年远期生存率为 80.72%。作者认为积极处理三尖瓣病变对改善三瓣膜手术的早期和远期手术疗效均有重要作用。

（张凯伦　李华东）

参考文献

［1］ Christenson JT, Jordan B, Bloch A, et al. Should a regurgitant mitral valve be replaced simultaneously with a stenotic aortic valve ?［J］. Texas Heart Inst J, 2000, 27（4）: 350–355.

［2］ Barreiro CJ, Patel ND, Fitton TP, et al. Aortic valve replacement and concomitant mitral valve regurgitation in the elderly: Impact on survival and functional outcome［J］. Circulation 2005, 112（9）: 443–447.

［3］ Nowrangi SK, Connolly HM, Freeman WK, et al. Impact of intraoperative transesophageal echocardiography among patients undergoing aortic valve replacement for aortic stenosis［J］. J Am Soc Echocardiogr, 2001, 14（9）: 863–866.

［4］ Venneri L, Khattar RS, Senior R. Assessment of Complex Multi-Valve Disease and Prosthetic Valves[J]. Heart, Lung and Circulation, 2019, 28, 1436–1446.

［5］ Unger, P, Clavel M, Lindman B, et al. Pathophysiology and management of multivalvular disease[J]. Nat Rev Cardio, , 2016, 13, 429–440.

第五十二章
房颤的外科治疗

心房纤颤（atrial fibrillation，AF），简称房颤，是一种常见的心律失常。总人群发病率为0.15% ~ 1.0%，其中年龄超过60岁的占8% ~ 17%，79%的患者伴有二尖瓣病变。满足以下三条即可诊断为房颤：①ECG显示绝对RR间期不等。②ECG上没有明显的P波，但在某些导联（最常见是V_1，导联）也可以看到相对规律的心房电活动。③心房两次电活动之间的间期通常是变化的，时限一般小于200ms。

房颤是脑卒中的独立危险因素，具有较高的致残率及致死率；同时也是充血性心力衰竭发展过程中的一个重要促进因素。房颤带来的三种损害性后果：①无规律的不规则心跳，引起患者的不适感和焦虑；②房室同步收缩丧失，使血流动力学功能受损，导致不同程度的充血性心力衰竭；③左房内血流淤滞，容易导致血栓形成。房颤的死亡率要比其他心血管状况高1.5 ~ 2.0倍。目前，房颤的发生率在显著上升，而且，房颤增加了卒中的高危性及巨大的医疗资源消耗。虽然，大多数房颤患者的治疗是药物治疗，药物有时可使房颤消失，控制心室率，改善血流力学功能或预防血栓栓塞并发症，但药物不能使血流动力恢复到正常，药物或直流电除颤常不能根治房颤，尤其当房颤的病因未去除时，疗效不能持久。其他疗法，如为预防阵发性房颤，双位点心房起搏和双房起搏，植入置入性心房除颤器等，常因操作复杂、费用昂贵、疗效不稳定等因素而不能广泛开展。房颤的治疗是近20年来的一个热点及难点。自20世纪80年代以来，外科界发明了多种手术方式治疗房颤，其中以Cox创立的迷宫手术最为有效，是治疗心律失常历史上出现的最佳疗效。直到最近，在二尖瓣手术时，同期做治疗房颤的外科手术，仍被认为是最合理的手术安排之一。在评价其他新的消除房颤的治疗手段时，Cox迷宫Ⅲ型手术是金标准，须与其做对比。近年来，陆续出现了许多研究，心脏外科在Cox迷宫手术线路的基础上，采用冷冻、激光、射频、微波、超声等能源做消融代替手术刀切开和缝合，以及微创手术治疗房颤，也取得了优于导管消融的疗效。

（一）历史回顾

20世纪80年代早期曾相继出现左房隔离术（1980，William等）、His束导管电灼疗法（1982，Scheinman等）、走廊手术（1985，Guirandon等），但是这些非药物治疗房颤的方法，没有一种能同时缓解房颤所带来的上述三种损害的后果。

1987年，Cox等展示了由其创造的迷宫（maze）Ⅰ型手术而使房颤的外科治疗进入一个新时期。但是，迷宫Ⅰ型难以接受的术后问题：①在大量运动量活动时不能引起相应的心率增加，即窦性迟钝；②时常引起左房功能不全。为此，Cox等在1991—1995年间，将原始技术改良了两次，成为Cox迷宫Ⅲ型手术。标准迷宫Ⅲ型手术以手术刀切开，然后缝合，而在5个点状部位施加冷冻消融，代替深入切穿。合理的线路和全层透彻切断，使得迷宫Ⅲ型术后窦性心律转复率极高。同时，该手术能长期改善窦房结功能和心房传输功能，较少需要安装起搏器。心律失常复发率低。

由于迷宫手术是通过切断缝合所完成，手术时间长，主要为克服手术时间长这一缺点，而在此后陆续出现了利用多种能源作消融，代替切断缝合，或减免一侧线路等的改良，近来还出现了微创手术。

（二）解剖学与电生理基础

直至最近，房颤的发病机制尚不完全清楚，其病理基础可能是由于器质性心脏病病变，改变了心房内的血流动力学状态，应力改变的长期作用，或者因为炎症、纤维化，引起了心房组织结构的再塑、影响细胞电生理的离子再塑，以及电生理变化。电生理的改变导致了心房局部折返环的形成，而多个折返环形成可能是房颤的主要发病机制。

实验和临床研究阐述了心律失常的发生过程，从单纯的心房扑动到复杂的房颤主要取决于三种电生理特征：①心房内巨折返；②心肌的被动传导未立即处于巨折返回路状况；③房室传导。这些电生理成分的相互作用决定了标准导联心电图 P 波的形态和 QRS 波群的规则性。实验研究和临床实践皆证实房颤时不一致传导、双向阻滞和巨折返回路的发生。1991 年 Cox 等人概述了心房扑动和房颤机制的概念：心房扑动总是在单折返回路的基础上发生，一些形式的房颤也可以由此回路引起，但是大多数的复杂形式房颤是多折返回路的结果。

由于心房内的折返环大多环绕左、右心耳，上、下腔静脉、肺静脉、冠状窦等开口处存在。因此，这些部位的心房组织通过手术切割或消融被隔离成多个电绝缘的区域犹如迷宫状，而称为迷宫手术，与此同时，迷宫手术确保术后窦房结冲动能沿着专一径路传至房室结，恢复窦性心律，同时使房室同步收缩，恢复心房的收缩功能。

（三）诊断

1. 临床表现　房颤绝大多数发生在有器质性心脏病的患者，其中以风湿性二尖瓣病变、冠心病及高血压心脏病最为常见，亦见于心肌病、甲状腺功能亢进、心包炎、房间隔缺损及其他病因的心脏病。无器质性心脏病证据或高血压史的房颤称为特发性房颤或单纯性（孤立性）房颤。美国胸部外科医师协会循证医学研究部 2007 公布的"指南"中将房颤分类为：①阵发性房颤（能自发中止的）；②持续性房颤（不能自发中止的）；③永久性房颤。其中①和②两类在 Cox 分类中均归为间歇性房颤；③为持续性房颤。

2. 体格检查　房颤典型的体征是心律完全不规则，心音强弱不等及脉搏短细。

3. 实验室检查

（1）心电图。P 波消失，代之以房颤波。

（2）24h 动态心电图。能记录房颤，有助于房颤的分类，并可协助病态窦房结综合征的诊断。房颤时易漏诊病态窦房结综合征，去除房颤后或房颤间歇病态窦房结综合征出现可致严重后果。以下情况应排除房颤合并病态窦房结综合征：①慢性房颤未用药物而伴缓慢心室率；②阵发性房颤，若合并病态窦房结综合征也是慢 - 快综合征的一种类型；③年龄大，年龄＞75 岁窦房结细胞仅剩下正常人的 10%；④心房大小正常的房颤比心房扩大者较多合并病态窦房结综合征。动态心电图检查对病态窦房结综合征有较高诊断价值，术前明确病态窦房结综合征可作同期安装起搏器准备。

（3）超声心动图。主要是为了解：①有无左房血栓存在的表现。②左房大小，一些学者认为，左房直径大于 5cm，应予减容到 5cm 左右，有利于房颤的治疗效果。③作为常规检查，以了解有无器质性心脏病和心脏功能状况，经食管超声对左房血栓的检出和术中检查应用更有意义。

（四）手术适应证

外科治疗房颤的手术，根据目前的情况可大致上分为四类，它们在手术适应证方面基本相似，但也有不同之处。

1. 标准迷宫Ⅲ型手术 即迷宫Ⅲ型手术，手术适应证：

（1）房颤：1年以上的持续性或阵发性房颤，药物治疗无效或不能耐受。

（2）血栓栓塞：发现左房血栓或有暂时或永久性神经缺损史。

（3）原发病：有心脏病需要手术而又未失去时机，可同期做房颤手术。缩窄性心包炎不宜做通过切断缝合完成的房颤手术。

（4）再次手术：心脏病术后做迷宫手术，因粘连而难度增加，但也有学者的报道中包括了再次心脏手术时同期迷宫手术成功。

（5）Cox列出的手术禁忌证：①左心功能不全；②肥厚型心肌病；③怀疑心肌病，伴有中等或中等以上的左室功能不全。

（6）房颤病史过长，左心房过于巨大可能是手术消除房颤的不利因素。

2. 消融房颤手术的适应证

（1）房颤：从已报道的文献看，手术时机一般是房颤病史6个月以上，但也有3个月的，持续性或阵发性房颤，药物治疗无效或不能耐受。

（2）器质性心脏病：目前消融手术多在房颤合并心瓣膜病或冠心病等器质性心脏病时，这些器质性心脏病需要手术而又未失去时机时同期手术，也有报道与先天性心脏病同期手术；如为无原发病的单纯性（孤立性）房颤；则选择外科微创手术（见后）或经皮穿刺导管消融术。

（3）血栓栓塞：如有左房血栓则应在体外循环下、心脏停搏中，首先完成去除血栓，在去栓之前，在心脏跳动中做心外膜消融当然是禁忌的，也因此，术前确定有无左房血栓十分重要，如能在术前术中经食管超声检查，则更为可靠。

3. 微创房颤手术的适应证 这里所称的微创手术，专指Wolf微创迷宫手术。Wolf手术组提出了如下关于适应证的具体内容。

（1）适应证：①年龄18～80岁；②阵发性和孤立性房颤患者尤其适合；③有明显症状，同时无需手术治疗的严重的器质性心脏疾患；④抗心律失常药物治疗无效，或不能耐受；⑤心脏彩超检查左室射血分数＞30%；⑥对华法林或阿司匹林等抗凝或抗血小板药物治疗存在禁忌证；⑦既往有血栓栓塞史，如卒中或一过性脑缺血发作；⑧导管消融后房颤复发。

（2）禁忌证：①合并严重的器质性心脏病房和（或）心耳内有血栓形成；②既往有心脏手术史；③左心房内径＞65mm；④有肺静脉狭窄。

4. 其他房颤手术的适应证

（1）左侧迷宫手术的适应证：虽然有关房颤的机制直至最近仍然存在争论，但肺静脉和左房后部对房颤发生的作用充分肯定，标准迷宫Ⅲ型的结果提示这种见解的正确性。近些年来有一些学者通过研究认为，90%以上的阵发性房颤是由肺静脉及其周围的异位触发点引起，又有一些学者认为，基质和触发两因素是慢性房颤得以维持的重要因素，而且解剖定位于左心房和肺静脉。因此，不少学者主张不再做经双房的迷宫术，而做部分迷宫术，根据上述理论选择了左侧迷宫。左侧迷宫的适应证与标准迷宫Ⅲ型手术是一致的。

（2）右侧迷宫手术的适应证：1998 年已有学者报道，按迷宫手术右房侧的线路思路进行手术。适应证为先天性心脏病（Ebstein 畸形、先天性三尖瓣关闭不全、继发孔型房间隔缺损）合并阵发性房颤或心房扑动。在矫正先天性畸形同期，做右侧迷宫手术。

（五）术前准备

如准备在体外循环心内直视下手术，则按一般体外循环手术术前准备。继续强心、利尿以及能量合剂的应用，改善全身状态和保护心脏功能。术前 4d 停用华法林，必要时术前两天注射依诺肝素或法安明 2 次 /d。术前 7d 停用阿司匹林，必要时可在手术当天才停用。微创手术需有特殊器械。各种消融手术则选择性地准备各自有关的设备。

（六）手术方法

1. 标准迷宫Ⅲ型手术　标准迷宫Ⅲ型手术是其他各种治疗房颤手术的手术原理与手术线路的基础，也是手术效果对照的金标准，在手术技术熟练，手术时间不至于过长，在一定适应证下，做标准迷宫Ⅲ型手术可获得房颤手术中的最佳疗效。标准迷宫Ⅲ型手术常常和二尖瓣手术同期进行。

标准迷宫Ⅲ型手术和同期瓣膜手术可作如下安排，有利于减少主动脉阻断时间：主动脉阻断前完成右房切割；主动脉阻断后完成房间隔和左房切割及其切口缝合；根据需要可完成同期瓣膜等手术；开放主动脉钳后完成右房切口缝合，根据需要可完成三尖瓣成形术。

标准迷宫Ⅲ型手术的切割路线包括了右心房、左心房及房间隔三个部位，在此后出现的右侧迷宫、左侧迷宫就切割或消融的线路而言，标准迷宫Ⅲ型手术的右心房切口和左心房切口，分别是它们的原型。也就是说，右侧迷宫与左侧迷宫是从右房切口与左房切口派生出来，或者改良而成的，因此，熟悉标准迷宫Ⅲ型手术的操作，颇为有用。

标准迷宫Ⅲ型手术（Cox/maze Ⅲ procedure）的主要程式如下（图 3-52-1）：

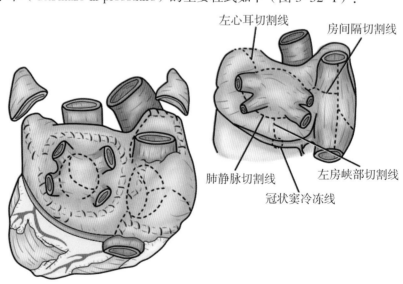

左心耳切割线　房间隔切割线

肺静脉切割线　左房峡部切割线

冠状窦冷冻线

图 3-52-1　迷宫手术切口示意图

（1）切口：作胸部正中切口，纵向劈开胸骨，纵行切开心包膜。

（2）插管：全身肝素化后作主动脉插管。在上腔静脉与右心房连接处的上方约 2cm 处作荷包缝线，用直角管插入上腔静脉引流管。下腔静脉插管荷包缝线做在下腔静脉与右心房连接处的靠前侧，有利于以后在其下缘作进入下腔静脉的切口和缝合切口，一般也选用直角管作插管。

（3）房切口与"右侧迷宫"手术线路原型：

1）右心耳切口：离上腔静脉前侧与右心房连接处至少 2cm 的右心耳部位，切除右心耳。

2）右心房游离壁切口：提起右心耳残端，在右心耳的上一切口中点开始切开右心房游离壁约 2cm，这一切口与右房室沟平行。

3）心房后纵切口：指右心房第三个切口。此切口应尽量靠后，以避免损伤窦房结，可在带蓝色的右心房游离壁与较厚实带白色的右心房后壁之间切开。下端达下腔静脉入口处，但宜立即缝合至下腔静脉插管上方 1cm 处，以防在以后的操作中撕裂。继续向上切开，上端达上腔静脉入口的上腔静脉侧后壁。由于前述的上腔静脉做了直角插管，方便了上端切开上腔静脉的入口和继续深入到上腔静脉后外侧壁。

4）右心房第四个切口：指与右心房后纵切口垂直的切口。此切口在下腔静脉插管口上方约 1cm，切开右心房游离壁，向前向上牵起游离壁即见此切口与三尖瓣之间的右心房心内膜，向三尖瓣环延长此切口，全层切开后即见房室沟脂肪垫，为离断可能残留于脂肪垫表面的心房肌纤维，可使用小圆刀片或神经拉钩离断，由于在三尖瓣瓣环往往有右心房和右心室组织的相互折叠，为防止可能有纤维残留，传导电脉冲通过切口，因此，在切口的三尖瓣瓣环端施加冷冻，用 3mm 冷冻探头，–60℃，2min。用 4–0 Prolene 缝线自该切口顶端起缝合约 1/2 该切口。

5）右心房前壁切口：指右心房第五个切口。此切口开始于右心耳切除后的前中基部，接着将右心房游离壁向上向前牵起，充分显露右心房前中部内表面的心内膜，其外大多与房室沟脂肪垫相邻，然后将此右心房前中部切口延长达三尖瓣平面圆刀片或神经拉钩离断脂肪垫表面的心房肌纤维，同样，为了防止可能有纤维残留，传导电脉冲通过切口，而在切口的三尖瓣瓣环施加冷冻，用 3mm 冷冻探头，–60℃，2min。然后在三尖瓣环切口顶端开始用 4–0 Prolene 线向心耳方向完全缝闭此右心房切口。至此，右心房切口已全部完成。

（4）左心房和房间隔切口与左侧迷宫手术线路原型：

1）左心房右纵切口：如同做二尖瓣手术的切口，此切口位于房间沟后侧。

2）房间隔切口：开始于房间隔的后上部位上腔静脉开口下方 2～3cm 处，切断厚实的卵圆窝前缘，然后朝冠状静脉窦方向切开卵圆窝组织本身，止于卵圆窝底部。

在做切开缝合的左侧迷宫时，作此房间隔切口，而在消融左侧迷宫术中，常不在房间操作。

3）隔离肺静脉开口的左房切口：左心房右纵切口向下延续，在二尖瓣与肺下静脉开口之间切开左心房后游离壁，左心房右纵切口向上延续，绕过左肺上静脉开口左上缘，两者会合完成隔离肺静脉开口的切口。

4）切除左心耳：将左心耳向内翻转，然后切除左心耳。缝合左心耳切口，并在左心耳切口下缘至隔离肺静脉切口之间，用 1.5cm 冷冻探头，–60℃，2min 冷冻。

5）左心房后下垂直切口：自二尖瓣后叶瓣环中点至隔离肺静脉切口，切开房壁全层，用小圆刀片或神经拉钩离断残存的心肌纤维，切口下脂肪垫中有冠状静脉窦，切断其前侧的结缔组织，剥离冠状静脉窦后，对其施行一周圈的冷冻，用冷冻探头，–60℃，3min 冷冻钩端所点处，缝闭切口。如需要做二尖瓣手术，可接着完成，由于显露极佳，在成形或换瓣（往往做连续缝合固定瓣膜）时可明显缩短主动脉阻断时间。缝合左心房后下垂直切口及部分隔离肺静脉切口。在二尖瓣后叶瓣环中点和其邻近的冠状静脉窦处的操作，Cox 曾著文，认为对心房扑动的治疗有针对性。

6）缝闭隔离肺静脉切口：缝闭隔离肺静脉切口时先缝上、下两边，再缝闭下边达房间隔平面，然后再缝闭上边，操作比较方便。

　　7）缝闭房间隔的切口：在完全缝闭隔离肺静脉切口的上边前，先缝闭房间隔切口，自卵圆窝底部开始，向右上缝闭卵圆窝和卵圆窝前缘切开处的后层（左侧），与隔离肺静脉开口切口的上边缝合会合。至此，完成了左房切口的全部缝合。

　　（5）缝闭右心房切口：完成左心房切口的缝闭后，接着开放主动脉钳，使心脏复跳。在开放主动脉后，如需做三尖瓣成形术，此时即可进行，然后完成尚未完全缝闭的右心房切口。至此完成了标准的 Cox 迷宫Ⅲ型手术的全过程。

　　2. 改良 Cox 迷宫Ⅲ手术　迷宫Ⅲ手术的最大缺点是操作复杂，推广困难，如与瓣膜手术联合进行，迷宫Ⅲ手术需增加 40 ~ 50min，后续 Cox 本人及许多学者先后对迷宫手术进行了改进，使其向微创及简化操作方向发展，主要围绕以下两个方面进行。

　　（1）简化切割路线，在经过大量临床实践及心电标测的基础上，Cox 提出了微创迷宫线路图（图 3-52-2），他认为，以下三条线路对绝大部分房颤的治疗最为重要：左、右肺静脉口隔离切线并相互沟通；左房峡部切线（即左、右肺静脉隔离连线与二尖瓣后瓣环之间的切线）；右房峡部的连线。

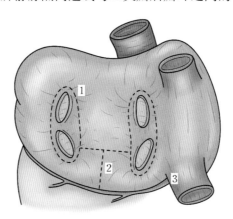

图 3-52-2　微创迷宫示意图
1. 肺静脉隔离线；2. 左房峡部隔离线；3. 右房峡部隔离线。

　　（2）以线性消融替代"切割缝合"，可供选用的消融能源包括射频、微波、超声、冷冻及激光，目前应用最多的应属射频，按 mini-Maze 线路射频消融一般在 10 ~ 15min 内完成，显著缩短了操作时间，减少了组织创伤。

　　3. 房颤消融手术

　　（1）冷冻消融术：切割加不同范围的冷冻，在迷宫手术开展之初即已开始，有学者曾在 Cox 迷宫Ⅲ的线路上用冷冻消融代替手术刀切割。标准迷宫Ⅲ型手术大部分为切割但有 5 个点也是用冷冻的。2000 年，Cox 等又报道了用冷冻探头做出 Cox 迷宫Ⅲ型手术的标准切口。

　　1）能源和消融原理。冷冻消融术应用液氮或氩（argon），经探头作用于局部组织，温度达 -60℃，探头施加组织上的时间为 2 ~ 3min。组织损伤后在头 24h 出现冷冻和溶解过程，48h 后表现炎症和出血，约 12 周组织纤维化和瘢痕形成，阻止电传导。

　　2）消融线路。参考标准迷宫Ⅲ型手术左房切口线路做左侧迷宫手术；参考右房切口线路做右侧迷宫手术。

　　（2）射频消融术。射频在目前的房颤消融手术中用得最多。

　　1）能源和消融原理。射频消融术是应用分子振动产生的热能，作用于组织，在探头接触的局部，温度达到 50 ~ 60℃，接触时间为 90 ~ 120s，使局部组织发生凝固，细胞和胶原纤维破坏，数周后形成瘢痕，阻止电传导。

2）消融线路。目前射频消融的线路，大多选择以标准迷宫Ⅲ型手术中左房切口为原型的左侧迷宫线路。其中：①眼镜形线路：分别环绕两侧上、下肺静脉开口处的心房壁（肺静脉袖），各做一椭圆形圈，再从其中一个圈做一单线连接到二尖瓣环。②马蹄形线路：在上述线路基础上，再做一条单线，连接两个眼镜形线路。此外，还有在眼镜形线路基础上加多条单线，连接两侧眼镜形线路的多种做法。

如果做右侧迷宫，其线路则是参考标准迷宫Ⅲ型手术中的右房切口，在实施中常常是用手术刀做右房切开切口，如前述的右房后纵切口等，再加射频消融做另一些部位的消融线。

实施射频消融，有从心外膜（外科，不停跳或停跳心脏）和从心内膜（外科，停跳心脏；内科，心导管）施加射频进行的。外科用的探头有单极描笔式和双极钳夹式两种，后者依次分别钳夹左侧或右侧上、下肺静脉开口外边的左心房壁，操作方便；单极探头画单线方便。双极探头常配备仪器显示表示消融已透彻到位，单极主要靠术者用手感觉和时间控制来达到要求。有的术者用双极钳夹作一条消融单线，例如从左房切口线上开始，作连接肺静脉消融线与二尖瓣瓣环的连线。

（3）微波消融术。

1）能源和消融原理：微波消融设备主要包括微波发射仪和治疗探头。微波发射仪发射 2.45GHz 电磁波，通过探头作用于组织，能量输出范围是 20 ~ 75W。消融术的能量为 40 ~ 45W，频率为 50 ~ 60Hz，温度为 50℃，作用时间 20 ~ 30s，导致局部组织烧伤，中心为坏死心肌，周围可有壁内出血，6 个月发现已呈现瘢痕现象。

2）消融线路：见射频消融术。

（4）超声消融术：2005 年 9 月，由多个中心的一批学者，包括 Cox 等，联合报道了用超声波的消融术。

1）能量和消融原理：超声波与射频、微波同属于电磁波，但上述报道中认为，在做经心外膜途径的消融时，超声与射频、微波不同，也和冷冻不同，不会发生热减弱效应（heat-sink effect），能穿过心外膜脂肪传播。消融时为高强度聚焦超声（high-intensity focused ultrasound），3.8 ~ 6.4MHz 及 15 ~ 130W。

2）消融线路：在上述报道中，消融操作均在无体外循环，心脏跳动中，在同期心脏手术之前进行，分别一套消融探头做环肺静脉开口的左房袖处的消融，完成时间为 10min，用另一消融探头手握做二尖瓣环和环肺静脉开口消融线之间的线状消融，完成时间为 1min。其线路为"左侧迷宫"概念，但未做左心耳切除。

4. Wolf 微创迷宫（Wolf mini-maze）　又称微创房颤消融手术。2005 年 9 月 Wolf RK 等报道了这种微创手术，治疗无明显器质性心脏病的孤立性（或称单纯性）房颤。

该手术需双腔管气管插管，在两侧胸壁各做 3 个肋间小切口：①手术操作入口，沿第 3 肋间，前端为腋前线，长约 5cm；②胸腔镜设备入口；③消融设备入口，约 1cm。运用特殊的手术器械、双极射频消融探头及其配备设备，根据左侧迷宫思路，做双侧肺静脉隔离（眼镜形线路，见前述）的消融，以及左心耳切除或闭合（钳闭）。

（七）术后处理

1. 心脏传导阻滞　原因为窦房结或动脉损伤。Cox 报告随访 111 例患者 3 个月，2 例为术中窦房结损伤（2%），其余 31% 心脏起搏的病例术前即为病窦。Mc Carthy 报告病窦发生率为 14%。KosaKai 报道病窦发生率为 3.2%。由此可见，迷宫手术产生病窦，是一种难以避免的并发症。所以术中应采用保护窦房结功能的措施，禁忌直接压迫、冷冻或切割损伤窦房结或其供血动脉，右心房纵切口向上可延伸至上腔静脉后侧，以防止伤及窦房结。发生严重的房室传导阻滞时，可临时心脏起搏或安放永久性心脏起搏器。

2. 心房纤颤复发　原因可能是折返环过小从而导致心房纤颤的复发。Cox 报告迷宫手术后发生房性心律包括心房扑动和心房纤颤占 47%，Mc Carthy 报告为 43%，Kosakai 报告为 43.5%。一旦发生房性心律失常，及时应用能延长心房不应期的抗心律失常药物，可以终止该心律失常。

3. 做心耳切除的房颤手术　术后可能出现与心脏内分泌（心房利钠肽）有关的体液潴留，用螺内酯可以预防或治疗。

4. 在做各种房颤消融手术后　术后 3 个月内，甚至 6 个月如还出现房颤，常可选择可达龙作为控制性治疗，必要时选择直流电除颤后药物维持。微创房颤消融手术前停用华法林抗凝者，可在手术当晚恢复服用华法林。

（八）疗效

1. 几种主要术式的对比

（1）导管消融术（曾称内科迷宫）的疗效：对于间歇性（阵发性和持续性）房颤成功率高；但对许多永久性房颤患者疗效不足，这些患者最好接受更广泛的线路套路，包括肺静脉隔离，加上一些其他线形消融，打断左房中的大折返。未能被广泛采用的原因尚有入路问题，导管导引困难，手术时间长及成功率的不稳定等。

此外，文献中曾列出的并发症有肺静脉狭窄、穿孔出血、周围组织器官损伤，如食管穿孔、血栓栓塞、冠状动脉损伤及窦房结损伤。这些并发症也可或多或少发生于其他房颤消融手术中。

（2）标准迷宫手术的疗效 15 年随访，消除房颤率为 80% ~ 95%，在孤立性房颤为 94%，房颤伴二尖瓣疾病则高达 97%，血栓栓塞并发症免除率为 99.4%。

但是，原创手术的复杂性，切断 – 缝合技术需要体外循环和心脏停搏，阻碍了被广泛采用，即使用微创和冷冻改良，仍然由于创伤太大而妨碍大组病例应用。

此外，标准迷宫手术中如切断冠状动脉分支而未即时缝扎，可造成术后心包腔内出血并发症；由于切断 – 缝合本身花时间，若在复杂的心脏手术同期进行或患者综合情况较差时，术后更易出现体外循环心脏直视后的一些并发症。

（3）房颤消融手术的疗效：标准迷宫手术费时间，由消融代替切断 – 缝合而显著改观，Sie 等报道射频消融行迷宫手术治疗房颤，完成射频消融的心脏停搏时间为 10 ~ 15min，明显短于标准迷宫Ⅲ型手术。消融也为外科发展不停跳非体外循环技术，包括微创技术治疗房颤，用于选择性病例创造了条件。广泛采用各种能源做消融，已使外科手术治疗房颤明显增加，尤其是需要同时做心脏手术时选择同期做房颤的消融手术，这些心脏手术最多的是二尖瓣手术，其次是主动脉瓣或（和）冠状动脉搭桥手术。

消融手术中射频和微波应用于临床的时间较短，超声则更短，目前的报道多为近、中期随访结果。各种消融手术的治愈率接近，为 70% ~ 85%，何种方法更为有效、简便和安全，尚无定论。

房颤手术失败是指房颤手术后 6 个月以上仍存在永久性或阵发性房颤，对抗心律失常药物治疗无反应。房颤手术后发生短暂的房颤比较常见，但许多患者在术后 3 ~ 6 个月均能恢复为窦性心律，术后服用胺碘酮、β - 受体阻滞剂是控制的有效方法。因此，如果术后的窦性心律需要靠药物维持或需用心脏起搏器，暂时不能认为是房颤手术的失败。

目前消融手术尚存在的问题如下。

1）术中消融的透壁性和连续性的评估，尤其是使用单极探头时。高强度聚焦超声在透壁性上有优势。非透壁的消融或者隔离肺静脉的环形消融线不连续，从肺静脉发出的电冲动就可逃逸出去，使房颤复发。

2）安全性：术中如为增加消融的透壁性采取延长消融时间、加大输出功率或操作技术不当，可导致心房壁穿孔、食管损伤及冠状动脉损伤。采用消融手术应避免对周围组织特别是对食管的损伤，在经心内膜消融时，应撤出食管超声探头。

（4）微创房颤手术的疗效：电视胸腔镜辅助双侧肺静脉隔离加左心耳切除治疗房颤手术（Wolf mini-maze）避免产生胸骨劈开或开胸切口副作用。Wolf 等于 2005 年 9 月报道一组 27 例，平均术后随访 6 个月。23 例大于 3 个月，其中 21 例消除了房颤，消除率 91.3%。术后 3 ~ 6 个月的 12 例做磁共振血管造影，显示正常，无肺静脉狭窄。出手术室时全部拔除了气管插管，无围术期死亡，手术时间 93 ~ 299min，住院日 2 ~ 5d，无晚期死亡，术后 3 个月无需抗心律失常药物者 65.29%（15/23）。没有 1 例需植入起搏器。3 例有小并发症（右侧气胸，右前臂静脉炎，怀疑心包炎各 1 例）均很快治愈，另有 1 例术后 3 周心衰与可能房颤，经抗心律失常药物和电击复律，术后 3.5 个月心力衰竭加剧为心房扑动（电生理研究为右房扑线），药物治疗（包括胺碘酮）有效，稿件刊发时为正常窦性心律。

2. 一些可能影响疗效的因素　一些学者认为左房过大，房颤病史过长及原发心脏病种类，对房颤的治愈率有影响，但也有学者否定。如果二尖瓣为原发心脏病变，疗效较好，已被一些学者认同。窦房结功能对疗效影响较大，本作者在术前通过 24h 动态心电图和手术台上做房颤手术操作前电击除颤等评估，已证明有用，迷宫Ⅲ型手术线路已不影响窦房结血供，做右心房消融或右侧环肺静脉口消融时，影响窦房结的解剖机会较多，宜注意避开。做左心耳切除，可能有助于消除血栓形成的一个重要部位，在标准迷宫和 Wolf 微创迷宫手术中都是实施的。房颤手术后出现心房扑动的问题，Cox 早已强调在标准迷宫Ⅲ型手术中，必须包括二尖瓣后叶瓣环中点部位的冠状静脉窦处的操作，否则就不是迷宫手术，近些年来，国外和国内的一些做左侧迷宫（射频或微波消融）的报道或资料中，术后心房扑动发生率较高，可能与忽略了对冠状静脉窦的处理有关。至于自主神经节的消融及 Marshall 韧带的切断问题，更有待于探讨。

（柳祎）

参考文献

［1］中华医学会电生理和起搏分会心房颤动治疗专家工作组 . 心房颤动：目前认识和治疗建议（二）［J］. 中华心律失常学杂志，2006，10（3）：167-197.

［2］Bando K，Kasegawa H，Okada Y，et al. Impact of preoperative and postoperative atrial fibrillation on outcome after mitral valvuloplasty for nonischemic mitral regurgitation［J］. J Thorac Cardiovasc Surg, 2005, 129: 1032-1040.

［3］ Hohnloser SH, Kuck KH, Lilienthal J. Rhythm or rate control in atrial fibrillation – pharmacological intervention in atrial fibrillation（PIAF）: a randomised trial［J］. lancet, 2000, 356: 1789-1794.

［4］ Wyse DG, Waldo AL, DiMarco JP, et al. A comparison of rate control and rhythm control in patients with atrial fibrillation［J］. N Engl J med, 2002, 347（23）: 1825-1833.

［5］ Van Gelder IC, Hagens VE, BOsker HA, et al. A comparison of rate control and rhythm control in patients with recurrent persistent atrial fibrillation［J］. N Engl J Med, 2002, 347: 1834-1840.

［6］ Bahnson TD, Grant AO. To be or not to be in normal sinusrhythm: what do we really know？ ［J］.Ann Intern Med, 2004, 141: 727-729.

［7］ Fuster V, Ryden LE, Asinger RW, et al. 2011 ACC/AHA/ESC Guidelines for the management of patients with atrial fibrillation: executive summary a report of the American College of Cardiology/American Heart Association Task Force on Practice［J］. Journal of the American College of Cardiology, 2011, 57（11）: 101-198.

第五十三章

感染性心内膜炎的外科治疗

感染性心内膜炎（infective endocarditis，IE）是病原微生物经血行途径直接侵袭心内膜、心瓣膜或邻近大动脉内膜而引起的炎症性疾病，常伴赘生物形成。赘生物为大小不等、形状不一的血小板和纤维素团块，内含大量微生物和少量炎症细胞。典型临床表现为发热、心脏杂音、淤点、贫血、栓塞现象，以及发展为心内膜上赘生物形成，从而可能导致心瓣膜关闭不全或阻塞、心肌脓肿、瓣环旁脓肿、动脉瘤形成，以及心脏传导阻滞。根据病程分为急性和亚急性，表现可因年龄、易感性，以及有无其他合并症和致病菌的毒力而有差异。急性感染性心内膜炎特征：①中毒症状明显；②病程进展迅速，数天至数周引起瓣膜破坏；③感染迁移多见；④病原体主要为金黄色葡萄球菌。亚急性感染性心内膜炎特征：①中毒症状轻；②病程数周至数月；③感染迁移少见；④病原体以草绿色链球菌多见，其次为肠球菌。感染性心内膜炎又可分为自体瓣膜、人工瓣膜和静脉药瘾者的心内膜炎。感染性心内膜炎发生在自身瓣膜者，称之为人工瓣膜心内膜炎（prosthetic valve endocarditis，PVE），而发生在人工瓣膜置换术后者称之为自体瓣膜心内膜炎（native valve endocarditis，NVE）。

一、发病率

在抗生素使用的早期，IE 通常影响患有潜在风湿性心脏病或先天性心脏病的年轻人或中年人。随着抗生素的发展，风湿性心脏病的减少，以及医疗技术的进步，IE 的危险因素、患者人口学特征和微生物学发生变化。欧洲主要病因由年轻人风湿性瓣膜病转为多种原因，包括人工瓣膜置换术、血液透析、血管介入、静脉导管、免疫抑制剂和静脉药物的使用成为主要的危险因素，发患者数每年 3/10 万 ~ 10/10 万，发病年龄升高，特别是 70 ~ 80 岁老年人，男女之比 ≥ 2∶1，最常见细菌类型由链球菌转变为葡萄球菌。美国则以葡萄球菌感染增长率最高。IE 患病率我国尚缺乏确切的流行病学数据，我国从病例报告来看，链球菌和葡萄球菌感染居最前列。患者平均年龄大，通常有合并症。毒瘾者的右心感染性心内膜炎发病最高，发患者数有增长趋势。

IE 的死亡率居高不下，院内或 3 个月内死亡率为 18% ~ 25%。即使在 IE 急性期过去后，发病率和死亡率仍然很高，并且影响生活质量。

二、病因学

1. 感染源　近年来由于广谱抗生素的普遍应用，静脉药物、血管介入技术及血液透析等诱发的感染性心内膜炎增加，感染菌谱有较明显的改变，葡萄球菌引起的 IE 比例日益增多，尤其以耐药微生物致病的发生率显著增多。血培养阳性致病菌仍以革兰阳性菌最多见，占 80%，革兰阴性菌，真菌及立克次体、衣原体等致病微生物的感染比例较少但有所上升，约占 8%。国内报道的统计资料显示草绿色链球菌仍是感染性心内膜炎最常见的致病菌。但欧美学者报道显示，金黄色葡萄球菌已位居首位，约占 40%，草绿色链球菌已退至第二位，再次为肠球菌。真菌类感染主要发生于长期使用抗生素者以及长期服用免疫抑制药者，以念球菌、曲霉菌和组织胞质菌多见。

2. 感染途径　感染性心内膜炎的发生与否与患者的易感性和致病菌的毒力和数量有密切关系。患者的易感性同人体正常的免疫防御体系、是否有心脏原发病基础或是医源性有创操作有直接关系。

经口途径导致的菌血症最为常见。牙科操作是常见的感染途径之一。外科手术后无法早期拔出气管插管的患者，口腔细菌大量繁殖并通过破损部位入血。内镜检查中一过性菌血症发生率约为 10%，包括上消化道内镜、结肠镜、膀胱镜等。另外，医疗操作中深静脉及外周静脉置管，心导管检查及治疗、血液透析管道等也可导致病原菌经皮肤穿刺点侵入人体，并种植于管道末端，如果机体抵抗力下降，致病菌会大量繁殖并进一步种植于心内膜或瓣膜周围，导致心内膜炎的发生。近些年来，静脉吸毒导致的病例增加，反复不洁的注射导致细菌经皮肤侵入或由局部感染病灶侵入人体。

3. 易感因素　多数 IE 的患者存在易感因素，包括全身因素、心脏局部因素及一些其他因素。

全身因素：如前所述，长期服用免疫抑制剂或激素类药物、静脉使用毒品、长期静脉置管、血液透析管道等易导致身体抵抗力的下降，导致感染性心内膜炎的发生。

心脏因素：风湿性心脏瓣膜病、先天性心脏病、老年退行性瓣膜病均为 IE 发生创造了条件，近些年由于生活条件改善及抗生素广泛应用，风湿性心脏瓣膜病患病率下降，而先天性心脏病和老年退行性瓣膜病致 IE 比例逐渐增加，先天性心脏病占 IE 发病的 10% ~ 20%，老年退行性瓣膜病导致的 IE 多侵犯主动脉瓣。

其他因素：特别是医源性因素，如使用污染的人造瓣膜、心内修补材料等；手术后长期深静脉置管者，由于置管部位切口感染导致菌血症等也是人造瓣膜心内膜炎的高发人群。各种有创检查及治疗导致医源性感染中，牙科治疗引发心内膜炎的风险系数极高，内镜检查患者也有发生感染性心内膜炎的病例报道。

二、发病机制

正常的心脏内皮对日常生活中如刷牙或是皮损引起的频繁菌血症具有很好的抵抗力。然而，当心脏内皮由瓣膜硬化、风湿性瓣膜炎或直接细菌活动（特别是金黄色葡萄球菌）引起损伤后，即产生非细菌性血栓性心内膜炎，炎症细胞因子和组织因子的释放与相关的纤维连接蛋白表达导致血小板纤维蛋白血栓的形成，菌血症时细菌黏附于这些赘生物并在其中繁殖。对内皮的损伤是这些黏附蛋白如纤维连接蛋白结合蛋白和葡萄球菌聚集因子 A 和 B 是细菌黏附的介质，也是致病的关键因素。病原菌与瓣膜基质分子蛋白及血小板不断相互作用，产生的生物膜（一种含有多糖和蛋白质基质的多层细菌聚集体）保护细菌的持续存在，并提高细菌对抗生素的耐受性。

四、病理生理学

感染性心内膜炎主要的病理改变包括心内感染部位的组织结构破坏、赘生物脱落引起的组织器官的栓塞病变及心血管以外的组织器官的感染性病变。

1. 心内感染和局部扩散　局部心内膜炎和扩散性心内膜炎的基本病理变化为在心瓣膜表面附着由血小板、纤维蛋白、红细胞、白细胞和感染病原体沉着而组成的赘生物。赘生物为小疣状结节或菜花样息肉样，小至 1mm，大至阻塞瓣口（如真菌所致赘生物），赘生物底下的心内膜可有炎症反应，可致瓣叶破损、穿孔或腱索断裂引起瓣膜关闭不全；感染局部扩散产生瓣环旁或心肌脓肿，传导组织遭破坏，乳头肌或室间隔破裂和化脓性心包炎等。

心内膜炎组织的感染与多种因素有关，包括：①细胞或组织完整性丧失；②血流动力学存在湍流及菌血症；③可能伴有免疫功能的受损。动物实验中已多次证实仅静脉内注入细菌难以产生心内膜炎，除非瓣膜结构出现变化。心瓣膜受损后一般引起无菌性纤维素和血小板沉积于表面为病原体的黏附浸入和繁殖创造有利条件。随着沉积物增多使治疗的抗生素、白细胞及抗体难以接触到微生物，为感染性赘生物形成提供有利条件。小的室间隔缺损以及瓣膜狭窄引起的血流湍流以及心腔内压差有助于解释赘生物多见于心室侧和主动脉瓣，而继发孔型房间隔缺损则很少由此并发感染性心内膜炎。

2. 赘生物碎片脱落致栓塞　动脉栓塞导致组织器官梗死，偶可形成脓肿；脓毒性栓子栓塞动脉血管壁的滋养血管引起动脉管壁坏死；或栓塞动脉管腔，细菌直接破坏动脉壁。上述两种情况均可形成细菌性动脉瘤。

3. 血源性播散　菌血症持续存在，在心外的机体其他部位播种化脓性病灶，形成迁移性脓肿。

4. 免疫系统激活　持续性菌血症刺激细胞和体液介导的免疫系统，引起脾大、肾小球肾炎（循环中免疫复合物沉积于肾小球基底膜）、关节炎、心包炎和微血管炎（可引起皮肤、黏膜体征和心肌炎）。

五、临床表现

由于 IE 病原微生物、罹患 IE 的基础心脏病疾病谱的变迁，新型抗生素不断问世及诊疗技术的进步，使 IE 临床表现特点发生较大变化。过去常见的典型的 IE 临床表现已不多见，以往特征性的体征如淤点、脾大、栓塞、杵状指等显著减少，临床表现常不典型，趋向于多样化，特点如下。

1. 发热　绝大多数 IE 患者都有发热症状，尤其是没经过抗感染治疗及服用退热药物的患者，多见于急性期。热型通常不规则，可有弛张热，急性 IE 患者体温往往超过 39℃，常伴有寒战；亚急性患者发病隐匿，热型多变，可为低度弛张热，很少超过 39℃。对于老年人、心功能不全、肾功能不全及消耗性疾病 IE 患者可无发热或低热。5% ~ 12% 的 IE 患者可无发热，必须引起重视。可伴有全身不适、乏力、食欲不振和体重减轻等非特异性症状。

2. 心脏表现

（1）心脏杂音：除急性早期外，几乎均有心脏杂音，由基础心脏病和（或）感染性心内膜炎导致瓣膜损害所致。急性者要比亚急性者更易出现杂音强度和性质的变化，或出现新的杂音。瓣膜损害所致的新的或增强的杂音主要为关闭不全的杂音，尤以主动脉瓣关闭不全多见。金黄色葡萄球菌引起的急性心内膜炎起病时仅 30% ~ 45% 有杂音，随瓣膜发生损害，75% ~ 80% 的患者可出现杂音。

（2）心脏并发症：①心力衰竭为最常见并发症，主要由瓣膜关闭不全所致，主动脉瓣受损者最常发生（75%），其次为二尖瓣（50%）和三尖瓣（19%）；瓣膜穿孔或腱索断裂导致急性瓣膜关闭不全时可诱发急性左心衰竭。②心肌脓肿常见于急性患者，可发生于心脏任何部位，以瓣周组织特别在主动脉瓣环多见，可致房室和室内传导阻滞，心肌脓肿偶可穿破导致化脓性心包炎。③急性心肌梗死大多由冠状动脉栓塞引起，以主动脉瓣感染时多见，少见原因为冠状动脉细菌性动脉瘤。④化脓性心包炎不多见，主要发生于急性患者。⑤心肌炎。

3. 外周体征　①淤点。可出现于任何部位，以锁骨以上皮肤、口腔黏膜和结合膜更常见，病程长者更多见。②指和趾甲下裂片状出血。③ Roth 斑：为视网膜的卵圆形出血斑块伴中心呈白色，多见于亚急性。④ Doler 结节：为在指和趾垫出现豌豆大的红或紫色痛性结节，亚急性者较常见。⑤ Janewey 损害：主要见于急性，为手掌和足底处直径 1 ~ 4mm 无痛性出血红斑。引起这些周围体征的原因可能是微血管炎或微栓塞，非特异性现已不多见。⑥杵状指和趾：仅见于 20% 的亚急性病，超过 6 周者，亦无特异性。

4. 栓塞症状　动脉栓塞临床诊断栓塞者占 10% ~ 35%，急性者较亚急性者多见。常见于病程晚期，亦可在病程中任何时候发生。任何部位均可被栓塞。临床所见体循环栓塞多为脑、心肌、脾、肾、四肢。四肢大动脉栓塞主要由真菌性心内膜炎引起。右心内膜炎或发生于左向右分流的先天性心脏病者，肺栓塞常见。

5. 非特异性症状

（1）脾大，见于 15% ~ 50%、病程超过 6 周的患者，急性者少见。

（2）贫血，IE 时贫血较为常见，尤其多见于亚急性者，有苍白无力和多汗。主要由于感染抑制骨髓所致。多为轻、中度贫血，晚期患者有重度贫血。

（3）感染性动脉瘤占 3% ~ 5%，多见于亚急性者，一般见于病程晚期，多无症状或仅扪及搏动性肿块。受累动脉依次为近端主动脉、脑、肾脏和四肢。周围血管栓塞者易诊断，在脑、肠系膜动脉或其他深部组织者，往往至破裂出血时始能确诊。

（4）转移性脓肿多见于急性，亚急性者少见。以发生于肝、脾、骨骼和神经系统较常见。

六、辅助检查

（一）实验室检查

1. 血培养及免疫学和分子生物学技术　血培养是诊断菌血症和感染性心内膜炎的最重要方法。在近期未接受过抗生素治疗的患者血培养阳性率可高达 95% 以上，其中 90% 以上患者的阳性结果获自入院后第一日采取的标本。对于未经治疗的亚急性患者，应在第一日间隔 1h 采血 1 次，共 3 次。如次日未见细菌生长，重复采血 3 次后，开始抗生素治疗。已用过抗生素者，停药 2 ~ 7d 后采血。急性患者应在入院后 3h 内，每隔 1h 1 次共取 3 个血标本后开始治疗。本病的菌血症为持续性，无须在体温升高时采血。每次取静脉血 10 ~ 20mL 作需氧和厌氧培养，至少应培养 3 周，并周期性作革兰染色涂片和次代培养。必要时培养基需补充特殊营养或采用特殊培养技术。

10% ~ 20% 的 IE 患者在就诊时血培养结果为阴性，因此常延误诊断和治疗，并对预后造成重大影响。最常见原因是血培养前应用抗生素，建议停用抗生素并复查血培养，另一类常见的原因是病原体为苛养微生物等非典型病原体，易见于人工瓣膜、留置静脉导管、植入起搏器、肾功能衰竭或免疫抑制状态的患者。血培养阴性时应调整检测方法。首先进行血清学检测贝氏柯克氏体（Q 热病原体）、巴尔通体、布鲁氏菌、曲霉菌、支原体、军团菌，如果血清学检查呈阳性，应进行针对病原菌的血液聚合酶链反应。如果血清学结果为阴性，进一步对血液或切除的瓣膜进行检测是有价值的，包括细菌16S 核糖体核糖核酸基因的广泛聚合酶链反应和惠氏梭菌、巴尔通体和真菌的定向聚合酶链反应。如果上述微生物学检查仍为阴性，应考虑自身免疫性疾病，并开始检测抗核抗体和类风湿因子。

2. 一般化验检查　细胞计数升高，伴分类左移。由于细菌毒素对骨髓造血系统抑制及对红细胞破坏，多数患者呈正常细胞正色素性贫血，为轻度—中度贫血，并随疾病好转而恢复。血沉可呈不同程度升高，但 IE 伴心衰、肾衰时血沉可正常。几乎 50% 的 IE 患者尿常规有蛋白尿或镜下血尿。如有红细胞管型及大量蛋白尿示弥漫性肾小球肾炎，此时常伴肾功能损害。如为肉眼血尿，常示合并肾梗死。

（二）心电图检查

无特异性，心电图偶有急性心肌梗死或出现房室、室内传导阻滞。后者提示瓣环旁（特别是主动脉瓣环）或室间隔脓肿。

（三）超声心动图

超声心动图仍然是 IE 患者影像学检查的基石，它快速、直观，而且在许多情况下具有诊断性。经胸超声心动图（transthoracic echocardiography，TTE）及经食管超声心动图（transesophageal echocardiography，TEE）对 IE 诊断的敏感性分别为 40%～63% 和 90%～100%，三种超声心动图表现是诊断 IE 的主要标准：赘生物、脓肿或假性动脉瘤，以及人工瓣膜的裂开。所有临床疑诊 IE 而 TTE 为阴性或非诊断性结果的患者，推荐 TEE。临床疑诊 IE、植入人工心脏瓣膜或心内装置的患者，推荐 TEE。初步检查结果为阴性而临床仍疑诊 IE 的病例，推荐在 5～7d 内重复 TTE 和 / 或 TOE 检查。怀疑出现新的 IE 并发症时，应尽早重复 TTE 和 / 或 TEE 检查。所有需要手术的 IE 病例，推荐术中心脏超声心动图检查。

（四）其他影像学检查

心脏的计算机断层扫描（computed tomography，CT）在显示瓣膜旁解剖结构和并发症（例如，瓣膜旁脓肿或假性动脉瘤）方面与 TEE 效果相当（甚至可能更好），而且受人工瓣膜伪影的影响更少，这种方法可能有助于制订手术计划，同时 CT 血管造影也可以排除重大冠状动脉疾病。

18- 氟脱氧葡萄糖正电子发射断层扫描（18FDG-PET）或白细胞闪烁成像（放射性标记白细胞单光子发射计算机断层扫描［SPECT］）的代谢成像相结合，分别显示代谢活动区或炎症区域，对于根据 Duke 标准 "可能" 患有 IE 或疑似的患者来说，是一种非常有益的方法。同时，可以用于监测抗微生物治疗的反应。

通过心脏 CT 和 18FDG-PET 或 SPECT 进行多模态评估有可能改善疑似 IE 患者的诊断和并发症检测，欧洲已经将其作为评价标准加入到 Duke 标准中。

七、诊断及鉴别诊断

众所周知，IE 的临床表现多种多样，从急性脓毒血症到不典型低度发热性疾病、心力衰竭或卒中等。本病的确诊有赖于手术获得心内组织、赘生物、周围栓子的组织和细菌学的直接证据。除典型表现外，如血培养持续阳性、新出现的心脏杂音、心脏易患因素伴血管栓塞外，临床确诊一般较难。临床上对患有心脏瓣膜病、先天性心脏病或人造瓣膜置换术的患者，有不明原因的发热达 1 周以上，应怀疑本病的可能。发热时常反复，尤在有瓣膜杂音的患者，应警惕本病的可能。对不能解释的贫血、顽固性心力衰竭、卒中、瘫痪、周围动脉栓塞、人造瓣口的进行性阻塞和瓣膜的移位、撕脱等均应注意有本病存在。目前，欧洲心脏病学会在改良 Duke 标准基础上新增两项影像学检查，目的在于提高诊断的敏感性，具体内容如下。

（一）感染性心内膜炎的诊断标准（欧洲心脏病学会修订改良 Duke 标准）

确定性诊断如下。

1. 病理学诊断标准

（1）致病微生物：在赘生物、栓子或心内脓肿培养阳性。

（2）病理性损害：组织学检查发现活动性心内膜炎，确认心内脓肿或微生物存在。

2. 临床诊断标准

（1）符合 2 条主要标准。

（2）符合 1 条主要标准加 3 条次要标准。

（3）符合 5 条次要标准。

可能性诊断如下。

（1）符合 1 条主要标准和 1 条次要标准。

（2）符合 3 条次要标准。

否定性诊断如下。

（1）已明确其他诊断。

（2）心内膜炎表现在应用抗生素治疗 4d 内完全缓解。

（3）在应用抗生素治疗 4d 内进行手术或尸检未发现病理证据。

（4）所有可能性诊断标准均未达到。

（二）临床诊断标准

1. 主要标准

（1）血培养阳性。

1）2 次血培养均为典型的感染性心内膜炎的致病微生物。包括草绿色链球菌、牛链球菌、HACEK组（血矛线链球菌属、血放线菌属、线球菌菌属、社区获得性肠球菌属、金黄色葡萄球菌）；或持续血培养阳性如 2 中所述。

2）至少 2 次间隔时间＞12h 血培养阳性；或所有 3 次培养或 4 次及 4 次以上的血培养中的大部分均发现心内膜炎的致病微生物，第一次和最后一次的抽血至少相隔 1h；或单次血培养伯纳特立克次体属阳性或血 IgG 抗体滴度＞1：800。

（2）心内膜累及证据。

1）超声心动图检查阳性：发现赘生物、脓肿、假性动脉瘤或心内瘘、瓣膜穿孔或动脉瘤、人工瓣膜新发部分裂隙。

2）经 18F-FDGPET/CT（仅当假体植入超过 3 个月时）或放射性标记白细胞 SPECT/CT 检测到人工瓣膜植入部位周围的异常活动。

3）经心脏 CT 确定发现瓣膜周围病变。

2. 次要标准

（1）基础心脏病，或滥用静脉注射药品。

（2）体温≥38.0℃。

（3）血管征象（仅包括通过成像技术发现的血管事件）：大动脉栓塞、化脓性肺梗死、真菌感染性动脉瘤、颅内出血、结膜出血及 Janeway 损害。

（4）免疫征象：肾小球肾炎、Osler 结节、Roth 斑和类风湿因子。

（5）微生物学证据：血培养阳性但不满足上述有关微生物证据的主要标准，或符合 IE 诊断的微生物活动性感染的血清学证据。

由于本病的临床表现多样化而缺乏特异性，故鉴别诊断范围较广。特别是经常发热为主要表现者应与有关发热的疾病如风湿、结核、败血症、肿瘤发热等相鉴别。IE 有时由于身体局部某一症状特别明显，导致误诊为某一器官的独立性疾病。例如以中枢神经系统症状为突出表现，患者若无发热表现常诊断为脑血管意外。有时因贫血、出血性特征及脾大为突出表现者易诊断为再生障碍性贫血或脾功能亢进等。原有风湿性心脏病的患者，出现类似心内膜炎症状，也要排除是风湿活动的可能。

八、预防

IE 的治疗是清除引起感染的微生物，同时纠正因感染引起的心内及心外并发症。IE 并不是一种单一的疾病，而是因受累的器官、潜在的心脏病、致病的微生物、并发症的存在以及患者的特征共同决定。这就意味着 IE 需要一个包括心内科医生、心外科医生、微生物学家、神经学家、影像科医生、麻醉科医生等多方面专家组成的感染性心内膜炎团队共同管理。另外，这一团队应该具备随时进行 TTE、TEE、CT、MRI 甚至核素显像检查；其次可在患者疾病早期随时进行心脏外科手术，尤其是复杂性 IE 患者。这一团队应定期进行病例讨论、术前讨论，根据指南和标准治疗流程进行抗菌治疗并及时施行手术，参加国内外学术交流并参与患者教育，并定期进行随访工作。

IE 的预防在 IE 整个疾病的管理中具有很重要的地位。预防措施主要针对菌血症和基础心脏病两个环节。菌血症是 IE 发生的必要条件，器质性心脏病患者为 IE 高危易感人群。

（1）预防和减少菌血症发生。一般措施是强调口腔、牙齿和皮肤的卫生，防止皮肤黏膜损伤后的继发性感染。尽可能避免有创医疗检查和操作，如必须进行，要严格遵循无菌操作规范。高危人群预防性应用抗生素。

（2）预防性应用抗生素。对如下高危人群预防性应用抗生素：①植入任何人工瓣膜（包括经导管途径的患者），或使用心脏瓣膜修复人工材料的患者；②曾患过 IE 的患者；③先天性心脏病患者（如发绀型先天性心脏病未经手术修补者，或虽经手术修补但仍有残余缺损、分流或瘘管者、先天性心脏病经人工修补或人工材料修补 6 个月以内者，以及经外科手术和介入方法植入材料或器械后仍有残余缺损者）在做有创医疗检查和操作时需预防性应用抗生素。而对于其他类型的瓣膜病或先心病不建议预防性应用抗生素（表 3-53-1）。另外，对于需要在牙龈或牙根尖周操作的手术，或口腔黏膜穿孔时可考虑术前 30 ~ 60min 预防应用抗生素（表 3-53-2）。

呼吸道的气管镜、喉镜、经鼻内窥镜；消化系统的胃镜、经食管心脏超声检查、结肠镜；泌尿生殖系统的膀胱镜、阴道镜等检查，目前没有相关证据表明可引起 IE，不推荐预防性使用抗生素。

表 3-53-1　心血管术前应用抗菌药物推荐意见

心血管术前应用抗菌药物推荐意见	推荐级别	证据水平
推荐心脏手术前筛查鼻部金黄色葡萄球菌携带者并加以治疗	I	A
推荐在起搏器及可植入除颤仪植入术的围手术期内预防性应用抗菌药物	I	B
除非急诊手术，否则应在人工瓣膜或其他心脏血管内外源性材料植入术前至少 2 周将潜在的感染灶清除	II a	C
对于拟行外科手术或经导管植入人工瓣膜、血管内移植物及其他外源性材料的患者，应在其围手术期预防性应用抗菌药物	II a	C
不推荐对未筛查金黄色葡萄球菌的患者进行系统性治疗或局部治疗	III	C

表 3-53-2　口腔科风险性操作前抗生素预防应用的推荐

过敏情况	抗生素	术前 30 ~ 60min 单次使用	
		成人	儿童
对青霉素或氨苄西林不过敏	阿莫西林或氨苄西林	2 g 口服或静滴	50 mg/kg 口服或静滴
	头孢唑啉或头孢曲松	1 g 静滴	50 mg/kg 静滴
	头孢氨苄	2 g 静滴	50 mg/kg 静滴
对青霉素或氨苄西林过敏	克林霉素	600 mg 口服或静滴	20g/kg 口服或静滴

九、治疗

（一）药物治疗

抗生素治疗是 IE 治疗的基本和主要治疗措施，一般遵循以下原则，抗感染治疗基本要求是：①应用杀菌剂；②联合应用 2 种具有协同作用的抗菌药物；③大剂量，需高于一般常用量，使感染部位达到有效浓度；④静脉给药；⑤长疗程，一般为 4～6 周，人工瓣膜心内膜炎需 6～8 周或更长，以降低复发率。

1. **经验性治疗**　在血培养获得阳性结果之前采用，适用于疑似 IE、病情较重且不稳定的患者。经验治疗方案应根据感染严重程度、受累心瓣膜的类型、有无少见或耐药菌感染危险因素等制定。对于 NVE 和晚期 PVE 首选 β-内酰胺类抗生素（青霉素、头孢类）和氨基糖苷类抗生素（链霉素、庆大霉素、卡那霉素）联合用药，若对青霉素过敏则联用万古霉素和庆大霉素。对于早期 PVE 选择万古霉素、庆大霉素和利福平联用，部分人建议利福平晚 3～5d 开始使用。同时做血源性微生物培养，并根据药敏结果重新选择敏感抗生素。

2. **链球菌**　对青霉素敏感的链球菌性 IE 可选用青霉素类和头孢菌素类抗生素，氨基糖苷类抗生素与青霉素类有协同作用，可联合使用，对 β-内酰胺类药物过敏患者可选用糖肽类抗生素，如万古霉素。对青霉素相对耐药的菌株，可选用糖肽类抗生素，如万古霉素、替考拉宁等。

3. **葡萄球菌**　NVE 患者，对甲氧西林敏感的葡萄球菌感染，可选用氯洒西林或苯唑西林，并且不建议联合庆大霉素，当为金黄色葡萄球菌时可选用磺胺甲基异恶唑联合克林霉素。当 NVE 患者对青霉素过敏或是甲氧西林耐药葡萄球菌感染时可选用万古霉素，当出现万古霉素耐药时可选用达托霉素联合利福平或庆大霉素。

PVE 患者，对甲氧西林敏感的葡萄球菌感染，可选用氯洒西林或苯唑西林联合利福平和庆大霉素，当 PVE 患者对青霉素过敏或是甲氧西林耐药葡萄球菌感染时可选用万古霉素联合利福平和庆大霉素，当出现万古霉素耐药时可选用达托霉素联合利福平和庆大霉素。

4. **肠球菌**　肠球菌性 IE 主要由粪肠球菌（90%）引起，较罕见的是由屎肠球菌（5%）或其他菌种引起。首先，肠球菌对许多抗生素表现固有耐药，根除需要长期和联合用药才能达到杀伤协同作用。要根据药敏实验选择药物。糖肽类抗生素，如万古霉素、替考拉宁等是目前常用药物，近年来由于耐受糖肽类抗生素的肠球菌出现，临床上应慎用，可选用恶唑烷酮类抗生素，如利奈唑胺。

5. **真菌**　真菌性 IE 常发生在人工瓣膜和静脉药物滥用和免疫缺陷的患者，以念珠菌和曲霉菌常见，致死率高（>50%），需要联合外科手术进行置换瓣膜。对于念珠菌的抗真菌治疗，可选用两性霉素 B，对于曲霉菌，伏立康唑是首选。

6. **血培养阴性的抗菌治疗**　针对贝氏柯克氏体（Q 热病原体）可用多西环素、羟氯喹，巴尔通体可选用多西环素或庆大霉素，布鲁氏菌可用多西环素、复方新诺明或是利福平，支原体可用左氧氟沙星，军团菌可用左氧氟沙星、克拉霉素或利福平，惠普尔养障体可用多西环素和羟氯喹。

（二）手术治疗

1. **手术时机的掌握**　手术是针对进行性的瓣膜和组织损伤、失控的感染和风险高的栓塞。其目标如下：清除感染组织、异物或植入物；清除瓣膜旁感染和空洞；重建心脏的结构和瓣膜功能。现在观点跟以前有很大的区别，指南建议没有神经系统并发症，也建议尽早手术（31，32）。如果出现以下情况（表 3-53-3、表 3-53-4），需要急诊手术。

（1）早期手术的适应证。

表 3-53-3　感染性心内膜炎的手术治疗指征与时限

手术治疗指征	手术时限	推荐等级	证据水平
左心感染性心内膜炎			
1. 心衰			
主动脉瓣或二尖瓣的自体或人工心脏瓣膜心内膜炎伴随严重急性反流、阻塞或动脉瘘导致难治性肺水肿或心源性休克	急	I	B
主动脉瓣或二尖瓣的自体或人工心脏瓣膜心内膜炎伴随严重急性反流、阻塞或动脉瘘导致心衰症状或超声证实的血流动力学紊乱	亚急	I	B
2. 未控制感染			
局部感染未控制（脓肿、假动脉瘤、瘘管、赘生物增大等）	亚急	I	B
真菌或耐药菌引起的感染	亚急/择期	I	C
积极抗感染治疗及控制败血性转移病灶后仍存在持续性的血培养阳性	亚急	Ⅱa	B
葡萄球菌或革兰染色阴性菌感染（非 HACEK）的人工心脏瓣膜心内膜炎	亚急/择期	Ⅱa	C
3. 预防栓塞			
主动脉瓣或二尖瓣的自体或人工心脏瓣膜心内膜炎伴随积极抗感染治疗后仍存在永久赘生物 > 10 mm	亚急	I	B
主动脉瓣或二尖瓣的自体心脏瓣膜心内膜炎伴随赘生物 > 10 mm 而引起狭窄和反流且手术风险低	亚急	Ⅱa	B
主动脉瓣或二尖瓣的自体或人工心脏瓣膜心内膜炎伴随巨大孤立性赘生物（> 30 mm）	亚急	Ⅱa	B
主动脉瓣或二尖瓣的自体心脏瓣膜心内膜炎伴随赘生物 > 15 mm 且没有其他手术指征	亚急	Ⅱb	C
右心感染性心内膜炎			
在合适的抗菌药物治疗之后仍然无法根除微生物，或者菌血症仍持续，超过 7d	—	Ⅱa	C
反复出现肺栓塞，瓣膜赘生物 > 20mm，不管是否合并右心衰	—	Ⅱa	C
继发于重度三尖瓣反流的右心衰，且利尿剂治疗效果较差	—	Ⅱa	C

急诊手术：指 24 h 内的外科手术，亚急诊手术：数天之内的外科手术，择期手术：至少 1 ~ 2 周抗生素治疗后的外科手术。

（2）合并神经系统并发症的手术时机。

表 3-53-4　感染性心内膜炎合并神经系统并发症的手术时机

手术治疗指征	推荐等级	证据水平
如存在心脏手术的指征，即使已发生 TIA 或无症状血栓，仍建议立即手术	I	B
如颅内感染性动脉瘤巨大、扩张或破裂，建议行神经外科手术或血管内治疗	I	C
新发颅内出血，手术一般应推迟至少 1 个月	Ⅱa	B
发生卒中后，存在心衰、未控制的感染、脓肿或持续性高血栓栓塞风险的患者，一旦患者苏醒或经头颅 CT 或 MRI 排除存在颅内出血后应立即手术	Ⅱa	B
对于存在神经外科症状的 IE 患者，应考虑到颅内感染性动脉瘤的可能，建议行 CT、MRI 血管造影辅助诊断。对于非侵袭性诊断方法结果阴性但仍不能排除颅内动脉瘤者，建议行血管造影	Ⅱa	B

强调早期手术，推迟手术虽然可以增加抗生素治疗和血流动力学稳定的时间，但会招致疾病进展的风险，包括瓣膜破坏、脓肿形成、心脏传导阻滞、栓塞等并发症，甚至死亡。对于一些并发症，如栓塞，

随着确诊后时间的延长，手术可以带来的益处快速下降。对于没有伴发疾病且是链球菌感染的患者，早期手术获益很大。而对于本身年龄较大、有多种基础疾病并且是葡萄球菌感染的患者，是否早期进行手术仍要根据具体情况来选择。

但对于早期手术时间的具体定义，欧洲和美国的指导方针有很大不同。欧洲 ESC 指南区分了紧急手术（24h 内进行）、非紧急手术（几天内）和择期手术（抗生素治疗 1 ~ 2 周后），大多数病例建议紧急手术（68 例）。相比之下，美国心脏协会指南将早期手术定义为"在最初住院期间和完成整个抗生素疗程之前"。

2. 手术技术　如果感染仅限于瓣膜尖端或小叶，则可以使用任何修复或更换瓣膜的方法。然而，只要有可能，瓣膜修补术是首选的，特别是当 IE 影响二尖瓣或三尖瓣而没有明显的破坏时。单个瓣尖或叶的穿孔可以用未经处理或戊二醛处理的自体或牛心包补片进行。孤立或多发断裂的腱索可用聚四氟乙烯替代。

（1）主动脉瓣。对于主动脉瓣，使用机械或生物瓣替换主动脉瓣的术后死亡率并无明显差异，主要由术者判断。对于仅限于瓣膜尖端感染的主动脉瓣 IE，偶尔会采取修复。通常，主动脉瓣心内膜炎往往伴有瓣周组织侵害，甚至形成瓣周脓肿或瓣下脓肿，发病凶险，抗生素治疗效果差，常需早期手术，彻底清除感染的组织和异物，术中多数患者需要切除主动脉瓣叶，同时探查瓣周病变，清除脓肿，使用足够补片覆盖缺损，使缺损能在无张力的情况下得以与人工瓣环隔开。

对于需要根部重建和替换的侵袭性和破坏性的主动脉瓣 IE，使用同种异体移植物可能是有益的，但因同种材料来源困难，人工带瓣管道是可接受的替代方案，彻底清除主动脉瓣环周围病灶，采用迷你裙技术进行复合瓣膜－移植物根部置换（CVGRR），并使用外部特氟隆毡条进行主动脉根部缝合加固。

（2）二尖瓣。在没有心衰的情况下，抗生素治疗明显控制了感染，并且瓣叶没有损坏，可以考虑推迟进行手术治疗，但新的研究显示早期手术可以增加瓣膜修复成功率并且降低院内和长期死亡率。二尖瓣环下、瓣环或环上组织缺损最好用自体或牛心包修复，瓣环重建时补片要足够以最大程度降低缝合张力，如果需要置换瓣膜，则将人工瓣膜固定到重建的瓣环上，必须闭合瓣下残余的与感染腔的通道。对于二尖瓣，瓣膜修复比置换的优势是有据可查的。当需要瓣膜置换时，没有证据表明机械瓣和生物瓣的复发感染风险不同。但是使用生物瓣膜或同种异体瓣膜可以避免术后抗凝，降低出血性脑梗死和其他出血并发症的风险。

（3）右侧感染性心内膜炎（right-sided infective endocarditis，RIE）。右侧 IE 手术的主要目的通常是消除持续性脓毒症的原因和肺部脓毒症栓子的来源。瓣膜修复或更换是次要目的。对于三尖瓣 IE 患者，此类患者多见于长期静脉置管或是静脉药物滥用者，80% 为金黄色葡萄球菌，因为患者存在再次使用静脉药物的发生率高，多采用非手术治疗并且多能治愈。当手术不可避免时，修复和保留自己的瓣膜是首选，可用自体或牛心包修补。直接切除三尖瓣的瓣膜不进行瓣膜置换也是一种选择，但可能因为严重反流埋下隐患，如果患者的肺动脉压力和阻力增加，则不建议这种方法。当需要替换时，多数外科医生倾向于使用生物瓣膜。肺动脉瓣 IE 的手术治疗与三尖瓣相似，且往往病变较轻。

（4）主动脉瓣和二尖瓣双瓣。累及双瓣时瓣叶结构通常破坏较严重，此时手术难度大，瓣周瓣下脓肿清除困难，如果通过根治性清创后保留了主动脉根部、主动脉和二尖瓣环，可根据正常标准进行选择植入机械瓣膜或生物瓣膜。如果需要主动脉根部重建和替换，同种异体移植物可能比人工带瓣管道更有益。如果二尖瓣环有侵犯和破坏，应重建瓣膜，将瓣膜固定在心室肌或重建瓣环的补片上，以避免渗漏和假性动脉瘤的发生。感染破坏瓣膜间纤维时需要重建这一结构。

在反复手术不能根除持续性或复发性人工瓣膜 IE 的极端情况下，可以考虑心脏移植。

十、术后管理

1. 抗感染治疗 根据术中清除感染灶所留取的标本行微生物培养及药敏试验，应重新考虑并决定抗菌方案和疗程。活动性 IE 手术后，术后静脉抗菌治疗的标准疗程为 6 周，从手术当天开始计算，但方案和持续时间可以根据患者情况及其对抗菌药物的敏感性、治疗反应进行调整。对于真菌性 IE，终身口服抑制疗法是合理的。

2. 心功能支持治疗 心内膜炎患者术前瓣膜结构破坏，导致关闭不全，尤其是主动脉瓣关闭不全的患者，术前绝大多数处于容量负荷过重状态，术后心功能支持十分重要，常规予以多巴胺、硝普钠、多巴酚丁胺等血管活性药物，维持水、电解质及酸碱的平衡。

3. 肾功能支持治疗 由于肾功能经常受到损害，必须在治疗的最初阶段密切监测抗生素水平，以便在肾功能发生变化时调整给药间隔。肾功能受损的患者通常术后早期血尿素氮和肌酐水平升高，随后在接下来的 3 ~ 7d 内下降到接近正常水平。因此，监测肾功能很重要，经常需要大剂量利尿剂的药物治疗。在一些患者中，临时肾透析是必要的。

十一、特殊 IE

（一）心内植入物的 IE

1. 经导管主动脉瓣植入术（transcatheter aortic valve implantation，TAVI） TAVI 技术不断开展，术后的心内膜炎发生率尚不明确，有报道术后第 1 年的发生率为 1.4%，以发热为最常见表现，主要致病菌是葡萄球菌，潜在风险因素可能是血液透析患者、外周血管病、男性、相对年轻、糖尿病和中至重度的主动脉瓣反流，发病后的院内死亡率和 2 年内死亡率分别是 36% 和 67%，单纯的药物治疗效果差，手术治疗同样面临巨大风险。

2. 封堵器 封堵器植入后 IE 发生率极低，但危害严重，其发生原因尚不明确，临床首发症状以发热多见，对其治疗采取保守治疗和外科治疗仍有争论。外科治疗以清除赘生物及受感染的封堵器至关重要。新的欧洲指南提示对于因有先心病心内植入物的患者，进行 6 个月的抗生素预防是合理的。

3. 植入式电子设备 包括了永久性起搏器、植入式心律转复除颤器和心脏再同步治疗设备。通过临床表现、血培养、超声检查多可判断 IE 的发生，对于疑似患者，可以选择心腔内超声心动图、放射性同位素白细胞显影和 18F-FDG PET/CT 扫描检查。致病菌以葡萄球菌为主。伴有基础疾病的患者、术后血肿、手术的时间和多次的植入都是危险因素。预防性使用抗生素会使患者获益。感染发生后，多采取长时间的抗菌治疗并移除设备，既可以通过经皮抽出，如果有难度可以行手术，若必须要再次植入，血培养结果应在重新植入前至少 72h 呈阴性。

（二）妊娠合并 IE

非常罕见，其发病率为 0.006%，但孕产妇死亡率接近 33%，常见并发症心功能不全、动脉栓塞，行 TEE 检查时宜监护胎心状况，治疗须考虑抗生素对胎儿的影响，药物治疗无法控制病情后才建议对孕妇进行外科瓣膜手术及终止妊娠。

（三）先天性心脏病 IE

我国资料显示，IE 病因中先天性心脏病占 8% ~ 15%。先天性心脏病是青壮年 IE 的主要病因。

先天性心脏病类型中危险性较高的类型：动脉导管未闭、主动脉瓣畸形、二尖瓣关闭不全、室间隔缺损、主动脉缩窄、马方综合征并主动脉瓣关闭不全和法洛四联症。若患者同时罹患多种心脏异常则 IE 的危险性也会升高。致病微生物葡萄球菌及链球菌感染最常见。多见右心 IE。治疗及手术指征等均与其他原因导致的 IE 完全相同。要重视先心病 IE 的预防，提高对高危先天性心脏病的筛查意识。

十二、术后并发症及术后监护

术后处理重点为预防低心排血量综合症的发作。常规予以多巴胺、硝普钠、多巴酚丁胺等血管活性药物，维持水、电解质及酸碱的平衡，保护肾功能，维持生命体征稳定，适当补充血浆、白蛋白。心肌水肿严重脆弱，控制血压，减少瓣周漏的发生。肺动脉高压者延长辅助呼吸时间，增加氧浓度。

十三、手术疗效及预后

文献报道感染性心内膜炎出现中度心衰的死亡率为 39%，重度者死亡率高达 100%。而外科治疗的手术死亡率虽在 15% ~ 28% 之间，仍较单纯内科治疗为低。最近有报道对比主动脉瓣心内膜炎内科治疗的死亡率为 58%，外科治疗则为 28%，人工瓣心内膜炎则分别为 67% 与 38%。我们连续 60 例各种类型的心内膜炎外科治疗无手术死亡亦说明经积极内科治疗后尽早手术治疗其疗效亦令人鼓舞。因而内科及外科结合的治疗是最有效的方法。

本组术后 18 ~ 172 个月随访未有心内膜炎复发。最近多伦多大学的资料，122 例急性感染性心内膜炎的手术死亡率为 7.0 %。术后 10 年无感染性心内膜炎复发者为 79% ± 9%。与晚期死亡有关的因素是术前Ⅳ级心功能及肾衰竭。

感染性心内膜炎如无治疗，必然致命。经过治疗其死亡率差异很大，主要取决于患者的年龄和全身情况，原有病变的严重度、感染的部位，对抗生素的敏感性以及并发症的出现。人工瓣手术后的链球菌心内膜炎如无重大并发症，及时积极的内科治疗死亡率可能在 10% 左右。真菌性心内膜炎则死亡率几乎为 100%。及时的外科治疗如能矫正瓣膜关闭不全，彻底清除感染病灶和感染的异物则预后将会有明显改善，生存率可获得提高。心脏手术后早期出现的感染性心内膜炎一般死亡率高于较晚出现的感染性心内膜炎。左心的感染性心内膜炎亦较右心的感染性心内膜炎有较高的死亡率。因此强调在心脏手术前应对慢性感染病灶予以治疗，即使是慢性感染灶如龋齿、牙周炎、中耳炎及其他慢性炎症均应进行抗菌治疗以作预防。一般希望能使感染性心内膜炎者的体温及全身毒血症症状得到控制后进行手术，以增高安全性。

（吴龙）

参考文献

［1］ Seckeler MD，Tracey H.The worldwide epidemiology of acute rheumatic fever and rheumatic heart disease［J］. Clinical Epidemiology，2011：3（1）：67-84.

［2］ Leandro S，Nicolas CJ，Davila CD，et al. Infective Endocarditis Epidemiology Over Five Decades：A Systematic Review［J］.PLoS ONE，2014，9（10）：e111564.

［3］ Cahill TJ，Prendergast BD.Infective endocarditis［J］.Lancet，2016，387（10021）：882-893.

［4］ Toyoda N，Chikwe J，Itagaki S，et al. Trends in Infective Endocarditis in California and New York State，1998-2013［J］.JAMA，2017，317（16）：1652-1660.

［5］ Selton-Suty C，Marie C，Moing VL，et al. Preeminence of Staphylococcus aureus in Infective Endocarditis：A 1-Year Population-Based Survey［J］.Clinical Infectious Diseases，2012，54（9）：1230-1239.

［6］ Iung B，Duval X. Infective endocarditis：innovations in the management of an old disease［J］.Nat Rev Cardiol，2019，16（10）：623-635.

［7］ 景增秀，康桂兰，魏秀邦，等.2014—2017年感染性心内膜炎患者分离出病原菌分布及流行特点［J］.中国病原生物学杂志，2019：（2）：203-207.

［8］ DeSimone DC，Wilson WR，Baddour LM.Trends in Infective Endocarditis Incidence，Microbiology，and Valve Replacement in the United？ States From 2000 to 2011［J］.Journal of the American College of Cardiology，2015，66（10）：1201-1202.

［9］ Werdan K，Dietz S，Liffler B，et al. Mechanisms of infective endocarditis：pathogen-host interaction and risk states［J］.Nature Reviews Cardiology，2013，11（1）：35-50.

［10］ Que YA. Fibrinogen and fibronectin binding cooperate for valve infection and invasion in Staphylococcus aureus experimental endocarditis［J］.Journal of Experimental Medicine，2005，201（10）：1627-1635.

［11］ Piseth S，Michel D，Gouriet F，et al. Ongoing Revolution in Bacteriology：Routine Identification of Bacteria by Matrix-Assisted Laser Desorption Ionization Time-of-Flight Mass Spectrometry［J］.Clinical Infectious Diseases，2009，4（4）：543-551.

［12］ Fournier PE，Thuny F，Richet H，et al. Comprehensive diagnostic strategy for blood culture-negative endocarditis：a prospective study of 819 new cases［J］.Clin Infect Dis，2010，51：131-140.

［13］ Cahill TJ，Baddour LM，Habib G，et al. Challenges in Infective Endocarditis［J］.Journal of the American College of Cardiology，2017，69（3）：325-344.

［14］ 中华医学会心血管病学分会，中华心血管病杂志编辑委员会.成人感染性心内膜炎预防，诊断和治疗专家共识［J］.中华心血管病杂志，2014，42（10）：806-816.

［15］ Habib G，Lancellotti P，Antunes MJ，et al. 2015 ESC guidelines for the management of infective endocarditis［J］.Eur Heart J，2015，36（44）：3075-3128.

［16］ Fagman E，Perrotta S，Bech-Hanssen O，et al. ECG-gated computed tomography：a new role for patients with suspected aortic prosthetic valve endocarditis［J］.Eur Radiol，2012，22：2407-2414.

［17］ Habets J，Tanis W，van Herwerden LA，et al. Cardiac computed tomography angiography results in diagnostic and therapeutic change in prosthetic heart valve endocarditis［J］.Int J Cardiovasc Imaging，2014，30：377-387.

［18］ Feuchtner GM，Stolzmann P，Dichtl W，et al. Multislice computed tomography in infective endocarditis：comparison with transesophageal echocardiography and intraoperative findings［J］.J Am Coll Cardiol，2009，53：436-444.

［19］ Saby L，Laas O，Habib G，et al. Positron emission tomography/computed tomography for diagnosis of prosthetic valve endocarditis：increased valvular 18F-fluorodeoxyglucose uptake as a novel major criterion［J］.J Am Coll Cardiol，2013，61：2374-2382.

［20］ Habib G，Hoen B，Tornos P，et al. Guidelines on the prevention，diagnosis，and treatment of infective endocarditis（new version 2009）：the Task Force on the Prevention，Diagnosis，and Treatment of Infective Endocarditis of the European Society of Cardiology（ESC）. Endorsed by the European Society of Clinical Microbiology and Infectious Diseases（ESCMID）and the International Society of Chemotherapy（ISC）for Infection and Cancer［J］.Eur Heart J，2009，30：2369-2413.

［21］ Baddour LM，Wilson WR，Bayer AS，et al. Infective Endocarditis［J］.Circulation，2005，111（23）：394-434.

［22］ Cosgrove SE，Vigliani GA，Marilyn C，et al. Initial Low-Dose Gentamicin for Staphylococcus aureus Bacteremia and Endocarditis Is Nephrotoxic［J］.Clinical Infectious Diseases，2009，48（6）：713-721.

［23］ Kate GF，Denning DW，Elliott TSJ，et al. Guidelines for the diagnosis and antibiotic treatment of endocarditis in adults：a report of the Working Party of the British Society for Antimicrobial Chemotherapy［J］.Journal of Antimicrobial Chemotherapy，2012，67：269-289.

[24] Westling K，Aufwerber E，Ekdahl C，et al. Swedish guidelines for diagnosis and treatment of infective endocarditis [J]．Scandinavian Journal of Infectious Diseases，2007，39（11-12）：929-946.

[25] Joan G，Len O，José MM，et al. Brief Communication：Treatment of Enterococcus faecalis Endocarditis with Ampicillin plus Ceftriaxone [J]．Annals of Internal Medicine，2007，146（8）：574-579.

[26] Fernández-Hidalgo N，Benito A，Gavaldà J，et al. Ampicillin Plus Ceftriaxone Is as Effective as Ampicillin Plus Gentamicin for Treating Enterococcus faecalis Infective Endocarditis[J]．Clinical Infectious Diseases，2013，59（9）：1261-1268.

[27] Pericas JM，Cervera C，Rio AD，et al. Changes in the Treatment of Enterococcus faecalis Infective Endocarditis in Spain in the Last 15 Years：From Ampicillin Plus Gentamicin to Ampicillin Plus Ceftriaxone [J]．Clinical Microbiology and Infection，2014，20（12）：1075-1083.

[28] Brouqui P，Raoult D.Endocarditis Due to Rare and Fastidious Bacteria [J]．Clinical Microbiology Reviews，2001，14（1）：177-207.

[29] Musci M，Weng Y，Hübler M，et al. Homograftaortic root replacement in native or prosthetic active infective endocarditis：twenty-year single- center experience [J]．Thorac Cardiovasc Surg，2010，139：665-673.

[30] Manne MB，Shrestha NK，Lytle BW，et al. Outcomes after surgical treatment of native and prosthetic valve infective endocarditis [J]．Ann Thorac Surg，2012，93：489-493.

[31] Dickerman SA，Abrutyn E，Barsic B，et al. ICE Investigators. The relationship between the initiation of antimicrobial therapy and the incidence of stroke in infective endocarditis：an analysis from the ICE Prospective Cohort Study（ICE-PCS）[J]．Am Heart J，2007，154：1086-1094.

[32] Kang DH，Kim YJ，Kim SH，et al. Early surgery versus conventional treatment for infective endocarditis [J]．N Engl J Med，2012，366：2466-2473.

[33] Baddour LM，Wilson WR，Bayer AS，et al. Infective endocarditis in adults：Diagnosis，antimicrobial therapy，and management of complications：A scientific statement for healthcare professionals from the American Heart Association [J]．Circulation，2015，132（15）：1435-1486.

[34] Tsunekawa T，Ogino H，Matsuda H，et al. Composite valve graft replacement of the aortic root：27 years of experience at one Japanese center [J]．Ann Thorac Surg，2008，86（5）：1510-1517.

[35] de Kerchove L，Vanoverschelde JL，Poncelet A，et al. Reconstructive surgery in active mitral valve endocarditis：feasibility，safety and durability [J]．Eur J Cardiothorac Surg，2007，31：592 -599.

[36] de Kerchove L，Price J，Tamer S，et al. Extending the scope of mitral valve repair in active endocarditis [J]．J Thorac Cardiovasc Surg，2012，143（Suppl）：91-95.

[37] Shang E，Forrest GN，Chizmar T，et al. Mitral valve infective endocarditis：benefit of early operation and aggressive use of repair [J]．Ann Thorac Surg，2009，87：1728-1733.

[38] Pettersson GB，Coselli JS，Pettersson GB，et al.2016 The American Association for Thoracic Surgery（AATS）consensus guidelines：Surgical treatment of infective endocarditis [J]．The Journal of Thoracic and Cardiovascular Surgery，2017，153（6）：1241-1258.

[39] Jassar AS，Bavaria JE，Szeto WY，et al. Graft Selection for Aortic Root Replacement in Complex Active Endocarditis：Does It Matter？[J]．The Annals of Thoracic Surgery，2012，93（2）：480-487.

[40] Kim JB，Ejiofor JI，Yammine M，et al. Are homografts superior to conventional prosthetic valves in the setting of infective endocarditis involving the aortic valve？[J]．J Thorac Cardiovasc Surg，2016，151：1239-1248.

[41] Savage EB，Saha-Chaudhuri P，Asher CR，et al. Outcomes and prosthesis choice for active aortic valve infective endocarditis：analysis of the Society of Thoracic Surgeons Adult Cardiac Surgery Database [J]．Ann Thorac Surg，2014，98：806-814.

[42] Kirklin JK. Challenging homografts as the holy grail for aortic valve endocarditis [J]．J Thorac Cardiovasc Surg，2016，151：1230-1231.

[43] Henrik Bjursten，et al.Infective endocarditis after transcatheter aortic valve implantation：a nationwide study [J]．Eur Heart J，2019，40（39）：3263-3269.

第五十四章

心脏瓣膜置换术后并发症的预防与处理

第一节　心脏瓣膜置换术后低心排血量综合征

低心排血量综合征（low cardiac output syndrome，LOS）是导致心脏瓣膜置换术后重要器官合并症及其早期死亡的主要原因之一，临床表现为心排血量下降，组织灌注不足及末梢血管收缩。心排血量是单位时间内心脏泵出的血量，由于它随人体大小而异，所以临床上常以每分钟、每平方米体表面积的心排血量即心脏指数（CI）来表示心脏泵血功能，其正常值为 2.5 ~ 4.0L/（min·m²），并将心脏指数小于 2.5L/（min·m²）时称为低心排血量综合征。临床实践证明：处理关键在于治疗前对病因做出准确判断，得以合理治疗。如判断错误，可危及患者生命。

一、低心排血量综合征常见的原因

（1）前负荷降低，手术中失血或术后出血较多。体外循环复温后血管收缩效应消失。容量相对降低，血管扩张剂应用不当也可造成相对血容量不足。

（2）心肌收缩力降低，心脏手术后急性心肌梗死，心脏阻断时间长、体外循环时间长，心肌保护措施，既往心脏瓣膜手术史或瓣周漏等因素。此外，室上性心动过速、室性心动过速等严重心律失常。

（3）后负荷增加，如高血压，左、右心室流出道严重狭窄，阻力升高。

在瓣膜置换手术后常常由上述前两种原因为主，由于体外循环使体液重新分布，术中、术后应用利尿剂、失血等因素导致前负荷性 LOS。患者表现为有创血压反应性增高，无创血压听音弱、中心静脉压（CVP）低、应用镇静剂或血管扩张药后血压迅速下降。这些是前负荷降低引起 LOS 与心肌收缩力降低引起 LOS 相鉴别的特点。

二、诊断

临床表现包括：脉搏细数，血压低，脉压差小，四肢厥冷，出冷汗，进行性周围性发绀，皮肤出现花斑，尿量减少 < 0.5mL/（kg·h），收缩压 < 80 ~ 90mmHg，中心静脉压 > 15cmH₂O，肺动脉楔压 > 20mmHg，心脏指数：轻度 2.2 ~ 2.5L/（min·m²），中度 2.0 ~ 2.2L/（min·m²），重度 < 2.0L/（min·m²）。

三、治疗

低心排血量综合征的诊断一旦成立，首先应明确 LOS 产生的原因，这样才能急则治其标，缓则治其本，或标本兼治，以增加治疗的针对性从而提高疗效。

（1）调整前负荷。针对低血容量性 LOS 应首先补充血容量，但要注意以下几点：①要在心脏血流动力学的监测下补充血容量；②在大量快速输血的同时要注意钙的补充；③可应用血管收缩剂以保证心、脑、肾的血流灌注，目前首选为多巴胺，剂量以 2 ~ 5μg/（kg·min）为宜，可提高至 15μg/（kg·min）；

④对于前负荷过高引起心力衰竭和 LOS 者，在应用利尿剂的同时应使用扩张静脉的药物，以降低静脉血管张力同时扩张冠状动脉并减少阻力，如硝酸甘油，常规剂量为 0.5 ~ 3.0 μg/（kg·min）。

（2）应用增加心肌收缩力的药物。常用的几种药物：①多巴酚丁胺，为正性肌力药物，用法为 3× 体重（kg）mg 加到 50mL 5% 葡萄糖溶液中，初始剂量为 2 ~ 3 μg/（kg·min），并根据中心静脉压、肺动脉楔压、心排血量等指标逐步调整至最佳剂量 2.5 ~ 10 μg/（kg·min）。②肾上腺素，常规用 1mg：50mL 溶液，剂量从 0.01 ~ 0.05 μg/（kg·min），但应用时应注意：当心率加快而心排血量仍不改善时应停用；争取尽早停药，以便尽早除去由于后负荷增加引起的心脏做功和氧耗的增加；有室性心律失常时应停药。③异丙肾上腺素，适用于心率慢、Ⅱ度或Ⅲ度房室传导阻滞，增强心肌收缩力，有周围血管或肺血管收缩者。用法为 1mg 稀释在 5% 葡萄糖溶液 50mL 中。先从 0.01 μg/（kg·min）开始，逐渐增加到 2 μg/（kg·min）。④磷酸二酯酶抑制剂，安力农或米力农，首剂缓慢静脉输注 0.5 ~ 0.75 μg/（kg·min），而后以 5 μg/（kg·min）持续静脉输注。

（3）应用血管扩张剂减少心脏后负荷。目前常用的药物：①硝普钠，用法为 25mg 加到 250mL 5% 葡萄糖溶液中，从 0.5 μg/（kg·min）开始，逐渐增加，最多可达 5 ~ 10 μg/（kg·min）。②硝酸甘油，常用剂量开始 0.5 ~ 1.0 μg/（kg·min），根据血流动力学变化调节用量。③前列腺素 E1（凯时），该药主要作用为扩张血管、松弛支气管平滑肌，尚有一定的正性肌力作用。对肺动脉高压、顽固性右心衰竭有良好的治疗作用。④酚妥拉明，常用剂量为 1.5 ~ 2.0 μg/（kg·min）。

（4）保持心率最佳化和及时纠正心律失常。目前多数学者认为应用心脏起搏器是使心率最佳化的有效而可靠的手段。

（5）其他。纠正酸中毒、电解质紊乱及原发病的治疗。

（6）主动脉内球囊反搏（IABP）是临床治疗心功能衰竭的一种辅助循环方法，及时果断使用 IABP 可明显降低死亡率。当心内直视术后发生低心排血量综合征，经用正性肌力药物、扩容、纠酸、补充血容量仍难以维持正常循环者，应及时果断地应用 IABP，这是治疗成功的关键。术中发生急性左心衰竭而脱离不了体外循环人工心肺机时要及早使用，在 IABP 支持下顺利脱离人工心肺机。在使用 IABP 治疗时，应注意调整反搏时相，在主动脉压力波型控制同步反搏时，主动脉压力波降支切迹处为气囊开始充气时间，在主动脉波升支起点之前结束排气，以达到最佳反搏效果。IABP 开始以 1∶1 反搏，好转后改为 2∶1 或 3∶1，直至停机，若患者自主心律 > 150/min，应调为 2∶1 为妥。在使用 IABP 治疗时，应常规抗凝治疗，定期进行静脉推注，防止导管或气囊表面形成凝血块、发生血栓栓塞，能使血流顺利通过有导管的股动脉，保证远端肢体的血运。总之，把握时机，及时果断使用 IABP，是治疗成功的关键。

（7）对呼吸参数的调整必须兼顾心、肺两个方面，并进行合理选择，才能更有效提高治疗效果。LOS 对呼吸生理影响，由于心脏直视手术后左心室排血量下降，发生左心功能不全使肺毛细血管内压增高，渗出增多，产生肺水肿，使肺顺应性下降。体外循环常因肺循环阻力下降，肺泡表面活性物质减少，发生肺泡萎陷和肺不张，使通气血流比例失调。机械通气要根据肺功能和缺氧程度改善肺泡通气功能，如潮气量大可产生胸腔正压，减少回心血量，加重 LOS。还可使肺泡无效腔增大，降低通气效果。吸气时间过长虽有利于肺泡复张和气体弥散，但对 LOS 患者可使回心血量减少，CI 下降，且明显增加气道平均压。采用小 VT（8 ~ 10mL/kg）和较快 VF（16 次 /min）结合 I∶E < 1.0∶1.5，减轻正压通气对循环系统影响。但若合并有呼吸性酸碱紊乱则应短时间内调整 I/E 和吸气时间，使动脉血

气 pH 值、$PaCO_2$ 恢复正常范围。对 PaO_2 仍持续不升, 缺氧难以纠正者, 试用 PEEP（0.295 ~ 0.980kPa）, PEEP 可降低肺血管渗出和防止肺不张, 使萎陷的小气道和肺泡复张, 减少肺内分流, 提高动脉血氧张力, 增加了残气量和有效肺泡面积, 迅速纠正低氧血症, 改善心肌缺氧, 增加心排血量。

第二节　心脏瓣膜置换术后瓣周漏

瓣周漏（perivalvular leakage）是瓣膜置换术后特有的并发症, 机械瓣置换术后并发瓣周漏远较生物瓣常见。它的出现时间大多数在术后数天; 另有一部分患者, 在术后数月甚至数年才出现瓣周漏。人造瓣膜置换术后瓣周漏总发生率小于 1%。

一、发生的原因

瓣周漏形成主要有四个方面原因。

1. 环组织的病理改变　包括瓣膜及瓣环组织的退行性变, 瓣环组织脆弱, 易被缝线撕裂造成瓣周漏。此外还有瓣环组织严重钙化, 手术清除钙化灶后, 瓣环组织缺损或钙化灶清除不彻底, 致缝线置入不切实; 钙化斑块使缝线松脱与周围组织形成裂隙, 造成瓣周漏。急性感染性心内膜炎侵犯瓣环产生瓣周脓肿, 瓣环组织水肿、变性、坏死、强度减弱。

2. 外科缝合固定技术不当　缝合的针距不均匀或针距过大, 缝线打结未拉紧或结松开; 缝合部位不当, 缝线进针的部位不在瓣环根部, 缝在残留的瓣叶组织上则很容易缝线撕脱, 造成瓣周漏。此外, 人造瓣膜未放置到位就打结都可能形成裂隙。

3. 人造瓣膜与瓣环大小不匹配　人造瓣膜过大或过小, 勉强植入时都容易导致人造瓣膜落座位置不当造成瓣环和缝环间隙过大或在打结时缝线张力过大而撕裂组织, 形成瓣周漏。

4. 人造瓣膜心内膜炎　术前或术后的心内膜炎, 感染性心内膜炎术后的瓣环附近组织很容易再感染, 缝线周围的组织炎性坏死, 缝线撕脱而形成瓣周漏。另一方面, 感染性心内膜炎患者的瓣环附近的组织因炎性侵袭变得极脆弱, 缝合时也容易造成缝线的撕脱。同样, 再次换瓣术后也容易再次发生瓣周漏。很可能是由于术后局部的小感染所造成。换瓣术后人造瓣膜心内膜炎致瓣周漏发生率达53%。尤其是原有 SIE 者易再发人造瓣膜心内膜炎, 炎症侵犯瓣环, 瓣环组织水肿、变性、坏死, 缝线撕裂瓣环组织以及瓣周脓肿破溃、穿孔。

二、临床表现和诊断

1. 心功能不全　在手术台上, 如发生大的瓣周漏, 心功能不全表现尤为明显, 甚至术终无法脱离体外循环。但绝大多数瓣周漏, 术后表现慢性心功能不全。其中的一部分患者经过强心利尿后虽然可以出院, 但是长期有慢性心功能不全, 左心室进行性增大, 心功能逐渐恶化, 这些患者与术前病情相同, 表现为食欲减退, 胸闷气短, 不能平卧, 咳嗽咳痰, 下肢水肿, 肺底部湿啰音。

2. 溶血性贫血　红细胞在心室收缩期高速通过瓣周漏形成的小裂隙, 细胞受损伤而破裂, 产生溶血, 血红蛋白可以经尿液排出, 表现为血红蛋白尿。持续的溶血导致进行性贫血, 即使连续输血, 几天后又再次出现贫血。换瓣术后的溶血性贫血以主动脉瓣置换术后的瓣周漏表现最严重。

3. 体征　人造瓣膜关闭不全, 在相应的瓣膜听诊区有反流性杂音。主动脉瓣瓣周漏在主动脉瓣听诊区有舒张早、中期叹气样杂音。二尖瓣瓣周漏, 在心尖部有收缩期吹风样杂音且向左腋下传导。但是有时小的瓣周漏不一定能听到心脏杂音。严重的主动脉瓣瓣周漏还有脉压差增大, 周围血管征如水冲脉、股动脉枪击音等征象。

4. 心脏 X 线检查　心影较术前增大，肺淤血加重，应高度怀疑瓣周漏，应行超声心动图检查，必要时可反复检查确诊。彩色多普勒超声心动图对瓣周漏敏感度极高，但是也应注意到，现代心脏超声的敏感性高，有时将人造瓣关闭时少量反流误诊为瓣周漏。所以，务必进一步确定反流是在瓣口周边，而不是在瓣内。小的主动脉瓣瓣周漏缺乏典型的临床表现，或仅有反复原因不明的溶血性贫血，给诊断带来一定的困难，所以有时有必要作逆行升主动脉造影，观察有无造影剂反流入左心室。此外，经食道超声对于诊断人造瓣膜置换术后瓣周漏具有很高的临床价值，如经胸壁超声无法确诊时可以考虑进行经食道超声检查以明确诊断。

三、瓣周漏的治疗

（一）治疗原则

（1）虽有瓣周漏，但心功能尚好，可严密观察随访并予强心利尿治疗，有许多小漏口可自行闭合。尤其是二尖瓣人造瓣的小瓣周漏，如心功能好，无明显的溶血性贫血，可以保守治疗及随访观察，少数患者行内科保守治疗可取得良好的效果。

（2）有顽固性心功能不全及反复溶血性贫血者，心力衰竭内科治疗效果不佳，应调整心功能和加强支持治疗后行择期手术治疗。

（3）换瓣术后感染性心内膜炎所致瓣周漏，并发感染性心内膜炎，超声心动图检查发现人造瓣膜上或瓣周有赘生物存在，应在控制感染下再次手术。如抗感染治疗失败，反复发生动脉栓塞，以及进行性心功能恶化，理应行急诊手术治疗，但手术风险很大。

（二）手术指征

（1）瓣周漏导致严重的溶血、贫血及血红蛋白尿进行性加重。

（2）瓣周漏漏口较大引起血流动力学的异常改变，使心功能减退甚至发生心力衰竭，经内科保守治疗后症状及体征改善不明显。

（3）瓣周漏漏口虽小，但合并有感染性心内膜炎。

（4）瓣周漏合并生物瓣衰败。瓣周漏患者一旦有手术指征，应尽早行手术治疗。

（三）手术方法

（1）瓣周漏口单纯修补：体外循环心脏停搏下，根据漏口所在的位置打开左心腔或右心腔抑或升主动脉。术中探明瓣周漏口后，如漏口小，直径 0.5 ~ 0.8cm，显露清楚，可作直接修补。采用带垫片间断褥式缝闭漏口，注意缝合时应超越漏口前后端，主动脉瓣周漏可采用主动脉壁外缝合法。

（2）重新换瓣：漏口较大，多发、并发感染性心内膜炎有赘生物，原缝合圈组织损害不宜单纯修补者以及人造瓣膜和瓣环不匹配的，予重新换瓣，手术时应带垫片间断褥式缝合。主动脉瓣瓣周漏因显露困难多须重新换瓣。再次换瓣拆除原人造瓣膜，植入新的人造瓣膜。术前有活动性心内膜炎者应尽量控制感染后手术；若急诊手术，最好用带垫片间断褥式缝合为妥，清除病灶后，组织环用络合碘涂抹、浸泡，术后应用敏感抗生素治疗以减少 SIE 复发。感染性的主动脉瓣周漏，可移植自体肺动脉瓣或同种主动脉瓣，以防止术后再感染。心内无感染的瓣周漏，选择合适的人造瓣膜置换术。

四、瓣周漏的预防

瓣周漏的预防，首先应从提高手术技术水平入手，尽量避免因技术问题导致的瓣周漏。手术前应充分了解病变瓣膜可能的病理改变及严重程度，术中再仔细检查看清瓣环瓣膜的病理解剖改变。剔除钙化组织时要适当，过多可过度损伤瓣环，过少可致打结固定不牢及人工瓣膜坐落不良。瓣膜大小要根据测量结果选择。缝合要精确，缝线务必缝于瓣环上，可连续缝合或间断缝合，但瓣环病变严重如钙化深入瓣环组织，瓣环组织薄弱，瓣环组织水肿、变性者应选择间断缝合。间断缝合要求针宽3~4mm，针距1~2mm，缝入瓣环深度不宜超过2mm。术中可用经食道超声检查及时了解所植入瓣膜情况。体外循环结束时，如二尖瓣置换者左房压力过高，主动脉瓣置换者脉压差过大及心脏表面触及震颤，应予高度重视，必要时行经食道超声或再次直视下探查。

第三节　心脏手术后心律失常

心律失常是心脏术后十分常见的并发症，也是发病和致死的主要原因。房性快速性心律失常是最常见的术后心律失常。室性心律失常和慢性心律失常则相对少见。

各种心律失常因持续时间、心室率、基础的心脏功能和伴随疾病的不同而具有不同的临床意义。实际上，年轻患者可良好耐受的心律失常，可能是引起先天性心脏病患者术后发病和致死的重要原因。

心律失常管理包括去除瞬时、可纠正的易感因素和针对心律失常的特殊治疗。心律失常的临床表现决定治疗的紧急性及类型。自行终止的心律失常，若为瞬时应激且无明显心脏疾病，通常不需治疗。另一方面，系统性感染或持续性心包积液等严重应激的患者，若出现伴随血流动力学改变的心律失常，需要治疗以恢复稳定的临床状态。

一、病理生理

许多围术期因素已被证实与心房和心室对术后心律失常（POAs）的敏感性有关，但具体作用仍不确定。危险因素可分为患者相关性危险因素和手术相关性危险因素。

（一）患者相关性危险因素

1. 年龄　年龄增长已被证实与POAs的发生有关。实际上，年龄相关性结构或电生理改变可降低老年患者术后房性快速性心律失常的阈值。一篇回顾了915例行瓣膜手术的、连续成人病例的、窦性节律的综述报道，发生术后房颤（POAF）的相对危险度为每十年增加1.51。

2. 结构性心脏病　术后心律失常最可能发生于结构性心脏病患者。行心脏手术的患者通常有心房增大或心房压力升高。这些改变使患者易于发生房性快速性心律失常。心房增大，形成多通路，可促进房颤（AFib）折返性通路的传播。类似，心脏扩大的患者，其潜在结构性心脏病是产生室性心律失常的基础。心律失常（尤其是AFib）病史，心脏手术及POAs，重度右冠状动脉狭窄，窦房结或房室结动脉疾病和二尖瓣疾病（尤其风湿性二尖瓣狭窄）代表其他重要的危险因素。术前血浆脑钠肽浓度也是POAs的预测因子。

3. 心脏外疾病　报道的心脏外术后心律失常危险因素包括肥胖，卒中病史及慢性阻塞性肺疾病病史。

（二）手术相关性危险因素

1. 创伤和炎症　心脏手术创伤使患者易于发生房性和室性心律失常。POAF在术后2~3d发生率最高，因此提出其发生的炎症机制。炎症通常与心包炎的发生有关，无论有无临床症状。可惜的是，临床标准，如心包摩擦音、心电图改变、发热、胸膜炎性胸痛与术后心包炎和室上性心律失常相关性差。

然而，一研究声称 63% 心包积液患者发生室上性心律失常，而无心包积液患者室上性心律失常发生率为 11%。

2. 血流动力学应力　手术引起的心房改变，如急性心房增大、缺血、高血压和导管伤，是术后房性心律失常的常见危险因素。开胸手术后胸腔积液和术后肺水肿也是可能的危险因素。血流动力学改变也可触发局灶性心律失常。实际上，心房牵拉、高血压、压力和容量改变及高儿茶酚胺状态可触发肺静脉的 AFib 灶。

3. 缺血性损伤　心房和心室缺血和 / 或梗死可触发 POAs。已阐明低氧血症，高碳酸血症，内源性或外源性儿茶酚胺，酸碱平衡紊乱，药物影响及诸如仪器等机械性因素，是心肌局灶性缺血的原因。这可能触发 POA。体外循环，阻断时间和冠状动脉旁路移植术（CABG）技术也是决定缺血损伤的重要因素。已证实不停跳搭桥 AFib 的发生率低于常规搭桥。不停跳搭桥炎症程度也更轻。

4. 围术期药物使用　已经对围术期 β‑受体阻滞剂和地高辛使用做了研究。不使用 β‑受体阻滞剂与术后室上性心律失常发生率升高有关。长期使用 β‑受体阻滞剂可使 β‑肾上腺受体上调，因而产生高儿茶酚胺效应。某些而非所有研究认为术前地高辛使用是一危险因素。正性肌力药可增加窦房结自律性，降低房室结传导时间。多巴酚丁胺被报道可诱导 3% ~ 15% 的患者发生室性异位激动。多巴胺的作用存在争议，更可能与剂量相关性窦性心动过速或 AFib。最后，短期静脉应用磷酸二酯酶抑制剂氨力农和米力农可致高达 17% 的患者发生室性早搏和短阵室速。

5. 电解质紊乱　低钾血症可改变心肌细胞电生理特性，诱发术后心律失常，包括加速 3 期去极化，提高自律性和降低传导速率。这可能在心房尤为明显，因为心房内向整流性钾电流改变致颤。然而，低钾血症更与室性快速性心律失常有关。再者，值得注意的是心律失常发生机制通常是多因素的。将心律失常归因于某一易感因素可能过度简化这复杂的情况，例如，低钾血症使患者易于发生围术期室性心律失常。然而，儿茶酚胺释放可促进细胞摄取钾，因而降低血清钾水平。镁作用依然存在争议。心脏术后钾浓度通常下降，低钾与 POAs 发生率升高有关。然而，补钾会产生矛盾的结果。补钾旨在使血钾浓度正常。

6. 保留前脂肪垫　覆盖心脏表面的脂肪垫，被证实包含副交感神经节。因为前脂肪垫位于主动脉阻断钳放置的部位，所以心脏手术时常规分离并通常完全剥离前脂肪垫。已证实心脏手术时保留前脂肪垫可降低 POAs 的风险，尤其是 AFib。

7. 特殊情况　POAs 是先天性心脏病心内直视术后及心脏移植术后常见并发症。心脏缺损和复杂手术大伤疤及缝合线造成的心肌损伤，是引起或增加先天性心脏病 POAs 风险的特殊因素。心脏移植术后心律失常发生机制：心脏保存时缺血，大手术缝合线，急性和慢性排斥，动脉粥样硬化加重和去神经可诱发致心律失常机制的形成。

尽管如此，这些危险因素仍然不能充分准确地预测患者发生 POAs 的风险。所以，依据上述变量，已建立了危险因素模型，尤其是房性快速性心律失常。

二、室上性快速性心律失常

AFib 是心脏术后最常见的心律失常，常合并其他房性快速性心律失常，如心房扑动（AFlu）、房性早搏和多源性房性心动过速。

（一）流行病学

CABG 术后早期发生率高达 15% ~ 40%，瓣膜术后 37% ~ 50%，瓣膜置换及 CABG 术后 60%，心脏移植术后 11% ~ 24% 患者发生 AFib。CABG 术后 POAF 发生率随患者年龄增长而升高。

术后 AFib 和 AFlu 最常发生于术后前几天，以术后 2d 和 3d 发生率最高。一项针对 4657 名术后患者的前瞻性多中心研究资料表明 AFib 首次发作主要在术后 2d 内，而复发主要在术后 3d 内。超过 40% 发生术后 AFib 患者会复发 AFib。

无房性心律失常病史的 POAF 患者，AFib 是自限性的，因为 15% ~ 30% 可在 2h 内，高达 80% 可在 24h 内自行转复为窦性心律。某报道称 AFib 的平均时程为 11 ~ 12h，且超过 90% 的患者可在术后 6 ~ 8 周转为窦性心律。另一报道称 116 名 CABG 术后发生 AFib 患者中的仅 3 名在术后 6 周还未转复为窦性心律。应用抗心律失常药物并不能改变病程。

折返性机制及局灶性机制在术后房性心律失常发生中的相对作用还未阐明。除了常见的患者相关性和手术相关性危险因素，多种电生理参数异常可诱发 AFib 的发生，如心房不应期，心房传导速率和心房跨膜电位离散。心房传导不一致在术后 2d 及术后 3d 最严重，心房传导时间延长在术后第 3 天最明显。这些异常与 AFib 的最大风险时间吻合，AFib 在术后 2 ~ 3d 发生率最高。CABG 术后 AFib 发生与细胞间隙连接蛋白 connexin-40 表达和分布异质性增加有关。这些改变可致心房心肌电阻和传导特性差异。术前体表心电图 P 波时限延长（> 116ms）或信号平均心电图（> 140ms）也被视为房性快速性心律失常的潜在危险因素。

AFlu 通常是心脏术后晚期并发症。AFlu 存在折返机制，且与自然屏障、心房切口和伤疤间的非典型峡及三尖瓣峡部有关。

（二）临床过程与诊断

快速性心律失常可减少舒张期充盈和心排血量，升高心肌氧耗量，因而导致低血压和心肌缺血。POAF 发作常伴临床症状，因为 POAF 与快速心室率有关。AFib 可改变正常的房室同步性，使心排血量下降 15% ~ 25%。心房有效收缩丧失可显著升高肺动脉压，尤其在舒张期功能障碍的患者。

绝大多数病例，POAF 可根据 12 导联心电图确诊。实际上，AFib 常表现为心律改变，体表心电图或遥控监视 P 波消失。然而，AFib、AFlu 或其他类型的室上性心动过速可经心脏手术时常规放置的临时心房外膜起搏线获得的心房心电图确诊。

（三）预后

室上性快速性心律失常是心脏术后发病的常见原因。尽管 POAF 常是自限的，但也可出现症状，血流动力学改变和栓塞风险。心律失常的临床表现因心室率、心室功能和心律失常持续时间而定。

POAF 已被证实与院内卒中发生率上升有关。在连续约 4000 名患者中，发生 AFib 的患者，其卒中发生率更高（3.3% 比 1.4%）。然而，并存因素如高龄、脑血管病史、出现颈动脉杂音、外周血管疾病和体外循环时间，在院内卒中并心律失常发生中起关键作用。实际上，在一项针对 2972 名行 CABG 和 / 或瓣膜手术的回顾性研究中，POAF 并不增加术后即刻卒中风险，而仅在伴低心排血量综合征时与迟发性卒中有关（3.9% 比 1.9%）。POAF 预防治疗并不降低院内卒中的发生率。

POAF 发生与住院时间延长有关。部分学者认为，POAF 可使每位患者 CABG 术后住院时间延长 2 ~ 4d，并增加数千美元的住院费。然而，这在现代心脏手术治疗中不明显。

POAF 可增加患者住院时间和远期患病率。该结论来自一项针对 6475 名 CABG 术后患者的单机构回顾性研究：994 名（15%）患者发生 AFib。发生 AFib 的患者不但住院时间更长（7.4% 比 3.4%），4 年发病率更高（26% 比 13%），而且并存病更多（如高龄、高血压、左室肥厚）。

（四）治疗

术后室上性快速心律失常需要综合治疗：①抗血栓治疗以预防血栓栓塞事件；②抗心律失常治疗，包括控制心率和心律。

抗血栓治疗　AFib 患者发生血栓栓塞事件风险增加。AFib 发作超过 48h 的患者，其血栓栓塞风险增加，且伴有某些高危因素的患者，如风湿性二尖瓣病、血栓栓塞病史、高血压或心衰，其风险更大。然而，POAF 患者短期和长期抗凝治疗作用不清。实际上，抗凝能否降低卒中发生率，并不确定。而且术后立刻抗凝增加出血风险。许多心脏术后首次发作 AFib 的患者可自行转复并维持窦性心律。因此抗凝可能不是必须的。然而，开始抗凝后，应密切监测患者。2008 年 ACCP 关于 AFib 抗血栓治疗的指南建议心脏术后 POAF 持续超过 48h 的患者，若出血风险可接受，可口服抗凝治疗。推荐的 INR 目标值是 2.5（范围 2.0 ~ 3.0）。根据 2004 年 ACC/AHA 指南，口服抗凝应持续 4 周，特别是合并血栓栓塞危险因素的患者。合并 AFib 病史或术后持续 AFib 的患者应综合长期栓塞风险，应用华法林抗凝。早期应用肝素作为口服抗凝治疗的过渡，其作用更不清楚。尽管 ACC/AHA 和 ACCP 都未特别叙述这个问题，但是大量回顾性研究表明没有必要常规应用肝素作为过渡治疗。

术后 AFlu 栓塞风险不详，AFlu 或转复前是否需要抗凝也不确定。然而，与 POAF 类似，AFlu 通常具有自限性，栓塞风险低。该结论源自一项针对 122 例心脏术后 AFlu 患者研究，这些患者接受外部电复律治疗。无论抗凝与否，无患者发生栓塞事件。然而，由于缺乏确切数据，我们认为 POAF 抗凝治疗可应用于术后 AFlu 治疗。

封堵左心耳以防止栓塞的新技术正在研究当中。临床试验表明接受左心耳封堵的患者，其卒中风险略低于应用其他技术的患者。但安全性和有效性还有待确定。

有趣的是，为对病重患者进行危险分层，评估口服抗凝治疗获益，我们提出了大量临床实践评分。根据 ESC 指南，抗凝治疗前应先分别依据 CHA2DS2-VASc 和 HAS-BLED 评分系统评估缺血和出血风险。应权衡每个患者的缺血和出血风险，确定抗凝治疗的适应证。然而，评分系统的临床应用主要受限于以下几点。首先，不同评分系统中存在多个相同的危险因素（如年龄、高血压、卒中病史）。其次，以二项式方法统计（如是 / 否）连续变量（如年龄、肝功能异常、肾功能异常），导致过于简单化。

抗心律失常治疗　POAF 患者需要长期抗心律失常治疗的条件更高。事实上，至少 80% 无 AFib 病史的患者，心律失常可在 24h 内自行转复为窦性心律，术后 6 ~ 8 周转复率超过 90%。AFib 治疗包括控制心率，电转复或药物转复。

控制心率的最佳方法仍不确定。由于心律失常具有瞬时特性，所以控制心率同时抗凝是治疗血流稳定性患者的一种合理方法。这种方法可使患者早出院，并被证实是安全的。另外，一项前瞻性随机试验表明控制心率似乎与转复等效。

耐受良好的 POAF 可能没有必要行电转复，因为其具有自限性，且复发率高。耐受良好的 AFib 于预期出院时发作或 POAF 不能在 24h 内自行终止时，无症状患者行转复是合理的。

有症状的患者具备转复指征。AFib 或 AFlu 行电转复或 AFlu 终止，可恢复窦性节律。AFib 电治疗可经胸直流电复律。心律失常经胸电复律后仍不能转复时，有以下三种选择：

（1）重复电复律前静脉应用抗心律失常药物。

（2）经术中放置的心表起搏线或静脉电极进行低能量体内除颤。

（3）"双除颤器"技术，即两对正交放置的心外膜垫电极同时放电。

口服或静脉应用ⅠA、ⅠC或Ⅲ类抗心律失常药物，可实现药物转复。若AFib患者意愿转复而电转复麻醉存在困难时，可考虑药物转复。抗心律失常药物转复POAF效率与非手术相关AFib的药物转复类似。91个研究的荟萃分析表明最常用的抗心律失常药物的相对有效性是类似的。ⅠA类药物（奎尼丁，普鲁卡因胺和丙吡胺）、ⅠC类药物（氟卡尼、普罗帕酮）和Ⅲ类药物（胺碘酮，索他洛尔，伊布利特，多非利特）较安慰剂更有效，分别可使40%～60%和30%患者转复。ⅠA、ⅠC、Ⅲ类药物转复效率无明显差异。文献中报道的抗心律失常药物对POAF的疗效如下：奎尼丁64%，普鲁卡因胺61%～87%，丙吡胺48%～85%，氟卡尼60%～86%，普罗帕酮43%～76%，胺碘酮41%～93%，索他洛尔35%～85%，多非利特36%～44%，伊布利特57%。药物治疗24h后不能转复为窦性心律的患者，需要电转复治疗。

除了药物或电转复，AFib还可应用其他方法治疗。一或两种药物治疗无法控制的AFib，通常可尝试射频消融。单次射频消融治疗阵发性AFib的和持续性AFib的有效性分别是60%～80%和40%～60%。然而，目前为止发表的关于POAF后左房消融效果并不一致。

最后，若术前合并AFib，可在心脏手术时行射频治疗。2012年HRS/EHRA/ECAS专家共识声明，关于AFib导管和手术消融中，建议所有有症状的AFib患者在接受其他心脏手术时考虑AFib消融，因为手术由经验丰富的外科医生主刀。大量的回顾性研究表明，二尖瓣或其他心脏手术时采用不同的方法治疗AF，其成功率在65%～95%。

（五）复发和预防

心脏术后复发性AFib可尝试不同的抗凝药物和电转复。耐受良好的心律失常，患者可先出院并在出院后服用口服抗凝药；手术康复后4～6周再尝试转复。而出院时心律失常仍持续，则很罕见。随访时仍持续则更为罕见。通过控制心率，超过90%的患者可在心律失常发作后2～4周恢复窦性节律。瓣膜性心脏病患者恢复并维持窦性节律更困难，但常在瓣膜术后有一定的成功率。然而，AFib持续＞1～3年，左房直径＞5.2cm，或患者年龄偏大，会降低成功率。

患者常规进行POAF预防治疗，尤其是合并临床危险因素的患者。

1. β-受体阻滞剂　β-受体阻滞剂是最常用的预防性治疗药物，无论是否合用地高辛。应用β-受体阻滞剂可使CABG术后POAF发生率从30%～40%下降至12%～16%，使瓣膜术后POAF发生率从37%～50%下降至15%～20%。β-受体阻滞剂降低AFib发作时心室率。2004年ACC/AHA指南更新中，Ⅰ级推荐无禁忌证的患者在术前或术后早期开始应用β-受体阻滞剂。β-受体阻滞剂在术前或术后立即开始使用获益最大，与种类和计量无关。欧洲心胸外科学会2006年指南指出，除非有禁忌证，首选建议所有行心脏手术的患者围术期使用β-受体阻滞剂。静脉给药更有效，但副作用导致患者耐受差。比较不同的β-受体阻滞剂。在两个小组中，相较于美托洛尔，卡维地洛可降低AFib的发生率。虽然非选择性β-受体阻滞剂可引发慢性阻塞性肺疾病患者支气管痉挛，但是β1选择性β-受体阻滞剂（如阿替洛尔或美托洛尔）即便存在致支气管痉挛成分，似乎是安全的。应用β-受体阻滞剂预防POAF的最佳疗程不确定，但是应根据心脏疾病，至少持续到术后第一次临床随访。但是，许多心脏术后患者有β-受体阻滞剂的独立指征（如陈旧性心梗、心衰、高血压）；故应长期应用。

2. 索他洛尔　索他洛尔是Ⅲ类抗心律失常药物，也有β-受体阻滞活性。应用索他洛尔进行预防治疗，可使心脏术后AFib患者受益。尽管表明索他洛尔较β-受体阻滞剂更为有效，但这并未在荟萃分析中得到证实。术前24～48h或术后4h内开始应用索他洛尔是有效的。2004年ACC/AHA指南更新，Ⅱb级推荐不适合传统 β－受体阻滞剂治疗的患者，应用低剂量索他洛尔，降低 AFib 的发生率。

3. 胺碘酮　胺碘酮可使 POAF 发生率下降 40% ~ 50%。上述荟萃分析表明，胺碘酮治疗 POAF，疗效与 β－受体阻滞剂和索他洛尔类似（优势比 0.54，95% 置信区间 0.44 ~ 0.67）。10 项实验的荟萃分析，评估了预防性胺碘酮的使用。胺碘酮可显著降低术后 AFib 或 AFlu 的发生率（22% 比 35%，相对危险度 0.64，95% 置信区间 0.55 ~ 0.75）。PAPABEAR，最大的有关胺碘酮在心脏手术中作用的随机试验，也得出了相似的结论。多种不同的术前胺碘酮治疗方案得以研究。术前 1 ~ 7d 口服胺碘酮，术后立即静脉使用，或静脉应用 24h 后再口服 4d。尽管某些作者认为胺碘酮预防 POAF 较 β－受体阻滞剂更有效，但这未在 2004 年荟萃分析得以证实。值得提醒的是，术后急性呼吸窘迫综合征发作是静脉应用胺碘酮的罕见并发症。2004 年 ACC/AHA 指南建议有 β－受体阻滞剂禁忌证和 POAF 高危因素的患者，可术前使用胺碘酮。高危因素包括 AFib 病史和二尖瓣手术。

4. 其他药物　替代性抗心律失常药物，如地高辛、钙通道阻断剂（CCBs）和Ⅰ类抗心律失常药，似乎不能降低 AFib 的总发病率。也不推荐补镁，因为可能无效。

5. 多效药　由于具有抗氧化或抗炎特性，某些非抗心律失常药可预防围术期 AFib 的发生。其中血管紧张素转换酶抑制剂（ACEIs）和他汀可降低 POAF 的发生率，但是无确切证据。乙酰半胱氨酸、硝普钠和糖皮质激素也得出矛盾的结论。

6. 起搏　多项研究验证了心房起搏治疗的疗效。先前的荟萃分析表明可显著降低 AFib 发生（优势比 0.57，95% 置信区间 0.38 ~ 0.84）。绝大多数而非所有的研究表明起搏治疗有效。而且，不同类型起搏治疗的相对价值存在冲突。

2004 年针对 58 个随机试验，超过 8500 名患者的荟萃分析，对患者 β－受体阻滞剂、索他洛尔、胺碘酮和起搏治疗相对受益情况进行了评估。积极治疗使 AFib 发生率从 31% ~ 40% 下降至 18% ~ 22%，优势比如下：β－受体阻滞剂 0.35（95% 置信区间 0.26 ~ 0.49），索他洛尔 0.36（95% 置信区间 0.23 ~ 0.56），胺碘酮 0.54（95% 置信区间 0.44 ~ 0.67），起搏 0.57（95% 置信区间 0.38 ~ 0.84）。尽管可明显降低 AFib 发生率，预防性药物治疗不能显著降低卒中的发生（优势比 0.76，95% 置信区间 0.43 ~ 1.31），这可能是由于卒中发生率不高（1.2% 比 1.4%）。另一针对 94 项预防性治疗实验的荟萃分析表明上述 4 种药物疗效类似，且补钾可使患者受益。该分析指出某些研究可能高估了 β－受体阻滞剂的疗效。

三、室性快速性心律失常

（一）室性期前收缩

1. 术后常发生孤立性室性期前收缩（PVC）　PVCs 与电解质或其他代谢紊乱有关。PVCs 通常可经体表心电图或持续遥测监控确诊，但有时必须与房性异位心律和异常心室传导相鉴别。

2. 预后　术后孤立性单纯性 PVCs 的患者，其发生恶性室性心律失常的风险并不增加。另一方面，频发 PVCs（> 30 次/h）可损伤心室功能，影响短期预后。一项针对 185 名患者的研究表明，合并术后频发 PVCs 及非持续性室性心动过速（NSVT）的患者和无术后频发 PVCs 及 NSVT 的患者，术后约 3 年随访发病率无明显差异。而另一针对 126 名合并复杂室性异位心律患者的研究表明，左室射血分数受损（< 40%）的患者，其 15 个月随访的发病率和猝死率分别为 75% 和 33%，而左室射血分数保留的患者未发生猝死。因此，心脏手术的远期预后与心室功能密切相关。据此，术后室性心律失常可看作心室收缩功能不良的附带现象。

3. 治疗　无症状且血流动力学稳定的 PVCs 通常不需紧急处理和长期的抗心律失常治疗，而应纠正导致室性心律失常的各种可逆性因素。尽管不能改善发病率，利多卡因已被成功应用于降低严重血流动力学改变或有症状的 PVCs。多项研究表明，经验性 I 类抗心律失常药物抑制频发和 / 或复杂性 PVCs 并不能降低发病率，并可能有害。经心房或房室顺序性超速起搏，也无明显作用。心脏术后左室射血分数保留，无症状的 NSVT 患者，其远期预后良好，且不需电生理检查。植入型心律转复除颤器（ICDs）对改善该人群的预后无益。

（二）室性快速性心律失常

1. 流行病学　术后持续性室性心律失常不常见，包括室性心动过速（VT）和室颤（VFib）。心脏术后发病率为 0.41% ~ 1.4%。

2. 危险因素　复杂性室性心律失常与左室功能不良有关。其他心脏术后室性心律失常与血流动力学不稳定、电解质失衡、缺氧、血容量不足、心肌缺血、心肌梗死、急性移植物闭塞、体外循环停止后再灌注、正性肌力药和抗心律失常药物使用有关。

3. 临床病程与诊断　室性心律失常患者的血流动力学状态取决于快速性心律失常的心率和左室功能。心电图上表现为宽大复杂性的心动过速要么是室性要么是室上性心动过速。而陈旧性心梗的患者，诊断最可能是室性心动过速。条件允许时，应经心脏手术时放置的心表临时起搏线行 12 导联心电图和心房电描记图。心房电描记图可发现房室分离，房室分离提示室性心动过速。

4. 预后　预后与心律失常类型和结构性心脏病的类型、程度有关。NVST 和频发性 PVCs，通常不影响预后。持续性室性心律失常患者，其短期和远期预后差。据报道，术后持续性室性心律失常的患者院内死亡率高达 50%。院内持续性室性心律失常好转的患者，出院后高达 40% 会复发。其中 20% 患者在 24 个月内因心脏问题死亡。

5. 治疗　无症状性，血流动力学稳定的 NVST 短期发作，不需紧急处理，只需纠正导致室性心律失常的可逆性因素。如前所述，利多卡因和超速起搏用于血流动力学严重改变或有症状的 NVST 患者的治疗，但是其有效性仍存在争议。

术后持续性室性心律失常治疗遵循其他临床指征。而术后需要密切发现并治疗电解质或其他代谢失衡，心肌缺血，或手术的机械性并发症。持续室性快速性心律失常需积极药物或电转复。血流动力学稳定的持续性 VTs 应静脉应用抗心律失常药物治疗。

（1）利多卡因。利多卡因通常是首选治疗药物，尽管其有效性缺乏完整的共识。按 0.75 ~ 1.5mg/kg 应用利多卡因，再以 1 ~ 4mg/min 连续静脉输注。最大剂量为 3mg/（kg·h）。高龄、充血性心脏病或肝功能不良的患者应适当减量。

（2）普鲁卡因胺。通常是二线用药。以 20 ~ 50mg/min，15mg/kg 给予负荷剂量，再 1 ~ 4mg/min 输注。若 QRS 波增宽＞ 50% 或出现低血压，应尽早停止负荷剂量。出现肾功能不全时应更改剂量或避免使用。以防 N- 乙酰 - 普鲁卡因胺代谢物聚集达毒性剂量致肾衰。

（3）胺碘酮。静脉应用胺碘酮常是室性心律失常的一线用药。300mg 应用应超过 1h，再以 50mg/h 输注。另外 150mg 应用至伴严重血流动力学改变 VT/VFib 复发的最初数小时后。而为防止肝毒性，应限制在最初 24h 内频繁使用。低血压时应减小计量。收缩性功能障碍的患者，胺碘酮耐受较其他抗心律失常药物好。

（4）起搏治疗。较慢的室性心动过速患者，若仍保留心室外起搏线，可进行超速起搏。因为 VT

可能进展为 VFib，故应随时准备电转复 / 除颤。

（5）电转复 / 除颤。VFib 和血流动力学不稳定的 VT 的患者应行电除颤，而稳定、持续性 VT 患者和抗心律失常治疗无效的患者可行电转复。现代双极除颤仪推荐能量为 150 ~ 200J。清醒的患者应在除颤前应用短效镇静剂。

（6）急救措施。传统复苏治疗无效的患者可考虑在外科重症监护病房开始急诊体外循环。据报道，经上述处理的患者，若未发生纵隔炎，其远期生存率为 58%，而软组织感染发生率为 22%。

（7）植入型心律转复除颤器（ICD）。常有指征进行侵入性远期治疗，可能行电生理检查，最终植入 ICD，特别是缺乏可逆性因素时。

合并陈旧性心梗、左室功能不良（左室射血分数 < 40%）的 NSVT 患者，若可诱发持续性室性心律失常，应考虑电生理检查和 ICD 植入。在多中心自动除颤器植入试验（MADIT）中，冠心病、左室射血分数 < 35%、NSVT 和诱导的持续性室性心律失常不受普鲁卡因胺抑制的患者，被随机分到 ICD 植入或传统的内科治疗组，内科治疗以胺碘酮最为常用。ICD 植入组死亡率下降 54%。在多中心非持续性心动过速试验（MUSTT）中，冠心病、左室射血分数 < 40%、NSVT 和诱导的持续性 VT 患者，被随机分到电生理指导治疗组或标准治疗（ACEIs 和 β - 受体阻滞剂）组。与传统治疗组相比，电生理指导治疗组，其心律失常致死率和心脏骤停发生率下降 27%。接受 ICD 植入的患者，所有上述风险都下降。然而，对心脏术后立即发生的 NSVT 采取上述治疗不容易。冠状动脉旁路移植片试验（CABG-Patch）表明，射血分数低且信号平均心电图阳性的患者，CABG 时接受或不接受 ICD 植入，其死亡率无明显差异。CABG 可缓解缺血诱发的心律失常，降低心律失常风险。2 个月内行 CABG 的患者，排除在 MADIT 试验之外。而 MUSTT 试验纳入血管重建术后 4d 或更久发生 NSVT 的患者。术后监护期常可发现该型心律失常，尤其在缺血性心肌病的患者。MADIT 和 MUSTT 试验建议多次发作 NSVT 的患者需要进行危险分层。欧洲心梗胺碘酮试验（EMIAT）和加拿大胺碘酮心梗心律失常试验（CAMIAT）表明，经验性胺碘酮用药并不改善缺血性心肌病患者的总死亡率（尽管可降低心律失常导致的死亡）。EMIAT 试验排除了等待心脏手术的患者。非缺血性心肌病和 NSVT 患者的治疗更不明确。Grupo de Estudio de la Sobrevida en la Insuficiencia Cardiaca en Argentina（GESICA）研究认为经验性胺碘酮治疗可降低心衰患者的死亡率，但充血性心力衰竭抗心律失常治疗生存试验（CHF-STAT）表明经验性胺碘酮治疗并不能使心衰患者受益。GESICA 试验中非缺血性心肌病患者比例更高，表明该人群可能从预防性胺碘酮治疗中获益。CHF-STAT 研究排除了 3 个月内血管重建的患者。由于持续性室性心律失常复发率和远期死亡率高，故推荐 ICD 植入为一线治疗。抗心律失常药物对比植入型除颤器（AVID）试验和其他试验已证实，在改善血流动力学严重改变的室性心律失常患者二级预防预后中，ICD 植入较药物治疗更有效。尽管这些结论还未应用于术后立即出现的持续性室性心律失常，但是 AVID 试验表明约 10% ICD 组患者和 12% 抗心律失常药物组患者因院内心律失常接受冠状动脉血管重建治疗。

（8）标准内科治疗。已证实其他药物可改善远期生存率。尤其推荐在左室功能不良的患者使用这些药物。包括 β - 受体阻滞剂和 ACEIs。而且他汀和多不饱和游离脂肪酸被证实可降低总死亡率和心脏病死亡率。

四、缓慢性心律失常

（一）流行病学和危险因素

心脏术后缓慢性心律失常很常见。绝大多数病例，是低心室率的短暂发作。通常包括病态窦房结综合征（SSS）和不同程度的房室传导阻滞（AVB）。缓慢性心律失常可减少每搏量相对固定患者的心排血量。

缓慢性心律失常在瓣膜术后尤为常见，由直接手术损伤和局部水肿引起。瓣膜术后和CABG术后心动过缓由完全性或高度AVB引起，2%～4%的患者需要永久起搏治疗。CABG术后，0.8%～3.4%的患者因窦房结功能不良或房室传导阻滞需要永久起搏治疗。高达20%～24%的诸如钙化性主动脉狭窄或三尖瓣置换术后患者，需要永久起搏治疗。高度AVBs的重要危险因素包括瓣周钙化、高龄、术前左束支传导阻滞、左室动脉瘤切除术、左冠状动脉主干狭窄、移植动脉桥管数量和体外循环时间。二度或三度AVB患者二尖瓣修补和置换后，都可致约30.6%患者发生新的传导阻滞，1.5%患者发生完全性阻滞。微创二尖瓣手术中左侧心房切除或经膈上路径暴露二尖瓣，可导致SSS和需要永久起搏治疗的持续性症状性窦性心动过缓或交界性心律。再次瓣膜术后永久起搏器治疗的需求更高（7.7%比2.0%首次瓣膜手术）。AFib导管或手术消融术后也可能发生完全性传导阻滞，特别是在隔区附近传递射频能量。原位心脏移植术后，SSS很常见，并且高达21.1%（平均8%）的患者需要永久起搏治疗。AVB相对少见，但也有高达4.5%的心脏移植受体需要永久起搏治疗。与双心房移植吻合相比，双腔移植吻合后永久起搏治疗需求更低。急性或慢性排异反应导致的缓慢性心律失常也可能需要永久起搏治疗。心脏移植后缓慢性心律失常的预测因子包括供体年龄大，供体缺血时间长，主动脉阻断时间长。长期随访原位心脏移植后窦房结功能得以改善，但其恢复可能需要数周至数月，常影响快速出院。是否需要长期起搏治疗是不可预测的，尽管早期出现AVB的患者很可能需要起搏治疗。变时性药物，如茶碱或氨茶碱，已被用于治疗移植术后窦性心动过缓，以缓解SSS或高度AVB，降低永久起搏治疗需求。

（二）治疗

有症状的心动过缓可能需要临时电起搏治疗。若传导阻滞不能消失，则可能需要永久起搏治疗。术中放置的心房和心室表面临时起搏线可用于临时起搏治疗。

术后心动过缓处理难点是观察多久才能确定术后窦房结功能或房室传导不能恢复，再植入永久起搏器。恢复后需长期随访。接受永久起搏器治疗的患者中，仅30%～40%伴SSS的患者依赖起搏治疗。AVB患者恢复率更低。65%～100%完全性传导阻滞的患者依赖起搏治疗。术后有症状的完全性AVB患者或重度SSS，持续超过5～7d的患者，按惯例植入永久起搏器。若内在节律消失或临时起搏导联无效，应尽早植入永久起搏器。

五、结论

术后心律失常在心脏术后很常见。最常见的POAs是室上性快速性心律失常，尤其是AFib。室上性心律失常的治疗原则同其他背景的心律失常。术后室性心律失常的治疗较不明确，但是与室性心律失常治疗的一般适应证相似。最后，由于传导系统损伤，心脏术后缓慢性心律失常也很常见。尽管传导阻滞常能自行恢复，但也可能需要永久起搏治疗。

第四节　左心室继发性破裂

二尖瓣替换手术后左心室继发性破裂是二尖瓣替换手术一种少见但却很严重的并发症。1967年Robert等首先报道了二尖瓣手术后左室破裂的病例。文献报道其发生率平均为1.2%（0.5%～2.0%）。按破口部位分为四型，按破裂时间分为三型。大部分左室破裂的原因是医源性损伤或二尖瓣瓣下结构切除过多导致的。左室破裂后修补困难，死亡率约为75%。

一、分型及原因

Miller及Treasure等按部位对左室破裂进行分型。I型破裂位于左室后壁房室沟部位，常见原因：①患者风湿病病程长，后瓣环钙化灶侵入左室心肌，剔除钙化灶过多造成左室心肌损伤；②缝线深入左室心肌或因暴露不佳而过分牵拉缝线而切割左室后壁心肌；二次手术时心脏暴露欠佳，采用钝性分离过度牵拉或抬高心尖导致粘连的左室后壁破裂；③植入的瓣膜型号过大强行置入导致瓣环撕裂；生物瓣植入时瓣脚损伤左室后壁；④左室按压或左室排气抬高心尖时，人工瓣环导致左室破裂。II型破裂口位于二尖瓣后乳头肌在左室后壁的附着处，其发生原因为切除二尖瓣瓣下结构时，过度牵拉乳头肌，或切除过多，损伤乳头肌。III型破裂位于左室后壁房室沟和乳头肌后壁的附着处之间，其主要原因：由于手术操作的机械损伤，导致左室后壁薄弱处心内膜和心肌的损伤，心脏复跳后左室容量负荷和压力负荷增加，导致心肌薄弱处破裂。混合型为一种以上的部位发生破裂，包括：①多部位同时或先后发生破裂；②破口初始为一个，但随着时间的延长而向周围扩展，形成多部位破裂。临床上往往很难区分到底是哪种类型的破裂，见到的多为混合型。见图3-54-1。

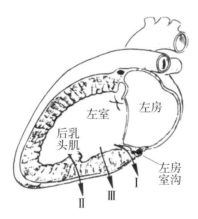

图3-54-1　左室破裂分型

Karlson等按时间对左室破裂进行分型：①早期破裂为体外循环停止后发生在手术室，主要表现为心包腔内大量新鲜血液从心脏后部溢出，这类破裂往往修补及时存活率较高；②延迟破裂发生在返回监护病房数小时至数天，表现为患者血压突然下降，心包纵隔引流管内大量新鲜血液涌出和频发室性早搏；③晚期破裂发生在二尖瓣置换术后数天至数年，主要表现为左室假性室壁瘤，可以无症状，一般在术后复查或体检时发现，有症状的主要表现为由于左旋支受压导致的心肌梗死、瘤体增大影响左室收缩导致的左心衰症状、血栓形成导致的栓塞和假性室壁瘤的破裂等，因表现隐匿此类报道较少。文献报道，早期破裂约占三分之二，尽管积极治疗但存活率仍仅为50%；延迟破裂约占三分之一，存活率约为10%。

二、修补方法

不论何种类型左室破裂，修补均很困难，其主要因为：①患者病史长，营养差，心肌质脆，缝线容易撕裂心肌组织；②破口大多位于左室后壁，也常常有血肿包绕，使破口与正常心肌之间界限不清，暴露极其困难，不易缝合；③房室沟内有左旋支，极易损伤左旋支。

左室破裂修补方法主要有两种：心内膜修补和心外膜修补。心外膜修补，即裂口两边的补片全层连续修补或加用补片修补，术中注意保护左旋支及其分支，这种修补通常比较易操作，但是心外膜修补后往往会使破口变大、继续出血、损伤左旋支。所以目前更趋向于心内膜修补，或联合修补。心内膜修补有牢固和远期效果好的优点。

Ⅰ型破裂倾向于心内修补，必要时联合心外修补，一般要先拆除机械瓣膜，采取带垫片无创伤缝线褥式缝合，若破口较大可用自体心包补片修补，将人工瓣膜缝在瓣膜及心包补片上，修补时一定要注意勿损伤左旋支和冠状静脉窦，否则会造成医源性心肌梗死。Ⅱ型和Ⅲ型破裂暴露较充分，可直接心外修补，在距破口 0.5 ~ 1.0cm 的正常心肌上进出针，外壁两边加长条涤纶补片加固全层缝合，再在中间加一层补片，呈"夹心饼干"式的修补。术中要监测心电图 ST-T 变化及心肌收缩情况，一旦发现损伤冠状动脉要及时行冠状动脉旁路搭桥手术。术后监护的重点是减轻左室张力、减轻左室的容量和压力负荷。可以使用血管活性药物和心脏起搏器来控制心率血压，保持其在能满足重要脏器灌注的最低水平。使用主动脉球囊反搏可以减轻左室做功，减轻受损心肌的张力，从而保持修补处的完整性。

三、预防措施

二尖瓣替换手术后左心室破裂大都发生在突然或紧急的情况，死亡率很高，因此在进行瓣膜替换手术时预防左室破裂比治疗更加重要，需提防围手术期可能引起左心室破裂的各种因素。

（1）对于术前伴有风湿活动、感染或营养较差的患者，术前要积极控制感染，改善体质。这类患者往往心肌水肿严重，容易造成缝线撕裂。

（2）破裂大多发生在女性、高龄、二尖瓣严重狭窄伴左室较小的患者。左室舒张末期内径 <50 mm 其破裂可能性增加。对这类患者手术时要提高警惕，注意动作轻柔，避免不必要的心肌损伤。

（3）尽量在腱索与乳头肌的交界处剪除，多保留乳头肌末端心内膜。有资料证实，保留全部或后瓣及其瓣下结构，保护了乳头肌 - 二尖瓣环的连续性，避免左室后壁纵行袢状支持结构的破坏，有利于心肌保护，提高术后心功能，提高存活率。对于钙化严重侵入瓣环者，如像长期透析者，钙质沉积瓣环严重者，不得不切除全部瓣下结构时，可以行腱索再造术。

（4）对于左室小的患者，选择人工瓣膜时，应选择比测瓣器小一型号的瓣膜，避免过大的瓣环压迫房室环，导致心肌缺血。

（5）避免室壁张力过大引起破裂。术中加强左室引流，心脏复苏时心脏按压要轻柔，机器回血不能过快过多，否则易导致左室过度膨胀增加室壁张力。行左房折叠术的患者，左房和左室间张力增加也容易导致破裂。

（6）术后应注意保持血流动力学的稳定，避免血压过高。可以用镇静药物减轻患者的烦躁情绪，同时避免应用大剂量儿茶酚胺类药物。瓣膜术后常规安装临时心脏起搏器，保持患者心率在 80 次/min以上，有利于左室排空，减轻容量负荷。有条件的医院可以在体外循环停止前即采用主动脉内球囊反搏，减轻心脏负荷。一旦发现血压突然下降或者出现室性心律失常，要警惕左室破裂的发生。

第五节　血栓形成和血栓栓塞

心脏瓣膜病患者置换的人工瓣膜与人体血液接触容易引起血小板凝聚，形成血栓，严重者可能发生血栓脱落，造成各脏器血管栓塞，导致偏瘫、失语、下肢动脉栓塞等，甚至会卡住人工瓣叶，使瓣膜不能开启，导致心衰或猝死。因此，瓣膜置换术后抗凝是心脏瓣膜置换术后最关键的后续治疗，以防血栓形成和体循环栓塞发生。口服华法林是最常用的抗凝方法，亦是心脏瓣膜置换术后抗凝治疗的金标准。

人工瓣膜置换术后血栓形成多见于三尖瓣置换术后，机械瓣膜置换术后发生率高于生物瓣。血栓形成的主要原因如下。

（1）与瓣膜有关的因素。主要是血液与人工瓣表面材料的相互作用以及人工瓣的非生理性流体力学有关，如周边血流高于中心性血流，血流通过瓣口的速度、切应力、是否形成湍流或滞留。还与瓣膜材料有关，如生物相容性；生物瓣术后早期发生血栓的原因是人工瓣的缝合环未被上皮细胞覆盖。

（2）抗凝强度不当。瓣膜置换术后抗凝不足，发生血栓的概率会大大增加。

（3）术中残留较多瓣膜组织或缝线。

（4）心房纤颤、左房扩大、左房血栓史或有栓塞史的患者。而有心房纤颤、左房血栓史或有栓塞史的患者应终身抗凝治疗。

目前，尽管使用了具有良好抗血栓性能的新型机械瓣，逐渐采用低强度抗凝治疗，但在低强度抗凝治疗的基础上，根据患者有无血栓栓塞危险因素，对抗凝强度做适当的调整，才更加科学合理，也是今后抗凝治疗的方向。

为了减少并发症发生，还应加强健康指导：①加强患者对抗凝药重要性的认识；②正确掌握服药时间及用药剂量，应让患者清楚自己服用药物的名称、剂量，根据医嘱每日在同一时间服用，不要随意改服抗凝药的品种、剂量及服药时间；③指导患者了解食物和药物对抗凝药的影响；④医生要了解其他疾病的影响，如腹泻、呕吐可影响药物吸收，心功能衰竭或原发性肝脏疾病均可减少维生素 K 合成，同时降低华法林的代谢率，华法林的用量应减少；⑤一定要定期抽血化验凝血指标，服药过程中出现牙龈或皮肤出血以及肢体活动受限等不适时及时到医院就诊，根据检查结果调整用药剂量；⑥加强对育龄妇女抗凝的健康指导。

（陈澍　郭超）

参考文献

［1］ Mathew JP, Fontes ML, Tudor IC, et al. A multicenter risk index for atrial fibrillation after cardiac surgery［J］. The Journal of the American Medical Association, 2004, 291（14）: 1720-1729.

［2］ Zaman AG, Archbold RA, Helft G, et al. Atrial fibrillation after coronary artery bypass surgery: a model for preoperative risk stratification［J］. Circulation, 2000, 101（12）: 1403-1408.

［3］ Solveig H, Martin IS, Inga LI, et al.Atrial fibrillation following cardiac surgery: risk analysis and long-term survival［J］. Journal of Cardiothoracic Surgery, 2012, 7（87）: 1749-1753.

第五十五章
人造心脏瓣膜置换术后的抗凝与监测

由于人工心脏瓣膜与血液接触容易引起血小板凝聚，形成血栓，严重者可能发生血栓脱落，造成各脏器血管栓塞，导致偏瘫、失语、下肢动脉栓塞等，甚至会卡住人工瓣叶，使瓣膜不能开启，导致心衰或猝死。因此，人工心脏瓣膜置换术后常规要求抗凝治疗。一般生物瓣需6个月左右的短期抗凝，而机械瓣必须终身抗凝。如何正确掌握抗凝治疗是减少换瓣术后并发症，提高患者生活质量的一个重要环节。

一、抗凝药物的选择

当前使用的抗凝药物主要有三类：①香豆素类药（华法林）；②抗血小板类药（双嘧达莫、阿司匹林等）；③肝素。研究表明，人工心脏机械瓣置换术后未用抗凝药物者，其栓塞率为4%/（患者·a）；采用抗血小板药物抗凝者，栓塞率为2.2%/（患者·a）；而采用香豆素类药物抗凝者，栓塞率最低，为1%/（患者·a），说明后者抗凝效果最好。因此，目前公认人工瓣膜置换术后抗凝药物首选华法林。

二、华法林的作用机制

Ⅱ、Ⅶ、Ⅸ、Ⅹ四种凝血因子的前体蛋白质在肝脏合成，其蛋白质分子氨基末端谷氨酸残基的 γ – 羧化需要维生素 K 参与，含有 γ – 羧基谷氨酸残基的凝血因子才能与 Ca^{2+} 结合，并通过 Ca^{2+} 使因子Ⅱ、Ⅶ、Ⅸ或Ⅹ与磷脂结合，然后才能被活化成有活性的凝血因子。华法林为维生素 K 拮抗剂，它能妨碍维生素 K 参与Ⅱ、Ⅶ、Ⅸ、Ⅹ四种凝血因子转录后分子的修饰，防止谷氨酸残基的 γ – 羧化作用，使用华法林后，肝脏仅能合成Ⅱ、Ⅶ、Ⅸ、Ⅹ四种凝血因子的前体蛋白质，这些前体蛋白质具有凝血因子的抗原性，而无凝血活性。因此，华法林在体外无抗凝作用，只在体内有效。服用华法林后，虽然上述四种凝血因子的合成受阻，但体内原存的凝血因子的代谢需要一定的时间，华法林的抗凝作用需要等体内原有的因子Ⅱ、Ⅶ、Ⅸ、Ⅹ耗竭后才能出现。Ⅱ、Ⅶ、Ⅸ、Ⅹ四种凝血因子的半衰期分别为 6h、20 ~ 30h、45 ~ 72h 及 76h，服用华法林后至少需要经 36 ~ 48h 才出现作用，而完全发挥抗凝作用需要 72 ~ 96h。一次给药抗凝作用可维持 3 ~ 4d。停药后，随着新的有活性的凝血因子合成，凝血功能也需经多日渐渐恢复。

华法林水溶性好，口服后迅速由胃肠道吸收，其生物利用度＞95%，健康人于 60 ~ 90min 内血浆药物浓度即达到最高峰。华法林半衰期为 36 ~ 42h。在服用过程中，血浆中 97% 以上的药物与血浆蛋白结合，并且很快于肝脏聚集，通过不同代谢方式形成 R– 华法林（R–W）和 S– 华法林（S–W）两种同分异构体。在体内，发挥药理作用的是华法林的游离型，它可被肝微粒体酶水解为无活性的代谢产物后由肾脏排出体外。

三、华法林的给药方法

华法林给药有维持量给药法和饱和量给药法两种。维持量给药法适用于不需要紧急抗凝的患者，为术后 1 ~ 2d 开始每天用小剂量（2.5 ~ 3mg）华法林，2 ~ 3d 后根据检验结果调整用药量，一般 7 ~ 14d 后可达到稳定抗凝效果。饱和量给药法适用于抗凝治疗比较紧迫的患者，为术后 1 ~ 2d 开始使用肝素和华法林抗凝，华法林每天 5 ~ 10mg，连续应用 3d，当 4 ~ 5d 后 PT 达到治疗范围时停用肝素，以后华法林改为维持给药，再根据检验结果调整用药量。由于术后早期患者体内凝血因子仅及正常的 46% ~ 62%，维持给药量的华法林并无栓塞的危险，而饱和量给药法可使凝血因子Ⅶ活性迅速降低，容易引起患者用药过量，在治疗的最初几天里患者有抗凝出血的危险，所以华法林抗凝采用维持量给药法更为安全和简便。我们通常于术后第 1 天或第 2 天患者能进食时，开始每天口服华法林 2.5mg，2 ~ 3d 后根据检查结果调整用药量，每 2d 测定 1 次，每次增减 1/4 或 1/3，一般 2 周左右即可达到稳定量。对于术后不能早期进食的患者，术后第 2 天开始使用肝素抗凝，每次静推 0.5mg/kg，每 4 ~ 6h 1 次。待患者可进食后，再开始口服华法林同前。

四、抗凝监测

凝血酶原时间（PT）是华法林抗凝最常用的监测方法，它主要反映Ⅱ、Ⅶ、Ⅸ、Ⅹ四种维生素 K 依赖的凝血因子活性受抑制的情况。但 PT 检验过程中因试剂、方法、技术等因素会不同程度地影响其准确性，因此根据某次 PT 值判断抗凝治疗不足或过量时须慎重，应参照患者近期内食物结构，患有其他疾病，合用何种药物，是否有出血倾向和血栓形成表现等综合分析，必要时应重复多次检测。此外，由于用于测定 PT 的促凝血酶原激酶的试剂各不相同，导致 PT 值的参考意义受到很大限制。例如不同的实验室报道的 PT 一致，但抗凝强度却有很大不同，或同一试剂于同一抗凝程度在不同的实验室可能产生不同的 PT 结果，这使得长期华法林抗凝的患者因 PT 测定不确切而致出血或栓塞的危险。1982 年世界卫生组织建议用国际敏感指数（international sensitivity index，ISI）来校正 PT 值，所得结果称国际标准比率（international normalized ratio，INR），即 INR =（患者 PT/ 标准 PT）ISI，其中 ISI 越低，试剂越敏感。世界卫生组织推荐的试剂的 ISI = 1，即 INR = PTR（PTR = 患者 PT/ 标准 PT）。北美常用的试剂的 ISI 范围为 2.3 ~ 2.6。应用 INR 后，不同实验室的抗凝效果具有了可比性和参考性。1985 年，国际血栓抗凝协会和国际血液标准协会联合要求不能再用 PT 出报告，除非同时出具 INR 结果。

1989 年美国胸外科医师学会（ACCP）推荐 INR3.0 ~ 4.5，PTR1.5 ~ 2.0 倍于正常对照为机械瓣膜置换术后最佳抗凝标准，1992 年又修改 INR 值为 2.5 ~ 3.5。随着机械瓣膜在材料和设计上的改进使之具有了良好的抗血栓性能，近年来研究表明，低于此抗凝标准的抗凝治疗不仅没有导致血栓发生率升高，反而使出血发生率明显降低。因此，2001 年美国胸外科医师学会建议人工机械瓣膜置换术后患者宜采用较低强度抗凝。对于主动脉瓣置换患者 INR 为 2.0 ~ 3.0 即可，对于二尖瓣置换患者 INR 为 2.5 ~ 3.5 即可，若有左房扩大或伴有房颤，无论主动脉瓣置换或二尖瓣置换 INR 均为 2.5 ~ 3.5。由于国人抗凝治疗出血的发生率远远高于栓塞率，抗凝治疗的主要危险是出血而不是栓塞。目前国内多数学者认为机械瓣替换术后抗凝治疗的 PTR 应控制在 1.5 ~ 3.0 之间：主动脉瓣替换者 1.5 ~ 2.0，二尖瓣及双瓣替换者 2.0 ~ 2.5，三尖瓣置换者 2.5 ~ 3.0。我们也认为对 Carbomedics 双叶机械瓣置换者，维持主动脉瓣置换在 INR1.4 ~ 1.9 之间，二尖瓣置换和双瓣置换在 1.5 ~ 2.0 之间的抗凝强度对国人较为理想，既可减少出血事件的发生率，又可避免血栓事件的发生，是一个较安全的范围。

此外，有人提出华法林血浆药物浓度也可作为预测华法林药效、指导用药的可靠指标。研究显示血栓形成及继发性纤溶过程中的分子标志物，如凝血酶原 F1+2 片段（prothrombin fragment 1+2，F1+2）、栓溶二聚体（D-dimer）、凝血酶抗凝血酶复合物（thrombin antithrombin complex，TAT）等对血栓形成有很高的敏感性和特异性，能够较准确地反映凝血状态，证明这些标志物可以作为 INR 的辅助监测指标，以增加抗凝监测的准确性和可靠性，减少因抗凝监测不准确而造成的出血和栓塞。

换瓣术后由于体外循环导致血小板与凝血因子减少，食欲低下，维生素 K 摄入减少，心功能较差，肝脏合成凝血因子不足及稀释性低蛋白血症等因素，患者对华法林的敏感性增加，易发生出血。因此，术后早期（1~3 个月）必须密切监测抗凝强度。一般开始口服华法林 2~3d 后即应查 INR 或 PTR，每 2~3d 监测 1 次，剂量调整期需 2 周左右。待将抗凝强度控制在上述标准内并稳定后可改为每周监测 1 次。1 个月后改为每月 1 次。如连续 2~3 次监测稳定，可改为每 3 个月 1 次。1 年后如无异常，可适当延长至每 6 个月 1 次。对于监测中出现异常结果者，应立即复查，以排除检查误差。如复查确认异常，应在医生指导下调整药量，重新开始监测抗凝强度，直至再次稳定。

抗凝监测从用药的第 2 天开始，1 周 2~3 次，持续 1~2 周，出院后视 INR 值稳定情况逐次递减。调整华法林用药量应参考每周用药量，每次增减的量不宜超过 1 周内平均药量的 15%，否则易导致出血。每次调整用药量后应维持 1 周，观察其疗效。

五、影响华法林抗凝效果的因素

（一）药物的影响

产生干扰的药物，可分为四类：①由于华法林的血浆蛋白结合率很高，如与其他血浆蛋白结合率也很高的药物（如保泰松、水合氯醛、依他尼酸等）合用时，则使血浆中已被结合的华法林从结合部位被排挤而使非结合型的华法林的血浆浓度增高，以致抗凝作用增强，出现出血倾向；②由于华法林经肝药酶代谢灭活，如与肝药酶抑制剂（如氯霉素、别嘌呤醇等）合用，其抗凝作用增强；反之，如与肝药酶诱导剂（如巴比妥类）合用，则其抗凝作用减弱；③华法林如与抑制凝血因子合成的药物（如阿司匹林、高血糖素、奎尼丁等）或促进凝血因子代谢的药物（如甲状腺素等）合用，其抗凝作用增强；反之，如与增强抗凝因子合成的药物（如维生素 K、口服避孕药等）或影响维生素 K 吸收的药物（如考来烯胺等）合用，则其抗凝作用减弱；④阿司匹林、氯贝丁酯等能抑制血小板聚集，与华法林发生协同作用，导致抗凝作用增强。

增强香豆素类药物抗凝作用的常用药物：酒精，保泰松，水合氯醛，依他尼酸，别嘌呤醇，西咪替丁，类固醇（甾类化合物），吲哚美辛，奎尼丁，水杨酸盐，甲状腺素，甲硝唑，氯霉素，磺胺；减弱香豆素类药物抗凝作用的常用药物：维生素 K，安眠药，雌激素，口服避孕药，利福平；干扰作用不确定的药物：维生素 C、苯妥英钠、考来烯胺、同化激素如苯丙酸诺龙、美雄酮等。

药物干扰的处理：有显著干扰作用的应避免使用，如维生素 K；有的可用替代药，如安定取代安眠药，丙磺舒代替别嘌呤醇；需要长期用的如女性避孕药，可在开始加入时，化验几次凝血酶原时间，以决定是否要增加香豆素类用量，停用后再化验几次凝血酶原时间，以决定是否需要减少香豆素类用量，一般并不复杂；短期增加某种药物，如感冒药，临时注射几天广谱抗生素或用氯霉素，则不必调整香豆素类用量，一般不至于干扰很大。

（二）华法林药动学和药效学的影响

华法林是立体异构体的消旋混合物，血浆中华法林以 R-W 和 S-W 两种形式存在。R-W 和 S-W

在血浆中均与白蛋白高度结合（结合率分别为 97% 和 99%）。二者最初均在肝脏代谢，有不同的代谢途径。它们的游离型抗凝作用各不相同，其中 S2W 的抗凝作用是 R2W 的 4 ~ 5 倍。其原因与含有细胞色素 P450（CYP）2C9 基因型患者的 S-W 体内代谢弱于 R-W 有关。这也部分说明了不同患者间治疗剂量的华法林产生巨大抗凝差异性的原因。R-W 和 S-W 的半衰期分别为 45h（范围：20 ~ 72h）和 33h（范围：18 ~ 34h）。华法林两种立体异构体不同的代谢方式和药物对二者的不同影响也是产生华法林个体药效差异的原因之一。

（三）性别、体重及年龄的影响

研究表明在治疗范围内，性别与华法林服用剂量及 PT 间无明显相关。药物流行病学的研究也证实影响华法林服用剂量的因素是患者的年龄而不是体重，指出体重对华法林的维持剂量是一个极微弱的决定因素。在治疗范围内，华法林服用剂量、体重与 PT 之间的相关性无显著意义相关。按年龄段分组（每隔 10 年），30 岁以下组与其他各年龄组间华法林服用剂量差别均有显著意义（$P < 0.05$），其他各年龄组间差异无显著意义。35 岁以下患者所需剂量约为 75 岁以上患者的 2 倍。老年人对华法林的需要量比青年人低。其原因可能与肝脏代谢及合成功能随年龄增长而减退有关，且不排除酶或凝血因子活性变化等因素的影响。

（四）实验室影响

检验因素直接影响其效果的直观性、正确性。因此应注意：正确采取血标本，采血量要准确，一般抽血 1.8mL 加 3.8% 枸橼酸钠 0.2mL 于试管中，充分摇匀，避免发生凝血，并应在 30min 内送检以保证检验结果准确。

（五）饮食的影响

患者术后的饮食可干扰香豆素药的抗凝作用，但并非直接，一般干扰很小。术后早期，全身情况好转，肝功恢复正常后，胃纳增加一个阶段后常应增加服药量，特别是经常吃菠菜、青菜、番茄、菜花、鲜豌豆等蔬菜量较大，或经常吃较多肉食如猪肝，或水果等，因这些食物中含维生素 K 较多，可使凝血酶原时间减短。但在抗凝剂量调整阶段以后，正常饮食和生活习惯中，饮食对抗凝的影响并不重要。

处理：出院后不必改变饮食的习惯，一般不限制饮食，可以改善伙食，改变食物品种，但应避免一个阶段的长期饮酒或酗酒，或者单调地吃一种富含维生素 K 的蔬菜，几天或几周不变。如能注意避免，一般不会出现影响，则不必因饮食而化验凝血酶原时间或调整香豆素类用药量。

（六）疾病的影响

脂肪痢与胆道阻塞、饥饿、急性病毒性肝炎、甲状腺功能亢进、外科术后、感染高热等疾病可使维生素 K 的吸收减少，因而香豆素类抗凝作用增强。充血性心力衰竭时，肝脏制造维生素 K 所依赖的凝血因子的功能受损，对口服抗凝剂的敏感性也提高，应减少剂量，常须推迟抗凝，服药前先化验凝血酶原时间，这种情况在术后早期可发生，尤其是术前合并三尖瓣病变或相对性关闭不全、周围淤血、肝肿大、肝功能差或腹水者；心肌梗死及肺栓塞患者对口服抗凝剂的耐受力低，凝血酶原时间也可很快达到延长。

（七）地域及种族的影响

不同地域、不同种族的患者的华法林日维持剂量差异很大。产生这种差异的原因不清楚，可能与不同地域、不同种族的患者的饮食结构、机体代谢功能不同等有关。

六、抗凝治疗常见的并发症及处理

（一）出血

出血是中国人抗凝治疗最常见、最重要的并发症，发生率为 0.7% ~ 10.4%（患者·a），较欧美国家为高。出血发生率与栓塞发生率之间无负相关关系。根据其程度不同，出血分一般性出血（皮下出血、肉眼血尿、月经量过多、鼻衄、眼结膜下出血等）与严重性出血（导致患者住院、输血或死亡）两种。严重出血中，颅内出血值得重视，它是抗凝治疗中最危险的并发症，发生率为 0.3% ~ 1%（患者·a），死亡率高达 60%。颅内出血的危险因素：①抗凝强度过高，抗凝过度导致颅内出血的风险远远大于抗凝不足所致栓塞的风险；②合并使用抗血小板药物（如阿司匹林）；③抗凝治疗早期（特别是术后最初 3 个月内）。

导致华法林抗凝治疗出血的有如下相关因素。①抗凝强度：心瓣膜置换术后抗凝治疗的强度与出血率高低密切相关，近年来，国内外均已认识到抗凝强度过高是导致术后出血的重要原因，并不同程度降低了抗凝强度；②患者自身因素：既往有消化道出血、出血性疾病、肝肾功能不全及高血压病史及其他血管性疾病病史者易出血，年龄 ≥ 70 岁者出血率明显增高，约 9.2%（患者·a），青少年出血率较低，仅 0.8% ~ 4.0%（患者·a）；③抗凝治疗持续时间：术后抗凝时间愈长，出血危险性愈小，例如，心瓣膜置换术后第 1 个月内出血率为 3%（患者·a），1 年后降至 0.3%（患者·a）；④合并用药：主要是干扰凝血机制、抑制血小板功能及损害肝功能的各种药物；⑤种族：非白种人出血的风险明显高于白种人，抗凝治疗应以预防出血为重点。

出血严重程度的评估及处理：①轻度出血，如皮肤淤斑、牙龈出血，可根据凝血酶原时间及活动度的测定结果减少华法林用量（减少 1/4 或 1/8）；②明显出血，如鼻出血、血尿，可停用华法林 1 ~ 2d，同时立即到医院测定凝血酶原时间及活动度，逐渐调整；③严重出血，如咯血、呕血、颅内出血，要立即静脉注射维生素 K 120mg，待出血停止后观察 1 ~ 2d，再重新抗凝；④危重患者出现贫血，应使用全血、新鲜血浆或凝血因子，以增强凝血功能；⑤正常女性在月经期，经量不多，抗凝药不变；如月经量轻度增多，可减少华法林用量；如出血量很多，可静注维生素 K 止血；如月经失调，持续不断，应服用调经药物；极少数大量出血者，需作子宫切除。因合并用药、生活习惯改变及个体差异等因素，患者常可出现抗凝过度，即 INR 值异常升高。此时，可分为有症状和无症状两种。处理方法有停用华法林、口服维生素 K_3、肌注或静脉注射维生素 K_1，以及使用新鲜冻干血浆或凝血酶原复合物等。

口服维生素 K_3 与单纯停华法林二者效果一般无明显差别；停用华法林并口服维生素 K_3 后，恢复正常凝血功能需 24h，而静脉注射维生素 K_1 仅需 4h。对伴有症状的严重出血患者，凝血酶原复合物的效果明显优于新鲜冻干血浆和维生素 K。心脏机械瓣置换术后因抗凝过度或非心脏手术中停止抗凝时间 1 周左右较为安全。

（二）栓塞

国内报道机械瓣术后栓塞发生率［0.3% ~ 1.48%（患者·年）］较欧美国家［2.0% ~ 3.8%（患者·a）］低。栓塞患者较少有致命的危险。以下因素与栓塞发生相关。①抗凝药种类：机械瓣抗凝治疗以华法林为主，是否合用抗血小板药物争议较大。以往在华法林抗凝效果不好时，主张加阿司匹林以减少栓塞的危险。但有研究认为长期使用华法林抗凝的患者，合用阿司匹林并不能降低栓塞发生率，反而有出血风险，特别是颅内出血的风险增加。也有人认为在年龄 < 70 岁，低抗凝强度（华法林 2.5mg/d、INR2 ~ 3）的情况下，加用中小剂量的阿司匹林（81 ~ 162mg/d），栓塞率较低，亦无出血

危险。②抗凝强度：抗凝强度不足易导致栓塞发生。由于种族差异，亚洲人抗凝强度较欧美人明显要低。③瓣膜类型：术后10年栓塞率国产侧倾碟瓣为2.6%/（患者·a），St. Jude瓣为2.0%/（患者·a），CarboMedics瓣为2.2%/（患者·a）。④心瓣膜置换的部位：主动脉瓣置换术后栓塞率最低，为0.74%～2.3%/（患者·a）；二尖瓣置换约为前者的2倍，为1.3%～4.0%/（患者·a）；双瓣膜置换术栓塞率与二尖瓣置换相似或更高，约为4.0%/（患者·a）。⑤其他：如心房颤动、巨大左心房及左心功能不全等均是栓塞发生的危险因素。

如出现瓣膜音质变钝，出现心功能衰竭、偏瘫、失语、肢体动脉栓塞疼痛等症，要复查凝血酶原时间及活动度，如确诊有血栓形成，要增加抗凝药剂量。

七、育龄妇女抗凝的特殊问题及其处理

若坚持生育者要在心功能Ⅰ～Ⅱ级时，医生指导下在换瓣2年以上者可考虑妊娠。妊娠后及时就医，在医生指导下服药及根据情况决定是否继续妊娠。

我们体会瓣膜置换术后2年，心功能Ⅰ级，妊娠是安全的。因机械瓣膜耐久性好的优点，已成为女性患者的首选，但抗凝药对孕妇及胎儿的影响及使用方法存在争议。华法林抗凝效果较好，国外早期报道使用华法林抗凝对胎儿致畸率高，但近年降至5%以下，国内单纯使用华法林抗凝尚未见胎儿畸形的报道。

育龄妇女换瓣术后的抗凝治疗，平时与男性患者无明显差异，但在月经来潮、口服避孕药、妊娠与分娩等特殊情况下，则有所不同，对其抗凝的处理也有差别。

（一）瓣膜的选择

心脏瓣膜置换时，选择生物瓣抑或机械瓣一直没有定论。育龄期妇女行换瓣手术时，应考虑妊娠问题。因孕妇处于血液高凝状态，抗凝不当容易发生血栓栓塞、出血等并发症，且华法林及肝素等抗凝药物均对胎儿有不良影响。因此，对此类患者选择生物瓣可避免抗凝治疗带来的各项并发症，可能更为理想。但是，生物瓣的耐久性较差，年轻及妊娠等因素均可能加速生物瓣的衰坏过程，患者可能再次手术，甚至妊娠期急诊再换瓣，所以，目前多数医师选择置换机械瓣。然而亦有人报道，对换瓣术后青年女性长期随访，结果机械瓣组10年瓣膜完好率明显高于生物瓣组，但患者的10年生存率明显低于生物瓣组；并发现妊娠并不加速生物瓣的衰败，因此认为，青年女性的瓣膜选择应因人而异，须充分权衡利弊后再作决定。我们对育龄妇女倾向选择置换机械瓣膜，但要告知患者术后抗凝的风险和生育条件。对于二尖瓣狭窄患者，若条件符合时可先行二尖瓣闭式扩张术以改善症状，待生育后再考虑行换瓣治疗。这样有助于避免抗凝治疗对妊娠的影响。

（二）月经

术前月经正常的女性，换瓣术后服抗凝剂，大部分患者经期基本与术前相似，但月经量可较术前增多。为减少出血，可采取来潮前一天起至月经基本干净前一天止，停用华法林；或在月经期服华法林的量较平时减少一半。术前有规则性功能性子宫出血的患者，术后抗凝可导致经期延长，经量增多。如出血量大，可注射维生素K_1止血；如反复大出血，每次需用药物止血，也可用微波治疗或作子宫切除术。放环避孕的患者与正常妇女放环者相似，月经量一般也增多。可采取月经来潮前2d起至月经基本干净止，停用华法林。恢复华法林时，头两天每日5mg，以后恢复月经前维持量。

（三）口服避孕药

目前口服避孕药多由雌激素与孕激素配伍组成。口服避孕药可降低口服抗凝药的作用，同时雌激

素可触发血栓栓塞性疾病的发生。对于吸烟的避孕患者更易引起血栓形成。因此，避孕期间应注意复查 PT，及时调整服药剂量。在口服避孕药形成规律后，便不需要额外增加化验的次数。

（四）妊娠与分娩

1. 妊娠　怀孕期间母体可发生两种变化：①心脏负荷增加；②血液转为高凝状态。由于心脏功能在手术 1 年后仍处于继续改善中，太早怀孕使心脏难以承受额外负荷，导致母、婴危险。因此，对于换瓣术后希望生育的女性，应当在换瓣 2～3 年后，心功能 I～II 级时方可妊娠。妊娠期间如出现心功能不全表现，可适当强心、利尿治疗予以改善。由于母体血液处于高凝状态，易并发血栓栓塞。此时应及时检查 PT，合理调整增加口服抗凝剂药量。如发生血栓栓塞，可首选尿激酶、链激酶等溶栓治疗，一般不会对孕妇及胎儿产生不良影响。换瓣后的孕妇应特别注意与医务人员保持密切联系，以接受治疗与生活上的指导，根据情况决定是否继续妊娠。只要调整适当，可使母体与胎儿的危险发生率降至很低的程度。

关于机械瓣置换术后孕妇的抗凝治疗，目前主要有两种方案。

（1）华法林方案：全妊娠期均用华法林抗凝。该方法方便，易于应用，但因华法林可通过胎盘，在妊娠期头 3 个月内，尤其是 6～13 周，有引起畸胎的危险，并可能导致胎儿出血，有一定的风险。

（2）华法林与肝素交替方案：一旦确诊妊娠，立即停用华法林改为肝素静注，3 个月后改回华法林口服，至产前 2～4 周，再停用华法林改为肝素，产前 2～4h 停用肝素，产后立即恢复华法林抗凝。但应用肝素须住院，长期使用不便，难以推广应用。

2. 中止妊娠　瓣膜置换术后患者，若心功能恢复较差，血流动力学改善迟缓，如心功能 III～IV 级的患者，由于妊娠后的生理改变可使心脏负担加重，患者经常受怀孕后血液高凝状态与循环超负荷的威胁，应予中止妊娠，而且最好在妊娠后第 3 个月以前完成。中止妊娠手术较为简易，对患者的损害较小。中止妊娠时的抗凝处理为术前停服抗凝剂 2～3d，于 PT 正常后手术，术后 48h 开始恢复口服华发林抗凝治疗。

3. 分娩　预产期前 1～3 周患者可住院，在住院期间停服华发林，改用肝素抗凝。如若发生早产，母体与胎儿也较为安全。如不停用口服抗凝剂，则宜采用剖腹产。先检查 PT，在患者子宫收缩开始后，肌注维生素 K 120mg，3～5h 复查，如 PT 接近对照水平，即可手术取出胎儿。经脐静脉给新生儿注射维生素 K 15mg。术后 48～72h 重新开始抗凝治疗。

分娩方式的选择：心脏瓣膜置换术后妊娠为高危妊娠，尤其是妊娠晚期，应重点监护。换瓣术后育龄女性，心功能 I 级，机械瓣口径足够大，无产科合并症者，可选择阴道分娩，适时阴道助产。而对心功能 II 级者，机械瓣膜口径相对偏小或有产科并发症者，以剖宫产为宜。抗凝治疗并非剖宫产的禁忌证。

产后哺乳问题：药理实验及临床实践证明，华法林在乳汁中是非活性代谢产物，所以，哺乳期女性的抗凝治疗应不受影响。

八、儿童

由于儿童钙代谢较旺盛且心率较快，生物瓣钙化失效率更高，所以目前多倾向选用机械瓣，并以使用双叶瓣为佳。5 岁以上患儿多可应用成人型号瓣膜，以满足生长发育而无需再次换瓣；主动脉瓣置换，则以自体肺动脉瓣为最佳材料。儿童植入机械瓣后也应常规抗凝，以单用华法林为好，年龄越小，相对剂量越大。由于儿童的生理特点，抗凝治疗中的并发症较少发生且不严重，所以抗凝水平可与成人相仿或略低。如在抗凝范围内仍发生血栓栓塞，可每日加用阿司匹林6～20mg/kg或潘生丁2～5mg/kg。当发生瓣膜血栓时，则以溶栓治疗为首选，使用大剂量尿激酶，效果良好。

应当指出，口服华法林的儿童，除可能发生抗凝并发症外，尚可能出现气管钙化、脱发、皮肤坏死、食管溃疡、吞咽困难甚至膈疝等副作用。临床上应加强认识并及时处理。

九、老年人

随着我国老龄人口的不断增加，老年人换瓣有逐年增多趋势。以往多选用机械瓣。但随着生物瓣材料和制作工艺的改进，瓣膜使用寿命的增加，近年来国内外多倾向于选用生物瓣。选用机械瓣的指征为患者年龄<60岁；对年龄>65岁，预计寿命<10年，或伴有冠心病，肺肾疾病，左心射血分数<0.4者，则选用生物瓣为宜。

老年人常合并糖尿病、高血压或心脑血管病，抗凝治疗的并发症发生率远高于中青年人。年龄≥65岁为发生抗凝并发症的高危因素。所以，老年人机械瓣置换术后的抗凝更应重视控制抗凝水平。研究表明口服华法林（INR2.5～3.5）的同时，用小剂量阿司匹林（100mg/d），可有效降低血栓栓塞率而不增加出血率。该方案与常规华法林方案（INR3.5～4.5）比较，大出血的发生率明显减少，故认为，对老年人或原有出血史者可用"降低抗凝水平，加用阿司匹林"的方法，以减少致命性大出血的发生。对于换瓣同期行冠状动脉搭桥术的患者，阿司匹林的用量应增至每日200mg。

十、右心系统换瓣者

由于右心为低压系统，三尖瓣区生物瓣衰坏及钙化过程相对较慢，机械瓣血栓形成及功能障碍发生率较高，所以除部分青少年患者选择双叶机械瓣外，其他患者以选用生物瓣为宜。特别对于年龄>60岁，心功能Ⅳ级，肺动脉压>50mmHg（6.67kPa）及原有胸骨正中切口者。肺动脉瓣换瓣者多为复杂性先天性心脏病。一般多选用生物瓣或同种带瓣管道。

由于血流动力学与左心系统不同，右心系统机械瓣置换术后的抗凝并发症呈现瓣膜血栓发生率高而肺动脉栓塞发生率不高的特点。实际上，肺循环栓塞并不少，只是抗凝状态下，肺循环栓塞一般较小，不易被发现，临床意义较小。基于上述特点，右心系统机械瓣置换术后的抗凝水平至少应与左心系统相近或略高，如对三尖瓣区的St. Jude双叶瓣保持PTR1.6～2.8；三尖瓣机械瓣置换后华法林抗凝的同时加用抗血小板药物，以减少瓣膜血栓的发生。如果已发生瓣膜血栓，由于右心系统相对安全，故首选溶栓治疗，成功率可达70%～100%。但如治疗24～72h后仍无效，则应果断手术治疗。

十一、抗凝期间外伤与手术的处理

一般外伤性出血，不要轻易停用抗凝药。如遇大出血或急症手术，立即停止抗凝静脉注射维生素K_1 20mg后手术。择期手术患者，术前停抗凝两天，待凝血酶原时间接近正常再手术，术中仔细止血，术后24～48h再重新抗凝。

十二、健康指导

根据患者的社会文化、职业和对疾病认识的程度，细致地讲解抗凝治疗的重要性，让其认识到抗凝治疗对巩固瓣膜置换术后治疗的效果和自身安全密切相关，消除恐惧心理，积极配合治疗，最好在住院期间即了解抗凝监测的过程及相关知识学会自我保健，提高自我保护的能力。

（1）告诉患者抗凝治疗从术后第2天开始且不能停止（抗凝治疗将伴随一生），一定要遵医嘱准确剂量（不能擅自更改）、准时间（最好晚上 8 点）口服，若有遗忘，禁忌第 2 天加倍补上，这是很危险的，容易发生出血。

（2）抗凝强度 INR 应维持在 1.5 ~ 2.5，注意有无出血或栓塞的表现；若 INR 小于或大于 1.5 ~ 2.5 标准，均应立即与医生联系，调整华法林的用药剂量。

（3）抗凝治疗期间，应按医生要求的间隔时间检验 INR，切不要认为麻烦，而照原剂量服用华法林；更换华法林为国产（或原口服国产要改为进口），或服用华法林药物生产厂家不同时，也要查 INR。

（4）抗凝中避免外伤，若发现出血倾向：女患者月经量增多，或皮下出血点，牙龈出血，鼻衄，等，应立即停药，到医院检查，调整华法林的用药量。

（5）生活应有规律，注意心功能的恢复，在医生指导下，适量增加活动。

（张凯伦　李庚）

参考文献

［1］ 张宝仁，朱家麟. 人造心脏瓣膜与瓣膜置换术［M］. 北京：人民卫生出版社，2000.

［2］ 唐跃，吴清玉，董超. 机械瓣置换术后抗凝方法和凝血酶原国际标准化比值监测的临床研究［J］. 中华胸心血管外科杂志，2003，31（6）：427–430.

第五十六章
同种带瓣血管的临床应用

同种带瓣血管（valve homograft conduit，VHC）是治疗复杂先心病的主要生物材料，因其具有符合人体生理结构、免疫性低、耐受性强、血管栓塞及瓣膜衰败率小等优点，已被心外科广泛应用。1966年，Ross等因人体同种带瓣血管移植治疗肺动脉闭锁取得成功，从而开创了人体同种带瓣血管治疗复杂先心病的先河。近年随着制备及保存技术的不断改进，同种带瓣血管的生理功能及组织结构更趋完善，临床应用方兴未艾。

一、同种带瓣血管的制备

同种带瓣血管制备的目的在于最大限度地保存内皮细胞、平滑肌细胞及成纤维细胞活力。大量资料表明，同种瓣取材、灭菌、保存及解冻技术是影响其耐久性的关键。

（一）取材

取材对象为脑死亡者。热缺血时间与内皮细胞的活力呈负相关，热缺血时间超过2h，内皮细胞减少51.3%，一般认为热缺血的安全时间应小于6h。作者体会：在取材过程中，因条件、环境因素所限，手术程序对取材质量和缩短热缺血时间十分重要，首先宜充分游离主动脉弓，再依次剪断头臂干动脉、胸主动脉、肺动脉分支、腔静脉及左房，这样既可保证主动脉和肺动脉的足够长度，又可因暴露满意防止伤及气管和食管而致污染。

（二）灭菌

灭菌是同种带瓣血管制备的主要步骤。放射线及化学灭菌法已基本弃用，目前多采用抗生素灭菌。抗生素的成分与浓度对同种瓣远期功能具有直接影响。抗生素灭菌液配方国内外无统一标准，且各家所用浓度差异甚大，但其基本原则为：灭菌液既要考虑抗生素抗菌谱，又要兼顾其浓度对血管及瓣膜毒性作用。我们在参照先锋Ⅵ号、庆大霉素及二性霉素B体外最低抑（杀）菌浓度基础上，自行设计了一组抗生素灭菌液，其所用浓度明显低于其他医院抗菌剂量。为保证抗菌效果，我们采用"二步灭菌法"，前24h应用2倍于抗生素灭菌液浓度，后24h降至正常浓度，结果表明：细菌污染转阴率100%，且无一例细菌培养阳性。冷冻保存液不含抗生素，从而最大限度地减少了抗生素对血管及瓣膜组织的损伤。

二步法灭菌方法为：4℃"二步法"灭菌48h，抗生素灭菌液配方（100mL）先锋Ⅵ号40mg，庆大霉素20mg，二性霉素B 1.25mg，胎牛血清10mL，RPMI 1640 80mL。前24h采用冲击灭菌（抗生素浓度×2），后24h为常规量灭菌。

（三）保存及解冻

保存方法主要有新鲜保存和超低温保存。前者是将同种带瓣血管置于4℃环境中，安全时限为4个月；近年，随着低温生物学的发展，超低温技术已广泛应用于同种带瓣血管的保存。逐步降温与快速复温是冷冻保存动脉血管及瓣膜的基本原则。细胞内外结晶体形成及胞内高渗是低温对细胞损伤的主要机制。

防冻剂二甲基亚砜是强大的脂溶性有机溶剂，可迅速渗透于生物膜两侧以维持细胞内外渗透压平衡。参照 O'Brein 建立的方法，我们的经验是同种带瓣血管经灭菌后，置于保存液（RPMI 1640 80mL，胎牛血清10mL，二甲基亚砜10mL）中，热合机封口塑料袋，逐渐降温，速度 −1℃/min，−80℃低温12h，液氮（−196℃）冷冻长期保存。

快速复温有效防止了降温过程中细胞内外不均匀"冰内核"形成及复温过程中细胞"再结晶"，提高了细胞存活率。40℃生理盐水迅速解冻 5 ~ 7min，反复冲洗同种带瓣血管脱去二甲基亚砜，依临床不同要求在含 10% 胎牛血清 RPMI 1640 液中进一步处理同种带瓣血管（修剪或与 GORE-TEX 吻合），肝素化动脉血平衡 15min 备用。

最近，我们对深低温保存同种带瓣血管进行了葡萄糖代谢率、力学性能及组织病理学检查，发现同种带瓣血管冷冻保存 12 个月内其组织结构完整，力学性能稳定，能满足临床应用要求。

二、同种带瓣血管的应用

大量临床实验表明：同种带瓣血管是治疗复杂先心病的有效方法。北京阜外医院 10 年间应用同种带瓣血管治疗复杂先心病 165 例，近 5 年死亡率 12%，取得了较好的临床疗效。

（1）同种带瓣血管在复杂先心病的矫治中主要应用于以下几个方面：①右室流出道及肺动脉重建。1966 年 Ross 首先用同种带瓣血管治疗肺动脉闭锁取得成功后，Rastelli、McGoon、Wallace 等分别报道了同种带瓣血管移植重建右室流出道及肺动脉。同种带瓣血管也逐渐成为右室流出道 - 肺动脉重建的首选材料，被广泛用于多种复杂先心病的矫正，主要包括：法洛四联症、右室双出口、永存动脉干及大动脉转位等。应用同种带瓣血管片加宽右室流出道及肺动脉主干，减轻术后肺动脉反流，降低右心负荷，或利用同种带瓣血管连接右室及肺动脉，恢复肺循环和体循环的串联关系，从而达到"两个心室"的矫治。②左室流出道及主动脉瓣重建。主要应用于左室流出道狭窄、先天性主动脉瓣病变等，其应用包括两种方法，第一种是利用同种带瓣主动脉直接替换病变的主动脉根部或重建左室流出道。另一种就是用患者自体肺动脉置换病变主动脉，而用同种异体带瓣管道重建肺循环，也就是 Ross 手术。两者比较，前者手术相对简单，而后者较复杂，但近年临床研究发现，Ross 术后自体肺动脉瓣叶及瓣环能随身体生长，远期随访效果满意。Ross 等报道 339 例患者，最长随访 24 年，85% 无须再手术，70% 无任何瓣功能失常。而前者近期效果满意，但远期效果不佳，Clark 报道 6 年随访再手术率为 20%，三岁以下患儿随访 5 年发现 70% 出现进行性钙化和瓣关闭不全。所以近年来，后一种方法逐渐获得重视和推广。③同种带瓣血管在婴幼儿先心病中的应用。同种瓣的供体多为成年脑死亡者，其最小直径为 18 ~ 20mm，只能应用于 4 ~ 5 岁以上年长患儿或成年患者，所以许多学者采用裁剪技术，将成年人带瓣管道裁制成 12 ~ 16mm 二叶带瓣管道用于婴幼儿。文献报道近期效果良好，远期效果亦优于异种生物材料。④其他应用。同种带瓣血管还可用于改良 Fontan 手术、全腔肺动脉连接等手术，治疗三尖瓣闭锁、单心室，可用其作为连接右房至右室或肺动脉的心外管道，或利用同种血管建立心内或心外隧道。另有报道用同种主动脉瓣和肺动脉瓣置换三尖瓣治疗 Ebstein 畸形，近期效果满意。

（2）同种带瓣血管的临床应用需要注意以下几点：①选择适宜大小的同种带瓣血管十分重要，一般来说，5 岁以下患儿选用 17 ~ 19mm 同种带瓣血管，5 岁以上者选用 20 ~ 22mm 带瓣血管，关胸前将两侧胸腔打开。因同种带瓣血管植入后不会再生长，故在条件允许的情况下，宜选择管径较大的同种带瓣血管，可避免带瓣血管过早狭窄或因身体发育而再次手术置换。②同种带瓣肺动脉因管壁薄，抗张力较同种主动脉瓣差，因此不宜植入高压体循环系统及重度肺动脉高压的肺循环中，以免形成动脉瘤。③同种带瓣主动脉管道在制备时常规保留二尖瓣大瓣，这种带瓣管道多用于右室流出道重建（RV-PA），在与右室缝合时，可充分利用二尖瓣大瓣，使带瓣管道与右室不成角、使流出道不发生梗阻。④应用同种带瓣肺动脉的患儿远期疗效要优于应用同种带瓣主动脉的患儿，表现在远期钙化、狭窄或失功的发生率低，原因主要是肺动脉管壁中胶原纤维、弹性蛋白、细胞外基质的成分含量要远远少于主动脉中的含量。还有学者证实，右室流出道局部血流动力学的改变，增加对管壁的应切力，也是应用于该处的带瓣管道钙化的原因之一。⑤对于婴幼儿，同种带瓣血管的应用取材时，瓣下须至少保留 5mm 心肌组织，供重建右心室流出道缝合时应用；缝制双叶瓣时需准确对合剪开之瓣环组织，保证瓣膜关闭良好；缝合同种带瓣血管近心端表面时，需应用一小块三角形心包补片扩大，避免瓣膜过度牵拉。

三、影响同种带瓣血管移植后远期疗效的因素

同种带瓣血管虽具有其他同类材料不具备的优点，但仍存在植入后功能障碍的严重问题和需再次手术的风险。影响到同种带瓣血管植入后远期疗效的因素是多方面的，其中最为重要的因素：①组织活性。同种带瓣血管的采集、制备及保存均可影响到其植入时的活性，早期认为同种带瓣血管植入后仅提供纤维骨架作用，当时的制备和保存方法并不能保存组织活性，所以短期就出现同种瓣的衰坏现象。直到 O'Brein 等建立了深低温保存方法，同种带瓣血管的临床应用效果才大大提高，并认为这种提高应归功于其活性的保存，从而提出活性同种带瓣血管的概念，认为组织内存活的成纤维细胞具有合成和分泌的功能，能长期维持结构完整，其后多项研究证实深低温保存法的临床效果明显优于新鲜保持法。另外采集时的热缺血时间、制备中的降温方法和抗生素的使用等均可影响其活性。②免疫反应。近年来有很多学者的实验都有力地证实，同种带瓣血管移植后出现免疫排异反应。多数学者认为，同种带瓣血管的退行性变与免疫有直接、重要的关系，同时还发现移植后的退行性变与受体年龄有关，年龄越小，退行性变的危险性也就越大。Clarke 等指出，这可能与婴幼儿免疫状况有关，婴幼儿 CD5+B 细胞所占的比例少，更易介导炎性反应及免疫反应，因此如有条件，术前行 ABO 配型及 HLA 配型也十分必要。③其他。患者年龄与体重、植入管道的大小、同种带瓣血管的类型及手术技巧也影响远期疗效。

四、同种带瓣血管的应用前景

理想的带瓣管道应具备以下特点：来源容易、血流动力学好、手术和使用操作方便、耐久性好、不易发生血栓栓塞和感染。目前应用于临床的带瓣管道有同种瓣、异种生物瓣及人工带瓣管道。与异种瓣及人工带瓣管道相比，同种瓣具有使用方便、血流动力学好、瓣膜寿命长、无须抗凝等优点，而且植入后的感染性心内膜炎、溶血等并发症极少。但同种带瓣血管也有其固有的缺点，如来源困难、小号瓣膜缺乏、保存不方便、植入后仍存在排异反应、中远期仍有一定的再手术率等，并且不易批量生产、大规模供应，所以人们还在寻找更理想的替代材料。组织工程瓣膜的出现为此提供了希望，并已有多项应用报道，但要广泛应用于临床仍需进一步改进，所以目前同种带瓣血管仍是复杂先心病的治疗中的重要材料，也将继续得到广泛应用。希望同种带瓣血管的制备和保存技术的不断改进，能进一步提高其组织活性，降低其供体免疫原性，从而提高同种带瓣血管的远期疗效。

（刘金平）

参考文献

［1］ 杜月河，万彩红，管玉龙，等 . 程序降温法用于同种瓣膜的制备［J］. 北京生物医药工程，2002，21（2）：148-149.

［2］ 汪曾炜，刘维永，张宝仁 . 心脏外科学［M］. 北京：人民军医出版社，2003.

［3］ Lange R，Weipert J，Homann M，et al. Performance of allograft and xenograft for right ventricular outflow tract reconstruction［J］. Ann Thorac Surg，2001，71：365-367.

第五十七章
人造心脏瓣膜的种类与新型瓣膜现状

第一节 人造心脏瓣膜发展史

人造心脏瓣膜置换术是治疗心脏瓣膜病的最主要手段，自 1960 年 Starr 和 Harken 成功地将笼球型人工瓣膜植入人体心脏以来，人造瓣膜的研究历经了几个重要发展阶段：1960 年笼球瓣的问世，标志着人造瓣膜的研究进入临床使用阶段。1965 年 Binet 等首次将猪主动脉瓣直接植入人体，1968 年 Carpeniter 等改进了生物瓣的工艺，为生物瓣的商业化奠定了基础。1969 年侧倾碟型瓣膜研究成功，并选用热解炭（pyrolytic carbon）作为制瓣材料，这不仅是人造瓣膜设计的一大飞跃，而且所用的热解炭材料经受了临床实践的考验，至今仍被多种优良瓣膜所采用；1977 年双叶瓣的出现，达到了接近生理状态的中心血流，在人造瓣膜血流动力学评价方面又前进了一步。在此发展阶段，先后有 50 余种人造瓣膜应用于临床，而设计的新型瓣膜被各国列为专利的有数千种，但至今尚未找到一种完全与自体瓣膜符合的理想人造瓣膜，因此，以解决这两瓣膜缺点为目的设计出了理论上最完美的瓣膜，即组织工程心脏瓣膜，但此种瓣膜也存在着一些技术上的问题，仅有少数类型的组织工程瓣膜开始进行临床试用或应用。近年来，随着介入医学的发展，瓣膜介入技术相继出现，2000 年 Benhoeffer 等报道了瓣膜支架成功进行肺动脉瓣置换术的临床应用，从此经导管瓣膜置换技术进入临床，一种新的瓣膜植入技术逐渐成熟起来。

我国于 1963 年开始人造心脏瓣膜的研究。1965 年蔡用之等研制成功笼球型瓣膜，并于同年 6 月首次成功实施我国首例二尖瓣替换手术，标志着我国研制的人造心脏瓣膜及瓣膜外科紧跟国际先进水平，进入实用阶段。1974 年 10 月上海医疗器械研究所又与兰州碳素厂、上海长海医院合作研制各向同性碳侧倾碟型二尖瓣，翌年应用于临床，并成为当时国内用得最多的人工心脏瓣膜。而主动脉瓣于 1978 年 12 月也首次应用于临床。1983 年航天部北京材料工艺研究所（708 所）与中国医学科学院阜外医院合作研制 GK（钩孔）型机械心脏瓣膜，1985 年 5 月应用于临床。与此同时，华西医科大学与成都科技大学合作研究了双叶型机械瓣，1990 年起试用于临床。广东心血管研究所从 1986 年底开始研制 St.Vincents 侧倾碟瓣，1988 年 6 月首次应用成功。1987 年，兰州新兰仪表厂与兰州碳素厂研究所、兰州医学院第一附属医院和上海长海医院等单位合作，成功研制了 C-L 型人工心脏标准碟瓣。目前，国际上流行的全碳型双叶瓣等新品种尚在研制中。我国生物瓣的研制是从 1972 年起步的，于 1976 年首次临床使用，异种瓣有猪瓣（仿 Hancock）、牛心包瓣（仿 Ionescu）及同种主动脉瓣。在北京、广州、上海、武汉、西安等地均有研制生产，但未形成规范的定型生产单位。1986 年广东猪瓣（仿 Liotta 低架瓣）正式商业性生产并供应国内外。1991 年北京阜外医院在 BN 牛心包瓣膜的基础上，采用羟基铬处理方法，使之抗张和抗钙作用明显增强，生产的 Perfect 生物瓣膜用于临床，取得初步满意的临床效果，成为新一代商品化生物瓣。从 1998 年起我国已有数家单位开始进行组织工程瓣膜的基础研究，但至今尚无相关瓣膜的动物实验报道。

第二节 人造心脏瓣膜的基本结构与要求

一、基本结构

人造心脏瓣膜的基本结构可分为瓣架、阀体及缝环三个部分（图 3-57-1）。

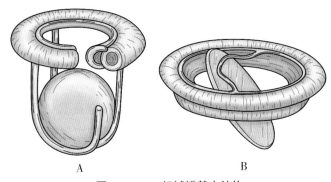

图 3-57-1 机械瓣基本结构

A. 笼球瓣；B. 侧倾碟瓣。

（一）瓣架（stent）

由瓣环及瓣柱构成，瓣环构成人造瓣的基本构形，为缝环的附着部，其内径称为瓣口内径（primary orifice diameter），其大小决定人造瓣膜的结构面积（primary orifice area）；瓣柱起始于瓣环上，是控制阀体关闭活动的柱状结构，球瓣为笼架，单叶碟瓣为各种形式短柱，双叶瓣则由瓣片与瓣环间铰链（hinge）状结构所替代，以控制两瓣叶的活动。人造心脏瓣膜架通常是由金属、金属表面碳涂层及热解炭（pyrolytic carbon）等材料构成，其基本要求为化学性能稳定、耐酸碱、耐磨、表面光洁、组织相容性满意，目前临床上常用的双叶瓣的瓣环为金属环加固的热解炭。

（二）阀体（poppet）

阀体是在瓣架内瓣膜启闭活动时起阀门作用的活动构件，阀体呈球状的称为球体，呈片状的称碟片。目前常用阀体材料多数为热解炭，少数为硅橡胶（Starr-Edwards 球瓣）、Delrin（Jostra 瓣）。瓣叶开放时，瓣叶与瓣架构成的瓣口的大小是决定瓣膜性能的重要因素，单叶碟片开放角度为 60° ~ 80°。

（三）缝环（sewing ring）

缝环是人造心脏瓣膜缝合固定于心脏瓣环的纤维织品，其固定于瓣环外的槽沟内，缝环使用的材料为涤纶（dacron）和聚四氟乙烯（teflon）的编织物，部分瓣的缝环外涂有碳层，以预防早期血栓形成。人造心脏瓣膜安装缝环后的直径称缝环直径（mounting diameter）或称组织环径（tissue annulus diameter），一般以组织环径表示人造瓣膜的大小型号，一般缝环厚度为 2.5mm，因此，瓣膜的组织环径等于瓣口内径加 5mm。HP 瓣以缩小缝环径而增加同型号的瓣环径，以达到小号人造心脏瓣膜口面积的目的。缝环均可旋转，以便于植入后调整瓣膜的开口方向。

二、基本要求

人造心脏瓣膜作为重要的植入物，WHO 和各国的医疗器械管理机构对其性能和参数均制定了严格的标准。在新型人造瓣膜临床应用前应对其进行严格的离体和在体性能测试以综合评价其机构特性、血流动力学特性和生物相容性等。机构特性包括耐久性、瓣膜声响、比重和气穴以及腐蚀现象等；血流动力学特性包括有效瓣口面积、跨瓣压差、反流量、能量耗损和心内占有率等指标；而生物相容性包括抗血栓性和溶血。

目前得到公认的理想机械瓣膜的设计标准如下。①符合天然心脏瓣膜生物流体力学性能要求，即开放阻力小，瓣膜开放期两侧跨瓣压差接近零，瓣膜关闭快，无漏血，无反流，血液通过瓣口产生的流场近似生理血流场，不产生涡流。②耐久材料及结构、理化特性和机械性能稳定不变。③组织相容性、血液相容性好，不破坏血液有形成分，不凝血，不溶血，不引起人体免疫反应。④无噪声，不影响患者正常生活，感染率低易于外科植入，消毒保存方便。虽然至今生产的机械瓣未能完全达到上述标准，然而经过笼球瓣、笼碟瓣、侧倾碟瓣及双叶瓣几次大的改进，已明显地改善了血流动力学性能，降低了并发症。目前国际常用的人造瓣膜以双叶瓣（bileaflet valve）为主。侧倾碟瓣（tilting disc valve）在部分地区仍在应用。无论是碟瓣或双叶瓣，均未能避免机械瓣存在的缺陷，只是各自程度的差异，所用的材料及结构设计均有待于改进。

良好的生物组织瓣膜应具备下列条件。①取材容易：目前生物瓣的材料仍主要来源于猪主动脉瓣和牛心包组织，近来也有报道采用自体心包制成无支架或有支架瓣膜，但这些材料的耐久性均限制了瓣膜的临床寿命；②耐久性需要提高：耐久性问题是妨碍生物瓣广泛应用的最主要问题，也是一直以来生物瓣基础研究的重要课题，通过改进瓣膜组织的固定方法、防钙化处理和无支架瓣膜的研制等措施，已使生物瓣膜的寿命较以往延长，但仍需不断地努力加以改进；③血栓栓塞发生率低：无须终身抗凝而血栓栓塞发生率低，是生物瓣较机械瓣最大的优越性，一般在瓣膜植入后只需要 3 个月到半年的抗凝治疗；④不易发生感染；⑤中心型血流；⑥瓣膜压力阶差小；⑦手术和使用操作方便。生物瓣最主要的缺点是耐久性，这严重限制生物瓣的临床应用。这是当前关于生物瓣研究的重点。

第三节　各类人造心脏瓣膜的性能和特点

一、机械瓣膜

从 1960 年 Starr 植入首个 Starr-Edwards 笼球瓣至今，历经笼球瓣、笼碟瓣、侧倾碟瓣和双叶瓣四代机械瓣膜（mechanical cardiac valve prostheses），在瓣膜的基本结构、材料均进行了不断的改进和完善，其血流动力学性能和生物相容性等方面趋于稳定，从 1977 年 St. Jude Medical 双叶瓣首次应用于临床后，长期的临床随访研究表明，其术后瓣膜有关的合并症发生率较低，双叶机械瓣是目前世界上使用最多的人造瓣膜。

现将临床上常用的机械瓣介绍如下（表 3-57-1）。

表 3-57-1　机械瓣的类型

类型	瓣膜名称	应用时间（年）	备注
笼球瓣	Hafnagel	1952	弃用
	Harken	1960	弃用
	Starr-Edwards	1960	弃用
	DeBakey-Surgitool	1972	弃用
笼碟瓣	Kay-Suzuki	1966	弃用
	Kay-Shiley	1965	弃用
	Starr-Edwards	1968	弃用

类型	瓣膜名称	应用时间（年）	备注
	Bjork-shiley（Standard）	1969	弃用
	Bjork-hiley（Monostrut）	1982	弃用
	Omniscience	1978	少用
	Omnicarbon	1984	少用
侧倾碟瓣	Medtronic-Hall	1977	少用
	Brcer-Valve	1980	少用
	St.Vincents	1988	少用
	Sorin	1978	少用
	Jomed MonoDise	1988	少用
	St.Jude Medical	1979	广泛使用
	Duramedics	1983	广泛使用
双叶瓣	Carbomedics	1986	广泛使用
	ATS	1992	广泛使用
	SORIN	1997	广泛使用
	ON-X	1998	广泛使用

（一）笼球瓣

笼球瓣的基本结构，是由不锈钢铸成的四根瓣柱呈笼状瓣架，由硅橡胶制成的硅球为阀体，硅球在笼架内上下活动，形成瓣膜的启闭功能，缝环由聚四氟乙烯编织布缝制而成。笼球瓣以 Starr-Edwards 瓣为代表（图 3-57-2），金属笼架露裸于血液内，易形成血栓，故改为用编织物包盖支架，使其表面内皮化，但由此增加了瓣膜的阻力及出现包布磨损等问题，以后又试用轨迹式，即在瓣环易受球体撞击处，有突起的金属小体，以防止球体破损，但都因难以克服的缺点而弃用，至今仅有无包布的型号在少数医院使用。此外，先后又研究其他笼球瓣有 Semeloff-Cutter 瓣（1964）、Magovern-Cromie 瓣（1962）、Braunwald-Cutter 瓣（1968）及 DeBakey-Surgitoo 瓣（1972），这些人造瓣膜的共同缺点是周围血流型、跨瓣压差高、血流动力学性能差等，由于选用材料及流场的原因，血栓形成率高，而高笼架植入小心室可引起左室流出道梗阻和心律失常，因此，均被新型的机械瓣所替代。

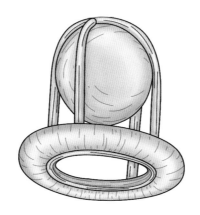

图 3-57-2　笼球瓣（Starr-Edwards）

（二）笼碟瓣

为克服笼球瓣笼架过高的缺点，开发了笼碟瓣，笼架变矮，由三个或四个瓣柱组成平顶式笼架，其顶部可分开放式或封闭式，或其他形式；阀体可分扁平或透镜样等各种类型，在笼架内呈水平位启闭活动，所选用的制作材料亦为多种多样，支架可由金属或塑料制成，阀体可由硅橡胶、聚四氟乙烯、Delrin 或热解炭等材料制成。具有代表性的类型有 Kay-Shiley（1965）、Beall-Surgitool（1967）（图3-57-3A）、Starr-Edwards（1968）（图 3-57-3B）、Cooley-Cutter（1970）。笼碟瓣与笼球瓣一样，属于周围血流型，跨瓣压差更大，血流动力学性能更差，由于流经瓣膜血流部分呈湍流，易形成血栓，术后血栓栓塞率高。加之选用材料的缺陷，机械强度不足，理化性能不稳定，易引起瓣膜变形，人造瓣膜结构衰坏率高，阀体可卡在笼架的对角位，引起急性关闭不全而致突然死亡，因此已被淘汰。

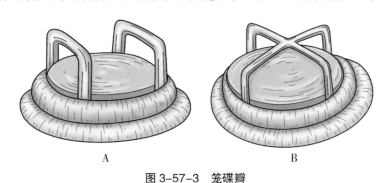

图 3-57-3　笼碟瓣

A. Beall-Surgitool 型笼碟瓣；B. Starr-Edwards 型笼碟瓣。

（三）侧倾碟瓣

侧倾碟瓣的瓣架无笼状结构，在瓣环的二侧面联结着各种设计的瓣柱，以控制碟片在其中进行倾斜位的启闭活动，当碟片开放时，血流从碟片两侧流过，虽然倾斜的碟片在血流中央位置，但呈倾斜形，因此，基本为中心血流，或称半中心血流型，跨瓣阻力不大。在关闭状态时，随血液逆流而关闭，耗能较小，瓣架由不锈钢或热解炭涂层制成，碟片采用石墨为基体，热解炭涂层制成，具有优良的机械强度，理化性能稳定，血液相容性好。经过不断的设计改造，瓣架材料已选用高强度的钛合金钢。碟片开放角度可达到 70°～80°。瓣膜结构衰坏问题已基本解决。由于其结构设计较为合理，制作工艺简单，使用方便，性能优良，已成为目前广泛选用的人造瓣膜。临床应用的该类瓣膜有以下几种。

1. Bjork-shiley 瓣　于 1969 年瑞典医生 Bjork 开始临床应用，为 Shiley 公司生产。1971 年改为热解炭涂片，碟片开放 60°，关闭角为 2°，缝合环为聚四氟乙烯，称为 Bjork-shiley 标准瓣（图 3-57-4A）。1976 年，为减少瓣叶后方血流淤滞和降低跨瓣压差，该公司生产出 Bjork-shiley 凹凸瓣（Bjork-shiley convex concave valve），将碟片改成凹凸状，瓣叶开放角度分 60° 与 70° 两种，其目的是通过改变碟片的形状以改善血流通过小孔的流场，降低血栓发生率，同时增大开放角度以改善血流动力学性能，临床应用已达数万例，但 1978 年以后，发现支架断裂报告增多（约为 1‰），开放 70° 者则更高，因此，决定不再使用。

为解决支架断裂问题，Shiley 公司将双柱状支架改为单柱支架，瓣架改为整体制作消除焊接点，改进制作材料增强坚固性，于 1981 年推出新型单柱瓣（Bjork-shiley monostrut valve），见图 3-57-4B，该瓣膜于 1981 年投放市场，使用量达数十万，随访效果良好。

2. Medtronic-Hall 瓣　由 Medtronic 公司生产，于 1977 年开始临床使用，其结构为连接瓣环带钩状的大瓣柱的尖端通过碟片中央的圆孔，依靠位于流入口的二个对称的短瓣柱以及位于流出口的一个单柱，联合控制碟片启闭活动。瓣片呈扁平状，为热解炭制成，开放角度 70°（二尖瓣）和 75°（主动脉瓣）。瓣架由钛合金整体加工制成，以保证良好的机械强度（图 3-57-4C）。该瓣的所有瓣柱的终端均为伸向中心的自由端，控制瓣片活动的轴心位于过瓣血流的中央，有利于血流冲刷以减少血栓形成。由于瓣轴穿过碟片的孔径较小，瓣叶在开启时间上移位仅 1.3mm，比 Bjork-shiley 单柱瓣移位 3.1mm 为小，关闭时能迅速复位，缩短了关闭时间，改善了血流动力学性能。

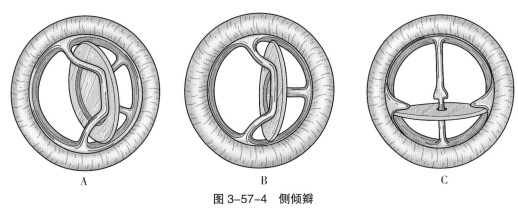

图 3-57-4　侧倾瓣
A. Bjork-shiley 标准瓣；B. Bjork-shiley 单柱瓣；C. Medtronic-Hall 瓣。

3. Omniscience 瓣　于 1978 年 8 月开始临床使用，由 Medical 公司生产。该瓣由 Lillehei-Kaster 瓣改进发展而来，瓣架采用钛合金制成，碟片为凹凸型，为热解炭涂层，在瓣环的流入口为一小瓣柱，流出口有一翅状突起控制阀体的活动。瓣片开放时呈 80°，关闭时呈 12°。1984 年，将金属瓣架亦改为热解炭涂层，成为全炭结构，称为 Omnicarbon 瓣（54°），该瓣的体外测试提示在跨瓣能量耗损及跨瓣压差方面优于其他侧倾碟瓣，然而，各家报道的临床应用结果差异较大。主要存在以下几个问题：①植入后碟片开放不完全，实际开口角度为（54±11）°，因而跨瓣压差大，有效开口面积小；②术后栓塞率偏高，一般为 2.6%～9.4% 患者 /a，与瓣膜结构设计有关；③二尖瓣区因瓣周漏再手术发生率偏高，文献报道为 3.4%～8%，可能和应用僵硬的 Dacron 编织缝环有关，目前已改用聚四氟乙烯缝环。该瓣已累积使用 8 万例以上，尤其是 Omnicarbon 瓣，是侧倾碟瓣中唯一的全炭瓣，仍是一种优良的人造瓣膜。

4. Sorin 瓣　于 1978 年开始临床应用，由 Sorin 公司生产。该瓣的基本结构类似 Bjork-shiley 标准瓣，于瓣环的流入口及流出口各有一弧形支架伸出控制碟片的启闭活动。瓣架为整体加工制成，无焊接，二个支架的联结点及弧度与 Bjork-shiley 瓣略有不同，瓣片开放角度 60°。目前有二种产品，一种为 Carboncast 瓣，瓣架由铬 - 钴合金制成，碟片为热解炭涂层，缝环由聚四氟乙烯缝制而成。另一种为 Allcarbon 瓣，金属瓣架在抛光之后，其表面再镀上一层薄薄的炭膜，以利改善血液相容性，缝环与血液接触部分亦用低温热解炭层处理，碟片为石墨基体热解炭涂层，内含薄层钽丝，不透 X 线，便于透视观察。该瓣临床应用已达数万例，尚未见结构衰坏的报道。

（四）双叶瓣

该种新型瓣膜不同于碟瓣之处是碟片由双叶组成，每只瓣叶上有两只耳状凸起的瓣轴，瓣环的两侧对称部位各有一半弧形沟槽，二个瓣叶的瓣轴分别镶嵌于槽中，形成转轴，瓣叶可以启闭活动。当二个瓣叶开放时可达 75°～85°，为中心血流型，瓣叶关闭时呈 25°～30°，瓣叶活动时横跨弧度比侧倾碟瓣小，可促进心室快速充盈，减少心脏做功，所用材料为全炭结构，血液相容性好。因此，双叶瓣的出现，是人造膜瓣研究的又一大进步，但这种瓣并未从根本上解决机械瓣的缺陷，仍须长期抗凝。

两个瓣叶的四个活动轴结构，增加了瓣膜失灵的危险系数。目前，研制成功和临床应用的双叶瓣有以下几种。

1. St. Jude Medical 双叶瓣　1977年10月首次应用于临床，由St. Jude Medical 公司生产。该瓣为全热解炭制成的低瓣架瓣膜。瓣叶开放时与其瓣环平面呈85°（房室瓣与主动脉瓣相同），而关闭时与瓣环呈25°~30°，瓣叶活动横跨弧度为55°~60°，属中心血流型（图3-57-5A）。瓣叶基质内含约10%钨，可在X线透视下观察到瓣叶活动，缝环用涤纶制成。该瓣的测试资料证明，跨瓣压差、有效瓣口面积、反流率、过瓣血流的流场均达到优良水平，临床应用已达33万例。资料证明，与瓣膜有关的并发症发生率亦较低，是目前国际上应用较多的一种人造瓣膜。但该瓣与其他机械瓣一样，在血栓栓塞并发症方面并不十分理想。由于开放角度大，瓣叶关闭行程较长，偶尔出现两瓣叶不对称的关闭运动。1993年该公司推出主动脉瓣位不完全环上瓣即SJM.HP瓣，适用于主动脉根部细小的患者，设计时将标准瓣环的边袖去掉，使缝合环的宽度减小了一个型号，如主动脉瓣环19mm，可以避免扩大瓣环，直接植入HP19号瓣，开口面积相当于标准的21mm瓣。SJM.Regent瓣是在SJM.HP瓣的基础上做了进一步改进的不完全环上瓣，对瓣膜的支架和缝合缘进行重新设计，使支架的大部分以及缝合缘均位于主动脉瓣的瓣环之上，而仅留瓣叶轴承部分支架位于主动脉瓣环之内，瓣环上袖环以及碳架缘移至瓣环上从而进一步扩大了有效瓣口面积。在能量损失方面，SJM.Regent心脏瓣膜比SJM.HP系列瓣膜改善了将近一个型号。

2. Carbomedics 双叶瓣　由Carbomedies公司生产，1986年开始临床使用，该瓣为全炭瓣，两瓣叶为平片，由热解炭组成，不含石墨基体，但含有钨物质，便于放射检查时观察瓣叶活动。瓣片与瓣环的开放角度为78°，瓣叶关闭后与瓣环成角25°，两瓣叶与瓣环的瓣轴关切，与上述双叶瓣不同，瓣叶启闭时，瓣轴可在槽内滑动，以利血流冲刷，减少血栓形成（图3-57-5B）。热解炭涂层的瓣环外侧，加固一个金属环，预防可能产生的瓣环变形而致瓣叶脱落。缝环应用编织涤纶制成，与血流接触部分涂以低温热解炭，以改善血流相容性。与SJM瓣相比，瓣环薄，有效瓣口面积大，跨瓣压差略高，尽管该瓣有较好的血流动力学测试结果，仍有学者报道植入25mm的Carbomedics二尖瓣后，跨瓣压差和反流量较大。该瓣膜的用量仅次于SJM瓣。1992年推出的R系列主动脉瓣，即Carmomedics R-Serious Aortic瓣，将瓣环的边袖去掉，使缝合环变薄，适用于小主动脉瓣环的瓣膜置换。1993年，又重新设计缝合环，推出Carbomedics Top-Hat Supra-annular Aortic瓣，瓣架座在主动脉瓣环上，为完全环上瓣，瓣口面积增加，如主动脉瓣环为19mm，直接植入Top-Hat19号瓣后，开口面积相当于标准的21mm瓣。

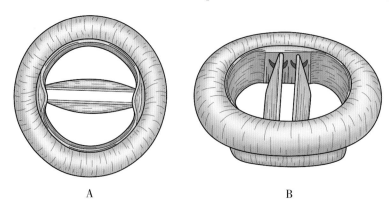

A   B

图 3-57-5　双叶瓣

A. St. Jude Medical 双叶瓣；B. Carbomedics 双叶瓣。

3. Sorin Bicarbin 双叶瓣　由意大利 SORIN 公司生产，1997 年起临床应用。钛合金瓣环，表面镀碳膜，瓣膜缝环：接触组织部分为涤纶织布，接触血流部分用镀碳的聚四氟乙烯纤维织物。由于应用金属作瓣环，可以使瓣环厚度结构减少一半，瓣口内截面积较大，从而增加了有效瓣口面积，压差小，血流动力学性能好。该瓣的瓣叶设计为弧形，瓣叶的开放角为 80°，关闭角为 20°，瓣叶跨瓣弧度为 60°，瓣叶在开放时，形成二股血流，每一个开口对血流的阻力、流速及压力基本相同，良好的流场，改善了过瓣血流，减少血栓形成。1995 年，推出 Bicarbon Slimline 主动脉瓣，该瓣为部分环上瓣，仅环体部分置于组织瓣环内，环孔比高达 83%，增加了有效开口面积。2003 年，该公司又生产出 Bicarbon Overline 主动脉瓣，该瓣为完全环上瓣，该瓣膜特点为：环体及缝环均采用 Carboflim 涂层，翼状环体截面，采用球形臼槽结构，弧形的瓣叶设计，可以提供接近 100% 有效瓣口面积，使患者获得更接近生理情况的血流动力学。该瓣膜在欧洲应用较多。

4. ATS open pivot bileaflet 瓣　由 ATS Medical 公司生产，该公司现被 Medtronic 公司收购。1992 年应用于临床。瓣环为 100% 热解炭构成，瓣叶为石墨机体热解炭涂层，其中含 20% 钨，不透 X 射线，便于临床检查。瓣环外层包一个钛合金钢圈，在其中嵌一钢丝，能保持瓣膜自由旋转。枢轴结构与其他双叶瓣不同，原位瓣环内的凹面呈凸面，而瓣叶面呈凹面，且结构简单，控制瓣叶活动，无任何隐窝和沟槽，因此，被称为开放性枢轴装置，便于血流冲刷，降低栓塞率。瓣叶开放时，与瓣环成 85°，关闭时成 25°，其跨瓣弧度为 60°。为解决小主动脉瓣环行瓣膜置换术后 PPM 问题，ATS 公司推出了 AP360 完全性环上瓣，能有效增加瓣口面积。ATS 瓣膜临床应用初步报告比较优良，尤其是血栓栓塞率低，现已广泛应用。

5. On-X 双叶瓣　由美国 Medical Carbon Research Institute, LLC 公司生产，1998 年在临床使用。该瓣膜应用纯碳涂层，其热解炭涂层中不含硅，其强度增加 20%，其坚韧及耐磨性增加 50%，而材料的断裂应变增加 25%。瓣环为纯热解炭构成，相应增加瓣环内经，并将瓣环出入口改为侧向喇叭口，有利于血流通畅，减少阻力，主动脉瓣的入口瓣环外翘部分喇叭口位于主动脉根部，直接与组织环的最小内径相切，二尖瓣入口部分喇叭口瓣环设计明显增高（14.3mm），这种设计可避免术后血管翳长入瓣口。瓣叶开放角为 90°，瓣叶关闭弧度仅 47°，这样可明显减少动态排泄率。薄型的瓣叶开放 90°，过瓣血流可不受阻挡，从而降低跨瓣压差，增加有效瓣口面积。瓣叶与瓣环间枢轴设计也有改进，可以减少血栓形成。由 FDA 统计数据显示，相对于其他机械瓣膜，On-X 瓣膜能降低 50% 的不良事件发生率，抗凝强度低，无血管翳形成，因而有人称之为第五代机械瓣膜。

（五）国产机械瓣的现状

1965 年第二军医大学附属长海医院首先在国内应用国产球型人造瓣置换二尖瓣获得成功，开创了我国人造瓣的研究与临床应用，1978 年该院又与上海医研所、兰州炭素厂等单位合作研制侧倾碟瓣应用于临床。此后，1985 年在北京 G-K 瓣问世，广州侧倾碟瓣（St.Vencents 瓣）应用于临床。1986 年长海医院、兰州炭素厂与兰州飞控仪器总厂协作研制成功 G-L 侧倾碟瓣，之后又相继生产 C-L 单柱碟瓣、C-L 短柱碟瓣，均已临床应用。1992 年，成都首次报告了国产双叶机械瓣的临床应用初步结果，该瓣的瓣环由不锈钢制成，其表面涂以等离子沉积类金刚石晶态碳膜（DLC），瓣片为热解炭涂层，并呈翼形，目前国内有数家单位正在开展这方面的研究工作。

1. C-L 侧倾碟瓣　国产侧倾碟瓣于 1978 年应用临床，由上海医疗器械研究所等单位生产，称上海侧倾碟瓣，1986 年兰州医用炭素公司生产 C-L 侧倾标准瓣，类似于上海侧倾碟瓣，但作了如下改进：①小支架联结处由直角 R 改为圆弧状过渡，消除应力过于集中的缺点，避免了支架断裂；②将瓣片与瓣架接合面由原来的 50% 增加到 90%，促使瓣片在启闭中趋于稳定，反流比率重复性好。该瓣临床使用中未再发现有瓣膜结构衰坏，但与 Bjork-Shiley 标准瓣一样，跨瓣压差偏高，开启角度偏小，血流动力学性能不如开角 70° 的侧倾碟瓣或双叶瓣。1990 年 C-L 侧倾单柱瓣研制成功；1991 年 C-L 侧倾短柱瓣问世。短柱瓣的瓣环在流出口和单柱瓣一样，依靠一个伸向中心的单支架，其支端钩住瓣叶中心的圆槽；在流入口另二个短支架协助控制瓣片活动；碟片呈凹凸形，为热解炭涂层，开放时呈 70°（二尖瓣）及 75°（主动脉瓣），瓣架由钛钢整体加工而成，这种结构的人造瓣膜，基本上克服了瓣柱断裂的可能性；同时明显增加了大瓣口的血流面积，降低了跨瓣压差，消除了瓣柱对血流的扰流，改善了流场，近似中心血流型，降低了形成血栓的危险，改善了血流动力学性能。该瓣经临床试用，近期效果优良，远期疗效尚须长期随访评定。

2. 北京 GK-2 型碟瓣　1985 年应用于临床，由航空部北京材料所生产。该瓣类似于 Hall-Kaster 瓣，但结构并不全然相同。其特征是带导钩的瓣座控制带孔的阀体活动，突破了侧倾型碟瓣双向支架嵌卡瓣片的设计。联结瓣环的三个支架的自由端伸向中央，根部皆位于瓣片的流入口，并且不与瓣片接触，有利于血流冲刷，小瓣口侧无占位支架扰流。也不同于 Medtronic-Hall 瓣，改善了瓣口有效面积及流场，有利于降低血栓栓塞率及改善瓣膜功能。支架用钛合金整体加工制成，碟片为热解炭涂层，瓣膜呈扁平型，无盲区，结构简单，便于加工。该瓣在使用初期有瓣膜衰坏的报告，还有待改进。

3. 国产双叶瓣　GK 型双叶式人工机械瓣膜，由北京思达医用装置有限公司生产，1997 年开始临床应用，2005 年产品进行改进。GK 双叶瓣是一种低瓣架、三孔道中央血流型、双瓣叶的人工机械瓣膜。其瓣架和瓣阀（叶）为全碳结构。瓣叶开启角（单向）为 85°，具有早期快速关闭性能；流场均匀，瓣阀形体简单、无盲区，可全方位冲洗；瓣座及瓣阀都达到了镜面效果，可有效地防止血栓形成，外形采用入流侧有一对突起的鞍峰结构，瓣座内转动关节的结构采用球窝状的设计构思，缝合环是用生物相容长丝涤纶丝经编织布制成。有两种形状的缝合环；二尖瓣缝合环为环上形；主动脉缝合环为立式衣领状。缝合环与阀座可相对旋转，国内有研究表明，在生物相容性、流体特性和磨损耐久方面，GK 瓣膜已达到国际同类产品水平，为安全可靠的理想选择，已在国内广泛应用。

二、生物瓣

由于机械瓣膜存在固有的缺点，难以达到自然瓣的生理特性，术后需终身抗凝，由此引起的出血与血栓栓塞的并发症影响手术预后和长期生存率。生物瓣以其良好的血流动力学性能和无须终身抗凝的优越性，在瓣膜外科中仍具有一定的地位。近年来，随着生物瓣处理方法和制作工艺的改进，许多新型生物瓣相继问世，寿命延长，在西方国家使用例数逐年增加。生物瓣可分同种瓣与异种瓣二种，分别介绍如下。

（一）异种生物瓣

1968 年 Binet 和 Carpentier 提出用戊二醛处理异种组织获得良好效果，使异种生物瓣发展进入了一个新的阶段。以 Carpentier-Edwards 猪主动脉瓣、Hancock 猪瓣、Angell 猪瓣、Ionescu-shiley 牛心包瓣等为代表，一度被临床广泛应用，早期效果优良，但在应用过程中不断出现了一些新的问题：①跨瓣压差大，尤其是小口径猪瓣；②材料的疲劳及磨损，早期衰坏率高，10 年中出现瓣膜衰坏者为 70% ~ 80%，瓣叶钙化及撕裂是异种瓣衰坏的主要原因。自 20 世纪 80 年代以后，对异种瓣的制作过程进行了全面改进，研制成新一代生物瓣，已历经 10 余年临床考验，明显地改善了血流动力学性能与寿命。新一代生物瓣的主要改进包括：①生物组织取材、准备及保存更为严格，保证组织在鞣制前依旧保存细胞的活力及不受机械、化学等因素损伤；②固定及保存溶液的改进，主张低压固定，部分经防钙化学处理；③瓣架更富有弹性，更趋向低瓣架，使突入心室内架脚高度减少，减少瓣叶承受应力；④缝合技术改进，缝环多数为环上型，以增加有效瓣口面积。然而，第二代的大多数生物瓣如Hancock、Angell-Shiley、Carpentier-Edwards 瓣的支架为刚性支架，尽管弹性有很大改进，但是并没有很好地模拟天然心脏瓣膜，生物瓣活动时其最大变形位置为瓣叶附着的根部，应力集中作用于此，引起机械疲劳和胶原断裂；加之瓣膜在制作前后存在的损伤，因此，瓣叶的撕裂、穿孔较难避免。为了克服有支架生物瓣膜存在的限制植入瓣膜的大小和开放面积的缺陷，以及避免支架增加生物瓣瓣叶应力造成原发组织损伤和退行性变，从 20 世纪 90 年代起，着力研制开发无支架生物瓣，相关的研究发现天然主动脉根部是很好的支架，主动脉窦的弹性使瓣叶关闭时受到的应力均匀扩散，具有优良的血流动力学性能，从而衍生出以 Freestyle 猪主动脉根部生物瓣、TorontoSPY 生物瓣和 CLOB 生物瓣为代表的第三代生物瓣膜，已相继应用于主动脉瓣置换和右室流出道重建术，取得了满意的临床效果。最近 Frater 还设计出无支架带有腱索支持的二尖瓣，其不仅承受应力小，并部分恢复瓣环及瓣下结构的功能，仿生性更符合生理要求。另外，近年也有采用无支架四叶生物瓣置换二尖瓣的临床应用报道。现将临床上常用的生物瓣介绍如下。

1. 有支架的猪瓣

（1）Hancock 猪瓣：1971 年应用于临床，称为 Hancock 标准瓣，由 Medtronic 公司生产。支架为聚丙烯弹性架，金属支持环由 Haynes25 合金制成，缝环为 Dacron 织布，内有支衬硅胶海绵，其中主动脉瓣型号为 242，二尖瓣型号为 342。瓣环不透 X 线，便于检查。Bortolotti 报告应用该瓣随访 12 年中，瓣膜原发性不衰坏发生率 AVR 为 69%，MVR 为 61%。该瓣跨瓣压差大，有效开口面积小，原因为猪主动脉瓣右冠瓣叶下方肌肉组织支持，血流过瓣时右冠瓣不能完全开放；支架无弹性；瓣环缝合缘较宽。于 1976 年对 Hancock 进行改良，用另一只猪瓣的无冠瓣瓣叶替代右冠瓣，使三个瓣叶均能完全开放，并采用弹性支架。改进后的瓣膜有效开口面积增大，跨瓣压差降低，称为 Hancock Modified Orifice（MO）猪瓣（model 250）。1982 年 Medtronic 公司生产的新一代 Hancock 瓣问世，主要作了以下改进：0.2kPa（1.5mmHg）低压条件下固定瓣膜，以减轻因外界应力导致的瓣膜内结构变化；支架采用新材料，弹性更好；采用环上型缝合环，增大开口面积；猪瓣经戊二醛固定后，再用 Sodium dodeclysulfate 溶液防钙化处理。临床应用效果良好，该瓣称为 Hancock Ⅱ型瓣（图 3-57-6A），临床应用早期结果良好。近年，Meditronic 公司在 Hancock Ⅱ型瓣的基础上，推出了第三代猪瓣，该瓣进一步改进瓣叶的处理方法，并应用 a- 油酸抗钙化处理，弹性材料 Delnn 制作支架，环上型缝合环，主动脉瓣缝合环设计为波浪形，瓣组织零压固定，称 Mosaic 猪瓣，已在临床应用，远期效果有待观察。

（2）INTACT 猪瓣：Medtronic 公司生产，1984 年应用于临床，INTACT 猪瓣的主要特点是瓣叶采用无张力条件下戊二醛固定（zero-pressure fixation），使用 Taluidine blue 抗钙化处理，使固定后的瓣叶保持正常的解剖外形和组织结构，瓣叶内弹力纤维结构保持致密及波浪式排列而未被拉直，在瓣叶活动时富于良好的弹性及瓣叶间结合，从而增加了生物组织的耐久性。病理检查证明 INTACT 处理后的瓣叶组织，保持了天然瓣的组织学结构。这种生物瓣支架用乙酰聚合物（acetyl copolymer）制成，用 Dacron 织物覆盖，瓣脚较高（图 3-57-6B），该瓣应用已达万余枚，6 年瓣膜结构衰坏免除率达99%，提示有良好的耐久性。

（3）Carpentier-Edwards（CE）猪瓣：由 Baxter 医用公司生产。1975 年起在第一代的基础上改为单用 0.625% 戊二醛磷酸缓冲液固定，瓣膜支架用 Elgiloy 合金制成的钢丝架，瓣架底座为不对称形状，这样不仅更富有弹性，也有利于选择更大的猪瓣装入，扩大瓣口面积。缝环应用 Teflon 编织物制成，称 Carpentier-Edwards 标准瓣（图 3-57-6C）。1981 年新一代 CE 瓣问世，称为 Carpentier-Edwards supra-anuular bioprosthesis（CESB）瓣，即环上型猪瓣（图 3-57-6D），和标准瓣相比，支架钢丝变细，弹性更好；瓣脚变短，右冠瓣下肌组织在瓣口附着面积减小，开口更大，跨瓣压差进一步减小；仍采用戊二醛低压下固定，加用 Polysorbate80 溶液防钙化处理，该瓣预计寿命可达 15 ~ 20 年。

（4）St. Jude 猪瓣有三种产品：St. Jude Biolmplant 由 St. Jude medical 公司生产，1978 年开始临床应用。其主要特点：猪瓣的选择十分严格，取材后 8h 内即用低于 4mmHg 的戊二醛低压固定，强调保留猪瓣的自然结构及形态，保持瓣膜原有的弹性及应力分布。瓣架由 Delrin 模压而成，瓣架座环为对称性扇形低瓣架，宽而膨起的袖式缝环。当瓣落座时，可以满足环上、环内或环下的各种位置，尤其对不规则或严重钙化的瓣环更为适用（图 3-57-6E）。St. JudeBicor 猪瓣是 St. Jude 公司在巴西制作。采用波浪形缝合环设计，三个瓣叶为组合结构，未用右冠瓣，采用零压戊二醛固定。该瓣在美国及欧洲应用 20 余年，远期效果良好。St. Jude 无细胞猪瓣（St. Jude medical X-cell porcine bioprosthesis）是 St. Jude 公司第三代产品，采用零压戊二醛固定，除去瓣叶细胞成分以防止钙化。25mm 和 25mm 以下型号的瓣膜为组合瓣，右冠瓣叶和下方的肌肉被去除，用另一个猪的无冠瓣叶替代，以增大瓣口面积。

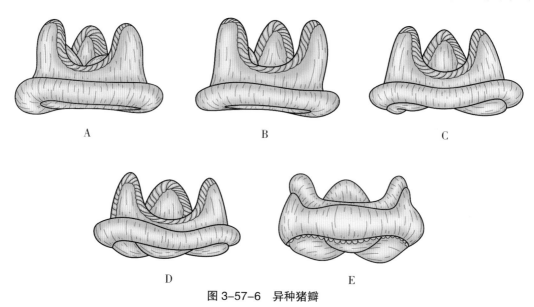

A　　　　　　　　　B　　　　　　　　　C

D　　　　　　　　　E

图 3-57-6　异种猪瓣

A. Hancock Ⅱ；B. Intact 瓣；C. Carpentier Edwards 标准瓣；D. Carpentier Edwards 环上型瓣；E. Biolmplant 瓣。

2. 牛心包瓣

（1）Ionescu-Shiley 牛心包瓣。1971 年，Ionescu 最早用牛心包制作生物瓣，瓣架为金属硬性支架，牛心包采用 0.5% 戊二醛固定，制成的瓣膜置于 4% 甲醛溶液中保存。称为标准型 Shiley 牛心包瓣。术后早期结构良好，但后期衰坏率较高。1982 年推出第二代产品（Ionescu-Shiley Low profile），硬性金属支架改为 Delrin 弹性支架，采用低剖面设计，降低瓣架高度，缝合环改为瓣上型（图 3-57-7）。采用薄的牛心包制作瓣膜，戊二醛低压固定，并改进了瓣脚缝合方法。但该瓣植入人体后，瓣膜衰坏率仍较高，应用效果不如同一时代的 Hancock 猪瓣和 Carpentier-Edwards 猪瓣。20 世纪 80 年代末逐步退出市场。

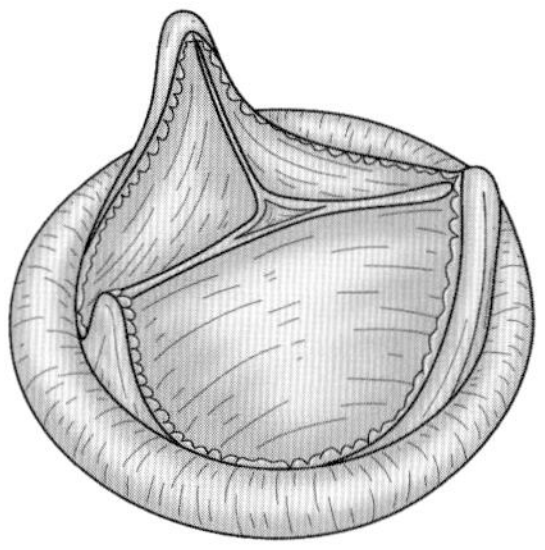

图 3-57-7　Ionescu 低剖面牛心包瓣

（2）Hancock 牛心包瓣。Medtronic 公司生产，1981 年应用于临床。低瓣架结构，瓣架由聚丙烯塑料制作，牛心包经 T6 防钙化处理。

（3）Carpentier-Edwards 牛心包瓣由 Baxter 医用公司生产，1980 年用于临床。仍采用弹性合金钢丝 Elgiloy 制作低瓣架，牛心包在戊二醛内零压固定。该瓣瓣脚覆有一层特氟隆，缝针不穿透瓣叶，仅限于支架上的牛心包，减少了瓣叶的损伤；三个瓣叶在关闭时不是完全对合，中心有一直径 2 ~ 3mm 的小孔，减少了在体内瓣叶间的磨损；瓣叶和支架采用计算机匹配，以求最佳组合。Carpentier-Edwards 猪瓣和牛心包瓣是目前世界上用量最大的异种生物瓣。

（4）Mitroflow 牛心包瓣由加拿大 Mitroflow International Inc 生产，1984 年用于临床。支架由 Delrin 制作，牛心包采用戊二醛零压固定。用整块牛心包缝瓣，瓣脚处不用缝线。

（5）Sorin 牛心包瓣（Sorin pericardial bioprosthesis）。意大利 Sorin 公司生产，1976 年用于临床。由两片戊二醛处理并零压固定的牛心包缝制而成。先用第一片牛心包制成三个瓣叶，制作过程不是有模具，三个交界处瓣叶之间彼此没有压力。在支架内侧覆盖第二片牛心包，然后用涂有热解炭的缝线与三个瓣叶缝合制成瓣膜。瓣架为低剖面设计，缝合环涂有热解炭。

研究表明，第一代猪瓣结构衰坏免除率 10 年为 60% ~ 80%，15 年衰坏免除率二尖瓣位在 35% ~ 50%，主动脉瓣位为 50% ~ 60%。第二代猪瓣结构衰坏免除率 10 年 90% 左右。牛心包瓣比第二代猪瓣血流动力学性能好，10 年间结构衰坏主要由钙化引起，而非瓣膜疲劳、撕裂所致。

3. 异种无支架生物瓣　为克服瓣膜支架对瓣叶产生的应力作用，Toronto 等单位于 20 世纪 80 年代开始研制无支架生物瓣，并于 90 年代初开始应用于临床。该瓣具有良好的血流动力学，加上先进的瓣膜处理技术，其耐入性、弹性及血流特性已接近于符合天然的人工主动脉瓣。

无支架生物瓣目前的市售瓣仅限于主动脉瓣。其技术处理的共同特点，包括：①采用防钙化处理，如 AOA（alpha-amino acid）即 ct- 氨基油酸，Toluidine 蓝，T6（sodium dodecylsulfate），polytetrafluoroethylene 等；②"零压"固定技术，使瓣膜能保持天然的组织形态，瓣叶关闭时亦是安全地对合；③部分瓣强调双侧等压处理技术，即在处理过程中双侧处于相等的压力，因而瓣叶处于无压差的条件下，实际上漂浮于两侧等压中心，因而最大限度地保持了天然的主动脉壁与其附着瓣叶的几何形态关系；④为便于瓣膜在着床时的缝合，不少种类无支架瓣膜根部用织物覆盖。

无支架瓣根据临床植入时需要，可分为几种形式：①全主动脉根式；②改良式冠状动脉下植入式，即保留无冠窦并剪去左冠与右冠窦后；③全冠状动脉下植入式，即将三个冠状窦均剪去，并将近端缝合于患者主动脉瓣环。全根式必须同时进行冠状动脉移植术，其平均跨瓣压差最小，可以应用于各种主动脉根部病变，尤其是适用于主动脉动根部狭小的老年患者。冠状动脉下植入，不必进行冠状动脉移植，手术较为简单，阻断时间短。主要的无支架生物瓣见表 3-57-2。

表 3-57-2　主要的无支架生物瓣特点

瓣膜名称	生产公司	首次使用年	特点
Toronot SPV Valve	St.Jude Medic	1991（19～29mm）	应用戊二醛无压力下固定，不用抗钙化处理，瓣膜为完全冠状动脉开口下型，全部用合成纤维外部覆盖。1997年通过FDA
Freestyle Valve	Medtromic Inc	1992（19～27mm）	戊二醛零压下固定，应用AOA防钙化处理，全根。部分根部用合成纤维织物覆盖，1997年通过FDA
Cryolife-O'Brien Valve	Cryolife International Inc	1991（19～29mm）	戊二醛低压（<2mmHg）固定，抗钙化剂处理，瓣膜外不用合成纤维覆盖，瓣膜为完全冠状动脉开口下型
Edwards prima PLUS Valve	Baxte Health care Aorteck	1994（19～29mm）	戊二醛低压（<2mmHg）固定，应用Polytetrafluoroethylene防钙化处理，全根，部分应用织物覆盖
TissdemedValve	International PLC	1994（19～29mm）	0.5%戊二醛低压固定，不用抗钙化处理，PV77型为肺动脉尚有主动脉及肺动脉带瓣管导。不用织物覆盖

（1）Toronto SPV 无支架猪主动脉瓣。1988年由加拿大 Toronto 大学 David 等设计并应用于临床，1991年 St.Jude Medical 公司作为商品供应市场。是由猪主动脉根部修剪而成后，经1.2～2.0mmHg压力下的戊二醛固定并经T6抗钙化处理，再在主动脉壁包裹一层聚酯纤维以隔绝人体主动脉与异种组织，并便于缝合（图3-57-8A）。有25～29mm的各种型号的瓣膜可供选择，其具有跨瓣压差小、有效瓣口面积大的特点。

（2）Medtronic Freestyle 主动脉根无支架猪瓣。1992年由 Medtronic 公司生产，其最大的结构特点是带有全根主动脉壁，这样可根据不同的手术方式对其进行修剪，因此其植入的方法有全根植入、包含根部植入和冠状动脉开口下植入三种方式。整个瓣叶采用零压下戊二醛固定，瓣环用聚酯纤维织物包裹，瓣叶采用AOA抗钙化处理（图3-57-8B）。

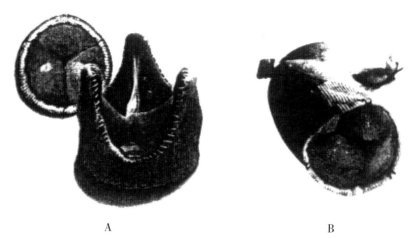

A　　　　　　　　　　　　　　B

图 3-57-8　无支架猪主动脉瓣

A：Toronto SPV 瓣；B：Medtronic Freestyle 瓣。

（3）St.Jude Biocor 无支架猪瓣（biocor stenless porcine bioprosthesis）。St.Jude 公司生产，制作时除去右冠瓣和下方肌肉组织，用另一只猪无冠瓣代替，瓣叶经戊二醛处理，零压条件下固定，再用戊二醛处理过的牛心包做成一个管道，将组合猪瓣缝在牛心包管道上，最后将管道挖去三块组织，修剪成适合移植的主动脉瓣装置。

（4）Baxter Primn 无支架猪瓣（baxter prima stentless porcine bioprosthesis）。Bater 公司生产，呈柱状结构，左右冠状动脉在开口处被挖去，一层很薄的涤纶布呈袖口状包裹瓣膜的近端，右冠瓣下肌肉并撑起主动脉壁上的两个冠状动脉开口，瓣膜经戊二醛低压固定，窦部轻度扩张。后又推出 Baxter Prima Plus 无支架猪瓣，和前者相比，只是左右冠状动脉未做修剪，涤纶布仅包裹瓣膜的近端和右冠瓣下肌肉。

（二）同种生物瓣

同种生物瓣的研究开始于 20 世纪 50 年代，1956 年 Murry 最早采用新鲜同种主动脉瓣移植于升主动脉动治疗主动脉瓣关闭不全，1962 年 Ross 报道了首例同种瓣原位主动脉置换术，1966 年采用同种主动脉重建右室流出道；现有应用自体肺动脉治疗主动脉瓣病变（Ross 手术）已普遍开展；近几年，也有应用同种二尖瓣置换二尖瓣、三尖瓣报道。应用自体心包短时间戊二醛处理后模压成瓣置换主动脉瓣或二尖瓣亦有报道，但均处于探索阶段，未获得推广。同种瓣的应用及发展分为三个阶段。

1962—1975 年，同种瓣除取自同种主动脉瓣与肺动脉瓣外，尚试用硬脑膜、阔筋膜等组织。采用化学或放射法消毒，或用一般低温保存，上述组织内无活细胞，植入体内后，在瓣膜活动时，受应力所损伤的胶原纤维，无法自行修复，因此发生变性断裂，最终导致瓣叶穿孔及撕裂，其效果较差。

1970 年，采用新鲜同种异体主动脉瓣（fresh wet-stored homograft valve）。于死后 24h 内，自供体取下主动脉瓣，贮存于低浓度抗生素生理盐水内 24h，然后保存在 4℃ 营养液中 3 ~ 45d，这种瓣膜称为新鲜同种瓣（fresh homograft valve）。其保存方法的改进，降低了衰坏率，一般 10 年中无瓣膜衰坏率达 71.6%。

1975 年 O'Brien 应用液氨冷冻和细胞培养技术保存主动脉瓣组织（cryopreserved allograft valve）。于死后 12h 内，从供体取下主动脉瓣，经抗生素灭菌，用二甲基亚砜（dimethyl sulfoxide）平衡液处理 30min 后，再在液氨冷冻（-196℃）保存。上述冷冻处理须在死后 36h 内完成，12 个月内应用。冷冻同种瓣组织内有成纤维细胞存活，在瓣膜植入后，可以增殖并产生胶原纤维。O'Brien 曾对植入体内后 2 个月、10 个月、20 个月和 9 年 3 个月的瓣膜进行组织学检查，发现在瓣膜组织内有存活的成纤维细胞，宿主细胞浸润仅限于瓣叶基部，不伸入瓣叶实质，因此其基质均匀，胶原组织排列整齐，结构完整，并可原位修复。这种活细胞生物瓣具有较强的抗感染及抗血栓作用，近年来已普遍受到重视，临床应用结果证明 10 年无衰坏，一般认为寿命可达 15 ~ 20 年。这种无架冷冻同种瓣临床结果优于带架瓣膜。但由于来源困难而使用受到限制（图 3-57-9）。

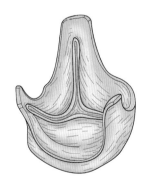

图 3-57-9　同种生物瓣

尽管同种瓣具有优良的血流动力学性能及良好的耐久性，植入后与瓣膜有关的合并症少等优点，是一种接近理想的心脏瓣膜替代物，但是来源困难，尺寸大小不全是致命的缺陷，对于同种异体瓣膜，存在免疫源性以及组织衰坏问题，主动脉瓣置换后易引起主动脉壁钙化，造成第二次手术的困难。目前，在欧美等国，同种带瓣管道应用较多。

（三）国产生物瓣的现状

我国生物瓣于20世纪70年代初期开始研制，于1976年由阜外心血管病医院首次临床使用，为仿Ionescu制作的BN牛心包瓣，瓣架低2mm，缝制时加固了瓣脚，用戊二醛储存。临床应用的第一例瓣膜，随访21年才出现衰坏征象。国产生物瓣有猪瓣（仿Han-cock）、牛心包瓣（仿Ionescu）及同种主动脉瓣。在北京、广州、上海、武汉、西安等地均有研制生产，但多未形成规范的定型生产单位。第一代国产生物瓣10年衰坏率达50%左右。20世纪90年代初，第二代国产生物瓣研制成功，10～15年瓣膜结构衰坏免除率可达90%。临床应用的国产生物瓣主要有以下几种。

（1）Perfect牛心包瓣：北京阜外心血管病医院研制，1991年用于临床。瓣叶经羟基铬处理，提高了组织稳定性和抗钙化性。弹力支架用钴铬镍合金制成，整体结构上瓣叶应力分布均匀，抗疲劳性能好。采用瓣叶闭合式缝合结构，消除了瓣叶和支架间的摩擦，提高了瓣叶寿命。主动脉瓣入口采用波浪形设计，符合生理。

（2）XJ猪瓣：西安西京医院生产，1991年用于临床。采用环氧氯丙烷对戊二醛处理的猪瓣进行化学改性处理，封闭胶原蛋白游离羧基，实验证明具有较好的抗钙化效果。另外，把组织热缺血时间限制在4h以内，采用零压力固定，有效地保持了组织的正常结构。瓣架采用高弹力不锈钢钢丝，明显减少生物瓣交界的支撑应力。该瓣经早期临床应用，效果良好。

三、支架瓣膜

20世纪90年代，人们尝试着将导管介入术应用在瓣膜置换上，1992年Anderson等率先报道在动物模型上进行经皮植入人工主动脉瓣膜的实验研究以来，经导管瓣膜置换技术逐渐得到关注和发展，尤其在2000年，Bonhoeffer等率先报道了带瓣膜支架成功进行肺动脉瓣膜置换术的临床应用；继后于2002年，Cribier等报道了首例人体经皮主动脉瓣膜置换术病例。经导管瓣膜置换治疗方法的出现开创了瓣膜置换的新时代，并取得满意临床疗效。瓣膜支架是用不锈钢、钛合金、钴基合金或镍钛记忆合金丝编织成双罗盘网状支架，其中镍钛合金为自膨胀式，其他合金在植入时需球囊扩张。双罗盘中间有腰部连接，内置瓣膜环。所用瓣膜与生物瓣膜所用材料一样，为经戊二醛处理的动物心包组织，将瓣膜缝在瓣膜环上，制成带瓣膜的支架。植入时将瓣膜支架收缩放进导管中，一端由导丝固定，经导管由血管推送到合适位置后，稍微撤回导管露出支架，支架自膨胀或用球囊扩张法将支架撑开，撤回导管、球囊等辅助器械，瓣膜支架便可正常工作。目前市场上主要有两种瓣膜装置：Edwards SAPIEN和Medtronic CoreValve，前者为自发扩张瓣膜而后者为球囊扩张瓣膜。SAPIEN经导管人工心脏瓣膜由Edwards Lifesciences Corp生产，于2011年11月2日获得了美国食品和药物管理局（Food and Drug Administration）的批准。Spaien瓣膜原料包括牛组织和聚酯，由不锈钢网状支架支撑，其结构相当于将薄片状的牛组织缝到金属框架上。这种瓣膜的直径能够从25mm缩到一只铅笔的粗细，因此保证了它能够通过股动脉到达患处。瓣膜上的网状结构用于将其固定在适当的位置，而薄片状的结构则能阻止血流的异常流动。要替换受损的瓣膜，需将Sapien THV压缩进一个又细又长的管状装置（输送导管）末端。输送导管比铅笔稍粗一些，Sapien THV通过腿部的小切口插入到股动脉并到达损伤瓣膜位置，随即心脏瓣膜从输送导管释放出来，通过球囊扩张并即刻发挥作用。2014年，新一代SapienXT瓣膜得到了FDA的批准。与第一代Sapien瓣膜不同，球囊扩张式Sapien XT瓣膜由牛心包瓣膜和钴－铬管状结构组成，允许更薄的支撑结构和更小的鞘管直径，从而可以降低血管并发症。近年，最新研发的 Sapien3 球囊扩张式瓣膜（爱德华生命科学公司）外部有一个由聚对苯二甲酸乙二醇酯组成的"围裙"（降低瓣周反流），更加细化的结构支撑模式，以及更简化的输送系统。

美敦力公司的 CoreValve 人工生物瓣应用于经导管主动脉瓣置换，由三个牛心包瓣叶组成，固定在自膨式镍钛合金支架上，和 EdwardSapien 瓣膜相比，CoreValve 瓣膜植入后房室传导阻滞的发生率更高。新一代自膨式 EvolutR 瓣膜（美敦力公司）与 CoreValve 瓣膜相比，该瓣膜集合了多项优点，如瓣膜调整时允许瓣膜撤回，拥有延长的"围裙"结构延长附着区（减少瓣周反流），更简化的鞘管，更短的外流区域，以及一致性更好的径向力。其效果有待进一步观察。

虽然国外 TAVI 研究较多、进展迅速，但我国在这方面研究起步较晚。复旦大学附属中山医院自 2010 年 10 月实施国内首例人体 TAVI 术，均获成功。随后，阜外医院、解放军总医院及第二军医大学附属长海医院也相继成功开展了 TAVI 手术。

四、组织工程心脏瓣膜

组织工程心脏瓣膜是利用组织工程技术，将活细胞种植于瓣膜支架，经体外培养和预处理，植入体内后仍有活性，并在一定时间内通过自身的改建，构建成一种具有与人体生理瓣膜相似的结构和功能的瓣膜，其生物相容性良好、无免疫原性，不需抗凝，可以生长，而且从根本上克服了生物瓣耐久性差、易钙化的缺点，被认为是最为理想的人工瓣膜。目前组织工程心脏瓣膜的研究集中在以下几个方面。

1. 构建组织工程心脏瓣膜的支架材料　瓣膜支架是构建 TEHV 的基础，理想的瓣膜支架作为细胞贴附生长的模板，不仅要具备足够的机械强度，以承受血流冲击所产生的张力和剪切力，同时又要求提供种子细胞的生长空间和微环境。目前研究的瓣膜支架有三种：人工高分子支架、天然高分子支架和经脱细胞处理后的生物源性瓣膜支架。

（1）人工高分子支架。根据 TEHV 支架的要求，可降解材料无疑是最好的材料。目前常用的有聚乳酸（PLA）、聚羟基乙酸（PGA）及二者的共聚物（PLGA）等。PGA 易于吸收降解，作为细胞支架被广泛应用于组织工程中。但 PGA 缺乏结构稳定性，在组织培养中降解快，较难维持预先设计的形状，而 PLA、PLGA 吸收相对较慢，稳定性相对较好，因此将 PLA/PLGA 和 PGA 按一定比例混合，能更好地控制降解速率和保持预设形状。此类支架的缺点：①缺乏细胞识别位点，影响种子细胞的黏附，细胞易于脱落；②机械强度不足；③降解产物的致炎性。

（2）天然高分子支架。天然高分子材料包括胶原蛋白、海藻酸盐、透明质酸等。有研究表明，使用纤维蛋白凝胶作为细胞支架，可以构建完全自体来源的人工瓣膜。其特点：瓣膜结构完全来自自体，降解速度可调节，细胞扩散更均匀等。此类支架包含生物活性物质，利于细胞增殖；但生物力学性能较差，可塑性不强，不具备组织培养的立体结构，来源有限，加工困难，限制了其实际应用。

（3）生物源性瓣膜支架。生物源性瓣膜支架采用同种异体或异种心脏瓣膜，通过脱细胞处理消除免疫原性，并保持正常瓣膜的三维空间，既有较好的抗张强度，又能提供细胞外基质。细胞外基质由胶原、黏多糖和透明质酸组成，为细胞生长提供了微环境，与种子细胞相互作用，调节各种细胞因子和生长因子的活性，间接激活细胞间的信号传递，促进种子细胞黏附、迁移、生长和分化。目前此类支架在构建 TEHV 的研究中得到越来越多的关注。目前研究最多的异种支架是经过脱细胞处理的猪主动脉瓣，在解剖形态、组织结构、组成成分和机械强度等方面和人类瓣膜相近，且来源充足。由于缺乏长期大规模动物实验，目前很难评价它与高分子支架之间的优劣。

2. 构建组织工程心脏瓣膜的种子细胞 种子细胞的选择和培养是构建 TEHV 的关键，理想的种子细胞应具备：①取材简便，数量足够大或者能够通过体外培养扩增；②与正常心脏瓣膜有着相似的生理功能，抗凝、抗炎、无免疫原性；③黏附力强，能牢固地黏附在瓣膜支架上生长；④生长及修复能力强，能产生细胞外基质并最终取代瓣膜支架。目前常用的种子细胞有如下几种。

（1）自体组织细胞：自体组织细胞包括血管内皮细胞、血管或皮肤的成纤维细胞或肌成纤维细胞等。早期多采用自体细胞，但受其取材限制，干细胞作为种子细胞的研究逐渐深入。

（2）成体干细胞：成体干细胞具有自我更新和多向分化能力，有可能成为理想的组织工程种子细胞，并最终利用成体干细胞构建出完全意义上的 TEHV。目前间充质干细胞研究最多。骨髓间充质干细胞（bone marrow mesenchymal stem cells，BMMSCs）是中胚层发育的具有自我更新和多向分化潜能的成体干细胞，易于获取和分离，体外培养和增殖后多向分化潜能并不减弱，传代后的纯度可达 95% 以上，是较为理想的 TEHV 种子细胞。提取的 BMMSCs 在诱导因子作用下能分化成骨骼、平滑肌、心肌和血管内皮等多种组织细胞。

（3）胚胎干细胞：胚胎干细胞来源于囊胚的内细胞团，可持续增殖而不分化，经诱导后具备分化形成各类细胞的潜能。在合适的体外培养条件下，胚胎干细胞能分化为内皮细胞和肌成纤维细胞，但目前尚不能建立无免疫原性的人胚胎干细胞系，更重要的是其研究亦受到伦理制约。

（4）其他细胞：如内皮前体细胞（endothelial precursor cell，EPC），存在于成人骨髓及外周血中，由 CD34+ 造血干细胞定向分化而来，VEGF 是 CD34+ 定向分化为 EPC 的关键。在体外可诱导形成内皮细胞，并稳定传代 30 代以上，表明 EPC 可作为构建 TEHV 内皮层的种子细胞。

3. 组织工程瓣膜的构建及体外预适应 种子细胞在瓣膜支架上的种植受到多种因素的影响，如细胞密度、支架表面修饰、种植时间间隔、种植方式和环境等。

（1）细胞种植。细胞在三维结构上的分布和黏附受限于细胞重力因素，未黏附细胞会迅速脱落。提高种子细胞数量有助于细胞黏附。细胞与支架黏附主要由黏附因子和细胞外基质分子相互作用介导，基质分子包括胶原、纤维粘连蛋白（Fn）和层粘连蛋白（Ln）等。目前用 Fn 和 Ln 等包被支架已成为提高细胞黏附的重要手段，也可在支架表面进行固定氨基酸、多肽类物质或细胞因子的改性处理，以提高种植效率。细胞种植的方法有单层种植和复合种植、二维培养和三维培养、静态培养和动态培养等。

（2）体外预适应。研究表明，在体外静态条件下，细胞的分化、黏附、分泌能力均较正常的在体细胞低。因此很难在培养皿中制作出符合生理条件的心脏瓣膜。Mayer 提出预适应（precondition）的概念，即在体外构建瓣膜需要在体外模拟人体内的生理血流流体力场，也就是脉动流。由于体内生理环境十分复杂，体外很难完全复制，有学者提出在动物体内培养制作组织工程瓣。有研究者将猪的无冠瓣脱细胞处理后，用三个无冠瓣制成一个无支架的主动脉瓣，植入羊的肺动脉瓣位置，150d 后发现原来未种植细胞的瓣膜边缘有细胞覆盖，336d 后，覆盖面积达 60% ~ 80%，目前还不清楚瓣膜表面的细胞是直接动物血液中细胞沉积，还是瓣膜周边的正常组织迁延生长所致。

TEHV 的在体实验研究多集中于动物实验阶段，短期效果良好，但远期效果如机械性、抗血栓、抗钙化和耐久性等尚待进一步研究。TEHV 作为瓣膜外科领域研究的课题，已经取得了相当大的进展，但这一新兴技术仍处于探索阶段，距离实际应用尚有许多问题需要解决，但其临床应用前景令人鼓舞。

（刘小斌）

参考文献

［1］ 张宝仁，朱家麟.人造瓣膜与瓣膜置换术［M］.2版.北京：人民卫生出版社，2000.

［2］ 兰锡纯，冯卓荣.心脏血管外科学［M］.2版.北京：人民卫生出版社，2002.

［3］ Richard B，Nicholas K，Andrews DR，et al.Use of the medtronic freestyle valve as a right ventricular to pulmonary artery conduit［J］.Ann Thorac Surg，2001，71：361-364.

［4］ Shomura Y，Tahta SA，Emmanuel L，et al. Hemodynamic evaluation of a new stentless autologous peri-cardial mitral valve［J］.Ann Thorac Surg，2001，71：315-317.

［5］ Britt H，Romuald C，Michael K，et al.Early Experience with a quadrileaflet stentless mitral valve［J］. Ann Thorac Surg，2001，71：323-326.

［6］ Jamieson WR，Lawrence HB，William NA，et al. Prosthesis related complications：First-year annual rates［J］.J Heart Valve Dis，2002，11：758-763.

［7］ Sodian R，Hoerstrup SP，Sperling JS，et al.Early invivo experience with tissue-engineered trileaflet heart valves［J］. Circulation，2000，102：22-29.

［8］ Gustav S，Ulrich S，Najibulla K，et al.Tissue engineering of pulmonary heart valves on allogenic acellular matrix conduits，invivo restoration of valve tissue［J］. Circulatio，2000，102（supplffl）：50-55.

第五十八章
瓣膜外科新进展

第一节 微创心脏瓣膜外科

一、微创心脏瓣膜外科的发展历程

随着心脏外科的手术技术、麻醉、体外循环和围手术期监护等各个方面水平的提高，心脏瓣膜外科手术方法已逐步成形，与心脏手术相关的死亡率和发病率也逐渐下降。因此，在保证手术安全和质量的前提下，为美观、减少损伤、加快恢复和减少医疗费用的目的，以小切口手术和内窥镜为主的微创心脏瓣膜手术（minimally invasive cardiac valve surgery，MICVS）的研究正越来越受到重视，一系列新技术和新器械的不断研发为微创心脏瓣膜的迅速发展创造了条件。从世界范围来看，微创心脏瓣膜手术代表了瓣膜外科发展的方向。目前国外多数大的心脏瓣膜中心都常规开展微创瓣膜手术，对于单纯二尖瓣或主动脉瓣手术，传统瓣膜手术已逐渐被各种微创手术所替代，许多医院微创瓣膜手术的比例已超过60%。近年来，微创心脏瓣膜外科得以迅速发展，正在逐步形成一个比较完整的独立学科。

MICVS的发展历程在心脏外科的微创技术方面，由于手术复杂而相对发展滞后。对于MICVS的定义，目前在国内外尚无全面、准确为人们所接受的概念。通常认为，与标准胸骨全部劈开以及上、下腔静脉和升主动脉插管建立体外循环相比，通过小切口、非胸骨全部劈开以减小创伤的手术径路，避免或减少体外循环、阻断主动脉和心脏停搏等非生理状态对机体的损伤，或采用电视胸腔镜和外科手术机器人辅助等不同于传统心脏手术方式行心脏瓣膜手术的方法，均可称为MICVS。2001年，中国工程院举办了关于"微创外科"的专题研讨会，提出了微创外科的内在含义，即微创外科学应包含两个方面：①手术工具、途径和技艺的改进，将医疗介入给患者带来的损伤减少到最低；②在器官、组织、细胞和基因调控的不同水平干预人体对重大创伤的反应，使其趋向"微小化"。微创心脏外科的发展正是遵循着这样的规律而向前发展的。微创瓣膜外科的演变，是先从各种改良的小切口到逐步施行影像辅助微创瓣膜手术的发展过程。

由于心脏瓣膜外科手术必须在体外循环与心肌保护的条件下施行，因此，微创瓣膜外科的发展，经历了以下阶段：首先是基于应用解剖研究的基础上，避免传统的胸骨正中切口，采用改良的部分胸骨、胸骨旁或右侧前切口，显露相应的心脏部分，建立体外循环，在心脏停搏的状态下，施行主动脉瓣、二尖瓣或三尖瓣手术。1992年Tatebe等报道应用小切口加部分胸骨正中劈开和Rosengart等报道应用右前外侧切口行心内手术是微创心脏手术的最初尝试。1996年，Cosgrove等最早应用胸骨旁小切口进行主动脉瓣、二尖瓣手术，此后各种胸部小切口完成心脏瓣膜手术在国内广泛开展。其次是应用股动脉、右心房或股静脉插管建立体外循环，通过主动脉内气囊阻断主动脉根部，并注射心脏停搏液在心脏停搏的状态下，经过小切口完成瓣膜手术，或在电视胸腔镜辅助下进行手术。1997年，Chitwood首次成功完成了经右胸小切口闭式体外循环胸腔镜辅助下的二尖瓣手术，被称为腔镜辅助微创二尖瓣手术。1998 年，美国 Intuitive Surgical 公司开发的直观的外科机器人系统，在手术野以三维图像形成映入术者前面，术者通过操纵装置将手术动作传到机器人前端的器械完成手术。1999 年，Falk 等报告应用机器人系统完成二尖瓣置换术，展现了微创心脏瓣膜外科发展的前景。微创心脏瓣膜手术仍需在传统体外循环下完成，主动脉插管部位可以是升主动脉或股动脉，而静脉引流管多经右心房或股静脉放置。

二、微创心脏瓣膜外科的几种方式

目前，国内外微创心脏瓣膜手术的应用有体外循环下的心脏停搏或不停跳及小切口等方面，微创心脏瓣膜外科分为以下几种方式。

1. 小切口手术　根据小切口的位置分类。

（1）胸骨旁及胸骨正中小切口：患者仰卧位，右侧背部略垫高，右侧胸骨缘旁开 2cm，自第 2 肋间隙向第 4 肋作纵形皮肤切口约 10cm，分离胸肌暴露第 3、4 肋软骨，用骨膜剥离器分离肋软骨骨膜，切除第 3、4 肋软骨，纵向切开右侧胸膜，结扎各肋间血管止血，剪开心包并悬吊，有利于主动脉根部及心脏右侧各解剖部位的暴露。

（2）腋下及腋前外侧切口：右腋下切口取左侧卧位，右上肢屈曲抬高，固定头架上，自腋窝向下沿腋后线至第 6 肋间水平作略呈弧形的皮肤切口长 8 ~ 15cm，小儿 5 ~ 8cm，经第 4 肋间入胸，将两只开胸器交叉放入切口，分别撑开切口和上下肋骨，将右肺压向后外侧，切开心包并悬吊，使心脏和升主动脉前移。右腋前外切口取仰卧位，右肩背部垫高 45°，右上肢屈曲抬高，固定头架上，自腋窝至锁骨中线作弧形皮肤切口长 8 ~ 10cm，小儿 4 ~ 8cm，切断部分胸大肌，经第 4 肋间入胸。肝素化后分别插入主动脉、腔静脉管，建立体外循环。中度低温灌注停跳液和局部冰屑，切开右房 – 房间隔或主动脉，进行二、三尖瓣成形及单、双瓣膜置换术。完成心脏复苏，停体外循环，拔出各管道，右侧置引流管，术毕双 10 号线固定肋骨，关胸，逐层缝合伤口。

（3）右前外切口：仰卧位，右肩背部垫高，腋前线至胸骨旁线或沿乳房下缘做弧形皮肤切口长约 10cm，切断部分胸大肌，经第 4 肋间入胸。肝素化后分别插入主动脉、腔静脉管，建立体外循环，另外也可采用股动静脉插管建立体外循环。左心引流管一般经肺上静脉插入。中度低温主动脉根部灌注停跳液和局部冰屑，切开右房 – 房间隔或主动脉，进行二、三尖瓣成形术及单、双瓣膜置换术。心脏复苏，停体外循环，拔出各管道，右侧置引流管，术毕双 10 号线固定肋骨，关胸，逐层缝合伤口。现临床应用较多，但对乳房发育有一定影响。

2. 心脏不停跳体外循环技术　传统正中切口或腋下及腋前外等切口，建立体外循环中不阻断升主动脉，只阻断上下腔静脉，心脏跳动下切开心腔，吸去心内回血，行二、三尖瓣手术，但前提是主动脉瓣没有关闭不全。主动脉瓣手术也可在阻断升主动脉后，经冠状动脉口持续由心肺机灌注常温氧合血或经冠状静脉窦插管持续逆行灌注自体氧合血使心脏空跳。

3. 闭式免开胸体外循环技术　避免正中切口和传统体外循环插管所致的创伤，可以根据情况选择股动脉、股静脉、升主动脉、颈内静脉完成体外循环建立。主要采取侧胸小切口行二尖瓣手术或使用腔镜协助，切口可更小，这称为腔镜辅助的微创二尖瓣手术。1997 年 Mohr 报告 18 例，右第 5 肋间切口 3.8 ~ 6.5cm，主动脉平均阻断（71±16）min，术后平均住院 12d。同年，Chiwtood 报告 13 例，平均住院（4.6±4.0）d，手术费用比传统手术减少 30%。1998 年 Boston Lishan 总结了 100 例二尖瓣置换的技术和结果，他们采用升主动脉插管和经皮股静脉插管建立体外循环，平均阻断时间 100min，转机时间 151min，仅 39% 的患者需要输血，无手术死亡，平均住院时间 5d。电视胸腔镜下瓣膜手术，虽然有电视胸腔镜的辅助，但因术野小，操作仍较困难，打结多在胸外，用推结器至胸内，费时较多，体外循环时间长于常规手术。并且，使用免开胸微创体外循环技术需要一整套特殊设备（包括特制的管道），价格昂贵。

4. 机器人技术　机器人心脏手术是微创心脏外科的代表方向之一，它通过胸壁数个微小切口、高清立体成像系统和 7 个维度的机械手臂，能灵活地在胸腔内实施心表或心腔内各种复杂操作。其中，机器人二尖瓣手术和冠状动脉旁路移植术逐步发展，并在多个大中心取得较好的早期临床效果。其他机器人心脏手术术式也在不同探索阶段，先心病、心脏肿瘤等疾病治疗方面也报道相对较少；在主动脉外科领域也有个案性质的探索。机器人心脏手术总体 30d 死亡率为 0.7%（0 ~ 0.8%）。

三、微创心脏瓣膜手术方式的选择

选择微创瓣膜技术最重要的一点是其手术相关病态事件发生率低，同时还应保证手术操作过程安全、方便，在此方面，令人关注的是术中心肌保护状况和术后中枢神经系统并发症情况。由于皮肤切口小、手术中不需要将胸廓过度牵开，术后患者的疼痛感以及早期恢复的优越性均明显优于同期接受心脏标准外科手术切口的患者。但是由于切口的限制，经小切口进行心脏手术仍然有许多受限制的地方：①小切口达不到良好显露手术视野的目的，在医疗技术不成熟的医院要谨慎开展。②手术适应证受限，小切口选择单瓣膜病变的病例效果好，如单纯主动脉瓣置换或单纯二尖瓣置换。所以，术前诊断一定要准确无误才可考虑本术式。③术中容易出现血管副损伤，主要是在胸骨上段横切口进行主动脉瓣置换术中不易暴露右上肺静脉，无法完成左心房减压管的插入，必要时可以经左心房顶部放置减压管。此外，在经胸骨下段小切口置换二尖瓣时，不易暴露主动脉，给主动脉插管带来一定困难。④仍然存在副损伤，特别注意在经胸骨上段横断切口进行主动脉瓣置换时保护乳内动脉，避免损伤双侧乳内动脉。经右腋下小切口行二尖瓣置换时注意避免损伤膈神经和避免损伤肺组织。在放置引流管时也要谨慎，防止误伤心脏及其周围组织。⑤由于手术切口小，视野不良，如果手术技术或手术经验不足的话，手术时间可能长于传统的胸骨正中切口手术时间。

有学者指出，微创外科手术的选择应注重三个方面：首先评估手术疗效，心脏病变矫治是否满意，远期效果与患者生活质量。目前，远期随诊的大组报告仍然甚少。术前要对患者一般状况做好评估，对身材较高、胸片提示主动脉粗大的病例，采取胸骨上段横断切口进行主动脉瓣置换时，要将切口下移一个肋间平面。采取右腋下小切口行二尖瓣置换时，对于常规身材的患者取第 4 肋间入胸更好暴露视野，利于手术顺利完成。而对于体型偏瘦的患者，经第 5 肋间入胸则是更好的选择。总之，如果手术中发现难以处理的意外，可以先采取股动脉、股静脉插管，待心脏完全塌陷后完成其他插管，在安全的前提下进行手术。否则，应果断延长切口，或改为经典心脏外科手术切口，以保证手术安全。其次，需进行手术创伤性的比较，明确微创手术是否在术后患者舒适度、并发症、死亡率、住院时间等方面具有优势。在某些情况下胸部的小切口并不能明显减轻患者痛苦。此外，还应对手术的可操作性、技术难度和费用进行评估。

四、微创瓣膜手术技术

主要包括二尖瓣手术、主动脉瓣手术、三尖瓣手术以及多瓣膜手术。

（一）手术适应证和禁忌证

微创心脏瓣膜手术的适应证尚无统一标准，取决于微创手术团队包括心脏外科医生、麻醉医生、体外循环医生的手术经验和对微创心脏手术的掌握与认可程度，对有美容要求的患者最为适合，目前单纯二尖瓣或主动脉瓣病变患者，除以下原因外，可考虑进行微创手术：①有右胸手术或感染史患者；②严重肺动脉高压患者；③心功能 EF < 30% 者；④严重外周动脉粥样硬化或动静脉畸形患者；⑤合并未经治疗的严重冠心病患者；⑥术前心超发现二尖瓣瓣环或主动脉瓣瓣环严重钙化患者；⑦术前胸部 CT 发现升主动脉严重钙化患者；⑧严重肥胖；⑨严重胸廓畸形，如漏斗胸等。

（二）常用手术切口

二尖瓣手术：右腋前线第 4 肋间乳房下缘切口，经第 2 或第 3 肋间部分胸骨下段切口。

主动脉瓣手术：右前胸经第 2 或第 3 肋间切口，经第 3 或第 4 肋间胸骨上段部分切口。

三尖瓣手术：右腋前线第 4 肋间乳房下缘切口，经第 2 或第 3 肋间部分胸骨下段切口。

多瓣膜手术：右前胸第 3 肋间乳房上缘切口，经第 2 肋间部分胸骨下段切口。

（三）手术要点、难点及对策

1. 二尖瓣手术

（1）小切口直视下二尖瓣手术。可采用：①右腋前线第 4 肋间乳房下缘切口（女性患者在乳房下缘做皮肤切口，防止损伤乳腺组织，切口前端注意右侧乳内动脉损伤和止血）；②经第 2 或第 3 肋间部分胸骨下段切口（注意右侧乳内动脉的损伤和止血）；③右侧腋窝中下部腋中线纵向切口（此切口美容效果更好，但切口距心脏较远，尤其对于胸廓宽的患者），实施二尖瓣替换或成形手术。一般情况下可以选择升主动脉插管和上下腔静脉插管建立体外循环，如果显露差或为操作方便，可选择股动脉插管。相对于传统技术，减少了损伤，但要求医师有足够经验，只要充分掌握技巧，一般能取得优于传统技术的良好效果。

（2）胸腔镜辅助 / 完全胸腔镜下二尖瓣手术。通过胸腔镜辅助，微创二尖瓣手术切口进一步缩小，男性患者行右侧腋前线第 4 肋间乳头下切口，女性患者采用右侧乳房反褶处弧形切口，切口长度 3 ~ 6cm，经第 4 肋间入胸，同时另作两孔作为胸腔镜孔和辅助孔，并完成外周体外循环的建立。目前，经右侧胸壁三孔（右腋中线第 6 肋间、右腋中线第 3 肋间、右胸骨旁第 3 肋间）联合外周体外循环技术可以在完全胸腔镜下完成二尖瓣手术，当合并三尖瓣病变时可同期行三尖瓣手术，如果术前超声确定为单纯二尖瓣病变时可采取房间沟入路，并且随着技术不断成熟，也取得了良好的治疗效果。与传统正中胸骨切开相比，胸腔镜下的二尖瓣置换术体外循环和主动脉阻断时间延长，然而，这并没有增加死亡和并发症发生的风险。其造成的创伤更少，输血更少，伤口感染更少，恢复更快，切口美容效果满意度更高。

2. 主动脉瓣手术　目前已经开发了几种 AVR 的微创方法。然而，最常被采用的技术如下。

（1）上半胸骨正中开胸术及其变体（T、J、L、反 C、S 和倒 V 型）。常规取平卧位，皮肤切口长 6 ~ 10cm（上端起自胸骨角下 1 ~ 2cm，下端至第 3 肋间隙）。沿胸骨正中切开皮肤、皮下组织，自上而下锯开胸骨至第 3 或第 4 肋间隙，切口稍偏右，使胸骨切口呈 "J" 形。用微创胸骨撑开器撑开胸骨，切开心包并悬吊，MI-AVS 可采用常规或外周体外循环。腋窝动脉插管选择性的应用于需要升主动脉置换或存在严重主动脉钙化的患者。为进一步扩大手术视野，可考虑经皮股静脉置管术，在经食道回声（TEE）引导下，将一根具有多个开口的静脉导管尖端定位于上腔静脉内。与传统主动脉瓣置换术一样，在直视下使用标准技术进行瓣膜切除和置换。然而，这种方法可能不适用于胸壁异常的患者，如漏斗胸和其他骨骼畸形，以及极度肥胖的患者。

（2）右前侧开胸术。取仰卧位，右侧背部垫高30°，经右锁骨中线第2或第3肋间、胸骨旁切口（6cm）进胸。切开心包显露心脏与升主动脉。股动、静脉分别插动脉供血管与双极静脉引流管建立体外循环，右上肺静脉置左心房引流管，在直视下使用标准技术进行瓣膜切除和置换。这一方法可以完全避免胸骨切开，但暴露和操作的空间更有限，更具挑战性。在此方法中，术前计算机断层扫描（CT）应显示升主动脉至少有50%位于右胸骨边界右侧，胸骨到升主动脉的距离在肺动脉水平处不超过10cm，这都有助于确保足够的暴露。另外，有胸膜腔疾病的患者要避免这种方法。

（3）胸腔镜辅助下主动脉瓣手术。目前胸腔镜在心脏外科的应用日益普遍。完全胸腔镜下单纯房间隔缺损修补术、室间隔缺损修补术及二尖瓣置换术等手术已成为常规手术方法。但对于微创主动脉瓣手术，由于术野暴露困难和手术操作技术要求较高，临床应用有限。有研究报告在选定的低风险患者中成功地进行了完全胸腔镜下主动脉瓣置换术，并在术后血管旁渗漏、传导阻滞和早期生活质量方面取得了令人鼓舞的结果。报告中采用五套管道装置：在切除自然瓣膜后，将压缩的非缝合镍钛合金支架瓣膜置入主动脉并在主动脉根部释放。但这一研究仍处在初级阶段，病例数少，手术时间和手术技术有待改进。目前，许多研究报道了在胸腔镜辅助下完成主动脉瓣置换，在这些研究中，采取右胸小切口或上半胸骨切口与胸腔镜结合，在缝合瓣膜时视野的拓展上或在非缝合瓣膜释放的引导中都起到很好的作用。

（4）免缝合主动脉瓣。随着技术和材料的发展，一种结合开胸和介入的优点，同时又具有良好血流动力学表现的主动脉瓣置换技术——免缝合主动脉瓣置换术（sutureless aortic valve replacement，SU-AVR）应运而生。SU-AVR通过常规正中／微创切口，建立体外循环，直视下切除病变瓣膜并将非缝合主动脉瓣精确定位于主动脉瓣环，无需或仅需少数缝合，即完成整个手术。SU-AVR具有以下优势：①切除病变瓣膜，减少瓣周漏等并发症的发生率；②直视下瓣膜定位准确，减少潜在的移位和变形；③显著缩短体外循环和主动脉阻断时间，在需要同时进行其他手术时（如冠状动脉旁路移植术）时间优势尤为明显。目前使用的Perceval和Intuity非缝合主动脉瓣膜是一种安全的操作方法，并且有良好的早期结果。另外，由于技术难度较高、手术持续时间延长，小切口主动脉瓣置换未能在心脏外科中普及，在微创手术中使用SURD-AVR，可能会在未来进一步简化和推广MI-AVR。但不可避免的是，SU-AVR相对于传统换瓣手术仍具有较高的瓣周漏和起搏器植入发生概率，但在和TAVI的比较研究中，其在瓣周漏、围术期死亡率和术后脑卒中方面具有优势。

3. 三尖瓣手术 通常从右胸第4肋间小切口进行手术。采用长5～6cm的皮肤切口，男性位于右乳头下，女性位于右乳房下缘。经右房，显露三尖瓣，股动、静脉插管建立体外循环，并辅以真空单根股静脉引流可在心脏不停跳下完成三尖瓣置换手术。既避免三度房室传导阻滞，又不必游离上下腔静脉。可以采用间断缝合或连续＋间断的方法置入机械瓣或生物瓣，视情况保留隔瓣。

另外，可行完全胸腔镜下三尖瓣手术，在右侧胸壁打三孔，主操作：孔锁骨中线外第4肋间（同期行二尖瓣手术时）或胸骨旁第3肋间（同期无需二尖瓣手术时）；辅助孔：腋前线第3肋间；腔镜孔：腋前线第5肋间。股动、静脉插管，必要时行颈内静脉插管建立体外循环。具有少分离、少出血、少创伤的优点。

4. 多瓣膜手术 对于主动脉瓣和二尖瓣联合手术，以及主动脉瓣和三尖瓣联合手术，可以选择：

①右胸前外侧切口：右侧锁骨中线外第 3/4 肋间开一个 6 ~ 7cm 的切口，于膈神经前方 2cm 切开心包，显露主动脉、上下腔静脉、右上肺静脉。切开主动脉前壁，经冠状动脉开口直接灌注停搏液。切除病变主动脉瓣。经右房间沟切口进入左房，显露二尖瓣，保留部分后瓣组织，采用间断或连续缝合的方法置入人工瓣膜。如果需同期处理三尖瓣，可以经右心耳或颈内静脉置入上腔静脉引流管，游离阻断上下腔静脉，打开右房，视情况对三尖瓣进行整形或置换；特别是在胸腔镜的辅助下会获得更好的视野。②胸骨上段切口：胸骨正中皮肤切口长约 8 ~ 10cm，从胸骨上窝至第 3 肋间水平，将胸骨正中锯开至第 4 肋骨上缘水平，并于此水平横断右侧胸骨。手术径路方向和体外循环插管方式与常规胸骨正中切口基本相同。也可在微创三尖瓣手术中应用。

对于二尖瓣和三尖瓣手术联合手术，切口在右侧腋前线第 4/5 肋间隙。另外，在胸腔镜辅助下切口可进一步减小甚至在完全胸腔镜下完成二、三尖瓣双瓣手术。

（四）术后监测与处理

术后监测与常规瓣膜置换手术相同，微创瓣膜置换手术术后监护的特点：下肢循环情况，足背动脉的搏动，胸腔引流的情况，必要时需开胸探查。

（五）常见并发症的处理及预防

体外循环并发症的预防及处理：①股动脉穿刺致夹层或破裂，不论穿刺或切开置管，必须导丝导引，如发生夹层或破裂，可置入血管支架或扩大切口止血，换另一侧插管或中转手术。②插管困难，股动脉偏细者，置入导丝后可用插管内芯扩大，再置入插管。③转流阻力高，根据转流阻力调整插管深度，注意排除插管远端股动脉狭窄，必要时扩大狭窄，插管超越狭窄部位。④静脉插管，可能损伤右心耳，或经卵圆孔进入左房，甚至刺穿左房顶，可以术中食道 B 超监测。⑤引流不畅，注意调整静脉位置，加负压引流或加右房或颈静脉插管引流。⑥负压过大，可能损伤下腔静脉与心房连接处，注意检查止血。⑦损伤左心耳，置入阻断钳时注意避开左心耳，必要时中转手术。⑧全流量非必需，根据情况调整；转流开始阶段注意继续维持呼吸。⑨如果股动脉存在狭窄情况，拔除动脉插管后，可以采用心包、大隐静脉、人工血管补片等材料进行扩大修补。

（六）微创心脏瓣膜手术疗效的评价

经右侧胸壁第 4 肋间进行二尖瓣手术是微创二尖瓣手术的首选术式，与常规正中开胸相比，手术效果相似，美容效果好，而且无论是手术时间还是转流和阻断时间，术后用血，呼吸机辅助时间，ICU 滞留时间和住院时间，都有明显优势。

经右胸壁肋间小切口进行主动脉瓣置换，与常规正中开胸手术相比，手术效果相似，用血少，住院时间短，美容效果好，恢复快，但手术时间、转流时间和阻断时间相对较长。而胸骨上段小切口与常规正中开胸手术相比，手术时间、转流时间和阻断时间没有明显的差异，但用血情况和美容效果不及右胸壁小切口。如果存在以下情况：①主动脉瓣膜钙化严重；②窦管交界偏小；③合并 II 型夹层；④严重感染性心内膜炎合并瓣周脓肿；⑤主动脉偏左等情况，建议选择经第 3 或第 4 肋间胸骨上段部分切口。

经右侧胸壁第 4 肋间进行三尖瓣手术，对于再次手术，可在心脏不停跳的情况完成三尖瓣手术，优势明显。

进行多瓣膜手术时，因为手术时间较长，尚未形成常规，必须把握严格的手术适应证，对于有美容要求的患者，可以考虑。

目前，在小切口的瓣膜手术疗效方面仍存在着争议，如 Bonacchi 等随机分组比较完全胸骨切口和部分胸骨切口下主动脉瓣置换手术的结果。结果显示部分胸骨切口需要较长的手术时间，但术后引流量和需要的输血量较少、辅助呼吸时间较短和术后呼吸功能恢复较好。Aris 等同样比较完全和部分胸骨切口下主动脉瓣置换术却显示后者除延长手术时间外，并没有其他优点。这些结果提示我们在选择的 MICVS 的术式时仍然需要全面地考虑和权衡利弊。微创技术难度增加有可能加大手术风险，某些技术手段如机器人技术费用很高，在选择时应慎重考虑。现有的微创手术仍有一定的局限性，尚难以完全取代传统手术。综上所述，心脏不停跳心脏直视手术，使心脏持续有血供氧及能量，心肌创伤轻，无缺氧和再灌注损伤，无需升降温，术后心脏并发症少。胸部小切口创伤小，患者痛苦小，不过多地延长手术及体外循环时间，操作不烦琐，术后恢复快，住院时间短，费用低，无切口、胸骨感染及畸形，切口隐蔽，无心理创伤，美容效果好。结合我们近年来应用微创心脏外科技术的体会，更加意识到此项技术必将成为未来心脏外科发展的方向。微创瓣膜外科的发展前景是光明的，尽管有不少医师专心致力于这项技术的研究，但是至目前为止，传统的瓣膜外科仍有长期成功的宝贵经验，对降低患者手术后的病残率与病死率，仍然是应该继续应用的手术方法。必须注意，手术的安全性，患者恢复的程度与时间，手术操作困难的程度，手术经费的消耗，以及手术后长远的生活质量，仍是应考虑的重要因素。瓣膜微创外科手术尽管前途令人鼓舞，但是，在瓣膜微创外科未达到安全与令人信服之前，经胸骨切口手术仍是常规手术途径的金标准。

五、机器人手术

1989 年，美国 Computer Motion 公司成立，随后开发出了"伊索"（AESOP）手术系统和"宙斯"（ZEUS）手术系统，并分别于 1994 年和 2001 年应用于临床。1995 年，Intuitive Surgical 公司建立，研发出了"达芬奇"（da Vincident）手术机器人系统，并且于 2000 年正式获批应用于临床。1998 年，首例达芬奇机器人辅助下二尖瓣成形术取得成功。这之后又经过 4 年的发展，达芬奇机器人技术正式应用于各类心脏手术当中，使心脏外科进入了微创手术的新时代。2007 年 3 月中国人民解放军总医院心血管外科开展了我国首例"达芬奇"机器人下二尖瓣成形术。随着机器人技术的完善、新器械的不断出现和临床经验的积累，机器人心脏外科技术也在不断走向成熟。

（一）达芬奇机器人系统组成

达芬奇机器人系统由手术机械臂、视频系统、操作系统和手术操作器械 4 部分构成。①手术机械臂：达芬奇机器人共有 4 支机械臂。其中主臂持内窥镜，其余 3 臂通过更换器械完成电凝、电切、缝合、修剪、拉钩等操作；②视频系统可提供三维立体图像，并可扩大手术视野；③操作系统通过控制手柄和控制脚踏板完成，并可消除手部无意识震颤；④手术操作器械具有转腕功能，包括 7 个自由度，能够有效完成关节臂的上下、左右、前后运动及机械手的开合、旋转、关节弯曲等动作。沿垂直轴和水平轴分别可做 360° 和 270° 旋转，并且关节的活动度均大于 90°，远超人手的活动范围，使手术具有更高的灵活性和精确性。

（二）机器人手术管理

1. 患者选取　由于缺少专门的小儿达芬奇器械，选取患者一般要求体质量大于 40kg，并且要排除高龄、肥胖、凝血功能障碍、大血管疾病、主动脉瓣疾病、严重肝功能不全、严重肾功能不全、严重心脑血管并发症、严重肺动脉高压、呼吸功能不全和因二次手术等原因造成的胸腔组织粘连等患者。

2. 患者体位　患者体位既要方便手术操作，又要避免对患者造成损伤。手术医生及助手站于患者的胸部切口侧，床旁机器人位于对侧。为了更好地暴露手术视野，通常在患者胸部切口侧肩背部垫一个胸垫，使患者冠状位与手术台呈 15°～25° 夹角；胸部切口侧胸壁与床沿平齐，手臂用中单固定，位置低于腋后线的水平。尽管患者与手术台呈一定角度，主刀医生仍会要求将手术台向对侧倾斜，以更好地暴露手术视野。由于患者胸部被抬高，麻醉医生一般给患者头部垫一垫子，使下颌与胸骨中线平齐，从而避免手术台倾斜过大引起患者头部过度扭动，导致臂丛神经牵拉损伤。

3. 血管通路　达芬奇手术的血管通路，不仅需要外周静脉置管，也需要用于测压和注射药物的中心静脉置管。通常选择在患者的左桡动脉插动脉测压管。原因如下：①手术体位导致右侧手臂略低于腋后线，使手腕和肘部略弯曲，有时可致回血，导致动脉波形不准，并且体外循环时难以调整该部位。虽然有缺点，右侧桡动脉置管也是可以备用的选择。而且应用血管内阻断时可以通过右侧桡动脉检测无名动脉是否受阻。②手术时经股动静脉插管建立体外循环，术中存在一侧插管困难改用对侧的可能，应尽量避免经股动脉置入动脉测压管。

4. 电除颤　由于达芬奇机器人手术属于微创手术，手术切口小，除颤板无法插入胸腔内，通过体表贴除颤电极贴来完成电除颤和电复律。电极贴通常贴于右侧肩下部和左侧胸侧壁，两电极贴连线通过心脏长轴，使电流更好地通过心脏。因为电流同样经过肌肉，为了防止电烧伤，在电除颤时应将达芬奇机器人器械撤出患者体内。同时进行短暂通气，使胸腔内压力及 CO_2 气体量减少，从而降低电阻抗，增加电除颤的成功率。如果不能进行体外除颤，也可应用儿科器械插入胸腔内充当电极板进行除颤。

5. 单肺通气　达芬奇心脏手术是通过单侧胸壁小切口进行操作，因此，体外循环前后应给予单肺通气。术中使单侧肺塌陷的方法有两种，一种是应用带有支气管阻塞器的单腔气管插管，另一种是应用双腔气管插管。为避免手术后更换气管插管，一些外科医生更倾向于应用支气管阻塞器的单腔气管插管。但应用单腔气管插管更容易使患者在体外循环停机后发生供氧不足。相关研究结果表明，体外循环停机以后，单肺的氧合指数（$PaCO_2/FiO_2$）可能会比手术前减少超过 50%。体外循环后的单肺通气过程当中，通常会出现供氧不足的情况，可能是因为塌陷肺的血流量增加，导致了通气肺的通气 / 灌注比例严重失调所致。

（三）二尖瓣手术

机器人辅助的瓣膜手术主要集中在二尖瓣上，这是世界上许多中心使用的常规技术。任何需要接受二尖瓣手术的患者，至少在理论上，都可以在机器人辅助下进行手术。其适应证与接受传统胸骨正中切开术的患者没有什么不同。机器人可以应用于退行性和功能性瓣膜病变的二尖瓣修复；对于那些不适合修复的患者，也可以进行瓣膜置换。可以同期进行消融或抗心律失常的迷宫手术或三尖瓣手术。

机器人二尖瓣手术需要外周插管来建立外周体外循环。因此，必须评估患者是否存在髂股动脉粥样硬化性疾病。术前胸部 / 腹部 / 骨盆的 CT 血管造影有助于量化降主动脉和盆腔血管的钙化情况，术中经食道超声心动图（TEE）可评估有关主动脉弓部可能存在的动脉粥样斑块情况。如果通过股动脉逆行灌注继发的卒中风险较高，则应使用替代手术策略。如果仍然考虑选择采用机器人辅助的方法，可以使用右腋动脉而不是股动脉进行灌注，降低神经系统并发症的风险。

术前冠状动脉造影是筛查冠状动脉疾病所必需的，对于年轻人群，尤其是有瓣膜退行性病变的人群，冠状动脉造影是必要的。如果发现可以经皮介入治疗的孤立的冠心病，则在完成 PCI 后 4～6 周后进行机器人二尖瓣手术，完成"杂交冠脉 - 瓣膜手术"。

1. **手术切口**　左肺单通气后，右侧胸壁打孔：第4肋间、腋前线6cm处，避开乳腺组织，开直径为0.8cm小孔作为内窥镜孔；于同一肋间隙、内窥镜孔下方约3cm处，沿肋间隙方向开直径1.5～2.5cm的工作孔；右侧第2肋间隙和第6肋间隙、腋前线3cm处开直径0.8cm小孔，分别作为左、右机械臂孔，第5肋间隙置入套筒针作为拉钩器械进入的通道。

2. **体外循环建立**　体外循环的动脉管是通过股动脉插入的，通常应用导丝或游离出股动脉后置入18～24F动脉管。主动脉管顶端到达腹主动脉或髂动脉远心端。应确认动脉管进入胸主动脉，而不是进入对侧髂动脉。体外循环静脉管一般应用20～28F管道，经股静脉直通下腔静脉置入右心房。插管前行食管超声检查确认是否存在心房水平分流。应用食管超声确定静脉管是否插入右心耳或者经卵圆孔进入左心房。静脉管的位置取决于上腔静脉及肺动脉的引流情况，同时跟医生的习惯有关。主要有三种方式：①单管回流：单管回流时，静脉管的顶端进入到上腔静脉与右心房连接处，或者位于上腔静脉以上几厘米。经食管超声再次定位确定静脉进入上腔静脉的位置。需要注意的是当左房拉钩拉起左房时，静脉管可能因为牵拉作用而从上腔静脉退回右心房。因此，置入静脉管时要将静脉管深入上腔静脉3～5cm。②加入上腔静脉管回流：为保证静脉回流，有时会经右侧颈内静脉将15～18F上腔管置入上腔静脉。③加入主肺动脉管回流：通过颈内静脉将特殊的上腔静脉引流管置入主肺动脉内，辅助体外循环机引流。一般将其置入主肺动脉的肺动脉瓣与肺动脉分叉之间。为保证血液回流，一般在静脉管中接入负压装置。尽管用到的静脉管管径较细，但–40mmHg的负压足够维持术中静脉回流与动脉供血之间的平衡。

3. **心脏停搏**　心脏停搏的方式有多种，包括顺行灌注、逆行灌注和混合灌注。顺行灌注又分为两种。第一种是血管外阻断：在右侧胸壁腋中线第3肋间插入Chitwood升主动脉阻断钳，将灌注管经胸壁插入近端升主动脉，这种方法跟传统开胸手术的方法基本一致。第二种是血管内阻断。应用一个长100cm，管径10.5F的管道，通过股动脉插管进入主动脉根部。这种管道末端有一个气囊，气囊进入升主动脉后充气使其膨胀，阻断血流，相当于血管内的阻断钳。管道的末端存在顺行灌注的通道，可以使停跳液进入冠状动脉，防止其进入体循环。气囊的定位是非常重要的，如果气囊阻塞冠状动脉或者无名动脉，就会出现严重的并发症，如脑灌注不足等。因此，有必要通过经食管超声进行气囊的正确定位。这两种顺行灌注的方法都有一个必要的前提，那就是主动脉瓣结构及功能基本正常。主动脉瓣轻度以上反流被认为是达芬奇机器人手术顺行灌注的相对禁忌证。逆行灌注也可以通过经皮置入冠状静脉窦导管来实现。置入冠状静脉窦导管，一般选用右侧颈内静脉作为穿刺点，并通过食管超声和压力检测来定位。在进行逆行灌注时，要同时监测冠状静脉窦的压力变化。逆行灌注时一般保持压力在30～40mmHg之间，当压力大于50mmHg，则考虑改变逆灌管的位置或者降低输出流量。

心脏停搏下经肺静脉前左方切口，利用机器人第四机械臂牵开器暴露二尖瓣，探查二尖瓣结构，完成经典的瓣膜成形术和腱索断裂修复术。除器械操作外，具体手术步骤与常规开胸相似。可在体外将缝合线穿过瓣膜的织物环后将机械瓣膜和生物瓣膜通过工作孔移入体内，再完成打结，也可使用机械臂延伸器械在体内打结完成手术操作。

（四）三尖瓣

几乎任何三尖瓣病变都可以使用机器人辅助的方法来处理，尽管最常见的手术是对接受机器人二尖瓣手术的患者同时行成形环状植入术来纠正功能性三尖瓣反流的。当然，机器人手术也可以用于单纯的三尖瓣手术，在这种情况下，它的手术路径和方法基本上在所有方面与二尖瓣手术都类似。

（五）主动脉瓣

虽然机器人二尖瓣手术现在很常见，但到目前为止，使用机器人对主动脉瓣进行手术的情况还很少，而且在某种程度上是有限的。目前只有孤立的病例报告和小病例队列报道成功的机器人辅助主动脉瓣置换术（AVR），该机器人还被用于成功切除主动脉瓣乳头状弹力纤维瘤。最近，Balkhy 和他的同事完成了一例机器人辅助下免缝合主动脉瓣置换术，他们将 12mm 机器人内窥镜孔和 25mm 工作孔开口于第 2 肋间隙，8mm 机械臂孔开口于第 1 肋间隙和第 3 肋间隙，并进行股动静脉体外循环。主动脉切开术、小叶切除、确认瓣膜位置和主动脉关闭均在机器人内窥镜下进行。

（六）手术效果及并发症

多个研究证明，机器人辅助的二尖瓣手术是安全有效的，虽然与非机器人手术相比其手术时间有延长，但接受机器人手术的患者死亡率降低，住院时间更短，围手术期并发症总体上更少，无与机器人使用的相关并发症。但不得不承认，达芬奇机器人技术也存在其不足：达芬奇器械过于笨重、所需耗材及花费较多、技术学习时间较长且术式有限、手术时间长、缺乏触觉反馈等。随着科学技术的发展与手术团队的不断磨合与努力，相信这些问题在不久的将来都将得以解决。

第二节 经导管主动脉瓣植入术

一、概述

主动脉瓣狭窄（aortic valve stenosis，AS）是一种进展性心脏瓣膜疾病，在西方国家，75 岁以上老年人主动脉瓣狭窄的患病率约为 2.8%，80 ～ 90 岁老年人患病率高达 9.8%，是发病率仅次于高血压病和冠心病的心血管疾病，伴随全球人口老龄化，罹患该疾病的患者人数还在急剧增加。我国尚无大规模 AS 流行病学数据。复旦大学附属中山医院单中心超声心动图数据库（纳入近 30 万例患者）分析提示，国内 AS 发病率可能明显低于国外，而主动脉瓣反流（aortic regurgitation，AR）比 AS 常见。第二军医大学附属长海医院 20 年数据回顾分析显示，在接受外科主动脉瓣置换术（surgical aortic valve replacement，SAVR）者中 AR 比例明显高于 AS 者。由于左室良好的压力负荷耐受性，主动脉瓣狭窄患者可长期无明显症状，但一旦出现相关症状，包括胸痛、晕厥、呼吸困难甚至猝死等，若不及时干预生存率很低，中位生存期仅为 2 ～ 3 年，预后很差。因而目前推荐对于已出现症状的、甚至无症状主动脉瓣重度狭窄进行积极干预。传统外科开胸直视下主动脉瓣置换术已发展多年，技术路线及安全性可靠，但对于不耐受开胸和体外循环手术、高龄、左心功能差或合并其他重要脏器严重疾患的主动脉瓣病变患者，SAVR 手术风险过大、死亡率高。经导管主动脉瓣置换术（transcatheter aortic valve replacement，TAVR）是指将压握组装好的人工主动脉瓣经导管植入到病变的主动脉瓣处，借助或不借助球囊使其完全膨胀并固定在主动脉根部，在功能上替代原有主动脉瓣，从而完成不开胸主动脉瓣的置换，是治疗主动脉瓣狭窄的革命性新技术。TAVR 具有微创、手术时间短、恢复快、无需心肺转流等优势，因而自诞生之初即获得极大关注。

自 2002 年 4 月 16 日法国 Cribie 医生完成了人类第一例经导管主动脉瓣置换术以来，TAVR 技术已获得极大的发展并趋于成熟，且以 TAVR 技术为代表的其他各瓣膜的经导管置换或修复技术目前已经成为整个心血管病学最受关注、发展最快的领域之一。截至 2018 年全球已完成 TAVR 手术约 50 万例，并以至少 10 万例 / 年、超过 10% 的年增长率快速增长，主要集中在发达国家和地区。而全世界应用最广泛的、已获 FDA 批准的 TAVR 产品包括球囊扩张式 Edward Sapien 系列（最新一代产品为 S3 Ultra）、自膨胀式的 Medtronic Core Valve 系列（最新一代产品为 Evolut Pro+）、机械扩张式 Boston Scientific Lotus 系列（最新一代产品为 Lotus Edge），占据了全球超过 90% 的市场份额，另有至少 10 款瓣膜已进入临床研究阶段（图 3-58-1）。中国大陆是在 2010 年 10 月 3 日由葛均波院士团队实施完成第一例 TAVR，到 2019 年底已有约 180 家中心共完成了超过 3000 台 TAVR 手术，多家中心年手术量超过 100 台。随着瓣膜产品在中国的市场化，目前国内已有包括杭州启明、苏州杰成、上海微创心通在内的三家 TAVR 产品上市销售，以及多个等待上市或正在进行临床试验的 TAVR 产品。随着市场化发展，未来将会有更多的患者获益于此项划时代的心血管疾病治疗技术。

随着多年来临床研究的不断发展，目前欧美指南已推荐将外科手术禁忌、高危、中危乃至低危主动脉瓣狭窄患者作为 TAVR 的适应证，对于高龄主动脉瓣狭窄患者甚至已成为主要治疗方式。新技术及新产品的不断发展使得 TAVR 正变得越来越安全和方便，国际上 TAVR 有向"极简式"（minimalist approach）发展的趋势。但是相对于传统介入手术，TAVR 仍然是一种复杂、高风险、学习曲线较长的手术技术，其开展需心内科、心外科、影像科、麻醉科、体外循环、护理等多学科的协同配合。即使在最新的临床试验中，TAVR 的围术期死亡率仍为 2% ~ 4%，永久起搏器植入、瓣周漏、血管并发症发生率仍不低。其次，国内目前上市的瓣膜为第一代瓣膜，不具备可回收、重新定位功能，我国 TAVR 候选人群存在二叶瓣比例高、钙化严重等特点，使现阶段在我国开展 TAVR 存在更高的风险。因此在我国目前形势下，多学科心脏 TAVR 团队的建设仍十分重要，系统的培训、遵循严格技术规范和团队规范化的运行，可使 TAVR 更安全稳定地开展。

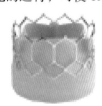   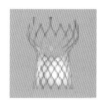

图 3-58-1 国外及国内主流的 TAVR 瓣膜系统

分别为 Edwards 公司的 SAPIEN 3 Ultra，Medtronic 公司的 CoreValve Evolut PRO，波士顿科学公司的 LOTUS，启明医疗的 VenusA（国产）。

二、病理解剖及分型

主动脉瓣的解剖根据瓣叶数目分为单叶到四叶。其中三叶式主动脉瓣占绝大多数，少数为二叶式主动脉瓣，单叶式及四叶式主动脉瓣非常少见。在欧美国家完成的 TAVR 患者基本上为三叶式主动脉瓣，二叶式主动脉瓣的病例很少。二叶式主动脉瓣（bicuspid aortic valves，BAV）解剖学结构特殊，瓣叶形态不对称，窦部椭圆率较大，瓣口处血流受阻、流速增高，形成涡流，会导致瓣膜增厚钙化，同时由于自身遗传学机制以及异常血流冲击主动脉管壁，其更容易发生升主动脉扩张、主动脉瘤等主动脉壁病变等。二叶式主动脉瓣患者瓣环不规则，尤其是瓣上融合嵴及钙化团块等均会显著影响 TAVR 术中瓣膜的均力释放和贴壁，其 TAVR 术后极易发生瓣周漏、瓣膜移位、主动脉夹层等并发症，导致近远期死亡率明显升高。鉴于上述原因，西方国家 TAVR 多项大规模临床研究将 BAV 列为排除标准。BAV 患者发生 AS 时间较早，研究显示其发生事件的时间较三叶瓣 AS 患者提前 10 ~ 20 年。因此随着年龄的增长，其在 AS 患者中所占比例逐渐下降，在 60 ~ 70 岁约为 63%，70 ~ 80 岁约为 45%，而在 80 ~ 90 岁不超过 20%。与西方国家不同，由于社会经济发展情况与外科诊疗水平差异，中国 TAVR

患者平均年龄为 60 ~ 80 岁，显著低于外国患者（80 ~ 100 岁），故中国大陆及台湾地区 TAVR 患者中 BAV 的比例很高（40% ~ 50%），远高于西方国家（1.6% ~ 9.3%）。但从目前国内及国外完成 TAVR 少量研究的围手术期结果看，二叶式主动脉瓣仍然取得了很不错的效果。二叶式主动脉瓣按有无嵴可分型为 Type（0，1，2）三大类，Type0 无嵴，Type1 有 1 个嵴，Type2 有 2 个嵴，其中 Type2 型罕见。Type（0，1）均可实施 TAVR。

主动脉瓣病变分型的诊断需结合超声（经胸超声或经食道超声）、多排螺旋计算机断层扫描（multi ~ slicespiral computed tomography，MSCT）确定，必要时结合心脏核磁共振检查（cardiac magnetic resonance，CMR）。超声可评估瓣叶形态、AS 严重程度，CT 评估主动脉瓣病变分型及主动脉根部测量准确性优于超声。瓣叶分型现主要参考 Sievers 分型及 Hasan 分型（表 3-58-1、表 3-58-2）。TYPE1 型二叶瓣与 TYPE0 型二叶瓣的主要区别，三交界点于同一窦部平面，瓣叶夹角 "V" 字型，为功能性二叶瓣的典型影像学特征；反之，三交界点不共面，瓣叶夹角为 "I" 字形，可疑先天二叶式主动脉瓣。需鉴别先天带嵴二叶瓣与功能性二叶瓣，主要是对两瓣叶交界的融合程度、钙化程度及两融合窦的大小进行区分。

表 3-58-1 瓣叶分型 Sievers 分型

分型（嵴的数目）	0 型		1 型			2 型
图例						
亚型（嵴的位置）	侧向	前后	左 - 右	右 - 无	左 - 无	左 - 右 / 右 - 无
图例						

表 3-58-2 瓣叶分型 Hasan 分型

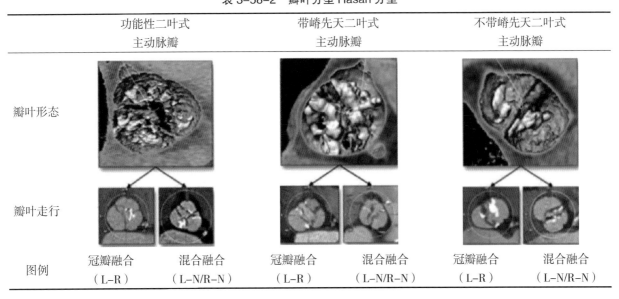

	功能性二叶式主动脉瓣		带嵴先天二叶式主动脉瓣		不带嵴先天二叶式主动脉瓣	
瓣叶形态						
瓣叶走行						
图例	冠瓣融合（L-R）	混合融合（L-N/R-N）	冠瓣融合（L-R）	混合融合（L-N/R-N）	冠瓣融合（L-R）	混合融合（L-N/R-N）

三、临床表现与诊断

主动脉瓣狭窄的临床分型分期如下。

（1）AS危险期：是指二叶式主动脉瓣、主动脉瓣硬化等存在基础瓣膜病变的危险期。超声测量主动脉瓣峰值流速＜2m/s。

（2）AS进展期：是指二叶式主动脉瓣轻到中度瓣叶钙化或三叶式主动脉瓣瓣叶收缩期运动受限、瓣叶风湿性改变（连接处融合）。超声见早期左室舒张功能降低可能，左室射血分数正常。轻度狭窄：主动脉瓣峰值流速2.0～2.9m/s或平均跨瓣压差$\triangle P$ 20mmHg；中度狭窄：主动脉瓣峰值流速3.0～3.9m/s或平均跨瓣压差$\triangle P$ 20～39mmHg。

（3）无症状重度AS：指瓣叶重度钙化或伴严重瓣叶开放受限的先天性狭窄，伴有左室舒张功能受限、中度左室肥厚。心脏超声测量主动脉瓣峰值流速≥4m/s或平均跨瓣压差$\triangle P$≥40mmHg，主动脉瓣口面积≤1.0cm²或瓣口面积指数≤0.6cm²/m²。极重度狭窄是指：主动脉瓣峰值流速≥5m/s或平均跨瓣压差$\triangle P$≥60mmHg。左室射血分数可正常、可轻度下降＜50%。患者无明确症状或运动负荷试验时有症状及有超声变化。

（4）有症状重度AS：瓣叶重度钙化伴严重瓣叶运动受限，症状包括心悸、劳力性呼吸困难或运动耐力降低、劳力性心绞痛、运动性晕厥或晕厥前期，严重者静息心衰、心绞痛、晕厥或晕厥前期。超声测量瓣口面积≤1.0cm²（或面积指数≤0.6cm²/m²），分为以下三种。

1）有症状高压差AS：主动脉瓣峰值流速≥4m/s或平均跨瓣压差$\triangle P$≥40mmHg，伴主动脉瓣反流可能大，左室射血分数正常，伴左室舒张功能受限、左室肥厚、肺动脉高压可能。

2）射血分数下降的低流速低压差、重度有症状AS：主动脉瓣峰值流速≤4m/s或平均跨瓣压差$\triangle P$≤40mmHg，左室射血分数下降＜50%，每搏量指数＜35mL/m²，小剂量多巴酚丁胺试验后超声伴有主动脉瓣峰值流速≥4m/s或平均跨瓣压差$\triangle P$≥40mmHg，用鉴别诊断假性AS（指小剂量多巴酚丁胺试验见瓣口面积＞1.0cm²，流速恢复正常）。

3）射血分数正常的低流速低压差、重度有症状AS：主动脉瓣峰值流速≤4m/s或平均跨瓣压差$\triangle P$≤40mmHg（一般为30～40），左室射血分数≥50%，每搏量指数＜35mL/m²，左室壁厚度明显增加，低搏出量小左室，高龄伴高血压病史尤著，收缩充盈受限，长轴左室功能减退（缩短率），瓣口面积一般≤0.8cm²，钙化积分一般男性≥3000，女性≥1600评估存在一定难度。

四、手术适应证和手术策略

根据主动脉瓣狭窄程度的判断及临床症状的评估，目前最新2017年欧洲心脏病学会（ESC）瓣膜病指南及2017年美国心脏病学会/美国心脏协会（ACC/AHA）瓣膜病指南，推荐主动脉瓣狭窄置换指征情况如下：①有症状的重度AS（IB）、有症状的心功能减少的"低压差，低流速"的重度AS（IC）；②有症状的"低压差，低流速"但心功能正常患者经仔细评估考虑症状来自瓣膜狭窄（IIaC）或瓣膜钙化程度高度提示重度AS患者（IIaC）；③无症状的重度AS同时伴有心功能减少〔射血分数（Ejection Fraction），EF＜50%〕（IB）；④无症状的重度AS心功能正常但运动负荷试验可诱发症状（IC）或血流动力学改变（IIaC）；⑤中度AS需要同时进行其他心脏手术患者（IIaC）。而对于TAVR的手术指征，两大指南均将外科手术禁忌或高危且改善瓣膜疾病后预期寿命超过1年、有症状的钙化性重度主动脉瓣狭窄患者定为TAVR的I类适应证，ACC/AHA确定外科手术中危组患者提升为IIa类适应证，

ESC 将外科中危及以上风险者确认为由心脏小组讨论确定为 I 类适应证。

不同瓣膜系统对 TAVR 的解剖有不同要求，包括瓣膜类型病变程度、主动脉瓣环内径、冠状动脉开口高度、入路血管内径等。国内、外有经验的中心尝试了对二叶瓣钙化性狭窄进行 TAVR，外科手术高危、禁忌的单纯 AR、无钙化的主动脉瓣狭窄未来也可能是 TAVR 的适应证，国内、外也有部分中心使用自膨胀瓣膜尝试对该类患者进行 TAVR 治疗，二者均取得了初步经验，目前指南尚无明确推荐，也均无大规模的临床试验数据支持。在解剖上适合 TAVR 的前提下，拟行 TAVR 手术的患者术前应进行危险分层，主要根据心血管及非心血管多变量危险因素形成，国内根据心胸外科协会风险评分（society of thoracic surgeons，STS）、虚弱程度、主要器官障碍及手术特定障碍来综合判定，建议了符合中国患者特点的危险分层：

低危：STS 评分 < 4%，年龄 < 75 岁，不伴有重度虚弱、严重主要器官障碍及手术特定性障碍。为 IIb 类适应证，患者更适合行 SAVR，即使患者意愿行 TAVR 也必须向患者建议 SAVR 的可行性、必要性、获益与风险。

中危：STS 评分 4% ~ 8%，年龄 < 75 岁，轻度虚弱、不超过 1 项术后无法改善的主要器官系统障碍，无明显手术特定性障碍，为 IIa 类适应证。

高危：STS 评分 > 8%，年龄 ≥ 75 岁，中重度虚弱、不超过 2 项术后无法改善的主要器官系统障碍，可能存在手术特定性障碍，为 I 类适应证。

禁忌：STS 评分 > 8%，年龄 ≥ 75 岁，1 年内死亡率和致残率 > 50%，至少 3 项术后无法改善的主要器官系统障碍，严重衰竭或有严重的手术特定障碍，为 I 类适应证。患者预期 SAVR 术后 30d 内发生死亡或不可逆合并症的风险 > 50%，或存在手术禁忌的合并症或手术特定障碍，如胸部放射治疗后、胸廓畸形、肝衰竭、主动脉弥漫性严重钙化、极度虚弱等。外科术后人工生物瓣退化也作为 TAVR 的绝对适应证。

影像学评估是 TAVR 术前筛查及分析的重点，评估手段包括：①经胸超声心动图（transthoracic echocardiography，TTE）或经食管超声心动图（transesophageal echocardiography，TEE）。可评估心脏形态、功能，瓣膜功能及解剖、瓣叶活动度、主动脉根部的解剖。②主动脉根部及冠状动脉造影。主动脉造影测量主动脉瓣环、主动脉内径以及冠状动脉开口高度等方面均不够准确，目前主要用来评估血管入路的情况。冠状动脉造影可用来准确评估是否合并冠心病。对于合并严重冠状动脉狭窄的 TAVR 患者，心脏团队需进一步评估是否需进行血运重建、血运重建的方式，如采用 PCI，还需确定 PCI 的时机（TAVR 前、与 TAVR 同期或 TAVR 后）。③多排螺旋计算机断层显像。通过多平面及三维重建可在瓣环平面测量瓣环的周长、内径，测量较超声更为准确。评估是否合并冠状动脉疾病、瓣膜钙化程度、外周血管通路以及测量冠状动脉开口高度等方面也极具价值。主动脉根部精细解剖分析是确定解剖条件是否适合 TAVR 的关键，并辅助术者决策选择瓣膜系统及型号，制定术中策略，预估并发症及风险，外周入路分析用于优选植入路径，一般首选经股动脉。TAVR 的 CT 主要分析内容如下。①瓣环分析：是指由几个法氏窦最低点对应平面的虚拟环，选择收缩末期的 CT 影像进行分析，主要根据瓣环分析的参数（直径、周长、钙化、形状等）作为瓣膜尺寸和球囊尺寸选择的重要依据，同时可用于确定最佳投照体位。②根部其他结构分析：包括流出道直径、窦部直径、窦管交界直径、升主动脉直径、左心室（包括心尖）大小和厚度等，协同瓣环直径共同判断根部解剖特点。③瓣叶分析：包括瓣叶解剖类型、钙化程度、钙化分布、交界融合嵴情况等。如钙化明显的二叶式主动脉瓣可明显限制植入的瓣膜系统扩展，在选择瓣膜系统与瓣膜尺寸时需与三叶式主动脉瓣采取不同策略。④冠状动脉分析：包括左、右冠主动脉开口位置，距离瓣环的高度，与瓣叶、瓦氏窦、窦管接合部等的相对关系等。由于 TAVR 是将自身主动脉瓣叶向外推开至法氏窦内，分析目的是预估植入瓣膜时冠状动脉被自身瓣叶及新植入瓣膜阻挡的可能性，对于是否实施 TAVR、瓣膜型号选择、手术策略都有重要影响。⑤血管入路分析：TAVR 首选血管入路是股动脉，如双侧股、髂动脉血管明显狭窄或闭塞，或者合并径线不足的严重扭曲和环状钙化，合并夹层、壁内血肿以及多量的血栓时，可以根据患者具体的解剖情况、术者团队的经验及使用的器材而选择其他入路，包括颈内动脉、锁骨下动脉、升主动脉、心尖及腔静脉等入路。主动脉弓处的斑块及钙化也是发生围术期脑梗死的高危因素，需予以关注。

目前，国内 TAVR 多使用自膨胀式主动脉瓣膜，其一般解剖要求为：入路血管最窄内径 ≥ 6mm、髂动脉及主动脉无严重扭曲，预计输送鞘管能通过；主动脉瓣环内径符合瓣膜要求，一般不超过 30mm；冠状动脉开口高度、窦部大小、瓣叶长度、窦管交界高度、瓣叶病变预估偏向等因素综合分析冠脉风险可控或不大；主动脉瓣钙化程度适中；无严重的冠状动脉狭窄。目前 TAVR 的禁忌证主要包括：左心室内血栓、左心室流出道梗阻、30d 内心肌梗死、左心室射血分数 < 20%、严重右心室功能不全、冠状动脉梗阻风险高以及主动脉根部或入路解剖形态不适合。

五、手术技术

不同的瓣膜系统介入操作过程略有差异，建议 TAVR 在麻醉、超声心动图及 DSA 引导下完成，操作地点建议在杂交手术室，经验丰富的中心也可考虑在单纯的心导管室内（需要有 ECMO 技术和设备配置），手术前需根据各项检查制定详尽的手术方案及应急预案，手术方案包括是否进行预扩张及球囊型号、瓣膜类型及型号、释放技术调整、工作体位投射角度、选择血管入路、麻醉方式等，并发症处理预案包括是否使用或备用循环辅助装置、是否使用脑保护装置、是否进行冠脉保护以便处理冠脉口堵塞、是否预留保护钢丝以便处理血管并发症等。本节以国内主流的经股动脉植入自膨胀瓣膜系统为例介绍 TAVR 植入过程及操作技术要点。

1. 麻醉　早期 TAVR 一般采用气管插管 + 全身麻醉方式，随着经验积累和器械改进，大多数 TAVR 可在局部麻醉 + 镇静模式下完成，术后恢复更快，更少出现肺部感染和神经系统并发症，但对配合性差或病情严重的患者建议选择全身麻醉，以便顺利完成 TAVR 操作及快速处理循环崩溃等并发症。术前通常需开放血管活性药、扩管药及补液通道，以便于术中随时控制血压稳定。

2. 临时起搏器植入　TAVR 术中球囊扩张及瓣膜释放均需要在快速起搏降低血压后进行，起搏频率 160 ～ 200 次 /min，以及及时处理术中术后可能的心动过缓情况。TAVR 术中一般常规在颈内静脉或锁骨下静脉通路植入临时起搏电极，术后保留 3 ～ 5d 处理可能的迟发房室传导阻滞。推荐使用球囊漂浮电极导线，并稳定置于右心室心尖部，避免导线张力过高，减少导线移位、心脏穿孔、气胸概率。

3. 血管入路的建立　根据术前影像筛查结果确定主入路及辅入路，最常用的是经双侧股动脉。在瓣膜入路股动脉的对侧穿刺股动脉，置入动脉鞘作为辅入路，入路血管不足时尤其是有 ECMO 或 IABP 导管置入时也可考虑选择桡动脉路径进行。主入路采用穿刺法者建议从辅入路放置 JR 造影导管翻山至主入路股动脉进行血管造影评价局部解剖情况，在 DSA 引导下精准穿刺，穿刺针进入点应在股总动脉前壁的中间，并避开分支及钙化团块。主入路也可以采用腹股沟切开游离的方法，通过在穿刺点处预置荷包缝线以便于术后关闭主入路。主入路血管穿刺成功后，一般先预置 2 把血管缝合器，随后置入 6F 血管鞘，送入加硬导丝至降主动脉内后，置入 14F 扩张子充分预扩后缓慢送入 18 ～ 20F 导引鞘。对于主入路直径不足者，可根据情况决定是否采用无鞘法送入瓣膜输送系统。有些术者还习惯保留从辅入路至主入路的保护钢丝，以便处理可能的血管并发症。为简化操作，也有些术者采用微穿刺造影建立主入路的方式，不用从辅入路送入导管造影参考。

4. 体位选择　术前根据 CTA 选择合适的跨瓣角度和体位、球囊扩张体位、瓣膜释放工作体位，三者根据具体瓣膜病变特点决定。对于三叶瓣者通常只需一个体位，工作体位选择三个瓦氏窦底呈一条直线，右冠窦底居中、左右窦底与右无窦底距离相同。经辅入路放置猪尾导管于无冠窦底造影观察主动脉根部解剖，同时供测压及作为瓣环位置的参照点。

5. 跨瓣及测压　经主入路使用 AL 导管和直头导丝通过狭窄的主动脉瓣口进入左心室，逆行通过狭窄瓣口有时有难度，需要经验积累并耐心操作，并注意避免损伤冠脉、穿通瓣叶、缠绕或影响二尖瓣。AL1 导管适合主动脉根部内径较小或横位主动脉，AL2 导管适合主动脉根部内径较大或垂直主动脉，经颈动脉 TAVR 最常应用 JR4 和 MPA 导管。跨瓣导丝可选择 Terumo 或者 COOK 亲水涂层直头导丝（或者 MedtronicPTFE 直头导丝），长度建议使用 260cm 者，可方便进行导管交换，硬度以 Standard 为宜，如使用 STIFF 硬度跨瓣导丝则需小心操作。待跨瓣导丝进入左心室后，AL 导管随即跟入左心室内，导丝交换为头端塑性的特硬导丝后，再交换为猪尾导管送入左心室。对于使用 STIFF 硬度跨瓣导丝者则可直接退出 AL 导管、更换猪尾导管送入左心室。两根猪尾导管连接双通道压力测量主动脉瓣的跨瓣压差。

6. 球囊扩张　利用猪尾导管交换预塑形的特硬导丝作为后续球囊扩张及置入瓣膜的轨道，特硬导丝塑形猪尾圈的大小和圈数需结合心腔大小、心尖深度及厚度、是否影响二尖瓣等综合而定。球囊扩张及瓣膜置入过程需始终稳定钢丝、保持足够支撑力，需小心操作，尽可能避免损伤心肌、心脏穿孔、轨道脱出心室以及干扰二尖瓣关闭。球囊型号的选择通常与手术策略有关，通常较计划选择瓣膜型号小 2～6mm，不超过瓣环直径，而部分中心经验选择 16～20mm 小球囊扩张策略。瓣膜型号无法预先确定时通常根据球囊扩张效果决定，称为 Balloon Sizing，即根据球囊是否有腰征、瓣周漏多少、钙化瓣膜掀开情况及球囊推挤方向、冠脉显影是否受影响决定瓣膜型号。球囊导入送至主动脉根部，使瓣环或瓣上钙化狭窄最重处位于球囊 mark 中央，在 180bpm 频率快速起搏、血压降至 60mmHg 以下后快速充盈球囊，并以最大压力扩张球囊，球囊扩张须尽可能稳定位置避免滑动，同时用位于升主动脉的猪尾导管进行造影，以观察瓣周漏和窦部、冠脉显影情况，达到预期效果后快速抽瘪球囊、停止起搏、保留轨道后撤球囊离开主动脉瓣。球囊扩张为高风险操作，容易发生室颤或心脏骤停导致循环崩溃，须密切关注循环情况，要求麻醉、体外、巡回团队密切配合，总起搏时间应尽量小于 15s。在术前充分评估根部解剖的基础上，应尽量减少非必需扩张次数，勿选用过短球囊（一般球囊长度 40mm），球囊初始位置要准确，快速起搏要可靠，减少球囊充盈时滑动的机会。球囊偏大可导致瓣环及主动脉根部破裂、主动脉夹层、冠状动脉闭塞、体循环栓塞及严重传导阻滞等灾难性后果。球囊扩张后的大量反流也可导致急性心力衰竭、恶性心律失常、心源性休克甚至猝死等。目前也有学者主张不进行球囊预扩张而直接置入瓣膜，主要是针对三叶瓣、钙化不重及使用球囊扩张瓣膜的患者。

7. 装载瓣膜　瓣膜装载前应先充分冲洗，整个瓣膜的装载需要在冰盐水中，由专门技术人员装配，瓣膜被压缩于输送长鞘的胶囊腔中。病情相对稳定的患者可在球囊扩张决定瓣膜型号后开始装瓣，一般需等待至少 10min。对于术前已确定瓣膜型号者可提前开始装瓣，减少球囊扩张与瓣膜植入的时间间隔。对于术前预计循环崩溃风险大、低 EF 值、低流速、低压差以及急诊手术的患者，建议导丝跨瓣前即开始装载瓣膜备用。

8. 瓣膜输送到位 胶囊从主入路沿特硬导丝轨道钢丝进入，在穿过扭曲血管、主动脉弓及主动脉瓣口时需小心操作，全程需 X 线观察下推送，且同时观察导丝头端保证轨道钢丝不出现大的移位而导致心脏穿孔或轨道脱出左心室。水平升主动脉的患者，输送系统有时难以通过钙化的瓣口，可考虑再次球囊预扩、双加硬导丝支撑或者使用圈套器改变输送系统角度等办法，二代瓣膜输送系统自带有可调弯设计可以辅助跨瓣。

9. 瓣膜定位 调整 DSA 投照角度为释放的工作体位，将猪尾导管放置在无冠窦的最低点，作为瓣环的参考线，行主动脉根部造影确认瓣膜起点位置位于瓣环水平。输送系统酌情贴近升主 – 弓部的大弯侧，以增加轨道张力、加强其稳定性、保持释放的同轴性。术前需规划好合理的置入深度，自膨胀瓣膜释放的最佳置入深度为 0 ~ 6mm，不同的瓣膜系统设计不同，推荐的植入深度亦不同，同时与根部尺寸、病变特点、冠脉风险有关，瓣膜的型号选择也对植入深度有影响。

10. 瓣膜释放 待瓣膜起始释放点调整至最佳高度后，开始缓慢释放瓣膜。通常前 1/3 释放时需非常缓慢，需注意支架预热后张力增加、支架头端露出可能会突然增快。注意快速起搏开始的时机，尽可能稳定瓣膜的释放，一般起搏频率 120 ~ 180 次 /min，使得血压下降，并尽量使前 1/3 支架与根部充分接触和锚定，狭窄不重的患者需严格防范瓣膜释放时左室出口堵塞、瓣膜被血流冲出左室。间断小剂量造影观察支架位置，释放时随时根据支架位置决定输送鞘增加张力抑或是上提微调，以始终保持支架在最佳高度。瓣膜前 1/3 释放稳定后开始逐步释放，当瓣膜打开约 2/3 长度时停止起搏，左心室前向血流恢复，瓣膜开始工作，复查主动脉根部造影，确认瓣膜位置是否合适、瓣周漏多少、冠脉有无影响。此时如瓣膜位置不佳，可考虑回收瓣膜进行重新定位和释放。适当调整并确认瓣膜处于合适高度后，撤回猪尾导管，完全释放瓣膜。脱钩前需注意轨道张力和支架的角度，减少支架突然回弹导致的升主动脉损伤。

11. 释放后评估 瓣膜释放后小心退出输送鞘的 TIP 头端，防止 TIP 头造成支架移位或 TIP 头脱落，在降主动脉合拢输送系统，保留导丝轨道撤出输送系统，并交换为猪尾导管进入左心室，退出特硬导丝。复查主动脉根部造影确认支架位置和瓣周漏多少，测量术后左心室 – 主动脉压确定有无压力阶差，超声检查瓣膜功能是否良好、有无瓣周漏，同时应该评估二尖瓣、左心室功能以及心包。根据瓣周漏多少、支架形态、跨瓣压差高低决定是否有必要进行球囊后扩张。需注意后扩张仍有可能导致冠状动脉阻塞、瓣环破裂和瓣膜移位，需权衡利弊，选择合适的后扩张球囊，在快速心室起搏（160 ~ 200 次 /min）同时实施。如此时因支架移位植入过深导致大量瓣周漏，则需进行瓣中瓣植入。

12. 入路闭合 瓣膜功能位置满意、循环稳定后，撤出造影导管和导引鞘。从辅入路股动脉行入路血管造影，以排除入路血管并发症。入路血管可采用外科缝合、血管缝合器或关闭器闭合。闭合后可再次进行辅入路侧造影判断有无出血渗漏及入路血管狭窄。一旦有需要处理的血管并发症，应权衡其严重情况，结合术者所在中心的具体情况，采用介入或外科方式处理血管并发症。

13. 术后处理 全麻患者术后建议循环稳定者尽早拔管，术后进行中心静脉压监测和容量评估，监测出入量，制订补液计划。观察有无穿刺 / 切开部位出血、血肿、假性动脉瘤，包扎部位远端动脉搏动是否良好。术后需严密监护，以及时发现、评估和处理心律失常、脑卒中、急性肾损伤等并发症。检测有无新发心房颤动，检测有无新发或加重的传导阻滞，评估可否拔除临时起搏器或有无安置永久起搏器的指征。超声评估 TAVR 瓣膜功能及左室功能。如无禁忌，阿司匹林 100mg 每天 1 次，终身服用，氯吡格雷 75mg 每天 1 次，服用 3 ~ 6 个月。如存在抗凝治疗指征（如心房颤动、静脉血栓栓塞症），则考虑使用华法林抗凝。根据患者合并症、血栓栓塞风险、出血风险等不同情况，抗栓治疗方案应当个体化，出血风险高者可以单用阿司匹林抗栓。

六、特殊情况处理

1. BAV　目前欧美尚未将 BAV 钙化性狭窄列入 TAVR 适应证，仅有一些有经验的中心在尝试进行 TAVR，特别是对外科手术禁忌的患者，目前尚缺乏大规模的临床试验支持。与经典的三叶式主动脉瓣相比较，BAV 重度狭窄的典型病理改变有瓣环呈椭圆形、瓣叶大小不对称、瓣叶的钙化严重而不均匀、常合并有升主动脉疾病等，其特殊的解剖学特点可干扰术前对患者瓣膜、瓣环等的评估，可致置入的瓣膜难以充分扩展、贴壁，增加瓣膜置入后移位、瓣周漏、冠状动脉堵塞、瓣环破裂、主动脉夹层等的发生，瓣膜功能的持久性以及 TAVR 的长期疗效有待于进一步临床研究证实。

2. 瓣中瓣　外科手术主动脉瓣换瓣的生物瓣使用年限一般为 8 ~ 15 年，当其蜕变、功能逐渐丧失时，二次外科手术换瓣往往为高危或手术禁忌，使许多高龄、合并症多的患者失去了手术机会。TAVR 的瓣中瓣技术为此类患者提供了一种新的选择。操作技巧和手术要点：①完善术前准备，明确生物瓣的类型、尺寸以及病变类型（如狭窄、反流或合并存在），了解病变瓣膜的 X 线影像，确定瓣膜置入深度的参照；②减少预扩张的次数，以反流为主的病变可不做球囊预扩张，以降低卒中的发生率；③避免瓣膜置入过深，最佳的置入深度为 2 ~ 4mm。

3. 水平型升主动脉　水平型升主动脉与瓣环平面角度大，瓣膜通过和瓣膜释放前的定位（alignment）困难，导致完全释放后瓣膜移位、瓣周漏、传导阻滞需植入起搏器、二尖瓣功能受影响等的发生率大大增加。操作技巧和注意事项如下：①瓣膜通过困难时，可用抓捕器（snare）辅助，尤其是在因为瓣周漏严重需要置入第二个瓣膜时；②在选择的血管入路上，经锁骨下和升主动脉途径能够明显降低瓣膜释放过程中的张力，增加瓣膜释放的可控性。选择升主动脉途径同时有助于同轴，对瓣膜的成功置入有很好的帮助。

4. 瓷化主动脉　瓷化主动脉患者主动脉壁有广泛的环形或近似环形钙化。此类患者在建立体外循环、阻断升主动脉、切口缝合等方面存在不利之处，围术期脑卒中和主动脉损伤的发生率明显增加，因此瓷化主动脉是外科主动脉瓣置换术的相对禁忌证。TAVR 为这些患者提供了新的治疗手段。但是，瓷化主动脉患者动脉硬化严重，常伴有其他血管路径如股动脉的狭窄，如操作不慎可引起严重并发症。因此要注意以下事项：① TAVR 术前需进行仔细评估，制定详细的手术方案；②术中熟练操作，减少操作的次数，尤其是避免瓣膜脱入升主动脉或将瓣膜拉出体外而需要再次置入，减少已部分释放的瓣膜触碰到钙化的主动脉而引起脑卒中和主动脉夹层的发生。

5. 血管入路不良　当股动脉不适合作为血管入路时，可根据患者的实际情况选择锁骨下动脉、升主动脉、髂动脉、腋动脉、颈内动脉、心尖等其他途径，临床实际中以锁骨下、升主动脉和心尖途径最为常用。应用锁骨下动脉入路，从穿刺点到瓣环的距离比较短，输送系统的整体张力低，对瓣膜释放的控制反而比经股动脉途径有利，但需要外科医师帮助分离左锁骨下动脉、缝置荷包。当股动脉途径和锁骨下动脉不合适时，升主动脉途径可作为备选。

6. 冠状动脉开口位置低　在瓣膜置入过程中，若发生冠状动脉口堵塞，将导致患者血流动力学不稳定，出现心原性休克，需要紧急血运重建，死亡率高。手术操作技巧及注意事项：①术前通过 CT 和造影仔细评估主动脉根部的解剖结构，冠状动脉开口高度至少大于 10mm，主动脉窦需满足瓣膜类型要求的最低宽度，部分瓣叶大小和钙化不对称的患者需要进行特别分析；②在瓣膜类型的选择上，选择自膨胀式瓣膜的冠状动脉堵塞的风险较低；③对于冠状动脉堵塞风险高的患者，在允许的情况下将瓣膜选小一号、置入适度深一些，可降低冠状动脉堵塞的风险，但瓣周漏的发生率可能会增多；④采用 Balloon Sizing 技术，即在球囊扩张、主动脉根部注射对比剂时，观察冠状动脉的血流情况，有助于判断瓣膜置入后是否会影响冠状动脉血流；⑤支架预埋技术，即置入瓣膜前，在可能堵塞的冠状动脉预埋支架，若发生冠状动脉闭塞，可及时将支架拉到冠状动脉 E1 并释放，从而保护冠状动脉。

7. 瓣膜极度钙化的 AS　这类患者瓣膜极度钙化、钙化团块巨大，容易导致 CDS 难以跨瓣、瓣膜支架无法充分展开、严重瓣周漏、需要球囊后扩张等不利情况，对这类患者进行 TAVR 应谨慎。

七、术后并发症及术后监护

为了统一各并发症的定义，方便各研究之间的对比，瓣膜学术研究联盟（valve academic research consortium，VARC）发表了 TAVR 临床研究终点标准定义。以下为常见并发症。

（1）传导阻滞。TAVR 可引起左、右束支传导阻滞和房室传导阻滞。90% 以上的房室传导阻滞发生在 TAVR 术后 1 周内，但有些病例发生在术后 1 ~ 6 个月。避免将瓣膜支架置入太深（＞6mm），避免选择直径过大的瓣膜，选择适当的、内径较小的球囊扩张等措施，可减少该并发症的发生。

（2）瓣周漏。大多数的患者瓣周漏为轻微至轻度，且随着时间延长可能减轻，但目前还无法完全避免。大量的研究证实瓣周漏影响预后，TAVR 的瓣周漏与自身瓣膜类型（二叶式主动脉瓣更易发生）、自身瓣膜钙化程度及部位（如瓣环及深入左室流出道的团块钙化导致植入的支架贴壁不佳）、人工瓣膜植入深度（植入过高或过低均可导致瓣周漏）、人工瓣类型及大小等相关。中度以上的瓣周漏需及时处理，使用球囊后扩张、瓣中瓣技术、柔软的血管塞进行介入封堵等可作为续贯选择的处理策略。新型瓣膜很多具有防瓣周漏设计（可回收，可重定位，可调弯，高裙边设计）可明显减少瓣周漏。避免选择瓣膜过度钙化病例、选择合适型号的瓣膜、瓣膜深度的准确定位，则有效可以预防多数瓣周漏发生。

（3）脑卒中。TAVR 相关的脑卒中可能是输送系统经过主动脉时导致主动脉粥样斑块脱落引起，也可能是球囊扩张使得主动脉瓣上钙化物质脱落造成。与手术操作无关的术后脑梗死也时有发生。术中应避免反复操作，减少操作次数，这样可能减少卒中的发生，高危患者可考虑使用脑保护装置。

（4）入路血管并发症。外周血管扭曲、成角、狭窄或闭塞、严重的钙化（特别是环状钙化）、直径不足、合并自发夹层及血栓、操作者经验不足等情况易出现严重血管并发症，输送系统的直径过大也与外周血管并发症有直接的关系，使用血管缝合器有时也会出现闭塞、严重狭窄等情况。避免选择内径过小、过于扭曲、局部严重狭窄或夹层病变的入路血管，避免粗暴操作，可减少血管并发症的发生。一旦出现血管并发症，主入路预置保护钢丝，能降低介入处理外周血管并发症的难度，可采用外周血管球囊阻塞、外周覆膜支架，必要时进行血管外科手术处理。

（5）冠状动脉阻塞及心肌梗死是 TAVR 最严重的并发症之一，主要机制是钙化的自体瓣叶被支架推移、上翻甚至外翻堵住冠状动脉开口，瓣膜支架放置过高、甚至移位脱入窦内后也可导致支架覆膜区直接挡住冠状动脉开口或封住窦管交界。术前应评估瓦氏窦宽度（≥30mm）、冠状动脉开口高度（≥12mm）、瓣叶长度（≤10mm）、窦管交界直径（超过瓣环≥5mm）和高度（≥15mm），多数情况下认为上述条件下冠脉风险较低，但仍须考虑更多解剖因素，如冠脉起源位置与窦部比例、瓣尖结构与团块钙化分布位置、左右冠窦对侧峰融合与钙化程度等，都对冠脉风险评估产生很大影响。对于同一个患者，选择不同的支架瓣膜产品、型号选择大小与释放位置也可能产生截然不同的结果。

另外，脱落的斑块或压扁的自体窦内血栓形成也可导致冠脉梗阻。术前 CT 分析及手术策略非常重要，对于术前评估有冠脉风险的患者，根据风险高低决定不同的手术策略，包括选择冠脉风险低的瓣膜系统，酌情选择小一号瓣膜，选择可回收或可重定位系统，球囊扩张评估风险后决定是否植入瓣膜、不同的冠脉保护方式（预置保护钢丝、支撑导管、球囊甚至支架），风险过大、难以避免冠脉堵塞病例应放弃 TAVR，一旦发生须紧急建立冠脉通路植入烟囱支架或紧急开胸取出瓣膜或加做冠脉搭桥。

（6）循环崩溃。常见于球囊扩张后，由于自体瓣膜撕裂、主动脉瓣反流急剧增加而导致血压迅速下降，甚至类似电机械分离样表现，术前无反流、小左室、心功能差及状态差的患者更容易出现，对急性反流耐受更差。术中适当的补容、谨慎使用大的预扩球囊，减少反复球囊预扩，球囊扩张前准备好待植入的瓣膜、尽可能迅速地植入瓣膜等均是抢救成功的关键。如不能迅速植入瓣膜则应尽快建立体外循环。

（7）瓣环破裂。一般与球囊扩张操作有关，小的破裂有保守成功报道，多数一旦出现来势凶猛，不要为等待外科耽误抢救时机，如降温、心包引流、循环支持，多数情况需外科开胸修补，尽管如此死亡率仍很高。患者因瓣环及流出道团块钙化及环形钙化、二叶式主动脉瓣、球囊/瓣膜选择过大、扩张压力过大等容易发生瓣环破裂。

（8）主动脉损伤升主动脉增宽、主动脉弓角度大、降主动脉扭曲及主动脉钙化或斑块明显的患者相对容易出现该并发症，与大号输送系统操作密切相关。网栏提拉瓣膜支架、瓣膜支架回弹或移位、瓣膜支架释放不到位后回拉至降主动脉、植入第二枚瓣膜等操作均容易出现主动脉并发症。如果出现严重的主动脉夹层、撕裂或穿孔，存活率很低，应争取外科手术或植入覆膜支架。

（9）心包填塞。常见原因包括：起搏电极相关右心室穿孔；左心室穿孔（多与特硬导丝、导管、直头导丝或输送系统 Tip 头端有关）；主动脉根部破裂或穿孔（多与球囊扩张或跨瓣导丝有关），其中以特硬导丝最易出现，尤其强调头端塑形及固定位置稳定的重要性。术前要评估左室大小、室壁厚度、心尖厚度、窦部大小等。出现心包填塞、血压下降、循环不稳定的患者，应该尽快心包穿刺引流，必要时中和肝素和输血制品，效果不佳者要迅速外科手术处理。

（10）其他并发症。①瓣膜的脱落及移位目前已少见。避免选择过小的瓣膜可防止该并发症的发生。②急性肾功能损害也是 TAVR 常见的并发症，且与患者预后相关。

八、结构性心脏病未来展望

近年来，以 TAVR 为主的经导管心脏瓣膜病介入治疗成为结构性心脏病的最重要热点话题，被称为是介入心脏病学第四次革命。随着瓣膜设计的持续改进及技术理论体系的更新，瓣周漏、传导阻滞、脑梗死等相关并发症已经显著降低，手术指征也从外科手术高危和禁忌逐步过渡到中危以及低危患者，TAVR 产品日益成熟，并已明显超过 SAVR 的手术量，十年内甚至可能超过冠脉介入市场规模。国内已有 4 家公司产品完成了 TAVR 的临床试验研究，3 家已获批准销售，其他心脏瓣膜领域，过去人们视为畏途的二尖瓣、三尖瓣介入治疗也开始破冰，不断取得新的进展，肺动脉瓣已逐步由人工管道衰败向自体流出道瓣膜反流进军，未来前景广阔。

尽管二尖瓣结构的解剖复杂性、巨大个体差异、严重手术风险明显限制了经导管二尖瓣置换或修复的发展进程，其依旧具有广阔的前景。以 CE 认证为标准，包括 Mitraclip、Pascal、Cardioband、Neochord 为代表的二尖瓣修复器械，及以 Tendyne、Intrepid 为代表的二尖瓣置换器械均已完成了数十例以上的人体研究，正在进行多中心、大规模临床验证，另外尚有数十款国内外新型置换或修复装置刚刚进入人体或仍在进行早期临床评估。然而截至 2020 年也只有缘对缘修复装置 Mitraclip 一款产品获得 FDA 批准，全世界植入量已超 7 万例，证据最为充分，适应证已经从退行性二尖瓣关闭不全拓展至功能性二尖瓣关闭不全，对瓣膜本身解剖条件也逐渐放宽。作为一个已被心外科抛弃的不成熟的技术方案最终在经导管领域大放异彩，Mitraclip 在临床现实中仍存在解剖适应证及长期效果等问题，远非二尖瓣疾病的最佳解决方案。由于二尖瓣病变的多样性（瓣环、瓣叶及其邻近区域解剖结构的多样性），各种介入修复 / 置换都有其独特的特点和适应范围。就目前而言，依旧没有任何一种介入技术能够覆盖全部类型的二尖瓣瓣膜病变，技术多样性仍是必经之路。各种经导管二尖瓣修复技术通常适应证窄，患者筛选要求极高，中长期效果尚不乐观，而经导管二尖瓣置换面临的困难及严重的致死性并发症包括左室流出道梗阻、瓣膜撕裂及装置移位、心包填塞、冠状动脉压迫、巨大血栓形成等，其是否可以成为越来越多患有严重 MR（± 狭窄）、不适合传统外科技术患者真正可靠的治疗选择，研制一种经导管二尖瓣修复装置且适合治疗所有二尖瓣病变解剖类型和风险水平的患者有着极大的挑战，产品能否诞生并经过临床考验，仍需拭目以待。同时，由我国学者及医疗科技公司共同研发的经导管二尖瓣器械 Mitral Stitch、Valve Clamp、Mi-Thos 凭借独特的设计引起国内外广泛关注，国内多中心临床研究都已顺利启动，效果值得期待。

　　三尖瓣病变以反流为主，常继发于左心瓣膜病或心肌病患者，晚期预后很差，因手术风险、并发症和病死率较高，临床上单纯的三尖瓣手术少见，因而微创介入治疗非常具有吸引力和前景。三尖瓣解剖与二尖瓣类似，但较二尖瓣更为复杂，解剖学挑战包括瓣环过大、瓣叶瓣环无钙化及增厚、瓣膜组织脆弱、邻近右冠状动脉等，目前也仅有 Cardioband 一款瓣膜修复装置获得了 CEMark，而各种经导管三尖瓣介入策略仍处于早期阶段，各种产品不断推出，包括缘对缘、瓣环成形、功能替代、瓣环牵拉对合改进、人工腱索、瓣环及心室压缩、原位和异位瓣膜置换等技术，多款装置可同时处理二尖瓣及三尖瓣反流。国内医工团队设计开发的经导管三尖瓣置换装置 Lux-Valve 已完成了数十例早期临床研究，效果不俗，可能成为世界领先的三尖瓣产品。对于如何选择合适的患者、如何选择最佳干预时间、长期结果耐久性等仍然是需要在未来试验中解决的重要问题。

　　经导管肺动脉瓣置换术诞生时间较 TAVR 更早，2000 年 Bonhoeffer 教授首次报道，主要用于治疗先天性心脏病（法洛四联症、肺动脉闭锁等）术后患者，因病患群数量、适应证、耐久性与推广价值等方面的原因，其发展相对滞后于左心瓣膜疾病的经导管治疗。这类患者主要问题是长期右心室流出道 – 肺动脉瓣反流（± 狭窄），由于其一期矫治术式多样从而导致术后流出道解剖类型多样而复杂，多数患者右室流出道 – 肺动脉瘤样扩张，经导管产品设计和植入策略极具挑战。目前比较成熟的经导管肺动脉瓣膜主要是球囊扩张式的 Melody 和 SAPIEN 系列，主体用于肺动脉带瓣管道衰败和生物瓣衰败，瓣膜型号较小，对于病患数量更多、解剖更为复杂的自体流出道（多数早期使用跨瓣环补片重建技术）并不适合。专门设计符合自体流出道特点的经导管肺动脉瓣装置，目前至少有 Harmony、Pulsta 及国产化的 VenusP 和 PT-Valve 多款自膨胀瓣膜正在进行早期临床研究，但仍难以适应多数直径过大和解剖复杂的自体流出道特点。一些新型的策略包括杂交手术、异位瓣膜可能成为潜在的方向，未来随着适应证和时机的扩展，以及法洛四联症手术患者的数量和年龄的累积，将有更多患者有机会通过这项技术改善生存质量及预后。

（董念国　吴龙　尚小珂）

参考文献

［1］ Cribier A，Ehchaninoff H，Bash A，et al. Percutaneous transcatheter implantation of all aortic valve prosthesis for calcific aortic stenosis：first human case description［J］.Circulation，2002，106：3006-3008.

［2］ Holmes DR Jr，Mack MJ，Kaul S，et al，2012 ACCF/AATS/SCAI/STS expert consensus document on transcatheter aortic valve replacement［J］.J Am Coll Cardiol，2012，59：1200-1254.

［3］ Vahanian A，Alfieri O，Andreotti F，et al.Guidelines on the management of valvular heart disease（version2012）：the joint task force on the management of valvular heart disease of the European Society of Cardiology（ESC）and the European Association for Cardio-Thoracic Surgery（EACTS）［J］.Eur Heart J，2012，33：2451-2496.

［4］ Nishimura RA，Otto CM，Bunow RO，et al.2014 AHA/ACC guideline for the management of patients with valvular heart disease：executive summary：a report of the American College of Cardiology/American Heart Association Task Force on Practice Guidelines［J］.J Am Coll Cardiol，2014，63：2438-2488.

［5］ Leon MB，Smith CR，Mack M，et al.Transcatheter aortic valve implantation for aortic stenosis in patients who cannot undergo surgery［J］.N Engl J Med，2010，363：1597-1607.

［6］ Nkomo VT，Gardin JM，Skehon TN，et al.Burden of valvular heart diseases：a population-based study［J］.Lancet，2006，368：1005-1011.

［7］ Pan W，Zhou D，Cheng L，et al.Candidates for transcatheter aortic valve implantation may be fewer in China［J］.Int J Cardiol，2013，168：el33-134.

［8］ Pan W，Zhou D，Cheng L，et al.Aortic regurgitation is more prevalent than aortic stenosis in Chinese elderly population：implications for transcatheter aortic valve replacement［J］.Int J Cardiol，2015，201：547-548.

［9］ Seiffert M，Franzen 0，Conmdi L，et al.Series of transcatheter valve-in-valve implantations in high-risk patients with degenerated bioprostheses in aortic and mitral position［J］.Catheter Cardiovasc Interv，2010，76：608-615.

［10］ Yousef A，Simard T，Webb J，et al.Transcatheter aortic valve implantation in patients with bicuspid aortic valve：a patient level multi-center analysis［J］.Int J Cardiol，2015，189：282-288.

第四篇
冠心病外科

第五十九章
冠状动脉粥样硬化性心脏病

冠状动脉疾病从定义上讲应是涉及冠状动脉的所有疾病的总称，但在心脏外科领域主要还是指先天性冠状动脉疾病和后天性冠状动脉疾病两大类。先天性冠状动脉疾病：①冠状动脉起源异常，冠脉起源于肺动脉；②冠状动脉分布异常，如左前降支起源于右冠状动脉；③冠状动脉瘘，为冠脉与心腔、腔静脉或肺动静脉之间的非毛细血管床性的异常交通。后天性冠状动脉疾病可能的发病原因：①冠状动脉栓塞，栓子可能来源于肿瘤，细菌性心内膜炎的赘生物，粥样硬化脱落的斑块和各种血栓，脂肪栓子以及 PTCA，冠脉造影等介入性操作时的异物等。②夹层动脉瘤累及冠状动脉开口。③结缔组织疾病累及冠状动脉，包括大动脉炎、类风湿、系统性红斑狼疮以及川崎病等。④感染性疾病累及冠状动脉，如梅毒性主动脉炎。⑤外伤性冠状动脉疾病。⑥在心血管外科临床工作中最常见的后天性冠状动脉疾病是冠状动脉粥样硬化性心脏病，它已占发达国家心脏外科手术治疗病例的 70% 左右。本章所述及的是冠状动脉粥样硬化性心脏病的外科治疗，也就是常说的冠心病外科治疗。

冠状动脉粥样硬化性心脏病是指由于冠状动脉壁脂质代谢异常，而引起的冠状动脉腔的狭窄、堵塞以及在此基础上合并的血栓形成和冠状动脉血管痉挛等病理生理变化，由此引起相应供血范围心肌的缺血性改变，包括局部心肌收缩无力及心肌梗死和形成室壁瘤等。

一、解剖病变

从病理解剖上来说，目前认为冠状动脉粥样硬化可以分成以下四个阶段，但必须明确的是，这四个阶段可以在同一部位共同发生，在同一心脏冠脉血管中病变可具有多种表现。

1. 脂质浸润期　表现有内皮细胞的损伤性改变，包括脱落、通透性增加，同时有单核细胞浸润，局部平滑肌细胞增生，内皮细胞的脱落使其下的胶原纤维暴露，促使血小板的黏附与聚集，释放血小板聚集因子。

2. 脂质条纹期　这一期的显著改变是肉眼可见血管内腔出现局限性的黄白色凸起，可以是点状，但更多是呈条纹状至血管内膜表面不再平滑。镜下这些凸起主要是由吞噬有大量脂质颗粒的巨噬细胞和增生的平滑肌细胞形成，这些细胞在吞噬脂质颗粒后转化为泡沫细胞。病变局部逐步出现脂质的堆积和细胞的增生，包括纤维结缔组织增生，以此形成血管表面的条纹状凸起。

3. 粥样斑块发展成纤维斑块期　单核细胞与平滑肌细胞增生并吞噬脂质成为泡沫细胞，泡沫细胞随后在病变局部崩解，释放出脂质，形成脂质池并有胆固醇结晶析出，继而造成局部组织坏死和炎性改变并有纤维组织的大量增生、坏死组织的钙化等。

4. 斑块的复合病变　斑块中部的脂质和坏死组织向血管内膜面破溃，形成粥样硬化溃疡，而围绕着溃疡有纤维组织增生性隆起，溃疡的表面又有血小板的黏附和血栓的形成，还有小的溃疡也可以逐步愈合，由此形成粥样硬化局部的复合性病理改变，最后的结果是造成冠状动脉血管的管腔狭窄、血栓栓塞和管腔的堵塞这些病理解剖改变。

从大体病理解剖的角度，冠状动脉内腔按狭窄程度分为四级：管腔缩小25%以内为一级，26%～50%为二级，51%～75%为三级，76%～100%为四级。一般认为，三、四级狭窄使心肌供血量明显下降，才表现出临床症状。冠状动脉粥样硬化可发生于任何分支，其中以左前降支最为多见。冠状动脉病变以局限性狭窄为多，但也可为弥漫性。在形成某支冠状动脉慢性梗阻时，相邻冠状动脉分支间可能在缺血区周围逐步形成侧支循环供血，但急性梗阻因尚无足够的侧支形成，可能造成急性心肌梗死甚至心室壁穿孔。

急性心肌梗死后，镜下早期可见心肌小灶坏死，以后累及大片心肌。轻者局限于心内膜下，而重者则穿透心室壁全层。1周后可有肉芽长入梗死区并开始修复，约5～6个月后形成瘢痕。瘢痕区失去心室收缩功能，在心室收缩期有反常搏动，即形成室壁瘤。室壁瘤多发生在心尖部左前降支的供血区，但也可见于心底部或右心室。

急性穿透性梗死可以导致心室穿孔。如穿孔破入心包腔则心包填塞，多数立即死亡。如穿透心室间隔则立即造成左室至右室的异常分流，出现不同程度的血流动力学障碍。

二、冠状动脉搭桥术的解剖要点

搭桥术的成败在于冠状动脉的充分再血管化。充分了解冠状动脉正常解剖及常见的变异从而对冠状动脉造影所见作精确分析，对手术的成功十分重要。冠状动脉的主要分支包括：①左前降支及其主要对角支；②回旋支及其主要左室支；③右冠状动脉及后降支。

1. 左冠状动脉　发自升主动脉的左冠窦内。主干沿肺动脉后方伸向左房室沟，在该处包埋于脂肪块之下并被左心耳所遮盖。左冠状动脉主干由此分作两支或三支，其中走入前室间沟的分支为左前降支，向后沿左房室沟走行的分支称回旋支，二者之间的分支称为中间支。

（1）左前降支。沿前室间沟下行并绕过心尖2～5cm在后室间沟与后降支相会。前降支主干分出对角支及众多间隔支，而在进入心尖部时通常为单支。前降支近段盖在心表脂肪之下，而远端2/3均位于心脏表层。少数病例前降支在近端分为并行的两个分支，使吻合手术困难。约2%的人群前降支直接发自主动脉窦。

（2）左回旋。回旋支自左冠状动脉以90°以上的角度发出后走行于左房室沟内，并在后室间沟处折入后室间沟。回旋支沿途发出数条分支向下至心尖部。这些分支供应左心室后壁血运，通常称为钝缘支或左室支，也以发出的先后称为第一钝缘支、第二钝缘支等。右冠状动脉占优势的患者回旋支可能很小。约45%的窦房结动脉发自回旋支。左房回旋动脉也发自回旋支近端。回旋支的远端同时也供应室间隔后部及下部的血运。

2. 右冠状动脉　发自主动脉右冠窦，沿右侧房室沟向下走行，随后绕至后室间沟处成为后降支，向左室后壁供血。在右室流出道发出圆锥支，在右室下方近心脏锐心缘发出锐缘支。在后室间沟处右冠状动脉形成"U"形弯曲并自该处发出房室结动脉。后降支由右冠状动脉延续而成，跨过心脏十字交叉供应部分左室后壁血供者称为右优势型冠状动脉分布，如后降支来自左回旋支则称为左优势型。国人中90%人群的冠状动脉分布属右优势型。左主干隐于主肺动脉后方，不易显露，通常无法在左主干作CABG的吻合口，回旋支的主干走行于左房室沟内，显露亦困难，通常手术吻合主要限于回旋支的主要分支即几个钝缘支。冠状动脉主支左前降支、右冠状动脉走行于心外膜下，走行浅易于游离和吻合，但偶尔也会深在于心室肌内不易找到。

三、病理生理

冠状动脉作为心肌供血的血液通道有其自身的特点：①正常情况下的冠状动脉血流高，相对心肌组织来讲为 0.7 ~ 0.9mL/g；②心肌细胞从冠脉血流中摄取氧的能力比身体其他组织细胞要高，这也意味着在心肌细胞通过提高氧的摄取来满足应急状态的能力有限；③由于心脏收缩时其心室壁和其中的冠脉血管承受着与心腔相近的压力，尤其是心内膜下的冠脉小血管，这决定了冠脉血流对心肌的供血主要发生在心脏舒张期。正常情况下冠脉血流量具有一定的储备能力，主要通过代谢产物和神经体液机制调节冠脉循环的血流量，增加血流量的最终环节是冠状动脉血管扩张。当冠状动脉小血管由于粥样硬化造成狭窄性改变，在心肌需氧量增加时，各种调节机制的加入仍无法使冠状动脉扩张，增加血流量来满足心肌的氧需，则形成心肌缺血甚至心肌缺血性梗死，临床表现出冠心病的各种症状和体征。由于粥样硬化在同一个体的不同的冠状动脉支形成狭窄的程度和时间可以不同，可以在不同冠状动脉分支间形成侧支循环，以代偿局部心肌的缺血改变。

急性冠状动脉血运中断时，实验显示：心肌在缺乏血供后 20min 内还不会出现不可逆的死亡，如果超过 40min，约有 70% 的心肌会出现坏死，此时如得到血流再灌注，60% ~ 70% 的梗死心肌可以得到挽救，但到缺血后 3h 才得到再灌注，则只能恢复 10%。在机体中，因为侧支循环的存在和变异，使得从缺血到血流再灌注而局部心肌细胞保持可复性的时间段难以估计。大动物实验证实缺血 6h 内恢复血液灌注心肌功能可得到恢复，但 6h 后经积极治疗血流再灌注则只可能因为恢复坏死心肌边缘的低灌注区域使心肌功能部分得到保留，避免心梗面积的进一步扩大。因此冠状动脉闭塞后急性心肌缺血应尽可能在 6h 内得到再灌注，否则大部分心肌将会发生不可逆的坏死。

四、症状与体征

冠心病心肌缺血的最重要和最常见的临床表现是心绞痛，同时由于冠脉病变的复杂性和血管病变的不均一性，形成了冠心病临床表现的不同。世界卫生组织根据冠心病临床表现的不同提出了以下的临床表现分类，即心绞痛、心肌梗死、猝死、心力衰竭和心律失常。其中心绞痛又分为稳定劳力性心绞痛和不稳定心绞痛，不稳定心绞痛又分为初发劳力性心绞痛、恶化劳力性心绞痛和变异性心绞痛。此外，还有单纯劳力性心绞痛、自发性心绞痛及混合性心绞痛等。这些临床表现均是建立在不同程度的冠状动脉粥样硬化性狭窄基础上的。

1. 稳定劳力性心绞痛　其发病基础是冠脉中有相对稳定性的粥样硬化性狭窄，一般认为狭窄程度超过 75% 冠状动脉的储备才会表现不足，在休息状态下通过狭窄处的血流因足以满足心肌的需要而不表现出心绞痛症状，而当运动或情绪激动，心肌耗氧量明显增加时，因狭窄冠状动脉储备能力有限，心肌血供不能随需氧量的增加而增加，由此产生心肌缺血表现出心绞痛，一旦运动停止，心肌氧耗量降低，心肌氧耗的供需矛盾随之缓和，心绞痛症状也随之消失。在一定时期，心绞痛的出现多都稳定维持在一定的运动量时发作，就是慢性稳定性劳力性心绞痛。稳定性劳力性心绞痛的病理基础是冠脉狭窄病变的程度在一段时间里没有太多的变化，也没有出现血管痉挛性改变，狭窄的程度保持稳定。然而，随着冠状动脉粥样硬化斑块病变的发展，冠脉狭窄程度进行性加重，最终会表现为不稳定性心绞痛。

2. 不稳定性心绞痛　包括初发劳力性心绞痛、恶化劳力性心绞痛和变异性心绞痛，其中，①初发劳力性心绞痛是指心绞痛病程在 1 个月以内新出现的心绞痛，且心绞痛的发生由运动量的增加或其他增加心肌氧耗量有关的因素所诱发。②恶化劳力性心绞痛是表现为近期的诱发劳力性心绞痛所需要的运动量降低，或同等劳动量下心绞痛发作的频率增加，程度加重及持续的时间延长等。③自发性心绞痛是指在静息状态无明确劳力性诱发因素下发生的心绞痛，其病理基础多认为是在严重冠脉粥样硬化性狭窄的基础上合并冠状动脉痉挛所造成的心肌缺血。自发性心绞痛多发生在夜间睡眠中或清晨轻度活动时，可能因为这个时段冠状动脉的血管张力较高。冠状动脉造影时绝大多数自发性心绞痛患者都有严重的冠状动脉血管狭窄性病变，而且许多患者都合并有劳力性心绞痛病史，这样的患者一般都诊断为混合性心绞痛。就临床角度而言，自发性心绞痛的发病机制不能排除冠脉内血栓形成的可能。但通常的认识是自发性心绞痛是由冠脉自发性收缩所致。另一种静息状态下发生的心绞痛：④变异性心绞痛，这种心绞痛可发生于冠脉造影完全正常的患者，但约有 70% 的患者造影时可发现有粥样硬化斑块，和自发性心绞痛不同的是变异性心绞痛患者冠脉自发性收缩时会使冠状动脉完全闭塞。

3. 急性冠脉综合征　指的是不稳定心绞痛、急性心肌梗死和猝死这几种冠心病临床类型，它们都是需要紧急干预性治疗的。急性冠脉综合征的共同发病基础被认为是冠状动脉粥样硬化基础上的血栓形成，它们可能继发于粥样硬化斑块的破裂，暴露出裂口下的粥样组织，通过启动内源性凝血机制，促成血栓的形成。其临床表现与血栓形成的部位、大小以及自体内源性纤溶系统所溶解有关，小的附壁血栓随后被溶解，而呈一过性心肌缺血，临床可表现为不稳定心绞痛；但如果血栓快速形成使血管完全闭塞，血流骤然中断，冠状动脉无足够的侧支循环供血，临床上可表现为急性心肌梗死，在大的、重要的冠状动脉支还可表现为猝死。

五、特殊检查

冠状动脉粥样硬化性心脏病的特殊检查包括心电图、超声心动图、放射性核素检查和冠状动脉造影及左室造影检查等。

（一）心电图检查

心电图检查是一种简单无创、可重复的冠心病最常用的检查方法，但是，心电图不能确定和排除冠心病心肌缺血诊断。它分成常规心电图检查和动态心电图检查以及心电图负荷试验。

1. 常规心电图检查　通常须做 12 导联心电图，对心肌缺血和心肌梗死诊断有意义，通过定期的床旁心电图检查对搭桥手术后的心肌缺血提供早期诊断。

2. 动态心电图检查　对心律失常和无痛性心肌缺血诊断有帮助。

3. 心电图负荷试验　通过运动增加心脏负荷和心肌耗氧而诱发心肌缺血性心电图改变。对典型劳力性心绞痛诊断有帮助。运动试验的敏感性约为 70%，特异性为 90%。

（二）胸部平片

大部分冠心病患者的胸部平片无特异性改变，因冠心病作为老年病有时合并于高血压病，心影可表现为高血压性心脏病改变。但对于冠心病心肌梗死心力衰竭病例，可出现肺淤血 X 线片征象，对于心室壁瘤的形成可以表现为心尖部或左心缘的局部凸起，左室增大，形状不正常，透视下的左室缘异常搏动或反向运动提示室壁瘤，此外，左室壁钙化也为室壁瘤的影像之一。作为动脉粥样硬化的一部分，冠心病患者还可合并有升主动脉的钙化影像，提醒手术时阻断升主动脉应注意防止夹层形成和选择合适的近端吻合部位。

（三）超声心动图

冠心病患者可发现心脏的节段性室壁运动减弱来判断心肌缺血，同时，通过测量心室射血分数和缩短率评估心脏功能。对心肌缺血合并症如二尖瓣关闭不全、室间隔穿孔、室壁瘤和心室血栓等提供诊断依据，超声诊断对排除如肥厚性心肌病有诊断意义。

（四）放射性核素检查

核医学在冠心病的诊断中也占有重要地位。目前常用于临床的核素检查主要有以下几种。①心肌灌注显像，应用最为广泛。由于心肌细胞具有选择性地摄取某些碱性或非碱性离子的能力，而且摄取量取决于局部心肌血流灌注，因此可选用特定的放射性标记物来评估局部心肌血流。临床上通常用201铊（201Ti）为示踪剂检查心肌血流量，作为无创检查，核素检查尤其在运动性心肌灌注扫描要优于心电图的监测。冠心病心肌缺血时心肌灌注显像则显示缺血区的放射性稀疏或缺损，在运动试验尤其如此。②心脏断层显像（ECT）包括单光子发射计算机断层显像（SPECT）和正电子发射断层显像（PET），后者是用特定的正电子核素与正电子照相机进行断层照相，它可以研究心肌代谢等心肌变化对评估和判断冬眠心肌有帮助。③放射性核素心血管造影，通过放射性核素造影快速采集Tc-99m弹丸通过静脉系统回流至右心房、右心室、肺动脉、肺、左心房、左心室、主动脉时的图像可用于无创评估左、右心室射血分数及室壁运动情况，对术前心功能的评估和室壁瘤诊断有意义。

（五）冠状动脉及左室造影检查

从冠心病介入治疗和外科治疗的角度要求，最为重要的是冠状动脉造影，包括同时进行的左心导管检查。它可以对冠状动脉各支病变以及心腔变化提供准确的解剖学诊断以及某些功能诊断。近年来放射学的技术发展较快，如数字减影血管造影（DSA）、超高速计算机断层扫描（UFCT）以及磁共振显影（MRI）等对于冠心病可以进行更为精确的形态学和血流动力学诊断，并可对桥的通畅提供无创评估。但是，冠状动脉造影仍然是冠状动脉搭桥手术和冠心病介入治疗的金标准。需要注意的是冠状动脉造影常常低估冠脉病变的严重程度，因为我们判断狭窄的参照是认为无狭窄处的血管，而冠心病粥样硬化往往是在弥漫血管狭窄基础上的局部明显狭窄。此外，有时认为造影显示的冠脉血管细小而无法进行搭桥吻合，而术中往往口径可以吻合。通过造影时心肌收缩能力消失而判断局部心肌死亡无搭桥必要是不确切的，有时局部可能有大块冬眠心肌，恢复血运后对心功能有益，需要参考核素检查。

六、病程及预后

冠心病的自然预后与病变血管的部位和程度有关，与由于冠状动脉狭窄引起的心肌缺血的程度有关，如前述可有多种临床表现类型。但就出现心肌梗死患者来说如无外科手术治疗，急性心肌梗死合并乳头肌断裂的患者90% 1周内死亡。所有中重度心肌梗死的30d死亡率为24%，1年的死亡率为52%。有冠心病症状同时经左室造影证实有轻度二尖瓣反流的慢性心肌梗死中，1年的自然死亡率约为17%，在中至重度的患者中1年的死亡率约为40%，仅比急性心肌梗死后重度的二尖瓣反流死亡率稍有降低。室壁瘤较大，心功能明显受损的有症状的患者，若不进行外科治疗，其5年存活率不到50%。

七、手术适应证

有关冠状动脉搭桥的手术适应证一直有些争议，尤其是随着药物治疗的改进和介入治疗的出现。近十年有大量的有关三种不同方式临床治疗结果的对比研究（见手术结果），以确定哪种治疗手段更能有利于冠心病患者达到减轻症状、提高生活质量和延长寿命的目的。根据1999年美国心脏病协会发表的《冠状动脉搭桥外科指南》，比较明确地指定冠状动脉旁路移植术的适应证主要有如下几种。

（1）无症状或有轻度心绞痛，但冠状动脉造影显示有明显的左主干病变（狭窄程度＞50%）；

相当于左主干病变的前降支和左回旋支近端狭窄为 70%；或三支血管病变的患者尤其是左心室功能不正常（EF < 50%）。

（2）稳定性心绞痛患者，冠状动脉造影显示有明显的左主干病变；或相当于左主干病变的前降支和左回旋支近端狭窄达 70%；三支血管病变伴左心室射血分数 < 50%；二支血管病变伴左前降支近端狭窄和左心室射血分数 < 50%，或无创检查证实有心肌缺血，或内科药物治疗无效。

（3）不稳定性心绞痛或有非 Q 波心梗患者，内科治疗无效，冠状动脉造影显示有明显的左主干病变，或左前降支和回旋支近端狭窄达 70%。

（4）左心功能低下的冠心病患者，冠状动脉造影显示有明显的左主干病变；或左前降支和左回旋支近端狭窄达 70%；或伴有左前降支近端病变的二支或三支血管病变者。

（5）合并严重室性心律失常伴左主干病变或三支血管病变的患者。

（6）PTCA 失败后仍有进行性心绞痛或伴有血流动力学异常者。

（7）冠状动脉旁路移植术后内科治疗无效的心绞痛患者。

（8）心肌梗死并发症如室壁瘤、室间隔穿孔、二尖瓣反流等已经导致血流动力学明显障碍者应同时手术矫治。

（9）对上述情况以外的单支或双支血管病变的患者接受冠状动脉旁路移植术的治疗是否优于药物或 PTCA 治疗尚有争议。

（10）CABG 急症手术指征：急性心肌梗死很少有机会在发病 3 ~ 4h 之内完成冠状动脉造影及手术准备，如梗死超过 6h 行 CABG 则由于心肌的再灌注损伤十分不利。临床急症 CABG 多用于内科诊治过程中发生意外并发症时。包括以下几种情况：①造影过程中造成冠状动脉夹层剥离以致局部梗阻。②PTCA 操作过程中心电图证实有急性缺血，血压下降或顽固心律失常。③溶栓治疗后仍有持久心绞痛，心电图证实在原梗死部的附近又出现新的缺血区亦应考虑 CABG，但溶栓治疗已超过 6h，则争取择期 CABG 术。④心肌梗死合并室间隔穿孔，有明确的左向右分流者也是急症手术指征，除非室间隔穿孔小，对血流动力学影响不明显可保守治疗而择期手术，因为，大组的临床观察显示内科治疗组 2 周内患者的死亡率在 80% 左右。

（11）临床症状轻或无症状的病例 CABG 治疗是否优于保守治疗，尚无最终定论。无症状的单支与双支病变多趋于首选保守治疗，无明显临床症状的三支病变则取决于左室功能，以核医学运动试验证实左室功能受损者应行 CABG 术。如左室功能正常，不少外科医生仍主张手术，但不少内科医生及患者往往倾向于保守治疗。

八、手术禁忌证

就冠心病心肌缺血患者而言，旁路手术并无绝对的手术禁忌证，但对于那些病情严重、具有高危险因子的患者，手术应慎重。主要包括以下几种患者：①以心衰为主，心绞痛不明显，冠状动脉为弥漫性多支病变，左心射血分数小于 30%，心肌细胞广泛坏死的患者。这时尤其应依赖同位素检查判断冠状动脉狭窄远端心肌是否存活，即是否为冬眠心肌。如果确为坏死心肌，冠状动脉心肌血运重建将无意义。②或伴有室间隔穿孔，或二尖瓣乳头肌功能不全，已有心源性休克，虽可在使用主动脉内球囊反搏（IABP）条件下行紧急手术，但危险性很大，应特别慎重。对于急性心肌梗死后大于 6h，局部心肌已不可逆性坏死，冠状动脉血运重建对坏死心肌无帮助，手术很可能对患者带来更大的打击，如不伴有新的心肌缺血区的存在，无手术适应证。③室壁瘤有心律失常或心力衰竭或周围动脉栓塞者，可同时行 CABG+ 室壁瘤切除术，如室壁瘤范围超过左心室壁的 50%，而且残余心室壁收缩功能已减弱者则危险性甚大。④其他高危险因子，如再次搭桥，多脏器的衰竭，合并脑血管病变，旁路移植手术同时合并其他手术者如瓣膜置换手术等。

高龄显然不是手术禁忌证，更多注意的是患者的生理年龄而非实际年龄。对老年人而言肌肉的多少是一个有用的判断预后的指标。若近年来有大量的体重下降和衰弱，其预后往往不良。当然随着年龄的增加，手术的死亡和并发症的发生会逐步增加。以术后脑血管意外发生率为例，报道 60～70 岁为 1.9%，70～80 岁为 3.4%，80～90 岁则上升为 4.1%。

多年来已认识到，行心脏手术的患者术后常有不同程度的呼吸功能不全，这些患者需要高浓度吸氧以维持足够的氧分压。因此，合并限制性或阻塞性肺部疾病的患者行 CABG 的手术危险性增加，其手术死亡率和术后并发症发生率均明显高于无肺部疾病的患者。尽管如此，如果术前能对患者肺部病变做好相应的治疗和处理并加强监护，仍有可能进行手术治疗。而微创 CABG 的发展，体外循环的避免，术后胸廓完整性更好地保留，使多数患者能安全地度过手术危险期。

透析依赖性终末期肾病患者非冠脉搭桥术禁忌，其围手术期并发症发生率和死亡率虽有所增高但尚可接受。血管重建术后早期，患者的冠心病症状可能减轻，全身功能状况改善，然而有研究显示患者的长期生存率相对较低，提示有必要作进一步的研究以证实此类患者行 CABG 的长期效果。

九、手术步骤

参见冠状动脉旁路移植基本技术相关内容。

十、搭桥手术过程中一些特殊情况的处理

（一）体外循环冠状动脉旁路移植术术中特殊情况处理

1. 远端吻合口回血过多，视野不清　右心引流不佳，右心房不能排空，则血液经冠状静脉窦进入冠状动脉远端自吻合口溢出。左心引流不佳则升主动脉根部积存的血液必将由吻合口近端流出。因此关键是充分的左、右心引流，在阻断循环期间中心静脉压应保持在 0～2cmH$_2$O，左房或左室置引流管，如吻合口回血仍多则利用升主动脉根部的停跳液灌注管向反方向吸引。

少数病例回血过多时也可在吻合口的远端及近端以 5-0 Prolene 线暂时绕过冠状动脉，轻轻提起以阻断血流，轻轻地吸引或用生理盐水向吻合口喷射以冲开血液，也是很有效的方法。

近年来开展温血逆灌停跳液，在行远端吻合时大量含钾血液经冠状静脉窦流至吻合口，对吻合造成困难，有人采用细导管对准吻合口持续吹入 O$_2$ 或 CO$_2$，将血液吹散以显露吻合缘。

2. 静脉"桥"过短或扭曲　"桥"过短可自近端吻合口切断而改吻在附近的另一支静脉桥上，也可以将过短的静脉从中切断并吻上另一段自体静脉。

3. 静脉在走行中意外旋转扭曲　如果不超过 180° 而且静脉较长，可以用几个间断缝线，将静脉固定在心外膜上，以消除扭曲所致之狭窄；如果扭曲较重，最好切断重新吻合。术中行冠状动脉扩张术如狭窄位于远端，该处无法作吻合则可经吻合口向远端插入适当直径的球囊扩张管，可将狭窄部内径扩至 1.0～1.5mm。

4. 错将桥搭在冠状静脉上　随着手术技术进步，已经很少发生此类错误。对于很细的小支不必特殊处理，而对较大支则会造成动、静脉瘘，必要时需重新吻合。

5. 心包粘连　由于既往心脏手术或心包炎史或作过局部放射治疗，而造成心包粘连，应在手术

前作出评估,过紧的粘连几乎无法找到相应的冠状动脉支则无法行搭桥手术。一般情况下可将心包壁层游离,如粘连较紧可在体外循环并行期间心表无张力情况下锐性剥离,整个心尖部必须全部充分游离,吻合口主要选在较大的动脉支上。

6. 再次冠状动脉搭桥术　搭桥手术后桥体本身可能梗阻,虽然乳内动脉比大隐静脉的远期通畅率高,但也同样受外科技术与患者本身多种因素的影响。此外,随着动脉硬化进程的发展,原来正常未狭窄的冠状动脉支也可能出现狭窄而需要再次搭桥手术。CABG 技术已经有 20 余年历史,积累的患者数量甚大,因而原来冠状动脉桥的梗阻以及新发生的冠状动脉病变逐步成为较突出的问题,需要再次 CABG 的患者增加,再次手术的原则是如"桥体"已堵塞硬化则需重新搭桥,如仅近端吻合口狭窄则可在原地加宽,如远端吻合口堵塞则必须在更远端或在邻近冠状动脉支另作吻合口。再次 CABG 技术困难:①左心功能不如第一次手术时良好;②心包广泛粘连,冠状动脉支不易辨认与游离;③搭桥材料有困难,此时常求助于 IMA、RGEA 或其他动脉。此类患者再次接受搭桥手术时,不仅面临心包粘连的困难,而且"桥"材选择也受到很大限制。静脉可能已取不到,左侧乳内动脉可能也已用过。因此,在第二次搭桥手术时,在充分游离粘连后可选用右侧乳内动脉或胃网膜右动脉行搭桥术。如原来的大隐静脉桥梗阻发生于"桥"远端又比较局限,可以在梗阻远端另作一吻合,原来的"桥"不用。少数病例的梗阻发生于静脉桥的近端吻合口,这多与手术技术有关,如静脉桥远端通畅,则可将近端切断重新吻合,必要时用一段自体静脉延长之。

7. 同期的心脏瓣膜手术　年龄 50 岁以上的瓣膜患者特别是有心绞痛等症状者常常合并有冠心病,应该在手术前行冠状动脉造影。合并冠心病的瓣膜患者如果只做瓣膜手术可能由于冠状动脉缺血而增加手术危险。一般情况下,同时行瓣膜手术和 CABG 的死亡率不高于单独瓣膜手术。今后换瓣患者平均年龄增高,高龄瓣膜手术患者术前常规的冠状动脉造影发现合并冠心病者必然日益增多,提高换瓣合并搭桥手术的效果是今后的重要任务。

（二）非体外循环冠状动脉旁路移植术术中特殊情况处理

1. 循环不稳定　这是搬动和固定心脏过程中常出现的情况,大多数患者表现为一过性血压下降。外科医生的操作须轻柔,逐步改变心脏位置能够尽量避免血压下降。麻醉师在掌握好麻醉深度和容量负荷的基础上,对于显露过程中的血压下降不应急于使用血管活性药物,以避免出现血压、心率较大幅度的波动。如果通过外科医生和麻醉医生的各种努力仍然不能纠正血压进行性下降,甚至出现循环不稳定,则应立即改用体外循环。

2. 心肌内冠状动脉　心肌内冠状动脉是 OPCABG 中的一个特殊问题,过去面对这种情况外科医生一般会考虑改用体外循环支持。但随着经验的积累,现在对于心肌内血管,外科医生大都能够安全地显露吻合。在游离的过程中,使用低能量的电刀,能够有效防止心肌微小血管出血,心脏收缩期间断电凝能够防止诱发室颤。

3. 心律失常　在显露和阻断冠状动脉过程中出现的心律失常以室性期前收缩为多见,偶尔也会发生室颤。在搬动心脏之前应用镁剂和抗心律失常药物,可以预防室性心律失常的发生。一旦术中发生室颤,应立即将心脏归位,并尽快行电除颤,绝大多数情况下都能通过电转复。因此,OPCABG 开始时需常规备好除颤仪和电极板。如果是再次手术,心包粘连会影响心表电极板的放置,就应该提前放置体外除颤电极。如果没有准备除颤器或电极板,需立即行心脏按压并紧急建立体外循环。

4. 冠脉损伤　吻合口两端冠脉直接缝线阻断,可能导致冠状动脉内膜损伤。应用 4-0 或 5-0

Prolene 缝线不仅可能因切割效应损伤血管内膜，而且缝制过程中锐利的缝针可能损伤靶血管及其重要分支。也可能损伤平行静脉或造成心室壁穿孔。为此，许多外科医生建议使用带钝头针的硅橡胶橡皮筋，能够避免对冠状动脉的损伤。轻度的血管穿通伤在去掉缝线后出血多能自行停止，不必特殊处理。如果损伤较重，出血不止形成较大的血肿，则需要缝合止血，但也应特别注意止血过程中勿造成靶血管的狭窄，必要时也应建立体外循环，仔细缝合。冠状动脉分流栓的放置也应该稳、准和轻柔，避免损伤冠脉和形成夹层。另外在吻合过程中，可能出现缝线勾到分流栓而造成拔出困难，为改善吻合口显露并减少对冠状动脉的损伤，可先在吻合口近端缝制带钝头针的硅胶橡皮筋，待切开冠状动脉后再收紧橡皮筋，仔细准确放置冠状动脉导流栓，然后松开橡皮筋再进行吻合。CO_2 气雾使用不当也可能对冠脉产生损伤，高压气流不仅损伤冠脉内膜，更有可能损伤动脉中层，形成夹层。还可能使脂肪组织破碎形成吻合口脂肪栓塞，也可能导致吻合口远端空气栓塞，以上如果冠脉损伤严重，如夹层形成，则可以考虑在体外循环下完成再血管化手术。

5. 心肌缺血 心肌缺血可发生在术中和术后。术中心肌缺血可表现为心电图 ST 段改变，血压下降、心律失常、循环不稳定等。可能导致心肌缺血的原因主要为：①术中血压下降导致的灌注不足；②靶血管阻断，尤其是当左前降支和右冠并非完全闭塞，阻断后势必会导致急性心肌缺血甚至心搏骤停；③靶血管的吻合顺序不当，尤其是前降支存在闭塞性病变的时候；④吻合口不确切或狭窄，尤其是前降支吻合口不能确切时；⑤冠状动脉损伤；⑥冠状动脉气栓；⑦张力过大导致桥管成角。对于这种情况，避免急性心肌缺血是关键。在手术过程中，当血压下降时，外科医生应等待血压回升后再进行手术操作。否则低血压状态或使用大量血管活性药物勉强维持容易导致心肌缺血。在手术过程中，收缩压应维持在 90mmHg 以上，有效的灌注压是防治心肌缺血的重要前提之一。合理应用冠状动脉分流栓和心脏稳定装置，可以尽量避免术中心肌缺血。

6. 近端吻合的并发症 近端吻合过程中使用侧闭钳，可能导致升主动脉夹层形成。OPCABG 中侧闭钳所承受的压力较体外循环下高，因此近端吻合过程中主动脉压力一般控制在收缩压 90mmHg。当升主动脉需要多个吻合口时，最好完成一个吻合口，再进行下一个孔，否则若先打多个侧孔，侧闭钳滑脱会导致大量出血。当松开侧闭钳时也应该缓慢，以避免造成主动脉损伤或吻合口撕脱。同时，如果升主动脉钙化严重或粥样硬化，则应该避开升主动脉，选择其他部位如无名动脉近端做近端吻合口，避免斑块脱落导致脑卒中等，或利用 LIMA 做 T 字形或 Y 字桥。也可以应用双侧乳内动脉血管进行冠脉搭桥。

十一、合并畸形的处理

冠心病主要并发症包括左室室壁瘤、室间隔穿孔、二尖瓣乳头肌功能紊乱等，其外科治疗要早于目前经典的冠状动脉搭桥，随着临床病例的积累和外科技术的提高，手术治疗已成为救治左室室壁瘤、室间隔穿孔、二尖瓣乳头肌功能紊乱、心肌梗死等严重并发症最基本和最有效的手段。

十二、手术并发症

（1）心房颤动是冠状动脉旁路移植手术最多见的并发症，其发生率为 20% ~ 30%，术后第 2、3 天为发病高峰，相关危险因素包括年老男性、右冠病变，与"桥"的数量、左侧乳内动脉桥的应用和主动脉阻断时间的关系不确定。

（2）围术期心肌梗死，其发生率为 2.5% ~ 5%，冠状动脉旁路移植术术后远期心梗发生率 3 年为 10%，15 年为 26% ~ 36%。术后猝死的发生率较低，10 年为 3%，但合并左心功能低下其发生率要明显增高。

（3）精神行为异常在术后患者较为常见，约有 3/4 的患者在术后会表现精神行为异常，但大多轻微或一过性，器质性神经并发症如脑栓塞等发生率在 0.5%，但年老患者要高，在 5% ~ 8% 左右。

十三、手术结果与预后

冠状动脉旁路移植手术在西方国家已成为一种最常见而又十分安全的心脏直视手术，在美国每年有 35 万 ~ 40 万例患者接受冠状动脉旁路移植术，占整个心脏手术的 70% 以上，因此对冠状动脉旁路移植术的研究较为全面和深入，有关其疗效的研究也非常之多。

围手术期死亡率

20 世纪 80 年代初期，冠状动脉旁路移植术的手术死亡率就已下降至 1%，但 90 年代其死亡率在 3% 左右，美国胸外科医生协会（STS）成人心脏数据库 1996 年冠状动脉旁路移植术病例死亡率为 3.2%，其原因可能是高危因素的增加，如高龄、急症手术、再次手术的患者增多。阜外医院近几年冠状动脉旁路移植术择期手术的围手术期死亡率已降至 1% ~ 2%。

1. 远期存活率　总体而言，冠状动脉旁路移植手术的 1 年、5 年、10 年、15 年、20 年存活率分别为 95%、90%、75%、55%、40%，而 23 年的存活率是 38.5%，高龄患者（65 ~ 75 岁）的 10 年、15 年存活率分别是 54%、33%。而心功能差的 10 年、15 年存活率分别为 66%、47%，男性患者的远期存活率要略高于女性患者。

2. 心绞痛缓解　冠状动脉旁路移植术术后 1 月、1 年、5 年、10 年和 15 年心绞痛缓解率分别为 99.7%、95%、83%、63% 和 37%，早期心绞痛复发的原因主要是血管化不完全和血管桥阻塞，远期复发的原因主要是原血管病变的进展和血管桥的狭窄和闭塞。

3. 桥的通畅率　冠状动脉旁路移植术最常用的血管桥是大隐静脉和乳内动脉。大隐静脉桥的早期通畅率为 88%，1 年、5 年和 15 年以上通畅率分别为 81%、75% 和 50%，其阻塞率大约是 2.1%/ 年。乳内动脉桥的远期结果明显优于静脉桥，1 年和 10 年通畅率分别为 95.7%、90% 以上，而且其存活率、无干预存活率及无事件存活率均明显高于应用静脉桥的患者。

4. 再次手术　随着冠状动脉旁路移植手术的增多，再次冠状动脉旁路移植术已成为临床面临的问题之一，再次手术的发生率在 5 年、10 年、15 年分别为 3%、11%、33.2%，再次手术的死亡率为 4% ~ 12.5%，但近年死亡率有所下降，择期手术的死亡率并不高于首次手术。然而 1996 年 STS 冠状动脉旁路移植术数据库结果分析显示再次手术使手术死亡的危险性增高 1.7 倍，而第三次以上手术要增高 3.2 倍，再次手术的 5 年存活率为 85%，3 年无心肌梗死发生率在 70% 以上。

5. 与内科药物治疗的比较　对于冠状动脉旁路移植术与药物治疗间的疗效进行随机临床研究的 VA、CASS、EPRS、FXSSG 等研究组显示两组存活率随时间延长呈接近的趋势，但在临床研究随访过程中，药物组中约有一半的患者因心绞痛加重转而接受冠状动脉旁路移植术，而对于具有高危因素的患者，包括三支病变、左室功能差、静息时 ST 段压低，有心梗史、高血压病史等，其 7 年、11 年的存活率差别仍然非常明显。术后无心绞痛率两组比较 CASS 随访结果 1 年、5 年、10 年冠状动脉旁路移植术组和药物组分别为 66% 和 30%、63% 和 38%、47% 和 42%。因此冠状动脉旁路移植术组的无症状生存率要明显高于药物组，而对于有高危因素的患者，冠状动脉旁路移植术组的远期存活率和生活质量都要明显高于药物组。

6. 与 PTCA 的比较　从 20 世纪 50 年代开始，PTCA 广泛用于临床，由于冠状动脉旁路移植术和 PTCA 在适应证上有重叠，因此在 90 年代初期有较多的研究组进行了此方面的临床试验，显示两组的死亡率和再发心梗率无显著性区别，但冠状动脉旁路移植术组的无症状生存率要明显高于 PTCA 组，需再血管化率明显低于 PTCA 组，在随访的早期，PTCA 组的心绞痛的发生率要明显高于冠状动脉旁路移植术组，但随着时间的延长，两者间的差距越来越小，这与 PTCA 组较高的再次血管化而冠状动脉旁路移植术组桥阻塞及原发病变进展有关。对于以上的临床试验，其不足之处在于在入选患者时标准是选择两种方法都可以达到血管化的患者，因此可能排除了部分血管病变严重的病例，而一些非随机的临床报告认为，虽然冠状动脉旁路移植术的患者病情往往重于 PTCA 组，但其疗效并不亚于 PTCA 组。对于合并糖尿病的患者，冠状动脉旁路移植术组的 5 年存活率要明显高于 PTCA 组。BARI 研究组认为术后 3 年冠状动脉旁路移植术组的反映日常生活能力的功能状态指数要明显高于 PTCA 组，而 PTCA 最初的费用为冠状动脉旁路移植术的 65%，但到术后 5 年，PTCA 组总的费用为冠状动脉旁路移植术组的 95%，可见，较高的再阻塞率抵消 PTCA 的部分好处。与 PTCA 相比，冠状动脉旁路移植术的优点是有更加明确的中期疗效，术后心绞痛发生率低，需再次血管化少，抗心绞痛用药少。其缺点是创伤大，恢复时间长，围术期并发症多，住院时间长。但到目前为止，两者比较的临床研究仍有局限性：一些新的技术尚未包括，如支架植入、非体外循环下的冠状动脉旁路移植术等，随访时间尚不长，研究对象有所局限。

冠脉搭桥术同时处理室壁瘤的效果因冠状动脉病变的程度和左心室功能损害的程度不同，围术期死亡率有较大差异，早些年文献报告的术后早期死亡率为 2% ～ 19%，而最近 10 年降至 3% ～ 7%。室壁瘤切除后，5 年存活率为 61% ～ 87%，15 年为 34%，导致远期死亡的原因大部分为再发新的心肌梗死。

目前一般认为对重症患者，如严重的双支病变与三支病变，冠状动脉旁路移植术最有效，病情愈重外科手术的优越性愈突出；对于中等危险的冠心病患者，例如严重单支和中等受损的双支病变（包括前降支），冠状动脉旁路移植术与 PTCA 效果相似；对于较轻的患者，PTCA 优于冠状动脉旁路移植术，也优于内科治疗。因此对于低危险的冠心病患者，宜采用内科治疗与 PTCA，而对高危险患者则倾向于手术冠状动脉旁路移植术。

十四、讨论与经验总结

外科医生手术前对冠状动脉的了解主要来源于冠状动脉造影图像，因为每位患者的冠状动脉病变部位和分支都不相同，术前最好将冠状动脉病变的解剖特点亲自画成简图以便在手术中随时参考。术者应正确判定部位和支数。冠状动脉造影应从不同角度判断冠脉梗阻的部位和程度以及该动脉支的直径，冠状动脉主要分支内腔梗阻超过 50% 即应行搭桥手术，在预计搭桥的吻合口处冠状动脉支的内径不应小于 1.0mm，因为过于纤细的末梢分支搭桥效果不好。当然在一些病例造影所见内径甚小但行动脉内膜剥脱术后管腔增大仍可作搭桥。搭桥的支数应该充分，所有应该搭并且可能搭的部位均应作搭桥。20 世纪 80 年代初曾有不少医生一次作 6 ～ 8 条桥，目前认为过于细小的末梢不应勉强，通常 3 ～ 5 个吻合口即可。Cooley 氏曾报告 12 年内 CABG 22284 例，其中后 6 年的患者平均搭桥 3.2 支。良好的手术放大眼镜、冷光源头灯、显微外科器械以及完整的再血管化手术方案，对于手术成功是最基本的条件。

（胡盛寿　熊辉）

参考文献

［1］ Stamou SC，Corso PJ. Coronary revascularization without cardiopulmonary bypass in high-risk patients：a route to the future［J］. Ann Thorac Surg，2001，71：1056-1061.

［2］ Fuchs S，Baffour R，Zhou YF，et al. Transendocardial delivery of autologous bone marrow enhances collateral perfusion and regional function in pigs with chronic experimental myocardial ischemia［J］. J Am Coll Cardiol，2001，37：1726-1732.

［3］ 胡盛寿，郑哲，吴清玉，等.国人冠状动脉旁路移植术相关危险因素分析［J］.中华心血管病杂志，2000，28：342-343.

［4］ 胡盛寿，黄方烟.冠心病外科治疗学［M］.北京：科学出版社，2003.

［5］ 胡盛寿，吴洪斌，吴清玉，等.经皮冠状动脉腔内成形术后冠状动脉再狭窄的外科治疗［J］.中华心血管病杂志，2000，28（4）：285-287.

［6］ 胡盛寿，郑哲，孟强.胸腔镜辅助下微创冠状动脉旁路移植术——附 7 例临床报道［J］.中国循环杂志，2000，15（4）：208-209.

［7］ 胡盛寿，吴清玉，宋云虎，等.非体外循环下的冠状动脉旁路移植术——101 例临床经验体会［J］.中国循环杂志，2000，15（4）：198-200.

［8］ 胡盛寿，高润霖，郑哲，等.Hybrid 技术治疗多支病变冠状动脉粥样硬化性心脏病［J］.中国胸心血管外科临床杂志，2000，7（4）：273-274.

［9］ 胡盛寿，郑哲，周玉燕.常规与非体外循环冠状动脉旁路移植术治疗冠状动脉多支病变的对比分析［J］.中国胸心血管外科临床杂志，2000，7（4）：221-224.

［10］ Mohr FW，Falk V，Diegeler A，et al. Computer-enhanced "robotic" cardiac surgery: experience in 148 patients［J］. J Thorac Cardiovasc Surg，2001，121：842-853.

［11］ Orlic D，Kajatura J，Chimenti S，et al. Bone marrow cells regenerate infracted myocardium［J］. Nature，2001，410：701-705

［12］ Reinecke H，Fetsch T，Roeder N，et al. Emergency coronary artery bypass grafting after failed coronary angioplasty：what has changed in a decade？［J］. Ann Thorac Surg，2000，70：1997-2003.

［13］ Runling Gao，Shengshou Hu. Hybrid Revascularization：Video-Thoracoscopy Assisted MIDCAB com- bined with Angioplasty［J］. J INVAS CARDIO，2001，13（3）：257-259.

［14］ Simons. Angiogenesis therapy with recombinant bFGF［C］. Anaheim：USA，2000.

［15］ Yacoub M. Off-pump coronary bypass surgery in search of an identity［J］. Circulation，2001，104：1743-1745.

第六十章
冠状动脉旁路移植术基本技术

第一节　体外循环冠状动脉旁路移植术

冠状动脉旁路移植术（coronary artery bypass grafting，CABG）是外科治疗冠状动脉硬化性心脏病（简称冠心病）最有效的方法。CABG 这个伟大的设想最初是由 Carrel 提出的，1910 年 Carrel 尝试游离犬的颈动脉并将其两端分别与降主动脉和左冠状动脉吻合，尽管实验失败了，但这一大胆的尝试形成了当代 CABG 手术的雏形。1961 年 Senning 开始体外循环下进行冠状动脉狭窄补片加宽术。1964 年 Garrett 成功施行了临床上第一例大隐静脉和升主动脉、左前降支的吻合手术。1967 年，Favoloro 在克利夫兰医院成功进行了大隐静脉与右冠状动脉的远、近端吻合术，其后他报道了一系列 CABG 病例，共计 570 余例，并确立了正中开胸、血管端侧吻合等细节，因而后来 Favoloro 常被人称作是"CABG 之父"。在我国，1974 年阜外心血管病医院首先开展了 CABG，并推向全国。现在，随着各种先进辅助装置应用于临床，非体外循环冠状动脉旁路移植术（off-pump coronary artery bypass grafting，OPCABG）已成为主流，但经典的体外循环下冠状动脉移植术仍常常被用到。

一、解剖要点

冠状动脉旁路移植术关键在于冠状动脉充分再血管化。术者应清楚明确地知道冠状动脉正常解剖以及常见的变异，以便于对冠状动脉造影所见作出精确分析，这一点对于手术的成功至关重要。冠状动脉的主要分支包括：①左前降支及其主要的对角支；②回旋支及其主要左室支；③右冠状动脉及后降支。

1. 左冠状动脉　起源于升主动脉的左冠状窦内。主干沿着肺动脉后方伸向左房室沟包埋于脂肪下并被左心耳所遮盖。左冠主干自此处分出两支或三支，其中走行至前室间沟的分支为左前降支，向后沿着左房室沟走行的分支为回旋支，二者之间的分支为中间支。

（1）左前降支：为左冠状动脉的延续，沿着前室间沟下行并绕过心尖 2～5cm 在后室间沟与后降支交会。前降支主干分出对角支及众多室间隔支，进入心尖部时通常为单支。前降支近段埋藏在心表的脂肪之下，而远端 2/3 均位于心脏表层。临床部分患者可看到前降支在近端分为并行的两个分支，这使得吻合手术相对比较困难。另有 2% 的人群前降支直接发自主动脉窦。

（2）左回旋支：回旋支自左冠状动脉以 90° 以上的角度发出后走行于左房室沟内，后折入后室间沟。回旋支沿途发出数条分支向下延伸至心尖部。这些分支供应左室后壁血运，通常称为纯缘支或左室支。右冠占优势的患者回旋支可能很小。约 45% 的窦房结动脉发自回旋支。回旋支近端可分出左房回旋动脉，回旋支远端同时供应室间隔后部及下部的血运。

2. 右冠状动脉　起自主动脉右冠状动脉窦，沿右房室沟走行，绕至后室间沟处成为后降支，供应左室后壁血运。在右室流出道发出圆锥支，在右室下方近心脏锐心缘处发出锐缘支。在后室间沟处右冠形成"U"形弯曲并于此发出房室结动脉，后降支由右冠状动脉延续而成供应部分左室后壁血供者称为右优势型，如后降支来自左回旋支则称为左优势型。我国90%人群的冠状动脉分布属右优势型。

二、手术适应证

（1）有心绞痛，特别是不稳定性心绞痛，经内科治疗无效，影响工作和生活的患者。

（2）经冠状动脉造影发现冠状动脉主干或分支明显狭窄，而狭窄远端通畅的患者。明显狭窄指冠状动脉管径狭窄达到50%以上，临床上具有明显缺血症状；左主干和前降支狭窄者应尽早手术；冠状动脉如前降支近端狭窄，同时合并有回旋支和右冠状动脉有两支以上明显狭窄的患者，功能性检查提示心肌缺血征象，或左心功能不全、合并有糖尿病等。

（3）经皮穿刺冠状动脉腔内成形术失败或再狭窄，或冠状动脉旁路移植术后再狭窄者，或急性心肌梗死溶栓术后冠状动脉管腔仍有狭窄者。

三、手术禁忌证

（1）弥漫性冠状动脉病变，病变的远端血管管腔小于1mm或不通畅的患者，不建议行此手术。

（2）非择期手术、低射血分数、既往有心脏手术史的患者，具有很高的手术风险。

（3）伴有糖尿病、肾功能不全、慢性阻塞性肺疾病、外周血管病变等疾病的患者，手术风险增高。

四、手术步骤

（一）术前准备

1. 进行选择性冠状动脉造影，详细了解病变的部位、狭窄程度和范围及病变远端血管血流通畅等情况，预计移植桥血管的数量及手术方案。

2. 左室功能明显低下者，术前应先行药物治疗，以改善心肌的血供及心功能的储备。

3. 详细评估患者的全身状况，特别是心、肺、脑、肾等重要脏器功能，严格控制患者的血压、血糖和血脂等。

（二）体外循环建立

正中开胸，"Ⅰ"字形切开心包，全身给予肝素并测定激活凝血时间（activated blood clotting time，ACT）达标后方可插管。插管前应进行心外探查以了解升主动脉是否有钙化，并确定插管及钳夹的位置。明确心腔的大小，肺动脉压，左心尖部心肌颜色以及收缩功能，并确定冠脉上的吻合位置。

于主动脉插管位置作两个荷包缝线，缝线不能穿透主动脉壁。于荷包线中间处切开并插入动脉灌注管，收紧荷包线同时将灌注管固定。经右心耳插入静脉回流管，通常用双层开口的单管将管尖端置于下腔静脉开口位置。若用经冠状静脉窦行逆灌停跳液的方法，则于右房壁处另作一荷包缝线，在并行循环时将逆灌管插入右房并固定于冠状静脉窦内。

并行循环等待全身降温时，可经房间沟切开右肺静脉入口部以插入左房引流管，此管也可放置于左室内进行引流，在行主动脉阻断前要防止左心腔内空气吸入。在升主动脉根部插入一正向灌注停跳液的特制针头，这样可用于注入停跳液，还可作为左心腔引流的通道。

在阻断主动脉之前，应再次查看明确各冠脉的走行，并确定行冠脉旁路移植术的位置。

（三）心肌保护

心肌保护是一项综合性措施。包括围术期处理，术前充分控制心绞痛、心力衰竭及严重的心律失常。精神鼓励及较大剂量的麻醉前基础镇静药物使用可防止术前发生急性心肌梗死。高血压、糖尿病等基础疾病应予以控制。进入手术室后充分给氧，稳定血压，对于动、静脉压和肺毛细血管压等生命指标应予密切监视。

术中应用心脏停搏液是心肌保护的关键。传统方法是在升主动脉阻断后，于主动脉根部间断灌注冷停跳液，每 20 ～ 30min 灌注 1 次，每次 500 ～ 800mL，同时在心脏表面使用冰盐水或冰屑使得心脏完全停跳。这种冷停跳方法可以有效减轻心肌再灌注损伤。一般情况下，心脏阻断安全时间可以达到120min。冠状动脉严重梗阻者可经冠脉窦逆灌注停跳液。20 世纪 90 年代初出现了"温血灌注"技术。主要是灌注 37℃含有高浓度钾的氧合全血以达到心脏停搏目的。可间断亦可连续进行灌注。理论上来说，温血灌注更接近生理条件并能够减少血管痉挛。但对冠状动脉旁路移植手术增加了一些技术层面的难度，而且对于大脑的保护由于是在常温下而需更谨慎的处理。目前温血灌注技术与冷灌注相比，尚无明确的最后定论。

（四）体外循环

（1）保持患者全身适当的体温以及灌注流量。

（2）采用合适的心肌停跳技术，包括使用正灌与逆灌停跳液。

（3）避免心室腔过度膨胀以防心肌在无张力时的过度伸长，因此术中充分的左心引流十分关键。近年来随着 CABG 技术的进步，许多医生为简化操作已不再使用左心引流，但对于重症患者还是应用左心引流为好。

（4）防止冠脉气栓，特别是防止气泡经桥血管进入冠脉远端。如果一旦发生，可增加并行辅助循环的时间，同时应轻轻按摩使气泡排入远端最后回到静脉系统。

（5）冠状动脉旁路移植完毕后应注意正确的复苏措施，逐步恢复心排血量。

（6）对于有颈动脉粥样硬化性狭窄的患者，术中的灌注压应大于 60mmHg。

（五）桥血管的准备

行冠状动脉旁路术所需桥血管的选择受以下因素影响：患者年龄、靶血管位置、病史、外科医生喜好等。需注意乳内动脉由于远期通常率远高于静脉桥管，可以明显增加术后早期和长期生存率，一般情况下应尽量加以应用。

1. 大隐静脉桥的获取　大隐静脉是与乳内动脉同时应用的首选桥血管之一。其优点在于易得、可靠、尺寸合适、获取创伤小、可用于所有靶血管等。但其远期通常率有限（相对于动脉桥血管）、与冠状动脉靶血管尺寸不匹配、常有曲张硬化等，且肥胖糖尿病患者常有伤口并发症。因此术前必须完善相关检查以明确获取适应证。

没有病变的大隐静脉方可取下作为 CABG 的搭桥材料。先做一皮肤局限切口并确认大隐静脉。可自小腿踝部逐步向近心端游离，也可自大腿根部开始向足侧延伸切口。通常是作一条皮肤长切口，但为了减轻手术后下肢的不适，也可作分段皮肤切口，在每个短切口之间做成皮下隧道以取出大隐静脉。小腿隐神经与大隐静脉伴行，应注意保护，否则易导致下肢局限感觉麻木或过敏。大隐静脉桥制备的技术关键是"无创剥取技术"。应避免任何暴力牵拉或手术器械直接创伤静脉壁。静脉游离后应以含罂粟碱溶液的纱布覆盖，在结扎切断侧支时避免张力过高。将所有分支血管原位结扎或用血管夹夹闭，再将血管近远端断开并结扎。在大隐静脉远端放入钝头注射器针头，缓慢向血管内推注肝素溶液，使之扩张，但注入的压力不可过大以免静脉内膜撕裂损伤，确认有尚未发现的分支应立即结扎。

近年来内镜下获取大隐静脉的技术已在临床广泛推广。研究结果提示内镜下获取的血管通常率与传统开放切口方法获取通常率一致，但并发症发生率明显降低，且两者在内皮损伤方面没有明显区别。

2. 乳内动脉的准备　乳内动脉作为搭桥材料可以保持很高的远期通畅率，尤其适合应用于左前降支。但也可用于右冠状动脉或中间支，只是操作较烦琐。在选用乳内动脉之前应注意锁骨下动脉是否有病变。

首先正中劈开胸骨后将一侧胸骨缘用 Favaloro 氏拉钩牵开，抬高半边胸骨。此时应注意不可用力过度导致臂丛神经损伤。可以将胸膜腔打开或将部分胸膜向前推开，此时即可看到距胸骨缘 1.5 ~ 2.0cm 并与之并行的乳内动脉。

分离可从乳内动脉走行任意部位开始。在乳内动脉两侧用电刀作两条平行切线切开胸内筋膜。将筋膜边缘向下牵拉，同时应用机械和电刀分离并行的动静脉血管束，使之远离胸壁。电刀头可用作剥离子。在肋间处剥离时，应注意有一些穿通分支，在近端以银夹止血，切断后将出血的远端电凝止血。乳内动脉近端游离至起始部，远端游离至第 5 肋骨附着处。乳内动脉连同周围的筋膜与结缔组织一并游离成为一个索条。需要注意整个过程中务必避免直接与乳内动脉发生接触，应牵拉血管蒂筋膜边缘轻柔牵开动脉。当绝大部分乳内动脉游离后，可以将患者肝素化。分离完成后将动脉远端结扎并断开，同时可对血流量进行评估。仔细检查血管蒂有无出血，在四周喷洒罂粟碱溶液以防痉挛或用浸泡过罂粟碱溶液的纱布包裹血管蒂。

也有采用全程骨骼化获取乳内动脉的方法，即分离血管外筋膜、肌肉以及伴行静脉，仅保留动脉主干本身。该方法处理的动脉可以增加血管的长度和游离度，对于靶血管位置较远者较适宜，对于胸骨的血供也保留更佳。但由于可能损伤主干本身，因此对于此方法是否降低血管远期通常率尚有争议。

应用双侧乳内动脉行冠状动脉旁路术，理论上远期通常率更佳，但需要注意其造成胸骨切口的手术并发症可能性更高，因此对于糖尿病、肥胖、有呼吸系统疾病史、老年患者等需要慎重考虑。

3. 桡动脉的获取　应用桡动脉旁路移植是实现全动脉化血运重建的有效选择，但必须充分完善术前检查包括超声、Allen 试验等。

通常选择非优势侧上肢（左侧）。沿桡动脉走行纵向切开皮肤，注意避开皮神经、桡神经等，从桡尺动脉分叉处下 1cm 左右分离到腕部皮纹，将桡动静脉及软组织一并游离并断开。将血管放入稀释的肝素罂粟碱溶液中冲洗浸泡。术野止血后分层缝合。桡动脉作为桥血管，近端可与升主动脉吻合或用于与乳内动脉端侧吻合。近年也有报道使用内镜技术获取桡动脉。

4. 胃网膜右动脉（RGEA）的准备　胃网膜右动脉尤其对右冠状动脉与回旋支搭桥比较方便。通常将正中劈胸骨切口向下端延长 3 ~ 5cm，胃内先放好胃肠减压管。大网膜前作切口向下牵开显露 RGEA。分别结扎 RGEA 的前后分支，将 RGEA 自远端向近端游离。在其腹侧及背侧作标志线以防在游离切断后发生扭曲。RGEA 远端在胰十二指肠动脉上方切断，游离的 RGEA 通常经胃后方穿过小网膜无血管区向上穿过膈肌拉入心包腔，再次根据搭桥部位调整 RGFA 的长度方向、走行，在确认无扭曲后，即可开始吻合，其法与 IMA 搭桥相同。RGEA 不宜在胃的中部走行，以免胃扩张时影响血流。

（六）冠状动脉远端吻合

冠状动脉吻合技术虽然多样，但本质上是一致的。目的在于尽可能准确地对合桥血管和靶冠状动脉的内皮，尽可能减少吻合处的血流阻力。小心处置血管壁以防损伤血管内皮造成血栓形成。通常为了增大血管吻合的面积，将桥血管修剪成 30° 或 45° 的斜面，并确保长度足够。一般使用连续缝合，习惯使用降落伞缝合法，从脚跟部起针。

（1）切开冠状动脉：于已选择好的冠状动脉吻合部位，镊子轻拉冠状动脉表面的心外膜，刀尖轻划切开进入管腔（如切到斑块，则行内膜剥脱；如切到动脉后壁，则先行修补），并用小 Potts 剪将切口扩大至与桥血管直径匹配（约 5 ～ 7mm）。将移植桥血管的远端管腔修剪成 30° 或 45° 角，并确保其有充足的长度。

（2）脚跟处缝 5 针：顶点一针，两边各两针。第一针极其关键，一般从距足跟部位 2mm 处由桥血管外侧进针，而后缝针由内而外穿过冠状动脉管腔，距冠状动脉足跟部 2mm。而后按照桥血管上由外向内顺时针缝合，冠状动脉上由内向外逆时针缝合。注意脚跟处的缝线须较密以减少吻合口漏的可能。

（3）脚尖处缝 5 针：第三针精确缝在脚尖的尖端。在针越过尖端后须改变进针方向。

此过程中助手的适当张力提拉尤为重要，便于显露，利于缝合。在收紧缝线前须排除空气，防止管腔内形成气栓。缝合完毕前，插入 1mm 探针以确认通畅。打结时须拉紧缝线，但同时也要避免缝线过紧，引起荷包效应而造成吻合口狭窄。

（七）冠状动脉近端吻合

（1）升主动脉近心端造口：夹好侧壁钳后减除造口部位的外膜，刀尖轻划扩大造口。用打孔器插入狭长的切口，切除一环形主动脉壁（通常为直径 4mm 大小，可扩大至 4 ～ 6mm，桥血管细则可做成 3mm 卵圆形造口），形成主动脉吻合口造口。

（2）确定吻合口的角度：由于离近心端吻合口和最近的远心端吻合口的位置和角度不一，决定了与主动脉吻合的角度不同。常规做法是：远端吻合于左前降支或对角支的桥血管路径放置成深凹形，在吻合部位 2 点钟位置与主动脉斜行连接；远端吻合于中间支和钝缘支的桥血管于 6 ～ 7 点钟位置与主动脉水平连接；远端吻合于右冠状动脉的桥血管沿房间沟路径于 7 点钟位置与主动脉连接；远端吻合于后降支的桥血管沿心房侧旁路径于 8 点钟位置与主动脉连接。一般情况下，右侧的桥血管吻合至主动脉上相对较高的右前侧位置。特殊情况下，左侧的桥血管可于主动脉后通过横窦同右侧的主动脉吻合。

（3）吻合方法：按照预先设想好的桥血管的准确放置和行走路径，手术者由桥血管从外向内进针穿出至血管外，再于主动脉处从内向外出针，桥血管上顺时针和主动脉上逆时针吻合，缝合 2/3 ～ 3/4 范围后系紧缝线。用缝线另一头缝针，于桥血管上由外向内先做一小褥式缝针，主动脉上由内向外出针，完成剩下部分的缝合。全部近端吻合完成后，将桥血管用无创伤血管夹夹闭。暂时降低灌注压力，放主动脉阻断钳，使得血液扩张桥血管并从吻合口溢出，以便于排除空气以及防止吻合口荷包样收缩，最后系紧打结，恢复灌注。

近心端吻合口吻合后的形态最好成蛇头状，脚跟和脚尖要落在预定角度的轴线上，从而保证吻合口不扭曲，移植血管成自然抛物线状。

（八）冠状动脉内膜剥脱

冠状动脉内膜剥脱术旨在切除冠状动脉内阻塞的动脉硬化斑块以便恢复局部管腔通畅，为冠状动脉旁路移植术的一部分，单纯的内膜剥脱手术现已不再施行。

（1）闭合式内膜剥脱术：右冠（特别是其分支处）是最常行内膜剥脱手术的血管。切开血管后向近端 1cm 处行反向剥脱，持 Debakey 钳稍稍夹住斑块，反复轻拉，同时用刮刀剥离外膜，将斑块向远端拖出，并防止其断裂。如有粥样硬化软病变须吸净，并用肝素液冲洗管腔内壁。

（2）开放式内膜剥脱术：多用于前降支动脉。沿冠状动脉长轴做长切口剪开血管，远端超过斑块位置，用刮刀于斑块和外膜之间进行剥离；近端超过主要对角支的起始处，对每个分支进行剥脱。剥脱后用桥血管或补片进行修补。

五、手术并发症

1. 心律失常　其中房颤是冠状动脉旁路移植术最多见的并发症，发生率为 20%～30%。手术创伤、缺血损伤、电解质紊乱等均可致心律失常的发生，对于发生的心律失常的不同类型给予相应的治疗。

2. 围术期心肌梗死　发生率为 2.5%～5%，桥血管痉挛、血栓、吻合口不良、低心排血量综合征、血压不稳定或心动过速等均可导致围术期心肌梗死，其治疗和非手术心肌梗死治疗相同。

3. 急性肾功能不全　体外循环时间延长、低心排血量、高龄、慢性肾功能不全以及糖尿病等均可致体外循环冠状动脉旁路移植术后急性肾功能不全的发生。

4. 精神行为异常　术后患者常见，但大多数患者轻微或一过性。器质性神经并发症如脑栓塞等并发症的发生率在 0.5%，但老年患者比例较高，发生率 5%～8%。

第二节　非体外循环冠状动脉旁路移植术

冠状动脉旁路移植术（coronary artery bypass grafting，CABG）已广泛应用于临床，过去一直有赖于成熟的体外循环技术，CABG 可以获得无血和静止的良好手术视野。然而体外循环一直被认为是一种控制性休克，尤其是体外循环时血液与管路的人工表面接触诱发的持续广泛的炎症反应，使患者处于"灌注后综合征"的高风险下。伴随着冠状动脉的显露和固定技术的发展，非体外循环冠状动脉旁路移植术（off-pump coronary artery bypass grafting，OPCABG）变得更加容易和安全。由于非体外循环冠状动脉旁路移植术能够减少或避免了体外循环可能产生的一系列并发症，并且扩大了那些对体外循环有禁忌证患者的手术适应证，非体外循环冠状动脉旁路移植术已日渐趋于主流，被广大心外科临床医生所接受和首选。

一、麻醉与检测

非体外循环冠状动脉手术中，对心脏进行各种操作时应维持其血流动力学的稳定。术中须使用肺动脉漂浮导管、动脉检测管、弗利氏导尿管和中心静脉压检测导管。常规应用经食道超声以便于监测瓣膜反流、心功能和肺动脉压。为了避免紧急转换为体外循环手术，应尽可能地做到手术条件的最优化。

二、稳定装置

非体外循环冠状动脉旁路移植术中用于固定靶冠状动脉的装置有三个基本类型：CTS UItima 系统（caridio-thoracic systems，cupertino，CA）、Octopus 系统（medtronic，Inc，minneaplis，MN）、Estech Synergy（estech，danvile，CA）。

三、移植技术要点

1. 暴露冠状动脉

（1）放置心包缝线法：非体外循环冠状动脉旁路移植术最重要的就是放置心脏以便于充分暴露靶血管、保持血流动力学的稳定。可有目的性地放置 4 根深的心包缝线以及适当调整手术台的位置来完成。心包缝线 1 置于左上、下肺静脉之间，缝线 2 靠近左肺下静脉，缝线 3 置于下腔静脉左侧，缝线 4 置于左肺下静脉旁和下腔静脉左侧牵引线之间。显露目标血管如下。

1）前降支和对角支和中间支动脉：牵拉 1 和 2 深部心包牵引绷带，并向右侧稍微倾斜手术台。

2）钝缘支和左后侧支动脉：牵拉 2 和 4 深部心包牵引绷带，并向右侧倾斜手术台。必要时可切开右侧胸膜，使心脏部分进入右胸腔以利显露心脏侧壁血管。为了抬高右半胸骨可以在撑开右叶右下柄下垫布垫。

3）后降支和右后侧支动脉：牵拉 3 和 4 深部心包牵引绷带，并向右侧倾斜手术台。

（2）心包吸引器法：非体外循环下手术中显露冠状动脉的最好方法是使用已商品化的心尖吸引装置，并且对血流动力学的影响很小。关键是要保持右心室的几何形状不变，在向右移动心脏时，要防止压迫右心房及右心室保证右心充盈。

1）前降支和对角支动脉：将心尖移出心包腔即可显露。

2）高位对角支和钝缘支动脉：将心尖移向胸骨右下缘。

3）左后侧支动脉：心尖移向胸骨右中缘。

4）后降支和右后侧支动脉：心尖移向胸骨上凹方向。

2. 吻合口的吻合顺序　相比体外循环冠状动脉旁路移植术而言，非体外循环冠状动脉旁路移植术的吻合口移植顺序显得尤为重要。一般情况下按照以下顺序进行。

（1）先施行左胸廓内动脉到前降支动脉的吻合，一般使用阻断分流管。前降支动脉吻合完成后，进行下一步吻合：①病情允许情况下，先吻合余下冠状动脉的远心端，最后进行近心端吻合；②若病情比较重，则先吻合右冠状动脉的远心端，再吻合全部近心端，最后进行侧壁的吻合，如果待吻合的桥血管较多，可以吻合一支开放一支以便于及时改善心肌血供，但血管移植长度不好准确判断；③先吻合所需要的全部近心端吻合口，再依次吻合远心端吻合口。

（2）如果做组合移植血管，则应该先完成组合移植血管的吻合，再完成前降支，以后依次完成其他吻合口。

（3）对于中度二尖瓣反流的患者，长时间的心脏移位可能会导致其二尖瓣反流加重、肺动脉压升高和相应的血流动力学方面的改变，因此对于这类患者应提前准备桥血管。

3. 近端吻合　非体外循环冠状动脉旁路移植术近端吻合的传统方法是在主动脉侧壁阻断钳的阻断下完成的。主动脉压力低于 95mmHg 阻断后，用 4mm 打孔器切开主动脉，常规做近端吻合。与体外循环冠状动脉旁路移植术不同的是，非体外循环冠状动脉旁路移植术可以减少或完全避免主动脉上的操作，包括将近端吻合到动脉桥上或使用近端吻合器。

四、临床疗效评价

（1）非体外循环冠状动脉旁路移植术相比于体外循环冠状动脉旁路移植术而言，前者可以一定程度上降低高风险患者的院内死亡率和围术期并发症发生率，然而两者的远期效果无明显差异。

（2）非体外循环冠状动脉旁路移植术相比于体外循环冠状动脉旁路移植术而言，可以减少输血、缩短住院时间及呼吸机辅助时间。

（3）非体外循环冠状动脉旁路移植术对于先进的固定器和心脏定位器以及手术操作者的丰富经验等要求较高，如果非体外循环下不能达到完全心肌血运重建或吻合口显露不好，那么优先选择体外循环冠状动脉旁路移植术。

第三节 微创冠状动脉旁路移植术

尽管传统的体外循环下冠状动脉旁路移植术是相对安全和有效的，但这种手术方式下所面临的如脑部并发症和输血需要的问题也是不容忽视的。体外循环带来的炎症反应和脑部微栓会导致术后出现神经精神症状，同时体外循环费用及术后更长的监护时间和住院时间也是亟待需要解决的问题。微创术式的概念为减少手术切口创伤，不使用传统的胸骨正中切口，而采用侧胸壁、胸骨旁或部分胸骨劈开的小切口等；避免体外循环或主动脉阻断等非生理状态对机体的损害，在闭式体外循环、非体外循环下进行各种心脏手术；采用不同于传统心脏手术方法的技术，如胸腔镜三维成像手术、机器人辅助技术；有机结合内科治疗和外科手术各自优势的杂交手术。

目前临床常用的微创动脉旁路移植术的类型包括：①非体外循环冠状动脉旁路移植术（off-pump CABG，OPCABG）；②小切口冠状动脉旁路移植术（minimal invasive direct coronary bypass，MIDCAB）；③匙孔冠状动脉旁路移植术（port-access CABG，PACAB）；④机器人辅助下冠状动脉旁路移植术（RACAB）；⑤ Hybrid 技术（PTCA+MIDCAB）。

一、非体外循环冠状动脉旁路移植术

Kolessov 于 1964 年率先报道了非体外循环下的 LIMA-LAD 移植术，Sabiston 则完成了首例非体外循环下的 SVG-RCA 的旁路移植。即通过标准的胸骨正中切开、非体外循环下、在跳动的心脏上完成冠状动脉旁路移植手术，随着心肌保护技术完善，现代的 CABG 手术才基本成形。

OPCABG 主要优点是避免了体外循环引起的副作用如神经系统并发症、肾功不全、出血和全身炎症反应。其次，全胸骨切开的手术入路使得可以在所有的冠脉分支上进行血管移植。而且，OPCAB 易于快速建立起体外循环，增加了手术的安全性。缺点是胸骨全切开增加了伤口感染的危险性且对手术技术要求更高。

手术适应证：适用于多支血管病变，尤其适用于高龄（≥ 70 岁）、心功能低下（EF < 40%）、肝肾功能不良、升主动脉钙化、有出血倾向、卒中后遗症等体外循环高危患者。禁忌证：冠状动脉弥漫性钙化；严重左室功能不全合并肺动脉高压；室性心律失常；升主动脉扩张。

尽管 OPCABG 应用越来越普遍，撑开器、固定器、血管阻断器等辅助手术器械也日益完善，但其在适应证的选择上仍有一些限制，如一些部位冠脉血管暴露困难尤其是伴有心脏明显扩大者，血管吻合仍需要较高的技术。此外，对于那些无体外循环危险因素的冠心病患者，OPCABG 与 CABG 相比所具有的优点如低并发症、住院时间减少、低费用等未被完全证实，这些决定了目前 OPCABG 不能完全取代 CABG。

二、小切口冠状动脉旁路移植术

1980 年，阿根廷的 Benetti 开始重新进行不停跳冠状动脉手术，并在 1988 年进行了他的第一例左前胸切口的 CABG。目前 MIDCAB 是泛指包括左侧开胸、胸骨下段切口或剑突下切口在内的常温不停跳搭桥。

手术适应证：单纯前降支和 / 或对角支病变；二次左前降支旁路移植；非单支血管病变合并胸骨切开的禁忌证；经非胸骨切开的方法能够充分再血管化并对体外循环所致的并发症具有高风险。禁忌证：心肌内左前降支动脉；左前降支动脉弥漫钙化；心衰失代偿或难治性心律失常；重度 COPD；重度肥胖（BMI > 35）。

MIDCAB 因暴露视野有限而很大程度上限制了其应用，大多数 MIDCAB 只用于 LAD 或 RCA 病变。此外，经胸腔手术破坏了胸膜腔，使得术后发生胸膜反应、肋骨骨折的危险性增加，且术后切口疼痛发生者并不少见。因此，MIDCAB 在临床的广泛开展有待研究。

三、匙孔冠状动脉旁路移植术

即闭式体外循环技术，又称血管内体外循环技术。它是根据手术的需要在胸壁作一小切口来完成心脏停搏下的冠脉旁路移植术。其具体是通过一套导管系统完成体外循环的建立，并实现升主动脉阻断、灌注心脏停搏液以及心内引流。

手术适应证：在 OPCABG 或 MIDCAB 中暴露困难的病变；合并其他心内手术，如室壁瘤切除术、二尖瓣置换术；主动脉广泛钙化者等。禁忌证：合并外周血管疾病、主动脉瘤样扩张、升主动脉钙化及粥样斑块、主动脉瓣反流等。

PACAB 避免了正中开胸，输血和住院时间减少，感染率降低，但其缺点也限制了其应用，如手术时间延长，增加了再次开胸止血的发生率，住院费用较常规 CABG 高。因此，根据手术适应证选择不同的手术方式显得尤为重要。

四、机器人辅助下冠状动脉旁路移植术

初期的胸腔镜辅助下冠状动脉旁路移植术（video-assisted CABG，VACAB），主要借助胸腔镜 - 电视监视系统来完成乳内动脉的游离，而其修剪和吻合仍需通过左胸 4 ~ 5cm 的切口来完成。近年来，智能化机器人的开发和应用使微创外科手术方式得到进一步的发展。1998 年德国 Mohr 等使用达芬奇系统（da Vinci）完成了世界首例机器人辅助下 CABG（robotic assisted CABG，RACAB），实现了真正意义上的全内镜下 CABG。

手术适应证：适用于单支血管病变患者。虽然 RACAB 曾用于双支血管病变，但同时亦需在胸骨旁作一辅助切口才能完成手术。因此其仍属于单支病变血管治疗方法的范畴。禁忌证：LAD 在心肌内、病变弥漫或血管狭窄不严重者；病变胸廓畸形；胸部手术史、胸膜炎史等。

RACAB 是目前手术方式中创伤最小的，其次较精细地游离及吻合动脉。但 RACAB 仍存在缺陷。包括：不能适用于所有患者，手术时间过长，难以适用于所有部位的血管，费用昂贵，缺少技术培训。随着科学技术的进步，RACAB 作为一种先进的手术方式具有良好的发展前景。

五、Hybrid 技术

即杂交手术，是联合胸壁小切口冠状动脉旁路移植术（minimal invasive direct coronary bypass，MIDCAB）和经皮冠状动脉介入治疗（percutaneous coronary intervention，PCI）以达到治疗多支冠状动脉病变的目的。Angelini 等在 1996 年率先报道联合手术成功治疗 6 例多支冠脉病变的患者。

手术适应证：多支病变患者 LAD 慢性完全闭塞病变 PCI 不成功，或 LAD 病变不适合 PCI，而其他血管病变非常适用于 PCI；有体外循环的高危因素或不能耐受体外循环。禁忌证：左前降支动脉弥漫钙化；心衰失代偿或难治性心律失常等。

微创冠状动脉旁路移植术是以最小的创伤，使患者承担最小的风险和痛苦为目的的手术方式。随着小切口冠状动脉旁路移植术、机器人辅助等的应用，使微创外科有了新的发展。明确各手术方式的适应证及禁忌证，选择最佳的手术方式，以取得更为显著的效果。

第四节　冠状动脉搭桥术的基本技术

冠状动脉搭桥手术，近年来发展迅速，特别是在非体外循环下进行冠脉搭桥的技术获得了长足的进展，非体外循环下进行搭桥的数量和比例逐年增加。本章介绍在体外循环下进行冠脉搭桥的基本技术。

一、主动脉冠状动脉搭桥手术

主动脉冠状动脉搭桥手术是当前应用最为泛的手术方式，手术采用自体大隐静脉在主动脉与冠状动脉间进行搭桥。胸骨正中进胸，常规建立体外循环，先仔细探查冠状动脉病变的准确部位和准备搭桥的部位。正常冠脉的外观见图 4-60-1 至图 4-60-4。手术可先行分为两组，取静脉组先行大隐静脉提取，自内踝起沿大隐静脉走行方向做切口（图 4-60-5），游离大隐静脉（图 4-60-6），取下大隐静脉用肝素化自体血进行管腔充盈试验和检查无有漏血（图 4-60-7），将大隐静脉的吻合端切成 45° 斜角并做相应修剪（图 4-60-8）。胸部手术组解剖冠状动脉，用尖刀纵行切开狭窄远端的冠状动脉（图 4-60-9），用剪刀扩大冠状动脉切口，用探子探查切目远端和近端冠状动脉的管腔（图 4-60-10），采用 7-0 Prolene 缝线进行大隐静脉与冠脉切口连续缝合吻合（图 4-60-11 至图 4-60-14），有时冠脉搭桥需要采用顺序搭桥吻合（图 4-60-15、图 4-60-16）。顺序搭桥的吻合方法有时因人因局部病变或因移植血管走行路径的不同而有若干吻合方式（图 4-60-17 至图 4-60-21），根据术者习惯或局部病变的具体情况的不同或先行前降支搭桥（图 4-60-22），或先行右冠状动脉搭桥（图 4-60-23、图 4-60-24），或先行回旋支搭桥。前降支，回旋支和右冠状动脉搭桥为最多见的搭桥部位（图 4-60-25），用打孔器在升主动脉上打孔（图 4-60-26），将搭桥的大隐静脉与升主动脉进行吻合（图 4-60-27 至图 4-60-30）。

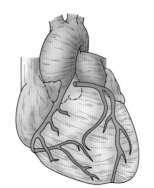

图 4-60-1　左、右冠状动脉心前面观

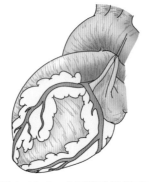

图 4-60-2　左冠状动脉背面观

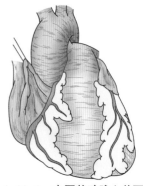

图 4-60-3　右冠状动脉心前面观

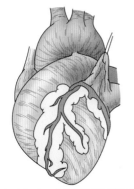

图 4-60-4　右冠状动脉背面观

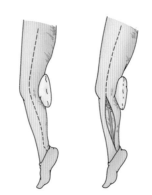

图 4-60-5　切取大隐静脉，自内踝起沿大隐静脉走行方向做切口，经膝关节内侧直达大腿前内侧

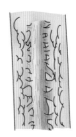
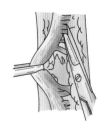

图 4-60-6　游离大隐静脉，切除静脉周围的脂肪组织

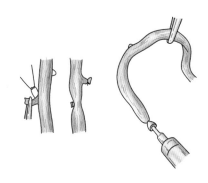

图 4-60-7　结扎大隐静脉分支，取下的大隐静脉用肝素化自体血行管腔充盈试验，检查无漏血后，置入肝素化自体血中浸泡备用

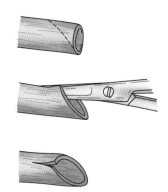

图 4-60-8　将吻合端静脉切成 45° 斜面，再在短面缘剪一垂直小切口，剪去两翼的尖角

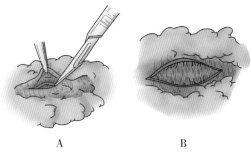

A　　　　　　　　　B

图 4-60-9　解剖冠状动脉，用尖刀纵行切开狭窄远端的冠状动脉

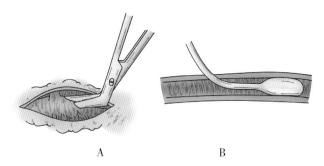

A　　　　　　　　　B

图 4-60-10　用冠状动脉剪刀扩大冠状动脉切口至 0.8cm 用冠状动脉探子探查切口远端及近端冠状动脉

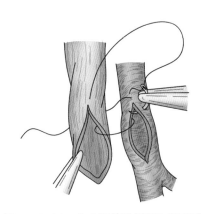

图 4-60-11　将大隐静脉近端与冠状动脉吻合，用 7-0 Prolene 线双头针作连续缝合，先用一条针从冠状动脉内缝向外，用另一头针从静脉内缝向静脉外

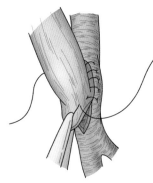

图 4-60-12　缝合冠状动脉的左侧边缘由外向内，再由内向外连续缝合。缝合应包括冠状动脉旁的心外膜，以减少吻合口出血

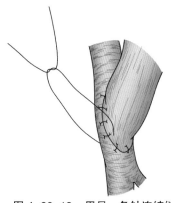

图 4-60-13　用另一条针连续缝合冠状动脉右侧缘由外向内，再由内向外

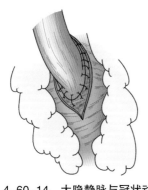

图 4-60-14 大隐静脉与冠状动脉的端侧吻合已完成

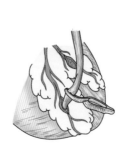

图 4-60-15 顺序搭桥，远端吻合口为端侧吻合，近端吻合口为近侧吻合

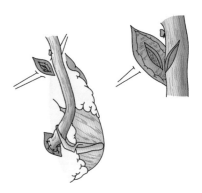

图 4-60-16 顺序搭桥近端侧侧吻合

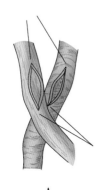

A   B

图 4-60-17 顺序搭桥金端吻合口侧侧吻合方法 1

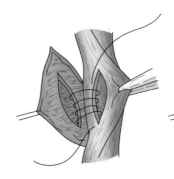

A   B

图 4-60-18 侧侧吻合方法 2

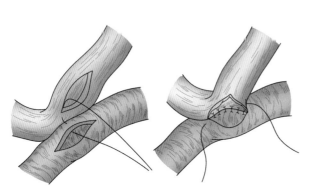

A   B

图 4-62-19 侧侧吻合方法 3

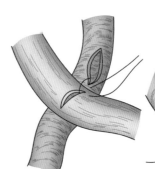

A   B

图 4-60-20 侧侧吻合方法 4

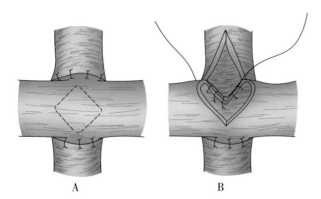

A   B

图 4-60-21 侧侧吻合方法 5

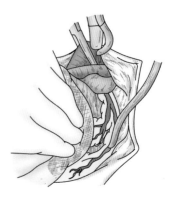

图 4-60-22 冠状动脉前降支搭桥

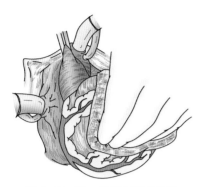

图 4-60-23　显露右冠状动脉

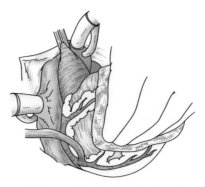

图 4-60-24　右冠状动脉搭桥

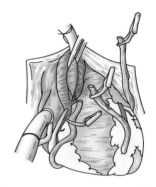

图 4-60-25　前降支、回旋支和右冠动脉 3 支搭桥，冠状动脉端搭桥已完成

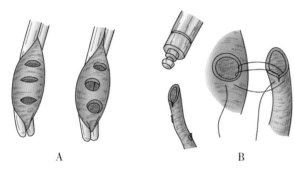

图 4-60-26　用侧壁钳钳夹升主动脉，用打孔器在升主动脉相应部位打孔，其后将大隐静脉远端与升主动脉打孔处进行吻合

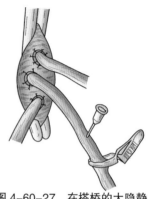

图 4-60-27　在搭桥的大隐静脉上进行插针排气

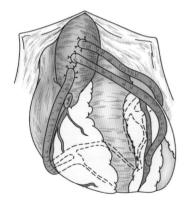

图 4-60-28　3 支冠状动脉搭桥外观

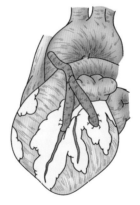

图 4-60-29　两支冠状动脉搭桥其中一支与另一支进行端侧吻合

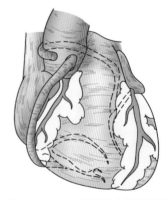

图 4-60-30　左回旋支搭桥绕过横窦转到升主动脉右侧与升主动脉进行吻合

二、乳内动脉冠状动脉搭桥术

显露乳内动脉（图 4-60-31），剥离乳内动脉周围脂肪组织（图 4-60-32），结扎乳内动脉各个分支（图 4-60-33），乳内动脉游离完毕，测试乳内动脉流量（图 4-60-34、图 4-60-35），修剪乳内动脉远端（图 4-60-36），采用连续缝合或间断缝合法将乳内动脉远端与冠状动脉进行端侧吻合，通常采用左乳内动脉与左前降支吻合，右乳内动脉与右冠状动脉搭桥吻合。

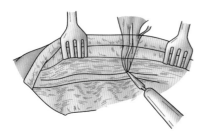

图 4-60-31　显露乳内动脉

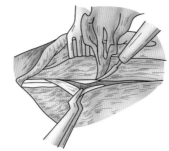

图 4-60-32　剥离乳内动脉周围脂肪组织

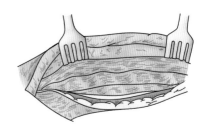

图 4-60-33　结扎乳内动脉各个分支

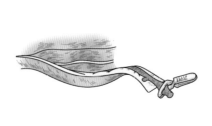

图 4-60-34　乳内动脉已游离完毕

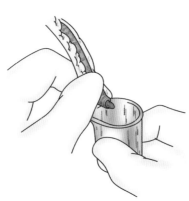

图 4-60-35　测试乳内动脉流量

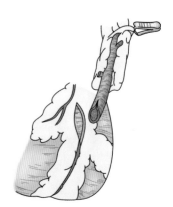

图 4-60-36　修剪乳内动脉远端，准备与前降支进行吻合

（董念国　陈思　刘义华）

参考文献

［1］　Ferguson TB，Hammill BG，Peterson ED，et al. A decade of change-risk profiles and outcomes for isolated coronary artery bypass grafting procedures，1990-1999：a report from the STS National Database Committee and the Duke Clinical Research Institute. Society of Thoracic Surgeons［J］. Ann Thorac Surg，2002，73：480-489.

［2］　Malenka DJ，Leavitt BJ，Hearne MJ，et al. Comparing long-term survival of patients with multivessel coronary disease after CABG or PCI：analysis of BARI-like patients in northern New England［J］. Circulation，2005，112（9 Suppl）：371-376.

［3］　Brener SJ，Lytle BW，Casserly IP，et al. Propensity analysis of longterm survival after surgical or percutaneous revascularization in patients with multivessel coronary artery disease and high-risk features［J］. Circulation，2004，109：2290-2295.

［4］　Hannan EL，Racz MJ，Walford G，et al. Long-term outcomes of coronary-artery bypass grafting versus stent implantation［J］. N Engl J Med，2005，352：2174-2183.

［5］　Shroyer AL，Coombs LP，Peterson ED，et al. The Society of Thoracic Surgeons：30-day operative mortality and morbidity risk models［J］. Ann Thorac Surg 2003，75（4）：1864-1865.

［6］　Welke KF，Ferguson TB，Coombs LP，et al. Validity of the Society of Thoracic Surgeons National Adult Cardiac Surgery Database［J］. Ann Thorac Surg，2004，77（4）：1137-1139.

［7］　Lytle BW，Sabik JF. On-pump and off-pump bypass surgery：Tools for revascularization［J］. Circulation，

2004, 109（7）: 810-812.

［8］ Ricci M, Karamanoukian HL, Abraham R, et al. Stroke in octogenarians undergoing coronary artery surgery with and without cardiopulmonary bypass［J］. Ann Thorac Surg, 2000, 69（5）: 1471-1475.

［9］ Stamou SC, Dangas G, Dullum MKC, et al. Beating heart surgery in octogenarians: Perioperative outcomes and comparison with younger age groups［J］. Ann Thorac Surg, 2000, 69（4）: 1140-1145.

［10］ Koutlas TC, Elbeery JR, Williams JM, et al.Myocardial revascularization in the elderly using beating heart coronary artery bypass surgery［J］. Ann Thorac Surg, 2000, 69（4）: 1042-1047.

［11］ Trehan N, Mishra M, Kasliwal RR, et al. Surgical strategies in patients at high risk for stroke undergoing coronary artery bypass grafting［J］. Ann Thorac Surg, 2000, 70（3）: 1037-1045.

［12］ Stamou SC, Corso PJ. Coronary revascularization without cardiopulmonary bypass in high-risk patients: A route to the future［J］. Ann Thorac Surg, 2001, 71（3）: 1056-1061.

［13］ Falk V, Walther T, Stein H, et al. Facilitated endoscopic beating heart coronary artery bypass grafting using a magnetic coupling device［J］. J Thorac Cardiovasc Surg, 2003, 126: 1575-1579.

［14］ Bolotin G, Scott WW Jr, Austin TC, et al. Robotic skeletonizing of the internal thoracic artery: is it safe？［J］. Ann Thorac Surg, 2004, 77（4）: 1262-1265.

［15］ Falk V, Diegeler A, Walther T, et al. Total endoscopic coronary artery bypass grafting［J］. Eur J Cardiothorac Surg, 2000, 17: 21-39.

第六十一章
冠心病并发室壁瘤

左心室室壁瘤和室间隔穿孔是冠状动脉粥样硬化性心脏病心肌梗死后的主要合并症。正确的诊断和治疗，降低病死率，对于提高冠心病外科治疗的整体疗效有重要意义。本章重点介绍左心室室壁瘤。

左心室室壁瘤（left ventricular aneurysm，LVA），定义为造成左心室射血功能降低的部分室壁运动出现减少，不运动或反常运动。这定义不仅包括狭义经典的、瘢痕组织形成的薄壁的囊袋性 LVA，而且还包括了无收缩功能的、变薄的含有存活心肌的瘢痕区。简单地讲，真性室壁瘤是穿壁性心肌梗死后心室壁变薄和扩张，而假性室壁瘤实际是左室壁破裂后被外面的心包粘连包裹。临床 95% 以上的真性室壁瘤是由于穿壁性心肌梗死引起的，极少数的 LVA 是由于创伤、Chagas 病或肉瘤样病。假性室壁瘤（false aneurysm）最常见于急性心肌梗死后的 5 ~ 10d 产生。多数是回旋支的闭塞所致。也有因二尖瓣置换时瓣下结构切除过多造成左室壁的二尖瓣下破裂所致。

一、解剖病变

典型病变的大体标本表现为灰白色，壁薄，内壁光滑，呈纤维性变化，与周围正常心肌分界清楚。心外膜可与心包粘连，瘤腔内可有附壁血栓。镜下可见瘤体主要由玻璃样变的纤维组织构成，亦可见少量活的心肌细胞。大多数室壁瘤发生在左心室的心尖及前外侧壁，并伴有左心室容积的扩大。少数位于左心室后壁，靠心底部，或下壁及左心室侧壁。极少数也可出现右心室室壁瘤。

二、病理生理

左心室室壁瘤的产生涉及两个阶段：早期扩张期及晚期重塑期。

（一）早期扩张期

早期的扩张期从急性心肌梗死（AMI）出现时就开始了。左室造影表明 50% 的左室室壁瘤患者在心肌梗死的 48h 内产生室壁瘤。其余的患者室壁瘤的形成是在 AMI 后的 2 周内产生。一般说来，左前降支（LAD）或右优势的右冠状动脉（RCA）的急性闭塞造成穿壁性心肌梗死后左室室壁瘤易形成。LAD 闭塞的急性心肌梗死患者，冠脉造影显示没有侧支很易产生 LVA。没有再形成侧支循环可能是左室室壁瘤形成的必要条件。

LVA 多见于前壁心肌梗死，其次是下壁的，后壁心肌梗死少见。实验研究表明，没有侧支循环的穿壁性心肌梗死中，冠状动脉闭塞后 20min 心肌细胞死亡。室壁瘤形成的心肌梗死几乎总是穿壁性的，而且在梗死后数小时内梗死灶显示变薄，数日后产生室壁瘤的心内膜面开始变得光滑，肌小梁消失。至少在 50% 的患者中心内膜面有纤维素和血栓沉积。梗死灶内大多数的心肌细胞是坏死的，但有少量存活细胞尚存，大多数的患者中，梗死的心肌组织内有血管外出血并且进一步抑制受累心肌的收缩及舒张功能。心肌梗死后 2 ~ 3d，炎性细胞移入梗死灶，有助于 5 ~ 10d 坏死心肌细胞的溶解。电子纤维镜显示，梗后数日内在胶原网断裂。梗死后 5 ~ 10d 胶原断裂和心肌细胞坏死导致心肌的拉力下降至最低。此时最易产生心室壁的破裂。当室壁瘤变得被纤维组织替代后，左室壁的破裂是相对罕见的。

当较大的梗死区丧失了收缩功能而其周围组织仍保留收缩功能时，引起梗死区向外膨出和变薄，根据 Laplace 定律 T ＝ Pr/2H，心室壁张力（T）和心室内压力（P）及心室曲率半径 r 成正比，而与心室壁厚度（H）成反比。在心室压力（P）一定的情况下，增加心室曲率半径（r）和梗死区心室壁厚度的减小，二者均造成心室壁纤维张力（T）的增加和进一步牵拉梗死的心室壁。与正常心肌相比较，缺血损伤或梗死的心肌有较大的可塑性，换句话说，在一定的压力下久而久之心室收缩或舒张的压力使梗死区的心肌会逐渐变形，这就是所谓的梗死性扩张，直到梗死心肌的愈合才使可塑性下降。

在梗死区内没有明显冬眠心肌的穿壁性心肌梗死是形成真性室壁瘤的必要条件，由于增加舒张期张力或前负荷和儿茶酚胺的升高，其余非梗死的心肌会增加心肌纤维的缩短，最后出现心肌肥厚，会增加非梗死心肌和整个心脏对氧的需求和减少前向净心排血量。随 LVA 占 LV 比例的增加，未受累心肌纤维的负荷会加重，最终导致收缩部分 EF 下降。左室壁张力的现象类似主动脉瓣关闭不全的晚期患者，在不到 1 年的时间内，患者从可接受的 EF 值和可接受的手术死亡率，迅速发展到 EF 值很低和几乎不能接受的手术死亡率。尽管有的学者建议药物治疗无效再进行手术，但是近年来由于人们对 LVA 病理生理有了进一步的理解，临床医生主张在 LVA 以外的心肌进行性损害到 "不可逆改变" 前，应尽早行室壁瘤切除手术。左室室壁瘤的形成会造成左室收缩和舒张期功能不全。

（二）晚期重塑期

心肌梗死后 2 ～ 4 周，室壁瘤形成的重塑期开始，此时，高度血管化的肉芽组织已产生。到梗死后的 6 ～ 8 周这些肉芽组织渐渐被纤维组织取代。随着梗死后心肌细胞的丧失和心肌被纤维组织的代替，室壁瘤的厚度会下降。在大的梗死灶中，瘢痕内常常附着血栓。

动物研究表明，急性心肌梗死后，硝酸酯类药物治疗 8 周心室负荷减少可减慢梗死灶的变薄，减轻梗死灶的张力和减少非梗死心肌的肥厚。血管紧张素转换酶抑制剂（ACEI）可以非特异性地抑制心室肥厚，能减小梗死灶的扩张和室壁瘤的形成。

没有冠状动脉的再灌注可能是形成室壁瘤的一个重要因素。梗死灶血管的自发再灌注或通过血栓溶解或通过血管形成再灌注可降低室壁瘤的形成。人们推测，甚至在心肌梗死后 2 周，如冠状动脉能再灌注，通过改善血流和成纤维细胞转移到梗死的心肌仍可阻止室壁瘤形成。心肌梗死后激素的使用可增加室壁瘤形成的可能性。

室壁瘤形成的过程中任何时间都可能出现快速性室性心律失常。所有这些患者在室壁瘤的周边区有形成折返通道的基础。

三、症状与体征

心绞痛是最常见的症状，在冠状动脉三支病变的患者中占 60% 或更多。胸闷也是较常见的症状之一。胸闷产生的原因是患者左心室室壁的梗死超过 20% 时或左心室收缩和舒张功能的下降。超过 1/3 的患者可能有房性或室性心律失常，可导致心悸，气短，甚至猝死。栓塞可以产生卒中及周围血管的栓塞表现，但发生率较低。

四、特殊检查

左心室室壁瘤的诊断主要依据辅助检查。心电图可表现前壁导联的 Q 波和 ST 段改变。X-ray 胸片可显示非特异性的心脏左心室增大。确切的诊断要根据左心室造影，显示在前间隔和心尖处的巨大的无收缩功能区域，伴有反向搏动，有时根据云雾状充盈还可诊断左心室附壁血栓。二维超声心动图对 LVA 的诊断也具有一定的敏感性及特异性，对附壁血栓和合并的二尖瓣关闭不全具有良好的检出性，此外对区分真性和假性室壁瘤有一定帮助。门控心血池核素显像和磁共振（MRI）也是诊断 LVA 的辅助检查，药物激发和代谢的心肌灌注核素扫描（PET）可以判断 LVA 中是否存在冬眠心肌。

五、病程与预后

尽管早期的尸检系列报道药物治疗左室壁瘤，其生存率很低。1978 年，Proudfitm 报道了一组经血管造影记录的 74 例室壁瘤患者，其 5 年死亡率达 53%，10 年的死亡率 88%。最近的研究报道，5 年生存率从 0.7% 升到 70%。死亡的原因包括：心律失常占 44%，心衰占 33%，再梗死占 11% 和非心脏死因 22%。

应用药物治疗左室室壁瘤其影响生存率因素包括：年龄、心衰的等级、冠脉病变的程度、心绞痛持续的时间、陈旧性心梗的情况、二尖瓣的反流情况、室性心律失常、室壁瘤的大小、剩余心室的功能以及左室舒张末期的压力（LVEDP）。心肌梗死后 48h 内形成的室壁瘤也降低生存率。

一般而言，室壁瘤患者血栓栓塞的危险是低的，占 0.35%（患者·a），长期预防性服用抗凝是没有必要的，而伴有房颤和巨大室壁瘤的患者具有较高的血栓栓塞的危险。

六、手术适应证

研究表明，LVA 伴有左室增大、射血分数减少和严重的冠状动脉病变的患者其预后不佳。尽管现代药物包括 ACEI 在症状控制方面是有效的，但随后几年就出现心功能失代偿。一旦出现失代偿，患者病情会很快恶化和死亡。5 年生存率 47%，10 年生存率仅 18%。因此，许多学者建议，心肌梗死后可疑 LVA 的患者应密切随访，一旦症状明显应考虑手术。这些症状包括：出现心绞痛、充血性心衰、室性心律失常或反复的栓塞症状。出现心室破裂和假性室壁瘤征象，手术指征更加明确。此外，伴有严重冠状动脉病变和有迹象表明左室功能渐渐恶化（左室舒张末容积增大、射血分数下降，二尖瓣反流增加）的无症状患者，目前主张手术治疗。否则，会发展到无法手术而只能心脏移植。

七、手术禁忌证

禁忌证是相对的，以往包括：EF < 25%。伴有 3+ 以上的 MI 或右室功能不全，靶血管条件差的患者应考虑心脏移植。随着晚期缺血性心脏病患者的增加和面临心脏移植供心的短缺，对这些晚期缺血性心脏病患者的外科治疗范围逐渐扩大。这样许多学者提出扩大室壁瘤切除的指征。以上患者可通过一定时间的药物辅助治疗，改善心脏功能，使之具备手术的条件，部分患者可以考虑手术。

下列患者可在随访下药物治疗：①无附壁血栓、左室舒张末压（LVEDP）不高，左室大小基本正常，患者无症状可密切随访。②没有严重冠状动脉疾病 EF > 0.55 的无症状患者。一般来说，患者常有一定程度的二尖瓣关闭不全（MI），术前 Doppler 超声显示 2 + 的 MI，而左室造影往往反映不出来，原因是扩大的左室使造影剂稀释，造成反流束难以看到。这些患者在施行 LVA 切除时，一般不需行二尖瓣手术。LVA 切除左室重建 + CABG 可明显改善瓣膜功能，因为，①左室重建后使扩大的环也能缩小；②左室重建后乳头肌重新排列会改善瓣膜结构的功能；③ CABG 后会使缺血的乳头肌功能改善。

八、手术技术

切除范围：切除的界线由三个方面来考虑，异常运动的室壁和瘢痕组织的分布，心室腔的几何结构及重建后左室腔的大小。一般说来，术者用手指触摸心肌的收缩性来判断，明显变薄的穿壁瘢痕组织要切除，不能收缩的部分即使是 4.0 ~ 5.0mm 厚的也要切除，而有明显收缩或增厚的部分不要切除，而要行再血管化。

（一）闭式折叠技术

1955 年，Bailey 使用侧壁钳从 LVA 外面水平折叠完成首例闭式 LVA 切除术。该技术仅用于患者无严重心功能不全和 LVEDP 升高，而且较小的室壁瘤，但有可能会造成附壁血栓脱落引起栓塞。近年在非体外循环搭桥（OPCAB）技术中，对于个别小室壁瘤也可在心脏跳动情况下进行闭式折叠，使这一方法有了新的应用意义。

（二）标准线性修补术（三明治法）

在体外循环下，1958 年 Cooley 采用了线性缝合技术，成功地完成了首例 LVA 切除术，该技术沿用至今谓之"标准线性修补术"，即"三明治"缝闭技术。该技术优点：术式简单，避免在心腔内使用人选材料。这种传统技术缺点是将 LVA 的侧壁和间隔缝在一起（正常是相距几厘米的），这样明显减小了功能性 LV 腔和造成 LV 几何结构扭曲，而且不能消除室间隔的反常运动。

（三）左心室的几何重建技术

几何重建的概念，是由于 LVA 的形成使左室壁横向及纵向的肌束扭曲造成正常的螺旋肌束方向改变。手术就是要尽可能将这些被扭曲的正常肌束再恢复其原始的位置和方向，以便减小心室腔的直径和收缩时心室腔的缩短，使左室恢复到心梗后但梗死区尚未扩大时的状态。

1. Jatene 技术　手术首先要折叠远端室间隔以消除其反常运动，同时恢复远端室间隔的正常的锥体形；然后是全层环缩 LVA 的基底，以达到 LVA 尚未发生时的左心室原始的大小和形状。为了较准确判断 LVA 的基底，采取心脏跳动或颤动下，用手指触摸 LVA 与正常心肌的边界。在缝闭左室时，若环缩后切口小于 2.5cm，外加毡片直接线性对缝切口；若切口大于 2.5cm 时，用 Dacron 补片缝补缺口。

2. Dor 技术　1984 年 Dor 等采用类似技术谓之"心内环缩补片成形术"（endoventricular circular patch plasty）施行左室重建术。使用 Dacron 内衬心包的补片在心室内将不运动的室间隔及室壁瘤部分旷置于外面。补片的周边（在瘢痕组织和正常组织的交界处）全部用 4-0 Prolene 线连续缝合止血。

该技术与 Jatene 技术的不同之处：①功能失调的远端室间隔的处理不同，Jatene 通过 3 排后向前的缝线折叠室间隔，以消除其反常运动和恢复远端室间隔的锥体形状，使稳定的室间隔成为左室壁的一部分；而 Dor 则通过于室间隔瘢痕和正常组织交界缝合 Dacron 补片，将功能失调的远端室间隔旷置到外面，以消除其反常运动。②Jatene 的荷包线在室间隔更远，在游离壁更近；而 Dor 的荷包线在室间隔更近，在游离壁更远。因此，就室间隔而言，在左室重建后 Jatene 技术没有改变心室尖的位置；而 Dor 技术将左室尖移到外侧。

3. 心内补片室壁瘤成形术（ventricular endoareurysmorrhaphy）　这一技术主要应用于巨大 LVA，1989 年 Cooley 将适当大小的卵圆形 Dacron 补片用 4-0 或 3-0 Prolene 线缝到心室瘢痕组织和正常组织的交界处，再将旷置在外面的室壁瘤组织对缝起来，这样避免了人造材料直接和心包腔接触的缺点。Cooley 认为一些 LVA 是太大了以致不能切除的观点是错误的。只要造影或超声证实存在强有力活动的心肌，那么切除 LVA 消除了反常的收缩力，心功能是能够改善的。当室壁瘤存在时，剩余的存活心肌是不能够最大限度地发挥作用，这一概念是来源于心肌收缩的 Starling 定律。

（四）合并畸形的处理

主要是同期冠状动脉再血管化（CABG），LVA 患者的冠状动脉再血管化与标准的冠状动脉搭桥技术一致，一般在 LVA 切除并左心室成形后根据冠状动脉的病变情况选择目标血管。目前，多数学者认为，对手术指征明确的患者采用室壁瘤切除左室几何重建技术同时实行CABG术，远期疗效是满意的。

九、手术并发症

LVA 的并发症主要是低心排和室性心律失常，占 10% ~ 20%。减少并控制这两种并发症不仅是术后处理的重点，也是减少围术期死亡的关键。其他少见的并发症包括呼吸衰竭、出血、肾功能衰竭和脑卒中。

十、手术结果、预后及经验

（一）生存率和导致远期死亡的相关危险因素

室壁瘤的院内死亡率早年为 2% ~ 19%，近年已降到 3% ~ 7%。死亡原因主要为左心室功能衰竭。相关的危险因素为高龄、再血管化不完全、心功能等级增加、女性患者、急诊手术、左心室射血分数小于 30% 等。关于远期生存率，Hamulu 等报告 3 年随访，年均死亡率为 4.3%。Di Mattia 等报告 5 年生存率为 73%，7 年生存率为 61%。Q Pasini 等报告因不同术式 5 年生存率为 61.2% 到 87.5%，15 年生存率为 33.5%。阜外心血管病医院资料巨大，LVA 患者 3 年生存率为 87.9%，5 年生存率为 62.5%，与国外报告接近。关于影响远期生存的因素，Sinatm 认为良好的左室塑形、充分的再血管化的应用乳内动脉对远期疗效有利。Vuml 等认为如果术前左心室节段性室壁运动异常的评分大于 14，是远期疗效不良的显著危险因素，未受损心肌的功能决定远期效果。阜外心血管病医院资料随访时间为平均 4 年，心功能Ⅳ级以上、不稳定心绞痛及多支病变不构成相关危险因素，左室射血分数小于 35% 和左室舒张末径大于 70mm 为独立相关危险因素。而手术方式对远期疗效的影响尚有争论，多数作者认为左心室成形结果优于单纯的线性缝合。

（二）生存患者生活质量的评价

提高生活质量是室壁瘤手术治疗的一个重要目的。阜外心血管病医院资料随诊未见有再次心梗。发生心绞痛占生存者的 12%，出现时间为术后（31.4 ± 16.8）个月，说明绝大部分患者可以远离心绞痛的困扰。超声心动图的随访一定程度上反映了患者心脏的客观变化。由于术中切除或折叠了失功室壁，术后早期的左室舒张末径有明显缩小，反映左室容积减少，心脏的负荷减轻。远期左室舒张末径没有明显变化，提示心脏没有进一步扩大，为心功能改善提供了客观条件。左室射血分数的对比研究，表明心功能的改善是一个渐变的过程，远期结果较术前有进一步好转。NYHA 心功能的改善，随访时比术后早期有明显提高，绝大部分患者可以正常生活和工作。但由于患者左心室功能术前已有了部分不可逆的改变，室壁瘤对心功能的影响会延续到术后，加上术后冠状动脉病变进一步发展，大多数患者术后仍需要接受药物治疗。结果表明此类患者术后及远期左室舒张末压和肺动脉压同术前没有显著变化，总体左室射血分数术后早期改善明显，但远期趋于下降到术前水平，远期有 26% 的患者发生冠状动脉再狭窄，提示心功能指标远期有轻微恶化的趋势。室壁瘤切除术虽可以一定程度上减少术前存在的心动过缓的发生，但残留的心动过缓仍是术后发生猝死的主要原因。

十一、外科手术的历史与最新进展

左心室室壁瘤最早是在尸检中描述，直到 1881 年才认识到与冠状动脉病变的关系。心血管造影对室壁瘤的确诊始于 1951 年。现代外科室壁瘤的治疗是在 1955 年开始的，Likoff 和 Bailey 使用侧壁钳经胸施行了首例闭合性左心室室壁切除术。1958 年 Cooley 在体外循环下行首例 LVA 切除术，使用了褥式线性缝合技术。该技术在 40 年后的今天仍然被采用，称之为标准手术。1977 年 Dag-ger 采用了 Dacron 补片作为室壁瘤切除后替代部分心室壁的概念。这样避免了下壁室壁瘤切除后左心室的变形，这一概念的引进使室壁瘤的外科治疗大大向前推进。1985 年 Jatene 和 Dor 先后提出了采用 Dacron 补片施行左心室几何重建的新概念。认为左室壁切除术不仅是室壁瘤的切除，更重要的是将左心室几何重建，恢复其心肌梗死前的原始形状。传统术式的优缺点，在左心室成形时，改良全层荷包环缩法为心内膜荷包环缩法，既可以最大限度缩小室壁瘤切口，对左室几何结构得到一定程度恢复，又避免了补片成形的弊病。在 1993—2001 年收治 108 例室壁瘤容积大于左心室容积 50% 的巨大室壁瘤患者中，有 33 例采用心内膜荷包环缩技术。表 4-61-1 列举了几种典型术式的发展。

表 4-61-1　几种典型术式的发展

时间	术者	术式
1955	Likoff-Bailey	首例闭合性切除
1958	Cooley	首例开放性切除
1973	Stoney	"内衣"式折叠
1977	Dagget	下壁补片法
1980	Hutckins [S4]	心内几何学的研究
1985	Jatene and Dor	左心室几何重建

（胡盛寿　吴洪斌）

参考文献

［1］　吴洪斌，胡盛寿，周玉燕.左心室巨大室壁瘤手术治疗的中远期随访研究［J］.中华外科杂志，2001，39：928-930.

第六十二章
冠心病并发室间隔穿孔

心肌梗死后室间隔缺损（postinfarction ventricular septal defect，PVSD）是指由于急性心肌梗死继发的室间隔缺损，导致心室水平左向右分流，为区别先天性室间隔缺损，也称为室间隔破裂或穿孔。在急性心肌梗死的患者中并发室间隔穿孔者占 1% ~ 2%。心梗后室间隔穿孔通常发生在急性心肌梗死后的 2 ~ 4d，且大多数发生于初次心梗后。男性较为常见。由于突发性心内左向右分流，造成血流动力学的急骤改变，病情恶化，易导致心衰及心源性休克，穿孔后其自然死亡率可高达 80%，为急性心肌梗死后严重并发症之一。

一、解剖病变

病理研究表明，室间隔穿孔多发生在广泛的室壁心肌梗死患者中。通过对心肌梗死部位与室间隔穿孔的关系研究，发现前壁心梗多发生前间隔穿孔，下壁心梗多出现后间隔穿孔，同时发现右室及左室后壁心肌梗死较左室前下壁及下壁心梗更易发生室间隔穿孔。室间隔穿孔大多数为单发穿孔，仅有 5% ~ 11% 为多发穿孔。此外，室间隔穿孔患者常同时合并室壁瘤。关于室间隔穿孔的发生机制尚未明确，有学者认为与心肌梗死后心肌细胞发生滑移使血流切割坏死室间隔而导致分流，还有学者认为心梗后心肌细胞出现玻璃样变和酶消化作用使室间隔组织间产生裂隙，进而发展成为室间隔穿孔。

二、病理生理

室间隔穿孔的病理生理变化基础是心梗后室壁坏死丧失收缩功能和突发的左向右分流。心肌的坏死影响心室的收缩和舒张功能，使得心脏的负荷增加。而左向右分流的出现，使得肺循环血量增加和体循环血量减少，进一步加大心脏的前负荷。最后可导致充血性心力衰竭和心源性休克。心梗面积和分流量大小决定心力衰竭和心源性休克的程度。前部室间隔穿孔易发生左心心功能不全，而后部室间隔穿孔则易导致右心功能不全，有些右心功能不全的室间隔穿孔严重时可出现右向左分流。充血性心力衰竭和心源性休克造成的持续性低心排最终会导致多器官功能衰竭。

三、症状与体征

典型的心肌梗死后室间隔穿孔临床表现为，有明确的急性心梗病史，进而出现收缩期心脏杂音，可伴有阵发性胸痛，血流动力学指标进行性恶化。听诊可在胸骨左缘第 3 ~ 4 肋间闻及粗糙的全收缩期杂音，并伴有震颤。由于穿孔部位的不同，杂音可向左腋下传导或类似二尖瓣关闭不全的杂音性质。一半以上的患者心脏杂音和胸痛症状同时存在。若患者出现充血性心力衰竭和心源性休克，可表现为下肢水肿、肝脾增大、四肢潮凉、血压下降和少尿等。

四、特殊检查

心电图可以反映心肌梗死的部位，而梗死部位与室间隔穿孔的位置有较强的相关性。约三分之一患者心电图会表现出不同程度的房室传导阻滞。心电图常有 ST 段持续性抬高。

胸片通常显示肺静脉高压导致的肺淤血，多数有左心室扩大征象。

超声心动图检查是明确诊断心肌梗死后室间隔穿孔的重要手段，可以判定室间隔穿孔的大小和部位，心室间分流情况，可以观察与测定心室壁的运动情况和射血分数，还可以估测肺动脉压力和右室压力。

单纯心导管检查不是必需的，可以由超声心动图检查所代替。由于心肌梗死后室间隔穿孔的原发病是冠状动脉粥样硬化性心脏病，冠状动脉本身的病变情况应当了解清楚，冠状动脉造影是必要的。有报告认为，在修补心肌梗死后室间隔穿孔的同时，充分进行冠状动脉再血管化，可以提高远期疗效。所以，应尽可能在术前进行冠脉造影，明确冠状动脉病变。

五、病程与预后

心梗后室间隔穿孔的自然预后极差，Kirklin 等报告的病例在没有手术治疗的情况下，25% 的心梗后室间隔穿孔患者会死于 24h 内，50% 患者死于 1 周内，65% 患者死于 2 周内，80% 患者死于 1 个月内，仅有 7% 患者可存活 1 年以上。所以，对于大多数心梗后室间隔穿孔患者来说，一旦诊断明确，手术治疗是唯一有效的治疗手段。手术治疗可以阻止病程的自然恶化，防止演变成多脏器衰竭而致命。

六、手术适应证和禁忌证

（一）手术适应证

由于室间隔穿孔后，周围组织脆弱，早期手术修补困难，而坏死组织需 12d 左右发生纤维化，所以早年一些学者提出手术修补应延期至室间隔穿孔后 2～4 周完成较为适宜。但这样会有相当一部分患者于穿孔后 2 周死亡。近年随着心外科手术技术、麻醉及围术期处理水平提高，多数作者认为室间隔穿孔后出现心源性休克、严重心力衰竭、多器官功能不全的早期征象，应急诊手术，因为早期手术是抢救恶化患者的唯一方法。但 48h 以内有心源性休克患者手术死亡率极高（71%），而 48h 后死亡率明显下降（26%）。因此，手术时机的选择可以参考如下原则：对室间隔穿孔后，分流量小，不伴有血流动力学障碍者，手术应延至 3～6 周更为安全。有血流动力学障碍，使用内科治疗和 IABP 等仍不能维持者，尽早手术。此外，对于已出现多脏器衰竭和败血症的患者，暂不宜手术，内科治疗、IABP 和其他左心辅助等是帮助患者恢复周围脏器功能和控制感染以争取手术机会的重要手段，待基础条件好转后再行手术治疗。

近年，有学者尝试采用经皮的导管技术暂时性地封堵室间隔穿孔，可以减少因分流引起的心功能恶化，可对个别尚不具备手术条件的患者过渡使用。

（二）手术禁忌证

如前所述，绝大多数患者手术治疗是唯一有效的治疗手段。相对禁忌证是指患者的全身状况极差，不能耐受手术，重要脏器出现不可逆的衰竭。

七、治疗方法

（一）手术治疗

最初 Cooley 等报告的室间隔穿孔的修补是采用类似先天性室间隔缺损修补术的右室切口入路，但由于右室肌小梁多，穿孔显露不清，修补困难，且会因心脏切口增加右心功能的损害，现已不主张右室进路。目前通常采取左室梗死区切口进入，有室壁瘤者可破瘤而入，能获得较满意的显露。修补穿孔时，应依其大小和部位而异。同期常须准备冠状动脉搭桥。修补原则如下：①切除梗死区组织，防止迟发性穿孔。②若乳头肌受累，酌情处理二尖瓣。③闭合室间隔缺损，注意补片张力，以免术后补片撕脱，形成残余分流。

（1）心尖部穿孔（Doggett法）。切口选择在左室梗死的心尖处，切除部分梗死心肌，包括穿孔的远端，使得左室、右室及心尖部室间隔形成三处游离的边缘，用垫Teflon毡片的方法，使用2-0滑线，依次把左室游离缘、室间隔游离缘、右室游离缘进行线性缝合，间断法和连续法均可。

（2）前间隔穿孔。采取前降支左侧1～2cm平行切开左室心尖部梗死区。破裂口较小，且周围有纤维化者可直接缝合，注意缝合应贯穿室间隔和左室壁，双侧加涤纶片或毡片加固。对急性期或较大的穿孔则需要补片闭合。而因室间隔穿孔的形态不规则，若呈裂隙样，可先直接缝闭裂隙口，恢复左室心内膜的完整，再加固一大涤纶片修补。采用较大的心内补片时尽可能超越穿孔及坏死组织范围，并缝补均匀减少张力，达到分散穿孔区室间隔承受的单位面积压力的作用，以减少穿孔复发及穿孔残余分流的发生。

（3）后间隔穿孔。因下壁心梗导致的后间隔穿孔时，穿孔组织周围柔软、易碎，直接修补容易出现穿孔复发，因此不主张类似前间隔穿孔的直接缝合。可采取左室下壁距后降支1～2cm切口，有学者强调要完全切除梗死心肌，以充分显露穿孔。缝合穿孔时，进针应贯穿后间隔和膈面的右室游离壁，双侧加涤纶片或毡片加固。此类切口有时需两个补片，一个补片修补室间隔缺损，另一个补片修补心室壁梗死区。修补技术参考前间隔穿孔补片和室壁瘤补片修补方法。

（4）双片修补法。采用左右心室面各一补片的方法，可以更好地减少残余分流的发生，但会经过左右两个心室入路，增加手术时间。

（5）室间隔缺损旷置修补法（David法）。该技术是Dor等室壁瘤补片成形术在室间隔缺损中的延伸。通过补片将室间隔缺损隔到左室腔外，减少手术的时间，并减少室间隔残余分流，但学者认为当室缺较大时，不完整的室间隔会导致心室收缩功能下降。

（二）经皮介入治疗

介入治疗是一种微创手术，可以即刻完全封堵穿孔，达到血流动态稳定，即使室间隔穿孔不能完全被封闭，也可以立即减少左向右分流，减轻心脏负荷，为下一步手术治疗做好准备。

介入治疗的一般方法：①行左心室造影见心尖部室间隔穿孔呈瘤样膨出突向右心室。②将导管送入左心室，沿此导管送入超滑导丝，通过室间隔破口达右心室，并将导丝置于左肺下动脉内。③穿刺右股静脉，送入网套导管至肺动脉，抓取导丝至拉出体外，建立由股动脉—左心室—室间隔右心室—股静脉的环行轨道。④送入封堵器，在经胸超声心动图证实封堵器位置后释放封堵器。

注意事项：①介入器械需要跨越室间隔穿孔，可能造成穿孔的撕裂，增大穿孔面积，甚至可能造成左心室的破裂。②心梗后室间隔穿孔的面积常较大且不规则，目前使用的封堵器尺寸不足以完全闭合穿孔。③穿孔位置的不同，也为介入治疗增加了难度。

（三）镶嵌治疗

为解决上诉两种方法的不足，结合了手术治疗与介入技术的优势的镶嵌治疗技术诞生了。最近Michael S. Lee报道了直视下经右心房释放室间隔穿孔封堵器的成功案例，体外循环下经右房直视引导下放入封堵器，相较手术治疗而言缩短了手术时间、避免了心室切开，减轻了手术对心脏的影响，而与经皮介入封堵治疗相比，明确了封堵器的放置，减少了封堵器脱落等并发症，为治疗心梗后室间隔穿孔提供了又一可行的前进方向。但相关技术及案例刚处于起步阶段，仍需临床数据支持。

八、合并症的处理

同期冠状动脉旁路移植手术：近年的随诊结果表明对多支冠脉病变的再血管化可以改善患者的远期存活率。我们认为冠状动脉病变常是多发的，仅仅修补室间隔穿孔是不够的，还应对其他有严重冠脉狭窄或狭窄超过 50% 患者行冠脉搭桥术。故术前应行冠脉造影明确梗死与其他分支狭窄部位与程度，以便术中充分再血管化。

若二尖瓣乳头肌断裂、二尖瓣严重关闭不全，也可同期处理二尖瓣，行二尖瓣整形或置换术。

九、手术并发症和预后

（一）手术并发症

主要包括心源性休克、低心排综合征、心律失常和穿孔残余分流。并发症的出现绝大部分取决于患者术前的状态。在情况允许时术前的支持对症治疗可以减少并发症的发生。术后需保护心功能，控制心律失常，维持内环境平衡，对症支持治疗可减少并发症的发生。除了手术技术因素以外，手术时机的掌握尤为重要。

（二）手术结果、预后及经验

室间隔穿孔后若不伴有休克者手术治疗存活率可达 80% ~ 90%，而伴有休克者亦可达 50% ~ 60%，手术后 5 年生存率可达 88%。阜外心血管病医院 1998 年报告术后早期死亡 2 例，早期存活率为87.5%。存活者生存质量良好。

室间隔穿孔的手术疗效与以下因素有关：①手术时机的选择。由于室间隔穿孔患者病情进展快，自然死亡率高，早就医、早诊断、早治疗是挽救患者生命的重要措施，手术时机的选择标准已在治疗原则中论述。心源性休克是公认的危险因素之一，若能通过内科治疗和辅助支持治疗维持血流动力学稳定，在 4 周后手术会更加安全。②心功能状态也是影响手术疗效的重要因素。一般说来，心肌梗死的面积愈大，室间隔穿孔后发生心室功能失代偿的程度愈重。有报道认为伴有右心功能不全者手术风险更大。③梗死部位或穿孔部位与手术死亡率是否相关，各报道说法不一。Hill 等认为下壁心梗多合并室间隔基底部穿孔，修补困难，死亡率高，但 Parry 等认为梗死部位及穿孔部位与死亡率无关。一般来说，不同部位的梗死所导致血流动力学变化的程度亦有差异。下壁心梗多合并心源性休克，因此处心梗多为冠状动脉多支病变引起。手术时应注意选择恰当入路以便能彻底修补穿孔并充分冠状动脉再血管化，以争取良好疗效。④另外，心梗后的溶栓治疗是发生室间隔穿孔的危险因素，一旦怀疑有室间隔穿孔应立即停止溶栓。

十、外科手术的历史与最新进展

心梗后室间隔穿孔最早见于 Latlum1845 年在尸检报告中的描述，1923 年 Brumn 在冠心病患者中作出诊断，1934 年 Sager 建立了心梗后室间隔穿孔的诊断标准。对心梗后室间隔穿孔的治疗早年采取内科和姑息疗法，直到 1957 年 Cooley 首先报告手术修补室间隔穿孔以来，外科治疗成为挽救心梗后室间隔穿孔患者生命、改变其预后的最有效手段。但在 20 世纪 60 年代初，为使穿孔边缘瘢痕化，以提高穿孔修补的成功率，手术多在穿孔 2 周后。随着手术技术、支持治疗和材料的进步，包括 Heimbacker 在内的许多作者把手术时间提前到穿孔后的 1 ~ 11d。同时，手术发展了心梗部位切除术、室壁瘤切除术及不同穿孔部位的修补技术。随着认识的加深，大多数室间隔穿孔患者趋向可以急诊手术。近年来，手术技术的改进，材料的更新，心肌保护的加强，术前药物和辅助设备的支持，使得近、远期生存率进一步提高。

十一、室壁瘤合并室隔穿孔手术的基本技术

左心室室壁瘤和室间隔穿孔是严重的心肌梗死的常见的并发症。心肌梗死后梗死区逐渐纤维化，形成一个没有收缩功能的区域，引起心室功能的严重退变。室间隔穿孔单独发生或与室壁瘤同时合并存在。为了改进和恢复左心室的功能，需要对室壁瘤和室隔穿孔进行外科手术治疗。

（一）室壁切除缝合加固术

胸骨正中切口，切开心包，显露室壁瘤（图 4-62-1），在室壁瘤处纵行切开（图 4-62-2），清理室壁瘤内的血栓和坏死组织（图 4-62-3），切除室壁瘤（图 4-62-4），采用两条 Teflon 垫带间断"U"字形缝合穿过室壁切口的两边（图 4-62-5），拉紧 Teflon 垫片并打结再加连续缝合一层加固（图 4-62-6）。

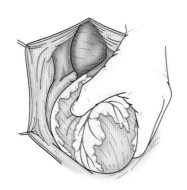
图 4-62-1 胸骨正中切口，切开心包，显露室壁瘤

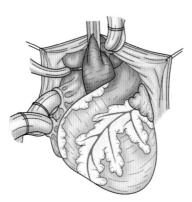
图 4-62-2 在室壁瘤处纵行切开

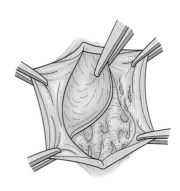
图 4-62-3 清理室壁瘤区的血栓和坏死组织

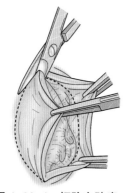
图 4-62-4 切除室壁瘤

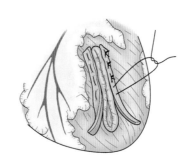
图 4-62-5 进行室壁瘤切除后的室壁修补，采用两条 Teflon 垫带间断"U"字形缝合穿过室壁切口的两边

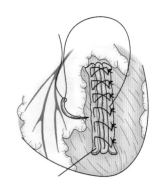
图 4-62-6 将两条 Teflon 拉紧打结后在室壁切口的边缘进行第二层连续缝合

（二）室壁瘤合并室隔穿孔的切除修补术

手术切除室壁瘤（图 4-62-7），显露室隔穿孔区（图 4-62-8），采用涤纶补片修补室间隔穿孔（图 4-62-9），将补片采用带垫片式缝合与穿孔的肌性边缘进行缝合固定（图 4-62-10），采用两条 Teflon 垫带行间断"U"字形缝合穿过室壁瘤切口的两边，同时穿过室间隔和修补室间隔穿孔的补片，使之同时一并修补室间缺损处和关闭室壁瘤切口（图 4-62-11、图 4-62-12）。

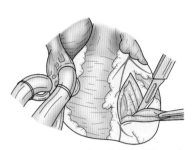

图 4-62-7　室壁瘤合并室隔坏死穿孔的室隔修补，手术切除室壁瘤

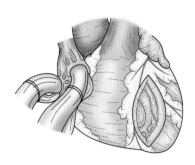

图 4-62-8　显露室隔穿孔区

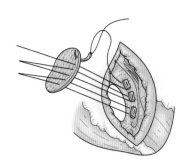

图 4-62-9　采用涤纶补片修补室间隔穿孔

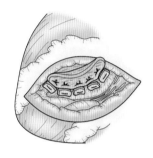

图 4-62-10　将补片采用带垫片褥式缝合与穿孔的肌性边缘进行缝合固定

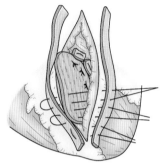

图 4-62-11　采用两条 Teflon 垫带行间断"U"字形缝合穿过室壁瘤切口的两边，同时穿过室间隔和修补室间隔穿孔的补片，使之同时一并修补室隔缺损处和关闭室壁瘤切口

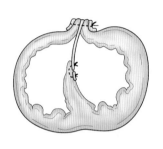

图 4-62-12　图示修补室隔的补片与室壁瘤切口加固缝合的截面观

（孙宗全）

参考文献

［1］吴洪斌，胡盛寿，周玉燕 . 左心室巨大室壁瘤手术治疗的中远期随访研究［J］. 中华外科杂志，2001，39：928-930.

［2］Pesonen E，Thilen U，Sandstrom S，et al. Transcatheter closure of post-infarction ventricularr septal defect with the Amplatzer Septal Occluder device［J］. Scand Cardiovasc J 2000，34（4）：446-448.

［3］Maltais S，Ibrahim R，Basmadjian A J，et al. Postinfarction ventricular septal defects：towards a new treatment algorithm［J］. Ann Thorac Surg，2009，87（3）：687-692.

［4］Lee MS，Kozitza R，Mudrick D，et al. Intraoperative device closure of postinfarction ventricular septal defects［J］. Ann Thorac Surg，2010，89（6）：e48-50.

第六十三章
缺血性二尖瓣反流

一、简介

缺血性二尖瓣反流（ischemic mitral regurgitation，IMR）是指由心肌缺血或梗死而导致的二尖瓣关闭不全。其瓣叶组织结构正常，反流的主要原因为急性乳头肌断裂或者功能丧失，及慢性缺血性左室重构及几何形态的改变。本章所讨论的 IMR 不包括退行性变、风湿性病变、先天性病变、感染性心内膜和自发性扩张性心肌病所导致的二尖瓣关闭不全。

二、发病机制

（一）急性缺血性二尖瓣反流

急性心肌梗死导致乳头肌延长或断裂，或者由于心室扩张和室壁瘤形成造成的心室空间改变乳头肌移位，都会引起二尖瓣反流。乳头肌的血流灌注路径较长且较微弱，乳头肌断裂通常发生于急性心梗后数天内，是急性心梗少见但致命的并发症。缺血性二尖瓣反流累及乳头肌者并不少见，后乳头肌受累较前乳头肌多见。后乳头肌的血供主要来自右冠，前乳头肌来自前降支和回旋支动脉供血，侧支循环更加丰富。由于前外乳头肌粗而短，少见因缺血而断裂者。一旦乳头肌总干断裂，患者可因肺水肿或左心衰竭于数小时或数天内死亡。若二尖瓣功能失调或部分乳头肌断裂，则症状轻且出现较晚。

（二）慢性缺血性二尖瓣反流

慢性缺血性二尖瓣反流多是由于左室重构和乳头肌移位导致二尖瓣瓣叶无法完全关闭所致。左室重构通常表现为瓣环扩大，限制乳头肌、腱索控制的瓣叶运动。病理学检查表现为乳头肌的纤维化和退行性变。后组乳头肌横向移位是慢性 IMR 的重要机制，影响二尖瓣附属结构，最终导致缺血性的左室重构。

三、适应证及手术时机

缺血性二尖瓣反流的手术治疗适用于：急性心肌梗死患者突然出现二尖瓣关闭不全，如病情不稳定，血流动力学状态不佳，则应尽早手术治疗；如血流动力学状态尚好，可延长 2～8 周进行。缺血性导致的慢性二尖瓣关闭不全适应证难以明确区分，一般来说，乳头肌部分断裂者，根据临床症状，按常规二尖瓣关闭不全一般手术适应证处理。

目前，行二尖瓣修复或换瓣的指征是：①乳头肌断裂造成的重度二尖瓣关闭不全；②缺血梗死后致慢性进行性二尖瓣反流；③二尖瓣关闭不全时轻时重，可随心肌缺血程度加重而不断恶化者。瓣膜成形或者瓣膜置换的选择可按照普通乳头肌、腱索断裂具体情况分情况处理，一般来说，优先行瓣膜成形，当成形困难需要换瓣时，应毫不犹豫行瓣膜置换。

四、禁忌证

患者严重基础病变不能耐受手术者，严重肝肾损害、内环境紊乱难以纠正者，神经系统严重损害术后预后不良者，不宜手术治疗。

五、术前准备

由于严重的急性心梗所导致的二尖瓣重度反流者，往往存在严重的血流动力学障碍。此类患者在围手术期都需要大剂量的血管活性药物，或者尽早地使用IABP支持直到术前。

术前请富有经验的医师行心脏彩超是很有意义的，以决定术中应首选瓣膜成形抑或直接瓣膜置换。

六、手术要点、难点及对策

采用左房切口或右房房间隔切口显露二尖瓣，术中进一步探查后，再决定手术术式。

1. 二尖瓣成形术 心肌梗死后产生的慢性中至重度二尖瓣关闭不全，如果是由于瓣环扩大造成的中心性反流，而瓣膜外观正常、无瓣叶脱垂者，成形术并植入瓣环多能取得良好效果。进行二尖瓣成形时多选择2-0线。一般后瓣环及中部容易显露，可以先缝合这部分的瓣环，前叶和侧面显露较为困难。原则上所有缝线均缝合于瓣环上。缝线间距不宜过近或交错，避免缝线张力过高。选择人工瓣环时，需测量两个纤维三角间的间距和前瓣的面积。由于发生缺血性二尖瓣反流时后叶常常被牵拉而受限，因此可以考虑积极的缩环使得后瓣向前靠拢，以便减少二尖瓣收缩期的前向运动。另外还可以采用带小垫片的缝线从心室面根据二尖瓣几何形态在人工瓣环上挂线，然后将人工瓣环推至二尖瓣打结，进行打水实验评价效果满意后关闭左房。

2. 乳头肌断裂修复术 由于乳头肌延长导致的二尖瓣关闭不全，可以是整个乳头肌断裂，也可以是乳头肌的一个头断裂。整个乳头肌断裂产生的急性缺血性二尖瓣关闭不全，可以行二尖瓣置换术，也可以将乳头肌断裂修剪后，用带垫片的褥式缝线固定于相应的具有收缩功能的心室壁上。然后根据术中所见具体情况，将病变乳头肌用带小垫片褥式缝合固定于邻近正常乳头肌上，或左室后壁上，并根据乳头肌断裂的部位调整合适的高度和长度。

3. 二尖瓣置换术 探查后发现难以行二尖瓣修复，则应尽可能地保留腱索以施行二尖瓣置换术。对于预期寿命低于10年的窦性心律的老年患者，可以考虑选择生物瓣（生物瓣的标记线应置于瓣环的接合面从而避免影响瓣叶活动导致左室流出道梗阻），余者应用机械瓣。切除部分前瓣，将剩余瓣叶组织转向瓣叶连接处，而后植入人工瓣膜。若需要瓣环或瓣位较低，则需带垫片的外翻缝合（心房-心室，瓣环内进出针）；若瓣位较高或瓣环易碎，则只需带垫片而不需外翻缝合。

缺血性二尖瓣反流的患者，一般病变时间比较短，二尖瓣及瓣环组织比正常脆弱，注意进针深度应缝合瓣环全层，不可过度牵拉以防组织割裂。如需同期搭桥，搭桥操作必须先于换瓣，因换瓣后搬动和牵拉心脏会增加左室破裂风险。

七、术后监测与处理

参考二尖瓣置换术后检测及处理。

八、常见并发症的防治

此类患者术后易出现低心排血量综合征，有时术后仍需应用IABP继续支持。如出现其他术后相关并发症，如心律失常、循环紊乱等，则应放置临时起搏器，积极对症支持处理。

九、临床效果和展望

目前对于心肌梗死导致的二尖瓣反流早期手术死亡率仍较高，急性期有 15% ~ 53%，慢性期有 10% ~ 23%。可能与术前心功能、心肌缺血严重程度有关。美国麻省总医院相关数据显示：EF > 35% 行二尖瓣置换合并冠脉搭桥手术者，死亡率约为 28%，而 EF ≤ 35% 者，这一数字达到 40%。如同期需做室壁瘤切除，则死亡率达到 56%。尽管手术风险极高，但是对于急症患者的症状缓解是有明显效果的。在准备把握手术指征的前提下，尽管风险巨大，但积极手术有时确是外科医生处理此症的唯一选择。

最近的经皮二尖瓣技术，如通过冠状静脉窦途径的二尖瓣成形环、经皮改良的 MitraClip 技术，在临床试用结果证明了其可行性和有效性，对 IMR 的治疗有较大的临床应用价值。

（刘金平）

参考文献

［1］ Gorman JH 3d, Gorman RC, Jackson BM, et al. Annuloplasty ring selection for chronic ischemic mitral regurgitation: Lessons from the ovine model ［J］. Ann Thorac Surg, 2003, 76: 1556-1563.

［2］ Parish LM, Jackson BM, Enomoto Y, et al. The dynamic anterior mitral annulus ［J］. Ann Thorac Surg, 2004, 78（4）: 1248-1255.

［3］ Tibayan FA, Rodriguez F, Zasio MK, et al. Geometric distortions of the mitral valvular-ventricular complex in chronic ischemic mitral regurgitation ［J］. Circulation, 2003, 108（Suppl）: 116-121.

［4］ Jackson BM, Gorman JH, Moainie SL, et al. Extension of borderzone myocardium in postinfarction dilated cardiomyopathy ［J］. J Am Coll Cardiol, 2002, 40（6）: 1160-1167, discussion 1168.

［5］ Timek TA, Lai DT, Liang D, et al. Effects of paracommissural septal-lateral annular cinching on acute ischemic mitral regurgitation ［J］. Circulation, 2004, 110（Suppl）: 79-84.

［6］ Gillinov AM, Wierup PN, Blackstone EH, et al. Is repair preferable to replacement for ischemic mitral regurgitation? ［J］. J Thorac Cardiovasc Surg, 2001, 122（6）: 1125-1141.

［7］ Grossi EA, Goldberg JD, LaPietra A, et al. Ischemic mitral valve reconstruction and replacement: Comparison of long-term survival and complications ［J］. J Thorac Cardiovasc Surg, 2001, 122（6）: 1107-1024.

第六十四章
冠心病外科治疗新进展

冠状动脉血运重建技术已经历了半个世纪的发展。冠状动脉外科技术从 20 世纪 50 年代的大切口、经典体外循环冠状动脉旁路移植术（coronary artery bypass grafting，CABG），不断向小切口、非体外循环方向发展：从不停跳冠状动脉旁路移植术（off-pump coronary artery bypass grafting，OPCAB）到小切口微创冠状动脉旁路移植术（minimally invasive direct coronary artery bypass，MIDCAB），再至机器人辅助全腔镜冠状动脉旁路移植术（totally endoscopic coronary artery bypass，TECAB）；经皮冠状动脉介入（percutaneous coronary intervention，PCI）技术则从 20 世纪 80 年代的单纯球囊成形术（percutaneous transluminal coronary angioplasty，PTCA），不断发展至金属裸支架（bare metal stent，BMS）、药物涂层支架（drug eluting stent，DES）及生物可吸收支架（bioresorbable scaffold，BRS）。进入 21 世纪以来，冠状动脉血运重建技术仍在不断发展，本章主要探讨外科冠状动脉血运重建的新技术及新观点。

第一节　全动脉化血运重建

一、概述

自 20 世纪 80 年代以来 PCI 技术取得了长足的进步：从单纯球囊扩张术发展到药物涂层支架，其介入后 1 年再狭窄率已从约 20% 下降至约 3%。反观 CABG，虽然成功开展了 OPCAB、MIDCAB 以及 TECAB 等新术式，但是在桥血管的选择方面外科医生并未做出巨大的革新：大部分心脏外科中心仍停留在左侧胸廓内动脉（left internal thoracic artery，LITA）-前降支（left anterior descending coronary artery，LAD）桥 + 大隐静脉桥（saphenous vein graft，SVG）的模式。美国胸外科医师协会（Society of Thoracic Surgeon，STS）数据库分析结果显示：自 2010 年至 2013 年，在 CABG 中使用第二根动脉桥血管的比例仅占 6.7%。鉴于：①SVG 远期通畅率低于动脉桥血管；②最新一代 DES 已具有优于 SVG 的远期通畅率；③大量回顾性研究结果显示多动脉 CABG 优越的远期疗效，越来越多的学者提出并鼓励外科医生进行全动脉血运重建（total arterial revascularization，TAR）。目前 TAR 主要采用以下动脉桥血管。桥血管取备方法请参见前文。

二、双侧乳内动脉

自 1986 年 Cleveland Clinic 发表 CABG 中 LITA-LAD 桥的临床获益以来，LITA 因其高达 90% 以上的 LITA-LAD 桥 10 年通畅率及 97.3% 的使用率，已是公认的 CABG 第一桥血管。胸廓内动脉由于平滑肌含量低不易痉挛和粥样硬化，并且较其他动脉及静脉桥血管更加容易释放一氧化氮等血管活性分子，是十分适合 CABG 的桥血管。研究显示，右侧胸廓内动脉（right internal thoracic artery，RITA）同样具有优越的远期通畅率：其带蒂（原位）及游离 RITA 桥的 10 年远期通畅率分别高达 89% 及 90%。BITA 搭桥就是指同时应用 LITA 及双侧乳内动脉（bilateral internal thoracic artery，BITA）进行外科冠状动脉血运重建。

早在 1974 年 Barner 等已经发表 BITA 搭桥的可能性，但是由于桥血管取备烦琐，因此在没有循证医学证据支持的情况下该术式并未得到认可和推广。进入 21 世纪以来，大样本回顾性研究及 META 分析已充分证明了 BITA 搭桥的可行性及安全性。不同研究均表明，相比单侧胸廓内动脉（single internal thoracic artery，SITA）搭桥，BITA 搭桥能够降低患者的死亡率、二次外科手术及 PCI 发生率；即使是糖尿病患者，也可以从其中明显获益。但必须指出的是，BITA 搭桥所带来的生存及主要不良心血管事件（major adverse cardiac event，MACE）获益均来自术后晚期（7 ~ 10 年以后），因此对于预期寿命较短的高危患者，BITA 搭桥未必能够完全体现其临床价值。BITA 搭桥的另一优势是可以采用升主动脉不接触技术：使用 BITA 进行 OPCAB 可以极大地避免因钳夹主动脉而导致的神经系统并发症。

BITA 搭桥的主要弊端在于合并有更多的胸骨愈合不良。纳入 3000 例 CABG 的前瞻性随机对照试验（randomized control trial，RCT）（ART 研究）术后一年结果提示：BITA 组的胸骨愈合不良发生率显著高于 SITA 组（1.9% vs. 0.6%）。造成胸骨愈合不良的高危因素主要有女性性别、高身体质量指数（body mass index，BMI）、糖尿病、既往心肌梗死史及外周血管疾病史等。由于胸骨愈合不良的发生率很低（1% 左右），因此该因素对 BITA 搭桥的整体死亡率影响甚小。有研究指出，骨骼化取备胸廓内动脉、优化围手术期血糖控制等方法可一定程度上减少 BITA 搭桥后的胸骨愈合不良。截至目前，我们仍缺乏一张评估胸骨愈合不良的量表来指导心脏外科医生的临床决策。

虽然仍缺乏 RCT 长期结果的支持，但是基于现有的回顾性临床研究结果，BITA 搭桥是安全且可行的，对于没有胸骨愈合不良高风险的患者，BITA 搭桥是值得推荐的。

三、桡动脉

桡动脉（radial artery，RA）在 CABG 中的使用最初由 Carpentier 提出。虽然 RA 曾因为高达 30% 的早期闭塞率而被人诟病，但是随着外科医生对其了解的深入和制药技术的发展，有报道显示，目前 RA 的 5 年通畅率可高达 90% 以上。STS 数据库显示，RA 在 CABG 中的使用率曾在 2002 年达到 12.3%，但 2009 年已下降至 5.5%。截至目前共有 7 项 RCT 比较 RA 和 SVG 的中远期通畅率。虽然各项研究结果存在一定的偏差，但是所有研究结果均显示当 RA 桥的靶血管病变处狭窄率高于 90% 时，其中远期通畅率均高于 90%。目前仅有的一项比较 RA 与 RITA 作为 Y 吻合血管的 RCT（RAPCO 研究）显示，RA 具有比 RITA 更高的 5 年通畅率并且两者的使用在术后 MACE 事件发生率方面无统计学差异。

RA 的主要优势在于其长度——RA 桥血管可以达到任意桥血管。同时与 LITA 的同时使用可以避免 BITA 搭桥所带来的胸骨愈合不良风险的增加。RA 的主要弊端在于桥血管痉挛的风险及术后 RA 取备患肢的神经系统后遗症。术中及术后钙离子拮抗剂的应用是防止前者的主要方法，而后者也可以通过术前临床体检（Allen's 试验）及血管超声得以极大的避免。

四、胃网膜右动脉

在 BITA 无法进行完全血运重建或没有足够的动脉桥使用时，胃网膜右动脉（right gastro-epiploic artery，REGA）可以作为带蒂（原位）动脉桥对右冠状动脉（right coronary artery，RCA）系统［包括后降支（posterior descending artery，PDA）及左室后支（posterior branch of left ventricle，PL）］进行灌注。目前认为 REGA 的 1 年、5 年及 10 年通畅率分别在 90% ~ 95%、80% ~ 85% 及 60% ~ 65%。

由于：①取备 REGA 需要进入腹腔，不仅解剖变异大、取备难度高，而且存在潜在诱发纵隔感染的风险；② REGA 的远期通畅率及治疗效果与 SVG 差异不大，因此 REGA 在我国、北美及欧洲的多数中心仅作为备用动脉桥使用。但是日本及韩国的一些中心仍坚持使用 REGA 并获得了较为理想的中远期临床结果。

五、TAR 策略

除了具有严重胸骨预后不良风险患者（重度肥胖、糖尿病、终末期肾功能不全、使用激素或免疫抑制剂者、恶病质等）及胸廓内动脉原发病变（锁骨下动脉重度狭窄等）外，BITA 可适用于大部分 CABG 患者。一般 LITA 用于灌注 LAD 系统，当骨骼化游离 LITA 时其长度甚至能够进行 LITA- 对角支（diagonal branch，DIG）-LAD 序贯搭桥。RITA 一般可为：①蒂状（原位）桥经心脏横窦灌注左回旋支动脉（left circumflex coronary artery，LCX）- 钝缘支（obtuse marginal branch，OM）系统或中间支（ramus intermedius，RI）；②蒂状（原位）桥经心脏右缘灌注 RCA 系统；③将 RITA 游离后与 LITA 进行 Y 吻合后灌注 LCX 及 RCA 系统。利用 RITA 进行序贯灌注需要充分进行术前及术中评估：充分骨骼化的 RITA 大部分可以对 LCX 系统临近的两条分支进行序贯灌注，但是如果需要同时对 LCX 及 RCA 系统进行再灌注治疗，则需要与 LITA 进行 Y 吻合或使用 RA 及 SVG 延长 RITA 桥。有研究报告显示，应用 LITA 灌注 LCX 系统、RITA 灌注 LAD 系统同样可以获得良好的临床效果。但是后者会导致 RITA 桥走行与升主动脉前方，将对远期二次手术分离粘连、阻断主动脉等带来一定的困难。

游离的 RA 是最容易掌控的动脉桥血管：①将其近端吻合与升主动脉时，其长度足以到达任意靶血管；② RA 可以与胸廓内动脉进行 Y 吻合后辅助 BITA 完成完全再血管化；③ RA 仍可以与胸廓内动脉进行端端吻合后对远端多支靶血管进行序贯吻合。带蒂（原位）REGA 一般用于灌注 RCA 系统，Suma 等报道显示，充分骨骼化的 REGA 长度甚至足以对 PDA 及 PL 进行序贯灌注。但是该动脉桥血管是否为 RCA 系统再灌注的最佳选择仍待进一步考验。相比胸廓内动脉，RA 及 REGA 在组织结构上具有更多平滑肌细胞，因此更加容易造成痉挛，并受到竞争血流的影响。不同研究结果均表示，当 RA 及 REGA 对严重病变的靶血管（狭窄率大于 90%）进行再灌注时，其桥血管远期通畅率更理想。2011 年美国心脏病学会基金会（American College of Cardiology Foundation，ACCF）/ 美国心脏协会（American Heart Association，AHA）CABG 指南（以下简称 CABG 指南）甚至将动脉桥对狭窄率小于 90% 的 RCA 系统进行再灌注治疗列为Ⅲ类推荐，即禁忌证。表 4-64-1 总结了动脉桥血管与靶血管的常用选择与搭配。当然 CABG 的 TAR 方案最终仍需要根据术前的冠状动脉造影与术中的靶血管探查结果来综合制定。

表 4-64-1　动脉桥血管与靶血管的常用选择与搭配

	LAD	DIA	RAMUS	OM	RCA	PDA	RPL
LITA	√	√	—	—	—	—	—
RITA	—	—	√经横窦	√经横窦	√经心右缘	√经心右缘	√经心右缘
RA	√	√	√	√	√	√	√
REGA	—	—	—	—	√	√	√

六、TAR 临床效果

近年来，各大心脏中心纷纷回顾并评估了 TAR 的临床疗效：美国 Mayo Clinic 分析了其中心 1993—2009 年的 8622 例患者，结果显示相比 SITA 搭桥，多支动脉搭桥（multiple arterial revascularization，MAR）能够延长患者长期生存率，两组 10 年及 15 年生存率分别为 84% vs. 71% 及 61% vs. 36%，具有显著性差异；日本 Suzuki 等回顾了自 2002 年至 2013 年的 1064 例 OPCAB 患者，结果提示 TAR 组与非

TAR 组的生存率及免于心血管恶性事件（major adverse cardiac event，MACE）生存率分别为 72.6% vs. 69.7% 及 87.7 vs. 83.9%，TAR 组显著优于非 TAR 组；Tatoulis 等回顾澳洲多中心 63592 例患者（平均随访 4.9 年），生存分析结果提示术后 10 年时 TAR 组与非 TAR 组的生存率分别为 85.4% 及 81.2%，具有显著性差异；Shi 等比较了 BITA + RA 搭桥与 BITA + SVG 搭桥后发现，在 BITA + RA 组的术后 15 年生存率显著高于 BITA + SVG 组（82% vs. 72%）。这些结果均提示相比传统 CABG（LITA + SVG 桥），TAR 具有更加优越的远期临床结果，但是为了证明 TAR 为 CABG 的金标准治疗，仍需要大样本 RCT 循证医学证据。

2016 年 STS 动脉桥指南（以下简称动脉桥指南）

2016 年 STS 就动脉桥血管发表了指南，表 4-64-2 ~ 4-64-4 总结了该指南的内容。

表 4-64-2　动脉桥指南推荐类别（classification of recommendation，COR）说明

推荐类别	说明
Ⅰ类（利远大于弊）	该治疗 / 措施需要被实施
ⅡA 类（利大于弊）	该治疗 / 措施是合理的，仍需就重点内容进行进一步研究
ⅡB 类（利略大于弊）	该治疗 / 措施是可以考虑的，附加的数据库有利于对其进行评判；仍需宽泛的研究进一步证实效果
Ⅲ类（无获益）	该治疗 / 措施无获益
Ⅲ类（弊大于利）	该治疗 / 措施有害

表 4-64-3　动脉桥指南证据等级（level of evidence，LOE）说明

证据等级	说明
A 级	大样本研究结果，多中心 RCT 结果
B 级	有限的样本量的研究结果，单中心 RCT 结果，非随机研究结果
C 级	非常有限的样本量的结果，仅为专家意见，案例报道或存在治疗标准

表 4-64-4　动脉桥指南

COR	推荐内容	LOE
Ⅰ类	当需要对 LAD 进行搭桥时，应该使用胸廓内动脉	B 级
	对于合适的患者，除了 LITA 以外，应该考虑使用第二根动脉桥血管	B 级
	为了降低术后胸骨愈合不良的风险，术后应该要戒烟	C 级
	为了进行最佳个体化治疗，动脉桥的使用（靶血管位置、动脉桥数量及种类）应该成为心脏团队讨论的内容	C 级
ⅡA 类	对于没有严重胸骨愈合不良风险的患者，BITA 搭桥是合理的	B 级
	为了降低术后胸骨愈合不良的风险，骨骼化取备胸廓内动脉是合理的	B 级
	作为 LIMA 的辅助桥血管（或无法取备 LIMA 时），RA 被用来灌注重度狭窄靶血管是合理的	B 级
	使用 RA 时，使用药物避免术中及围手术期抑血管痉挛是合理的	C 级
ⅡB 类	对于没有理想的桥血管的患者或为了进行 TAR，RGEA 是可以考虑的	B 级
	为了降低术后胸骨愈合不良的风险，额外的胸骨固定装置是可以考虑的	C 级

七、展望

毫无疑问，TAR 具有更加优越的长期临床获益，也是时代发展的趋势。但是在日益强调个体化医疗的今日，医疗决策不能绝对化。已有研究表明 TAR 或 BITA 搭桥的临床获益主要发生在术后 7 ~ 8 年后，同时考虑到 TAR 长手术时间之及高胸骨愈合不良发生率，TAR 可能并不适合具有严重合并症的高

龄患者。因此 TAR 未来的研究方向应该在于：①通过 RCT 进一步证明 TAR 的安全性及有效性；②筛选 TAR 的最适合人群，并将最完美的外科血运重建提供给最适合的冠心病患者。

第二节　杂交冠状动脉血运重建

一、概述

1996 年 Angelini 等人首次提出了一个崭新的概念：冠状动脉杂交血运重建（hybrid coronary revascularization，HCR）——将外科冠状动脉旁路移植术和经皮冠状动脉介入术相结合，取两种技术各自的优点，为冠心病患者提供最优化治疗。

目前对于如何治疗冠状动脉多支病变（multi-vessel coronary artery disease，MCAD）仍存在不少争议。毫无疑问 CABG 至今仍然是治疗 MCAD 的有效手段，尤其对于重度病变（Syntax 评分 > 32）、左主干病变以及糖尿病患者，其疗效显著优于 PCI 及药物治疗。长期随访已证明，LITA-LAD 桥的 10 年通畅率高达 90% ~ 95%，显著改善患者远期预后，其远期生存获益明显优于支架，被誉为 CABG 术后冠心病患者的"生命桥"。MIDCAB 可以通过左胸小切口在非体外循环心脏不停跳下将 LITA 移植至 LAD，而 TECAB 则将外科创伤降到了最低程度。

反观 PCI，虽然它在治疗左主干和累及左前降支近端病变时支架再狭窄率较高，但是最新研究显示，新一代 DES 具有比 SVG 更高的远期通畅率。因此 PCI 也越来越多地被应用于 MCAD，并且随着 BRS 技术的发展，PCI 的应用指征可能会进一步扩大。

HCR 的设计就是联合上述两种技术的优点：①通过小切口微创不停跳 CABG 完成 LIMA-LAD 移植，在避免胸骨正中切开及体外循环相关的并发症的同时保证患者的远期预后；②同样也是微创技术，通过 PCI 血运重建 LAD 以外的靶血管，从而进行"合理的不完全血运重建"。

二、HCR 的临床现状

根据最新的 CABG 指南及 2014 年欧洲心脏病学会（European Society of Cardiology，ESC）/ 欧洲心胸外科协会（European Association of Cardiothoracic Surgery，EACTS）血运重建指南（以下简称血运重建指南），HCR 被定义为结合外科 LIMA-LAD 旁路手术及非 LAD 靶血管 PCI 的计划性冠状动脉血运重建。对于急性冠状动脉综合征（acute coronary syndrome，ACS）的患者，急诊对罪犯血管进行 PCI 缓解病情后，二期对非罪犯血管行 CABG 也属于 HCR。但是 HCR 中 CABG 与 PCI 的血运重建区域不能存在交集。

理论上 HCR 可应用于所有 MCAD 患者，尤其是内外科均为高危患者，或应用单一技术疗效均不能最大化的患者。目前认为其最理想的指征为：① LAD 近段重度病变且远端存在外科 CABG 的理想靶点；②非 LAD 病变均可通过 PCI 血运重建；③不存在双联抗血小板治疗的禁忌证。此外单纯左主干远端病变、传统开胸 CABG 手术高风险、缺乏可用的大隐静脉、LAD 病变不适合 PCI 等也是其相对适应证。

HCR 的术式目前尚无定论，既可以在杂交手术室一站式完成，也可以分站式进行；既可以先 CABG 后 PCI（CABG-PCI），也可以先 PCI 后 CABG（PCI-CABG）。表 4-64-5 和表 4-64-6 总结了不同术式的利弊。在有条件的情况下，对于稳定的 MCAD 患者，一站式的 CABG-PCI 毫无疑问最能够体现 HCR 的优势：术前不停阿司匹林，半肝素化＋非体外循环下完成 LIMA-LAD 吻合，鱼精蛋白中和肝素的同时开始双联抗血小板，在 CAG 确认 LIMA-LAD 桥通畅后对其余靶血管行 PCI 术。对于一站式 HCR，术中的难点除了手术技巧以外还有对抗凝及抗血小板药物的掌控，但可惜的是目前尚无该领域的临床指南或循证医学证据。当然对于急性冠状动脉综合征的患者，或者没有杂交手术室的情况下，分站式 PCI-CABG 也是一种可取的术式。

表 4-64-5　一站式与分站式杂交的利弊比较

术式	一站式	分站式
优势	CABG 与 PCI 的完美结合 患者满意：只需要一次手术 缩短住院时间并减少医疗开销	不需要杂交手术室，具有可推广性 CABG 和 PCI 可以在不同医院完成
缺陷	需要配置昂贵的杂交手术室 外科手术所致全身炎症反应增加急性支架内血栓风险 慢性肾功能不全患者将遭受手术与造影剂的双重打击 术中患者的凝血功能管理难度高	患者需要接受两次手术 增加住院时间及医疗开销 CABG 与 PCI 之间患者存在心梗风险

表 4-64-6　CABG-PCI 与 PCI-CABG 的利弊比较

术式	CABG-PCI	PCI-CABG
优势	可核查 LIMA-LAD 桥质量 LIMA-LAD 桥对 PCI 起到保护作用 双联抗血小板治疗相关出血风险低 —	可术前评估 LIMA 降低 CABG 过程中发生心梗的可能 适用于急性心肌梗死患者，可先对罪犯血管进行 PCI -PCI 失败时 CABG 可以补救
缺陷	CABG 过程中非 LAD 梗死可能 PCI 一旦失败，二次 CABG 手术难度高 —	增加急性支架内血栓风险（停用双联抗血小板治疗，术中使用血制品及鱼精蛋白） 增加外科手术出血风险 无法及时核查 LIMA-LAD 桥质量

虽然有很多研究比较 HCR 与单纯 CABG 对 MCAD 的疗效，但是多数为单中心、回顾性或小样本研究，循证医学证据等级不高，研究结果也各不相同。一项纳入了 6176 例患者的 Meta 分析结果显示，在治疗 MCAD 时，HCR 在住院期间主要心脑血管不良事件（major adverse cardiac and cerebrovascular event, MACCE）发生率及其术后 1 年的临床预后（MACCE 及肾功能不全）方面，相比传统 CABG 具有非劣性，并且具有更短的重症监护时间和住院时间。POL-MIDES 研究是首个比较 HCR 与 CABG 的大型 RCT，该研究结果提示，HCR 的中转 CABG 率为 6.1%，在两组患者术前基线水平基本相同的情况下，术后 1 年时两组患者的死亡、心肌梗死、主要出血事件以及二次血运重建发生率无显著性差异。

由于缺乏随机对照试验的长期随访结果，目前 CABG 指南中仍将 HCR 列为当患者不适合 CABG 或 PCI 时的备用治疗方案（Ⅱa 类推荐，B 类证据）；在血运重建指南中 HCR 作为Ⅱb 类推荐（C 类证据），适用于特定人群的冠状动脉血运重建。对于特定的患者，如外科高风险患者、高龄、主动脉硬化、左室射血分数（left ventricular ejection fraction, LVEF）低下、脑梗死、严重肾功能不全、慢性阻塞性肺病、靶血管细小或心肌内等，HCR 的疗效可能优于传统 CABG，甚至 OPCAB；对于 PCI 高风险和复杂病变，如无保护左主干、左前降支/回旋支开口病变、慢性闭塞性病变（chronic total occlusion, CTO），HCR 比 PCI 更安全，而且成功率高。但是，HCR 的手术指征、最佳术式以及长期预后仍有待进一步研究和讨论。

三、展望

毫无疑问 HCR 是 MCAD 个体化综合治疗的发展方向之一，但其发展过程任重而道远。根据美国 STS 统计，自 2011 年至 2013 年，HCR 的手术量仅占不到整体 CABG 的 0.5%，因为 HCR 不仅需要杂交手术室，而且相比 CABG，HCR 的经济成本更高、手术难度也更大。鉴于一站式 HCR 的复杂性，其出现也对冠心病治疗团队提出了更高的要求：完美的 HCR 离不开心外科医生、心内科医生、麻醉科医生、重症科医生、灌注师以及护理团队之间紧密的沟通与合作。

在 HCR 领域，目前尚无详尽的定论，包括患者的选择及术式在内一切都有待今后的研究去进一步探索和证实。与此同时，随着 BRS 技术、Da Vinci 手术系统（微创外科多支血运重建）及新型可逆抗血小板药物等新技术的出现，HCR 更是具有无限拓展的可能。

备注：以上节段部分内容（杂交冠状动脉血运重建）曾在《国际心血管杂志》上所发表。

第三节　达芬奇机器人与微创多支冠脉血运重建

一、概述

自 20 世纪 90 年代开始，内镜及微创技术逐渐被应用于心脏外科领域，而随着 Da Vinci 手术系统的发展，心脏外科手术技术再次实现了跨越式的发展。传统胸腔镜操作由于手术空间狭小、器械操作困难，导致外科医生很难完成冠状动脉吻合等精细操作；Da Vinci 机器人手术系统具有操作臂活动灵活、易于操控、3D 成像稳定等特点，因此相比传统胸腔镜，其手术精度、速度及安全性均得到了极大的提高，也使得机器人辅助微创 CABG 得以实现。

1998 年，机器人辅助全腔镜冠状动脉旁路移植术（totally endoscopic coronary artery bypass，TECAB）由 Stephenson 等报道首次应用于临床。次年，Watanabe 等又完成了首例不停跳 TECAB。经过近 20 年的发展，目前借助 Da Vinci 手术系统已可完成双侧乳内动脉取备，并进行微创多支血运重建。近年来，以 Da Vinci 手术系统为核心的心脏外科微创手术在全世界范围内被广泛开展和研究，形成一股热潮。

目前临床上 TECAB 仍主要被应用于 LAD 单支血管病变的血运重建，即单支 TECAB（single-vessel TECAB，svTECAB），但是随着近年来 Da Vinci 系统及相关内镜心脏固定器和远端吻合装置等手术器械的发展，内镜下靶血管固定的准确性及舒适度、桥血管与靶血管的吻合效率均得到了大幅度的提高，使得 TECAB 也被逐渐应用于多支血管病变的血运重建（multi-vessel TECAB，mvTECAB），使得微创多支血运重建变得可能。本章节主要讨论利用 Da vinci 系统的微创多支血运重建。

二、手术适应证及禁忌证

理论上所有具备传统 CABG 手术指征的患者均为 mvTECAB 的适应人群。LAD 单系病变患者，尤其针对 LAD/DIA 分叉病变，适宜在 TECAB 下行 LITA-DIA-LAD 的序贯吻合式；左主干（left main coronary artery，LM）病变或 LAD 及 LCX 双系病变的患者，适宜在 TECAB 下行 BITA 搭桥：此时与传统 CABG 不同，一般采用原位 RITA 灌注 LAD 系统及原位 LITA 灌注 LCX 系统。如患者合并 RCA 系统病变，则可取备桡动脉使其与 LITA 或 RITA 做 "Y" 形吻合，并将其远端吻合至 PDA 或 PL。具有 mvTECAB 手术适应证的患者，如果具有 PCI 指征，仍可进行 mvTECAB 与 PCI 的高级杂交血运重建（advanced hybrid revascularization，AHR）。

由于目前对该领域仍缺乏足够的认识和经验，因此 mvTECAB 仍存在一定的相对和绝对禁忌证。

相对禁忌证主要有：①二次心脏或胸腔手术；②心脏严重扩大（LVEDD＞60mm）；③既往胸部放射治疗史；④既往严重胸部外伤史；⑤严重的心包炎或胸膜粘连；⑥严重肥胖的患者（BMI＞35）等。绝对禁忌证主要包括：①术前血流动力学不稳定（心源性休克、急性心肌梗死等）；②靶血管直径小于1mm；③靶血管位于心肌内（心肌桥）；④无法耐受单肺呼吸的严重肺功能不全；⑤严重胸廓畸形等。

三、Port-Access® 系统体外循环

mvTECAB 的手术方法与 svTECAB 类似，主要可分为：停跳 TECAB（arrested heart TECAB，AH-TECAB）及不停跳 TECAB（beating heart TECAB，BH-TECAB）。AH-TECAB 一般需要在杂交手术室采用 Port-Access® 系统建立体外循环，即股动静脉插管后，经股动脉置入主动脉三腔导管用于：①顺向灌注停搏液；②球囊阻断主动脉；③主动脉窦部引流；④监测主动脉窦部压强。最后经颈内静脉置入四腔冠状静脉窦导管用于：①逆向灌注停搏液；②监测冠状静脉窦压强；③放置肺动脉导管用于监测肺动脉压力及引流肺动脉血液。图 4-64-1 为 Port-Access® 系统体外循环的示意图。其余具体手术操作与单纯 svTECAB 类似，可参见前文。

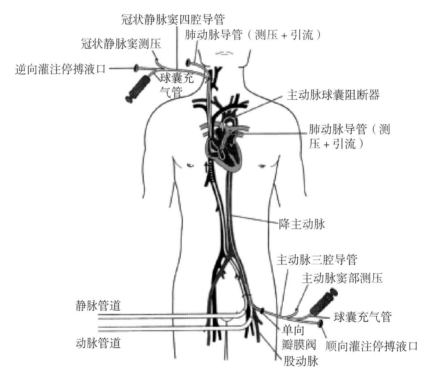

图 4-64-1　Port-Access 系统体外循环示意图

引用并修改自 Toomasian 等，1997。

四、mvTECAB 的手术效果

2000 年，Kappert 等首次报道了应用双侧乳内动脉的多支血运重建的 mvTECAB，术中采取股股转流的方式建立体外循环，并应用升主动脉内三腔球囊辅助进行心跳停搏及顺行性灌注。术者将 LITA 原位吻合至 OM，并将 RITA 原位吻合至 LAD，其中取备 LITA 耗时 48min，取备 RITA 耗时 54min，远端吻合耗时 48min，手术持续 8h，患者于术后第 7 日顺利出院。2004 年，Farhat 等首次报道了不停跳下双侧乳内动脉的 mvTECAB，术中采用固定于手术台的 Octopus TE² 固定器进行靶血管固定。术者同样将 LITA 原位吻合至 OM，将 RITA 原位吻合至 LITA。手术耗时 6h，患者于术后第 5 日顺利出院。

2007 年 Binatti 等首次报道了小规模的 BITA AH-TECAB，血运重建策略依旧是蒂状 LITA-OM 及蒂状 RITA-LAD。该研究共纳入 10 例患者，其中 7 例完成 TECAB，3 例术中转为正中开胸手术。其中取备 LITA 平均耗时 38min，取备 RITA 平均耗时 40min；LITA-OM 吻合平均耗时 38min，RITA-LAD 吻合平均耗时 23min；手术整体平均耗时 477min。术后中位机械通气时间为 15h，中位重症监护时间为 41h，中位出院时间为术后 7d。围术期及短期随访未见 MACCE 发生。2010 年，Srivastava 等首次报道了三支血运重建的 BH-TECAB，共有 7 例患者接受三支血管的 mvTECAB。术中 RITA 主要原位吻合至 LAD，有 1 例患者行原位 RITA-DIA 吻合；原位 LITA 根据患者病变情况对 DIA 及 OM 系统进行序贯灌注，SVG 可以用与延长 LITA 桥或与 LITA 进行 Y 吻合后灌注远端靶血管。平均手术时间为（523.6 ± 112.3）min，平均取备 BITA 时间（65.9 ± 13.1）min，平均吻合时间为（13.1 ± 3.9）min/ 吻合口。围术期及短期随访未见 MACCE 发生。

马里兰大学医疗中心及因斯布鲁克医科大学回顾了 2001 年至 2011 年的 196 例接受 mvTECAB 的患者资料，结果显示：平均手术时间为 6h，术后 5 年生存率达到 96%，术后 5 年 MACCE 发生率为 27%，达到传统 CABG 及 OPCAB 的治疗水平。Balkhy 等在其研究中指出，虽然 RCA 系统难以有效暴露，但是对于前降支、对角支及高位钝缘支病变的患者而言，mvBHTECAB 仍然是一种可行的手术方案。于此同时，就恢复时间而言，接受 mvTECAB 的患者在术后 6 周即可恢复自主活动能力，远低于正中开胸术式的 10 ~ 12 周。

但是也有不同研究显示，与 svTECAB 相比，mvTECAB 手术时间更长、术中转正中开胸率更高、输血量增加。Dogan 等同样指出，采用序贯吻合的两支血运重建 TECAB 患者具有更长的手术时间、术后辅助机械通气时间及住院时间。Dhawan 等报道的 mvTECAB 的回顾性研究中指出，mvTECAB 并未使患者具备显著的临床获益，且可能增加术后不良事件发生率及死亡率。

五、mvTECAB 的优势与劣势

由于受到手术空间、手术视野及血管固定等影响，适合接受 TECAB 的患者人群尚存在一定的局限性。mvTECAB 的发展是微创冠状动脉再血管化的重要突破，由于目前心脏外科主要处理对象为复杂多支血管病变的患者，因此 mvTECAB 较 svTECAB 更具有临床发展意义。机器人辅助全腔镜多支血运重建最大的优势在于其减少了手术创伤，保持患者胸骨完整性从而使得胸骨感染的高危患者（肥胖、糖尿病、慢性肾功能不全、慢性阻塞性肺病等）能够使用双侧乳内动脉，得以提高桥血管术后中远期通畅率。当然，目前的 mvTECAB 技术仍存在许多需要解决的问题，包括手术时间过长、治疗费用昂贵、学习周期较长等。与此同时，由于目前尚缺乏 mvTECAB 与传统 CABG、OPCAB 或 PCI 比较的大样本 RCT，因此 mvTECAB 的中远期临床疗效仍待进一步评估。

六、展望

TECAB 是目前所能提供的创伤最小的 CABG 术式，虽然距今仅有 17 年的历史，但是在这短暂的时期内从已最初的单支血运重建已发展至今日的 3 ~ 4 支血运重建，并且机器人手术设备及相关辅助手术器械也日益成熟。另一方面，从传统体外循环 CABG 到目前最新的 mvTECAB 技术，心脏外科医生不断地学习并掌握新技术。该术式对外科医生的技术要求高，且学习曲线缓慢。现有相关的双控系统辅助心脏外科医生进行机器人手术操作训练，有望大大地缩短所需要的培养周期。于此同时，随着 PCI 技术的不断发展，AHR 也是十分值得期待的发展方向。我们完全有理由相信，随着将来更加先进的手术辅助设备的出现及外科医生进一步积累该手术技术的经验，mvTECAB 能够作为一种崭新的微创外科基本技术平台得以普及和发展，并成为 MCAD 患者的重要治疗手段之一。

第四节　冠状动脉自动吻合

一、历史回顾

过去半个世纪以来 CABG 技术取得了长足的发展：OPCAB 的出现极大地规避了因体外循环及主动脉阻断所引起的并发症；MIDCAB 则以微创的左胸小切口形式成功为患者提供了 LITA-LAD 生命桥；TECAB 又将外科冠状动脉血运重建的创伤减少到了最低，并使微创多支外科血运重建变得可能。当然，技术的进步也总是伴随着新的挑战：① OPCAB 中进行个别靶血管吻合过程中需要扭转心脏，可能造成血流动力学不稳定，需要快速完成吻合；②微创搭桥过程中，由于空间有限，有时甚至需要在非直视下进行吻合，技术难度高，不仅吻合时间长而且吻合质量难以保证；③虽然传统 CABG 的吻合技术已经成熟，但是外科医生间的吻合质量仍旧存在差异。所以在此背景下，急需一个自动吻合装置，保证：①完成再现性及均一性高的有效冠状动脉吻合；②在微创冠状动脉外科中实现快速、易操作的冠状动脉吻合；③在过去吻合困难的条件较差的靶血管或主动脉近端处进行有效的吻合。

其实早在 19 世纪外科医生就考虑进行免针线缝合了。1894 年，Abbe 最初提出将玻璃管置入吻合血管两端进行吻合的方式，但并未获得理想的效果。1900 年，Payr 提出了将可吸收镁金属套环置于需要吻合的两端血管外侧，将血管内膜外翻后使用夹子固定两个套环的想法，但是 Payr 环的效果并未优于传统缝合。虽然 Androsov 于 1956 年所提出的血管缝合钉以及 Jain 于 1979 年所开发的激光介导的冠状动脉吻合虽然取得了一些成果，但是均未能够在临床上得以推广。近年来，随着金属支架技术的发展，又出现了一批新的应用于临床的冠状动脉自动吻合装置。本章主要探讨冠状动脉自动吻合装置的现状。

二、理想的冠状动脉自动吻合装置

理想的冠状动脉自动吻合装置首先应该具有良好的生物相容性：尽可能减少暴露于血液的无内膜覆盖面积（blood-exposed non-intimal surface area，BENIS）并避免因异物植入而造成的血流动力学改变、炎症反应、血栓形成及内膜增生；同时需要具有良好的外科操控性：①可同时适用于动脉静脉桥吻合；②能够应用于所有靶血管位置；③需要适用于序贯灌注；④在任意角度和空间均可完成吻合。最重要的是它还需要保证临床治疗的有效及安全性：在具有理想的吻合速度的同时还需要具有不劣于手工吻合的术后早中期通畅率，而且一旦术中自动吻合装置出现故障还需要有合适的手工补救措施；当然从卫生经济学角度，该吻合装置成本还不能过高。表 4-64-7 总结了理想的自动吻合装置的特点。

表 4-64-7　理想的自动吻合装置

生物相容性	外科操控性	临床有效及安全性
BENIS 小	动脉静脉桥血管均使用	吻合速度快
血流动力学改变少（剪切应力低）	任意靶血管均可应用	不劣于手工吻合的早中期通畅率
低血栓风险	适用于序贯灌注搭桥	装置损伤时具有合适的补救措施
低炎症反应	任意角度和空间均可完成吻合	—
低内膜增生风险	—	—
卫生经济学角度，装置成本可接受	—	—

三、现有自动吻合装置及其临床应用结果

随着冠状动脉外科不断向非体外循环及微创化发展，心脏外科医生及生物医学工程师们对冠状动脉吻合装置的渴望也日益强烈。截至目前，虽然有很多种装置被研发，但是真正被应用于临床的成果并不多。下文将着重介绍已较为广泛应用于临床的自动吻合装置。

（一）近端吻合装置

1. Symmetry^{TM} Symmetry^{TM}采用镍钛合金支架连接主动脉及SVG。吻合器装置如图4-64-2显示，主要由头锥、与SVG相连的吻合器（收缩状态）以及传递鞘管组成。在使用Symmetry^{TM}前首先需要将SVG装载至传送鞘管内部。如图4-64-3显示，该吻合装置的主要操作步骤为：①通过主动脉钻孔器（旋转刀片）钻开主动脉；②将传递装置的头锥部分置入主动脉腔内；③通过传递装置上的按钮使头锥与镍钛合金支架分离并展开其主动脉端卡齿；④进一步撤离鞘管后支架可以释放支架的主动脉外侧卡尺，并完成近端吻合。该装置提供三种不同大小的支架，适用于各种粗细的SVG。

虽然自2001年获得CE标志（欧洲合格认证）和美国食品药品监督管理局（U.S. Food and Drug Administration，FDA）认证起，已有超过8万例Symmetry^{TM}被应用于临床，并取得了令人满意的早期结果，但是该装置的中远期结果并不理想。Kachhy等回顾了121位采用Symmetry^{TM}装置进行近端吻合的患者，通过匹配病例对照研究与手工吻合进行比较后发现该装置在术后1年时MACE发生率显著高于手工吻合。Bergsland等所发表的RCT结果显示，Symmetry^{TM}组（n = 23）与手工吻合组（n = 23）的术中通畅率基本相同；术后3 ~ 5个月时Symmetry^{TM}组的SVG通畅率显著低于手工吻合组（50% vs. 90%）；随访5年后发现Symmetry^{TM}组的MACE发生率显著高于手工吻合组。Bergmann等对24位患者，44例Symmetry^{TM}进行了为期平均41个月（18 ~ 52个月）的随访，其结果提示该装置的中期闭塞率高达55%。该结果也促使该中心决定不再使用Symmetry^{TM}进行近端吻合。与此同时，还有报道提示使用Symmetry^{TM}还伴随有主动脉夹层及急性吻合口栓塞的风险。

Symmetry^{TM}的出现及其临床应用结果充分说明了冠状动脉自动吻合的可行性，但是在生产工艺方面仍有待进一步提高。

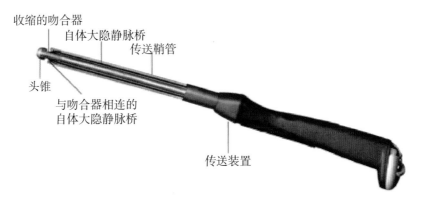

图 4-64-2 Symmetry^{TM} 吻合器的结构示意图

引用并修改自 Eckstein 等，2002。

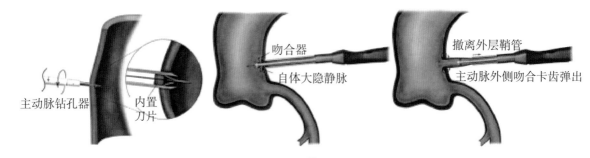

图 4-64-3　Symmetry™ 的使用方法示意图

引用并修改自 Eckstein 等，2002。

2. PAS-Port®　PAS-Port® 的设计理念与 Symmetry™ 基本相同，均借助镍钛合金完成近端吻合，适用于粗细为 4 ~ 6mm 的 SVG。图 4-64-4 描绘了 PAS-Port® 自动吻合装置的使用方法，图 4-64-5 显示了该装置的吻合设计：SVG 末端折返于支架与主动脉壁之间，并通过两侧卡齿进行固定。如图 4-64-6 显示，相比于 Symmetry™，PAS-Port® 极大地减少了暴露于主动脉内部的支架面积，从而减少了血栓风险。但是这两种装置具有一个类似的缺陷——无法像手工吻合一样进行眼镜蛇吻合，只能完成 90°直角吻合，具有潜在的桥血管锐角扭曲（kink）并闭塞的可能性。

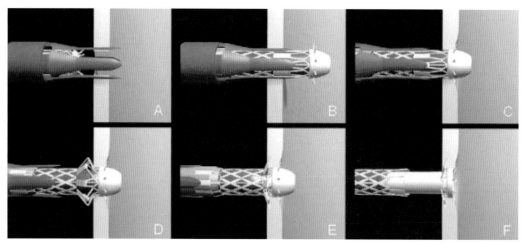

图 4-64-4　PAS-Port® 的使用方法

引用自 Gummert 等，2006。

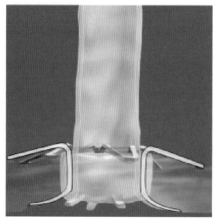

图 4-64-5　PAS-Port® 的吻合设计

引用自 Gummert 等，2006。

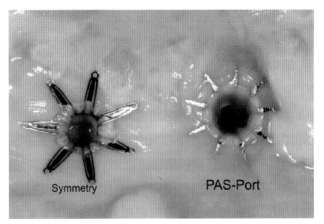

图 4-64-6 Symmetry™ 与 PAS-Port® 的主动脉内部结构比较

引用自 Gummert 等, 2006。

多项临床研究已显示, PAS-Port® 能够在不进行主动脉钳夹的情况下完成安全、有效的近端吻合, 具有与手工吻合类似的 SVG 早中期通畅率(6 ~ 12 个月)。Bassano 等对 152 例患者(共计 165 个装置)进行了为期平均 27 个月(2 ~ 66 个月)的随访, 结果提示应用 PAS-Por® 的患者 1 年与 5 年免予 MACCE 存活率分别为 92.7% 及 85.2%, 吻合装置相关远端吻合口的 1 年至 5 年分别为: 90%、85%、84%、84% 及 93%, 显示了该装置良好的吻合质量。Verberkmoes 等通过病例对照研究回顾了 201 例应用 PAS-Port® 的患者, 并与 111 例手工吻合对照组进行比较后提示: 在术后 3 年, 两组在二次冠状动脉血运重建、近端吻合口相关二次血运重建及术后脑梗方面两组间无显著性差异, 证明了 PAS-Port® 的安全性。Yamaguchi 等也报道将 PAS-Port® 应用于 RA 桥近端的案例, 其近期[(9.2±3.1)个月] RA 桥通畅率为 100%, 而中期[(12.8±2.8)个月]通畅率为 87.5%, 展现出了 PAS-Port® 在动脉桥当中应用的可能。当然也有 RCT 结果指出, PAS-Port® 的术后 6 个月静脉桥闭塞率高达 41.9%, 远劣于手工吻合组。

整体而言, 目前有更多的临床医学证据支持 PAS-Port® 的有效性及安全性, 但是这些研究多数规模偏小且随访时间长度有限。因此仍需进一步等待大样本 RCT 的结果来佐证 PAS-Port® 的临床疗效。

(二)远端吻合装置

1. U-Clip U-Clip 是由镍钛合金制成, 是起初被设计应用于 TECAB 远端吻合口并获得 FDA 认可的吻合装置。该装置的设计原理为自动打结缝针, 如图 4-64-7 所示, U-Clip 由针部、线部及夹子部(Clip)组成。如图 4-64-8 所示, U-Clip 的线部和夹子部可以分离, 并且分离后夹子部分可以自动卷缩成线圈样, 起到打结固定的作用。如图 4-64-9 所示, U-Clip 只需在冠状动脉吻合口处单纯间断行针 12 ~ 16 次即可完成吻合, 在 TECAB 狭小的空间中, 该操作较传统的连续缝合更加容易, 并且不需要进行打结。研究指出, 相比传统连续缝合, U-Clip 间断吻合的吻合口不仅在血流动力学上具有更理想的顺应性、搏动指数、最大流量及舒张期流量, 而且在组织学上管腔变形更少、内膜完整度更高。

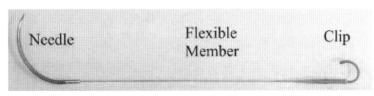

图 4-64-7 U-Clip 结构图

引用自 Hill 等, 2001。

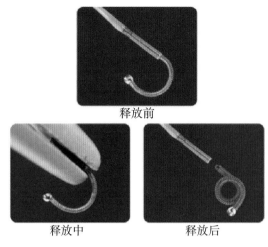

释放前

释放中　　　　　　　　释放后

图 4-64-8　U-Clip 夹子部结构示意图

引用自 Gummert 等，2007。

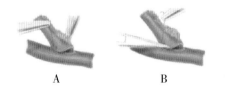

A　　　　　　　　B

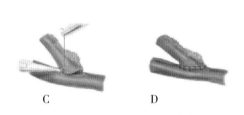

C　　　　　　　　D

图 4-64-9　U-Clip 使用示意图

引用自 Wolf 等，2003。

截至目前，U-Clip 已被广泛应用于冠状动脉外科领域，并获得了良好的临床结果：一项纳入了 82 例患者的前瞻性多中心研究结果显示，在 CABG（15%）、OPCAB（73%）及 MIDCAB（12%）中使用 U-Clip 进行的 LITA-LAD 吻合，术后平均 200d（64 ~ 383d）的桥血管通畅率为 95.2%（FitzGibbon A 级），部分通畅率为 4.8%（FitzGibbon B 级），并未发现闭塞桥血管；Gao 等对 58 例使用 U-Clip 进行 LITA-LAD 吻合的患者进行了随访，结果提示其早中期血管通畅或部分通畅率为 100%，仅 1 例患者于吻合口出现 50% 狭窄；该团队还对 100 例使用 U-Clip 的 TECAB 患者进行了长期随访（最长至 91 个月），结果提示术后死亡、脑梗及心梗发生率为 0，其桥血管通畅率分别为：100%（30d 以内）、98.8%（6 ~ 12 个月）、97.8%（1 ~ 3 年）及 97.1%（3 ~ 5 年）；Soylu 等对所有远端冠状动脉吻合装置所进行的系统性回顾也提示，在所有的远端吻合装置中 U-Clip 的临床结果最理想，其中期（大于 3 个月）通畅率可高达 96.1%。可惜的是目前该装置因市场原因处于停产状态。

2. C-Port®　C-Port® 是一种获得 CE 标志并通过 FDA 认可的新型一体化远端冠状动脉吻合装置（图 4-64-10）。如图 4-64-11 显示，在将 SVG 组装于 C-Port® 吻合部并切开靶血管处冠状动脉后，即可应用 C-Port®——通过 8 个不锈钢钉完成端侧吻合。图 4-64-12 为吻合口的冠状动脉内侧观。该装置的优点在于：①可以对任意粗细的冠状动脉进行吻合；②改良版的 C-Port® Flex A® 的前端吻合部可以旋转，即可完成多角度的冠状动脉吻合。

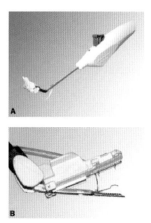

图 4-64-10　C-Port® 装置的整体观及吻合部照片

引用自 Matschke 等，2005。

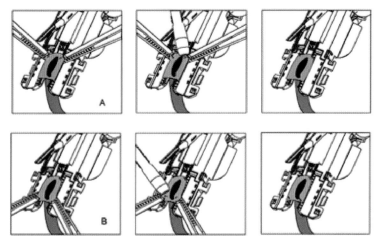

图 4-64-11　将 SVG 组装于 C-Port® 的过程

引用自 Matschke 等，2005。

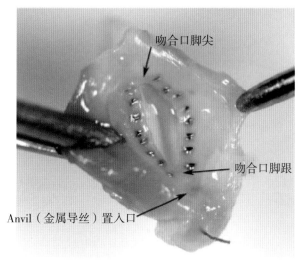

图 4-64-12　C-Port® 吻合部位的冠状动脉内侧观

引用自 Matschke 等，2005。

目前在欧洲，C-Port® 已能够在临床上正式使用，主要基于其满意的临床研究结果。欧洲的一项前瞻性多中心研究提示，C-Port® 的中转手工吻合率为 11/130；C-Port® 相关吻合口在出院前的造影通畅（FitzGibbon A 级）率为 100/104、闭塞（FitzGibbon O 级）率为 1/104；在 6 个月随访时的造影通畅（FitzGibbon A 级）率为 82/89、闭塞（FitzGibbon O 级）率为 4/89；并且经过 12 个月的随访无一例 C-Port® 相关 MACE 发生。Cai 等通过计算机辅助断层血管成像（computed tomography angiography，CTA）对 50 例患者、69 处远端吻合口进行了随访，结果提示 C-Port® 术中吻合成功率为 88.4%；在平均 91d（1 ~ 7 个月）时 C-Port® 相关静脉桥通畅率为 93.3%，而手工吻合处为 88.9%，C-Port® 能够提供不劣于手工缝合的冠状动脉吻合。Balkhy 等研究也显示在术后 4 个月时 C-Port® Flex A® 相关吻合口通畅率为 94.1%，体现了其安全性和有效性。最近一项 RCT 研究结果显示，C-Port® 组与手工吻合组的中期（12 个月）通畅率分别为 86% 与 88%，无显著性差异。但必须指出的是，在该研究中高达 76% 的 C-Port® 吻合需要加针缝合止血（尤其在 Anvil 金属导丝置入口），体现了 C-Port® 设计的局限性。

3. 其他装置

（1）SJM 远端吻合装置。SJM 远端吻合装置的设计理念是基于不锈钢夹子的侧侧吻合。如图 4-64-13 所示：①从 SVG 远端置入 SJM 装置（A）（包含球囊导管及不锈钢夹子）并穿刺于吻合口处；②切开靶血管，将 SJM 装置尖端置入靶血管远端（B）；③将头锥伸入冠状动脉远端（C），使传递导管处于垂直于靶血管位置后（D）膨胀球囊并释放不锈钢夹子（E）；④最后将球囊导管撤出（F）并将 SVG 游离端结扎即可完成远端吻合（G）。

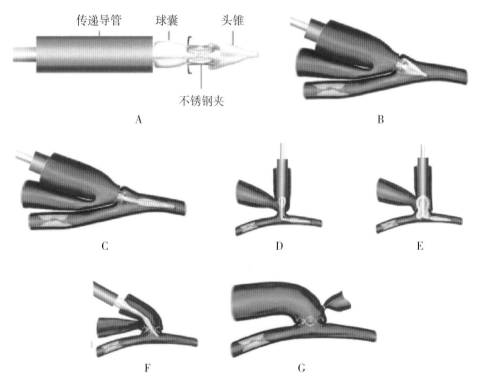

图 4-64-13　SJM 远端吻合装置的设计理念

引用并修改自 Eckstein 等，2002。

虽然该装置最初在动物实验中取得了良好效果：术后 30d、90d 及 180d 的吻合口通畅率高达 100%，但是临床研究的结果却不尽人意。一项纳入 45 例患者的研究显示，SJM 自动吻合装置相关

SVG 吻合口术后 3 个月至 6 个月的通畅率仅为远低于传统缝合的 81%（17/21）。虽然该装置的设计理念新颖，但始终未能获得 CE 标志或 FDA 认可，目前在市场上也不复存在。

（2）Converge 装置。Converge 装置的设计理念是双层镍钛合金夹。如图 4-64-14 所示，该金属夹具有内层与外层，内层位于 SVG 和靶血管内侧，外层位于 SVG 和靶血管外侧，通过内外层相互钳夹即可完成 SVG 与冠状动脉成 30° 角的吻合。Boening 等针对 Converge 装置进行了前瞻性、双中心研究，见图 4-64-15。结果提示该装置向光 SVG 的术后 2 个月的通畅率为 96.7%（29/30），但是目前仍缺乏该装置的中长期临床应用结果。

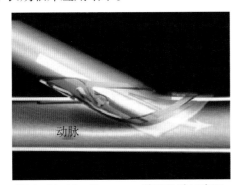

图 4-64-14　Converge 装置设计示意图

引用自 Boening 等，2005。

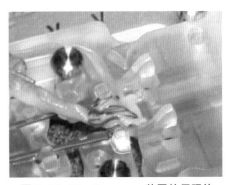

图 4-64-15　Converge 装置使用照片

引用自 Boening 等，2004。

（3）磁性血管吻合器（magnetic vascular positioner，MVP®）。MVP® 通过对接一对磁性环而完成冠状动脉吻合。经过改良后的 MVP® 的设计如图 4-64-16 所示，在分别切开桥血管及靶血管侧壁后，将 MVP® 环（由内环及一对外环片构成）分别镶嵌在桥血管及靶血管开口处形成吻合口，最后只需利用磁力将两个 MVP® 环相衔接即可完成冠状动脉吻合。MVP® 在设计上具有吻合部位几何形态及受力均匀的特点。

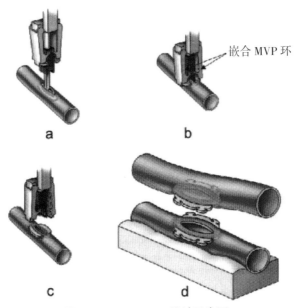

图 4-64-16　MVP® 设计示意图

引用并修改自 Casselman 等，2004。

一项纳入 41 例患者的前瞻性、多中心研究显示，MVP® 的平均吻合时间为 137s（65 ～ 370s），其术后 1 个月时的吻合口通畅率为 93.5%，具有不劣于手工缝合组（91.7%）的临床结果。有报道显示，该装置也可用于 MIDCAB 或 TECAB 中，并取得了满意的结果。Vicol 等对 11 例使用 MVP® 的患者进行了为期（19±3.5）个月的随访，虽然患者在随访期间无一出现二次手术或死亡，但是造影结果提示 MVP® 相关吻合口的桥血管通畅率（83.3%）不及手工缝合组（100%）。MVP® 具有：①可适用于所有靶血管；②同时适用于侧侧吻合及端侧吻合；③同时适用于动脉及静脉桥等优点，并且也获得了 CE 标志，但是由于其中远期吻合口通畅率不尽如人意，目前已基本不在临床上使用。

4. 展望 随着外科血运重建不断向微创化、非体外循环化的方向发展，冠状动脉自动吻合也成了必然的发展方向。过去百年以来，自动吻合技术已从"腔内玻璃管"取得了飞跃式的发展，最新的冠状动脉吻合器也已经能够完成非劣于手工缝合的 SVG 吻合，并且还不断有新的吻合装置涌现于世。当然该领域也仍存在：①动脉桥自动吻合的成功率及效率；②自动吻合器相关吻合口的长期（10 年以上）通畅率；③自动吻合装置昂贵的费用等问题均有待解决。相信伴随着医学相关领域科学技术的不断发展，在医学专家及生物医学工程师的通力合作之下，冠状动脉自动吻合定能成为现实。

第五节 激光心肌血运重建

一、概述

临床上的一些既不适合 PCI，也不能进行 CABG，又难以通过药物控制的严重弥漫性血管病变的冠心病患者往往使临床医师感到棘手。激光心肌血运重建术（trans-myocardial laser revascularization，TMLR）是适合此类患者的一种治疗手段。该治疗方法的基本原理是利用激光的瞬时汽化作用，在左心室壁缺血区域营造多个与心腔相通的孔道，以便心腔内的氧合血注入心肌内，并通过心肌大量的窦状间隙，激光诱发生成新的细小血管及冠状动脉交通网营养该区域心肌。

二、TMLR 的发展简史

通过心肌内通道进行心肌血运重建的概念从出现至今有半个多世纪了。1946 年，Vineberg 报道了将胸廓内动脉植入于缺血心肌的术式，并证实心肌窦状间隙能够作为胸廓内动脉的流出道，增加缺血心肌的血液循环。1957 年，Massimo 和 Boffi 曾尝试在心肌和心腔之间置入带侧孔的 U 形管和 T 形管，以期血液能够从心室腔经这些管道进入心肌并沿心肌窦状间隙供给缺血的心肌细胞。1968 年，Sen 等报道心肌多孔穿刺术，结果发现，术后早期（8 周内）左心室血液可以通过穿刺所生成的多条贯通心室壁全层的管道营养缺血心肌，减少心肌梗死比例和死亡率。随着 CABG 的兴起，此类研究逐渐被放弃，直至 1981 年，Mirhoseini 等报道利用激光的心肌血运重建，即 TMLR，不仅能够改善缺血心肌的灌注，而且可防止孔道内的纤维增生。1983 年他将该技术作为 CABG 的辅助治疗首先应用于临床。随后由于多项临床研究均显示了 TMLR 满意的临床结果，TMLR 最终于 1998 年获得了 FDA 认可，使用于冠心病治疗。

三、TMLR 的常用激光特点

目前获得 FDA 认可的用于 TMLR 的激光器有两种，分别为二氧化碳（CO_2）激光器和钬钇铝石榴石（Ho-YAG）激光器。表 4-62-8 分别总结了两种激光的特点。整体而言 CO_2 激光器的安全性更佳，操控更加容易，但是由于 Ho-YAG 激光由光导纤维传导，因此有实现微创经皮 TMLR 的可能。

表 4-64-8 CO_2 激光与 Ho-YAG 激光的比较

	CO_2 激光	Ho-YAG 激光
波长	10 600 nm	2120 nm
脉冲能量	15 ~ 20 J 甚至更高	1 ~ 2 J 或 6 ~ 8 J
触发模式	R 波触发、于心脏不应期发射激光；可极大避免室性心律失常	不与 R 波同步，存在导致室性心律失常的风险
穿孔模式	单次脉冲穿孔，汽化热量快速消失，心肌损伤少	多次脉冲穿孔，存在因多重振动声波和热聚所致的心肌热损伤风险
手术方式	须进行开胸手术	可经皮通过导管从心内膜向心外膜打孔

四、TMLR 的机制

TMLR 缓解患者心绞痛症状的机制迄今尚不十分清楚，目前提出的主要学说有重建血液通道、去交感神经化及血管新生。

（一）重建血液通道

指心腔内血液通过激光孔道、经心肌原有的微血管直接灌注心肌。1994 年，著名心脏外科专家 Cooley 等在尸检时发现，术后 3 个月 TMLR 的激光孔道仍呈开放状态。其中部分孔道内皮化，可能长期保持开放，并认为心腔内氧合血能够经激光孔道直接灌注心肌、通过微循环结构广泛交通，使周围心肌的灌注得到改善。与此同时，也有其他研究相继指出，TMLR 所产生的激光孔道于术后早期已闭塞，并否认激光孔道是改善心肌血供的主要机制。因此该观点仍有待进一步验证。

（二）去交感神经化

指 TMLR 破坏支配心脏局部的交感神经，使患者无痛觉感知。虽然 Al-Sheikh 等通过正电子发射计算机断层显像（positron emission tomography-computed tomography，PET-CT）表明，TMLR 后心脏局部确实存在去交感神经化现象，但是目前该机制仍存在不少争议。

（三）血管新生

指激光的生物学效应促进孔道周围心肌生成新的细小血管。目前血管新生被认为是 TMLR 缓解心绞痛的最有力机制，被多项实验室及临床研究所佐证。不同研究机构先后证实在 TMLR 术后，从组织学角度，激光管道周围存在高密度的新生血管组织，并发现具有内皮细胞存在。除此之外，也有不同研究表明：TMLR 术后心肌细胞内内皮细胞生长因子（vascular endothelial growth factor，VEGF）、成纤维细胞生长因子（fibroblast growth factor，FGF）以及血小板源性内皮生长因子（platelet-derived endothelial growth factor，PDEGF）的表达均升高，间接证明了血管新生是 TMLR 缓解病情的可能机制之一。

五、TMLR 的适应证

尽管单纯 TMLR 或与 CABG 联合运用一直被认为是缓解心绞痛的有效治疗方法，但是其作用机制仍存在争议，其适应证的选择亦尚未明确。目前认为 TMLR 在无常规治疗方法（PCI、CABG、药物治疗）可选择时，可改善严重心绞痛患者的症状。该手术的目的主要是减轻患者心绞痛症状，目前尚无该方法在延长患者寿命或提高心肌功能方面的循证医学证据。2004 年美国 STS 就 TMLR 发表了临床循证指南，对其适应证给予了明确的建议。表 4-64-9 至表 4-64-11 对该指南进行了总结。

表 4-64-9　TMIR 指南推荐类别（Classification of Recommendation，COR）说明

推荐类别	说明
Ⅰ类（利远大于弊）	有证据或普遍认为治疗方法有用或有效
ⅡA类（利大于弊）	较多证据和多数意见认为治疗方法有用或有效
ⅡB类（利略大于弊）	较少证据或少数专家认为治疗方法有用或有效
Ⅲ类（无获益/弊大于利）	有证据或普遍认为治疗方法无用或对某些患者有害

表 4-64-10　TMLR 指南证据等级（Level of Evidence，LOE）说明

证据等级	说明
A 级	多中心 RCT 结果
B 级	单中心 RCT 结果或多项非随机化研究结果
C 级	专家意见的总结

表 4-64-11　2004 STS TMLR 指南（括号内为 LOE）

COR	单纯 TMLR	联合 CABG 的 TMLR
Ⅰ类	LVEF > 30%，心绞痛（CCS 分级）≥Ⅲ级，最大剂量的药物治疗无效，左心室游离壁有可逆性缺血并与冠状动脉病变相对应，但不能或不宜施行 CABG 或 PTCA 治疗。主要包括：①严重的弥漫性病变；②无适合行完全血运重建的靶血管；③缺少适合行完全血运重建的桥血管　（A）	—
ⅡA类	—	心绞痛患者有明确的 CABG 适应证，同时至少有一个可逆性缺血区域因下列情况不适合搭桥：①严重的弥漫性病变；②缺乏完全再血管化的靶血管；③缺乏完全再血管化的桥血管　（B）
ⅡB类	除有上述Ⅰ类患者的病变外，还有以下情况之一： ①LVEF ≤ 30%，置入或无主动脉内球囊反搏者　（C） ②不稳定性心绞痛或急性缺血必须行静脉溶栓治疗者　（B） ③心绞痛（CCS）为Ⅱ级的患者　（C）	具有 CABG 适应证但不伴有心绞痛的患者，同时至少有一个可逆性缺血区域因下列情况不适合搭桥：①严重的弥漫性病变；②缺乏完全再血管化的靶血管；③缺乏完全再血管化的桥血管　（C）
Ⅲ类	无心绞痛或心绞痛（CCS）为Ⅰ级的患者　（C） 急性进行性心肌梗死、近期透壁或不透壁的心肌梗死　（C） 收缩压低于 80mmHg 或心排指数低于 $1.8L/(min \cdot m^2)$ 的心源性休克　（C） 顽固性室性或室上性心律失常　（C） 失代偿的充血性心衰　（C）	不适合于 CABG 的患者　（C）

备注：CCS：Canadian Cardiovascular Society，加拿大心血管协会

六、TMLR 的方法

（一）单纯经胸 TMLR

单纯经胸 TMLR 患者取右侧 45° 卧位，需要进行双腔支气管插管麻醉。在左胸前外侧做小切口（5 ~ 7cm），经第 5 肋间隙进胸。剪开心包并悬吊，显露左心室壁。根据心脏表面脂肪多少调节激光参数，在与单光子发射计算机断层成像（single-photon emission computed tomography，SPECT）等术前诊断相应的缺血区域发射激光营造孔道，每孔间距约 1cm。当使用 CO_2 激光时可通过经食管超声显

示激光汽化心肌达心腔后造成的微泡证实打孔有效；当使用 Ho-YAG 激光时则主要依靠触觉及听觉反馈判断打孔效果。打孔顺序依次为下壁、后侧壁、前侧壁、前壁至心尖，下壁与侧壁均从暴露最低处开始打孔。遇心外膜脂肪组织较多时，可剔除少量脂肪组织后再行打孔。心脏表面孔道出血用纱布轻压片刻，大多可止血，少数情况需缝扎心外膜一针。放置胸腔闭式引流后，逐层关胸。

（二）心脏不停跳下 CABG 结合 TMLR

经胸骨正中切口或经左前第 4 肋间进胸。在获取桥血管后，进行全身肝素化。探查冠状动脉后，在心脏跳动下施行 CABG。结束所有吻合后，中和肝素，开启激光器，在未血管重建化的心肌缺血区域施行 TMLR 治疗。具体 TMLR 方法与单纯经胸的方法类似，请参见上文。

（三）常规 CABG 结合 TMLR

在体外循环心脏停搏下，先行冠状动脉旁路移植术，待心脏复跳后，行 TMLR 术。TMLR 的时机可选择在并行体外循环时进行，也可在脱离体外循环并中和肝素后进行。前者对下壁及搬动心脏操作较为安全，且节省手术时间，后者出血少。适用于冠状动脉部分血管可以"旁路移植"，而部分血管无"旁路移植"条件的严重弥漫性病变者。具体 TMLR 方法与单纯经胸的方法类似，请参见上文。

（四）经皮 TMLR

Ho-YAG 激光光导纤维的出现，使得经皮 TMLR 变为可能。经外周动脉，将光导纤维远端置入左心室。在机电测绘技术辅助下，确定穿孔点后即可利用 Ho-YAG 激光在心内膜下组织打深度为 2 ~ 3mm 的孔，完成心肌内血运重建。

七、TMLR 的疗效

TMLR 的临床疗效已被多项 RCT 所证实。总计 5 项、超过 1200 名患者被纳入于比较 TMLR 联合药物治疗与单独药物治疗疗效的研究。其中 3 项针对 CO_2 激光，2 项针对 Ho-YAG 激光。5 项研究结果均显示，在术后 1 年 TMLR ＋药物治疗组在缓解心绞痛方面优于单独药物治疗组。将 5 项 RCT 同时进行统计发现，相比单独药物治疗组，TMLR ＋药物治疗组在缓解症状方面显著优于单独药物治疗（OR值 = 9.3，95% 可信区间 = 4.6 ~ 18.5，$P < 0.001$）。但是两组患者的 1 年生存率并无差异。RCT 的长期随访结果也提示 TMLR 满意的治疗效果：Allen 等报道了一项经 5 年随访的 RCT 结果，TMLR 相比药物单独治疗组有更多的 CCS4 级患者能够改善至少 2 级 CCS 分级（88% vs. 44%，$P < 0.001$），并且具有更高的 5 年生存率（65% vs. 52%，$P = 0.05$）。Aaberge 等也对 100 名参加 CO_2 激光 TMLR ＋药物治疗 RCT 患者进行了为期 43 个月的随访，结果提示 TMLR ＋药物治疗显著改善了心绞痛症状，并显著降低了因不稳定心绞痛所致的住院率，但另一方面经 TMLR ＋药物治疗的患者有更多的心衰治疗需求，而两组间的死亡率及 LVEF 并无差异。

两项多中心 RCT 曾比较单纯 CABG（包括 OPCAB、MIDCAB 等）与 CABG 结合 TMLR 治疗的疗效。其中一项针对 Ho-YAG 激光的研究结果提示，CABG 与 TMLR 的联合治疗相比传统 CABG，围手术期死亡率更低（1.5% vs. 7.6%，$P = 0.02$）；术后 30d 无 MACE 生存率更高（97% vs. 91%，$P = 0.04$）；术后 1 年生存率更高（95% vs. 89%，$P = 0.05$）；并且在术后 5 年时心绞痛症状更轻（CCS 分级）；但是生存分析提示，术后 6 年时两组间的生存率并无显著性差异。另一项针对 CO_2 激光的研究提示，CABG 与 TMLR 的联合治疗相比单纯 CABG 再次血运重建率更低（0% vs. 24%，$P < 0.05$）；无 MACE生存率更高（14% vs. 39%，$P < 0.064$），但是术后 1 年及 4 年的生存率无显著性差异。

相比传统 TMLR，经皮 TMLR 虽然创伤小，但是手术效果并不理想。初步研究显示，经皮 TMLR

围手术期失败率高达 11.5%，可能因为：①打孔深度最多只能达 6mm，远小于穿壁厚度；②经皮 TMLR 打孔数量较传统方法少；③打孔位置没有传统方法精确。因此该技术目前仍处于临床试验阶段，尚未获得 FDA 的认可。

八、展望

目前看来，TMLR 是改善心绞痛症状的有效手段，能够提高患者的生存质量；但是多项研究均提示该治疗并不能改善冠心病患者的预后；同时也有系统分析提示 TMLR 会增加早期死亡率，总体获益不明显。因此 TMLR 的疗效仍然存在争议。近年来，有不少研究尝试将 TMLR 与细胞治疗相结合，并取得了一定的疗效，但是这些研究仅停留于动物试验或个例报道，循证医学价值不高。Hovarth 团队正在美国国立卫生研究院的支持下进行一项临床试验（编号：NCT01557543），旨在研究将体外培养的自体间充质细胞注射于进行 TMLR 的缺血心肌区域是否能够改善患者预后，而其结果值得期待。综上所述，对于终末期冠心病患者（CCS4 级、弥漫性病变），TMLR 是一项可以考虑的对症治疗方案。随着生物治疗技术的进一步发展，TMLR 有可能能够成为 PCI 和 CABG 以外的改善患者预后的治疗手段。

第六节 生物血运重建与冠状动脉外科

一、概述

PCI、CABG 以及内科药物对冠心病的治疗已取得令人瞩目的成就，对大部分冠心病患者均有较好的近期和远期疗效。但是对于另一部分终末期患者，例如冠状动脉弥漫性病变、靶血管条件欠佳抑或患者无法耐受手术时，上述常规治疗往往效果欠佳。随着基因学、分子生物学及细胞生物学等基础学科的蓬勃发展，越来越多的学者提出通过再生心肌细胞及其周围环境组织来治疗冠心病的方法。本章就目前已进行临床研究的一些与冠状动脉外科相关的生物血运重建进行探讨。

二、治疗性血管新生

治疗性血管新生是指应用血管生长因子刺激冠状动脉的分支或侧支循环形成，达到恢复缺血心肌血供的目的，完成生物血运重建。有别于病理性血管生成及肿瘤性血管性生成，治疗性血管新生特指对包括缺血性疾病的治疗。目前动物实验研究已证实，以 VEGF、FGF 等生长因子和血管生长素等刺激蛋白能够促进心外膜及心肌血管新生，并达到增加冠状动脉病变处的心肌血流供应，提高慢性缺血性心肌病的心脏灌注，改善心功能。对于那些不适宜进行传统冠心病治疗的患者，治疗性血管新生是潜在的治疗方法之一。

（一）治疗性血管新生的机制及其相关机制

虽然至今尚未对生理性血管再生的机制研究透彻，但是目前认为其第一步是由细胞间黏附分子，如血管内皮细胞钙粘连素和血小板内皮细胞黏附分子 I 引起的内皮细胞附着，再由一氧化氮（nitric oxide，NO）和 VEGF 联合作用于内皮细胞和平滑肌细胞导致血浆蛋白外渗，并由内皮细胞 Tie2 受体阻断剂——血管生长素 I 限制该过程。第二步是平滑肌细胞的迁移和金属蛋白酶引起血管周围基质的降解，促进内皮细胞迁移并释放内皮源性生长因子如 FGF 和 VEGF。在 VEGF、FGF、血管生长素 I 及血小板来源的生长因子等作用下，心外膜内皮细胞迁移到较远的地方聚集成群，完成上皮 - 间充质转化，形成管腔样结构，并继续发育形成分支，最终形成血管结构。

VEGF 和 FGF 在治疗性血管新生领域是被研究得最为深入的两个生长因子。VEGF 和 FGF 均为肝素结合生长因子，不仅在体内与其相对应的酪氨酸激酶受体结合后能够刺激骨髓释放内皮祖细胞，而且也是血管内皮的有丝分裂原。VEGF 主要表达于心肌细胞及血管平滑肌细胞，在缺血状态时 VEGF 可以促进蛋白激酶 B（protein kinase B，PKB）磷酸化，并进一步活化内皮型一氧化氮合酶（endothelial nitric oxide synthase，eNOS），从而释放 NO 激活血管新生。除此之外，VEGF 还具有促进血管祖细胞增殖、延长内皮细胞存活时间以及增加血管通畅率等作用。FGF 与 VEGF 作用机制类似，但是其作用范围更广，不仅表达于上述两种细胞，还能激活巨噬细胞、成纤维细胞等。另外，肝细胞生长因子（hepatocyte growth factor，HGF）、缺氧诱导因子（hypoxia-inducible factor，HIF）等也是目前研究的热点。

（二）治疗性血管新生的指征

目前，治疗性血管新生仍处于临床试验阶段，其主要应用对象为无法进行 PCI 或 CABG 的终末期缺血性心肌病患者。其主要禁忌证为体内存在病理性血管新生的患者，例如恶性肿瘤、血管疾病、糖尿病视网膜病变等。表 4-64-12 对治疗性血管新生的适应证和禁忌证进行了总结。

表 4-64-12　治疗性血管新生的适应证和禁忌证

适应证	禁忌证
持续、严重的慢性稳定性心绞痛患者：靶血管病变弥漫无法进行 PCI 或 CABG	既往 5 年内有恶性肿瘤病史
该区域有明显的缺血证据	血管病变，包括：血管侵蚀性病变、动静脉畸形、血管瘤等
	糖尿病视网膜病变
多巴酚丁胺负荷超声心动图或核素扫描提示该区域有存活心肌	心功能异常：包括低射血分数（LVEF < 30%）、慢性低血压等；肾功能不全

（三）治疗性血管新生的治疗方法

治疗性血管新生的治疗方式主要有两种，即蛋白治疗和基因治疗。蛋白治疗是指将 VEGF、FGF 等生长因子以纯化的重组蛋白形式应用于患者；基因治疗通过质粒或病毒载体将 DNA 编码整合至宿主内皮细胞，并使宿主内皮细胞产生上述生长因子后进一步激活血管新生。

基因治疗的优点在于可持续长期表达血管生长因子，并能够使基因靶向表达于特殊的细胞类型。缺点为血管生长因子的局部浓度依赖于其基因表达水平，很难调节，其治疗安全性与患者对外来遗传物质、病毒载体的暴露程度有关，而且提前生成的抗体和炎性反应将显著地抑制基因转染后的效力，使再次应用时失活的可能性增加。而蛋白治疗由于应用血管生长因子的时点、剂量、药代和组织治疗水平具有更多的可预见性，加之外科植入技术和药物缓释系统允许血管生长因子更充分地暴露，可补偿生物半衰期短的缺点，因此对于临床常规应用，蛋白治疗较基因治疗具有更好的可操作性。表 4-64-13 对上述两种治疗方法的利弊进行了比较。

表 4-64-13　治疗性血管新生的不同治疗方法利弊比较

	蛋白治疗	基因治疗
利端	容易掌控血管生长因子的剂量及时机、操作性强	能够提供长时间的治疗时间窗 能够使基因靶向表达于特定的细胞
弊端	难以保证将血管生长因子转运至确切治疗靶位；靶位组织缺乏持续、足量地暴露于血管生长因子	基因与宿主细胞的结合率以及基因转录效率不够高，导致宿主细胞无法产生足够的血管生长因子

无论采用基因或蛋白治疗，均需要确切的能够将血管生长因子导入到缺血区心肌组织的方法，除了应用外科手术将其注入缺血区，还有经外周静脉、冠状动脉、左心房、心包及经心导管心腔内心肌

注入等多种方法。外科手术方法能够按组织分布特性将血管生长因子导入病变血管周围，而非外科方法定位则缺乏治疗的高选择性。

Laham 等将 I125 所标记的 FGF2 分别经冠状动脉和经静脉输入猪的体内，发现绝大部分被肝脏所摄取，而 1h 后心脏总的特异活性分别为 0.88%（经冠状动脉）和 0.26%（经静脉），24h 后分别降至 0.05% 和 0.04%。另外一项研究对比了经静脉输入与应用血管周围持续释放装置 FGF-2 数量上的差别，发现沉积在持续释放装置附近动脉中的沉积是经静脉输入的 40 倍，而静脉输入后在肾、肝、脾中 FGF2 的浓度是局部注入的 5～30 倍。

通过外科方法在缺血区植入血管生长因子可单独也可联合 CABG 进行，如果与 OPCAB、MIDCAB 相结合，或单独通过剑突下、胸廓小切口以及胸腔镜入路注入，都是未来值得推崇的微创技术。

（四）治疗性血管新生的疗效

经大量的体外及动物研究结果证明治疗性血管新生的可行性后，全世界已开展了多项有关治疗性血管新生的临床研究。以下主要针对外科相关的研究结果进行阐述。

1. 基因治疗　Rosengart 等报道通过心肌内注射整合有 VEGF121 基因的逆转录病毒载体治疗冠心病。其中 A 组患者（15 例）同时接受 CABG 与基因治疗，B 组患者（16 例）经胸部小切口单独接受基因治疗。经研究平均 11.8 年的随访后发现，A、B 两组的 5 年生存率分别为 67% 及 69%；10 年生存率分别为 40% 及 31%，均优于常规药物治疗，并且存活者的心绞痛有明显改善。治疗性血管新生基因治疗不仅未引起术后早期的心血管并发症，而且相比同龄患者，该治疗并未引起恶性肿瘤及病理性血管新生疾病发生的增加。Losordo 等将整合有 VEGF165 基因的裸露质粒 DNA 通过胸壁小切口直接注入 5 例无法接受传统治疗的冠心病患者的前侧游离壁心肌，未发现任何副作用，所有患者心绞痛显著缓解，硝酸甘油用量减少（$P < 0.03$），血管造影提示侧支循环增加，多巴酚丁胺核素显像缺血区显著缩小（$P < 0.05$）。该团队的另一项类似研究中，共 20 例严重冠心病患者通过心外膜下心肌注射接受了 125～250 μg 整合有 VEGF165 基因的裸露质粒 DNA。随访 90d 结果显示 16/20 患者心绞痛改善；硝酸甘油用量显著减少（$P < 0.0001$）；SPECT 示 13/17 患者缺血性充盈缺损减少；有 10 例随访到 180d，其中 7 例心绞痛完全缓解。Stewart 等随机比较了药物治疗与血管新生治疗（经胸切口心外膜下注射整合有 VEGF121 基因的逆转录病毒载体）对终末期冠心病患者的疗效。对 67 例患者为期 26 周的随访结果显示，血管新生治疗不仅能显著改善患者症状，还能显著增加患者活动量（$P < 0.05$）。近日，Kim 等将 HGF 心肌内注射与 CABG 联合应用，治疗缺血性心肌病：通过 CABG 完成左侧冠状动脉血运重建后于右侧冠状动脉系统（PDA）灌注区域心肌内注射 HGF。6 个月随访结果显示，该治疗后患者并未发生严重并发症，其整体心肌功能得到了显著提高（$P < 0.05$），RCA 灌注区域的心肌灌注显著改善（$P = 0.024$），并且心肌厚度有所增加，体现了该治疗方法的安全性及其潜力。Ruel 等尝试联合口服 NO 供体——左旋精氨酸（L-arginine）与血管新生基因治疗（心肌内注射整合有 VEGF165 基因的裸露质粒 DNA），作为 CABG 的辅助治疗。研究结果显示，随访 3 个月后，联合治疗组相比其他治疗组（单 L-arginine 组；单 VEGF165 组及空白组）心肌灌注及活动度得到显著改善（$P = 0.02$），并倾向于具有更少的缺血范围和心绞痛症状。

2. 蛋白治疗　Schumacher 等于 1998 年首次报道对 20 例冠状动脉三支病变患者通过外科技术植入 FGF-I：CABG 行 LIMA-LAD 搭桥时，直接将 FGF-I 注射至弥漫病变 LAD 的供应区心肌。术后 12 周随访造影提示 LAD 供血区域侧支循环有所增加。Laham 等所进行的 I 期双盲 RCT 中，将 24 例 CABG

患者分为对照组（安慰剂）、小剂量组（10 μg）及大剂量组（100 μg）同期应用 FGF2。术后三组间的血清 FGF2 水平未见明显差异。术后 3 个月的核素检查结果显示大剂量组术后心脏灌注缺损范围显著性减少（$P = 0.01$）。在平均 16 个月的随访过程中，对照组中有 3 名患者复发心绞痛，其中 2 名需要进行二次血运重建；小剂量组中有 1 名患者复发心绞痛；而大剂量组没有患者复发心绞痛。远期随访［平均（32.2 ± 6.8）个月］中，核素灌注扫描显示对照组 5 例患者中有 4 例在无法血运重建的区域存在持续的或新发的灌注缺损，而治疗组（包括大剂量组及小剂量组）9 例患者中只有 1 例存在上述状况（$P = 0.02$）；治疗组总的左室负荷灌注缺损分数较对照组低［（1.3 ± 1.4）vs.（3.9 ± 2.1），$P = 0.04$］并且 FGF2 治疗组有更高的 LVEF 升高趋势。上述结果均提示外科技术中应用 FGF2 心肌内注射可以实现治疗性血管生成，并能够产生远期的心肌再灌注及心肌重塑。

3. 外科入路与内科入路　除了外科入路心肌内直接注射蛋白或基因以外，经冠状动脉或经心内膜心肌内注射也是血管新生治疗的可行方法。纳入 337 例患者的双盲 RCT——FIRST 研究尝试经冠状动脉单次注射 FGF2 治疗不适合进行 CABG 或 PCI 的冠心病。虽然在随访 90d 时治疗组的患者症状得到了改善（$P < 0.05$），但是在随访 180d 后治疗组与安慰剂组之间并无显著性差异，并且在 30 μg/kg 体重剂量组治疗后并发了更多的低血压。另一项双盲 RCT，VIVA 研究（178 例患者，随访 120d）则尝试经冠状动脉注射 VEGF 治疗冠心病。结果显示相比安慰剂，大剂量 VEGF 治疗能够显著地改善患者的症状（$P < 0.05$），并且具有改善患者活动耐量与减少心绞痛发生频率的倾向。纳入 532 例患者的 AGENT 研究（RCT）则尝试经冠状动脉注射整合有 FGF4 基因的逆转录病毒载体治疗冠心病，但是治疗组结果并未优于安慰剂组。NOGA 系统使经心内膜心肌内注射成为了可能。两项 RCT（EUROINJET-ONE 及 NORTHERN 研究）曾尝试通过 NOGA 系统于心肌内注射整合有 VEGF165 基因的裸露质粒 DNA 治疗冠心病，但均未获得理想的结果。

综上所述，相比外科入路，内科入路的临床研究结果并不尽如人意。目前认为其主要原因：①外科入路血管新生治疗研究中所纳入患者的冠状动脉病变相比内科入路的患者轻，心肌再生性更佳；②经冠状动脉注入生长因子或基因，其心肌局部有效治疗成分浓度较心肌内直接注射低；③通过 NOGA 系统经心内膜心肌内注射不及直视下经心外膜心肌内注射精确。可惜，目前尚缺乏外科入路血管再生治疗的大规模 RCT 结果。

（五）治疗性血管新生的未来

大剂量、长时间应用 VEGF、FGF 等生长因子进行血管新生治疗被认为具有造成血管瘤、低血压以及肾功能不全的风险，但是上述大量研究已充分证实该治疗方法的安全性及可行性。研究显示约 30% 的多支冠状动脉病变患者无法接受理想的血运重建治疗，而血管新生为这些患者提供了一种新的方向与可能性。近年来，微创心脏外科的进展有目共睹。随着胸腔镜及 Da Vinci 机器人手术技术日益成熟，结合微创技术的外科入路血管新生治疗或许可以成为终末期冠心病患者的最佳选择。

第七节　心肌再生治疗

心肌细胞是一种终末分化细胞，故一旦发生心肌梗死导致心肌细胞缺血损伤后就无法通过细胞再生获得修复，只能形成纤维化瘢痕。随后梗死区心室壁延展变薄，发生心室重构，并导致致命性的心源性休克及恶性心律失常。目前临床上常规应用的治疗冠心病的方法如药物治疗、PCI 以及 CABG 可以延缓冠状动脉病变、再通闭塞血管，并对梗死心肌血运重建，得以限制和减轻心室重构的进展，改善患者的症状，降低病死率。但是这些治疗终究无法促使梗死的心肌再生，使心肌梗死患者的远期预后不能得到显著改善。心脏移植是治疗终末期缺血性心肌病的有效手段，但是因存在供体缺乏、免疫排斥、代价昂贵等问题，导致临床应用受到很大的限制。因此目前迫切需要寻找一种能够修复与再生坏死心肌细胞、阻止或延缓心室重构和心功能衰竭发生的新疗法。

心肌再生治疗在干细胞研究的基础上应运而生，通过干细胞移植促进心肌细胞再生、防止心室重构并改善心脏功能，具有重生梗死细胞的潜能。虽然该领域目前仍有许多问题尚待解决，但是动物实验乃至初步临床研究结果都展现出了心肌再生治疗的广阔前景。

（一）心肌再生治疗的机制

以干细胞为基础的心肌再生治疗的机制目前主要有两种理论。第一种理论是心肌细胞置换理论，即所移植的干细胞分化成具有功能的心肌细胞后融入宿主的细胞骨架后，通过增加活性心肌来改善心肌功能。但是近日有学者对该理论提出了质疑：研究显示，所移植的干细胞在宿主长期存活率（1周后）仅为1%，因此细胞移植的疗效很难用该理论进行解释。第二种理论是心肌细胞修复理论，认为移植细胞可以在宿主体内通过旁分泌作用刺激内源性心肌祖细胞及预存心肌细胞，在促进血管新生并修复心肌组织的同时诱导基质重塑、缓解心肌纤维化。近年来，该理论也被越来越多的研究结果所佐证：多项研究已表明，每年会有0.04%～40%不等的成人心肌细胞发生再生；2013年，Senyo等研究更表明成年哺乳动物心肌细胞再生源自预存心肌细胞而非干细胞；Bock-Marquette等也发现胸腺肽β4能够刺激心肌细胞迁移、提高其存活率并促使心肌细胞修复；系统性使用胸腺肽β4还能够使成年哺乳动物心脏发生胚胎样冠状动脉发育。虽然目前机制尚未研究透彻，但是心肌细胞修复理论得到越来越多学者的青睐。图4-64-17概括了心肌细胞修复理论的可能机制。

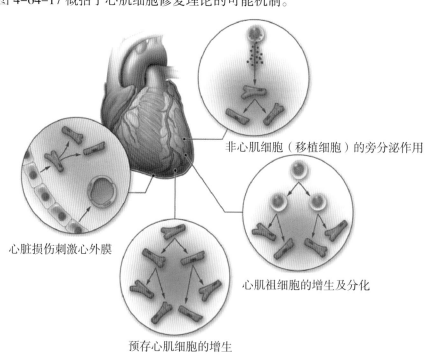

图4-64-17 心肌细胞修复机制示意图

引用并修改自Garbern等，2013。

主要包括：①非心肌细胞（移植细胞）的旁分泌因子促使心肌细胞增生；②心肌祖细胞经活化和增生，分化为新的心肌细胞；③成熟心肌细胞再次进入细胞周期，分化为新的心肌细胞；④心肌损伤刺激心外膜后，引起血管新生及心肌细胞增生。

（二）干细胞移植入路

干细胞移植入路与上章血管新生治疗类似，主要有经心外膜途径（左胸肋间侧切口或胸部正中切口）、经心内膜途径（NOGA系统）、经冠状动脉灌注途径、经冠状动脉窦逆向灌注途径以及经外周静脉途径。表4-64-14主要比较了上述途径的利弊。所有入路均存在利弊，应该根据不同的患者及病变情况选择最佳的移植方法。

表4-64-14 治疗性血管新生的不同治疗方法利弊比较

入路	微创性	细胞滞留度	低风险性	技术成熟度	备注
心外膜	+	+++++	++	+++	左胸肋间侧切口或胸部正中切口
心内膜	+++	++++	++	+++	NOGA系统（介入技术经左心室）
冠状动脉	++++	+++	+++	+++++	可与急诊PCI同期完成
冠状静脉窦	+++	+++	+++	++	适合于冠状动脉严重病变
外周静脉	+++++	+	+++++	++	创伤小，但是细胞滞留度很低

（三）不同的可供移植的细胞及其初步疗效

目前国内外已尝试应用多种类型的干细胞移植治疗梗死心肌，包括胚胎干细胞（embryonic stem cell，ESC）、成体祖细胞［包括心脏祖细胞（cardiac progenitor cell，CPC）、骨髓衍生细胞（bone marrow-derived mononuclear cells，BM-MNC）及骨骼肌成肌细胞等］以及人类诱导多能干细胞（induced pluripotent stem cell，iPS）等。以下就目前所进行的临床研究结果进行总结。

1. ESC 自人类ESC首次被成功分离以来，利用ESC的心肌细胞再生治疗便成为了可能。研究显示，当ESC暴露于激活素A及骨塑形蛋白4后即可被诱导分化为高纯度的心肌细胞。Tohyama等更是成功将ESC诱导分化为纯度为99%的心肌细胞。但是由于移植不完全纯化的ESC具有生成畸胎瘤的可能，而且临床上使用ESC仍具有众多伦理问题，因此经ESC诱导的心肌细胞至今尚未进行过临床研究。

2. 骨髓肌成肌细胞 骨髓肌成肌细胞易于获得、易于分离；体外培养增殖快、容易接受外源基因；而且耐受缺血、缺氧的能力强，因此成为第一个被应用于心肌细胞再生治疗的成体祖细胞。双盲RCT——MAGIC研究中，患者在接受CABG手术的同时，其梗死心肌部分接受了由同种同体骨骼肌成肌细胞（大／小剂量）或安慰剂。研究结果显示，应用骨骼肌成肌细胞的心肌再生治疗不仅未能改善患者心脏功能，还增加了术后心律失常的发生率。由于上述不尽如人意的研究结果及其他可选择的干细胞源不断的出现，近年来针对骨髓肌成肌细胞的研究日益减少。

3. BM-MNC BM-MNC包括骨髓单核细胞、间充质干细胞等，具有多向分化的能力。体外及动物研究显示，BM-MNC在一定条件下能够诱导分化为心肌细胞及平滑肌细胞，因此在心肌再生领域具有很大的应用前景。与骨骼肌成肌细胞和ESC相比，BM-MNC具有其特有的优势：①能够诱导分化为心肌细胞，并与宿主心肌细胞之间形成有效的电-机械耦联，弥补骨骼肌成肌细胞移植的缺点；②容易从自体采集，避免了ESC移植所面临的伦理问题和致瘤的危险性；③自体BM-MNC移植不存在免疫排异反应。鉴于上述优势，BM-MNC是在心肌再生领域被研究得最为广泛和深入的细胞。

在外科入路方面，Patel等将20例LVEF低于35%的OPCAB患者随机分成两组，评估术中经心外膜注射自体BM-MNC的疗效。6个月的随访结果显示，术中联合自体BM-MNC移植显著提高OPCAB患者的术后LVEF［（46.1±1.9）% vs.（37.2±3.4）%，$P < 0.01$］。Zhao等将36例患者随机分为两组后进行了类似的研究，研究结果同样显示术中联合自体BM-MNC移植显著提高患者术后LVEF

［（49.05 ± 9.68）% vs.（40.63 ± 8.41）%，$P = 0.007$］。Hu 等进行的双盲 RCT 中，具有心肌梗死病史合并慢性充血性心衰（LVEF < 30%）的患者被随机分为单纯 CABG 组（29 例）与 CABG+ 术中自体 BM-MNC 冠状动脉内注射组（31 例）。术后 6 个月的随访结果显示，联合治疗组在提升术后 LVEF、降低 B 型尿钠肽、提高患者活动量等方面显著优于单纯 CABG 组（$P < 0.05$）。当然也有部分 RCT 显示，与单纯 CABG 相比，CABG 并行 BM-MNC 并无法改善患者术后心功能。

早期临床研究已证实经冠状动脉注射 BM-MNC 在心肌再生治疗中的安全性及可行性。近年来，多项 2 期 RCT 相继在不同国家及地区开展。纳入 204 例患者的 REPAIR-AMI 研究尝试经冠状动脉注射骨髓衍生细胞治疗 LVEF 低下的急性心肌梗死患者。随访 2 年结果显示，冠状动脉内注射骨髓衍生细胞与 MACE 发生率呈负相关，并且治疗组患者在 2 年随访时的 EF 显著高于安慰剂组。TIME 研究则对 3347 例 LVEF 低下的急性 ST 抬高型心肌梗死（ST-segment elevation myocardial infarction，STEMI）患者进行了筛选，并随机分组比较了 120 例患者。研究结果显示，相比安慰剂，在 PCI 术后经冠状动脉途径注射骨髓单核细胞无法改善患者心室功能。目前（2016 年）欧洲正在进行一项更大规模的 3 期 RCT——BAMI 研究，这项以全因死亡为主要终点的 RCT 计划纳入 3000 例患者、随访 3 年，评估冠状动脉内注射自体 BM-MNC 治疗急性心肌梗死的有效性（clinical trials.gov 编号：NCT01569178）。RIVIVE 研究是第一项尝试经冠状动脉窦逆行注射 BM-MNC 治疗缺血性心衰的 RCT。虽然 12 个月的随访结果并未显示该治疗方法的优越性，但是也为细胞再生治疗提供了另外一条途径。

有不同的 META 分析针对 BM-MNC 在心肌再生领域的应用进行了评价。Fisher 等研究显示，对于不适合接受传统再灌注治疗（PCI、CABG）的缺血性心肌病患者，BM-MNC 移植能够显著改善患者症状、提高患者生活质量及左心功能（$P < 0.05$）。Kandala 等分析结果则显示，BM-MNC 注射能够显著改善具有左室功能障碍的缺血性心肌病患者（平均 LVEF = 32%）的心功能（$P = 0.0001$）。该研究同时也表明心肌内注射入路较经冠状动脉入路疗效更佳。Delewi 等分析了 16 项 RCT，结果显示对于 STEMI 患者，联合 BM-MNC 冠状动脉内注射能够显著改善患者的 LVEF（$P < 0.001$），且具有左室功能障碍（LVEF < 40%）的年轻患者（< 55 岁）从心肌再生治疗中获益最大。

4. CPC　2003 年，Beltrami 等首次成功从成年大鼠心脏中提取了具有多项分化能力的 CPC。这些细胞呈 C-kit 标记阳性，可以分化为心肌细胞、平滑肌细胞以及血管表皮细胞。不同体外及动物研究均显示 CPC 具有修复、再生梗死心肌的功能，使 CPC 成为心肌再生治疗的可选移植细胞。SCIPIO 研究纳入了 23 例 LVEF 低于 40% 的需要进行 CABG 的患者（治疗组 16 例，对照组 7 例）。使用在 CABG 术中提取右心房组织后，经体外分离并提纯自体 C-kit + Lineage-CPC，并在术后 4 个月通过冠状动脉途径注射的方式进行心肌再生治疗。研究中不仅没有出现 CPC 治疗相关并发症，而且治疗组患者的 LVEF 在细胞移植术后 4 个月时得到显著提高；相反对照组的 LVEF 并未得到改善。CADUCEUS 研究则纳入了 28 例急性心肌梗死合并低 LVEF 的患者（18 例治疗组，7 例对照组），尝试采取心内膜心肌活检获得 CD105 +（> 95%）CPC 后经冠状动脉途径注射至患者的方式修复梗死心肌。6 个月随访结果显示，CPC 注射并未引起显著不良反应；相比对照组，CPC 注射虽然未能增加 LVEF，但是显著改善了梗死瘢痕面积及局部活动度并增加了存活心肌及局部心肌厚度。上述两项 1 期 RCT 均现实了 CPC 移植术的安全性及潜力。

5. iPS　2006 年，Yamanaka 等成功通过将整合有 Oct3/4、Sox2、c-Myc 以及 Klf4 四种转录因子基因的逆转录病毒载体引入成纤维细胞，使其诱导分化为类似于胚胎干细胞的具有多向分化能力的细胞，并将其命名为 iPS。iPS 不仅可以规避 ESC 所具有的伦理问题，而且相对容易获取（可通过诱导分化患者的皮肤及毛囊细胞获得），因此成为了用于再生医疗的理想细胞之一。动物研究也已表明 iPS 能够像 ESC 一样诱导分化为心房、心室以及窦房结样细胞。目前，利用 iPS 的心肌修复已成为一大研究热点，虽然尚无相关临床研究被报道，但是其未来值得期待。

（四）展望

虽然心肌再生技术在近年来获得了长足的进步，但目前尚未进入真正的临床应用阶段。由于心肌再生是一项复合工程，其发展依赖于周边生物医学技术的发展。如图 4-64-18 所示，未来我们需要明确在不同适应证下移植细胞的最佳入路；开发理想的生物材料以提高移植细胞的存活率；寻找有效的小分子或蛋白（生长因子、microRNA 等）辅助心肌再生的过程；探索细胞重编程技术，在原位将非心肌细胞转换为心肌细胞。相信在不久的将来，心肌再生技术能够成为有效的辅助治疗手段，给终末期缺血性心肌病患者乃至所有的终末期心衰患者带来光明。

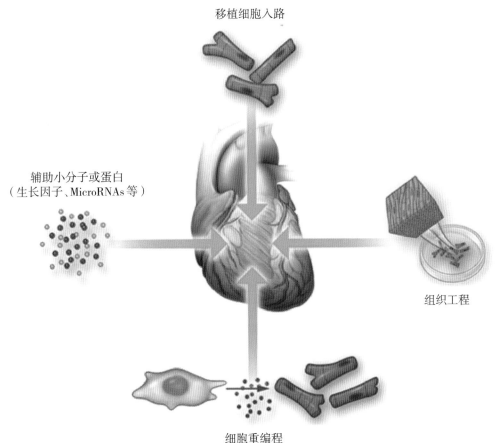

图 4-64-18　心肌细胞修复机制示意图

引用并修改自 Garbern 等，2013。

（赵强）

参考文献

［1］ Aldea GS, Bakaeen FG, Pal J, et al. The Society of Thoracic Surgeons Clinical Practice Guidelines on Arterial Conduits for Coronary Artery Bypass Grafting［J］. Ann Thorac Surg, 2016, 101: 801-809.

［2］ Carrie D, Berland J, Verheye S, et al. A multicenter randomized trial comparing amphilimus- with paclitaxel-eluting stents in de novo native coronary artery lesions［J］. J Am Coll Cardiol, 2012, 59: 1371-1376.

［3］ Stefanini GG, Serruys PW, Silber S, et al. The impact of patient and lesion complexity on clinical and angiographic outcomes after revascularization with zotarolimus- and everolimus-eluting stents: a substudy of the RESOLUTE All Comers Trial (a randomized comparison of a zotarolimuseluting stent with an everolimus-eluting stent for percutaneous coronary intervention)［J］. J Am Coll Cardiol, 2011, 57: 2221-2232.

［4］ Locker C, Schaff HV, Dearani JA, et al. Multiple arterial grafts improve late survival of patients undergoing coronary artery bypass graft surgery: analysis of 8622 patients with multivessel disease［J］. Circulation, 2012, 126: 1023-1030.

［5］ Buxton BF, Shi WY, Tatoulis J, et al. Total arterial revascularization with internal thoracic and radial artery grafts in triple-vessel coronary artery disease is associated with improved survival［J］. J Thorac Cardiovasc Surg, 2014, 148: 1238-1243, discussion 1243-1244.

［6］ Tatoulis J, Wynne R, Skillington PD, et al. Total Arterial Revascularization: Achievable and Prognostically Effective-A Multicenter Analysis［J］. Ann Thorac Surg, 2015, 100: 1268-1275, discussion 1275.

［7］ Glineur D, D'hoore W, Price J, et al. Survival benefit of multiple arterial grafting in a 25-year single-institutional experience: the importance of the third arterial graft［J］. Eur J Cardiothorac Surg, 2012, 42: 284-290, discussion 290-291.

［8］ Tranbaugh RF, Lucido DJ, Dimitrova KR, et al. Multiple arterial bypass grafting should be routine［J］. J Thorac Cardiovasc Surg, 2015, 150: 1537-1544, discussion 1544-1545.

［9］ Mohr FW, Rastan AJ, Serruys PW, et al. Complex coronary anatomy in coronary artery bypass graft surgery: impact of complex coronary anatomy in modern bypass surgery? Lessons learned from the SYNTAX trial after two years［J］. J Thorac Cardiovasc Surg, 2011, 141: 130-140.

［10］ Otsuka F, Yahagi K, Sakakura K, et al. Why is the mammary artery so special and what protects it from atherosclerosis?［J］. Ann Cardiothorac Surg, 2013, 2: 519-526.

［11］ Tatoulis J, Buxton BF, Fuller JA. The right internal thoracic artery: the forgotten conduit--5, 766 patients and 991 angiograms［J］. Ann Thorac Surg, 2011, 92: 9-15, discussion 15-17.

［12］ Lytle BW, Blackstone EH, Sabik JF, et al. The effect of bilateral internal thoracic artery grafting on survival during 20 postoperative years［J］. Ann Thorac Surg, 2004, 78: 2005-2012, discussion 2012-2004.

［13］ Kurlansky PA, Traad EA, Dorman MJ, et al. Thirty-year follow-up defines survival benefit for second internal mammary artery in propensity-matched groups［J］. Ann Thorac Surg, 2010, 90: 101-108.

［14］ Weiss AJ, Zhao S, Tian DH, et al. A meta-analysis comparing bilateral internal mammary artery with left internal mammary artery for coronary artery bypass grafting［J］. Ann Cardiothorac Surg, 2013, 2: 390-400.

［15］ Dorman MJ, Kurlansky PA, Traad EA, et al. Bilateral internal mammary artery grafting enhances survival indiabetic patients: a 30-year follow-up of propensity score-matched cohorts［J］. Circulation, 2012, 126: 2935-2942.

［16］ Puskas JD, Sadiq A, Vassiliades TA, et al. Bilateral internal thoracic artery grafting is associated with significantly improved long-term survival, even among diabetic patients［J］. Ann Thorac Surg, 2012, 94: 710-715, discussion 715-716.

［17］ Kieser TM, Lewin AM, Graham MM, et al. Outcomes associated with bilateral internal thoracic artery grafting: the importance of age［J］. Ann Thorac Surg, 2011, 92: 1269-1275, discussion 1275-1276.

［18］ Puskas JD. Why did you not use both internal thoracic arteries?［J］. Circulation, 2012, 126: 2915-2917.

［19］ Dai C，Lu Z，Zhu H，et al. Bilateral internal mammary artery grafting and risk of sternal wound infection：evidence from observational studies［J］. Ann Thorac Surg，2013，95：1938–1945.

［20］ Taggart DP，Altman DG，Gray AM，et al. Randomized trial to compare bilateral vs. single internal mammary coronary artery bypass grafting：1–year results of the Arterial Revascularisation Trial（ART）［J］. Eur Heart J，2010，31：2470–2481.

［21］ Raza S，Sabik JF 3rd，Masabni K，et al. Surgical revascularization techniques that minimize surgical risk and maximize late survival after coronary artery bypass grafting in patients with diabetes mellitus［J］. J Thorac Cardiovasc Surg，2014，148：1257–1264，discussion 1264–1266.

［22］ Hu X，Zhao Q. Skeletonized internal thoracic artery harvest improves prognosis in high–risk population after coronary artery bypass surgery for good quality grafts［J］. Ann Thorac Surg，2011，92：48–58.

［23］ Saso S，James D，Vecht JA，et al. Effect of skeletonization of the internal thoracic artery for coronary revascularization on the incidence of sternal wound infection［J］. Ann Thorac Surg，2010，89：661–670.

［24］ Sakic A，Chevtchik O，Kilo J，et al. Simple adaptations of surgical technique to critically reduce the risk of postoperative sternal complications in patients receiving bilateral internal thoracic arteries［J］. Interact Cardiovasc Thorac Surg，2013，17：378–382.

［25］ ElBardissi AW，Aranki SF，Sheng S，et al. Trends in isolated coronary artery bypass grafting：an analysis of the Society of Thoracic Surgeons adult cardiac surgery database［J］. J Thorac Cardiovasc Surg，2012，143：273–281.

［26］ Deb S，Cohen EA，Singh SK，et al. Radial artery and saphenous vein patency more than 5 years after coronary artery bypass surgery：results from RAPS（Radial Artery Patency Study）［J］. J Am Coll Cardiol，2012，60：28–35.

［27］ Goldman S，Sethi GK，Holman W，et al. Radial artery grafts vs saphenous in grafts in coronary artery bypass surgery：a randomized trial［J］. JAMA，2011，305：167–174.

［28］ Hayward PA，Gordon IR，Hare DL，et al. Comparable patencies of the radial artery and right internal thoracic artery or saphenous vein beyond 5 years：results from the Radial Artery Patency and Clinical Outcomes trial［J］. J Thorac Cardiovasc Surg，2010，139：60–65，discussion 65–67.

［29］ Dreifaldt M，Mannion JD，Bodin L，et al. The no–touch saphenous vein as the preferred second conduit for coronary artery bypass grafting［J］. Ann Thorac Surg，2013，96：105–111.

［30］ Buxton BF，Hayward PA. The art of arterial revascularization–total arterial revascularization in patients with triple vessel coronary artery disease［J］. Ann Cardiothorac Surg，2013，2：543–551.

［31］ Raja SG，Benedetto U，Husain M，et al. Does grafting of the left anterior descending artery with the in situ right internal thoracic artery have an impact on late outcomes in the context of bilateral internal thoracic artery usage？［J］. J Thorac Cardiovasc Surg，2014，148：1275–1281.

［32］ Suma H. Gastroepiploic artery graft in coronary artery bypass grafting［J］. Ann Cardiothorac Surg，2013，2：493–498.

［33］ Nakajima H，Iguchi A，Tabata M，et al. Predictors and prevention of flow insufficiency due to limited flow demand［J］. J Cardiothorac Surg，2014，9：188–190.

［34］ Hillis LD，Smith PK，Anderson JL，et al，2011 ACCF/AHA Guideline for Coronary Artery Bypass Graft Surgery：executive summary：a report of the American College of Cardiology Foundation/American Heart Association Task Force on Practice Guidelines［J］. Circulation，2011，124（23）：2610–2642.

［35］ Suzuki T，Asai T，Nota H，et al. Impact of Total Arterial Reconstruction on Long–Term Mortality and Morbidity：Off–Pump Total Arterial Reconstruction Versus Non–Total Arterial Reconstruction［J］. Ann Thorac Surg. 2015，100：2244–2249.

［36］ Shi WY，Hayward PA，Fuller JA，et al. Is the radial artery associated with improved survival in older patients undergoing coronary artery bypass grafting？ An analysis of a multicenter experience†［J］. Eur J Cardiothorac Surg，2016，49：196–202.

［37］ Kolh P，Windecker S，Alfonso F，et al，2014 ESC/EACTS Guidelines on myocardial revascularization：the Task Force on Myocardial Revascularization of the European Society of Cardiology（ESC）and the European Association for Cardio–Thoracic Surgery（EACTS）. Developed with the special contribution of the European Association of

Percutaneous Cardiovascular Interventions（EAPCI）［J］. Eur J Cardiothorac Surg, 2014, 46（4）：517-592.

［38］ Head SJ, Kieser TM, Falk V, et al. Coronary artery bypass grafting: Part 1--the evolution over the first 50 years［J］. Eur Heart J, 2013, 34（37）：2862-2872.

［39］ Serruys PW, Chevalier B, Dudek D, et al. A bioresorbable everolimus-eluting scaffold versus a metallic everolimus-eluting stent for ischaemic heart disease caused by de-novo native coronary artery lesions（ABSORB II）: an interim 1-year analysis of clinical and procedural secondary outcomes from a randomised controlled trial［J］. Lancet, 2015, 385（9962）：43-54.

［40］ Panoulas VF, Colombo A, Margonato A, et al. Hybrid coronary revascularization: promising, but yet to take off［J］. J Am Coll Cardiol, 2015, 65（1）：85-97.

［41］ Dauerman HL. Reasonable incomplete revascularization［J］. Circulation, 2011, 123（21）：2337-2340.

［42］ Harskamp RE, Bonatti JO, Zhao DX, et al. Standardizing definitions for hybrid coronary revascularization［J］. J Thorac Cardiovasc Surg, 2014, 147（2）：556-560.

［43］ Bachinsky WB, Abdelsalam M, Boga G, et al. Comparative study of same sitting hybrid coronary artery revascularization versus off-pump coronary artery bypass in multivessel coronary artery disease［J］. J Interv Cardiol, 2012, 25：460-468.

［44］ Halkos ME, Vassiliades TA, Douglas JS, et al. Hybrid coronary revascularization versus off-pump coronary artery bypass grafting for the treatment of multivessel coronary artery disease［J］. Ann Thorac Surg, 2011, 92：1695-1701.

［45］ Shen L, Hu S, Wang H, et al. One-stop hybrid coronary revascularization versus coronary artery bypass grafting and percutaneous coronary intervention for the treatment of multivessel coronary artery disease: 3-year follow-up results from a single institution［J］. J Am Coll Cardiol, 2013, 61：2525-2533.

［46］ Leacche M, Byrne JG, Solenkova NS, et al. Comparison of 30-day outcomes of coronary artery bypass grafting surgery versus hybrid coronary revascularization stratified by SYNTAX and Euro-SCORE［J］. J Thorac Cardiovasc Surg, 2013, 145：1004-1012.

［47］ Zhu P, Zhou P, Sun Y, et al. Hybrid coronary revascularization versus coronary artery bypass grafting for multivessel coronary artery disease: systematic review and meta-analysis［J］. J Cardiothorac Surg, 2015, 10：63-68.

［48］ Gasior M, Zembala MO, Tajstra M, et al. Hybrid revascularization for multivessel coronary artery disease［J］. JACC Cardiovasc Interv, 2014, 7：1277-1283.

［49］ Harskamp RE, Brennan JM, Xian Y, et al. Practice patterns and clinical outcomes after hybrid coronary revascularization in the United States: an analysis from the society of thoracic surgeons adult cardiac database［J］. Circulation, 2014, 130：872-879.

［50］ Ruel M, Une D, Bonatti J, et al. Minimally invasive coronary artery bypass grafting: is it time for the robot ?［J］. Curr Opin Cardiol, 2013, 28（6）：639-645.

［51］ Wiviott SD, Steg PG. Clinical evidence for oral antiplatelet therapy in acute coronary syndromes［J］. Lancet, 2015, 386（9990）：292-302.

［52］ Bonatti J, Lee JD, Bonaros N, et al. Robotic totally endoscopic multivessel coronary artery bypass grafting: procedure development, challenges, results［J］. Innovations（Phila）, 2012, 7：3-8.

［53］ Bonaros N, Schachner T, Kofler M, et al. Advanced hybrid closed chest revascularization: an innovative strategy for the treatment of multivessel coronary artery disease†［J］. Eur J Cardiothorac Surg, 2014, 46：e94-102, discussion e102.

［54］ Canale LS, Mick S, Mihaljevic T, et al. Robotically assisted totally endoscopic coronary artery bypass surgery［J］. J Thorac Dis, 2013, 5（Suppl 6）：641-649.

［55］ Srivastava S, Gadasalli S, Agusala M, et al. Beating heart totally endoscopic coronary artery bypass［J］. Ann Thorac Surg, 2010, 89：1873-1879, discussion 1879-1880.

［56］ Balkhy HH, Wann LS, Krienbring D, et al. Integrating coronary anastomotic connectors and robotics toward a totally endoscopic beating heart approach: review of 120 cases［J］. Ann Thorac Surg, 2011, 92：821-827.

［57］ Wiedemann D, Bonaros N, Schachner T, et al. Surgical problems and complex procedures: issues for operative time in robotic totally endoscopic coronary artery bypass grafting［J］. J Thorac Cardiovasc Surg, 2012, 143：

639–647.

［58］ Schachner T, Bonaros N, Wiedemann D, et al. Predictors, causes, and consequences of conversions in robotically enhanced totally endoscopic coronary artery bypass graft surgery［J］. Ann Thorac Surg, 2011, 91: 647–653.

［59］ Bonatti J, Schachner T, Wiedemann D, et al. Factors influencing blood transfusion requirements in robotic totally endoscopic coronary artery bypass grafting on the arrested heart［J］. Eur J Cardiothorac Surg, 2011, 39: 262–267.

［60］ Dogan S, Aybek T, Andressen E, et al. Totally endoscopic coronary artery bypass grafting on cardiopulmonary bypass with robotically enhanced telemanipulation: report of forty-five cases［J］. J Thorac Cardiovasc Surg, 2002, 123: 1125–1131.

［61］ Dhawan R, Roberts JD, Wroblewski K, et al. Multivessel beating heart robotic myocardial revascularization increases morbidity and mortality［J］. J Thorac Cardiovasc Surg, 2012, 143: 1056–1061.

［62］ Soylu E, Harling L, Ashrafian H, et al. A systematic review of the safety and efficacy of distal coronary artery anastomotic devices in MIDCAB and TECAB surgery［J］.European Journal of Cardio-Thoracic Surgery,2016,49(3): 732–745.

［63］ Bergsland J, Hol PK, Lingaas PS, et al. Long-term follow-up of patients operated with the symmetry proximal connector device［J］. Innovations（Phila）, 2011, 6: 15–16.

［64］ Demertzis S, Trunfio R, Faletra F, et al. Sutureless proximal anastomosis using the PAS-Port system: six- month patency and five-year follow-up in "all-comers"［J］. Ann Thorac Surg, 2010, 90: 1507–1513.

［65］ Kawasaki M, Fujii T, Hara M, et al. Morphological Evaluation of Proximal Anastomosis by PAS-Port（®）System in Patients with Long-Term Patent Grafts［J］. Ann Thorac Cardiovasc Surg, 2015, 21: 172–177.

［66］ Bassano C, Bovio E, Sperandio M, et al. Five-year clinical outcome and patency rate of device-dependent venous grafts after clampless OPCAB with PAS-port automated proximal anastomosis: the PAPA Study［J］. J Card Surg, 2014, 29: 325–332.

［67］ Verberkmoes NJ, Mokhles MM, Bramer S, et al. Clinical outcome of the PAS-Port® proximal anastomosis system in off-pump coronary artery bypass grafting in 201 patients［J］. J Cardiovasc Surg（Torino）, 2013, 54: 389–395.

［68］ Gao C, Yang M, Wu Y, et al. Early and midterm results of totally endoscopic coronary artery bypass grafting on the beating heart［J］. J Thorac Cardiovasc Surg, 2011, 142: 843–849.

［69］ Yang M, Wu Y, Wang G, et al. Robotic Total Arterial Off-Pump Coronary Artery Bypass Grafting: Seven-Year Single-Center Experience and Long-Term Follow-Up of Graft Patency［J］. Ann Thorac Surg, 2015, 100: 1367–1373.

［70］ Soylu E, Harling L, Ashrafian H, et al. A systematic review of the safety and efficacy of distal coronary artery anastomotic devices［J］. Eur J Cardiothorac Surg, 2016, 49: 732–745.

［71］ Balkhy HH, Wann LS, Arnsdorf S. Early patency evaluation of new distal anastomotic device in internal mammary artery grafts using computed tomography angiography［J］. Innovations（Phila）, 2010, 5: 109–113.

［72］ Verberkmoes NJ, Wolters SL, Post JC, et al. Distal anastomotic patency of the Cardica C-PORT（R）xA system versus the hand-sewn technique: a prospective randomized controlled study in patients undergoing coronary artery bypass grafting［J］. Eur J Cardiothorac Surg, 2013, 44: 512–518, discussion 518–519.

［73］ Stecher D, van Slochteren FJ, Hoefer IE, et al. The nonocclusive laser-assisted coronary anastomotic connector in an off-pump porcine bypass model［J］. J Thorac Cardiovasc Surg, 2014, 147: 1390–1397.

［74］ Itoda Y, Panthee N, Tanaka T, et al. Novel Anastomotic Device for Distal Coronary Anastomosis: Preclinical Results From Swine Off-Pump Coronary Artery Bypass Model［J］. Ann Thorac Surg, 2016, 101: 736–741.

［75］ Kindzelski BA, Zhou Y, Horvath KA. Transmyocardial revascularization devices: technology update［J］. Med Devices（Auckl）, 2014, 8: 11–19.

［76］ Briones E, Lacalle JR, Marin-Leon I, et al. Transmyocardial laser revascularization versus medical therapy for refractory angina［J］. Cochrane Database Syst Rev, 2015,（2）: CD003712.

［77］ Lassaletta AD, Chu LM, Sellke FW. Therapeutic neovascularization for coronary disease: current state and future prospects［J］. Basic Res Cardiol, 2011, 106: 897–909.

［78］ Rosengart TK, Bishawi MM, Halbreiner MS, et al. Long-term follow-up assessment of a phase 1 trial of angiogenic gene therapy using direct intramyocardial administration of an adenoviral vector expressing the VEGF121 cDNA for the treatment of diffuse coronary artery disease［J］. Hum Gene Ther, 2013, 24: 203-208.

［79］ Kim JS, Hwang HY, Cho KR, et al. Intramyocardial transfer of hepatocyte growth factor as an adjunct to CABG: phase I clinical study［J］. Gene Ther, 2013, 20: 717-722.

［80］ Katz MG, Fargnoli AS, Kendle AP, et al. Gene Therapy in Cardiac Surgery: Clinical Trials, Challenges, and Perspectives［J］. Ann Thorac Surg, 2016, 101: 2407-2416.

［81］ Squiers JJ, Hutcheson KA, Thatcher JE, et al. Cardiac stem cell therapy: checkered past, promising future ?［J］. J Thorac Cardiovasc Surg, 2014, 148: 3188-3193.

［82］ Malliaras K, Kreke M, Marbán E. The stuttering progress of cell therapy for heart disease［J］. Clin Pharmacol Ther, 2011, 90: 532-541.

［83］ Kajstura J, Gurusamy N, Ogórek B, et al. Myocyte turnover in the aging human heart［J］. Circ Res, 2010, 107: 1374-1386.

［84］ Mollova M, Bersell K, Walsh S, et al. Cardiomyocyte proliferation contributes to heart growth in young humans［J］. Proc Natl Acad Sci USA, 2013, 110: 1446-1451.

［85］ Senyo SE, Steinhauser ML, Pizzimenti CL, et al. Mammalian heart renewal by pre-existing cardiomyocytes［J］. Nature, 2013, 493: 433-436.

［86］ Garbern JC, Lee RT. Cardiac stem cell therapy and the promise of heart regeneration［J］. Cell Stem Cell, 2013, 12: 689-698.

［87］ Dib N, Khawaja H, Varner S, et al. Cell therapy for cardiovascular disease: a comparison of methods of delivery［J］. J Cardiovasc Transl Res, 2011, 4: 177-181.

［88］ Tohyama S, Hattori F, Sano M, et al. Distinct metabolic flow enables large-scale purification of mouse and human pluripotent stem cell-derived cardiomyocytes［J］. Cell Stem Cell, 2013, 12: 127-137.

［89］ Hu S, Liu S, Zheng Z, et al. Isolated coronary artery bypass graft combined with bone marrow mononuclear cells delivered through a graft vessel for patients with previous myocardial infarction and chronic heart failure: a single-center, randomized, double-blind, placebo-controlled clinical trial［J］. J Am Coll Cardiol, 2011, 57: 2409-2415.

［90］ Assmus B, Rolf A, Erbs S, et al. Clinical outcome 2 years after intracoronary administration of bone marrow-derived progenitor cells in acute myocardial infarction［J］. Circ Heart Fail, 2010, 3: 89-96.

［91］ Traverse JH, Henry TD, Pepine CJ, et al. Effect of the use and timing of bone marrow mononuclear cell delivery on left ventricular function after acute myocardial infarction: the TIME randomized trial［J］. JAMA, 2012, 308: 2380-2389.

［92］ Patel AN, Mittal S, Turan G, et al. REVIVE Trial: Retrograde Delivery of Autologous Bone Marrow in Patients With Heart Failure［J］. Stem Cells Transl Med, 2015, 4: 1021-1027.

［93］ Fisher SA, Doré C, Brunskill SJ, et al. Bone Marrow Stem Cell Treatment for Ischemic Heart Disease in Patients with No Option of Revascularization: A Systematic Review and Meta-Analysis［J］. PLoS One, 2013, 8: e64669.

［94］ Kandala J, Upadhyay GA, Pokushalov E, et al. Meta-analysis of stem cell therapy in chronic ischemic cardiomyopathy［J］. Am J Cardiol, 2013, 112: 217-225.

［95］ Delewi R, Hirsch A, Tijssen JG, et al. Impact of intracoronary bone marrow cell therapy on left ventricular function in the setting of ST-segment elevation myocardial infarction: a collaborative meta-analysis［J］. Eur Heart J, 2014, 35: 989-998.

［96］ Tang XL, Rokosh G, Sanganalmath SK, et al. Intracoronary administration of cardiac progenitor cells alleviates left ventricular dysfunction in rats with a 30-day-old infarction［J］. Circulation, 2010, 121: 293-305.

［97］ Bolli R, Tang XL, Sanganalmath SK, et al. Intracoronary delivery of autologous cardiac stem cells improves cardiac function in a porcine model of chronic ischemic cardiomyopathy［J］. Circulation, 2013, 128: 122-131.

［98］ Bolli R, Chugh AR, D'Amario D, et al. Cardiac stem cells in patients with ischaemic cardiomyopathy (SCIPIO): initial results of a randomised phase 1 trial［J］. Lancet, 2011, 378: 1847-1857.

［99］ Makkar RR, Smith RR, Cheng K, et al. Intracoronary cardiosphere-derived cells for heart regeneration after myocardial infarction（CADUCEUS）：a prospective，randomised phase 1 trial. Lancet，2012，379：895–904.

[100] Aasen T，Izpis ú a Belmonte JC. Isolation and cultivation of human keratinocytes from skin or plucked hair for the generation of induced pluripotent stem cells [J] . Nat Protoc，2010，5：371–382.

第五篇

主动脉外科

第六十五章

升主动脉瘤

一、历史回顾

　　动脉扩张这一概念最早记载于公元前 2000 年前埃及医药典籍埃伯斯伯比书（*Ebers Papyrus*）。而希腊医生盖伦首次准确描述动脉瘤，他在公元 2 世纪就描述了角斗士因为外伤引起的假性动脉瘤。在同一时代，安提留斯（Antyllus）提出区分创伤性动脉瘤和退行性病变引起的动脉瘤，他认为血栓形成是动脉瘤的病因，并且首次通过结扎远近端、切开瘤体清除内容物来尝试外科处理动脉瘤。在 16 世纪后期，法国外科医生 Ambroise Pare（1510—1590）记录了一例胸主动脉瘤破裂导致死亡的病例，他断言动脉瘤不可根治。他同时提出梅毒是某些主动脉瘤的根部病因，但直到 1895 年 Dohle 报道了梅毒性主动脉炎的显微病理表现这一观点才被广泛接受。

　　动脉瘤早期外科处理方法包括或通过结扎，或通过促进血栓形成来阻断动脉血流。这些措施的疗效因动脉瘤位置和侧支循环程度而各异。John Hunter 在 19 世纪推广动脉结扎技术，结扎某些外周动脉被证实安全可行。促进动脉瘤血栓形成的技术包括植入电线、用玻璃纸或其他刺激材料包裹动脉瘤。1888 年，Rudolph Matas 首创动脉瘤闭塞术，在动脉瘤囊腔内缝闭动脉开口。对于巨大动脉瘤通过外部结扎有困难者能有效阻断血流。后来他意识到对于部分动脉瘤保持动脉血流通畅的重要性，他设计出动脉瘤重建缝合术。该术式中，动脉瘤壁被部分切除，剩余部分重新缝合以重建血流。然而，能够应用上述结扎、缝闭术式的动脉瘤为数不多。大多数动脉瘤的外科治疗始于人造血管及其植入技术的问世。

　　在 20 世纪早期，Alexis Carrell 和 Charles Guthrie 通过改进吻合技术、使用同种异体主动脉等推动了动脉瘤治疗进展。这些工作为 Carrell 赢得了诺贝尔奖，奠定了现代血管吻合技术和血管置换技术的基础。

二、现代动脉瘤外科治疗进展

　　1952 年，Cooley 和 DeBakey 首次尝试了非体外循环下置换升主动脉，他们通过侧切、缝合囊状升主动脉瘤。1956 年，同样是这两位心血管外科先驱首次报道了体外循环下升主动脉置换术。1960 年，Mueller 及同事对一例马方综合征患者进行升主动脉置换加主动脉瓣修复。对血管替代物需求的增加，推动了人们对制造人工血管材料的研发。Blakemore 和 Voorhees 于 1954 年在纽约市发明并应用了维荣布料。后来，Debakey 在休斯敦一家商店发现了涤纶片并将其用于制造人造血管；此后，涤纶材料制造的人工血管成为主动脉置换首选材料。之后的改进技术包括用白蛋白、胶原或明胶浸润人造血管以减轻漏血。

　　1963 年 Starr 等实施了首例升主动脉置换加主动脉瓣置换术。1964 年，Wheat 等尝试切除升主动脉和整个除冠脉开口的主动脉根部，然后植入机械瓣，修剪人造血管以吻合冠脉开口。1968 年，Bentall 和 De Bono 首次使用带瓣管道置换主动脉根部和升主动脉。冠状动脉开口未予以游离而将主动脉壁与人工血管吻合，剩余的主动脉用以包绕人造血管。1981 年，Cabrol 等使用管径为 8mm 或 10mm

的 Dacron 管道重建冠脉血流。

三、发病率及危险因素

在美国，主动脉瘤是第十三位死亡病因。胸主动脉瘤发生率估计为十万分之 5.9，而且发生率由于健康体检的推广、医学影像学的改进和临床认知加深而逐年增加。升主动脉置换术是最为重要的胸主动脉手术。平均诊断年龄为 59 ~ 69 岁。男性患者更早被诊断且发病率更高，与女性患者比例为 2 : 1 ~ 4 : 1。

典型的危险因素包括吸烟、高血压、粥样硬化和一些遗传疾病如马方综合征、Ehlers-Danlos 综合征等。遗传性代谢性疾病在主动脉瘤发病中的作用已被阐释，它们也许起着比预期更为重要的作用。梅毒，曾经是主动脉瘤的首要病因，随着有效抗生素的应用已日益少见。主动脉瓣二瓣化畸形或单叶主动脉瓣与升主动脉瘤和主动脉夹层相关，除了它们引起血流动力学异常外，还与它们本身引起主动脉壁结构异常有关。

四、病因和病理生理

主动脉的弹性和牵张力大部分源于动脉中层，该层 45% ~ 55% 是由弹力纤维、胶原蛋白、平滑肌细胞和基质组成的片层单位组成。在升主动脉中，弹力纤维含量高，这与其高顺应性相关；而胸腹主动脉弹力纤维含量降低，中层变薄，在腹主动脉中，片层结构层数下降一半。主动脉壁有着活跃的生物学反应。平滑肌细胞合成、分解弹力纤维、胶原蛋白和糖蛋白。在典型的升主动脉瘤组织中，可见弹力纤维的节断性断裂、平滑肌细胞减少或功能失调，引起的病理改变称为主动脉中层囊性变或囊性坏死。在重症升主动脉瘤组织中，弹力纤维和平滑肌细胞大量丢失、无定形嗜碱性物质堆积，引起中层真性囊状改变。轻度弹力纤维断裂是正常现象，升主动脉直径随着年龄增长而增加。吸烟引起主动脉壁内弹力纤维溶解酶活化，可能会加速主动脉扩张进程。粥样硬化与升主动脉瘤的关系尚存争议。

在收缩期，升主动脉扩张，将左心室收缩引起的部分动能转化为主动脉壁的张力；在舒张期，升主动脉反弹，将这一张力转化为血流前向动力。左室和升主动脉的协作保证了收缩和舒张期血流有效地前向流动。主动脉壁层变薄及弹性丢失直接导致扩张。根据 Laplace 原理，主动脉扩张导致主动脉内压力增加，加重高血压病对主动脉壁的恶性张力。这些病理改变引起左室－升主动脉协作失调、主动脉瓣关闭不全、主动脉破裂或夹层。

（一）特发性主动脉中层囊性变

中层囊性变是升主动脉瘤最常见的病因。弹力纤维片段化是老龄化的正常改变，但在某些人群中该进程被某些未知原因加速。它们导致了主动脉壁的提前弱化、瘤样扩张、破裂或夹层。许多现在认为是特发性病变在将来也许会被证实是某些危险因素引起的微妙的代谢异常加速主动脉壁退行性病变。

（二）基因异常

1. 马方综合征 马方综合征是一种常染色体显性遗传疾病，引起结缔组织异常和危及生命的心血管表现。发病率大约在万分之一。该疾病的突变基因已被定位于第十五号染色体原纤维蛋白基因，迄今已有 70 多种基因缺陷被鉴定与马方综合征相关。大约有 1/3 的病例为自发性突变，引起弹力纤维脆性增加，导致早发性平滑肌细胞变形和中层囊性变。75% ~ 85% 马方综合征患者除了升主动脉扩张，还合并有主动脉窦部和瓣环扩张。这种病理改变被称为瓣环－主动脉扩张，除了马方综合征，其他已知的结缔组织病也可引起该病变。由于主动脉根部受累，主动脉瓣关闭不全很常见。此外，50% 马方综合征患者合并有二尖瓣关闭不全。

2. Ehlers-Danlos 综合征 Ehlers-Danlos 综合征是一种结缔组织遗传性病变，主要是 3 型胶原蛋白合成障碍，有多种亚型。4 型 Ehlers-Danlos 综合征引起致死性心血管疾病如升主动脉破裂而不发生夹层。大多数情况下它表现为散发性基因病变，但可归为常染色体显性遗传疾病。自发性动脉破裂是 Ehlers-Danlos 综合征的最常见的死因，通常累及肠系膜血管。其次，患者发生胸、腹主动脉瘤或夹层。由于血管组织脆弱，外科处理难度较大。

3. 家族性动脉瘤 某些家族，没有明显马方综合征的表型，表现出常染色体遗传式的升主动脉瘤和主动脉夹层家族史。最近的一项研究显示，15 个动脉瘤家族中，9 个表现出与 5q 基因座位相关。尽管这些特异性基因和表达产物均被确认，但没有一个家族表现出纤维原蛋白基因异常。将来的研究方向应该是找到其他更为微妙的遗传性或获得性导致主动脉壁退变的代谢障碍病变。

（三）主动脉瓣二瓣化畸形

二瓣化畸形是最常见的主动脉瓣先天性异常，人群发生率为 0.9% ~ 2.0%，在美国约有 4000 万民众为二瓣化畸形。证据显示内在性平滑肌异常导致主动脉中层囊性变发生率更高。合并有二瓣化畸形和升主动脉扩张的患者，由于主动脉更脆弱，手术治疗应更加积极。

（四）动脉粥样硬化

粥样硬化被认为是升主动脉瘤样退变的第二大原因。升主动脉较降主动脉或腹主动脉的粥样硬化少见。长时间以来，侵袭性硬化斑块引起中层弹力纤维和平滑肌破坏被认为是导致动脉退变和扩张的原因。这一观点受到现代研究结论的挑战，目前认为粥样硬化浸润中层与其自身弱化、屏障破坏同时发生。这也解释了腹主动脉粥样硬化既引起阻塞性病变，也引起瘤样病变。

（五）主动脉夹层动脉瘤

幸免于升主动脉夹层的患者往往会发展为夹层动脉瘤。动脉瘤样扩张大多数起源于假腔。假腔外壁仅由薄弱的内层外侧和外膜组成。夹层动脉瘤的进展速度快于升主动脉瘤。

（六）合并主动脉瓣疾病的升主动脉瘤

升主动脉瘤常常合并主动脉瓣二瓣化或单瓣化畸形。最初认为升主动脉瘤继发于瓣膜开口狭窄后扩张，现在认为主动脉壁的结构异常参与疾病发生。在相同程度主动脉瓣狭窄患者中，二瓣化或单瓣化畸形患者主动脉扩张速度快于三瓣叶者。主动脉瓣二瓣化患者主动脉夹层发生率比正常人群高 10 倍。这些数据提示主动脉瓣二瓣化或单瓣化畸形患者主动脉壁自身存在问题。

（七）感染

1. 感染性动脉瘤 升主动脉原发性细菌感染导致动脉瘤形成发生率不高。这些感染性动脉瘤统称霉菌动脉瘤。它被认为是继发于感染性心内膜炎或菌栓定植引起主动脉内膜损伤。在感染性动脉瘤患者中分离鉴定出的致病菌根据发生率依次为：金黄色葡萄球菌、表皮葡萄球菌、沙门氏菌和链球菌。

2. 梅毒性动脉瘤 在抗生素出现前，由苍白密螺旋体引起的梅毒性主动脉炎，是升主动脉瘤的主要病因。梅毒性主动脉炎引起滋养血管闭塞性主动脉内膜炎，血管缺血，弹性成分和肌性机构破坏，主动脉内膜被增厚的纤维组织取代，逐渐扩张。该病变大多数累及升主动脉和主动脉弓，亦可累及主动脉根部。如果冠脉开口受累，会导致冠脉梗阻。抗生素治疗不能逆转血管病变和动脉瘤形成。

3. 动脉炎 升主动脉瘤可由主动脉的炎性状态如 Takayasu 动脉炎、川崎病（Kawasaki）、白塞氏病（Bechet）或巨细胞动脉炎等发展而来。Takayasu 动脉炎主要累及主动脉弓和它的主要分支，亦可累及主动脉的任何部分，它主要引起阻塞性病变，但在 15% 患者中亦可引起动脉扩张。巨细胞性动脉炎（颞动脉炎）可导致动脉壁变薄、动脉瘤形成或夹层。炎性病变导致主动脉中层结构破坏是动脉炎性动脉瘤形成的病理基础。

（八）外伤

主动脉慢性创伤性动脉瘤少见，多发生于降主动脉。尽管 20% 的钝性主动脉损伤累及升主动脉，但多数患者死于急性心包填塞或其他并发伤，演变为动脉瘤者少见。

（九）假性动脉瘤

假性动脉瘤是指动脉瘤样扩张，但瘤壁没有动脉壁全层结构，主要由部分中层、外膜、血栓和周围组织构成。术后假性动脉瘤可发生于主动脉缝合处主动脉插管部位。发生的原因包括操作不当、急性夹层、自体组织退变或人工血管衰败等。使用单股合成缝线和孔隙小、胶原蛋白浸润的 Dacron 人工血管减少了假性动脉瘤的发生。此外，由于创伤和感染引起的升主动脉假性动脉瘤少见。

（十）自然进程

主动脉的生理功能不止是输送血液至组织的管道，更是整个心血管系统的调节器。选择合适的外科治疗方案取决于对升主动脉瘤的自然进程和手术风险的充分理解。未经治疗的胸主动脉瘤的自然进程通常是主动脉夹层、破裂，患者死亡。主动脉夹层、破裂的风险主要取决于主动脉的直径和基础病因。

（十一）主动脉大小

根据 Laplace 原理，主动脉壁的张力与动脉瘤直径成正比。因此，动脉瘤越大，破裂的风险越大。此外，动脉瘤越大，继续扩张的速度越快。逻辑线性回归分揭示直径为 6.0 ~ 6.9cm 的升主动脉瘤与直径为 4.0 ~ 4.9cm 的主动脉相比，主动脉夹层、破裂的发生率高出 4.3 倍。直径小于 4.0cm 的主动脉瘤的发展速度约为 0.08cm/a，而直径大于 8.0cm 的动脉瘤进展速度为 0.16cm/a。

五、临床表现

（一）症状和体征

很大一部分升主动脉瘤在诊断时无症状，仅仅是 X 线检查或其他影像检查偶然发现。心脏 B 超检查主动脉瓣关闭不全时常发现升主动脉扩张。然而，25% ~ 75% 的患者出现胸痛症状。由于升主动脉病变引起的胸痛经常定位于前胸壁。如果急性发作疼痛可能预示动脉瘤将要破裂，而慢性胸骨后压迫性疼痛是升主动脉瘤的主要症状；偶尔还会出现上腔静脉或气道压迫症状。升主动脉瘤破裂入右房或上腔静脉导致高心排血量心衰或在肺内出血引起咯血较为少见。瘤体牵拉损伤左侧喉返神经导致声音嘶哑提示主动脉弓部远端或降主动脉近端受累。而 75% 升主动脉夹层患者会发生撕裂样疼痛。

（二）体格检查

主动脉瘤未破裂时，体检通常无特殊发现。如果窦管交界或主动脉根部扩张，可观测到由主动脉瓣关闭不全引起的脉压增宽及主动脉瓣听诊区舒张期杂音等体征。但如果动脉瘤仅局限于升主动脉，瘤体直径巨大而不出现临床症状。有必要行全面血管检查以排除并发的外周血管病变。动脉粥样硬化累及升主动脉的 10% ~ 20% 患者合并腹主动脉瘤。少数情况下，升主动脉瘤可以压迫、侵蚀胸骨和肋骨。

六、诊断

（一）心电图

主动脉瓣重度关闭不全时，左室肥厚或梗阻明显；合并有多发动脉粥样硬化的患者在心电图上可有冠心病表现。

（二）心脏超声

经食道超声是可移动的诊断工具可以在床旁操作，这对于在急诊室、手术室诊断和随访急性主动脉疾病有积极作用。升主动脉瘤是单纯主动脉瓣关闭不全的主要病因，因此，在超声评估主动脉瓣关闭不全时会发现升主动脉扩张。经食道超声可精确检测和鉴别升主动脉瘤、夹层和壁内血肿。利用超声进行升主动脉远端成像因为气管支气管内气体而图像不佳，经胸超声检查的敏感性更低。经食道超声是一种有创检查，存在食道穿孔、呼吸抑制和血流动力学不稳定等潜在风险，因此需要选择合适的患者。

（三）主动脉造影

主动脉造影提供准确的主动脉腔内影像，部分主动脉疾病在主动脉造影上有典型表现。瓣环－主动脉扩张的典型造影改变为"梨形"外观。主动脉窦部明显扩张，扩张程度渐减直至分出无名动脉出主动脉直径恢复正常。假性动脉瘤表现为囊袋状突出、主动脉变形。累及主动脉根部的梅毒性动脉瘤常合并冠脉开口狭窄。

主动脉造影的优势在于精确显示瘤体与主动脉弓部分支的解剖关系；对于年龄大于 40 岁的患者，需要排除冠脉病变情况和左心功能降低情况。其劣势在于造影剂和射线暴露，穿刺部位并发症，在瘤体内存在血栓时会低估动脉瘤大小等。

（四）计算机体层（CT）

增强 CT 是应用最多的胸主动脉显影技术。CT 检查可以快速准确评估升主动脉直径、升主动脉瘤位置和范围。此外，CT 还可检测出动脉钙化、夹层和壁内血肿情况。然而，CT 成像为横截面成像，迂曲主动脉的直径通常会被高估。CT 三维重建可以提供主动脉病变的范围与主动脉弓部远、近端的关系。最好行胸、腹主动脉 CT 检查以排除其他部位的动脉瘤。增强 CT 的缺点在于需要注射造影剂，忌用于肾功能不全患者及造影剂过敏者。

（五）磁共振（MRI）

MRI 较 CT 在主动脉疾病诊断中的优势在于能冠状位和矢状位成像，加强了三维重建图像的分辨率，避免使用造影剂和电离辐射。心脏 MRI 进展迅速，它可提供心肌灌注、心功能、冠脉和瓣膜解剖等信息。增强 MRI 可以进一步增加主动脉及其分支测量的准确性。但目前 MRI 费用贵、耗时、使用不便，忌用于机械通气和需要血流动力学监测患者，限制了它的进一步应用。

七、手术指征

（一）症状

急诊手术指征是升主动脉夹层或破裂。升主动脉瘤破入心包腔会导致致死性急性心包填塞。主动脉夹层可能破裂、妨害冠脉或脑部血液循环。此时，手术死亡率很高，但不进行手术治疗，病死率大约 100%。

有症状的主动脉瓣狭窄或关闭不全往往是主要的手术指征。当行主动脉瓣置换或修复术时必须考虑到中度扩张的升主动脉。Michel 等报道接受主动脉瓣关闭不全手术治疗时升主动脉直径大于 4cm 的患者有 25% 需要再次接受升主动脉置换。Prenger 等报道接受主动脉瓣置换而升主动脉直径大于 5cm 者，术后升主动脉夹层发生率高达 27%。因此，目前一般认为对于主动脉瓣置换患者合并升主动脉扩张直径在 5cm 者应考虑是否需要同时行主动脉置换。

（二）主动脉直径和增长速度

因为主动脉瘤直径与动脉瘤破裂和夹层风险强烈相关，升主动脉直径一直是择期行主动脉外科手术的主要指征。尽管需外科处理的腹主动脉瘤直径得到共识，但胸主动脉瘤的外科手术指征存在争议。胸主动脉瘤破裂时的平均直径在文献报道中差别很大。根据 Coady 等的报道，升主动脉瘤破裂时的平均直径为 5.9cm 而降主动脉为 7.2cm。50% 升主动脉、降主动脉瘤患者发生夹层或破裂时的直径分别为 5.5cm、6.5cm。因此，对于在胸主动脉瘤直径达到上述标准时应积极外科处理。

除了根据动脉瘤的绝对直径，部分外科医生倾向于使用动脉瘤的预测直径。预测直径的估算基于患者体表面积和年龄。再根据患者的病因设定需要外科治疗的绝对直径与相对直径的比值。Ergin 等建议对于偶然发现、无症状升主动脉瘤患者需要外科处理的比值为 1.5。根据该理论，40 岁以下、体表面积为 $2m^2$ 的患者，需要外科处理的升主动脉直径约为 4.8 ~ 5.0cm。由于升主动脉直径通常随年龄增加而增长，因此对于 40 岁以上患者需手术治疗指征为大于 5cm。

此外，瘤体扩张速度是另外一个需考虑的因素。胸主动脉瘤的平均增长速度为 0.10 ~ 0.42cm/a。而降主动脉瘤或主动脉壁脆性增加如马方综合征或慢性夹层患者，瘤体扩张速度会加快。年增长速度大于 1cm/a 也需外科处理。但通常情况下，动脉瘤扩张速度是外科医生确定手术指征的辅助信息而不是绝对指征。

（三）病因对手术指征的影响

马方综合征或家族性动脉瘤患者，尤其是家族中有早发性主动脉夹层或破裂者，手术时机应提前。Gott 等建议马方综合征升主动脉置换指征为直径介于 5 ~ 6cm 间。而 Coady 等建议 5cm，Ergin 推荐主动脉直径实测值与预测值之比为 1.3 即需手术治疗。慢性夹层患者的手术指征等同于马方综合征。假性动脉瘤破裂风险极高，一旦发现应立即手术治疗。总之，升主动脉手术指征的确定应综合考虑升主动脉直径和基础疾病。

八、术前准备

仔细的术前评估对于减少手术风险至关重要。大约 1/3 接受胸主动脉手术患者罹患慢性阻塞性肺病。肺功能受损患者应进行呼吸功能检测并查不吸氧血氧饱和度。戒烟、抗生素治疗慢性支气管炎、肺部理疗使择期手术患者获益。此外，肾功能也是术前常规检查项目。由于升主动脉手术时严重颈总动脉疾病可引起术后卒中，年龄大于 65 岁患者应接受颈总动脉双重影像学检查。对于重度外周血管疾病患者，冠脉病变、颈动脉杂音和既往脑缺血病史都应仔细排查。10% ~ 20% 升主动脉瘤患者合并腹主动脉；升主动脉粥样硬化性动脉瘤累及主动脉弓部者合并胸、腹主动脉瘤发生率为 50%。在上述情况下，有必要行腹主动脉 CT 或 MRI 检查。

九、术式选择

手术方式的选择取决于主动脉远端受累范围，主动脉根部和主动脉瓣的病变情况，基础疾病，患者的预期生存时间，是否接受抗凝药物以及外科医生的偏好。具体如下。

（一）升主动脉瘤

升主动脉瘤未累及主动脉窦部和主动脉瓣环时，仅需置换窦管交界至无名动脉起始处之间的升主动脉。如果合并主动脉瓣病变，二者可分别置换。马方综合征患者的主动脉窦不应保留，因为再次手术风险高。

（二）带瓣管道

主动脉根部扩张明显并升主动脉瘤患者，或马方综合征患者，应接受主动脉及根部置换，置换材料为带金属人工瓣膜的 Dacron 人造血管，冠状动脉开口亦需再栽。

（三）异体主动脉移植物

升主动脉和根部可以用异体主动脉移植物置换。常见指征为感染性心内膜炎患者、育龄期女性、生活方式活跃的年轻患者或因为其他原因不宜抗凝治疗者。

（四）自体肺动脉移植物（Ross 术）

自体肺动脉移植物可用于置换主动脉根部和升主动脉近端，远端升主动脉置换需要额外 Dacron 人工血管。Ross 手术主要用于先心手术，其优势在于自体肺动脉移植物潜在的生长特性。对成人行 Ross 手术尚存争议。手术指征有育龄期女性、生活方式活跃的年轻患者或因为其他原因不宜抗凝治疗者。Ross 手术禁用于马方综合征或其他结缔组织病患者。

（五）保留主动脉瓣手术

如果主动脉瓣叶大体正常，主动脉瓣关闭不全继发于主动脉窦管交界处或根部扩张，主动脉瓣可在手术时得以保留。Yacoub 等对 80% 升主动脉瘤手术患者保留其自体主动脉瓣。保留主动脉瓣的手术方式有多种。解除中心性主动脉瓣反流的手术要点可能仅仅是置换升主动脉时缩小窦管交界处直径。如果主动脉窦部扩张明显，可以将 Dacron 管道近端修剪为扇贝形状以重构主动脉瓣环。如果瓣环扩张明显，可以通过人工血管外垫片缩小主动脉瓣环。对马方综合征患者使用保留主动脉瓣手术尚存争议。

十、其他合并疾病的处理原则

1. 冠状动脉疾病　25% 接受升主动脉瘤手术的患者合并冠心病，这些患者需要同期接受冠脉旁路手术。

2. 二尖瓣疾病　马方综合征患者二尖瓣关闭不全发生率高达 30%。二尖瓣中度以上关闭不全者需在升主动脉置换时行二尖瓣整形或置换术。Gilinov 等报道了对马方综合征患者行主动脉根部手术时同期行二尖瓣成形术，术后 5 年二尖瓣功能良好达 88%。

十一、手术技术

（一）监测与麻醉

静脉通路包括两条大孔径外周静脉导管和一根中心静脉导管。通过肺动脉导管检测心脏充盈压和心排血量。桡动脉导管监测动脉血压和凝血时间。体核体温通过鼻咽或膀胱探头监测。常规行经食道超声监测心肌收缩力和瓣膜功能。麻醉通过吸入异氟醚和静脉输注芬太尼维持。

（二）体外循环

肝素化（300U/kg）、检测活化凝血时间（＞450s），再行主动脉插管。如果升主动脉远端未受累及，可以在弓部近端插管。但插管部位必须留有足够长度主动脉以便阻断主动脉和远端吻合，同时保证充分切除病变的主动脉。主动脉表面超声检查有助于定位插管和阻断部位。如果主动脉弓部受累，需要使用深低温停循环技术。右侧腋动脉、股动脉或瘤体本身均可插管。如果选择股动脉插管逆行灌注，有必要行经食道超声检查降主动脉。静脉插管可通过右心耳插入 21F 或 24F 腔房管。如果需行深低温停循环或二尖瓣手术，需要行双上腔静脉插管。可以通过上腔静脉插管行逆行脑灌注。上腔静脉插管部位应在奇静脉之上。逆行灌注时流量在 200 ～ 300mL/min，颈静脉压力在 20 ～ 25mmHg。

右侧腋动脉插管的优势在于顺向脑灌注。在停循环开始后，通过腋动脉插管的流量大约为 10mL/kg。索带或血管钳阻断无名动脉，血液通过右侧颈总动脉和椎动脉以灌注脑部。

体外循环管道用林格氏和 25g 甘露醇液预充。无须添加葡萄糖以减少神经系统损伤。管道固定好之后，启动低流量体外循环，通过右上肺静脉插管使左室减压。冠状窦内插入末端带球囊导管以行逆行灌注心肌停跳液。体外循环流量为 2.2 ~ 2.5L/（min·m²），体温渐下降至 28℃。

（三）心肌保护

冷（4℃）含血高钾心肌停跳液先以 300mL/min 经主动脉根部顺向输注 2min，再以 200mL/min 经冠状窦输注 2min。如果主动脉瓣关闭不全，逆行灌注不能保证心脏即刻停跳，需要即刻切开升主动脉行冠脉开口插管以灌注停跳液。在手术过程中，可每隔 20min 行逆行心肌灌注。

（四）升主动脉置换术

常规建立体外循环，靠近无名动脉处阻断升主动脉，近右上肺静脉行左心引流，切开升主动脉近冠脉开口顺行灌注或经冠状静脉窦逆行灌注含血冷停跳液。切除阻断钳下方约 1cm 处与窦管交界处之间病变主动脉组织，选择大小合适人工血管并以 4-0 Prolene 线连续缝合于升主动脉近端。完成近端吻合口后可在人工血管内插入停跳液灌注管，一方面可以检查吻合口有无漏血，另外可以测试有无主动脉瓣关闭不全，对吻合口漏血处予以间断缝合加固。近端吻合完毕后修剪人工血管，注意保留合适长度的人工血管，过长会导致人工血管扭曲变形，而过短会引起吻合口张力过大。为减少远期并发症发生率如吻合口漏、假性动脉瘤形成等，可先用毛毡条或心包条加固主动脉组织"三明治法"再与人工血管进行吻合。吻合完毕后充分排气，松开阻断钳，鱼精蛋白中和肝素，彻底止血。

（五）升主动脉和主动脉根部置换术（Bentall 术）

Bentall 手术是治疗升主动脉瘤累及窦部合并主动脉瓣膜疾病的金标准。建立体外循环、降温、阻断、灌注停跳液等步骤同前。主动脉切除范围上至阻断钳下 1cm，下至主动脉瓣环，保留冠脉开口周围约 3mm 组织并游离近端冠脉。测量瓣环选择大小合适带瓣管道，以 2-0 编织线带垫片间断缝合置入带瓣管道。为减少出血风险，可使用 4-0 滑线将残余瓣环上主动脉组织连续缝合于人工瓣膜。在人工血管上选取合适部位打孔，以 5-0 滑线连续缝合重栽左、右冠脉。在人工血管内灌注停跳液以检测各吻合口，未发现明显漏血后，修剪人工血管并进行远端吻合。排气、开放、中和、止血等操作同前。

（六）停循环下行主动脉远端吻合

若升主动脉瘤累及部分主动脉弓和 / 或弓上血管，需要在停循环下行主动脉远端吻合。首选腋动脉作为动脉插管部位；停循环时脑保护策略包括：单侧前向脑灌注，中度低温（26℃），维持血糖浓度 < 200mg/L，使用甲强龙（7mg/kg）和苯巴比妥（7 ~ 15mg/kg）。根据主动脉瘤远端累及范围确定吻合方式：若动脉瘤仅累及主动脉弓小弯侧，可将人工血管远端斜形裁剪行半弓置换；若动脉瘤累及弓部大弯侧，则需行全弓置换（见主动脉弓部瘤章）。

（七）Cabrol 术式重栽冠脉

降低吻合口张力是减少吻合口出血和假性动脉瘤形成风险的重要策略。鉴于此，法国医学家 Christian Cabrol 教授采用一段 6mm 或 8mm Dacron 人工血管与左右冠脉开口行端端吻合，再将 Dacron 人工血管与带瓣管道进行端侧吻合。不过，该术式的潜在风险是血栓形成，一般不建议使用直径大于 8mm 的 Dacron 管道以减少血流淤滞。通常左侧冠脉吻合口张力大于右侧，用 Dacron 人工血管桥接左冠脉开口和带瓣管道而右冠开口直接吻合这一改良 Cabrol 术式也被广泛应用。

（八）升主动脉和主动脉根部再次手术

随着心血管外科技术发展，升主动脉置换手术指征扩大，保留主动脉瓣术式、同种异体血管和自体肺动脉移植（Ross 术）等技术的广泛开展，升主动脉和主动脉根部继发性病变和远期并发症需再次手术日益常见。常见病变包括：主动脉瓣关闭不全、残余主动脉瘤样扩张和夹层、吻合口假性动脉瘤、人工瓣膜机械性障碍和感染、生物瓣膜衰败等。

为减少手术风险，再次手术时首先经外周血管如右侧腋动脉、股动脉插管建立体外循环。对于巨大假性动脉瘤的再次手术，人工血管紧贴胸骨后板，开胸时即可发生大出血，此时应在体外循环下开胸并分离粘连。约 50% 患者存在主动脉瓣关闭不全，使心肌保护更为困难，此时应暂不降温，待主动脉游离充分、阻断和左心减压准备就绪后再降温，以避免心脏过早室颤。再次主动脉根部手术时，冠脉开口直接重栽往往非常困难，此时可采用改良 Cabrol 手术。

十二、并发症的处理

（一）出血

出血是大血管外科最为常见的并发症。人工血管经胶原和明胶浸润处理后渗血风险减小；采用毛毡条加固主动脉（"三明治法"）有效减少吻合口出血；如需行 Bentall 手术，选择尽可能大的带瓣管道，进针时使缝线垫片紧邻，冠脉吻合时尽量避免张力等。不切除瘤变主动脉而将人工血管缝于其内并用自体主动脉包裹这一手术方式，增加出血和假性动脉瘤形成风险，不建议采用。主动脉吻合和冠脉吻合必须保证缝线穿透动脉壁全程。如果止血困难并怀疑凝血机制障碍，应完善实验室检查并相应处理。在顽固性凝血功能障碍时，可用 Dacron 条包裹吻合口以降低其张力。此外，自体输血、血液回收（cell saver）、抗纤溶药物的使用也是减少手术失血的有效方法。

（二）脑卒中

神经系统损害是主动脉手术常见并发症。主动脉内粥样硬化斑块和血栓碎屑栓塞往往引起神经系统局部病变。而大脑弥漫性病变往往由微小气栓、降温不充分不均匀以及停循环时间过长等引起。即使没有停循环，深低温本身也可造成神经系统损伤。

为减少脑卒中风险，术前充分评估主动脉粥样硬化病变程度和部位，术中选择安全部位阻断主动脉等措施很有必要。尽管在深低温停循环时，逆行脑灌注技术尚存争议，实验室证据显示其优势在于冲洗栓子和均匀降温，而给脑组织提供营养成分作用远远弱于顺行脑灌注。

（三）肺功能损伤

研究显示体外循环本身对肺功能影响包括：改变肺泡－血液氧分压差、肺血管阻力、肺顺应性和肺内分流等。这些改变通常不会引起临床症状，0.5%～1.7% 患者体外循环后会出现成人呼吸窘迫综合征症状。其具体机制尚存争议，一般认为，血液成分流经体外循环管道非生物性表面会引起炎症反应和补体瀑布反应。患者术前情况、体外循环时间及是否为急诊手术等可能与肺损伤程度相关。肺损伤的处理以支持治疗为主，以及尽早诊断和治疗继发肺部感染。预防肺损伤的措施包括：术前改善肺功能、缩短主动脉阻断和体外循环时间、严格控制输血指征、使用肝素涂层管道及白细胞滤过。

（四）术后冠脉缺血

体外循环后冠脉缺血较为少见，但主动脉根部置换术后由于人工血管扭曲、冠脉开口附近血肿压迫、冠脉吻合口张力过大等均可引起冠脉血供不足。一旦怀疑术后冠脉缺血，应尽早行冠脉介入治疗或再次手术。

十三、手术疗效

（一）围手术期并发症

在围手术期早期并发症主要是神经系统并发症和出血。脑卒中发生率为 1.8% ~ 5.9%，术后出血需再次手术发生率为 2.4% ~ 11.1%，延迟拔管率为 8% ~ 10%，18% ~ 25% 患者需要长时间血管活性药物使用（＞6h）；由于冠脉重栽技术问题引起术后心梗发生率为 2.5%。

（二）围手术期死亡率

由于各中心患者纳入标准不一样，如是否纳入主动脉夹层和急诊手术，升主动脉置换术后死亡率报道在 1.7% ~ 17.1%。引起术后早期死亡的主要原因是心力衰竭，其余死因包括脑卒中、出血、呼吸功能不全。

（三）影响住院死亡率的危险因素

急性主动脉夹层和紧急手术是术后早期死亡的明确危险因素；而影响择期手术死亡率的因素包括纽约心功能分级、年龄、体外循环时间长、再次手术以及需行同期冠脉搭桥术。

（四）远期生存率

影响患者远期生存率的因素包括纽约心功能分级高、需要主动脉弓部重建、马方综合征等。引起患者远期死亡的危险因素依旧是心脏源性。

（五）再次手术

升主动脉置换术后 10 年免于再次手术率为 86% ~ 90%。假性动脉瘤形成、瓣膜栓塞、感染性心内膜炎、保留的主动脉瓣和残余主动脉病变进展、生物瓣衰败等并发症往往需要再次手术。远期再次手术的预测因素：马方综合征、瘤内吻合血管技术和慢性主动脉夹层等。再次升主动脉置换死亡率为 6% ~ 22%。影响手术死亡率的危险因素包括：急诊再次手术、弓部重建、术前心功能分级Ⅲ/Ⅳ和长时间体外循环。

（六）瓣膜栓塞、感染性心内膜炎

使用带瓣管道进行主动脉根部置换术后的血栓栓塞风险并不比单纯主动脉瓣置换高，早年报道机械瓣植入术后 10 年免于瓣膜栓塞为 83%，而在 Gott 等报道中，14 年免于瓣膜性感染性心内膜炎发生率为 88%。

（七）人工血管感染

主动脉术后人工血管感染率为 0.9% ~ 1.9%，病死率为 25% ~ 75%。大多数人工血管感染发生于术后 1 个月内，但不排除远期继发感染。引起人工血管感染的危险因素是术中未严格遵守无菌技术和术后感染性并发症包括伤口感染、留置导管感染、肺炎、脓胸和脓毒血症等。升主动脉人工血管容易被感染的原因是紧邻胸骨和手术切口、缺少组织保护。常见的致病菌有金黄色葡萄球菌、表皮葡萄球菌，铜绿假单胞菌较为少见。人工血管感染的临床表现与一般感染类似，包括发热、寒战、白细胞计数增加。CT/MRI 可见人工血管周围积液，但该征象一般没有特异性尤其是术前早期。确诊需要在 CT 引导下穿刺抽液并行细菌培养鉴定。人工血管感染传统的治疗方法包括清除感染人工血管及周围感染组织，局部灌洗，抗生素治疗，更换人工血管，大多数外科医生倾向于使用冷保存的同种异体血管，再用自体组织（如大网膜）填充死腔。

十四、升主动脉瘤的基本手术方式与手术步骤图解

（一）升主动脉和主动脉瓣替换术

此手术首先常规施行主动脉瓣替换术，并在冠状动脉开口上方切除升主动脉的动脉瘤病变，采用人造血管替换有病变的升主动脉。此手术适应于升主动脉根部没有病变的病例。但术后常有少数病例复发，影响术后长期效果，故目前应用逐步减少。常规建立体外循环，纵行切开瘤壁（图 5-65-1），剪开瘤壁（图 5-65-2），切除升主动脉瘤样病变（图 5-65-3），切除病变的主动脉瓣（图 5-65-4），采用连续缝合法进行主动脉瓣替换（图 5-65-5，图 5-65-6），采用条状 Teflon 垫片闭合升主动脉吻合缘的夹层（图 5-65-7），采用 Dacron 人造血管在离左、右冠状动脉开口以远 1cm 替换升主动脉（图 5-65-8），瘤壁包裹人造血管（图 5-65-9）。

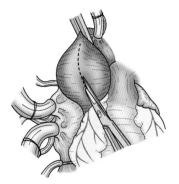

图 5-65-1　纵行切开瘤壁

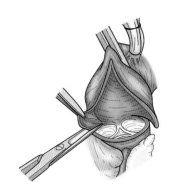

图 5-65-2　剪开瘤壁

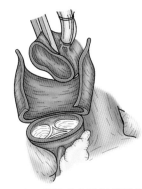

图 5-65-3　切除升主动脉瘤样病变

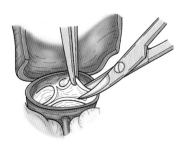

图 5-65-4　切除病变的主动脉瓣

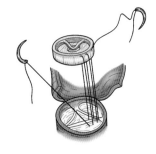

图 5-65-5　采用连续缝合法
进行主动脉瓣替换

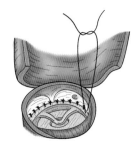

图 5-65-6　缝合主动脉瓣的连续缝合
线已拉紧，人造瓣膜已落位

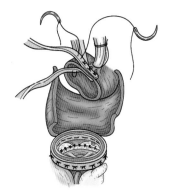

图 5-65-7　人造瓣膜替换已完成，升
主动脉根部夹层和远端夹层采用条状
Teflon 垫片垫于主动脉壁的内层和外
层，采用间断褥式缝合予以闭合

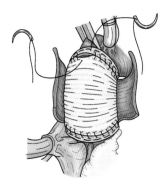

图 5-65-8　采用 Dacron 人造
血管替换升主动脉

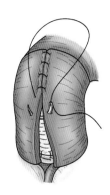

图 5-65-9　采用瘤壁包裹人
造血管

（二）Bentall 术

胸骨正中切口，切开心包，显露升主动脉（图 5-65-10），在升主动脉瘤的远心端进行套带（图 5-65-11），切开升主动脉，自左、右冠状动脉开口灌注心停跳液（图 5-65-12），剪除关闭不全的主动脉（图 5-65-13），采用带瓣的人造血管组件进行升主动脉和主动脉瓣替换（图 5-65-14），将左、右冠状动脉的开口与人造血管的开孔进行吻合（图 5-65-15 至图 5-65-18），人造血管的远端与升主动脉的远心端进行吻合（图 5-65-19 至图 5-65-21），将升主动脉的壁包裹人造血管（图 5-65-22）。

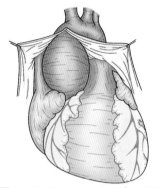

图 5-65-10　Bentall 手术，胸骨正中切口，切开心包，显露升主动脉瓣

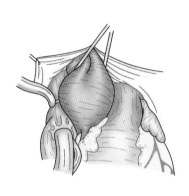

图 5-65-11　在升主动脉瘤的远心端进行套带

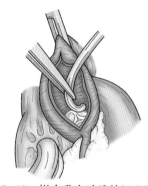

图 5-65-12　钳夹升主动脉的远心端，切开升主动脉瘤，采用停跳液自冠状动脉开口进行灌注行心肌保护

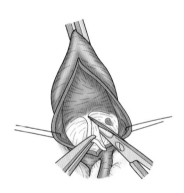

图 5-65-13　剪除关闭不全的主动脉瓣膜

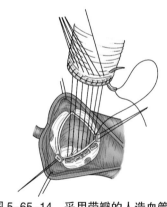

图 5-65-14　采用带瓣的人造血管组件进行升主动脉和主动脉瓣替换

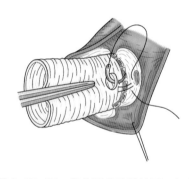

图 5-65-15　将左冠状动脉的开口与人造血管的开孔进行吻合

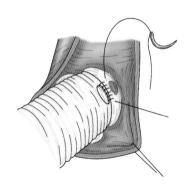

图 5-65-16　先行吻合左冠脉开口的下沿

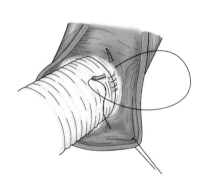

图 5-65-17　左冠脉开口吻合已接近完成

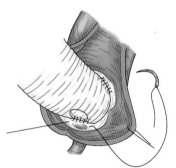

图 5-65-18　将右冠脉开口吻合于人造血管的开口上

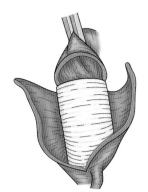

图 5-65-19　人造血管的远端准备与升主动脉的远心端进行吻合

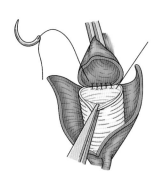

图 5-65-20　人造血管的后壁与升主动脉远端的后壁进行吻合

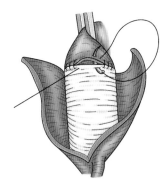

图 5-65-21　人造血管的前壁与升主动脉远端的前壁进行吻合

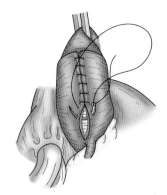

图 5-65-22　将升主动脉瘤的瘤壁包裹人造血管

（三）Cabrol 手术

纵行切开升主动脉瘤（图 5-65-23），依次采用直径 8mm 的 Gore-Tex 管与左冠状动脉开口进行吻合（图 5-65-24），带瓣管道缝合于主动脉瓣环上（图 5-65-25），带瓣管道远端与升主动脉远端进行吻合（图 5-65-26），Gore-Tex 管的另一端与右冠状动脉开口进行吻合（图 5-65-27），Gore-Tex 管与带瓣管道进行侧侧吻合（图 5-65-28）。采用瘤袋壁包绕人造血管（图 5-65-29），如遇手术区有渗血难止可将瘤袋开一孔与右房进行吻合，或采用 8mm 的 Gore-Tex 管将瘤壁的小孔与右房进行搭桥吻合，将手术区的漏血引入右心室，可控制术后的出血（图 5-65-30）。

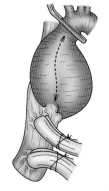

图 5-65-23　纵行切开升主动脉瘤

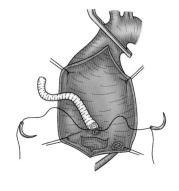

图 5-65-24　采用直径 8mm 的 Gore-Tex 管与左冠动脉开口进行吻合

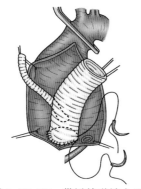

图 5-65-25　带瓣管道缝合于
主动脉瓣环上

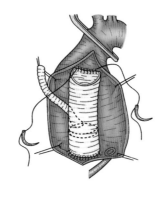

图 5-65-26　带瓣管道远端与升
主动脉远端进行吻合

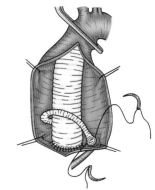

图 5-65-27　Gore-Tex 管与右
冠动脉开口进行吻合

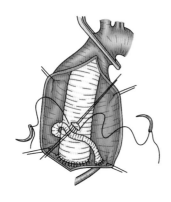

图 5-65-28　Gore-Tex 管与带
瓣管道进行侧侧吻合

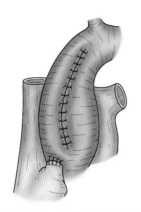

图 5-65-29　瘤袋壁与右心房直
接进行小口径吻合，将手术区的
漏血引入右心房，以利术后止血

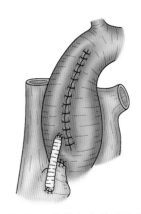

图 5-65-30　瘤袋包绕带瓣管道，瘤
袋壁与右房间采用直径 8mm 的 Gore-
Tex 管进行搭桥吻合，将手术区的漏血
引入右心房，以控制术后的出血

（蒋雄刚　李华东）

参考文献

［1］ Canadas V, Vilacosta I, Bruna I, et al. Marfan syndrome. Part 2: treatment and management of patients ［J］. Nat Rev Cardiol, 2010, 7: 266-276.

［2］ Schoenhoff FS, Mueller C, Czerny M, et al. Outcome of aortic surgery in patients with Loeys-Dietz syndrome primarily treated as having Marfan syndrome ［J］. Eur J Cardiothorac Surg, 2014, 46: 444-449.

［3］ Hiratzka LF, Bakris GL, Beckman JA, et al.2010 ACCF/AHA/AATS/ACR/ASA/SCA/SCAI/SIR/STS/SVM guidelines for the diagnosis and management of patients with thoracic aortic disease: a report of the American College of Cardiology Foundation/American Heart Association Task Force on Practice Guidelines, American Association for Thoracic Surgery, American College ofRadiology, American Stroke Association, Society of Cardiovascular Anesthesiologists, Society for Cardiovascular Angiography and Interventions, Society of Interventional Radiology, Society of Thoracic Surgeons, and Society for Vascular Medicine ［J］. Circulation, 2010, 121: e266-e369.

第六十六章
主动脉弓部动脉瘤

一、定义

主动脉弓部动脉瘤位于主动脉弓部，常累及头臂血管。广义的定义是指胸主动脉瘤累及主动脉弓部，手术治疗时需要停循环、开放吻合的患者，其发生率约占胸主动脉瘤的 10%。手术操作比较复杂，术中必须保护脑和心脏的供血、供氧，避免心、脑损害。术中常采用深低温停循环，顺行或逆行灌注进行脑保护。

二、病因

常见病因与升主动脉瘤常见病因相似，大部分是升主动脉瘤累及右半弓及全弓，少部分升主动脉瘤累及全弓和降主动脉。动脉硬化性降主动脉瘤可累及左半弓，也有少数独立的弓部动脉瘤。主要病因为动脉粥样硬化、退行性变。其他原因有先天性因素（如双位动脉弓、右位动脉弓、主动脉缩窄等）、遗传性疾病（如马方综合征、Ehlerus-Danlos 综合征）、创伤性、感染性（真菌、梅毒、巨细胞动脉炎等），也可导致弓部动脉瘤。

三、发病率

胸主动脉瘤的发生率目前还无准确的统计。美国 Bickerstaff 报道的人群中发生率为 5.9/（10 万人·a），平均年龄在 59 ~ 69 岁，男女比例为（2 ~ 4）：1。欧洲近 10 年的研究报告发现，发病率随着年龄的增长而增加，40 ~ 70 岁比较多见，1998 年报道的发生率为 10.4/（10 万人·a）。瑞典在尸检的研究中发现，男性患病率为 489/10 万人，女性为 437/10 万人，因此，胸主动脉瘤并非少见。国内尚缺乏这方面的统计资料。

四、自然病程和预后

未经治疗的主动脉弓部瘤预后很差，当主动脉瘤直径大于 5 cm 后扩张速度明显加快，尤以主动脉弓部扩张速度最快（5.6 mm/a，升主动脉和降主动脉为 4.2 mm/a），但单纯弓部动脉瘤的统计资料较少，真正的自然预后尚不明了。胸主动脉瘤被诊断后，如未经手术治疗，其破裂的发生率为 42% ~ 70%，破裂的平均时间仅 2 年，平均生存时间小于 3 年。病因不同，预后也有所不同。梅毒性动脉瘤和马方综合征发展较快，预后更差。死亡的主要原因是动脉瘤破裂、主动脉夹层、压迫气管出现肺炎等并发症。

五、病理解剖和病理生理

主动脉弓部动脉瘤逐渐扩大，可压迫邻近的组织和器官，如上腔静脉、无名静脉、肺动脉、气管、食管、左侧膈神经、迷走神经和喉返神经，出现颈、面部肿胀、咳嗽、气短、肺炎、吞咽困难，声音嘶哑等。如动脉瘤破入肺动脉可形成主动脉 - 肺动脉瘘，产生大量左向右分流，导致心力衰竭而引起死亡。弓部动脉瘤亦可破入心包、胸膜腔、气管而产生急性心包填塞或致死性大咯血。

六、诊断依据

1. 临床表现　早期无症状，常在胸部 X 线检查时发现纵隔影增大，随着动脉瘤的发展可产生压迫邻近组织或器官的症状，如上腔静脉受压，呈现头面部肿胀和上肢静脉怒张；左无名静脉受压则左上肢肿胀和左侧颈静脉怒张、扩大；压迫气管或食管，出现呼吸困难、喘鸣、咳嗽、咯血、吞咽困难及胸痛等；压迫膈神经和喉返神经可出现膈肌麻痹和声音嘶哑。

2. 临床体征　早期无明显体征，晚期压迫邻近器官或组织可出现面部青紫、肿胀，左上肢静脉压高于右上肢，前胸上部可见异常搏动，有时有充血性心力衰竭体征。

3. 胸部 X 线　诊断非特异性，主要表现为纵隔影、主动脉影的增宽。

4. 超声心动图　在胸骨上窝主动脉弓长轴切面可显示主动脉弓与升主动脉和降主动脉的延续关系。采用高频外周血管探头可显示无名动脉、左颈总动脉及左锁骨下动脉。

5. CT 检查　近年来多排螺旋 CT 和电子束 CT 的应用，可通过三维图像的重建来显示主动脉弓病变情况。因此，多排螺旋 CT 是目前临床上快速、简便、无创、准确率高的首选检查技术。

6. MRI 检查　可利用多体位、多平面成像提供准确的图像，显示胸主动脉瘤的病变情况，但检查时间较长、费用高，仍是其不足之处。

7. 主动脉造影　属于有创检查，具有潜在危险性，存在需要准备和操作时间长等不足之处。目前，随着无创影像诊断技术的进展，已很少作为主动脉弓部瘤的首选检查。在怀疑合并冠心病时，采用此技术有助于确定诊断。

8. 诊断　根据主动脉弓部瘤的临床表现，X 线平片，结合超声心动图、CT（CTA）和 MRI（MRA）患者可以确诊。

七、手术适应证和禁忌证

1. 手术适应证

（1）有症状的弓部瘤。

（2）弓部瘤体直径 > 6 cm 以上。

（3）主动脉弓部瘤增长率 > 1 cm/a。

（4）易破裂的弓部假性动脉瘤，囊状或偏心性弓部动脉瘤。

（5）合并升主动脉瘤、主动脉瓣疾病或降主动脉瘤，需要手术治疗者，即使弓部瘤无症状或小于 6 cm，也应同期手术治疗。

2. 手术禁忌证　有重要器官（脑、肝、肾等）的功能损害，不能耐受手术治疗的患者。

八、治疗方法和选择

单纯弓部瘤比较少见，多伴有升主动脉瘤、主动脉瓣病变或降主动脉病变。因此，术前应了解动脉瘤病变的位置、大小及受累动脉数量，制订详细的手术方案。临床上常见的弓部瘤为升主动脉瘤累及弓部，绝大多数仅需做右半弓置换；当全弓受累，弓部明显扩大时，则需行全弓置换；如合并降主动脉瘤，则需行象鼻手术或术中降主动脉支架植入术，或全胸主动脉置换术。

（1）升主动脉瘤合并动脉弓近心端（右半弓）受累，需行 Bentall、Wheat 和升主动脉置换加右半弓置换术。

（2）主动脉根部瘤伴主动脉瓣重度关闭不全，常见于马方综合征，需行 Bentall 加右半弓置换术。

基本方法：正中开胸，右腋动脉或股动脉和右心房插灌注管，建立体外循环，可以在深低温停循环时，经右腋动脉行选择性脑灌注，或者经股动脉和上、下腔静脉分别插管，在深低温停循环时阻断上腔静脉行上腔静脉逆行灌注。具体应用哪种方法，根据外科手术组及体外循环医生对脑保护方法的熟悉情况来选择。近年作者倾向于选择前者，降温至鼻咽温 28 ~ 30℃，或心室纤颤时阻断升主动脉，切开升主动脉，经左右冠状动脉开口灌注心脏停搏液，心脏停搏，可先行 Bentall 手术，当鼻咽温降至 18 ~ 20℃时，深低温停循环和选择性脑灌注或上腔静脉逆行灌注，如选用选择性脑灌注需阻断右无名动脉和左颈部动脉根部，如选用上腔静脉逆行灌注则需阻断上腔静脉，不用阻断头臂动脉血管，头低位 20 ~ 30℃，开放升主动脉阻断钳，优先行右半弓吻合，即将动脉瘤远端由右上向左下做斜切口，切除动脉瘤，保留头臂动脉，人工血管远端剪成与动脉切口相适应的斜面，用 3-0 或 4-0 Prolene 线连续吻合，吻合至最后两针，恢复动脉灌注，弓部排气，打结完成吻合。人工血管中部上阻断钳，恢复循环，复温。在复温时，如 Bentall 手术未完，可继续进行根部手术操作，吻合至最后一针，根部排气，开放主动脉阻断钳，28℃时，心脏复苏，完成手术。

（3）升主动脉瘤伴右半弓受累，常见于主动脉瓣二瓣化，可行 Wheat 加右半弓置换术。如主动脉瓣无病变可保留主动脉瓣，行升主动脉置换加右半弓置换术。

（4）单纯巨大主动脉弓部瘤，可行全弓置换。基本方法同上，在降温过程中，游离无名静脉、右无名动脉、左颈总动脉和左锁骨下动脉，并套带备用（有时需切断无名静脉，暴露头臂动脉分支，吻合完毕，重接无名静脉）。降温至鼻咽温 20℃，阻断升主动脉，主动脉根部灌注心脏停搏液，同时阻断无名动脉、左颈总动脉和左锁骨下动脉，经右腋动脉进行选择性脑灌注。根据头臂动脉是否受累，采用下列不同方法。

1）头臂动脉受累：应用四分支人工血管分别吻合，在左锁骨下动脉以远 1 cm 处横断降主动脉，先将四分支人工血管主干远端与降主动脉吻合，用 3-0 或 4-0 Prolene 线连续吻合，吻合完毕，就可经四分支人工血管的一独立分支插入动脉灌注管，进行远端动脉灌注，恢复体外循环流量。然后再分别行左锁骨下动脉、左颈总动脉、无名动脉与人工血管三分支吻合，吻合一支，开放灌注一支，以缩短脑和上肢缺血时间。吻合完毕，待静脉血氧饱和度大于 70%时开始复温。在复温阶段将四分支人工血管主干近端与升主动脉吻合。心脏及升主动脉排气，开放主动脉阻断钳，复温至 28℃，心脏复苏，完成手术。5.2.2 头臂动脉分支正常：应用单根血管，头臂动脉采用大片状吻合，先吻合主动脉弓远端，吻合完成后，在人工血管前下壁插 20 ~ 22F 动脉管，人工血管斜行阻断恢复远端动脉灌注，再行头臂动脉吻合，最后将人工血管近心端与升主动脉吻合。部分患者主动脉弓部瘤较大，左锁骨下动脉较远、较深，正中切口不易暴露，年龄小于 40 岁，可以结扎左锁骨下动脉，只吻合左颈总动脉和无名动脉。大于 40 岁的患者，一般需要用直径 8 ~ 10 mm 人工血管重建左锁骨下动脉。

2）升主动脉和主动脉弓受累但头臂血管无病变，根据主动脉根部和主动脉瓣病变的情况选择 Bentall、Wheat 等手术合并全弓置换术。手术在全麻深低温停循环、脑保护（选择性或逆行脑灌注）下进行，一般在降温阶段先行升主动脉或根部的手术操作，继续降温到鼻咽温 18 ~ 20℃时停体外循环，进行弓部吻合，弓部快吻合完毕时，弓部吻合口排气，打结，阻断人工血管近段，恢复循环复温。如根部手术未完成，可在复温阶段，继续完成主动脉根部手术操作。

3）升主动脉和主动脉弓部头臂血管受累，选用四分支人工血管进行升主动脉合并全弓置换术，手术方法同前。见图 5-66-1。

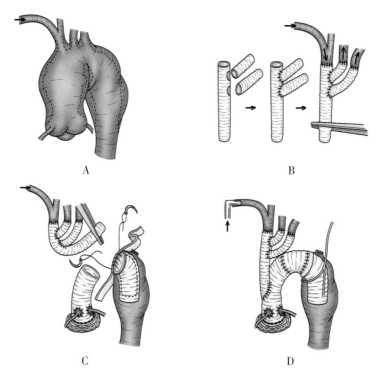

A

B

C

D

图 5-66-1　主动脉瘤累及升主动脉、弓部和降主动脉近端手术治疗示意图

包括缝制三分叉人工血管、选择性正向脑灌注和"象鼻"人工血管制备。

（5）升主动脉、主动脉弓和降主动脉均有瘤样病变，采用传统的主动脉弓部置换术合并象鼻手术（elephant trunk）。基本方法同上，深低温停循环后，开放阻断钳，头臂血管和上腔静脉阻断，进行选择性或逆性灌注脑保护，在左锁骨下远端 1 cm 横断降主动脉，选择口径大小相适应的人工血管（直径 26 ~ 28mm，长约 20 cm），先向管腔内翻入 8 cm，然后将此血管送入降主动腔内约 10 cm，近心端反折部用 3-0 Prolene 与降主动脉近心端连续吻合，缝合先从 11 点位置逆时针缝合至 5 点，再用另一针顺时针缝到 5 点会合，拉紧打结。完成后将内翻的人工血管拉出，3 支头臂动脉开口处剪成椭圆形片，拉出部分人工血管与头臂血管片对应部位也剪成相应大小的椭圆孔，用 3-0 Prolene 线连续吻合从术者远端开始，先缝后壁，再缝前壁。完成人工血管与头臂血管开口处的吻合，吻合完成后，弓部排气，阻断人工血管，恢复循环，复温，人工血管近心端与升主动脉或升主动脉的人工血管相吻合，完成象鼻手术。术后定期复查，如降主动脉瘤继续扩大，可在一期手术后 3 ~ 6 个月行二期手术，进行降主动脉置换术。

主动脉弓置换合并降主动脉支架植入术基本方法同上，分别阻断头臂动脉后，开放升主动脉阻断钳，切开主动脉弓，如有主动脉夹层，探查真腔、假腔及内膜破口，在左锁骨下动脉远端横断主动脉，如显露欠佳，可在左颈部动脉和左锁骨下动脉之间横断，向降主动脉内（或真腔内）置入直径 26 ~ 32 mm 带支架的人工血管，支架近端人工血管与横断的降主动脉近心端用 3-0 Prolene 线连续吻合，吻合完成后再行主动脉弓置换术。也可选用四分支人工血管行主动脉弓部置换术，降主动脉置入带支架的人工血管后，降主动脉近心端与支架近端人工血管和四分支血管主干远端吻合，吻合完成后通过一独立分支插入动脉供血管进行动脉灌注，排气后在四分支人工血管上阻断恢复降主动脉血流灌注，再依次完成左锁骨下动脉、左颈总动脉和无名动脉与相应分支的吻合，完成吻合后恢复循环，复温，将分支人工血管主干近端与升主动脉做端端吻合，升主动脉排气后，复温到鼻咽温 28℃，心脏复苏，完成手术。见图 5-66-2。

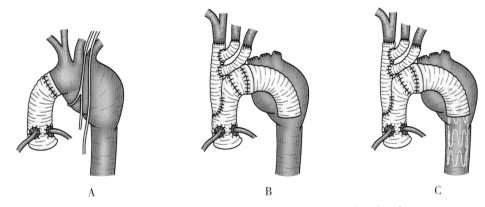

图 5-66-2 升主动脉置换术后二期行弓部和降主动脉瘤手术

包括头颈部大血管去分支化、"象鼻"人工血管缝制和逆行性血管内支架植入。

（6）左半主动脉弓和降主动脉瘤样病变。

1）左心转流下左半弓合并降主动脉置换术基本方法：全麻双腔气管插管，患者右侧卧位，左侧第 4 肋间或肋床进胸，显露病变部位。如主动脉弓部钙化不严重，能在左颈总动脉和左锁骨下动脉之间进行阻断，选择左心转流进行手术。在股动脉和左心耳插管建立左心转流，左颈总动脉和左锁骨下动脉间阻断主动脉弓，锁骨下动脉单独阻断，降主动脉瘤远端阻断，切开瘤体缝扎瘤壁内肋间动脉，左弓部从左上向右下作斜切口，切除左弓部瘤，人工血管剪成相适应的斜面，行左半弓吻合，3-0 或 4-0 Prolene 线连续吻合，修剪人工血管至适当长度与降主动脉远端吻合，降主动脉排气打结完成手术。如左锁骨下动脉受累，可用直径 8 mm 人工血管进行左锁骨下动脉重建。

2）深低温停循环下左半弓合并降主动脉置换术基本方法：患者右侧卧位，左侧第 4 肋间进胸，如果显露较差，或拟行全胸主动脉置换术，可在第 7 肋间另做切口。选用股动脉 – 股静脉体外循环，左侧股动脉插管（18 ～ 24F），股静脉选用长约 60 cm 的专用长插管（20 ～ 24F），直接插入右心房，有时也可选用肺动脉。或右心房插管，左心室可通过左心耳或左心室尖插管减压，当鼻咽温降至 18 ～ 20℃时，头低位 20°～ 30°。停止体外循环，注意保护膈神经和迷走神经，切开降主动脉和左弓部，选择合适的人工血管，先进行左半弓置换，用 3-0 或 4-0 Prolene 线连续吻合，主动脉弓部排气，将阻断钳移至人工血管上阻断，在阻断上插入另一动脉灌注管，恢复头部和心脏的循环，再进行降主动脉远端吻合，如降主动脉切除较长，第 6 胸椎以下肋间动脉开口处主动脉壁剪成一血管片，在人工血管相应部位开窗后，用 4-0 Prolene 线全周连续缝合，重建肋间动脉。主动脉排气后打结，恢复循环，复温，完成手术。见图 5-66-3。

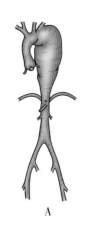
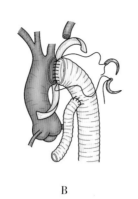
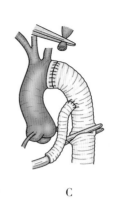
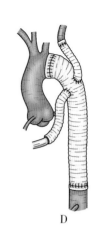

图 5-66-3　左半弓合并降主动脉置换术

深低温停循环下吻合弓部远端、通过侧分支灌注脑部、移栽左锁骨下动脉。

（7）全胸主动脉替换术基本方法：双侧胸前乳下横切口或胸前"T"形切口，患者卧位，左侧垫高45°，正中开胸和第4肋间横断胸骨结合左第4肋间左胸前外切口（即 T 形切口），股动脉或腋动脉和右心房插管建立上、下半身分别灌注体外循环，上半身灌注流量占全流量的 1/3～1/2，下半身约占 1/2～2/3，根据静脉血氧饱和度、上下肢血压来调整灌注流量，转流过程中维持静脉血氧饱和度大于 65%，上、下肢平均压在 50～70 mmHg。在降温过程中，进行主动脉弓部头臂动脉游离，套带备用。迷走神经、膈神经游离套带保护，降主动脉、升主动脉游离套带备用。鼻咽温 20℃，脑电图显示等电位线，停循环，行选择性脑灌注或上腔静脉逆行灌注脑保护，选用直径 26～30 mm、长约 40 cm 的人工血管或四分支人工血管。首先进行主动脉弓部手术，（arch-first technique）即主动脉弓优先技术，根据主动脉弓部病变情况，选择头臂动脉开口处的片状吻合，或三分支分别吻合，打结前，开放头臂动脉阻断钳，主动脉弓部排气打结，在人工血管重建弓部的近、远端分别阻断人工血管，然后进行人工血管远端与降主动脉的吻合，完成前，恢复股动脉灌注，吻合口排气打结完成吻合，尽量保留第 6 胸椎以下的肋间动脉，可采用斜形切除前壁，保留有肋间动脉的后壁，或将第 6 胸椎以下肋间动脉开口处动脉壁剪成一大的血管片，并与人工血管重建，开放降主动脉阻断钳，停股动脉灌注，经右腋动脉灌注恢复流量，复温。在复温阶段进行升主动脉吻合或根部手术，复温到鼻咽温 28℃，心脏和升主动脉排气，心脏复苏，完成手术。

九、术后并发症及监护

常见的并发症有：大出血、脑缺氧、室颤急性心衰、感染等。

1. 大出血　是手术中最严重的并发症，由于长时间解剖渗血，即瘤体与周围组织粘连紧密或瘤壁组织脆弱。在解剖和血管钳钳夹时均可造成大出血。瘤体血管壁损伤、吻合口出血或移植的人工血管段渗血，也可造成术中或术后大出血。

2. 脑缺氧　术中圈失血性休克、低血压过久，深低温停循环时间长，术中阻断了向髓部供血的动脉，移植供应脑部血运的人工血管发生狭窄等，均可致脑供血不足。

3. 室颤急性心衰　由于失血过多、低血容量或阻断动脉骤然开放、体外循环时间过长、心肌保护不佳、酸中毒等造成室颤急性心衰的发生。

4. 感染　手术中器械及物品被污染或移植入工血管空隙的感染，使细菌繁殖而产生感染性异物。

十、疗效评价

David 等报告 1 131 例主动脉弓部的手术治疗，平均年龄 64.1 岁，男性占 67%，其中升主动脉加远端开放吻合术占 34%，升主动脉合并右半弓置换术占 37%，全弓置换占 15%，左半弓合并降主动脉手术占 14%，手术死亡率是 9.9%，其中 26% 为急诊手术，死亡的主要原因是脑损害（脑卒中）、肾功能衰竭和呼吸功能衰竭。脑损害与全弓置换、降主动脉手术和高龄（大于 70 岁）相关。呼吸功能衰竭在正中切口中占 14%，左侧切口占 34%，胸前双侧乳下横切口占 35%。脑保护的方法，1988 年以前单独应用深低温停循环，1988 年开始应用深低温停循环合并选择性脑灌注，2000 年开始应用腋动脉插管选择性脑灌注和四分支人工血管重建主动脉弓，院内死亡率和脑卒中发生率分别为 24%、16% 和 8%。近几年其他学者报道主动脉弓部手术的死亡率在 6% ~ 15%，取得了良好的手术效果。长期随访，David 报道 1089 例主动脉弓部手术，1 年、5 年、10 年、15 年存活率分别为 84%、74%、65% 和 61%。其中全弓置换手术 162 例，1 年、5 年、10 年、15 年生存率分别为 73%、59%、47% 和 39%。Coselli 报道 227 例主动脉弓部手术的随访，5 年和 7 年生存率分别为 79% 和 77%，远期疗效良好。1 089 例患者中，远期有 8.8% 的患者进行了其他主动脉的再次手术治疗。全弓置换的 162 例患者，33% 进行了主动脉的再次手术。其他学者报道的再次手术率为 10% ~ 24%。

（张凯伦　邓诚）

参考文献

［1］ Elefteriades JA.Natural history of thoracic aortic aneurysms: indications for surgery, and surgical versus nonsurgical risks［J］. Ann Thorac Surg, 2002, 74（5）: 1877-1880.

［2］ Roberts DA. Magnetic resonance imaging of thoracic aortic aneurysms and dissection［J］. Semin Roentgenol, 2001, 36（4）: 295-308.

［3］ Park DW, Park SW, Park KH, et al. Frequency of and risk factors for stent thrombosis after drug-eluting stent implantation during longterm follow-up［J］.Am J Cardiol, 2006, 98（3）: 352-356.

［4］ Wilson MJ, Boyd SY, Lisagor PG, et al. Ascending aortic atheroma assessed intraoperatively by epiaortic and transesophageal echocardiography［J］. Ann Thorac Surg, 2000, 70（1）: 25-30.

［5］ Strauch JT, Spielvogel D, Lauten A, et al. Axillary artery cannulation: routine use in ascending aorta and aortic arch replacement［J］. Ann Thorac Surg, 2004, 78（1）: 103-108.

［6］ Sabik JF, Nemeh H, Lytleet BW, et al. Cannulation of the axillary artery with a side graft reduces morbidity［J］. Ann Thorac Surg, 2004, 77（4）: 1315-1320.

第六十七章 胸腹主动脉瘤

第一节 概　　论

主动脉瘤是指主动脉局部直径超过其正常上限 1.5 倍以上。胸降主动脉瘤可累及左锁骨下动脉至膈肌水平之间的降主动脉段的任何部位；而胸腹主动脉瘤主要表现为降主动脉在膈肌裂空部位的扩张并向胸部、腹部不同程度延伸。胸腹主动脉瘤因其病变范围广泛、手术难度大而往往给心血管外科医生带来巨大挑战。随着人口老龄化的到来和医学影像学的进展，越来越多的胸腹主动脉瘤得到诊断并需要外科干预。

一、历史

16 世纪，医学史上已对主动脉瘤有所描述，至 1935 年 Gurin 开始应用外科手术治疗本症。1965 年，DeBakey 等对主动脉瘤的外科手术治疗得到了肯定的疗效。主动脉瘤外科治疗之所以能获得迅速发展，有以下几种原因。首先是通过主动脉显影做出诊断和病变定位的方法有了不断改进，为外科手术的发展创造了良好的条件。自 Hasckeck 和 Lindenthal（1896 年）首创用药物注入血管内，使血管在放射线下显影以来，不少学者在造影药物和方法的选择上做了改良，为手术方法的选择和预后的估计提供了很大的帮助。其次是手术方法本身的不断改善。18 世纪初期 Lambert 等创行血管缝扎法，其后 Matas（1888年）首创动脉瘤内修补术，使膨出的瘤壁得以修补缩小。20 世纪以来，Murphy、Carrel 和 Guthric 等学者通过动物实验做血管切断、端端吻合获得成功，奠定了血管瘤切除与缝合方法的基础。1944 年 Crafoord 和 Gross 等分别以同种异体血管移植手术用于临床上治疗主动脉狭窄后，1947 年 Hufnagel 及 1952 年 Dubost 相继应用该法治疗主动脉瘤切除后的移植，亦获得满意疗效。同种异体血管移植术为血管外科开拓了新的领域，但其代用品来源较为缺乏，消毒和储存均有困难，以后在长期随访观察中发现移植血管逐渐为纤维组织所替代，并可继而成为新的主动脉瘤。Voorhess（1952 年）和顾恺时（1956年）等先后制成无缝塑料纤维人造血管并成功地应用于临床。以后不少学者又对人造血管的编织方法、织孔大小、所用的塑料纤维及血管的形态等方面做了不断改进。近年来，即使在肝素化状态中也不渗血的 Gore-Tex 血管和已在生产过程中预凝处理的编织人造血管都已相继应用于临床，同时 Prolene 缝线的使用也有利于血管外科的发展。此外，麻醉方法、体外循环、术后监护和抗生素等方面的进展和应用都为主动脉瘤外科的发展起着促进作用。

二、病因和病理

胸腹主动脉瘤的病因包括主动脉中层退行性变、主动脉夹层、结缔组织病变、慢性非特异性主动脉炎和系统性自身免疫性疾病及胸部钝性或穿刺性创伤等。在以前，许多胸主动脉瘤被冠以粥样硬化性主动脉瘤。尽管主动脉瘤和动脉粥样硬化有共同的危险因素，但胸腹主动脉瘤的主要病因还是年龄相关性中层退行性变，表现为弹力纤维和胶原纤维病变引起的主动脉脆性增加；主动脉内膜粥样硬化和动脉壁退行性变加重了主动脉扩张和瘤样变。老年性主动脉退行性变的组织学改变有弹力纤维断裂、胶原纤维含量增加导致纤维化及中层退行性变。主动脉中层变性往往导致弥漫性、梭形主动脉扩张。

当主动脉中层退行性变或主动脉内膜破裂导致主动脉内膜撕裂，血液经裂口进入主动脉壁，破坏中层并沿主动脉走行将内膜与外层剥离时称主动脉夹层。这种致命性疾病可见于儿童期到 90 岁高龄，但多见于 60 ~ 70 岁患者，男女比例约为 2∶1。40 岁以下的女性患者约半数发生于妊娠期，常为妊娠的后 3 个月。主动脉剥离可发生于升主动脉至降主动脉全程，有时可累及冠状动脉及颈动脉。常伴马方综合征及主动脉缩窄等病变。患者常伴高血压或血压突然升高，发病有时与强烈的体力活动和情绪紧张有关。该病如不及时进行有效治疗则死亡率极高，90% 于 1 年内死亡。

结缔组织病变是遗传性疾病，表现为细胞外基质成分缺陷，如马方综合征为原纤维蛋白缺陷，Ehlers-Danlos 综合征为胶原纤维缺陷。但主动脉壁这些细胞外基质成分异常时，会导致主动脉壁强度减弱并导致动脉瘤形成。马方综合征患者的主动脉壁内弹力纤维断裂、大量黏多糖堆积，导致其更易发生主动脉夹层和胸腹主动脉瘤。

慢性非特异性主动脉炎和系统性自身免疫性疾病，如 Takayasu 动脉炎、巨细胞动脉炎和类风湿性主动脉炎，均可导致主动脉中层破坏并进展为动脉瘤。

慢性创伤性主动脉假性动脉瘤多继发于胸部钝性或穿透性创伤，常累及胸降主动脉近段，心血管手术如主动脉缩窄矫治、夹层或动脉瘤术后及经皮介入治疗术后亦可发生假性动脉瘤。

尽管动脉瘤的病因各异，但各种病变的转归是一致的，即动脉瘤直径逐渐增加并破裂。Laplace 原理解释了动脉瘤压差、直径、主动脉壁张力之间的关系，动脉瘤直径越大，瘤壁张力越高，并形成恶性循环进一步加重扩张。

三、分类

根据胸腹主动脉瘤的病因、形态、部位和病理，有如下几种分类方法。

（一）病因

胸腹主动脉瘤分为硬化性、梅毒性、中层囊性坏死性、先天性、创伤性、细菌或真菌性主动脉瘤。

（二）形态

胸腹主动脉瘤分为以下三种类型。

（1）梭形主动脉瘤。整段管壁广泛病变，中间较为严重，呈中间膨大、两端窄小的梭形。此类病变常见于硬化性主动脉瘤。

（2）囊形主动脉瘤。主动脉管壁的一侧局部全层破坏，该处管壁变薄，遭受血流冲击而成袋形突出。此类常见于梅毒性和细菌或真菌性主动脉瘤，病变可相邻发生，构成多囊性主动脉瘤。

（3）夹层主动脉瘤。由于主动脉内膜破裂，血液流入血管壁内，引起夹层血肿，而使主动脉病变整段薄弱扩大，无明显瘤样表现。

（三）病理

（1）真性主动脉瘤。血管壁全层有病变，瘤壁部位仍可见到主动脉内膜的内皮层。

（2）假性主动脉瘤。动脉瘤不包括管壁全层组织，动脉瘤破裂的血液外溢被主动脉管壁外层结缔组织和邻近组织或器官所包裹而形成瘤样肿块。实质上，这种瘤是血肿。瘤壁部位无内皮层存在。

（四）部位

根据胸腹主动脉瘤的病变范围和术后神经系统并发症的风险及死亡率等因素，Crawford 将胸腹主动脉瘤分为四型（图 5-67-1）：Ⅰ型动脉瘤累及大部分或全部胸降主动脉及肾上腹主动脉段；Ⅱ型累及大部分或全部胸降主动脉及大部分腹主动脉；Ⅲ型累及胸降主动脉远段和范围不等的腹主动脉；Ⅳ型累及大部分腹主动脉。

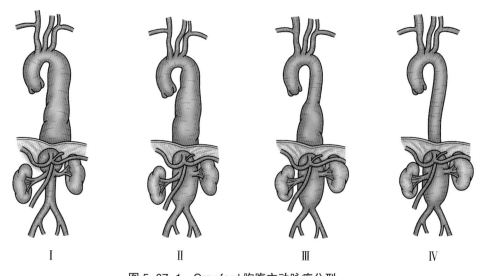

图 5-67-1 Crawford 胸腹主动脉瘤分型

第二节　胸主动脉瘤

一、临床表现

除了先天性主动脉瘤和创伤性主动脉瘤可见于青年人外，绝大多数胸主动脉瘤均发生于 40 岁以上的壮年人。梅毒性者发病年龄在 40 ~ 50 岁，一般不超过 55 岁；动脉硬化性者则在 50 ~ 70 岁，故发病年龄愈大，动脉硬化性的可能性愈大。男女之比为 3∶1 ~ 10∶1。早期病例并无表现，直至压迫周围组织器官后，始出现症状和体征。

（一）症状

与胸主动脉瘤的发展速度、大小和位置有关。一般来说，不外乎疼痛和压迫这两个症状。前者常为降主动脉瘤的主要症状，后者则为弓部动脉瘤的主要症状。

1. 疼痛症状　为动脉壁内神经因管壁扩张而受牵拉的结果，或为周围组织受动脉瘤压迫所致。疼痛的性质不一，多为钝痛，也有剧烈的穿刺痛，呈持续性，也可随运动或呼吸而加剧。升主动脉或弓部前壁的动脉瘤所引起的疼痛常位于胸骨后；弓降部以下的胸主动脉瘤，疼痛多向背部，尤其向左肩胛区放射，也有向上肢或颈部放射者。胸主动脉瘤所引起的疼痛较一般心绞痛持久，此点可资鉴别。个别病例可无疼痛，而主要呈现压迫症状。

2. 压迫症状　为胸内各种器官受动脉瘤压迫而引起的各种功能紊乱。胸主动脉瘤患者，尤其弓部瘤体后壁或下方凸出者，常出现某种程度的呼吸困难。严重的呼吸困难，可能因气管、支气管（或上腔静脉）受压迫所致。气管受压而产生的呼吸困难，患者采取胸部前倾位可获得改善。咳嗽是气管或支气管受压迫刺激的结果。较严重压迫能引起支气管部分甚至完全阻塞，并由此产生支气管炎、支气管扩张、肺不张或肺脓肿。声音嘶哑或失音是左喉返神经受牵拉的缘故，为左半弓动脉瘤的特征。

胸主动脉弓降部以下动脉瘤可压迫食管，引起不同程度的吞咽困难。晚期病例可能发生咯血或呕血，这提示动脉瘤已经破裂入呼吸道或消化道。这类病例伴有严重休克，不及时抢救即导致死亡。弓降部动脉瘤侵蚀椎体，压迫脊神经，可引起下肢酸麻和刺痛感，甚至瘫痪。降主动脉瘤患者一般不伴有咳嗽及呼吸困难，而以疼痛症状多见。弓部动脉瘤以引起自觉症状为主，而升主动脉瘤则以体征为主。

（二）体征

胸主动脉瘤体积增大至相当程度后，向前可侵蚀胸骨、肋骨或锁骨；向后可侵蚀肋骨或椎骨而使胸廓表面膨出，故晚期病例胸廓上可见搏动性肿块，咽部皮肤局部隆起，并可发生溃烂。升主动脉瘤压迫上腔静脉时，常出现上腔静脉阻塞综合征，即颈静脉和胸壁静脉怒张、面颈部肿胀和发绀等。

叩诊时，胸前区有异常的浊音区。听诊时，常可闻及局限性收缩期杂音，胸主动脉瘤伴有主动脉瓣关闭不全时，则在主动脉瓣区第二心音之后有舒张期吹风样杂音。此外，尚有周围血管征象如低舒张压和水冲脉等。动脉瘤压迫胸交感神经时，可出现霍纳综合征。

（三）放射线检查

胸主动脉瘤在胸部放射线摄片或荧光透视下的主要特征：纵隔显示搏动性块状阴影，边界清晰，有时尚可见钙化斑点。平片检查不能准确地确定动脉瘤的部位和范围，有时难与纵隔肿瘤鉴别。因此，一般放射线检查对于早期发现本症有一定的价值，但确诊尚需依赖特殊检查。

（四）心血管造影

逆行性主动脉造影术不仅能显示主动脉瘤的部位、形态、大小和范围，而且也能充分显示上下段动脉和其分支的情况，以及主动脉瓣有无关闭不全。这对于指导手术治疗有极大的参考价值。

在阅读逆行性主动脉造影片时，应注意下列几点：①动脉瘤因血栓形成，可能不全部显影或完全不显影，因此在排除动脉瘤之前应注意这种可能性，而需仔细观察动脉壁的边缘是否光滑平整；②动脉瘤近侧的胸主动脉呈扩大状，远侧则见萎缩，动脉瘤愈大，两者口径的差异愈大；③动脉瘤近侧的主动脉弓上三个分支血管常有扩大或轻度扭曲，有时一支或两支不显影，并不意味着已被病变所累及。

（五）超声心动图检查

尤其是彩色多普勒检查，对动脉瘤的诊断有帮助。它是无创性检查，对瘤体的大小、瘤内有无血栓存在都可提供有价值的信息。在与胸内肿瘤的鉴别诊断上也有帮助。

（六）CT 或 MRI

在设备良好、技术熟练和经验丰富的医疗单位，对胸主动脉瘤的患者施行断层摄片或磁共振检查，可清晰看到动脉瘤的范围、瘤体内血栓及其与附近重要脏器和头臂分支的关系。在夹层动脉瘤中，可见到内膜剥离的范围、主动脉真腔和假腔及发生夹层的入口或可见其出口。它具有心血管造影相同的诊断价值，并且为无创性检查，无心导管通过动脉瘤可能造成瘤体内血栓脱落导致栓塞的危险。因此，如有设备，CT 或 MRI 是目前优先考虑选用的特殊检查。

二、诊断和鉴别诊断

动脉瘤的诊断并不困难，放射线检查能提供早期诊断的主要线索，与临床表现结合后常可作出诊断，但要明确诊断或拟行外科治疗，尚需做断层摄片或磁共振检查，甚至心血管造影检查，并以此鉴别诊断在胸部放射线片上所示纵隔阴影。

三、病程演变和预后

胸主动脉瘤的预后很差。

梅毒性主动脉瘤较动脉硬化性或创伤性更差。大部分患者在出现症状后的 1～2 年内死亡。死亡原因多为动脉瘤破裂，破裂部位不一，可在食管、心包、胸膜腔、肺、气管和大支气管、前胸壁、肺动脉、腹膜后间隙、腹腔、上腔静脉、纵隔等处。

创伤性主动脉瘤因起自于原来健康的组织，故其预后相对较好。不少学者报道，患者经手术后可以存活至正常平均寿命。然而如不予治疗，也有于动脉瘤形成后数个月即破裂而致死者。硬化性主动脉瘤的预后较梅毒性动脉瘤为佳，但如瘤体的大小超过 7 cm 时，70% 将自行破裂。伴糖尿病、高血压或冠心病等疾病者预后极差。

总之，除某些演进缓慢的创伤性主动脉瘤外，胸主动脉瘤的预后非常严重，多数病例均于发病后不久因动脉瘤破裂而死亡。因此，所有确定诊断的胸主动脉瘤，都应尽早开胸手术治疗。

四、治疗

（一）适应证

由于胸主动脉瘤的预后恶劣和切除疗法的效果良好，若患者未合并不可逆性重要器官功能衰竭，应予手术治疗的机会。慢性肾功能衰竭患者可施行血液透析治疗，不属于心脏直视手术的禁忌范围。合并颈动脉粥样硬化的患者，可在行心脏手术之前，先期行颈内动脉植入支架或内膜剥脱术。合并冠状动脉粥样硬化症的患者，应同期施行冠状动脉旁路移植术，以减少手术危险性。合并主动脉瓣关闭不全的升主动脉瘤患者，应做动脉瘤切除及人造血管合并人造瓣膜置换术。

（二）手术选择

所应采取的手术，取决于胸主动脉瘤的类型、位置、范围、病变的性质及瘤两端的管壁是否正常。

（三）手术操作

现将降主动脉瘤和升主动脉瘤及弓部主动脉瘤的具体操作方法，分述如下。

1. 降主动脉瘤　左颈总动脉远侧的胸主动脉瘤（有时亦包括左锁骨下动脉受累者），均可采取相同的手术方法治疗。

（1）基本原则和方法：在进行降主动脉瘤切除时，常需阻断血流，这将产生左心负担加重和远侧重要器官如脊髓、肝、肾等缺血缺氧，尤其是脊髓组织最易受缺氧的损害。常温下耐受缺氧的安全时间，肾为 45 min 以内，肝为 30 min 左右，脊髓仅为 20 min。应该提及，脊髓的血液供养来自 6～10 对小动脉，其中 1～2 支起源于椎动脉，4～5 支起源于锁骨下动脉，2～3 支来自肋间动脉（胸 8～腰 2），有 50% 的正常人脊髓的下 1/4 血流由后者供应。因此，这类患者如阻断血流过久，即可损害脊髓引起截瘫。不言而喻，此种严重并发症在结扎第 8 对肋间动脉以下尤易产生。手术时肋间动脉的结扎或切断，应慎重考虑。为了克服循环阻断的不良后果，可采用两种方法：①低温和降压法的合并应用。低温能增加组织耐受缺氧的能力。经验证明，阻断降主动脉不超过 60 min 者，可以在常温下进行手术。一般情况采用低温（30℃），并于血流阻断期间吸入氟烷（fluothane），或滴注硝酸甘油、硝普钠，或滴注 ATP 10～40 mg，降低上肢血压和心脏后负荷，也可减少颅内血管破裂的并发症。方法简单而有效，但需在主动脉阻断的相对安全期内完成，故要求手术配合密切，操作熟练。②分流法的应用。可分为人造血管搭桥和左心转流两种。前者一种方法是利用人造血管在动脉瘤的两端施行端侧吻合，建立通道。在阻断主动脉时，血流改经人造血管维持下半身的血循环。此种辅助方法比较繁复。搭桥和拆桥耗费时间不少。另一种方法是应用塑料导管搭桥（有的特制含肝素，在非肝素化时也不会凝血），分别在动脉瘤的近、远端主动脉壁上做荷包缝合，将导管两端插入，建立暂时分流的方法是可取的，不过由于大多数降主动脉瘤都位于弓降部，因而需在升、降主动脉之间搭桥，必须采用两侧剖胸切口，或胸骨正中劈开后向左侧胸壁延伸成 L 形切口，才能施行。因为此法使手术复杂化，很少采用。左心转流是将左心房血液部分引出，再由股动脉注入，逆行灌注主动脉。这种方法的优点是可以提供充裕的循环阻断时间，手术医师能从容地、细致地进行切除术和吻合术。这是目前经常应用的基本方法。

（2）切口：位于中、下部的降主动脉瘤可采用左后侧标准剖胸切口，切除第 5 或第 6 肋骨进胸；病变范围较广泛，可切除第 5 或第 8 肋骨进胸，以利于分别在上、下开口处操作。动脉瘤位于降主动脉上部，尤其病变范围广泛者，则采用胸骨正中劈开切口或左前外侧切口，经第 3 或第 4 肋间进胸。

（3）主动脉的游离：进胸后，将肺脏向下或向前推开，显露动脉瘤。肺脏常与动脉瘤粘连、包裹。如粘连非常紧密，不宜勉强分离，以免瘤壁破裂引起大出血，仅需显露远、近段主动脉，待血流阻断后再行完全游离。切开纵隔胸膜，沿主动脉壁外膜疏松组织，钝性和锐性游离出主动脉，需注意避免损伤肋间血管和半奇静脉，否则将引起难以控制的出血。

对弓降部的动脉瘤，则需将左锁骨下动脉，甚至左颈总动脉游离，并沿其后壁进行上弓部的分离。左喉返神经应予以游离，并用橡皮带条牵开，以免钳夹主动脉时误伤。上下段主动脉的游离范围，需 3 ~ 4 cm 即可。为了放置钳夹方便，动脉韧带有时亦需予以游离和切断。至于动脉瘤本身一般不宜游离的理由：①动脉瘤壁常与周围组织紧密粘连，不易分开，分离不仅耗费时间，且易损伤重要器官；②部分动脉瘤壁可能极薄或已有部分坏死，分离时极易误伤动脉瘤而导致不能控制的出血。

（4）左心转流前的准备：主动脉游离完毕后沿膈神经切开心包。钳夹左心耳，做一荷包缝线。肝素化后（剂量按 1.5 ~ 2.0 mg/kg 计算），切开左心耳，插入一口径 0.8 cm 以上塑料引流管。将引流管末端放入人工心肺机的储血器内。然后，在左股三角区沿股动脉做一纵向切口；显露左股动脉，插入动脉导管（口径为 0.4 ~ 0.45 cm）。将动脉导管与人工心肺机的动脉供血管连接后，即可开始左心转流。阻断动脉瘤上、下两端的动脉血流。

（5）动脉瘤的切除：囊形动脉瘤颈部较小者，小心地将动脉瘤颈部与周围组织完全分离，再用无损伤动脉瘤钳（Potts 钳）夹住瘤颈部，不必阻断主动脉血流即可将动脉瘤切除，沿切线切除并加以缝补。详细操作方法见升主动脉和弓部主动脉瘤手术法。一般说来，临床所见降主动脉瘤多为巨大的囊形或梭形，切线切除动脉瘤的机会较少，需在血流阻断后行动脉瘤切除术和血管移植术。

梭形或巨大囊形动脉瘤完全切除是在左心转流开始后进行，分别钳夹动脉瘤的远、近两端主动脉，沿降主动脉长轴切开动脉瘤，清除瘤体内血栓，缝扎通入动脉瘤中的肋间动脉开口，然后在动脉瘤上、下的正常主动脉处切断主动脉，选择口径合适的人造血管做对端吻合。可保留动脉瘤壁组织，尤其是其后壁常与重要组织（如肺动脉、胸椎、肋骨等）紧密粘连，勉强分离可引起大出血或骨质渗血，难于控制。而且，保留的动脉瘤壁可包裹在人造血管外面。予以缝合，特别对吻合口有保护作用，使其免受感染，有利愈合。若动脉瘤溃疡穿透肺，有局部感染存在，则应将带蒂的大网膜经膈肌拉入胸腔，覆盖并固定于人造血管的周围。

对病变范围较广泛的主动脉瘤，尤其是巨大囊形者，主动脉上、下端的口径相差很大。因此，选用的人造血管口径必须介于两者之间，即较上端口径稍小，而较下端口径略大，一般为 2.2 ~ 2.5 cm，使吻合口对合适度。吻合时宜从上端开始，先在前后两侧各做一针固定缝线，然后行单层贯穿连续缝合。

若吻合的主动脉壁呈纤维增厚，应选用 3-0 或 2-0 Prolene 缝线尖头圆针。上端吻合口缝合完毕，人造血管中部用 Potts 钳钳夹，开放上端主动脉阻断钳，以观察吻合口有无漏血，若漏血应予缝补。然后再阻断上端主动脉，将人造血管按到下端吻合口测算并修剪至合适长度，如上述方法做下端吻合口缝合，并同样测试下端吻合口有无漏血，进行修补。如采用螺纹人造血管，在修剪其长度时应将其拉直测定，以防人造血管过长，在血流恢复后扭曲。此外，在行人造血管移植时，尤其长度较长时，要使人造血管与主动脉长轴一致，以防止吻合后人造血管扭转。近年来应用的人造血管上常有长轴标志线，以利吻合时对径正确。若无长轴标志线，可在人造血管预凝前用甲紫画上。

在吻合时，缝针应由人造血管穿进，再从自身血管穿出。缝线不宜过密或过疏，针距以 0.2 cm 为宜。进针离血管边缘以 0.2 ~ 0.3 cm 为宜，进针时务必精确，因多次穿刺容易引起漏血。吻合完毕开放血流时，应先逐渐放松远端主动脉钳，并在人造血管上插针驱除人造血管内空气。针孔或缝针间的少量渗血，可用热湿纱布按压数分钟，即可止血。最后将邻近胸膜覆盖两端吻合口。如有漏血，须再次阻断血流后予以缝补。若应用低温阻断技术而不用左心转流做人造血管移植术，在开放上端主动脉钳时必须缓慢，或者在开放前于远端主动脉内注射 20 ~ 40 mg 多巴胺或 5 ~ 10 mg 间羟胺，加快输血同时严密监测上肢血压，以防止发生严重休克。

在主动脉手术中的血管移植材料，目前各学者大都主张采用塑料纤维，如涤纶、聚四氟乙烯、Goretex 等代用品，因为来源充足，使用简便。近年来亦有人采用液氮保存的新鲜同种主动脉作移植血管，远期效果已有改进，但供体少，制备、储存和应用前的解冻手续烦琐。

近年来由于介入疗法的广泛开展，腔内隔绝术已引用于胸主动脉瘤的治疗。这是在局部或全身麻醉下穿刺股动脉，插入导鞘，在荧屏显示下将适当大小带有记忆合金支架的人工血管，经导鞘置入胸主动脉瘤体部位，然后撤出导鞘。记忆合金支架自动张开，将人工血管两端固定于正常胸主动脉壁上而隔开血流冲击瘤壁。这种手术可免除剖胸术，具有创伤小、省血、省时、恢复快等优点，尤其适用于高龄、体弱不宜开胸手术患者，值得推广采用。

2. 升主动脉瘤和弓部主动脉瘤　升主动脉瘤和弓部主动脉瘤的治疗，应根据动脉瘤的部位和类型采用不同的手术方法。一般说来，囊形动脉瘤用切线切除缝合，或部分管壁切除缝补方法；梭形动脉瘤则需将病变血管切除，并做血管移植术。

（1）囊形动脉瘤：囊形动脉瘤者，大多数可采用切线切除术，即在动脉瘤的颈部用动脉钳夹予以切除。如果动脉瘤的颈部短、基底面积超过主动脉横截面的一半或以上，可在体外循环下将动脉瘤壁切除，用人造补片（涤纶片、涤纶布加戊二醛处理的牛心包或自体心包组成的复合补片）做主动脉壁缺损的修补。若动脉瘤范围较长，近心端升主动脉有较长的正常部分（3 cm 以上），可在低温下行人造血管旁路移植术，然后切除动脉瘤，关闭动脉瘤近、远端的主动脉口。但由于体外循环技术的进步，目前多数外科医师主张在体外循环下，切除动脉瘤做人造血管移植。

动脉瘤位于升主动脉的前壁时，以采用胸骨正中劈开切口为宜。如在升主动脉的外侧或后壁时，亦可自右前胸壁第 3 肋间进入。进胸后，首先游离动脉瘤的颈部，当明确其基底不大，且有可能做切线切除时，用控制性低血压方法将收缩压降到 80 mmHg 后，用无创主动脉钳夹住颈部以下的主动脉壁。由于该处组织张力较大，宜先采用带垫片的褥式间断缝合方法，将整个动脉瘤颈部基底对合缝合，然后切除动脉瘤，切缘用 2-0 Prolene 缝线做连续或间断 8 字缝合第二层。已切断的囊形动脉瘤，用剪刀或锐器自周围组织切除，如紧密粘连于附近的重要组织，可部分留置体内，以免损伤大血管与神经。

若囊形动脉瘤的底部较大，颈部很短，而动脉钳无法安置时，应考虑暂时阻断血流下进行动脉瘤切除。其时必须在动脉瘤的近、远两端用直径 2 cm 的人造血管做端侧缝合转流，当囊形动脉瘤切除后，管壁有巨大缺损，不易缝合，可用等大的人造血管材料予以缝补。如升主动脉根部没有余地做人造血管端侧吻合转流或动脉瘤内有血栓形成时，则需在体外循环下施行手术。

（2）梭形动脉瘤：梭形动脉瘤和巨大的囊形或混合型动脉瘤的病变范围较广泛，治疗方法应阻断血流将病变的蝴脉整段切除；然后移植入造血管。阻断升主动脉或弓部血流的方法与阻断降主动脉的方法，有所不同。目前已被应用于临床的有以下几种方法，根据具体情况选择应用。

1）人造血管分流法：主动脉根部的正常管壁 3～4 cm 以上，方可考虑在该处搭桥。用直径 2cm 的人造血管弓的一端做端侧吻合，另一端与降主动脉做端侧吻合，其分支与左颈总动脉和无名动脉做端侧吻合，使左心室的血流经人造血管及其分支流至全身。此法有不少缺点，主要是吻合口多，移植完成后必须将转流管拆除，并需重新缝合。这样，不仅手术时间较长，而且使血管壁遭受广泛的损伤，增加出血的机会。由于技术上有极大困难，此法现在很少采用。

2）左心转流术法：当弓部病变侵及升主动脉的根部或动脉瘤就在该处突出，而无适当部位可做人造血管的端侧吻合时，应采用本法。在低温左心转流下，阻断降主动脉血流后切断远侧断端与人造血管弓的远端做端端吻合。再钳夹左颈总动脉与无明动脉之间的弓部，切断左颈总动脉后，与人造血管弓的同支吻合。放开降主动脉远端的动脉钳，使心肺机内的血液流入人造血管，待管中空气全部自针孔中逸出后，才撤除钳夹左颈总动脉的钳，恢复左侧脑部循环。然后，依次将无名动脉与左锁骨下动脉和人造血管做端端缝合。最后，将全弓动脉瘤切除，并与升主动脉切端做端端吻合。利用低温保护脑缺血，吻合技术必须熟练，各吻合口务必 20min 内吻合完成。

3）体外循环术法：在全身体外循环下于无名动脉、左颈总动脉、左锁骨下动脉和股动脉分别插入供血管，阻断升主动脉，并用盐水冰屑局部降温，使心脏停搏，再阻断各分支的动脉和降主动脉。然后，切除全主动脉弓部和其动脉瘤。按顺序将升主动脉、无名动脉、左颈总动脉、锁骨下动脉和降主动脉的断端与人造血管弓及其相应分支分别做端端吻合。吻合完毕，开放血流，使心脏复跳。目前为简化分支动脉后，脑供血多改为上腔静脉逆灌注。

4）深低温循环停止术：在弓部动脉瘤的外科治疗中占有重要地位。体外循环从股动脉供血，血流降温到 20～22℃，可停循环 45～60min，进行动脉瘤切除，也可降至很低流量而不停止循环。先将四分支的人造血管弓的远端与降主动脉做端侧吻合，再做左颈总动脉的吻合和无名动脉的吻合。阻断人造血管弓的近端，让经股动脉逆行灌注的血流经人造血管进入头臂分支，然后将升主动脉切断，用 3-0 缝线完成近端人造血管弓的吻合。切开动脉瘤，清除血栓，缝扎进入瘤体的支气管动脉和高位肋间动脉的开口。尽可能让瘤壁组织包裹人造血管并予以缝合。

（四）手术后处理

患者术后应置于监护室，按心脏直视手术后常规进行严格的术后处理，并特别重视下列几点。

1. 输血　由于手术创面大，转流时间长，术后渗血量甚多，故应经常测量中心静脉压或左房压（或肺动脉楔压），及时补充血容量，根据血细胞比容补给晶体液、血浆或全血，以防低血压。要求补充液体或血制品时，加温到 35～37 ℃，以防大量输液造成体温下降。

2. 内环境平衡　要定期测定血电解质浓度和动脉血气分析，及时纠正低血钾、低血钙和酸中毒。

3. 呼吸道处理　在辅助呼吸期间，要经常湿化和在无菌技术下吸除呼吸道中的分泌物，如 24 h

后仍有呼吸功能不全或有低心排血量综合征，应改鼻插管辅助呼吸，以利患者经口进食，尽可能避免做气管切开。拔除气管插管后，要定期翻动体位，帮助咳嗽排痰，指导患者进行深呼吸。每天拍摄床旁胸片，以了解有否肺扩张、充血及感染存在。

4. 预防感染　应采用较大剂量和较长时期的广谱抗生素，以防感染。人造血管是一种异物，极易引起感染，一旦感染可造成吻合口的破裂。

5. 促进吻合口愈合　给予高蛋白和维生素丰富的饮食，以增加血管愈合的能力。注意预防胸腔积血、积液。必要时，应多次进行胸膜腔穿刺。若患者保留气管插管而不便饮食，应留置胃管，鼻饲。为防止便秘应口服轻泻剂，以免排便过程中屏气过甚造成尚未完全愈合的吻合口发生破裂。

五、治疗结果

胸主动脉瘤平均手术死亡率为 14.3%。死亡原因，在手术中为大出血，在术后早期为脑水肿、栓塞、呼吸衰竭、休克、吻合口出血和肾功能衰竭等。

有下列因素影响手术死亡率。①技术：随着手术操作的改进和经验的积累，手术死亡率可逐步降低，一般在 10% 左右。②年龄：在 60 岁以上者死亡率较 50 岁以下者高出 2 倍。③血压：在 150/90mmHg 以下者，死亡率为 3%，在 150/90mmHg 以上者超过 10%。④心脏病：无心脏病者死亡率为 6%，而伴有心脏病者高达 20%。⑤动脉瘤的部位：降主动脉瘤者死亡率最低，弓部动脉瘤者死亡率最高。

六、降主动脉夹层动脉瘤外科治疗的基本手术方式与手术步骤图解

（一）夹层动脉瘤切除手术

插左房引流管和股动脉灌注管进行左心转流，采用无损伤血管阻断钳阻断夹层动脉瘤的近心端和远心端，纵行切开夹层动脉瘤（图 5-67-2），缝闭肋间动脉开口（图 5-67-3），切除夹层动脉瘤，采用长条 Teflon 垫带闭合吻合缘的夹层病变（图 5-67-4，图 5-67-5），取匹配的人造血管与降主动脉的近心端和远心端进行端端吻合（图 5-67-6），为了保留肋间动脉可保留瘤壁蒂片与人造血管进行开窗吻合（图 5-67-7）。

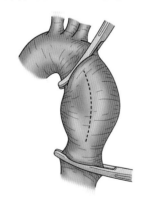 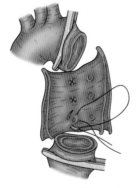 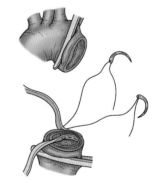

图 5-67-2　纵行切开夹层
动脉瘤

图 5-67-3　切开夹层动脉瘤，
缝闭肋间动脉开口

图 5-67-4　切除夹层动脉瘤，采用长
条 Teflon 垫带闭合夹层

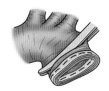

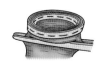

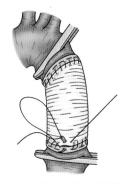

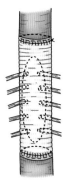

图 5-67-5　降主动脉的近端和
远端夹层均已缝闭

图 5-67-6　降主动脉夹层动脉瘤
已被人造血管替换

图 5-67-7　保留肋间动脉，人造血管与
保留的肋间动脉瘤壁蒂片进行开窗吻合

（二）升主动脉或主动脉弓与腹主动脉搭桥术

此手术的目的在于旷置夹层病变和进行血流分流。采用人造血管近端与升主动脉进行端侧吻合（图 5-67-8，图 5-67-9），人造血管远端在肾动脉区以下与腹主动脉进行端侧吻合，人造血管的近心端有时与切断的主动脉弓进行端端吻合，其降主动脉的切断端予以缝闭，借以旷置夹层病变（图 5-67-10）。Carpentier 在进行升主动脉腹主动脉搭桥转流术的同时，采用特制的血管夹在靠近锁骨下动脉处将降主动脉夹闭，达到在进行分流的同时，通过人造血管分流对降主动脉的近心端进行逆行灌注（图 5-67-11）。

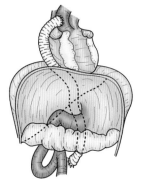

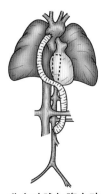

图 5-67-8　采用升主动脉与腹主动脉间
人造血管搭桥进行分流手术

图 5-67-9　升主动脉与腹主动脉搭桥在靠近锁骨
下动脉处切断降主动脉并予以缝闭

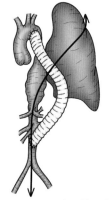

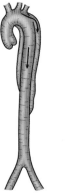

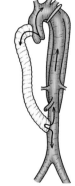

图 5-67-10　采用人造血管进行主动
脉弓与腹主动脉间的搭桥，其降主动
脉切断端予以缝闭

图 5-67-11　Carpentier 手术

升主动脉与腹主动脉间进行搭桥，在靠近锁骨下动脉处采用特制的血管夹将降主动脉钳闭，降主动脉通过人造血管分流来的血液进行逆行灌注。

（三）双侧腋动脉与双侧股动脉间搭桥转流术

沿锁骨下沿 1 cm 切开皮肤，分离胸大肌纤维，切断胸小肌小头肌腱，显露动脉起始段长 4～5cm（图 5-67-12），安放无损伤血管阻断钳，采用直径 10 mm 的 Dacron 人造血管，其上端与动脉进行端侧吻合，人造血管沿腋中线皮下隧道走行至腹股沟处，与股动脉的起始段进行端侧吻合（图 5-67-13）。

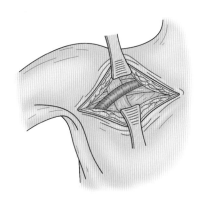 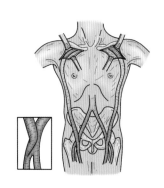

图 5-67-12　分离胸大肌纤维，切断
胸小肌小头肌腱

图 5-67-13　采用直径 10 mm 的 Dacron
人造血管，其上端与动脉进行端侧吻合

第三节　腹主动脉瘤

一、概述

腹主动脉起自膈裂孔，通常沿着腰椎腹侧下行，至腰 4 水平分为左右髂总动脉。腹主动脉的直径自上而下逐渐变细，在胸腹主动脉交界处约 2.5 cm，在肾动脉开口处约 2.2 cm。

腹主动脉瘤（abdominal aortic aneurysm，AAA）是腹主动脉壁的扩张膨出。腹主动脉瘤发生后可逐渐增大，最后破裂出血，导致患者死亡。腹主动脉瘤主要发生于 60 岁以上的老年人，男女之比为 10：3。常伴有高血压病和心脏疾病，但年轻人也偶尔可见。男性多于女性。腹主动脉瘤的患病率占主动脉瘤的 63%～79%，大多数腹主动脉瘤系动脉粥样硬化所引起，一般位于肾动脉远端，延伸至腹主动脉分叉处，常波及髂动脉，偶尔位于肾动脉以上部位，又称胸腹主动脉瘤，多侵犯肠系膜下动脉分支，在出现破裂和接近破裂前部分患者可没有症状。

二、临床表现

1. 症状

（1）多数患者无症状，常因其他原因查体而偶然发现。

（2）疼痛：为破裂前的常见症状，多位于脐周及中上腹部。动脉瘤侵犯腰椎时，可有腰骶部疼痛，若近期出现腹部或腰部剧烈疼痛，往往预示瘤体濒临破裂。

（3）破裂：可为致命性并发症的初发症状，最常见为瘤破裂，血液从瘤破入腹腔，所幸破入腹膜后腔者更为常见，该部出血较为缓慢。腹痛及失血休克可持续数小时或数天，患者多可就医，偶尔出血局限，患者可有腹痛、发热、轻至中度失血，往往再次破裂。还可破入下腔静脉，产生主动脉静脉瘘，出现连续性杂音、高心排血量及心力衰竭。偶尔可入十二指肠引起胃肠道出血。

（4）其他严重并发症：瘤内偶可形成急性血栓。腹主动脉瘤血栓或动脉粥样硬化碎片可造成下肢栓塞。十二指肠受压可发生肠梗阻，下腔静脉阻塞可引起周围水肿。继发性细菌感染罕见。

2. 体征　最重要的体征是脐周或上中腹部有膨胀性搏动的包块，除非患者肥胖，一般均可触及，有压痛及细震颤，还可听到收缩期杂音。股动脉或足背动脉搏动减弱或消失。典型的腹主动脉瘤是一个向侧面和前后搏动的膨胀性肿块，约50%患者伴有血管杂音。

3. 辅助检查

（1）腹部X线片。相当一部分AAA是在进行腹部X线检查时发现的，影像表现为主动脉区域膨大的弧形钙化；也可以表现为腹部巨大的软组织影，使腰大肌轮廓显示不清，这些都提示AAA的存在。若有典型的卵壳形钙化阴影，诊断多可确立，但至少有1/4的患者无此征象。

（2）二维超声检查。超声的特点是无创、费用低廉、无辐射，而且数据可靠。彩色多普勒超声已经广泛应用于AAA的筛查、术前评估和术后随访，其敏感性可以达90%以上。但是，它的不足是对操作者依赖性强，探头不同切线会得到不同的数据，影响结果测量的客观性；对于位置较深的AAA和髂动脉瘤，由于肠道气体干扰，其诊断准确率也会有所下降。

（3）腹主动脉造影。准确性不高，因动脉瘤的宽度可为透光性附壁血栓所掩盖。但造影结果常可提供有价值的资料，故仍为术前必须进行的检查。

（4）CT血管造影。CT血管造影创伤小，费用低，可以准确测量AAA各项数据，已经基本替代经导管血管造影。特别是近年来出现的多探头CT，可以在更短的时间里得到更多的高质量图像，更进一步提高了CT诊断的准确率。目前在一些医学中心，CT血管造影已经逐渐成为AAA术前检查和术后随访的金标准。AAA术前CT评估内容包括：瘤体最大直径；瘤体和肾动脉的关系；肾动脉下正常主动脉（即瘤颈）的长度、直径及成角、钙化情况；髂动脉的直径及迂曲情况；还需要仔细分析有无血管变异，如副肾动脉、双下腔静脉或主动脉后左肾静脉等。所有这些数据都可以通过一次高质量的CT血管造影了解清楚。

（5）磁共振血管造影。同CT血管造影相比，磁共振血管造影的优势是可以显示严重钙化的血管，而且造影剂用量小，对心脏和肾脏功能影响小。因此，对肾脏功能不全患者，磁共振血管造影是首选影像诊断手段。其缺点是扫描时间长，不适用于体内放置金属移植物及有幽闭恐惧症的患者，而且成像质量与CT相比尚有差距。

三、诊断及鉴别诊断

腹主动脉瘤的标准：腹主动脉在肾动脉水平以上的直径等于或大于4 cm，于肾动脉开口以下，直径为3 ~ 5 cm或大于本人病变以上的正常主动脉宽径的1.5倍。

瘤体直径小于5 ~ 6 cm者为小动脉瘤，破裂率低；直径大于7 cm者，其破裂率达70%以上；瘤体直径大于6 cm者，或瘤体迅速增长，瘤壁薄并有局限性突出者，应尽早手术。

四、自然病程

AAA的自然发展过程是瘤体逐渐增大和瘤腔内血液持续湍流而形成附壁血栓。因此，AAA最常见的并发症为瘤体破裂、远端脏器栓塞和邻近脏器受压。

1. AAA自然进程　流行病学资料表明，当AAA直径小于4 cm时，年增长在1 ~ 4 mm；当瘤体直径在4 ~ 5 cm时，年增长率在4 ~ 5 mm；当瘤体直径超过5 cm，年增长率就会大于5mm，而瘤体最终破裂率达20%；如果瘤体直径大于6cm，瘤体的年增长率在7 ~ 8mm，瘤体最终破裂率也增加到40%。破裂性AAA的风险极高，死亡率高达90%。因此，目前普遍认为，当AAA瘤体直径大于5 cm时需要行手术治疗。而女性由于腹主动脉直径偏细，如果瘤体超过4.5 cm就应该考虑手术治疗。

另外，如果 AAA 瘤体直径增长速度过快，大于前述的平均数值，也需要考虑尽早行手术治疗。AAA 破裂的相关因素除瘤体直径外，还有高血压、慢性阻塞性肺病、长期吸烟、女性及阳性家族史等，都会增加 AAA 破裂的风险。

2. 髂总动脉瘤自然进程　不伴发 AAA 的单独髂总动脉瘤很少见，因此关于这方面的流行病学资料很少。1/2 ~ 1/3 的髂总动脉瘤为双侧发病，大部分患者在确诊时没有任何症状。髂总动脉瘤直径大于 5cm 时容易发生破裂，需要手术治疗。目前少有直径小于 3cm 的髂总动脉瘤发生破裂的报道。因此，一般认为，直径小于 3cm 的髂总动脉瘤只需密切监控、定期复查即可。

3. AAA 瘤体局部压迫或侵蚀　AAA 瘤体较大时，会压迫十二指肠引起进食困难等上消化道梗阻症状，严重时会侵破十二指肠形成十二指肠瘘，并导致消化道大出血，这是 AAA 最致命的并发症之一。另外，AAA 还可以压迫下腔静脉或肾静脉，甚至发生腹主动脉 – 下腔静脉瘘、腹主动脉 – 肾静脉瘘，导致急性心力衰竭而死亡。

五、治疗

1. 保守治疗　经过普查发现的 AAA，如果瘤体直径小于 4cm，建议每 2 ~ 3 年进行一次彩色多普勒超声检查；如果瘤体直径大于 4cm 而不到 5cm，需要严密监测，建议每年至少一次彩色多普勒超声或 CT 血管造影检查。一旦发现瘤体超过 5cm，或监测期间瘤体增长速度过快，需要尽早手术治疗。

2. 药物治疗　AAA 确诊后，在观察期间，应该严格戒烟，同时注意控制血压和心率。研究发现，口服 β – 受体阻滞剂可以降低动脉硬化引起的 AAA 的扩张速度，有效降低破裂率，减少围手术期不良心脏事件导致的死亡率，这是目前唯一证明有效的 AAA 保守治疗药物。其原理可能是通过减慢心率，降低主动脉内压力，从而减少血流对主动脉壁的冲击，减慢动脉瘤扩张速度。

3. AAA 开放手术　最早的 AAA 切除、人造血管移植术起源于 20 世纪 60 年代。经过 40 余年的发展，不断演变成熟，已经成为经典手术之一。虽然，近年来腔内修复术发展迅猛，对开放手术的统治地位造成很大的冲击。但对于全身状况良好、可以耐受手术的低危险因素 AAA 患者，开放手术因其近期及远期效果确切，仍然是治疗的标准术式。

经典的 AAA 开放手术切口选择腹部正中切开，逐层进入腹腔，打开后腹膜暴露 AAA。也有人尝试左侧腹膜外切口入路，认为该入路适用于曾多次腹部手术，腹腔粘连严重的患者。但目前还没有确切的循证医学证据表明两种切口入路在围手术期手术并发症及远期治疗效果上存在明显差异。

AAA 患者同时也是心血管疾病的高危人群，因此，手术前的心脏评估显得尤为重要。研究证明，AAA 开放手术的围手术期死亡率与术前患者心脏功能明显相关，如果患者术前心脏功能差，死亡率会明显增加。因此术前需要进行详细心脏评估，进行心电图和心脏超声检查，必要时需要行冠脉造影检查以充分评估冠脉狭窄程度。除此以外，术前还应进行肺功能及肝肾功能的仔细评估。

综合文献报道，AAA 择期开放手术死亡率在 2% ~ 8%，各中心由于经验差别，结果有所不同。破裂性 AAA 手术死亡率则要高很多，各中心都在 40% ~ 70%。患者年龄越高，围手术期死亡率越高；女性患者死亡率明显高于男性。术前患者的心脏功能、肺功能和肾脏功能都是影响围手术期死亡率的独立因素。

AAA 择期手术 5 年生存率在 60% ~ 75%，10 年生存率在 40% ~ 50%。累及肾动脉的 AAA 由于需要行肾动脉移植，预后和长期生存率低于普通的肾动脉下 AAA，5 年生存率不到 50%。AAA 开放手术并发症主要包括：吻合口出血、假性动脉瘤；结肠缺血；移植物闭塞；移植物感染，合并十二指肠瘘等，发生率在 0.5% ~ 5%。

4. AAA 腔内修复术（AAA endovascular aneurysm repair，AAA EVAR）　Parodi 等最早采用经股动脉的 AAA EVAR，尝试应用于不适宜进行开放手术的高危患者。随后的 10 年间，介入器材和相关手术技术得到迅猛发展和改进并不断成熟。由于 EVAR 避免了腹部长切口，因此大大减少了手术创伤；可以用区域阻滞麻醉或局部麻醉，尤其适用于合并严重心肺功能不全及其他高危因素的患者。由于 EVAR 的微创性，其适应证在一些国家和医学中心迅速扩大，甚至已经开始替代传统开放手术应用于低危险因素的 AAA 患者。目前 EVAR 应用的支架移植物都是把人造血管缝合固定于金属支架内部而制成，以防止人造血管发生扭曲和移位，保持稳定性。为适应主动脉分叉结构和增加支架血管的稳定性，目前的大多数支架移植物产品都采用模式化设计，主体和一侧髂支通过一侧股动脉置入，另一侧髂支通过对侧股动脉置入，定位对接。该术式实施的一个重要前提是肾动脉下方有足够长度的正常主动脉，可以作为支架的近段锚定区，以防止支架移植物向远端移位，并防止术后内漏的发生。

AAA EVAR 对患者全身状况影响小，只相当于中到低等外科手术创伤，其围手术期死亡率和并发症发生率都要明显低于传统开放手术。但术前仍然需要评估心脏功能，了解患者既往是否有急性心肌梗死或心力衰竭病史。同时还应该评估其他器官功能，尤其注意肾脏功能，防止术后造影剂肾病发生。

有关比较 AAA 开放手术和 EVAR 围手术期死亡率的资料大多为非随机对照研究，这是因为选择 EVAR 的多为高危手术患者。尽管如此，EVAR 后围手术期死亡率只有不到 3%，低于开放手术。另外，同开放手术相比，EVAR 围手术期致命并发症发生率低，患者术后恢复快，ICU 治疗时间和整体住院时间都大大缩短。

AAA EVAR 后患者的长期生存率很大程度上取决于术前的高危因素，综合文献报道，高危患者和普通患者 EVAR 后 3 年生存率差别明显，分别为 68% 和 83%。EVAR 后并发症主要有内漏、支架移植物异位、扭转、移植物闭塞、感染等。有研究表明，术前 AAA 瘤体直径越大，术后内漏、支架异位及其他并发症发生率越高。

六、腹主动脉瘤切除术手术步骤图解

腹部正中切口，切口自剑突下直到耻骨联合上方（图 5-67-14），切开后腹膜显露腹主动脉瘤（图 5-67-15），进行双侧髂总动脉套带（图 5-67-16）和动脉瘤上游套带（图 5-67-17），钳夹阻断瘤体的上游和双侧髂总动脉后，切开动脉瘤（图 5-67-18），取出瘤腔内血栓和硬化斑块及坏死组织（图 5-67-19），在瘤腔缝闭腰动脉开口（图 5-67-20），采用分叉的人造血管分别与降主动脉近心端和双侧髂总动脉进行端端吻合（图 5-67-21，图 5-67-22），用瘤袋壁包裹人造血管（图 5-67-23）。

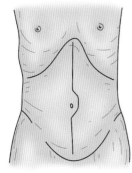

图 5-67-14　腹部正中切口，自剑突下直到耻骨联合上方，左侧绕脐

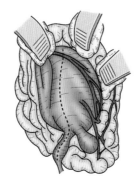

图 5-67-15　切开后腹膜，向上达 Treitz 韧带右侧胰腺下缘，向下达两侧髂动脉

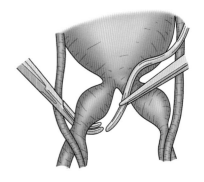

图 5-67-16　显露两侧髂总动脉，游离后套带，以备安放动脉阻断钳

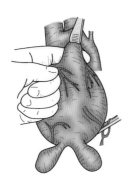

图 5-67-17　将 Treitz 韧带附近的后腹膜游离，解剖并显露腹主动脉瘤近端，用示指轻轻伸入瘤颈后方分离一段长约 2cm，以备安放动脉阻断钳

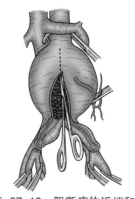

图 5-67-18　阻断瘤体近端和远端，在肠系膜下动脉起始部右侧纵行切开瘤体前壁，横断两侧髂总动脉

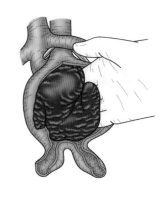

图 5-67-19　敞开瘤腔，取出瘤腔内血栓、硬化斑块及坏死组织

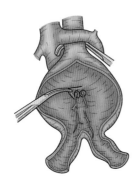

图 5-67-20　切除腰动脉开口局部增厚、钙化的主动脉内膜，在瘤腔内逐一缝扎出血的腰动脉开口

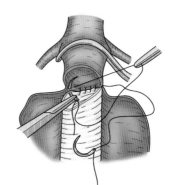

图 5-67-21　切开瘤体近心端前半周，舒展成"T"形，用 3-0 Prolene 线将人造血管与后壁全层连续缝合

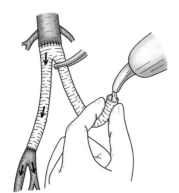

图 5-67-22　将人造血管左、右支与左、右髂总动脉进行端端吻合

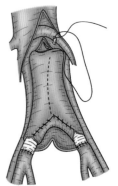

图 5-67-23　修整瘤壁边缘，将残存瘤壁缝合包裹人造血管

（刘晓斌）

参考文献

［1］ LeMaire SA，Carter SA，Volguina IV，et al. Spectrum of aortic operations in 300 patients with confirmed or suspected Marfan syndrome［J］. Ann Thorac Surg，2006，81（4）：2063-2078.

［2］ Kang N，Clarke AJ，Nicholson IA，et al. Circulatory arrest for repair of postcoarctation site aneurysm［J］. Ann Thorac Surg，2004，77（4）：2029-2033.

［3］ Korkut AK，Cetin G，Saltik L. Management of a large pseudoaneurysm secondary to balloon angioplasty for aortic coarctation［J］. Acta Chir Belg，2006，106（1）：107-108.

第六十八章

主动脉夹层

主动脉夹层（aortic dissection，AD）是指主动脉腔内的血液通过破裂的内膜，进入主动脉壁中层形成真腔和假腔，并沿着主动脉壁纵轴延伸剥离的严重心血管疾病（并非主动脉壁的扩张，有别于主动脉瘤）。具有起病急、病情重、死亡率高的发病特点。

一、流行病学特征

AD 的平均年发病率为（3.5～6）/10 万人。A D 最常发生在 50～70 岁的男性，男女性别比约 3：1，40 岁以下的相对较少，有家族史者及马方综合征或先天性心脏病等除外，40 岁以下的 AD 患者 50% 发生于妊娠妇女。国内现状：发病率高青壮年多（高血压知晓率和控制率低），根部瘤合并夹层发病率高（无症状根部瘤确诊率低），平均年龄低于发达国家 15～20 岁，可预期寿命长，得不到及时诊断、救治，急性期死亡率高。慢性夹层多，合并巨大和广泛动脉瘤多，手术后或介入治疗后的夹层越来越多。

二、发病机制及致病因素

主动脉夹层是主动脉中膜结构异常和血流动力学异常相互作用的结果。主要致病因素：高血压，约 80% 的主动脉夹层患者合并有高血压；遗传，75% 的马方综合征患者可发生主动脉夹层。其次包括 Turner 综合征、Noonan 综合征和 Ehlers-Danlos 综合征；先天性心血管畸形，如主动脉瓣二瓣化畸形、主动脉缩窄；妊娠，主动脉炎，主动脉粥样硬化；医源性；以及创伤，如介入治疗中和车祸所致减速伤。

三、临床分型

根据病程分类，分为超急性期：72h 以内；急性期：3～14d；亚急性期：15～60d；慢性期：超过 60d。

根据破口和夹层累及的范围：当今采用最广泛、最适用、最为外科界推崇的是 DeBakey 分型和 Stanford 分型。

DeBakey 分型（图 5-68-1）。Ⅰ型：内膜撕裂口位于升主动脉或弓部，夹层病变扩张累及胸、腹主动脉直至髂总动脉，即概括整个主动脉的全程。Ⅱ型：内膜撕裂和夹层病变局限于升主动脉。Ⅲ型：内膜撕裂在左锁骨下动脉远侧，位于主动脉峡部。夹层病变仅累及横膈以上的降主动脉者为ⅢA，累及降主动脉的胸段和腹腔段者为ⅢB。

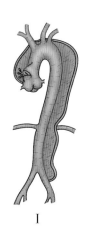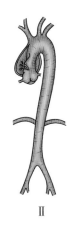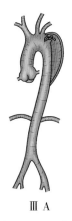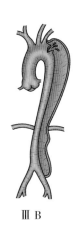

Ⅰ　　　　　Ⅱ　　　　　ⅢA　　　　　ⅢB

图 5-68-1　主动脉夹层 DeBakey 分型。

Stanford A 型包括 DeBakey Ⅰ型和Ⅱ型，也包括剥离面逆行扩展至升主动脉或主动脉弓。Stanford B 型为内膜撕裂，夹层病变位于主动脉峡部以下的降主动脉，相当于 DeBakey Ⅲ型。

孙立忠根据主动脉根部受累情况提出夹层细化分型，以指导临床术式选择（孙立忠，2005）。A1 型，主动脉窦部正常型；A2 型，主动脉窦部轻受累型；A3 型，主动脉窦部重度受累型。

四、组织病理学

在急性夹层动脉瘤中，夹层的内、外壁组织水肿、脆弱，夹层中可见血栓及流动的血液。大体上看可见主动脉壁呈蓝色，伴肿胀，在外壁薄弱处可见有血液渗出。大多数急性主动脉夹层的主动脉直径并没有扩大。而慢性夹层动脉瘤的主动脉直径是扩大的。

主动脉夹层可以沿主动脉顺行撕裂，也可以逆行撕裂，还可以同时向两个方向撕裂。撕裂可以发生在裂口形成后的数秒钟内，也可以发生在血压波动无法控制的情况下。Stanford B 型夹层逆行撕裂波及主动脉弓部的概率为 10% ~ 15%。顺行撕裂通常呈螺旋状，并累及了降主动脉圆周的外 1/2 ~ 2/3，且很少局限于降主动脉上部。由于膈肌主动脉裂口有比较僵硬的纤维连接组织附着，引起顺行撕裂停止在膈肌水平，形成Ⅲ A 型夹层；但是大多顺行撕裂夹层累及了整个腹主动脉甚至达到髂动脉水平，形成Ⅲ B 型夹层。胸腹主动脉夹层往往累及主动脉的左后外侧部位，常出现内脏动脉和右侧肾动脉真腔供血，左肾动脉假腔供血。夹层的出口（再入口）往往在肋间动脉、腰动脉或内脏动脉根部附近并伴有这些动脉的断裂，有的出口在夹层的远端。

62% 的原发性撕裂位于升主动脉，离主动脉环距离越远撕裂出现的频率越低。50% 以上的撕裂位于升主动脉起始段的 2cm 以内。另外，主动脉峡部即闭合的动脉导管（动脉韧带）附着处，亦是内膜撕裂率较高的地方。撕裂方向往往是横向的，与纵向之比是 5∶1。内膜撕裂后血液经过此破口进入主动脉中膜，劈开中膜，沿板层薄弱处顺行或逆行方向向远处发展。在发展过程中，有时会在夹层内层继发裂口，形成通道，可减轻夹道内的血流压力。

主动脉夹层向腔外破裂的位置，主要取决于腔内原发性撕裂的位置。心包积血是主动脉夹层瘤死亡的主要原因。其中，升主动脉向心包内破裂的占 70%；主动脉弓向心包内破裂的降至 35%；胸降主动脉为 12.3%；而原发裂口在腹主动脉的仅占 7%。除心包积血外，胸腔段破裂出血最易发生的部位以左侧为主，其与右侧的比例约为 5∶1，可能与胚胎发育及血流动力学因素相关。

五、病理生理学

1. **Stanford A 型夹层** 发生于升主动脉的急性 A 型夹层多累及整个主动脉弓，仅有 10% 的患者会局限于升主动脉或主动脉弓，大多夹层向远端发展，内脏动脉有不同程度受累。主动脉瓣交界（左无，右无交界多见）常会因夹层逆行撕脱而导致主动脉瓣关闭不全，导致急性心功能衰竭。有冠脉发出的主动脉窦，冠脉对其内、中、外膜的固定作用可能免遭破裂螺旋力的撕裂。夹层累及冠脉所致的猝死其表现正如心肌缺血一样，血流会涌入心包造成填塞或破入纵隔，均可导致猝死。夹层累及降主动脉及锁骨下动脉开口远端时，可进而累及锁骨下动脉及头臂干，并常可累及主动脉远端。夹层的多个出口并不少见，内脏动脉常同时受累。Stanford A 型夹层的早期死亡率远远高于 Stanford B 型夹层。在我国，夹层发病高峰在 50 ～ 60 岁，平均发病年龄比腹主动脉瘤年轻 10 ～ 15 岁，男性多于女性。Stanford A 型患者约 2/3 在急性期内死于夹层破裂或心包填塞、心律失常、心功能衰竭、心肌梗死等并发症。

2. **Stanford B 型夹层** 急性 B 型主要的并发症是夹层破裂和脏器缺血。由于夹层裂口和假腔的位置特殊，使得急性期 B 型夹层破裂多发生于左侧胸腔，同时发生胸膜的破裂和血胸形成，往往造成患者死亡。有时由于主动脉外膜和胸膜连接紧密，血胸量不多，可能有良性的结局。另外，破裂可以发生在纵隔、右侧胸腔、腹膜后或者腹腔。有少数报道夹层破裂进入心包、食管、气管和肺内。

缺血并发症是急性Ⅲ B 型夹层主要的特征性临床表现，由夹层累及降主动脉和腹主动脉分支引起。大多数夹层患者发生主动脉闭塞并非裂口活瓣所致，而是由于假腔对真腔压迫形成，并常见于胸腹主动脉交界部位。某些急性期时，由于夹层进展导致真腔进行性狭窄，引起血压升高，增加了夹层破裂和远端缺血的概率，进而影响脊髓、肾脏、消化道和下肢供血，如果夹层出口能够扩大到可以重新恢复腹主动脉血供，夹层进展可以自行停止。如果出口不够大，夹层持续进展，就需要采用外科手段来解决。

通过内科药物治疗，大多 B 型夹层可以度过急性期到达慢性期。CT 发现少数 B 型夹层可以自行愈合，但多数 B 型夹层由 CT 影像发现存在假腔内血栓形成和主动脉中度扩张，约 85% 出现假腔血栓后部分再通。约 35% 的假腔进行性扩张会造成动脉瘤的形成。动脉瘤的形成主要局限于降主动脉上方与裂口相对的位置或在肾动脉以下的腹主动脉段。大多肾动脉以下夹层动脉瘤的形成与中膜退行性病变有关，进一步扩张可能造成腹主动脉瘤的形成。动脉瘤的形成是夹层晚期破裂并造成降主动脉夹层死亡率的主要原因，假腔的完全血栓化，预示着愈后良好，一旦血栓化的夹层再复发夹层或后发的动脉瘤形成，仍有较高的破裂概率。当急性夹层形成造成的短暂和局部的缺血，随着侧支循环建立并代偿了分支动脉近端的闭塞，缺血症状由急性转为慢性。慢性缺血主要的表现有间歇性跛行、肾血管性高血压或缺血性肾功能不全。

六、诊断

（一）临床表现

特点：多样性、复杂性，易漏诊、易误诊。

疼痛：突发剧烈胸痛（见于 90% 的患者），疼痛强度比部位更具有特征性，呈现"撕裂样"或"刀割样"胸痛，持续不缓解。疼痛部位有助于提示夹层分离的起始部位，胸痛可见于Ⅰ、Ⅱ、Ⅲ型 A D；胸前区：升主动脉；肩胛间：降主动脉。腹部剧痛常见于Ⅲ型 AD。疼痛部位呈游走性提示夹层范围在扩大，疼痛常呈持续性，若突然消失又复出现提示夹层再次撕裂。少数患者呈无痛性夹层。

血压变化：除少数马方综合征外，急性发作时 80%～90% 都有高血压，并伴有面色苍白、大汗淋漓、烦躁不安而貌似休克。低血压常见于近端动脉夹层。夹层累及头臂动脉可出现一侧假性低血压。低血压常是夹层破裂到心包腔或胸腹腔的结果。

其他临床表现如下。

1. 心血管系统

（1）主动脉瓣反流。突发主动脉瓣反流是 A 型 AD 常见并发症。其发病原因主要是夹层累及瓣联合撕裂致主动脉瓣关闭不全，或撕裂的内膜片突入左室流出道所致。易误诊为其他病因所致主动脉瓣关闭不全。

（2）夹层血肿累及冠状动脉致心绞痛或心肌梗死。冠状动脉开口受累，导致急性心肌梗死，以右冠多见。这种情况可能掩盖 AD 的诊断，如进行溶栓治疗会引起严重后果，早期死亡率高达 71%，因此临床上必须高度重视这种特殊情况。急性心肌梗死尤其是下壁梗死的患者，在进行溶栓或抗凝治疗前，宜常规行心脏彩超检查排除 AD。

（3）夹层血肿破裂至心包腔引起心包积血、心包填塞。由病变主动脉周围炎性渗出反应引起 AD 短暂破裂或渗漏造成心包积血。临床易误诊为心包炎。

（4）夹层血肿压迫上腔静脉出现上腔静脉阻塞综合征。

（5）脉搏异常：夹层血肿压迫或内膜片阻塞头臂血管或锁骨下动脉或股动脉致脉搏减弱或消失。

2. 神经系统　夹层血肿沿头部无名动脉或颈动脉向上撕裂或累及椎动脉致意识障碍或昏迷、肢体麻木、偏瘫、截瘫、抽搐。夹层血肿压迫喉返神经出现声嘶。夹层血肿压迫颈交感神经节出现霍纳综合征，易误诊为脑血管意外、肿瘤颈部淋巴结转移、脊髓损伤。

3. 消化系统　夹层累及腹主动脉及其分支，出现腹痛、呕吐等急腹症表现，夹层压迫食道出现吞咽困难，血肿压迫肠系膜上动脉致小肠缺血性坏死。如果患者出现内脏器官灌注不良，表现为急腹症，急症手术死亡率非常高。

4. 泌尿系统　夹层撕裂累及肾动脉引起腰痛或血尿。血肿压迫肾动脉出现肾脏急性缺血致急性肾功能不全或肾性高血压。

5. 胸腔积液　由于夹层裂口和假腔的位置特殊，使得急性期 B 型夹层破裂易发生于左侧胸腔，同时发生胸膜的破裂和血胸形成，往往造成患者死亡。破裂可以发生在纵隔、右侧胸腔、腹膜后或者腹腔。有少数报道夹层破裂进入心包、食管、气管和肺内。

6. 缺血　由于夹层进展导致真腔进行性狭窄，引起血压升高，增加了夹层破裂和远端缺血的概率，进而影响脊髓、肾脏、消化道和下肢供血。夹层发生缺血并发症机制：①假腔压迫真腔造成分支动脉开口狭窄；②夹层延伸进入分支动脉壁造成分支动脉管腔狭窄；③夹层裂口（入口和出口）撕裂的内膜活瓣封闭了分支动脉开口。

（二）实验室检查

实验室检查：①血常规，明确失血、出血、贫血情况及感染、炎症（SIRS）；②肝肾功能电解质，了解肝肾功能；③ D- 二聚体，主动脉夹层、肺栓塞；④心肌酶 TNI，心肌缺血或梗死；⑤肌红蛋白，下肢肌肉坏死；⑥血清淀粉酶，急腹症；⑦ PT，凝血功能；⑧血气，是否合并代谢紊乱，氧气供给情况。

D- 二聚体增加提示患主动脉夹层风险增加，而且在主动脉夹层迅速增高到顶点，而其他疾病则是逐渐增加的。在第一小时诊断价值最高，如果阴性，仍有可能是壁内血肿和穿透性溃疡。该检查很重要的意义还在于鉴别诊断，对临床最有指导意义的是以下建议的第一条，其意义和在肺栓塞中相似：在临床低度可能的主动脉夹层患者，D-二聚体阴性可以认为排除夹层。在临床中度可能的主动脉夹层患者，D-二聚体阳性则应该考虑行进一步检查。在临床高度可能的主动脉夹层患者，D-二聚体检查无额外意义，不建议常规检查。

（三）影像学检查

影像学检查主要包括：①CT血管造影（CTA），由于高分辨率螺旋CT、三维成像和检查的快速完成，CTA已成为AD最重要的影像学检查手段；②磁共振（MRI）；③主动脉造影术；④经胸或经食管的超声心动图（TTE或TOE）。临床以超声心动图和主动脉CTA最为常用。

（四）诊断与鉴别诊断

1. 诊断要点　①高血压突发胸背及上腹部撕裂样痛，镇痛剂不能缓解；②疼痛伴休克征，而血压反而升高或正常或稍降低；③短期内出现主动脉瓣关闭不全和（或）二尖瓣关闭不全的体征，可伴有心力衰竭；④突发急腹症、神经系统障碍、急性肾衰竭或急性心包填塞等；⑤胸片显示主动脉增宽或外形不规则；⑥确诊有赖于影像学诊断技术。

2. 主动脉夹层的确定性诊断步骤

（1）确定是否有主动脉夹层。典型的主动脉夹层容易明确诊断，但应该注意和动脉粥样硬化性主动脉瘤鉴别。

（2）确定主动脉夹层的病因、分型、分类和分期。主动脉夹层的病因、分型、分类和分期是决定其治疗策略的重要依据，在获得完整的病史和CTA或MRI等影像学资料后应尽快作出综合判断，确定主动脉夹层裂口的位置和数量是其手术治疗的主要基础，夹层真假腔的鉴别是腔内隔绝术治疗成功的关键。

（3）确定有无主动脉夹层外渗和破裂预兆。夹层外渗导致的心包腔积液是急性主动脉夹层死亡的主要原因之一；MRI和CTA检查中经常能发现纵隔和胸膜腔积液。

（4）明确夹层破裂的高危因素。①升主动脉扩张>4.5cm；②升主动脉假腔大；③假腔通畅率高；④胸腔积液/心包积液；⑤主动脉根部受累（累及冠脉/主动脉瓣）。

3. 鉴别诊断　主要与以下疾病相鉴别：①心肌梗死、心律失常、高血压病；②动脉栓塞；③急腹症：腹膜炎、肠梗阻、胰腺炎；④泌尿系结石；⑤胸膜炎；⑥急性肝炎；⑦腰椎间盘突出；⑧脑梗死。

七、治疗

治疗主要包括：①急诊早期处理；②内科保守治疗；③介入手术；④开放手术。

（一）急诊早期处理

血流动力学稳定：主要是控制疼痛、血压和心率。主动脉夹层80%患者合并高血压；血压、心率和心肌收缩力（速率、dp/dtmax）是影响主动脉壁压力的三个因素，血压变化率增大也是加重主动脉夹层的重要因素。急性主动脉夹层时血压管理是重要的基本治疗，为防止夹层瘤扩展破裂，无论是否需要手术或介入治疗，血压必须立即充分予以控制。控制目标：HR<60次/min（部分文献建议60～70次/min），BP<100～120mmHg（多数文献建议在20～30min）。

血流动力学不稳定：①A型夹层，准备急诊手术；②如发现进行性增大并不断外渗的B型主动脉夹层，可急诊行腔内隔绝术。

溶栓制剂、肝素、华法林、阿司匹林等药物慎用于主动脉夹层；如果出现难于控制的高血压或需很大剂量降压药才能控制血压时，应考虑一侧或双侧肾动脉受累的可能，须尽早进行外科手术治疗；避免单独使用正性肌力作用的药物，应使用足量 β- 受体阻滞剂后再用。

（二）内科保守治疗

降低主动脉血压，减少主动脉壁张力；抑制左室心肌收缩力，降低左室射血速度；镇静止痛、绝对卧床、注意是否合并心功能衰竭；保持大便通畅；合并有主动脉大分支阻塞的高血压患者，降低血压后使缺血加重，不可过度降压；对血压不高的患者，也不宜降压治疗，可使用 β- 受体阻滞剂减少心肌收缩力。

（三）介入治疗 - 腔内隔绝技术

导管介入手术创伤小、恢复快，多数患者能耐受，避免了外科手术过程可能导致的一些并发症。腔内隔绝技术适应证：① B 型夹层只要血压控制平稳，一般在发生后的 3 周，主动脉壁充血水肿基本消退，适合行腔内隔绝术；②对有经验的治疗者，急性期 B 型夹层也可以行腔内隔绝术，但术中不宜在弓部进行过多操作。对于有远端并发症的 A 型夹层患者，与外科手术联合进行治疗。

（四）开放手术

开放手术治疗的目的：①消灭夹层，消除破口；②重建主动脉管道，恢复重要分支血管的血流通道，重建主动脉瓣；③恢复夹层病变下游的良好灌注，防止主动脉夹层病变破裂。

八、Stanford A 型主动脉夹层的外科治疗

急性 Stanford A 型主动脉夹层是心脏外科急症，一旦确诊，尽早处理。手术方式主要包括：①开放手术；②介入手术；③杂交手术。开放手术主要是主动脉根部和主动脉弓部的处理。

（一）主动脉夹层根部的手术方式

主动脉根部包括主动脉瓣环、主动脉瓣叶、主动脉窦和窦管交界，主动脉瓣的功能与主动脉根部各部分的相互作用密切相关。急性 A 型主动脉夹层多累及主动脉根部，主动脉夹层根部的处理一直是主动脉外科的重点和难点。目前主要有 4 种手术方式：①升主动脉置换；②主动脉窦部置换（重塑）；③ David 手术；④ Bentall 手术。根据夹层累及瓣窦的数目、主动脉窦部的大小、瓣环的大小，选择不同的手术方式。2014 年欧洲指南提出：①宜尽量保留瓣膜；②如果夹层累及一个以上的窦，建议行根部置换。如果需行主动脉根部置换，建议先考虑行 David 手术，优点在于：①根部不容易出血；②术后无须抗凝；③远期随访瓣膜功能满意。如果不宜行 David 手术，即：①主动脉瓣瓣叶病变严重，不宜修复；②主动脉瓣环大，超过 27cm，再考虑行 Bentall 手术。

1. 升主动脉置换　这个手术方式适用于主动脉窦部基本正常，夹层累及范围在窦管交界附近或无冠窦，多须行右无交界悬吊。目前比较常用的处理方法是主动脉外膜内翻技术，这项技术最早见于处理主动脉夹层的远端，后来用于处理主动脉夹层的根部，远期效果满意。

2. 主动脉窦部置换（重塑）　主动脉窦部基本正常 3.5 ~ 4.0cm，夹层向主动脉根部累及超过窦管交界，累及一个窦或两个窦，多为无冠窦或 / 和右冠窦。可以选择 half-yacoub 手术进行主动脉窦部置换，多为无冠窦；如果进行右冠窦置换，须同时完成冠脉开口纽扣式移栽。夹层向下剥离接近瓣环，如果选择 half-yacoub 进行窦部置换，右无、左无交界处存在夹层，一旦出血，处理极其困难。这种情况，可以选择 half-David 手术进行瓣窦置换（图 5-68-2，图 5-68-3），在无冠窦主动脉瓣下褥式缝合 4 ~ 5 针，固定外置血管片，将右无、左无交界固定在血管片上。这个处理的办法国外也有类似报道，

称为新建主动脉外膜技术。

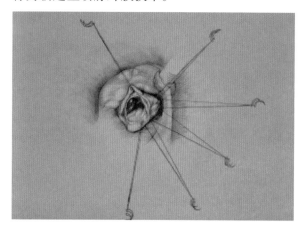

图 5-68-2　在主动脉无冠窦外侧壁向下游离至主动脉瓣环水平附近，2-0 编织线在瓣环下吊线 4 根

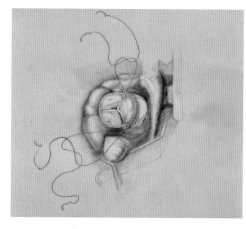

图 5-68-3　主动脉无冠瓣下 4 针打结固定人工血管片，5-0 Prolene 带垫片将左无交界、右无交界固定于人工血管片。5-0 Prolene 连续缝合将无冠瓣环固定于人工血管片，5-0 Prolene 连续缝合将相应的主动脉壁切缘与人工血管上缘固定在一起

3. David 手术　1992 年，David 手术开始应用于临床，与 Bentall 手术相比，David 手术具有一定的优势：①保留主动脉瓣，术后无须抗凝；② David-I 式可以防止主动脉根部继续扩张，远期随访效果良好。但由于 David 手术时间比较长，有时止血较困难，对术者技术要求较高，在急性 A 型夹层的根部处理中曾不作为常规推荐。近年来随着人们对主动脉根部解剖认识的深入，David 手术在主动脉夹层根部置换的报道日渐增多。David 手术必须要严格把握手术适应证：如果夹层累及超过两个窦，主动脉窦部直径≥ 4.0 ~ 4.5cm，主动脉瓣环≤ 2.7cm，主动脉瓣形态正常。必要时可行主动脉瓣成形术，包括瓣联合的缩小、瓣叶的削薄、瓣尖的折叠。如果远期随访主动脉瓣出现中重度关闭不全，冠脉处理将是一个难点，可以选择 Cabrol 手术。另外，近年发展的 TAVI 技术介入换瓣和植入无须缝合的人工瓣膜将是一个很好的选择。

David-I 手术对术者技术、经验要求较高，开展主动脉夹层急诊手术前应具备择期手术经验。主动脉瓣中重度关闭不全是 David 手术的严重并发症，对于急性 A 型主动脉夹层非马方综合征患者，主动脉瓣解剖形态相对正常，是降低手术风险的重要因素。尽管瓣膜病变并非 David-I 手术绝对禁忌，但我们还是建议在主动脉夹层患者中，对于瓣叶增厚，宜选择 Bentall 手术。对于马方综合征的主动脉夹层患者，我们认为主动脉窦部的大小不是考虑的重要指标。文献报道术前主动脉根部直径超过 60mm、直径 50 ~ 60mm 及直径小于 50 mm 患者的手术效果研究显示各组对比差异无统计学意义。对于瓣环扩张＞ 27mm 的患者，我们建议选择 Bentall 手术。

保留主动脉瓣的主动脉根部置换术，近期和远期结果满意。年龄大于 65 岁、术前心功能分级（NYHA）Ⅲ ~ Ⅳ级或左心室射血分数小于 40% 是术后死亡的独立危险因子。10 年不伴主动脉瓣中、大量反流的占 85%，需行主动脉瓣置换术患者仅有 5 例，95% 免于主动脉瓣置换，NYHA I 级占 88%，Ⅱ级占 10%。主动脉瓣保留手术后瓣膜相关并发症发生率较低，而且 David-Ⅰ（reimplantation）远期效果优于 David-Ⅱ（remodeling）。最近有文献报道，David-Ⅱ式保留主动脉窦的结构和功能，结合主动脉根部瓣环成形的技术，取得了满意的中远期疗效。德国汉诺威医学院心胸外科认为不管潜在的病理情况如何，保留瓣膜的 David-I 手术具有可接受的长期效果，而且与瓣膜相关的并发症，如卒中或大出血发生率极低。

马方综合征主动脉病变通常是进行性病变，而且瓣叶也存在病理的实质性病变，主动脉根部置换采用 David 手术临床一直有较大争议；但临床结果表明马方综合征患者 David 手术远期再次行瓣膜相关手术发生率较低，5 年和 10 年的免除再手术存活率分别为 88%±5% 和 80%±9%。David 认为主动脉瓣保留手术在这一系列马方综合征患者中提供了极好的临床结果，术后主动脉夹层并发症是死亡的主要原因。

急性 A 型主动脉夹层 David-I 手术完成后，主动脉根部出血较少见，冠脉吻合口是出血的常见部位。为了减少冠脉吻合口出血，我们采取的措施：①充分游离冠脉开口，有利于止血；②人工血管开窗的位置加用合适大小相同开窗的牛心包垫片，既可以拉紧缝线，也有利于加针；③针对连续缝合情况，可以对冠脉吻合口周围间断褥式缝合加针，特别是不易止血的吻合口 6 点位；④在中和之前彻底检查，及时加针，防止中和后过多失血和输血。

4. Bentall 手术　Bentall 手术是主动脉根部置换的重要手术方式，在主动脉夹层中广泛应用。Bentall 手术冠脉处理方式有两种，冠脉腔内吻合（Inclusion）技术和冠脉纽扣样吻合（Button）技术。主动脉夹层根部置换采用 Bentall 手术的适应证：主动脉根部不宜行 David 手术，需采用 Bentall 手术进行置换的患者，常见的情况为主动脉根部瘤样扩张合并主动脉瓣瓣叶病变和／或主动脉瓣瓣环直径＞27mm。

1968 年，Bentall 手术首次报道，冠脉吻合是采用腔内吻合 "Inclusion/wrap" 技术。为了防止出血，Cabro 分流成为 Bentall 手术冠脉腔内吻合的常用辅助技术。但在随访中发现，冠脉吻合口周围的缝线可能发生撕裂，导致假性动脉瘤形成，或者如果分流持续存在，随着撕裂口的扩大，心力衰竭逐渐加重，必要时需再次手术，特别是主动脉夹层患者更易发生冠脉吻合口瘘。为了防止冠脉吻合口撕裂，有人采取了 "carrel" 补片的技术加固冠脉吻合口；长期随访，效果满意。

1981 年，Kouchoukos NT 率先采用了纽扣式 "Button" 技术完成 Bentall 手术冠脉吻合口吻合，避免了冠脉吻合口撕裂，远期并发症明显低于采用传统的 Bentall 手术，被认为是主动脉根部置换的金标准。但是这个开放的改良的 Bentall 手术最大的问题就是主动脉根部出血处理困难，因此诸多改良技术比如 "miniskirt" "flanged" "cuff" 等仍然屡见于文献报道。这些技术没有得到广泛推广的原因在于如果患者存在凝血功能障碍，这些防止主动脉根部出血的技术未必能够奏效，临床还是推荐采用 "Inclusion/wrap" 技术完成 Bentall 手术。

Bentall 手术冠脉吻合采取 Inclusion 技术，具有手术时间短、体外循环时间短、用血少等优点，但随访结果表明，心脏彩超提示腔内吻合术后冠脉吻合口瘘较常见，复查 CTA 提示主动脉根部囊腔更是普遍存在。特别是患者术后心功能状况要明显较 Button 方法不佳，差异具有显著性，其主要由冠脉吻合口瘘导致。冠脉吻合口瘘与冠脉周围主动脉夹层的病理解剖特点密切相关，也与冠脉腔内吻合的力学因素有关。特别是主动脉夹层采用 Inclusion 技术术中右冠吻合口出血，止血处理很困难，原因与右冠附近夹层组织薄弱有关，必要时需更改手术方式，采用冠脉搭桥或冠脉纽扣式缝合，这样会导致手术时间延长、出血增多、术后并发症增加。而 Button 技术尽管被认为是 Bentall 手术的金标准，但主动脉根部出血是一个非常棘手的问题，在主动脉夹层手术凝血功能受深低温停循环影响后止血难度较大，尤其是术前双抗患者选择 Bentall 手术冠脉纽扣式缝合要更加慎重。

由上可见，Bentall 手术的两种冠脉吻合方式（Inclusion 或 Button）各有优缺点，二者在临床上都被心脏外科医生所采用。我们总结二者的特点，创新性地提出了新的改良 Bentall 手术。手术方式：术中充分游离左、右冠脉开口，牛心包重建左、右主动脉窦（图 5-68-4），采用连续缝合方式植入带瓣管道，在冠脉开口相对应处进行牛心包、人工血管开窗，冠脉开口进行纽扣式缝合（图 5-68-5），必要时褥式缝合加固。最后建立囊袋到右房的分流（图 5-68-5）。

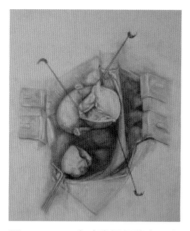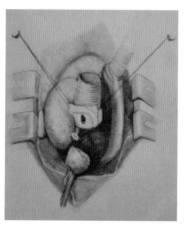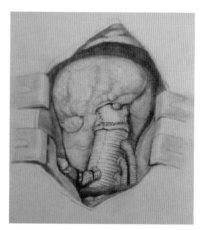

图 5-68-4 主动脉根部游离，主动脉左冠窦、右冠窦切除，左、右冠脉开口充分游离，保留主动脉无冠窦

图 5-68-5 牛心包重建左、右主动脉窦，冠脉开口与牛心包和人工血管壁开窗处进行端侧吻合

图 5-68-6 主动脉夹层的主动脉根部置换完成，左冠右冠吻合完毕，建立包囊至右房分流，主动脉根部与四分支人工血管连接，弓部三大分支置换

5. Wheat 手术和 Cabrol 手术 这两种手术方式仍在临床使用。Cabrol 手术尽管不作为常规推荐，但在再次手术、主动脉严重钙化、冠状动脉难以游离及大型动脉瘤的病例中，Cabrol 技术作为一种独立的术式且常常作为挽救术式而发挥着关键作用。为了防止给冠脉供血的分支血管发生血栓，临床上出现了很多改良 Cabrol 术式，在处理冠脉吻合口动脉瘤时，Cabrol 术式是一个好的选择。

6. Florida 袖技术 临床有将"佛罗里达袖"（Florida sleeve）的技术用于主动脉根部成形的报道，将人工血管套入主动脉根部进行加固，保留左右冠状动脉，可以防止主动脉窦部进一步扩张。此项技术缝合确实，不用进行左、右冠脉移栽，术后出血少。但在夹层累及的冠脉周围进行游离，可能损伤冠脉，增大手术风险。

（二）A 型夹层主动脉弓部的手术方式

主动脉弓部手术涉及弓部三大分支的处理，深低温停循环是其标准技术。近年来随着体外循环技术的改进和对脑保护研究的深入，主动脉弓部手术呈现了很多改良的手术方法，主要集中在以下几个方面：①避免深低温及相关的凝血功能障碍。②避免长时间停循环，减少大脑缺血时间。③重建主动脉弓手术更简单，更加靠近升主动脉，方便止血。④不用停循环。比如采用分支优先灌注或心脑优先灌注，缩短体外循环时间和手术时间；采用钳夹或球囊阻断主动脉弓部，缩短停循环时间；杂交全弓技术不用停循环；象鼻支架与四分支血管一体化产品的研发，缩短手术时间与体外循环时间；等等。

A 型主动脉夹层是否需要同期进行弓部置换临床仍有争议。不做弓部置换需要严格把握手术适应证。1983 年 Borst 等介绍了象鼻手术（elephant trunk，ET），为分期治疗复杂型弥漫性主动脉疾病提供了新方法，简化了分期手术的难度，取得了较好的疗效。但在临床未得到推广，主要是在主动脉夹层应用中受限。主动脉夹层存在假腔扩大，真腔受压变形、变小等病理解剖特点，在植入过程中容易发生软人工血管扭曲、变形，植入后也很难在狭窄的真腔中扩张开，甚至发生软人工血管远端形成血栓，阻塞远端血流等情况。1990 年开始，主动脉腔内介入治疗（endovascular aortic repair/thoracic endovascular aortic repair，EVAR/TEVAR）为主动脉外科带来了新的发展契机。Kato 等将支架技术引入象鼻手术，率先将支架象鼻手术（stented elephant trunk/frozen elephant trunk，SET/FET）应用于临床，效果满意。2002 年，孙立忠等在 Kato 支架象鼻血管的基础上加以改进，设计了具有自主知识产权的支架象鼻血管（CronusTM，Microport，Shanghai，China）。在治疗主动脉夹层方面，SET/FET 与经典 ET 相比，具有以下优势：①血管内衬支架成为"硬象鼻血管"，予以传送装置辅助，支架象鼻血管容易置入到主动脉夹层真腔中。②支架血管的自膨胀作用可以避免象鼻血管在真腔中受压、狭窄。③支架象鼻血管置入胸降主动脉后，不但可以作为二期手术的近端吻合血管，而且可以封闭主动脉夹层近端破口促使假腔血栓化，部分主动脉夹层患者可以免除二次手术。④将象鼻手术拓展到了累及主动脉弓的复杂型主动脉夹层的治疗。孙氏手术的近中期疗效满意，在主动脉夹层外科获得了广泛应用。

1. A 型主动脉夹层弓部常用技术

（1）不做弓部替换。四分支血管完成全弓置换后，三个分支经常残留夹层，如果破口在根部，处理的办法之一就是不做弓部置换，但需严格把握手术适应证。

（2）部分主动脉弓部替换术。单分支血管处理无名动脉，或者四分支血管处理无名动脉和左颈总动脉，操作相对简单，手术时间短。不用深低温停循环。

（3）全主动脉弓部替换术。需要深低温停循环。

（4）全主动脉弓部替换 + 象鼻技术。国内因为孙立忠教授大力推广，称为孙氏手术（Sun's procedure）。需要深低温停循环。

（5）全岛状和半岛状手术技术。延长术中介入支架可缝合人工血管的长度，对弓部三大分支采用内岛状吻合，无须缝合三大分支，整体手术时间缩短，出血少。

（6）三分支或单分支支架植入技术。三分支支架植入技术可以缩短手术时间、减少术中失血，临床广泛开展尚需进一步完善，三分支支架技术上理论上可能具有其不可克服的困难：①三分支的空间结构与实际应用是否匹配，往往可能发生内漏；② Dacron 人工血管与 PTFE 材料的缝合连接的耐久性；③疗效需要长期随访。

（7）弓部开窗技术或左锁骨下动脉开窗技术。有内漏发生的可能，仍需大宗病例和远期随访支持。

（8）杂交全弓。杂交全弓不用停循环，降主动脉塑形好，在 DSA 手术室完经股动脉植入覆膜支架，近中期效果满意，适用症有扩大化趋势，尚需大宗病例长期随访支持。

主动脉夹层累及主动脉弓部的经典手术治疗方式：升主动脉置换 + 全弓置换，见图 5-68-7。

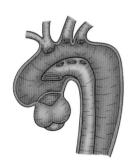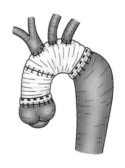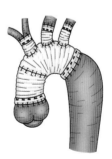

图 5-68-7　主动脉夹层累及主动脉弓部的经典手术治疗方式：升主动脉置换 + 全弓置换（直接吻合或间置 8mm 人工血管）

2. 体外循环技术和脑保护策略　常规主动脉夹层手术多需采用停循环技术，脑保护成为必需：①深低温停循环（DHCA）；②深低温停循环＋逆行脑灌（RCP）；③深低温停循环＋顺行脑灌（ACP）。脑保护的效果主要与停循环时间和停循环的温度相关。目前腋动脉或无名动脉插管顺行脑灌注进行脑保护成为主流。国内多采用肛温 25℃、鼻咽温 22 ～ 23℃停循环，单侧脑灌注流量 5 ～ 10/kg/min，脑、脊髓的安全时限是 30min 左右。如果采用左锁骨下动脉后处理的手术方式，停循环时间可以降至 20min 以内。但仍有采用 DHCA 或 DHCA+RCP（Rice RD，2015）进行脑保护的报道，效果良好。在全身低温 22 ～ 24℃、脑灌时间 30min 左右的情况下，单侧脑灌（U-ACP）和双侧脑灌（B-ACP）相比，手术死亡率、休克、暂时性神经功能障碍（TND）、肾衰发生率相似。

近年来武汉协和医院心外科大血管组采用停循环 2 ～ 3min、肛温 28℃、双侧脑灌注技术，术后凝血功能明显改善，全身炎症反应减轻，手术效果满意。术中尽量避免切断无名静脉，封闭左锁骨下动脉的姑息性手术方式。

（三）血管腔内修复术

Stanford A 型 AD 曾被认为是全腔内修复治疗的禁忌证，随着支架技术的成熟和材料的进展，不少血管中心对这个禁区进行了大胆的挑战。对于经多学科会诊（心外科、心内科、麻醉科、血管外科等）考虑完全不适合或不能耐受外科或杂交手术的患者，如高龄（＞70 岁）、ASA 分级≥Ⅳ级、心功能分级（NYHA 分级）≥Ⅲ级、重要脏器功能障碍等，为挽救患者生命可考虑行全腔内修复术。国内外关于 Stanford A 型 AD 腔内治疗的文献报道较少，均为小样本或个案研究。有限资料显示，急性 Stanford A 型 AD 行全腔内修复术的手术死亡占 0 ～ 14%；主动脉破裂、内漏、卒中、支架近端再发逆行撕裂、心肌梗死等是主要的并发症和致死因素。目前无论是单纯支架植入术、分支腹膜支架植入术抑或开窗型和烟囱支架植入术等全腔内修复术，均存在诸多的技术难度和缺陷，需要严格把握手术适应证，不推荐常规应用。

1. 单纯支架植入术　2000 年，Dorros 等首次报道了血管腔内修复术治疗 DeBakey Ⅰ型主动脉夹层，将覆膜支架植入升主动脉封堵撕裂口。2001 年，王深明等报道国内首例 DeBakey Ⅰ型主动脉夹层的腔内治疗，其方法是在升主动脉造影确定内膜撕裂口位置后从 LCCA 将覆膜支架送入升主动脉释放并获成功。最近，有人报道了 2009—2011 年间 15 例应用单纯支架植入术治疗升主动脉夹层的病例随访结果：手术成功率为 100%，平均随访 26 个月后仅有 1 例新发夹层，其余患者假腔均明显减小。

此类手术在升主动脉区域内行单纯支架治疗具有严格的适应证。此术式较杂交手术的优势在于手术时间短，创伤小，适用于年龄大的患者。但是此术式在应用上也存在一定困难：升主动脉段血流冲击力大，准确锚定支架难度较高，而且容易导致主动脉瓣膜损伤和冠状动脉误堵等严重并发症，甚至造成死亡，同时弓上分支血管及主动脉弓解剖变异限制了单纯支架应用的范围。

2. 分支型支架植入术　1999 年，Inoue 等首次报道通过植入三分支支架分别重建了 IA、LCCA 和 LSA 成功治疗 1 例 TAAD。但近 10 年来，应用此技术治疗的病例相当有限。随着植入支架的分支增多，操作的复杂性和脑梗死的风险将大大增加。

3. 开窗型支架植入术　2008 年，Yuan 等应用开窗型支架成功治疗 1 例累及主动脉弓小弯侧的主动脉瘤病例。2010 年，Uchida 等应用开窗型支架成功治疗 1 例升主动脉破裂病例。此术式支架开窗于重要血管分支，保证分支血流的供给，其在升主动脉病变与累及弓部小弯处的动脉瘤中的成功应用，提示开窗型支架植入术治疗破裂口位于升主动脉与累及弓部小弯处的 TAAD 病变潜在可能性。预开窗型支架植入术的关键在于开窗型支架的构建，以及窗口的准确稳固锚定；而原位开窗技术成功的关键是穿刺破膜及扩张成孔，现已有在体外循环下完成手术的报道。

4. 烟囱支架植入术　烟囱支架植入术是指将烟囱支架平行于主体支架植入主动脉重要分支，以保证分支血流的供给。此式式适用于缺乏锚定区域的病变支架植入，因血管扭曲而不适宜开窗型支架的患者可考虑应用烟囱支架重建分支血流。目前烟囱支架植入术开始应用于保护弓上大血管分支。2008 年，Ohrlander 等报道了 4 例应用烟囱支架治疗主动脉弓破裂或 Stanford B 型主动脉夹层病变延伸至主动脉弓的病例。2009 年，Sugiura 等报道了在撕裂口贴近 LSA 的 B 型主动脉夹层与累及弓部的动脉瘤病例中的成功应用。

随着更适合升主动脉和主动脉弓部支架的研制和完善，以及新型医疗器材如封堵器的应用和开发，完全血管腔内修复术治疗 TAAD 将会发挥越来越重要的作用，TAAD 血管腔内治疗技术将会越来越多。

（四）杂交技术处理累及弓部主动脉病变

1. 基本技术　累及弓部的主动脉病变，主要包括夹层及动脉瘤等，可同时合并或不合并主动脉其他部位病变，其通用标准式式为深低温停循环下主动脉弓人工血管置换术。自 1975 年深低温停循环技术应用于主动脉弓外科手术以来，该式式进行了不断的改进，然而对于高龄、高危、合并复杂合并症的患者而言，该传统外科式式依然存在较高的围术期死亡率及并发症发生率。

主动脉腔内修复术，即在影像学设备和技术辅助下，借助导丝导管在主动脉腔内进行操作。由于该式式可避免或减少主动脉病变部位的解剖和显露操作的风险、降低人工血管置换术并发重要器官损伤的风险，在临床实践中已显示出较大优势。随着主动脉腔内修复术的进展和器材的改进，降主动脉及腹主动脉病变的微创腔内治疗已十分成熟。然而，对于累及重要分支的主动脉夹层及动脉瘤，尤其是主动脉弓部病变而言，由于存在腔内支架移植物的有效锚定区不足问题，无论是单一的胸主动脉覆膜支架隔绝技术，还是辅助技术（包括烟囱技术、开窗技术、分支支架技术），均可能出现近远期的血管逆撕、内漏、支架移位、分支闭塞等不良结果，导致微创修复术全面推广应用于主动脉弓部病变治疗面临技术壁垒。

因此，将外科开放手术与微创腔内修复技术相融合的概念应运而生：一方面通过外科手段获得更为安全有效的锚定区；另一方面借助腔内修复技术大幅减小手术创伤或缩短手术时间，即杂交技术。

杂交技术的概念主要涵盖以下两方面内容：该技术同时采用外科和介入手段，从不同角度处理病灶，或分别处理不同部位的病灶，二者相辅相成，以求达到最佳效果；外科手段并不直接干预病灶，而是作为辅助，为介入操作创造便捷可行的路径或条件，最终通过介入手段和器材直接处理病灶，治疗疾病。

杂交主动脉弓修复术实施方式多样，分型或分类尚无统一标准。本共识在国际已有的通用分型方式基础上，根据国内临床实践，将目前国内开展的主流杂交主动脉弓修复术做如下分型。

杂交 I 型：开胸，非体外循环下，升主动脉 - 头臂血管搭桥 + 主动脉弓覆膜支架腔内修复术；杂交 II 型：开胸，体外循环下，升主动脉置换并头臂血管去分支 + 主动脉全弓覆膜支架腔内修复术；杂交 III 型：开胸，深低温停循环下，升主动脉及主动脉弓置换，植入或不植入硬象鼻 / 软象鼻，再借助导丝导管技术评估或修复常规开放手术无法处理的降主动脉及远端病变；杂交 IV 型：由 2019 年 Hybrid 技术治疗累及弓部主动脉病变的中国专家共识提出。即在非体外循环下，不开胸，行颈部人工血管转流 + 部分主动脉弓覆膜支架腔内修复术。

2. 杂交主动脉弓修复术的优势　主动脉弓部病变的治疗涉及弓上三大分支的处理，随着脑保护认识的深入和手术技术的改进，全弓置换手术治疗效果已有显著改善。然而，对于伴有多种合并症的高危患者而言，深低温停循环仍是导致并发症率及死亡率显著增加的主要原因。不用深低温停循环的杂交主动脉弓修复术具有可接受的术后并发症率及死亡率，对于高危患者，成为一种新的选择。

其中，杂交Ⅰ、Ⅱ、Ⅳ型主动脉弓修复术结合了外科开放手术与微创腔内修复技术的优势：在主动脉弓部病变以外部位，通过相对低风险的头臂动脉旁路手术或者升主动脉置换手术，延展或者完全重建主动脉锚定区；在主动脉弓部病变部位，应用主动脉腔内修复术进行治疗，避免或减少主动脉弓部操作的风险。此外，杂交主动脉弓修复术采用腔内修复术处理弓部病变,有助于避免深低温停循环（Ⅰ、Ⅱ、Ⅳ型）甚至体外循环（Ⅰ、Ⅳ型）导致重要器官损伤的风险，达到与主动脉弓人工血管置换术相当或更优的治疗效果。

九、Stanfod B 型主动脉夹层的外科治疗

一般而言，Stanford B 型 AD 患者急性期药物保守治疗的病死率较低，部分患者可获得长期良好的预后。B 型 AD 手术治疗的方法主要有腔内修复术（TEVAR）、开放性手术和 Hybrid 手术治疗等。包括胸降主动脉夹层和腹主动脉夹层两个部分。

（一）腔内修复

胸主动脉腔内修复术（thoracic endovascular aortic repair，TEVAR）的主要目的是封闭原发破口，扩张真腔，改善远端脏器、肢体血供，促进假腔血栓化和主动脉重塑。TEVAR 适用于锚定区充足（>1.5cm）、非遗传性结缔组织疾病性 Stanford B 型 AD 患者。对于动脉瘤患者，推荐支架移植物的直径大于支架放置区域直径，两者差距不小于主动脉支架参考值的 10% ~ 15%。胸主动脉腔内修复结合药物治疗是急性复杂性 B 型 AD 的一线治疗方案。目前对急性非复杂性 B 型 AD 是选择内科保守治疗还是 TEVAR，临床尚无定论，需要更多随机、前瞻、长期的研究来进一步阐明。但是 TEVAR 在主动脉重塑、防止远期并发症方面要优于内科保守治疗。国内倾向于 TEVAR。B 型 AD 发病后 1 ~ 2 周是介入治疗的最佳时机，存在以下情况需要急诊手术：①血压、疼痛无法控制；②夹层有破裂征兆；③有腹痛、下肢缺血等脏器灌注不良的表现。

腔内修复术后并发症：①内漏，主动脉夹层腔内修复术后内漏是指腔内修复术后从各种途径继续有血液反流入夹层假腔。术后假腔内血流可来源于移植物与主动脉壁间缝隙、肋间动脉等分支动脉、植物破损或微孔渗出及没有被封闭的远端破口。应积极处理近端内漏。②继发 A 型夹层，B 型主动脉夹层腔内修复术后再发 A 型夹层是最严重的术后并发症，原因可能有以下几种：术中操作损伤升主动脉内膜，坚硬的移植物对主动脉内膜的损伤，移植物口径选择过大，患者本身血管壁脆弱。发生后可出现夹层破裂、心包填塞，导致患者猝死，急诊升主动脉置换术是主要处理方法。③卒中，导致术后卒中的原因：移植物覆盖优势左椎动脉患者的左锁骨下动脉，主动脉弓斑块或附壁血栓脱落，术中控制性降压或术中低血压时间过长，空气栓塞，等等。④截瘫，主动脉夹层腔内修复术后发生截瘫的原因是术中根大动脉闭塞和术中长时间低血压。故在行腔内修复术治疗主动脉夹层时，移植物应尽量避免覆盖粗大的肋间动脉，必要时术中或术后应行脊髓液测压和减压处理，以降低截瘫发生率。

（二）开放手术

胸腹主动脉置换手术主要适用于慢性 Stanford B 型主动脉夹层。手术指征：胸腹主动脉瘤直径≥5.5 cm 者，建议实施胸腹主动脉替换术。若患者预期寿命长、病因为遗传性结缔组织疾病，手术指征可

适当放宽。手术方式：①对于可以建立旁路循环（主动脉弓远端降主动脉直径大致正常或预留象鼻血管、双侧髂动脉相对正常）、瘤体能够充分阻断的胸腹主动脉瘤患者，推荐常温或浅低温（鼻咽温32~34℃）、分段阻断下行胸腹主动脉替换术。②对于降主动脉近端无法游离阻断或无法建立旁路循环的患者，可实施深低温停循环胸腹主动脉替换术。③可在体外循环下完成胸腹主动脉置换；如果股静脉插管困难，可以选择下腔静脉插管完成手术。④左心转流下完成胸腹主动脉置换。术中注意：①肺保护；②肋间动脉重建；③腹腔脏器灌注和肾脏保护。胸腹主动脉置换手术创伤大，术后并发症多，腔内支架修复技术相对创伤小，恢复快，临床应用比较多，现在随着对胸腹主动脉置换手术经验的不断总结，手术成功率越来越高，临床应用也开始逐渐增多。

（三）杂交手术

累及主动脉弓部 B 型夹层的杂交技术（部分前述），为了获得足够长的锚定区，可以采用去分支技术处理弓上三大分支，再采用腔内隔绝术。

腹主动脉的杂交技术，临床有应用报道。手术方式比较多，一般选择正中开腹，人工血管置换腹主动脉末端，分支血管连接腹腔干、肠系膜上动脉和双肾动脉；再植入支架修复腹主动脉夹层。

十、急性主动脉综合征

（一）概念

急性主动脉综合征（acute aortic syndrome，AAS）的定义为累及主动脉且临床表现相似的一系列急性疾病，而这些临床表现都通过同一条通路影响内膜及中膜。AAS 会导致血管壁内血肿、主动脉穿透性溃疡，甚至引发 AD 及胸主动脉破裂。AAS 包括主动脉夹层、血管壁内血肿、主动脉穿透性溃疡这三种情况。以下为 AAS 病理学原因：①主动脉撕裂或溃疡导致血流自主动脉管腔进入中膜。②滋养血管破裂导致血流进入中膜。由于中膜入血造成的炎症反应可导致主动脉扩张或破裂。

影像学检查要点及注意细节：主动脉夹层是否存在内膜片；根据主动脉解剖学结构评估疾病程度；鉴别真假管腔；观察侵入性撕裂伤位置；鉴别病变是顺行性，还是逆行性；鉴别主动脉瓣关闭不全的程度及机制；是否累及侧支循环；是否有灌注不良；是否存在器官缺血；是否有心包积液及其程度；是否有胸腔积液；是否存在主动脉周围出血；观察有无纵隔出血征象。

主动脉壁内血肿：定位主动脉壁增厚位置，并判断其程度；是否伴动脉粥样硬化病变；是否存在内膜撕裂小型病变。

主动脉穿透性溃疡：病变位置、长度及深度；是否存在主动脉壁内血肿；是否累及主动脉周围组织并造成出血；剩余主动脉血管壁厚度。

主动脉疾病（普适）是否存在其他主动脉病变，如主动脉瘤、斑块及炎症性疾病等。

（二）主动脉壁内血肿

主动脉壁内血肿（intramural haematora，IMH）是 AAS 疾病家族中的一种，表现为中膜内血肿进行性扩大，但缺乏假腔及内膜撕裂。主动脉壁出现圆形或新月形增厚>5mm，无血流。IMH 占到 AAS 的10%~25%，IMH 好发于升主动脉、主动脉弓（A 型 IMH）及降胸主动脉（B 型 IMH），其比例分别为30%、10% 与60%。

对于 IMH，东西方的治疗存在明显差别。亚洲内科保守治疗死亡率4%~8%，外科手术死亡率9%~12%；而欧美保守治疗死亡率33%~78%，外科手术死亡率21%~33%。

ESC2014 指南针对 IMH 的治疗推荐要点如下。对于所有出现 IMH 的患者，推荐使用缓解疼痛、控制血压的药物治疗。对于 A 型 IMH，推荐使用手术治疗。对于 B 型 IMH，推荐在密切监测的基础上使用药物治疗。对于简单 B 型 IMH，可进行再次影像学检查。对于复杂 B 型 IMH，应考虑 TEVAR。对于复杂 B 型 IMH，应考虑手术治疗。

影响 IMH 预后的高危因素：①持续性复发性胸痛；②血压控制困难；③升主动脉受累；④主动脉最大直径＞50mm；⑤主动脉壁厚度＞11mm；⑥主动脉直径进行性增大；⑦反复胸腔积液；⑧局限性 PAU；⑨重要器官缺血等。遇到这种情况，应该积极处理。

（三）主动脉穿透性溃疡

主动脉穿透性溃疡（penetrating atherosclerotic ulcer，PAU）指的是穿透内膜弹性纤维累及中膜的主动脉动脉粥样硬化斑块。PAU 占 AAS 的 2%～7%。诊断方面，推荐使用增强 CT 加以诊断。PAU 的治疗目的是预防下一步可能出现的急性 AD，因此推荐在诊断后，及时进行手术治疗。由于现阶段 PAU 缺乏足够研究数据，根据临床经验，TEVAR 可治疗多数 PAU。ESC2014 指南 PAU 推荐要点同 IMH。对于 IMH 合并 PAU，如果直径＞20mm、深度＞10mm，应该积极干预。

对于升主动脉 IMH，一定要多个截面观察是否存在 PAU，如果发现 PAU，不论大小，均需立即进行外科干预。

十一、脏器灌注不良综合征

随着人们对脑保护、主动脉根部、弓部病变认识的不断提高，急性主动脉夹层的手术死亡率在逐渐降低，但不论是 A 型夹层还是 B 型夹层，脏器灌注不良综合征（malperfusion syndrome，MPS）日益凸显为影响主动脉夹层近期疗效的主要问题。夹层可能导致各个脏器灌注不良，以脑、心脏、腹腔脏器、肾脏、下肢、脊髓六个方面的表现最为突出，总的发病率在 30% 左右。主动脉夹层是否合并脏器灌注不良，手术死亡率有显著性差异。随着累及器官的数量增多，死亡率明显增高。腹腔脏器（visceral），特别是肠（mesenteric）灌注不良是夹层外科关注的重中之重。目前值得探讨的内容：①主动脉夹层脏器灌注不良综合征的定义；②各个系统灌注不良的精准分型或分类；③建立更精准的评分系统进行 AD 术前风险评估；④脏器灌注不良综合征的处理，TEVAR 优先或者时间优先或者个体化，等等。

（一）概述

灌注不良综合征是主动脉夹层的严重并发症，其定义为血管分支受累导致的末端器官缺血，导致多种临床症状和器官功能障碍，其范围从轻度功能障碍到组织坏死不等，最终导致器官损伤。1/3 主动脉夹层患者发生 MPS，是影响主动脉夹层近期疗效和远期预后最主要的原因之一。

早期临床识别至关重要，影像学检查是确立诊断和治疗计划的关键一环。分支血管灌注不良是复杂夹层与非复杂夹层的常见区别之一，这个概念完善了 DeBakey 和 Stanford 的分型。复杂主动脉夹层的表现主要有以下几个方面：①血流动力学不稳定（低血压/休克，高血压对抗）；②主动脉破裂或迫近的临床/放射学表现破裂；③发生 MPS。临床所谓急性 A 型夹层不稳定的状态包括：心包填塞、休克、心功能不全、脑血管意外、昏迷、心肌梗死、肠系膜缺血等。长期以来，脉搏缺失被认为是灌注不良的标志，在 IRAD（International Registry of Acute Aortic Dissection）数据库中约 1/3 的患者检测到脉搏缺失，并被发现是早期死亡的独立预测因子。

主动脉夹层 MPS 累及的脏器主要表现如下。

（1）心脏：冠状动脉受累，心电图改变，心肌坏死。

（2）脑：主动脉弓上血管受累，具有多种形态的缺血模式的临床表现。

（3）脊柱：伴随截瘫、瘫痪等。

（4）肠：为腹腔干和肠系膜上动脉受累，引起肠系膜缺血情况和相关症状及乳酸升高。

（5）肾脏：表现为肾功能不全和严重难治性高血压；慢性患者出现肾萎缩。

（6）下肢：无周围脉搏和体征，急性缺血，麻木、疼痛；在长期情况下，跛行。

1. MPS 发生的机制　内脏缺血的分型：①动力型，由于主动脉或分支动脉真腔狭窄或塌陷导致内脏动脉缺血；②静力型，由于内膜破裂或断裂引起血肿压迫、内膜卷曲等使得内脏动脉缺血；③混合型。动脉受累分型：①内膜连续型，内膜连续，真假腔无沟通，真假腔压力差导致真腔受压，血流部分或不受影响；②内膜破裂型，夹层撕裂内脏动脉开口或以远，真假腔沟通，内脏动脉由真假腔动脉共同供血；③内膜断裂型，内膜完全断裂，内脏动脉血供不来自真腔，由假腔供血。

2. MPS 的发生率和死亡率　MPS 的发生率和死亡率见表 5-68-1，发生率在 30% 左右，死亡率在 10% ~ 25%，是否合并 MPS 的死亡率相差 2 ~ 3 倍。表 5-68-2 显示各个脏器是否合并 MPS 死亡率具有显著性差异。表 5-68-3 显示随着受累器官的增多，死亡率逐步增加，其差异具有显著性。如果存在肠系膜灌注不良，往往合并肾脏和 / 或下肢灌注不良的情况，这也是肠系膜灌注不良死亡率高的原因。

3. 合并 MPS 的预后情况　Zindovic I 报道 1 159 例接受 ATAAD 手术的患者中，381 例（33%）术前存在灌注不良。术前灌注不良患者的 30d 死亡率为 28.9%，无灌注不良患者的 30d 死亡率为 12.1%。灌注不良与 1 年、3 年和 5 年生存率显著降低相关（95.0% ± 0.9% vs. 88.7% ± 1.9%，90.1% ± 1.3% vs. 84.0% ± 2.4%，85.4% ± 1.7% vs. 80.8% ± 2.7%；$P = 0.009$）。

表 5-68-1　MPS 的发生率和死亡率

作者	来源	例数	发生率	死亡率		
				总死亡率	无 MPS 死亡率	伴 MPS 死亡率
Kawahito K，2019	Japan	1 026	318（30.9%）	10.6%	4.8%	12.9%
Zindovic I，2019	Nordic	1 159	381（33%）	—	12.1%	28.9%
Czerny M，2015	GERAADA	2 137	717（33.6%）	16.9%	12.6%	24.9%
Trimarchi S，2005	IRAD	526	—	25.1%	16.7%	31.4%

表 5-68-2　累及的脏器是否合并 MPS 死亡率的差异

作者	来源	脏器	发生率	死亡率		
				总死亡率	无 MPS 死亡率	伴 MPS 死亡率
Chen，2013	Taiwan，China	心脏	20/142（14.1%）	20%	—	—
Di Eusanio M，2015	IRAD	脑	6% ~ 14%	—	40% ~ 60%	23%
Di Eusanio M，2013	IRAD	肠	68/1 809（3.7%）	—	63.2%	23.8%
Qian SC，2019	Fuwai，China	肾	48/218（22%）	—	22.9%	8.3%
Hoogmoed RC，2019	Michigan，USA	肾	87/478（18.2%）	—	—	—

表 5-68-3 死亡率随着 MPS 累及器官数量的增多而逐渐增高

文献	累及器官的数量				
	无	1 个	2 个	3 个	4 个
Kawahito，K，2019	4.8%	10.4%	14.5%	30.0%	30.3%
Czerny，M，2015	12.6%	21.3%	30.9%	43.4%	—

（二）各个器官灌注不良的研究现状

1. 冠脉灌注不良　累及冠脉的急性 A 型主动脉夹层是心血管外科的急重症，发生率为 6%～19%。在 IRAD 数据库中，Hagan PG 等在 2000 年报道，17.3% 的 TAAD 出现缺血性心电图（ECG）异常，7.1% 出现心肌梗死（新 Q 波或 ST 段）。住院手术死亡率达 31.9%，远远高于目前急性 A 型主动脉夹层的死亡率（7%～10%）。急性心肌梗死的发生率 1%～2%，预后更差，死亡率高达 48%。心肌缺血和梗死及冠脉血运重建的必要性是独立的术前死亡预测因素。

主动脉夹层诱发心肌缺血的机制：①内膜撕裂累及冠脉口；②夹层压迫冠状动脉；③撕裂内膜阻塞冠状动脉；④主动脉夹层致冠脉痉挛；⑤预先存在的冠状动脉疾病，或这些的组合。

冠脉灌注不良按冠脉受累的情况有两种分型方法：Neri 分型和 Chen 分型，处理的办法有冠脉搭桥和冠脉成形两种方法。

冠脉灌注不良和急性心肌梗死以右冠状动脉（RCA）最常见。左冠受累很少有患者能活着到医院。即使存活到医院，LCA 受累的死亡率仍然高于 RCA 受累（47%/15%），同时 LCA 受累、RCA 受累的院内死亡率为 100%。AD 术后 CRRT 的原因多为术前肾脏灌注不良，而累及冠脉的夹层行 CRRT 多为低心排导致。上海中山（2007 年）夹层累及冠脉致心梗组 CRRT 达 50%，死亡率高达 100%。具体数据见表 5-68-4 所示。

表 5-68-4 AD 合并 CABG 住院死亡率

文献	手术方法	住院死亡率
Neri，2001	冠状动脉成形术	20.8%（5/24）
Kawahito K，2003	CABG	33.3%（4/12）
Asakura T，2007	CABG	35%（7/20）
Chen，2013	CABG	20%（4/20）
王春生，2013	CABG ＋冠状动脉成形术	17.9%（10/56）
陈鑫，2015	各种方法	16.2%（6/37）
徐志云，2016	CABG ＋冠状动脉成形术	14%（5/36）

AD 术前是否需要 CAG 或冠脉 CTA 检查，临床仍存在争议。如果术前发现冠脉狭窄需要手术处理，这部分患者是否需要 CABG？现在大多数人的观点还是暂缓 CAG 或冠脉 CTA 检查，因为可能延误手术时机，加重冠脉损伤，造影剂加重肾脏的损伤。当心肌灌注不良增加手术死亡率的风险，及时恢复冠状动脉灌注是唯一可行的治疗。在这种情况下，急诊经皮冠状动脉介入治疗（PCI）被认为可能是一种治疗选择，对于非常严重的患者，可以作为手术的桥梁。但是，在 ATAAD 中，PCI 在技术上具有挑战性，可能会耗费大量时间，不仅对于正在进展的夹层过程中没有效果，可能会进一步损伤主动脉壁，而且需要在手术后服用抗血栓药物，从而增加出血、破裂和 / 或填塞的风险。

累及冠脉的急诊 AD 手术，住院死亡率高。早期发现，及时处理。术中重视右心心肌保护，尽早恢复右心灌注，避免桥管扭曲狭窄。右冠搭桥后停机困难，要考虑左冠搭桥。必要时采用 ECMO、

VAD 辅助。

2. 脑灌注不良 AD 脑灌注不良及相关卒中发病率为 5.2% ~ 13.1%。其原因包括部分或全部血管被内侧内膜瓣堵塞，继发于休克或填塞的低氧性脑病，和 / 或来自假腔血栓的脑栓塞。脑卒中或昏迷的临床表现被证明是影响预后的预测因子。对 ATAAD 患者存在脑 MPS 的最佳治疗方案仍存在争议。IRAD 数据显示，近 1 / 10 的 TAAD 患者在夹层开始时即伴有严重的脑损伤［脑血管意外（CVA）4.7%；昏迷 2.9%］。昏迷患者低血压、休克和 / 或心包填塞的发生率更高。颅脑损伤患者和非颅脑损伤患者的影像学表现相似，但 CVA 患者（62%）较昏迷患者（44%）和未合并颅脑损伤的患者（36%）更容易发生夹层弓部血管病变（P < 001）。CVA 和昏迷患者的死亡率分别高出 2 ~ 3 倍（CVA 40%；昏迷 60%；无脑损伤 23%，P < 0.001）。由于大脑是最容易发生缺血性损伤的器官，减少脑缺血时间对于增加神经系统成功恢复的机会至关重要。在过去的 10 年中，许多报告提示 9 ~ 10h 的截止值可以预测神经系统改善状况。Shimura 和他的同事们总结了他们在 ATAAD 合并脑 MPS 患者中应用 Seldinger 技术超声引导主动脉插管的经验。出院后经过良好的神经康复治疗，10 例昏迷患者全部康复，6 例偏瘫患者中 4 例完全康复。5 年生存率为 93.8%。

外科医生更积极地将切开和闭塞的颈动脉向上吻合至分叉处，效果明显。虽然黄金标准是立即进行主动脉中央修复以恢复脑灌注，但最近的报道表明，初步的血管内再灌注可以通过主动脉弓分支血管支架植入术和体外分流术来实现。Heran 等人报道，几乎完全闭塞的右侧颈总动脉和左侧偏瘫的患者，支架植入右颈总动脉后，患者立即表现出临床症状改善。Okita 等人报道了 7/50 的脑灌注不良患者术前进行了从股动脉到右颈总动脉的临时外分流，住院死亡率为 29%（2/7），71%（5/7）的脑血流灌注改善。因此，患有神经损伤的 TAAD 患者可能应该首先考虑介入治疗。

3. 脊髓损伤 ATAAD 发生脊髓灌注不良 0.3% ~ 4.8%。对于脊髓灌注不良的患者，传统的治疗策略是立即进行主动脉中央修复以恢复真腔血流。Sandhu 等人报道 23 例患者中只有 17% 的脊髓缺血在中央主动脉修复后得到了缓解，而 65% 的患者也在没有干预的情况下得到了一定程度的缓解。患者急性 B 型主动脉夹层（ATBAD）由于假腔内血栓形成和肋间动脉闭塞，并发脊髓缺血和截瘫。可以利用血管内开窗法 / 支架来创建一个出口，防止假腔内进一步的血栓形成和肋间动脉的闭塞。在主动脉修复之前，血管内开窗、脊髓 MPS 支架植入或脑脊液引流可能有一定作用。现在已经开始采用延迟开放修复的策略来治疗 ATAAD 患者的脊髓灌注不良。

4. 腹腔脏器灌注不良 在夹层开始时发生在不同部位的缺血性末端器官中，肠系膜灌注不良综合征（mesenteric malperfusion syndrome，MMPS）是最隐蔽的并发症之一，因此对诊断、管理和决策具有挑战性。

Di Eusanio M 于 2013 年分析 IRAD 数据显示肠系膜灌注不良是一种少见的急性 AD 并发症，通常与其他器官损伤或灌注不良的临床或影像学征象有关。在 1 809 例 A 型急性夹层患者中，只有 68 例（3.8%）符合肠系膜灌注不良的定义，其中约 30% 出现神经并发症的临床症状或体征，52.2% 出现急性肾功能衰竭，30% 出现肢体缺血。说明 MMPS 同时发生肾脏、下肢灌注不良，从而导致死亡率明显增高。有趣的是，观察到约 40% 的肠系膜缺血患者没有腹痛，而约 20% 的没有肠系膜灌注不良的患者有腹痛，这证实了腹痛是急性肠系膜缺血的非特异性症状。在 IRAD 中，肠系膜灌注不良的患者接受手术治疗的可能性较小，而接受公认的次优治疗的可能性较大，即内科治疗或血管内治疗。而且大约只有 50% 的 MMPS 患者接受了手术治疗，这些数据反映了外科医生对于术前合并严重并发症患者避免手术的态度，并表明 MMPS 在所有与术前夹层相关的并发症中是最具威胁的合并症。近 2/3 的合并 MMPS 患者在住院期间死亡，几乎是无上述并发症患者的 3 倍（63.2%/23.8%）。对于脏器和肢体灌注不良的患者，紧急的主动脉中心修复和夹层破口清除可以恢复真腔内血流，但只能解决动态灌注不良的问题。

密歇根大学医学中心对内脏和肢体 MPS 患者进行了 20 年的血管内开窗 / 支架植入术再灌注治疗，随后进行延迟开放主动脉修复，取得了良好的短期和长期效果。该技术可以解决脏器和下肢的静态和动态灌注不良。再灌注后，经脓毒性休克、急性呼吸窘迫综合征、重度酸中毒等 MPS 并发症恢复后，可以进行中央主动脉修复，手术死亡率为 2%。然而，在延迟开放修复期间，患者仍有主动脉破裂的风险。及时的血管内开窗 / 支架植入术能够比开腹主动脉中央修复以更少创伤的方式治疗静态和动态灌注不良。在立即再灌注后死于多器官衰竭的患者很可能有无法挽救的末端器官死亡，任何干预（血管内再灌注和开放修复）都是徒劳的。

在 ATAAD 和内脏灌注不良患者中，一些机构采用了 TEVAR 优先策略，以改善预后。Leshnower 等人在主动脉中心性修复前用 TEVAR-1 入路治疗了 13 例患者，并使其从脏器缺血中恢复。3 例在主动脉修复前死亡，10 例存活并进行了中央主动脉修复。对于孤立的肢体灌注不良的患者，其他的治疗方法包括腋动脉和股动脉分流及立即进行中央主动脉修复，附加血管再通术，可以达到可接受的短期效果。

（三）MPS 术前评估分级

为了评估 AD 合并 MPS 的预后，多家心脏中心提出了术前风险评估模型。

1. Penn 分级　　早期比较有名的是 Penn 分级和改良 Penn 分级。Augoustides JG 的研究包括 221 名患者。57.9% 无局部缺血，17.6% 有局部缺血，15.4% 有全身性缺血，9.0% 既有局部缺血又有全身性缺血。总的来说，28 例（12.7%）患者在围手术期死亡。各组间全因死亡率差异显著（无缺血 3.1%，局部缺血 25.6%，全身性缺血 17.6%，二者都有缺血 40.0%），其中没有缺血与缺血组相比总体差异达 8.3 倍（3.1% vs. 25.8%，$P = 0.000\ 1$）。缺血组占全部死亡的 85.7%。2016 年，Li HW 对 Penn 分级进行了改良，主要对 Ab 级进行了细分：Ab-1 表示分支血管灌注不良伴缺血，但不涉及重要器官如肠系膜、大脑或冠状动脉。Ab-2 表示分支血管灌注不良伴缺血，但累及重要器官如肠系膜、大脑或冠状动脉。

2. 术前风险评分　　现在普遍认为，AD 合并 MPS，特别是 MMPS，血乳酸异常增高 / 酸中毒是一个非常危险的信号。Ghoreishi M 提出肌酐、肝脏灌注不良和乳酸水平是独立的显著预测因子。Lawton JS 提出：①严重酸中毒伴灌注不良患者不能存活；②重度酸中毒（BE ≥ −10）合并腹部脏器灌注不良可致命。Yang B 提出介入后开放手术患者术后风险因子主要有三点：①急性卒中；②开腹手术肉眼肠坏死；③血清乳酸 ≥ 6 mmol/L。

（四）MPS 处理方法

现在主要有三个方法处理 MPS：①主动脉中心型修复；②开窗或支架；③外周血运重建，先恢复再灌注。仍然存在很多争议。

1. 主动脉中心型修复　　目前认为：① A 型主动脉夹层并发灌注不良，立即手术治疗效果良好。②最好采用冷冻象鼻支架进行主动脉修复。虽然这项技术可能无法解决肠系膜上动脉血栓形成或栓子继发的 MMPS（在密歇根州只有 3 例），但大多数动力型主动脉阻塞将得到缓解。

AD 合并 MPS 采取主动脉中心型修复的结果，MMPS 发生率不算太高，但死亡率占据首位。术前存在休克、肥胖、MMPS 是影响中心型修复术后恢复的三大因素。

考虑到国外和国内手术方式之间的差别，在 Czerny 等人的报道中，腋动脉插管的发生率仅为 42%，只有 62% 的患者进行了半弓置换。我们建议尽早手术（采用 Ss procedure）。具体措施：①采用腋动脉、股动脉双插管；保证脑灌注和腹腔脏器灌注。②快速降温，降主动脉优先植入支架。③下肢灌注不良，股动脉接人工血管灌注；④肾功能不良，肌红蛋白升高，尽早透析。

对术前存在腹腔脏器和下肢存在 MPS，宜在术后行 DSA 造影；必要时补充支架植入。PETTICOAT 技术是治疗持续性低灌注或真腔塌陷的患者的一种治疗手段。这项技术是通过在预先置入的覆膜支架远端，再置入金属裸支架的方法。它能够进一步开放远端狭窄的真腔。

对于主动脉中心型修复后下肢仍存在灌注不良的情况，可以采取股动脉－股动脉转流、腋动脉－股动脉转流或者四分支血管的分支－股动脉转流，以保证股动脉的压力，防止血栓形成。

大多数报道显示，与股动脉（FAC）相比，腋动脉插管灌注（AXC）可降低总体死亡率，减少神经和灌注不良并发症。然而，需要强调的是，在三份报告中，AXC 优于 FAC 的原因可能是后者患者在血流动力学崩溃时病情危重。腋动脉和股动脉插管相比，现在倾向于腋动脉插管，但二者并无显著性统计学差异；而且股动脉插管对肾脏的保护要比腋动脉插管要好。紧急情况下宜选择股动脉插管。

2. 开窗或支架，TEVAR-1 近年来介入优先（TEVAR-1）成为倾向。Yang 和他的同事们从 1996—2017 年，报道了 82 例 ATAAD 和肠系膜 MPS 患者，他们在主动脉开放修复前对所有患者进行了前期介入治疗。为了实现血管内再灌注，共进行了 113 个开窗、119 个主动脉支架和 45 个支血管支架，并进行了少量分支血管溶栓和吸引栓塞切除术。82 例 MMPS 患者的手术死亡率明显高于无 MMPS 患者（39% vs. 7.5%；$P < 0.001$）；然而，那些同时进行血管内重建和主动脉开放修复的患者，其住院死亡率和主要术后并发症与没有 MMPS 的患者相比无显著性差异（2.1%vs 7.7%；$P = 0.23$），这项研究表明如果及时、成功地治疗，这种并发症的影响有可能被消除。Leshnower BG 认为急性 AD 合并 MMMP 是所有 MPS 中死亡率最高的。常规治疗包括紧急升主动脉置换术和肠切除，但效果不佳。他提出了一种新的 TEVAR 治疗方法，即延迟升主动脉中心型修复治疗。

3. 早期恢复灌注的策略 Uchida K 提出了早期恢复灌注的处理策略。冠状动脉，对冠状动脉灌注不良进行 PCI 处理；脑，直接开窗法处理颈动脉闭塞；内脏，积极灌注 SMA 改善内脏灌注不良；下肢，外周建立肱动脉分流到下肢缺血的股动脉。在 438 名接受 A 型急性主动脉夹层初步治疗的患者中，108 名患者（24%）被诊断为一个或多个器官灌注不良，10 例未行早期再灌注及中央修复。对 33 例患者实行早期再灌注，然后对 28 例患者进行中央型修复。1 例（3.6%）死于肺炎，27 例患者存活。在同一时期，未接受早期再灌注治疗的 MPS 患者的中央修复死亡率为 18%（12/65），而未合并 MPS 治疗的患者的死亡率为 3.4%（9/262）。早期再灌注策略患者的死亡率明显低于未早期再灌注策略患者（$P < 0.01$）。

（五）评价

Leshnower 和同事认为，TEVAR 优先作为通向决策的桥梁是合理的，可以节省主动脉置换和术后护理所需的资源。然而，他们的 TEVAR 优先组中实际死亡率为 46%（6/13），与其他组相比差异无统计学意义；其手术效果与 Yang 报道的差别很大，部分原因可能与采取干预的方式有关。再者，介入优先组的患者情况比较稳定，导致介入组死亡率明显降低。介入优先策略需要多中心大宗病例的长期随访支持。

介入优先于主动脉中央型修复的策略临床有推广的趋势，在应用时应注意以下几点：①肠系膜灌注不良应与肠系膜灌注不良综合征区别开来，后者往往意味着出现明显延迟，合并终末器官损伤。如果早期发现肠系膜灌注不良而无终末器官功能障碍，早期近端主动脉修复可能是足够的。②如果首先考虑血管内治疗（无论是 TEVAR 或开窗），患者应处于稳定状态，无心包填塞、破裂、卒中、冠状动脉缺血或严重的主动脉瓣关闭不全等情况。③在适当的抗冲击治疗（anti-impulse therapy）下，1 ~ 3d 内发生主动脉破裂的风险较低。④所需的血管内技术是预主动脉开窗和目标血管重建。

综上，我们认为，急性主动脉夹层合并 MPS，应尽早施行主动脉中央型修复，而且最好选择全弓置换＋冰冻支架象鼻手术。在没有威胁生命（夹层随时破裂、心包填塞等）的危重情况存在时，优先恢复灌注策略是一个可取的选择。

十二、总结

主动脉夹层是心血管疾病的急危重症，不少患者需要急诊手术，才能挽救生命。随着基层医院医务人员知晓率的提高和心脏超声、CTA 等检查手段的普及，国内主动脉夹层的手术量有逐渐增高的趋势。随着各种介入技术在主动脉夹层的应用，A 型夹层和 B 型夹层的成功率也在不断提高。目前国内主动脉夹层外科面临的任务和挑战主要包括：①加强普及高血压疾病的三级预防；②建立中国人的主动脉夹层数据库；③开发新产品新技术，进一步提高主动脉夹层患者近期和远期生存率。

（吴龙）

参考文献

［1］ 孙立忠，刘宁宁，常谦. 主动脉夹层的细化分型及其应用［J］. 中华外科杂志，2005，43（18）：1171-1176.

［2］ Sun L，Qi R，Zhu J，et al. Total arch replacement combined with stented elephant trunk implantation：a new "standard" therapy for type a dissection involving repair of the aortic arch？［J］Circulation，2011，123（9）：971-978.

［3］ Sun L，Qi R，Zhu J，et al.Repair of acute type A dissection：our experiences and results［J］. Ann Thorac Surg，2011，91（4）：1147-1152.

［4］ Ma WG，Zheng J，Zhang W，et al. Frozen elephant trunk with total arch replacement for type A aortic dissections：Does acuity affect operative mortality？［J］.J Thorac Cardiovasc Surg，2014，148（3）：963-970.

［5］ Zhang H，Lang X，Lu F，et al.Acute type A dissection without intimal tear in arch：proximal or extensive repair？［J］. J Thorac Cardiovasc Surg，2014，147（4）：1251-1255.

［6］ Preventza O，Price MD，Simpson KH，et al.Hemiarch and Total Arch Surgery in Patients With Previous Repair of Acute Type I Aortic Dissection［J］.Ann Thorac Surg，2015，100（3）：833-838.

［7］ Chang Q，Tian C，Wei Y，et al.Hybrid total arch repair without deep hypothermic circulatory arrest for acute type A aortic dissection（R1）［J］.J Thorac Cardiovasc Surg，2013，146（6）：1393-1398.

［8］ Ziganshin BA，Rajbanshi BG，Tranquilli M，et al.Straight deep hypothermic circulatory arrest for cerebral protection during aortic arch surgery：Safe and effective［J］. J Thorac Cardiovasc Surg，2014，148（3）：888-898.

［9］ Rice RD，Sandhu HK，Leake SS，et al.Is Total Arch Replacement Associated With Worse Outcomes During Repair of Acute Type A Aortic Dissection？［J］.Ann Thorac Surg，2015，100（6）：2159-2165.

［10］ Preventza O，Simpson KH，Cooley DA，et al. Unilateral versus bilateral cerebral perfusion for acute type A aortic dissection［J］.Ann Thorac Surg，2015，99（1）：80-87.

［11］ Benedetto U，Takkenberg JJ，Stigliano I.Unilateral versus bilateral antegrade cerebral protection during circulatory arrest in aortic surgery：a meta-analysis of 5100 patients［J］.J Thorac Cardiovasc Surg，2014，147（1）：60-67.

［12］ Sandhu HK，Tanaka A，Charlton-Ouw KM，et al.Outcomes and management of type A intramural hematoma［J］.Ann Cardiothorac Surg，2016，5（4）：317-327.

［13］ Abbas A，Brown IW，Peebles CR，et al.The role of multidetector-row CT in the diagnosis，classification and management of acute aortic syndrome［J］.Br J Radiol，2014，87（1042）：20140354.

［14］ David TE. Adventitial inversion in the distal anastomosis in surgical treatment of acute DeBakey type I aortic dissection［J］. J Thorac Cardiovasc Surg，2016，151（5）：1346-1347.

［15］ Oda T，Minatoya K，Sasaki H，et al.Adventitial inversion technique for type A aortic dissection distal anastomosis［J］. J Thorac Cardiovasc Surg，2016，151（5）：1340-1345.

［16］ Fujimatsu T，Osawa H，Osaka S，et al.Strategies for treatment of acute aortic dissection with involvement of sinus of valsalva［J］.Ann Thorac Cardiovasc Surg，2009，15（6）：382-388.

［17］ Urbanski PP，Hijazi H，Dinstak W，et al.Valve-sparing aortic root repair in acute type A dissection：how many sinuses have to be repaired for curative surgery？［J］.Eur J Cardiothorac Surg，2013，44（3）：439-443，discussion 443-444.

［18］ Kim JY，Kim IH，Heo W，et al.A New Root-Strengthening Technique for Acute Aortic Dissection with a Weakened Aortic Root：The Neo-Adventitia Technique［J］.Korean J Thorac Cardiovasc Surg，2017，50（6）：436-442.

［19］ David TE，Maganti M，Armstrong S. Aortic root aneurysm：principles of repair and long-term follow-up［J］. J Thorac Cardiovasc Surg，2010，140（6 Suppl）：S14-S19.

［20］ Erbel R，Aboyans V，Boileau C，et al. ESC Committee for Practice Guidelines.2014 ESC Guidelines on the diagnosis and treatment of aortic diseases：Document covering acute and chronic aortic diseases of the thoracic and abdominal aorta of the adult. The Task Force for the Diagnosis and Treatment of Aortic Diseases of the European Society of Cardiology（ESC）［J］.Eur Heart J，2014，35（41）：2873-2926.

［21］ Leyh RG，KMlenbach K，Karck M，et al. Impact of preoperative aortic root diameter on long-term aortic valve function' after valve sparing aortic root reimplantation［J］. Circulation，2003，108（Suppl 1）：II 285- II 290.

［22］ David TE，Feindel CM，Webb GD，et al. Long-term results of aortic valve-sparing operations for aortic root aneurysm［J］. J Thorac Cardiovasc Surg，2006，132（2）：347-354.

［23］ Youssefi P，El-Hamamsy I，Lansac E.Rationale for aortic annuloplasty to standardise aortic valve repair［J］.Ann Cardiothorac Surg，2019，8（3）：322-330.

［24］ Shrestha M，Baraki H，Maeding I，et al. Long-term results after aortic valve-sparing operation（David I）［J］. Eur J Cardiothorac Surg，2012，41（1）：56-61.

［25］ Kallenbach K，Baraki H，Khaladj N，et al. Aortic valve-sparing operation in Marfan syndrome：what do we know after a decade？［J］.Ann Thorac Surg，2007，83（2）：S764-S768.

［26］ David TE，Armstrong S，Maganti M，et al. Long-term results of aortic valve-sparing operations in patients with Marfan syndrome［J］. J Thorac Cardiovasc Surg，2009，138（4）：859-864.

［27］ Price J，Magruder JT，Young A，et al. Long-term outcomes of aortic root operations for Marfan syndrome：a comparison of Bentall versus aortic valve-sparing procedures［J］. J Thorac Cardiovasc Surg，2016，151：330 336.

［28］ Joo HC，Chang BC，Youn YN，et al. Clinical experience with the Bentall procedure：28 years［J］. Yonsei Med J，2012，53（5）：915-923.

［29］ Hashimoto W，Hashizume K，Ariyoshi T，et al. Ten years experience of aortic root replacement using a modified bentall procedure with a carrel patch and inclusion technique［J］. Ann Vasc Dis，2011，4（1）：32-36.

［30］ Karangelis D，Tzertzemelis D，Demis AA，et al. Eighteen years of clinical experience with a modification of the Bentall button technique for total root replacement［J］. J Thorac Dis，2018，10（12）：6733-6741.

［31］ Michielon G，Salvador L，Da Col U，et al. Modified button-Bentall operation for aortic root replacement：the miniskirt technique［J］. Ann Thorac Surg，2001，72（3）：S1059-S1064.

［32］ Tamura K，Arai H，Kawaguchi S，et al. Long-term results of modified Bentall procedure using flanged composite aortic prosthesis［J］. Ann Thorac Cardiovasc Surg，2013，19（2）：126-130.

［33］ Hussain G, Ahmad N, Ahmad S, et al. New modification of modified bentall procedure（A single centre experience）［J］. Pak J Med Sci, 2015, 31（6）: 1318-1321.

［34］ Kourliouros A, Soni M, Rasoli S, et al.Evolution and current applications of the Cabrol procedure and its modifications［J］. Ann Thorac Surg, 2011, 91（5）: 1636-1641.

［35］ Hess PJ, Klodell CT, Beaver TM, et al. The Florida Sleeve: A New Technique for Aortic Root Remodeling With Preservation of the Aortic Valve and Sinuses［J］. Annals of Thoracic Surgery, 2005, 80（2）: 748-750.

［36］ 柳枫, 孙立忠, 常谦, 等.应用象鼻技术治疗主动脉疾病的疗效及随访观察［J］. 中国循环杂志, 2002, 17: 428-429.

［37］ 孙立忠. 主动脉夹层诊断与治疗规范中国专家共识［J］. 中华胸心血管外科杂志, 2017, 33（11）: 641-655.

［38］ Uchida T, Kuroda Y, Yamashita A, et al. Clinical Experience of Endovascular Stent-graft Treatment for Stanford Type A Acute Aortic Dissection［J］. Kyobu Geka, 2019, 72（12）: 976-983.

［39］ Suzuki T, Asai T, Nota H, et al. Selective cerebral perfusion with mild hypothermic lower body circulatory arrest is safe for aortic arch surgery［J］. Eur J Cardiothorac Surg, 2013, 43: e94-e98.

［40］ Bavaria J, Vallabhajosyula P, Moeller P. approaches in the treatment of aortic arch aneurysms: post- operative and midterm outcomes［J］. J Thorac Cardiovasc Surg, 2013, 145: S85-S90.

［41］ Tokuda Y, Oshima H, Narita Y, et al. Hybird versus open repair of aortic arch aneurysms: comparison of postoperative and mid-term outcomes with a propensity score-matching analysis［J］. European Journal of Cardio-Thoracic Surgery, 2016, 49（1）: 149-156.

［42］ Midulla M, Fattori R, Beregi JP.Aortic dissection and malperfusion syndrome: a when, what and how-to guide［J］. Radiol Med, 2013, 118（1）: 74-88.

［43］ Bossone E, Rampoldi V, Nienaber CA, et al. Usefulness of pulse deficit to predict in-hospital complications and mortality in patients with acute type A aortic dissection［J］. Am J Cardiol, 2002, 89: 851-855.

［44］ Tsai TT, Bossone E, Isselbacher EM, et al. Clinical characteristics of hypotension in patients with acute aortic dissection［J］. Am J Cardiol, 2005, 95: 48-52.

［45］ Hagan PG, Nienaber CA, Isselbacher EM, et al.The International Registry of Acute Aortic Dissection（IRAD）: new insights into an old disease［J］. JAMA, 2000, 283（7）: 897-903.

［46］ Trimarchi S, Nienaber CA, Rampoldi V, et al. International Registry of Acute Aortic Dissection Investigators. Contemporary results of surgery in acute type A aortic dissection: The International Registry of Acute Aortic Dissection experience［J］. J Thorac Cardiovasc Surg, 2005, 129（1）: 112-122.

［47］ Kawahito K, Kimura N, Yamaguchi A.Malperfusion in type A aortic dissection: results of emergency central aortic repair［J］.Gen Thorac Cardiovasc Surg, 2019, 67（7）: 594-601.

［48］ Di Eusanio M, Trimarchi S, Patel HJ, et al.Clinical presentation, management, and short-term outcome of patients with type A acute dissection complicated by mesenteric malperfusion: observations from the International Registry of Acute Aortic Dissection［J］. J Thorac Cardiovasc Surg, 2013, 145（2）: 385-390.

［49］ Zindovic I, Gudbjartsson T, Ahlsson A, et al.Malperfusion in acute type A aortic dissection: An update from the Nordic Consortium for Acute Type A Aortic Dissection［J］. J Thorac Cardiovasc Surg, 2019, 157（4）: 1324-1333.

［50］ Hagan PG, Nienaber CA, Isselbacher EM, et al. The International Registry of Acute Aortic Dissection（IRAD）: new insights into an old disease［J］.JAMA, 2000, 283（7）: 897-903.

［51］ Neri E, Toscano T, Papalia U, et al.Proximal aortic dissection with coronary malperfusion: presentation, management, and outcome［J］.J Thorac Cardiovasc Surg, 2001, 121（3）: 552-560.

［51］ Chen YF, Chien TM, Yu CP, et al.Acute aortic dissection type A with acute coronary involvement: a novel classification［J］.Int J Cardiol, 2013, 168（4）: 4063-4069.

［52］ Rampoldi V, Trimarchi S, Eagle KA, et al. Simple risk models to predict surgical mortality in acute type A aortic dissection: the International Registry of Acute Aortic Dissection score［J］. Ann Thorac Surg, 2007, 83（1）: 55-61.

［53］ Imoto K, Uchida K, Karube N, et al. Risk analysis and improvement of strategies in patients who have acute type A aortic dissection with coronary artery dissection［J］. Eur J Cardiothorac Surg, 2013, 44（3）: 419-424, discussion 424–425.

［54］ Rapezzi C，Longhi S，Graziosi M，et al. A. Risk factors for diagnostic delay in acute aortic dissection ［J］. Am J Cardiol，2008，102：1399–1406.

［55］ Preece R，Srivastava V，Akowuah E，et al. Should limb revascularization take priority over dissection repair in type a aortic dissection presenting as isolated acute limb ischaemia ［J］. Interact Cardiovasc Thorac Surg，2017，25：643–646.

［56］ Trivedi D，Navid F，Balzer JR，et al. Aggressive aortic arch and carotid replacement strategy for type A aortic dissection improves neurologic outcomes ［J］. Ann Thorac Surg，2016，101：896–903，discussion 903–905.

［57］ Norton EL，Wu X，Farhat L，et al. Dissection of arch branches alone an indication for aggressive arch management in type A dissection？［J］.Ann Thorac Surg，2019，109（2）：487–494.

［58］ Okita Y，Ikeno Y，Yokawa K，et al. Direct perfusion of the carotid artery in patients with brain malperfusion secondary to acute aortic dissection ［J］. Gen Thorac Cardiovasc Surg，2019，67：161–167.

［59］ Heran MKS，Balaji N，Cook RC. Novel percutaneous treatment of cerebral malperfusion before surgery for acute type A dissection ［J］. Ann Thorac Surg，2019，108：e15–e17.

［60］ Sandhu HK，Charlton–Ouw KM，Jeffress K，et al. Risk of mortality after resolution of spinal malperfusion in acute dissection ［J］. Ann Thorac Surg，2018，106：473–481.

［61］ Deeb GM，Patel HJ，Williams DM. Treatment for malperfusion syndrome in acute type A and B aortic dissection：a long–term analysis ［J］. J Thorac Cardiovasc Surg，2010，140：S98–100，discussion S142–S146.

［62］ Wasnik A，Kaza RK，Al–Hawary MM，et al.Multidetector CTimaging in mesenteric ischemia–pearls and pitfalls ［J］. Emerg Radiol，2011，18：145–156.

［63］ Uchida K，Karube N，Kasama K，et al. Early reperfusion strategy improves the outcomes of surgery for type A acute aortic dissection with malperfusion ［J］. J Thorac Cardiovasc Surg，2018，156：483–489.

［64］ Girdauskas E，Kuntze T，Borger MA，et al. Surgical risk of preoperative malperfusion in acute type A aortic dissection［J］. J Thorac Cardiovasc Surg，2009，138：1363–1369.

［65］ Narayan P，Rogers CA，Benedetto U，et al. Malperfusion rather than merely timing of operative repair determines early and late outcome in type A aortic dissection ［J］. J Thorac Cardiovasc Surg，2017，154：81–86.

［66］ Augoustides JG，Observational study of mortality risk stratification by ischemic presentation in patients with acute type A aortic dissection：the Penn classification ［J］. Nat Clin Pract Cardiovasc Med，2009，6（2）：140–146.

［67］ Li HW，Shih YC，Liu HH，et al.Reconsidering the Impact of Pre–Operative Malperfusion on Acute Type A Dissection：The Modified Penn Classification ［J］.J Am Coll Cardiol，2016，67（1）：121–122.

［68］ Ghoreishi M，A Novel Risk Score Predicts Operative Mortality After Acute Type A Aortic Dissection Repair ［J］. Ann Thorac Surg，2018，106（6）：1759–1766.

［69］ Lawton JS.The profound impact of combined severe acidosis and malperfusion on operative mortality in the surgical treatment of type A aortic dissection ［J］. J Thorac Cardiovasc Surg，2018，155（3）：897–904.

［70］ Yang B，Norton EL，Rosati CM，et al.Managing patients with acute type A aortic dissection and mesenteric malperfusion syndrome：A 20–year experience ［J］. J Thorac Cardiovasc Surg，2019，158（3）：675–687.

［71］ Chiu P，Tsou S，Goldstone AB.Immediate operation for acute type A aortic dissection complicated by visceral or peripheral malperfusion ［J］. J Thorac Cardiovasc Surg，2018，156（1）：18–24.

［72］ Shrestha M，Haverich A，Martens A. Total aortic arch replacement with the frozen elephant trunk procedure in acute DeBakey type I aortic dissections ［J］. Eur J Cardiothorac Surg，2017，51（suppl 1）：i29–i34.

［73］ Czerny M，Schoenhoff F，Etz C，et al. The impact of pre–operative malperfusion on outcome in acute type A aortic dissection：results from the GERAADA registry ［J］. J Am Coll Cardiol，2015，65：2628–2635.

［74］ Bertoglio L，Rinaldi E，Melissano G，et al.The PETTICOAT concept for endovascular treatment of type B aortic dissection ［J］. J Cardiovasc Surg（Torino），2019，60（1）：91–99.

［75］ Lin CY.Double arterial cannulation strategy for acute type A aortic dissection repair：A 10–year single–institution experience ［J］. PLoS One，2019，14（2）：e0211900.

［76］ Patris V.Is axillary superior to femoral artery cannulation for acute type A aortic dissection surgery？［J］. Interact Cardiovasc Thorac Surg，2015，21（4）：515–520.

［77］ Norton EL，Khaja MS，Williams DM，et al. Type A aortic dissection complicated by malperfusion syndrome ［J］.

Curr Opin Cardiol，2019，34（6）：610-615.

［78］ Goldberg JB，Lansman SL，Kai M，et al.Malperfusion in Type A Dissection：Consider Reperfusion First ［J］. Seminars in Thoracic and Cardiovascular Surgery，2017，29（2）：181-185.

［79］ Shimura S，Odagiri S，Furuya H，et al. Echocardiography-guided aortic cannulation by the Seldinger technique for type A dissection with cerebral malperfusion ［J］. J Thorac Cardiovasc Surg，2020，159（3），784-793.

［80］ Mehta RH，Suzuki T，Hagan PG，et al，International Registry of Acute Aortic Dissection（IRAD）Investigators. Predicting death in patients with acute type A aortic dissection ［J］. Circulation，2002，105：200-206.

［81］ Estrera AL. Commentary：Building bridges，not walls ［J］. J Thorac Cardiovasc Surg，2019，158（6）：1527-1528.

［82］ Fattori R，Montgomery D，Lovato L，et al.Survival after endovascular therapy in patients with type B aortic dissection：a report from the International Registry of Acute Aortic Dissection（IRAD）［J］. JACC Cardiovasc Interv，2013，6（8）：876-882.

［83］ Enezate TH，Omran J，Al-Dadah AS，et al. Thoracic endovascular repair versus medical management for acute uncomplicated type B aortic dissection ［J］. Catheter Cardiovasc Interv，2018，91（6）：1138-1143.

［84］ Li FR，Wu X，Yuan J，et al. Comparison of thoracic endovascular aortic repair，open surgery and best medical treatment for type B aortic dissection：A meta-analysis ［J］. Int J Cardiol，2018，250：240-246.

［85］ Xiong J，Chen C，Wu Z，et al. Recent evolution in use and effectiveness in mainland China of thoracic endovascular aortic repair of type B aortic dissection ［J］. Sci Rep，2017，7（1）：17350.

第六篇
心脏移植与心肺联合移植

第六十九章
心脏移植

第一节 心脏移植的发展

1902 年，法国人 Alexis Carrel（1873—1944）创建了现代血管缝合技术，这一基本技术一直沿用至今。

1905 年，Carrel 与 Guthrie 首次报道应用该技术进行犬异位心脏移植的实验结果：将小犬供心的主动脉、肺动脉分别吻合在大犬的颈动脉和颈静脉，移植后的心脏跳动了近 2 h。这位最早尝试移植心脏的先驱者 Carrel，由于在心脏和其他器官移植领域的多项研究成就，获得了 1912 年医学和生理学的诺贝尔奖。

1933 年，Mann 等采用抗凝和冠状动脉灌注技术，使异位移植供心的存活时间延长到了 8 d。

1946 年，苏联的 Demikhvo 在无体外循环和低温的条件下，首次完成了犬的胸腔内移位并列心脏移植。

1958 年，Goldberg 等将体外循环技术应用于原位同种心脏移植，供心复跳后能维持循环 20 min。

1960 年，美国的 Lower 和 Shamway 通过吻合左、右心房、主动脉和肺动脉的心脏移植吻合方法，将心脏移植的手术方式标准化，其心脏移植的实验犬最长存活 21d，这种吻合方式，后人称之为"经典式"或"标准式"，并一直沿用至今。

1964 年，美国的 Hardy 首次将猩猩的心脏移植到人的胸腔，供心仅复跳 1 h，但这是人类异种心脏移植的临床尝试的开端。当时由于手术的失败和宗教信仰等方面的原因，心脏移植引起了极大的争议，一度被视为异端。

1967 年 12 月 3 日，南非开普敦的 Christiaan Barnard 首次成功地完成了人类同种异体原位心脏移植，患者术后存活 18d，死于肺部感染。1 个月后 Barnard 又做了一例原位心脏移植，该患者术后 1 年半死于慢性排异反应。受 Barnard 首例心脏移植的影响，在随后的 2 年内，全球有 22 个国家 64 个手术单位相继开展此项手术。但由于对移植中的许多问题认识不足，术后死亡率十分高，使得心脏移植一度陷入几乎停顿的局面。唯有美国斯坦福大学的 Shumway 等仍坚持心脏移植的研究与临床，自 1968 年始，他们每年要进行 25 次心脏移植手术，其 1 年存活率达 80% 以上，到 1984 年，该院做了 289 例，122 例存活，其中 1 例存活超过 14 年。他们在手术及术后排异反应的监测与治疗等方面作出了突出的贡献。

国内的心脏移植起步较晚。上海第二医学院附属瑞金医院的张世泽到法国学习 1 年回国后，组织了心脏移植攻关小组。在成熟的动物实验基础上，于 1978 年 4 月 21 日，为一位 38 岁的晚期风湿性多瓣膜病、全心衰、心功能Ⅳ级的朱姓男子实施了同种异体原位经典式心脏移植术并一举成功，应用了甲泼尼龙、抗淋巴球蛋白和环磷酰胺等免疫抑制剂。患者术后第 11 天、第 26 天、第 71 天出现三次排异反应，均用甲强龙冲击治疗得到控制，第 108 天时因多重感染死亡。这是中国第一例成功的心脏移植案例。此后很长一段时间心脏移植鲜有尝试。

1992年初，北京安贞医院的陈宝田等，在全球已有近2万例心脏移植病例的鼓舞下，为一例16岁的晚期扩张型心肌病的女性患者施行了同种异体原位心脏移植并获得成功。该院为扩大这一成果的影响，在该患者存活至7个月时，在北京举办了有心内、心外、麻醉、病理医生等参加的学习班。正当办班开始之际，患者突然猝死，存活了214d。

紧接着，哈尔滨医科大学附属第二医院（简称"哈医大二院"）的夏求明等于1992年4月26日，为一位35岁的男性扩张型心肌病患者杨某做了原位心脏移植，一举成功。

时隔2个多月，黑龙江省牡丹江心血管病院刘晓程等于1992年7月5日和11日先后为两例扩张型心肌病患者施行心脏移植，亦取得成功。两例患者分别存活1年6个月和2年8个月，先后死于慢性排异反应及移植物血管病变。刘晓程等创造了一周内2例心脏移植成功的中国奇迹。与此同时，武汉同济医科大学附属同济医院的张本固于1992年8月25日为一位25岁的扩张型心肌病男性患者行心脏移植，但术后55h死于急性排异反应。

1993—1994年间，武汉协和医院的杨辰垣等行3例心脏移植，无长期存活。湖南湘雅医院的周汉搓等和南京军区总医院的景华等，分别于1994年4月和1994年7月做了本单位的第一例心脏移植手术，但存活时间均不长。仅哈医大二院于1994年11月做的一例于某获长期存活。

1995年8月21日，福建医科大学附属协和医院的廖崇先等为一名39岁的男性终末期扩张型心肌病患者毛某某行同种异体原位心脏移植。在此基础上，他们于1996—2001年的5年里，在厦门、泉州、龙岩等地施行了10例心脏移植，大部分都得到长期存活。

一系列成功的案例令心脏移植界信心倍增。随后，在重庆、太原、北京、上海、广州、武汉、南京、西安、石家庄、郑州、沈阳、兰州、西宁、山东烟台、威海、江苏无锡、黑龙江大庆等近20个大中城市、20余所医院开展心脏移植，并取得了良好效果。

从2000年始上海复旦大学中山医院王春生等在做了全面充分的准备后开始进行心脏移植，并达到了规模水平。

接着，北京阜外医院胡盛寿等于2004年6月3日首次为一名53岁男性终末期冠心病患者动刀，并一举成功，继而很快就进入了"快车道"。截至2016年7月30日，该院已完成608例心脏移植，院内死亡仅4.2%，1年生存率94.4%，3年生存率92.2%，5年生存率88.9%和7年生存率82.8%。2008—2019年，武汉协和医院董念国团队完成心脏移植700例，连续多年数量过百，数量进入国际先进行列。1个月、1年、3年和5年生存率分别达96.6%、90.1%、86.01%和84%。

2010年，全国心脏移植注册登记系统和数据库建立，中国的心脏移植逐步进入正轨。

自2011年至2015年5月，全国注册登记的心脏移植患者975例。中国心脏移植年龄最大的是哈医大二院的杨玉民，他换心后幸福生活了18年。至今仍存活时间最长者为哈尔滨的于某某老师，已存活22年。其次就是福建福州的毛机水先生，经历二次换心，毛先生在1995年8月行第一次心脏移植，因移植物血管病变、右心功能不全，在第一次换心后的17年发生3次心搏骤停，2次在家，1次在院内，经抢救复生，于2011年12月22日福州协和医院陈良万、廖崇先、陈道中等给他再次换心获得成功，至今一切情况良好。再次是陈雷金，1997年11月18日在福建省龙岩市第一医院换心，19年来正常工作，抚养孩子成人。

目前健存的几百个换心人中，在安徽患者王涛的创导下，成立了"中国心友联盟"，目前"盟员"已发展到近300人。他们相互帮助、相互照应及交流术后心得，根据自己的体会，还撰写了书籍。

在中国内地，接受换心的患者，年龄相对较轻。因此不少患者术后生儿育女。在福建的患者中，男患者术后有 1～3 个孩子的有 10 位。而全球的女患者心脏移植后生儿育女的就很少见，中国深圳孙逸仙医院 2005 年 5 月行换心术的钟某某，术后结婚，在她换心 10 年后，于 2015 年 3 月，顺产 6.6 斤重的男婴，至今健康存活。

在 1987 年 7 月，中国台湾地区脑死亡器官捐赠相关规定通过。当月 17 日，魏峥团队在三军总医院完成中国台湾地区首例心脏移植。截至 2016 年年中，中国台湾地区共完成 1 300 例心脏移植。有一位患者有两个心脏同时植入体内，至今仍存活。这些换心人年龄从 5 个月大到 71 岁。心脏移植病因扩张型心肌病占 52%、缺氧性心肌病占 28%、瓣膜病心肌病变占 7%、孕后心肌病变占 4%、先天性心脏病变占 4%、急性心肌梗死占 2.3%、肥厚性心肌病变占 1.1%、因移植物血管病变再次心脏移植占 1.1%，以及原发性类淀粉心肌病变占 0.5%。有 3 位患者心脏移植前曾使用体外膜肺氧合系统（ECMO）、7 位病患使用心室辅助装置再成功地过渡到心脏移植。又有 3 位同时进行心脏及肾脏移植，心脏移植后使用环孢素 A 及类固醇为主要组合型抗排斥药物，而 CD3 单克隆抗体、抗胸腺细胞球蛋白、抗淋巴细胞球蛋白则使用在诱导期，或肾功能不全患者，或用于对大量类固醇治疗失败顽固性排异反应。台大医院在过去 10 年来，163 例心脏移植的手术死亡率为 6.1%，而长期存活率 1 年为（84.3±3）%、5 年为（76.5±5）%、10 年为（76±5）%，存活最长为 22 年。目前中国台湾地区的心脏移植保持在 100 例 / 年左右。

值得一提的是，近年来中国台湾地区应用 ECMO 支持 9d、16d 乃至 117d 后行心脏移植的患者，获得奇迹般的成功，创造了世界奇迹。

中国香港地区的心脏移植开展较迟，病例也不太多，为 10 例 / 年左右。

在 2007 年国务院《器官移植条例》出台以前，几乎所有的心脏移植供心都来自"严重创伤脑死亡者"。但中国尚无脑死亡法，在黄洁夫、陈忠华等人的积极推动下，通过红十字会等组织不断努力宣传"脑死亡""心死亡"后捐赠器官的理念，器官捐献陆续为人们所接受。

2006 年 7 月 1 日，在陈忠华、陈道中、陈良万等的直接参与下，中国首例国际标准脑死亡心脏捐献在浙江省杭州市浙江省中医院启动。该供心从杭州空运至济南市第四人民医院实施心脏移植，这个供心冷缺血时间近 6h。受体体重 180 斤，超过供者体重的 66%，受体术后 3d 死于早期供心失功。近些年来，脑死亡供心已日渐增长。现在，所有供心都来源于器官捐献的患者，所以，大力宣传器官捐献才能救更多终末期心脏病患者。

人工心脏（左、右心辅助装置）在心脏移植中的应用也在茁壮成长。北京阜外医院吴清玉等在 2001 年 3 月 21 日为 32 岁的大面积心机梗死心源性休克后男性警察曹某，植入 Novacor 人工心脏（左心辅助），患者得救。患者带机在家平安生活 2 年余，于 2003 年 4 月 24 日再为其行原位心脏移植成功，9 年后该患者因脑出血死亡。上海同济大学附属东方医院刘中民等于 2001 年 1 月 18 日至 2004 年，共完成人工心脏植入术 9 例，其中 1 例过渡到心脏移植并取得成功。2003 年廖崇先等为一名 32 岁的扩心患者行 Meados 左心辅助术，30d 后因严重栓塞并发症，患者未能等到换心即死亡。2005 年 1 月至 2005 年 8 月，北京阜外医院胡盛寿等为 3 例扩心患者在等待移植期间行左心室辅助术，1 例行心肾联合移植后 3 个月多器官衰竭死亡，1 例单纯心脏移植患者平安出院，1 例因多发栓塞，未行心脏移植，用 LVAD 42d 死亡。北京阜外医院罗新锦等回顾分析 2005 年 2 月至 2007 年 8 月间接接受心脏移植前实施机械辅助循环急诊过渡治疗 10 例，8 例 ECMO 支持，1 例 BVS5000 左心辅助，1 例 Meados 支持，时间 3 ~ 44d。4 例成功过渡至行心脏移植，2 例心功能好转撤离支持。目前，以天津泰达医院刘晓程为领导的研究小组及广州、武汉、上海、山西等地都在紧锣密鼓地研制人工心脏并进行动物实验中。

第二节 心脏移植的适应证与禁忌证

一、心脏移植的适应证

一般认为符合以下条件的患者可积极准备实施心脏移植：在 70 岁以内的，各种原因导致终末期心力衰竭，或者顽固性、恶性频发性心律失常严重影响生存质量，经正规系统内外科治疗无效，不适合手术矫正的复杂性先天性心脏畸形，预计心功能难以维持其存活 1 年，其他脏器无严重损伤的患者。

需要说明的是，如患者还有其他脏器衰竭，可酌情行多器官联合移植。患者年龄在 70 岁以上，其机体各器官功能良好，无明显的全身动脉粥样硬化，仍然可以作为心脏移植的候选人，其供体在相对缺乏时可以匹配年龄较大的心脏。在具体病种上，心肌病患者是主要受者，占据了我国心脏移植的 70% 以上，高于国际心肺移植报道的 54%，而冠心病占比在 20% 以内，低于国际报道的 30%。另外，复杂先天性心脏病和瓣膜性心脏病、心脏肿瘤则占据了剩下的病种分布。心肌病包括扩张性心肌病、慢性克山病及限制性心肌病，病因隐匿，发病机制不清，不仅有进行性加重的充血性心力衰竭、心脏变形，还常伴有恶性心律失常。冠心病首选内科用药、支架介入、血管搭桥手术，如果患者对上述治疗无效或为多血管损害的进行性弥漫性冠状动脉病变，发生严重心肌损害，频发严重心绞痛或不可逆的心力衰竭，必须选择心脏移植。

二、心脏移植的禁忌证

随着心脏移植技术的不断完善，抗排异反应经验的不断积累，接受心脏移植的患者术后生存质量和生存期均不断改善，因而近些年来心脏移植的适应证有所扩大，而禁忌证也随之有所放宽。目前，大多数心脏移植中心认为下列情况属于手术禁忌证。

（一）绝对禁忌证

1. 急性严重感染性疾病　如伤寒、败血症、化脓性播散性粟粒性样结核、各种寄生虫、病毒感染者。由于心脏移植术后必须长期大剂量服用多种非选择性免疫抑制剂，很容易造成感染扩散、恶化，加快受者死亡。如果在心脏移植术前能够有效控制这些感染，仍然能够正常准备心脏移植。

2. 恶性肿瘤　免疫抑制必然加快恶性肿瘤的复发和转移，对手术切除恶性肿瘤不确切或已有复发、转移迹象的恶性肿瘤，高度恶性的肿瘤如原发性肝细胞癌、肺小细胞癌，不适合外科手术切除的恶性肿瘤如淋巴肉瘤、白血病等均不可行心脏移植。

3. 人类免疫缺陷病毒（HIV）阳性　HIV 患者免疫力丧失而极易发生感染或恶性肿瘤且目前无有效治疗办法，HIV 病毒本身也攻击心脏，心脏移植使之雪上加霜，愈后不良。

4. 肺动脉压力增高　终末期心力衰竭的患者，或多或少都伴有肺功脉高压。其病因是肺动脉血管阻力增加，做心导管检查时，肺动脉收缩压 > 70mmHg，平均压 > 60mmHg，肺血管阻力 > 6 ~ 8U/m²，这种患者在完成心脏移植手术脱离体外循环后数日，仍然可能因为不可逆的右心室功能衰竭引发早期死亡。鉴于大多数终末期心脏病伴有肺动脉压升高，术前判定肺动脉压力可逆性对手术能否成功至关重要，如果肺动脉压力过高且对硝普钠无反应，单做心脏移植仍不能保证患者存活，只能考虑心肺联合移植或者异位并列心脏移植。

5. 其他 血型不合、活动性消化性溃疡、严重结缔组织病、严重的糖尿病、血糖不易控制或处于酮症酸中毒状态、近期脑梗死或脑出血等；多器官功能衰竭、出血性疾病、不能耐受手术；不能配合治疗、服用毒品或酗酒、有精神障碍的。

6. 人类淋巴细胞毒素抗体阳性者 和其他器官移植一样，为了避免超急性排异反应的发生，患者人类淋巴细胞毒素抗体阳性，必须和供体做交叉试验。如交叉试验阳性者，心脏移植绝对禁忌。

（二）相对禁忌证

随着心脏移植的广泛开展，各种新型安全免疫抑制剂的问世，心脏移植的相对禁忌证越来越少，不同的移植中心对心脏移植的风险评估有较大差异。

相对禁忌证包括：超高龄患者或 1 个月以内的新生儿，心肌炎急性发作期，近期肺梗死者。

第三节 心脏移植供体的选择与获取

一、心脏移植供体选择

和其他器官相比，心脏移植供者的选择有以下特殊性而影响心脏移植的实施：第一，受限心脏移植无活体供心的可能，移植心脏均来自脑死亡供者，这从熟练和质量上严重限制了供心的来源和心脏移植的扩大开展；第二，供心是一个整体，和肝肺不同，不能减体积使用，对供者胸腔体积的匹配有一定的要求，进一步减少了符合条件的供体；第三，心脏是动力器官，心肌对缺血缺氧十分敏感，心脏移植术后要求移植心脏立刻搏动而不能够像移植肝肾等组织一样可以采用血透等支持系统或保留受者的部分器官长时间支持过渡到移植物回复功能。相对于血液透析和生物人工肝、人工肺，人工心脏或体外反搏还难以长时间稳定地支持心脏移植术后的血液循环，供心的质量又直接影响心脏移植受者术后心功能的恢复，即使在低温器官保存液中，供心的缺血缺氧安全时间仅仅只有肝肾的一半，如果供心因运输问题超过安全时限（国际报道一般在 5 ~ 6h 以内），为了保证患者安全，必须放弃心脏以避免术后低心排血量综合征等致命性并发症。

由于上述原因使得可以移植的供体明显减少，所以必须认真评估供受者的条件，最大限度地满足不同患者的需求。如国际心肺移植组织要求供体小于 45 岁，在 45 ~ 55 岁的供体应该在冷缺血时间小于 4h 同时不伴有其他供体危险因素的情况下被使用，而供体年龄大于 55 岁时，常常匹配给相应大龄的受体。乙型肝炎病毒阳性的供者不适合给予乙型肝炎病毒阴性的受体，但是可以给予乙型肝炎病毒阳性的受体。供受体体重比一般不应该超过 30%。对于肺血管阻力高的受体，应该取用大的供心，防止术后发生急性右心衰。特殊情况下可以用"次佳清单"中的供体为危重患者过渡，以等待有更好的供心行再次心脏移植。

当供心过大时，应该切开两侧心包，则可解决相关问题。供心偏小时，应：①从上腔静脉到下腔静脉打开供心右房以适合受体；②留长主动脉、肺动脉残端；③应用前列腺素等以减少肺血管阻力；④同步起搏供受体心房以增加心室充盈；⑤提高心律，开始使用异丙肾上腺素或者起搏器，而后改用茶碱类药物，必要时予以镇静并过度通气；⑥复灌时应用三碘甲状腺原氨酸以减少后负荷。

二、供体心脏的获取

在器官获取前，应尽量维持供体的血流动力学稳定，避免低血压、低体温、低氧血症、电解质和酸碱代谢紊乱及过量血管活性药物的应用等情况。自愿捐献器官获取通常会有多个外科团队共同实施，各团队需在有限的操作空间内协同工作，相对于肝脏、肾脏、肺脏而言，心脏对热缺血的耐受较差，原则上，心脏应优先获取，尽可能缩短热缺血时间。器官获取前全身肝素化（2.5～3.5mg/kg）。

（一）心脏显露

供体均在人工呼吸机辅助通气的状态下进行手术，部分患者可能有气管切开，需避免切口污染。供体仰卧位，常规消毒铺巾，胸骨正中切口，切开皮肤直达胸骨，纵行锯开胸骨，胸撑撑开，倒"T"形剪开心包，充分显露心脏。供心如处于过度充盈状态，劈开胸骨和剪开心包时应注意避免损伤心脏。心包切开后首先观察心脏形态及左、右心室活动情况，明确有无外伤或胸外心脏按压造成的心血管损伤，触摸主动脉根部压力及主动脉壁是否有钙化斑块，如供体年龄超过45岁或合并高血压、糖尿病、高脂血症等，须探查冠状动脉，了解有无粥样硬化斑块或钙化。

（二）心肌保护

在确定心脏无明显异常后，充分游离上、下腔静脉和主动脉及肺动脉。于升主动脉远端近无名动脉处阻断主动脉，升主动脉近心端前壁插灌注针，加压灌注 4℃ 改良 St.Thomas Ⅱ 停搏液 1000mL，灌注压力 50～60mmHg，流量 250～300mL/min。于心包反折处剪开右上肺静脉及上腔静脉，以便充分行左、右心腔引流减压；触摸主动脉根部压力及有无左室饱胀，并于心包腔内放置冰屑或冰盐水降温，观察心脏停搏情况。

（三）供心获取

待心脏完全停跳，停搏液灌注完毕后，尽量多保留上腔静脉并横断，避免误伤窦房结；将心脏轻柔牵向左侧，在靠近心包反折处切断右上及右下肺静脉，贴近膈肌处切断下腔静脉；将心脏牵向右侧，切断左上及左下肺静脉；而后左手将心脏向头部轻柔托起，分离心房和大血管后方的纵隔组织，最后左手伸入横窦，提起主动脉阻断钳，在阻断钳远端近无名动脉处横断主动脉，在左、右肺动脉分叉处切断肺动脉，完整取出供心。注意如果需行全心移植，供心切取应保留完整左心房。

（四）储存转运

供心取出后，立即置于无菌袋内，将无菌袋置于装有冰屑的无菌盆中。经升主动脉根部灌注 4℃ HTK 液 2 000mL，时间 8～10min，灌注同时，术者可轻轻按摩心脏，并洗净心腔内残留血液，将心脏完全浸入灌注液中，排出袋内空气，扎紧袋口；再外套 2 层无菌塑料袋，各塑料袋间盛少量无菌冰屑，每层袋口分别结扎。将盛有心脏的三层塑料袋置入装有无菌冰屑的金属桶内，外面再套以消毒塑料袋，密封扎紧，平稳放入盛满冰块的冷藏箱内转运。原则上供心冷缺血时间小于 6h 较安全，因此应尽快将供心转运至受体所在医院。

（五）供心修剪

供心运抵手术室后，需进行必要的修剪，全程仍需注意心肌保护。修剪时供心应完全浸在冷 HTK 保存液中，容器底垫以纱布垫，防止供心与容器壁发生碰撞。

依心脏移植术式不同，修剪方法也略有差异。如行标准房房原位心脏移植，可沿下腔静脉入口处右侧与右心耳连续方向剪开右房壁全长的 1/2～3/5；分离主动脉和肺动脉之间结缔组织；于左上肺静脉及右下肺静脉连接心房处做标记，沿 4 根肺静脉开口做 X 形交叉切口，剪开左心房后壁，完全敞开左心房。若行双腔静脉法原位心脏移植，肺静脉的处理方法同标准原位移植，但不剪开右心房壁，尽可能保留足够长度的上、下腔静脉以利于受体上、下腔静脉分别吻合。若行全心原位移植，主动脉和肺动脉的修剪方法同房房原位心脏移植，但应保留供心完整左心房。

移植术中术者应根据供、受心各吻合口直径进一步修剪供心。

第四节　心脏移植手术方法

一、标准法原位心脏移植

标准法原位心脏移植由 Shumway 提出，并在临床使用了 30 余年，优点是上下腔静脉和 4 个肺静脉通过 2 个吻合口连于供心，手术操作简单，术后心肌活检容易，对双肺影响小。缺点：对供受体体型匹配要求高；心房腔增大，心房内易形成涡流和血栓；保留供受体的两个窦房结，易发生窦性心律失常，房室瓣关闭不全。手术步骤如下。

1. 建立体外循环（同受者心脏的摘除）

（1）对于严重心衰或恶性心律失常的患者，备股 - 股转流。

（2）游离主动脉及肺动脉间隙，于上腔静脉心包返折处向上游离 1 ~ 2cm，分别于主动脉、上腔静脉、右房近下腔静脉口、右上肺静脉、左上肺静脉 4-0 Prolene 线缝荷包，主动脉插管，上腔静脉插直角引流管（26F ~ 28F），下腔静脉插螺纹软管，左上肺静脉插左房引流管，转流。

（3）阻断主动脉，于主动脉窦管交界上 0.5cm 处切断主动脉，于肺动脉交界上 0.5cm 处切断肺动脉，于左房室沟外 0.5cm 处切开左心耳和左房侧壁、下壁及左房顶，于右房室沟外 0.5cm 处切开右房，上至左房切口相连，下至冠状静脉窦口与左房切口相连，沿三尖瓣瓣环切断房间隔，移除病变心脏。

2. 供心植入　标准的吻合顺序是 左房→右房→主动脉→肺动脉，而吻合顺序改为左房→主动脉→开放主动脉→右房→肺动脉，可减少供心缺血时间，开放后并不影响吻合。

（1）吻合左房：悬吊右心耳及右房壁中下段，充分显露左房及右房吻合口，修剪左房壁，可适当保留部分心大静脉壁以利吻合组织结实（可依据供心左房大小，通过切开左房顶调节左房吻合口周径）。4-0 Prolene 从左上肺静脉外向内进针，供心左上肺静脉内向外连续缝合，再依次连续缝合至右下肺静脉，4-0 Prolene 线加固缝合。再于供心窦房结处右房壁外向内进针，缝合于受体左房壁相应处，4-0 Prolene 线再次加固；如果左房壁较薄，可用 COSEAL 胶喷洒吻合口，预防术后出血（见图 6-69-1）。

（2）吻合主动脉：修剪受心和供心主动脉，使之长短合适，其标准在兼顾右心房吻合不至太低，4-0 Prolene 短针，从 3 点方向顺时针连续缝合至 9 点，如果两动脉直径不匹配，可行较小动脉 V 字形切开扩大以利吻合，再用 4-0 Prolene 线从 12 点开始向两侧吻合，避免针距过宽，开放主动脉（图 6-69-2）。

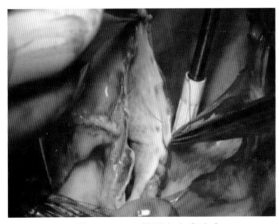

图 6-69-1　供受心左房吻合

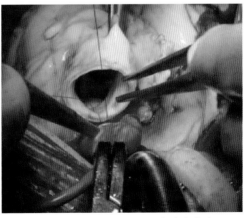

图 6-69-2　供受心主动脉吻合

（3）吻合右房：于供心下腔静脉中点前方切开直至右心耳，4-0 Prolene 长针从冠状静脉窦对应部位向上顺时针吻合至右房中点，另一针逆时针连续吻合至右房中点，双层加固，一般应剪除受心的右心耳（图 6-69-3）。

（4）吻合肺动脉：修剪供体及受体肺动脉使之为大小合适的长度，5-0 Prolene 长针连续缝合，尽量少缝外膜，窄针距，预防肺动脉狭窄（图 6-69-4）。

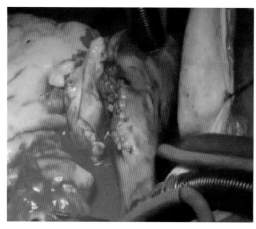

图 6-69-3　供受心右房吻合

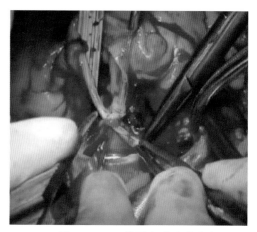

图 6-69-4　供受心肺动脉吻合

（5）血流动力学稳定后，停止体外循环，超滤完成后拔除腔静脉插管，鱼精蛋白中和肝素，适当回输机器管道内血，拔除主动脉插管，仔细止血，常规置心外膜起搏器，关胸。若血流动力学欠稳定，可植入 IABP 后再尝试停止体外循环。

3. 标准法心脏移植的手术要点

（1）如果供心太大，可以将左胸腔打开，并切开左侧心包，使部分供心置入左侧胸腔。

（2）该部分患者术前常由于儿茶酚胺分泌过多，外周血管易痉挛，停机后应多采用主动脉根部测压。

（3）左房后壁缝合务求确切，心脏复跳后该处出血不容易检查，止血困难，所以从吻合一开始就要注意逐渐缩小两者的差别。

（4）保留主动脉及肺动脉长度要适当，尤其是肺动脉，过长容易发生扭曲，针距不宜太宽，外膜不宜带太多，以防吻合口狭窄。

（5）如若存在血流与正常不一致时建议抗凝至少 3 个月。

二、全心脏原位移植

法国 Dreyfus 1991 年首次报道，其手术特点是完全切除受者的左心房、右心房，所以有 6 个吻合口，且左、右肺静脉位置较深，对肺静脉的吻合要求一次成功，否则很难修补，因此血管吻合时间较长，另外下腔静脉胸腔段很短，插管和吻合难度较高。但是对于左、右心房影响最小，保持了正常左、右心房的形态与大小，更符合生理要求，减少术后房室瓣关闭不全和心律失常的发生。其常用于心脏肿瘤需完全切除左心房组织患者。

全心脏原位移植术需要做左、右肺静脉，上、下腔静脉，肺动脉和主动脉共 6 个吻合口。首先分别将供心的左肺上、下和右肺上、下静脉修剪成共同开口，并尽可能地保留上、下腔静脉。从受者左肺静脉右侧内壁水平处以 4-0 聚丙烯双针缝线进针，在供心相应的左肺静脉袖状口水平缝出以定点，自上方开始分别按顺时针和逆时针方向连续外翻缝合肺静脉壁，于左肺静脉左侧壁两针交汇处打结。

同法自右肺静脉左侧内壁开始连续外翻缝合右肺静脉壁，于右肺静脉右侧壁2针交汇处打结。将供心位置放正，分别从腔静脉的腔内后壁开始用4-0聚丙烯缝线连续缝合上、下腔静脉，肺动脉和主动脉的吻合及心脏复苏等步骤同标准法。见图6-69-5～图6-69-15。

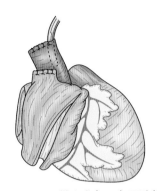

图 6-69-5　供心准备，自下腔静脉开口向右心耳方向剪开右心房，自升主动脉根部灌注心肌保护液

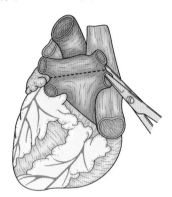

图 6-69-6　修剪供心，将4支肺静脉的开口剪开，使之贯通汇合成一个可供左心房吻合的左心房共同开口

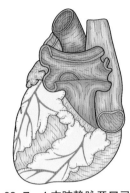

图 6-69-7　4支肺静脉开口已被剪开，融合成一个左心房吻合口

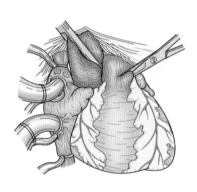

图 6-69-8　受体心准备，在主动脉和肺动脉根部分别切断受体心的2根大动脉

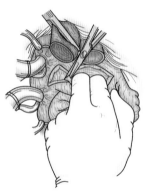

图 6-69-9　沿左、右房室环的上沿1cm将受体的左、右心室切下

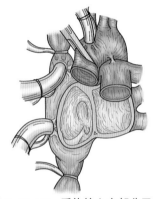

图 6-69-10　受体的心室部分已被切除，图示主动脉、肺动脉、左心房、右心房的截断面

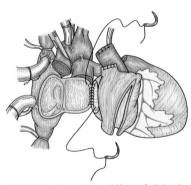

图 6-69-11　供、受体心脏进行吻合。将供体左心房与受体左心房进行吻合

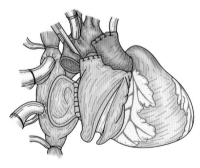

图 6-69-12　供体左心房与受体左心房吻合完毕

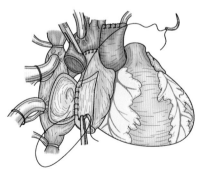

图 6-69-13　供体右心房与受体右心房吻合

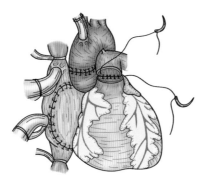
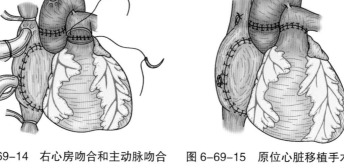

图 6-69-14　右心房吻合和主动脉吻合　　图 6-69-15　原位心脏移植手术完成
已完成，肺动脉吻合正在进行

三、双腔静脉原位心脏移植

双腔静脉吻合法由 Sarsam 1993 年首次报道，受体的上、下腔静脉及右心房的处理类似于全心原位心脏移植术，左心房的操作类似于标准原位心脏移植术，切除受体的右心房，保留左心房后壁。相对于经典法，双腔静脉法保留右心房的完整性，右房吻合口的并发症明显减少，且术后右房压低，去除受者窦房结，减少心律失常和二尖瓣关闭不全的概率；受体左心房后壁保留使手术操作较全心法简便，缩短手术时间。其较常用于复杂先天性心脏病、房室及大血管异位者，以及适合供受体大小不一致者。见图 6-69-16。

四、异位心脏移植

异位心脏移植也称并列式心脏移植或背驮式心脏移植，主要的适应证是一些不适合进行原位心脏移植的情况，如供心过小，不能负担全身循环功能，作为寻找新的供心时期过渡而用。分为全心异位（并列）心脏移植手术和左心异位（并列）全心移植手术。

全心异位心脏移植手术方法：在体外循环下，切开右侧纵隔胸膜，将供心放入右侧胸腔，沿受者的房间沟的下方与房间沟平行切开右房壁，上达左房顶，下达左房底部。用 4-0 聚丙烯缝线自左心房切口的后壁开始，绕左心房壁一周连续外翻缝合完成左房吻合。自受者上腔静脉与右房的交界偏后方，做一纵向切口，用类似吻合左房的技术吻合右房。4-0 聚丙烯缝线做供者的主动脉和受者主动脉端侧连续外翻缝合。借用一段人工血管完成供心肺动脉与受者肺动脉的端侧吻合。见图 6-69-17 至图 6-69-21。左心异位心脏移植手术方法：结扎供心的上下腔静脉后，将供心放入受者的右房胸腔，做供者肺动脉与受者右房的吻合，供者左房与受者左房的吻合，供者主动脉和受者主动脉的端侧吻合。

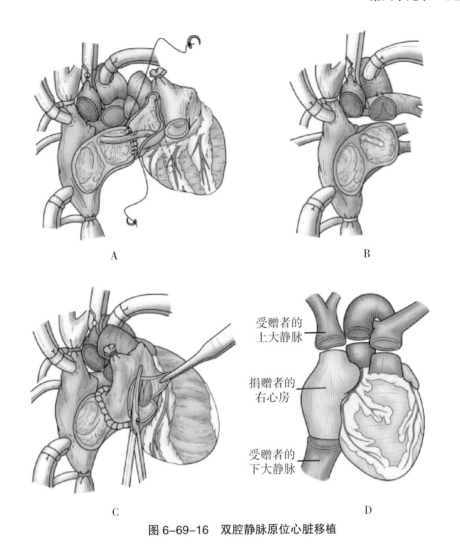

A

B

C

D

受赠者的
上大静脉

捐赠者的
右心房

受赠者的
下大静脉

图 6-69-16　双腔静脉原位心脏移植

受心切除：近心端切除主动脉、肺动脉，自上、下腔静脉入心房水平全部切除右心房；左房吻合（同标准法）；主动
脉吻合（同前），开放主动脉；5-0 Prolene 线连续缝合上腔及下腔静脉，注意吻合的血管避免扭曲（同全心法）；吻
合肺动脉（同前）。

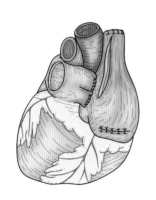

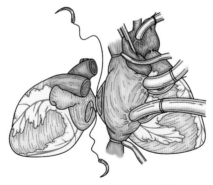

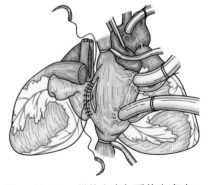

图 6-69-17　异位心脏移植的
供心准备，上腔静脉和下腔静脉
开口已闭合，左心房的 4 支肺静
脉已有两支闭合。另两支左肺静
脉开口剪开融合成一体，用于与
受体左心房进行吻合

图 6-69-18　供体左房与受体左房
开始进行吻合

图 6-69-19　供体左房与受体左房吻
合已完成，供体上腔静脉切口与受体
右房切口进行吻合

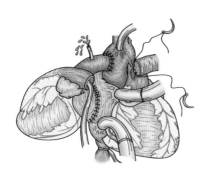 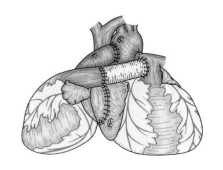

图 6-69-20　供体主动脉与受体主动脉吻合已完
成，受体肺动脉开口与人造血管一端进行吻合，
准备供体肺动脉与受体肺动脉之间的搭桥吻合

图 6-69-21　供体肺动脉通过人造血管
搭桥与受体肺动脉进行端侧吻合

五、特殊供心的心脏移植

常用的原位心脏移植术有标准法和双腔静脉法，但对于再次手术心脏移植、小儿心脏移植和某些特殊病种，如复杂先天性心脏病（完全性大动脉转位、肺静脉异位引流等）、心脏肿瘤、右位心等，这些常规移植方法不能有效解决实际问题。以下结合武汉协和医院施行的几种特殊心脏移植术式予以总结和探讨，以供参考。

1. 再次心脏移植　在患者接受心脏移植后，由于急性或慢性排异反应不能控制，使移植的心脏功能下降而威胁患者的生命时，再次心脏移植或另外再增加一个辅助移植心脏，这是挽救患者的唯一方法。由于早年受供体来源不足，这一术式很少开展，但随着心脏移植患者越来越多，再次心脏移植的患者也逐步增多。

再次心脏移植的手术方式分为原位心脏移植后的再移植和异位心脏移植后的再移植。目前主要以第一种为主。

再次心脏移植的手术风险除了首次心脏移植的风险外，还有第一次心脏移植引起的粘连，特别是当心脏功能差时，扳动心脏和分离粘连所引起出血可引起心脏停搏。手术时应常规备股动脉静脉转流，手术中先解剖右心房和主动脉，若有心脏破裂出血或心脏停搏及时行股动静脉转流建立体外循环。与普通再次心脏手术程序不同，受者心脏的切除可用电刀进行，以减少出血，术后输注凝血物质（血小板、冷沉淀、血浆等）有助于止血。

2. 小儿心脏移植　随着心脏移植手术技巧的提高、免疫抑制剂的开发及术后监护和随访的完善，儿童心脏移植已经成为处理终末期心脏病及复杂先天性心脏病等的重要治疗方法。儿童心脏移植每年有 500 ~ 600 人，占心脏移植总人数的 10% ~ 15%，儿童心脏移植的年龄分布相对稳定，总体数量仍呈现增长趋势（图 6-69-22）。

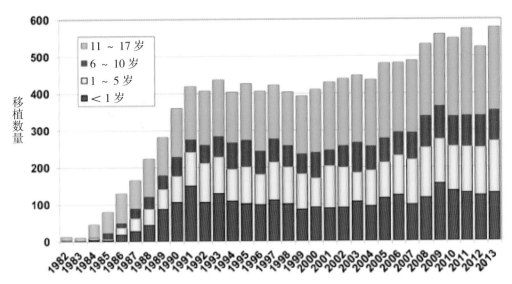

图 6-69-22　国际儿童心脏移植年手术量

儿童心脏移植主要的病因是心肌病和先天性心脏病，并且表现出很明显的年龄差异。过去 4 年（2011—2014 年）中，小于 1 岁接受心脏移植的患者病因中，心肌病占 41%、先天性心脏病占 54%、再次移植占 0.4%、其他原因的心脏病占 4%；1 ~ 5 岁的患者病因中，心肌病占 56%、先天性心脏病占 39%、再次移植占 2%、其他原因的心脏病占 3%；6 ~ 10 岁的患者病因中，心肌病占 59%、先天性心脏病占 32%、再次移植占 7%、其他原因的心脏病占 2%；11 ~ 17 岁的患者病因中，心肌病占 23%、先天性心脏病占 65%、再次移植占 9%、其他原因的心脏病占 3%。

纵观 1988—2014 年儿童心脏移植受体病因诊断，心肌病是儿童心脏移植患者的首要病因，但小于 1 岁的婴儿主要移植原因目前仍然为先天性心脏病，而随着时间的推移，心肌病的比例正逐步增高。此外，不同病因的心脏移植患者生存期也不同，从病因和生存期的关系分析得出，心肌病的术后 1 年存活率要高于先天性心脏病患者。

因儿童胸腔小，获取供心时动作应细致轻柔，避免操作所致心脏损伤。建议供心采取多层液体隔离，减少直接与冰接触，避免冷损伤。建议使用冷 HTK 液保存、运输。受体大于 10 岁、左室大于 5.7cm 原则上可以使用年轻、成人供心；若供心太大，易继发高血压、反应性肺血管痉挛，加重供心右心负担；小供心（供 / 受 < 0.6），左心 / 右心一般 1 周左右可代偿适应，若停机困难，可用 ECMO 辅助，应保持较快心率，以保证足够的每分钟心排血量。移植术中排除所有可纠治因素仍不能脱离体外循环，以及术后出现进行性的移植物衰竭时，应尽早使用 ECMO，并积极纠治 ECMO 支持时出现的左心膨胀问题。儿童心脏移植排异反应较轻，无须等到心功能Ⅳ级才考虑做心脏移植，而是取决于手术的效果和长期存活率，可遵循"但求最快，不求最好"原则。供体短缺仍为儿童心脏移植发展的最大限制因素。很多儿童仍然必须通过机械装置来等待心脏移植手术，长期心脏辅助装置在儿童心脏移植中效果也已明确证实有效。随着免疫抑制剂的开发和免疫抑制剂方案的调整，将进一步提高移植患者的远期生存率。

3. 特殊病种的心脏移植

（1）病例一，患者男性，20 岁，诊断为左房高度未分化肉瘤，PET 未见全身其他组织和器官转移。术中见患者左房后壁多个新生物形成，基底部宽大，最大者约 7cm×6cm 大小，部分新生物接近肺静脉开口，纵隔可见淋巴结增生。修剪供心时将每侧上、下静脉间的房壁组织纵形切开，使左、右侧肺静脉形成一个独立的开口。手术完整切除左房肿瘤，切除全部左房壁，保留左右侧肺静脉开口，同时清扫纵隔淋巴结，将左右侧肺静脉与供心左房后壁吻合，再吻合主动脉，开放阻断钳，恢复供心血流，再依次吻合上腔静脉、下腔静脉、肺动脉，从而完整保留全部供心的心脏移植（图 6-69-23）。

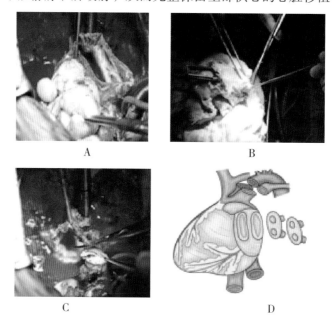

图 6-69-23　完整的切除左心室及左心房肿瘤，清除纵隔部分淋巴结，保留左上左下、右上右下肺静脉开口。先吻合左侧肺静脉（4-0 Prolene），再依次行主动脉、腔静脉、肺动脉吻和，保留全部供心结构

（2）病例二，患者女性，11 岁，诊断为终末期复杂先天性心脏病右位心、完全性心内膜垫缺损、肺动脉瓣狭窄、共同瓣关闭不全。患者心尖指向右下，心脏大部分在右侧胸腔，下腔静脉位于脊柱前方，上腔静脉位于脊柱右侧，主动脉位于肺动脉右侧。手术按经典心脏移植切除左房、保留左房后壁，完整切除右房。移植术中将供心心尖向右旋转 90°，即供心以左房为中点顺时针旋转 90°。分别将供体左上肺静脉与受体左下肺静脉吻合、供体左下肺静脉与受体右下肺静脉吻合，使得供体心尖指向右侧胸腔，再吻合主动脉，开放阻断钳，恢复供心血流，充分游离受体上腔静脉，与供体上腔静脉端端吻合，因供心为成人心脏，心房较大，将受体下腔静脉直接吻合于右房，缝闭供体下腔静脉，最后吻合肺动脉，从而将正常位置的左位心形成右位心（图 6-69-24）。

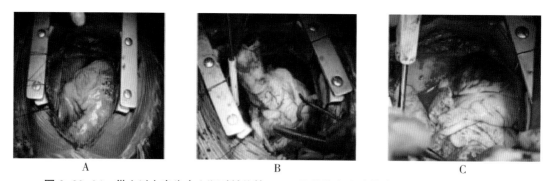

图 6-69-24　供心以左房为中心顺时针旋转 90°，即供体左上肺静脉与受体左下肺静脉吻合

（3）病例三，患者男性，18岁，诊断为终末期复杂先天性心脏病完全性肺静脉异位引流，肺动脉瓣及左室流出道狭窄，二、三尖瓣重度关闭不全，左室发育不良，永存左上腔静脉。术中见四个肺静脉经垂直静脉汇入右侧上腔静脉，手术结扎垂直静脉，常规切除病变心脏左房及完整的右房，将共同静脉干与受体保留左心房侧侧吻合，重建左房后壁，扩大左房吻合口，再与供心左房吻合，再吻合主动脉，开放阻断钳，恢复供心血流，再依次吻合上腔静脉、下腔静脉、肺动脉，切断左侧上腔静脉，8mm人工血管连接左上腔远心端与右房（图6-69-25）。

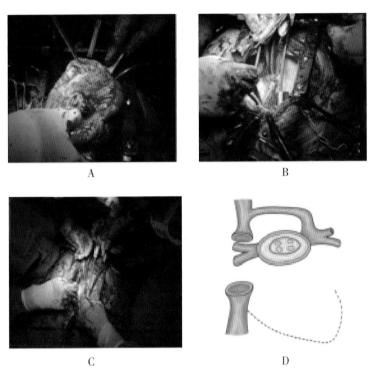

图6-69-25　切除病变心脏后，将共同肺静脉干与受体左房吻合，同时结扎垂直肺静脉，再与供心左房吻合，8mm外管道连接左上腔静脉与右房（经主动脉前）

（4）病例四，患者女性，27岁，诊断为终末期复杂先天性心脏病完全性大动脉转位，肺动脉狭窄，主动脉缩窄，二、三尖瓣重度关闭不全，左心发育不良，肺动脉平均压为30mmHg。主动脉位于肺动脉左前方，患者主动脉与右室连接，与肺动脉呈前后位关系，合并肺动脉瓣狭窄、降主动脉缩窄。术中充分游离，尽量保留受体肺动脉及其分支。主动脉加股动脉—右房转流，人工血管补片加宽缩窄主动脉。为防止肺动脉吻合口扭曲，用人工血管连接供心与受体的升主动脉，开放阻断钳，恢复供心血流，再行腔静脉、肺动脉吻合（图6-69-26）。

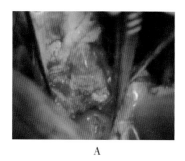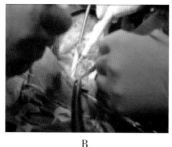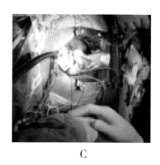

A　　　　　　　　　　　　　B　　　　　　　　　　　　　C

图 6-69-26　主动脉 + 股动脉 – 右房转流，切除病变心脏，游离缩窄降主动脉，人工血管片加宽，再行经典房 – 房吻合心脏移植

　　4. 特殊病种心脏移植手术的要点　4 例手术均采用腔腔吻合，以尽可能保留右房活动度，避免影响左侧心房的吻合。保留供心左房及右房的完整性的心脏移植术，因心房的大小和几何形态不变，移植后房间隔完整，房室瓣不会因十字结构扭曲而发生关闭不全，从而改善了心脏功能，减少术后心律失常的发生。右位心移植术由于供心旋转移位，为了避免腔静脉扭曲导致血液回流异常，术中应尽可能游离上腔静脉并扩大下腔静脉吻合口。对于各种复杂先天性心脏畸形移植术，供心获取时应尽量多地保留供体组织以利于术中应用。

第五节　心脏移植术后

一、心脏移植术后并发症及术后监护

（一）出血

　　心脏移植术后患者出现出血，常有三个方面原因。①应用抗凝剂。由于受者的心扩大，收缩无力，容易形成附壁血栓。为防止附壁血栓的形成及避免造成体动脉、肺动脉栓塞的恶果，使用全身抗凝剂以防止心内形成血栓。术前需要注意减少或停止抗凝剂的使用。②吻合口漏血。手术操作没有严格地按要求执行，如心及血管吻合时，针间距离过宽使吻合部出现漏血现象，特别是压力高的主动脉更容易发生；两个吻合对口的口径大小不相称，而又不采取技术上的矫正措施；以及助手牵引缝合线用力过猛，使吻合部的组织被缝线割裂成小裂口等，都是造成出血的原因。③左心房后壁吻合问题。吻合缘组织薄弱如左心房后壁、肺动脉壁，吻合时撕裂，或由于连续缝合的线抽拉不紧，缝线距离过宽，针眼漏血。一旦停止体外循环拨管后再检查左心房后壁是否出血或再重新补针则相当困难，甚至会由于引起心脏的牵拉挤压造成三度房室传导阻滞。为避免此情况，一旦开放循环，恢复心跳后首先要将心脏反转过来检查一下左心房吻合的情况。

　　处理时可根据凝血因子检查结果进行治疗，及时补充血小板或红细胞，使血红蛋白达到 10 ~ 12g/L 以上。若仍然出血，可再次开胸止血，清除心包腔内的积血和血凝块。

（二）低心排血量综合征

　　供体心脏由于在供体脑死亡过程中循环不稳定所遭受的损害，取材运输和手术过程中的缺血，以及供体、受体心脏的神经未连接，部分心脏移植患者手术后早期血流动力学不稳定，甚至出现低心排血量综合征，对低心排血量综合征的处理比较困难，常常按照以下原则进行治疗：使用增加心肌收缩力的药物，包括氯化钙、毛花苷 C 静脉注射，但效果并不令人满意，当血压下降至正常范围以下，可以使用多巴胺、多巴酚丁胺及异丙肾上腺素，这些药物能增加心肌收缩力，同时可以扩张血管以降低心脏的后负荷。

为降低心脏的后负荷使低心排血量综合征得以逐渐恢复，经常选择的药物为硝普钠或硝酸甘油，使用时必须严密观察血压改变。尿量下降能使机体内环境紊乱加剧，必须依靠维持心功能及使用利尿剂进行调整。主动脉内球囊反搏亦是治疗低心排血量综合征的主要有力措施，必要时可采用这种方法作为缓解、纠正低心排血量综合征的手段。

（三）移植心脏的右心衰竭

移植后右心衰竭是移植后一个危重而特异的问题，由于心脏为单一的器官，一旦发生，死亡率很高。它的发生原因包括供心质量不佳，遭受胸部外伤，心脏复苏时的心脏按摩，长时间的低血压，或者未被发现的缺血性损害，移植心脏与肺血管高阻力不相适应，其他如体外循环的相关因素或术后低血氧、败血症等。

治疗上首选正性肌力药和肺血管扩张药，若通过减少右心的前负荷和大剂量药物治疗右心衰竭仍不能纠正时，应考虑开始右心人工辅助循环支持，包括右心室机械辅助装置和体外膜肺氧合，肺动脉内球囊反搏。

（四）急性排异反应

心脏移植后排异反应分为超急性排异反应、急性排异反应和慢性排异反应三种类型。急性排异反应在术后5～7d即可发生，术后3个月内发生率最高，1年后发生机会减小。供体和受体交叉配合很好的患者，在移植术后3个月内很少出现排异反应，在其后的日子里，排异反应发生率也很低。约有40%的交叉配合很好的患者，移植手术后一年内竟没有发生过一次排异反应。对于年轻的受体和接受女性供体的患者，排异反应的发生率往往比较高。

为了预防心脏排异反应，抗免疫治疗在手术开始以前和手术后立即着手进行而且终身使用。治疗计划遵循以下原则：移植开始前和手术后头几天免疫治疗宜维持大剂量，以后减量直至最小量，以期最大限度地减轻其副作用和毒性。小剂量维持旨在心脏移植后进行严密观察，当发现排异反应的第一个征兆时立即大量使用抗免疫治疗。排异反应在病理解剖学上表现为心肌水肿，淋巴细胞浸润，伴有或多或少的心肌细胞破坏，临床上出现心功减退和心衰征象。目前在诱导期多采用抗淋巴细胞多克隆抗体和抗淋巴细胞单克隆抗体等治疗，而维持方面则多用糖皮质激素、钙神经素抑制剂和细胞增殖抑制剂三联疗法。抗免疫治疗越发进步，排异反应就越发缓和越发隐蔽，其细胞学的改变也很不相同，心肌水肿和淋巴细胞浸润不明显，不再出现临床或亚临床心力衰竭的所有预兆。其诊断的唯一可靠性是通过心内膜心肌活检（EMB）来完成。通常术后7d开展检查，1个月内每周一次，2个月内2周一次，半年内1个月一次，以后3个月一次。共分为零度、一度A、一度B、二度、三度A、三度B、四度，根据不同分度进行相关抗排治疗。目前基于基因芯片的排异反应筛查手段也出现于临床试验，但离临床应用仍然有很长的路要走。

（五）感染

这是心脏移植后应用抗免疫抑制剂最常见的并发症。以肺部感染多见，包括各种细菌感染和病毒感染（多为巨细胞病毒、疱疹病毒和腺病毒），其他部位有血液、皮肤、皮下组织、颈部、胃肠道、心内膜、心肌、中枢神经系统和泌尿系统等。应当遵守的原则：①免疫抑制剂的用量应维持在最低的有效水平；②选择使用环孢素或他克莫司作为免疫抑制药物；③尽量使患者早期活动；④保持术后监护室的无菌状态，对接触患者的一切必需物品要注意无菌，工作人员应当使用消毒液洗手后再进行操作，必要时戴无菌手套；⑤小心地监测感染，及时发现感染。

（六）心脏移植后冠状血管病变（CAV）

是心脏移植后晚期发生的一种特殊的动脉粥样硬化，它的 5 年发生率高达 20%～40%，是影响心脏移植患者中远期生存的主要疾病因素。主要病理表现是在心脏移植后的早期出现弥漫性血管内膜同心圆性增厚，与血管炎症相似，最初发生于远端的小血管，终累及整个心脏的外膜和心肌中的小动脉和小静脉，进展较冠状动脉粥样硬化快，而脂质斑块则相对少见。随着时间发展，也可有脂质沉积、粥样斑形成、钙化，最后管腔狭窄、闭塞。因供体心脏离断神经，患者很少表现为典型的心绞痛，故诊断较晚，目前主要以冠状动脉造影和冠脉 CTA 诊断，血管内超声是其诊断的金标准。预防方面主要提倡戒烟、低胆固醇饮食等降低危险因素的方法，药物上可以考虑他汀类药物及新型的西罗莫司、依维莫司等进行抗排治疗。

二、心脏移植的预后

自环孢素 A 问世以来，心脏移植获得了突破和巨大的进展。根据国际心肺移植组织报道，首次行心脏移植手术术后 1 个月生存率为 90%，1 年生存率为 82%，5 年生存率为 69%，10 年生存率为 52%，移植物失功、感染和多器官功能衰竭是主要的三个死亡原因。近年武汉协和医院心脏移植获得较好疗效，围术期生存率 96%，5 年生存率 84%。而植入式除颤器，女性供体，术前脑血管事件，受体群体反应抗体大于 20%，已产女性，受体糖尿病病史，透析病史和术后体外膜肺的应用，均是影响心脏移植患者术后 10 年生存期的独立危险因素。

（董念国　胡行健）

参考文献

[1]　Edwards LB，Keck BM. Thoracic organ transplantation in the US［J］. Clin Transplant，2002，29–40.

[2]　Steinman TI，Becker BN，Frost AE，et al. Guidelines for the referral and management of patients eligible for solid organ transplantation［J］. Transplantation，2001，71（9）：1189–1204.

[3]　Boyle A，Colvin-Adams M. Recipient selection and management［J］. Semin Thorac Cardiovasc Surg, 2004, 16（4）：358–363.

[4]　Cimato TR，Jessup M.Recipient selection in cardiac transplantation：Contraindications and risk factors for mortality［J］. J Heart Lung Transplant，2002，21（11）：1161–1173.

[5]　Deng MC. Cardiac transplantation［J］. Heart，2002，87：177.

[6]　Takkenberg JJ，Czer LS，Fishbein MC，et al. Eosinophilic myocarditis in patients awaiting heart transplantation［J］. Crit Care Med，2004，32（3）：714–721.

[7]　Cochran RP，Starkey TD，Panos AL，et al. Ambulatory intraaortic balloon pump use as bridge to heart transplant［J］. Ann Thorac Surg，2002，74（3）：746–751.

[8]　Dembitsky WP，Tector AJ，Park S，et al. Left ventricular assist device performance with long-term circulatory support：Lessons from the REMATCH trial［J］. Ann Thorac Surg，2004，78（6）：2123–2129，discussion 2129–2130.

[9]　Clegg AJ，Scott DA，Loveman E，et al. The clinical and cost-effectiveness of left ventricular assist devices for end-stage heart failure：A systematic review and economic evaluation［J］.Health Technol Assess，2005，9（45）：1–132.

［10］ Copeland JG，Smith RG，Arabia FA，et al. Cardiac replacement with a total artificial heart as a bridge to transplantation.［J］. New Engl J Med，2004，351（9）：859-867.

［11］ Park SJ，Tector A，Piccioni W，et al. Left ventricular assist devices as destination therapy：A new look at survival［J］. J Thorac Cardiovasc Surg，2005，129（1）：9-17.

［12］ Sandner SE，Wieselthaler G，Zuckermann A，et al. Survival benefit of the implantable cardioverter-defibrillator in patients on the waiting list for cardiac transplantation［J］. Circulation，2001，104（12 Suppl 1）：171-176.

［13］ Ermis C，Zadeii G，Zhu AX，et al. Improved survival of cardiac transplantation candidates with implantable cardioverter defibrillator therapy：Role of beta-blocker or amiodarone treatment［J］. J Cardiovasc Electrophysiol，2003，14（6）：578-583.

第七十章

排异反应和免疫抑制剂治疗

第一节 心脏移植免疫抑制治疗方案

心脏移植术后由于供、受者之间主要组织相容性抗原不同，在供者心脏与受者免疫系统之间始终存在着免疫排异反应。目前，因为移植术前进行各种严格及详细的供、受者之间 ABO 血型配型检查及淋巴细胞毒性交叉试验等，超急性心脏排异反应已很少发生。急性排异反应多发生在术后早期（3 个月之内）及术后 1 年之内，1 年后的慢性心脏排异反应可长期存在。目前，临床上常用的免疫抑制药物主要针对急性心脏排异反应，对慢性排异反应尚缺乏有效的药物。受者在术前、术中及术后各个阶段的免疫抑制治疗是患者能否长期存活的关键之一。参考国外心脏移植中心的经验，可将心脏移植受者的免疫抑制治疗分为围术期治疗、免疫抑制强化治疗、长期维持治疗及急性心脏排异反应的免疫"冲击"治疗。目前，临床上可以使用的免疫抑制药有多种，这些药物可以进行多种形式的联合，大多数心脏移植中心采取免疫抑制"三联"或"四联"方案，常用的药物为环孢素 A（CsA）、FK506、霉酚酸酯（MMF）、硫唑嘌呤（Aza）、皮质类固醇（泼尼松或 6α–甲泼尼龙）、CD3 单克隆抗体（OKT3）、抗胸腺细胞球蛋白（ATG）、抗淋巴细胞球蛋白（ALG）及抗 IL-2 受体抗体等。

一、围术期及免疫抑制强化治疗

我们将心脏移植术前数日至术后 3d 称为围术期。术后 3 个月之内易发生急性排异反应，常需使用较大剂量免疫抑制药，以避免急性排异反应对供者心脏的损害。在这一阶段如果免疫抑制治疗适当，可以有效控制或减少急性心脏排异反应。

（一）免疫诱导治疗

1. 达利珠单抗 用法为 lmg/kg，加入 0.9% 生理盐水 50mL 中，由周围或中央静脉输入 15min 以上。首剂应在移植前 24h 内给药，以后每隔 14d 给药 1 次，5 次为一个疗程。每次给药必须在预定给药时间的前后 1d 内进行。严重肾损害的受者不必进行剂量调整。

2. 巴利昔单抗 手术当日移植心复跳，体外循环停机，止血彻底后，静脉注射 20mg，手术后第 4 天再次静脉注射 20mg。考虑到体外循环可能带来的血液损失，本药物在心脏移植中与其他器官移植中用法不同。

（二）移植后早期用药

1. 皮质类固醇

（1）甲泼尼龙：手术当日移植心脏复跳后给予静脉注射 500mg，此后于气管插管不能口服期间，每 8 ~ 12h 给予 120 ~ 150mg，应用免疫诱导治疗、儿童或低体重等情况酌减。

（2）泼尼松：术后第 1 天受者拔除气管插管后口服，或可经胃管注入。各心脏中心用法均有不同。在应用免疫诱导治疗的前提下，激素可早期撤离。有中心于 3 个月内即撤除，也有维持数年之久。但如没有严重副作用发生，维持激素长期口服似乎相对更安全。

2. 吗替麦考酚酯（MMF）　MMF 治疗可显著提高受者和移植脏器的存活率，还可治疗心脏和肺脏移植物慢性血管病变，改善移植物的功能。由于 MMF 可减少移植器官急性排异反应的发生率，现 MMF 替代 Aza，并已成为心脏和肾移植术后免疫抑制治疗的一线用药，也用于治疗难治性排异反应。MMF 和环孢素（CsA）或他克莫司（TAC）、皮质激素可在肾脏、心脏移植中联合用药。心脏移植的 MMF 于术后第 1 天受者拔除气管插管后口服，或可经胃管注入，推荐剂量是 1 ~ 1.5g，每日 2 次。不能耐受口服药物的受者，可以在 14d 内静脉用药，但应尽早转换成口服用药。本药物可能引起血小板减少，对于存在活动性胃肠道病变受者，应用时要慎重。应定期测定白细胞计数，若出现中性粒细胞减少（绝对值＜ 1.3×10^9/L），必须停药或减量。

MMF 与其他免疫抑制剂联用，可减少 TAC、CsA 及皮质激素的用量。与 TAC、激素三联治疗相对于无 MMF 两联治疗或有硫唑嘌呤的三联治疗可减少急性排斥发生率。

3. 环孢素 A（CsA）　CsA 在术后第 1 天即可以开始应用，用量为 2 ~ 6mg/kg 或 9 ~ 10mg/kg。鉴于本药物对肝、肾功能的影响，在应用免疫诱导治疗和口服 MMF 及激素前提下，CsA 可以较晚应用，武汉协和医院最晚于术后 1 个月才开始给予口服而未发生排异反应。有些移植中心根据血清肌酐水平来增减其用量，以避免 CsA 的肾毒性反应。有些学者主张在移植后最初数天经静脉途径使用本药，直到受者能够正常进食为止，然后改为口服。本药不宜肌内注射。

为了加强免疫抑制作用及减少 CsA 的毒性反应，在移植后可以同时与 Aza、皮质类固醇和（或）抗胸腺细胞球蛋白（或抗淋巴细胞球蛋白，ATG）、单克隆抗体（OKT3）联合使用。联合用药时 CsA 的常用剂量一般为每日 4 ~ 10mg/kg。在口服或静脉途径使用 CsA 的最初数周，要监测其血中浓度，至少每日 1 次。在每次服用药物之前采血测定，直到本药用量调整至有效而稳定的血浓度为止。然后间隔数天测 1 次，并逐渐减少检测次数。在手术早期，CsA 血浓度要维持在一个较高水平。减量应采取渐进方法，每次减量幅度要小。在术后 3 个月内每日可服用 6 ~ 9mg/kg。然后根据全血药物浓度水平及有无药物毒性反应来调整用药量。

4. 他克莫司（TAC，FK506）　TAC 的免疫抑制作用是 CsA 的 10 ~ 100 倍。现已成功地应用于肝脏、肾脏、心脏等器官移植。其作用机制与 CsA 相似，主要作用在 T 淋巴细胞激活的早期阶段，也是通过与 T 淋巴细胞表面的受体结合，阻断钙离子依赖的信号传导通路，进而抑制辅助性 T 淋巴细胞的活化过程。国外多中心研究表明，以 TAC 为基础的免疫抑制方案，在减少急性排异反应和难治性排异反应的发生率方面，效果显著优于以 CsA 为基础的免疫抑制方案，同时应用 TAC 所引起的高血脂及高血压等心血管并发症较 CsA 少。

TAC 在术后 24h 内开始应用，推荐初始口服剂量为每日 0.15 ~ 0.30mg/kg，分 2 次服用，间隔 12h 用 1 次，每日用药总量不超过 25mg。如果受者临床状况不允许口服或口服达不到有效值，可静脉注射，初始剂量 0.05 ~ 0.10mg/kg，并应持续 24h 连续输注，一旦受者条件许可，应转为口服。

在使用 TAC 治疗期间，应密切监测全血药物浓度，即全血谷值，根据血药浓度调整用药剂量，降低其副作用，发挥最好治疗效果。由于 TAC 在体内分布广泛和清除率低，口服用药需要数天才能在体内达到平衡。血细胞比容、血中白蛋白的水平及糖皮质激素的用量对谷值有明显影响。目前应用的血药浓度检测方法中，以 ELISA 方法更为准确、方便、经济，适用于临床反复、多次测定。我们常规于术后当天即开始口服 TAC，0.2mg/kg，分 2 次口服，或胃管注入，早期术后 1 周内每日 1 ~ 2 次测定

TAC 谷值，根据个体药代动力学测试结果及谷值调整用药剂量，同时应注意保护肝、肾功能。若谷值不稳定，变化较大，口服药物时间可改为每日 3 次。待谷值平稳后，可隔日测定。

TAC 可以与 MMF 或 Aza 及皮质类固醇联合使用，以减少各自的用量。TAC 一般不与 CsA 联合使用。TAC 最常见的不适有震颤、头痛、感染、肾功能损害、高血压、高钙血症、高血糖、低磷血症、视力障碍、便秘、恶心等。

5. 西罗莫司（SRL，雷帕霉素，RAPA） SRL 通过与其他免疫抑制剂截然不同的作用机制，抑制抗原和细胞因子（白介素 IL-2，IL-4 和 IL-15）激发的 T 淋巴细胞的活化和增殖。SRL 亦抑制抗体的产生。在细胞中，西罗莫司与亲免素（immunophilin）FK 结合蛋白 -12（FKBP-12）结合，生成一个免疫抑制复合物。此 SRL FKBP-12 复合物对钙神经素的活性无影响。此复合物与哺乳动物的 SRL 靶分子（mTOR，一种关键的调节激酶）结合，并抑制其活性。此种抑制阻遏了细胞因子驱动的 T 细胞的增殖，即抑制细胞周期中 G_1 期向 S 期的发展。

本药与 CsA 和皮质类固醇类合并使用。本药口服，每日 1 次。在移植后，应尽可能早地开始服用本药。对新的移植受者，首次应服用本药的负荷量，即其维持量的 3 倍剂量。建议负荷量为 6mg/d，维持量为 2mg/d。为使本药的吸收差异减至最小，本药应恒定地与或不与食物同服。肝功能损伤受者的本药维持量减少约 1/3，但不需调整负荷剂量。肾功能损害受者的剂量不需调整，因此，本药物可作为长期服用 CsA 或 TAC 导致肾功能不全或衰竭后的替换用药。

6. 硫唑嘌呤（Aza） Aza 在移植术后初期应当采取静脉途径给药，然后口服。按照不出现骨髓抑制及肝脏毒性来判定 Aza 的最大耐受水平。白细胞计数应当维持在（5.0 ~ 8.0）×10⁷/L。常用剂量为 200 mg/d，分 2 次口服，然后逐渐减量至每日 3 mg/kg。在术后 1 ~ 3 个月减量至每日 1.5 ~ 2 mg/kg。如果在使用 Aza 过程中出现白细胞计数及血小板减少，应当停用本药或减少其用量。心脏移植受者通常能够很快从 Aza 所引起的骨髓抑制中恢复过来。Aza 可引起肝功能损害。对肝功能不全者可采用环磷酰胺来取代 Aza。

7. 抗胸腺细胞球蛋白（ATG）或抗淋巴细胞球蛋白（ALG） 1968 年，Cooley 等人首次在心脏移植受者中使用 ALG。ATG 或 ALG 常在术后初期使用。ATG 的用量为每日 1.5mg/kg。在术后第 1 天或第 2 天开始应用。1 周为一个疗程。具体用法是将 ATG 加入 100 ~ 200 mL 生理盐水中稀释，每日 1 次，静脉点滴，滴注时间维持在 4 h 以上，1 周后停用。兔抗胸腺细胞球蛋白（rATG）仅用于肌内注射，不能静脉给药。马抗胸腺细胞球蛋白（hATG）可静脉或肌内注射。肌内注射可引起局部炎症及疼痛。因此，多部位注射可减轻症状，必要时局部用硫酸镁热敷及按摩等。在静脉输注 hATG 之前，静脉注射异丙嗪 12.5 ~ 25 mg，以预防过敏反应。使用 ATG 1 周后，CsA 的血浓度谷值趋于稳定并达到有效的治疗范围时，可以停用 ATG。

ATG 及 ALG 的每日用量个体差异很大。使用 ATG 或 ALG 后可迅速降低受者体内的淋巴细胞水平。理想的药效范围是将循环 T 淋巴细胞数降至（0.05 ~ 0.15）×10⁹/L，在使用 ATG 或 ALG 过程中，可采用单克隆抗体每天测定 T 淋巴细胞计数，按照淋巴细胞数的多寡相应地确定 ATG 或 ALG 的用量。大剂量或较长时间使用 ATG 或 ALG 可诱发巨细胞病毒感染。当发生严重的急性排异反应时，循环血中 T 淋巴细胞计数迅速增高，此时可以每 8h 使用 1 次 ATG 或 ALG，每 8h 测 1 次 T 淋巴细胞计数。应注意 ALG 及 ATG 的治疗效果因不同受者、不同批号及效价有一定差异。经过临床观察，ATG 或 ALG 可以明显延迟急性排异反应，延长移植物存活时间。使用 ATG 或 ALG 可以减少 CsA 或 TAC 及皮质类固醇的用量，减少其不良反应。对有严重肝、肾功能不全而不能使用 CsA 或 TAC 治疗的受者可以应用 ATG 或 ALG。

8. 抗 CD3 单克隆抗体（OKT3）　在移植术中可使用 5 ~ 10mg OKT3 静脉注射。或在术后 24 ~ 48h 开始首次应用，每天剂量 5mg，连续应用 10 ~ 14d。OKT3 只能用于静脉注射，速度要缓慢。按 CD3$^+$T 淋巴细胞亚群维持在 0.02×10^9/L 来调整 OKT3 的用量。

OKT3 为一种鼠单克隆抗体，能阻断所有 T 淋巴细胞功能。静脉注射 OKT3 数分钟，CD3$^+$、CD4$^+$、CD8$^+$T 淋巴细胞数目迅速减少。使用 OKT3 第 1 周，CD4$^+$、CD8$^+$T 淋巴细胞数目逐渐恢复，而 CD3$^+$ 淋巴细胞在治疗期间始终维持在较低水平。治疗 20d 后，受者循环血中可出现抗 OKT3 抗体。其中约 21% 的受者出现抗 OKT3 IgM，86% 的受者出现抗 OKT3 IgG，抗 OKT3 IgE 见于 29% 的受者。在出现大量抗 OKT3 IgG 时，OKT3 的效应将被阻断，此时要停用 OKT3。

围术期免疫抑制剂应视受者具体情况而灵活应用，如存在严重感染或肝肾功能重度损害等不良情况，不必过于恐惧排异反应的发生而被迫应用免疫抑制剂，导致病情进一步加重甚至受者死亡。

二、免疫抑制维持治疗

经过围术期及术后 3 个月内的免疫抑制强化治疗，心脏移植受者的免疫系统对供者心脏已经逐渐产生免疫耐受性。急性排异反应已得到良好的控制，此时免疫抑制药可使用维持量，但心脏移植患者将终身应用免疫抑制维持治疗。

（一）术后第 4 个月至第 12 个月的免疫抑制治疗

在该阶段内，各种免疫抑制药已经逐渐减量。使用"三联"疗法时，三种药物不同时减量，可以先将其中一种或两种药物减量后观察一段时间（如 1 周左右）。经证实无中、重度急性排异反应后再对其他药物进行调整。减量幅度要小，采取"阶梯式"，一旦三种药物减至最小维持量，可以长期联合使用。

环孢素 A：在心脏移植 3 个月之后，根据血浓度谷值及有无药物不良反应来调量，在第 4 个月或第 5 个月可减至每日 5mg/kg，该剂量维持至术后第 12 个月。

术后第 4 个月将环孢素 A 血浓度谷值降至 500 μg/L（峰值 700 ~ 900 μg/L），第 6 个月及第 7 个月将其降至 300 ~ 400 μg/L（峰值 500 ~ 700 μg/L），该浓度维持至术后第 12 个月。

在此期间，如果发生严重的急性排异反应，除了使用 6α–甲泼尼龙进行大剂量"冲击"治疗之外，可以短时间内增加环孢素 A 的用量。

FK506：在心脏移植 3 个月之后，血药浓度谷值维持在 10 ~ 12 μg/L，根据谷值调整用药剂量，术后 6 ~ 12 个月，谷值维持在 8 ~ 10μg/L。

霉酚酸酯：在心脏移植术后 3 个月，霉酚酸酯逐渐减量，术后 3 ~ 6 个月可减为 0.75g，每日 2 次；6 ~ 12 个月减为 0.5g，每日 2 次，该剂量长期维持。此期间若出现排异反应，可加大其用量。

硫唑嘌呤：在术后第 4 个月用量为每日 1.0 ~ 1.5mg/kg，以该剂量长期维持。如果患者出现严重的骨髓抑制作用，可减量或停用硫唑嘌呤，同时应当增加其他联合使用的免疫抑制药用量。

皮质类固醇：在心脏移植 3 个月之后，泼尼松用量已减至最小维持量，每日 0.1 ~ 0.2mg/kg。有些移植中心在手术后 6 个月停用皮质类固醇。我们在术后 12 个月完全停用该药，停药后要严密观察有无急性排异反应。

（二）手术 12 个月之后的长期维持治疗

在心脏移植手术 12 个月以后，急性排异反应已经很少发生，各种免疫抑制药均以其最小维持量长期应用。皮质类固醇在大多数心脏移植患者可以完全停用，尤其在 FK506 与霉酚酸酯联用时，可较早停用激素治疗。在选择了一个最佳维持量之后，免疫抑制药不宜再行减量。

环孢素 A 的最小维持量为每日 2 ～ 3mg/kg，血浓度谷值（单克隆 TDX 法）维持在 150 ～ 200 μg/L 或峰值在 300 μg/L 左右。FK506 谷值维持在 4 ～ 6 μg/L，霉酚酸酯可减至每日 0.5 ～ 0.75g，Aza 的长期维持量为每日 0.3 ～ 1.6mg/kg。心脏移植患者可以长期使用这两种药物。

在长期免疫抑制维持治疗期间，可每隔 3 ～ 4 个月测定 1 次血药浓度谷值。定期检测血常规、肝肾功能等，要求每年行心内膜活检及冠状动脉造影。

第二节　心脏移植排异反应的诊断

心脏移植后出现机体(受者)对外来器官(供心)的排异反应，这本来是机体的一种免疫保护性反应，但对于心脏移植来说，排异反应便成为心脏移植后严重的并发症。近 10 年来，心脏移植患者数量明显增加，成活率明显提高，存活时间延长，这主要与免疫抑制剂如环孢素 A、FK506 等的广泛应用有关。有效的抗排斥治疗要靠准确地监测排异反应。人们一直在努力寻找非创伤性排异反应监测指标。虽然有些非创伤性指标对排异反应的监测有一定意义，但心内膜心肌活检仍然被大多数学者认为是监测心脏排异反应最可靠的金标准。

一、心脏移植的排异反应

自从环孢素 A 问世之后，免疫抑制治疗效果已经有了很大提高，但排异反应仍然是心脏移植术后常见的并发症，并且是造成心脏移植失败的主要原因之一。据报道，在导致心脏移植术后死亡的病例中，由排异反应致死大约占 41.8%。所以，对各种排异反应，特别是急性排异反应的早期发现和及时处理，能够使许多患者得以长期存活。按排异反应发生的机制及时间快慢，把排异反应分为三种。

（一）超急性排异反应

这是一种多发生在心脏移植术后 24h 内的排异反应。供心恢复血液循环后，立即出现供心复跳困难，即使应用药物使其恢复跳动，但心脏收缩微弱，不能维持正常血压，无法脱离人工体外循环。供心表面呈现发绀、花斑，虽然加强免疫抑制治疗和应用正性肌力药物也无济于事。如果不使用体外循环机，多数患者在 10h 内死亡。要想挽救这些患者，除非在人工心脏辅助循环下，再选择一例合适的供心，否则别无他法。近年来，由于术前对受者和供者之间进行较全面和详细检查及术前和术中应用抗排异反应药物，这种超急性排异反应已经很少见到。

超急性排异反应是由体液免疫反应引起的，发生这种排异反应的机制主要是供者和受者之间 ABO 血型不匹配，或受者体内已有致敏的抗供者淋巴细胞的细胞毒性抗体。当血液循环恢复之后，移植受者已致敏的抗体与供心发生急性免疫应答，损害供心的血管内皮细胞，血小板栓子阻塞小冠状动脉，造成心肌急性广泛性缺血和坏死。此类排异反应现无有效治疗手段，只能预防为主。

（二）急性排异反应

急性排异反应多发生在术后 1 ～ 20 周，2 ～ 10 周发生率最高。半年后急性排异反应的发生率明显减少，1 年之后发生的机会则更少。虽然应用环孢素 A、FK506 等强力免疫抑制药，但临床上并不能够完全预防急性排异反应发生。以及急性排异反应虽然不像超急性排异反应那样凶险，如果不及时发现和正确治疗，也可以引起严重的心肌损害和广泛坏死，乃至引起心力衰竭和患者死亡。急性排异反应主要由细胞免疫反应引起。移植受者的 T 淋巴细胞在移植抗原的刺激下活化，从而导致细胞免疫反应，现在应用的免疫抑制药多数是抑制细胞免疫反应。

（三）慢性排异反应

慢性排异反应多发生在心脏移植 1 年之后。这一排异反应可能加速供者心脏发生冠状动脉增殖性病变，导致供心冠状动脉高度狭窄和闭塞，以及心肌缺血和梗死，最终患者可能因心肌梗死或心力衰竭而死亡。慢性排斥是实质器官移植长期存活的主要障碍，细胞免疫及体液免疫都参与了慢性排斥过程。在发生慢性排异反应的早期阶段，临床上多数无明显症状。因为移植的供者心脏无神经支配，所以即使发生心肌缺血和心肌梗死，大部分心脏移植患者不会出现心绞痛等症状。定期进行冠状动脉造影是早期发现冠状动脉病变的主要方法。

病理改变主要是中、小冠状动脉内膜发生广泛、进行性增生，血管周围单核细胞与淋巴细胞浸润，血管弹力层断裂，管腔内血栓形成，导致血管腔向心性狭窄和闭塞。

供者心脏冠状动脉增殖性病变与慢性排异反应、急性排异反应反复发作及应用免疫抑制药（如环孢素 A 及皮质类固醇）等因素有一定的关系。因此，为了减少冠状动脉增殖性病变，在不发生急性排异反应情况下，应尽量减少 FK506、环孢素 A 和皮质类固醇的用量。另外，术后应尽早应用降脂药和抗血小板聚集药。

二、心脏移植排异反应的诊断

心脏排异反应的监测包括对超急性排异反应、急性排异反应与慢性排异反应的监测。为了避免超急性排异反应，在术前要做好严格的 ABO 血型配型和淋巴细胞毒性试验。术前要尽量选择 HLA 配型相容性好的供者心脏，在有效地控制急性排异反应的情况下，尽量减少环孢素 A 和皮质类固醇的用量，对减少慢性排异反应有一定益处。心脏移植术后第 1 年能否成功，主要取决于对急性排异反应的监测和及时控制情况。目前，最可靠的急性排异反应监测指标是心肌活体组织病理形态学所见。但是，因为心内膜心肌活检是一种创伤性检查，可能给患者带来一定程度的痛苦和危险。所以，人们一直在努力探寻一些非创伤性排异反应监测指标，包括临床表现、影像检查和免疫学检查等。

（一）临床表现

1. 症状　患者在心脏移植术后 1 周内逐渐恢复因手术创伤所造成的不适感觉之后，又重新出现乏力、周身不适、食欲不振、活动后心悸、气短；特别是在术后 1 个月内，当各种状况都恢复正常时，突然出现上述症状，应高度怀疑存在急性排异反应，应及时进行一些相关检查和心内膜心肌活检，以证实是否存在急性排异反应。

2. 体征　当出现心脏扩大、心率增快、心音低弱或奔马律时，如果伴有心律失常、血压降低及心功能不全征象，要高度重视是否有急性排异反应。

（二）一般检查

（1）白细胞数目的改变，血沉升高。

（2）生化和免疫血清学检查包括尿素（BUN）、血清肌酐（Cr）值，半乳糖激酶（GK）、门冬氨酸氨基转移酶（AST）、乳酸脱氢酶（LDH）、α-羟丁酸脱氢酶（α-HBDH）、免疫球蛋白值的改变。

（3）心电图心率的变化，各种心律不齐，QRS 波电压明显降低和消失。

（4）放射线 X 胸片显示心胸比增大。有研究比较了心脏正位片中的心胸比的变化和排斥级数的相关性，研究结果发现，在排除心包积液等心包内占位因素后，心胸比若较基础值增加 0.02 以上者提示发生了急性排异反应，诊断灵敏度可达 75.9%，特异性为 96.8%。

（三）常规超声心动图检查

M 型超声心动图检查（简称"M 超"）早期的超声心动图研究急性排斥时主要针对心室形态学的改变。在环孢素 A（CsA）使用前，心脏移植的受者在排异反应发生时 M 超可以发现心室壁增厚、左心室团块样改变。而随着 CsA 成为心脏移植术后免疫抑制方案基本用药，这种改变越来越少看到。将常规超声心动指标和急性排异反应的级数进行相关性研究，结果发现左室舒张期、收缩期内径及左室后壁和室间隔的厚度在不同级数的排异反应中变化无显著性差异，这说明排异反应发生时 M 超下的左室室壁厚度和内径大小并不是敏感指标，但对于左室室壁厚度和内径明显增大的病例判断为排异反应的诊断准确率还是很高的。

二维超声多普勒：超声定量分析发现移植心发生排异反应时往往伴有左室舒张早期功能的改变。压力减半时间（PHT）和等容舒张时间（IVRT）在排异反应组和非排异反应组间有显著性差异，而最大通气量（VEmax）无明显变化。以 PHT 下降 > 20% 作为判断急性排异反应（AR）的标准，敏感性为 85%，特异性为 87%，阳性预测值为 85%。一组与多普勒超声同步进行的心内膜心肌活检（EMB）组织学研究，以 IVRT 或 PHT 减少 15% 作为诊断 AR 的标准，超声诊断敏感性为 80%，特异性为 72%，阳性预测值为 70%。考虑到移植术后早期存在左室结构重建和左室充盈指标的变化，一般取无排异反应时第 3 周的心脏超声心动图指标作为基准值。左室后壁厚度（PW）、室间隔厚度（S）、左室舒张末期内径（LVEDD）、PHT、IVRT 和轻、中度排异反应并无明显相关性。不同的研究对以上常规心脏超声指标的诊断可靠性有不同的结果，但大多数观点认为 CsA 在临床上得以应用后，左室舒张末期内径、左室后壁厚度、室间隔厚度及由此推算的左室心肌重量指数（LVMI）并不是诊断心脏移植术后的敏感指标。对于反映左室舒张早期功能的参数指标（包括 PHT、IVRT），诊断意义不太统一。大多数观点认为 IVRT、PHT 在排异反应发生时会下降。

（四）特殊检查

1. 环孢素 A 的血药浓度　既往甚至目前，很多中心采用 CsA 谷浓度（即空腹血药浓度）来监测受者免疫抑制状态并调整药物剂量。CsA 对受者免疫抑制的效果实际是由药物浓度 – 时间曲线下面积（AUC）来显现的。服药后 2h 血药浓度（C2）是一个已被认可的 0 ~ 4h 浓度 – 时间曲线的单时点检测指标。大量临床实验已证明，应用 CsA C2 监测，可以明显降低移植后急性排异反应的发生率，并且使一部分受者减少用药量，受者对药物的耐受性更好，且不良反应事件少。结合 CsA C2 的检验结果调整受者用药的方法更科学、更严谨。目前的 C2 目标浓度在各国各中心之间有所不同。这主要有以下几个方面的原因：①辅助的免疫抑制药物；②公认的危险因素的存在（如 HLA 型不匹配、PRA 状态、再次移植等）；③耐受性降低的危险；④肾毒性的相对危险；⑤移植后的时间。在 2005 年《CsA C2 监测临床应用欧洲指南》中介绍，各国各中心控制 CsA C2 目标浓度在 600 ~ 1500ng/mL，联合吗替麦考酚酯或硫唑嘌呤应有较高的 C2 目标浓度，而联合西罗莫司或依维莫司则可使 C2 目标浓度降低。

2. 脑钠肽（BNP）　脑钠肽是尿钠肽家族的一员，在人体内由脑组织和心室肌合成，是 32 个氨基酸片段。其前体 pro-BNP 由 108 个氨基酸组成，再分裂后形成 BNP 和含氨基的 pro-BNP 片段（NT-pro-BNP），二者都存在于血浆中。很多研究结果发现在急性排异反应发生的 24h 内，BNP 水平要明显高于无排异反应发生组，认为 BNP 是预测急性排异反应发生的良好指标。

3. cTnI 和 cTnT　cTnI 和 cTnT 两者均为心肌肌钙蛋白（cTn）的亚单位之一，肌钙蛋白包括 TnI、TnT 和 TnC 三个亚单位，其中 TnI 是抑制性亚单位，可抑制肌球蛋白与肌动蛋白组合，阻止肌肉收缩；TnT 是与原肌球蛋白结合的亚单位。cTnI、cTnT 大部分以复合物形式存在于心房肌和心室肌细胞的胞质中，少量的 cTnI、cTnT 游离于心肌细胞的胞质内，在心肌细胞膜完整状态下，cTnI 和 cTnT 不能透过细胞膜入血循环，而当心肌细胞完整性受到破坏时（比如心肌梗死或急性排异反应时的心肌组织坏死），血循环中的 cTnI 和 cTnT 水平会大幅升高。随着对心肌肌钙蛋白深入研究，cTn 被认为是目前最好的确定标志物，正逐步取代 CK-MB 成为 AMI 的诊断金标准。近来有些研究者对 cTnI 和 cTnT 在诊断心脏移植术后急性排异反应发生中的作用也进行了相关研究。发现在排异反应级数大于或等于 3 级时，cTnT 明显升高，认为 cTnI 诊断 AR 的灵敏度较低，但特异性较强。另外，TXA2、β_2- 微球蛋白、CRP、催乳素、尿多胺、血清 C3、血清 C4、IgG 和 IgM 等，可能对诊断有一定的提示意义。

（五）心肌内心电图

从 20 世纪 80 年代，欧洲的一些心脏中心，特别是德国心脏中心（柏林），进行了心肌内心电图（intramyocardial electrogram，IMEG）监测排异反应的一系列动物和临床实验，取得了良好的效果。它的原理是在供心移植入体内之后即在左右心室的心外膜上埋植和起搏器一样的 2 个电极，放在左右心室外膜表面的 2 个电极和改良后的起搏器相连。这种改良后的起搏器是由房室全能型起搏器（DDD）重组成双心室同步型起搏器。或者说左、右心室外膜各有 1 个心室同步型起搏器（VVI），但这 2 个起搏器合制成 1 个。它的作用除起搏器作用外，同时传出心肌内心电图的信号以便记录。术后用一台程控仪在体外同步描记起搏器所感知到的心肌内心电图，测量心肌阻抗。应用 IMEG 以来，德国心脏中心的心肌活检次数由 1989 年的 2 372 次减少至 2001 年的仅 71 次。心肌内心电图于排异反应发生时产生变化的机制目前不是很清楚，某些解释为排异反应发生时，某些蛋白使细胞膜通透性发生改变，离子通道的开放及一氧化氮和自由基的流动使细胞膜动作电位发生改变。北京安贞医院自 2004 年采用心肌内心电图监测排异反应以来，应用 60 余例，总体的监测敏感度为 92.9%，特异性为 92%，阳性预测值 72.2%，阴性预测值 99.8%。高的阴性预测值提示心肌内心电图可以作为排除排异反应发生的方法。心肌内心电图可以作为无创、便宜、方便、相对安全的临床监测排异反应的方法，也是目前世界上最可靠的无创性排异反应监测法。

（六）组织多普勒成像

组织多普勒成像（tissue doppler imaging，TDI）是一项新的无创超声技术，通过选择性测量心肌运动获得低速高幅度信号来量化心肌舒张和收缩速率，同时能过滤掉区域内血细胞移动所造成的高速低幅度信号。由于其高度瞬时化和对速度范围的分解，脉冲组织多普勒显像对于诊断移植心排异反应早期引起的舒张功能障碍特别有效。通过组织多普勒显像分析心室壁运动情况据认为可以比传统的超声心动图能更早检测心室功能的变化。

（七）心脏磁共振成像

心脏磁共振成像（cardiac magnetic resonance imaging，cardiac MRI）能够检测到与移植排异反应相关的细微组织学变化，比如间质水肿和区域的心肌缺血；提供高清晰度的画面和心脏组织形态特征。然而，这些变化是非特异性的，可以发生于其他任何可引起缺血和感染性病理改变的病变中。由于心肌细胞水肿时质子的弛豫时间，在 T_1 和 T_2 相均表现为延长，故 MRI 可被应用于检测伴随 HT 术后 AR

的心肌细胞及间质水肿、出血等表现。但随着 CsA 在临床上的广泛应用及心脏移植术后急性排异反应时心肌细胞水肿及出血的减少，MRI 的应用价值受到一定的限制。新的影像增强剂钆 –DTPA，可通过延长 T_1 信号增强对比而增加影像学图像的特征。

（八）放射性核素成像

心脏放射性核素成像（cardiac radionuclide imaging）技术已经开始用来测量心脏功能的变化，通过用 ^{99} 锝标记红细胞或 ^{99} 锝放射性药物可以测量出心室整体和局部功能的情况，而心功能的变化可能和排异反应有间接联系。测量心肌对放射性核素的摄入可能和排异反应时心肌损伤直接相关。关于放射性核素心室显影的早期报道证实了心排血量下降的中重度排异反应与舒张末期容积间存在着相关性。而在射血分数和收缩末期容积间的相关性要差些。通过放射性核素显影检查心肌组织的特征可以检测进展期的排异反应，但其敏感度相当低。

（九）AlloMap 基因诊断技术

分子生物学 AlloMap 基因诊断技术监测移植术后免疫排异反应，是目前美国 40 个器官移植中心联合研究和临床应用的一种基因表达谱（GEP）测试方法。其原理为从受者血液中单核细胞的上万种基因筛选出相关的上百种，进行其表达分析，建立评分系统，来评估机体免疫系统的状态，从而迅速而即时地监测移植物的排异反应程度。AlloMap 是最新系统化的基因监测系统，包含了最顶尖的生物、电子科学技术，可能预示着排异反应研究领域的巨大进步，为排异反应临床诊断描画了美好的前景。

（十）心内膜心肌活检技术

心内膜心肌活检（endomyocardial biopsy，EMB）仍然是诊断心脏移植术后排异反应的金标准。经皮穿刺于右心室取材的心内膜心肌活检最早是由 Caves 等人在 1973 年应用于临床，现在已成为诊断心脏移植术后排异反应的标准检查方法。心内膜心肌活检通常是在数字减影血管造影（DSA）室 X 线透视下进行，经股静脉或颈内静脉穿刺，送入心肌活检钳，咬取右心室室间隔、游离壁或心尖部的心肌组织送检。与股静脉穿刺相比，颈内静脉穿刺活检后受者可以立即下地，无须平卧，受者容易接受。

经胸超声引导下心肌活检技术和 X 线下心肌活检相比，受者和活检人员均避免了暴露于 X 线照射下，而且超声声像能够清晰地呈现出心脏腔室及瓣膜等心肌组织结构，直观地显示出活检钳头端周围的毗邻结构，能够很好地引导操作者把活检钳送入右心室。最重要的是，在咬取心肌组织时，引导操作者避开重要的腱索、乳头肌或心室壁的薄弱区域，最大限度地降低医源性三尖瓣损伤和心脏穿孔的可能。

由于病理学的检查使排异反应在临床症状出现以前即可以提前作出诊断，早期有效地加强免疫治疗，大大地增加了生存率，目前心脏移植存活率提高是和心内膜心肌活检的成功分不开的。但是各病理科医师对于供心组织变化的认识和解释不同，对于心脏移植后排异反应的定义、程度无统一标准，更谈不上进一步控制和治疗排异反应。同时病理学家对心内膜心肌活检组织上的发现和临床医师对受者主客观症状、体格检查所得出结论往往有不同的看法，给心脏移植后的抗排异反应的治疗也带来一定的困难。1990 年国际心肺移植学会（ISHLT）重新制定了心脏急性排异反应的病理诊断标准，根据浸润的炎症细胞的类型和范围、心肌细胞是否坏死和坏死的程度将排异反应分成 0 ~ Ⅳ级，并且于 2004 年又进行了修正。此诊断标准主要描述了细胞性排异反应的病理改变，但随着临床治疗和病理认识的进步，典型的细胞排异反应却越来越少出现。

1995 年，Billingham 试图建立一个免疫荧光法检测心脏移植物体液排异反应的诊断标准，却在临床应用中受到广泛质疑。2004年，全美器官移植体液性排异反应研讨会发表了当前最系统、全面的对心脏移植体液排异反应的一些观点：尽管ISHLT并没有制定统一的判断标准，单纯急性体液排异反应的发生率在7%~18%，合并急性细胞性排异反应的占23%，在发生体液排异反应的病例中，有68%为早期出现，但仅有13%出现移植物失功。

第一次心内膜心肌活检一般在心脏移植后7~9d。如无IMEG等监测手段的，应于半年之内每1~2周做心内膜心肌活检1次。术后半年可延长至每3~4周活检1次。术后2年每隔4~6个月活检1次。若结合其他无创免疫监测手段，则可在保障受者安全的前提下，1年行活检一次。

心内膜心肌活检毕竟是一种创伤性的检查方法，心内膜心肌活检定期的中心静脉穿刺对受者是一个身心负担，特别是对小儿心脏移植的受者；昂贵的检查费用难以被受者广泛接受；另外由于检查医师本身的因素如熟练程度、经验，仍存在所谓的采样标本误差。并且心内膜心肌活检仍然存在1%~2%并发症发生率。

1. 心律失常 当活检钳进入心房和心室时，受者可能出现一过性房性或室性期前收缩，特别是当活检钳钳取心肌组织时，几乎100%发生室性期前收缩，这种情况可以不予以处理。活检钳离开心室肌后可以立即恢复正常心律。如果在心内膜心肌活检过程中，活检钳脱离心脏后仍有房性期前收缩或室性期前收缩，甚至发生室性心动过速或室上性心动过速，应做相应的治疗。

2. 心室壁穿孔 据统计，在施行心内膜心肌活检时，心室壁穿孔的发生率约为0.5%。临床上多发生在进行右心室活检时。因为活检钳硬度较大，易于穿透室壁较薄的右心室，如果只是穿透心外膜下，可能只引起局部渗液性心包炎，受者感觉胸痛或出现心包摩擦音，数日后可以恢复正常。如果穿透心外膜，部分受者由于心肌收缩，使心脏穿孔处呈闭合状态，不至于造成更多的心包腔出血，数日后也可以修复正常。如果穿孔较大，将造成急性心包压塞。特别是对活检钳的走行部位判定不正确，插入冠状静脉窦并钳取夹破冠状静脉窦，则危险性更大。出现心包压塞，应迅速采取心包穿刺引流。如果出血逐渐减少乃至停止，可以采用保守方法治疗。如果出血较多，应迅速进行手术治疗。

3. 栓塞 在心内膜心肌活检的各种并发症中，栓塞并不多见。主要是静脉血栓的形成。有时可能因小的血栓，形成局灶性肺栓塞。如果进行左心室心内膜心肌活检，则应严格按常规操作，术中使用肝素。一旦发生栓塞，要及时应用抗凝和溶栓治疗，必要时可以采用导管取栓术。

4. 穿刺 部位出血采用经皮血管穿刺方法一般很少引起出血，部分病例出现穿刺局部出血。但如果受者应用肝素较多，术前应用过抗凝或溶栓药物，尤其是经皮股动脉穿刺，如果压迫时间不足、止血不彻底，易造成局部出血或皮下血肿。如果肝素用量较多，可以给予适量的鱼精蛋白中和，或使用止血药物。

5. 感染 因为心脏移植受者应用免疫抑制药物，比正常人更容易造成感染。因此要加倍注意预防感染。心脏移植受者在做心内膜心肌活检前1~2d可以应用抗生素做预防治疗，术后也要常规使用抗生素预防治疗3~5d。术前要注意活检钳等手术器械的严格消毒和全部操作过程的严格无菌技术。否则，容易带入外源性致病微生物，发生菌血症、败血症和局部感染。只要注意严格的无菌操作，上述感染可以降低至最低程度或完全避免。一旦发生感染，要及时使用有效抗生素进行治疗。

第三节 心脏移植排异反应的预防和治疗

一、排异反应的预防

（一）超急性排异反应的预防

超急性排异反应是受者体内存在着抗供者的预存抗体，当供者器官在受者体内开始血供后，受者抗体与供者器官发生抗原抗体反应，引起严重的不可逆的坏死、出血等炎症反应。因此，术前要做好供受者间严格的 ABO 血型配型和淋巴细胞毒交叉试验。若交叉反应阳性，决不能采用该供心。

（二）急性排异反应的预防

急性排异反应的高危因素有组织配型不合及免疫抑制不力。

（三）慢性排异反应的预防

多在心脏移植术后数月或 1 年以后发生，术后 1 年发生率约 10%，移植后 3 ~ 5 年内发生率为 30% ~ 50%。多种因素可导致慢性排斥，包括：①同种抗原相关因素，如组织不相容性、免疫抑制不力、存在抗 HLA 抗体、缺乏抗独特型抗体及排异反应等。②同种抗原非相关因素，高龄或低龄供者、缺血－再灌注损伤、高脂血症、供受者间体积不匹配、免疫抑制剂应用，甚至感染如巨细胞病毒感染等都能增加慢性排异反应。因此术前要尽量选择 HLA 配型相容性好的供者心脏，术中尽量减少缺血－再灌注损伤，术后在有效地控制急性排异反应的情况下，尽量减少免疫抑制剂用量，避免巨细胞病毒感染，预防高血脂、高血压发生等，可能对减少慢性排异反应有一定益处。

二、排异反应的治疗

（一）急性心脏排异反应的免疫抑制治疗

急性心脏排异反应按心内膜心肌活检组织形态学标准可分为 I 级（A 与 B）、II 级（灶性中度排异反应）、IIIA 级（多灶性中度排异反应）、IIIB 级（弥漫性重度排异反应）及 IV 级（严重排异反应）。接受免疫抑制药 "三联" 疗法（环孢素 A、硫唑嘌呤及泼尼松）治疗的心脏移植受者，经常出现 I 级急性排异反应，约见于 33% 的患者。对 I 级急性排异反应不用特殊治疗，有些心脏移植中心对 II 级急性排异反应亦不增加额外治疗，只密切观察病情，大部分患者排异反应可逐渐消退。证实心脏移植排异反应后，一般的治疗原则如下。

1. 增加免疫抑制药的用量 一些 I 级可能发展为 II 级的排异反应或 II 级排异反应，可以增加环孢素 A、FK506 或皮质类固醇的用量，也可由环孢素 A 转化为 FK506 治疗。注意观察有无药物不良反应，在增加剂量后的 4 ~ 7d 内再次进行心内膜心肌活检，以证实急性排异反应是否消散。如果排异反应无改善的迹象，而且因增加药物用量而出现明显的药物不良反应时，应当换用其他免疫抑制药。

2. 对 III 级及 IV 级急性排异反应的治疗 III 级与 IV 级急性排异反应若得不到及时有效的治疗，常导致移植的供者心脏功能迅速受损，发生严重的心力衰竭，此时要迅速采取措施加以治疗。

（1）6α－甲泼尼龙大剂量 "冲击" 治疗：在此期间，环孢素 A 及硫唑嘌呤的用量不变。有一些移植中心给予 6α－甲泼尼龙 3 000mg，分 3 次，在 3d 内静脉点滴，大多 III ~ IV 级急性排异反应能够完全得到控制。但一些移植中心采用较小剂量的皮质类固醇也可以成功地控制 III ~ IV 级排异反应。美国哥伦比亚大学移植中心采取口服泼尼松方法，每天服用 100mg，连续应用 3d，随后在 1 周内将其用量减少至维持量水平，约 90% 的急性排异反应能够成功地控制。亦有人使用中、小剂量的 6α－甲泼尼龙静脉注射，每日 250mg，连用 3d 能够有效地控制急性排异反应。有些移植中心给予 6α-甲泼尼龙口服，剂量为每日 1.5 ~ 3mg/kg 或者 200mg，连用 3d，然后减半量或每日 100mg，再使用 2d，随后进行 EMB 检查，如果急性排异反应并未消散，可以加大皮质类固醇的用量，如果排异反应加重，短期内可以加用 ATG。我们对Ⅱ~Ⅲ级急性排异反应均使用大剂量 6α-甲泼尼龙进行"冲击"治疗，每日 1g，连续 3d 静脉点滴；或采用 4d 疗法，第 1 ~ 2 天每日 1 000mg，静脉点滴；第 3 ~ 4 天，每日用 500mg。采用上述方法成功地逆转了Ⅱ~Ⅲ级急性排异反应。如果条件许可，亦可以让护士在心脏移植受者家中进行皮质类固醇"冲击"治疗。这样可以减少医疗费用，同样可以获得满意的治疗效果。在进行皮质类固醇"冲击"治疗期间，短期内可能出现一些药物不良反应，在停止"冲击"治疗后可以逐渐减轻或消散。

（2）使用 ATG 或 ALG：单独使用皮质类固醇"冲击"治疗不能够逆转排异反应时，要考虑应用 ATG 或 ALG。每天使用 RATG 1.5mg/kg 或 ALG 10mg/kg，RATG 采用肌内注射，ALG 应进行静脉点滴，连用 3 ~ 7d，将 T 淋巴细胞计数维持在（0.05 ~ 0.15）×10^9/L。

（3）增加霉酚酸酯或硫唑嘌呤用量：如果应用霉酚酸酯或硫唑嘌呤并未引起骨髓抑制及肝功能损害，可考虑短时间内增加其剂量。硫唑嘌呤每日 3 ~ 5mg/kg，连续用 3d，宜将外周血白细胞计数维持在（4.0 ~ 7.0）×10^{9}U。如果使用大剂量硫唑嘌呤仍不能够逆转急性排异反应，此时白细胞计数仍在正常范围，可加用小剂量环磷酰胺口服，每日 0.5 ~ 1.5mg/kg。环磷酰胺可导致骨髓抑制效应，引起严重的白细胞计数减少。目前，临床上较少使用加大硫唑嘌呤用量或与环磷酰胺联用的方案。增加霉酚酸酯用量，每日可增至 3g，但应密切观察白细胞数量。

（4）增加环孢素 A 或 FK506 的剂量：如果环孢素 A 维持在有效的治疗范围，无须增加其剂量，以免诱发肾功能损害或其他药物不良反应。一些移植中心采取增加环孢素 A 用量的方法可以逆转中度急性排异反应，此时应当避免大剂量应用皮质类固醇，可以采用静脉注射途径使用环孢素 A，用量为每日 10 ~ 12mg/kg，使用 10 ~ 14d，环孢素 A 血浓度将明显增高，约 80% 的急性中度排异反应能够被逆转。该方法不适宜于重度急性排异反应。如果采取上述疗法在一个疗程内不能够逆转中、重度急性排异反应，应当重复第二个疗程。第二个疗程，可采用 6α-甲泼尼龙与 ATG 联合使用 3d。在抗排异反应结束之后 4 ~ 7d，要通过 EMB 检查来确定治疗效果。如果急性排异反应已经消退，不需要额外治疗，可以逐渐减少皮质类固醇的用量，在 7 ~ 14d 内将其减少至维持量水平。在 6α-甲泼尼龙"冲击"治疗之后，需要增加泼尼松用量，达到每日 50 ~ 100mg，逐渐减量，每次减少约 5mg，直至达到维持量。在 7 ~ 14d 之后要再次进行 EMB 检查，以判定急性排异反应在减量后是否复发。注意不宜延长 6α-甲泼尼龙、ATG 及大剂量使用环孢素 A 的疗程，以免增加感染及淋巴瘤的发生率。使用 FK506 治疗的患者，可增大其用量，使其谷值保持在 20μg/L 左右，可有效逆转轻、中度排异反应。

（5）转换环孢素 A 为 FK506 治疗：由于 FK506 可能会延长 CsA 的半衰期而加重其毒性，因而 FK506 不能与 CsA 合用。在 CsA 切换为 FK506 治疗之前，应监测 CsA 的血药浓度。一般在 CsA 最后一次治疗剂量后的 12 ~ 24h 进行切换。何时开始 FK506 治疗，应根据 CsA 的血药浓度和患者的临床状况确定。在转换后，由于 CsA 的清除可能会受影响，因而应持续进行浓度监测。国外多中心研究表明：FK506 为基础的免疫抑制方案，在减少急性排斥和难治性排斥的发生率、逆转排异反应等方面显著优于以 CsA 为基础的免疫抑制方案，并能更有效地控制高血脂及高血压等心血管并发症的危险因素。

（6）使用 CD3 单克隆抗体（OKT3）：如果经过两个疗程的 6α-甲泼尼龙及 ATG 治疗不能够逆

转严重的急性心脏排异反应，可以考虑使用 OKT3。在使用 OKT3 时可以停用其他各种免疫抑制药，或将其减为半量。OKT3 的用量为每日 5mg，一个疗程为 10 ~ 14d。OKT3 能够逆转 90% 的急性排异反应。一些移植中心观察到，使用 OKT3 能够使 57% 的顽固性重度急性心脏排异反应得到完全逆转。因此，OKT3 为一种能够逆转严重急性排异反应的有效药物。

（7）心脏再移植：如果经过上述各种方法不能够逆转重度急性心脏排异反应，供者心脏将在短时间内发生功能衰竭，此时能够挽救患者生命的唯一方法是再次施行心脏移植。在等待一个合适的供者心脏期间，需要采取心室机械辅助装置或人造心脏来暂时维持血液循环。

（二）急性或超急性血管排异反应的治疗

在极少数情况下，由于抗 HLA 抗体形成，在心脏移植术后初期可发生严重的急性或超急性冠脉血管排异反应。超急性血管排异反应可以发生在移植术前测定淋巴细胞毒性交叉配对反应为阴性的移植受者，在术前多次输血、怀孕或施行过组织或器官移植的患者更易于发生。对上述患者发生的超急性血管排异反应采用血浆取出法（plasmapheresis）以清除抗 HLA 抗体，并且联合应用环孢素 A（或 FK506）、皮质类固醇、环磷酰胺及 ATG，可以获得较好的疗效。因交叉淋巴细胞毒性试验阳性、ABO 血型供者与受者不匹配而发生的超急性排异反应采取任何药物仍无法逆转，只能施行再次心脏移植。

（三）慢性排异反应的治疗

是心脏移植后晚期发生的一种特殊的动脉粥样硬化，它的 5 年发生率高达 20% ~ 40%，是影响心脏移植患者中远期生存的主要疾病因素。药物上可以考虑他汀类药物及新型的西罗莫司、依维莫司等药物进行抗排治疗。对于外科再血管化治疗，效果均不佳，晚期只能再次实施心脏移植。

（毛文君）

第七十一章

肺移植

第一节　肺移植发展历程

一、肺移植发展史和国内现状

肺移植的实验研究开始于1946年的苏联，此后在动物实验的基础上，1963年6月11日，美国密西西比大学医学中心James Hardy等为一位58岁左侧肺门部鳞癌、对侧肺气肿的患者进行了首例人类肺移植，术后第18天患者死于肾功能衰竭。1971年比利时Derome为23岁的终末期硅肺患者做了右肺移植，术后出现支气管吻合口狭窄、慢性感染和排斥，住院8个月，出院后只活了很短时间，但此患者是1963—1983年间40多例肺移植受者中存活时间最长的一个，其余病例都于术后短时间内死于支气管吻合口瘘、排斥、感染、肺水肿等并发症。

Veith等认识到支气管吻合口并发症是肺移植后死亡的主要原因，供肺支气管的长度与支气管吻合口并发症有直接关系，缩短供肺支气管长度可以减少合并症的发生。进而又证实套入式支气管吻合可以减少缺血性支气管合并症。同期斯坦福大学的Reitz等成功完成心肺移植术，大大促进了临床肺移植工作。此时新的抗排异反应抑制剂环孢素A（CsA）也开始应用于临床。同时应用带蒂大网膜包绕支气管吻合口改善支气管血运供应，促进吻合口愈合。

1983年11月7日Cooper为一位58岁男性终末期肺纤维化患者行右单肺移植，6周后患者出院恢复全日工作，参加旅游，并不知疲倦地进行肺移植的供、受体组织工作，6年半后死于肾功能衰竭。1983—1985年Cooper领导的多伦多肺移植组共报告了7例单肺移植，5例存活，更进一步促进了肺移植工作的开展。1988年法国巴黎BealIon医院的Mal和Andteassian成功地为2例肺气肿患者做了单肺移植，术后患者恢复良好，V/Q比例无明显失调，患者术后基本恢复了正常生活。打破了慢性阻塞性肺疾病（COPD）不适合单肺移植的说法，他的文章报道后很短时间内COPD就成为单肺移植的适应证。

随着单肺移植经验的积累，1990年开始双侧序贯式肺移植。通过横断胸骨的双侧开胸，相继切除和植入每一侧肺，将单肺移植技术分别用于每一侧肺移植，使双肺移植变得简单而安全。多数情况下不需要体外循环，需要体外循环时也只是短时间的部分转流，不需要心脏停搏。目前序贯式双肺移植技术已被普遍采用，在2000年后全世界单、双肺移植的数量已经持平，2012年后双肺移植占了近70%。

近年来另一个新进展是应用肺移植治疗特发性肺动脉高压或艾森门格综合征同时修补心内畸形，肺移植减轻右室负荷后可以促进心室功能的恢复。单肺移植术后肺灌注扫描，发现移植肺接受超过80%的血流灌注而没有不利影响，这些都支持新移植肺能够耐受绝大部分（如果不是全部）心排血量的观点，肺动脉高压肺移植术后心功能恢复良好。

20 世纪 90 年代，肺移植在世界各地广泛开展，在南北美、欧洲和澳洲都取得了巨大成功，在欧美国家，肺移植已经相当成熟，截至 2014 年 6 月，全球已完成 51 440 例肺移植手术（图 6-71-1），肺移植术后 3 个月、1 年、3 年、5 年、10 年的生存率分别为 89%、80%、65%、54% 和 31%，存活满 1 年的肺移植患者的中位生存期为 7.9 年。

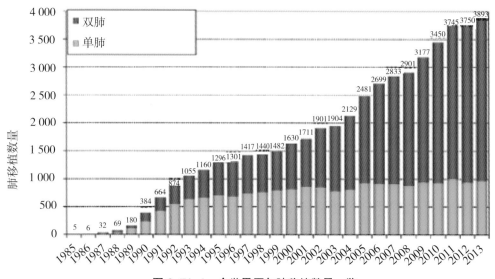

图 6-71-1　全世界历年肺移植数量一览

亚洲地区肺移植相对落后。1996 年 Takagi 调查了亚洲 11 个国家及地区，泰国 1993 年 2 月完成双肺移植，至 1995 年行肺移植 22 例，中国香港地区 3 例，沙特阿拉伯报告至 1994 行单肺移植 4 例，韩国曾行 2 例肺移植未成功。此外还有以色列做过。近 10 年来中国台湾地区肺移植工作发展很快，1991 年 7 月 10 日首先为一硅肺患者行单肺移植，术后半年因感染死亡，1995—1999 年共做 29 例次。1999 年 5 月在日本东京召开的亚洲肺移植研讨会上，日本、韩国、泰国、菲律宾及中国都报道了肺移植手术病例。2003 年日本报道活体肺叶肺移植治疗小儿终末期肺病 10 多例。

我国肺移植起步很早，1979 年北京结核病研究所辛育龄教授就为 2 例肺结核患者行单肺移植术，因急性排斥及感染无法控制，分别于术后第 7 天及第 12 天将移植肺切除。经过长期停顿后，1995 年 2 月 23 日首都医科大学北京安贞医院陈玉平教授为一终末期结节病肺纤维化患者行左单肺移植，术后存活 5 年 10 个月，成为我国首例成功的单肺移植。1998 年 1 月 20 日北京安贞医院又为一名原发性肺动脉高压患者在体外循环下行双侧序贯式肺移植，术后存活 4 年 3 个月，成为我国首例成功的双肺移植。1994 年 1 月至 1998 年 1 月间我国共做了近 20 例肺移植，只有北京安贞医院的这 2 例肺移植患者术后长期生存，余下患者均在术后短期内死亡，以后肺移植工作在我国停滞了近 5 年时间。我国心肺联合移植数量较少，目前总数不超过 20 例，且开展单位较肺移植开展单位少，由于供体短缺，此类移植的例数不会在短期内增加许多。

2002 年 9 月，以陈静瑜为首的无锡肺移植中心成功完成了国内第一例单肺移植治疗肺气肿，使得停滞 5 年的中国临床肺移植工作再一次燃起生机。近年来，在无锡市相继召开了 7 届全国心肺移植研讨会议，对我国的肺移植工作起到很大的推动作用。目前根据 2006 年 5 月起实施的《人体器官移植条例》和《人体器官移植技术临床应用管理暂行规定》，全国共有 167 家医院通过卫生部人体器官移植技术临床应用委员会审核，成为第一批获得施行人体器官移植资质的单位，但其中具有开展肺移植资质的医院仅有 20 多家。据统计，自 2002 年以来，全国至少有 10 多家医院开展了肺移植手术，除了亲属活体捐赠肺叶移植没有长期存活的受者外，其他肺移植术式，如单肺、双肺及肺叶移植手术等均已成功开展，而且大部分受者长期存活，至 2014 年底全国肺移植总数为 523 例（图 6-71-2），2014 年全国肺移植数是 147 例，无锡市人民医院 104 例，进入全世界五大肺移植中心行例，全国每年仅有无锡市人民医院的肺移植数量超过 10 例，与肝、肾移植相比，我国肺移植的数量和质量还有待提高。

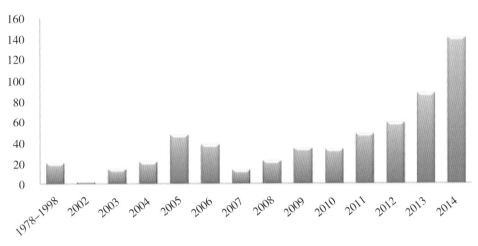

图 6-71-2　1978—2014 年全国肺移植统计

2002—2014 年底无锡市人民医院完成肺移植 344 例（图 6-71-3），历经 10 余年探索，积累了较多术后管理经验，肺移植技术及术前、术后管理等得到极大的改善和提高，在受者年龄偏大、身体条件较差的情况下，无锡市人民医院的肺移植受者 1 年、3 年、5 年、10 年存活率达到了 78%、62%、53% 和 38%，接近国际先进水平。目前，无锡市人民医院成为国家卫健委负责肺移植的注册单位，2010 年肺移植项目获得了中华医学奖。肺移植受者术后生活质量得到了极大的提高，许多肺移植术后多年的受者先后参加了 6 次全国移植受者运动会，与肝、肾移植受者同场竞技，毫不逊色。

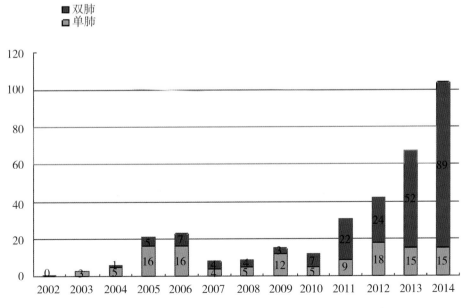

图 6-71-3　2002—2014 年无锡市人民医院历年肺移植例数

从 2015 年 1 月 1 日起，我国全面停止使用死囚器官作为移植供体来源，公民逝世后自愿器官捐献将成为器官移植使用的唯一渠道。之后，公民脑死亡和心脏死亡供体成为肺移植供肺主要来源，但由于中国器官捐献相对于欧美国家，仍处于初级阶段，许多潜在供肺缺乏足够的维护，导致捐献失败，或供肺质量一般，获取后无法达到理想供肺标准，作为边缘性供肺应用于临床，给临床移植带来了巨大的压力，但随着移植团队的不懈努力，在以后的移植中，要争取利用每一个可用的供肺为更多的终末期肺病患者进行移植，挽救更多人生命，发展壮大中国的肺移植事业。

二、肺移植发展与展望

经过漫长的实验与临床摸索，肺移植已在实验成功的基础上发展成为临床治疗终末期肺病的唯一方法，使越来越多的终末期肺病患者获得了新生。根据国际心肺移植协会的最新统计，目前肺移植适应证主要为慢性阻塞性肺疾病（chronic obstructive pulmonary disease，COPD，33%）、间质性肺疾病（interstitial lung disease，ILD，24%）、囊性纤维化（cystic fibrosis，CF，16%）、α1- 抗胰蛋白酶缺乏（α1-antitrypsin deficiency，α1-ATD，6%）等。随着医学的进步，国内肺移植近年来发展迅速，但同样遇到许多问题。

1. 肺移植技术待成熟　目前制约肺移植发展的主要技术障碍是受者死亡率高，术后早期移植肺无功能，慢性排异反应导致受者长期存活率低等，这也是目前国际上肺移植研究的重点。肺不同于肝、肾等实体器官，它是一个空腔脏器，安全的冷缺血保存时限只有 4 ~ 6h，而且易发生严重的缺血再灌注损伤，可能导致早期移植肺水肿和肺功能丧失。因此，移植过程中对供肺的获取、保存、植入、再灌注的要求较高。目前我国正在开展脑死亡 / 心死亡供者捐赠器官移植的工作，目前临床供肺来源均为公民死后捐献，预示着我国肺移植与国际的接轨。

由于肺是对外开放的器官，肺移植后的早期感染（包括细菌、病毒和真菌三大感染）极为常见，并且是导致受者死亡的主要原因之一。同时，国内的肺移植受者术前身体条件普遍较差，多数曾大量使用过抗生素，耐药现象严重，这反过来加大了肺移植后感染控制的难度。此外，急性排异反应作为肺移植后的常见并发症，也是影响肺移植发展的重要因素。尽管肺移植受者免疫抑制剂的用量和血药浓度水平均高于其他实体器官移植，但肺移植后的急性排异反应要多于肝、肾移植。因此，肺移植受者的长期存活与拥有一个多学科合作团队，包括外科医师、呼吸内科医师、麻醉科医师、重症监护医师、物理治疗师和护士等的配合及围手术期管理是密切相关的。

2. 对待肺移植的观念待更新　除了技术原因之外，导致肺移植在我国发展相对滞后的一个重要原因在于，患者对肺移植的认识不够。就目前情况来看，我国的患者一般不到万不得已不选择肺移植。目前我国每年肝移植总数为 2 000 例，肾移植 4 000 例左右，而肺移植平均每年 150 例，仅利用了 1% 的供肺资源，这和国外发达国家完全不同。在美国，因为供者缺乏，能得到供肺进行肺移植的患者控制在 65 岁以下，也就是说超过 65 岁的患者就无法肺移植了，法律规定要将有限的肺源给相对年轻的患者，当患者的预计存活期为 2 年时就开始排队等待肺源，以进行肺移植。但尽管如此，每年还是有 28% 列入肺移植等候名单的患者因没有等到肺源而死亡。相比而言，我国大量的肺源都浪费了，但为什么还有患者因等不到肺源而死亡呢，关键是我们的患者目前几乎到了濒死状态才来寻求肺移植，不要说等 2 年，就是等 1、2 周有时都不行，而目前对于终末期肺病患者，我们除了呼吸机支持外，没有其他有效办法。反观尿毒症患者，即使不做移植也能依靠血液透析长期生存。目前我们用人工心肺机（ECMO）将其用于等待肺移植的患者支持，但此技术最多也只能维持数周，而且时间越长，移植成功率越低。因此，我们目前不缺肺源，缺的是观念。

据统计，来无锡市行肺移植术前评估的患者绝大部分均是终末期肺病患者，甚至是高龄患者，全身情况较差，其中不少经救护车转运来，并在等待供肺的过程中死亡。更有甚者，生命垂危濒临死亡时，才考虑紧急行肺移植术抢救治疗。10 多年来，无锡市人民医院的 400 例肺移植受者中，许多长期依赖呼吸机，最长的患者在气管切开呼吸机维持了 20 个月才来肺移植。而在美国，呼吸机依赖患者接受肺移植者仅占 1.2%。我国目前接受肺移植的患者年龄偏大，基础条件差，高危因素多，很多患者直到呼吸机依赖才要求实施肺移植。

此外，还有部分医务人员对肺移植尚不理解，认为肺移植尚不成熟，不愿建议患者接受肺移植。1998 年美国和欧洲已经有了统一的"肺移植的选择标准"，如果按照此标准选择肺移植受者的话，在我国至少有数万人是肺移植的潜在受者。

3. 医疗制度待完善　曾有统计，在美国做 1 例肺移植手术本身要支付 30 万美元，是几种大器官移植中费用最高的，其中还不包括术后随访、长期应用免疫抑制剂的费用。而目前我国的肺移植受者病情重、体质弱、术后恢复慢，在精打细算的情况下开展这项工作，也需 30 万～50 万元人民币。

在我国，肝、肾移植手术均已经列入国家医疗保险，而肺移植在我国大部省市却没有列入医疗保险。30 万～50 万元的肺移植费用对大部分普通居民来讲，确实昂贵，不易承受。目前，在江苏省肺移植已列入二类医疗保险报销范围，患者个人仅需支付 40% 的费用，而且术后免疫抑制剂的费用个人仅需支付 10%，其余列入医疗保险报销范围，由国家补贴，大大减轻了患者的负担。希望今后我国其他地区也能将肺移植列入医疗保险报销范围。

4. 加强供肺的维护利用及分配　有供肺才有移植，2015 年上半年 1 200 例的捐献，5% 的供肺都没有利用，许多协调员不了解供肺如何评估、如何维护，我们要加大这方面的培训，另外国家心肺网络分配系统没有完善，许多能用的肺源浪费了，希望国家供受体网络分配系统尽快上线。

5. 进一步宣传及鼓励全社会支持我国器官捐献及移植事业　目前心肺移植的冷缺血时间较短，供肺取下必须在 6～8h 到达移植医院，必须得到民航、高速公路、高铁转运的支持，开通快速、快捷的绿色通道，及时转运器官。

6. 肺移植准入医院适当放开　目前全国能够独立自主完成肺移植的医院不到 10 家，我国肺移植的发展和肝肾移植的发展不同，肝肾移植是在全国非常普及且有 500 多家医院能开展的基础上，最后国家根据区域规划准入了 100 多家医院，而肺移植一开始国家就准入了 20 多家，许多准入的医院目前都不开展，而没有准入的医院，目前都是有肝肾移植资格的医院，为了使捐献的器官不浪费，他们有较强的意愿想开展心、肺移植，因此为了器官捐献事业的发展，建议适当放开准入。

为了推动人体器官移植事业健康发展，国家要加快心肺移植培训基地的确认和建设工作，规范移植医生的资格准入，国家要制定进一步加强器官移植的管理办法，目前没有移植资格的医院为了临床开展 DCD/DBD 器官捐献肺移植工作的需要，报省级卫生健康行政部门申请同意，非移植医院可以邀请有移植资格的医院团队合作开展。

总之，尽管肺移植已是一项成熟的技术，但是鉴于以上因素，肺移植在我国推广尚需时日，但相信只要不断努力，随着社会的进步、人们观念的改变、相关制度的不断完善，肺移植一定会恩泽广大患者。

第二节 肺移植的适应证和禁忌证

一、肺移植的适应证和手术时机

肺移植与其他实体器官移植一样，选择合适的肺移植受体是移植成功最重要的决定因素之一。当前国际上肺移植发展的主要障碍是可利用供体的短缺，受体常常因为等不到合适的供体病情加重而死亡。因此供体器官资源应最优化分配和使用，确保肺移植受体为终末期肺疾病，无其他可以替代措施时才能选入等候移植名单。为了帮助全世界的医师更好地选择具有潜力的肺移植受体，根据此领域具有卓著贡献的专家一致意见，并且基于一个中心、多个中心甚至是多国家移植中心的资料进行回顾性分析，1998 年在国际心肺移植协会支持下初步制定了肺移植指南，在此基础上 2006 年又重新修订了肺移植指南。要提高肺移植的手术成功率、肺移植术后近期和远期的生存率则需要术前对每一例肺移植受体进行严格的评估和内科治疗。

1. 适应证 慢性、终末期肺疾病，或其他的医疗手段医治无效的肺疾病均为肺移植术的适应证。

潜在的肺移植受者应当给予专业的保健咨询。根据国际心肺移植协会的最新统计，目前肺移植的主要适应证包括：慢性阻塞性肺疾病（34%），特发性肺间质纤维化（23%），囊性纤维化（17%），α1-抗胰蛋白酶缺乏性肺气肿（6%），肺动脉高压（3.1%），支气管扩张（2.8%），肺结节病（2.5%）等。

肺移植最根本的目标就是延长生存期限。一些研究表明肺移植可以达到这个目标，尤其是对于严重的囊性肺纤维化、特发性肺纤维化和原发性肺动脉高压患者。而关于肺气肿患者的报道比较矛盾，两份包括患有艾森门格综合征受者在内的研究结果表明肺移植术并未延长患者的生存时限。同时研究表明不同时间对存活率的评价可以得到不同的结果，随着时间推移存活率将升高。

如何评价存活率是否得到提高是一个值得探讨的问题。肺移植术对大多数患者来说都是相对的姑息治疗，但可以改善生活质量。当评价肺移植效果时，患者的生活质量也是其中重要的一项。但是由于供体器官的短缺，目前很难做到仅仅为了改善患者的生活质量而行肺移植术。

2. 手术时机的选择 一般来说，当患者 2～3 年的生存率为 50% 或按照纽约心脏协会（NYHA）心功能Ⅲ～Ⅳ级水平或两者皆有可考虑进行肺移植评估。能否安全地度过等待供肺的时期取决于等待的时间，以及不同的疾病和供体器官分配方案。等待供体的时间并不确定，取决于多重因素，如身高和血型。经验显示，身材矮小的妇女患者需要等待合适供体的时间较长，AB 血型的患者较易得到供体。特发性肺纤维化、囊性纤维化或原发性肺动脉高压患者相对于肺气肿或艾森门格综合征患者来说能够耐受等待供体的时间更短。

尽早地进行肺移植评估是非常有价值的，患者可以预先进入移植名单，并进入移植中心在专家的指导下进行配合的康复锻炼。无论最终患者是否需要移植，含多种学科的移植团队可以帮助患者全面地改善身体状况。这将依赖于各种临床指标（如感染率、进入 ICU 住院治疗、吸氧和减肥等）、实验室检查（如氧分压、二氧化碳分压等）和功能检查（如肺功能测试、超声心动图、心功能等）。

（一）慢性阻塞性肺疾病

慢性阻塞性肺疾病是肺移植术最多的疾病。对于 COPD 患者，只有当内外科治疗，包括戒烟、最大程度的支气管扩张、康复锻炼、长期吸氧、内镜检查和外科肺减容等，都无法阻止疾病的发展时可考虑予以肺移植治疗。选择适当的移植时机是一个非常复杂的问题，因为大部分 COPD 患者有相对较好的预后，所以是否为了改善生活质量而为这些患者行肺移植术确实是个较矛盾的问题。

因高碳酸血症而收治入院的患者大多预后不良，一般 2 年生存率为 49%。未经移植的患者生存率随着年龄的增长而下降，并与低氧血症、高碳酸血症和肺动脉高压的程度及第一秒用力呼气量（FEV1）、弥散功能（DLCO）及肥胖指数（BMI）相关。

另外，生活质量是与死亡率相对独立的预测指标。最近有几个指标被提出和生活质量密切相关，BODE 指数包括肥胖指数、气流阻塞程度、呼吸困难的程度（MMRC）和运动能力（6min 行走试验）。随着体重指数的增加及 FEV1 和 6min 步行试验的下降，呼吸困难的指数就增加了。对 625 名 BODE 指数为 7～10 的 COPD 患者进行了前瞻性研究，其生存中值大约为 3 年，也许会比移植后的生存期限短。而肺移植术对于 BODE 指数为 5～6 的患者来说，移植并不会延长其生存期限。

美国国内肺气肿治疗实验研究结果显示：对于中位生存率为 3 年的肺气肿患者给予肺减容手术及术后使用药物治疗，较肺移植术后的生存率更低。这些患者主要为 FEV1 < 20%、DLCO < 20% 或者弥漫性肺气肿。

治疗指导指征：BODE 指数超过 5。

移植指导指征：

（1）BODE 指数 7～10 的患者或者有下列表现之一者。

（2）因急性高碳酸血症入院治疗的历史（PCO₂ > 50mmHg）。

（3）氧疗后无效的肺动脉高压和或肺心病。

（4）FEV1 < 20%、DLCO < 20% 或者弥漫性肺气肿。

（二）囊性肺纤维化（CF）和其他原因引起的支气管扩张

囊性肺纤维化（CF）是位居第三的最常见的肺移植适应证。囊性肺纤维化患者常伴有慢性感染，移植后还有病原微生物残存在大气道、上呼吸道和窦道，应用免疫抑制后可能会导致感染的发生。尽管如此，囊性纤维化的患者肺移植后的成活率相近甚至高于因其他疾病而肺移植的患者。

囊性纤维化具有疾病本身的特殊性。首先是感染，耐药病原菌的存在会增加肺移植术后的感染风险，但是目前仅依靠病原菌分型和药敏试验还无法判断绝对的禁忌证。因此最终是否适合移植要依赖对患者的综合评价，包括是否伴有其他疾病。当同时存在其他疾病时将增加移植的风险，甚至超出安全范围。明显的脓毒血症是肺移植术的绝对禁忌证。术前的发热和白细胞增高会增加死亡率。

术前使用多种药物治疗泛耐药的铜绿假单胞菌并非禁忌证，因为它对于短期生存率并无明显影响。对于术前是耐青霉素的金黄色葡萄球菌，多耐药或泛耐药的革兰阴性杆菌如嗜麦芽窄食单胞菌 maltophilia 和木糖氧化产碱菌，还有曲霉菌的感染，虽然资料不足，但也不认为是移植术的禁忌证。个别中心的研究指出囊性肺纤维化患者复合有巴克霍尔德菌感染，尤其是巴克霍尔德菌基因型Ⅲ感染后 1 年、2 年和 5 年的死亡率增加了 30%～40%，这类患者在一些移植中心取得了成功的肺移植手术，但是仍有很多移植中心拒绝接受此类患者。当确定患者巴克霍尔德菌细菌感染后，此时护理非常重要。药敏试验应该常规重复测试以确定和管理手术期的抗生素使用。利用体外协作实验可以对泛耐药的细菌选择最适的抗生素来提高手术成功率。

对于进行有创机械辅助通气的 CF 患者是否可以进行肺移植术还存在争议，多个移植中心尚未达成一致意见。有研究指出肺移植前的有创机械通气也是增加术后死亡率的因素之一，但这可能并不适用于 CF 的患者，同时气管插管也可能引起其他器官功能的恶化和败血症。此外，何时该采取有创的机械通气，这还涉及临终关怀的伦理问题。等待肺移植术的囊性纤维化患者当有下列情形的可以考虑使用呼吸机辅助有创通气：①患者已经过肺移植术评估，并列为候选受者；②必须告知机械通气使用后可能会使患者临床状况变差，甚至成为移植的禁忌证；③没有明显的其他器官功能衰竭；④同意气管插管。

CF 患者的其他肺外的疾病应在术前或术后尽快地进行处理，如糖尿病、骨质疏松症、鼻窦炎、胃食管反流。如果这些疾病可以处理好，就不是肺移植的禁忌证。

美国囊性肺纤维化基金会调查了大量的患者进行统计分析后发现，当出现 FEV1 下降 30%，并且下降非常迅速时，可以考虑进行肺移植。对于年龄小于 20 岁的女性患者，如果疾病进展迅速，因预后不良，宜尽早行移植术。尤其要考虑因肺功能恶化而收住可能需要迁入 ICU 治疗的患者，移植术前要进行综合性的评价，其中比较重要的指标是 FEV1、需氧量的增加、高碳酸血症、需无创呼吸机辅助呼吸、功能状态（如 6min 步行试验）和肺动脉高压。

治疗指导指征：

（1）FEV1 低于 30% 或者下降迅速，尤其在年轻的女性患者。

（2）肺部疾病急剧恶化，需要入 ICU 治疗的患者。

（3）疾病恶化，需频繁的抗生素治疗。

（4）不能耐受或（和）再发生气胸。

（5）用支气管动脉栓塞不能控制的咯血。

移植指导指征：氧气依赖的呼吸衰竭；高碳酸血症；肺动脉高压。

（三）特发性肺纤维化（IPF）和非特异性间质性肺炎（NSIP）

IPF 是特发性间质性肺炎也称为普通间质性肺炎中最常见也是最严重的疾病，也是实施肺移植术中位居第二的疾病。一般来说，如果不做肺移植 IPF 患者的中位生存率为 2.5 ~ 3.5 年。因此从其他间质性肺疾病中区分出 IPF 非常重要。患有特发性肺纤维化的患者在等待移植期间具有非常高的死亡率。世界范围内等待肺移植术的 IPF 患者存活率都非常低，因此倡议在分配供体器官时更应优先考虑 IPF 患者。

众多的组织学研究均表明 IPF 严重影响患者的生存率。与普通间质性肺炎（UIP）相比，非特异性间质性肺炎（NSIP）的预后更难以确定，并且发生纤维化的可能性要低些。总而言之，UIP 的存活率较纤维化的 NSIP 要低，但是研究表明纤维化的 NSIP 其中的一个亚型的存活率为 2 年，与 UIP 患者接近。这种亚型表现出严重的功能障碍，如不治疗肺弥散功能会在 6 ~ 12 个月内急剧下降。

有研究使用肺量测定法作为预后的指标之一。这些研究结果显示用力肺活量低于 60% 会增加死亡率。然而最近对大量 IPF 患者的研究结果显示肺容量较好的患者的死亡率与肺功能较差者接近。因此无法用肺量测定法来排除患者是否可以实施肺移植术。

肺量连续测定也是 IPF 患者的一项预后指标。最近有 5 份研究均显示最大肺活量或其他肺功能参数或氧饱和度都与较高的死亡率相关。这些资料提示确诊后 6 个月中最大肺活量降低 10% 或者更多具有非常高的死亡率，虽然一般来说这项指标 31% 左右才有阳性意义，而阴性值为 91%。这也可能部分因为 IPF 患者病情恶化迅速和死亡率高的原因。

一氧化碳弥散量在预测普通型间质肺炎和纤维化 NSIP 患者的预后方面是一项更可靠的指标。一氧化碳弥散量低于 35% ~ 39% 常提示较高的死亡率。连续肺呼吸量测定法能够预测限制性肺疾病的进展。

运动能力的测定对于评估 IPF 患者的预后也很有价值。对于心肺运动试验的价值尚无统一认识，但是 6min 行走试验中氧饱和度测定具有重要价值。当 6min 行走试验中氧饱和度降至 88% 以下者往往具有较高的死亡率。

此外，CT 结果同样具有很高的价值。IPF 患者具有典型的影像学特征（如蜂窝肺），如果患者表现出非常典型的影像学特征时，往往存活时间不会太长。

治疗指导方针：根据过去的指南，如果激素治疗的失败者很可能要考虑实施肺移植。此后，大量报道显示这种治疗益处非常有限。因此，等待 IPF 患者对治疗作出反应，相当于延迟治疗。这条建议对于其他形式的间质性肺病也同样有效。仍然需要大量的前瞻性的工作以发现如何适当地对患者进行免疫抑制治疗。

当出现以下两点时推荐做肺移植：①普通型间质肺炎的组织学或者影像学改变与肺活量无关。②组织学改变证实 NSIP 纤维化改变。

移植指导指征：

（1）组织学或影像学证实 UIP 或者下列中的任何一项：①一氧化碳弥散量少于 39%；② 6 个月内用力肺活量低于 10% 或者更多；③ 6min 行走试验中氧饱和度下降至 88% 以下；④高分辨 CT 显示蜂窝状改变（纤维分数＞2）。

（2）组织学改变证实 NISP 和下列任何表现之一：①一氧化碳弥散量减至 35% 以下；②用力肺活量（FVC）减少 10% 或者更多，或者 6 个月内一氧化碳弥散量降低 15%。

（四）弥漫性肺间质纤维化与胶原性血管病相关

弥漫性的肺实质性病变伴有或者不伴有肺动脉高压与胶原性血管病变相关者较少为肺移植的适应证（0.5%）。肺纤维化（无论是 UIP 或是 NSIP）在胶原沉着病、类风湿性关节炎和结缔组织病中都很常见。胶原血管病的患者表现差异很大，因此要考虑个体差异。总体来说，静止期的全身性疾病为治疗的适应证，而活动性的血管炎不适宜肺移植治疗。

胶原性疾病患者并发肺部疾病预后的资料，主要来自于硬皮症。年龄超过 60 岁是一项独立的不好的预后因素。诊断时用力肺活量（FVC）低于 70%～80% 预示着终末期肺疾病或是生存时间较短。虽然已有硬皮症患者成功肺移植的病例，但是目前的资料还不足以形成胶原性疾病患者行肺移植术的指导规范。

（五）肺动脉高压

肺动脉高压（PAH）是由肺循环血管阻力增高引起的进行性加重的紊乱，最终导致右心衰甚至死亡。原发性的肺动脉高压预后不良，若未经治疗，生存中位数仅为 2.8 年。在过去的 10 年，随着医学的发展，预后也有所改善。许多专家就移植时机进行了探讨，涉及早期诊断及早移植，以及出现下述症状，如肺功能状况改变包括 6min 行走试验和血流动力学改变后宜进行早期移植，即当患者的肺功能及血流动力学衰退到如果不进行移植无法支持时，为移植的指征。

治疗指导指征：

（1）心功能级别Ⅲ或者Ⅳ，目前治疗无效。

（2）进展迅速的疾病。

移植指导指征：

（1）心功能Ⅲ级或Ⅳ级，目前药物治疗已发挥至极。

（2）6min 行走试验低于 350 m。

（3）静脉前列腺素 E 或者类似药物治疗无效。

（4）心脏指数小于 $2L/(min \cdot m^2)$。

（5）右心房压超过 15mmHg。

（六）肉瘤病

约有 2.6% 的肉瘤患者为肺移植的适应证。除了肺部以外的还要考虑包括心脏、肝、神经类肉瘤病的明显症状，此外，由细菌或真菌引起的明显的支气管扩张在此类患者中非常常见。由于肉瘤病患者一般都有慢性病程，因此肺移植的时机很难界定。某些迹象可表明预后不良，包括非洲 - 美洲种族性低氧血症、肺动脉高压、心脏指数减少和右房压升高等。右房压升高提示严重的右心室功能障碍，并与短期内高死亡率密切相关。最近的研究显示等待肺移植的肉瘤患者死亡率可达 30% ~ 50%，与肺纤维化患者接近。

治疗指导指征：心功能Ⅲ级或Ⅳ级。

移植指导指征：

（1）运动耐受力的下降和以下因素。

（2）休息时也发生低氧血症。

（3）肺动脉高压。

（4）右心房压力超过 15mmHg。

（七）淋巴管平滑肌增多症

淋巴管平滑肌增多症是一种较少见的紊乱性疾病，在肺移植患者中仅占 1.1%。早期的研究显示几乎所有的淋巴管平滑肌增多症患者都死于症状开始后 10 年内，但是最近的研究显示 10 年存活率可达 40% ~ 78%。绝经后接受黄体激素治疗的患者 FEV1 的下降趋势较为平缓，而为接受激素的患者大约下降 120mL。有研究证实经肺移植后的淋巴管平滑肌增多症患者可存活 11 年。影响预后的因素包括 FEV1/FVC 的下降，肺总量的升高，组织学检查证实平滑肌的增生甚至囊性损害。

治疗指导指征：心功能Ⅲ级或Ⅳ级。

移植指导指征：

（1）肺功能的严重损伤和锻炼能力的下降。

（2）休息时低氧血症。

（八）肺朗格汉斯细胞组织细胞增生症

肺朗格汉斯细胞组织细胞增生症在肺移植患者中仅占 0.2%，此病发病率较低，且仅少数病例发展为严重的肺功能损伤。由于肺微循环的疾病，这些患者常可发生严重的继发性肺动脉高压，导致小气道肺实质损伤。此类患者的生存中位值大约为 13 年。与预后不良相关的因素主要有老龄，FEV1 和 FEV1/FVC 严重下降，残气容积及残气容积占肺总量的比率均升高，肺弥散功能下降和肺动脉高压。

治疗指导指征：心功能Ⅲ / Ⅳ级。

移植指导指征：

（1）肺功能和锻炼功能的严重损伤。

（2）休息时低氧血症。

二、肺移植的禁忌证

肺移植后的治疗非常复杂，包括术前后发病率和死亡率。因此全面考虑手术的禁忌证和并发症非常重要。下文中列出了临床中可能常出现的问题。

1. 绝对禁忌证

（1）2 年之内的恶性肿瘤、表皮鳞癌和基底细胞瘤除外。总体说来 5 年之内有其他病史的都需谨慎。肺移植术在治疗局限的气管肺泡细胞癌中的应用还留有争议。

（2）伴有严重的无法治疗的其他器官或系统的严重病变（如心脏、肝或肾脏）者。冠状动脉疾病或具有严重的左室功能损伤都是绝对的禁忌证。但是可以考虑心肺联合移植术。

（3）无法治愈的肺外感染，包括慢性活动性病毒性肝炎（乙肝或丙肝）和艾滋病感染者。

（4）胸壁或脊柱明显畸形者。

（5）无法完成医疗治疗过程或者随访过程者。

（6）未治疗的精神病或心理状况无法配合治疗者。

（7）没有社会保障的患者。

（8）成瘾患者（如对酒精、烟草或麻醉药）或者 6 个月之内有成瘾史者。

2. 相对禁忌证

（1）年龄超过 65 岁者。老龄患者由于并发症较多，生存率相对较低，因此患者的年龄应当是受体选择的一项参考条件。虽然对于年龄的上限并无绝对的标准，但是随着相对禁忌证的出现将会增加患者的风险。

（2）危重的或者不稳定的身体状况（如休克、机械通气或者体外膜氧合）。

（3）患者机体的恶病质。

（4）存在着高致病性的感染，如细菌、真菌或者分支杆菌。

（5）严重的肥胖（定义为体重指数超出 $30kg/m^2$）。

（6）严重的骨质疏松。

（7）机械通气。对于移植前使用机械通气支持的患者需要谨慎对待，要排除其他急性或慢性器官损伤。并且要积极地让其参与康复锻炼以提高肺移植术的成功率。

（8）其他情况：同时伴有其他未达到终末期的器官损伤，如糖尿病、系统性高血压、消化性溃疡或胃食管反流症需在移植前先予以治疗。患有冠状动脉疾病的患者应在肺移植术前先经介入治疗或搭桥术。

三、肺移植的术前评估（风险与获益、供体与受体匹配）

肺移植迄今仍是具有高风险的复杂手术，需要详细的术前评估。对于终末期肺病患者，何时需要考虑行移植评估呢？理想的移植评估时机选择应该不是基于某一个单独指标，因为没有单个简单的指标能够成功地早期预测死亡率，而是应该综合一系列临床（感染机会、ICU 入住、氧需要、体重减轻等）、实验室（血气分析 PaO_2 和 $PaCO_2$ 等）、功能状态（肺功能测定、超声心动图、运动能力等）的指标。一般说来，目前的移植评估时机建议：患者预计 2 ~ 3 年生存率小于 50%，或（和）NYHA 评级心功能Ⅲ或Ⅳ级。

患者等待移植期间的生存机会决定于等待时间、潜在疾病、器官分配规则。等待时间取决于许多因素，比如身高、血型；一般相比于高个患者，或 AB 型患者，矮个子女患者等待时间更长；相比于肺气肿或艾森门格综合征患者，IPF、CF、IPAH 患者等待生存机会较低。因此，建议及早进行术前评估，使得患者在进一步列入移植名单前，能够有充足时间有条不紊地评估，处理一些术前情况，完成患者教育、康复锻炼。无论患者评估结果是否能够移植，一个经验丰富的多学科合作团队，致力于仔细挖掘潜在疾病和相关伴随疾病并能及时提前干预治疗,改善患者全身状况,延长患者等待肺移植时间,都能够大大提高患者的生存获益。

移植受体的术前评估项目如下:

（1）详细询问病史和体格检查。

（2）胸部摄片,心电图,常规血液生化检查。

（3）ABO 血型,HLA 血型,群体反应性抗体。

（4）血清肝炎病毒 A、B、C 和 HIV,巨细胞病毒抗体。

（5）肺部检查:标准肺功能,血气分析;核素定量通气/血流扫描;心肺运动试验;胸部 CT。

（6）心血管检查:放射性核素心室造影;超声心动图;右心导管血管造影;食管超声心动图。

（7）康复评估。

（8）6min 行走试验。

（9）心理测定。

（10）营养评估。

术前评估时需要考虑的一些特殊问题如下。

1. 机械通气依赖　由于供体短缺,在等待移植期间患者疾病进展到呼吸机依赖甚至死亡并不少见,国外患者在列入移植名单前已经呼吸机依赖时通常不考虑移植,然而对于列入等待名单后进展成呼吸机依赖并且病情稳定的患者仍旧考虑移植。

2. 术前类固醇皮质激素维持治疗　正在接受高剂量类固醇皮质激素治疗的患者（泼尼松>40 mg/d）通常考虑不合适移植,已经有充分证据证明高剂量类固醇皮质激素治疗不利于支气管吻合口愈合;而低到中剂量的类固醇皮质激素治疗［泼尼松< 0.2 mg/（kg·d）］不是移植禁忌证。

3. 既往胸部手术史　一般认为既往胸部手术或胸膜粘连术对于肺移植不是特殊的禁忌证;有些肺气肿患者在移植前做过肺减容手术;但是由于既往胸部手术操作引起胸膜粘连和肺部解剖结构的改变,常常使得移植手术变得更加复杂,因而在筹划手术时必须加以仔细考虑。

最新 ISHLT 报告,肺移植患者总的中位生存时间约5.7年;术后存活 1 年之后的患者中位生存时间为7.9年。术后 3 个月生存率88% 左右,术后 1 年、3 年、5 年、10 年生存率分别是80%、65%、53%、32% 左右。不同移植手术类型（单肺移植 vs. 双肺移植）有显著不同的生存获益,双肺移植比单肺移植有更好的生存获益（中位生存时间 7.0 年 vs. 4.5 年,$P < 0.001$）,并且 1 年校正的生存获益仍然有统计学意义（中位生存时间 9.6 vs. 6.5 年,$P < 0.001$）。不同时期肺移植生存获益存在差异,人为划分 1990—1997、1998—2004、2005—2012 三个时期的生存曲线比较,结果如下:最早期和当前比较,3 个月生存率,83% vs. 91%;1 年生存率,72% vs. 83%;三个时期中位生存时间持续升高,4.3 年 vs. 5.8 年 vs. 6.3 年;当前的生存获益较最早期有明显提高。不同性别和年龄间的生存获益存在明显差异,一般说来,女性优于男性,年轻者优于年老者;不同性别之间生存获益的细小差异在术后 1 个月内就开始显现;而不同年龄组之间远期生存获益差异更加显著,不同年龄组肺移植中位生存时间比较,18 ~ 34 岁组 vs. 35 ~ 49 岁组 vs. 50 ~ 59 岁组 vs. > 60 岁组,分别为7.3 年 vs. 7.1 年 vs. 5.6 年 vs. 4.4 年。不同移植适应证生存获益不同,术后 3 个月死亡率比较:COPD（非 A1ATD）最低为 9%,IPAH 最高为 22%,但不是所有的成对比较都有统计学意义。对于存活超过 1 年的患者,校正的中位生存时间比较:CF vs. IPAH vs. 结节病 vs. COPD（A1ATD 组）vs. COPD（非 A1ATD 组）vs. ILD,分别 11.1 年 vs. 10.1 年 vs. 8.9

年 vs. 8.7 年 vs. 7.0 年 vs. 7.0 年。不同肺移植术前供 – 受体巨细胞病毒（CMV）血清学状况生存获益不同，CMV 阴性供体组比 CMV 阳性供体组生存率高。

肺移植至今仍是一个高风险的手术，有一定的死亡率。术后 30d 内的主要死亡原因是移植物失功和非 CMV 感染，其他原因包括技术原因（手术操作相关）和心血管并发症；而在术后 30d 至术后 1 年内，非 CMV 感染是最突出的原因；肺移植手术 1 年之后，闭塞性细支气管炎（BO）、慢性排异、移植物失功［可以表现为肺排异或闭塞性细支气管炎综合征（BOS）］和非 CMV 感染是死亡的主要原因，同时恶性肿瘤也是 1 年内死亡的重要原因。术后第 1 年独立的死亡风险因素中直接风险因子（即死亡相关的独立风险因素）包括基础疾病、再移植、移植当时的疾病严重度（即需要重症监护、机械通气、血液透析）、供体的糖尿病史、供受体 CMV 血清学不匹配（D+/R–）、受体输血史；同死亡显著相关的连续风险因素包括移植中心规模过小、供受体高度差异（主要是受体高于供体）、移植当时受体年龄过高、术前高胆红素、高肌酐、静息时高氧气需求、低心排血量、低 FVC％ 等。年龄大于 55 岁，1 年死亡风险开始增加，随后死亡风险以指数方式上升；当移植中心规模小于 30 例 / 年，1 年死亡风险增加明显。术后 5 年死亡风险因素与 1 年死亡风险不完全相同，直接风险因素亦包括受体基础疾病、再移植、移植当时的疾病的严重度（重症监护）、供体的糖尿病史、CMV 不相匹配（D+/R–）。连续风险因子包括移植中心规模过小、供受体高度差异（主要是受体高于供体）、移植当时受体年龄过高、静息时高氧气需求、低心排血量等。1 年校正的 5 年死亡率的风险因素中，BOS 受体或第 1 年内急排的受体有较高的 5 年死亡率。而连续风险因子包括移植中心规模较小、供受体体质指数差异大、移植时的极端年龄、术前受体静息时需要大量吸氧、低的肺血管阻力、低心排血量等。术后 10 年死亡风险因素中包括了一些和 1 年、5 年和 5 年校正相同的。统计学意义的连续风险因子中包括移植中心规模较小、大的供体受体体质指数差异，术前高肌酐等。

移植供受体匹配一般是指对血型（相同或相容）、根据身高年龄预测的肺总量（pTLC）、CMV 血清学（±）、性别（男 / 女）、年龄及这些参数组合的错配对肺移植结果的影响。早先 Miyoshi S 等发现，左单肺移植术后肺活量（posttx VCR）同供体预计肺活量（pred VCD）密切相关（r = 0.83；P < 0.05），而双肺移植 posttx VCR 取决于受体的预计值肺活量（pred VCR）。因而认为对于肺移植供受体尺寸匹配，若 pred VCD > posttx VCR 体，应该选择做左单肺移植；pred VCD 接近 posttx VCR，适合做双肺移植。而 Ouwens JP 及同事也报道，如果仅仅根据身高分配供肺会导致由于性别错配引起的实质上的 TLC 错配，实际工作中确实也可以观察到供受体身高的差异巨大却没有任何不良影响。Roberts DH 等发现，根据性别分配供体肺器官可能提高患者长期生存和改善移植效果。Allen JG 及同事进行了迄今关于不同种族供受体匹配的最大的一个队列研究，发现种族相配可以提高远期生存，这种影响在术后 2 年开始逐步表现。Eberlein M 等发现，供受体 pTLC 比例 > 1 可以提高双肺移植患者术后生存获益，pTLC 比例甚至可能比身高比更好地反映了移植物 – 胸腔不匹配，因为其也包含了性别差异对胸肺容积的影响。Eberlein M 及合作者等也发现供受体 pTLC（根据身高、年龄预测的肺总量）比例是肺移植术后第 1 年死亡的一个独立的预测因子，供受体 pTLC 比例合并入肺分配系统能够提高肺移植的效率。最近 Adalet Demir 及合作者等研究发现，供受体性别相反的受体生存率显著较低，10 年生存率：错配 39% vs. 相配 51%；P = 0.04；5 年生存率：最好的是 DF/RF（80%），最差的是 DF/ RM（47%），中间的是 DM/RF（72%）和 DM/RM（63%），P = 0.0001。D/R 性别错配使死亡风险增加 80%［HR（95% CI）：1.8（1.1 ～ 2.8）；P = 0.01］。因此认为 D/R 性别错配可能是影响长期生存的重要预测因子，性别组合 DF/RM 应该避免。

第三节　移植前期准备

一、肺移植的术前准备

经过两个多世纪的发展，肺移植已从实验阶段发展成为治疗终末期肺部疾病的主要方法。肺保存技术的进步已明显增加了可供使用的供体。在移植过程中每个肺都有不同程度的损伤，大多数患者肺移植后失功保持在轻度到中度，然而，仍有10% ~ 20% 的患者供肺损伤十分严重以至于需要延长正压通气支持、药物治疗甚至于有时需要体外膜肺氧合支持气体交换。

目前，临床供肺获取后肺保存时间在4 ~ 6 h，即缺血时间最长不得超过6h，近年来虽然在动物实验肺保存可以长达18 ~ 24 h，甚至更长，但临床仅个别报道可保存9 ~ 12 h。延长供肺的保存时间、保持供肺的氧合功能是肺移植成功的保证，因此对供肺进行获取灌注保存技术一直是实验室及临床研究的重点。

（一）供体肺的评估及选择

供体为脑死亡者，其肺并不一定适合移植。在健康的年轻人中，外伤是常见的脑死亡原因。急骤发生的脑死亡原因可能直接引起肺实质或支气管损伤，颅内压的升高也可引起神经源性肺水肿；另外，在昏迷状态下，可能吸入胃内容物引起肺损伤，一些患者在ICU救治一段时间，经过气管插管和机械通气，肺炎相当常见，所有这些常可导致供肺不能使用。因此需要我们对供肺进行仔细的评价。

1. 动脉血气　在取供肺前，供肺的X线相片和血液气体交换必须达到起码的标准。当供者的FiO_2为1，且呼气末正压通气（PEEP）为5cmH$_2$O时测定动脉血气，PaO_2应大于300mmHg。在取肺前每2 h测定一次血气，如果动脉血气不理想，在宣布此肺为不合格之前，应保证它的通气充足，气管内插管的位置正确，潮气量应足够。同时必须经气管镜吸引以排除大气道内分泌物的阻塞，只有在充分通气和维持最佳体液平衡后，才能在血气不良的情况下，得出供肺不适合移植的结论。

2. 纤支镜　供肺常规行纤支镜检查，吸出物进行细菌学检查，供体和受体都应培养药敏使用抗生素。有时候纤支镜可发现严重的气管 - 支气管炎，特别当脓液被吸出后仍从段支气管的开口涌出，提示肺炎的存在，供肺无法使用。由多伦多肺移植组推荐的"理想""扩展""边缘"供体的选择标准参见表6-71-1。

3. 供肺大小的估计　肺是唯一存在于相对限制空间中的器官，肺纤维化时，肺容积比同年龄同身体条件的人的预期值小，横膈的位置较高，胸廓的容量较小。而肺气肿患者横膈下降和肋间隙增宽，胸廓的容量较大。因此选择受者时需要加以考虑。术后最初2周内受体横膈、胸壁会在一定范围内逐渐与新的移植肺相适应。

表 6-71-1　"理想""扩展""边缘"供体的选择标准，由多伦多肺移植组推荐

选择标准	标准条件（理想供体）	扩展条件（扩展供体）	禁忌（边缘供体）
ABO 相容性	完全相同	适合	不适合
供体病史	—	—	—
年龄	< 55 岁	> 55 岁	—
吸烟史	< 20 包 / 年	> 20 包 / 年	—
胸外伤	无	局部外伤	广泛肺外伤

选择标准	标准条件 （理想供体）	扩展条件 （扩展供体）	禁忌 （边缘供体）
机械通气时间	＜48h	＞48h	—
哮喘史	无	有	—
癌症史	无（皮肤癌、原位癌除外）	原发的中枢神经系统肿瘤	有癌症史
氧分压①	＞300mmHg	＜300mmHg	—
痰革兰氏染色	阴性	阳性	—
胸片	清晰	局部异常	弥漫性浸润
支气管镜	清楚	分泌物在主气道	化脓/抽吸物阳性

注：①在手术室连续血气分析 FiO_2 100%，PEEP 5cmH₂O。

（二）供肺的维护

一但确认供体可用，在肺移植组来取肺前，要对供肺足够好的维护，静脉注射甲基强的松龙（methylprednisolone）15mg/kg，供体气管插道，肺机械通气吸入氧浓度（FiO_2）低于0.5，呼气末正压通气 PEEP 5cmH₂O，潮气量（VT）10mL/kg。有时需加30s的 PEEP 30cmH₂O，以防止肺的不张及肺泡的萎陷，这对于呼吸停止的患者尤为重要。必要时重复纤维支气管镜检查，吸净支气管分泌物，确保肺良好地扩张，尤其是防止肺下叶不张。要经常进行胸片和血气的检查，供体要做到血流动力学稳定以免发生肺水肿（表6-71-2）。

表 6-71-2　供体处理

处理项目	具体措施
调整代谢紊乱	酸碱度（参考标准：pH 值 7.40～7.45） 贫血（参考标准：红细胞压积＞30%，血红蛋白＞10g/dL） 电解质平衡 K^+，Mg^{2+}，Ca^{2+}
补充激素	甲基强的松龙 15mg/kg 胰岛素 1U/h，边增加边观察保持血糖在正常范围 抗利尿激素：1U 初始剂量，然后 0.5～4.0U/h 边增加边观察保持系统血管阻力在 800～1200（dyn·s）/cm⁵ 考虑应用甲状腺激素类药物（T3）：4μg 初始剂量，如果超声心动图提示左心室射血分数＜45%则继续以 3μg/h 维持
血流动力学处理	考虑插 Swan-Ganz 导管，如果左心室射血分数＜45% 考虑使用多巴胺/多巴酚丁胺，抗利尿激素 逐渐减少去甲肾上腺素，肾上腺素 参考用量：多巴胺＜10μg/（kg·min）或多巴酚丁胺＜10μg/（kg·min）
调整液体量和维持血管张力：	平均动脉压＞60mmHg 或收缩压＞90mmHg 中心静脉压 4～10mmHg 肺动脉契压 8～12mmHg 系统血管阻力 800～1200（dyn·s）/cm⁵ 心脏指数＞2.4L/（min·m²）

处理项目	具体措施
供肺处理	经常支气管内吸痰 支气管镜检查并吸除支气管内黏液栓 支气管肺泡灌洗并送染色检查和培养 保持潮气量 10mL/kg，PEEP5 ～ 10cmH$_2$O 以最小 FiO$_2$ 保持 PaO$_2$ > 80 mmHg 或 SaO$_2$ > 95% 保持 PaCO$_2$ 30 ～ 35 mmHg

（三）供肺的获取及保存

1. **灌注保存液的准备**　准备5℃左右的改良 LPD 液 3 袋（2L/ 袋），配制方法见表 6–69–3，临时每升加入前列腺素 E1（PGE1）125 μg，每袋悬挂高于手术床约 40cm 以保存一定的灌注压力，在灌注时可以用一测压导管连接肺动脉灌注插管，以测定肺动脉压力，使其保持灌注压力 15mmHg，防止压力过高，导致肺水肿。

表 6–71–3　棉子糖低钾右旋糖苷液（RLPD）构成成分

成分	剂量
右旋糖酐 40	50g/L
氯化钠	8g/L
氯化钾	400mg/L
硫酸镁	98mg/L
磷酸氢二钠	46mg/L
磷酸氢钾	63mg/L
葡萄糖	910mg/L
五水棉子糖	17.86g/L
氨丁三醇	0.144g/L
pH 值	7.5
渗透性	306mmol/L

2. **顺行灌注（anterograde flush）**　准备取肺时，供体静脉注射肝素 3 mg/kg，供体仰卧位，正中劈开胸骨进胸，充分打开心包，游离上、下腔静脉上阻断带，游离升主动脉和肺动脉圆锥，轻轻牵开上腔静脉和主动脉，升主动脉插入常规心脏停搏灌注管。在主肺动脉分叉处插入肺灌注管，将 500 μg 前列腺素 E1 注入肺动脉。剪下下腔静脉、左心耳行双侧肺灌注，同时阻断升主动脉，共用 4 L LPD 交替进行双侧肺灌注（50 ～ 60mL/kg）。灌注时机械通气维持 FiO$_2$ 0.5、VT 10mL/kg、PEEP 5cmH$_2$O，同时用冰屑覆盖肺表面降温，灌至双肺完全发白。在主动脉钳闭处下方切断主动脉，在结扎处离断上腔静脉，关闭气管，整体取下心肺后体外分离心脏。

3. **逆行灌注（retrograde flush）**　逆行灌注即从左房袖或肺静脉灌注液体，从肺动脉中流出。将 1L LPD 连接一根带球囊的导尿管，球囊充盈 4 ～ 5mL，以确保能插入上、下肺静脉内阻塞管口，从一侧上下肺静脉内分别灌注，大约使用 LPD 液 250mL/PV，共需用 LPD 液 1000mL。逆行灌注时可以轻轻抚压肺组织，肺动脉朝下仍可见到有少量微小血块灌洗出，直至肺动脉流出的灌注液清晰为止。最后使用双层塑料袋以保证安全和保持无菌，将肺浸在 3L 5℃ LPD 液中放入装有冰块的保温箱子中小心运送至医院，避免肺被冰块挤破，塑料袋中的空气必须尽量排除。在手术室移植前再次修剪供肺。

目前国内报道最常用的是肺动脉顺行灌注，其优点是方法简单可行，但它也有许多缺点，肺动脉顺行灌注仅仅增加肺实质的灌注，经常发生肺动脉血管收缩，而逆行灌注液同样能通过支气管动脉灌注支气管循环，增强气道的保护。由于肺静脉循环是低阻力高容量的循环，实验显示逆行灌注能到达肺段的血管，而顺行灌注达不到，在顺行灌注后立即进行逆行灌注，使顺行灌注后留下的血凝块、末梢血管床上的血栓均能被冲洗掉。另外逆行灌注能增强肺表面活性物质的功能，尤其是在无体外循环序贯式双肺移植时，逆行灌注可以延长第二个肺植入时临床缺血耐受时间，有助于加强顺行灌注的质量，减少术后肺水肿，改善术后肺的氧合，增强术后早期肺功能。

（四）肺灌注保存液的研究进展

目前临床上使用的灌注液分为细胞内液型和细胞外液型。细胞内液型如改良欧洲柯林（Euro-Collins，EC）液或威斯康星（university of Wisconsin，UW）液，为高钾溶液 115 mmol/L，我国报道的肺移植中大都使用该类灌注液。细胞外液型以低钾右旋糖酐（low-potassium dextran，LPD）液和 Celsior 液为代表，为低钾溶液 4mmol/L。历史上，EC 液是为肾移植发展而来，UW 液为肝移植发展而来，Celsior 液为心脏移植发展而来，只有 LPD 液是专为肺移植而发展的。

20 世纪 80 年代中叶日本的 Fujimura 和同事证明在延长供肺保存方面，改良的细胞外液优于细胞内液 EC 液。之后，Keshavjee 和同事证明在犬单肺移植模型中，使用 LPD 液保存的缺血 12h 的肺具有较好的肺功能，Steen 和同事重复了这一实验并在左单肺移植和双肺移植模型发现 LPD 液提供的安全肺保存时间是 12 ~ 24h。

在 LPD 液中右旋糖酐和低钾是关键的成分，低钾对内皮细胞的结构和功能损伤较小，右旋糖酐维持渗透压，5% 的浓度时产生 24mmHg 的渗透压，保护红细胞不被破坏，阻止受损的红细胞继续恶化，另外可附着于内皮表面和血小板上防止血栓形成，这一作用可改善肺的微循环和保护内皮 - 上皮屏障，进一步防止无再灌现象和再灌注时水及蛋白的外渗程度。另外，研究表明 LPD 液和 EC 液或 UW 液相比在肺冷缺血期间，LPD 液能抑制多形核细胞的趋化作用，对 II 型肺泡细胞的细胞毒性小，并有较好的保护肺泡内皮细胞的 Na^+-K^+-ATP 酶的功能，这一作用使得在缺血末期和再灌注后脂质过氧化少，有较好的保护肺表面活性剂的功能。2001 年多伦多肺移植组报告了 LPD 液用于临床取得很好的疗效，LPD 液已通过了 FDA 临床验证，多个中心已开始用 LPD 液作为临床肺移植的保存液。

而 UW 液中存在的棉子糖（raffinose），被认为具有高的渗透压，它可明显减少肺水肿的发生。2001 年多伦多移植组在最初 LPD 液的基础上，又进行了改良。他们在 LPD 液中加入了棉子糖，棉子糖是一种三糖，平均分子量 594 D，比单糖和二糖更能有效地阻止肺水分的渗出和肺水肿。提高保存液的胶体渗透压以防止水的弥散和细胞肿胀。加入少量的葡萄糖在肺膨胀时提供有氧代谢的底物，鼠的肺移植实验证实 LPD-Raffinose 液能减少缺血 24h 后的肺移植体的气道峰压并改善供氧，可减轻缺血末期组织损伤和保持细胞完整性，提高再灌注后移植肺功能，减轻肺缺血再灌注损伤，术后肺的氧合功能增加，但国外目前尚未用于临床。

无锡市人民医院肺移植中心据此配制成改良 LPD 液，在 LPD 液中加入棉子糖 30mmol/L，经检测 pH 值 7.5，液体性能稳定，无杂质、无热源、无细菌污染，医院进行的大型动物猪肺移植动物实验，从病理组织学及术后氧合功能上得出了类似的结果（图 6-71-4，图 6-71-5），在此基础上于 2002 年

9月28日在国内首先应用于临床供肺的灌注保存，至今先后完成171例肺移植，术后存活时间最长的患者达9年。2003年6月在利用同一供体进行的2例单肺移植中，一例受体术前呼吸机依赖，尽管肺冷缺血时间长达6.5h，术后早期肺功能仍良好；2012年完成的双肺移植中，其中1例第二侧供肺植入时肺冷缺血时间长达10.5h，远超目前国内传统肺保存6h的限制，患者术后肺功能良好。充分说明该灌注液及肺灌注保存技术的优越性，因此进一步开展国人研制的改良LPD液肺灌注保存的临床研究和应用，对我国开展肺移植有非常重要的学术意义和经济价值。

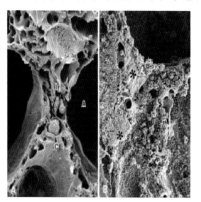

图6-71-4　电镜显示LPD液能较好保存肺的组织结构

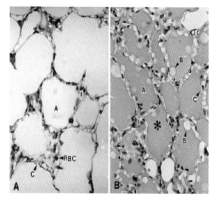

图6-71-5　光镜显示LPD液能较好
保存肺的组织结构

供体缺乏已成为我国移植事业的瓶颈，随着肺移植技术的成熟，越来越多的边缘供体能够被利用。如何提高供肺质量、减轻肺组织在保存过程中的组织结构和功能的损伤成为肺移植所面临的一个主要问题。现在国际上正在研发一类新技术——离体肺灌注（ex vivo lung perfusion，EVLP）系统（图6-71-6，图6-71-7），它类似于体外循环装置，不过增加了一条去氧合通路，模拟体内环境使供肺维持代谢。实验研究表明采用EVLP，不仅可使供肺保存时间延长，而且能减少因冷缺血带来的肺损伤。对于心脏死亡供体等质量可疑的供肺，可以有充足时间对供肺进行评估，以决定是否进行肺移植。

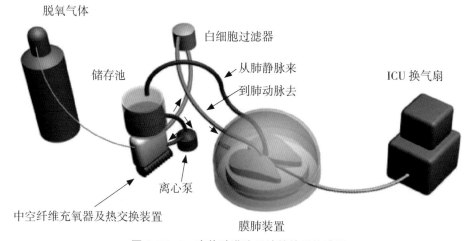

图6-71-6　离体肺灌注系统的简易构造图

气管膜部（图 6-71-20）。4-0 可吸收缝线间断"8"字缝合软骨环部，也可采 U 字形套入缝合。通常在预先缝的牵引线两侧各缝两针就够了，但有时也需要在前壁的中间加一针间断缝合。剪去前壁中点的牵引线并用冷盐水冲洗气道，将前壁缝合线打结。如果支气管管腔小（多见于左侧支气管），可选择以 3-0Vicryl 缝线单纯间断缝合支气管前壁以防止气道狭窄。支气管吻合口完成后，以支气管周围组织覆盖吻合口。整个吻合口重建均使用 4-0 单股可吸收缝线（图 6-71-21）。

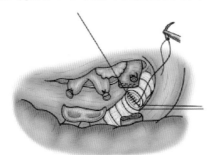

图 6-71-20 连续缝合支气管膜部

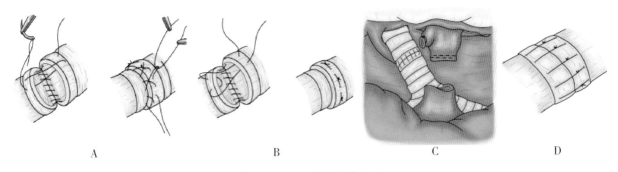

图 6-71-21 三种缝合方法

A. 间断"8"字缝合软骨环部；B.U 形套入缝合；C. 单纯间断缝合支气管前壁；D. 吻合口重建。

接下来行动脉吻合。调整好供体和受体肺动脉的位置后，用小的 Satinsky 钳夹闭受体肺动脉，此时应小心避免误夹 Swan-Ganz 导管。在供体和受体动脉尺寸相匹配的位置剪除血管缝合线。修剪供体和受体肺动脉，防止血管过长术后发生扭曲。以 2 根 5-0 Prolene 连续缝合动脉吻合口（图 6-71-22）。吻合需精密，针距小，同时要避免吻合口狭窄。

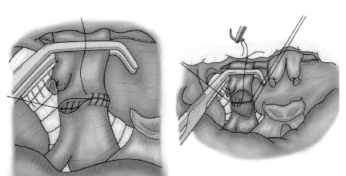

图 6-71-22 连续缝合动脉吻合口

牵引两肺静脉干，在受体左房安置 Satinsky 钳，尽可能适度钳夹左心房，同时应观察血流动力学有无变化。常用脐带胶布带系紧钳子，防止在以后侧向牵引钳子时发生滑脱。然后切断受体肺静脉干并分离两干之间的连接，形成房袖口（图 6-71-23）。另外，可在下肺静脉上方 2 ~ 3cm 处的心包上缝牵引线（注意避开膈神经），部分悬吊心脏，可以更好地显露左房吻合口。吻合口以 2 根 4-0

Prolene 从后壁连续缝合（图 6-71-24）。也可采用褥式缝合技术，褥式缝合可以使内膜对合更好，避免血栓形成。前壁的最后数针放松，肺部分膨胀，短暂开放肺动脉，冲洗残留在肺内的灌注液，然后松开左房钳排尽左房气体，收紧左房缝线打结，撤除左房钳。恢复通气和灌注后，所有吻合口缝线处和心包切缘都应检查止血。

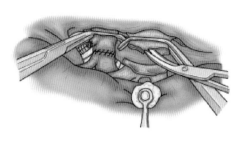 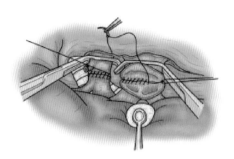

图 6-71-23　切断受体肺静脉干并分离两干之间的连接形成房袖口　　　　图 6-71-24　连续缝合左房吻合口

2. 双肺移植　非体外循环下序贯式双肺移植时，一侧单肺移植完成后，采取同样方式行对侧肺移植。通常选用两根大口径胸管引流胸腔，一根成角的，一根直的。分别放在胸顶、膈肌。用单股非吸收缝线间断"8"字缝合闭合肋骨。胸肌、筋膜及皮下组织用标准缝合材料缝合。皮肤使用缝合器缝合。切口使用干的无菌敷料覆盖。在离开手术室前，行纤维支气管镜检查，查看支气管吻合口并清除气道分泌物，拍摄胸片了解移植肺缺血再灌注损伤情况。患者鼻插管或气管插管状态下送 ICU 术后监护。

3. 肺移植与循环支持　一般成人单肺移植除了个例以外，均无须应用体外循环（CPB），整体双肺移植要用 CPB，儿童肺移植和肺叶移植的患者则要在 CPB 下完成。序贯式双肺移植时根据具体情况决定是否要用 CPB。在多伦多肺移植中心双肺移植占了 90%，约 35% 的患者术中使用循环支持，除了原发性肺动脉高压的患者均使用外，肺纤维化占 49%，囊性肺纤维化占 26%，肺气肿占 13%。在 35% 术中使用体外循环的手术中，45% 的患者因为有原发性或继发性肺动脉高压或术中需心内直视修补，术前就决定术中常规使用体外循环；另外 55% 的患者术前未决定使用体外循环，当术中受体不能耐受单侧肺通气，在单侧肺动脉阻断时就开始启用体外循环。另外，通常于双肺移植术中第一只肺植入后即开始使用体外循环。目前术中体外循环应用指征：①术中高碳酸血症和酸中毒用药物不能纠正；②单侧移植肺通气 $PaO_2 < 6.7kPa$（50mmHg）；③术中循环不稳定、肺动脉高压右心功能不全或手术失误操作等。

计划使用体外循环的病例，应在肝素化和插管前完成胸腔、肺门的解剖分离以减少使用体外循环。经右房行上下腔插管，升主动脉插管（图 6-71-25），也可经股动静脉插管进行。插管完成后，全流量运行循环泵并切除双肺。一侧肺移植完成后，左房排气并移除左房钳。仍保留肺动脉钳。如果保留左房钳，则在对侧肺移植时没有足够的左房供安置房钳。行对侧肺移植时以冰盐水保护移植好的肺。

早期肺移植均在 CPB 辅助下完成，但 CPB 需全身肝素化，会增加出血的风险，对全身血流动力学影响大，增加急性肺损伤和 PGD 的危险性，尽管如此，CPB 仍是肺移植中最基础的循环支持方式之一，尤其适用于血流动力学不稳、单肺氧合功能较差、肺动脉压急剧升高、术中出现右心功能不全及胸腔小暴露困难等情况。体外膜肺氧合（ECMO）（图 6-71-26），作为一种循环支持方式既可用于术前患者等待肺移植的过渡，用于肺移植术中的循环支持，也可治疗术后发生的 PGD，ECMO 对术中血流损伤小，不需全身肝素化可减少围手术期的出血，对炎症介质的影响小，也可作为 PGD 和 IRI 的预防和治疗措施。

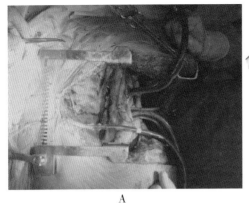
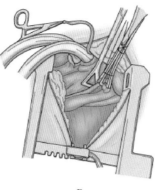

A　　　　　　　　　　　　　　B

图 6-71-25　单肺移植和双肺移植

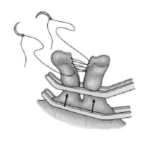

图 6-71-26　体外膜肺
氧合（ECMO）

A.体外循环下双肺移植，双侧病肺已切除，体外已建立；B.体外循环下单肺移植。

4. 供肺移植时的特殊处理

（1）受体小胸腔。受体小胸腔常见于限制性肺疾病的受体，常导致暴露困难。为扩大操作空间，可在膈肌腱部缝一根牵引线，通过胸壁插入 14# 导管，用钩针导出牵引线，拉紧固定，降低膈肌。移植完成后，剪除牵引线。另一增加胸腔空间的方法是在前后肋间插入可伸缩牵开器，压低膈肌。

（2）受体房袖口不足。安置左房钳后，在比较少见的情况下，由于心脏血流动力学变化，房袖口不足影响吻合口的缝合。在这种情况下，可选择保留供体房袖口完整，将供体静脉口与受体静脉分别吻合（保留供体静脉间的房连接）。另外，也可分离供体房袖口，分别行静脉吻合。

Robert 及其同事采用受体上下肺静脉联合成形，形成袖口，然后再用标准方法吻合（图 6-71-27）。Massad 及其同事采用供体房袖口与受体心耳吻合。此时，Satinsky 钳夹在受体左心耳，并切开左心耳形成吻合袖口。仔细检查分离心耳的小梁，确保吻合口通畅。然后以标准吻合方法吻合。

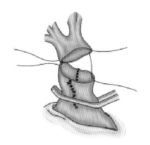

图 6-71-27　肺静脉联合成形

（3）肺动脉尺寸不匹配。受体和供体肺动脉尺寸不匹配通常是可以调整的。吻合时仔细调整每针针距来矫正吻合口。此外，可以将大的受体动脉游离至已结扎的第一分支，从而与小的供体动脉匹配。反之，小的受体动脉可以向近心端游离以增大其周径。

5. 控制性再灌注　为了进一步减少肺冷却血再灌注损伤，可采用缓慢松开肺动脉钳超过数分钟，使新移植的肺缓慢再灌注。在实验研究的基础上，国外有移植组已经开始采用控制性再灌注联合白细胞滤过技术。Lick 及其同事报道了这项技术在人类肺移植中的应用。他们将根据实验研究改良的技术应用于经挑选的少量病例，并报道没有发生再灌注损伤。在行控制性再灌注前，收集 1500mL 受体血液储存在容器内并加入营养液以备改良灌注。在肺动脉吻合口通过未打结处安置插管，Satinsky 钳仍然夹闭。左房吻合口缝线暂不打结，放松可使改良灌注液流出。Satinsky 钳仍然夹闭左房。再灌注时，以白细胞滤过后的改良灌注液灌注移植肺，控制流速（200mL/min）和灌注压（＜20mmHg），灌注时间约 10min（图 6-71-28）。从左房吻合口流出的灌注液以细胞收集器收集再循环灌注。控制性再灌注完成后，分离灌注液红细胞回输。再灌注期间保持 50% 吸入氧浓度通气。该技术的缺点是增加用血量，易出现低血容量性低血压。

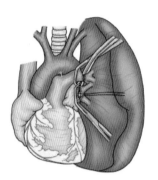

图 6-71-28　控制性再灌注

第五节　肺移植后处理

一、肺移植术后处理

自从多伦多肺移植组 1983 年首例肺移植成功后，肺移植在全世界取得了快速的发展。目前全世界共完成单、双肺移植 39 835 例，由于肺移植患者术后功能的改善、生活质量的提高，近 3 年来肺移植每年以 1 500 例的速度在增长，而在 2000 年后全世界单、双肺移植的比例已经持平，目前双肺移植数量明显多于单肺移植。根据国际心肺移植协会统计肺移植术后 3 个月、1 年、3 年、5 年、10 年的生存率分别为 88%、79%、64%、53% 和 30%，而围手术期（0 ~ 30d）的监测与治疗是影响患者能否长期生存的关键。

1. 术后早期管理　术后即刻，患者带气管插管持续监测下转送 ICU。一旦病情稳定，逐步脱离呼吸机，一般在 48h 内脱机。术后早期血气分析只要 $PaO_2 > 70mmHg$ 和（或）$SaO_2 > 90\%$，就逐渐降低吸氧浓度，及时监测动脉血气，减小氧中毒的风险。大多数没有再灌注肺水肿的患者，在移植后的第一个 24h 内吸入氧浓度（FiO_2）可降低到 30% 甚至更低。术后经常运用肺灌注扫描的方法来评估移植肺的血流通畅程度。如果发现有一肺叶或更大灌注的缺损，就应当用导管或手术的方法来明确其原因。

单肺移植慢性阻塞性肺气肿（COPD）的患者，运用 0 或最小的呼气末正压（PEEP），适当延长呼气时间，以减少自体肺的气体潴留，可通过呼气暂停的方法来测定内源性 PEEP。限制液体以防止移植肺水肿是非常重要的，通常在 48h 内要尽量负平衡。联合输血、胶体和利尿来维持适当的尿量。一般常应用利尿药，但应用小剂量多巴胺 2 ~ 3 μg/（kg·min）仍有争议。过分积极的利尿可导致肾灌注不足，而术后高的环孢素浓度和他克莫司（免疫抑制性大环内酯类）浓度又可以损害肾功能，所以术后应立刻监测免疫抑制剂的浓度和肾功能。

拔管前，可用纤支镜清除呼吸道内分泌物，拔管后，如果没有漏气，通常在术后 48h 内就可拔除上胸管。由于术后肋胸膜反复有渗出，尤其是双肺移植者，所以下胸管要多放几天，通常 5 ~ 7d 拔除

（引流量＜ 150mL/ 24h ）。

胸部的理疗、体位引流、吸入支气管扩张药和经常吸除呼吸道内分泌物非常重要。较早坚持理疗、确保患者下床活动也非常重要，应尽早使用踏车和健身车，尽管此时患者可能还会气管插管。早期移植肺失功的患者，气管插管时间将会延长。早期行气管切开有便于活动、患者舒适、口腔清洁、气道内分泌物易清除等优点。

适当的疼痛控制可以预防由于胸廓运动减小而引起的肺不张及开胸术后由于伤口疼痛而导致的咳嗽抑制。硬膜外镇痛效果较好，且能减少全身反应。有一肺移植研究组认为硬膜外插管镇痛与静脉内吗啡镇痛相比，能更快地拔管和减少患者在 ICU 停留时间。

术后早期应每天检测肝肾功能、电解质、血常规、血气分析、胸片、心电图等，每周 2 次检测细菌、真菌培养（痰、咽拭子、中段尿），免疫抑制剂血药浓度等测定每周 2 次，直至药物浓度调整稳定。从供肺或移植受体痰及支气管分泌物进行细菌培养和药敏试验，术后使用广谱抗生素预防细菌感染，对囊性纤维化的患者，抗生素的抗菌谱需包括抗假单胞杆菌，更昔洛韦预防巨细胞病毒（CMV）感染、制霉菌素、氟康唑、伊曲康唑等防治真菌感染。

2. 免疫抑制治疗原则　肺移植术后传统的免疫抑制维持方案包括钙神经蛋白抑制剂（CNIs）、抗代谢药和糖皮质激素组成的三联方案，CNIs 有环孢素和他克莫司，抗代谢药包括硫唑嘌呤和吗替麦考酚酯（MMF）。肺移植术后免疫抑制剂的作用机制较复杂，激素主要通过阻断细胞因子基因转录及溶解 T 淋巴细胞起免疫抑制作用；环孢素通过阻断 IL-2 基因转录减少 IL-2 介导的 T 细胞增生，他克莫司可减少活化的 T 细胞增生降低免疫排斥发生；硫唑嘌呤通过阻断 DNA 复制和合成，而 MMF 可同时抑制肌苷 -5'- 磷酸脱氢酶（IMPDH）和 T、B 细胞的增生。三联免疫抑制方案的维持治疗能有效减少术后急慢性排异反应的发生，近年来新颖的免疫措施包括生物制剂免疫诱导、mTOR 等在临床上有较好的效果。常用的免疫诱导剂包括多克隆抗体如抗胸腺细胞球蛋白（ATG）、抗淋巴细胞球蛋白（ALG），单克隆抗体如莫罗单抗 -CD3（OKT3）和阿仑珠单抗，IL-2 受体拮抗剂如达利珠单抗和巴利昔单抗；mTOR 主要有西罗莫司和依维莫司。具体使用详见第六节。

3. 长期随访　肺移植应该有严格的术后随访制度，要求患者自觉遵守。所有移植单位都应建立供、受者患者档案，督促患者定期随访。并通过随访系统指导各种用药及生活、工作情况。开展肺移植的医疗机构需要从以下五点着手。

（1）建立完善的随访制度和计划。

（2）建立受者随访资料档案，有条件的单位应建立移植资料数据库，专人负责随访资料的登记、录入及保存。

（3）出院前应给肺移植受者予以术后康复、自我护理、合理用药、身体锻炼、饮食、生活习惯，以及相关移植科普知识和依从性教育，交代出院后注意事项和随访计划。

（4）加强移植受者教育，普及移植科普知识。

（5）切实落实、保证移植专科门诊，方便受者就医。

二、治疗方案

在免疫耐受尚未临床应用前，免疫抑制剂在器官移植排异反应的防治中起到了关键作用。放射线照射、胸导管引流及脾脏切除等，由于效果不理想，有不良副反应，现已很少应用。

肺移植术后的免疫抑制剂方案一般采用联合用药方案，利用免疫抑制药之间的协同作用，增强免疫抑制效果，并因此减少各种药物的剂量，降低毒副作用。此外，要实施个体化的用药方案，即根据不同的个体、同一个体不同阶段及患者对药物的敏感性和毒副作用调整用药种类和剂量。国人与西方人在用药方案尤其使用剂量上也有差别，一般比国外推荐剂量要小。

（一）常用的免疫抑制剂

1. 肾上腺糖皮质激素 肾上腺糖皮质激素是临床上最常使用的免疫抑制剂，常用于肺移植的糖皮质激素主要包括甲泼尼龙、泼尼松。糖皮质激素通过在体内与糖皮质激素受体结合，产生强大的免疫抑制作用，具体表现：①稳定细胞膜影响巨噬细胞吞噬和处理抗原的作用；②破坏参与免疫活动的淋巴细胞；③大剂量的糖皮质激素对免疫母细胞的分裂增殖、浆细胞合成抗体及致敏淋巴细胞都有抑制作用，主要是通过细胞因子发挥作用；④干扰补体参与免疫反应；⑤对免疫反应引起的炎性反应有较强的抑制作用。

2. 钙调神经磷脂酶抑制剂 包括环孢素、他克莫司。1976 年，Borel 等首次描述了环孢素 A 的免疫抑制活性，作为一种亲脂性化合物，环孢素通过与 T 细胞胞内亲环素结合，形成复合物，降低 IL-2 的转录，进而干扰淋巴细胞的活性，防止免疫排异的发生。他克莫司于 1984 年由日本藤泽公司筛选出，免疫抑制强度为环孢素的 10 ~ 100 倍，其机制是与 T 细胞内的 FKBP12 结合，抑制细胞因子的转录，包括 IL-2。

3. 抗代谢药物 抗代谢药包括硫唑嘌呤、霉酚酸（MPA）、mTOR 抑制剂。硫唑嘌呤通过阻断 DNA 复制和合成，而 MPA 可同时抑制肌苷 -5'- 磷酸脱氢酶（IMPDH）和 T、B 细胞的增生。mTOR 抑制剂包括西罗莫司、依维莫司，其主要药理作用是在 G_1 期调节细胞周期，抑制由细胞因子等第三信号引起的细胞分化和细胞增殖。

4. 抗淋巴细胞球蛋白 抗淋巴细胞球蛋白可分为两大类，即多克隆抗淋巴细胞球蛋白和单克隆抗淋巴细胞球蛋白。多克隆抗淋巴细胞球蛋白是针对人淋巴细胞表面不同抗原决定簇的多种抗体的混合物，根据致敏物和吸收物的不同又可以分为抗淋巴细胞球蛋白（antilymphocyte globulin，ALG）、抗胸腺细胞球蛋白（antithymocyte globulin，ATG）、抗 T 细胞球蛋白（anti-T cell globulin，ATG）和抗胸腺细胞血清（antithymocyte serum，ATS）。单克隆抗淋巴细胞球蛋白特异性作用于 T 细胞亚群上特定的抗原决定簇，其典型代表是针对 CD3 的 OKT3。目前最常用于肺移植的是 ATG。

5. 抗白细胞介素 -2 受体抗体（IL-2） IL-2 在 T 淋巴细胞激活过程中起着极为重要的作用。自分泌和旁分泌的 IL-2 与 IL-2R 的结合可以促进淋巴细胞的增殖。因为只有激活的 T 淋巴细胞才表达 IL-2 受体，所以提示用单克隆抗体阻断该受体，可以比 OKT3 更加有选择性地预防排异反应。用于肺移植中的 IL-2R 抗体有巴利昔单抗（balsiliximab，simulect）和达利珠单抗（daclizumab，zenapax）。达利珠单抗于 2009 年已被 FDA 禁用，故而目前用于肺移植中最多的 IL-2R 抗体为巴利昔单抗。

6. 新型免疫抑制剂 包括阿奇霉素、他汀类药物、吡非尼酮等药物，有单中心实验证明这些药物可以调节免疫功能，降低肺移植术后慢性排异的发生，但仍缺少多中心前瞻性研究的支持，临床上并未广泛应用。

（二）基本方案

1. 联合用药 免疫抑制治疗的基本原则是联合用药。一般说来，对器官移植术后患者应有一组基础的免疫抑制药物，以后再酌情选择加用有效制剂，保持移植器官的良好功能及患者的长期存活。

2. 个体化用药方案 个体化的免疫抑制治疗方案的制定依据：供受者的配型、受者的免疫功能；患者年龄、种族、致敏状态；手术后不同时期；受者对药物的顺应性或耐受性，调整用药种类和配伍；根据血药浓度和相关指标调整用药剂量。

3. 注意点　免疫抑制剂均有各自的毒副作用，并影响移植物的存活和患者生活质量；监测和预防药物的毒副作用，这些毒副作用可导致肝、肾、骨髓的毒性及导致新生肿瘤、机会感染、肝炎病毒复发等，以及高血压、高血脂、高血糖、骨质疏松、感染、心脑血管并发症和移植肾慢性失功，甚至危及患者生命。

（三）免疫抑制剂常用配伍方案

临床器官移植的免疫抑制剂的应用可分为预防性和治疗性用药。当发生急性排异反应或加速性排异反应时，须加大免疫抑制剂用量或调整免疫抑制方案。预防排异反应即应用免疫抑制剂有效预防排异反应的发生。由于移植物血流开通后即启动了免疫应答反应，故在术后早期免疫抑制剂用量较大，这一阶段称为诱导阶段。随后可逐渐减量，最终达到维持量以预防急性排异反应的发生，这一阶段为维持阶段，多数情况下免疫抑制需终身维持。

1. 诱导期免疫抑制剂

（1）肾上腺皮质类固醇：术后早期使用激素仍有争议，大多数医疗中心选择中等剂量甲基强的松龙 $0.5 \sim 1mg/（kg \cdot d）$，逐渐过渡到口服强的松 $0.15mg/（kg \cdot d）$。

（2）抗体诱导治疗：对于可能存在高危和高致敏因素的患者，排异反应发生的概率就高，比如高PRA水平、再次移植、移植物功能延迟恢复等，常建议应用抗体，如巴利昔单抗 20mg 术后当天（D0）和术后第 4 天（D4）进行诱导治疗，可以显著地降低排异反应的发生率，改善患者的预后。

2. 维持期治疗　免疫抑制诱导期结束后，即进入维持期治疗。维持期治疗是在预防急性排异反应、慢性排异反应和防治药物副作用之间取得平衡的个体化治疗过程。维持期治疗的任何时间均可以发生急性排异反应，发生的急性排异反应的强度和频度是影响移植肺长期存活的重要因素。未被发现和治疗的亚临床急性排异反应同样是影响移植肺长期存活的重要因素。

维持期的治疗方案是关系到提高长期存活率和提高受者生活质量的重要措施。

二联用药方案：以钙调神经磷脂酶抑制剂（如 CsA 或他克莫司）作为免疫抑制的基本药物与抗代谢药物（如 Aza 或 MMF 或咪唑立宾）联合用药。

三联用药方案：是目前最常用的方案，在钙调素抑制剂（如 CsA 或他克莫司）与抗代谢药物（如 Aza 或 MMF 或咪唑立宾）二联用药方案的基础上增加皮质类固醇激素。此外，也有将钙调神经磷脂酶抑制剂替换为 mTOR 受体抑制剂的三联用药方案。

举例：经典的三联免疫抑制疗法。

（1）环孢素 A（CsA）、硫唑嘌呤、皮质激素。

（2）吗替麦考酚酯、FK506、皮质激素。

（3）环孢素 A、吗替麦考酚酯、皮质激素。

小四联用药：CsA 或 FK506 ＋ Aza 或 MMF ＋强的松＋西罗莫司。

三、免疫抑制使用方案的选择

根据 ISHLT 统计，目前全世界大约 50% 的中心使用诱导免疫治疗。通常的方案都是采用 ATG 或 IL-2R 抗体诱导治疗。但是高强度的免疫抑制治疗必须与副作用相权衡，这些副作用包括感染、恶性肿瘤等，既往多个回顾性分析，得出的结论各有不同。需要进一步多中心、大样本、前瞻性研究进一步研究诱导的适应证。

术后免疫抑制方案采用甲泼尼龙 0.5 mg/（kg·d），连用 3d，随后改泼尼松 0.5mg/（kg·d）；环孢素 A 5mg/（kg·d），2 次 /d 或者他克莫司 0.1 ~ 0.3 mg/（kg·d），2 次 /d；口服 MMF 0.5 ~ 1g，2 次 /d。硫唑嘌呤，术前静脉 2 ~ 3mg/kg，术后 1 ~ 2mg/(kg·d)维持，保持白细胞浓度（WBC）> 3.5×10⁹/L。根据 2012 ISHLT 数据，他克莫司是目前最常用的 CNIs，术后一年患者有 83% 在使用他克莫司，术后 5 年患者依然有 77% 在使用他克莫司。

患者一旦出现急性排异反应(AR)，可用大剂量皮质类固醇激素冲击治疗，甲泼尼龙 10 mg/(kg·d)，连用 3d，3d 后改口服泼尼松 0.5mg/（kg·d）或逐渐减量。对于难治性排斥，除上述措施外，可用溶细胞疗法包括给予 5 ~ 10d ATG 或 5d OKT3 治疗，或多克隆抗胸腺细胞制剂，亦可调整基本的免疫抑制方案，如钙调素抑制剂和抗代谢药物剂量，也可试行将 CsA 和他克莫司互换或转换使用西罗莫司、加用 MMF 等。

西罗莫司在肺移植术后的应用主要在以下三个方面：①在肾功能不全的患者不能使用钙调神经磷脂酶抑制剂，或使用钙调神经磷脂酶抑制剂后出现肾功能不全的患者，可以使用西罗莫司（SLR）+MMF+ 泼尼松龙（Pred）的三联用药方案；②与钙调神经磷脂酶抑制剂联合应用，可以减少激素或钙调神经磷脂酶抑制剂的用量；③作为闭塞性细支气管炎综合征（BOS）发生后的补救治疗；④在恶性肿瘤患者应用，可具有抗肿瘤作用。但需要强调的一点是西罗莫司的使用必须在吻合口愈合后使用。

四、药学监护

稳定的药物浓度是肺移植术后患者长期生存的必要条件，因此掌握不同免疫抑制剂的药代动力学及浓度检测非常重要。此外，免疫抑制剂应用过程中各种副作用的产生也是药学监护的重要内容。

（一）环孢素

1. 体内代谢过程

（1）吸收：CsA 在回肠部位缓慢地被吸收，吸收不完全，需要胆汁乳糜使其自载体中分离出来。CsA 在以下情况吸收减少，如胃排空减慢、胆汁分流、胃肠蠕动增加或胰外分泌减少等。相反，同时进食、胃排空增快、增加服药次数、糖尿病患者的胃压力低或使用甲氧氯普胺都可以增加 CsA 吸收。CsA 的生物利用度个体差异很大，一般为 5% ~ 90%，平均 40%，平均血药浓度达峰值时间为 3.8h。

（2）分布：CsA 大部分分布在血液外组织中。CsA 在血液中，血浆含 33% ~ 47%，红细胞含 41% ~ 59%，淋巴细胞含 4% ~ 9%，粒细胞含 5% ~ 10%。在血浆中，90% 药物与血浆蛋白结合，其中大部分为脂蛋白。因此在检测 CsA 浓度时，需要区别全血浓度和血浆浓度。

（3）生物转化：CsA 由细胞色素 P450 代谢，经羟化、去甲基化及呋喃形成等方式转化，代谢物为 M17、M8。二级转化包括代谢物的生物转化，代谢物与主药相比，仍保留环状结构，但更具有亲水性。体外试验表明，一级转化衍生物有免疫抑制作用，但 M17 的抑制能力仅为主药的 10% ~ 30%；二级转化衍生物无免疫抑制作用。

（4）排泄：CsA 主要经胆汁和粪便排泄，极少量经尿排出（< 6%），几乎所有药物都以生物转化的代谢物形式而很少以主药形式排泄。代谢物可经肠肝循环再吸收，主药再吸收甚少，CsA 的排泄半衰期为 6.4 ~ 8.7h。

2. 药物的相互作用 升高环孢素 A 血浓度的药物有红霉素、甲泼尼龙、西咪替丁、甲氧氯普胺、氟康唑、酮康唑、伊曲康唑、地尔硫草、尼卡地平、硝苯地平、妥布霉素、万古霉素、诺氟沙星、普那霉素、普尼拉明、甲硝唑、甲睾酮、炔孕酮、亚安培南、达那唑、乙酰唑胺、雌二醇、新霉素 B、阿米卡星、舒林酸等；降低环孢素 A 血浓度的药物有卡马西平、苯巴比妥类、苯妥英钠、利福平、肝素、美托洛尔、奥曲肽、扑米酮、丙戊酸钠、普罗布考、复方新诺明、亚磺比拉宗、华法林等。在根据血药浓度调整环孢素的剂量时，就要考虑到这些药物对环孢素血药浓度的影响，有时可以增加这些影响药物来提高血药浓度而不一定要改变既定的给药剂量。

3. 药物浓度检测及药物副作用的监测　环孢素治疗的安全血药浓度（治疗窗）范围较窄，患者个体间、同一患者不同给药时间对环孢素的吸收差别较大，一天内血药浓度的峰值变异也很大。故为了安全、有效地应用环孢素，用药者应常规定时进行环孢素 A 血药浓度的测定，及时调整剂量。常采用测定全血环孢素的谷浓度（trough level，C0）、峰浓度（C2）来指导临床用药，在患者服药前抽血测定，采用全血标本测定的结果比血浆或血清测定的值更为可靠。测定的实验室方法有多种，这些方法各有利弊，测定的有效谷值范围也有差异。高压液相色谱法（HPLC）结果最为可靠，浓度检测具体数值见表 6-71-4。

环孢素的副作用包括：①肝肾功能损害；②高尿酸血症；③高血压、糖尿病、高胆固醇血症、高钙血症、胃肠道反应等并发症也较常见，可采用对症治疗；④多毛、痤疮、齿龈增生等可不予处理。故临床上需要检测肝肾功能、血脂组合及患者的血压等。

（二）他克莫司

1. 药代动力学　FK506 分子量为 822 kD，具有高度的脂溶性，而水溶性极低，在各种条件下均较稳定。FK506 的剂型分胶囊和静脉剂型两种。在口服给药时，吸收较差，主要吸收部位在小肠，吸收过程与 CsA 相似，但 FK506 的吸收并不一定依靠胆汁。实验动物表明，FK506 在动物体内分布的浓度由高往低依次为肺、肝、心、肾、胰和脾，其浓度均超过血浆浓度。代谢的主要场所在肝，只有不到 1% 的药物以原形排除。FK506 经静脉给药后，半衰期为 3.5 ~ 40.5h，平均为 8.7h，主要经胆汁和尿液排泄。由于 FK506 主要经肝脏 P-450 酶系统代谢，许多影响肝脏 P-450 酶系统的药物可影响FK506 的代谢、血药浓度，可升高 FK506 血药浓度的药物有硝苯地平、尼卡地平、地尔硫䓬、红霉素、甲基强的松龙、西米替丁、甲氧氯普胺、氟康唑、酮康唑、伊曲康唑、克霉唑、克拉霉素、溴隐亭等；降低 FK506 血浓度的药物有卡马西平、苯巴比妥类、苯妥英钠、利福平、利福布汀等。与调整环孢素一样，在调整 FK506 剂量时，也要考虑到这些药物对环孢素血药浓度的影响。

2. 血药浓度的检测及副作用监测　服药 10 ~ 12h 测得的谷浓度范围为 10 ~ 60 μg/L，此浓度与全血药物浓度时间曲线（AUC）的相关性最好（相关系数为 0.94），因此一般监测 FK506 的全血谷浓度作为临床指导用药的参考指标。目前测定全血 FK506 的方法有五种：受体结合法、生物测定法、高压液相法、微粒子酶免疫测定法（MEIA）、酶联免疫吸附法（ELISA），常用于临床的方法是微粒子酶免疫测定法（MEIA）、酶联免疫吸附法（ELISA）。监测频率：3 个月内每周测定 1 次，3 ~ 12个月内每月测定 1 次，1 年以上每 3 个月测定 1 次。具体药物浓度检测数值见表 6-71-4。

FK506 的毒副作用与环孢素相似，也有一定的肾毒性，肾毒性发生后尚无确实有效的治疗手段，重在预防。FK506 的血药浓度大于 20 μg/L 时，其肾毒性的发生概率大大增加，预防治疗时控制 FK506的血药浓度在 20 μg/L 以下十分重要，同时避免使用如氨基糖苷类抗生素、两性霉素 B 等对肾功能有不良影响的药物。应用 FK506 的患者有 29% ~ 47% 出现血糖升高，其中部分患者甚至需胰岛素治疗；其他常见的副作用主要有震颤、头痛、腹泻、高血压、高钾血症、低镁血症、高尿酸血症，一般经调整剂量和对症处理后可缓解。临床上需要注意监测相关副作用的发生。

表 6-71-4 药物浓度检测数值

术后免疫抑制剂药物浓度监测				
Tac（酶联免疫吸附试验法）		CsA（高效液相色谱法）		
时间	目标浓度（ng/mL）	时间	目标谷浓度（ng/mL）	目标峰浓度（ng/mL）
1 个月	15 ~ 20	1 个月	300 ~ 400	850 ~ 1000
2 个月	10 ~ 15	2 ~ 3 个月	250 ~ 300	600 ~ 800
3 个月	10 ~ 15	4 ~ 12 个月	200 ~ 250	500 ~ 600
> 3 个月	8 ~ 12	> 12 个月	150 ~ 200	300 ~ 500

（三）霉酚酸酯

1. 药代动力学 MMF 口服后，立即在胃中吸收，1h 达到血药峰值，然后很快下降，MMF 在肠道中被酶酯水解，成为有活性的 MPA，MPA 在肝内代谢为无活性物质 MPA- 葡萄糖醛酸苷，绝大部分由胆汁排泄，极少量经肾通过尿排出。胆汁中分泌的 MPA- 葡萄糖醛酸苷被肠道的酶再活化成 MPA 从肠道中再吸收，形成肠 - 肝循环。由于肠 - 肝循环，服药后 6 ~ 12h，血浆中出现第二个 MPA 高峰。影响 MMF 胃肠道吸收的主要药物：与制酸药和氢氧化镁、氢氧化铝同时应用，MMF 的吸收减少；服用考来烯胺后，MPA 的曲线下面积减少 40%，临床应用时应尽量避免与上述药物同时应用。

2. 药物浓度检测及药物副作用的监测 MPA 的谷浓度检测无意义，曲线下面积（AUC）最为准确，然而对于 MPA 的浓度测定尚无定论，根据国际心肺移植协会，大多数中心不检测霉酚酸酯的药物浓度。然而根据肝肾移植经验，当 MPA 的 AUC 大于 60（ng·h）/L 时可能导致骨髓抑制等副作用的发生。

MMF 的毒副作用主要有胃肠道反应、出血性胃炎、白细胞减少、贫血、血小板减少，这些不良反应可通过减少吗替麦考酚酯的用量而缓解，减量的同时宜联合使用其他免疫抑制药来弥补 MPA 血浓度的下降。

（四）西罗莫司

1. 药代动力学 服用西罗莫司后迅速吸收，单剂量口服后的平均达峰时间约为 1h；在肾移植受者中，多剂量口服后的平均达峰时间约为 2h。高脂肪餐可增加西罗莫司的吸收，故建议口服西罗莫司片剂时应恒定地与或不与食物同服。西罗莫司分布容积（Vss/F）的平均值为（12 ± 8）L/kg。西罗莫司与人血浆蛋白广泛结合（约 92%）。西罗莫司为细胞色素 P450 Ⅲ A（CYP3A）和 P- 糖蛋白（P-gp）的作用底物。西罗莫司可被肠壁和肝脏中的 CYP3A4 代谢，并且可被 P-gp 从小肠上皮细胞逆转运至肠腔。因此，作用于上述两种蛋白的药物可影响西罗莫司的吸收和清除。CYP3A 和 P-gp 的抑制剂（地尔硫䓬、甲氧氯普胺、西柚汁、酮康唑、伏立康唑、伊曲康唑、红霉素、泰利霉素和克拉霉素）可增加西罗莫司的浓度；CYP3A 和 P-gp 的诱导剂［卡马西平、苯巴比妥、苯妥英、利福布汀、利福平、利福喷汀、圣约翰草（St. John's Wort，贯叶连翘，金丝桃素）］可降低西罗莫司的浓度。西罗莫司与以上两种蛋白的抑制剂或诱导剂合用时，注意监测药物浓度。西罗莫司主要经粪便排泄，仅少量（2.2%）经尿排泄。

2. 药物浓度检测及药物副作用的监测 根据既往文献综述，各大中心的西罗莫司浓度一般控制在 5 ~ 15ng/mL，在与他克莫司同时应用时控制在 5 ~ 10ng/mL。

西罗莫司具有骨髓抑制作用，可以减少白细胞、红细胞和血小板的产生。骨髓抑制作用多见于用药后 1 个月，多为轻度，停药后能自行缓解。如应用西罗莫司后，血小板低于 100×10^9/L，白细胞低于 2×10^9/L，则须减量使用；血小板低于 50×10^9/L，粒细胞低于 1.5×10^9/L，则建议停药。如出现贫血，可以使用促红细胞生成素。西罗莫司的应用还可以导致高脂血症，可以加重 CsA 引起的高胆固醇血症和激素引起的高甘油三酯血症。此外，西罗莫司的应用还可能导致淋巴水瘤、口腔溃疡、伤口愈合延迟等，曾有文献报道西罗莫司的应用导致肺移植术后吻合口裂开，故西罗莫司必须在肺移植术后吻合口愈合后才可以使用。

总之，加强肺移植术后免疫抑制剂的药学监护是非常重要的。应该有严格的术后随访制度，要求患者自觉遵守。

第六节　并发症处理

一、外科相关并发症

气胸、血胸、胸腔积液、脓胸、持久或暂时漏气是术后早期常见并发症，发生率为 22% 左右，其中最常见的是气胸。此外支气管吻合口和血管吻合口并发症也是肺移植术后早期较为常见的。

（一）气胸

气胸的发生的原因很多，主要有为自体肺过度膨胀引起，阻塞性肺疾病单侧移植后自体肺过度膨胀可引起呼气末正压通气（PEEP）进一步加重，从而引起已有的肺大泡破裂，形成气胸。支气管吻合口、肺创面漏气、机械通气及 PEEP 应用均可能引起术后气胸。

气胸能引起潮气量降低，肺膨胀不全，低氧血症。胸片可见气胸带。膈肌功能可通过 X 线透视检查、超声检查或神经传导检查来评估。单纯的气胸可通过胸腔闭式引流保守治疗，特别严重的需要二次手术治疗。

（二）血胸

胸腔内出血，可能原因有以下三点：①开胸手术后或双肺化脓症患者胸内广泛粘连形成侧支循环，止血困难；②体外循环所致的凝血功能障碍；③技术上的疏忽。

当血压出现进行性降低、休克、急性心包填塞等临床表现，术后持续、大量的胸腔血性引流液（如 > 200mL/h，连续 2 ~ 3h），或不明原因的休克伴胸管阻塞，需要考虑血胸的可能，血胸出血量少，可先采取保守治疗（如少量多次输新鲜血等）；如术后持续、大量的胸腔血性引流液（如 > 200mL/h，连续 2 ~ 3h），或不明原因的休克伴胸管阻塞，应及早开胸探查，术中应重点检查血管吻合区域和肺门组织。

（三）供受体大小不匹配

供受体之间肺或胸腔的大小不匹配，会导致机械并发症，如肺不张。这些并发症在术后是立即显现的。因肺气肿而接受单肺移植的患者，会感到供肺相对患者的胸腔而显得小，但供肺和受者胸腔大小差异在 10% ~ 25% 是可以接受的。

（四）气道吻合口并发症

虽然近年来在供体获取、器官保存、手术技巧、免疫抑制药物、感染控制等方面取得了飞速发展，大大减少了气道并发症的发病率，但是全球大部分移植中心报道各种气道并发症的发病率仍有 7% ~ 18%，相应死亡率为 2% ~ 4%。

支气管缺血在气道并发症的发病机制中起着主要作用，由于供体获取时，支气管动脉循环的丢失，支气管吻合处血供中断造成局部组织缺血，手术创伤、排异反应、感染等因素进一步加重了局部缺血，术后早期支气管主要依靠压力较低的肺动脉逆行供血。国外有人尝试应用直接支气管动脉重建术，然而，至今尚无证据支持其优越性。另外，有人认为在供体获取时，采取双正向及逆向灌注，可保护支气管循环，有利于支气管恢复，从而降低吻合口并发症发生率。肺移植术后吻合口感染，如曲霉菌感染、甲氧西林耐药金黄色葡萄球菌感染是支气管吻合口并发症的重要因素。此外良好的支气管吻合技术也是预防肺移植术后发生吻合口并发症的重要措施，尽可能缩短供体支气管长度及望远镜式吻合已经被证明在预防气道并发症方面是有效的。但是，也有一些研究表明望远镜式吻合并不比端端连续吻合更有利。

肺移植术后气道并发症分类较为复杂，至今还没有一种方法能够被广泛接受。一般认为，肺移植术后气道并发症有六种基本类型：吻合口狭窄、裂开、肉芽增生、气管支气管软化、吻合口瘘、吻合口感染。有报道把气道并发症分为早期和晚期。吻合口黏膜坏死裂开一般发生于早期；支气管狭窄和软化则一般发生于晚期。局部表现呈现多样性，如局部黏膜出血、坏死、肉芽增生，以及气道吻合口狭窄、气管裂开等；临床上表现为不同程度的咳嗽、咯血、呼吸困难及肺内感染等；气管裂开者可出现气胸、纵隔气肿及急性大咯血；严重者可发生急性呼吸衰竭。通过纤维支气管镜可确诊。

一旦出现吻合口并发症需要立即治疗，治疗措施主要包括：①全身治疗，改善一般状况，控制气管吻合口局部及肺内炎症，加强抗炎治疗的同时应考虑气管吻合口局部并发症的发生是否与排斥相关，酌情加强抗排斥治疗；②局部治疗，加强气管雾化及气管镜吸痰，保持气道通畅；③腔内治疗，早期气管吻合口狭窄可行反复球囊扩张，而顽固性狭窄和气管软化病例则需放置气管内支架，肉芽组织增生引起吻合口狭窄可以行硬式支气管镜治疗，必要时行激光清创；④吻合口开裂患者的治疗，部分患者通过保持通畅的胸腔引流维持肺的良好膨胀，能够获得满意的疗效，早期可考虑手术修补或局部切除再吻合术，而完全裂开后果严重，修复失败最终行移植肺叶切除、全肺切除或再移植。

预防吻合口并发症主要从以下几点着手：①尽量多地保留受者支气管及周围组织，以保护受者支气管的血运，改进支气管吻合技术；②合理应用免疫抑制药物；③加强术后抗感染和支持对症治疗，避免感染、低血压、低蛋白血症等影内吻合口愈合的因素。

（五）血管吻合口并发症

目前血管吻合口并发症病因尚不明确，可能与供受者血管直径不匹配、缝合技术有关。当患者术后出现呼吸困难、干咳、需氧量增加、移植肺水肿、肺动脉高压、机械通气时间延长等，需考虑血管吻合口并发症。

血管吻合口狭窄能通过三种方法发现：①同位素灌注扫描，同位素灌注扫描能发现移植肺低血流灌注，但这些结果仅作为血管狭窄的参考而不作为诊断依据；②超声心动图，经胸腔超声心动图不能提供满意的吻合口附近的肺动静脉图像，而经食道超声心动图能精确判断吻合口形态及功能情况；③血管造影，血管造影是血管吻合口狭窄影像学诊断金标准。导管插入可以精确测量吻合口压力梯度从而指导其功能评估，早期移植肺失功要考虑对本病的鉴别诊断，先行同位素灌注扫描，怀疑有血管狭窄可能，再行肺血管造影。

治疗选择包括保守治疗、再手术、血管成形术、支架植入。再手术时，肺动脉夹闭后，移植肺血供中断处于缺血状态，采用稀释冷血灌注避免移植肺热缺血损伤。建议体外循环下手术，冷血灌注血供中断的移植肺。

因此尽可能使供受者血管直径相匹配，并且改进手术技术是预防肺移植血管吻合口并发症的主要举措。

二、原发性移植物失功

缺血再灌注损伤是移植后常见的并发症之一，发生率为11%～57%。原发性移植物失功（PGD）是肺移植后急性缺血再灌注肺损伤发展的严重形式，由于过去对PGD认识的不统一，对于PGD的定义也有不同的描述。PGD曾称为严重的缺血再灌注损伤、早期移植肺功能丧失、再植入反应、再植入性水肿或再灌注水肿等，但它们与其他形式的急性肺损伤症状类似。PGD是指在移植后72 h内发生的以非特异性肺泡损害、肺水肿和低氧血症为特征的综合征。临床表现可以是轻度低氧血症和几乎正常的胸部X线片，也可以是急性严重的低氧血症，类似急性呼吸窘迫综合征（ARDS），需要正压机械通气治疗，偶尔需要体外膜肺氧合（ECMO）治疗。PGD是导致早期移植肺功能衰竭的主要原因，是移植后早期的重要并发症和死亡原因，致死率为16%～25%。它也增加急性排异反应的危险，从而导致远期移植肺功能不全。

（一）定义

目前，对PGD定义的研究主要考虑以下几个方面：发生时间、PaO_2/FiO_2、胸部X线表现等，但要排除肺部感染和排异反应等原因，对于肺移植术后PGD的诊断，主要根据ISHLT对肺移植受者术后不同时期的氧合情况及胸部X线表现制定的标准结合术中大量出血、体外循环支持等诱因可以基本判定。将PGD分级为3级的患者明确诊断为PGD。PGD的发生与供者固有因素、年龄、吸烟史、种族、性别及原发病有关。国外大样本研究显示肺移植术后早期PGD发生还与受体的一般特征（性别、年龄、体终指数等）、术前肺动脉压、术中输血量、术中是否使用体外循环密切相关。国外一项126例肺移植样本研究中，术前肺动脉高压者是肺动脉压正常者术后早期发生PGD的1.64倍，同时也观察到术中使用体外循环者发生PGD的可能性更大。其他因素如手术创伤、供肺缺血、支气管动脉循环中断、淋巴循环中断及供肺失神经支配等也是危险因素，病理机制为肺血管内皮细胞和上皮细胞的活性氧直接损伤、产生炎症级联反应、黏附分子表达上调。

肺移植后缺血再灌注肺损伤的诊断按照国际心肺移植协会（ISHLT）制定的标准：①肺移植后72 h内出现渗出浸润性的影像学改变；②肺移植后72h内出现动脉血氧分压（PaO_2）/吸入氧浓度（FiO_2），即氧合指数＜300；③排除超急性排异反应、静脉吻合口梗阻、心源性肺水肿及肺部感染后诊断为原发性移植物失功。肺移植后缺血再灌注肺损伤严重程度分级依据ISHLT的分级标准，即以肺移植后不同的时间点PaO_2/FiO_2和胸部X线片浸润为判定依据。肺再灌注6h、24h或48 h，胸部X线片有浸润。氧合指数超过300定为1级，200～300定为2级，小于200定为3级。其他特定情况的分级标准包括，任何鼻导管吸氧的患者或者FiO_2小于0.3，依据胸部X线检查结果定为0级或1级；胸部X线片浸润的缺失为0级，即使患者氧合指数小于300。国外一项对402例肺移植受者的资料进行回顾性研究，发现移植后48 h内绝大多数受者经历了不同程度的PGD，使用ISHLT的PGD标准，轻度（1级）、中度（2级）、重度（3级）PGD的发生率分别是38%、28%和34%；使用氧合指数进行PGD分级，发现轻度（1级）、中度（2级）、重度（3级）PGD的发生率分别为22%、32%和6%。

（二）治疗与预防

PGD治疗原则主要包括：在保证重要器官和支气管吻合口灌注良好的前提下，依据监测的血流动力学参数及氧动力学参数，严格限制液体入量，适当应用利尿剂，使中心静脉压 < 10mmHg（1mmHg = 0.133 kPa），平均动脉压 > 65mmHg，红细胞压积 > 30%，循环支持维护血流动力学稳定。同时适当调整机械通气参数，采用保护性肺通气策略，以改善和维持氧合。

另外应用一氧化氮、前列腺素、肺泡表面活性物质等，可保护肺毛细血管完整性和预防白细胞和血小板黏附聚集；对于严重的 PGD 患者还应早期采用 ECMO 辅助。根据不同分级 PGD 给予不同处理：对于 PGD 为 0–1 级的患者只需要注意液体的负平衡，一般在术后 24 h 内可以脱机拔管；对于 PGD 为 2 ～ 3 级患者除了液体负平衡外还需延长呼吸机治疗时间及应用前列腺素 E1，轻者 2 ～ 3d，重者 1 周左右可以脱机拔管。

但对于 PGD 3 级患者，除以上治疗外，可应用 ECMO 转流，度过 PGD 的急性期，同时需要预防急性肾衰竭和多脏器功能衰竭的发生。当肺移植术后早期出现低氧血症，特别是 PGD 引起的血流动力学不稳情况下，ECMO 可以作为早期（术后不超过 7d）稳定循环、挽救患者生命的重要方法。有研究回顾性分析了 763 例心肺或肺移植病例的临床资料，其中 7.6% 发生 PGD 3 级时使用 ECMO 稳定循环，其中最后能顺利撤除 ECMO 的患者 1 年及 5 年生存率达到 59% 和 33%。多中心临床结果表明，尽早使用 ECMO 的受者存活率可达到 50% 以上，而诊断 PGD 后超过 7d 才使用 ECMO 者，死亡率甚至可高达 100%。把握使用 ECMO 的指征是决定 PGD 临床治疗结果的重要环节。体外膜肺氧合的应用：在麻醉后经股动、静脉切开置管并转流。若术中测得的全血活化凝血时间大于 160s，则不用肝素。ECMO 氧流量 2 L/min，转流流量根据体重、血流动力学情况及血气分析的结果调整在 2 ～ 3L/min，保持 PaO_2 在 75mmHg 以上，$PaCO_2$ 在 20mmHg 左右。术后根据移植肺的氧合情况和血流动力学的平稳程度，决定是否撤除 ECMO。撤除时首先流量减半，0.5 h 后停止转流，拔除股动、静脉插管并修补股动、静脉。

此外供肺保存的灌注液、灌注保存技术、手术及开放技术是减少及减轻 PGD 发生的关键。①灌注液的要求：肺移植中心采用改良低钾右旋糖酐液来灌注供肺，尽量减少肺泡的破坏和炎症介质的生成。②灌注保存过程中灌注插管到肺动脉中不能过深，以免不完全灌注，压力过高会导致肺泡受损，必要时进行逆行灌注冲去炎性介质。③术中再次开放时血流的影响。④术后早期维持移植后的肺干燥相当重要，术后若控制不佳易导致再灌注损伤出现肺水肿，这是导致早期移植肺失功的重要原因。

提前预防 PGD 效果更好，处理包括小潮气量、恰当的呼气末正压通气和轻微呼吸性酸中毒。患者应尽量保持移植侧朝上的侧卧位，并结合积极的胸部理疗。术后 3d 保持受者液体负平衡。只要 PaO_2 > 70mmHg 和（或）血氧饱和度（SaO_2）> 95%，就逐步降低 FiO_2，并根据血液气体分析结果及生命体征调节通气参数，以预防 PGD 的发生。在移植术后密切进行的血流动力学、氧动力学、呼吸力学等监测，积极有效预防感染与排异反应等措施，对降低肺移植患者的早期死亡起到了重要作用。

三、排异反应

排异反应是受者对同种异体肺移植物抗原发生的细胞和体液免疫反应，是目前导致移植肺失功的主要原因。按照国际心肺移植术后排异反应的分类，通常肺移植排斥有三种形式：超急性、急性和慢性。依据急性级排异反应的程度可分为 0 ～ 4 级，同时按照有无有细支气管炎症、大气管炎症分成 a、b、c、d 四类。

（一）急性排异反应

目前肺移植术后第一年大约有 36% 的患者发生至少一次急性排异反应（AR）。急性排异反应通常由细胞免疫介导，反复发作的急性排异反应被认为是闭塞性细支气管炎的诱发因素，急性排异反应术后早期即可发生，3 个月后逐渐减少，1 年以后不再有急性排异反应。

急性排斥临床表现为感觉不适疲劳、发热、胸闷气急、胸痛或胸片有浸润阴影、胸水等。典型的患者白细胞中等升高、PaO_2 下降、FEV1 减少。CT 对肺移植急性排异反应的诊断作用有限，没有特别的表现。有时 X 胸片、临床症状、生理变化不能区别术后早期排异与感染。有时候胸片改变早于症状的出现和肺功能的改变，肺门周围常出现间质浸润阴影，肺磨玻璃样变。磨玻璃样变最适合作为经支气管镜肺活检的时机和活检部位的指导。如临床高度怀疑存在排异反应，而无法进一步确诊时，给予冲击剂量甲泼尼龙 15mg/kg，临床症状、胸片、SaO_2 常在 8 ~ 12h 内改善。

因使用强效免疫抑制剂，急性排异反应的临床表现越来越不典型，其典型的临床表现已很少出现，症状表现比较平缓、隐蔽，可能只表现为肺功能的减退，需结合各项辅助检查综合判断综合分析。

发生急性排异反应时，胸部高分辨率 CT 表现为小叶间隔增厚、胸腔积液和磨玻璃样影，在急性排异反应的诊断中具有 35% ~ 65% 的敏感性。尤其是经甲泼尼龙治疗后，48h 内影像学明显改善者更倾向为急性排异反应。目前经支气管肺活检为明确血管、气管周围炎症或淋巴细胞浸润诊断的金标准，但有些患者术后无法获取病理，可行纤维支气管镜肺灌洗（BAL）检查，有研究显示通过检测 BAL 中的淋巴细胞亚群，AR 和增加的 CD8 T 细胞有关。对难于诊断的急性排异反应，可以考虑胸腔镜或小切口开胸肺活检。

一旦诊断为 AR，常规静脉内使用大剂量甲泼尼龙冲击治疗，甲泼尼龙 10 mg/（kg·d），连用 3 d，随后根据临床情况逐渐减量。对耐激素型或强烈的急性排异反应，尽早使用抗淋巴细胞抗体。更改免疫抑制方案，加用免疫诱导剂，全淋巴放疗和体外光化学治疗等。

（二）慢性排异反应

慢性排异反应通常发生在肺移植后大约 6 个月，5 年和 10 年发病率分别为 49% 和 75%，占晚期死亡原因的 30%，是影响患者长期生存的主要因素。闭塞性细支气管炎综合征（BOS）是一种慢性肺移植排异反应的表现，由于小气道纤维化闭塞呈进行性不可逆的发展，主要表现为肺功能的下降（FEV1 下降），移植肺功能逐渐丧失，出现胸闷、气急，呈进行性的、不可逆的阻塞性通气功能障碍，直接影响了患者的生活质量和长期生存。闭塞性细支气管炎的病理变化为小气道上皮细胞损伤、上皮基底膜增厚、气道炎性细胞浸润、进行性纤维化和胶原组织沉积导致小气道闭塞。导致 BOS 的原因包括急性排斥、巨细胞病毒感染、HLA 错配等。

目前 BOS 没有确切的治疗方案，治疗方法有吸入环孢素 A 局部气道的抗炎，口服他克莫司替代环孢素可稳定肺功能，阿奇霉素抑制炎症介质，他汀类药物免疫调节，减轻 BOS 的严重程度（改善肺功能），改善生存率。因此早期诊断 BOS、延缓病程是改善预后最主要的措施，对于终末期 BOS 可考虑再次肺移植。

四、术后感染

近数十年来，肺移植术后管理的水平显著提高，但感染仍然是肺移植术后最重要的并发症。可以说，一次成功的肺移植，离不开对感染的准确诊断和恰当防治。

由于免疫抑制剂的应用，肺移植受者处于免疫抑制状态，终身有患感染性疾病的风险。供体肺去神经支配、纤毛运动减弱，咳嗽反射减弱，受者术前基础情况差，营养不良，加之术后置入的各种管道较多，影响了功能的恢复，均使受者主动排痰能力差，易致感染。除此之外，淋巴回流中断、病原体定植、供体病原体传播等，均是术后感染的易患因素。感染是肺移植术后发病和死亡率居首位的原因。除了导致感染性休克、器官功能衰竭等并发症外，感染尚可诱发急性和慢性排异反应，增加死亡率。为了减少感染相关并发症和死亡率，需要对受者进行全面的评估，包括既往感染史和气道定植史，常见的细菌包括铜绿假单胞菌、鲍曼不动杆菌、金黄色葡萄球菌，最常见真菌是曲霉菌，最常见的病毒是巨细胞病毒。

肺移植术后第 1 个月是肺部感染发生的高峰，6 个月后风险随之下降。早期的肺部感染主要来自于供体肺，应在对供体肺进行微生物学普查的同时进行术后预防性抗感染治疗，以改善预后。后期发生的感染与闭塞性细支气管炎有关。对于肺移植术后诊断为闭塞性细支气管炎综合征的患者，感染可急性加重病情，甚至导致死亡。

肺移植受者感染的临床症状是多样的，可以无症状，也可以快速进展。围手术期的监测、术后日常家庭肺功能检查及长期密切随访等，对于早期发现感染有重要意义。肺移植术后的患者，都应常规接受教育，在生活中注意预防感染，学会识别早期感染的征象。当患者出现发热、乏力、咳嗽、咳痰加重、肺功能下降等情况，需与移植科医生联系评估。诊断性检查包括病史、体格检查、血液检查、痰液检查、影像学检查、肺功能、支气管镜肺泡灌洗（bronchoalceolar lavage，BAL）及经支气管肺活检（transbronchial lung biopsy，TBLB）等。

1. 真菌感染　肺移植术后真菌感染的高危因素包括：较长的手术时间、术中大量输血、移植术前术后真菌定植、移植后继发细菌感染或 CMV 感染、单肺移植、肾脏替代治疗、低丙种球蛋白血症、既往支气管支架植入史、糖皮质激素使用等。真菌感染的病原体包括酵母菌、霉菌（即丝状真菌）、双相型真菌及类真菌。对于肺移植受者，危害最大的仍是丝状真菌，故下文所述真菌主要指丝状真菌。丝状真菌包括曲霉（如烟曲霉、黄曲霉等）和非曲霉（如毛霉等）。最常见的曲霉菌是烟曲霉（91%），黄曲霉和黑曲霉感染的发生率为 2%，不同种类曲霉菌混合感染达 5%。

肺移植术后真菌感染可以进一步被分为支气管吻合口真菌感染、真菌性支气管炎、侵袭性肺部真菌感染或播散感染。肺移植术后真菌感染的高峰集中在头 3 个月，念珠菌感染好发于移植术后 2 个月内，曲霉菌感染好发于移植术后 1～3 个月，侵袭性肺真霉病或播散感染在大多发生于肺移植后 1 年内。Singh 和 Husain 总结前人经验发现肺移植术后受者真菌感染的发生率为 6.2%，58% 的患者有支气管或者吻合口感染，而 32% 的患者有肺部侵袭性感染，10% 有浸润性播散。随着术后普遍预防经验的积累，肺侵袭性感染和播散感染比例较前减少，有研究报道 75% 的真菌感染出现在气道，而 18% 为肺实质侵袭性感染，7% 为全身播散性感染。这是很有意义的，因为侵袭性肺部真菌感染或播散感染的死亡率较高，甚至可大于 50%，而局部感染的死亡率明显较低。真菌定植状态的受者在移植术后更易感染侵袭性肺真菌病，尤其是支气管扩张、囊性肺纤维化（cystic fibrosis，CF），对于该类受者，术后应积极处理。

侵袭性肺部真菌感染受者的影像学表现可为孤立或多发的结节影、楔形阴影、实变影，病灶内可形成空洞，但并非特异性表现，胸腔积液少见。晕轮征（halo）、空气新月征、病灶内曲霉球等征象虽更具特征性，但在肺移植受者中罕见。半乳甘露聚糖检测（GM 试验）有助于诊断侵袭性肺真菌病。半乳甘露聚糖是曲霉菌的细胞壁成分，在其生长过程中释放。在肺移植患者中，血清半乳甘露聚糖检测的敏感性差，仅 30%～55.5%，特异性为 87%～95%。目前通过酶免实验证实，支气管肺泡灌洗液（BAL）中半乳甘露聚糖检测似乎更有意义，诊断侵袭性曲霉菌病的敏感性为 60%，特异性为 95%～98%。然而，抗真菌预防（假阴性）和哌拉西林他唑巴坦抗感染治疗（假阳性）能影响实验结果的质量。此外，采用（1，3）-β-D-葡聚糖检测（G 试验）亦助于诊断真菌感染，但真菌细胞壁多糖成分并非特异性存在于曲霉菌，特异性稍差。最后，常规纤维支气管镜检查对于吻合口真菌感染的诊断非常重要。在支气管吻合口愈合的早期，气管镜下可见污浊的坏死物及假膜覆盖在吻合口周围，进而可见肉芽组织增生、吻合口狭窄，甚至吻合口缝线断裂。可经气管镜获取标本进行培养或组织学检查。

一般抗真菌治疗药物包括棘白霉素类（卡泊芬净、米卡芬净）、三唑类（伏立康唑，泊沙康唑）、两性霉素 B 及其脂质体。预防性抗真菌治疗的方案，无论是药物的选择还是疗程，在各个移植中心之间区别较大。最常用的预防方案包括单用三唑类药物（伏立康唑或泊沙康唑），可联合吸入两性霉素 B，之后予伊曲康唑序贯应用，疗程为移植后 4 ~ 6 个月。氟康唑不常规应用，由于它缺乏抗非念珠菌的活性。侵袭性肺真菌病的一线治疗药物仍是伏立康唑，而棘白菌素类、静脉用两性霉素 B 为二线治疗药物。伏立康唑、泊沙康唑、伊曲康唑均是 CYP3A4 的抑制剂，与钙调磷酸酶抑制剂合用时，可明显增加后者的血药浓度。故在加用或停用该类药物时，应同时积极调整钙调磷酸酶抑制剂的剂量，并密切监测血药浓度，以防治不必要的排异反应或感染出现。除此之外，应注意观察其药物不良反应，如视觉障碍、肝毒性、皮疹等，权衡用药安全性与有效性的平衡点。

2. 肺孢子菌感染　肺孢子菌（pneumocystis jiroveci，PC）是一种机会感染的真菌，在肺移植受者上可以引起致死性的肺孢子菌肺炎（pneumocystis pneumonia，PCP）。PC 是单细胞型，发展过程包括滋养体、囊前期、包囊三个阶段。

在肺移植中，肺孢子菌感染的好发因素包括：年龄 > 65 岁，T 淋巴细胞计数 < 750/mm^3 持续 1 个月以上，免疫球蛋白 IgG 水平低，巨细胞病毒感染后，急性排异反应。有文献报道，52% 的 PCP 感染患者，在一年内有 CMV 感染的病史，类似地，有超过半数的 PCP 感染患者，在一年内有急性排异反应的病史。

PCP 的诊断方法包括：①痰液、支气管肺泡灌洗液、肺活检标本经特殊染色（吉姆萨、哥氏银、六胺银、甲苯胺蓝染色等），镜检寻找病原体；② PCR 比显微镜检更加客观且敏感度高，PCR 可检测不同的基因底物，包括内在转录间隔区基因、线粒体大亚基 rRNA 及主要的表面糖蛋白基因等；③血清学，主要指 G 试验，即测定（1，3）-β -D- 葡聚糖；④影像学，PCP 的 CT 分布特征为弥漫性（95%以上）、对称性（90% 以上），常见征象为磨玻璃影（最常见，全肺分布为主，其次为上叶）、网状影、小叶间隔增厚、肺气囊（特异性，肺上叶或上中叶为主）等。PCP 的治疗药物包括：①复方磺胺甲噁唑（SMZ-TMP）、氨苯砜、阿托伐醌、喷他脒，这类药物主要针对 PC 的滋养体；②棘白菌素类药物，主要针对 PC 的囊前期；③激素，可缓解病情，减轻炎性渗出，还可减少其他药物的不良反应。

未进行预防用药的情况下，肺及心肺联合移植受者 PCP 发病率为 10% ~ 40%。远远高于肾移植的 2% ~ 15% 和肝移植的 5% ~ 15%。各脏器移植 PCP 好发时间为术后一年内，术后一年以后，PCP 发病率以肺移植为最高。加拿大多中心研究显示，不预防用药的受者，PCP 感染的发生时间为术后 17 ~ 204 d，预防用药半年者，PCP 感染的发生时间为术后 846 ~ 4778 d。此外，基本所有文献均提示，当预防用药进行时，没有 PCP 发生。鉴于 PCP 感染的严重性、上述流行病学调查结果以及预防的有效性，一般建议术后早期可予以 PCP 预防用药，持续半年以上。但最近有学者发现，短期预防（仅预防 1 个月）也可能达到类似的效果，考虑其原因：①研究中术后早期应用棘白菌素类预防真菌，同时对 PC 也有效；②短期预防破坏了 PC 的定植状态。当然，短期预防法是否可靠，仍需要进一步研究。

3. 病毒感染

（1）巨细胞病毒（cytomegalovirus，CMV）是肺移植术后感染最重要的病原微生物之一。像其他疱疹病毒一样，巨细胞病毒可终身潜伏于宿主体内，有复发可能。CMV 阳性的肺移植供体是重要的传播途径。有 CMV 潜伏的肺移植受者具有肺移植术后发病的风险，然而 CMV 错配者，术后严重感染的风险更大，死亡率更高。CMV 错配指血清学 CMV 阴性的受者（R−）接收 CMV 阳性供者（D+）的供肺。

CMV 感染好发于移植术后一年内，尤其是移植术后半年到一年间。临床症状可以表现为肺炎、肠炎、肾炎、视网膜炎、肝炎、骨髓抑制和脑病。CMV 除了带来直接器官损伤外，还能引起免疫系统的改变，称为 CMV 感染的间接效应。CMV 的间接效应能导致机会感染的增多，可引起急性排异反应、慢性肺移植物失功（chronic lung allograft dysfunction，CLAD）和移植后淋巴组织增生性疾病（posttransplantation lymphoproliferative disorders，PTLD）发生率升高。

CMV 的发病率及发病时间随着预防措施的改变近 10 年来发生了很多变化。预防措施下，CMV 感染的在肺移植术后出现的更晚。而没有经过预防的患者，典型的 CMV 症状出现于术后第 1 个月至第 4 个月。进行 CMV 预防治疗具有出现耐药毒株的可能，基因型主要分为两类：UL97 和 UL54。耐更昔洛韦病毒株最常发生的突变位点是磷酸转移酶基因（UL97），在该处出现的突变抑制了药物的合成代谢，降低了更昔洛韦的磷酸化作用，因而抑制其转化成有活性的细胞内三磷酸盐复合物。导致 CMV 耐药的危险因素：CMV 错配，过长的口服更昔洛韦预防治疗，免疫抑制过度。

（2）肺移植术后社区获得性呼吸道病毒（community-acquired respiratory viruses，CARV）的常见病原体包括：副黏病毒科［呼吸道合胞病毒 A、B 型（RSV），副流感病毒（PIV1-4）、人偏肺病毒（HMPV）］，正黏病毒科（流行性感冒样病毒 A、B 型），小 RNA 病毒（鼻病毒 A、B、C 型和肠病毒），冠状病毒科（冠状病毒）和腺病毒科（腺病毒）。人类博卡病毒是一种新型的细小病毒，但该病毒的报道较罕见。肺移植术后受者的 CARV 发病率很高，且有季节性特点，冬季时流感病毒和 RSV 好发。CARV 感染的表现不一，可以从无症状到轻度上呼吸道感染，一直到重症肺炎，但出现明显气道症状者可达 57%。感染的严重程度和感染的病毒类型有关。无症状的病毒携带状态是罕见的，但有时可见于小 RNA 病毒或冠状病毒感染。流感病毒和副黏病毒感染的症状表现往往较严重，需要住院治疗。而腺病毒感染移植肺可引起相当高的死亡率。在 CARV 基础上再继发细菌和真菌感染是其严重的并发症。

CARV 移植肺感染可能与排异反应发生有关。多伦多一项前瞻性的研究包括 50 例具有呼吸道病毒感染的肺移植受者（痰培养阳性或巨细胞病毒抗原阳性者除外），对照组为 50 个稳定的肺移植术后受者。有呼吸道症状的患者中 66% 经鼻咽或口咽拭子进行 CARV 检测为阳性（包括：呼吸道合胞病毒，副 1-3 病毒，流感病毒 A 和 B，腺病毒，人肺病毒，鼻病毒，肠病毒，冠状病毒）。对照组中仅 8%（4 例）患者出现鼻病毒阳性。3 个月后上述感染组患者，急性排异反应发生率为 16%，18% 患者出现 FEV1 下降 20% 以上。而上述对照组中没有病例出现急性排异反应或 FEV1 下降 20% 以上。

CMV 外周血检测包括定量 PCR、抗体及半定量 pp65 抗原检测等。用免疫荧光法检测抗体的灵敏度较低，早期诊断的金标准仍是应用 PCR 法进行核酸扩增检测。在组织侵袭性 CMV 感染中，行组织活检可见典型的包含体，可作为诊断依据。

肺移植术后抗病毒应重在预防。治疗的选择是有限的。对于副黏病毒，可选用口服、静滴或雾化吸入利巴韦林来治疗，但应提防其副反应。流感病毒感染的治疗药物包括金刚烷胺、扎那米韦和奥司他韦，但其在肺移植中应用的有效性少有报道。对于严重的 CMV 感染，标准治疗方法是静滴更昔洛韦（5mg/kg），持续 2～3 周，随后序贯口服缬更昔洛韦 2 周以上。同真菌感染类似，各移植中心的预防方案各异。常用的预防方法如下：肺移植后即开始予缬更昔洛韦（900mg）药物预防；对于 D+/R− 的受者，预防持续 6 ~ 12 个月；对于 D$^-$/R$^+$ 或 D$^+$/R$^+$ 的受者，预防持续 3 ~ 6 个月；对于 D$^-$/R$^-$ 的受者，可不预防。对更昔洛韦耐药者，可选用膦甲酸钠或西多福韦来防治，而对上述药物均耐药者，马立巴韦（maribavir）、来氟米特、莱特莫韦、青蒿琥酯可作为替代药物。

免疫抑制状态、CMV 和 EB 病毒感染与 PTLD 相关。发生率在 2% ~ 8%。PTLD 的临床表现多变，可以侵犯任何器官，累及淋巴结或淋巴结外组织。由于 95% 的 PTLD 受者表达 CD20，使得利妥昔单抗成为治疗 PTLD 的有效手段。

4. 细菌感染　细菌感染可发生于移植后任何时间。受者年龄超过 40 岁、病原体定植、供体肺过度缺血（＞ 76h）、肺叶膨胀不全、受损的咳嗽反射、淋巴回流中断、手术后通气不足、误吸等可增加肺部细菌感染的危险。术后常见的细菌病原体包括铜绿假单胞菌、鲍曼不动杆菌、克雷伯菌、金黄色葡萄球菌、嗜麦芽窄食单胞菌等。

近几十年来，由于术后常规抗感染药物的应用，使细菌感染的发生率和感染谱发生了很大变化。西班牙的一项前瞻性多中心的研究包括了 236 名肺移植受者，平均随访期为 180d，显示平均每 100 个肺移植受者中每年有 72 个有肺炎。2/3 的（57 例）患者有病原学依据，82% 为细菌感染。24.6% 分离到铜绿假单胞菌，鲍曼不动杆菌和金黄色葡萄球菌分别为 14%，大肠埃希菌、肺炎克雷伯菌和嗜麦芽窄食单胞菌分别为 5.3%，恶臭假单胞菌、黏质沙雷氏菌、洋葱假单胞菌分别为 1.8%，分支杆菌为 5.3%（3.5% 为结核杆菌，1.8% 为鸟分支杆菌）。

诊断感染需要综合性的手段，主要包括痰培养、支气管肺泡灌洗液培养、聚合酶链反应（PCR）、经支气管肺活检等。在病原学结果未归来前，可暂时经验性应用广谱抗生素预防感染。支气管扩张或 CF 受者一般病史长，在术前存在结构性肺病，往往有革兰阴性菌，如铜绿假单胞菌、洋葱伯克霍尔德氏菌属定植。术后早期需积极予以抗生素预防。

分支杆菌感染虽较少见，但也应引起重视，尤其是 CF 受者。典型或非典型结核分支杆菌感染均相对罕见，通常出现的时间较迟，在手术后 4 个月或以上。在这方面，原发或继发病例均有报道。影像学表现为多个小结节集群，结节性磨玻璃混浊或渗透，空洞，小叶间隔增厚，胸膜增厚，单侧或双侧胸腔积液及淋巴结肿大。

5. 肺移植术后的免疫接种　肺移植术后一年之后，所有受者均可进行疫苗接种。现有研究表明，仅仅 1/3 左右的免疫抑制受者获得了对流感疫苗的保护性抗体。一般选择肌肉注射接种活疫苗。皮内注射因不能显著提高疫苗的免疫原性，不推荐使用。一般情况下，肺移植受者接种流感疫苗的耐受性良好，鲜有副反应，且其一般为局部反应。目前没有针对 CMV、RSV 的有效疫苗，但临床研究正在进行。

五、恶性肿瘤

由于长期全身性免疫抑制剂的应用，心肺联合移植患者恶性肿瘤发病率较普通人群明显增高，多发生在移植手术 5 年之后。比较常见的肿瘤包括皮肤癌、淋巴瘤、宫颈癌、肛门会阴部癌和卡波氏肉瘤，其中以淋巴瘤最多。

移植术后 B 淋巴细胞增生异常（post-transplant lymphoproliferative disorder，PTLD）多发生于术后 1 年，可能与 Epstein-Barr 病毒（EB）、巨细胞病毒（CMV）等病毒感染有关。表现为非何杰金氏淋巴瘤等淋巴细胞增生性疾病的发生率明显升高，较普通人群高出 100 倍，若曾经大剂量使用单克隆或多克隆抗淋巴细胞抗体则危险性更高。临床上可能有发热、咽痛、扁桃体肿大等一过性病毒感染征象，而瘤体最常出现在胃肠道、中枢神经系统、肺等器官。预防方面，除培养良好的饮食生活习惯、及时控制感染外，合理应用抗排斥药物和早期诊断至关重要。治疗方法包括减少免疫抑制剂用量和应用阿昔洛韦、更昔洛韦等抗病毒药物，有效率为 30% ~ 40%。

供体心脏肿瘤通过移植转移到受体的现象比较少见，而受体自身潜在或治愈的肿瘤常常会在移植术后突破机体免疫防线复发或加重，后者可能性高达 19%。但临床更多见的情况是，移植术后机体免疫监视功能紊乱，免疫抑制疗法促进致癌因素的作用，致癌性病毒（如 EB 病毒、人类乳头瘤病毒、单纯疱疹病毒）的高感染率，造成受体新生肿瘤性病变的发病率随时间推移逐年升高。

六、其他并发症

有一些特殊并发症在心肺联合移植中较为常见。膈神经功能异常通常为手术操作过程中，低体温、心包剥离及电刀切割过程中造成膈神经损伤所致。膈神经损伤在心肺联合移植患者中较单独肺移植更为常见，将延长术后机械通气时间和 ICU 住院时间，只有少数患者膈肌功能能够完全恢复；胃肌瘫痪通常由于在后纵隔进行手术操作损伤迷走神经所致。误吸能够诱发肺损伤甚至导致移植物失功，胃食管反流参与慢性排异反应的进展；乳糜胸是由于手术操作过程中对胸导管和胸部淋巴管造成损伤所致。先天性心脏病患者淋巴管发育畸形可加重该风险。

随着生存时间的延长、老年患者的逐渐增多及免疫抑制剂的大量使用，肺移植术后全身并发症的发病率也在增高，全身并发症对肺移植患者的预后影响较大，尽早处理全身并发症可改善患者的生存质量。全身并发症主要包括肾功能衰竭、糖尿病、骨质疏松症、缺血性坏死、血栓栓塞性疾病、胃肠道并发症、心血管并发症、血液系统并发症、神经系统并发症、恶性肿瘤及淋巴增生障碍性疾病等。

（陈静瑜）

参考文献

［1］ Santacruz JF，Mehta AC.Airway Complications and Management after Lung Transplantation Ischemia，Dehiscence，and Stenosis［J］. The Proceedings of the American Thoracic Society，2009，6（1）：79-93.

［2］ Christie JD，Kotloff RM，Pochettino A，et al. Clinical risk factors for primary graft failure following lung transplantation［J］. Chest，2003，124（4）：1232-1241.

［3］ Collins J.Imaging of the chest after lung transplantation［J］.J Thorac Imaging，2002，17（2）：102-112.

［4］ Shargall Y，Guenther G，Ahya VN，et al. Report of the ISHLT working group on primary lung graft dysfunction：Part VI［J］. Treatment. J Heart Lung Transplant，2005，24（10）：1489-1500.

［5］ Christie JD，Edwards LB，Kucheryavaya AY，et al. The Registry of the International Society for Heart and Lung Transplantation：29th adult lung and heart-lung transplant report-2012［J］. J Heart Lung Transplant，2012，31（10）：1073-1086.

［6］ Boehler A，Estenne M，et al. Post-transplant bronchiolitis obliterans［J］. Eur Respir J，2003，22（6）：1007-1018.

［7］ Sharples LD，McNeil K，Stewart S，et al.Risk factors for bronchiolitis obliterans：a systematic review of recent publications［J］. J Heart Lung Transplant，2002，21（2）：271-281.

［8］ Aquilar-Guisado M，Givalda J，Ussetti P，et al. Pneumonia after lung transplantation in the Resitra cohort：a multicenter prospective study［J］. Am J Transplant，2007，7（8）：1989-1996.

［9］ Zamora MR. Cytomegalivirus in lung transplantation［J］. Am J Transplant，2004，4：1219-1226.

［10］ Avery RK. Management of late，recurrent，and resistant cytomegalovirus in transplant recipients［J］. Transplant Rev，2007，21：65-76.

［11］ Gerna G，Vitulo P，Rovida F，et al. Impact of human metapneumovirus and human cytomegalovirus versus other respiratory viruses on the lower respiratory tract infections of lung transplant recipients［J］. J Med Virol，2006，78：408-416.

［12］ Kumar D，Erdman D，Keshavjee S，et al. Clinical impact of community-acquired respiratory viruses on bronchiolitis obliterans after lung transplant［J］. Am J Transplant，2005，5：2031-2036.

［13］ Milstone AP，Brumble LM，Barnes J，et al. A single-season prospective study of respiratory viral infections in lung transplant recipients［J］. Eur Respir J，2006，28：131-137.

［14］ Singh N，Husain S. Aspergillus infections after lung transplantation：clinical differences in type of transplant and implication for management［J］. J Heart Lung Transplant，2003，22：258-266.

［15］ Mehrad B，Pacciocco G，Martinez FJ，et al. Spectrum of aspergillus infection in lung transplant recipients：case series and review of the literature［J］. Chest，2001，119：169-175.

第七十二章

心肺联合移植

第一节　心肺联合移植的发展历程

一、心肺联合移植发展史和国内现状

心肺联合移植是治疗终末期心肺疾病最重要的手段之一。1969 年 9 月，Denton Cooley 首次报道一例 2 个月大婴幼儿的心肺联合移植，存活仅 14h。3 个月后， C.Walton Lillehei 在成人身上同样进行心肺移植，也只存活 8d。1981 年 Reitz 和 Shumway 对一例肺动脉高压患者行心肺联合移植并取得成功。直到环孢素的发明，才让心肺联合移植患者得到长期的生存。1981 年 Reitz 等首先将环孢素 A（CsA）用于心肺联合移植，并获得良好的效果。

根据国际心肺移植协会（ISHLT）的最新统计，截至 2014 年 6 月，全世界共完成 3 820 例心肺联合移植，随着心肺联合移植外科技术的进步，以及新型免疫抑制剂和抗感染药物的应用，心肺联合移植术后 3 个月、1 年、3 年、5 年、10 年的生存率分别为 72%、63%、52%、45% 和 32%，存活满一年的患者中位生存期为 10.3 年。然而由于供者短缺，目前世界范围内心肺联合移植的规模正逐年缩小。

我国心肺联合移植起步较晚。1992 年 10 月，牡丹江心血管病医院刘晓程突破性地做了我国第一例心肺联合移植手术。受体是一位男性 20 岁的室间隔缺损合并艾森门格综合征患者，遗憾的是 6 d 后患者死于移植物功能衰竭。

1994 年 9 月，北京阜外医院完成了第二例心肺联合移植，患者术后第 20 天死于感染。

同年北京安贞医院为一位特发性扩张型心肌病合并重度肺动脉高压患者完成了我国第三例心肺联合移植，患者术后第 20 天死于继发感染。

2003 年，武汉协和医院为一位 23 岁的艾森门格氏综合征患者手术，存活 1 年。

2003 年 9 月 20 日，湖南中南大学湘雅二医院胡建国等为一位 20 岁室间隔缺损合并艾森门格综合征患者施行了心肺联合移植，患者至今已存活 12 年。

除此，迄今为止，国内尚无心肺联合移植的大宗病例的报告。

1992—2013 年，国内 26 家医疗单位共完成心肺联合移植 44 例。其中，完成例数相对较多的单位有复旦大学附属中山医院（4 例）、同济大学附属东方医院（4 例）、福建协和医院（4 例）及北京安贞医院（4 例），其余 22 家单位分别完成 1 ~ 3 例。受体年龄集中在 17 ~ 35 岁，病因构成包括：先天性心脏病合并艾森门格综合征（71.4%），原发性肺动脉高压（9.5%），扩张型心肌病合并肺动脉高压（9.5%），肺囊性纤维化（2.4%），感染性心内膜炎合并肺动脉高压（2.4%），慢性阻塞性肺病合并心力衰竭（4.8%）。术后免疫抑制方案：环孢素＋吗替麦考酚酯＋糖皮质激素三联方案（65.5%），他克莫司＋吗替麦考酚酯＋糖皮质激素三联方案（24.1%）。国内受体术后 1 年、3 年和 5 年生存率

分别为 39.4%、36.7% 和 30.6%，44 例受体中死亡 29 例，分别于手术当天至术后 5 年死亡，23 例受体在术后 3 个月内死亡，死亡原因包括：感染 10 例，移植物功能衰竭（肺）4 例，技术因素（吻合口瘘或出血）3 例，排异反应 2 例，多器官功能衰竭或原因未明确，远期并发症最多见为急性排异反应（包括移植肺和移植心脏）与肺部感染。

截至 2012 年，全世界共进行心肺联合移植 4 458 例，其中成人心肺联合移植 750 例。20 世纪 90 年代至 21 世纪初，心肺联合移植数量呈逐年递减趋势，2003 年心肺移植数量（95 例），较 1989 年（287 例）下降了 67%。此后至 2012 年，数量稳定在 100 例/年左右。与此同时，单独心脏移植和单独肺移植的数量逐年升高，1989—2012 年，肺移植由 410 例/年升高至 7 624 例/年，心脏移植由 323 例/年升高至 4196 例/年。心肺联合移植规模的萎缩与供体器官严重短缺、总体疗效不理想及肺移植的迅猛发展有关。

二、心、肺移植发展方向

心、肺移植是心脏和肺的疾病在终末期的治疗手段，当患者因心肺疾病且预期生存不超过 2 年时，可考虑心、肺移植。心内膜心肌活检、经支气管镜肺活检是检验心、肺移植排异反应的金标准，但同时也带来了风险、不适感和高费用。近年来，无创排异监测手段的研究，为排异监测提供了新的可能方向。2010 年 ISHLT 心脏移植围手术期指南已经将远程起搏器非侵入性记录受体心脏心电图和无创的基因表达谱技术列入 II a 类推荐（与心内膜心肌活检推荐等级相同）；Bueno de Camargo 在接受肺移植患者中进行了小规模临床研究（$n = 18$），证实细胞因子白细胞介素 -6（IL-6）、IL-8 和血管内皮细胞生长因子（VEGF）在血清中的水平与排异反应严重程度平行。Patel 对 98 例接受心脏移植患者血清心肌肌钙蛋白 I（cTn I）水平与急性排异反应研究时发现，高度敏感的 cTn I 在节点为 < 15ng/L 时，阴性预测值高达 99%，基本可以排除急性排异反应。但 2010 年 ISHLT 围手术期指南仍然不推荐将 cTn I、炎症反应标志物等作为排异反应监测指标。无创监测手段仍需进一步研究。

目前影响心肺移植的最大问题是资源短缺，即供体短缺，目前可用的器官越来越少，故最大限度地保护供体器官的良好状态显得尤为重要，这就要求我们在心脏死亡供体（DCD）必要时使用循环辅助装置，比如体外膜肺氧合技术、主动脉球囊反搏术的应用。Lazzeri 在一项调查中提到 ECMO 技术在 DCD 中的应用，使供体数量增多了 20% ~ 25%。此外，ECMO 技术在脑死亡供者（DBD）的转运也发挥了作用，避免 DBD 向 DCD 的转变。何洇等通过 ECMO 技术将 8 例潜在的有心脏死亡风险的器官捐赠供者安全转运至有移植资质的医院并成功进行了器官捐赠。目前 ECMO 技术在心肺移植领域应用逐渐增多，但缺乏是否应用与受体生存情况的研究。人工心脏（左、右心辅助装置）同样也是我们目前需要发展的技术。

从供器官的最优化利用原则出发，每个心肺供者更倾向于分别挽救 2 ~ 3 个心脏疾病与肺部疾病患者。对于传统上作为心肺联合移植适应证的疾病，如先天性心脏病合并艾森门格综合征乃至原发性肺动脉高压，部分学者倾向于采用单肺移植、双肺移植辅助、心脏畸形纠治来解决。

器官移植离不开有效的免疫抑制剂。20 世纪 80 年代环孢素 A 的问世给器官移植带来了极大的好处，挽救了成千上万的接受移植的患者。然而，由于环孢素 A 的肾毒性较大，20 世纪 90 年代后期他克莫司、吗替麦考酚酯等用于临床，取得了较好的效果。而近些年来在心脏移植用白细胞介素 II 受体拮抗剂（舒莱）作免疫诱导，加甲强龙早期应用，已成为常规，但移植术后冠脉的问题仍极大地影响患者的长期生存率，所以应该不断探索抗排斥的新方法。

由于供心经常要长途转运，所以心肌保护液的改进尤为重要，目前从改良 Thomas 液，换成 HTK 液用于供心保护，大大延长了冷缺血时间，从过去的 4h 延长到 6h 左右。但是，我们应该让更长的冷缺血时间成为可能，才能更大范围地选择受体。

第二节　心肺联合移植的适应证与禁忌证

一、心肺联合移植的适应证

心肺联合移植手术最初是治疗原发性肺动脉高压、先心病伴艾森门格综合征的移植术式，目前主要针对那些内科无法治疗，且不能依靠常规心脏、肺脏手术或单纯心脏、肺脏移植矫治的心肺疾病，主要疾病包括：

（1）心脏疾病引起的不可逆肺部病变，如左向右分流先心病并发艾森门格综合征（Eisenmenger Syndrome），晚期特发性心肌病、瓣膜心脏病合并不可逆的肺血管病（如 PVR > 10Wood·U）；

（2）无法矫治的先天性心脏病合并肺动脉闭锁或严重弥散的肺动脉发育不良以及顽固性心功能衰竭；

（3）肺部病变引起不可逆的心力衰竭：原发性肺动脉高压、弥漫性肺动脉静脉瘘和肺实质性疾病（如肺囊性纤维化、支气管扩张、终末期肺气肿等）同时伴有不可逆的心功能衰竭；

（4）其他应用药物治疗无效的肺实质性病变合并心功能不全，呈终末期心肺衰竭者。

心肺联合移植受体选择：①预计患者的存活时间不超过 12 ~ 18 个月；②有显著且持续的心肺功能障碍，包括呼吸困难、咯血、晕厥、发绀等，纽约心脏学会心功能分级（NYHA）为Ⅲ或Ⅳ级；③除心肺疾病外，其他脏器没有严重病变；④患者的心理状态稳定。

根据国际心肺移植学会登记处 1982 年 1 月至 2008 年 6 月数据，成年心肺联合移植主要的病种包括先心病（34.9%）、原发性肺动脉高压（27.2%）、囊性纤维病（14.1%），小儿心肺联合移植主要的病种包括特发性肺动脉高压（26%）、先心病（22%）、肺囊性纤维化（22%）、艾森门格综合征（14%）。

二、心肺联合移植的禁忌证

心肺联合移植的绝对禁忌证包括：严重全身系统性疾病、严重肝肾功能障碍、恶性肿瘤、HIV 感染、活动性乙肝和（或）丙肝、呼吸系统多重耐药菌感染、免疫缺陷疾病、严重胸廓畸形或呼吸肌无力等。

心肺联合移植的相对禁忌证包括：活动性肺外感染、症状性骨质疏松、恶病质或严重肥胖、毒品或酒精滥用、癫痫或精神疾病、医嘱依从性差等者。

第三节　心肺联合移植受者的术前评估与管理

一、受体的评估

目的在于明确手术适应证，并评估患者病情，排除可能禁忌证。见表 6-72-1。

（1）心血管系统评估：常规心电图、心脏彩超检查及心导管检查，明确心肺解剖以及有无体肺侧支血管。

（2）肺功能评估：常规前后位和侧位胸片，肺功能检查，对于肺实质病变的患者，胸部 CT 检查，必要时需行肺部增强 CT 和 6min 行走试验评估运动能力。

（3）肝、肾功能评估：常规肝肾功能检查，必要时行肝肾超声检查和 CT 检查。高胆红素血症（胆红素＞ 42.75umol/L）是心肺移植术后死亡的危险因素，并反映肝淤血和心源性肝硬化的进程。

（4）感染性疾病：术前应行传染病筛查（HIV、HAV、HBV、HCV、梅毒），相关病毒如人 T 细胞淋巴瘤病毒、巨细胞病毒、EB 病毒、带状疱疹病毒和单纯疱疹病毒检测，以及 PPD 试验。HIV 感染目前被认为移植禁忌证，HBV 感染是相对禁忌证。

（5）血液系统和免疫系统评估：血常规、凝血功能、ABO 血型、HLA 定型、群体反应性抗体（PRA）等检查。PRA 过高的患者术前可行硫唑嘌呤、吗替麦考酚酯（MMF）、环磷酰胺、免疫球蛋白治疗和血浆置换治疗，但术后移植效果较差。

（6）心理评估及其他。

表 6-72-1　心肺联合移植受者术前辅助检查

检查类型	检查项目
常备检查	血细胞计数及分类，包括血小板和多核白细胞计数； 血型（ABO、Rh 等）； 出血时间、PT 和 APTT； 电解质（如钠、钾、钙、镁、氯等）、血清蛋白电泳； 心肌酶谱（如磷酸肌酸激酶及其同功酶）； 尿液分析、免疫学筛查（如风湿因子）； 血清病毒学检测（如巨细胞病毒，腺病毒，单纯疱疹病毒，带状疱疹病毒，EB 病毒，HIV 及甲、乙、丙型肝炎病毒等）； 心电图、胸部 X 线片
供考虑的检查	超声心动图及声学造影、核素扫描测定左室和右室射血分数； 心导管检查及冠脉造影； 胸部 CT 扫描，肺通气 / 血流灌注比例定量分析； 颈动脉扫描、乳房 X 线检查、结肠镜检； 痰液细菌、病毒、真菌、衣原体等病原体分析
即将手术前的检查	HLA 位点分析、移植抗体检测、免疫球蛋白定量分析； 组织胞浆菌、球虫、弓形虫等血清滴度分析、结核菌素试验（PPD）； 肺功能检测和动脉血气分析； 12h 搜集尿测定肌酐清除率和尿总蛋白、尿液细菌学培养

二、供体的评估和管理

心肺联合移植的关键是要有合适心肺的供体，而仅有 25% 的器官捐献者可以提供适合移植的肺脏，主要因为肺部的易损性：外伤脑死亡捐献者合并肺部损伤、肺脏吸入性损伤、长时间的机械通气和神经原性肺水肿。供体选择标准各中心并不相同，通常年龄小于 55 岁，无明显心肺疾病史，无明显肺部挫伤，无吸烟史或少量吸烟（＜ 20 包 / 年）。

（1）供心评估。与心脏移植相似。通过有无使用升压药以及剂量大小，供体血压、心率状况，心脏彩超有无结构异常等来评估。

（2）供肺评估。可接受的气体交换标准：吸入纯氧（FiO$_2$ 1.0）PEEP 0.49kPa 的通气情况下

$PaO_2 \geqslant 40kPa$，或者 $FiO_2 \leqslant 35\%$ 时 $PaO_2 \geqslant 12kPa$。肺顺应性正常：正常潮气量下气道高峰压 $\leqslant 4kPa$。

供肺经典标准是吸痰或支气管镜检查都没有脓性分泌物的证据，但目前脑死亡捐献者多数机械通气超过 2d，经典标准较难实现。目前根据获取前供体痰培养确定病原菌指导移植后治疗，或通过器官摘取前静脉内抗炎治疗预防移植后感染。若支气管镜下各阶段持续出现脓性分泌物或供肺真菌感染或严重细菌感染均为禁忌证。供肺需要反复评估，直至获取器官术中检查评估。

三、供受体的配备选择

（1）血型相容。ABO 血型相容是必须的，但允许 ABO 血型不一致，但必须相容，如 O 型供体和 A 型受体。Rh 血型常规检查，受体 Rh 阴性的女性经产妇，需术前抗 DB 免疫球蛋白治疗。

（2）群体反应性抗体（PRA）。受体 PRA 阳性，需移植前行供受体血清淋巴细胞交叉实验；如果 PRA 阴性，则不需要此实验。

（3）巨细胞病毒（CMV）检测。理想供受体均为 CMV 阴性，供体 CMV 阴性不是必需条件。

（4）肺脏大小匹配。供受体肺脏大小匹配可避免肺部膨胀不全、持续性胸膜渗出或气胸。原则上供体的胸腔应略小于受体。还需考虑受体原发病，如肺气肿患者，胸廓容积相对体型偏大，限制性肺疾病患者胸廓容积偏小。

肺容积计算公式：

男性（L）=［0.094× 身高（cm）］–［0.015× 年龄（y）］– 9.167

女性（L）=［0.079× 身高（cm）］–［0.008× 年龄（y）］– 7.49

四、心肺联合移植内科维持治疗

合理的内科治疗和规律的随访能保持全身状况相对稳定，避免心肺疾病的近一步恶化，提高心肺联合移植成功率。移植前的重点工作是心、肺功能维持，营养支持和内科其他疾病的控制与治疗。肺功能支持采用氧疗、呼吸训练、胸部理疗、控制肺部感染以及必要时的机械通气等措施，而心衰包括常规强心、利尿、扩管等治疗措施，若效果不佳，考虑主动脉内球囊反搏（IABP）、体外膜肺氧合（ECMO）、心室辅助装置和全人工心脏等治疗措施，作为心肺移植的桥接治疗。

实质性肺疾病患者往往伴有低氧张力和慢性呼吸衰竭，在动脉血氧饱和度（SaO_2）< 90% 或动脉血氧分压（PaO_2）< 60mmHg 时应给予吸氧治疗。尽管重度高碳酸血症不常见，但氧疗时需避免动脉血二氧化碳分压（$PaCO_2$）显著升高。对于肺动脉高压者，因长期低氧血症导致肺血管收缩和继发性红细胞增多，适当的氧疗有助减轻右心负荷，减少心律失常的发生。

对于心衰患者，给予限液限盐、利尿、扩管等治疗以降低心脏前后负荷。合并肺部疾病者，需注意应用袢利尿剂容易导致代谢性碱中毒，因为其会降低 CO_2 对呼吸的刺激作用。不应过度利尿，因为即使轻度脱水也易增加血压下降、发绀增加或晕厥发生的危险，甚至需及时补足血容量挽救生命。代血浆类扩充剂治疗有助获得最佳心排量，有助于血管扩张剂重新分布到因低血压而中断的区域。血管扩张剂（如硝酸酯类、血管紧张素转换酶抑制剂等）可降低后负荷，但在严重心衰情况下，若周围血管阻力过度降低反而不利于增加心排量，此时血管扩张剂应用要慎重。增强心肌收缩力可口服洋地黄制剂和 / 或静脉滴注多巴胺［2 ～ 10ug/（kg·min）］、多巴酚丁胺［2.5 ～ 8ug/（kg·min）］以及磷酸二酯酶抑制剂（如米力农、氨力农）等。若心功能仍控制不佳，可考虑主动脉内球囊反搏以及心室辅助装置或全人工心脏。对严重心律失常要及时给予纠正。长期静脉用正性肌力药、利尿剂等治疗右心衰竭者，还应注意纠正电解质紊乱。

特发性肺动脉高压患者的预后不良主要与低心排综合征或肺动脉血氧饱和度低于63%有关，右心功能衰竭也可带来不良后果，如发生晕厥则特别危险。对氧依赖者应用支气管扩张剂往往益处不大，过量还可引起心律失常。针对肺循环的血管扩张剂有一定效果，其中钙通道阻断剂只对钙离子敏感型患者（约占20%）有效，在心导管检查中作血管扩张试验可以探明，而持续吸入或静脉用前列环素类似物（如依前列醇、伊洛前列素），降低肺动脉压力虽可降低肺血管阻力，适合用作移植前过渡疗法，但只推荐短期应用，相当一部分患者在治疗期间仍因心肺状况恶化发生死亡。

对红细胞增多症的先天性心脏病患者，有时需反复放血和补充液体维持血细胞压积在60%左右。由于常合并血液高凝状态，所以不论血管内有无栓塞，许多单位推荐采用抗凝、抗血小板聚集治疗。对肺间质病变者往往需要糖皮质激素治疗，但为减轻术后感染和气管愈合不良危险，术前应逐渐减量或停止使用。长期支气管肺部感染者，尤其对非发酵菌等顽固病原体感染，应坚持敏感抗生素治疗。对营养不良合并低蛋白血症的受者，等待供体期间应加强肠内和肠外营养疗法，鼓励高蛋白饮食，并注意监测血糖。

五、移植受者的辅助治疗

心肺移植患者因长期的心、肺功能衰竭，日常生活能力和体能均明显下降，且伴心理障碍。因此除了积极内科治疗外，还需要系统的术前康复辅助治疗，以争取患者以最佳状况接受移植手术。呼吸训练、体能训练和心理治疗是心肺联合移植术前三个主要的辅助治疗。此外，如果受体群体抗体阳性发生率（PRA）> 5%，术前3d进行血浆置换明显改善术后移植效果；弓形虫感染或乙肝病毒阳性者均应进行相应的辅助治疗。此处主要介绍呼吸、体能和心理辅助治疗技术。

（一）呼吸训练

慢性心肺疾病者接受手术，由于通气不足加上膈肌活动受限，往往用力呼吸而形成不正确的呼吸方式，主要表现为胸式呼吸，呼吸浅快且费力，但肺泡通气量减少，呼吸肌耗氧量较大，甚至出现吸气时收腹、呼气时鼓腹等动作。

呼吸训练主要分为静态和有躯体动作的呼吸运动。前者主要指胸腹式呼吸，加强吸气或延长呼气；后者通常采用吸气性呼吸训练器以提高肺活量。根据体力情况逐渐增加体位和练习次数、时间，促进有效咳嗽和排痰，减少肺部感染发生。

有报道给心肺联合移植的受者推荐以下呼吸训练，一般每次1~3min，每日2~4次。

（1）仰卧位，全身放松。左手放胸前，右手置上腹。用鼻深吸气，隆腹，左手触感胸部不活动。吹哨式缓慢呼气，右手将腹部向内上方推。每吸气2~3s，呼气4~6s。

（2）左侧卧位，下肢取舒适屈曲位，练习同上，然后右侧卧位练习。

（3）背靠椅子，宽布带缠在下胸部，手握带两端，腹式呼吸，吸气时松带，呼气时紧带。然后改为立位，练习同上。最后步行位，吸气走2步，呼气走4步。

（二）体能训练

建议吸氧条件下进行低负荷运动训练，以防止长期卧床所致体力减退、肺不张、关节僵硬等问题。

对心功能Ⅲ级者能量消耗应在1.5Mets（代谢当量）下，如床上洗漱、进食、膈肌呼吸练习及床边大小便、肢体被动运动或简单主动运动等。若心肺功能改善，可将能量消耗提高至2~3Mets，如坐椅中进行较长时间肢体节律性运动，以及病区走动等。若耐受良好，可做步行或踏车等有氧练习。原则上要求活动中心率不超过 120 次 /min 或增加不超过 30 次 /min，或在最大心率预计值 60% 以下。

（三）教育和心理治疗

慢性心肺疾病者心理特征是抑郁甚至绝望、无价值和疑病倾向，病程长、病情重者还有被动、依赖、不自信等。通过与本人和家属的交流，要使其了解呼吸、循环的生理和病理知识，手术方案及康复计划，药物治疗（尤其免疫抑制剂）的利弊，以及对其进行术后社会心理适应的生活指导。通过心理疏导，结合内科治疗，减轻心理障碍，提高对巨大变化的心理承受能力。

第四节 心肺联合移植手术技术

一、受者心肺的摘除

（一）摘除术的步骤

（1）受者取仰卧位，正中劈开胸骨，在胸骨切缘下切开两侧胸膜，电刀分离胸膜腔粘连。对于有胸部手术史和纤维囊性病变等所致广泛致密粘连者，可采用双侧开胸横断胸骨的手术切口。切除胸腺组织，纵行切开心包，全身肝素化后按心脏移植插管法建立体外循环，切除心脏。在残存的心房后壁两侧肺静脉之间纵形切开，进入斜窦（图 6-72-1），将残存的左心房和肺静脉从后纵隔游离并牵向前方。分离时紧靠肺静脉，以免损伤后方的迷走神经（图 6-72-2）。

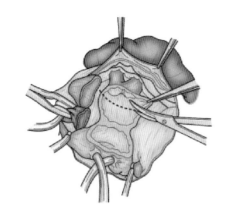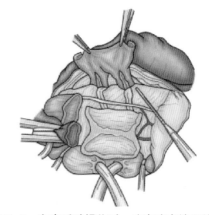

图 6-72-1 切除心脏，纵形剪开残存左房壁　　图 6-72-2 左房后壁操作时，注意迷走神经的保护

（2）在离左侧膈神经前 3cm 和后 1～2cm 的位置，平行于膈神经切开心包，切口上自左肺动脉，下至膈肌，形成一条膈神经血管索带，以保护膈神经（图 6-72-3）。结扎切断左肺韧带，将左肺向右上方牵拉，显露肺门后面，解剖肺门，显露并游离支气管，结扎支气管动脉（图 6-72-4），将残存的左心房和肺静脉自纵隔分离，游离切断左肺动脉，夹闭左支气管并切断，取出左肺（图 6-72-5）。

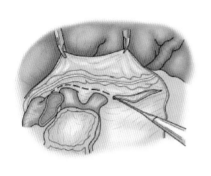

图 6-72-3 沿膈神经前后纵行切开心包，形成膈神经经血管束

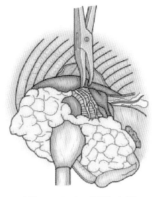

图 6-72-4 摘除心脏

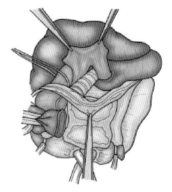

图 6-72-5 切除肺叶

（3）切开右后外侧心包，按左肺处理法保留右侧膈神经索带。结扎切断右肺韧带。在房间沟后方切开左心房，并向上、下适当延长切口（图 6-72-6）。将右心房与右肺静脉分开，并将右肺静脉及残留的右半侧左房后壁自后纵隔分离，注意保护其前方的膈神经和后方的迷走神经（图 6-72-7，图 6-72-8）。向左前方牵引右肺，结扎支气管动脉，在肺门水平游离并切断右肺动脉，将右主支气管钳闭后切断，即可切除右肺。

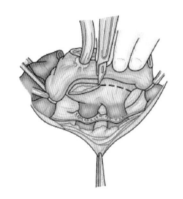

图 6-72-6 在房间沟后方切开左心房

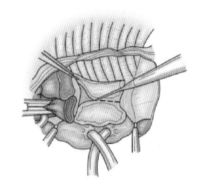

图 6-72-7 切开左心房，上、下延长切口

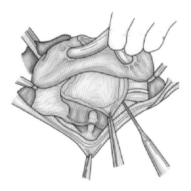

图 6-72-8 切开心房时保护膈神经和迷走神经

（图片来源：Kirklin JK, Young JB, McGiffin DC. Heart transplantation. 北京：人民卫生出版社，2002.）

（4）切除残留主肺动脉，注意在动脉韧带的位置保留纽扣大小的主肺动脉壁，避免损伤左喉返神经。在主动脉上腔静脉之间切开心包后壁，显露气管隆突，仔细分离气管隆突以下的支气管残端，支气管动脉应予单独游离并仔细结扎。先天性心脏病患者，尤其肺动脉闭锁或艾森门格综合征，通常有粗大的支气管动脉，结扎时应更加小心。充分止血后，在气管隆突水平切断气管。采用缝扎、涂洒生物蛋白胶等手段进行后纵隔彻底止血。

Vouhe 等采用另一种受体心肺的切除方法，即在切除心脏后，保留残留的左房后壁、肺动脉和肺静脉，仅切除隆突以下的气管和支气管残端。据报道该方法可使后纵隔损伤性创面的出血能减少到最低程度，还方便应用钳闭器 U 形银夹止血。有出血少，膈神经和迷走神经损伤概率低等优点。

（二）受者心肺摘除术的技术关键

1. 膈神经保护　保留膈神经前后 1cm 的心包片，避免钳夹或电刀灼伤膈神经。

2. 左喉返神经保护　切除左肺动脉时保留动脉导管韧带周围的 0.5cm 的动脉壁。不在该处做盲目钳夹或电灼。如遇合并动脉导管未闭可用 4-0 Prolene 线缝闭。保留更多的肺动脉组织，避免缝针进针过深伤及喉返神经。

3. 心后止血　去除病心后部的止血十分重要，因为这里是心肺移植入后的盲区，如有出血，止血极其困难。因此，不要剥离心包后壁，心包以外的区域用缝扎、结扎止血，喷洒生物蛋白胶。

4. 防止污染　供者心肺切取时避免损伤食管造成污染；切除受者肺时以支气管吻合器钳闭残端。

二、心肺联合移植术

（一）供体心肺的保护、切取和转运

（1）心肺显露供体仰卧位，持续机械通气，FiO2 为 40%，PEEP 3 ~ 5cmH$_2$O，彻底吸除气道内异物及分泌物。常规皮肤消毒铺巾，胸骨正中切口，切开皮肤直达胸骨，锯开胸骨，胸撑将胸骨向两侧尽量撑开；剪开双侧纵隔胸膜，探查双肺有无粘连、结节或外伤；轻轻牵拉肺脏，切断上、下肺韧带；打开心包腔，探查心脏有无外伤。充分游离主动脉、肺动脉和上、下腔静脉，必要时还可游离主、肺动脉间的结缔组织，分离主、肺动脉以便于单独阻断主动脉；升主动脉和上、下腔静脉套带，在上腔静脉和升主动脉之间游离气管并套带，游离范围超过气管隆突上 4 个软骨环；切开心包达双侧肺门。

（2）心肺保护原则上先行心肌保护，再行肺保护。供体全身肝素化（3mg/kg），肺动脉主干 5-0 或 4-0 Prolene 线缝荷包，荷包不应太靠近肺动脉根部，以免影响修剪分离心肺；插入肺动脉灌注管并固定。

升主动脉远端近无名动脉开口处阻断升主动脉，升主动脉前壁紧贴阻断钳处插灌注针并固定，加压灌注 4℃改良 St.Thomas 停搏液 1000mL，灌注压力 50 ~ 60mmHg，剪开左心耳和下腔静脉，左、右心引流减压。在心脏灌注的同时应用血管钳半阻断肺动脉根部行肺动脉灌注，肺灌注改良 LPD 液 2000mL 直至肺表面颜色转白；于心包腔内放置冰屑或冰盐水降温，双侧胸腔倒入冰盐水降温，同时将潮气量维持在正常值的一半。待心脏完全停跳，停搏液灌注完毕后，让双肺完全塌陷，吸尽胸腔和心包内冰盐水。

（3）心肺获取灌注液灌注完毕后，将心脏推向左侧，切开后纵隔，提起气管，由上向下钝性分离食管、降主动脉，注意保护气管外膜；游离双肺韧带，在升主动脉无名动脉起始部或主动脉弓部切断主动脉，切断上腔静脉及下腔静脉；整个过程中避免损伤肺、气管、心脏及大血管、食管等。再次检查已经分离的肺门周围组织；请麻醉师鼓肺，使供肺在中等膨胀状态，于气管隆突上至少 4 个软骨环处夹闭气管并退出气管插管，在钳夹上方切断气管，完整取出心肺。

（4）再次心肺保护供体心肺取出后，立即置于灭菌袋中，连灭菌袋一起放入装有冰屑的无菌盆中；经主动脉根部再次灌注冷 HTK 心肌保护液 2000mL，轻轻按摩，洗净心脏内血液，初步检查冠状

动脉，心脏表面及心脏瓣膜有无病变等；同时经左心耳剪开处灌注改良 LPD 液对肺进行逆行灌注，约灌注 2000 ～ 4000mL，直至流出的灌注液清澈，肺实质变白。应注意摘除后尽量减少触摸和挤压肺脏，保持肺继续轻度膨胀，防止肺不张。

（5）贮存转运灌注完毕后，将心肺完全浸泡于内含 HTK 液或 LPD 液的三层无菌塑料袋中，塑料袋间盛少量无菌冰屑，每层袋口分别结扎，平稳放入转运容器。包装时尽量避免袋内空气的存在，以免影响冷藏保存效果。在保证安全的情况下尽快将心肺转运至受体所在医院，以缩短冷缺血时间。

由于供体器官的短缺，有些情况下心脏和肺脏需分别被用于移植手术，则获取器官过程中，心脏和肺脏应整块取下，同时灌注，然后再仔细解剖分离。

如需分别进行心脏和肺脏移植，则将取出的心肺进一步行解剖分离。在主动脉瓣环上 3cm 左右处切断升主动脉，肺动脉瓣环上方 2cm 处切断主肺动脉，距离上、下肺静脉开口 0.5cm 的左心房壁切开心房，完成心肺的分离。分离的肺脏置入预先准备好的双层无菌塑料袋中，加入 4℃ LPD 液 4000mL，结扎袋口，置入盛有大量冰块的恒温箱内，心脏保护方法同前，尽快转运至受体所在医院。

（二）供体心肺的植入步骤

（1）将供体心肺组织块从容器中取出，进行适当修剪。取组织送细菌和真菌培养。在气管隆突上 1 ～ 2 个软骨环切断气管，修剪整齐。然后将心肺组织移入受者胸腔，左右肺分别经膈神经后心包切口和右心房后方置入胸腔（图 6-72-9）。心肺表面浇注冰盐水。吻合的顺序是气管、右心房或上下腔静脉、主动脉。

（2）将供者气管套入受者气管，用 3-0 Prolene 线或 Maxon 可吸收缝线连续或间断（常采用"8"字）缝合法吻合气管，先后壁、后前壁，口径不一致时可在膜部作适当调整（图 6-72-10）。气管吻合完毕证明无漏气后，开始用半量潮气量充气以减少肺不张。用 4-0 Prolene 线连续缝合吻合供受者的右心房（图 6-72-11），如采用腔－腔吻合法则分别吻合上、下腔静脉，同时逐渐复温至 37℃。

（3）修剪掉供、受心多余的主动脉，用 4-0 Prolene 线行主动脉端－端吻合（图 6-72-12）。主动脉吻合完毕，开放上下腔静脉，左右心彻底排气后开放主动脉。心脏除颤复跳，逐步停机，中和肝素后给予甲基泼尼松龙 500mg。机械通气时 FiO2 设置在 40% 左右，PEEP 3 ～ 5cmH₂O。应用异丙基肾上腺素 0.005 ～ 0.01μg/（kg·min）维持心率在 100 ～ 110 次 /min，适当降低肺动脉阻力。安置临时起搏导线，分别留置左右胸腔和心包、纵隔引流管，逐层缝合常规关胸。

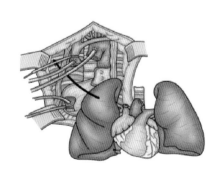

图 6-72-9 心肺组织块从膈神经束带下方分别放入右肺和左肺

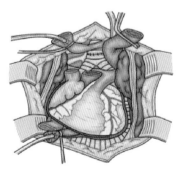

图 6-72-10 3-0 Prolene 连续缝合气管

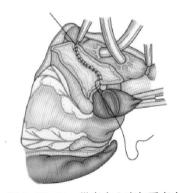

图 6-72-11 供者右心房与受者右心房吻合

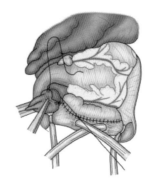

图 6-72-12 主动脉端－端吻合

（Kirklin JK, Young JB, McGiffin DC. Heart transplantation[M]. 北京：人民卫生出版社，2002）

（三）心肺植入技术的关键

（1）气管吻合技术：为了有效地防止气管吻合口瘘和吻合口狭窄，术中必须注意避免过分游离受者气管，吻合时将受者气管套入供者气管，在气管膜部调节气管大小使之互相匹配。缝线一般采用可吸收缝线，如 4-0 Maxon，也有人采用 4-0 Prolene 不可吸收线做气管吻合，认为 Prolene 线刺激性小，不易产生吻合口狭窄。气管大小匹配良好时可全部连续缝合；气管大小不匹配时，膜部连续缝合，软骨部间断缝合。吻合结束后用生物胶封闭气管吻合口可有效地防止漏气和减少术后吻合口瘘的发生率。

（2）术后出血的预防：手术创面大，出血或渗血明显，体外循环停机中和后补充血小板、冷沉淀、凝血因子，如凝血因子复合物、纤维蛋白原等，右房后壁切缘缝合必须严密，否则难以止血。供体气管膜部周围组织植入前结扎，减少术后出血发生。

（3）术中肺水肿的预防：肺水肿是肺移植和心肺联合移植术中常见严重并发症，可危及患者生命。因此为了有效防治术中肺水肿的发生，供者肺充气保存，100% 氧气，0.392 ~ 0.785kPa（4 ~ 8cmH$_2$O）肺内气道压力，以及机械辅助通气时施加 0.785kPa（8cmH$_2$O）呼气末正压，控制晶体入量、提高胶体渗透压、利尿脱水、皮质激素的应用可有效防治术后肺水肿。

第五节 心肺联合移植术后管理

一、术后病理生理改变

所植入心肺组织呈去神经支配状态。移植心脏因为失去交感、副交感神经调节，表现为受者的心率、心肌收缩力及冠脉管径均不受自主神经系统正常调控，不再遵循 Frank-Starling 定律，且左、右心室舒张期顺应性下降，必须提高灌注压以保证搏出量。受者静息心率增快，但在活动或应力刺激下起始心率减慢，对循环儿茶酚胺时间和效应敏感性增加。直接作用于儿茶酚胺受体的正肌药物（如肾上腺素、β－受体阻滞剂）可产生正常效应，而通过突触释放去甲肾上腺素的药物（如多巴胺、间羟胺、麻黄素）效应性下降，与迷走神经效应相关的药物（如地高辛、阿托品）对窦房结兴奋性和房室传导不产生作用。移植肺脏去神经后表现为咳嗽反射近消失，且黏液纤毛系统受损，支气管肺分泌物易蓄积致感染，术后需定时拍背，鼓励主动咳嗽排痰，或胸部祛痰器物理振动，必要时进行支气管肺泡灌洗。

因为肺脏是机体唯一直接暴露于外界的内脏器官，免疫网络复杂，所吸入的感染源或抗原容易启动免疫反应，使移植后同种异体抗原表达上升，激发瀑布效应，所以移植肺脏的排异反应发生率较高。同时，心肺联合移植术后几乎不可避免地出现不同程度的肺水肿，主要原因在于肺的缺血再灌注损伤、淋巴系统的破坏及手术创伤等。因为淋巴管路受损，术后早期胸腔引流量明显增加。

二、术后常规性监测

心肺移植术后早期患者入住 ICU，应持续性监测心电图、脉搏血氧饱和度（SpO$_2$）、动脉血压、中心静脉压等生命体征，间断做血气酸碱电解质分析，注意心包纵隔引流量和尿量。第 1 周一般每隔 1 ~ 2d 1 次检查血常规、血肝肾功能、空腹及餐后血糖、肌钙蛋白、免疫抑制剂（尤其环孢素 A、FK506）血药浓度，送检血、尿、痰和伤口分泌物的微生物培养和药敏试验，其后每周 1 ~ 2 次。术后 2 周内勤做胸部 X 线片和心电图检查，以期连续性观察心肺病变。肺功能测定中的肺活量、用力呼气量、肺顺应性等指标，对评估通气功能和早期发现肺脏排异反应很重要。建议每周 2 次纤维支气管镜检查，以了解吻合口情况及移植肺脏黏膜有无缺血性表现，并清除气道分泌物，必要时活检以明确排异反应。在术后第 1 个月或出现临床症状、肺功能有变化或胸部 X 线片出现异常时，考虑再次行镜检、支气管肺泡灌洗及肺组织活检。经胸或经食管的超声心动图对于了解右房及三尖瓣、二尖瓣反流、心包积液等情况，以及评估心功能和诊断心脏排异反应非常重要。为确诊心脏和肺脏排异反应，心内膜心肌活检和支气管肺组织活检更加准确。

三、术后常规性治疗

心肺联合移植术后早期要求较其他器官移植有更加严格的无菌环境和监护条件，处理重点在于维持患者血流动力学稳定，气体交换充分，同时控制液体出入量、心脏做功，以及避免呼吸道损伤。

通常应用多巴胺、多巴酚丁胺、肾上腺素等正肌药物，收缩压维持在 90 ~ 110mmHg，必要时应用硝酸甘油或硝普钠以降低后负荷。由于术后早期心排血量主要是心率依赖性，因此多需应用临时起搏器或异丙肾上腺素泵推，将心率维持在 90 ~ 110 次 /min。头 48 ~ 72h 内需加强利尿，减轻右心前负荷，保护肾功能，减轻肺部渗出，注意监测肺动脉压和肺血管阻力，使用前列腺素 E1（PGE1）等药物扩张肺血管。部分患者可能发生不同程度的急性全心功能不良，影响因素包括长时间供体缺血、心肌保护不良、移植前儿茶酚胺耗竭，以及低血容量、心包填塞、败血症、心动过缓等，应及时给予相应处理，若伴血流动力学持续不稳定，应植入 Swan-Ganz 漂浮导管以监测肺毛细血管楔压。早期肺水肿可在术后即刻发生，第 3 天达高峰，第 4 ~ 7 天开始减轻，第 7 ~ 21 天消退；患者可表现为发热、呼吸困难等症状，胸部 X 线片提示自肺门向外扩展的弥漫性肺间质浸润阴影，以及胸腔积液，并有肺顺应性减少、肺血管阻力升高和 PaCO$_2$ 降低、PaCO$_2$ 升高等；处理上强调限制液体输入量，尤其严格控制晶体溶液的输注，合理应用利尿剂，红细胞压积维持在 35% ~ 40%。

机械通气期间应采用低潮气量、低流量策略，在 FiO$_2$ 尽可能低的情况下维持 SpO$_2$ > 90% 和气道压力在 40cmH$_2$O 以下，PEEP 设置 3 ~ 5cmH$_2$O。人工呼吸机及湿化装置需要严格消毒。由于移植肺脏容易污染且缺乏排痰反射，加之应用免疫抑制剂，心肺联合移植术后早期良好的呼吸道护理非常重要，包括雾化、肺部理疗、吸痰等，如分泌物太多难以吸尽或出现肺不张时，尽早使用纤维支气管镜。待神志清楚、反应良好、呼吸循环稳定，即应尽早脱离呼吸机。预防感染首选第二、三代头孢和万古霉素，根据微生物培养结果调整抗感染方案，无明显感染者第 5 ~ 7 天停用抗生素，其中气管吻合口容易发生真菌感染，早期考虑联用抗真菌药物。各种有创性管道应尽早拔除，如胸引管在引流量 < 100mL/d 后拔除，尿管及动脉测压管在术后第 2 ~ 3 天拔除，中心静脉导管在术后第 4 ~ 7 天拔除。

患者转出 ICU 标准包括：生命体征平稳，可停用血管活性药物或者用量小，无严重心律失常，无内环境紊乱，无急性排异反应及严重感染，慢性器官功能不全急性加重经治疗后恢复或接近正常。之后加强监测抗排斥药物不良反应，如大剂量糖皮质激素易致高血糖、口腔溃疡、消化道出血、感染、继发性白细胞计数增高等，他克莫司易致高血糖、肾功能损害等不良反应，可给予抑酸剂治疗、适当限制糖的摄入、控制体重等，及时调整抗排斥药物的用法用量。

第六节　心肺联合移植术后排异反应及免疫治疗

一、免疫抑制剂治疗

排异反应是影响器官移植手术成功的主要障碍，心肺联合移植术后排异反应的监测和诊断较单一器官移植者更具挑战性。一般认为心肺移植术后全身免疫抑制强度稍大于单纯心脏移植或肺脏移植，但弱于后两者之和；早期药物用量偏大，之后根据个体化病情和监测状况逐渐减量，直至达到有效且副作用最小的维持剂量。免疫抑制剂治疗一般从手术中开始，直至术后终身，各个单位的药物用法不尽相同，最常用的依然是三联疗法，即钙调神经磷酸酶抑制剂（如环孢素A、他克莫司）、嘌呤抑制剂（如硫唑嘌呤、麦考酚酯）和糖皮质激素的联合使用。

他克莫司（FK506）作用机制与环孢素A类似，免疫抑制强度是环孢素A的10～100倍。它虽对存活率的影响上无明显差别，但在减少急性排异反应、糖皮质激素抵抗和难治性排异反应的发生率方面效果较好；主要不良反应包括神经系统症状、糖耐量异常、肾损害等；推荐术后24h内0.075mg/kg持续静脉滴注，之后改为口服0.15～0.30mg/kg，每日2次，总量不超过25mg/d。FK506全血浓度谷值目标值，在头1～3个月内为10～20μg/L，3个月后降为10～12μg/L，6～12个月为8～10μg/L，1年目标值在4～6μg/L。当应用环孢霉素A时，一般建议在胃肠功能恢复、循环稳定、肾功能正常（Scr≤150μmol/L）时开始口服4～6mg/（kg·d），谷值血药浓度目标值在第1年为250ng/mL左右，一年后维持150ng/mL。霉酚酸酯（MMF）是霉酚酸（MPA）的前体，具有阻断DNA合成作用，使淋巴细胞增殖被停滞在细胞周期的S期，近年基本替代硫唑嘌呤。MMF推荐剂量为口服0.5～1.5g/d，每天2次；主要不良反应在胃肠道和血液系统，用药期间如出现粒细胞绝对值<1.3×10^9/L，必须停药或减量，且密切监测肾功能。糖皮质激素仍是主要抗排斥药物之一，但副作用较多，如Cushing样反应、高血压、糖尿病、骨质疏松、消化道溃疡、水钠潴留、伤口愈合不良等。一般术中应用甲泼尼龙注射液1000mg（儿童20mg/kg），术后1h始每隔8h给予3次，然后逐步减量过渡至口服泼尼松片剂，后期泼尼松减量一般每3日减10mg，至10～15mg/d后维持［儿童0.2mg/（kg·d）］。

其他免疫调节药物包括：OKT3是针对人类T细胞CD3分子抗原的单克隆抗体，抗胸腺细胞球蛋白（如RATG、ATGAM）是抗人T细胞的多克隆抗体，初始量OKT3和抗胸腺细胞球蛋白常有所谓"细胞因子释放综合征"表现，即初次注射后出现显著低血压、支气管痉挛、发热，静脉应用前需注意预防；达利珠单抗是针对CD25的单克隆抗体，通过与IL-2受体高特异性结合，阻断IL-2依赖性的T细胞激活，可抑制移植排斥过程中细胞免疫的关键环节；西罗莫司是一种T淋巴细胞活化和增殖抑制剂，与钙调神经磷酸酶抑制剂有协同增效作用，可能减少排异反应的发生，其不良反应主要有白细胞减少、血小板减少、皮疹、高血脂、口腔溃疡等，目前在心肺联合移植病例应用尚少。

二、术后排异反应的类型

根据发病机制的差异，常见排异反应可分为细胞性和体液性免疫排异反应。传统分类方法中的超急性排异反应主要因为后者，急性排异反应主要因为前者，慢性排异反应则源于二者的协同效应。

　　超急性排异反应发生在移植物恢复血液循环后几分钟或数小时，其机制是由于受体内预存针对供体血管内皮细胞、淋巴细胞的细胞毒性抗体，这种体液免疫反应导致炎症和凝血反应的级联激活放大，引起移植物血管的严重栓塞，随即不可逆地丧失功能。临床表现包括在供心恢复血供后，立即出现供心复跳困难，即使大剂量正肌药物辅助依然收缩无力，不能脱离体外循环，不能维持正常血压，供心表面甚至出现发绀、花斑，而供肺色泽变为暗红青紫，质地轻软，且通气、换气功能几乎丧失。若在无体外循环支持的情况下，多数患者将在 8 ~ 10h 内死亡，除非在人工心脏、体外膜肺氧合（ECMO）等机械循环装置的支持下，获得合适供者心肺组织进行再次移植。近年通过供者和受者的 ABO 血型配合，强调术前交叉配合试验中 PRA 不超过 10%，超急性排异反应的发生率明显下降。

　　抗体介导排异反应（AMR）文献报道发生率为 3% ~ 85%。其诊断有四个方面：急性移植物失功的临床证据（如心或肺功能异常、肺水肿和胸部 X 线提示肺野浸润等）、急性毛细血管损伤的组织学证据、抗体介导损伤的免疫病理学证据（如 C3d/C4d 组织免疫荧光染色阳性）、抗 HLA 或供体抗体阳性的血清学证据。早期 AMR 主要发生在受体对供体 HLA 抗原敏感，出现在移植后第 0 ~ 7 天的超急性排异反应，引起术后早期血流动力学不稳定和移植物失功，该现象在心肺联合移植，较单肺和双肺移植发生率低。晚期 AMR 发生在移植后数月到数年，可因为增加抗原识别而频繁出现，继而加重细胞排异反应的病情程度。

　　心肺联合移植的急性排异反应多发生在术后 1 年内，尤其第 2 ~ 10 周，与单纯心脏移植急性排异反应的发生规律相似。移植心脏和肺脏可能单独或先后发生排异反应，其中移植心脏排斥发生率明显低于单纯心移植。有研究认为这种"联合器官移植效应"现象，可能与移植肺脏淋巴组织网对移植心脏提供一定程度保护有关。Stanford 大学 1981—1994 年的病例统计显示，超过 67% 的心肺联合移植患者在 1 年内会发生肺脏急性排异反应，和单纯肺移植报道接近。心肺联合移植后最初 3 个月肺脏排异反应最频繁，以后发生率逐渐降低，其中儿童的排异反应较成人更强烈。

　　慢性排异反应是影响长期疗效最主要的因素，多发生于心肺联合移植术后 6 个月后，特别是 1 年以后。病程进展缓慢，往往呈隐匿性，表现为移植物功能渐减退，无痛性心肌缺血或心衰、心律失常、呼吸困难等。急性排异反应的频繁发生和严重程度与移植物晚期病变（如冠脉硬化、闭塞性细支气管炎）进展密切相关。

三、急性排异反应的诊断和治疗

　　急性排异反应通常发生在心肺联合移植术后的几天至 2 周，诊断主要依据症状、体征和辅助检查结果：包括突然起病、体温升高 0.5℃以上、乏力、纳差、活动后心悸、咳嗽、咯痰、呼吸困难；心界扩大，心音低，奔马律，心包摩擦音，肺底闻及水泡和哮鸣音；血流动力学不稳定（收缩压下降 > 20mmHg 或 < 90mmHg）、PaO_2 降低、SpO_2 降低 > 10%、1s 用力呼气量（FEV1）降低超过 10%、肺活量减少；血沉增快，血白细胞计数（尤其全淋巴细胞计数或者 T 淋巴细胞亚群）增多，血浆 IL-2R 水平上升，肺泡灌洗液 T 细胞总数及 CD_4/CD_8 比降低；血 β_2 微球蛋白升高，肾功能明显减退；核素扫描示肺灌注值明显降低；气管分泌物、支气管肺泡灌洗液细菌学涂片及培养呈阴性；心电图示电压下降（各导联 QRS 波电压总和低于正常 20%）及心律失常；超声心动图示室间隔活动幅度低且顺应性下降；胸部 X 线片提示心界扩大、新发或有位置变化特征性的双肺间质性浸润。组织活检仍是确诊排异反应的金标准：经气管肺实质活检（transbronchial lung biopsy）用于检测移植肺脏病理学变化；心内膜心肌活检（endomyocardial biopsy）用于检测移植心脏病理学变化，其中常规肺活检时间推荐为术后第 2、4、6、10 周及第 6 个月、9 个月、12 个月、18 月。

1990 年 ISHLT 制定的心肌及肺排异反应组织学分类分级标准，已被广泛采用。其中判断肺排异反应主要依据气管和血管变化，急性排异反应以血管外周及间质单核细胞浸润为特征，可伴有淋巴细胞性支气管或细支气管炎症，依浸润强度分级。急、慢性肺排异反应的组织学鉴别以是否存在不可逆性血管或气管嗜酸性透明性变为特征。

急性排异反应主要是同种异体 T 淋巴细胞介导的细胞免疫反应，处理上强调早发现、早治疗，应根据排异反应发生的时间和强度选择治疗方案。中重度排异反应需用糖皮质激素冲击疗法，静脉注射甲泼尼龙 500 ~ 1000mg/d，持续 3d，然后改为口服泼尼松从 0.6mg/（kg·d）开始，随后的 3 ~ 4 周内逐渐降至 0.2mg/（kg·d）。激素治疗的效果往往立竿见影，对临床症状和 X 线片的改善非常明显，这也可作为一种诊断性治疗急性排异反应的重要方法。轻度排异反应通常只需加大口服泼尼松用量，然后在 3 ~ 4 周内逐渐减至正常，10 ~ 14d 后再次行支气管镜活检以确定疗效。对少数激素治疗无效患者可用抗淋巴细胞血清或抗胸腺细胞球蛋白治疗，同时调整免疫抑制剂的种类，如将环孢素 A 改为 FK506 等。对于特别难治的排异反应，全身淋巴放射治疗可能有一定作用。

四、慢性排异反应的诊断和治疗

闭塞性细支气管炎（obliterative bronchiolitis，OB）和细支气管炎闭塞综合征（bronchiolitis obliterans syndrome，BOS）是移植肺脏慢性排异反应的主要表现，通常开始于术后 0.5 ~ 1 年，平均 16 ~ 20 个月，之后随着时间延长发生率逐步增加。在心肺联合移植受者中，OB 的 5 年发生率大约是 70%，较单纯肺移植为低。虽然肺功能试验中 FEV1、临床表现和放射学征象可能提示排异反应，但确诊仍有赖于依靠支气管镜活检标本的特异性组织学发现。支气管镜活检不仅是 OB 的诊断金标准，敏感性为 17% ~ 87%，而且可用于感染与排异反应的鉴别诊断。

由于 OB 大多呈片状发生，因此活检标本容易出现假阴性。组织学上诊断 OB，主要根据致密的嗜酸性黏膜下瘢痕组织部分或完全性阻塞小气道（≤ 2mm，尤其是终末支气管和呼吸性细支气管），管腔内皮或表皮组织纤维性损害，若伴有炎症细胞浸润为活动性，反之为非活动性（图 6-71-31）。病理生理表现为气流受限，PaO$_2$、FEV1、用力呼气流量 25% 与 75% 的比值（FEF25-75）和用力呼气流量 50% 与用力肺潮气量比值（FEF50/FVC）等指标下降，尤其呼吸流量 - 容量环上呼气支呈弓形。临床特征主要表现是咳嗽、劳力性或非劳力性呼吸困难。

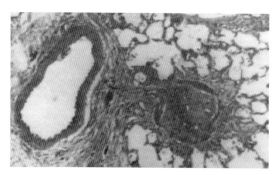

图 6-71-31 OB 活动期病变和正常支气管肺泡横截面 HE 染色的光镜观察

（图片来源：Kirklin JK，Young JB，McGiffin DC. Heart transplantation[M]. 北京：人民卫生出版社，2002.）

临床 BOS 主要表现为进行性加重、不可逆的移植肺脏功能不全。起始症状可相对急性，也可类似感染性支气管炎或下呼吸道感染，还可能无症状却潜在远期更严重的肺损害。体检可无明显体征，肺底部闻及吸气相捻发音，胸部透视无明显异常，胸部 CT 扫描提示支气管扩张，核素灌注水平下降和肺萎缩，而确诊依靠支气管镜检和肺功能检查。在处理上强调预防、严密监测和及早干预。应鼓励患者经常深呼吸，减少微小肺不张的发生。所有患者均应与移植中心或医生保持联络，定期肺功能检查，尤其在出现呼吸道症状早期。如果 FEF25–75、FEF50/FVC 值或呼吸流量–容量环变化明显，在排除支气管感染、肺水肿等情况下，应进行纤支镜活检和支气管肺泡灌洗。治疗措施主要是增加免疫抑制剂用量，如强的松用量增加到 0.6 ~ 1.0mg/（kg·d），然后逐渐减量至 0.2mg/（kg·d），同时调整环孢素 A 等剂量或更换为 FK506 等抗排斥药物。有报道，联用阿奇霉素有助于肺功能的改善。对于存在 CMV 感染者，应给予更昔洛韦治疗，并根据肺泡灌洗液培养结果，进行针对性抗感染。经治疗大多数患者肺功能可暂时保持稳定，在确诊 BOS 的第 2 年之后，大约 50% 患者会出现病情恶化，进行性肺功能障碍或增加免疫抑制剂引起的肺部感染是导致其死亡的主要原因。在 Stanford 大学 1981—1995 年进行的 89 例心肺联合移植和 13 例双肺移植病例中，OB 患者的 5 年生存率为 49%，而无 OB 患者的 5 年生存率为 74%，明确 OB 诊断后的 1 年、3 年、5 年、8 年和 10 年实际生存率分别为 74%、50%、43%、23% 和 11%，生存时间中位值为 3 年。

进行性加重的冠状动脉移植物病变（coronary artery vasculopathy，CAV）是移植心脏慢性排异反应主要表现。心肺联合移植术后晚期，移植肺脏发生 OB 的概率明显高于移植心脏发生 CAV 的概率。CAV 可引起冠脉血流逐渐减少，由于去神经支配，患者往往没有典型心绞痛的主诉，当冠脉硬化进展到严重程度时出现疲劳、持续性咳嗽、反复上呼吸道感染等，甚至典型的充血性心衰表现，也可能因无痛性心肌梗死突然死亡。病因学上主要与慢性免疫反应对血管内皮的损伤、抗内皮细胞抗体的升高等密切相关。与自体心脏所发生的冠脉粥样硬化局灶性病变不同，移植心脏冠脉病变多表现为弥漫性的血管狭窄、闭塞，可延展至终末血管支，组织学上特征性表现是洋葱状、同心圆性的血管内膜增生合并平滑肌细胞增殖（图 6-71-32）。

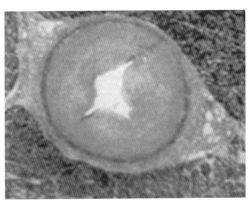

图 6-71-32 严重冠脉移植物病变血管横截面 HE 染色的光镜观察

（图片来源：Kirklin JK，Young JB，McGiffin DC. Heart transplantation[M]. 北京：人民卫生出版社，2002.）

对疑诊冠脉移植物病变的患者，应每年进行冠脉造影。由于该病变表现为弥漫性冠脉内膜增厚，冠脉内超声可以较为灵敏、直观地观察冠脉管壁的形态和测量内径。对于 CAV，目前尚无特别有效的治疗和预防措施，处理上强调尽可能减少急性排异反应发生的频度和强度，同时控制高血脂、高血压、高血糖、吸烟、病毒感染等危险因素。常规服用拜阿司匹林抗血小板和降血脂药物可能有助预防。治疗方案包括改进免疫抑制剂用法、诱导免疫耐受、及时防治 CMV 病毒感染、抑制血管内膜增生等。经皮冠状动脉腔内成形术和冠脉旁路移植术可治疗某些近端冠脉病变，但对于弥漫性冠脉病变患者，只能进行再次移植。

第七节　心肺联合移植的并发症及处理

心肺联合移植术后特征更接近单纯肺移植，可能与移植肺脏比移植心脏承受更多免疫性损害有关。术后早期（30d 内或出院前）死亡主要由移植物失功、手术操作相关（如出血、气管吻合口瘘）、感染等引起，远期（＞5 年）死亡主要由感染、OB 或 CAV、移植物失功等引起（表 6-72-2、表 6-72-3、图 6-72-13）。术前病重（如 ICU 停留、机械通气、透析、再次手术）、供体糖尿病、CMV 不匹配、受体输血、供受体体重不匹配、术后高胆红素血症、低心排、肾功能不良等因素均为可能出现不良预后的提示信号。

表 6-72-2　1992 年 1 月至 2014 年 6 月 ISHLT 报道成人心肺联合移植术后主要死亡原因

死亡率	第 0 ~ 30 天 No.（%）（n=437）	第 31 天 ~ 1 年 No.（%）（n=344）	第 1 ~ 3 年 No.（%）（n=279）	第 3 ~ 5 年 No.（%）（n=170）	5 年以上 No.（%）（n=465）
细支气管炎	0	13（3.8）	68（24.4）	38（22.4）	99（21.3）
急性排异反应	7（1.6）	9（2.6）	6（2.2）	2（1.2）	3（0.6）
恶性肿瘤	0	8（2.3）	12（4.3）	9（5.3）	10（2.2）
淋巴瘤					
其他	1（0.2）	7（2.0）	12（4.3）	6（3.5）	33（7.1）
感染	0	2（0.6）	2（0.7）	1（0.6）	1（0.2）
CMV					
非 CMV	73（16.7）	117（34.0）	78（28.0）	41（24.1）	107（23.0）
移植物失功	119（27.2）	69（20.1）	37（13.3）	30（17.6）	63（13.5）
心血管问题	32（7.3）	15（4.4）	23（8.2）	19（11.2）	44（9.5）
操作相关	95（21.7）	12（3.5）	3（1.1）	3（1.8）	6（1.3）
其他	110（25.2）	92（26.7）	38（13.6）	21（12.4）	99（21.3）

（资料来源：Yusen RD，Edwards LB，Kucheryavaya AY，et al. The Registry of the International Society for Heart and Lung Transplantation: Thirty-second Official Adult Lung and Heart-Lung Transplantation Report——2015; Focus Theme: Early Graft Failure[J]. J Heart Lung Transplant，2015，34（10）：1264-1277.）

表 6-72-3　1994 年 4 月至 2014 年 6 月 ISHLT 报道成人心肺联合移植存活者主要并发症

预后	第 1 年内（%）	5 年内（%）
高血压	59.1	88.2
肾功能不良	19.0	44.7
血肌酐含量 ≤ 2.5mg/dL	11.9	30.5
血肌酐含量 ＞ 2.5mg/dL	3.0	10.7
肾透析	4.0	2.5
肾移植	0.2	1.0

续表

预后	第 1 年内（%）	5 年内（%）
高脂血症	26.8	70.4
糖尿病	18.0	28.9
冠脉移植物病变	2.7	9.0
BOS	7.6	29.0

（Yusen RD，Edwards LB，Kucheryavaya AY，et al. The Registry of the International Society for Heart and Lung Transplantation: Thirty-second Official Adult Lung and Heart-Lung Transplantation Report——2015; Focus Theme: Early Graft Failure[J]. J Heart Lung Transplant，2015；34（10）：1264-1277）

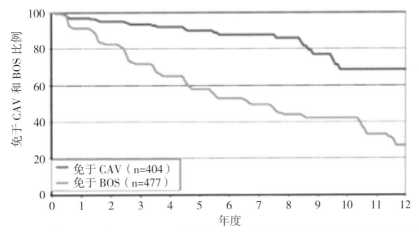

图 6-72-13　截止 2014 年 6 月 ISHLT 报道成人心肺联合移植免于罹患 CAV 和 BOS 发生率

（资料来源：Yusen RD，Edwards LB，Kucheryavaya AY，et al. The Registry of the International Society for Heart and Lung Transplantation: Thirty-second Official Adult Lung and Heart-Lung Transplantation Report——2015; Focus Theme: Early Graft Failure[J]. J Heart Lung Transplant，2015，34（10）：1264-1277.）

一、出血

围术期出血是心肺联合移植术后严重并发症，虽目前发生率下降（13% ~ 24%），但仍是引起早期死亡的主要原因之一。艾森门格综合征、有胸部手术史和肺囊性纤维变、慢性肺部感染患者容易发生术后出血，若术前存在右心功能衰竭、肝淤血以及凝血功能障碍者也可使发生率增加。由于供体心肺组织植入后再开胸进行后纵隔探查止血相当困难，因此预防出血非常重要。预防措施包括：术中应彻底止血，尤其对于心后区域的壁层胸膜、食管剥离及主动脉吻合口；受体心肺切除时用电灼分离后纵隔，减少不必要的分离，特别要注意对供、受体肺门部位残面的结扎止血；支气管动脉采用缝扎止血。术后 24h 严密监测引流量，保持胸腔引流管通畅，输注止血剂和凝血因子等辅助止血。对凝血酶原时间延长者，术前应予治疗，如小剂量应用维生素 K_1，术中加强血液成分保护，术后输注血小板、冷沉淀、纤维蛋白原等。

二、气管吻合口并发症

气管吻合口并发症包括气管吻合口瘘、狭窄以及气道软化等，一旦发生可造成严重的后果。心肺联合移植外科操作，通过重视气管隆突部血管网及交通支以及来自肺血管和冠脉的交通支，以增加气管下段、隆突部侧支循环，使气管吻合口并发症的发生率明显降低，较单纯肺移植少见。吻合口瘘和气道软化的病因主要是吻合口周围组织血运障碍，局部缺血和免疫抑制剂对伤口愈合的延缓影响，若合并真菌感染则愈合更加困难。临床以不同程度咳嗽、咯血、呼吸困难及肺内感染为主要征象，在术后 2～4 周症状明显。诊断通常依靠纤维支气管镜检查。减少围术期激素用量，术中尽可能多地保留受者气管周围组织，围术期轻柔吸痰等，可能对预防有帮助。一旦出现吻合口瘘，往往需要再次手术和积极支持治疗。对于气道狭窄，则可用球囊扩张及支架植入的方法治疗。

三、移植物失功

移植物失功是一种临床综合征，可分为急性与慢性，前者是心肺联合移植术后早期最常见的死亡原因，在术后 30 天内致死率可达 30%，后者则是慢性排异反应表现的一种。在移植肺脏主要表现为严重低氧血症、肺水肿以及 X 线片提示肺渗出性浸润影，在移植心脏主要表现为复跳困难或低心排综合征，大剂量正肌药物辅助下血压低、中心静脉压高、尿少、末梢灌注差，伴颈静脉怒张、肝脏肿大，右室舒张压＞10mmHg 等。目前研究表明其发生不仅与供者性别年龄、种族体重、吸烟史以及原发病有关系，而且与受者一般特征、术前肺动脉压、术中输血量、体外循环等密切相关。通过术前和术后早期的正确处理以降低缺血再灌注损伤是减少或减轻移植物失功发生的关键。治疗上强调对心肺功能的保护，如低潮气量、低气道峰压的机械通气策略、利尿、扩张肺血管等。尽管应用 ECMO 或其他机械辅助装置，提示病情重和预后可能不良，但在移植物失功发生的初期或之前，机械辅助仍是用于早期稳定循环、挽救生命的重要方法。

四、术后感染

细菌、病毒或真菌感染是移植术后的主要并发症和致死原因。与单一器官移植相比，心肺联合移植的感染发生率较高。最常见的感染部位为肺脏，其次为血、皮肤、胃肠道、泌尿系、心脏和中枢神经系统等，这与肺脏直接与大气相通、咳嗽反射近消失和黏液纤毛系统功能受损等因素有关。感染的发生率和死亡率在术后头几个月内最高，之后逐渐降至一个比较稳定的水平。据报道，细菌性感染占总感染 50% 以上，真菌性感染占 14%，巨细胞病毒（CMV）感染是最主要的病毒性感染类型，占总感染 13%，多发生在术后 2 个月，其他病毒性感染（如单纯疱疹病毒、腺病毒和呼吸道合胞病毒）较为少见。5% 的感染由卡氏肺囊虫引起，多发生在术后 4～6 个月。2% 由诺卡氏菌引起，多发生在术后 1 年。

术后感染导致的死亡占总死亡率 40% 以上，大体上可分为早期和晚期感染。早期感染发生于术后 1 个月内，主要是细菌性感染，部位主要为肺炎、纵隔炎、留置管路感染、尿道或皮肤。在移植晚期，感染更多由机会性病毒、真菌、原虫等引起，肺部、中枢神经系统、胃肠道和皮肤是感染的易发部位。围术期预防用抗生素一般以头孢菌素为多，长期的预防性用药有制霉菌素漱口、复方新诺明口服、两性霉素 B 气雾剂吸入、阿昔洛韦或更昔洛韦等抗病毒药物静脉滴注。治疗的主要措施包括明确病原体（通过培养和药敏试验）、控制感染源（拔除导管、去除坏死组织等）以及选择恰当的抗生素治疗。对于严重感染或混合性感染，可减少免疫抑制剂用量，并静脉输注大剂量免疫球蛋白等。

细菌性感染中以革兰氏阴性菌感染最为常见，尤其非发酵菌属感染（如铜绿假单胞菌、鲍曼不动杆菌等），大多发生于术后早期，尤其术后 2 周内。ICU 停留患者所检出微生物容易为多重耐药菌。约 75%～97% 供肺灌洗液可培养出至少一种细菌性病原体，提示术后感染的病原体最常来自供体组织。而对肺囊性纤维变等慢性感染的受者，术后感染通常来源于自身呼吸道和鼻窦等处的细菌定植。

术后 CMV 感染既可是原发性的（血清学阴性受者接受阳性供者的器官移植），也可以是潜在感染的激活（受者移植前血清学阳性，免疫抑制剂治疗后发病或接触新菌株）。通常发生于术后第 1～3 个月，临床表现多样，包括发热伴白细胞减少、肺炎、胃肠炎、肝炎和视网膜炎等。CMV 肺炎往往是致命性的，病死率达 13%，而视网膜炎最难以治疗。CMV 感染的诊断依赖从血、尿或组织标本中培养出病毒，或病毒抗体滴度大于正常值 4 倍以上，或特征性的组织学改变（如特别巨大的细胞和含有碱性"猫头鹰"样包涵小体的细胞核）。CMV 感染的重要性近年逐渐被认识，被认为可诱发免疫功能障碍，加速移植后期的冠状动脉病变和 OB 进展。由于 CMV 阴性的供者不到供者总数的 20%，且供体来源短缺，许多单位仍采用 CMV 阳性的供者和受者，但应早期给予抗病毒治疗，尤其在供者 CMV 阳性时强调预防性应用更昔洛韦等抗病毒药物（图 6-72-14）。

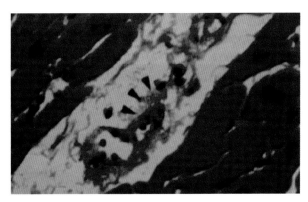

图 6-72-14　CMV 感染内皮细胞包涵小体 HE 染色的光镜观察

（Kirklin JK， Young JB， McGiffin DC. Heart transplantation[M]. 北京：人民卫生出版社，2002）

真菌感染通常发生在术后 10 天至 2 月，常见念珠菌属、曲霉菌属等类型。除加强黏膜护理外，可应用氟康唑、伏立康唑、卡泊芬净和两性霉素 B 等治疗。有报道心肺联合移植患者在接受两性霉素 B 吸入治疗后真菌感染的发生率明显降低。对卡氏肺囊虫肺炎，可应用复方新诺明或吸入戊氧苯脒（对磺胺过敏者）等进行治疗。弓形体阴性受者接受阳性供体移植时，可在术后头 6 个月接受乙胺嘧啶预防性治疗。受者术前可考虑接种肺炎球菌疫苗、乙肝疫苗和百白破加强疫苗。

五、恶性肿瘤

由于长期全身性免疫抑制剂的应用，心肺联合移植患者恶性肿瘤发病率较普通人群明显增高，多发生在移植手术 5 年之后。比较常见的肿瘤包括皮肤癌、淋巴瘤、宫颈癌、肛门会阴部癌和卡波氏肉瘤，其中以淋巴瘤最多。

移植术后 B 淋巴细胞增生异常（post-transplant lymphoproliferative disorder，PTLD）多发生于术后 1 年，可能与 EB、CMV 等病毒感染有关。表现为非霍奇金淋巴瘤等淋巴细胞增生性疾病的发生率明显升高，较普通人群高出 100 倍，若曾经大剂量使用单克隆或多克隆抗淋巴细胞抗体则危险性更高。临床上可能有发热、咽痛、扁桃体肿大等一过性病毒感染征象，而瘤体最常出现在胃肠道、中枢神经系统、肺等器官。预防方面，除培养良好的饮食生活习惯、及时控制感染外，合理应用抗排斥药物和早期诊断至关重要。治疗方法包括减少免疫抑制剂用量和应用阿昔洛韦、更昔洛韦等抗病毒药物，有效率约为 30% ～ 40%。

供体心脏肿瘤通过移植转移到受体的现象比较少见，而受体自身潜在或治愈的肿瘤常常会在移植术后突破机体免疫防线复发或加重，后者可能性高达 19%。但临床更多见的情况是，移植术后机体免疫监视功能紊乱，免疫抑制疗法促进致癌因素的作用，致癌性病毒（如 EB 病毒、人类乳头瘤病毒、单纯疱疹病毒）的高感染率，造成受体新生肿瘤性病变的发病率随时间推移逐年升高。

六、其他

有一些特殊并发症在心肺联合移植中较为常见。膈神经功能异常通常为手术操作过程中低体温、心包剥离及电刀切割过程中造成膈神经损伤所致。膈神经损伤在心肺联合移植患者中较单独肺移植更为常见，将延长术后机械通气时间和 ICU 住院时间，只有少数患者膈肌功能能够完全恢复；胃肌瘫痪通常由于在后纵隔进行手术操作损伤迷走神经所致。心肺联合移植手术容易对该部位造成损伤，继而带来误吸和胃食管反流等高风险，影响营养物质和药物的吸收利用。误吸能够诱发肺损伤甚至导致移植物失功，胃食管反流参与慢性排异反应的进展；乳糜胸是由于手术操作过程中对胸导管和胸部淋巴管造成损伤所致，先天性心脏病患者淋巴管发育畸形可加重该风险。

第八节 心肺联合移植术后随访

一、术后随访主要内容

患者离开移植病房或出院后，需要随诊和定期随访，主要内容为监测移植心肺功能与调整免疫抑制剂用法。标准方案包括肺功能检测、动脉血气分析、胸部 X 线检查、支气管镜检、心脏听诊、超声心动图、心电图检查等。分别于术后第 2 周、4 ~ 6 周、12 周和 6 个月时各监测 1 次，以后每年 1 次。支气管镜检观察移植肺脏状况，活检取组织块标本和灌洗分泌物标本时应作多种染色（如革兰染色、真菌染色、抗酸染色和银染）、微生物培养和细胞学检查。心内膜心肌活检对鉴别诊断移植心脏排斥或感染很重要，第一次在术后第 3 个月进行，以后每年 1 次。除了常规监测内容，随访更应根据患者具体情况，争取及早防治并发症，减少后期移植物失功的发生。

术后随访的方式包括科普教育、建立档案和数据库、患者定期复查、医师随时指导治疗、每月专人电话随访等。需要使患者建立移植术后健康的生活方式；理解抗排斥药物的重要性及有可能产生的副作用及并发症；配合各项侵入性检查方法；按时服用各种药物和定期复查；每日完成脉搏、血压、体温、体重等记录。要求患者定期返院复查，一般第 1 年内每月 1 次，第 1 年后每 3 个月 1 次。监测内容包括感染征象、药物效果和副作用、冠状动脉造影或多排 CT 检查。为监测慢性排异反应的发生，需要观察是否出现疲劳、呼吸困难、持续性咳嗽等症状；定期行心电图，必要时支气管镜检和冠状动脉造影；每年进行综合性评估，如淋巴结、前列腺、乳腺、骨盆、眼球晶体等检查，胸片、血常规、肾功能、血糖、血胆固醇检查，怀疑肿瘤发生时要做活体组织检查；怀疑骨质疏松症或骨无菌性坏死、压缩性骨折，及时拍骨骼 X 光片。

二、心肺移植患者的康复训练

为平稳度过心肺移植围术期，达到良好的随访依从性，除积极内科药物治疗外，还需要对术前术后进行系统规范的康复训练，争取使患者以最佳的状态，从生理和心理上接受移植手术。

1. 呼吸训练 慢性心肺疾病者接受手术，由于通气不足加上膈肌活动受限，往往用力呼吸而形成不正确的呼吸方式，主要表现为胸式呼吸，呼吸浅快且费力，但肺泡通气量减少，呼吸肌耗氧量较大，甚至出现吸气时收腹呼气时鼓腹等动作。

呼吸训练可分为静态和有躯体动作的呼吸运动。前者主要是指胸腹式呼吸，加强吸气或延长呼气；后者通常采用吸气性呼吸训练器以提高肺活量。根据体力情况增加练习次数，逐渐延长训练时间，促进有效咳嗽和排痰，减少肺部感染的发生。

有报道给心肺联合移植受者推荐以下呼吸训练，一般每次 1 ~ 3min，每日 2 ~ 4 次。

（1）仰卧位，全身放松。左手放胸前，右手置上腹。用鼻深吸气，隆腹，左手触感胸部不活动。吹哨式缓慢呼气，右手将腹部向内上方推。每吸气 2 ~ 3s，呼气 4 ~ 6s。

（2）左侧卧位，下肢取舒适屈曲位，练习同上，然后右侧卧位练习。

（3）背靠椅子，宽布带缠在下胸部，手握带两端，腹式呼吸，吸气时松带，呼气时紧带。然后改为立位，练习同上。最后步行位，吸气走 2 步，呼气走 4 步。

2. 体能训练　建议吸氧条件下进行低负荷运动训练，以防止长期卧床所致体力减退、肺不张、关节僵硬等问题。

对心功能Ⅲ级者能量消耗应在 1.5Mets（代谢当量）下，如床上洗漱、进食、膈肌呼吸练习及床边大小便、肢体被动运动或简单主动运动等。若心肺功能改善，可将能量消耗提高至 2 ~ 3Mets，如坐轮椅，可进行较长时间肢体节律性运动，以及病区走动等。若耐受良好，可做步行或踏车等有氧练习。原则上活动时的心率不宜超过 120 次 /min 或不宜增加超过 30 次 /min。

3. 教育和心理治疗　慢性心肺疾病者表现为抑郁甚至绝望、无价值和疑病倾向，病程长、病情重者还有被动、依赖、不自信等心理特征。通过与本人和家属的交流，要使其了解呼吸、循环的生理和病理知识，手术方案及康复计划，药物治疗（尤其免疫抑制剂）的利弊，以及对术后社会心理适应的生活指导。通过心理疏导和家庭关怀，结合内科治疗，减轻心理障碍，提高对巨大变化的心理承受能力。

三、心肺联合移植手术疗效评价

心肺联合移植的远期疗效与供者心肺组织块的妥善保存、良好的手术技术，以及术后平衡抗排斥 /抗感染治疗之间矛盾等因素密切相关。随着经验的不断积累，心肺联合移植术后早期（30d 内）死亡率，已从开展初期的 26.2% 下降至 10%。根据国际心肺移植学会（ISHLT）统计，从 1982 年 1 月到 2013 年 6 月，一共完成 3 767 例成人心肺联合移植，基础病中 35.5% 为先天性心脏病，27.4% 为原发性肺高压，其他包括囊性肺纤维化、获得性心脏病合并肺高压等，其中 1989 年全球 284 例是该项术式的最高纪录，之后年手术量一直稳定在 62 ~ 94 例；1982—1996 年手术死亡率为 25.4%，1 年、2 年、5 年和 10 年生存率分别为 56%、49%、37.7% 和 26%，而 2002—2012 年手术死亡率为 16.8%，1 年、2 年、5 年和 10 年生存率分别为 69%、62%、51% 和 43%；生存期中位数为 10.3 年；死亡率方面，儿童与成年人相比无显著性差异，老年人则偏高；发病为艾森门格综合征的预后较好；存活患者中 85% ~ 94%日常活动不受限。

（董念国　王国华）

第七篇

心包疾病、心脏肿瘤及其他

第七十三章
缩窄性心包炎

一、概述

缩窄性心包炎是由于心包的壁层及脏层的慢性炎症病变，引起心包增厚、粘连甚至钙化，使心脏的舒张期充盈受限，从而降低心脏功能，造成全身血液循环障碍的疾病。它是多种心包炎的最终结果。它是各种原因引起的心包脏壁层炎症、纤维素性渗出物沉积，并逐渐机化增厚挛缩甚至钙化，压迫心脏和大血管根部，致心脏舒张期充盈受限从而导致右心房、腔静脉压增高及心排血量降低等一系列循环功能障碍。最多见的病因是结核和化脓性感染，其次为霉菌或病毒感染等。急性化脓性心包炎迁延不愈者约占 10%，其他亦可由风湿、创伤、纵隔放疗等引起，占极少数。

二、病理解剖

缩窄性心包炎的心脏外形一般在正常范围或偶有缩小，病理改变发生在心包的脏层和壁层，随着病变的进展，心包之间粘连、增厚甚至钙化。心包病变常可累及心外膜下心肌，严重时导致心肌萎缩、纤维变性、脂肪浸润和钙化、心包脏层和壁层广泛粘连，心包增厚一般为 0.3 ~ 0.5cm，甚至 1cm 或以上，心包腔有时被纤维组织完全填塞成为一个纤维瘢痕组织外壳，紧紧包住和压迫整个心脏和大血管根部，也可以仅局限在心脏表面的某些部位。在多数患者中，瘢痕组织主要由致密的纤维组织构成，呈斑点状或片状玻璃样变性，而无提示原发病变的特征性病理改变。有些患者心包内尚可找到结核性或化脓性的肉芽组织则可提供病因诊断依据。若发现外有纤维层包裹、内有浓缩血液成分和液体的存在时，提示心包内出血是形成心包缩窄的重要因素。心包增厚在心室表面最为显著，心房和大动脉近端次之。在腔静脉开口处可形成重度缩窄，使患者产生类似房室瓣狭窄的症状和体征。由于心脏活动受限，心肌早期可发生废用性萎缩，晚期则发生心肌纤维化。

三、病理生理

典型的缩窄性心包炎，由于心包失去弹性而由坚硬的纤维组织代替，形成了一个大小固定的心脏外壳压迫心脏，限制了所有心腔的舒张期充盈量而使静脉压升高。在心室舒张早期，血液异常迅速地流入心室，然而在心室舒张的中晚期心室扩张突然受到失去弹性的心包的限制，充盈受阻，心室腔内压力迅速上升。血液冲击心室壁并形成漩涡而产生振动，使听诊时可闻及舒张早期额外音即心包叩击音。由于心室充盈异常，静脉压升高，心排血量下降，代偿性心率加快，但当增加体力活动时，心率不能进一步加速，心排血量不能适应身体需要，临床上出现呼吸困难和血压下降；同时肾脏水钠潴留，进一步增加静脉压，临床上则出现肝大、下肢水肿、腹水和胸腔积液等。缩窄性心包炎时，心肌收缩功能一般正常或接近正常，但在严重者或病情晚期，由于心包里浅表冠状动脉受压引起心肌缺血、心肌纤维化、心肌萎缩，可使收缩功能减退。

四、临床表现

依据心包炎形成时间的长短不一，通常将急性心包炎发生后1年内演变为心包缩窄者称急性缩窄，1年以上者称为慢性缩窄，演变过程有三种形式：

（1）持续型。急性心包炎经治疗后在数天内其全身反应和症状，如发热、胸痛等可逐渐缓解，甚至完全消失，但肝大、颈静脉怒张等静脉淤血体征反而加重，故在这类患者中很难确定急性期和慢性期的界限，这与渗液在吸收的同时，心包增厚和缩窄形成几乎同时存在有关。

（2）间歇型。心包炎急性期的症状和体征可在一定时间完全消退，患者以为病变痊愈，但数月后重新出现心包缩窄的症状和体征，这与心包的反应较慢，在较长时间内形成缩窄有关。

（3）缓起型。这类患者急性心包炎的临床表现较轻甚至无病史，但有渐进性疲乏无力、腹胀、下肢水肿等症状，在1～2年内出现心包缩窄。

体征如下：

（1）血压低，脉搏快，1/3出现奇脉，30%并心房颤动。

（2）静脉压明显升高，即使利尿后静脉压仍保持较高水平，颈静脉怒张，吸气时更明显，扩张的颈静脉舒张早期突然塌陷，均属非特异性体征。

（3）心脏视诊见收缩期心尖回缩，舒张早期心尖搏动，触诊有舒张期搏动撞击感，叩诊心浊音界正常或扩大，胸骨左缘第3～4肋间听到心包叩击音，无杂音。

（4）其他体征，如黄疸、肺底湿啰音、肝大、腹腔积液比下肢水肿更明显，与肝硬化表现相似。

五、诊断方法

1. 初步诊断　依据心包疾病病史，结合颈静脉怒胀、肝大、腹水，但心界不大、心音遥远伴有心包叩击音，可初步建立诊断。

2. 实验室检查　可有轻度贫血。病程较长者因肝淤血常有肝功能损害，血浆蛋白尤其是白蛋白减少。腹水和胸腔积液常为漏出液。静脉压显著升高。再经胸部X线和CT检查发现心包钙化，心电图表现为低电压和T波改变则可确定诊断。对不典型病例行心导管检查，可获得心腔内压力曲线以协助诊断。

3. 特殊检查

（1）心电图检查。QRS波低电压、T波平坦或倒置，两者同时存在是诊断缩窄性心包炎的强力佐证。心电图的改变常可提示心肌受累的范围和程度。50%左右的P波增宽有切迹，少于半数患者有心房颤动，而房室传导阻滞及室内束支阻滞较少见。有广泛心包钙化时可见宽的Q波。约5%患者由于心包瘢痕累及右室流出道致右室肥厚伴电轴右偏。

（2）X线检查。心包钙化是曾患过急性心包炎的患者最可靠的X线征象，在大多数缩窄性心包炎患者中均可见到，常呈不完整的环状。心影大小多正常，部分患者轻度增大可能与心包积液或心包增厚有关，部分患者心影呈三角形或球形，心影变直或形成异常心弓，如主动脉结缩小或隐蔽不见，左右心房、右心室或肺动脉圆锥增大，上腔静脉扩张等。X线透视见心脏搏动减弱或消失，以心包最厚处明显。还可见肺门影增宽、肺水肿、胸膜增厚或有胸腔积液。

（3）超声检查。超声心动图虽然可见心包增厚，但没有特异性指标用于诊断缩窄性心包炎。M型超声心动图可显示增厚的心包组成两条平行线，脏层和壁层心包之间至少有1mm的清楚间隙，还可见舒张早期心房收缩过程中室间隔突然向后移动，与心包叩击音恰好重叠。二维超声心动图表现心室腔受限变小，心房正常或稍大，心包膜回声增强，下腔静脉扩张、心脏外形固定，房室瓣活动度大；当快速到缓慢充盈过渡期，见到心室充盈突然停止。吸气时回心血量增加，因右室舒张受限使房室间隔被推向左侧。

（4）CT 与 MRI 检查。CT 检查对心包增厚具有相当高的特异性和分辨力，可评估心包的形状及心脏大血管的形态，如腔静脉扩张、左室后壁纤维化及肥厚等，是对可疑的缩窄性心包炎有价值的检测手段。MRI 可清楚显示缩窄性心包炎的特征性改变即心包增厚，能准确测量其厚度，判断其累及范围，并能显示心脏舒张功能受限所引起的心脏大血管形态及内径的异常改变，如右室流出道狭窄及肝静脉、下腔静脉扩张等。

（5）心导管检查。对疑有缩窄性心包炎时，心导管检查有助于：

1）证明舒张充盈压升高。

2）了解缩窄心包对每搏量及心排血量的影响。

3）评价心肌收缩功能。

4）鉴别缩窄性心包炎和限制性心肌病。

5）排除心包纤维化所致冠状动脉受压。缩窄性心包炎患者，可通过左右心导管同时记录左、右心的压力曲线。右心导管检查显示肺小动脉嵌压、肺动脉舒张压、右心室舒张末压、右心房平均压和腔静脉压均显著增高和趋向于相等，心排血量降低。右心房压力曲线呈 M 或 W 波形，由增高并几乎相等的 A 波、V 波和加深的 Y 波及正常 X 波形成；右心室压力曲线呈现舒张早期下陷和舒张后期的高原波即开方根号曲线。

六、鉴别诊断

典型缩窄性心包炎根据临床表现及实验室检查诊断并不困难。临床上常需要与以下疾病鉴别：

（1）肝硬化、门静脉高压伴腹水。患者虽有肝大、腹水和水肿，与缩窄性心包炎表现相似，但无颈静脉怒张和周围静脉压升高现象，无奇脉，心尖搏动正常；食管钡透显示食管静脉曲张；肝功能损害及低蛋白血症。

（2）肺心病。右心衰竭时颈静脉怒张、肝大、腹水、水肿，需与缩窄性心包炎鉴别。肺心病有慢性呼吸道疾病史；休息状态下仍有呼吸困难；两肺湿啰音；吸气时颈静脉下陷，Kussmaul 征阴性；血气分析低氧血症及代偿或非代偿性呼吸性酸中毒；心电图右室肥厚；胸部 X 线片见肺纹理粗乱或肺淤血，右下肺动脉段增宽，心影往往扩大等，可与缩窄性心包炎鉴别。

（3）心脏瓣膜疾病局限性心包缩窄。由于缩窄部位局限于房室沟和大血管出入口可产生与瓣膜病及腔静脉阻塞病相似的体征。如缩窄局限于左房室沟，形成外压性房室口通道狭窄，体征及血流动力学变化酷似二尖瓣狭窄。风湿性心脏病二尖瓣狭窄可有风湿热史而无心包炎病史。心脏杂音存在时间较久。超声心动图示二尖瓣增厚或城墙样改变，瓣膜活动受限与左室后壁呈同向运动。胸部 X 线检查，心脏搏动正常无心包钙化。心导管检查，缩窄性心包炎有特征性的压力曲线，再结合心血管造影有助于与先天性或后天获得性瓣膜病鉴别。

（4）心力衰竭。患者往往有心脏瓣膜病或其他类型心脏病，虽有颈静脉怒张和静脉压升高，但Kussmaul 征阴性；心脏扩大或伴有心脏瓣膜病变的杂音；且下肢水肿较腹水明显均可帮助鉴别。

（5）原发性或继发性限制型心肌病。由于心内膜和心肌受浸润或纤维瘢痕化，心肌顺应性丧失引起心室舒张期充盈受限。血流动力学和临床表现与缩窄性心包炎相似，鉴别诊断极为困难。因两者治疗方法，预后截然不同，故鉴别诊断很重要，确实难以鉴别时可采用心内膜心肌活检来诊断。

（6）三尖瓣狭窄。表现为静脉压升高，静脉系统淤血，可以通过超声心动图及右心导管检查鉴别。

七、适应证

（1）缩窄性心包炎诊断明确，即应手术治疗。

（2）结核引起的慢性缩窄性心包炎，经过规范抗结核治疗 3 ~ 6 个月后，体温和血沉正常，全身营养状况好转后手术。

（3）如病情进行性加重，情况很差，而保守治疗无明显改善者，手术不应延迟。

八、术前准备

（1）补充蛋白质、维生素等，加强营养。

（2）适当应用利尿剂，维持水电解质平衡。

（3）控制心率。

（4）适量排除胸水和腹水。

九、手术技术

常用手术切口如下。

1. 胸骨正中切口　此切口能较好暴露右心房、右心室、心底大血管和下腔静脉，但左室心尖部暴露较差。

2. 左胸前外侧切口　患者左背部垫高30°，经左第5肋间入胸，切口外侧达腋中线。一般需切断、缝扎左侧乳内血管，必要时可向右侧延长切口，横断胸骨，但不切开右侧胸膜。此切口左室暴露较好，下腔静脉有时暴露不满意。

3. 横断胸骨双侧开胸切口　一般经双侧第4肋间切开，外侧达锁骨中线。切断、缝扎双侧乳内血管，"V"型切断胸骨。此切口对心脏各部位暴露均满意，但手术创伤较大。

（一）心包剥离顺序

暴露心包，先用手指轻轻触摸，选择心包增厚和钙化较轻的部位作为剥脱的起点。通常先剥离左心室心尖无血管的心包。心包松解的顺序是心尖—左室前壁和侧壁—右室流出道及心底大血管根部—右室前壁—右房室沟—上下腔静脉。

（二）心包剥离方法

（1）先将左心室心尖部心包纵行或"十"字形切开，逐渐深入，当达到心外膜平面时，可见红润的心肌向外膨出，有明显的搏动。

（2）在心外膜与增厚的壁层心包之间有一层疏松的结缔组织，即为心包剥离的分界面。可用组织钳提起心包边缘，交替运用锐性和钝性分离的方法，沿此分界面剥离心包，一般以锐性分离为主。如果分离十分困难或分离的创面粗糙且渗血较多，很可能是未找到正确的剥离界面，应重新寻找界面，否则容易造成心肌破裂。为使界面疏松结缔组织显示更清楚，可用手指将心肌向下轻轻按压。

（3）心包剥离要尽量由左向右平行推进。如沿某一方向分离至相当距离，即应做"十"字形切开，以保证分离始终在直视下进行。一般先剥离疏松的粘连，后处理严重的粘连和钙化。心包某一部位粘连紧密无法分离时，可将部分心包旷置，在其表面型"十"或"井"字形切开，以增加心肌的活动度。严重的钙化斑块可用咬骨钳咬除。钙化斑呈楔状嵌入心肌者，不可勉强去除，以免造成心腔破裂出血。

游离心包片先不予剪除，以备万一心肌破裂出血时用以覆盖止血。游离室间沟、房室沟处心包时，要注意勿损伤冠状血管。

（4）患者下腔静脉入右房处往往有环形狭窄，此狭窄解除是否满意，对手术效果影响巨大。此处暴露较困难，是心包剥离术的难点，一般从前方的膈面心包向下腔静脉方向逐渐剪开，将狭窄环剪除1～2cm，即可获得满意的松解。该处下腔静脉壁较薄，撕裂后可致大出血，操作时尤需小心。

（三）心包切除范围

如患者心肌萎缩不严重，心包切除范围宜大，左侧至左肺静脉，右侧至上、下腔静脉，上至心底大血管，下至膈面，心包切除时要注意保护膈神经。如患者心肌收缩无力，术中有过度膨胀倾向，应避免心包切除过多，可仅松解左右室表面，待患者心功能恢复后再行二期手术。

心包切除后，应仔细电凝止血，彻底消除心包内干酪样或肉芽组织，用生理盐水冲洗创面，纵隔和膈面放置1～2根引流管。

个别手术特别困难，或心脏膈面、后房室沟有严重心包缩窄且影响心功能者，可采取体外循环下的心包剥离术。采用胸骨正中切口，于右室前壁纵行切开心包，向两侧游离。游离升主动脉和右心房后，分别插入供血管和静脉引流管。如果升主动脉游离困难，可经股动脉插入供血管，腔静脉引流采用右心房单管，如引流量不满意，可经肺动脉再插一根引流管。转流后血流降温至30～32℃，于体外循环下彻底剥离心脏膈面和后壁心包。

十、术后并发症及术后监护

（一）并发症

（1）低心排在心包剥离过程中，由于急性心脏扩张，特别是右心室表面心包剥除后，在体静脉高压的作用下，心室急剧快速充盈、膨胀，产生急性低心排。因此，术中应限制液体输入，左心室解除缩窄后，立即应用毛花苷C及呋塞米，在强心的同时，排除过多液体以减轻心脏负担。术后12～48h之内，应用多巴胺等儿茶酚胺类药物。如对药物反应效果较差，低心排血量综合征不能纠正，可使用主动脉内气囊反搏。

（2）膈神经损伤左前外侧切口在开始心包剥脱之前，kirklin JW提出应先游离左侧膈神经，尽可能随同膈神经多保留脂肪及软组织。如损伤膈神经，可造成膈肌的矛盾呼吸运动，影响气体交换，不利于呼吸道分泌物的排出。

（3）冠状动脉损伤在分离前室间沟部位时，要格外注意，勿损伤冠状动脉。其分支或末端出血，可缝扎止血。遇到该部位有局限的钙化斑块时，可以留置不予处理，不可勉强切除。

（4）心肌破裂对于嵌入心肌的钙化病灶，一般可岛形保留，不可勉强剥除。对于剥离界限不清，严重粘连时，可将增厚的心包作"井"字形切开，部分地解除心肌表面束缚。万一发生心肌破裂时，术者用左手示指平压在裂口上，利用游离的心包片缝盖在破裂口的周围，可挽救患者的生命。

（5）下腔静脉破裂：出现此情况时，切忌盲目钳夹，以免造成更严重的静脉壁撕裂，手术者以手指轻压撕裂处进行暂时性压迫止血，助手在下腔静脉区切开膈肌，清楚剥离下腔静脉出血区后进行缝合止血。如果采用上述方法无法控制出血，可在手指压迫止血的同时，立即肝素化，建立体外循环后修补下腔静脉裂口。

（二）术后监护

（1）一般处理：加强对患者心、肺、肾功能的监测，注意保持引流管通畅，适量补充血容量，静脉输入新鲜血或血浆。

（2）预防性应用抗生素：除常规应用抗生素外，对于结核性心包炎，术后半年至 1 年内正规抗结核治疗。

（3）强心利尿：术后继续给予利尿剂，减轻水钠潴留，在充分补钾的条件下，给予洋地黄制剂。低盐饮食，控制液体入量。

（4）术后必要时给予多巴胺、多巴酚丁胺等正性肌力药物。

（三）手术效果及预后

（1）手术死亡率。术后住院死亡率为 6% ～ 12%。主要死亡原因是心力衰竭、心律失常和呼吸衰竭。Mc Caughan 报道术前心功能是影响手术死亡率的最重要因素。术前心功能 Ⅰ ～ Ⅱ 级（NYHA）者手术死亡率为 0；心功能 Ⅲ 及 Ⅳ，手术死亡率分别为 10% 及 46%。术前腹水、周围水肿和低心脏指数的程度对手术死亡率有一定的影响。

（2）晚期生存情况。Mc Caughan 报道术后 5 年、15 年和 30 年生存率分别为 84%、71% 与 52%。影响晚期生存的主要因素仍是术前心功能状态，而与手术入路无明显关系。大部分患者远期效果良好，几乎全部患者都能达到心功能 Ⅰ ～ Ⅱ 级。再手术率仅 2%。

（洪昊）

参考文献

［1］ Imazio M，Brucato A，Maestroni S，et al. Risk of constrictive pericarditis after acute pericarditis ［J］. Circulation，2011，124（11）：1270-1275.

［2］ Mayosi BM，Burgess LJ，Doubell AF. Tuberculous pericarditis ［J］. Circulation，2005，112（23）：3608-3616.

［3］ Bertog SC，Thambidorai SK，Parakh K，et al. Constrictive pericarditis：etiology and cause-specific survival after pericardiectomy ［J］. J Am Coll Cardiol，2004，43（8）：1445-1452.

［4］ Mutyaba AK，Balkaran S，Cloete R，et al. Constrictive pericarditis requiring pericardiectomy at Groote Schuur Hospital，Cape Town，South Africa：causes and perioperative outcomes in the HIV era（1990-2012）［J］. J Thorac Cardiovasc Surg，2014，148（6）：3058-3065.e1.

［5］ Talreja DR，Edwards WD，Danielson GK，et al. Constrictive pericarditis in 26 patients with histologically normal pericardial thickness ［J］. Circulation 2003，108（15）：1852-1857.

［6］ Welch TD，Ling LH，Espinosa RE，et al. Echocardiographic diagnosis of constrictive pericarditis：Mayo Clinic criteria［J］. Circ Cardiovasc Imaging，2014，7（3）：526-534.

［7］ Talreja DR，Nishimura RA，Oh JK，et al. Constrictive pericarditis in the modern era：novel criteria for diagnosis in the cardiac catheterization laboratory ［J］. J Am Coll Cardiol，2008，51（3）：315-319，271-275.

第七十四章 急性化脓性心包炎

一、概述

急性化脓性心包炎即脏、壁层心包的急性化脓性炎症。心包炎一般分为：①感染性心包炎，诸如结核性心包炎、化脓性心包炎、病毒性心包炎、寄生虫性心包炎、真菌性心包炎；②非感染性心包炎，如风湿性心包炎、尿毒症性心包炎、黏液水肿合并心包积液、特发性心包炎、肿瘤性心包炎、放射性心包炎及胆固醇心包炎；③病因不肯定，如播散性红斑狼疮性心包炎、硬皮性心包炎、结节性多动脉炎并心包炎、类风湿性关节炎合并心包炎等。本章仅阐述外科领域的急性化脓性心包炎。

抗生素和磺胺类药物的使用曾明显减少了化脓性心包炎的发病率，据国外 1993 年统计约为 1/18 000。但近年来，本病又有增加的趋势，尤其在自身免疫功能低下的人群。急性化脓心包炎，若未及时诊疗，进展迅速，可以恶化成心脏压塞、脑膜炎、脓毒血症、感染性休克和多脏器衰减，其死亡率可达100%；如能及时诊断和综合治疗，仍有一定的病死率，尤其肺炎链球菌性感染，仍可达40%。延误诊疗的幸存病例演变为慢性心包炎。

二、病因及病理

化脓性心包炎的常见致病微生物有金黄色葡萄球菌、肺炎双球菌、溶血性链球菌等；极少数为脑膜炎双球菌和溶血性嗜血杆菌等；组织胞质菌、变形虫（如阿米巴原虫）、包囊虫、霉菌或丝虫等引起化脓性心包炎也有报道。不同国家所报道的也有所不同，如在中国、马来西亚等发展中国家则以金黄色葡萄球菌为多见，而在西方国家则以流感嗜血杆菌多见。原发性化脓性心包炎极少见，而多为继发感染。主要感染源：①邻近器官炎症如肺炎、脓胸、纵隔感染的直接蔓延，约占19%，口腔颌面部多间隙感染可下行扩散到心包腔；②局部感染血行播散（如软组织脓肿和骨髓炎等引起的败血症或脓毒血症）；③胸部外伤、食管 - 心包瘘等直接将病原体带进心包；④膈下脓肿或肝脓肿穿透膈肌进入心包腔。

心包是一层浆膜与纤维组织构成的薄膜，靠近纵隔面为壁层，覆盖心脏表面为脏层，其间为心包腔，含少量浅黄色液体。当病原微生物侵袭后，大量中性粒细胞浸润，心包充血水肿，液体渗出。在炎症早期，心包壁层和脏层粘连在一起，临床上可听到心包摩擦音。患者常感胸痛。随着心包腔渗液增多，心包壁、脏层被分开，摩擦音随之消失。心包渗液初起为浆液性或浆液血性，以后转为脓性，其内大量纤维素性物质使脓液黏稠，在心包腔内形成多个小脓腔。当心包腔内迅速积聚了大量液体，可造成心脏压塞，使心脏舒张受限，回心血流受阻，心排血量减少，进而导致动脉压下降。少数脏层心包下心肌炎性坏死引起室壁穿孔、室壁瘤形成。

三、临床表现与诊断

（一）症状

主要症状为心前区疼痛、呼吸困难及全身炎症反应。如全身不适、发热、畏寒、胸痛、心悸、气短、食欲减退，有时可出现腹痛、呕吐。若有原发感染灶，则可出现该部位的感染症状。如果积液压迫心脏，则出现心脏压塞症状，烦躁不安，不能平卧。

（二）体征

病程早期，部分病例心前区可听到心包摩擦音。随着心包腔脓液积聚，心包腔内压力迅速增高，临床上出现心脏压塞的一系列征象，如颈静脉怒张、肝 – 颈静脉回流征、心动过速、呼吸浅快、心浊音界扩大、心音弱、动脉收缩压偏低、肝大及奇脉征等。

（三）特殊检查

1. 心电图检查　心电图变化主要取决于心肌的状态。病程初期时，由于心外膜下心肌受累，除 aVR 导联示 ST 段降低外，其余导联均出现 ST 段抬高，抬高的 ST 段弓背向下。数日后，ST 段回到基线，出现 T 波平坦或倒置。PR 段略为压低。而后 T 波渐恢复正常。出现心包渗液后，除 T 波变化持续存在外，大多数患者 QRS 波群呈低电压，尤以肢体导联多见。心包腔大量积液时出现 QRS 电交替。

2. 超声心动图检查　超声波检查心包积液可靠、易行，可定性和定量。M 型超声心动图可见心肌与壁层心包回声之间的液性暗区。有心脏压塞时，在呼吸周期中心室内径呈明显相反的变化，即在吸气时右室内径增大而左室内径变小，在呼气时则相反。二维超声心动图可显示舒张末期右房塌陷及舒张期右室游离壁塌陷。还可发现有无心壁穿孔、室壁瘤形成等危险征象及心脏舒缩功能。

3. X 线胸部检查　当成人心包积液达 300mL 以上时心影向两侧扩大，呈球形，右纵隔增宽，卧位时心底部变宽，透视下观察，心脏搏动减弱或消失。

4. 磁共振　可清晰显示心包积液和心脏结构。

5. 电子计算机放射线断层扫描（CT）　在 CT 图像上，可见心包积液征象，因渗出性积液密度偏高，CT 值多在 15 ～ 30Hu。特征性改变是静脉注射造影剂增强扫描时心包明显强化，表现为均匀一致性高密度线影，是鉴别炎性与非炎性心包积液的重要标志。也可鉴别心包渗液、缩窄性心包炎、肿瘤心包转移、心包囊肿、部分性或完全性心包缺如症。

6. 心包穿刺　若能抽得脓液，即可确诊。

7. 血液化验检查　血象、C– 反应蛋白、降钙素、白介素 –6 升高。

上述各项检查以超声心动图检查为有效简便的无创伤性检查，准确性高，应首先选用。心包穿刺能直接诊断出有无渗液并进行细菌培养，但存在一定的危险性。

（四）诊断

任何年龄的脓毒败血症患者伴有胸痛、心动过速及心脏压塞者均应考虑本病，再结合上述辅助检查多能很快确诊。因化脓性心包炎初起病时为纤维蛋白性，继为浆液纤维蛋白性或浆液血性，然后转为脓性。其临床表现往往被原发病所掩盖，易漏诊。同时，本病应与心肌梗死、心肌病、急腹症及感染性心内膜炎等鉴别。心包穿刺抽得的脓液做涂片检查和细菌培养有助于诊断及鉴别诊断。

四、治疗

（一）病因治疗

抗感染治疗包括合理使用抗生素，或根据细菌培养及药敏试验选用相应抗生素，酌情以较大剂量经静脉输入。及时处理原发感染灶，力求尽快控制感染。

（二）支持治疗

给予高蛋白饮食，适量输血，输白蛋白，维持水和电解质平衡，纠正负氮平衡，改善全身情况。

（三）减压治疗

对于心脏压塞明显者应行心包穿刺减压。常用的心包穿刺途径有胸骨旁和胸骨剑突下两种径路。穿刺时力争吸净脓液，可反复注入适量的生理盐水和链激酶，以利吸除脓液，也可向心包腔内注入相应抗生素，增加局部抗菌能力。半卧位局麻下，先用口径稍大、斜面较短的 18 号针，将穿刺针与心电图胸前导联相连，施行心电图监护。若针尖触及心室壁则心电图示 ST 段升高，触及心房壁则 PR 段抬高，或经穿刺针感到心脏搏动等情况，均应调整进针方位和深度。也可在床边 B 超引导下穿刺，以防心脏和冠状血管损伤。

1. 剑突下心包穿刺　于剑突左侧靠肋缘进针，与皮肤呈 45°角，注射器不断回吸。一般入针 40 ～ 50mm 即可抽得脓液。用大止血钳紧贴皮肤夹住穿刺针，固定其进入心包内深度，抽净脓液后，将抗生素注入心包腔内。所抽得的脓液送细菌培养和做药敏试验。

2. 胸骨旁心包穿刺术　于胸骨旁第 4 或第 5 肋间，心浊音界内侧 10 ～ 20mm 处进针，向后内方朝向胸椎体、刺入 20 ～ 40mm。其他操作同上。

（四）外科手术

手术方式有心包造口引流术及心包部分切除术两种。对选用何种术式，学者们持不同意见。行心包部分切除术治疗化脓性心包炎，以预防晚期心包缩窄。但有人认为在急性期行心包部分切除术应视为禁忌，因可使感染扩散。也有人认为胸骨剑突下心包造口引流只要心包引流口够大，可以达到与心包部分切除术一样的效果。若心包穿刺所获脓液稠厚，心脏压塞及全身中毒症状明显，宜尽早经左胸做一期心包大部分切除术。文献报道采用此法治疗 15 例：其中因肺、纵隔炎症所致心包化脓者 8 例，继发于全身脓毒症 3 例，肝脓肿向心包腔穿破 2 例，心包腔异物继发感染 1 例，肺包囊虫病混合感染穿破入心包腔 1 例，全部病例切口均一期愈合，治愈出院。13 例获得随访 5 ～ 10 年，未出现心包缩窄或心功能不全。一期心包切除术有以下优点：①可彻底清除感染病灶，手术不仅可完全清除心包腔内的积脓和坏死组织，且可切除大部分病变心包。术后即使脏层心包有炎性渗液，可由胸管引流排出。②早期切除炎性心包，心脏活动不受限制，可防止继发性心肌炎，防止心肌退行性变致心肌菲薄引起心泵乏力，较好地保护心肌功能。③可同时处理原发病灶。④手术简单，危险性小。心包急性化脓期，心包腔内积存有一定的脓液，分离和切除心包难度不大。⑤可预防重要脏器因长期慢性中毒和组织淤血、缺氧引起退行性病变和功能下降。⑥缩短住院日期，减轻经济负担。近来有报道经心包穿刺或心包造口引流同时灌入链激酶可达到治愈的目的。Juneje 等认为链激酶是有效的纤维素溶解剂，用于 6 例患儿，其中 5 例治愈，随访 14 ～ 30 个月，未发生心包缩窄，1 例因室壁瘤形成，继发心包内出血而行手术修补。

1. 心包造口引流术　经心包穿刺不能有效地引流脓液时，应迅速施行心包造口引流术。常用的手术径路有胸骨剑突下和胸骨旁经肋床两种。

（1）胸骨剑突下心包造口引流术（图 7-73-1）。患者取半坐位，一般在局部浸润麻醉下进行。于剑突下做一长约 45 mm 的纵切口，切开腹白线，切除剑突，钝性分离显露心包膈面。穿刺心包腔抽得脓液后，横切心包，放出脓液。术者示指可伸入心包腔分离脓性纤维素性粘连，切除一块心包，扩大引流口，以利引流。亦可置软质管两根于心包腔内，以抗生素、纤维素溶解剂如链激酶等溶液冲洗心包腔。胸骨剑突下心包造口引流术的优点为不需分离过多的组织，创伤小；手术快而安全；且不进胸腔，减少污染，尤其适用于危重的小儿患者。

（2）胸骨旁经肋床心包造口引流术（图7-73-2）。患者在局麻下取半卧位，一般在胸骨旁左侧第5肋软骨下缘做一长50~60mm之斜行切口。若为右位心则在胸骨右缘做切口。分离软组织直达骨膜，切开、分离肋软骨骨膜，切除肋软骨30~40mm。必要时缝扎、切断内乳动、静脉，推开心包前的胸膜。穿刺抽得脓液后，再切开肋软骨骨膜后壁及心包，进入脓腔，轻轻分离心包腔内脓性粘连，并以抗生素溶液冲洗脓腔，放置软质硅胶引流管。

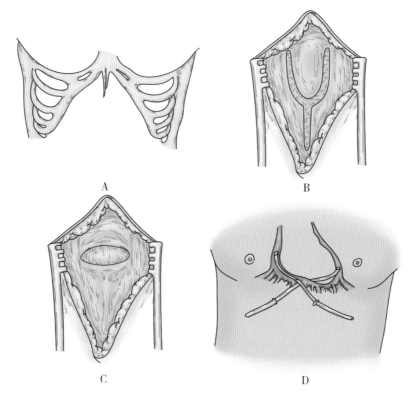

图 7-73-1　剑突下心包造口引流术

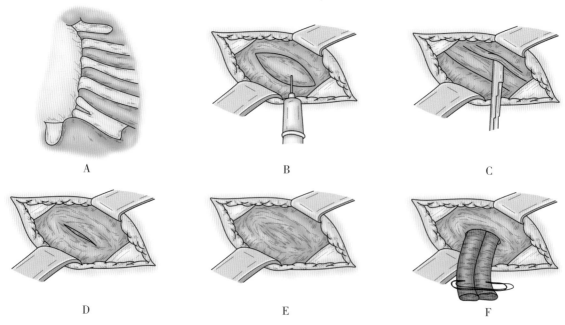

图 7-73-2　胸骨旁经肋床心包造口引流术

2. 心包部分切除术　适应证：①化脓性心包炎有缩窄趋势时；②脓液黏稠，或大量脓块及纤维素附着心脏表面，或在心包腔内形成多个脓腔，心包引流疗效不佳者；③在冲洗与引流治疗期间，心包腔内出现活动性出血；④出现持续高热等中毒症状，经抗生素及穿刺治疗无效者。

手术方法：在全麻气管内插管下，一般采用胸部前外切口径路，经左侧第 4 肋间进胸，分离粘连，在左膈神经前纵形切开心包，吸净心包腔内脓液，分离心包腔内纤维素性粘连，清除积脓、坏死物及黏附于心脏表面的脓性纤维蛋白，再用生理盐水或抗生素溶液反复多次冲洗心包腔。心包切除范围两侧达左、右膈神经，向上至主动脉及肺动脉根部，心包切缘电凝止血，避免撕破心肌引起大出血，放置胸腔引流管，分层关胸。

五、术后处理

（1）术后应继续使用高效广谱抗生素，控制感染。并继续予以支持疗法，改善全身情况。

（2）心包造口引流术后应保持引流通畅，定时冲洗脓腔，注意冲洗与引流量的变化。床边 X 线或 B 超复查，了解心包腔内分隔包裹积液情况，必要时在严密消毒下以手指分离粘连，清除分隔的小脓腔。应用链激酶溶液冲洗脓腔时应注意观察有无出血情况。

（3）心包部分切除术后胸腔引流管放置时间宜稍长，待肺完全复张，胸腔无积液、无感染征象时再拔管。

六、疗效与预后

心包造口引流术是治疗急性化脓性心包炎的有效方法，操作简单、创伤小、安全。可有效地排除心包腔内的积脓，解除心包填塞，减轻中毒症状，并可获得痊愈。尤其适用于危重患者。有报道 18 例小儿急性化脓性心包炎行胸骨旁或剑突下心包造口引流术，并置入大口径引流管，除 1 例术后 2h 死亡外，17 例痊愈出院。随访 1 ～ 11 年，2 例发生心包缩窄。心包部分切除术治疗急性化脓性心包炎的疗效肯定，而且治愈快，可防止炎症复发及心包缩窄。

（朱水波）

参考文献

［1］ Cilloniz C，Rangel E，Barlascini C，et al. Streptococcus pneumoniae-associated pneumonia complicated by purelent pericarditis：case seies［J］. J Bra Pneumol，2015，41（4）：389-394.

［2］ 褚先秋，刘斌. 化脓性心包炎心肌损害与氧自由基、谷胱甘肽、维生素 E 相关实验研究［J］. 中华小儿外科杂志，2001，22（1）：45-47.

［3］ 刘金荣，姚开虎，高路，等. 肺炎链球菌致急性化脓性心包炎 1 例并文献复习［J］. 中国循证儿科杂志，2013，8（2）：145-148.

［4］ Patel H，Patel C，Somi M，et al. Acute primary pneumococcal purulent pericarditis with cardiac tamponade［J］. Medicine，2015，94（41）：e1709.

［5］ Choi JB，Lee SY，Jeong JW. Delayed diagnosis of pulurent pericarditis caused by esophagopericardial fistulal by computed tomography scan and echocardiography［J］. Eur J Cardiothorac Surg，2001，20（6）：1267-1269.

［6］ El-Hassan N，Dbaibo G，Diab K，et al. Pseudomonas pericarditis in an immunocompetent newbom：unusual presentation with review of the literature. J Infect，2002，44（1）：49-51.

［7］ Roodpeyma S, Sadeghian N. Acute pericarditis in children: a 10 year expenence［J］. Pediatr Cardiol, 2000, 21（4）: 363-367.

［8］ 关耀武 . 急性化脓性心包炎的治疗体会［J］. 中国当代医药，2012，19（115）：178-179.

［9］ 金佳敏，蔡协艺，张伟杰，等 . 口腔颌面部多间隙感染合并化脓性心包炎的诊断与治疗［J］. 中国口腔颌面部外科杂志，2013，11：230-234.

第七十五章
心包肿瘤

心包为一锥体形纤维浆膜囊，包裹着心脏和出入心脏的大血管根部。心包分为内、外两层，内层为浆膜性心包脏层，外层为纤维性心包壁层，脏、壁层之间的腔隙为心包腔。

心包肿瘤分为原发性和继发性两大类。原发性心包肿瘤是特指肿瘤起源于心包脏、壁层者，患病者甚少。被覆于心肌表层的心包脏层由间质和富有脂肪的结缔组织构成，壁层心包由较坚韧的纤维结缔组织和浆膜层构成，浆膜层菲薄光滑，可分泌浆液。当心包的间皮细胞、纤维脂肪组织或异位胸腺于包腔内发生瘤变，肿瘤细胞刺激心包表层，引起毛细血管扩张、渗出，心包腔内大量积液或成心脏压塞，而身体其他部位未发现任何肿瘤原发病灶者，可称为心包原发性肿瘤。其中原发性又可分为良性的脂肪瘤和纤维瘤，恶性的间皮瘤，恶性血管皮内细胞瘤和纤维肉瘤。部分恶性肿瘤可侵犯心包心脏肌层或心内结构，影响心脏血流动力学，演变为充血性心衰、肺高压、室上性和室性心律失常。继发性心包肿瘤的发病率为原发肿瘤的 20 ~ 40 倍。机体各器官的原发性恶性肿瘤均可能转移到心脏和心包膜，胸腔或腹腔的恶性肿瘤更易扩散侵及心包。Fine 统计肿瘤转移至心脏和心包膜的发病率占恶性肿瘤病例尸检的 2% ~ 21%，占整个尸检中的 0.24% ~ 6.4%。支气管肺癌转移至心包最多，其次为乳腺癌、白血病及恶性黑色囊瘤。侵犯的部位依次为心包脏层、心肌、心内膜和心瓣膜。

根据 Benjamin 对 40 000 例尸检发现，原发性心脏肿瘤的发生率为 0.03%。Nadas 对 11 000 例儿童尸检，统计心脏肿瘤发生率为 0.027%。转移性心脏肿瘤发病率比原发性心脏肿瘤高 20 ~ 40 倍。而有关心包原发性肿瘤病例极为罕见，仅有散在的个案报道，或于尸检中发现。Silverman 统计 480 331 例尸检结果，发现心脏及心包原发性肿瘤占 0.017%。随着超声诊断技术的发展，心包肿瘤的检出率逐渐提高，颇受医学界重视。

一、诊断

以往强调根据临床症状、体征、心电图、X 线检查、心脏核素血池扫描，或将抽出的心包腔内液体做细胞学检查甚至是活检而作出诊断。现今，超声心动图、CT 和 MRI 检查的广泛开展和应用，使心包肿瘤的阳性诊断率大为提高。超声检查对心包腔积液的诊断符合率达 95% 以上。心脏切面声像图不仅能直观地确切观察心包积液的空间分布状态，估计液量的多少和预测病程，而且对病理变化作出判断。大量积液时可出现"荡击波征"。若液体内含大量纤维素，则呈现水草征或飘带征。心包的瘤体呈束状或云团状回声反射，随心脏搏动而荡动。可观察到瘤体的大小、附着部位和活动度，对指导临床诊断和决定治疗方式提供可靠依据（表 7-74-1）。

与此同时，许多分子靶标也被应用于临床诊断，如心包腔内液体的 CEA、CYFRA 21-1、NSE、CA-19-9、CA-72-4、SCC、GATA、VEGF 在许多文献中都提示有浓度的变化，但是它们中的任何一种都不足以精确区分良、恶性心包肿瘤。但表皮生长因子受体（EGFR）的突变型能够对于肺腺癌伴有心包恶行渗出液的患者的愈后有很好的提示意义。

表 7-74-1 心包肿瘤的诊断与治疗证据推荐

推荐	推荐类型	证据等级
心包穿刺术在心包压塞的症状缓解和心包渗出的恶行诊断有重要意义	I	B
心包积液的细胞学被推荐用来作为恶性心包疾病的确诊	II	B
心包和心外膜穿刺应该被考虑为恶性心包疾病的确诊	II a	B
心包渗出液需要行肿瘤标志物检测来区分液体的良性和恶性	II a	B
在明确了肿瘤的分型后需要进行系统性的抗肿瘤治疗	I	B
在怀疑或者确诊的瘤性心包渗出液中需要放置扩展心包引流来防止心包渗出液再发和继续提供心包内治疗	I	B
心包腔内注射抑制细胞生长的药物或硬化剂应该被用在出现恶性心包积液的患者防止积液再发	II a	B
在心包继发性肿瘤的治疗上,心包腔内顺铂注射应该被用在原发肺癌患者上,而三胺硫磷硬化剂则应该被用在原发乳腺癌患者上	II a	B
淋巴瘤和白血病等对放疗敏感的恶性肿瘤累及循环系统出现恶性细胞渗出液时应该考虑放疗	II a	B
当心包穿刺术不能施行的时候应该考虑行心包切开术	II a	B
经皮气囊心包切开术应该在防止肿瘤性心包渗出液复发时实行	II b	B
对于恶性肿瘤引起的心脏压塞可以采用左胸小切口行心包开窗术治疗	II b	B
介入治疗时应综合考虑肿瘤细胞种植,患者预后和整体生存治疗而进行是否实施	II a	C

二、治疗

原发性心包肿瘤一旦确诊,宜尽早手术治疗。手术多采用胸骨正中切口,此进路显露好,并为准备好应急体外循环,创造获得肿瘤完整切除的条件。手术的原则是尽可能完整地切除肿瘤和尽可能完善地保持和恢复心脏的完整性和功能。根据肿瘤部位及大小选择不同的术式:①若肿瘤侵犯左、右心房,因左、右心房为容量性心腔,即使肿瘤病变范围较大,部分或大部分切除心房壁不会导致明显的心脏血流动力学改变,但要完善地重建心房。②若肿瘤侵及房室瓣,则于肿瘤切除后同期行心瓣膜置换。对同时心室壁的肿瘤,若大块心室肌被切除,势必会影响心肌收缩功能,术后有时需要辅以主动脉内球囊反搏(IABP)。相反,切除较小范围的室壁肿瘤,修补重建心室壁,相应地提高了心肌顺应性,改善了局部心缩功能。③对局限性位于心包脏层的小肿瘤,采取边切边缝合,再用无创双头针带垫片加固。尤其是肿瘤包膜完整或带蒂者,可锐性分离摘除。④心包良性肿瘤一经明确诊断,应尽早手术切除,心包恶性肿瘤估计难以彻底切除者,宜行肿瘤部分切除或心包切除,辅以化疗,可达减轻心脏压塞,维护血流动力学平稳。⑤术后加强护理和监护,此类手术后血流动力学改变较大,在选择血管活性药物时兼顾到减轻心脏前、后负荷,同时增强心肌收缩力,保持心包腔内引流管引流通畅。

三、预后

心包原发良性肿瘤早期手术可获得满意疗效。恶性心包肿瘤如无远处转移,应积极争取手术治疗,化疗和放疗效果均不理想。从心包肿瘤细胞分型观,以间皮细胞为多发。局限性者,分界清楚,生长缓慢,恶性程度低,手术后预后好;弥漫性者恶性程度高,生长快,呈浸润性生长,界限不清,预后极差。胸腺瘤分为上皮细胞型、淋巴细胞型或混合型,为低度恶性肿瘤,常为迷走异位的胸腺胚胎剩余细胞演变而成。心包肿瘤的预后决定肿瘤的良恶性程度和侵犯范围。

(刘隽伟)

参考文献

［1］ Van Der Laan MJ，Van Keulen EM，Phaff M，et al. Pericardial cyst located in the anterior mediastinum mimicking a thymoma. A presentation of two cases ［J］. Minerva Chir，2007，62（2）：133-136.

［2］ Kaul P，Javangula K，Farook SA. Massive benign pericardial cyst presenting with simulataneous superior vena cava and middle lobe syndromes ［J］. J Cardiothorac Surg，2008，3：32.

［3］ Tanoue Y，Fujita S，Kanaya Y，et al. Acute cardiac tamponade due to a bleeding pericatdial cyst in a 3-year-old child［J］. Ann Thorac Surg，2007，84（1）：282-284.

［4］ Lang-Lazdunski L，Pilling J. Video thoracoscopic excision of mediastinal tumors and cysts using the harmonic scalpel ［J］. Thorac Cardiovasc Surg，2008，56（5）：278-282.

［5］ Lesniak-Sobelga AM，Olszowska M，Tracz W，et al. Giant pericatdial cyst compressing the right ventricle ［J］. Ann Thorac Surg，2008，85（5）：1811.

［6］ Liaquat HB，Ali L，Am J.Pericardial cyst：a rare congenital anomaly ［J］. Pak J Med Sci，2009，25（6）：1018-1020.

［7］ Celik T，Firtina S，Bugan B，et al. A siant pericardial cystinan unusual localization［J］. Cardiol J，2012，19（3）：317-319.

［8］ McMillan A，Souza CA，Veinot JP，et al. A large pericardial cyst complicated by a periearditis in a young mall with a mediastinal mass ［J］. Ann Thorac surg，2009，88（2）：e11-13.

［9］ Najib MQ，Chaliki HP，Raizada A，et al. Symptomatic pericardial cyst：a case senes ［J］. Eur J Eehocardiogr，2011，12（11）：E43.

［10］ Comoglio C，Sansone F，Delsedime L.Mesothelial cyst of the pericardium，absent On earlier computed tomography ［J］. Tex Heart Inst J，2010，37（3）：354-357.

第七十六章
心脏肿瘤

心脏肿瘤是一种少见的疾病。可分为原发性肿瘤和继发性肿瘤两大类。继发性心脏肿瘤较原发者多见，任何恶性肿瘤都可转移到心脏和心包，但最常见的继发肿瘤是肺癌、乳腺癌、淋巴瘤、白血病、恶性黑色素瘤及恶性胸腺瘤。继发肿瘤转移到心脏与心包的途径可为直接延伸、血行播散和淋巴蔓延。

心脏或心包转移性肿瘤已属恶性肿瘤的晚期表现，并且常和其他部位的转移瘤并存，因此已不适合考虑作根治性切除术。治疗的目的仅限于全身支持治疗，对症处理，减轻痛苦，延长患者的寿命。

原发性心脏肿瘤较转移性心脏肿瘤少见。文献报道尸体解剖的发现率为 0.001 7% ~ 0.03%。在原发性心脏肿瘤中良性肿瘤占多数，恶性肿瘤比较少见。良性肿瘤中最常见的是黏液瘤，国内文献报道占 80% ~ 90%，其他少见的有血管瘤、纤维瘤、脂肪瘤、横纹肌瘤等。恶性心脏肿瘤中最常见的是肉瘤（血管肉瘤、纤维肉瘤），其他有间质瘤、恶性淋巴瘤、恶性脂肪瘤、恶性间叶瘤、内皮瘤等。

心脏原发肿瘤缺乏特殊的典型症状，随着肿瘤的增大和发生部位的不同，其临床表现复杂多样。如肿瘤生长阻塞心脏瓣膜口，流出道或大血管开口，可发生血流受阻的症状和体征；如肿瘤在心肌内呈浸润性生长，可引起心力衰竭或传导系统障碍，发生严重的心律失常，甚至猝死；如肿瘤侵犯心外膜，可引起血性心包积液，甚至心包填塞。此外，瘤组织碎块或附着的血栓脱落，可引起体循环和肺循环的栓塞，如肺血管栓塞、脑血管栓塞、冠状动脉栓塞，一旦发生则预后不良。

由于心脏肿瘤缺乏特异性症状，临床诊断容易误诊，有的患者误诊为风湿性心脏瓣膜病，手术时才发现为心脏肿瘤，有的则在尸体解剖时证实为心脏原发性肿瘤。超声心动图是诊断原发性心脏肿瘤最有效的方法。其定位诊断率高达 97%，经食道超声较经胸超声更佳，可弥补胸切面超声增益不足、声束探测不准确的缺点。并可提供肿瘤与周围结构关系和术中监测手术效果。目前 MRI 成像日趋完善，具有无创性、无须对比剂显像、分辨率高等优点，对肿瘤定性如同源性、异质性、腔隙性、钙化、液化等特征均可作为组织学诊断依据。并可选择三维空间扫描显示肿瘤的立体定位与周围组织解剖关系，动态显示肿瘤移动轨迹更为准确。其他如心血管造影、放射性核素心肌显像对心脏肿瘤的诊断均有一定价值。

确诊为原发性心脏肿瘤的患者，一般均应争取手术治疗，并且应尽早手术，血流梗阻症状严重者应考虑急诊手术。良性肿瘤大多可以完整切除，但如侵犯心脏瓣膜、冠状动脉、心室间隔或传导系统，如切除上述组织引起严重后果者则只能做部分切除。受侵的心脏瓣膜，则需做瓣膜成形或替换术；心肌内的肿瘤，则需切开心肌做肿瘤摘除术；如侵犯大的冠状动脉则需同期做冠状动脉搭桥术；如心肌内病变广泛无法切除，则只能切除影响心肌功能的主要部分，病变广泛无法切除更可取的办法是做心脏移植术。

心脏肿瘤切除时应注意预防肿瘤碎片脱落引起栓塞。在做体外循环插管或转流开始阶段，应避免搬动或挤压心脏。术前应明确肿瘤位于心脏腔室的部位，选择插管的顺序及部位，选择恰当时机阻断升主动脉可预防体循环血管栓塞。良好的手术步骤安排，可预防发生肺动脉栓塞。

一、心脏黏液瘤

心脏黏液瘤是最常见的心脏良性肿瘤，占心脏良性肿瘤的 80%～90%。一般认为黏液瘤起源于心内膜下间叶组织，长大后向心腔内突出，黏液瘤可发生于心脏的各个房室腔，最常见的是左心房，约占 75%；其次是右心房，约占 20%；右室居第三，左室最少。黏液瘤绝大部分为单发，发生于一个心腔，但也可为多发性，同时发生于心房与心室内。左心房黏液瘤常附着于心房间隔卵圆窝处，也可位于心房的其他部位，甚至起源于房室瓣。大多数肿瘤有瘤蒂，而瘤体游离，可随心脏的舒缩而活动。

（一）病理生理与病理解剖

黏液瘤的外观呈胶冻样，呈分叶状或葡萄串珠状，大小不一，为 1～10cm，质地松脆，容易破碎，脱落后可引起周围动脉栓塞或脑血管栓塞。镜下观察黏液瘤细胞呈星芒状或梭形，核呈卵圆形或梭形。瘤细胞稀少，分布于大量黏液样基质中，基质内富含酸性黏多糖。瘤内可有出血、坏死、变性等表现。电镜观察发现，黏液瘤细胞在形态学上与房间隔卵圆窝处胚胎残留细胞相似，这种细胞可分化为内皮细胞、平滑肌细胞、成纤维细胞，产生无定型酸性黏多糖物质，构成黏液瘤的基质。

黏液瘤虽属良性，但如果切除房间隔组织不彻底，局部可以复发，而且脱落的肿瘤组织可在脑血管和周围血管的上皮继续生长，破坏血管壁，形成局限性血管瘤。此外，心脏黏液瘤可伴发心外黏液瘤，因此不能简单地以为心脏黏液瘤只是一种良性肿瘤。随着病例数增加、资料积累及检查研究手段的进展，对心脏黏液瘤的认识已逐渐深化，据此可将心脏黏液瘤分为两大类。

（1）单纯或散发的心脏黏液瘤：占绝大多数，多为单发，并多在典型部位（左房内房间隔的圆窝对应部位）生长。这类患者可在常规择期手术一次切除后就不再发生，心脏及身体各部可完全恢复正常或基本正常。

（2）复杂的心脏黏液瘤，包含三个方面：黏液瘤综合征，家族性黏液瘤，多中心发生的心脏黏液瘤。这三个方面又多有交叉重叠。患者多较年轻，心内黏液瘤多不在典型部位生长，临床表现复杂、凶猛。黏液瘤综合征除有心腔内黏液瘤之外，还有下列的一种或几种病理表现：①皮肤黏液瘤；②黏液性乳腺纤维瘤；③皮肤斑点色素沉着（包括雀斑和某些痣）；④引起库欣综合征的原发着色结节性肾上腺皮质病；⑤垂体腺瘤；⑥睾丸瘤，特别是巨细胞钙化性支持细胞瘤。黏液瘤综合征患者有多中心发生与家庭遗传倾向。

（二）症状与体征

心脏黏液瘤的临床表现复杂多样，其特征取决于肿瘤所在的部位、大小、形状、瘤蒂长短和肿瘤的活动度，肿瘤是否分叶，碎片是否易脱落，瘤内是否有变性、坏死、出血等情况。黏液瘤的病理生理及临床表现可概括为阻塞、栓塞及全身表现三个部分。

（1）阻塞随着心腔内肿瘤逐渐长大，可引起心腔内血流梗阻的症状。最常见的是二尖瓣血流梗阻的表现，产生瓣膜狭窄的症状与体征，但这种阻塞的特点为间歇性发作，体位改变可导致瘤体堵塞二尖瓣口。有的瘤体随心脏舒张可脱入心室腔。临床表现为晕厥、心悸、阵发性呼吸困难、咯血、眩晕和心前区压塞感。查体可闻及随体位有响度和性质变化的心脏杂音。病程久者可有慢性心衰表现，可有夜间不能平卧、端坐呼吸、肝大、腹水等症状。少数患者可产生二尖瓣或三尖瓣关闭不全。

（2）栓塞肿瘤碎片脱落可引起体循环栓塞，引起心、脑血管意外。右心黏液瘤可引起肺动脉栓塞，发生肺动脉高压等表现。

（3）全身表现可有反复发热、抗生素治疗无效、关节疼痛或肌肉疼痛、胃纳减退、体重减轻、血沉增快、贫血、球蛋白升高，肌酐激酶及转氨酶升高等表现。

（三）特殊检查

黏液瘤患者胸部 X 线检查、心电图检查，可无特殊异常表现。超声心动图是目前最简便可靠的诊断方法。二维超声可显示肿瘤的大小及范围，并随着心脏的舒缩而移动位置，多普勒超声可显示肿瘤引起瓣膜狭窄和关闭不全的程度，对黏液瘤的确诊率很高。磁共振可显示肿瘤形态、肿瘤大小、表面特征。放射性核素显像，可显示充盈缺损，并可观察肿瘤的活动。心血管造影可显示充盈缺损，但此项检查不宜首选一般不予采用，以免引起肿瘤破裂碎屑脱落，引起栓塞。

（四）病程及预后

单发黏液瘤可发生在任何年龄，女性多于男性。大多数患者病程在 1 年以内，最长可达 10 余年。单发患者完整切除瘤体后多不再复发，预后良好，心功能可改善到 I 级。多发瘤、再发瘤的发生男性多于女性，年龄偏轻，病程偏短，病情偏重，来势较凶，并多有家族倾向。有的单发瘤患者亦可多次复发。国外报道复发率为 4.6%。

（五）手术适应证

心脏黏液瘤一经确诊，为改善症状和避免发生严重的并发症，应及时进行肿瘤切除术。

（1）单纯心脏黏液瘤患者若无全身反应，可作常规手术对待，但须及时优先安排，不得延误。

（2）全身反应严重，如患者发热，血沉增快，全身虚弱，病情发展快且有凶险征象者，排除非黏液瘤因素后积极手术，以免病情进一步恶化。

（3）肿瘤部分阻塞二尖瓣，引起急性心力衰竭与急性肺水肿，经积极抢救病情稍好转后，应立即进行气管插管辅助呼吸，施行急诊手术。

（4）黏液瘤碎片脱落，引起脑血管或周围血管栓塞，发生偏瘫或肢体栓塞时，经积极治疗待患者意识清醒，病情稳定后及早手术。反复发作动脉栓塞有死亡威胁者应做急诊手术。

（六）手术禁忌证

黏液瘤发生多发性心脑血管栓塞及重要脏器栓塞，或较大面积肺动脉栓塞，患者处于衰竭状态并有肝肾功能障碍，或消化道出血已丧失手术时机者。

（七）手术方法

1. 术前准备　①心脏黏液瘤经确诊后，患者心功能良好，症状比较轻微，可按一般体外循环心脏直视手术准备。②曾有过黏液瘤体堵塞房室瓣口或大血管出口，或随体位改变有过间歇性晕厥的患者，或彩超探查瘤体较大，应嘱患者严格卧床休息，避免突然改变体位。有心功能不全者可予以强心利尿改善心功能。③患者发生急性晕厥，呼吸困难、或口吐泡沫痰，怀疑二尖瓣口急性阻塞，有暴发性肺水肿可能者，应紧急气管插管、正压辅助呼吸，静脉滴注或泵入正性肌力药物，予以利尿脱水，病情稍稳定后行急诊手术。

2. 麻醉与体位　通常用平卧位，如急诊手术可采用半卧位。麻醉诱导时，应严密观察心电图变化、预防瘤体急性阻塞引起心搏骤停，如果发生应紧急变换患者体位，一般为头低足高或向右侧转动体位。大多数情况下症状可即刻缓解。上述情况下应持续予以正性肌力药物，维持合适的血压与心率。

3. 手术步骤

（1）切口与探查：一般采取胸部正中切口，纵形切开心包，观察心脏的跳动与房室扩大程度，避免不必要的心外探查，切勿挤压心脏，以防黏液瘤破碎发生栓塞。

（2）建立体外循环：常规做升主动脉插管和上、下腔静脉插管，左房黏液瘤巨大推压房间隔右移时，腔静脉的插管应尽量靠近腔静脉的开口，一方面可避免提拉或碰撞房间隔；另一方面便于做右房切口。右房黏液瘤首先插升主动脉供血管和上腔静脉引流管，建立体外循环，降温到30T，然后低温低流量下切开右房，直视下避开肿瘤插下腔静脉引流管，然后恢复流量做心内手术；亦可经股静脉做下腔静脉插管，左房黏液瘤应避免行左房插管，必要时可在房间隔切开后再置入左心引流管或自心尖行左心引流。

（3）心房切口：右房黏液瘤采用右房切口，即沿右房侧壁的腔静脉之间做切口，便于暴露卵圆窝并切除瘤蒂附着的房间隔。左房黏液瘤在切开右房后再行房间隔切口，切口可位于卵圆窝中部，或根据彩超提示避开瘤蒂附着的部位，切口可向上下延长。

（4）肿瘤切除：右房黏液瘤在切开右房后，肿瘤即可暴露，将肿瘤轻轻托起，显露瘤蒂附着部位，在瘤蒂的周围切除房间隔1.0～1.5cm，即可切除肿瘤，左房黏液瘤需在卵圆窝中点做1～2cm纵切口，检查瘤蒂的附着部位，然后沿瘤蒂周围做直径1.0～1.5cm的圆形切除，慢慢取出黏液瘤。如瘤体较大，则向上下两端延长房间隔切口，或经房间沟做纵切口，从左房内托起瘤体取出。在肿瘤摘除与取出过程中，切忌操之过急，用力过猛，过度挤压，以免引起瘤体破碎。取出后应仔细检查瘤体是否完整，仔细探查左、右肺静脉开口和左、右房及心室有无多发瘤或破碎的瘤组织遗留。并检查房室瓣有无损害，测试瓣膜的关闭功能。最后用生理盐水反复冲洗心腔。

（5）修补房间隔缺损与缝合切口：心房黏液瘤必须切除瘤蒂周围的房间隔，遗留的房间隔缺损一般需用自体心包片或涤纶补片修补，以免房间隔缺损因张力过大引起缝线撕裂。连续缝合左、右房切口。常规行左、右心室排气，然后缓慢开放主动脉阻断钳，恢复冠脉血流循环，待心脏自动复跳或电击复律后，进行一段时间的辅助循环。

（八）手术并发症

（1）栓塞黏液瘤组织脆弱易碎，手术探查时过度搬动和挤压心脏，或体外循环插管时，均有可能引起瘤体破裂脱落。切除肿瘤时强行牵拉瘤蒂，取出时切口过小挤压瘤体均可能造成肿瘤破裂。如发生上述情况，应反复冲洗左右四个心腔，避免肿瘤碎片隐藏在心室的肌小梁内。冲洗后应鼓肺促使血液从肺动、静脉内溢出，使有可能脱离至肺血管内的碎片随血流流出。

瘤体碎片栓塞的部位多见于脑血管，也可发生于其他部位的血管。术后早期的表现是患者的意识不清或抽搐，并发生偏瘫、失语等定位体征。CT检查可确定栓塞的部位及脑栓塞的范围。以上情况一旦发生，即应及时予以头部降温，利尿脱水，使用甘露醇降低颅内压。预后一般较差，多数患者遗留不同程度的偏瘫。发生于较大肺动脉分支内的栓塞，可试行手术取栓。

（2）急性心力衰竭心脏黏液瘤切除后，解除了心腔内的梗阻，如果心肌的代偿功能较好，术后发生心力衰竭的机会较少，但是如果对该病的病理生理特点认识不足，术后短期内补液特别是晶体过多过快，造成容量负荷过重，容易出现急性左心衰竭，严重者可并发急性肺水肿。

治疗措施包括增强心肌收缩力，予以多巴胺或多巴酚丁胺持续静滴，或毛花苷C静脉注射；利尿脱水，减轻心脏容量负荷。应用硝普钠等扩血管药物，降低压力负荷。呼吸机治疗采用呼气末正压辅助呼吸，减轻肺泡间质水肿，增强肺泡的弥散功能，避免缺氧和加重心力衰竭。

（3）心律失常心脏黏液瘤切除术。部分患者有房性心律失常，表现为窦性心动过速或过缓或房颤，如对血流动力学影响不显著,可严密观察,暂不处理。如窦性心动过速超过150次/min,影响心脏搏出量,可静脉缓慢注射异搏定,使心动降至100～120次/min;窦性心动过缓低于60次/min,静脉滴注异丙肾上腺素,使心率增加到80次/min。

(4)左房顶损伤出血 心脏黏液瘤手术并发左房顶损伤出血偶有发生,左房顶损伤出血的原因是瘤蒂位置太高,接近房间隔顶部,或肿瘤过大,显露困难,房间隔切口过高,术中过度牵拉损伤左房顶。凡属上述情况,在关闭房间隔切口时,必须严密缝合房顶破口,以防房顶出血。如果房顶损伤在开放循环后才发现,出血不止,切忌从心脏外面来缝合房顶出血口,较为可靠的办法是重新心内插管,体外循环,降温,再打开房间隔,从心房内来修补左房顶裂口。

(九)手术结果与预后

心脏黏液瘤的手术死亡率在5%以下。影响手术死亡的主要原因是患者术前心功能状态极差,合并有栓塞并发症。右房黏液瘤的手术死亡率高于左房黏液瘤,约为9%。心脏黏液瘤切除术后一般远期效果良好。少数患者可能复发。复发的原因是瘤蒂切除不彻底,遗留细胞种植,或为复杂的心脏黏液瘤复发,术后复发率为5%～14%,术后平均复发时间为2年左右。复发的部位大多位于原来的心腔内,但也可在其他的心腔甚至多个心腔。复发性黏液瘤基底部的浸润较广泛,生长速度快于初发肿瘤。并且约有25%的复发性肿瘤在第二次手术后再度复发,给再次手术带来较大的难度。

因此对心脏黏液瘤患者做好出院指导特别重要,以提高其自我判断病情的能力。定期复查,确保随诊要求,力争及早发现再发或复发。随诊内容除自我感觉(症状)和体征外,一般主要为超声心动图检查,一般要求术后4年内每半年一次,4年后每年一次。

(十)外科手术的历史与新近进展

心脏黏液瘤作为独立疾病在文献上记载已有200余年。1952年,由Bahnson和Newmam第一次在常温阻断下行右房黏液瘤摘除,术后24d患者死于输血及电解质紊乱。1954年,Crafoorol在体外循环下摘除左房黏液瘤成功,自超声心动图推广使用以来,心脏黏液瘤的发现及手术率逐年增高。手术死亡率也逐渐下降,并有不少急诊手术成功的报道。对瘤体巨大而粘连十分广泛的心腔内黏液瘤无法在常规切口操作切除者,有报道以自体原位心脏移植法成功,即切下心脏,切除肿瘤,补好缺损,将心脏复位。由此可以设想,若有多心腔巨大而广泛粘连多发黏液瘤无法分别摘除时,就必须考虑做异体心脏移植。

二、其他常见的心脏良性肿瘤

非黏液瘤性良性肿瘤较为少见,仅占良性肿瘤的8%,年龄较黏液瘤患者为轻,多累及心室(占88%),其次是右房。由于肿瘤性质不同,瘤体大小、所侵犯的位置不同,患者临床表现各异,一般病史较短。超声心动图检查可根据肿瘤生长部位、大小、外形特点、活动范围等与黏液瘤性肿瘤进行鉴别。累及心室的病变可引起心律失常,可能与局部刺激、缺血、硬化或肿瘤侵犯传导系统有关。手术方面,非黏液瘤性良性肿瘤因侵犯部位及范围不同而千差万别,有的可能因浸润广泛而不能彻底切除。原则上应尽可能地切除肿瘤组织,同时要注意保护心脏的完整性和心肌功能,保护好房室瓣叶、腱索、瓣环、乳头肌等重要结构。

(1)血管瘤约占心脏良性肿瘤的4.7%,多发于成人,常为体积小、无蒂、呈息肉样心内膜下赘生物,海绵状结构。亦有发生于心脏表面的报道。

(2)纤维瘤男女均可发生,以12岁以下为多见,约占70%,多起自心室,突向心室腔,多数无症状，不发生栓塞，但肿瘤一般较大。

（3）脂肪瘤主要累及心房，位于心肌内者一般较小。另外有学者将心脏脂瘤样变亦归为脂肪瘤的特殊类型，属病理增生而无肿瘤的生物学特性，多为继发，可能与慢性刺激或炎症有关。此类患者可有房性心律失常，可因窦性停搏而猝死。

（4）横纹肌瘤常见于婴儿，多累及心室肌。50% 合并有结节性硬化症。

三、心脏恶性肿瘤

心脏原发恶性肿瘤较为少见，恶性程度较高，可发生在心脏的任何部位，但常见于右侧，尤其是右心房。恶性肿瘤以肉瘤多见，其组织学类型主要有两类。①梭状细胞肉瘤：多见的有血管肉瘤、横纹肌肉瘤、纤维肉瘤和黏液肉瘤等，纤维肉瘤和横纹肌肉瘤多见于婴儿和儿童，血管肉瘤多见于成人。②圆细胞肉瘤：主要包括网状细胞肉瘤和淋巴细胞肉瘤。心脏恶性肿瘤生长部位不同，生长方式各异，有的向心腔内生长，基底较宽，少数有蒂，可阻塞三尖瓣口造成血流受阻的征象，阻塞上腔或下腔静脉入口，形成腔静脉阻塞综合征。有的在心腔外生长，如侵犯心外膜，可引起血性心包积液。有的在心肌内广泛浸润，同时向心脏内与心外突出。心脏恶性肿瘤可向肝、肺、脾、脊柱转移。

恶性心脏肿瘤临床表现复杂多样，主要与生长的部位、瘤体的大小及侵犯范围有关。心肌内心脏肉瘤早期多无症状，随着肿瘤的增大，一旦出现症状，病情常迅速恶化，出现顽固性心力衰竭，各种心律失常、血性心包积液及心包填塞，以及腔静脉阻塞综合征。以下几点有助于诊断：①不明原因的大量心包积液，抗结核、抗风湿、抗感染及反复心包穿刺等治疗难以纠正；②腔静脉阻塞并伴有中毒症状；③心脏彩超常能较早提示肿瘤的部位、大小、活动度及心脏受累情况。④根据肿瘤部位、起源、活动度及伴随心包积液、全身中毒情况有助于肿瘤性质的判定。⑤心脏恶性肿瘤有时需与原发于下腔静脉的恶性肿瘤相鉴别。有的原发于下腔静脉的恶性肿瘤可自下腔伸向右房，右房内瘤体活动度较大，酷似黏液瘤。但未见瘤蒂附着于房间隔或右房壁，肿瘤与下腔静脉内索状物连接。

心脏恶性肿瘤早期发现困难，发病时大多已属晚期，预后极差，多在半年至 1 年内死亡。对于发现较早、病变较局限的肉瘤可施行切除术，如能完整切除可望延长寿命。放疗、化疗对恶性心脏肿瘤的疗效难以肯定。对血性心包积液引起填塞的患者，可行心包穿刺减压，以缓解症状。

侵犯比较局限的肉瘤可施行切除术，如右心房的肉瘤可连同部分心房壁切除，如缺损较大，可用补片修补，术后症状可以显著缓解。病变侵犯心肌广泛，特别是起源于心室者，常难以彻底切除。为了减轻血流梗阻，或改善瓣膜功能，可考虑做肿瘤部分切除术，必要时可行瓣膜替换以缓解症状。

四、左房黏液瘤摘除术手术步骤图解

常规浅低温体外循环，采用房间沟口或右房切口（图 7-75-1），切开卵圆窝经房间隔切口进入左心房（图 7-75-2），显露左房黏液瘤见瘤的蒂部连于卵圆窝（图 7-75-3，图 7-75-4），连同卵圆窝组织将左房黏液窝一并取下，切除黏液窝（图 7-75-5），冲洗左、右房腔和左室腔，防止瘤的碎片残存（图 7-75-6），用涤纶补片修补房间隔缺损（图 7-75-7），连续缝合右房切口或房间沟切口（图 7-75-8）。

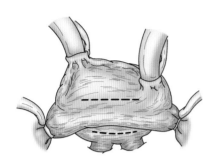

图 7-75-1　房间沟口或右房切口

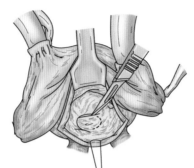

图 7-75-2　纵行切开右心房壁后切开卵圆窝，经房间隔切口进入左心房

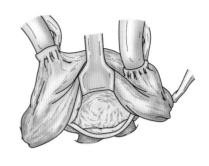

图 7-75-3　进入左心房显露左房黏液瘤

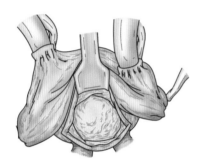

图 7-75-4　显露左房黏液瘤，见左房黏液瘤的蒂部靠近卵圆窝

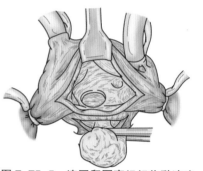

图 7-75-5　连同卵圆窝组织将黏液瘤蒂一并切下，取出黏液瘤

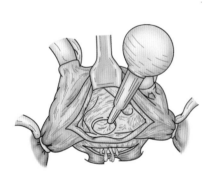

图 7-75-6　冲洗左房腔、右房腔和左室腔防止黏液瘤碎片残存

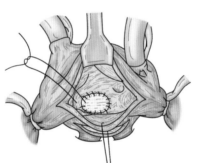

图 7-75-7　用涤纶补片修补由于切下一片卵圆窝组织而形成的房间隔缺损

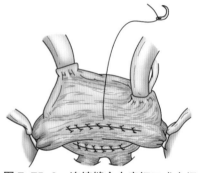

图 7-75-8　连续缝合右房切口或房间沟切口

（张凯伦　王勇军）

第七十七章
心脏大血管外伤

心脏大血管外伤在战争年代相当常见。和平建设时期多见于凶杀、斗殴和工伤及交通事故，如车祸、从建筑工地高处跌落、塌方等。心脏大血管外伤来势凶险，情况危急，要求临床医生认真负责，正确地诊治，果断迅速地抢救，全力挽救伤者生命。

第一，了解外伤的性质、类别，可能伤及的部位和脏器；第二，保持呼吸道通畅，必要时迅速进行气管插管，人工辅助呼吸；第三，监测脉搏及血压，建立大静脉通道进行输液、输血。如脉搏摸不到，血压很低甚至测量不到，心电图心率慢，心律严重不齐，甚至无心电搏动波形，发生心脏停搏，立即做胸外按摩，同时分秒必争就地（急诊室或门诊）开胸探查，做心包腔减压，寻查出血点和细心止血手术。麻醉师及台下人员积极配合做好复苏和复苏后工作，严密观察并记录瞳孔大小和形状，以及瞳孔和各神经反射的变化，必要时进行降温、脱水等保护脑组织，防止脑水肿。持续监测血压、中心静脉压、心电图、末梢血氧饱和度及尿量的变化，定期血液常规和生化全套检查，合理应用抗生素，以挽救更多的心脏大血管外伤的病员。

一、心脏外伤

心脏外伤是心脏受到突然暴力的撞击，或刀刃枪弹刺入伤及心脏。心脏外伤可分为闭合性和穿透性两种。常并发多发伤，具有一定的隐蔽性，临床表现可以被中枢神经系统或其他部位严重损伤的表现所掩盖，容易漏诊，是创伤致死或致残的主要原因之一。

（一）机制

创伤的形成是能量转移至机体的结果，心脏是一个跳动的空腔脏器，在心动周期中，心肌张力和血液压力均随之变化，当暴力猛击心前区，由体表传导暴力及由脊柱和后胸壁的反作用力与舒张、收缩时血压相互作用，导致不同心动周期心肌各种不同的损伤；如心包损伤、心肌挫伤、冠状动脉及传导系统损伤、心脏瓣膜损伤、乳头肌腱索断裂、室间隔破裂，甚至心脏破裂而迅速死亡，亦可继发心肌梗死而形成室壁瘤。另外刀刺伤、子弹或弹片击伤、介入治疗术中意外，均可直接导致心脏穿透伤。

（二）临床表现和分型

心脏外伤的临床表现复杂而多样，轻者可以没有征象，也可出现有如心绞痛的症状，但不能为硝酸甘油等药物缓解。广泛心肌挫伤者出现急剧心功能损害，甚至出现心源性休克症状，心前区可有擦伤或胸肋骨骨折的症状。伴有心悸、气促、恶心、呕吐等表现。来自心前区、肋弓下及相应背后的刀刺入伤和枪弹伤均可伤及心脏，以右心室外伤最为常见，左心室次之，介入导管损伤则以左、右心房多见。穿透性心脏外伤，主要是出血症状，根据出血量的多少和出血口的大小及血液流向的部位不同而呈现不一的临床表现，如出血流向胸腔，形成血胸或血气胸，表现为心率快、气促等血胸的临床表现；如出血积聚在心包腔，但血块很快堵塞心脏创口，心包内积血少于 100 mL，可无临床表现；如心包内血液多至 100 mL 以上时，心脏的舒张受到限制，收缩功能和心排血量下降，可出现心包填塞等表现。近年来根据患者在急诊室的临床表现将分为临床型、亚临床型和濒死型。亚临床型指心前区刀伤早期来院患者，有的血压平稳，尚无心外伤临床表现。而传统的失血性休克型和心脏压塞型则统称临床型。濒死型是指生命体征极弱或刚丧失者，应立即施行剖胸探查术。亚临床型的提出，提高了对体表刀伤的警惕，凡心前区皮肤刀伤都应留急诊室观察以排除亚临床型心脏外伤，必要时剑突下心包探查，阳性者立即全身麻醉剖胸修补，可提高早期诊断和及时手术率，减少漏诊导致的死亡。

（三）诊断

（1）有刀刺伤、枪弹伤及其他钝性外伤的病史，凡是有涉及心脏投影区的外伤史都应考虑到心脏外伤。

（2）心前区和胸部疼痛，常有胸骨或肋骨骨折的体征。体征有心动过速，低血压、静脉怒张，呼吸困难，听诊可能有心音远沉或心律不齐。

（3）体检中要特别注意 Beck 三联征：中心静脉压高（15cmH$_2$O 以上），低血压（80mmHg 以下），心音遥远。若有奇脉出现，更应注意心包填塞的可能。

（4）心电图检查：表现心动过速，心律不齐，ST 段下移，T 波低平或倒置，甚至出现 Q 波异常与急性心梗相似。

（5）心脏大血管 X 线检查：心影及纵隔增宽，特别是青壮年，如果出现纵隔增宽，要怀疑血管损伤。

（6）UCG 检查：对心包积液和大血管外伤可提供快捷的明确的诊断依据。

（7）CT 和 MRI 检查：适用于病情允许和诊断较为困难的患者。

（四）救治

分秒必争，就地救治，如封闭胸壁开放创口，保持呼吸道通畅，体表压迫止血等，以最快速度运送附近医院进一步诊治。

情况紧急时应迅速立即进行开胸探查，其开胸探查术的指征如下。

（1）胸部外伤几分钟后出现面色苍白，四肢冷厥甚至严重休克者；伤口内涌现大量血液；或胸腔穿刺容易抽出血液。

（2）伤后出现 Beck 三联征，心包穿刺有血或超声心电图（UCG）检查有心包填塞者。

（3）伤情重，脉搏摸不到，血压测不出者，立即在急症室或监护室进行开胸抢救，切开心包，清除血块，认真止血或直接心脏按摩复苏。

（五）手术治疗

1. 心包切开引流术　临床确诊有心包填塞者，应即做心包切开引流术，经剑突下或左第 4 肋软骨床小切口进路。局部麻醉，剑突下腹中线或左第 4 肋软骨投影区皮肤切开 3～5cm，切除剑突或小段第 4 肋软骨，推开两侧胸膜或肋间组织暴露心包壁层，必要时采用 18 号针头抽吸，吸出心包腔积液做必要的检查后，心包开一小窗，牵引线悬吊心包，清除心包积血，如发现活动性出血点，必须改用正中切口或左前外侧切口，并扩大相应的心包切口以便寻找出血点、探查心包及心脏各部位，必要时做相应的手术治疗。

2. 心脏破裂修复术　心包填塞若因心脏破裂出血所致，必须在尽快清除心包积血的同时进行心脏破裂的修复术。进行全身麻醉和气管插管辅助呼吸。如患者濒死状态或心搏停止，即快速于左胸第 4 肋间进胸，切开心包，排除心包腔积血，立即采用手指压迫止血缝合法，术者以左示指压住心脏或血管裂口，在视野干净后以双头针带垫片或带自身心包片 4-0 Prolene 缝线褥式缝合止血。如伤口较大，通过手指移位，可逐步做多个褥式间断缝合，直至裂口完全闭合，其后进行心包开窗，以便引流，冲洗胸腔并安置心包引流管和胸腔引流管。

3. 体外循环下修复术　如果心外伤裂口大或心脏穿通伤兼有严重冠状动脉撕裂伤；或有室间隔破裂；或心脏瓣膜损伤；心包内升主动脉段挫伤并升主动脉瘤样形成者；必须在急诊体外循环下进行相应手术处理：如采用涤纶或自身心包片修补室壁裂口，冠状动脉搭桥，室间隔破口修补，心瓣膜成形或人造瓣膜置换术和升主动脉修复手术。

二、胸内大血管外伤

胸内大血管外伤包括两部分：①心包内大血管损伤，如心包内升主动脉，上腔静脉，下腔静脉，肺动脉及其左、右分支，肺静脉外伤。这些大血管外伤的病理生理、诊断和治疗同心脏外伤。②心包外胸腔内的升主动脉，主动脉弓及其三大分支，降主动脉及肺门的血管外伤，这类大血管外伤多为闭合性挤压伤、突然撞击伤。以主动脉峡部破裂多见。穿通伤可伤及任何血管，视刃器、弹片刺入的部位和方向而有所不同，严重者可当场死亡或在转送途中死亡。

（一）病理分型

①主动脉断裂或全层破裂型，大量出血数分钟死亡。②主动脉创伤并急性主动脉内膜剥离型。③主动脉内膜及肌层破裂，外膜完整而呈瘤样扩张，形成假性动脉瘤型。④肺门血管外伤并有大量血胸或血气胸型。

（二）临床表现

面色苍白或发绀等急性大量失血表现，气促，呼吸困难，甚至声音嘶哑等纵隔血肿压迫的临床表现，还可有胸痛、背痛、肩胛骨之间的疼痛等，个别患者有双下肢感觉和运动障碍的脊髓缺血征象甚至有截瘫表现。临床实践中，按纵隔胸膜是否完整，分为限制性或非限制出血。主动脉出血突破纵隔胸膜的限制而大量进入胸腔为非限制性出血，进行性血胸即失血性休克迅速致死。

（三）诊断

（1）询问胸部外伤史、高处坠落史、变速撞击史。

（2）体格检查，触摸脉搏，测量四肢血压等。

（3）胸部 X 线检查：常发现纵隔增宽即纵隔血肿，但非主动脉破裂特有，注意与脊柱损伤或左主支气管断裂等鉴别。

（4）UCG 检查：可提供迅速诊断的根据。

（5）术前 CT 确诊：近年高分辨 CT 普及，多层螺旋 CT 薄层增强扫描是胸内大血管损伤的主要诊断手段，敏感性和特异性都较高。

（6）MRI 虽然影像信号丰富但扫描费时，在伤后血压不稳定时并非适用。

（四）处理

及时正确的处理是治疗的关键，一般来说非限制性出血患者入院机会极少，急诊室内突发者，急诊室开胸探查是唯一机会，但生存率极低。限制性出血型的传统术式为剖胸止血和主动脉修补，为防止术中打开纵隔胸膜后转化为非限制性出血，术前应充分准备。

1. 主动脉弓及其分支损伤修复术　有充分的诊断依据，应紧急手术修复。全身麻醉，气管插管，平卧位，两肩垫高，如有主动脉弓较大范围的撕裂伤或挫伤，仍需准备深低温、体外循环并脑灌注脑保护措施。

（1）锁骨下动脉损伤，胸骨正中切口，再加第3前肋间横断胸骨切口，必要时还可向上切开分离胸锁乳突肌和离断锁骨，直至完全显露病变。分离锁骨下动脉段，套上阻断带，可以控制锁骨下动脉近端和远端管腔的出血。去除局部血块、血肿，修剪损伤动脉，再视病情和病变情况采用自身心包片，或大隐静脉补片修复，或采用人造血管补片进行修复，甚至采用人造血管置换术。

（2）无名动脉破裂，可在升主动脉和颈动脉之间作暂时人工血管桥，使血流经此桥分流到头颅提供颅内血液供应，在无名动脉损伤的近端和远端分别阻断后即可检查和修整伤口，视病情可用自体心包或大隐静脉修复或人造血管补片修复，或行血管置换术。

（3）主动脉弓破裂口小而整齐伤（如刀刺伤），清除血肿后可用手指压迫止血法直视缝合；或以侧壁钳局限阻断后，以相应大小的自体心包片修复主动脉弓的裂口。严重主动脉弓损伤，裂口大，呈撕裂伤或管壁多处剥离时，需行主动脉弓置换术，需要建立体外循环，采用深低温20℃、低流量灌注技术，必要时可低温15℃，停循环30~60min，清除血肿，修整伤壁，行人造血管置换术。

主动脉弓及其分支损伤修复术中，一般解剖不清，裂口常被血肿掩盖，故清创时容易损伤喉返神经、膈神经。也可能使原已被血块封堵的裂口重新开放而大出血，应在血管裂口的两端上好阻断带，做好血液回收的准备工作，一旦大出血就可收紧阻断带以控制出血，同时回收血液。术中需认真完全清除碎片、血块。开放循环前应排净气体，以免发生脑栓塞。体外循环应提供良好的灌注及充分供氧，以防止脑缺血、脑缺氧的发生。

2. 降主动脉破裂修复术 有胸部外伤史，有主动脉破裂大出血的症状、体征，特别是上肢血压高而股动脉搏动摸不到；甚至上肢血压也测不到，心搏停止的伤者应立即开胸探查，视病情不同进行相应的手术治疗。

（1）直接缝合法：清创后破裂口小而整齐，可以手指压迫止血而直接以 5-0 Prolene 连续缝合止血，也可以用侧壁钳做破裂口的局部阻断后，以 5-0 Prolene 直接连续缝合，也可以用自身心包片修复裂口。

（2）阻断血流缝合法：对损伤范围大，需要切开主动脉探查者应选择此法，但阻断时间不宜太长，一般不超过 30min，否则易导致脊髓缺血而截瘫。本法可经左第4肋间后外侧切口，暴露主动脉弓、弓降部及分支，分离左锁骨下动脉，再于损伤部位近端和远端主动脉分别上控制带，准备就绪后收紧各控制带，切开主动脉，清除血肿，修整破口，以 5-0 Prolene 缝合主动脉裂口。也可以使用无创伤动脉阻断钳暂时阻断血流缝合伤口。

（3）左心转流或旁道分流法：此法适用于降主动脉剥离和撕裂，且损伤范围大，需用人造血管移植者。经左第4肋间后外侧切口 + 右侧股动脉切口，在膈神经前方切开心包，暴露左心耳。股动脉切口暴露股动脉 5~7cm，在全身肝素化 [3mg/（kg·bw）、ACT 测定 450s 以上] 后，建立左心耳和股动脉间的体外转流，温度控制在 33~35℃，灌注量是 40~70mL/（kg·min），上肢直接动脉压平均80mmHg 以上，可以提供充裕安全时间去处理严重降主动脉的损伤和外伤性假性动脉瘤。对全身情况较好的降主动脉损伤病例，亦可行左锁骨下动脉–降主动脉远端的旁道分流，本法具有操作省时、方便、管理容易、经济、安全等优点，在旁道分流下阻断降主动脉破损区的上游和下游，其后对破损处进行修补。

3. 新兴的手术方式 微创介入的主动脉腔内修复术（endovascular repair，EVR），即运用血管腔内覆膜支架植入技术来封闭主动脉破口达到修复。EVR 用于急性胸降主动脉破裂始于 1997 年，指征最初限于主动脉峡部，对主动脉弓三大分支或内脏四肢大分支开口附近的主动脉破口应用受限。随着带分支支架问世及血管外转流手术经验的积累，上述限制已逐步突破，但升主动脉破裂时 EVR 仍然受限。EVR 最重要的意义在于，不仅对限制性出血，而且对先兆破裂和已经破裂的非限制性出血能迅速简捷修复破口完成止血。

（五）术后并发症

（1）肺炎、肺不张是常见术后并发症，术中应用双腔气管插管有助于防止肺部并发症的发生。

（2）脑或脊髓缺血、缺氧，导致昏迷或截瘫。主要是因灌注欠佳和阻断循环时间太长，因此要求术中对脑应有良好灌注和供氧，脊髓缺血的时间尽量缩短。

（3）出血。术后广泛渗血，多为严重主动脉外伤、病变范围大，体外循环转流时间长，鱼精蛋白中和肝素不善，或吻合口缝合不够严密，术后高血压等导致吻合口活动性出血，如出血量大，应再次开胸止血。

（4）心律失常、肾功能不全和感染：术后严密监护、认真检查，及时发现和治疗。

（六）疗效评价

心脏大血管外伤，如得不到及时的抢救和合理的治疗，一般均在短时间内死亡，个别幸存者也很可能留下外伤性心脏室壁瘤、假性动脉瘤或动 – 静脉瘘等并发症。心脏大血管外伤常伤及周围的器官，如食管、气管、神经。因此心脏大血管外伤，死亡率高，并发症多。近年来我国各级急救中心的建立，大多数的心脏大血管外伤能得到及时的抢救，取得良好疗效，手术存活率有时可高达 90% 以上，随着经验的不断积累，心脏大血管外伤抢救成功的比例正在不断地提高。

（董念国　郭超）

参考文献

［1］ Sabiton，Spencer. Surgery of the chest［M］. 6th ed. New York：Saunders，2001：478–481，467–471.

［2］ Di Marco L，Pacini D，Di Bartolomeo R. Acute Traumatic Thoracic Aortic Injury：Considerations and Reflections on the Endovascular Aneurysm Repair［J］. Aorta，2013，1（2）：117–122.

［3］ Fattori R，Russo V，Lovato L，Di Bartolomeo R. Optimal management of traumatic aortic injury［J］. Eur J Vasc Endovasc Surg，2009，37：8–14.

［4］ Feezor RJ，Lee WA. Management of the left subclavian artery during TEVAR［J］. Semin Vasc Surg，2009，22：159–164.

［5］ Marty CH，Berthet JP，Branchereau P，et a1. Endovascular repair for acute traumatic rupture of the thoracic aorta［J］. Ann Thorac Surg，2003，75（6）：1803–1807.

［6］ 杨建，石应康，冯锡强，等 . 胸伤合并多发伤的临床特征与分型救治［J］. 中华创伤杂志，2002，18（5）：283–286.

第八篇

心脏大血管外科特殊治疗

主动脉内球囊反搏（intra aortic balloon pump，IABP）作为一个有效的临时机械辅助循环技术，在心外科手术中使用得越来越广泛。IABP 的研究始于 20 世纪 50 年代，1953 年 Adrain Kantrowitz 和 Arthur Kantrowitz 提出，用提高舒张期压力的方法增加心脏冠脉的灌注；1958 年 Kantrowitz 使用电刺激的肌肉包裹降主动脉，提高主动脉的舒张压，并增加心脏冠脉的灌注；1961 年，Clauss 提出，用体外同步系统在心脏收缩期从股动脉抽出血液，然后在心脏舒张期再注入的方法来实现反搏，一年后 Moulopoulos 等人采用 CO_2 驱动的 latex 球囊，由腹主动脉置入降主动脉完成反搏；1968 年，Kantrowitz 报道首次将体外反搏用于 3 例心肌梗死的患者，其中一例患者康复出院。这些早期的研究引入了以机械方式支持循环衰竭的理念。

一、IABP 的原理和生理学特点

IABP 的工作原理是将合适球囊置入患者胸降主动脉左锁骨下动脉远端至膈肌水平以上（患者过于矮小时不得低于肾动脉平面以上），在心脏搏动的舒张期，快速向球囊内充气，在胸降主动脉内占有一定的体积，将原来占有该体积的血液顺、逆流分别走向组织器官，同时减缓近心段血液向远端的分布，在心脏的收缩期，将球囊内气体快速排出，使其占据体积被周围血液快速充填。

IABP 的主要生理学效应是减少左室后负荷并增加舒张期主动脉根部和冠脉的灌注压力。主要相关效应是减少左室壁张力和氧耗量，减少左室收缩和舒张末期的容积，减少前负荷并增加冠脉和交通血管的血流。由于减少了心脏的后负荷和前负荷，增加了冠脉的血流而增强了心肌收缩力，所以心排血量增加。但是，IABP 不能直接改变心肌血流的分布。IABP 可减少 14% ~ 19% 的室壁收缩峰压（后负荷）和 15% 的左室收缩压。由于心肌耗氧量直接和室壁张力相关，所以心肌对氧的需求也相应地降低。同时，冠脉的血流会相应作出自行调整，实验表明，当低血压减少冠脉血流量至 50mL/（100g 心室肌·min）后，IABP 才可以增加冠脉的流量。但心脏超声和彩色多普勒频谱测量表明，反搏时舒张期主动脉血流峰速增加 117%，冠脉流速积分增加 87 %。有实验表明，平均动脉压大于 90mmHg 时，心脏缺血区域的侧支血流增加 21%。

影响 IABP 效能的生理因素包括反搏导管球囊的位置、球囊的大小及球囊充气和放气的时间等。要使得体外反搏达到最佳效果，球囊的位置应位于胸降主动脉左锁骨动脉的下方至膈肌水平以上。球囊大小和主动脉适配，以刚好能完全阻断胸降主动脉血管为宜。试验显示成人使用 30 ~ 40mL 的球囊能够显著减少左室的后负荷并增加舒张期冠脉的灌注。充气的时间要和主动脉瓣膜的关闭时间刚好同步，即临床上主动脉血压波形的降支重脉切迹。过早的充气会减少心脏的搏出量，增加心室收缩末期容积和舒张末期容积，因而增加心脏的后负荷和前负荷。舒张期反搏的效果可以表现为动脉波形的变化，以及心脏舒张期冠脉和心脏搭桥术后桥管血流的增加。球囊放气的时间要尽可能晚，以延长反搏血压持续的时间，但是要在主动脉开放和左室开始搏出前使球囊放气，临床上，放气的时间是心电图上 R 波出现时，球囊主动的放气可以增加反搏的抽吸效果，以减少左室的后负荷，因而减少心肌的耗氧量。

影响 IABP 血流动力学效能的生物学因素包括：心率和心律，平均动脉压，主动脉瓣膜的功能，以及主动脉壁的顺应性。主动脉瓣严重的关闭不全是 IABP 的禁忌证；主动脉舒张压过低会减少反搏时主动脉根部压力和冠脉血流的增加。钙化而无顺应性的主动脉会增加反搏舒展期的血压，但是会增加主动脉壁损伤的危险。

最重要的生物学因素是心率和心律。IABP 最佳效能的发挥需要心律规则，ECG 的 R 波明显或动脉压力波形有明显的重脉切迹。目前临床上使用的最常见的 IABP 触发信号是 ECG 的 R 波或者是动脉波形。反搏仪对球囊的充放气时间是可调的，以适配主动脉瓣关闭的时间和 R 波下降支。在心动过速时通常设定反搏仪以 1：2 的方式给球囊充气和放气；在心律失常时则以非同步固定的方式进行反搏，此时可能达不到心脏后负荷降低和冠脉灌注增加的良好效果。对于循环不稳定的患者，可使用各种办法，包括心脏起搏，以获得一个规则的心律从而能使得 IABP 很好地适配患者的心律达到最佳反搏效能。

二、IABP 的实施指征

IABP 的早期临床应用范围：心源性休克、难治性心绞痛、心脏术后心脏泵衰竭、严重顽固性心律失常。现在使用 IABP 的指征包括经皮冠状动脉腔内血管成形术（PTCA）的高危患者或冠脉造影失败患者、心脏手术围手术期室性心律失常、心脏移植过渡桥接及心肌梗死后室间隔缺损或二尖瓣反流的患者。此外，IABP 还预防性用于术前心功能不良并伴有心肌顿抑或者二尖瓣反流的患者。这些患者在脱离体外循环时，由于 IABP 可减轻心脏的后负荷而受益。特别是那些在心肌再血管化后心肌收缩功能还没有马上恢复的患者。某些患者甚至使用 ECMO 来做辅助循环的同时，使用 IABP 减少心脏手术后患者左室的后负荷。

国外心脏手术中心的数据表明，接受 IABP 治疗的患者 90% 是缺血性心脏疾病，或同时合并心脏瓣膜疾病的患者，特别是合并二尖瓣病变的患者，其他则是终末期心肌病、急性心内膜炎患者或者是心脏移植患者。

心外科使用 IABP 的时机是个值得推敲的课题，心脏手术前接受 IABP 治疗的比率在 18% ~ 57%，且近年呈上升趋势。术中使用 IABP 的患者在 42% ~ 72%。3% ~ 14% 的患者在心脏手术后开始使用 IABP。

术中使用 IABP 的主要原因是脱离体外循环困难，占 75% 左右。手术前低心排血量及心肌梗死后不稳定型心绞痛也是术中使用 IABP 的原因。约半数需要手术中使用 IABP 的是急诊手术的患者。

心脏手术后 IABP 支持的适应证包括：应用多种干预措施 30min 后仍然不能顺利脱离体外循环；应用最大剂量正性肌力药物仍需要支持治疗；不能获得满意的血流动力学疗效 [收缩压 < 70mmHg、心脏指数 < 2.0L/（min·m^2）、左房压 > 20mmHg、外周阻力升高]；正性肌力药物应用达到有害的程度；持续性恶性心律失常。

IABP 本身为有创操作，舒张期提高主动脉根部血压会加重主动脉瓣反流，因此，合并有主动脉瓣膜中度以上的关闭不全、主动脉夹层、腹主动脉瘤时禁止使用 IABP；在合并脓毒血症、周围血管病及伴有禁忌抗凝的疾病等情况，应依据具体情况，权衡利弊，慎用 IABP。

三、IABP 实施技术

IABP 球囊导管最早采取经股动脉切开的外科手术方法，随着经皮肤穿刺技术的发展，导管工艺技术的改进，目前多采用经皮穿刺置入球囊反搏导管。股浅动脉通常避免置管，因为股浅动脉较细小，而且置管后下肢缺血的发生率会增加。对血管细小的患者建议使用 8.5 Fr 的球囊导管，但是 8.5Fr 的球囊导管内无压力监测管。髂动脉和腋动脉很少用来置管，髂总动脉也是不常用的置管部位。

使用金属导引丝的经皮肤穿刺置管技术较为快捷，同时经皮穿刺股动脉置管技术发生下肢缺血并发症的比例已经明显较过去降低，目前股动脉置管多采取经皮穿刺置入，置入后使用射线定位。切开置管多在手术室中实施，股动脉暴露后，球囊导管可以在无鞘的情况下进行置管。而且置管后，球囊导管大多都能很好地封闭动脉切口，故而不需要缝合动脉穿刺口止血。古老的方法是，用一段人造血管和股动脉作端侧吻合，导管经过人造血管鞘置入股动脉，但这种方法基本上已经废除。如果股动脉置管部位持续出血，则需要缝合止血。无论用何种方法置管，都必须用透视拍片、经食道超声或术中触诊的方法，确认球囊导管的尖部位于降主动脉左侧锁骨动脉下的位置。

反搏时球囊的充气和放气的间期的调整，需要在密切的监护下进行。最容易做到的，也是通常所采用的方法是持续动脉压力监测。监护上出现第二脉搏波形，而且应该紧接在第一个小的脉搏波形降支的后面。但是，心律不规则时反搏对循环支持的效能会大打折扣，反搏时相的调整也相当困难，此时需要将心律转为窦性心律或起搏心律，至少转为 80～90 次/min 慢性房颤心律。如果心律是超过 110～120 次/min，则需要使用 1∶2 或者 1∶3 的交替反搏方式。通常 IABP 时需要使用少量肝素抗凝，但是有人推荐给患者使用 10mL/h 的低分子量右旋糖酐。球囊导管的置管部位必须保持使用抗生素和敷料，以保证局部的清洁，防止感染和败血症的发生。

撤除 IABP 时，先停用肝素 4h；停止反搏仪工作（此时处于放气状态）；压迫穿刺点远端的动脉（避免拔除过程鞘管上可能的血栓脱落到远端动脉），缓慢拔除 IABP 导管及鞘管，让血液从穿刺点喷出越 3～4 个心动周期后再压迫近端；再释放远端压迫，让远段血液喷出越 3～4 个心动周期，再压迫穿刺部位。撤出球囊导管后，需保持加压穿刺部位 30min 以上的时间，以保证股动脉穿刺部位可靠止血。对于切开置入的球囊导管，最好在手术室撤除导管，并要对置管部位仔细缝合止血。如果撤除 IABP 导管后下肢供血不良，需行血栓清除术，并用静脉血管片修复股动脉以保证下肢的血供。在某些肥胖的患者，有意通过腹股沟韧带穿刺髂动脉置管时，则需要切开撤管。因为后倾的骨盆会使得局部加压止血效果不佳而发生后腹膜出血的并发症。如果由于阻塞性疾病导致股动脉难以通过导引丝时，则需要在锁骨中段做切口通过腋动脉置管，腋动脉较股动脉小，因而并发症也较多。腋动脉置管需要在透视或经食道 B 超下进行，以确保导管不会置入升主动脉。

经胸主动脉切口置管，仅适用于患有周围血管病的患者，或者是有髂动脉降主动脉疾病而不能做股动脉置管的患者。置入球囊导管前需用 8～10mm 的 Dacron 或 Gortex 管道与升主动脉做端侧吻合，人造血管通过剑突下开口至体表，再将导管通过人造血管置入胸降主动脉近端，并需要避免阻塞锁骨下动脉的开口，球囊导管的缝合固定套倾斜插入人造移植血管中，并结扎止血。将导管与人造血管的连接置于皮下，并将导管可靠地固定到皮肤上。理论上，球囊导管也可以通过腹主动脉逆行置管到胸降主动脉，但尚缺乏实践的例证。

也有报道肺动脉内反搏适用于右心衰竭的患者，但是没有广泛的应用。由于肺主动脉较短，因而需要将一节 20 mm 左右的人造血管与肺动脉做端侧吻合，并结扎在球囊导管上，置于胸腔内。

四、IABP 的并发症

据报道，IABP 并发症的发生率是 12.9% ~ 29%，平均是 20%。致命的并发症很少发生。血管相关是现今最主要的并发症，为 9% ~ 25%；其他的并发症包括球囊破裂、球囊内栓塞、败血症、置管部位的感染、出血、假性动脉瘤形成、淋巴管瘘和股神经病等。现在，随着更小、无鞘导管的使用，血管的并发症发生率逐渐降低。

球囊破裂的发生率是 1.7%，首先表现为球囊导管内出血，很少出现反搏仪报警。虽然使用氦气驱动球囊使得空气栓塞不是严重的问题，但是一旦发生就要立即抽空球囊以减少球囊内血栓形成并需立即撤出球囊导管，如果患者依赖球囊反搏，则需要通过破裂的球囊导管置入导引丝，以更换新的 IABP 球囊导管。如果破裂的球囊导管不易撤出，这就需要经对侧股动脉、髂动脉或者腋动脉置入第二个 IABP 导管以支持血压。

至于球囊导管栓塞，或者打结的情况则需要手术切开撤管。栓塞的球囊导管可能会严重地割裂股动脉，导管需要在持续的牵引下，尽量撤出；同时用透视或者超声确定导管的尖端位置，以确定手术撤管的方案手术中可以使用溶栓的药物，并在直视下切开血管撤出导管。

临床上，下肢缺血并发症的发生概率是 9% ~ 25%，随着无鞘置管技术的发展，已经允许置入 6F 的导管，一定程度上减少了血管相关并发症，但是不能完全避免血管相关并发症，因此有必要记录置管前足背动脉的搏动状态，置管后每小时记录一次，可通过触诊或多普勒超声进行，观察足部的颜色、温度和毛细血管充盈时间；如果出现疼痛、感觉减退和局部循环差都提示严重的缺血而需要尽快处理，恢复局部的血流。依患者病情有三种选择：如果患者不依赖反搏则可以立即撤出导管，在大多数情况下可以恢复远端的循环，少数患者需要手术取出血栓并重建股动脉；如果患者是依赖反搏的情况则需要在撤出导管时从对侧股动脉或髂动脉置入第二根替代的球囊导管；如果不行，可以使用腿间动脉搭桥或者使用较少采用的腋动脉 – 股动脉搭桥，以缓解下肢的缺血。及时有效地处理下肢缺血可以减少截肢的发生率，如果需要截肢的则应在膝关节以上进行。

IABP 后发生下肢缺血的危险因素包括女性、周围血管病患者、糖尿病患者、吸烟、高龄患者、肥胖及心源性休克的患者，但是由于使用 IABP 是迫不得已的，所以这些危险因素不能影响置管的指征，只是提示在患者循环允许的情况下尽可能早地撤除反搏导管。有时，长时间使用 IABP 会增加并发症的发生。

严重的胸主动脉粥样硬化的患者，可能会由于 IABP 导致粥样碎块的脱落而导致下肢末梢血管的栓塞，并最终需要截肢。栓子可能会栓塞肾动脉和内脏血管而导致脏器的栓塞。大动脉的硬化可以通过超声诊断，此时考虑选择腋动脉置入 IABP 导管。

大约 1% 的患者在医院或出院后不久，在股动脉穿刺部位形成假性动脉瘤，但很少形成动静脉瘘。这种情况很容易由触诊和 B 超发现，并择期手术修复。罕见的淋巴瘘管的并发症更容易通过手术缝合控制。

败血症发生在 1% 的患者，并随着 IABP 置管的时间延长而发生率增高。大多数 IABP 导管在 48 ~ 72h 内撤除。败血症是撤管的指征，但如果患者依赖 IABP 时，则需要选择一个新的部位重新置管。怀疑败血症的患者可在留取血培养标本后，选择特异性的广谱抗生素积极治疗；待血培养结果出来后，再选择病原菌更敏感的抗生素治疗。局部感染的患者通常选用引流、抗生素治疗、包扎和二期缝合。

由于使用 IABP 期间使用各种抗凝剂，以及合并血小板减少，患者出现出血并发症明显增多，因此选择性肝素化优于普遍肝素化，一般而言，在没有抗凝禁忌证的患者，肝素化水平建议活化部分凝血活酶时间（APTT）维持在 60～85s，或者激活全血凝固时间（ACT）＞200s。对于存在抗凝禁忌证（如活动性出血或既往合并大出血）不建议肝素化。由于 IABP 期间患者肢体制动，因此需要积极预防下肢血栓形成。由于出血产生的局部小血肿无须手术清除，除非局部皮肤发生坏死样改变。如果出血来自伤口内，这时需要切开伤口彻底止血，可清除部分血肿而无须延长手术切口，然后再缝合伤口。经胸主动脉置入导管的患者发生出血的比率很小；髂动脉穿刺置管而引发的后腹膜出血不易发现，需要经过腹部 B 超及时发现，及时进行手术止血。

IABP 球囊导管导致的急性主动脉剥离并发症也有报道，该并发症可以通过轻柔置管、透视或超声监视置管等方法避免发生。通常股神经病变可随着时间的推移而治愈，但也可能会导致残废。经胸主动脉放置管行 IABP 的患者，还可能发生脑血管意外的并发症。

五、IABP 的效果

使用 IABP 的患者有极少数由于 IABP 并发症导致死亡的。极少数患者会由于后腹膜出血、中枢神经损伤、主动脉剥离致死。有下肢缺血的患者死亡率明显高于没有该并发症的患者。

反搏可以增加冠状血管的血流、减少心脏的后负荷和心肌的氧耗，试验表明反搏可以减少新发梗死灶的面积。心肌再血管化的患者 IABP 可显著提高短期或长期存活率，并明显改善患者的生活质量。

但是，由于心脏疾病要求使用 IABP 的患者死亡率很高，在院死亡率为 26%～50%。影响在院死亡率的因素包括高龄、女性、NYHA 分级较高、冠心病术前使用硝酸酯类药物、病情重术中或术后置管者、经胸主动脉置管及糖尿病等。

（吴惠亮）

第七十九章 体外膜肺氧合

第一节 概 述

体外膜肺氧合（extracorporeal membrane oxygenation，ECMO）源自于心脏手术中的体外循环技术（cardiopulmonary bypass，CPB），但是其应用范围已经不再局限于心脏手术。由于CPB能够维持的时间短暂，人们非常渴望一种更加持久的人工心肺技术。得益于生物材料学的发展，人们制造出了透气性好、血浆渗漏少、生物相容性好的高分子人造膜，从而实现了"膜肺"这种更加仿生的人工血氧交换方式。以"氯化烷苯二甲胺"为媒介的肝素涂抹技术（heparin-coated surfaces，HCS）则是另外一项重大突破，这项技术既保证了肝素在人造膜表面的牢固定植，又维持了肝素的抗凝活性，从而解决了体外凝血这一医学难题，使得ECMO真正走上了临床。

ECMO应用广泛，大致可分为四类：循环衰竭、呼吸衰竭、ECMO支持下的心肺复苏（ECPR）、其他需要循环辅助的疾病。据体外生命支持组织（Extracorporeal Life Support Organization，ELSO）2015年最新统计的数据：目前全球登记到ECMO中心226个，较10年前增加了1倍。共69 114名患者接受过ECMO的救治，总体生存率达71%。ECMO最初被用于新生儿严重心肺疾病的救治，但是近年来将ECMO用于成人重症救治的报道在不断增加。国内亦可查阅到临床医生将ECMO成功应用于暴发性心肌炎、肺动脉高压、H7N9禽流感、H1N1甲型流感、肺动脉栓塞、肺移植、心脏术后等疾病的诸多报道。

1. ECMO的适应证 ①急性呼吸衰竭患者经高浓度吸氧、机械通气和呼气末正压通气（PEEP）治疗，仍有肺内右向左分流及低氧血症者；对各种方法治疗无效的严重呼衰患者，包括妊娠34周以上的新生儿、在5d内可恢复的小儿或成人肺部疾病。②循环衰竭，特别是心脏手术后严重低心排血量综合征，对各种方法治疗无效的右心室或双心室功能衰竭，预计5～7d内可恢复的患者。③心肺损害为不可逆行，需要进行心、肺移植，用ECMO维持生命，等待供体器官。④其他适应证：新生儿胎粪吸入、小儿气管内异物吸入、婴幼儿室上性心动过速、重症心脏介入手术、先天膈疝、严重心肺外伤、烧伤科患者的吸入性肺损伤、不同原因的严重肺炎及多器官功能衰竭等多种病症。

2. ECMO的禁忌证 包括绝对禁忌证和相对禁忌证。

（1）绝对禁忌证：①抗凝者；②没有救治希望的终末期疾病；③潜在的中重度慢性肺部疾病；④高龄多器官功能衰竭综合征；⑤对治疗无反应的脓毒性休克；⑥无法控制的代谢性酸中毒；⑦中枢神经系统损伤；⑧重度免疫抑制。此外，对于严重的肺纤维化或其他不可治愈的肺部疾病、坏死性肺炎、高压和高氧浓度机械通气1周以上者，也不考虑应用ECMO。

（2）相对禁忌证：①机械通气＞7d；②正性肌力药物治疗后心肌功能仍较差（CI＜3.5），不可逆性或慢性心功能不全；③重度肺动脉高压（MPAP＞45）；④年龄＞60岁。

第二节　ECMO 设备及转流途径

一、ECMO 的基本设施

ECMO 的基本设施包括血泵、氧合器、插管和管道、恒温水箱、激活全血凝固时间测定仪（ACT）、连续氧饱和度／血细胞比容监测仪等（图 8-78-1）。ECMO 系统的组合要遵循 ECMO 配置的基本原则：①预充量小；②血液破坏轻；③气体交换能力好；④能保证长时间的灌注需要；⑤操作简便。ECMO 系统力求灵活、简单、体积小、集中、易于操作管理和移动。

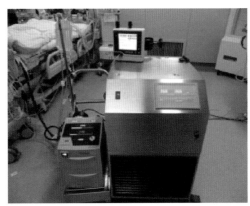

图 8-78-1　ECMO 仪器

（一）氧合器

1. 氧合器的选择条件　①血液破坏轻；②预充量少；③气体交换性能好；④可应用的时间长；⑤操作简单。膜式氧合器基本具备这些条件。

2. 氧合器的氧合原理　膜式氧合器是 O_2 和 CO_2 气体通过聚丙烯膜或硅胶膜的弥散对血液进行气体交换，在氧合过程中，气体和血液不直接接触，无气血界面。膜可制成中空纤维型和卷筒型。

3. 膜式氧合器优缺点　中空纤维型膜式氧合器是临床上最常用的氧合器，但在 ECMO 长时间的灌注中，由于气相侧水凝集界面消失，液体可能漏出，纤维管壁形成的蛋白膜可逐渐增厚，影响气体弥散，需要更换。卷筒型硅胶膜式氧合器气体交换性能较为稳定，更适合较长时间的应用，但预充量较大，气体交换有限且价格昂贵。现今，一些氧合器采用了表面涂抹技术，使其血液相容性更好，可应用的时间更长。

（二）血泵

离心泵是长时间 ECMO 的血泵选择之首选。离心泵使血液通过高速旋转产生离心力，将血液泵回人体。在密闭的 ECMO 循环中，离心泵可根据静脉回流量及动脉阻力自动调节灌注量，保证循环稳定，避免产生气栓，减少血液破坏。滚压泵作为临床体外循环中最常用的泵，由于泵头不断挤压泵管，长时间转流血液破坏严重，容易进气或泵管破裂，产生栓塞，所以并不适合长时间的 ECMO。

（三）插管

心脏手术后的 ECMO，可以直接采用体外循环用的（主动脉，上、下腔静脉或右房）插管。对于无须开胸患者的 ECMO，可采用经皮穿刺或切开股动脉、股静脉或颈内静脉进行插管。采用涂层技术的插管，可使用更长时间。

（四）管道系统

管道系统是由离心泵、氧合器、长短不一的管道连接及附属的监测或安全装置形成一个整体。管道系统应该尽量选用适当的管径和膜肺，缩短管道、减少接头，以减少预充量和增加安全性。采用涂层技术的管道能减少血液和异物接触时产生的炎性反应和免疫激活，从而有效减少术后并发症。

（五）恒温水箱

ECMO 使用的恒温水箱是和膜式氧合器的变温器配套使用的，无极变温、全自动恒温水箱体积小，可置放在工作台上，使用方便。在 ECMO 中保持血温恒定，维持患者的正常体温。紧急情况下，体外循环机配置的专用水箱亦可作为 ECMO 的恒温水箱，但这些水箱体积和噪音相对大，移动不方便，不推荐常规使用。

（六）监测装置

ECMO 使用时除常规的生命体征，如平均动脉压、中心静脉压、心电图、尿量外，还应有 ACT、血气或连续氧饱和度、电解质监测。

二、ECMO 转流途径

ECMO 方法可根据患者病情不同选择不同插管部位和不同的转流途径。其主要的转流途径包括如下几种。

1. 静脉－静脉转流（VV 模式）　此法是 ECMO 最先用的方法。通常选择一条外周静脉插管并使插管的尖端伸至下腔静脉或右心房，引流血至体外膜式氧合器进行氧合后，再通过另一条静脉插管灌注。插管部位可采用左股静脉－右股静脉、右颈静脉－右股静脉（适合成人的 ECMO）。

2. 静脉－动脉转流（VA 模式）　此法是 ECMO 最常用的方法。这种转流方法可引出占心排血量 80% 的血液并可以经过膜式氧合器进行充分的氧合，减少肺血流，减轻肺充血和肺水肿。插管的部位可选择右心房－主动脉、右股静脉－右股动脉或右颈内静脉－右颈动脉（适合小儿、新生儿的 ECMO）。

3. 无泵驱动的 ECMO 动脉－静脉转流　此法是将膜式氧合器连接到一条动脉至静脉的循环通路上，靠左心室输出的动力驱动动脉血经过膜肺氧合后进入静脉系统。此法简化体外循环设施和减少血液破坏，但增加了右心的负荷。

第三节　ECMO 的临床应用

一、ECMO 在心脏移植围术期的应用

心脏移植是终末期心力衰竭的有效治疗方法，但由于供体缺乏，约 1/3 的患者在供体等待期死亡，为解决此问题，机械循环辅助装置应运而生。目前，机械循环支持技术已成为心脏移植过渡支持的有效手段，其中体外膜肺氧合（ECMO）技术因其操作简便、费用较低、能同时进行心肺支持，正在得到临床广泛应用。

ECMO 作为一种体外生命支持系统辅助方式，包含体外循环系统中最关键结构，原理是将静脉血从体内引流到体外，再经氧合器氧合后由驱动泵将血液泵入体内的中短期心肺辅助技术。ECMO 主要用于肺或心肺功能不全的支持，通过充分的心肺支持，有效地改善低氧血症，避免长期高氧吸入所致的氧中毒和机械通气所致的气道损伤，使心脏功能得到有效支持的同时增加心排血量，充分改善全身组织灌注。此时，心脏和肺得到充分的休息，而全身氧供和血流动力学处在相对稳定状态。还可通过超滤器对水、电解质进行控制性调节，促进内环境的恢复，经过 ECMO 辅助支持，为心肺功能恢复和

等待适合的供体赢得时间。据体外生命支持组织统计，已有 32 000 新生儿、12 000 儿童和超过 9 000 成人接受 ECMO 辅助支持治疗。

机械辅助的优势在于它能够改善等待移植患者的血流动力学及脏器功能，目前应用的设备分体旁的或是植入的，支持时间有限，最常见的作为患者移植过渡的设备是短期辅助装置，如 ECMO 或离心泵的心室辅助装置（VAD）。长期辅助装置在大部分中心用于中长期支持，包括 Berlin Heart 和 Medos VAD，这些辅助装置主要用于欧洲，美国对这类装置的审批非常严格。但是现在在人道用途器材的豁免规定下，这些设备在美国的使用正在增加。植入 Heartmate 和 Thoratec 成人搏动灌注装置已经可以用于大儿童和青少年（>40kg），但是还没有能适用于小儿童，更无法用于婴儿和新生儿（<10kg）。最近，成人轴流装置的改善，如 DeBakey Children Device，可能对于大儿童（15～20kg）和青少年更有用。

使用 VAD 过渡到移植，使更多患者能够有机会接受移植手术。美国费城儿童医院（CHOP）总结了 12 例 EED 过渡到移植的经验；3 例使用的是 Heartmate，7 例使用的是 Thoratec，2 名婴儿使用的是 Berlin Heart。这些病例中，7 例（58%）成功过渡到移植，1 例移植后死亡，1 例成功过渡到器官功能恢复，1 例移植前死亡。

显然，ECMO 仍然是最多最通用的选择，因为它可以在任意体重的患者迅速建立，但因使用了 ECMO 的患者存活至出院的生存率受抗凝相关并发症的影响而使其应用受到限制。

（一）移植前过渡

随着体外生命支持技术（ECLS）的逐步完善及 20 世纪 80 年代儿童心肺移植的成功开展，目前国际上很多大型心脏中心逐渐认识到，经过长期 ECLS 支持可为那些心力衰竭发展到不可逆阶段的患者提供暂时性生命支持，直到找到合适的供体进行脏器移植。

2015 年 Musial 等报道了一组因心源性休克而在心脏移植术前使用 ECMO 的经验和技术分析，发现 ECMO 可以及时改善心源性休克症状并有效防止多器官功能衰竭，帮助患者渡过等待中的难关。

此外，对于限制型心肌病患者，其主要特征是心室的舒张充盈受限，心力衰竭对常规治疗反应不佳，往往成为难治性心力衰竭，预后差，只能对症治疗。但对突然出现心力衰竭的紧急病例，在心脏移植术前使用 ECMO 进行过渡支持治疗可以有效挽救其生命。ECMO 支持时间一般在 4～6d，对于在短期内可找到合适供体的患者来说，不失为一种有效的支持治疗手段。

美国密歇根大学首先报道了 ECLS 作为移植过渡期间的生命支持，但是初步实践结果却令人大跌眼镜，3 名患者全都由于发生其他器官的不可逆损伤而无法接受移植，其后还发现无论是儿童还是成人，ECLS 过渡组的患者预后都非常差。当然，也有研究者认为，由于供体器官的条件很差，使得无法选择 ECLS 作为移植过渡。但是，也有截然相反的观点，1997 年美国阿肯色州儿童医院发表的研究中 17 名进行 ECLS 支持的患者（包括成人和儿童），12 名患者接受了移植，10 名（83%）存活出院。此外，研究还发现通过积极治疗细菌感染及真菌感染，ECLS 患者可以安全地接受术后免疫抑制剂治疗，而不会发生不可控制的移植后感染。通过短期随诊观察，比较直接心脏移植患者及 ECMO 辅助过的心脏移植患者，他们的感染发生率和排斥发生率相似。作者认为，移植术后的成活率可能并不受到术前 ECMO 支持的影响。

美国加利福尼亚大学洛杉矶分校（UCLA）的研究者报道了一组 19 名接受非搏动灌注机械支持的患者中 53% 存活出院，并发症的发生率也没有显著的增加。各研究结果之间的差异可能与入选患者支持前的病情有关，费城儿童医院所选患者的 55% 都接受了心脏手术然后接受 ECLS 辅助，而 UCLA 的入选患者无一接受过手术。这可能使 CHOP 的患者更容易遭受神经系统损伤、感染或恢复初期的继发性脏器损伤。这一点被阿肯色州儿童医院（ACH）的报道进一步证实，ACH 的研究入选了 47 名患者，16 人（32%）成功过渡到接受移植，但是 8 名儿科先心病患者中仅有 2 名（25%）存活，而 8 名心肌病的患者中有 7 名（88%）存活。

2002 年一项费城儿童医院的回顾性研究显示，使用 ECLS 过渡的患者，39% 存活到接受移植，术后第 1 年的 ECMO 支持组与非支持组受体之间的存活率无明显差别。GOS 的一项回顾性研究发现，心肌病终末期行机械辅助的患者接受移植前进行 ECMO 并存活出院的比例为 92%。在 GOS 的研究中，平均等待供体时间为 75d，而美国，平均等待时间大约为 14d。由于等待时间延长了 1 倍，因此 ECMO 辅助的患者发生并发症而失去移植机会的情况就很正常。

有人认为，ABO 血型不相容性移植可以作为一种脏器移植的备用方法，这样可以减少心脏病患者等待供体的时间以及等待中的死亡率，对于 ECMO 辅助下等待移植的患者可能更有利。

对于儿童心脏病患者群，ABO 血型不相容性移植可能尤为有利，由于新生儿没有产生 T 细胞抗原抗体，包括那些主要的血型抗原都没有产生。但是由于受体的需求比可提供的供体要多得多，这种方法缩短了已经在机械支持下的患者等待移植的时间，使死亡率明显下降。在一些国家，婴幼儿心脏供体非常少，ABO 血型不相容性移植可能在减少等待相关性死亡率方面有显著的作用。

俄亥俄州立大学哥伦布分校（CU）自 1987—2003 年共有 300 名患者准备接受移植治疗，21 名接受术前支持的患者中 10 人存活至移植，6 人（29%）存活至出院。心肌病的患者无论是从生命支持至移植手术，还是从生命支持至出院来看，这组患者的生存率都是较好的一组，尤其是那些无心脏骤停病史的患者，他们应该是利用机械辅助过渡到移植的最佳选择对象。其次还能保护肾功能，避免在 ECMO 期间透析，这样会大大提高患者的存活率。因此，满足上述条件的患者最可能从移植中获益，应该积极地行辅助治疗。

研究显示，由 ECMO 过渡到心脏移植患者的远期预后，与未行移植前 ECMO 辅助患者的预后无明显差别，这个结果与 Dellgren 的研究结果明显不同，在 Dellgren 的报道中，ECMO 辅助后行移植的患者预后明显要差，行 ECMO 的患者两年成活率为 48%，而未行 ECMO 患者的生存率为 88%，$P < 0.01$。如果将器官分配原则进行改善，那么进行 ECMO 辅助或其他机械辅助患者的等待时间可尽量缩短，最终结果将能进一步改善。

在 ECMO 辅助期间，可能会发生一些是移植禁忌的并发症，比如严重的、不可逆的神经系统损伤，难治性的细菌或真菌性败血症，或者家属不再同意移植，这些情况使这些患者暂时或永久性地被排除在移植待选患者的名单之外。

但是，在这段时间里我们仍然有必要采取主动的方式去管理所有患者，使他们的情况尽量完美，尤其是对肺脏的管理。有的时候需要进行房间隔造孔，以确保左房减压，去除肺动脉高压的根源。感染的监控包括常规进行创面、血液、痰液和尿液的培养，并且对阳性培养结果进行积极的治疗，消除器官移植后行免疫抑制的潜在风险，解除心脏前、后负荷，使心肌得到充分休息，增加心脏的能量储备；同时 ECMO 可避免长期吸入高浓度氧所致的氧中毒，以及长时间过度机械通气所致的气道损伤；另外，还可用超滤器对水、电解质进行控制性调节，促进内环境恢复正常。通过 ECMO 的有效支持，可为临床提供质量较好的供体。

（二）移植后应用移植术后 ECMO 支持概况

通过供体质量的改善、受体的选择、外科技术及免疫抑制治疗水平的提高，心脏移植术后 30d 死亡率得到了明显减少。但是，由于有些供体质量受到影响，如供体是脑死亡，供体离体后心肌保护不良，或是供体、受体存在某些其他疾病，这些都可能会造成移植后即刻出现的功能不全，并且这种功能不全只能依靠机械支持。再加上心脏移植患者由于术前长期心功能低下，心功能严重衰竭，体肺循环发生了程度不同的改变，而心脏移植供心一般心功能正常，与患者的体肺循环连接后，需要一个适应的过程，再加上供心长时间无灌注，术后低心排血量，特别是右心功能差的情况较为多见。此时通过有效的机械辅助，常可促进供心与患者体肺循环的适应及心功能的恢复。

最早的相关报道仍然来自于美国密歇根大学，该中心 3 名儿童患者中 2 名因移植后供心功能不全而接受 ECMO 辅助，并成功存活出院。机械辅助期间，并不存在免疫抑制治疗方面的困难，也没有出现无法控制的感染情况。但在 Kosair 儿童医院的研究中，3 名患儿中只有 1 名存活到出院，这名患儿还发生了明显的神经系统损伤。

Kirshhom 认为，及早支持和晚支持之间的预后存在差别。9 名患者在移植 7d 内接受机械支持，其中 5 名为移植术后即刻开始支持，3 名在这个时间点之后。早行 ECMO 的患者中只有 22% 存活至出院，而晚行 ECMO 组为 67%。非常有意思的是，晚支持组中没有患者需要再次行移植，而早支持组中有 2 名需要再次移植，并且这种明显的生存率差别还将继续存在。这种差别可能可以解释为，晚组中的急性移植排异反应可能导致一过性脏器功能不全，这种排异反应可通过改变免疫抑制治疗来改善，而早组的主要原因是移植物的功能衰竭，这种情况通常是无法恢复的。

1. 低心排血量综合征（low cardiac output syndrome，LCOS）ECMO 辅助　LCOS 是心肌损害导致心泵功能下降，机体容量、阻力都正常或作了较大代偿情况下，心脏泵血功能依然不能满足机体循环的需要，出现循环衰竭，机体组织低灌注，是心脏移植术后临床常见急危重症。在低心排血量综合征患者救治中采用 ECMO 技术进行抢救治疗可以改善血流动力学指标，有助于心脏收缩功能恢复，改善重要脏器循环，提高抢救成功率，为患者恢复心功能争取时间及机会，减少低心排血量综合征死亡率、致残率，改善预后，具有较好的临床效果。

缺血再灌注损伤心脏供体在移植到受体时要经过一系列的缺血过程。①温缺血期：从阻断主动脉、切下供体心脏到将其浸浴冷藏的时间。②冷缺血期：供体心脏冷藏后，运送到受心者所在医院，准备进行移植的时间。③移植期：供体心脏从冷藏容器内取出，经过吻合再植，到供体心脏再灌注和复跳，并在受心者体内恢复血循环的时间。

温缺血期期间心肌保护重点为使心脏尽快地停跳，并通过低温降低心肌细胞代谢。供体心脏在温缺血时极易受损害。为了减少 ATP 损失，应使心脏迅速产生并维持于舒张期停搏。冷缺血时间较长，可达 3～4h，甚至可达 8h 以上。此时为真正完全性缺血缺氧。由于供体心脏完全缺血时间长，又难以重复灌注冷停搏液，故冷藏温度低，通常为 2～8℃。心脏移植必须遵循器官保存的基本原则。主要是防止低温条件下细胞发生肿胀，预防细胞内酸中毒，减少间质内的水分，减少自由基的生成，以及为再灌注时给细胞产生能量提供基质。按目前的技术，可以使供体心脏在缺血的情况下安全保存 3～4h。移植期的心肌保护重点为减轻心肌的缺血和再灌注损伤。

由此可见心脏供体在移植到受体过程其保护环节烦琐，不易掌控。心肌缺血再灌注损伤不可避免，只是程度轻重不同。对于严重缺血再灌注损伤，心肌血流恢复后，仍表现为收缩无力，给正性肌力药效果不明显。此时为 ECMO 的最佳适应证。一般通过 3 ～ 5d ECMO 支持，心功能即可恢复。主要评价指标为血流动力学、心脏超声、心肌酶学。此类患者如不用 ECMO，只单纯应用正性肌力药和血管活性药，其剂量超大而效果不佳。时间延误可造成心肌细胞凋亡或其他重要器官的损伤，其中以肾功能障碍最为常见。

ECMO 技术的功能是暂时代替心脏（血泵）和肺（氧合器）的生理作用。ECMO 通过对急性呼吸和／或循环衰竭重症患者进行有效支持，维持机体氧供和血流动力学的相对稳定，使心肺得以充分地休息，为心肺功能的恢复赢得机会和宝贵时间。对于严重呼吸循环衰竭，常规手段无法支持生命，但造成呼吸循环衰竭的病理基础为可逆性，均可考虑采用 ECMO 技术。

2. 肺动脉高压患者的 ECMO 辅助 终末期心力衰竭患者由于各种原因常伴有不同程度的肺动脉高压、肺血管阻力（PVR）增高，有肺动脉高压的心脏移植患者术前应用肺血管扩张剂，对肺动脉高压的可逆性判断具有重要的意义。由于供体心脏在术后早期不能立即适应和耐受容量和阻力负荷的急剧增加，可能导致供体心脏出现急性右心衰竭，是影响心脏移植患者术后并发症发生和死亡的主要原因。

术前对有肺动脉高压和 PVR 增高的患者采用强心、利尿和扩张肺血管等治疗，以增加心排血量、降低右心负荷、肺动脉压和 PVR。具体治疗措施包括设置呼吸机参数，使患者过度通气，并予以充分镇静，持续吸入一氧化氮（NO），静脉泵入硝酸甘油、硝普钠、米力农和前列环素等药物；对急性右心衰竭或肾功能损害的患者，应用体外膜肺氧合（ECMO）支持及持续性肾脏替代治疗（CRRT），可有效地改善患者的心功能状态，减轻和缓解右心室前、后负荷的异常升高。

有文献报道，供体心脏通常难以承受超过 50mmHg 的右心后负荷，当 PASP 超过 55 ～ 60mmHg 时往往会导致急性右心衰竭，同时，供体心脏在适当的肺血管扩张剂治疗前提下，右心室需要 2 周左右的时间才能逐渐适应受体的 PVR。心脏移植患者由于体外循环后机体炎性介质释放所致的肺血管痉挛、体外循环期间各种微栓沉积于肺血管床、术后肺不张和感染等，导致 PVR 增加，加剧或诱发供心急性右心衰竭的发生。术前有肺动脉高压患者术后早期肺部并发症增多。术后发生急性右心衰竭［中心静脉压（CVP）＞16mmHg］应积极采取降低右心负荷的治疗措施，包括过度通气，应用利尿剂、硝酸甘油、硝普钠、多巴酚丁胺、异丙肾上腺素、吸入 NO、前列腺素 E 和前列环素等药物，以减轻右心前、后负荷、增快心率、增加心排血量。在上述治疗措施效果不佳或同时合并肾功能损害的情况下，可采用 ECMO支持治疗和 CRRT 超滤处理，快速地降低患者心脏负荷。ECMO 支持治疗在减轻右心负荷的同时可改善氧合功能，为心肺功能恢复创造了条件。CRRT 可减轻右心负荷，清除炎性介质，减少肺血管痉挛，维持内环境稳定，增加对血管活性药物的敏感性。

已有文献报道，术前肺动脉高压患者心脏移植后即刻及随时间推移 PVR 可降低。心脏移植后肺循环的血流动力学状态主要依赖于移植前肺动脉压的水平，移植前有肺动脉高压的患者心脏移植后 1 年左右肺动脉压逐渐降低。可逆性肺动脉高压无论其严重程度如何，不是心脏移植的绝对禁忌证，近期及远期结果均良好。

肺动脉高压 Fenton 的研究证明，移植术后 ECMO 的适应证选择常常会决定预后，他的研究显示：接受移植的儿童患者约 11.9% 需要 ECMO 行围术期支持，这个数字要比成人患者高得多，因为先天性心脏病，单心室患者群更可能存在肺高压。肺高压在体外循环后可能会明显恶化，产生供心右心室无法承受的压力。早行 ECMO（术后 6 周内）的患者存活至出院的存活率为 53%，晚行 ECMO 的患者为

40%，但是明确因肺高压问题行 ECMO 辅助的患者均无法成功撤机。

事实上心脏移植术后急性右心衰竭的原因是多方面的，如受体由于长期左心衰竭可产生肺动脉高压，导致肺小动脉阻力增加；供心保护不佳，使右室收缩舒张障碍；体外循环导致的肺间质水肿、血管吻合不佳、冠脉进气、鱼精蛋白副作用、低氧血症和酸中毒均可加重肺动脉高压，促进右心衰竭的发生。一旦发生严重右心力衰竭，药物效果欠佳，IABP 也难以发挥作用。ECMO 的应用可为病程带来转机。ECMO 早期可有效调节内环境，降低肺动脉高压。

ECMO 晚期可训练右室心肌，以使右心室逐渐适应供体肺动脉高压状态。前者需要 ECMO 2 ~ 3d。后者需要 ECMO 时间较长（7 ~ 10d），在心肌缺血再灌注损伤恢复后即可进行心肌的力量训练。此时应逐渐减少 ECMO 血流，让心脏有一定的负荷进行收缩训练。在成功撤除 ECMO 的患者组中，平均 ECMO 辅助时间是 1.4 ~ 7.9d，如果患者能够脱离 ECMO 辅助，通常在 8d 内就能看出来。Mehta 等人的报道结果与之相似，能够成功脱离 ECMO 的心脏术后患者平均辅助时间是 3.4d。但是，有 3 名过渡到心脏移植的患者分别辅助了 3d、8d 和 10d。

术前曾发生心脏骤停不影响需要 ECMO 支持患者的预后，研究报道的生存率在 33% ~ 53%。在 ECMO 辅助之前有心脏骤停病史的患者和之前没有列入等待移植名单的患者，在等待名单的位次上变化很大，位次的决定主要依赖于停跳术后对神经系统或其他感觉神经系统损伤的评估情况。这些患者平均在心脏骤停之后约 14d 接受移植，具体等待时间为 0 ~ 8d。

心脏排异反应是一复杂免疫学现象，它主要涉及细胞介导的细胞毒性反应和抗体介导的体液超敏反应。根据心脏排异的时间可分为超急性心脏排异反应、急性心脏排异反应和慢性心脏排异反应。其临床主要表现为心功能不全和心律失常。对于药物效果不佳的患者，ECMO 的作用表现在两个方面：第一，ECMO 有效循环支持配合免疫抑制剂的应用，使排异反应得到有效控制，心功能逐渐恢复。第二，对于严重排异，心功能不能恢复者，ECMO 可起到桥梁作用，希望在 ECMO 期间有新的心脏供体挽救患者生命。

二、ECMO 在新生儿呼吸衰竭救治中的应用

新生儿呼吸衰竭（neonatal respiratory failure，NRF）主要是指新生儿的外呼吸功能出现障碍，导致新生儿的动脉氧分压过低，可同时伴发或不伴血二氧化碳分压的增高，出现相应一系列的临床症状的病理过程，是造成新生儿死亡的常见危重症。据报道，国外 NICU 病房中约 13% 的患儿会发生新生儿呼吸衰竭，死亡率为 1.5%；而我国 NICU 病房中约 38.9% 的新生儿重症呼吸衰竭，死亡率高达 22.5%。新生儿呼吸衰竭具有高发病率，同时造成高死亡率，在我国尤为严重。目前，对新生儿呼吸衰竭的治疗方法是机械通气，由于呼吸机的使用，使得新生儿呼吸衰竭的死亡率有所降低，但是机械通气常伴发严重的并发症，尤其新生儿重症呼吸衰竭的病死率更高。因此，如何提高新生儿呼吸衰竭的诊治水平，尤其是降低死亡率，成为治疗的首先目标。

体外膜肺氧合是一种新的呼吸循环支持手段，现在这种技术已成为重症呼吸衰竭患者在其他治疗方法无效时的一种新的有效替代疗法，其主要的原理是将静脉中的血液引流出体外，然后在血液泵作用下，利用膜式氧合器，将血液中的 CO_2 释放同时进行氧合，最后，把氧合的血流回输患者体内，在体外完成 O_2 与 CO_2 的交换。使用这种技术能够较长时间的全部 / 部分完成呼吸循环支持，替代患者的心肺功能，保证患者的心肺得以充足休息的同时，维系患者血液及血液动力平稳，为重症患者心肺功能的逐步恢复争取宝贵的时间。近年来，体外膜肺氧合技术逐渐应用于新生儿呼吸衰竭的治疗中，且

取得了较好的疗效，使新生儿呼吸衰竭的治疗效果有了显著的提高。

新生儿呼吸衰竭是应用 ECMO 的最常见指征：①胎龄 ≥ 34 周，孕周越小，颅内出血概率越大；②体重 ≥ 2kg；③可恢复的心肺疾病。禁忌证：①不能控制的出血；②Ⅲ级及以上的脑室内出血；③机械通气 > 10 ~ 14d，长时间机械通气患儿恢复不佳而预后不良；④致死性染色体疾病（包括 13- 三体综合征、18- 三体综合征等）；⑤不可逆的脑损伤及器官损害。

新生儿 ECMO 通常采用静脉切开，在右侧颈内静脉和颈总动脉插管，插管前应彻底镇静并部分麻醉患儿，减轻插管困难，抑制自主呼吸，避免空气进入插管。插管型号动脉选择 8 ~ 10 Fr，静脉选择 10 ~ 12 Fr。管道对血流的阻力与半径的 4 次方成反比，根据血管直径选用内径粗的管道。用无菌的类似正常细胞外液的等渗电解质溶液预冲管道，可以添加人血清白蛋白，输注浓缩红细胞，使红细胞比容 30% ~ 40%，肝素维持抗凝。按照静脉、动脉顺序松开管道钳，开启动力泵。逐步增加 ECMO 流量，以满足供 O_2 和清除 CO_2 的需要，约 120 mL/（kg·min），维持静脉血氧饱和度 75% 左右。降低呼吸机参数。减少多巴胺等正性肌力药物的应用。进行生命体征、血流动力学和血气分析等监测。如果高压突然报警，通常是暂时的管道阻断所致，停止泵，确定原因，避免管路泄漏或爆裂。看见或气泡检测器显示空气进入插管、接头或循环，停止泵，清除空气。

ECMO 模式如下。

（1）静脉 - 动脉 ECMO（VA-ECMO）：是新生儿 ECMO 最常用的模式，即将血液从右侧颈内静脉引出，通过膜肺吸收氧并排出 CO_2，最后经过气体交换的血液在血泵的推动下经右侧颈总动脉回输到主动脉弓参与全身血液循环。VA 模式起到体外呼吸和心脏支持的双重作用。膜肺摄氧量与血流量有关，在一定范围内血流量越大摄氧量越多，而 CO_2 排出量与进入膜肺的气流量有关，气流量大时，CO_2 的排出量增加，反之减少。主要存在问题：结扎颈部动静脉两条大血管，改变脑部血流方向，且体外灌流血流动力学不稳，影响脑血流灌注，引起惊厥、颅内出血及脑梗死等并发症。

（2）静脉 - 静脉 ECMO（VV-ECMO）：血从颈内静脉引出，通过体外膜肺进行气体交换后流入股静脉；也可从一侧股静脉引流后回输入对侧股静脉。静脉双腔导管（VVDL）是指将一根双腔导管插入右颈内静脉，导管的静脉腔将右房血引出，在体外膜肺氧合后通过导管的动脉腔流回右房。VV-ECMO 优点：①右侧颈总动脉不需要插管或结扎；②理论上，心脏的前后负荷未受影响，左心室负荷没有增加；③肺动脉血氧含量增加，扩张肺动脉并减轻右心室的后负荷；④左心室混合静脉血血氧的增加改善冠状动脉血的氧合，进一步改善心肌代谢；⑤ VV-ECMO 操作更简单，血管内栓塞的发生率更低。由于其没有提供直接循环支持，所以不用于低血压或需压力支持的患者。

一般认为 ECMO 治疗后的患儿第 1 年存活率与常规治疗抢救的患儿相同。目前总存活率达 80% 以上。大多数疗效好新生儿没有严重的肺实质性疾病，主要是肺动脉高压，肺阻力的增高使肺血流减少，导致低氧、高碳酸血症，而低氧、高碳酸血症进一步加重肺血管收缩，形成恶性循环，引起右心衰竭，同时引起肺外分流——血经卵圆孔和动脉导管从右向左分流，最终导致双室衰竭。ECMO 治疗患者首先将血从右心引出，减少肺动脉压力；其次，ECMO 提供氧—潜在的肺动脉扩张剂；最后，ECMO 纠正酸中毒，氧含量增高，扩张肺动脉，防止终末器官损害，同时给肺提供休息的机会且避免气压伤和氧中毒。

一项前瞻性、对照性研究表明在 6 个月和 2 岁小儿中，健康儿婴儿发育量表（beyley）得分较 ECMO 治疗儿高，但后者的平均分在正常范围，且 77 % 患儿发育正常。Bern-baum 等随访存活者 1

年，研究原发病与体格和神经系统发育的关系中发现，尽管神经系统评分在正常范围，但先天性心脏病患者存在轻微的运动和认知方面的异常，考虑与原发病严重或 ECMO 治疗时间长有关。Rais 等比较 ECMO 治疗与病情严重没用 ECMO 治疗 2 组患儿，5 年随访综合评价神经系统发育情况显示两组结果相似，认知方面在正常范围，适应性行为方面稍差，精神方面缺陷 11% ~ 12%，学习困难 37% ~ 38%。

三、ECMO 在儿童先心脏病术后心功能衰竭救治中的应用

随着高难度、复杂的心脏手术在新生儿及婴幼儿中开展的逐渐增加，ECMO 辅助作为一种持续体外生命支持疗法在高危患儿心脏术后的应用也日益增多。19 世纪 70 年代，ECMO 技术最早用于急性呼吸窘迫综合征。Baffes 等人将 ECMO 应用于先天性心脏病支持，虽然使用时间短，却为心肺复苏和心脏围手术期应用开了先河。

ECMO 适应证主要包括先天性心脏病术后无法脱离体外循环；明确的低心排血量综合征不能维持正常心排血量；心搏骤停经心肺复苏无效。

ECMO 治疗目标是在设定足够的流量下，给组织器官提供呼吸和心脏支持，使心脏处于恢复的环境中，增加心肌灌注，减少心肌耗氧。在最初的 24h，流量一般维持较高，在 100 ~ 150mL/（kg·min）左右，可根据病情变化适时调整，使静脉端混合静脉血氧饱和度 > 60%，并持续监测动脉血压、中心静脉压、经皮血氧饱和度、血气、尿量等变化，平均动脉压应保持在 > 40mmHg（新生儿），50 ~ 90mmHg（婴幼儿或儿童）。ECMO 使用后往往减少强心药物剂量，降低呼吸机参数，保持潮气量 5 ~ 10mL/kg，PEEP 在 5cm H_2O 左右，呼吸频率在 20 ~ 25 次 / min，吸入氧浓度在 30% ~ 40%，保持动脉二氧化碳分压维持 35 ~ 40mmHg，这样可以防止肺泡塌陷及发生气压伤。每日监测胸片，超声心动图监测心肺功能，如心肺功能逐渐恢复，逐渐降低 ECMO 流量，患儿生命体征平稳时，可以考虑撤除 ECMO。

从体外生命支持组织统计数据来看，ECMO 在心脏支持方面的应用呈现逐年增多的趋势，其中大部分应用在复杂先天性心脏病术后低心排血量综合征的心脏支持。目前，随着小儿心脏手术水平的不断提高，先天性心脏畸形手术年龄不断降低，手术难度也不断上升，部分病例虽然畸形纠治满意，但是术后仍会出现药物难以控制的心功能不全，这部分患儿术后可能需要 ECMO 进行心脏支持。

新生儿期各种常见的复杂先天性心脏病，包括大动脉转位、肺静脉异位引流、室间隔缺损合并主动脉弓部发育畸形，这几种类型大多在新生儿期发病，术前均有不同程度的缺氧、心衰，如果得不到及时手术治疗，死亡率非常高。因新生儿心肌柔嫩，尚属未成熟心肌，收缩组织少，顺应性差，经过体外循环转流的打击，心肌损伤会加重，且对强心药物敏感度低。所以，术后心功能衰竭发生率较高。通过短期的心脏支持，为受损的心功能提供了恢复的机会，较单纯药物治疗更有效，同时也避免了在心功能衰竭、严重低心排血量综合征的救治中，应用大剂量血管活性药物导致的各脏器缺血，这种情况常常出现在心脏手术后的第一个 24h 之内，经过一段时间的 ECMO 心脏辅助或者卸负荷，有可能获得恢复。

国外 ECMO 技术是由儿科领域开始，逐渐发展至成人领域，由呼吸支持逐渐应用到心脏支持，国内 ECMO 技术起步较晚，而且是由成人领域开始发展，

2002 年中山市人民医院在临床上完成国内第一例 ECMO，此期间 ECMO 主要用于成人患者心脏支持，直到 2008 年才见儿科领域的报道。由于 ECMO 多用于急救治疗，所以 ECMO 的快速建立非常重要，需要多个学科共同协作，决定 ECMO 成功的因素与患儿的年龄、体重、畸形的种类和选择辅助的方式，

以及各心脏中心的基础条件包括外科、体外循环技术、监护水平有关，因此，考虑到同时并存的高治疗风险及治疗费用，如何更好地把握 ECMO 在小儿心脏外科的临床应用及撤离指证，最大限度地发挥救治作用，是治疗过程中必须要考虑的问题。

总之，随着医疗科技发展，ECMO 技术会不断改进，对于出现严重心功能衰竭的先天性心脏病患儿，及时快速进行 ECMO 辅助，将会是一种非常有效的支持手段，但首先是迫切需要一个临床上具有可操作性的先天性心脏病术后心功能衰竭 ECMO 应用指南；其次是 ECMO 设备小型化，更适合婴幼儿甚至新生儿使用；最后就是进一步提高新生儿及婴幼儿心脏 ECMO 支持的管理水平，减少并发症。这需要国内各儿童 ECMO 中心共同研究，对于术后严重低心排血量综合征患儿，如何更好把握 ECMO 支持时机，减少全身低灌注时间及并发症的发生，避免出现心搏骤停事件出现，可能需要更多的儿科 ECMO 中心的合作，进行多中心研究，这也是下一步努力的方向。

第四节 ECMO 的监护及并发症处理

ECMO 期间，ECMO 专业人员需每天 24 h 对患者进行监护。在术后搬动患者时要先检查导管固定情况，再由全体工作人员协作将患者搬至 ICU 病床上，再次确认导管是否通畅在位。对于 30kg 以上的成人，ECMO 的插管尽量采用股动 – 静脉插管，一般可保证充分的引流。对于股动脉插管，插管部位远端肢体缺血是一个常见的并发症。为了避免此类并发症的发生，可以采用远端应用 16 号套管针侧路供血的方法，效果良好。

由于肝素抗凝、较长时间心肺转流等原因，导致凝血功能紊乱，因此在 ECMO 期间可以应用抑肽酶进行血液保护。应用肝素涂抹管道和小剂量的肝素，使 ACT 维持在 160 ~ 190s。但仍然发现膜肺表面出现血栓，但未影响膜肺氧合，这可能与个体差异有关。在以不出血为标准的前提下，可使 ACT 维持在一个较大的范围内（200s 左右）。

在 ECMO 中，对于常规肝脏功能损害，转氨酶及胆红素升高患者，可进行血浆置换疗法，降低转氨酶及胆红素。对于一般病例，当有出血倾向时，应及时补充新鲜全血和血小板及凝血因子。

1. 心律失常的监护 心律失常受多种因素影响，常见的心律失常包括房性、室性心律失常、窦房结心律失常、结性心律。术后 24h 动态监测心率、心律，术后返回 ICU 即刻及每日和发现心率（律）异常时做床旁心电图，维持心率 100 次 /min 左右，心率低于 70 次 /min 遵医嘱应用多巴酚丁胺或异丙肾上腺素或心外膜起搏调节心率。对于偶发室性心律失常，可以不用抗心律失常药物干预。由于术后低血钾易诱发室性心律失常，维持电解质（特别是血钾和血镁）的稳定，使血钾维持在 4 ~ 5mmol/L，消除导致恶性心律失常的隐患。血钾低于 4mmol/L 时应用微量泵深静脉补充 30‰钾，补钾的同时适当补镁，即 0.9% 生理盐水 35mL 中加 15% 氯化钾 10mL 和 10% 硫酸镁 5mL。根据尿量补钾，不超过 20mmol/L，高浓度补钾随时检测血钾的变化。

2. 出血、栓塞的监护 ECMO 期间血液在体外管路中转流，由于散热致患者易出现体温降低，因此，ECMO 期间应维持体温在 36 ~ 37℃。心脏移植术后患者要进行持续体温的监测，给予保暖和应用变温水箱升温。ECMO 流量大于 2L/min，每小时胸液大于 2mL/kg 不应用肝素，胸液小于 1mL/kg 及撤除 ECMO 时，减少辅助流量小于 2L/min，微量泵静脉泵入肝素每小时 5 ~ 20IU/kg 并每 4h 监测 ACT 维持在 160 ~ 180s，根据 ACT 结果调整肝素用量。对于术后胸引多，心脏压塞及胃肠道出血，要监测血常规有无血色素及血小板下降，观察引流液颜色、量及性质，引流液持续 2h 大于每小时 4mL/kg 时通知医生准备开胸止血，并及时补充血小板或其他血制品。术后常规保留胃管并遵医嘱预防性静脉应用洛赛克，预防应激性溃疡的发生，每 2 ~ 4h 抽吸胃液观察胃液量及颜色，如血性胃液遵医嘱给予禁食胃肠减压、去甲肾上腺素加 4℃冰盐水胃管注入、静脉应用生长抑素。术后监测有无中心静脉压进行性升高、心率加快、血压降低、心排血量减少等心脏压塞表现，行床旁 UCG 检查明确后立即通知医生开胸探查。随时观察患者意识及瞳孔变化，及时检查置管一侧下肢的动脉搏动，观察下肢皮肤的颜色、温度及感觉等变化并与对侧比较，必要时应用多普勒判断动脉血流，抬高肢体 15°，保持功能位，每 4h 给予肢体被动按摩。本组发生对于患者置管侧下肢足背动脉未能触及时，检查皮温凉，脚趾发绀，考虑插管肢体远端栓塞者，必须及时经静脉应用肝素及罂粟碱治疗。

3. 感染的防护　由于 ECMO 转流有创面及体外管道的置入，插管时间长可致外源性感染，患者长期卧床、翻身困难，易出现胃肠道功能紊乱，负氮平衡致机体抵抗力低下，同时心脏移植术后需要免疫抑制剂治疗，大量应用抗生素易导致菌群失调及机会性感染。术后患者置于移植监护室，禁止探视，应用紫外线空气消毒，含氯消毒液擦拭地面及仪器 2 次 /d，观察手术创面及 ECMO 插管，穿刺部位有无渗血，红肿及分泌物，定时更换敷料，严格无菌操作，防止医源性外源性感染。带气管插管患者湿化气道、按需吸痰，应用碳酸氢钠液体行口鼻咽腔冲洗清除分泌物；拔除气管插管患者应用氯己定漱口液、碳酸氢钠液、制霉菌素液交替漱口，观察口腔有无真菌感染，清洁尿道口 2 次 /d，同时监测体温、血常规、血糖变化。静脉营养（避免应用脂肪乳以防膜肺堵塞渗漏）及鼻饲营养支持纠正负氮平衡。术后采用气垫床并将患者背部、臀部、枕后及足跟垫防压疮垫，适当抬高受压部位，每 2h 翻身 1 次，抬高身体 30°，预防压疮的发生。在压疮处给予压疮贴膜保护或用碘伏湿敷。每日晨检查血生化、咽拭子、痰培养、痰涂片、中段尿培养，必要时创面分泌物、血液标本培养，根据培养结果及药敏针对性应用抗生素治疗。

4. 心肺功能的维护与监护　对于心肺功能衰竭或者器官移植患者由于供体缺血时间长、缺血再灌注损伤及急性排异时易发生急性全心衰，受体术前的状况（尤其肺动脉高压、高肺血管阻力），供体不能适应受体的肺循环状况，易出现急性右心衰。术前肺动脉高压患者移植术后易早期发生右心功能不全。心脏移植术后患者出现供心全心衰或右心衰时要及时行 ECMO 辅助治疗，ECMO 通过支持左心、右心和肺功能，降低心脏前后负荷，减少了正性肌力药物的使用，使心肺得以充分休息，为心肺可逆性病变的恢复提供了机会。术后持续监测血流动力学变化，包括每小时记录心率（律）、血压、中心静脉压、混合静脉氧饱和度、肺动脉压、肺毛细管楔压、心排血量、体肺循环阻力等。根据血流动力学指标维持 24h 出入量负平衡，循环稳定后每 4h 监测血气查看有无酸碱失衡及乳酸值，维持内环境稳定，应用美心力及怡心力等营养心肌药物改善心功能。循环稳定后控制单位时间内输液速度和量，即每小时 1 ~ 2mL/kg，使中心静脉压维持在正常低水平（5 ~ 10mmHg，1mmHg = 0.133kPa），尿量每小时大于 1mL/kg。床旁超声心动图（UCG）评价心功能恢复情况。ECMO 转流期间采用低压低频机械通气，加强呼吸道管理，及早发现病情变化。患者循环稳定，血气分析结果满意，患者配合的情况下试行拔除气管插管，气管插管时间长，不能拔管者要及时行气管切开处理。

5. 肝肾功能的监护　高胆红素血症是由于 ECMO 应用期间血液中红细胞破坏增加及红细胞寿命缩短致胆红素来源增加，以及肝肾、胃肠道功能不全致胆红素排泄减少所致，ECMO 应用可致溶血产生游离血红蛋白致肾小管堵塞，尿潜血阳性，出现肾功能不全表现。ECMO 期间持续监测尿量每小时大于 1 ~ 2mL/kg 及尿色、观察患者皮肤及巩膜的颜色，遵医嘱检查尿常规、游离血红蛋白、肝肾功能，予保肝降黄疸及利尿治疗。

由于缺乏大小合适的 VAD，能够用于儿童患者的机械心肺辅助装置非常有限。而且，即便在有 VAD 的情况下，儿童患者群常常存在双室功能衰竭和肺动脉高压而给 VAD 的使用带来困难。双侧 VAD 的植入对于小体重患儿来说非常困难，并且可能引发一系列潜在的并发症。由于这些问题的存在及 ECMO 在治疗小儿呼吸衰竭方面的广泛使用，ECMO 仍然是小儿最常用的机械循环辅助方法。

ECMO 最明显的优点是安全、简便、有效，可以迅速建立，需要的话甚至可以在 ICU 插管建立 ECMO。而相反，VAD 就需要送进手术室开胸。在紧急情况下，ECMO 可以在 15 ~ 20min 内建立起来。

ECMO 的另一个优点就是用途广泛。几乎所有形式的心肺功能衰竭都可以用 ECMO 治疗，比如全心衰竭、右心衰竭、肺动脉高压、单纯左心衰竭。而 VAD 仅适用于单纯某一个心室功能衰竭的情况。虽然全心支持是可能的，并且在成人患者来说也并非少见，但是考虑到双心室 VAD 的体积，对于小体重婴儿来说就是一个问题。

ECMO 安全辅助时间灵活，对于那些等待移植的患者来说，ECMO 的辅助时间常常是由供体分配政策决定的，而不是患者本身的特殊性。在 CHOP 行长期术前 ECMO 支持的经验报道中，有多名 CHOP 患者为等待移植接受了超过 500h ECMO 辅助，8 名等待心脏移植的患者辅助时间超过 250h，其中 7 名接受手术。这些经验表明，只要没有移植禁忌的并发症出现，ECMO 的辅助时间就没有刻意的结束点。

总之，心脏围术期多脏器功能损害、感染、DIC 等严重并发症的发生直接威胁着患者的生命，如何进一步提高 ECMO 辅助效果从而减少或避免上述并发症的发生需要更加深入的研究。如何选择 ECMO 适应证、如何判断 ECMO 应用时机、避免不必要的资源浪费依然是 ECMO 治疗逐渐探索的目标。

（李平）

参考文献

［1］ Saffarzadeh A，Bonde P. Options for temporary mechanical circulatory support［J］. J Thorac Dis，2015，7（12）：2102–2111.

［2］ Durães AR，Figueira FA，Lafayette AR，et al. Use of venoarterial extracorporeal membrane oxygenation in fulminant chagasic myocarditis as a bridge to heart transplant［J］. Rev Bras Ter Intensiva，2015，27（4）：397–401.

［3］ McCarthy FH，McDermott KM，Kini V，et al.Trends in U.S. Extracorporeal membrane oxygenation use and outcomes：2002–2012［J］.Semin Thorac Cardiovasc Surg，2015，27（2）：81–88.

［4］ 杨跃进，华伟.阜外心血管内科手册［M］.北京：人民卫生出版，2006：620–622.

［5］ Kirk R，Edwards LB，Aurora P，et al. Registry of the international society for heart and lung transplantation：twelfth official pediatric heart transplantation report（2009）［J］. J Heart Lung Transplant，2009，28（10）：993–1006.

［6］ Musiał R，Darocha T，Kosiński S，et al. Application of V–A ECMO therapies for short–term mechanical circulatory support in patients with cardiogenic shock［J］. Anaesthesiol Intensive Ther，2015，47（4）：324–327.

［7］ Lima EB，Cunha CR，Barzilai VS，et al.Experience of ECMO in primary graft dysfunction after orthotopic heart transplantation［J］. Arq Bras Cardiol，2015，105（3）：285–291.

［8］ Tchantchaleishvili V，Staicu SA，Giampoli EJ，et al. Utilizing right ventricular assist device with extracorporeal membrane oxygenator for management of diffuse alveolar damage after orthotopic heart transplant［J］. Artif Organs，2015，39（3）：289-291.

［9］ 龙村，侯晓彤，赵举. ECMO——体外膜肺氧合［M］.2 版. 北京：人民卫生出版社，2016.

［10］ 苏艳玲，封加涛，李轶男，等. 体外膜肺氧合在循环衰竭中的应用治疗体会［J］. 中国现代手术学杂志，2011，15（6）：443-445.

［11］ 李斌飞，廖小卒，程周，等. 主动脉球囊反搏联合体外膜肺氧合在爆发性心肌炎心源性休克中的应用［J］. 中国体外循环杂志，2014，12（2）：77-79.

［12］ 张治平，吴明祥，杨遇春，等. 体外膜肺氧合在心脏危重症患者救治中的应用［J］. 内科急危重症杂志，2014，20（3）：167-169.

［13］ 杨宝会，卢立春，赵立明，等. 体外膜肺氧合在心肌炎患者治疗中的应用［J］. 吉林大学学报，2011，37（4）：706.

［14］ 黑飞龙. 体外循环教程［M］. 北京：人民卫生出版社，2011：516-531.

［15］ 屈正. 现代机械辅助循环治疗心力衰竭［M］. 北京：科学技术文献出版社，2008：8-48.

［16］ 柯文哲，蔡壁如，赖建亨. ECMO 手册［M］. 台北：金名图书有限公司，2006：41-43.

第八十章
人工心脏起搏器

人工心脏起搏是通过人工心脏起搏装置发放一定频率和振幅的脉冲电流刺激心脏，替代心脏的起搏点，引起心脏搏动的一种诊断和治疗手段。自从 20 世纪初 Hyman 设计出第一个由发条驱动电脉冲发生器以来，心脏起搏技术日臻成熟，已在医学临床应用中取得了巨大成功，并仍在迅速发展。目前人工心脏起搏的含义已远远超出既往对缓慢型心律失常纠治的概念，已包含对某些快速型心律失常的防治，更是心脏外科领域不可缺少的工具。

一、人工心脏起搏电生理基础

心肌细胞具有自律性、兴奋性和传导性。当心肌受到外来刺激，无论是电的、化学的，还是机械的，只要达到一定强度，受到刺激的细胞将产生兴奋，兴奋通过心肌细胞间迅速传导并扩散至整个心脏，引起心脏同步收缩。人工心脏起搏即是利用心肌电生理特性，将一个预先设定的电脉冲经过电极刺激心肌，诱发心脏收缩，达到稳定心律作用。

二、常用心脏起搏器类型及功能

1974 年 ICHD（intersociety commision for heart disease，ICHD）通过并正式启用起搏器三位识别码，即将 3 个英文字母顺序排列分别代表起搏心腔、感知心腔和反应方式。三位识别码只能对起搏器功能做一简单描述，随着起搏器功能日益扩展，具备多功能程控遥测、抗心动过速、体内除颤和频率应答等功能的起搏器问世，三位识别码远不能满足对日益复杂的起搏器功能和类型描述，为准确反映各型起搏器的基本功能，目前普遍采用北美起搏电生理学会（NASPE）和英国起搏电生理学会（BPFG）1987 年制定的 NBG 编码（表 8-79-1）为起搏器统一命名。

表 8-79-1　NBG 编码（1987 年）

	I	II	III	IV	V
	起搏心腔	感知心腔	反应方式	程控功能	抗心动过速功能
编码字母	V：心室	V：心室	T：触发	P：简单程控	P：抗心动过速
	A：心房	A：心房	I：抑制	M：多功能程控	S：电击
	D：双腔	D：双腔	D：I+T	C：遥测功能	D：P+S
	O：无	O：无	O：无	R：频率应答	O：无

第一代心脏起搏器，因无感知功能，只能以固定频率发放脉冲刺激心房（AOO）或心室（VOO），称为固定频率型起搏器，此型起搏器其电路简单、可靠，功率低，使用寿命长，但当自身心率快于起搏器设定频率时，存在心律竞争的危险，临床已基本不再使用。目前国内使用最多的一种起搏器是按需型起搏器（AAI，VVI），属第二代起搏器，因其具备感知功能，当自身心率高于起搏频率，起搏器处于完全抑制状态，有效防止了起搏器与自身心律发生竞争现象，一旦自身心率低于起搏频率，起搏器又自动恢复发放脉冲的能力。其缺点是活动量增加，同时需要心率加快时，不能随生理需要提高起

搏频率，此外 VVI 因不能保持房室顺序收缩功能，心房作用丧失，心排血量减少。第三代心脏起搏器包括心房同步触发型起搏器（VAT）、心房同步心室按需型起搏器（VDD）、房室顺序起搏器（DVI）等。VAT 心房电极只有感知功能而无起搏功能，心室电极则相反，只有起搏功能而无感知功能，心房电极感知 P 波并经过预定 A–V 延长后，触发心室起搏，保持正常房室顺序及窦房结控制功能，为生理起搏的一种形式，但因无心室感知功能，可能发生心室律竞争现象。VDD 是在 VAT 起搏器上增加了心室感知功能，克服由于自身心室活动与心室起搏的竞争现象。DVI 心房电极无感知功能只有起搏功能，心室电极既有感知功能又有起搏功能，临床应用的 DVI 起搏方式多是房室全自动起搏器（DDD）的一个功能，可保持房室顺序起搏关系。因心房电极不具备感知功能，心房脉冲既可出现在 P 波之前，也可出现在 P 波之后。

房室全自动起搏器（DDD）弥补了 DVI 无心房感知与 VDD 无心房起搏的不足，达到房室顺序起搏，其起搏方式更符合生理要求，当心房率超过设定的上限频率限度时，还可通过程控房室延迟间期或总心房不应期，达到控制心率上限目的，属第四代起搏器，但 DDD 仍只能起到心率支持作用，患者心率不能随运动而增加，不能适应机体代谢需要。

能根据机体代谢需要而改变起搏频率起持器即频率应答起搏器，是近年来发展起来并受到普遍重视的一种单腔（VVIR、AAIR）或双腔（DDDR）生理性起搏方式，频率应答起搏器应用不同的生理、生化指标作为起搏频率变化的感知参数，并通过有关电路调节起搏频率的变化，提高起搏患者对运动的耐量，目前采用的有体动控制型频率应答式起搏器、感知 QT 间期型频率应答式起搏器和呼吸次数及通气量控制型频率应答式起搏器等。

人工心脏起搏器除主要治疗缓慢心律失常外，也可用于快速性心律失常、心室颤动的治疗，目前使用的抗心动过速起搏器和埋藏式自动心脏起搏电复律器（AICD）将治疗心动过速、抗快速心律失常、心脏转复与除颤融为一体，使起搏器实现了在治疗上的"多功能"。抗心动过速起搏器用于终止阵发性室上性心动过速，目前临床上应用的行之有效的治疗心动过速的起搏方式有亚速起搏、超速抑制、程控触发同步扫描等。埋藏式自动心脏起搏电复律器具有支持起搏、同步电复律和非同步除颤等功能，可有效防治室性心动过速、室颤引起的猝死。

起搏器植入人体后还必须对起搏器进行监测及合理调整起搏参数，并不断随访。目前的起搏器均已具备起搏、记录心律失常发作等功能，借助于体外程控器发出的编码信号，能够无损伤地调节埋植在体内的起搏器参数，显示起搏器信息、电池状态、心电信号及储存资料，为心律失常分析提供重要信息。

三、起搏电极和起搏器能源

起搏器发出的脉冲电流通过导线和电极刺激心脏。起搏电极有单、双极之分，两个电极都接触心脏者称双极起搏，一个电极接触心脏，而另一个电极接触心脏以外的组织称单极起搏。根据起搏电极接触心脏部位不同又有心内膜电极、心外膜电极和心肌电极。埋藏式起搏器导管电极经静脉送入心腔接触心内膜，电极顶端可呈盘状、环状、分叉状、螺旋状、楔状、多孔状等，以便电极固定。心外科手术中使用起搏器时，则直接将正负电极缝于心脏表面，或正极缝在心脏以外组织中，不需要时轻轻拉出即可，一般在手术后第 15 天拔出。

体外起搏器一般采用普通电池，可随时更换。埋藏式永久起搏器已采用锂电池系列取代锌 – 汞电池成为主要能源。随着低压、低功耗电路尤其是以 CMOS 电路为主体混合电路的广泛应用，起搏器功耗显著下降，目前埋藏式起搏器理论寿命达 10 ～ 20 年，保用期也可达 5 ～ 10 年。1970 年第一个核能起搏器进入临床，使用寿命达 20 年，因价格昂贵且需要严格防护等问题而未能推广。将人体机械能、生物化学能等生物能源转化为电能应用于心脏起搏器，提供永久性能源，目前尚处于研究阶段。

四、心脏起搏基本参数和保护性参数

1. 起搏脉冲 心脏起搏脉冲是矩形波，为负脉冲，因为心肌在舒张期对阴极刺激较之阳极刺激更为敏感，所以接触心脏的电极直接连接在起搏器输出的负极端。起搏器每分钟发放的脉冲频率次数称脉冲频率，两个连续脉冲之间的时间间隔称脉冲间期，单个脉冲电流持续时间和输出强度则称之为脉冲的宽度与幅度，起搏频率可根据患者年龄和病情需要做必要的调整。当前多功能程控已成为起搏器的基本特点，几乎所有的起搏器脉冲宽度与幅度均有较宽的调节范围，同时测定脉宽还可了解起搏器电源耗竭情况。

2. 起搏阈值 能使心脏产生有效收缩的最低输出能量称起搏阈值。电极位置、面积和形状、电极材料、脉宽等影响阈值，电极及电刺激引起心肌炎症反应和纤维化等，也可使起搏阈值随电极放置时间长短发生改变，起搏能量输出为阈值的 3 倍较为安全，过高的能量输出将减少电源寿命。

3. 感知 按需起搏器均具有感知一定幅度 R 波和 P 波的功能，并在需要时抑制其输出。感知度合理选择十分重要，过低可能不感知，出现竞争心律，过高易有误感知，一般将感知安全度（测定 R 波或 P 波幅度／起搏器感知灵敏度）设定为大于或等于 2。

4. 起搏不应期 在每次起搏脉冲发放之后或感知自身心电之后，感知放大器关闭，对特定脉幅的信号不感受一段时间。其目的是为防止高大或深的 T 波和过早的期前收缩对起搏器脉冲周期的影响。

5. 去颤保护 安装起搏器者心功能普遍较差，发生房、室颤机会较健康人更多，心脏起搏器具有耐受除颤电能高达 400 J 的能力，称为去颤保护。

6. 频率奔放保护 起搏器元器件、电路故障时，起搏器最高工作频率被限制在患者短时期可以承受的数值，称为极限频率，如无此保护功能，将可能出现频率奔放现象，严重影响心脏排血量和心脏功能。

五、心脏起搏在心脏外科中的应用

（一）适应证

心脏外科手术后Ⅱ级以上房室传导阻滞、原位心脏移植后供心窦房结功能低下或完全性房室传导阻滞、心肌传导功能障碍者施行心脏手术前，均应采取临时性心脏起搏以稳定心律。对曾有不明原因的阵发性室上性心动过速，或室上性心动过速射频消融失败患者完成心脏手术后，可常规于心房壁安置临时起搏电极，必要时做超速抑制。

临时起搏电极放置时间一般为 1 ～ 2 周，最长不超过 1 个月，脉冲发生器放置于体外，达到治疗和预防目的后即撤除起搏电极，如仍需继续心脏起搏治疗则应植入永久性起搏器。对反复发作且有症状的室上性心动过速、室性心动过速甚至心室颤动者，可植入永久性抗快速心律失常起搏器和埋藏式自动心脏起搏电复律器。

（二）起搏器的植入

临时起搏方法很多，如经皮穿刺心脏内起搏、经皮穿刺心肌起搏、经食道起搏、经胸壁起搏等。对于接受心脏外科手术患者，一般于术中放置心外膜或心肌临时起搏电极，如心房电极导线、心室电

极导线或心房心室双电极导线，根据具体情况选择合适起搏方式。

永久起搏器安置可通过头静脉锁骨下静脉、颈外或颈内静脉途径置入起搏电极导管，双腔起搏时应选择锁骨下静脉途径，以便向同一静脉中插入两根电极导管，手术操作需在 X 线透视下进行。心内膜电极可固定于右心室心尖部、右室流出道、右心耳、冠状静脉窦等部位，选择右心室心内膜起搏、心房起搏、双心腔起搏或多部位心脏起搏，以获得满意的血流动力学效果。安置埋藏式自动心脏起搏电复律器需要行开胸手术，切开心包后分别安放除颤和感知电极，脉冲发生器置于腹部皮下。三尖瓣机械瓣替换术后患者植入永久性起搏器也需开胸，将导管电极固定于心肌。

（三）起搏器的合理选择

起搏器的选择包括选择起搏模式和起搏电极两方面，对永久性起搏器还应包括起搏器体积、使用寿命和费用等。

选择起搏模式时要从窦房结功能、心房状况、有无心房纤颤、房室结状态及心脏功能等方面综合考虑。VVI 型起搏器是心脏起搏器的基本类型，尽管起搏功能日益完善，起搏器类型不断增加，但迄今为止 VVI 型仍是起搏器的主体，更是心外科领域应用最为广泛的起搏器，能满足绝大多数条件下起搏需要。但 VVI 方式存在明显的缺点：①起搏器只能向心室发放设定次数的脉冲，不能随机体代谢需要改变起搏频率。②心房、心室非同步收缩，心房功能丧失，致使心室充盈不良，心排血量降低。如果心房收缩发生在房室瓣关闭时，可使心房压升高，房内血液逆流入腔静脉和肺静脉，肺血管压力升高，造成血流动力学障碍，此乃导致起搏综合征的重要原因。③由于心房长期高压，导致心房扩大、心房纤颤，脑血栓发生率高于心房起搏及房室顺序起搏。

DDD 起搏是一种模拟正常心脏收缩状态的生理性双腔按需起搏器，不仅保持房室同步，而且可随心房和 / 或心室频率变化而自动安排起搏类型。DDD 起搏器符合于生理，对心功能不佳或复杂先天性心脏病术后并发房室传导阻滞，DDD 起搏增加心排血量，可取得较好的血流动力学效应，但对慢性心房纤颤者不宜选用。

心脏手术中采用临时性 DDD 起搏需安放 2 组共 4 根电极（心房、心室各 2 根），同组 2 根电极应相距 2 cm，心房与心室起搏电极相距大于 4cm，以避免误感知现象发生。

对于双腔心脏起搏而言，时间间期是极为重要的概念，是认识起搏心电图、判断是否有起搏故障，以及了解心脏自身活动情况的基础。时间间期设置包括房 - 室延迟间期（A-V 间期）、心室反拗期、心房不应期（又称总心房不应期）、上限频率间期（最大心室跟踪间期）等。因双腔起搏器可感知心房激动信号，进而触发心室起搏的性能，所以当心房率过快时，心室率亦随之加快，但过快的心室率于患者不利，为防止过频 P 波被感知和触发心室起搏而产生这种副作用，双腔起搏器设计了控制快速心率的程控参数——最大心室跟踪间期。在 DDD 时，用心房不应期来限制最大起搏频率。

起搏电极选择应与起搏模式相适应，包括电极数目、种类、规格、固定方式等。J 型电极、冠状窦电极和顶端可旋入心肌的主动固定电极用于心房起搏或双腔起搏，分叉状、楔状或翼状电极便于永久性嵌顿附着于右心室肌小梁内，不易脱落。心肌电极直接缝合于心肌组织，不存在电极移位，起搏阈值稳定等，但一般需开胸，创伤大，多于心脏手术时采用。

（四）人工心脏起搏的心电图

起搏器发放的刺激信号也称脉冲信号、起搏信号等，因脉宽很短，一般仅为 0.5ms，因此记录心电图（25mm/s）时，该信号仅为一条垂直线。如电极置于心房内膜或外膜进行起搏时，首先激动心房，故刺激信号后立即出现 P' 波，形态因刺激部位不同而有变异。心室起搏心电图为刺激信号后紧跟着一个 QRS-T 波，QRS 波类似室性早搏，形态取决于心室起搏部位，一般多采用右室起搏，除极波经由心肌向左扩散，故呈左束支传导阻滞图形。

人工心脏起搏后必须进行连续心电监测，密切观察起搏与感知功能是否正常。临时起搏者，由于起搏阈值和感知度的改变，需做出相应调整；心内膜起搏者，起搏阈值增高常为起搏导管脱落的早期征兆。

六、人工心脏起搏的并发症及其处理

人工心脏起搏并发症可发生在起搏器植入术时，也可发生在植入术后，并发症可导致患者不适、起搏失败，甚至危及患者生命。

植入手术时并发症有气胸、血胸和心律失常等。气胸、血胸为穿刺不当，穿刺针误入大动脉和胸腔，心律失常发生与导管刺激心脏有关，电极固定或撤离后可消失，表现为房性心律失常、室性早搏、短阵室性心动过速，甚至心室颤动等，严重者应暂停操作，静注利多卡因有预防作用。

体外临时起搏器由于导线经皮与心脏连接，感染为其主要并发症。埋藏式起搏器囊袋血肿与手术时止血不完全有关，可能成为诱发感染的因素，一旦发生感染，应尽快取出起搏器和电极，针对病原菌选用有效抗生素，如仍需起搏，可另选部位植入新起搏器。

电极移位发生率较高，特别是心房电极，电极尖端脱离心内膜，如电极游动在右房或右室腔内，甚至游到腔静脉内，表现为不起搏或间歇性起搏，需重新调整电极。电极断裂可能为医源性损伤、导管质量不佳或弯曲过大，其处理唯有置入新电极，导管质硬，柔韧性差，长时间对心内膜冲击可致心肌穿孔，患者感觉心前区或上腹部疼痛，心包摩擦音，起搏阈值升高或间歇性起搏，将导管后撤至心腔重新调整电极位置，一般不会引起心包压塞。

安置起搏器后短期内起搏阈值升高，1~3 周可升高达初始阈值 2~4 倍，少数在数周内升高 10 倍，然后逐渐下降，2~3 个月后稳定为初次阈值的 1~2 倍左右，称为生理性升高，与电极刺激心肌，引起局部心肌炎症、水肿有关，如出现早期起搏失败，可通过程控功能增加能量输出。永久起搏患者，如 3 个月后阈值仍然很高，则属不正常阈值升高，主要为电极接触部位心内膜或心肌局部纤维化、电极位置不佳与心内膜接触不良等，应考虑重新调整或更换电极，应用肾上腺皮质激素或激素电极可减轻心内膜或心肌局部炎症水肿，有助于阈值回降。

起搏综合征多见于心室起搏后房室收缩不同步，逆性室-房传导，三尖瓣关闭不全和右房压力增高引起的一组症候群，多发生于植入起搏器后 1 个月内，表现为头晕、头胀痛、眩晕、黑矇，甚至晕厥，尤其在改变体位时更明显，有的还有胸前区不适、心悸、气短、乏力、低血压，甚至心绞痛、心衰等，而起搏器功能正常。选择正确的起搏模式，改善房室机械收缩顺序，如房室结功能正常者可用 AAI，有条件又有适应证者采用 DDD 等，可减少或避免起搏综合征。VVI 起搏后出现起搏综合征者，程控起搏参数，如有室-房逆传者，程控提高起搏频率，无室-房逆传者，程控减慢心室起搏频率，可减轻症状。

起搏系统故障如起搏器失灵、能源耗竭、不感知或过感知等可导致不起搏、起搏频率变慢、起搏频率过速、竞争心律等，起搏频率奔放常导致快速而不规则室性心律失常，如室性心动过速、室颤等，需调节起搏器有关参数或更换起搏器。

（杜心灵　孙永丰）

参考文献

［1］ 汪曾炜，刘维永，张宝仁 . 心脏外科学［M］. 北京：人民军医出版社，2003.
［2］ 耿仁义，朱中林 . 人工心脏起搏心电图［M］. 北京：中国医药科技出版社，2001.

自 1977 年 Kramer 等首次提出连续性动 - 静脉血液滤过（CAVH）以来，连续性肾脏替代治疗（continuous renal replacement therapy，CRRT）发展迅速，它是所有连续、缓慢清除水分和溶质，以替代受损肾功能及对脏器功能起保护支持作用的治疗方式的总称。其基本模式有三类，即血液透析（hemodialysis，HD）、血液滤过（hemofiltration，HF）和血液透析滤过（hemodiafiltration，HDF）。HD 主要通过弥散机制清除物质，小分子物质清除效率较高；HF 主要通过对流机制清除溶质和水分，对炎症介质等中分子物质的清除效优于透析；HDF 则可通过弥散和对流两种机制清除溶质。滤过膜的吸附作用也是 CRRT 的清除机制，部分炎症介质、内毒素、药物和毒物可能通过该作用清除。依据溶质和水清除原理以及血管通路的不同，包括连续性动－静脉血液滤过（CAVH）、连续性静－静脉血液滤过（CVVH）、动－静脉缓慢连续超滤（AVSCUF）、静－静脉缓慢连续超滤（VVSCUF）、连续性动－静脉血液透析（CAVHD）、连续性静－静脉血液透析（CVVHD）、连续性动－静脉血液透析滤过（CAVHDF）、连续性静－静脉血液透析滤过（CVVHDF）、连续性高通量血液滤过（HVHF）等。传统 CRRT 技术每天持续治疗 24h，临床上常根据患者病情治疗时间做适当调整。

CRRT 优点显著：①对血流动力学影响小；②生物相容性好、溶质清除率高；③可清除炎症介质；④更好地维持内环境稳定；⑤设备简单，可在床旁进行，因而特别适合于危重症患者的治疗。但 CRRT 也有其不足之处：①需要连续抗凝；②间断性治疗会降低疗效；③滤过时可能丢失有益物质，如抗炎介质；④治疗过程中所用的乳酸盐对肝衰竭患者不利；⑤能清除分子量小或蛋白结合率低的药物，故剂量需要调整，难以建立适合每种药物的应用指南；⑥费用较高。

一、CRRT 适应证

CRRT 的适应证主要包括：非梗阻性少尿（UO < 200mL/12h）、无尿（UO < 50mL/12h）、重度代谢性酸中毒（pH 值＜ 7.1）和氮质血症（BUN > 30mmol/L）、药物应用过量且可被透析清除、高钾血症（K^+ > 6.5mmol/L）或血钾迅速升高、怀疑与尿毒症有关的心内膜炎、脑病、神经系统病变或肌病、严重的钠离子紊乱（血 Na^+ > 160mmol/L 或＜ 115mmol/L）、临床上对利尿剂无反应的水肿（尤其是肺水肿）、无法控制的高热（直肠温＞ 39.5℃）、病理性凝血障碍需要大量血制品。符合上述标准中任何 1 项，即可开始 CRRT，而符合 2 项时必须开始 CRRT。

心脏术后急性肾脏损伤的发生率占所有心脏手术患者的 1%～ 30%，术后需连续性肾替代治疗（CRRT）的 ARF 发病率为 2%～ 15%，病死率超过 40%。本科常用于以下情况：①急性肾衰伴 MODS、低心排血量综合征、严重容量负荷过度、高分解代谢、严重电解质紊乱和酸碱失衡；② SIRS 和 SEPSIS；③ ARDS；④难治性心衰；⑤挤压综合征及横纹肌溶解综合征；⑥肝功能衰竭。

二、CRRT 禁忌证

CRRT 无绝对禁忌证，但存在以下情况时应慎用：①药物难以纠正的严重心律失常、休克；②严重的活动性出血尤其是颅内出血及严重凝血功能障碍；③无法建立合适的血管通路；④患者无法配合。

三、治疗时机和模式选择

急性单纯性肾损伤患者血清肌酐＞354mmol/L，或尿量＜0.3mL/（kg·h）持续 24h 以上，或无尿达 12h；急性重症肾损伤者血清肌酐增至基线水平 2 ～ 3 倍，或尿量＜0.5mL/（kg·h），时间达 12h，即可行 CRRT。对于脓毒血症、MODS、ARDS 等危重病患者应及早开始 CRRT 治疗。只要严重的少尿型急性肾功能衰竭仍存在，就应该继续肾脏替代治疗。当基础疾病好转、肾外器官衰竭恢复、肌酐增长幅度下降时，可考虑暂停 CRRT，观察肾功能是否恢复，如临床或实验室检查又提示恶化趋势，则立即重新开始 CRRT 治疗。

临床上应根据病情严重程度及不同病因采取相应的 CRRT 模式及设定参数。SCUF 和 CVVH 用于清除过多液体为主的治疗；CVVHD 用于高分解代谢需要清除大量小分子溶质的患者；CHFD 适用于 ARF 伴高分解代谢者；CVVHDF 有利于清除炎症介质，适用于脓毒症患者；CPFA 主要用于去除内毒素及炎症介质。

前稀释与后稀释模式对于 CVVH 和 CVVHDF 两种模式，既可以采用前稀释法（置换液从血滤器前的动脉管路输入），也可采用后稀释法（置换液从血滤器后的静脉管路输入）。后稀释法清除效率高、置换液用量小，但容易凝血，故抗凝剂需要加量，超滤速度不能超过血流速度的 30%。前稀释法肝素用量小、不易凝血、滤器使用时间长，但清除效率低，适用于高凝状态或血细胞比容＞35% 者。因此，临床需短时间达到滤过效果推荐采用后稀释法；为延长滤器寿命，推荐采用前稀释法，也可两者结合使用。

临床推荐采用超滤率评价 CRRT 的剂量。重症患者合并 ARF 时，CVVH 的治疗剂量不应低于 35mL/（kg·h）。用于感染性休克的辅助治疗时，建议剂量不低于 45mL/（kg·h）。持续性治疗比间歇性治疗更有效并且更易耐受；早期开始对结局有益。脱水量应根据患者出入量及水负荷情况及时调整。

电解质原则上应接近人体细胞外液成分，根据需要调节钠、钾和碱基浓度。碱基常用碳酸氢盐或乳酸盐，但 MODS 及脓毒症伴乳酸酸中毒、合并肝功能障碍、缺氧者不宜用乳酸盐。目前采用的为改良的 Ports 方案：5% 葡萄糖 250mL，生理盐水 3000mL，5% 碳酸氢钠 250mL，10% 葡萄糖酸钙 20mL，25% 硫酸镁 3.2mL，10% 氯化钾 12mL（酌情增加）。置换液钾浓度应根据血钾水平调整，低钾时可采用 4mmol/L，正常钾时可采用 2mmol/L，尽量不用无钾置换液，氯化钾也可加入透析液中。碳酸氢钠与钙剂应分开输注，以免产生沉淀。此配方不含磷，长期使用需额外补充磷酸盐。回流至机体的血液应该加温至 37.5℃。管路应该密闭，防止污染。心衰患者在下机回血时应注意回血速度，可设为 10 ～ 30mL/min。

四、血管通路的选择

常选择临时导管，如颈内、锁骨下及股静脉双腔留置导管。为准确判断血管位置，排除静脉血栓及盲穿血管损伤，可在超声引导下穿刺。由于心脏术后患者多有颈内静脉中心静脉置管，肺动脉漂浮导管以监测中心静脉压、肺动脉压、心排血量及输注血管活性药物为主，而锁骨下静脉穿刺并发症处理相对困难，故一般以股静脉为心脏术后 CRRT 的首选通路，但必须严格进行皮肤消毒。若预计治疗时间超过 3 周，可考虑使用带涤纶环的长期导管。

五、抗凝方法

如无出血风险的重症患者行 CRRT 时，可采用全身抗凝；对高出血风险的患者，如存在活动性出血、血小板 $< 60 \times 10^9$/L、INR > 2、APTT > 60s 或 24 h 内曾发生出血者在接受 CRRT 治疗时，应首先考虑局部抗凝。如无相关技术和条件时可采取无抗凝剂方法。

无活动性出血且基线凝血指标基本正常患者的 CRRT，可采用普通肝素全身抗凝，并依据 APTT 或 ACT 调整剂量。一般首次负荷剂量为 2 000 ~ 5 000 IU 静注，维持剂量 500 ~ 2 000 IU/h；或负荷剂量 25 ~ 30 IU/kg 静注，然后以 5 ~ 10 IU/（kg·h）的速度持续静脉输注，治疗结束前 30 ~ 60min 停止追加。需每 4 ~ 6 h 监测 APTT/ACT，据此调整普通肝素用量，以保证 APTT 维持在正常值的 1 ~ 1.4 倍，ACT 160 ~ 180s。特殊情况 ACT 无法完全反映凝血功能时需根据 APTT 来调整肝素用量。

低分子量肝素全身抗凝的检测指标推荐应用抗 Xa 活性，目标维持在 0.25 ~ 0.35IU/mL。低分子量肝素也可诱发 HIT，因此对普通肝素诱发的 HIT，同样不能应用低分子肝素。

高出血风险患者 RRT 可采用柠檬酸钠局部抗凝并注意监测离子钙浓度。以临床常用的一般给予 4% 枸橼酸钠为例，4% 枸橼酸钠 180mL/h 于滤器前持续注入，控制滤器后的游离钙离子浓度 0.25 ~ 0.35 mmol/L；在静脉端给予钙剂，控制患者体内游离钙离子浓度 1.0 ~ 1.35mmol/L；直至血液净化治疗结束。

阿加曲班一般以 1 ~ 2 μg/（kg·min）持续滤器前给药，也可给予一定的首剂量（250 μg/kg 左右），应依据患者凝血状态和血浆部分活化凝血酶原时间的监测，调整剂量。

高出血风险的患者进行无抗凝剂 CRRT 应注意肝素生理盐水预冲管路、置换液特殊前稀释和高血流量（200 ~ 300mL/min），以减少凝血可能。

六、相关监测检查

（1）血流动力学：一般需要持续监测神志、心率（律）、血压、CVP、每小时尿量等。

（2）体液量监测：CRRT 过程中监测体液量的目的在于恢复患者体液的正常分布比率。

（3）凝血功能监测：密切观察患者皮肤黏膜出血点、伤口和穿刺点渗血情况，以及胃液、尿液、引流液和大便颜色等，定时行 ACT、APTT、PT、PLT 检测，调整抗凝剂用量。

（4）血电解质和血糖监测：定时监测血气，根据需要选择恰当的血糖监测和控制方案。

（5）肾功能：定时监测肌酐、尿素氮及尿酸等指标，及时调整治疗参数。

七、并发症

CRRT 并发症种类同血液透析和血液滤过等技术，但由于 CRRT 治疗对象为危重患者，血流动力学常不稳定，且治疗时间长，故一些并发症的发病率较高，且程度较重，处理更为困难。

（1）血管通路相关并发症：包括血栓栓塞（导管内或局部静脉内）、穿刺部位出血、感染（出口、菌血症、败血症特别是革兰阳性菌）、通路再循环（静脉－静脉技术）和低血流量（扭结，血栓栓塞）。

（2）循环相关并发症：血栓形成、失血（通路连接不紧、管路凝血）、通路连接不紧密（极少发生）、败血症、体液失衡（超滤过多或置换液过多）、过敏反应（塑料、血滤器或消毒剂）。

（3）抗凝相关并发症：局部和全身出血、血小板减少（特别是肝素所致）。

（4）其他：碱中毒、低钙血症、低钾血症、低钠或高钠血症、生物相容性差、空气栓塞（极少发生，除非空气监测泵停止工作）、营养丢失（氨基酸和微量元素）。

CRRT 是治疗学上的一项突破性进展，已成为重症 ARF 的主要治疗方法，其应用范围已从肾脏疾病扩展到 SIRS、ARDS、MODS、CHF、挤压综合征等危重症领域，具有良好的应用前景。早期介入肾脏替代治疗可能是改善预后的重要因素，但具体介入时机、治疗剂量及药物的清除问题还需大规模前瞻性的临床研究，以进一步探讨 CRRT 对疾病的病理生理及预后的影响。

（张菁）

参考文献

［1］　王大为，付研 . 连续性肾脏替代治疗［J］. 中国临床医生，2014，10（7）：86-88.

［2］　王海燕 . KDIGO 急性肾损伤临床实践指南［M］. 北京：人民卫生出版社，2013.

［3］　付平 . 连续性肾脏替代治疗［M］. 北京：人民卫生出版社，2016.

［4］　Vinsonneau C，Allain-Launay E，Blayau C，et al. Renal replacement therapy in adult and pediatric intensive care：Recommendations by an expert panel from the French Intensive Care Society（SRLF）with the French Society of Anesthesia Intensive Care（SFAR）French Group for Pediatric Intensive Care Emergencies（GFRUP）the French Dialysis Society（SFD）［J］. Annals of Intensive Care，2015，5（1）：58.

［5］　闫晓蕾，侯晓彤，杨勇，等 . 肾功能损伤分级在心脏术后肾脏替代治疗中的应用［J］. 中国胸心血管外科临床杂志，2010，17（2）：165-167.

［6］　滕杰 . 心脏术后急性肾损伤的肾脏替代治疗［C］// 华东地区肾脏病协作 . 第十三届华东六省一市肾脏病会议、上海市医学会肾脏病分会春季论坛、福建省医学会肾脏病分会学术年会论文集 . 福州：［出版者不详］，2012.

［7］　梅长林，戎殳 . 连续性肾脏替代治疗专家讨论意见［C］// 中华医学会肾脏病学分会，山东省医学会 . 中华医学会肾脏病学分会血液净化论坛 . 济南：［出版者不详］，2007.

［8］　刘文虎 . 危重患者连续性肾脏替代治疗开始及停止治疗的时机［J］. 中华肾病研究电子杂志，2013（2）：25-29.

第八十二章

腹膜透析

一、腹膜透析的定义

腹膜透析是利用腹膜作为半透膜，通过向腹腔注入透析液，借助腹膜两侧血液和透析液间溶质浓度和渗透压梯度的不同，清除体内毒素和过量的水分。相比血液透析来说，腹膜透析具有操作简单、实用、相对安全的特点，对循环基本没有影响，相反通过有效脱水，可减轻机体水肿，改善肺部氧合，打破心脏手术后心排血量下降引起的恶性循环，为心脏和肾脏功能的恢复赢取时间。尤其适用于心脏术后急性肾功能衰竭的婴幼儿。

二、适应证

（1）心脏术后腹膜透析适应证：血钾＞6.5mmol/L；连续3～4h少尿或无尿。

（2）急性肾功能衰竭，在诊断明确后即可采用。

（3）急性药物中毒及任何原因引起的严重水肿、水中毒及心力衰竭。

（4）对术后估计有肾功能不良倾向者，术后可预置腹膜透析管备用。

三、禁忌证

（1）局限性腹膜炎时禁用，弥漫性腹膜炎时慎用。

（2）近期有腹腔大手术带腹腔引流，腹膜广泛粘连及妊娠者。

（3）严重的慢性呼吸衰竭。

四、腹膜透析方式

1. 腹膜透析液　腹膜透析液的成分应和正常细胞外液成分大致相同，具有无菌、无致热原及无刺激性特点，pH值＞5.5。常用透析液中葡萄糖的浓度可为1.5%～3.5%，葡萄糖浓度越高，脱水效果越好，但高渗液有许多不利之处，如可引起高血糖、高血脂症、腹膜刺激等。一般选用百特公司的2.5%的透析液。

2. 腹膜透析管　选择适宜的腹膜透析管，标准Tenckhoff管是我国目前最常用的腹透管，它被设计为直线或轻度弯曲的柔韧长管，在腹膜透析管的腹内段末端管壁上有许多小孔，根据腹腔内段的长短不同，可分为婴儿型、小儿型和年长儿型。

3. 透析管放置　腹膜透析管的放置分为暂时性和永久性两种，急性者多放置暂时性腹膜透析管。暂时性腹膜透析管经皮穿刺或用Seldinger技术放置，优点在于简便、无需特殊器材，且可在床边操作，但易被网膜包裹，引流不畅。当引流不畅时应避免反复腹部穿刺，改用手术放置。永久性腹膜透析管需经手术放置。

（1）患者仰卧，取脐旁腹直肌切口，脐下腹白线切口或反麦式切口，手术野消毒，铺巾，局麻；

（2）将皮肤切开 2 ~ 3cm，分开腹壁各层，在腹壁深筋膜和腹膜分别做荷包，在荷包中央切开腹膜，送透析管至膀胱直肠窝（或子宫直肠窝），用肝素盐水冲洗透析管，证明通畅，荷包线打结固定透析管；在皮下脂肪层做一皮下隧道，离切口 2 ~ 3cm 处将透析管穿出腹壁，或直接从原切口穿出腹壁，关闭腹壁。

（3）腹膜透析管处接三通管，三通管的另外两端，一端接透析液输入管，另一端接引流管。透析开始时，调节三通方向，将透析液输入管与腹透管相通，透析液加热至 37℃，悬挂高于腹腔 1m 处依重力流入腹腔。透析结束后，调节三通方向，使腹透管与引流管相通。

4. 腹膜透析方式及剂量　每次入量为 10 ~ 20 mL/kg，注入时间为 15 ~ 30min，在腹腔内停留 30min ~ 2h，开放引流 30 ~ 60 min，1 ~ 3 h 为一循环周期。如果水肿严重可在腹透液中加入 50% 高糖使腹透液浓度达 3% ~ 3.5%，以提高脱水效果。开始透析时取 1 h 为 1 个周期，随尿量的增加及生化指标的改善逐渐延长透析间期。腹膜透析期间，每日记录腹透入量、出量。计算超滤量。每 4 ~ 6 h 进行血气分析及电解质、Lac 测定，观察腹透液的性状，隔天行肝肾功能，腹水常规检查。当循环稳定，尿量 ≥ 1 mL/（kg·h），血尿素氮（BUN）、肌酐（Cr）恢复正常，血气电解质正常，即可停止腹透。

五、注意事项

（1）腹透后需摄腹部平片了解腹透管位置。

（2）每日观察引流液浑浊度并进行镜检，怀疑腹膜炎时，透析液培养及常规送检后，应用抗生素。

（3）透析液中的葡萄糖吸收后可能导致高血糖，必要时，透析液中加入胰岛素。

（4）每次更换透析液过程中，患者可能发生心律失常和低血压，适当减慢进出液体的速度可预防其发生。

（5）透析液渗漏。常见于腹膜荷包缝合不严密，透析管放置过浅或外移，应立即缝合，包扎；如漏液严重，则应重新手术置管。

（6）引流不畅。多由粘连或肠管、大网膜阻塞透析管孔所致，应改用细孔的透析管或用肝素盐水反复冲洗；如仍旧无效，则应停止透析。

（7）血性腹腔引流液，需进行凝血系统检查。

（肖雅琼）

参考文献

［1］ 丁文祥，苏肇伉 . 小儿心脏外科重症监护手册［M］. 上海：世界图书出版上海有限公司，2009.

［2］ 肖雅琼，苏伟，刘金平，等 . 婴幼儿先心病术后急性肾功能衰竭的腹膜透析治疗［J］. 中华小儿外科杂志，2012，33（8）：586-588.

［3］ 孙世澜，姚国乾 . 血液净化理论与实践［M］. 北京：人民军医出版社，2008.

第八十三章

延迟关胸

延迟关胸（delayed sternal closure，DSC）是心脏体外循环直视术后因心肌水肿、心脏扩大等导致胸骨切口关闭困难及难以控制的出血、心律失常等采取的临时性措施，是一种渡过严重术后并发症的简单、安全有效的方法。其概念最早由 Rhahi 等于 1975 年提出，方法是暂时不关闭正中切口及胸骨，扩大纵隔容积，减少术后心脏压塞症状，以稳定血流动力学。早期报道多见于成人心脏手术，发生率为 1.2% ~ 4.2%。近年来，随着体外循环、外科手术和围术期处理技术的提高，心脏外科手术趋向于低龄、低体重的患儿。由于复杂危重先心病患儿手术操作难度大、体外循环时间长、术前肺血管病变严重、心功能差、心内畸形矫治不满意等易导致低心排血量、循环不稳定，且小儿心脏相对于胸腔体积较大，体外循环后更易出现心脏及肺等纵隔器官水肿，因此延迟关胸在新生儿及婴幼儿术后应用广泛。

延迟关胸可以有效避免或减少胸骨对水肿心脏的压迫，避免心室舒张受限，降低肺静脉压力，增加心排血量及肺顺应性，稳定循环。Furnary 等证实了敞开胸骨可以增加 59% 的心排血量，同时使收缩压上升 18%。难止性出血时，可以观察渗血情况并有效引流，防止难控制渗血引起的心包填塞，术后再补充外源性的凝血因子及等待自身造血系统的恢复。另外，延迟关胸还可为进胸探查止血、心内按压等争取抢救时间。尽管不同的心脏中心采用不同的适应证、不同关闭胸骨的方法，再次关胸的时间也不尽相同，但延迟关胸对体外循环心脏术后危重患者的救治效果十分显著，其预后主要取决于心脏的原发病和手术对心脏的影响。延迟关胸增加了一次手术创伤，本身也存在一定的并发症，如纵隔感染、伤口愈合不良等。因此临床工作中需掌握好延迟关胸的指征，加强延迟关胸期间 ICU 管理，减少相关并发症的发生。

一、适应证

目前尚无延迟关胸的确切指征。大多数报道认为，严重心肌、纵隔水肿，心肌功能降低，难止性出血，顽固性心律失常，植入 ECMO 等机械辅助装置，肺部问题包括机械通气不理想，气道压力高及尝试关胸后心率减慢，血压下降，动脉血氧饱和度及混合静脉血氧饱和度降低等循环不稳定、心脏压塞表现，均应采取延迟关胸。Misawa 认为如果试验性关胸后平均左心房压和中心静脉压升高 2mmHg 以上（也有学者认为是 5mmHg）即应行延迟关胸。因为复杂先天性心脏病患者术前多合并发绀，凝血机制差，心脏畸形复杂，肺血偏少，而手术时间长，先天性心脏病畸形矫正满意度差，体外循环致凝血因子、血小板破坏增多，术后止血困难，心肌水肿及肺水肿严重，术后低心排血量综合征及肺再灌注损伤发生率高，有些国外的心脏中心已将延迟关胸常规应用于长时间体外循环手术的新生儿及婴幼儿及某些特殊手术后。国内也有学者提出术后急性心包填塞，行胸内心脏复苏者及术前巨大心脏，心功能差联合瓣膜损害，关胸时循环欠稳定者放宽延迟关胸的应用指征。

二、危险因素

目前延迟关胸主要凭手术医师的经验及试验性关胸后循环指标的变化来决定。Mcelhinney 等发现在心脏手术后 24h 内冠脉储备会逐渐下降，心肌水肿会逐渐加重，因此即使手术中关胸试验呈阴性，也不能排除术后 24h 内发生心脏压迫的可能性。Samir 的回顾性研究也指出循环不稳定重新打开胸骨者比手术结束后即保持胸骨敞开者的死亡率高。因此找出相关危险因素，更科学、准确地做出延迟关胸的决定是十分重要的。

目前比较认可的危险因素包括低龄、体外循环时间及主动脉弓离断及肺静脉畸形引流等。Samir 等发现新生儿的延迟关胸发生率为 38%，国内研究也发现 15 d 以内的患儿，延迟关胸率高达 76%，这可能与胎儿循环致肺血管阻力和压力升高，右心负荷增加且小婴儿更易受到手术操作和体外循环的影响，导致心肌水肿有关。Shalabi 等认为长时间的循环可致心肌缺血再灌注损伤和大量炎性因子释放，使心肌、胸壁、肺水肿，心肌收缩力下降。且体外循环时间越长，损伤越严重。据报道室间隔缺损伴主动脉弓离断新生儿延迟关胸率为 67% ~ 85%，而完全性肺静脉异位引流为 79% ~ 80%，可能与这两种疾病肺血管阻力早期就增高明显，右心负荷增加，左心排血减少，而使全心增大，心脏受压有关。完全性大动脉转位是否是延迟关胸的危险因素，目前仍有争议。另外，较长的主动脉阻断时间、深低温停循环、术前机械通气、急诊手术也可能与延迟关胸相关。

三、方法

目前无统一的延迟关胸方法，有使用硬质塑料自制成支撑棒或两根钢丝支撑胸骨边缘，或是使用儿童撑开器撑开胸骨，将胸切口皮肤边缘相对缝合，或用透明硅胶薄膜直接覆盖在胸切口处。延迟关胸患者常规留置纵隔及心包引流管，必要时低负压吸引。严格无菌操作，胸腔引流管挤压过程中避免污染。尽量消除外科性活动出血。对于切口针眼渗血明显者，可以涂喷生物蛋白胶并使用止血纱布填塞。若引流量术后 1 ~ 4 h 无明显减少的趋势，应考虑重新纱布填塞及外科止血。延迟关胸患者需持续镇静并机械通气，关胸后方可脱离呼吸机并拔出气管插管。常规预防性使用广谱抗生素抗感染治疗直至胸骨闭合术后，并及时根据病原学结果调整抗生素。

四、关胸时机的选择

关胸时机的把握十分重要，国外报道再次关胸时间为术后 2 ~ 14d，国内一般在术后 2 ~ 3d，需综合考虑心、肺及凝血功能恢复情况。有报道认为对于血流动力学持续稳定 12h 以上、血气检查结果满意、血电解质在正常范围、出入量呈负平衡、心律失常得到纠正的患者即考虑行关胸手术；也有学者认为在低剂量血管活性药物、血流动力学稳定、动脉血气正常及乳酸值下降并维持 24 h 以上、出入量负平衡、凝血功能正常的情况下可尝试关胸。对于术中止血困难或术后出现急性心包填塞再次开胸后的延迟关胸病例，再次关胸要更加审慎，特别是对于使用纱布或绷带填塞压迫止血者，除了保证血流动力学稳定、血气功能检查正常、内环境稳定外，还应对再次出血的可能性进行评估。再次关胸过程中一定要采取实验性关胸，在逐渐收紧胸骨过程中，若发现左房压和 CVP 升高 5mmHg 以上，收缩压（或平均动脉压）短期下降 10mmHg，心率变慢或频发室性早搏，应考虑重新行延迟关胸，并仔细检查可能存在的压塞原因。关胸时，常规行伤口病原学培养，采用稀活力碘冲洗心包腔，逐层关胸，间断缝合皮肤。关胸可在手术室或 ICU 床边完成。

五、并发症

延迟关胸增加了伤口感染及胸骨不稳定的发生率。Harder 等在一项配对的多中心队列研究中发现延迟关胸的患儿中伤口感染的发生率为 11%，反复多次延迟关胸操作和 ECMO 植入是伤口感染的独立危险因素。而 Bowman 等报道了 130 例延迟关胸患儿的伤口感染发生率为 13.7%，6.9% 发生了纵隔炎。在 ICU 内行延迟关胸可能会增加感染的发生。Özker E 回顾性研究了 4 年 1 100 例先心病例，延迟关胸 38 例，平均关胸时间为 2.9d，52.6% 患儿术后抗生素使用时间延长，感染以革兰阴性菌为主，4 例（10.5%）患儿发生了纵隔炎，术后感染率增高与体外循环时间、关胸时间和 ICU 停留时间相关。国内学者报道的延迟关胸术后伤口感染发生率在 5.4% ～ 14.8%，但病例数均有限。一般认为，长时间体外循环、低心排血量、大量输血及反复开关胸与伤口感染相关，而严格无菌操作、稀活力碘冲洗心包腔、避免过长的关胸时间、控制好血糖、合理使用抗生素能减少感染的发生。

延迟关胸延长了机械通气时间，增加肺不张、呼吸机相关性肺炎的发生率。可能与延迟关胸期间持续镇静，不能彻底地翻身，侧卧，从而使得气道分泌物下移有关。虽然关胸前胸部物理治疗受到限制，但建议提供良好的气体加温加湿的条件，从而保护气道黏膜的纤毛功能，以利于分泌物的排出。在患儿血流动力学稳定的前提下，建议关胸后 24 h 内尽早开始有效的胸部物理治疗，包括轻柔的拍背、震颤和伸展，以及定期翻身和针对性的体位引流。

六、效果

延迟关胸是紧急情况下挽救患者生命的一项重要措施，其预后主要取决于心脏的原发病和手术对心脏的影响，研究显示在院死亡率为 11% ～ 36.2%，影响在院死亡率的因素包括高剂量血管活性药物的维持时间、ECMO 及 VAD 植入、新近使用血液透析、因出血再次手术、深部胸骨感染等。

（张菁）

参考文献

［1］ Misawa Y. What can be an indicator of delayed sternal closure after cardiac surgery？［J］. Eur J Cardiothorac Surg, 2002, 22（3）: 493-494.

［2］ Samir K, Riberi A, Ghez O, et al. Delayed sternal closure: a life-saving measure in neonatal open heart surgery, could it be predictable？［J］. Eur J Cardiothorac Surg, 2002, 21（5）: 787-793.

［3］ McElhinney DB, Reddy VM, Parry AJ, et al. Management and outcomes of delayed sternal closure after cardiac surgery in neonates and infants［J］. Crit Care Med, 2000, 28（4）: 1180-1184.

［4］ Shalabi RI, Amin M, Ayed AK, et al. Delayed sternal closure is a life saving decision［J］. Ann Thorac Cardiovasc Surg, 2002, 8（4）: 220-223.

［5］ Boeken U, Assmann A, Mehdiani A, et al. Open chest management after cardiac operations: outcome and timing of delayed sternal closure［J］. Eur J Cardiothorac Surg, 2011, 40（5）: 1146-1150.

［6］ Erek E, Yalcinbas YK, Turkekul Y, et al. Indications and risks of delayed sternal closure after open heart surgery in neonates and early infants［J］. World J Pediatr Congenit Heart Surg, 2012, 3（2）: 229-235.

［7］ Boeken U, Feindt P, Schurr P, et al. Delayed sternal closure（DSC）after cardiac surgery: outcome and prognostic markers［J］. J Card Surg, 2011, 26（1）: 22-27.

［8］ Bowman ME，Rebeyka IM，Ross DB，et al. Risk factors for surgical site infection after delayed sternal closure［J］. Am J Infect Control，2013，41（5）：464-465.

［9］ Harder EE，Gaies MG，Yu S，et al. Risk factors for surgical site infection in pediatric cardiac surgery patients undergoing delayed sternal closure［J］. J Thorac Cardiovasc Surg，2013，146（2）：326-333.

［10］ Hashemzadeh K，Hashemzadeh S. In-hospital outcomes of delayed sternal closure after open cardiac surgery［J］. J Card Surg，2009，24（1）：30-33.

［11］ Özker E，Saritaş B，Vuran C，et al. Delayed sternal closure after pediatric cardiac operations，single center experience：a retrospective study［J］. J Cardiothorac Surg，2012，7（10）：102.

［12］ Shin HJ，Jhang WK，Park JJ，et al. Impact of delayed sternal closure on postoperative infection or wound dehiscence in patients with congenital heart disease［J］. Ann Thorac Surg，2011，92（2）：705-709.

［13］ Yasa H，LafÇi B，Yilik L，et al. Delayed sternal closure：an effective procedure for life-saving in open-heart surgery［J］. Anadolu Kardiyol Derg，2010，10（2）：163-167.

［14］ 张惠锋，贾兵，陈张根，等.3个月内复杂先天性心脏病患儿术后延迟关胸的因素分析［J］.中华小儿外科杂志，2008，29（2）：78-81.

［15］ 谢艾妮，蒋雄刚，董念国，等.复杂先天性心脏病术后延迟关胸的原因及意义［J］.山东医药，2008，48（36）：52-53.

［16］ 张玉龙，李仲智，李晓峰，等.延迟关胸在小儿心脏外科应用的经验［J］.中国体外循环杂志，2007，5（1）：20-22.

［17］ 安育林，周更须，王辉，等.延迟关胸在小儿复杂先天性心脏病手术中的应用［J］.中国医药导刊，2012，14（6）：1012-1013.

［18］ 柳立平，何萍萍，孔英，等.先天性心脏病延迟关胸患儿胸骨缝合术前后呼吸功能的变化［J］.临床小儿外科杂志，2011，10（6）：407-410.

［19］ 潘燕军，王顺民，张海波，等.延迟关胸在先天性心脏病手术后的应用体会［J］.中华胸心血管外科杂志，2014，30（8）：449-451.

［20］ 罗国华，李守军，沈向东，等.延迟关胸在小儿心脏外科中的应用［J］.中国胸心血管外科临床杂志，2004，11（4）：320.

［21］ 王小启，许建屏，张旌，等.延迟关胸技术在小儿开胸心脏术后的应用［J］.中国心血管病研究杂志，2005，3（5）：333-335.

［22］ 杨宁，何佳鸿，冯永健，等.延迟关胸术在危重患者心脏术后中的应用［J］.中华危重症医学杂志（电子版），2011，4（6）：30-32.

第八十四章

胸骨哆开

一、胸骨哆开的定义

见于心脏直视手术后，胸骨的愈合不佳，甚至裂开。胸骨哆开虽然是心血管手术后一种比较少见的并发症，但不积极处理病死率接近 100%，积极治疗后死亡率仍高达 10%～50%。胸骨哆开的临床表现为：①心包纵隔引流管将拔或拔出后出现引流液或渗出液增多；②患者呼吸费力与气急加剧；③原已愈合的皮肤切口有波动感；④闻及骨擦音或触及骨擦感或胸骨旁触痛。胸部 CT 检查行胸骨成形可明确胸骨切割情况继而明确诊断。

二、常见原因

1. 手术因素　术中胸骨劈开时偏离胸骨中线，使切开后的胸骨合拢不够牢固、稳定，术后由于咳嗽或体位变换等因素，使胸骨受力不均衡，导致胸骨哆开。

2. 固定技术因素　固定胸骨的钢丝过紧过细造成钢丝切割胸骨，或固定胸骨时未紧钢丝导致胸骨对合不严，或钢丝数目不够起不到牢固固定胸骨作用导致胸骨松动，或固定胸骨上段的第一根钢丝位置过低造成胸骨对合不严等。

3. 术后剧咳　术后各种原因导致呼吸道分泌物增多，特别是术前有慢性支气管炎或长期吸烟史者，术后痰液增多，加上咳嗽、排痰方法不正确，或用力不当，尤其剧烈咳嗽时猛烈冲击胸廓，造成胸骨拉开，可使扣紧的钢丝切割胸骨或松脱，导致胸骨哆开、移位。

4. 感染性因素　临床上可引起胸骨感染的危险因素较多，术前合并糖尿病，术中污染，心脏手术时体外循环时间过长（＞2h），术后低心排血量致组织灌注不足、低氧血症，纵隔引流不畅有血液积聚或血肿形成，搭桥手术时胸廓内动脉被利用而结扎，供应胸骨及其软组织的血液循环受损致切口感染裂开等都是增加细菌繁殖的重要因素。但正中开胸术后胸骨感染的发生率较低，文献报道发生率为 0.4%～5.1%。

5. 其他因素　营养不良、二次手术、严重骨质疏松、骨蜡使用过多及胸骨过早负重或用力，均可导致胸骨哆开或移位。

三、治疗原则和常见处理方式

胸骨哆开治疗原则见表 8-83-1。

表 8-83-1　治疗原则

胸骨正中切口并发症	治疗意见
皮肤裂开，胸骨柄前的筋膜完整	引流，清创，伤口换药
皮肤完整，胸骨裂开，没有感染	胸骨重新固定，Robicsek 技术

胸骨正中切口并发症	治疗意见
皮肤裂开，胸骨裂开，没有感染	胸骨重新固定，继续冲洗
胸骨裂开，纵隔炎	胸骨清创术，肌肉瓣填充
慢性胸骨骨髓炎	部分或全部切除，并局部填充

　　一旦确定了胸骨哆开的诊断，应立即将患者送入手术室并施行全身气管内麻醉。然后，将原切口完全打开，把所有的坏死组织清理并切除干净。修剪胸骨边缘，以确保骨组织是有活性的。提取组织标本进行培养及抗生素敏感试验后，用 0.5% ~ 1% 的聚维酮碘稀释溶液或生理盐水冲洗伤口。如果患者没有败血症，并且伤口看起来很干净，就按常规闭合胸骨。胸骨重新固定缝合的方法很多，有连锁"8"字缝合固定、跨肋间的缝合、钢板固定等，采用何种固定方法可根据患者胸骨切割情况及术者习惯而定。如果因钢丝切割胸骨或因清理死骨而使胸骨变得薄弱，就需要使用改良 Robicsek 法来缝合胸骨（图 8-83-1）。然后，将两根粗胸管放置在胸骨后方并连接到闭合引流装置。引流管连接低的负压吸引并放置 7 ~ 10d，随后将所有的胸腔内引流管拔除，采用常规预防方法避免气胸发生。随后，将纵隔引流管的末端置于一个无菌手套中，并在数天之内缓慢推进以建立窦道来保证纵隔的持续引流。

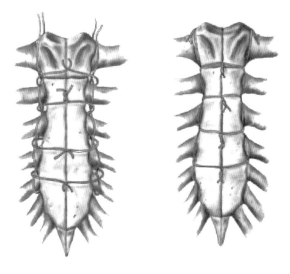

图 8-83-1　采用改良 Robicsek 法闭合胸骨

　　如果感染范围大，或者有组织的广泛坏死，就需要将坏死组织彻底进行清除，而降低再次感染危险的关键是要对感染的胸骨进行广泛的切除。使用有动力的冲洗装置对伤口进行大范围的冲洗可减少伤口内细菌的数量。对于感染严重，合并缺损的患者，可以采用胸大肌、背阔肌或腹直肌肌皮瓣及大网膜进行修复。闭合皮肤和皮下组织前，在其下方先放置一柔软、扁平的引流管，并连接到一闭合吸引装置。如果对皮下组织的质量存在疑问，应将表面伤口予以包扎，但保持开放，几天以后再闭合伤口。在上述两种情况下，都应全身给予抗生素，并至少使用 7d，对有些患者还可延长使用至 6 周。

四、预防措施

　　①避免胸骨过早负重或用力：术后 7 ~ 14 d 是胸骨愈合的关键时期。在这个时期内医护人员应嘱患者采取平卧位，起床时可通过电动床摇起床头，或在床尾系一拉带，借助拉带力量缓慢坐起，或由他人扶起，以避免胸骨负重或用力。②掌握正确咳嗽、排痰方式：术后对痰液较多患者，应予雾化吸入，

以加强排痰；对剧烈咳嗽患者给予适度止咳。另外，医护人员应教会患者正确咳痰方式，用双手按压前胸作对抗，限制胸骨活动至最低限度，以避免发生胸骨哆开。③胸带固定胸廓：使用胸带固定胸廓，既可起到固定胸骨作用，又可缓解患者用力咳嗽时对胸骨的猛烈冲击。④锯胸骨必须劈正。⑤术中止血彻底：行正中开胸术患者术中应彻底止血，避免不必要二次开胸和过多使用骨蜡，特别是对严重骨质疏松者，关胸时可以使用止血纱布或可吸收止血胶原海绵固定在胸骨间，以控制骨髓腔渗血。⑥保证引流管通畅：保证引流管通畅，以防止血块积聚或血肿形成引起感染。⑦合理钢丝固定：钢丝粗细合适，固定松紧适当，且固定方法合理，确保胸骨紧密闭合，不留空隙。另外，钛板联合钢丝双重固定胸骨切口在心脏直视手术中的应用也可以减少胸骨哆开的发生。⑧营养支持：改善患者营养状况，纠正贫血和低蛋白血症，控制基础疾病，对老年患者可适当补充钙剂，以免骨质疏松影响胸骨愈合。

（孙宗全）

参考文献

［1］ Gummert JF，Barten MJ，Hans C，et al. Mediastinitis and cardiac surgery-an updated risk fact or analysis in 10373 consecutive adult patients［J］. Thorac Cardiovasc Surg，2002，50（2）：87-91.

［2］ 胡敏，潘铁成，魏翔.胸骨哆开的早期诊断和治疗［J］.临床外科杂志，2009，17（8）：544-545.

［3］ 郭龙辉，张竞超，刘超，等.胸部CT在心脏术后胸骨裂开中的诊断价值［J］.中西医结合心脑血管病杂志，2013，11（6）：754-755.

［4］ Plass A，Emmert MY，Pilsl M，et al. Sternal plate closure：indications，surgical procedure and follow-up［J］. Thorac Cardiovasc Surg，2011，59（1）：30-33.

［5］ Cabbabe EB，Cabbabe SW. Immediate versus delayed one-stage sternal debridement and pectoralis muscle flap reconstruction of deep sternal wound infections［J］. Plast Reconstr Surg，2009，123（5）：1490-1494.

［6］ 柴滢，黄利.胸骨裂开的原因及固定方法［J］.国际外科学杂志，2007，34（4）：238-241.

［7］ 刘胜中，曾富春，丛伟.钛板联合钢丝双重固定胸骨切口在心脏直视手术中的应用研究［J］.四川医学，2012，33（7）：1138-1140.

［8］ 刘悦，李辉，杨俊峰，等.可吸收止血胶原海绵在心脏外科术中胸骨止血的应用体会［J］.心肺血管病杂志，2014，33（5）：719-721.

第八十五章

心力衰竭的药物治疗

心力衰竭（heart failure）是各种心脏结构或功能性疾病导致心室充盈及（或）射血能力受损而引起的一组综合征，其临床表现主要是呼吸困难和乏力（活动耐量受限），以及液体潴留（肺淤血和外周水肿）。心衰为各种心脏疾病的严重和终末阶段，发病率高，预后差。

目前已经认识到心力衰竭是一种不断发展的疾病，一旦发生心力衰竭即使心脏没有新的损害，在各种病理生理变化的影响下，心功能不全将不断恶化进展。心衰的主要发病机制为心肌病理性重塑，导致心衰进展的两个关键原因一是心肌细胞的不断丢失（坏死、凋亡、自噬等）；二是神经内分泌系统过度激活所致的系统反应。因此，治疗心衰的关键是切断这两个关键过程，阻断心肌病理性重塑。

依据左心室射血分数（LVEF），心衰可分为 LVEF 降低的心衰（HF-REF）和 LVEF 保留的心衰（HF-PEF），即传统所说的收缩性心衰和舒张性心衰。根据心衰发生的时间、速度、严重程度可分为急性心衰和慢性心衰。本章节主要介绍慢性收缩性心力衰竭的药物治疗。

根据诱发心力衰竭症状的活动程度可将心力衰竭分为四级（NYHA 分级）。

Ⅰ级：患者患有心脏病，但日常活动量不受限制，一般活动不引起疲乏、心悸、呼吸困难或心绞痛。

Ⅱ级：心脏病患者的体力活动受到轻度的限制，休息时无自觉症状，但平时一般活动可出现疲乏、心悸、呼吸困难或心绞痛。

Ⅲ级：心脏病患者体力活动明显受限，小于平时一般活动即引起上述的症状。

Ⅳ级：心脏病患者不能从事任何体力活动。休息状态下也出现心衰的症状，体力活动后加重。

心衰的治疗应包括防止和延缓心衰的发生，缓解临床心衰患者的症状，改善其长期预后和降低死亡率。心力衰竭的一般治疗如下。①去除或缓解基本病因：对所有可能导致心脏功能受损的常见疾病如高血压、冠心病、糖尿病、代谢综合征、甲状腺功能亢进等，应尽早进行有效的治疗，如控制高血压、糖尿病等，药物、介入及手术治疗改善冠心病心肌缺血；慢性心瓣膜病以及先天畸形的介入或换瓣手术等。②去除诱因：包括控制感染、纠正心律失常、纠正电解质紊乱、改善贫血、避免损害心肌或心功能的药物等，肺梗死也应及时处理。③调整生活方式：限钠、限水、低脂饮食、减肥、戒烟戒酒、注意休息和适度运动等。

一、利尿剂

利尿剂是心力衰竭治疗中最常用的药物，也是唯一能充分控制和有效消除液体潴留的药物，通过排钠排水减轻心脏的容量负荷，对缓解淤血症状、减轻水肿有十分显著的效果。合理使用利尿剂是各种有效治疗心衰措施的基础。

1. 适应证　有液体潴留证据的所有心衰患者均应给予利尿剂治疗。

2. 使用方法　从小剂量开始，逐渐增加剂量直至尿量增加，体重每天减轻 0.5 ~ 1.0kg 为宜。当肺部啰音消失、水肿消退、体重稳定后，即以最小有效剂量长期维持，并根据液体潴留的情况随时调整剂量，但是不能将利尿剂作单一治疗。常用利尿剂见表 8-84-1。

表 8-84-1　常用利尿剂

药物		起始剂量（mg）	每日最大剂量（mg）	每日常用剂量（mg）
袢利尿剂	呋塞米	20 ~ 40	120 ~ 160	20 ~ 80
	托拉塞米	10	100	10 ~ 40
噻嗪类利尿剂	氢氯噻嗪	12.5 ~ 25	100	25 ~ 50
磺胺类	吲达帕胺	2.5	5	2.5 ~ 5
保钾利尿剂（与 ACEI 或 ARB 合用 / 不与 ACEI 或 ARB 合用）	阿米洛利	2.5/5.0	20	5 ~ 10/10 ~ 20
	氨苯蝶啶	25/50	200	100/200
血管加压素 V2 受体拮抗剂	托伐普坦	7.5 ~ 15	30	15

3. 制剂的选择

（1）轻度液体潴留肾功能正常的心衰患者可选用噻嗪类利尿剂，尤其适合合并有高血压的患者，氢氯噻嗪 100mg/d 达最大效应，再增加剂量也无效。

（2）有明显液体潴留或伴有肾功能受损的心衰患者，首选袢利尿剂如呋塞米或托拉塞米，其剂量与效应呈线性关系，剂量不受限制，但临床上也不推荐很大剂量。

（3）新型利尿剂托伐普坦是血管加压素 V2 受体拮抗剂，具有仅排水不排钠的作用，适合顽固性水肿或伴有低钠血症的心衰患者。

4. 不良反应

（1）电解质丢失：如低钾血症、低镁血症、低钠血症。低钠血症时应注意区别缺钠性低钠血症和稀释性低钠血症。低钾及低镁血症可能诱发心律失常，应高度重视并及时补充，联合应用保钾利尿剂（如螺内酯）及 ACEI 预防钾镁丢失。

（2）神经内分泌系统激活：特别是 RAAS 系统和交感神经系统，因此利尿剂应与 ACEI（或者 ARB）及 β - 受体阻滞剂联用。

（3）低血压及肾功能恶化：利尿剂过量可导致血容量不足，引起低血压及肾脏灌注不足，导致肾功能恶化，此时应减少利尿剂的用量，但应区分是利尿剂过量还是心衰恶化，心衰恶化后心排血量降低也会造成低血压及外周组织灌注不足。

二、RAAS 抑制剂

1. 血管紧张素转换酶抑制剂（ACEI）　大量临床实验证明应用，ACEI 可以明显改善远期预后，降低死亡率。其主要作用机制：①抑制肾素血管紧张素系统（RAS），包括对循环和心脏组织中的 RAS 的抑制，在改善和延缓心室重塑中起关键的作用。②抑制缓激肽的降解，可使具有血管扩张作用的前列腺素生成增多，同时亦有抗组织增生的作用。提早对心室重塑进行干预，从心功能尚处于代偿期而无明显症状时，即开始给予 ACEI 的干预治疗是心力衰竭治疗方面的重要进展。

（1）适应证：所有 LVEF 下降的心衰患者必须且终身使用，除非有禁忌证或不能耐受。

（2）禁忌证：绝对禁忌证包括对 ACEI 药物有致命性不良反应（如喉头水肿）、严重肾功能衰竭、妊娠妇女。以下情况慎用：双侧肾动脉狭窄，血肌酐＞ 265.2 μmol/L，血钾＞ 5.5mmol/L，伴症状性低血压（收缩压＜ 90mmHg），左室流出道梗阻（如主动脉瓣狭窄、肥厚型梗阻性心肌病），等等。

（3）使用方法：从小剂量开始，逐渐递增，直至达到目标剂量，并终身维持使用，一般每 1 ~ 2 周剂量倍增一次。常用 ACEI 起始剂量及目标剂量见表 8-84-2。

表 8-84-2　常用 ACEI 起始剂量及目标剂量

药物	起始剂量	目标剂量
卡托普利	6.25mg，3 次 /d	50mg，3 次 /d
依那普利	2.5mg，2 次 /d	10mg，2 次 /d
福辛普利	5mg，1 次 /d	20 ~ 30mg，1 次 /d
赖诺普利	5mg，1 次 /d	20 ~ 30mg，1 次 /d
培哚普利	2mg，1 次 /d	4 ~ 8mg，1 次 /d
雷米普利	2.5mg，1 次 /d	10mg，1 次 /d
贝那普利	2.5mg，1 次 /d	10 ~ 20mg，1 次 /d

（4）不良反应：常见有两类。①与血管紧张素Ⅱ抑制有关的，如低血压、肾功能恶化、高血钾；②与缓激肽积聚有关的，如咳嗽和血管性水肿。低血压常发生在开始治疗的头几天或增加剂量时，应在密切观察下从小剂量开始，缓慢增加用量，停用利尿剂 1 ~ 2d 或者放宽限钠可减少低血压的发生。ACEI 易引起肾功能恶化及高血钾，用药 1 周后应复查肾功能和血钾，如果血肌酐增高＞ 30%，应减量，如仍继续升高，应停用，如血钾≥ 5.5mmol/L，也应停用。ACEI 引起的咳嗽为干咳，停药后咳嗽即可消失，若干咳不严重可以耐受者可继续应用，不能耐受者可换用血管紧张素Ⅱ受体拮抗剂（ARB）。ACEI 引起血管性水肿较为罕见，但声带或喉头水肿危险较大，多见于首次用药或治疗的最初 24h 内，一旦发生则应终身避免应用所有的 ACEI。

2. 血管紧张素受体拮抗剂（ARBs）　血管紧张素受体拮抗剂阻断 RAS 的效应与 ACE 抑制剂相同甚至更完全，但缺少抑制缓激肽降解作用，其治疗心力衰竭的循证证据尚不及 ACEI。当心衰患者因 ACEI 引起的干咳不能耐受者可改用 ARBs。其应用方法及不良反应除干咳外均类似于 ACEI。

3. 醛固酮受体拮抗剂的应用　螺内酯等抗醛固酮制剂作为保钾利尿药应用已有较长的历史。近年来的大样本临床研究证明小剂量（亚利尿剂量，20mg 1 ~ 2 次 /d）的螺内酯阻断醛固酮效应，对抑制心血管的重构、改善慢性心力衰竭的远期预后有很好的作用。长期应用 ACEI 或者 ARB 时，起初醛固酮降低，随后即出现"逃逸现象"，加用醛固酮受体拮抗剂可抑制醛固酮的有害作用，对心衰患者有益。对中重度心衰患者可考虑加用小剂量醛固酮受体拮抗剂（螺内酯 20mg/d），耐受良好，部分患者可引起男性乳房增生症，为可逆性，停药后消失。血钾＞ 5.0mmol/L、肾功能受损如血肌酐＞ 221 μmol/L 或 eGFR ＜ 30mL/（min·1.73m²）的患者不宜使用。使用后应监测血钾和肾功能，如血钾＞ 5.5mmol/L 应减量或停用。

三、β - 受体阻滞剂

心力衰竭时机体的代偿机制虽然在早期能维持心脏排血功能，但在长期的发展过程中将对心肌产生有害的影响，加速患者的死亡。代偿机制中交感神经激活是一个重要的组成部分，由于长期持续性交感神经系统的过度激活，慢性心衰患者的心肌 β_1- 受体下调和功能受损，β - 受体阻滞剂治疗可恢复 β_1- 受体的正常功能，使之上调，其改善心衰预后的良好作用大大超过了其有限的负性肌力作用。并且 β - 受体阻滞剂治疗心衰能显著降低猝死率。目前有证据用于心衰的 β - 受体阻滞剂有选择性

β₁-受体阻滞剂如美托洛尔、比索洛尔和非选择性的 β₁/β₂、α₁-受体阻滞剂卡维地洛。

1. 适应证　在临床上所有有心功能不全且病情稳定的患者均应使用 β-受体阻滞剂，除非有禁忌证或不能耐受。

2. 禁忌证　支气管痉挛性疾病（如支气管哮喘）、心动过缓、二度及二度以上房室传导阻滞（除按心脏起搏器外）。

3. 使用方法　β-受体阻滞剂治疗心衰要达到目标剂量（在临床试验中采用，并证实有效的剂量）或最大可耐受剂量，通常以静息心率降至 55 ~ 60 次 /min 的剂量为 β-受体阻滞剂应用的目标剂量或最大可耐受剂量。首先从小剂量开始，美托洛尔 12.5mg/d、比索洛尔（bisoprolol）1.25mg/d、卡维地洛 6.25mg/d，每隔 2 ~ 4 周剂量递增一次，直至达到目标剂量或最大可耐受剂量，并长期维持治疗。如出现不良反应，可延迟加量时间，直至不良反应消失。临床疗效常在用药后 2 ~ 3 个月才出现。

4. 不良反应

（1）低血压：多在首剂或者加量的 24 ~ 48h 内发生，可自动消失，为减少低血压的风险，首先考虑停用可影响血压的药物如血管扩张剂，或暂时减少利尿剂、ACEI 或者 ARB 的用量。

（2）液体潴留或心衰恶化：应区分其与 β-受体阻滞剂应用有无关联，若有相关，可加大利尿剂用量或将 β-受体阻滞剂暂时减量，若无相关，则无须减量，应积极控制心衰加重的诱因。

（3）心动过缓和房室传导阻滞：用药期间如心率低于 55 次 /min 或伴有眩晕等症状，或出现二度或三度房室传导阻滞，应减量甚至停药。

四、正性肌力药

1. 洋地黄类药物　洋地黄主要是通过抑制心肌细胞膜上的 Na^+-K^+ATP 酶，使细胞内 Ca^{2+} 浓度升高而发挥正性肌力作用。目前认为其有益作用可能是通过降低神经内分泌系统的活性治疗心衰。地高辛是唯一被确认有效治疗慢性心力衰竭的洋地黄制剂，可显著降低住院率，改善运动耐量和左心功能，但临床试验证据显示地高辛对心衰患者总病死率的影响为中性，是正性肌力药中唯一的长期治疗不增加死亡率的药物。

（1）适应证：在利尿剂、ACEI（或 ARB）和 β-受体阻滞剂联合治疗过程中仍持续有心衰症状的患者，可考虑加用地高辛，伴有快速型心房颤动则更是应用洋地黄的最好指征。

（2）禁忌证：肥厚型心肌病主要是舒张功能不全，增加心肌收缩性可能使原有的血流动力学障碍更为加重，洋地黄属于禁用品。肺源性心脏病导致右心衰，常伴低氧血症，洋地黄效果不好且易于中毒，应慎用。

（3）使用方法：固定使用维持量 0.125 ~ 0.25mg/d，70 岁以上老年或肾功能受损患者剂量减半。

（4）洋地黄中毒及其处理：洋地黄用药安全窗很小，轻度中毒剂量约为有效治疗量的 2 倍，低血钾、肾功能不全及与其他抗心律失常药物如胺碘酮、维拉帕米（异搏定）及奎尼丁等合用均可降低地高辛的经肾排泄率而增加中毒的可能性。洋地黄类药物的胃肠道反应如恶心、呕吐，以及中枢神经的症状如视力模糊、黄视、倦怠等，在应用地高辛时十分少见。洋地黄中毒最重要的反应是各类心律失常，最常见者为室性期前收缩（多表现为二联律）、非阵发性交界区心动过速、房性期前收缩、心房颤动及房室传导阻滞。快速房性心律失常又伴有传导阻滞是洋地黄中毒的特征性表现。一旦发生洋地黄中毒后应立即停药，血钾低者应尽快补充，对快速性心律失常者可用利多卡因或苯妥英钠，电复律一般禁用，因易致心室颤动。有传导阻滞及缓慢性心律失常者可用阿托品 0.5 ~ 1.0mg 皮下或静脉注射，一般不需安置临时心脏起搏器。

2. 非洋地黄类正性肌力药

（1）肾上腺素能受体激动剂：多巴胺是去甲肾上腺素的前体，较小剂量 [2～5 μg/（kg·min）] 表现为心肌收缩力增强，血管扩张，降低外周阻力，心率加快不明显，能显著改善心力衰竭的血流动力学异常，大剂量 [5～10 μg/（kg·min）] 则收缩血管，增加心脏后负荷。多巴酚丁胺是多巴胺的衍生物，扩血管作用不如多巴胺明显，对加快心率的反应也比多巴胺小。两者均只能短期静脉应用，在慢性心衰加重时帮助患者渡过难关，长期使用将增加死亡率。

（2）磷酸二酯酶抑制剂：包括米力农、氨力农等，其作用机制是抑制磷酸二酯酶活性促进 Ca^{2+} 通道膜蛋白磷酸化，Ca^{2+} 通道激活使 Ca^{2+} 内流增加，心肌收缩力增强。磷酸二酯酶抑制剂短期应用对改善心衰症状的效果是肯定的，但已有大系列前瞻性研究证明长期应用米力农治疗重症心衰患者，其死亡率增加，因此，此类药物仅限于重症心衰患者完善心衰的各项治疗措施后症状仍不能控制时短期应用。

五、血管扩张剂

在慢性心力衰竭的治疗中并不推荐血管扩张剂的应用，常合用硝酸酯类以缓解心绞痛或呼吸困难的症状，但对心衰的治疗无明确证据。

六、其他药物

1. 人重组脑钠肽　具有利尿排钠、扩张血管、抑制交感兴奋的作用，用于急性失代偿性心衰。

2. 左西孟旦　直接与肌钙蛋白相结合，使钙离子诱导的心肌收缩所必需的心肌纤维蛋白的空间构型得以稳定，从而使心肌收缩力增加，同时通过激活三磷酸腺苷（ATP）敏感的钾通道使血管扩张，降低心脏前负荷，当大剂量使用时，还具有一定的磷酸二酯酶抑制作用，可使心肌细胞内 cAMP 浓度增高，发挥额外的正性肌力作用。适用于无低血压的急性左心衰患者。

3. 伊伐布雷定　首个选择性特异性窦房结 If 电流抑制剂，对窦房结有选择性作用而对心脏内传导、心肌收缩或心室复极化无作用。无 β-受体阻滞剂的呼吸道收缩或痉挛、心动过缓等不良反应或反跳现象。在基础治疗（利尿剂、ACEI 或 ARB、β-受体阻滞剂、醛固酮受体拮抗剂和地高辛）上窦性心律 ≥ 70 次 /min 的心衰患者，加用伊伐布雷定，可降低心衰住院或心血管死亡率，并且患者左心功能和生活质量均显著改善。

七、心衰的药物联合治疗

慢性心力衰竭治疗的根本目的在于阻断心肌重塑，改善预后，单个药物治疗效果有限，目前在临床上一般使用药物联合治疗。能够阻断心肌重塑、改善预后的药物主要有 ACEI、ARB、β-受体阻滞剂和醛固酮受体拮抗剂。ACEI 和 ARB 作用相近，两者合用时不良反应如低血压、高钾血症、血肌酐水平升高等发生率增高，甚至肾损害发生率增高，故一般不建议联用。ACEI 和 β-受体阻滞剂具有协同作用，联合醛固酮受体拮抗剂能更进一步降低心衰患者的病死率，故称为心衰治疗的"黄金三角"组合，联用时 ACEI 和 β-受体阻滞剂均应从小剂量开始，逐渐加量至目标剂量或者最大耐受剂量，避免低血压等不良反应的发生，当 ACEI 无法耐受时，可用 ARB 替代。此"黄金三角"组合应作为慢性心衰治疗的基本治疗方案。

2014 中国心力衰竭诊断和治疗指南建议 NYHA Ⅱ～Ⅳ级慢性 HF-REF 患者明确适用的药物见表 8-84-3，药物治疗流程见图 8-84-1。

表 8-84-3　2014 中国心力衰竭诊断和治疗指南建议 NYHA Ⅱ～Ⅳ级慢性 HF-REF 患者明确适用的药物

药物	推荐	推荐类别	证据水平
ACEI	所有慢性 HF-REF 患者均必须使用，且需终身使用，除非有禁忌证或不能耐受	I	A
β-受体阻滞剂	所有慢性 HF-REF，病情相对稳定，以及结构性心脏病且 LVEF ≤ 40% 者，均必须使用，且需终身使用，除非有禁忌证或不能耐受	I	A
醛固酮受体拮抗剂	所有已用 ACEI（或 ARB）和 β-受体阻滞剂治疗，仍持续有症状（NYHA Ⅱ～Ⅳ级）且 LVEF ≤ 35% 的患者，推荐使用	I	A
	AMI 后 LVEF ≤ 40%，有心衰症状或既往有糖尿病史，推荐使用	I	B
ARB	LVEF ≤ 40%，不能耐受 ACEI 的患者，推荐使用	I	A
	LVEF ≤ 40%，尽管使用了 ACEI 和 β-受体阻滞剂仍有症状的患者，如不能耐受醛固酮受体拮抗剂，可改用 ARB	Ⅱb	A
利尿剂	有液体潴留证据的心衰患者均应给予利尿剂，且应在出现水钠潴留的早期应用	I	C
地高辛	适用于已应用 ACEI（或 ARB）、β-受体阻滞剂、醛固酮受体拮抗剂和利尿剂治疗，仍持续有症状、LVEF ≤ 45% 的患者。尤其适用于心衰合并心室率快的房颤者	Ⅱa	B
	适用于窦性心律、LVEF ≤ 45%、不能耐受 β-受体阻滞剂的患者	Ⅱb	B
伊伐布雷定	窦性心律，LVEF ≤ 35%，已使用 ACEI（或 ARB）和醛固酮受体拮抗剂治疗的心衰患者，如果 β-受体阻滞剂已达到指南推荐剂量或最大耐受剂量，心率仍然 ≥ 70 次 /min，且持续有症状（NYHA Ⅱ～Ⅳ级），应考虑使用	Ⅱa	B
	如不能耐受 β-受体阻滞剂、心率 ≥ 70 次 /min，也可考虑使用	Ⅱb	C

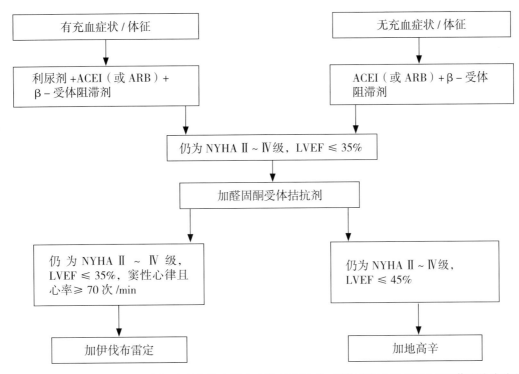

图 8-84-1 2014 中国心力衰竭诊断和治疗指南建议 NYHA Ⅱ～Ⅳ级慢性 HF-REF 患者药物治疗流程

（程翔）

参考文献

［1］ 中华医学会心血管病学分会，中华心血管病杂志编辑委员会 . 中国心力衰竭诊断和治疗指南 2014［J］. 中华心血管病杂志，2014，42：98-121.

［2］ Hunt SA，Abraham WT，Chin MH，et al. ACC/AHA 2005 guideline update for the diagnosis and management of chronic heart failure in the adult：a report of the American College of Cardiology/American Heart Association Task Force on Practice Guidelines（Writing Committee to Update the 2001 Guidelines for the Evaluation and Management of Heart Failure）：developed in collaboration with the American College of Chest Physicians and the International Society for Heart and Lung Transplantation：endorsed by the Heart Rhythm Society［J］. Circulation，2005，112：e154-e235.

［3］ Jessup M，Abraham WT，Casey DE，et al. 2009 focused update：ACCF/AHA guidelines for the diagnosis and management of heart failure in adults：a report of the American College of Cardiology Foundation/American Heart Association Task Force on Practice Guidelines：developed in collaboration with the International Society for Heart and Lung Transplantation［J］. Circulation，2009，119：1977-2016.

［4］ McMurray JJ，Adamopoulos S，Anker SD，et al. ESC guidelines for the diagnosis and treatment of acute and chronic heart failure 2012：The Task Force for the Diagnosis and Treatment of Acute and Chronic Heart Failure 2012 of the European Society of Cardiology. Developed in collaboration with the Heart Failure Association（HFA）of the ESC［J］. Eur Heart J，2012，33：1787-1847.

［5］ Swedberg K，Komajda M，Böhm M，et al. IV abradine and outcomes in chronic heart failure（SHIFT）：a randomised placebocontrolled study［J］. Lancet，2010，376：875-885.

［6］ Swedberg K，Cleland J，Dargie H，et al. Guidelines for the diagnosis and treatment of chronic heart failure： execute
　　　 IV summary（update 2005）：the Task Force for the Diagnosis and Treatment of Chronic Heart Failure of the
　　　 European Society of Cardiology［J］. Eur Heart J，2005，26：1115-1140.